U0188854

Oncoplastic and Reconstructive Breast Surgery

乳房肿瘤整形与再造

·原书第2版·

原著 [巴西] Cicero Urban

[意] Mario Rietjens

[美] Mahmoud El-Tamer

[美] Virgilio S. Sacchini

主审 栾 杰

主译 刘春军 李 赞 俞 洋

中国科学技术出版社

·北 京·

图书在版编目（CIP）数据

乳房肿瘤整形与再造：原书第 2 版 /（巴西）西塞罗・厄本 (Cicero Urban) 等原著；刘春军，李赞，俞洋主译．— 北京：中国科学技术出版社，2023.1

书名原文：Oncoplastic and Reconstructive Breast Surgery, 2e

ISBN 978-7-5046-9705-9

Ⅰ．①乳… Ⅱ．①西… ②刘… ③李… ④俞… Ⅲ．①乳腺肿瘤—外科手术②乳房—整形外科手术 Ⅳ．① R737.9 ② R655.8

中国版本图书馆 CIP 数据核字 (2022) 第 129209 号

著作权合同登记号：01-2022-2984

First published in English under the title

Oncoplastic and Reconstructive Breast Surgery, 2e

edited by Cicero Urban, Mario Rietjens, Mahmoud El-Tamer, Virgilio S. Sacchini

Copyright © Springer International Publishing AG, part of Springer Nature, 2013, 2019

This edition has been translated and published under licence from Springer Nature Switzerland AG.

All rights reserved.

策划编辑 靳 婷 焦健姿
责任编辑 靳 婷
文字编辑 张 龙
装帧设计 佳木水轩
责任印制 徐 飞

出　　版 中国科学技术出版社
发　　行 中国科学技术出版社有限公司发行部
地　　址 北京市海淀区中关村南大街 16 号
邮　　编 100081
发行电话 010-62173865
传　　真 010-62179148
网　　址 http://www.cspbooks.com.cn

开　　本 889mm × 1194mm 1/16
字　　数 1313 千字
印　　张 48.5
版　　次 2023 年 1 月第 1 版
印　　次 2023 年 1 月第 1 次印刷
印　　刷 运河（唐山）印务有限公司
书　　号 ISBN 978-7-5046-9705-9 / R・2929
定　　价 498.00 元

（凡购买本社图书，如有缺页、倒页、脱页者，本社发行部负责调换）

译校者名单

主　审　栾　杰

主　译　刘春军　李　赞　俞　洋

副主译　宋达疆　扈杰杰　陈　茹

译校者　（以姓氏笔画为序）

马小睦　中国医学科学院整形外科医院

王　廷　空军军医大学西京医院

车拴龙　广州医科大学金域检验学院

毛洁飞　浙江省肿瘤医院

付　傲　中国医学科学院整形外科医院

伍招云　湖南省肿瘤医院

刘春军　中国医学科学院整形外科医院

刘温悦　中国医学科学院整形外科医院

祁　珺　中国医学科学院整形外科医院

杜星仪　中国医学科学院整形外科医院

李　赞　湖南省肿瘤医院

李永平　复旦大学附属浦东医院

李永峰　湖南省肿瘤医院

李尚善　中国医学科学院整形外科医院

李梓菲　中国医学科学院整形外科医院

杨　洋　浙江省肿瘤医院

何向明　浙江省肿瘤医院

宋　波　湖南省肿瘤医院

宋达疆　湖南省肿瘤医院

宋向阳　浙江大学医学院附属邵逸夫医院

陈　茹　海南省人民医院

陈　琳　中国医学科学院整形外科医院

陈茂山　遂宁市中心医院

欧阳熠烨　中国医学科学院整形外科医院

罗　涛　湖南省肿瘤医院

竺美珍　浙江省肿瘤医院

周　霞　浙江省肿瘤医院
俞　洋　浙江省肿瘤医院
俞星飞　浙江省肿瘤医院
秦承东　浙江省肿瘤医院
夏明智　湖南省肿瘤医院
夏想厚　浙江省肿瘤医院
徐伯扬　中国医学科学院整形外科医院
曹腾飞　广州医科大学附属第二医院
梁晨露　浙江省肿瘤医院
扈杰杰　浙江省肿瘤医院
彭翠娥　湖南省肿瘤医院
傅芳萌　福建医科大学附属协和医院
魏梦绮　空军军医大学西京医院

内容提要

本书引进自 Springer 出版社，由国际权威专家 Cicero Urban、Mario Rietjens、Mahmoud El-Tamer 和 Virgilio S. Sacchini 教授组织来自巴西、意大利、美国等临床一线的乳房肿瘤整形医生共同编写。本书主要阐述了乳房肿瘤整形与乳房再造手术中的热点争议话题，不仅涵盖了乳房肿瘤手术、部分乳房再造、假体及自体组织乳房再造、乳房再造并发症处理等话题，还涵盖了特殊人群乳房再造的相关内容。书中所述均从临床实际应用出发，紧贴医患共同关心的乳腺癌、乳房再造的手术方式及适应证，对现存争议话题试图探索出较优结论，启发读者进一步理解及思考，非常适合乳房整形外科、乳腺外科相关医生参考阅读。

主译简介

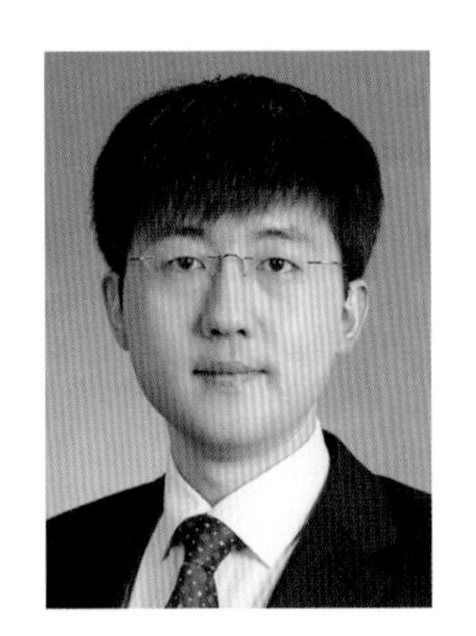

刘春军

中国医学科学院整形外科医院乳腺综合整形科主任，主任医师，教授，北京协和医学院研究生导师。中华整形外科学会青委会副主任委员，乳房整形学组委员，中国人体健康科技促进会乳房再造专业委员会副主任委员兼秘书长，中国妇幼保健协会医美专业委员会副主任委员，北京医学美学与美容学学会常务委员，北京显微外科学会委员，美国整形外科医生学会会员（ASPS），国际美容整形外科学会会员（ISAPS），《中华整形外科杂志》通讯编委，《中国美容整形外科杂志》编委，中国临床案例成果数据库学术委员会委员。擅长乳腺癌术后、复杂乳房畸形的乳房整形与再造。主持多项省部级科研基金，获得北京市科学技术三等奖，在 *Breast Cancer Research and Treatment*、*Annals of Surgical Oncology*、*Plastic and Reconstructive Surgery*、*Journal of Plastic Reconstructive and Aesthetic Surgery* 等期刊发表论文 60 余篇，受邀在国内外会议发表演讲 70 余次。

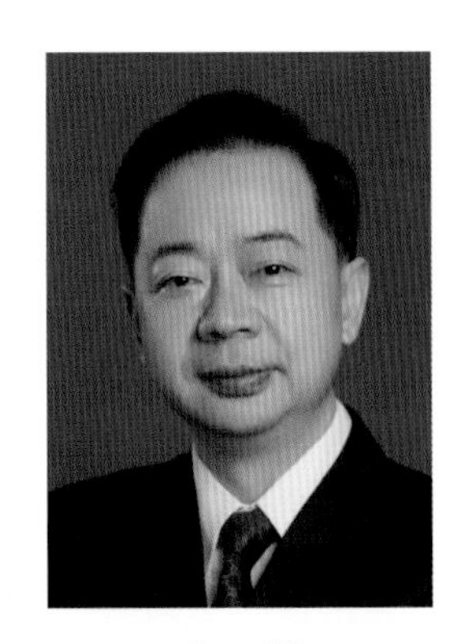

李 赞

湖南省肿瘤医院乳腺肿瘤整形、头颈外三科主任，肿瘤整形外科研究室主任，二级主任医师。中国医促会肿瘤整形外科分会副主任委员，中国康复医学会修复再造委员会常委兼体表肿瘤整形外科学组组长，中国整形协会肿瘤整复外科委员会副主任委员，中国抗癌协会肿瘤整形外科分会常务委员兼秘书长，中华医学会整形外科分会肿瘤整形外科学组委员，中华医学会医学美学与美容学分会乳房美容学组委员，湖南省显微外科副主任委员，湖南省口腔医学会常务理事，湖南省烧伤整形外科常务委员，《中华显微外科杂志》编委和《组织工程与再造外科杂志》常务编委。擅长各种肿瘤术后的复杂缺损修复。获湖南省科学技术进步二等奖。主译《皮瓣切取入路图解》《实用皮瓣再造手术图解》等。

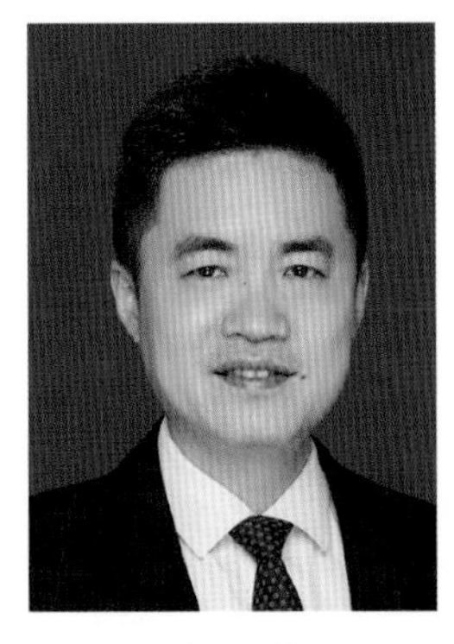

俞 洋

浙江省肿瘤医院乳腺肿瘤外科主任医师，硕士研究生导师，乳腺癌诊治中心副主任。中国抗癌协会肿瘤整形外科专业委员会委员，中国医药教育协会乳腺专委会浙江分会常委，浙江医学会肿瘤外科专业委员会委员，浙江医师协会肿瘤外科专业委员会委员。擅长乳腺癌的早期诊断及综合治疗，在乳腺癌的根治性手术、前哨淋巴结活检、乳房再造、胸壁缺损修复方面有着深厚造诣。主持及参与多项省、厅级课题，于 *JAMA*、*Oncology* 等期刊发表论文 10 余篇。

中文版序

有很多非整形外科专业的医生都问过我这样一个问题：为什么他们完全照着整形外科书上的方法，却造不出来同样好看的乳房，问题究竟出在哪里？

为了回答这个问题，我一直试图概括出整形外科区别于其他外科专业的特殊之处，却苦于无法用简单的语言让其他专业的外科医生理解。

作为一名曾经的普外科医生，我经历了从普外科医生到整形外科医生的转变。当年，我站在整形外科的大门外向里观望，整形外科给我留下的最深刻印象就是缝合得很精细。在很多人眼里，这似乎是整形外科与其他外科的唯一区别。不仅如此，在跨入整形外科大门最初的几年，我一直认为整形外科手术又慢又没有难度，所以并不值得花时间去琢磨。

然而，当我自己独立开始做手术时，才发现脑子里竟然处处空白。这时我再次翻开整形外科专业书，面对同样的文字竟然有了不同的含义和解读。这才发现那些自己曾经认为很了解的内容，其实并没有真正了解，也终于意识到精细的操作不过是所谓的表象，整形外科真正的灵魂在于术式的选择与设计，它有一套独特的体系，完全独立于外科系统，不经过长期的整形外科临床实践并有较深的领悟，是无法完全理解的。

乳房再造正是一系列整形外科技术的集成，其中每一个步骤都渗透着整形外科的基本理念和原则。本书著者们都是有着丰富临床经验的整形外科专家，他们将整形外科的思维贯穿全书，书中的每一章节无处不透露着整形外科思想的精妙。本书还充分展示了近年来乳房再造的新进展、新观点和新技术，让我们在领悟整形外科精髓的同时，也在乳房再造的理念和思路上得到启发和突破。

本书的译者是一群优秀的中青年整形外科医生。他们接受过系统且全面的整形外科训练，不仅有全面且丰富的整形外科临床实践经验，更有乳房再造方面的专业经验，且很多医生还是当前医院内乳房再造的主力。他们多数都有国外留学经历，有着优秀的专业外语功底。因此译文表达准确，值得各位同行翻阅。

中国的乳房再造正处于起步后的加速阶段，不仅需要一批有理想、有朝气、有志于从事乳房再造事业的青年医生，也需要从业医生们不断学习和掌握先进理论和先进技术。相信本书将会使每一位从事乳房再造的整形外科医生受益，也必将对推动国内乳房再造技术的进步起到积极作用。

中国医学科学院整形外科医院副院长

原书第2版序

肿瘤整形外科的最新技术可以应用于相对肿瘤大小和肿瘤位置不利的解剖结构，挑战复杂的局部治疗和放疗后乳房手术，以及针对侵袭性肿瘤和至少10mm以上的导管上皮内瘤变（ductal intra-epithelial neoplasia，DIN）在不致残情况下的切除肿瘤。肿瘤整形手术的发明不是为了扩大不必要的边缘，而是为了减少先前保乳手术（breast conserving surgery，BCS）后再次手术切除和因乳房变形而接受再次手术，并降低全乳切除率以节省社会和医疗资源。

肿瘤整形技术利用美容外科的方式，根据乳房的个体解剖结构、患者的文化背景和最佳治疗的可用资源，解决乳腺肿瘤的良性、恶性和美容问题。放射治疗是BCS不可分割的一部分。因此，如果放疗是不可或缺的方式，并且可以通过肿瘤整形手术来保存自然乳房，则可以考虑进行保乳手术。基于多种整形技术利用局部乳房组织蒂进行肿瘤适应性减容是乳房肿瘤整形的主要目的。局部乳腺组织需要放疗，因此乳房缩小是理想的肿瘤整形方法，且不会“干扰”美容效果和肿瘤治疗。肿瘤缩小过程中健康组织的移位会使切除后的肿瘤床脱位。为了避免局部遗漏，肿瘤切除术前的原位IORT被证明有利于外部射线聚焦。

BCS术后放疗复发或美容矫正的经验使初级放射治疗（primary radiotherapy，PRT）方案有希望进一步适用于局部晚期乳腺癌（locally advanced breast cancer，LABC）或更难的病例。

我的导师John Bostwick Ⅲ用“肿瘤特异性即刻乳房再造”来定义肿瘤整形外科。这一领先理念开启了多重过渡的前景：从保乳和部分再造到保守性乳房切除术，到包括BCS术后支持技术在内的即刻或延期全再造。隆胸术后乳腺癌的数量不断增加，以及假体植入后乳癌患者的增加，使得基于假体保乳、基于假体保守性乳腺切除及再造新肿瘤整形技术应运而生。

最后，保乳术后即刻乳房再造的乳房外观和患者的身体外观统一，有时这一统一关系比术前更好，同时良好的外观也有助于患者从肿瘤创伤中获得心理缓解。由世界上最有经验和技能的乳房外科医师编写的这部全面的教科书具有里程碑意义，它将建立乳房手术的标准范式，全面涵盖乳房肿瘤学、再造术和美容手术。乳腺癌患者，无论男女都可以在不折损身体形象和美貌的情况下得到救治。

Werner Audretsch
Department of Senology and Breast Surgery
Marien-Hospital Duesseldorf
Düsseldorf, Germany

我非常高兴为 *Oncoplastic and Reconstructive Breast Surgery, 2e* 作序。本书大多数著者都终生致力于优化乳腺癌患者的外科治疗——这对于每个患者而言都是改变命运的时刻。

历史上，外科医生一直是乳腺癌治疗的“中流砥柱”。究其原因，答案也许隐藏于历史的深处，也许藏匿于引领乳腺癌治疗方案数十年的学院大厅。早在古代，人们就认识到如果放任不管，乳腺癌将会成为女性躯体的贪婪敌人，通过局部消耗正常组织，猛烈侵蚀、吞没乳房，破坏乳房的形状、形态和女性尊严。可以想象，这画面并不美好。

肿瘤整形外科领域日趋成熟，正受到世界各地外科医生的热烈追捧。数十年来，外科医生对乳房肿瘤整形手术感到恐惧，认为这可能会损害乳腺癌外科手术效果，并预言可能带来不良预后。然而，历史证明并非如此。肿瘤整形外科领域为数不多的先驱者已经证明，乳房肿瘤整形手术不仅不会影响预后，而且在一些病例中，术后的综合效果得到了提升。多学科的临床理念滋润着肿瘤整形外科，首要关注的肯定是肿瘤学评估及治疗结果，但也不能完全忽视和牺牲美学原则。

相反，肿瘤整形外科寻求外科手术计划和执行的完美结合，使得其恰如其分地兼顾了多个因素，如患者个人风险因素、肿瘤位置、组织学亚型、大小、形状、乳房轮廓，以及最重要的患者个人愿望。患者对乳房的感觉如何，她们的偏好是什么？也许她们期待已久的乳房缩小手术恰好是切除乳房下极肿瘤的理想手术。患者有遗传倾向，最好的治疗方式是保留皮肤、乳头的乳房切除术和即刻乳房再造。

在过去，乳腺癌的外科治疗仅根据“生存率”作为关键终点来判断。然而，多年的临床经验告诉我们，早期乳腺癌的女性将获得并享受良好的生存率。利用乳房肿瘤整形方法有助于为大多数患者制订全面的手术计划，并最终改善患者的预后。医生不仅需要关注肿瘤的治疗，还应注重为每位患者提高美学效果，以提高女性在未来数十年的生活质量。此书令人心旷神怡、激动万分，体现了当前肿瘤整形外科的“复兴时期”，将以高效、经济、人道的方式优化乳腺癌治疗，将乳房肿瘤整形的科学与艺术结合在一起。

Gail S. Lebovic, MA, MD, FACS
American Society of Breast Disease
School of Oncoplastic Surgery
Dallas, TX, USA

原书第1版序

恶性肿瘤的外科治疗是多学科治疗的典范。乳腺癌的综合治疗方法包括外科手术切除、放射治疗和化疗。我们需要将这些综合治疗与乳房肿瘤整形与再造手术的新方法加以整合。本书提供了将乳房肿瘤整形技术与乳腺癌综合治疗有机结合的实用方法。为撰成此书，著者集合了世界各地乳房肿瘤整形外科引领者，以期给读者提供真正的国际视角。故此书可飨四海医师。

本书涵盖了从整形外科的基本原则至乳房部分再造，再到乳房切除术后乳房修复的最先进领域。此外，本书还特别涉及老年人、妊娠期患者等特殊群体及接受放疗的患者。

乳房居于女性美学的核心位置，尽管它经常被用于商业目的，但它在我们每个人的心目中都是女性的真正象征，扮演着养育者、滋养者和安慰者的角色。乳房能够唤起强烈的情感，将诱惑的美学与母亲的慈爱结合在一起。孩子们也由此获得了满足感和生活的真谛。

在这里，每位罹患乳腺癌女性重获欢愉、与残缺女性美相调和的愿望，每位患者重新照镜子发现完美躯体、怀孕及养育自己孩子的愿望，以及她们恢复日常生活的愿望都将在乳房肿瘤整形技术的发展中得以实现：越来越保守的手术和获得自然乳房形态且瘢痕最少的乳房再造术。这些都显示了对女性身体和心理的无限尊重。

总之，本书是一部用户友好的卓越指南，适用于所有照护或治疗乳腺癌患者的人，特别是普通外科肿瘤学的住院医师、专科培训医师及相关从业者。因此，本书确实是值得大多数外科和肿瘤学图书馆添加的一部参考书。

Umberto Veronesi
European Institute of Oncology
Milan, Italy

手术切除仍然是乳腺癌治疗的重要组成部分。由 Mario Rietjens 和 Cicero Urban 编写的 *Oncoplastic and Reconstructive Breast Surgery* 是对乳腺癌领域外科文献的重大贡献。虽然乳房切除术和腋窝淋巴结清扫术多年来一直被大众所熟知，但在预防性乳房切除术中或施行保留乳头的乳房切除术时，我们应重新考虑一种新的乳房切除方法。乳腺癌保乳手术目前广泛应用于Ⅰ期和Ⅱ期乳腺癌患者，但其导致了更多的腺体缺损，需要即刻重塑，以维持乳房美容效果。在过去的几年里，人们对腋窝淋巴结清扫的态度也发生了变化。前哨淋巴结活检技术已成功应用于无肿瘤的患者，甚至可以在保乳术后局部复发的情况下进行两次。

但乳腺手术的最新变化是在初次手术时乳房肿瘤整形技术的发展。目前，各式各样的整形外科技术可用于广泛肿瘤切除术中即刻乳房再造或乳房组织重塑。脂肪移植技术代表着整形外科的一场革命，可用于乳腺再造的诸多场景，前提是脂肪移植在肿瘤手术中应用是安全的。对于每个需要即刻乳房再造的患者，我们应讨论假体或自体组织皮瓣的适应证。最复杂的手术技术，如使用显微外科的技术，需要不同专业的密切合作，以及高水平的手术能力。本书提供了当前可用的所有技术介绍，并为希望扩展其外科知识的外科医生提供了最实用的演示。这些章节不仅包括有关手术适应证的细节，还包括有关并发症风险的数据。本书对接受过肿瘤整形外科培训的肿瘤外科医生和被要求再造乳房或在广泛肿瘤切除术后改善乳房形态的整形外科医生都非常有用。

Jean-Yves Petit
Plastic Surgery Division
European Institute of Oncology
Milan, Italy

译者前言

人类对于乳腺癌治疗的认识历经沧桑。

1884 年，Halsted 开创了乳腺癌标准化外科治疗的先河，他发明的根治性手术能够显著降低肿瘤的复发率。虽然术后创伤巨大，但是 Halsted 认为“这些患者平均年龄为 55 岁，已经老了，不再是社会中的积极成员。所以我们如果只考虑切除组织的多少会对机体功能造成影响，则可能会让她们失去生命”。Halsted 还认为，“乳腺癌切除术后的再造手术可能会隐匿复发的肿瘤，增加肿瘤扩散的可能”。在 19 世纪 80 年代的科技发展水平下，这样的观点是可以理解的。

100 多年过去了，现代的乳腺癌治疗已经今非昔比，科技的进步让肿瘤治疗变得更加精准，在治愈率越来越高的同时，切除的范围也变得越来越小。基于循证医学证据的手术治疗可以避免不必要的切除带来形态和功能上的创伤。乳腺癌的早期发现和综合治疗显著提高了治愈率，长期存活的患者对乳房外形和生活质量的更高要求也变得更加合理，乳房切除术后的乳房再造从来没有像今天这样备受关注。

两次世界大战带动了整形外科的出现和发展，致力于体表器官修复的外科学分支诞生了。乳腺癌切除术后的乳房再造也是整形外科的重要任务之一。外科手术方式再造乳房可以追溯到 1917 年，Bartlett 将腹部皮下的脂肪瘤游离移植到乳腺癌切除术后的皮下空腔内，很显然脂肪液化坏死是必然的结果。早期的乳房再造都是利用自体组织进行，由于缺乏对自体组织瓣血管结构的科学认识，皮瓣移植的方式只能通过非常原始的方式进行，如腹部皮管多次延迟转移，能够提供的组织量非常有限，无法修复大的缺损，供区的损伤和瘢痕也很明显。20 世纪 70 年代之后的科技发展推动了现代的乳房再造：①对于组织瓣血供的深入认识和显微外科技术的突破。首先，Mathes 提出了肌皮瓣 5 种供血模式，于是背阔肌肌皮瓣、腹直肌肌皮瓣、臀大肌肌皮瓣乳房再造兴起，特别是背阔肌肌皮瓣和腹直肌肌皮瓣，至今仍然是常用的乳房再造术式。接着，Taylor 提出了血管灌注体区的概念，穿支皮瓣横空出世，供区损伤更小，借助着显微外科设备和技术的突飞猛进，腹壁下深动脉穿支（deep internal epigastric perforator，DIEP）皮瓣、臀上动脉穿支（superior gluteal artery perforator，SGAP）皮瓣、臀下动脉穿支（inferior gluteal artery perforator，IGAP）皮瓣、股深动脉穿支（profunda artery perforator，PAP）皮瓣、腰动脉穿支（lumbar artery perforator，LAP）皮瓣、肋间动脉穿支（intercostal artery perforator，ICAP）皮瓣逐步替代肌皮瓣成为乳房再造的主流术式，特别是 DIEP 皮瓣，至今一直被认为是乳房再造的金标准术式。②扩张器和硅胶假体的出现让自体组织不再是乳房再造的唯一选择。没有供区损伤，操作简单，恢复时间快，假体再造已成为当今最受欢迎的乳房再造术式。

普外科和整形外科就像是医学这棵大树上的两个分枝，长久以来，两个学科采用既相互独立又有合作的方式来治疗乳腺癌，普外科切除肿瘤，整形外科进行乳房再造。虽然在治疗上两个学科也有沟通和协调，但本质上都是基于各自立场，普外科从肿瘤的角度考虑，整形外科从修复再造的角度考虑。虽然是两个不同的分支，但是因为治疗的器官都是乳房，这两个分支的发展越来越近，一个是普外科中乳腺外科亚专业，另一个是整形外科中乳房再造亚专业。前者切得越来越少，后者修复的技术越来越高，这正好形成了一个连续的外科治疗技术谱。这是学科发展越来越精细化的结果，也是来自患者要求导致的结果。于是人们提出了“肿瘤整形”的概念。鉴于乳腺外科处在乳腺癌治疗的上游，因此目前绝大多数的文献中，包括本书原著中提到的“肿瘤整形医生”是以乳腺外科医生为主的，更像是现有的乳腺外科医生学习了一些有限的整形外科技术。多掌握一些整形外科的技术对于提高肿瘤医生的治疗水平固然有一定的益处，但不容忽视的是，当乳腺外科医生过度跨越整形的边界，对患者来说并不是好事。所以，对乳腺外科医生使用整形外科技术进行分级授权是合理的，书中对此进行了详细阐述。

乳腺癌的“切”和“修”两方面存在着固有的矛盾，在现有两个学科的工作模式下进行调和存在天花板。跳出这个矛盾循环的一个理想化办法就是让一个外科医生同时具备“肿瘤治疗”和“乳房再造”的能力和技术。前者指的是遵循肿瘤治疗原则进行相应的治疗，这一点比较好理解，但是后者却需要额外强调。具备“乳房再造”的能力和技术，意思是能够掌握包括扩张器、假体、带蒂皮瓣、游离皮瓣在内的全面的整形外科技术和能力，根据患者的实际情况和整形外科的原则选择最适合的再造方式，而不是仅仅掌握其中的一项技术就可以做到的。对医生来说，不存在“偏科”的问题，不会存在受到某一学科知识和能力的限制导致治疗不公正的问题。这样才能提供全面、合理、高效的治疗，才能让患者的利益最大化，这才是真正意义上的乳房“肿瘤整形”医生。很显然，放眼全球，在目前的外科学培养过程中不可能培养出这样的医生。要想培养出这样的医生，需要医学教育、法规、学科顶级专家们用前瞻性的眼光和开放的胸怀共同努力，在这一点上欧洲和美国的部分地区已经开始初步试行了。

乳腺癌的肿瘤治疗是比较标准化的，切除术式就是有限的几种，但乳房再造的技术就“花样”繁多了，本质原因在于每个患者的乳房形态都是不同的，身体基础条件也不同，如何能够通过灵活多变的外科技术实现对称的乳房是每一个整形外科医生追求的目标。所以，从某种意义上来说，乳房“肿瘤整形”的外科治疗中，整形外科占据了主导地位，乳房再造形态的好坏是关键也是难点，从本书中就能得到很好的印证：乳腺癌相关的内容只有16章，乳房再造相关的内容却有 57 章。所以，这也提示整形外科医生应该更加积极有所作为，如更加主动地学习肿瘤治疗相关的知识和技能，这将有可能成为乳房“肿瘤整形”医生的一种创新培养模式。

乳腺癌的治疗目标已发生巨大变化，从原来的单纯追求肿瘤治愈率到如今的还要追求更高的生活质量，这决定了多学科融合的必然趋势。*Oncoplastic and Reconstructive Breast Surgery, 2e* 比较全面地介绍了当今国际上有关乳房肿瘤整形的最新观点和技术，对整形外科、乳腺外科、肿瘤内科、放疗科等相关学科的医生具有很高的参考价值。然而，受到现实科技局限性的影响，某些观点或某些技术在将来难免会被发现存在瑕疵，但是就像所有科技一样，仍需在矫正错误中不断进步。

Oncoplastic and Reconstructive Breast Surgery, 2e 一书是一部极为优秀的乳房整形再造工具书，为将原著的精髓传递给国内同行，我们也在反复推敲，以期尽量精准地表达原书的意思。例如，Immediate Breast Reconstruction 一词，一些译者把它翻译成“一期乳房再造”。但从临床来讲，该手术应是在乳腺癌切除同时进行乳房再造，若翻译为“一期乳房再造”，与外科学对分期手术的定义 (分期手术：即一次手术无法达到满意的效果 , 为了避免或减少手术后并发症发生而采用的分次手术。一期手术指的是一次手术达到治疗目标，二期手术指的是通过分两阶段手术达到治疗目标) 明显不符，所以本书中将“Immediate Breast Reconstruction”译为“即刻乳房再造”。再如，Delayed Breast Reconstruction 一词，其表达的意思为乳房切除后间隔一段时间再进行再造术，译为“延期乳房再造”更适宜。类似的词还有“One-stage Breast Reconstruction/Direct-to-implant Breast Reconstruction”翻译为“一期乳房再造”、“Two-stage Breast Reconstruction”翻译为“两期乳房再造”。本书的翻译工作由整形外科和乳腺外科医生们共同完成，各自发挥所长，但由于中外术语规范及语言表述习惯有所不同，中文翻译版中可能存在一些疏漏或欠妥之处，敬请广大读者批评指正。

中国医学科学院整形外科医院

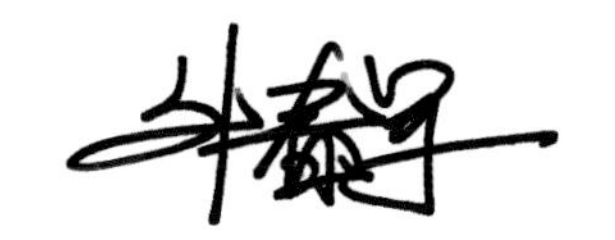

原书前言

原书第 2 版前言

自 *Oncoplastic and Reconstructive Breast Surgery* 出版以来，乳房肿瘤整形和再造手术方面又取得了重大进展。毫无疑问，保持乳房外观及对称性对于乳腺癌患者术后的生活质量具有重要意义。这些进展和手术原则的建立消除了既往对乳房肿瘤整形与再造手术的偏见和恐惧。

为此书第 1 版作序的 Umberto Veronesi 教授，同时也是保乳手术的领导者，于 2016 年不幸辞世。他把他的遗产留给了 21 世纪新时代的乳腺外科医生。今天，虽然乳房肿瘤整形取得了一定的进步，但并没有达到最好。在大多数情况下，更多的根治手术意味着对患者不必要的伤害和痛苦。如果没有 20 世纪 80 年代米兰临床试验证实保乳手术的安全性，我们可能还要花费很多时间进行乳房切除术和腋窝淋巴结清扫，而并不考虑再造的问题。20 世纪 90 年代开始，在欧洲这片肥沃的土地上逐渐出现肿瘤整形的概念。

时至今日，本书的精神依然保持不变——由国际知名的专家向乳房专业医生提供深入的概念和技术。本书并不针对某一特定的专科，而是跨越专科的限制，涵盖了与乳腺癌治疗相关的广泛主题。作为医生，我们有必要认识到乳房的存在对乳腺癌患者的生活质量具有积极的影响。诚然，乳腺癌患者可以活得更长，但不幸的是，有时他们的生活质量并不是很高。因此，我们应该尽一切努力，让全世界大多数患者都能接受乳房肿瘤整形手术进展所带来的好处。

随着乳腺癌患者生存率的显著提高，医学界越来越关注乳腺癌患者手术后的生活质量。患者对满意度和生活质量的评估似乎与手术后乳房的外观直接相关。因此，外科医生对肿瘤整形和乳房再造领域的兴趣和热情与日俱剧增。关于由哪个亚专科进行乳房整形与再造手术的讨论，又或者是单一专科还是多学科综合诊疗能获得更好手术效果的争辩，已经是过时的话题了。由于乳房肿瘤整形术和乳房再造术仅是一种方法，而不是一个专科，我们更重视的应该是培训、如何使这些手术惠及所有乳腺癌患者。医学界面临的真正挑战不是“谁”应该或能够施行此手术，而是“如何”做好乳房肿瘤整形与再造手术。如何培训外科医生、如何扩展手术、如何增加培训的设施及如何提升技能等，依旧是世界范围内争论的话题，但培训的目标相同。

整形外科的创造力和专业经验，再加上乳腺肿瘤的手术原则，是乳腺外科未来的灵感和导师。因而，乳房整形原则与乳腺癌原则应当联合统一。乳腺癌的有效外科治疗需要对这两个领域有全面深入的了解，因为患者是独一无二的，长期生存和无病生存都应该伴随着良好的生活质量。

来自南美洲、欧洲和美国的专家及学者相关手术经验都汇集于此书。全新第 2 版对前一版进行了更新和扩展，增加了更多章节、编者和视频。我们深切感谢所有撰稿人带来的精彩篇章，也感谢我们的家人对我们的关爱和支持。

Cicero Urban (Curitiba, Brazil)
Mahmoud El-Tamer (New York, NY)
Mario Rietjens (Milan, Italy)
Virgilio S. Sacchini (New York, NY)

原书第 1 版前言

20 世纪见证了乳腺外科惊天动地的进步，乳腺手术亦随之发生根本改变。自此，乳房肿瘤与美学再也不可分开谈论，这一多学科的转化特性代表了全世界乳腺外科和整形外科步入了崭新的阶段。

乳腺外科医生必须全面了解乳房整形外科的现有概念，常规开展乳房再造手术的整形外科医生也必须熟悉乳腺癌外科治疗的肿瘤学原则，对于同样影响手术抉择的化疗、激素治疗、放射治疗和单克隆抗体治疗，其知识掌握也必须与时俱进。在过去，一些结果不尽如人意的乳房再造手术往往是由于缺乏跨学科理念导致的。充分考虑乳房的美学 – 功能条件，以及所涉及的肿瘤和临床因素，以此选择最佳的技术方案才能很好地完成乳房再造。也就是说，在需要切除的部位进行根治性肿瘤切除，但要保守和谨慎地施行切除，以保护乳腺组织。患者既可以获得疾病的控制，又可以享受更好的生活质量。

但实际上，大多数乳腺癌手术并没有遵循肿瘤整形原则，那些没有接受即刻乳房再造的患者依然要面对身体上的残缺。重要的是，对于女性而言，生命与良好的生活质量同样重要。哺乳期间，乳房代表的不仅是它的形态和哺乳期的功能，更是女性身份的象征。当被诊断为乳腺癌时，女性会经历一段冲突时期。手术后的创伤使 12.5% 的女性受其影响，因此乳腺癌治疗一直居于全球公共卫生的核心位置。

此书开创了乳房肿瘤整形领域的先河，由知名、经验丰富的医师撰写而成，从分子生物学和乳腺解剖学的基础、诊断和临床治疗学的基础、伦理学和生物伦理学、临床肿瘤学、心理学和生活质量、美学结果评估的角度探讨了乳房肿瘤整形和再造手术，详细介绍了肿瘤整形和再造技术。更为精妙的是，本书还介绍了一个网站，里面收录了米兰（意大利）欧洲肿瘤研究所整形外科部门和库里蒂巴（巴西）Nossa Senhora das Graças 医院乳腺科的手术视频，对各种手术技术进行了清楚的演示。我们的目标是将肿瘤学外科原则与美学功能和再造原则这一数十年对立的理念联合、统一起来。既往根治性肿瘤切除方法已经过时，取而代之的理念是最小的创伤带来最大获益。更保守的乳腺外科手术、更少的根治性乳房切除术、前哨淋巴结活检技术、侵袭性更少的操作（如最近发展的术中放疗）、通过预测因素进行个体化化疗和靶向治疗，以及更准确的预后信息都与增加的进展息息相关。目前，它们是不可分割的肿瘤 – 再造 – 美学 – 功能组合。

从历史的长河来看，所有的医学进步都必将惠及患者身体、心理和精神上的康复。这种整合的理念贯穿整本书的内容，也谨以此书献给所有从事乳房卫生事业的人士，尤其是外科医生。我们要感谢所有的作者及其同事，感谢他们对本书的无私帮助，特别是 Jim Hurley Ⅱ，他是我们亲密的朋友，是一位来自美国 Chambersburg 的熟练肿瘤整形外科医生，感谢他对书稿的审阅。我们也真诚地感谢 Umberto Veronesi 和 Jean-Yves Petit，他们将一生中的大部分时间奉献给乳腺癌患者，从而使全世界的女性都能从他们的创造力和科学知识中受益。

Mario Rietjens (Milan, Italy)
Cicero Urban (Curitiba, Brazil)

致　谢

向 Umberto Veronesi 教授致敬！他的学术理念如灯塔般指引着肿瘤整形前进的道路。

向我们的导师致敬！他们为我们树立了正直和自律的榜样，他们的手术技能、创造力，以及对乳房肿瘤整形手术的热爱为我们留下了不可磨灭的印记。

向所有的患者致敬！正是她们，允许我们为乳房这一生命中最重要的器官，施行肿瘤整形手术。我们收获了很多次完美的掌声，但有时我们也难免会犯错误、无法取得最佳的效果。我们想在此书中分享我们的经验，以帮助外科医生做出积极的决定。

向我们的家人致敬，尤其是我们的妻子和孩子！我们想为他们创造更好的未来，留下更美好的世界。

Cicero Urban (Curitiba，Brazil)

Mario Rietjens (Milan，Italy)

Mahmoud El-Tamer (New York，NY)

Virgilio S. Sacchini (New York，NY)

视频列表

补充说明：本书配有视频，读者可通过扫码关注出版社“焦点医学”官方微信，后台回复“乳房肿瘤整形与再造”，即可获得视频链接，在线观看。

目　录

第一篇　乳房肿瘤整形与再造手术的基本原则

第二篇　肿瘤外科

第三篇　部分乳房再造术

第四篇　乳房切除术后的乳房再造

第五篇　并发症管理

第六篇　乳房再造后的改善

第七篇　特殊人群的乳房再造

第八篇　特别注意事项

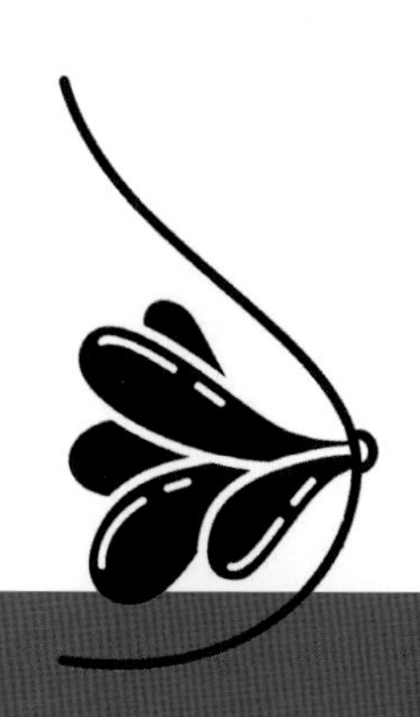

第一篇　乳房肿瘤整形与再造手术的基本原则

Basic Principles for Oncoplastic and Reconstructive Breast Surgery

第1章 肿瘤整形手术：乳房手术的文艺复兴

Oncoplastic Surgery: The Renaissance or Breast Surgery

Gail S. Lebovic 著

曹腾飞 译 李 赞 刘春军 宋达疆 校

一、背景

自有记载以来，乳房一直是母亲、女性和性的象征。在人类的历史中，象征女性生活的每个方面的艺术作品中（甚至在宗教艺术作品中），乳房都被描绘出来，同时乳房也被认为是女性身体的焦点。同样，早在公元前17世纪[1]就有乳腺癌肆虐的证据。对这种可怕疾病的描述在整个历史中都有记载。然而，与乳腺癌相关的心理恐惧和创伤在任何时代都没有太大的变化——尽管我们的诊断能力和治疗选择已经极大地改善了乳腺癌的最终结果。Marilyn Yalom博士写了一部史上最全面的关于乳房的著作。她的著作说明了乳房是如何在整个历史中成为如此重要的女性特征的象征，以及为什么乳房在当今现代社会对女性仍然如此重要[2]。她把乳房描述为“赋予生命”和“摧毁生命”，这要求乳腺外科医生必须同时具备科学和艺术的理念。

当我们回顾乳房的疾病过程时，可以发现这是一段复杂的历史，当我们回头看到我们已经走了多远时，我们能够发现这是一段伟大的历史。早期关于乳腺癌病例报道了巨大的真菌样生长的肿瘤导致患者迅速死亡，这是一种非常恐怖的经历。不幸的是，尽管现代检测方法已经能够早期诊断乳腺癌，但医生仍然常常看到非常晚期的肿瘤，正如几百年前描述的一样（图1-1）。

虽然希波克拉底（Hippocrates）论述了切除

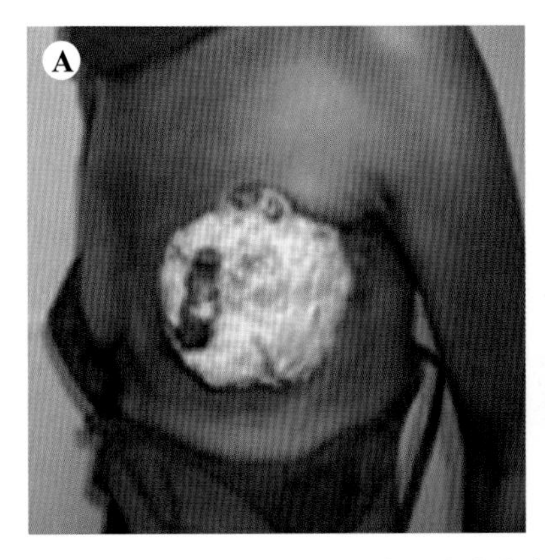

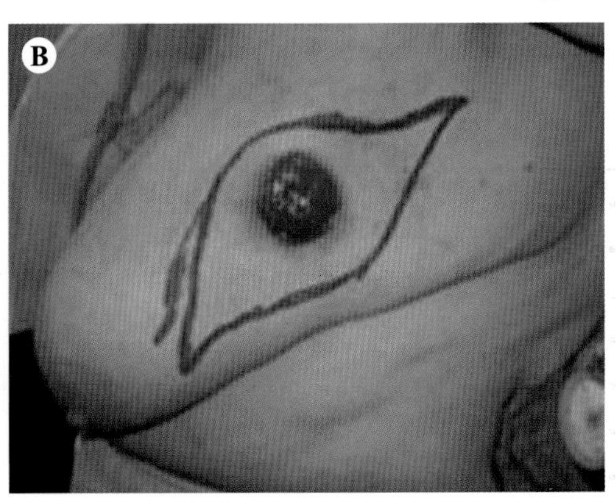

▲ 图1-1 晚期乳腺癌表现为突出皮肤的真菌样生长的病变

乳房的可能性，但第一个记录在案的乳房切除术是由 Johan Schultes（1595—1645 年）完成的。然而，对手术的详细描述在他去世 20 年后（1665 年）才发表[3-5]。在早期的乳腺切除术中，医生通过一些器械的辅助可以迅速地切除病变组织。尽管切除病变区域的理念获得了流行，但患者经常死于出血、感染、休克和麻醉并发症。在麻醉技术得到完善，并且抗生素的使用成为手术方案的常规部分后，乳房切除更容易获得成功。普遍认为，Halsted 于 1882 年在美国完善了根治性乳房切除术的技术革新。他的手术 5 年治愈率达到了 40%，这个成果受到了广泛的肯定。除了积极地去除病变组织外，还有一些手术之外的因素也是他能获得成功的原因即使用抗菌技术和橡胶手套。在 1889 年，Halsted 要求 Goodyear 开发外科手套。其他外科医生（如 Crile 和 Haagensen）在乳腺癌手术治疗的持续创新中也做出了重要贡献，但 Halsted 根治术是 20 世纪大部分时间里乳腺癌治疗的主流术式。在 1910—1964 年治疗的所有乳腺癌病例中，超过 90% 的病例都使用了该术式[6]。

当我们审视 Halsted 根治性乳房切除术的结果时（切除整个乳房包括大部分皮肤、乳头 – 乳晕复合体、胸肌和腋窝淋巴组织），我们很容易理解女性在决定接受这一“拯救生命”手术时所面临的生理上和心理上的挑战（图 1–2）。虽然非常多的女性患者经历了这一拯救生命的手术，但显然这个手术对接受乳房切除术的女性所造成的心理影响是深远的，其中包括身体形象的改变和许多其他必须解决的情感挑战，只有这样才能让她们成功地适应一种“新的生活方式”。表 1–1 说明了大多数女性在接受乳腺癌诊断后面临的一些关键问题。每个女性都会在个人生活中对这些事情的优先级有不同的衡量，但对于大多数女性来说，最大的挑战是调整她们术后的身体外观。

图 1–3 显示多年后一名女性在右乳根治术后的外形。在这张照片中，她的肢体语言向我们传递了一些信息：她的右肩向上和向前倾斜的姿势，暗示着保护、守护和（或）试图“隐藏”她进行乳房切除术的区域。许多研究证实，乳房再造有助于女性在乳房切除术后的外形调整。然而，它并没有消除患者对心理调整的需要，事实上还会给考虑进行乳房再造的女性带来额外的且不同的问题（表 1–2）。必须对乳腺外科医生进行培训，不仅是在处理乳腺癌的技术方面，而且要让他们掌握帮助女性摆脱这些困难和微妙的心理挑战的技能。

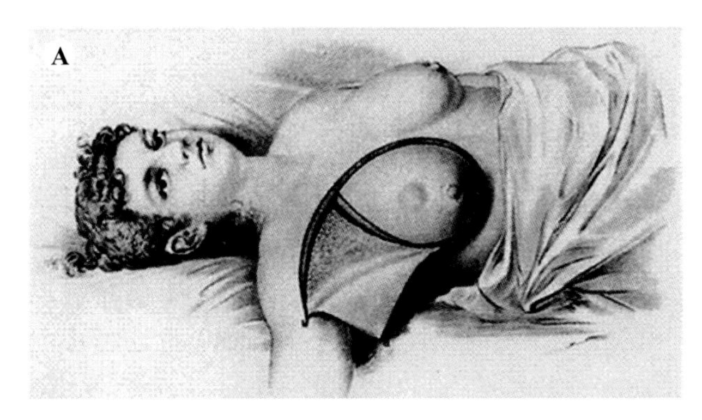

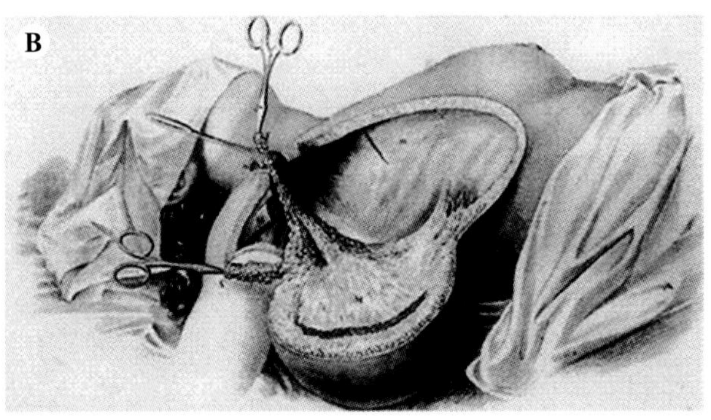

▲ 图 1–2　**Halsted 根治性乳房切除术显示乳房、深面肌肉和表面皮肤的整块切除**

表 1–1　情绪问题和乳腺癌本身的问题

• 害怕、焦虑和苦恼
• 压抑
• 悲伤
• 身体形象
• 性征
• 生育
• 未来的计划
• 社会支持系统

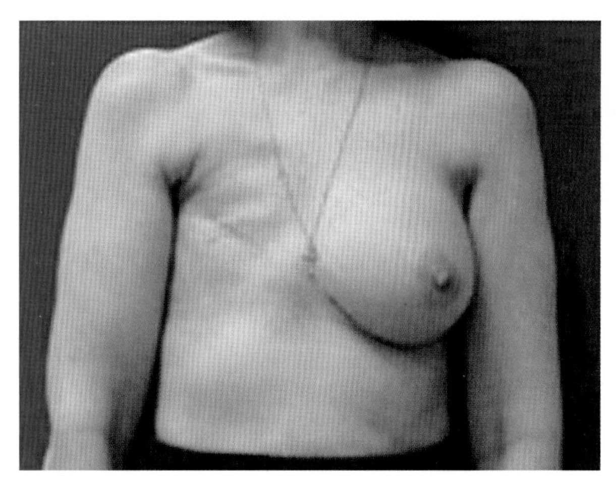

▲ 图 1-3 标准根治性乳房切除术后患者

注意右肩稍微向前的身体姿势，就像“守卫”或“隐藏”乳房切除部位

表 1-2 乳房再造对于患者情绪的正面和负面影响

优 点	缺 点
• 感觉身体重新变得完整 • 保持女性特质 • 躯体上的平衡 • 性别的认同 • 避免使用义乳的尴尬 • 外科医生的建议 • 忘却疾病	• 恐惧 • 对于健康并不是必要的 • 年龄太大以至于不关注 • 干扰乳腺癌正常治疗 • 担心掩盖疾病 • 再造乳房外观的不确定性 • 需要进行额外的手术，增加了并发症的风险

二、乳腺外科：科学的演变

随着 20 世纪 60—70 年代女性支持团体的形成，人们对乳腺癌的认识开始发生巨大变化。就在数十年前，女性在社交圈里不愿谈论乳腺癌，而今天，女性走上街头，聚集在成千上万的人面前，庆祝她们在战胜乳腺癌方面取得的成功。这种觉醒加上 20 世纪 70 年代的“女权运动”为女性创造了一个环境，让她们开始思考她们在治疗乳腺癌方面的“权利”。当时，大多数女性在手术前同意进行手术中活检，如果术中冰冻切片确诊为乳腺癌，外科医生将直接进行乳房切除。人们只能想象，对于那些面临着从手术中醒来时不确定乳房是否存在的患者来说，这是多么的痛苦。这种做法很快就受到了审查，并最终要求术前需确认乳腺癌病例诊断，以及术前征得患者的知情同意。著名的患者支持者 Rose Kushner 的工作改变了乳腺癌治疗的历史。她是第一个将这些问题带到华盛顿的乳腺癌幸存者，并推动美国许多立法的改变。她的努力至关重要。

虽然手术切除乳房被认为是治疗乳腺癌的一大进步，但毫无疑问，外科医生和他们的患者都很难接受这种方法作为“最好”的解决方案。数十年来，越来越多的人开始意识到可以通过对乳房的影像学检查在早期发现肿瘤。幸运的是，随着影像学的进步，乳房 X 线检查可以诊断出更小的、通常是早期的癌症。因此，随着现代乳腺影像诊断和早期、非侵入性肿瘤诊断技术的出现，使提高患者生存率和采用更好的治疗方案成为现实 [7-9]。对于乳腺外科医生来说，或许外科治疗不必如此激进。此外，如果为患者治疗的不同亚专科医生为了患者的最佳利益直接相互沟通，就可以制订更全面的治疗计划，因此不同亚专业医生之间的互动变得流行起来。

随着放射科医生开始诊断出越来越小的肿瘤，外科医生开始修改 Halsted 的技术，他们开始保留胸肌和更多的胸部皮肤。研究表明，这种手术方式的生存率相当于根治性乳房切除术，因此“改良”根治性乳房切除术得到推广。乳房手术的这种巨大变化很可能是由于疾病在诊断时处于更早期的阶段，但即使如此，乳房手术方式也被永远改变了。如图 1-4 所示标准改良根治性乳房切除术在整个乳房区域有一个典型的水平瘢痕，在大多数情况下，不需要额外的皮肤移植来关闭切口，而这在经典乳房切除术中通常是需要的。

接下来，外科医生开始假设，如果给予额外的治疗 [放疗和（或）化疗] 以帮助减少或消除疾病的复发，乳房组织本身（包括乳头 - 乳晕复合体）是否能够被保留。当然，科学界需要进行经典的研究来证明这一假设，通过数十年长期的临床试验，Veronesi 博士和他在米兰癌症中心的临床小组最终证明了这一点。Veronesi 的开创性工作和世界各地各种外科医生的许多其他科学研

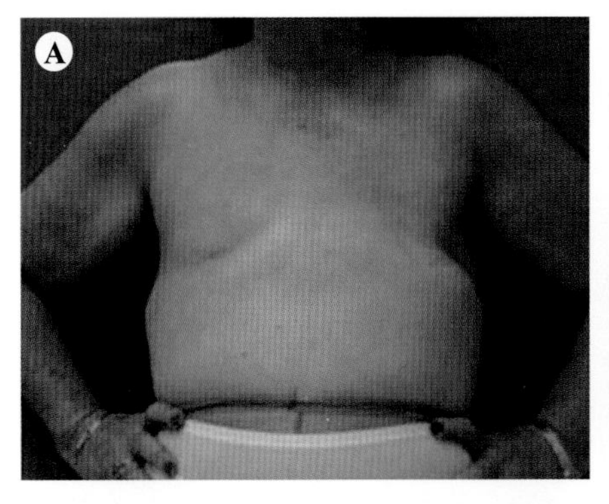
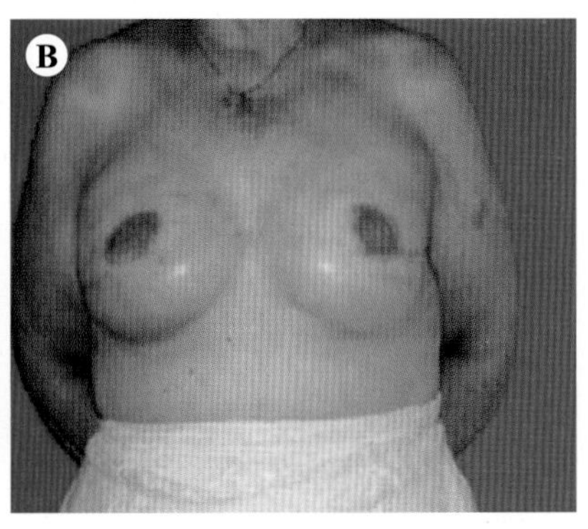
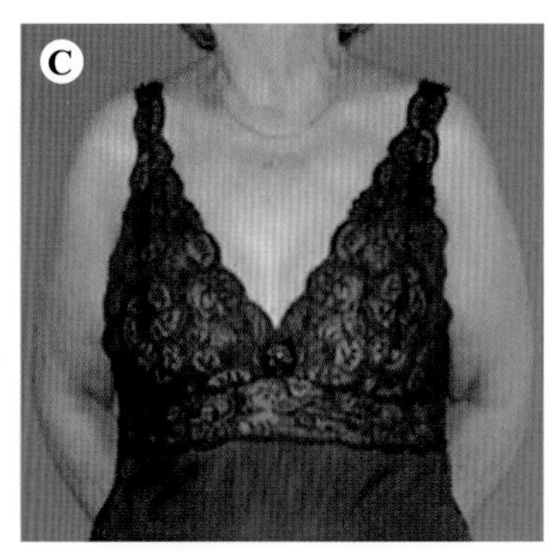

▲ 图 1–4　**A.** 显示患者双侧改良根治性乳房切除术后 30 年。**B.** 她要求并接受了双侧乳房再造，术后看到横行的切口导致再造后的乳房变成球状，使它们在中央乳头 – 乳晕中央区域扁平。通常，这是乳房凸起最明显的区域，但横行切口的影响是相当明显的，通常也会导致乳房外侧留下的多余组织的“猫耳”。**C.** 即使有这些局限性，我们还是可以看到乳房再造对这个患者的身体形象产生了积极的影响，她重获自信的表现是重新穿上了新内衣

究表明，考虑到在诸多因素的情况下，如适当选择患者、组织学边缘明显的广泛切除肿瘤和根据需要使用辅助治疗［放疗和（或）化疗］，接受保乳手术的女性的生存率与接受乳房切除手术的生存率相当[10, 11]。最终，随着乳腺外科领域做出这些关键的决定，并通过具有非凡勇气、远见、创新精神的外科医生、科学家、肿瘤学家、放射肿瘤学家和其他乳腺癌专家的共同努力，乳腺外科领域开始迅速发展。

虽然保乳手术的想法成为现实，外科医生和患者都希望乳房切除术成为一个遥远的历史脚注，但研究最终表明，并非所有女性都适合保乳手术。有趣的是，并不是所有的女性都选择保乳手术，因此乳房切除术一直是乳腺癌治疗的基石。还有两个重要的问题，“我们如何才能确定最合适的保乳手术候选人”，以及同样重要的是，“我们如何改善乳房切除术后乳房的外形？”事实上，选择合适的患者进行适当的手术成为乳腺外科医生判断的关键问题。

鉴于目前的成像技术及其他复杂的方法来帮助患者评估（如基因测试），选择合适的患者已经变得更加全面和精确。今天，术前评估是进行有效、高效和合适的乳房手术的基石，是乳腺外科医生必须能够提供的重要专业知识，以便为患者提供最佳治疗。

随着乳腺癌手术“科学”演变过程中发生的变化，乳腺手术“艺术”也发生了变化。这些变化导致在整形和再造手术领域获得了巨大成就，能够进行乳房再造成为许多外科医生的巅峰成就。

在涉及乳腺癌患者护理的每个亚专业发生平行变化之前，外科医生在决策过程中几乎没有选择。乳腺癌的治疗是一个单选题即乳腺切除术（根治术或改良根治术）（图 1–5）。然而，随着诊断技术的改进以及治疗方案变得更加复杂，治疗乳腺癌的多学科方法得到了广泛的推广，今天，多学科方法被认为是一种更有效的治疗方法，这种方法作为治疗乳腺癌和许多其他疾病的理想模型，使我们能够获得更好的手术结果（图 1–6）。

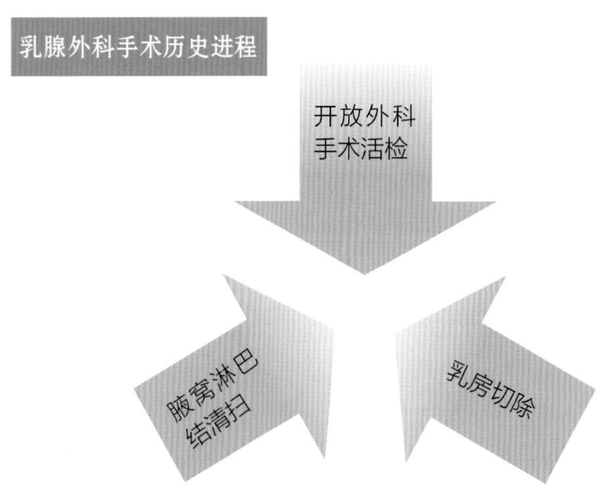

▲ 图 1–5　从历史角度看乳腺外科在 20 世纪的一些手术方式

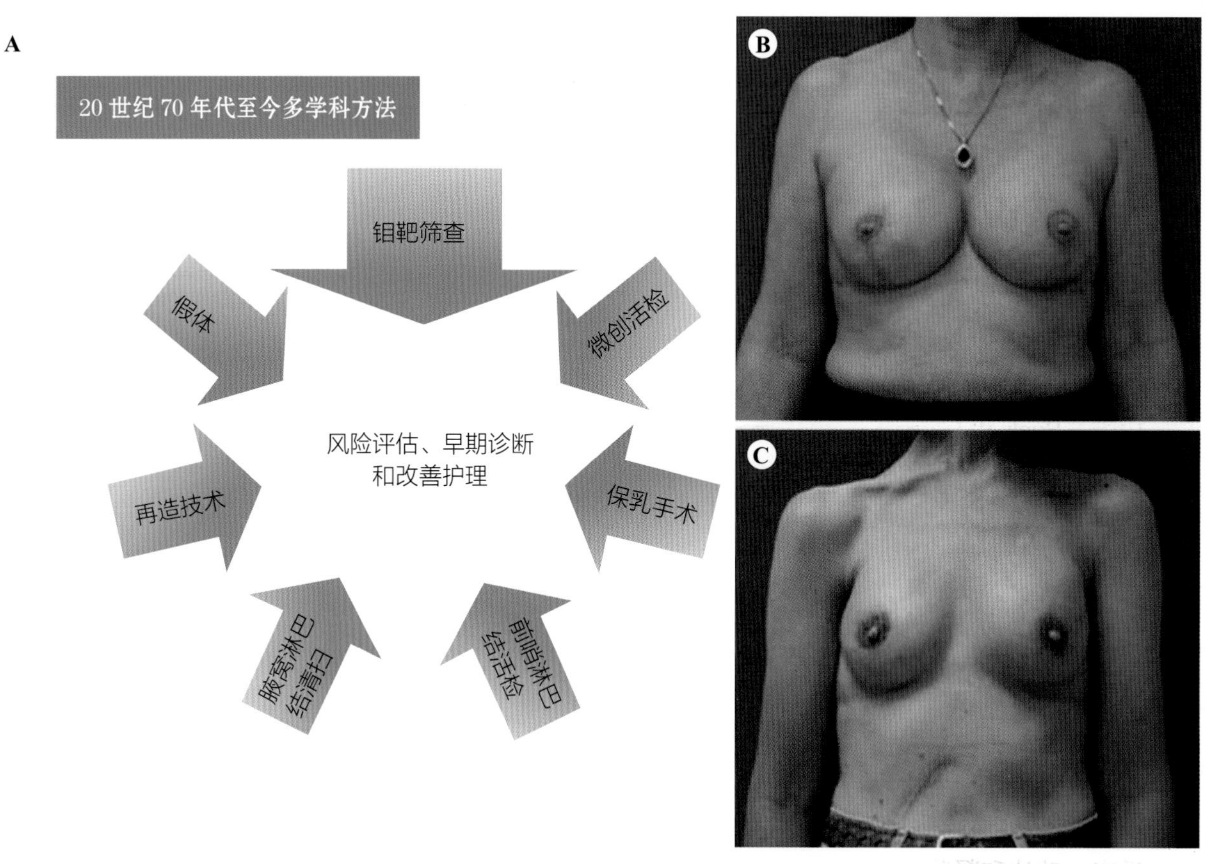

▲ 图 1-6 **A.** 多学科方法，显示患者评估和工作的许多方面，可用于协助术前规划和手术决策，如钼靶筛查、微创活检、保乳手术、前哨淋巴结活检、腋窝淋巴结清扫和再造技术。**B.** 采用多学科方法和肿瘤整形外科技术的实例。患者出现 **BRCA** 突变，双侧预防性乳房切除与双侧乳房和乳头再造。最后的结果是保留皮肤的乳房切除，行组织扩张与最终的双侧肌下盐水植入和乳头再造。**C.** 采用多学科方法和肿瘤外科技术的实例。患者呈双侧导管原位癌，行乳房切除手术双侧乳房和乳头再造。最终结果是保留皮肤的乳房切除，行双侧肌下盐水植入（不需要扩张）和乳头再造

三、乳房手术：艺术演变

在乳腺疾病诊断和乳腺癌治疗方面发生改善的同事，对女性乳房的关注在社会上变得更容易接受。随着电视、杂志、更多的性导向营销的引入，世界对女性乳房的看法开始发生变化，因为关于乳房的描述变得更加容易见到。从历史上看，"天赋异禀"一直是艺术家和作家在整个时代所记录的"美德"。

17 世纪，Marinello 致力于保存乳房美丽的方法，他认为："一个美丽女性的乳房应该是宽阔的、丰满的，这样就不会看到其下方的肋骨，皮肤的颜色应该是'雪白'的。美丽的脖颈颜色像雪，但乳房的颜色应该像牛奶……最好的乳房是小的、圆的、坚挺的，像圆的漂亮的苹果一样；它们不应该太靠近，也不应该太小……像两个象牙一样的苹果。"他的描述让我们清楚地知道他是多么致力于发展外科手术的艺术，以恢复乳房的自然美[3]。导致许多人开始对乳房手术的"艺术"感兴趣，因此这一领域开始开花和结果。

一些最早的乳房增大方法仅仅依赖于服装（紧身胸衣和胸罩）。这些增大乳房的外部手段（填充胸罩），今天仍然很受欢迎，数十亿美元的内衣行业就是实证。然而，自 19 世纪末以来，乳房"畸形"的手术增大和矫正一直是外科医生面临的一个诱人的挑战。到了 20 世纪，许多外

科医生开发和改进了各种外科技术，以改善乳房的大小、形状和整体外观。

虽然矫正大型和下垂的乳房对于女性和外科协会来说似乎是重要和有趣的，但许多女性更感兴趣的是扩大乳房的方法，而一些最早的隆乳方法使用了注射剂，如石蜡和其他物质。不幸的是，这些方法大多是灾难性的。事实上，第一个进行将石蜡注入乳房进行扩大手术的是 Robert Gersuny，他也是第一个在 1899 年描述石蜡瘤的人。后来，Buck 和 Brockaert 也描述了这种技术的不良结果，事实上，结果更是糟糕，以至于直到数十年过去后，才出现了其他隆乳的手术方法。

然而，正如我们都知道的那样，“必要性是发明之母”，1950 年 J. H. Grindlay 及其同事尝试植入聚氨酯海绵，试图实现永久性的丰胸。虽然这种技术被认为是一种创新，但它也被证明是灾难性的，最终结果是产生严重的纤维化、硬化（钙化）乳房，通常会导致畸形并不会吸引人。

后来，硅油和凝胶等物质通过注射进入的方式植入乳房。科学家和外科医生最初认为这些材料在生物学上是惰性的。然而，将这些材料注射到乳房中后往往会发生大量的炎症反应、感染等。最终导致了这些技术的废弃。相反，同样的将这些材料封装在硅胶壳中再将这些凝胶植入乳房的创新想法站稳了脚跟，第一个可植入的增大乳房装置被开发出来[3]。制造一个充满生理盐水的硅胶囊给人们带来了希望，但第一个充满盐水的假体同时带来了很多问题，包括频繁的破裂和严重的波痕。由于几乎所有的第一代隆乳都是在腺体下位进行的，美容结果往往不太理想。这些最初的盐水假体也容易破裂，因为其外壳太薄，折叠断裂导致泄漏和紧缩是非常常见的，导致早期充满盐水的假体消亡。乳房假体开发的下一个里程碑阶段是在生产各种硅胶材料和假体方面继续改进后开始的。这些凝胶具有不同程度的黏度，使多种不同类型的假体成为可能，如用于特殊原位修复的特殊形状假体。最后，隆乳的时代终于走向了成功。

20 世纪 70—80 年代，许多不同类型的乳房假体被生产和销售，其中一些的手术成功率比其他更高。外科医生花了很长时间才发现隆乳的用途可以扩展到乳房再造领域。然而，乳房切除术后留下的皮肤很少，给关闭假体上方的皮肤伤口造成了一些困难。由创造精神带动而发展出来的新型假体——“组织扩张器”，外科医生开启了“即刻”乳房再造的时代。通常情况下，这些扩张器可以作为永久假体留在原地。最重要的是，用组织扩张器进行乳房再造比其他类型的再造（如肌皮瓣）对患者的侵入性和难度要小得多。因此，患者疼痛较少，恢复时间较少，不能工作的时间较少。扩张器被广泛应用于世界各地，它们仍然是乳房再造的中坚力量，因为它们可以用于即刻和（或）延期再造，并能最大限度地提高乳房再造的效率[12]。

乳房切除术后的乳房再造在 20 世纪 80 年代变得非常成功和流行，直到 1990 年 FDA 突然禁止在美国临床使用假体。这引发了对硅胶假体的全球性检查，试图检查各种可能与乳房假体有关的问题。最终，经过广泛的审查和新的制造工艺，硅胶假体被重新引入外科领域。目前，它们再次在世界各地得到广泛使用，并根据 FDA 的准则，被允许在美国再次有限使用[13]。

许多科学家认为，事实上隆乳和（或）再造后遇到的一些困难并不是假体本身造成的。有许多因素与再造乳房手术后结果相关，如患者的选择、手术技术和术后并发症（如血清肿、血肿和亚临床感染）。尽管假体选择是重要的，但其他因素即手术入路（肌下与腺体下）和手术技术也是获得最佳结果的关键。

在回顾过去 40 年来乳房手术中发生的巨大变化时，非常有意思的是乳腺癌手术，以及乳房美容和再造手术中发生的平行变化。有趣的是，虽然隆乳的过程似乎与乳房再造有很大的不同，但达到最佳手术结果的关键问题在两者之间是相同的。这包括许多心理问题和术前患者评估问题。首先考虑那些接受隆乳或需要乳房手术的患者，这些女性应该接受一个彻底的多学科的术前检查（与乳腺癌患者相似）。虽然在其中一部分患者中癌症已经被诊断出来，但接受选择性乳腺手术的女性应该接受潜在乳腺癌风险的筛查，因此他们需要乳房 X 线筛查等[14]。这种考虑在为患者选择假体类型、植入空间等各个方面至关重要。因此，我们看到外科肿瘤学和乳腺美容手术的界限很快开始变得模糊起来。

正是由于这些类型的观察，在 20 世纪 80 年代末和 90 年代初，一些分散在世界各地的外科医生开始对乳房手术的方法有类似的想法。他们每个人都开始将外科肿瘤学的原理与美学和整形外科的原理结合起来，从而产生了肿瘤整形手术。十几年后，乳腺外科亚专业开始形成。然而，在不同的环境中，这一亚专业培训方案的发展变化很大，迫切需要更新扩展课程和标准化。

四、肿瘤整形外科：融合科学与艺术

今天，乳腺外科医生的部分困难来自于外科亚专业的发展历史，特别是乳腺外科。由于大多数乳腺癌手术是由普通外科医生进行的（现在仍然如此），而且因为再造手术仍然是整形和再造外科医生中的孤立领域，因此对乳腺患者的护理在方法上已经变得相当分散（图 1–7）。从历史上看，普通 / 乳腺外科医生主要关注与肿瘤学有关的问题。他们的关注重点主要是外科干预的肿瘤部分，他们的手术计划仍然与患者的需要、需求和愿望分开 [再造和（或）乳房手术]，以创造两个乳房之间的对称性。由于乳腺癌手术造成了两个乳房之间的“净不对称”，外科医生不能忽略这个对患者的心理健康和“健全”感觉的影响，因为大多数女性都将乳房对称作为最终结果。

如上文所描述的，乳腺外科手术发展的结果是治疗方法碎片化，而且往往没有为患者带来最佳结果。因此，那些致力于乳腺外科亚专业的外科医生开始实践“肿瘤整形外科”，将外科肿瘤学的原则与整形和再造手术的原则结合或融合起来。如图 1–8 所示，目标是将碎片化的外科治疗改为更完整的外科治疗，利用多学科模式治疗患者，并全面的规划患者的手术方式。理想化的情况是让每一位“乳腺外科医生”都被训练成“整形外科医生”——也就是说，这两个称呼是同义词。这样可以让乳腺外科医生能够照顾到患者的需求、想法和愿望。这种理想化的假设情况对患者和外科医生都有好处。尽管这种理想化的情况在未来也许是可能的，但不幸的是，基于乳腺外科的发展模式，在此时，极少的乳腺外科医生接

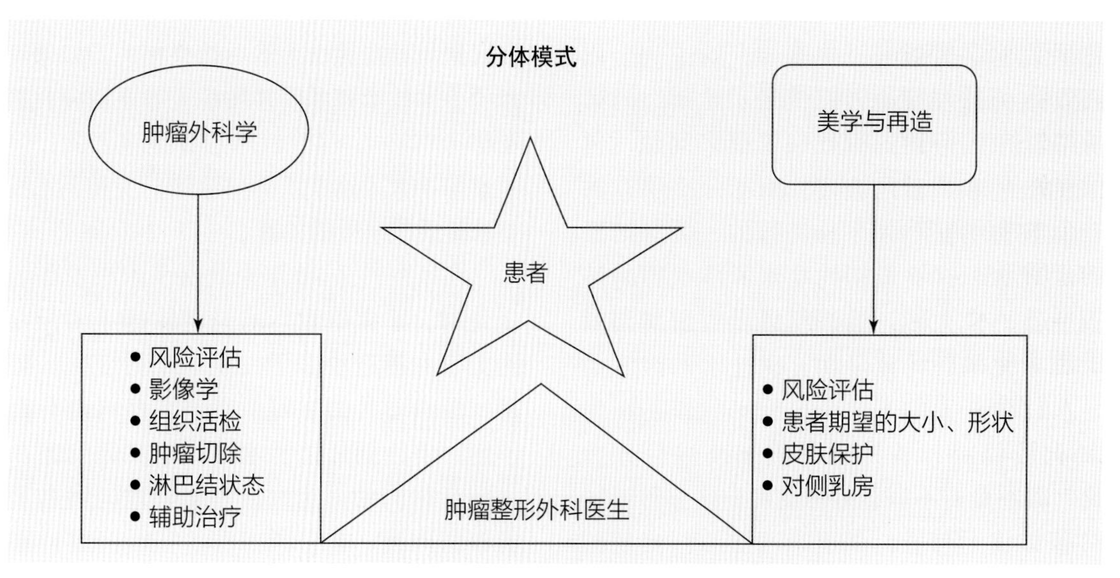

▲ 图 1–7　乳腺外科手术的治疗方法碎片化是最常见的情况

这通常需要两个有着完全不同目标和关注角度的外科医生

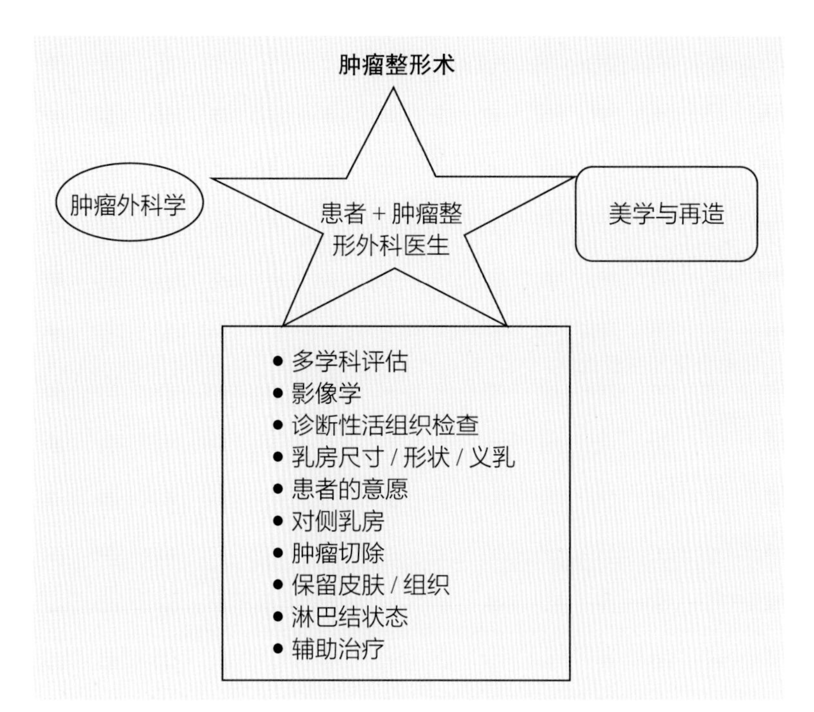

◀ 图 1-8　**整合模式改变了多学科乳腺专科培训的课程和技能需求**

乳腺外科医生（肿瘤整形外科医生）将获得足够知识和技能，既可以在团队环境中工作，也可以独立地以更全面的方式治疗患者

受过这样的培训，并且有能力做所有的整形再造术。

“肿瘤整形手术”一词最初是由 Werner Audretsch 博士发明的，旨在描述乳腺癌患者的“整体”治疗方式。实际上，它也被用来描述如果乳腺外科医生完全意识到每个寻求治疗的患者所需的合理的治疗技术后他所接受的培训。这并不是说每个乳腺外科医生都必须单独进行这些手术。相反，在肿瘤外科医生可以直接与整形和再造外科医生进行团队合作，但这不应排除乳腺外科医生接受培训并精通所有必要操作的能力，以胜任乳房手术的各个方面。

虽然外科界普遍在接受这一方法方面远远落后，但是终于在 20 世纪 90 年代后期，在美国设立了一个多学科乳腺专科培训项目。然而，这些培训的范围是有限的，没有培训学员做美容手术和乳房再造手术，而这些内容却是医生能够进行全面的乳腺肿瘤整形工作所必需的。自 2000 年以来，人们就这一问题进行了大量辩论，不幸的是，大部分辩论源于专家之间根深蒂固的归属领域讨论，而不是为了患者的最佳利益而进行富有成效的修整。最终的目标是为患者提供最有效和高效的治疗，因此有必要增强和扩大乳腺多学科专科培训的课程 [15, 16]。自设立乳房多学科培训以来已有十多年的时间。目前扩大培训课程是最为合适的。表 1–3 显示了目前美国专科培训项目中乳腺外科医生熟练掌握的各种外科手术，以及那些需要添加到他们的培训课程中以便使他们能够胜任肿瘤整形的手术。

与美国相比，国际社会在采用肿瘤整形外科手术方面走得更靠前。为了制订更新多学科乳腺专科培训的标准，召开了国际指导委员会会议。这支由乳腺专家组成的团队包括乳腺相关的所有学科，以及来自 7 个不同国家的著名的肿瘤整形和乳腺外科医生。具有代表性的乳腺外科医生及普通外科和妇产科、整形和再造外科方面的医生都出席了会议，并为推荐的培训指南大纲做出了贡献。委员会中的每位外科医生都有至少 10 年以上的肿瘤整形手术经验，他们都同意为未来的乳腺外科培训计划制订这些指导方针。

与所有专科建立培训指南一样，重要的是要把那些目前“没有达到指南要求”但已经在执业实践的临床医生纳入新的培训项目中。此外，更重要的是要考虑各种执业环境和培训中的地区差异。然而，权威的临床医生们经过讨论达成了共识，提出了一个分类系统，区分已经接受过乳腺外科培训但还没有接受过全面的多学科培训（缺乏此方面能力）的外科医生和那些已经具备这些

表 1–3 肿瘤整形外科培训的推荐课程

水 平	学 科	学分 / 小时
基础核心学科	乳腺癌分子生物学	10/20
	乳房的解剖学和生理学	10/20
	流行病学	5/20
	生命伦理学与法律医学	5/20
	医学摄影	5/10
	乳腺放射学	10/20
	乳腺病理学	10/20
	放射疗法	5/10
	乳腺癌临床肿瘤学	10/20
	患者的社会心理学护理	
基本外科训练	微创活检技术	10 个案例
	前哨淋巴结活检技术	10 个案例
	二级技术	10 个案例
	三级技术	10 个案例
高级外科训练	四级技术	10 个案例
最低学分总额	—	70/160

技能的外科医生。这是最重要的，因为专科培训重新审视了他们目前的课程，并准备更新和扩大他们的培训模块。

表 1–4 说明了 4 个不同级别的肿瘤整形操作的定义。表 1–5 定义了在每个领域获得能力所需的推荐课程活动。最关键的是第四级，因为这需要额外的肌皮瓣专科培训，以便熟练掌握这一领域。

五、结论

外科医生常常会专注于征服疾病，以至于忘记了坐在我们面前的“人”，而这些人从她们生病的那一天起，她们将永远不再同患病前一样。外科医生在这个动态过程中的作用对于患者来说可能是好的，也可能是非常坏的。更让人难受的是，患者脑海中将浮现以下的画面，关于她们术后乳房的外观如何，以及她们的朋友、家人和伴侣将如何看待她们新的身体。这些问题在面临乳房手术的每一个女性身上都很突出，与此同时这些问题也同样适用于面临乳腺癌的诊断或正在进行选择乳房手术的女性。任何决定或需要做乳房手术的女性都明白，她们的生活在某种程度上将永远发生改变。我们作为外科医生需要真正理解这一点，我们为患者选择治疗方法必须围绕这个前提。

大多数接受乳房手术（不管是美容还是再造）的女性更喜欢由一个她们信任的外科医生来做她

表 1-4　在乳腺外科培训项目中增加的其他操作

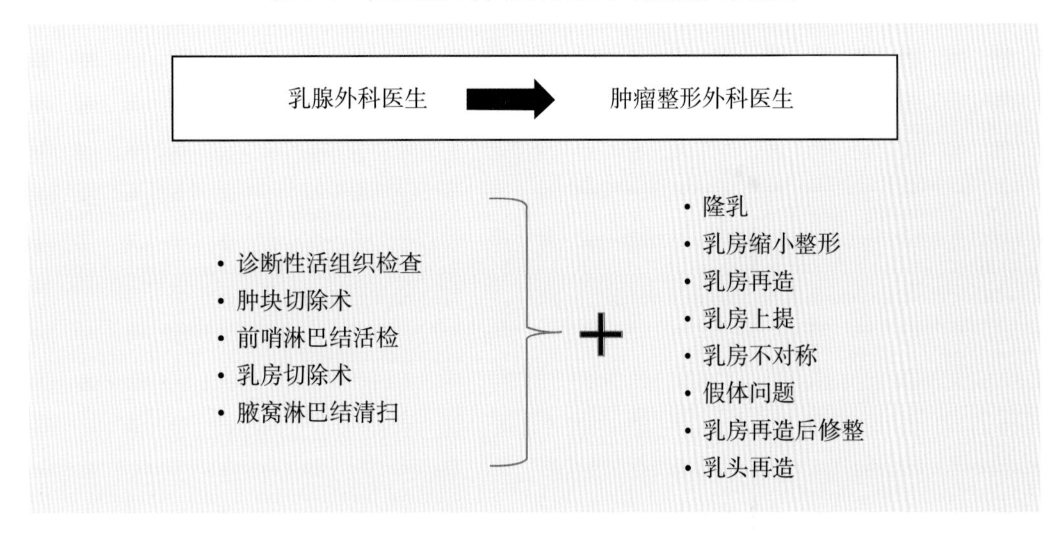

表 1-5　肿瘤整形外科标准化培训指南

Ⅰ级	• 基于多学科模型的风险评估 • 美学原则、评价和技术 • 全面的手术计划诊断、治疗和随访 • 切口的美学方法 • 大块切除并保留乳房 • 局部组织瓣再造
Ⅱ级	• 保留皮肤 / 乳头的乳房切除术 • 乳房缩小术，包括 / 不包括乳头转移 • 乳房上提术
Ⅲ级	• 隆乳术 • 假体隆乳同时乳房上提术 • 保留皮肤 / 乳头乳房切除术 + 乳房再造 • 使用假体 / 扩张器乳房再造 • 皮瓣乳头再造
Ⅳ级	• 包括肌皮瓣在内的专科培训

们的手术，如果让她们去看两个外科医生或者说要做乳房缩小整形手术，但不得不去看一个不是“专攻”乳房的外科医生，她们无法理解其中的逻辑。同样，“乳房医生”不懂乳房缩小整形手术和乳房上提手术，患者也觉得说不通。从乳房切除术后进行乳房再造的女性人数极低就可以看出，目前这种碎片化的乳腺外科模式实际上阻碍了患者追求最佳的治疗效果，现在是改变世界上乳腺外科医生培训模式的时候了。作为一名有能力指引患者经历乳腺癌旅程挑战的乳房外科医生无疑是一种优势。然而，更大的满足感来源于通过将肿瘤整形技术整合到乳腺手术当中，成为一名能够掌握科学和艺术并满足患者的需要、需求和愿望的乳房外科医生。

参考文献

[1] Edwin smith surgical papyrus. 17th Century B.C. Oldest known medical writings
[2] Yalom M (1997) History of the breast. Knopf Publishing, New York
[3] Santoni-Rugiu P, Sykes P (2007) A history of plastic surgery. Springer, Berlin, Heidelberg, New York
[4] Schultes J (1655) Armamentarium Chirurgicum. Balthasari, Kuehnen, Ulm
[5] Schultes J (1674) The Chyrurgean. John Starkey, London
[6] Merrill N (2008) Mastectomy through the Ages. The Edge of the American West, July 2008
[7] Jemal A, Siegel R, Ward E, Murray T, Xu J, Thun MJ (2007) Cancer statistics, 2007. CA Cancer J Clin 57(1):43–66
[8] Beatty JD, Porter BA (2007) Contrast-enhanced breast magnetic resonance imaging: the surgical perspective. Am J Surg 193(5):600–605; discussion 605
[9] Lehman CD, Gatsonis C, Kuhl CK, Hendrick RE, Pisano ED, Hanna L et al (2007) MRI evaluation of the contralateral breast in women with recently diagnosed breast cancer. N Engl J Med 356(13):1295–1303
[10] Fisher B, Anderson S, Bryant J, Margolese RG, Deutsch M, Fisher ER et al (2002) Twenty-year follow-up of a randomized trial comparing total mastectomy, lumpectomy, and lumpectomy plus irradiation for the treatment of invasive breast cancer. N Engl J Med 347(16):1233–1241
[11] Veronesi U, Cascinelli N, Mariani L, Greco M, Saccozzi R, Luini A et al (2002) Twenty-year follow-up of a randomized study comparing breast-conserving surgery with radical mastectomy for early breast cancer. N Engl J Med 347(16):1227–1232
[12] Brody GS (2009) Silicone breast implant safety and efficacy. Medscape Reference, May 2009
[13] US Food and Drug Administration (FDA) (2009) FDA approves silicone gel-filled breast implants after in-depth evaluation. FDA Web site. http://www.fda.gov/bbs/topics/NEWS/2006/NEW01512. html. April 2009
[14] Sharabi SE, Bullocks JM, Dempsey PJ, Singletary SE (2010) The need for breast cancer screening in women undergoing elective breast surgery: an assessment of risk and risk factors for breast cancer in young women. Aesthet Surg J 30(6): 821–831
[15] Skillman JM, Humzah MD (2003) The future of breast surgery: a new subspecialty of oncoplastic breast surgeons? Breast 12(3):161–162
[16] Rainsbury RM (2003) Training and skills for breast surgeons in the new millennium. ANZ J Surg 73(7):511–516

第2章 乳房的肿瘤整形和再造解剖学

Oncoplastic and Reconstructive Anatomy of the Breast

Mahmoud El-Tamer Cicero Urban Mario Rietjens Flavia Kuroda James Hurley Ⅱ 著
李永平 译 李 赞 宋达疆 校

一、概述

乳腺癌手术经历了各种变化，变得更加复杂和生物个性化。虽然对疾病局部控制的关注仍然存在，但是也开始注重美学概念。因此，传统的乳房解剖方法需要更新。形态、体积、乳房下皱襞（inframammary fold，IMF）、高度和乳房凸度，以及乳头–乳晕复合体的大小和形状、脂肪化水平和乳房下垂，是一些关于表面解剖的要点，在肿瘤整形和再造的背景下变得更加重要。同样，腹壁和胸背结构必须是外科医生背景的一部分，因为一个人需要有完整的肿瘤整形和再造的观点，才能做出更充分的手术决定。因此，美学功能的乳房解剖是乳腺癌再造手术的关键。乳腺导管的空间组织、血管化和神经支配涉及前哨淋巴结和肿瘤手术相关的治疗意义，因此乳腺再造外科医生必须熟悉这些解剖关系。本章正是在这样的视角下展开的，详细介绍了乳房解剖的细微差别及其对不同的肿瘤整形外科手术的影响，以获得最佳的美容效果和最低的并发症发生率。

二、乳房体表解剖

乳房是前胸壁最表浅的部分。乳房组织皮肤最具特征的是乳头–乳晕复合体（nipple-areola complex，NAC），位于年轻成人的乳房中心位置。

乳房位于第2～6肋骨间，覆盖于胸大肌上缘和内侧区域，下1/3覆盖前锯肌。罩杯大的女性，乳房可以达到锁骨。水平尺寸是从胸骨的外侧边缘到腋中线[1, 2]。这种外延是至关重要的，因为它代表了乳房基底部乳房下皱襞的大小，在乳房再造术中，乳房下皱襞经常被用作选择假体或皮瓣大小的参考。这一基数的差异被认为是造成乳房不对称的重要原因，在乳腺癌手术中乳房下皱襞的维持或再造至关重要。

乳房延伸到腋窝前线以外，这个延伸称为Spence的尾部。青春期后的成年女性，乳房呈水滴形，未产女性呈圆锥状，经产女性的乳房呈下垂状。

决定乳房美观的因素有体积、实质分布、组织弹性、NAC的位置和外观、皮肤包膜的质量，以及乳房、胸壁和身体整体之间的关系[10]。

正常乳房的皮肤和实质弹性良好，大部分容积位于下极和侧极。在男性和青春期前儿童中，NAC通常位于第4和第5肋间隙。在成年女性中，乳头–乳晕复合体的位置取决于乳房下垂的程度和乳房的大小。乳晕通常是圆形的，直径可变。乳头位于乳晕的中央，有4～15mm的突出物，是输乳管聚集的地方，数量为15～20个（5～9个真正的乳腺导管和其他皮脂腺、结节和小管）[3]。

它含有大量的神经感觉末梢和丰富的淋巴系统，称为乳晕下丛或 Sappey 丛[4-6]。

许多研究表明，女性的乳房往往不对称[7, 8]。在最近的一项研究中，Avsar 等测量了 386 名女性的乳房数值，只有35%的受试者显示乳房对称[9]。多年来，人们对乳房解剖的各个方面进行了多项研究包括动脉供应、静脉引流和淋巴分布。在已发表的文献中，在淋巴管定位、主要动脉供应和一般血管分布等方面存在差异。下列各段提供的资料是最新的研究结果。除了目前支持的理论，我们还列出了让所有外科医生都感兴趣且相关的历史优先论文。

乳房的血液供应由胸廓内动脉通过其穿支、肋间前动脉、胸外侧动脉和腋窝动脉的分支组成，并供应给 NAC。胸廓内动脉是 NAC 的主要和持续供血者，其穿支数目为 1～4 支，前肋间支数目为 4～6 支[2-6, 10]。

NAC 的颜色尤为重要，因为它因种族而异。这是乳房再造和最终美学结果需要考虑的一个因素。它包括皮脂腺和汗腺，以及中间类型的乳腺和汗腺（称为 Montgomery 腺）。这些开口在 Morgagni 结节上，能够分泌乳汁。乳晕中也有平滑肌纤维，通过某些刺激，它们可以收缩，缩小乳晕的大小，使乳头向前突出[2, 4, 5]。

在这种情况下，NAC 和 IMF 的关系也可能因乳房和患者的年龄而有所不同。乳头通常位于距胸骨内侧 19～25cm，距胸骨内侧 9～12cm，距 IMF 7～10cm。这些距离是相对的，可能根据患者的种族起源变化而不同，尽管这不代表解剖异常（图 2–1）。

三、乳房的外科解剖

1. 筋膜

乳房被假性筋膜平面包裹：前胸壁的浅筋膜。筋膜分为前后两层，浅筋膜深层的后部位于乳房组织的后部，覆盖在乳房后间隙和胸肌筋膜上。乳腺后间隙是乳房后筋膜和胸肌筋膜之间的一个清晰空间，它有助于乳房在胸壁上的活动。浅筋膜和深筋膜在第 2 肋间隙汇合和 Camper 的腹浅筋膜在乳房下线下方连接。乳房的前缘位于真皮下平面[11]。

2. 掀起皮瓣

在做保乳手术或乳房切除术掀起皮瓣时，确定合适的平面是至关重要的。紧挨着皮肤下面依次是真皮下系统、皮下组织，最后是乳房实质[11]（图 2–2）。

在真皮下和皮下系统之间解剖，可以切除所有乳腺组织并保留充分覆盖的皮瓣（图 2–2，平面 1）。图 2–3 显示了乳房切除术中的实际平面。在提升皮瓣以修复缺损的同时，我们建议在皮下组织和乳房之间掀起皮瓣（图 2–2，平面 2），我们把这个平面标记为腺体平面。

当使用膨胀液注射和锐性剥离来分离皮瓣

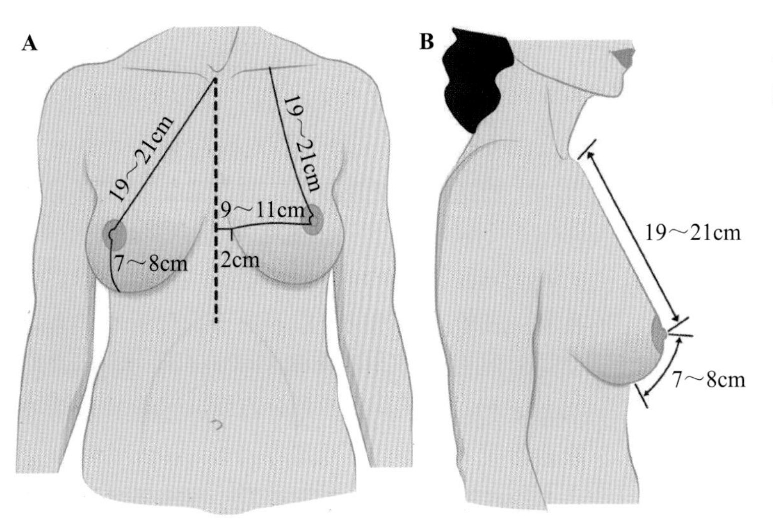

◀ 图 2–1 乳头 – 乳晕复合体与乳房下皱襞的关系

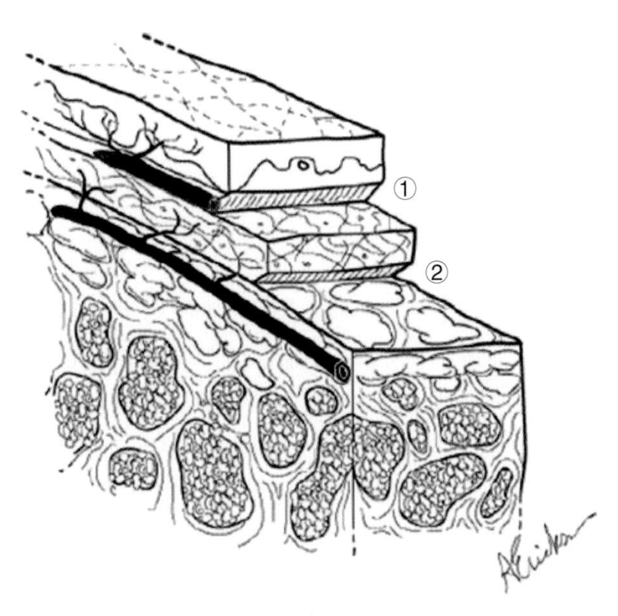

▲ 图 2-2　皮下组织和乳房之间隆起的皮瓣
①皮下平面；②皮下组织层（经许可转载，引自 El-Tamer M, ed. *Principles and Techniques in Oncoplastic Breast Cancer Surgery*. World Scientific Publishing 2013；Singapore）

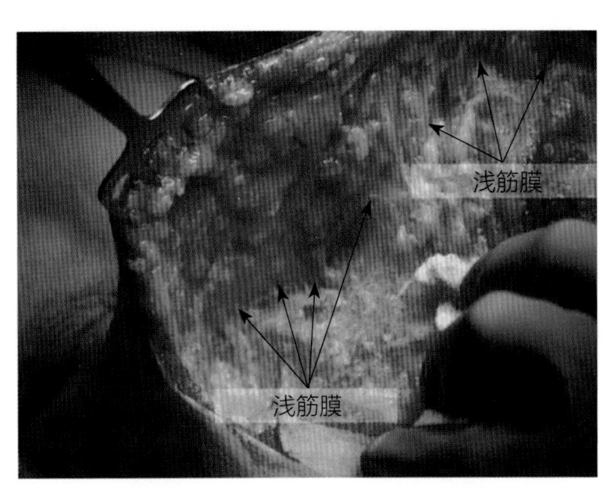

▲ 图 2-3　乳房切除术中的实际平面
经许可转载，引自 Dr. Mahmoud El-Tamer, Memorial Sloan Kettering Cancer Center, New York, NY, USA

时，将肿胀溶液注射到皮下空间，并在皮下空间和皮下系统进行剥离。皮瓣厚度因人而异。同一患者，不同部位皮瓣的厚度也不同。我们建议以浅筋膜平面为指导，在乳房切除术中确定特定的皮瓣厚度。当外科医生使用合适的平面时，失血是最小的，因为连接乳房和真皮下组织的血管非常少。所有类型的治疗性或预防性乳房切除术都应使用浅筋膜平面（图 2-3）。

3. 库珀（Cooper）韧带和水平隔膜

浅筋膜的深层和浅层通过纤维带连接，称为 Cooper 韧带。这些韧带起源于第 5 肋水平的胸肌筋膜，并延伸到上覆皮肤和胸大肌，将乳房组织分成间隔，并帮助将乳房悬吊到胸壁 [12, 13]。

由第 5 肋水平处起源于胸肌筋膜的水平纤维隔和它垂直的悬韧带提供了乳房两侧的侧壁固定线 [13]。这也使得覆盖的皮肤融合形成良好的外观 [13]。内侧浅韧带被认为是较弱的延伸到胸骨上的皮肤。外侧较强的浅韧带在胸小肌、腋下皮肤、上覆筋膜之间建立了一个紧密的连接沿着腋窝中线，形成了腋窝凹陷 [13]。水平隔膜的浅表部分是 Cooper 韧带的增厚部分，从第 5 肋向同一起点延伸到乳房下线 [13]。

水平韧带隔膜引导乳房和 NAC 的神经血管供应。不同程度的乳房下垂反映了 Cooper 韧带的松弛情况。

在乳房和胸大肌筋膜之间有一个称为乳腺后间隙的空间，它有助于乳房在胸壁上的活动。在保乳手术中，通过局部皮瓣的附着对乳房组织的存活至关重要；它将保持乳腺组织神经血管供应的完整性，并将脂肪和组织坏死的情况减少，特别是对于乳房脂肪过多的老年女性。

4. 乳房和被覆皮肤的血液供应

Salmon 开发了一种成功的注射技术，使他能够在尸体上精确描绘出乳房的动脉供应 [14]。他发现，乳腺的血液供应来自三个系统包括腋窝、内侧乳腺和肋间分支，它们通常被称为外侧乳腺、内侧乳腺和肋间分支。乳房的下部和中央蒂血管少 [15]。Salmon 对这个想法提出了质疑，他将这种误解归因于不充分的注射技术。他认为乳房的下部和中央部分通过胸肌的穿支动脉供应。在乳房切除术中，当乳房脱离胸大肌时，这些穿支可以很好地显示出来。图 2-4 代表了乳腺血液供应的磁共振成像（MRI）再造，清楚地显示了外侧乳腺、内侧乳腺和肋间穿支。

5. 胸外侧动脉

胸外侧动脉供给乳房的外侧血运，它是腋窝动脉的一个直接分支，或者说是它的一个支流 [16]。Salmon 观察到乳腺外侧动脉起源于乳腺外动脉、胸外侧动脉或直接起源于腋窝动脉[14]。有时，它被称为胸外侧动脉，这被认为是不正确的，因为胸外侧动脉供给上胸壁。乳腺外侧动脉在第 3 或第 4 肋骨的水平沿腋窝尾进入乳腺。动脉沿浅表向前外侧走行，分支进入乳腺组织、上覆皮肤和胸壁（图 2–5）。这条动脉始终为 NAC 提供深皮下分支[12]，为乳房提供了 30% 的血供[17]。胸外侧动脉的分支沿内侧斜行，直到消失在乳房下线的外侧（图 2–4）。乳腺外侧动脉通过浅支或后支与 NAC 周围的内侧动脉相连（图 2–5）。乳房侧方动脉对缩乳术后的乳房存活至关重要。这条动脉在腋窝淋巴结清扫时经常被结扎。当计划对正在进行腋窝淋巴结清扫的患者进行肿瘤整形手术时 我们必须避免横向的乳房肿瘤成形术。有时，胸外侧动脉可用于需要显微外科吻合的乳房再造手术。胸外侧动脉向乳房外侧皮肤发出真皮支，在可行的情况下，术者必须尝试保护它，特别是在保留乳头和皮肤的乳房切除术中（图 2–6）。

6. 胸廓内动脉

胸廓内动脉起源于锁骨下动脉，平行于胸骨外侧边界后方。这条动脉为乳房提供多达 60% 的血液供应，主要是乳房内侧部分。它通过胸骨旁和肋间隙发出前后穿支。最大的分支穿过前几个肋间。前穿支来自前 4 个肋间隙，仅在胸骨内侧。来自第 2 和第 3 肋间隙的穿支是最恒定的，而来自第 1 和第 4 肋间隙的穿支则是不常见的[18]。这些前穿支分成皮肤和乳房分支（图 2–4）。在进行保留皮肤或乳头 – 乳晕复合体的乳腺切除术时，保持皮肤分支的完整性是至关重要的（图 2–7）。

胸廓内动脉的后内侧穿支（仅由 Salmon 描述）从肋间隙向外侧伸出，通过胸肌筋膜进入乳房，并供给乳房组织深处的血运。这些血管似乎是胸廓内动脉的分支，起源于第 4 和第 5 肋间隙。这些血管可能被其他人报道为肋间分支（图 2–4 是乳腺内部分支的 MRI 再造，显示前分支和后分支）。

这种血液供应支持乳房内侧的很大一部分及 NAC。这是乳房缩小术的主要血液供应。后内侧乳腺动脉是下方乳房复位蒂动脉血供的重要贡献者。

Van Deventer 最近解剖了 27 例动脉内乳胶灌注后的乳房[6]。他报道说，NAC 的血液供应来源于以下分支。

- 胸廓内分支，27/27。

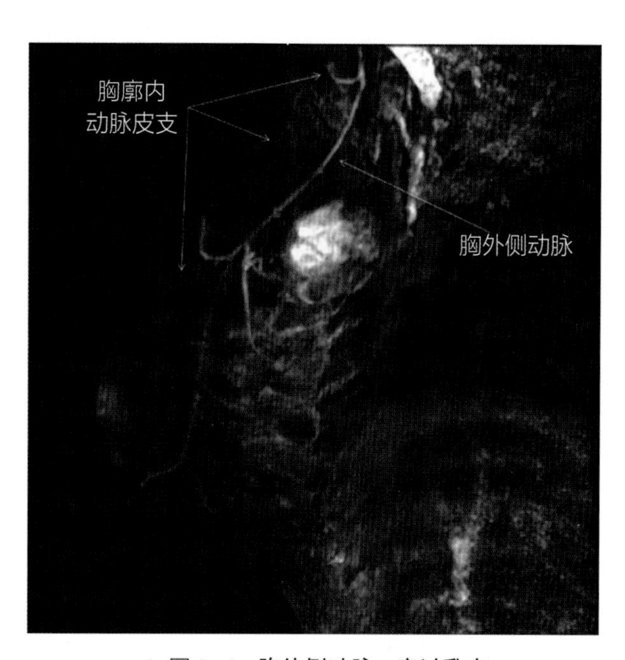

▲ **图 2–4 胸外侧动脉，穿过乳房**

经许可转载，引自 Dr. Mahmoud El-Tamer, Memorial Sloan Kettering Cancer Center, New York, NY, USA

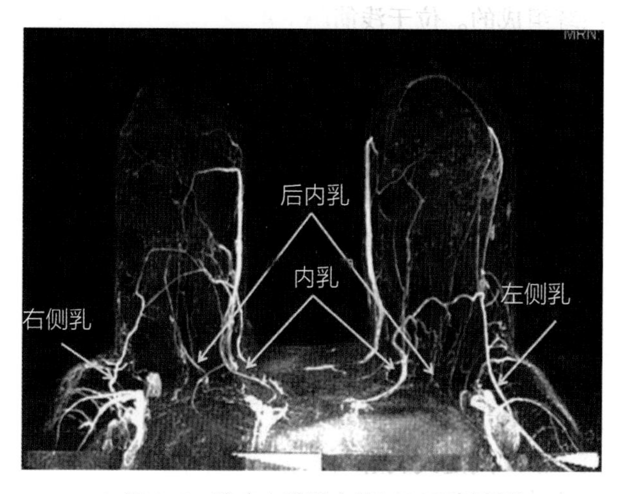

▲ **图 2–5 乳房血液供应的 MRI 重建图像**

注意乳房外侧的两个主要分支起源于腋动脉和胸廓内动脉，起源于内侧穿过胸壁。如图，胸廓内动脉有前后支。胸廓内动脉的后或深支在胸大肌下方，并通过肌肉穿入乳房，位于乳房中心区域。经许可转载，引自 Dr. Jennifer Kaplan, Memorial Sloan Kettering Cancer Center, New York, NY

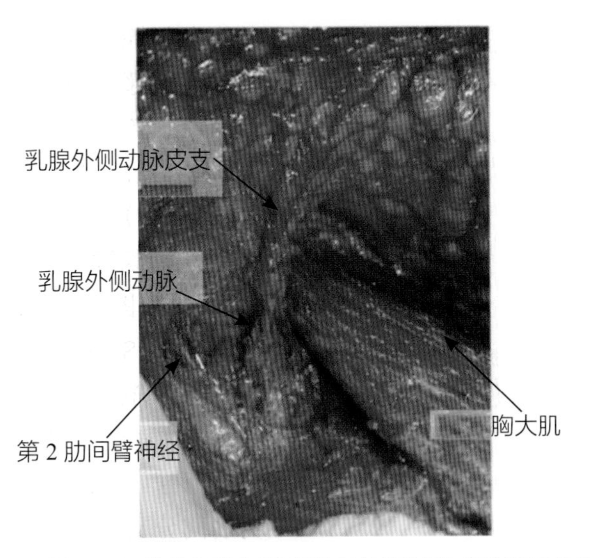

▲ **图 2-6　乳房切除和前哨淋巴结解剖完成后看到的乳腺外侧动脉，注意其皮支已被保存**

经许可转载，引自 Dr. Mahmoud El-Tamer, Memorial Sloan Kettering Cancer Center, New York, NY, USA

- 前肋间支，20/27。
- 胸外侧支，19/27。
- 腋动脉的直接分支，2/27。
- 后肋间支，1/27。

7. 静脉引流

乳房静脉回流是由一个深层系统和一个浅层系统组成的。位于浅筋膜下的小血管形成了一个相互连接的横跨的纵向血管网络，就像织布一样，流向内乳静脉，颈静脉前浅静脉形成了这个浅静脉系统。在深层系统中，汇入分支有三条主要通路，即胸廓内静脉的束支、肋间静脉的束支和椎体系统。由于在乳房再造手术中可能使用某些分支，因此对乳腺静脉引流需要特别的了解。遵循动脉网络引流，在浅部和深部系统之间有大量的吻合，以腋窝静脉为主要系统。在乳晕周围，静脉形成一个静脉循环，随着乳腺组织的引流，沿外周走到胸廓内静脉、腋窝静脉和肋间静脉[2, 5]。转移可以通过这些路径中的任何一条，沿着它们的路径到达心脏，然后到达肺毛细血管。由于有一种静脉引流系统将 Batson 胸静脉椎丛与胸、腹、盆腔器官相连，人们可以解释乳房转移到椎、肋骨和中枢神经系统的路径，主要是通过肋间后静脉。

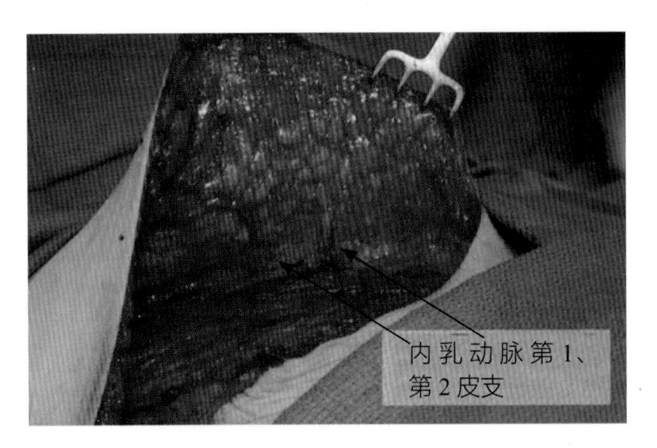

▲ **图 2-7　在进行保留皮肤或保留乳头 - 乳晕复合体的乳房切除术时，保留皮支的完整性是至关重要的**

经许可转载，引自 Dr. Mahmoud El-Tamer, Memorial Sloan Kettering Cancer Center, New York, NY, USA

前哨淋巴结（sentinel node，SN）的研究增加了对淋巴引流的研究兴趣。在大多数病例中，SN 的位置在 Ⅰ 级。乳腺淋巴管的引流由两个丛构成即浅的或乳晕下浅层淋巴丛和深的或腱膜的淋巴丛。前者由集合管组成，集合管包括皮肤、浅表乳腺平面、乳头 - 乳晕复合体、上肢、脐上区和背的引流。后者穿过胸肌到达 Rotter 淋巴结（位于胸大肌和胸小肌之间），然后到达锁骨下淋巴结。值得一提的是，虽然淋巴管的流动是单向的，但乳腺引流的浅层系统和深部系统之间存在着相互关系，这就解释了乳腺癌淋巴引流的广泛变化[19]。约 3% 的乳腺淋巴流向乳腺内链的淋巴结，97% 流向腋窝淋巴结。乳房的任何象限都能流入乳腺内链。腋窝淋巴结数目为 20～60 个。以下几组为腋窝引流的淋巴结群[1]。

- 腋窝静脉组或外侧组，由位于腋窝静脉内侧或后部的 4～6 个淋巴结组成，控制着乳房上部的大部分引流。
- 乳外组，也称为胸肌组，位于与胸外侧血管相连的胸小肌的下缘。它由 4～5 个淋巴结组成，并控制着乳房的大部分淋巴引流。
- 肩胛下淋巴结组或后淋巴结组，由 6～7 个淋巴结组成沿着腋窝后壁一直到肩胛骨外侧缘并与肩胛下血管相连。它们还包含颈后区和肩部的引流。
- 中央组，由位于胸小肌后方的 3～4 个淋巴结组成，与腋窝脂肪组织交织。它们可以容纳上述三组的引流，也可以容纳直接从乳房流出的引流物。一系列的引流会转移到锁骨下淋巴结或腋顶淋巴结。在临床上，这是可触及的一组，这与临床评估腋窝转移有一定的相关性。

- 锁骨下或顶端组，由6～12个淋巴结组成，位于胸小肌边缘的后上方。它直接或间接地从其他组引流。这些导管的淋巴输出形成锁骨下干，流入右边淋巴管和左边的胸导管。通过这一途径，也有可能引流至颈部深区淋巴结。
- Rotter组或胸肌间组，由1～4个小淋巴结组成，位于胸大肌和胸小肌之间并与胸肩峰血管分支相连。

值得提及的是，考虑到腋窝和胸小肌之间的关系，外科医生经常使用腋窝淋巴结的另一种划分。位于胸小肌外侧和下方的淋巴结被称为Berg Ⅰ级包括乳外侧组、腋窝静脉组和肩胛下淋巴结组。位于胸肌后面的被称为Berg Ⅱ级，对应中央组和锁骨下组的一部分。位于胸小肌上缘上方的淋巴结称为Berg Ⅲ级包括锁骨下组[13]。

内乳链的淋巴结位于胸骨旁区域的肋间隙。它们靠近乳腺内部血管，位于胸膜外组织。它们在第1和第2肋间隙的乳腺血管内侧和第3肋间隙的外侧[13]。还有其他附属血管网，如连接两个乳房的血管网，称为跨乳和副乳血管网，它与肝脏淋巴结和膈下淋巴结有关（图2-8）。

8. 乳房的神经支配

1840年，阿斯特利·库珀爵士（Sir Astley Cooper）对乳腺进行了详细描述，此后人们一直发现，乳腺由第2～6肋间神经的外侧和前皮支支配[20, 21]。侧支在腋中线穿过胸壁肌肉组织并向内侧移行，这些神经在胸肌的边缘分为一个浅支和一个深支（图2-9）。

浅分支在皮下分布，深分支沿着胸肌筋膜延伸几厘米，然后通过乳房组织合并到锁骨中线表面。乳房上区域也受到颈丛的锁骨上神经支配。

前皮分支在胸骨边缘穿过胸壁并向乳头表面

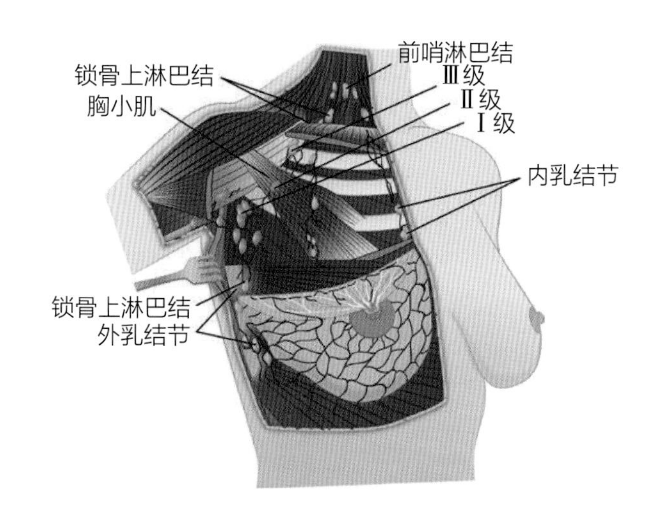

▲ 图2-8 乳腺淋巴结的淋巴引流

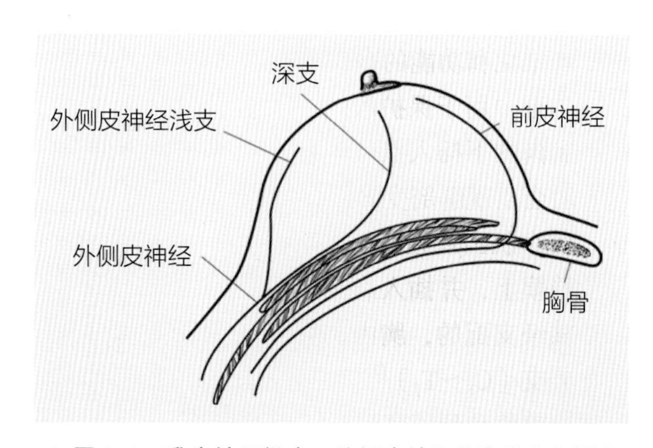

▲ 图2-9 乳房神经供应。外侧皮神经分为浅支和深支

延伸，从而支配乳房的内侧。

NAC的神经支配是不一致的，因此有争议。但公认的是，支配NAC的神经来自于第3～5肋间神经的前支和外侧支。第4外侧皮神经是NAC最常见的感觉来源，主要通过其深分支。

Hamdi及其同事报道，在93%的乳房中，外侧皮神经的深分支支配着乳头。如前所述，深分支在胸肌筋膜内，向上弯曲穿过腺组织在锁骨中线处，并将它的末端分支直接支配到乳头[22]。

第3、第4和第5前支支配NAC的内侧。神经在NAC的内侧边缘浅层进入，主要在左乳8点钟至11点钟方向，右乳1点钟至4点钟方向。当计划切除终末乳管或切除中央区肿瘤时，我们强烈建议避免内侧乳晕周围切口，因为它会切断前皮支，而前皮支可能是唯一支配NAC的神经。了解NAC的神经支配对于规划肿瘤切除的切口和入路是很重要的。包括关于乳房神经支配的历史文献[23, 24]。

9. 胸壁肌肉

以下为与乳房有关的最重要肌肉。

- 胸大肌与乳房表面的大部分部位关系密切。它是一块平坦的肌肉，被分为锁骨部和胸肋骨部。后者起源于胸骨、第 2 和第 6 肋骨的肋软骨。它插入肱骨大结节和肱二头肌沟。在化疗中，头静脉多次被用作长期导管，是胸大肌与三角肌的分离点，位于三角肌沟处。它的功能是手臂的屈曲、内收和内旋。胸神经的内外侧支配着它。这些神经如果在腋窝手术中被损伤，可能会引起收缩、局部纤维化和功能的丧失[25]。胸大肌在乳房再造过程中用于保护假体，也用于美容手术。当肌肉的下插入点位于胸壁的上半部分时，有时会出现解剖变异，从而构成假体覆盖层。
- 胸小肌出现在第 3、第 4 和第 5 肋骨的胸骨筋膜上，并插入肩胛骨的喙突。它是由胸内神经支配的，胸内侧神经是臂丛神经的一个分支（C_8～T_1）[25]。它向后移动到腋窝肌肉，向前移动到腋窝静脉。
- 前锯肌起源于上 8 根肋骨的表面，并沿肩胛骨的椎体边缘插入。前锯肌的功能是使肩胛骨紧贴胸壁，它由胸长神经（Bell 神经）支配，它起源于臂丛 C_5、C_6 和 C_7 的后支。这条神经在腋窝静脉的后面然后出现在肩胛下窝的内侧。这条神经很重要，在腋窝剥离时要注意保护，以避免肩胛骨不稳定，从而减少肩胛骨的强度，这种情况称为翼肩胛骨。
- 背阔肌起源于第 7 胸椎的棘突和棘上韧带及所有的骶椎和腰椎。它插入肱二头肌沟。胸背神经起源于 C_6、C_7 和 C_8 的臂丛。神经经过腋窝在肩胛下组的腋窝淋巴结中。如果该神经受伤了，也没有运动障碍，也不能使用这块肌肉做乳房再造。它们的动脉供应如图 2–10 所示。
- 腹直肌：这是弥补腹部前壁的肌肉。它位于第 5、第 6 和第 7 肋软骨的下缘。当它向下到达耻骨时，这块肌肉变得更窄并插入耻骨下部。它还有所谓的腱层（肌肉中断的区域），通常有 4 个。一个位于肚脐水平，两个在上面，一个在下面。肌肉被纤维褶包围，纤维褶起源于腹内斜肌、外斜肌和横腹肌的腱膜，并与内侧线相连，形成白线。这是 TRAM 皮瓣中肌肉剥离的下限值。这块肌肉的后面位于胸下组织。其血供由下至上来自腹壁下动脉，是髂外动脉的一支；上内侧部分的供应来自腹壁上动脉，它是胸内动脉的分支，起源于锁骨下动脉。锁骨下动脉和髂外动脉之间形成了丰富的血管网络（阻力系统），从而建立了锁骨下动脉和髂外动脉之间的联系。这个解剖学对乳房再造非常重要。这种类型的手术可以使用腹直肌由单边或双边皮下组织和皮肤，把腹壁下动脉和旋转皮瓣通过之前准备好的隧道拉向乳房，或者简单地使用皮下组织，以及腹部皮肤在穿支血管和内乳血管或胸外侧血管之间进行微吻合（图 2–11 和图 2–12）。

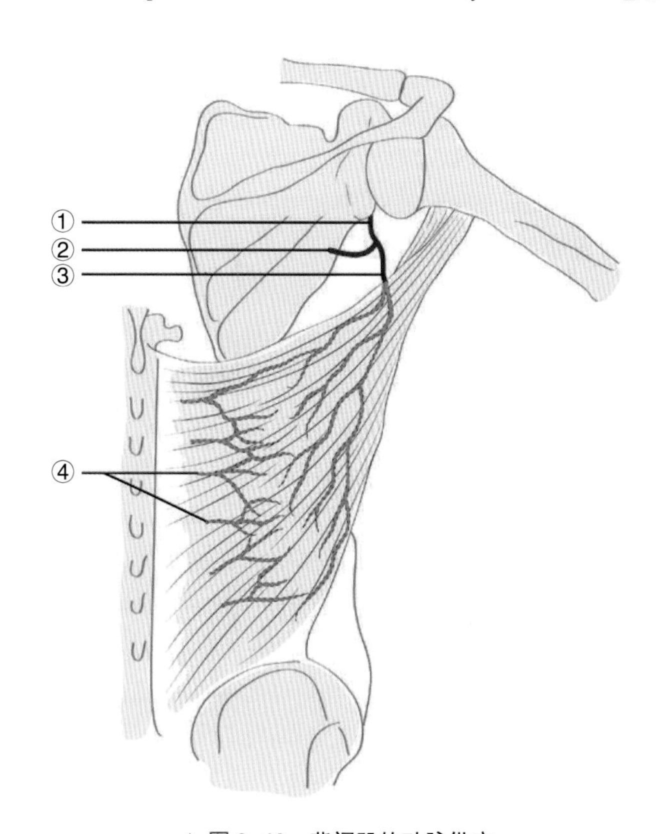

▲ 图 2–10　背阔肌的动脉供应

①肩胛下动脉；②旋肩胛动脉；③胸背肌；④来自肋间动脉的血管束

10. 乳房下皱襞

由于 IMF 在保留皮肤乳房切除术(skin-spring mastectomy，SSM）和保留乳头乳房切除术(nipple-sparing mastectomg，NSM）中对乳房即刻再造的重要性，使其最近受到了特别关注。它位于第 5 肋的内侧位置，在它的外侧覆盖第 6 肋间隙。它是乳房手术中一个重要的解剖标志，因为它决定了乳房的形状和结构，是整形美容手术的边界。从乳房发育开始，它就固定在乳房的下极与胸壁之间，随着年龄的增长，乳房开始相对于这一位置下凹或下垂[26, 27]。它和胸大肌之间的关系对于支撑乳房假体也很重要。它位于胸大肌的下端[28]。应该特别注意应用不同技术创造一个自然的乳房。在乳房隆乳术中，IMF 为放置乳房假体的切口提供了一个相对隐蔽的位置，并为胸下假体提供了较低的支撑，这对防止移位至关重要[29]。其与乳晕的距离和保持双侧对称是获得满意美学功能结果所必须注意的问题。它代表了浅筋膜系统的黏附区，以及真皮骨胶原的增加[26, 27, 30]。它有一个韧带起源于中间的第 5 肋骨骨膜和侧面在第 5、第 6 肋骨之间的筋膜，插入真皮深处[29]。然而，这个韧带的存在和起源并不是解剖学家的普遍共识。在乳房切除术中保留乳腺组织仍然是一个争论的对象，因为有可能在切除部位保留乳腺组织。Gui 等[31]发现，28% 的 IMF 标本含有乳腺组织和淋巴结。然而，为了解释这一点，Carlson 等[32]表明在乳房再造时，只保留了不到 0.02% 的乳腺组织，若出现 IMF 断裂，必须进行修复，使乳房自然折痕重新形成，以保持正确的假体位置，最终达到最佳的美观效果[30, 31]。本书中有一个专门关于 IMF 再造的章节。

四、结论

在乳腺癌再造手术中，乳房解剖的美学功能是重要的。乳腺导管的空间组织、血管化和神经支配在 SN 和肿瘤整形手术时代涉及相关的治疗意义，因此乳房再造外科医生必须意识到所有重要的解剖关系。

披露：本章经许可改编，改编自 El-Tamer M,ed. *Principles and Techniques in Oncoplastic Breast Cancer Surgery*. World Scientific Publishing 2013; Singapore.

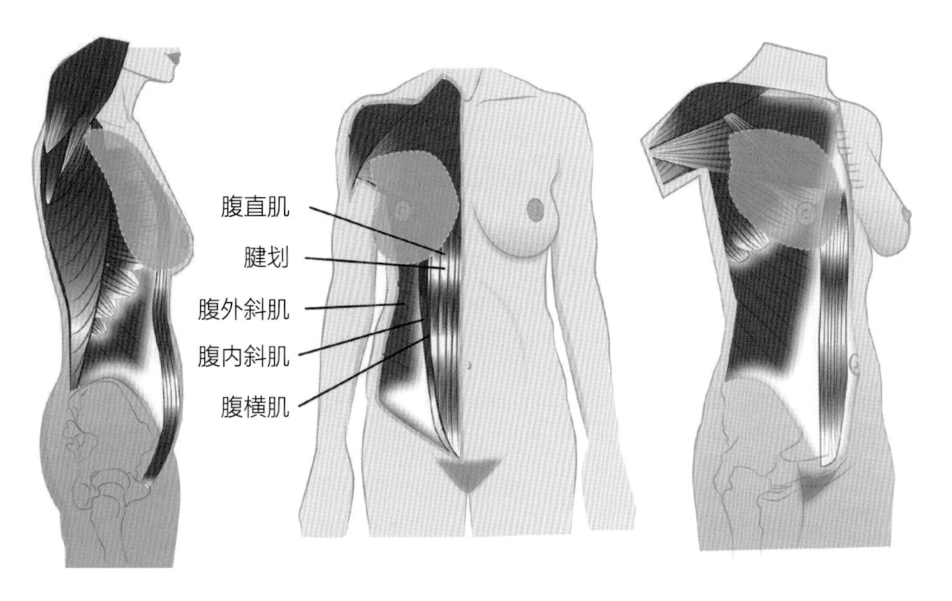

◀ 图 2-11 腹直肌

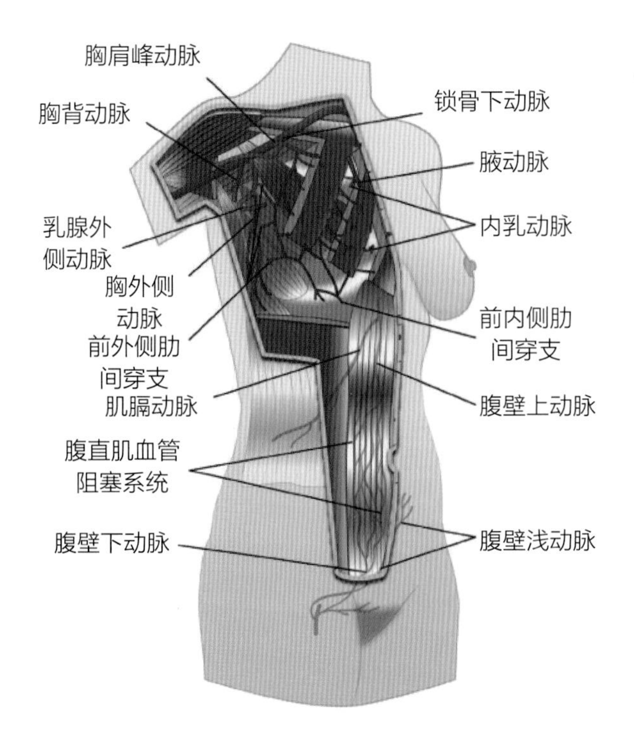

◀ 图 2-12　腹直肌的动脉供应

参考文献

[1] Djohan R, Gage E, Bernard S (2008) Breast reconstruction options following mastectomy. Cleve Clin J Med 75(Suppl 1):S17–S23
[2] Pandya S, Moore RG (2011) Breast development and anatomy. Clin Obstet Gynecol 54(1):91–95
[3] Love SM, Barsky SH (2004) Anatomy of the nipple and breast ducts revisited. Cancer 101(9):1947–1957
[4] Nicholson BT, Harvey JA, Cohen MA (2009) Nipple-areolar complex: normal anatomy and benign and malignant processes. Radiographics 29(2):509–523
[5] Romrell LJ, Bland KI (1998) Anatomy of the breast, axilla, chest wall, and related metastatic sites. In: Bland KI, Copeland EM (eds) The breast: comprehensive management of benign and malignant diseases. W.B. Saunders, Philadelphia, pp 21–38
[6] van Deventer PV (2004) The blood supply to the nipple-areola complex of the human mammary gland. Aesthet Plast Surg 28(6):393–398
[7] Bostwick J (1983) Correction of breast asymmetries. In: Bostwick J (ed) Aesthetic and reconstructive breast surgery. Mosby Company, St. Louis, p 252
[8] Smith DJ Jr, Palin WE Jr, Katch VL, Bennett JE (1986) Breast volume and anthropomorphic measurements: normal values. Plast Reconstr Surg 78(3):331–335
[9] Avsar DK, Aygit AC, Benlier E, Top H, Taskinalp O (2010) Anthropometric breast measurement: a study of 385 Turkish female students. Aesthet Surg J 30(1):44–50
[10] Westreich M (2009) Anthropomorphic measurement of the breast. In: Shiffman MA (ed) Breast augmentation: principles and practice. Springer, Tustin, pp 27–44
[11] Pearl RM, Johnson D (1983) The vascular supply to the skin: an anatomical and physiological reappraisal—part II. Ann Plast Surg 11(3):196–205
[12] O'Dey D, Prescher A, Pallua N (2007) Vascular reliability of nipple-areola complex-bearing pedicles: an anatomical microdissection study. Plast Reconstr Surg 119(4):1167–1177
[13] Wueringer E, Tschabitscher M (2002) New aspects of the topographical anatomy of the mammary gland regarding its neurovascular supply along a regular ligamentous suspension. Eur J Morphol 40(3):181–189
[14] Salmon M (1939) Les arteres de la glande mammaire. Ann Anat Pathol 16:477–500
[15] Maliniac JW (1943) Arterial blood supply of the breast. Arch Surg 47:329–343
[16] Cunningham L (1977) The anatomy of the arteries and veins of the breast. J Surg Oncol 9(1):71–85
[17] Nakajima H, Imanishi N, Aiso S (1995) Arterial anatomy of the nipple-areola complex. Plast Reconstr Surg 96(4):843–845
[18] Palmer JH, Taylor GI (1986) The vascular territories of the anterior chest wall. Br J Plast Surg 39(3):287–299
[19] Suami H, Pan WR, Mann GB, Taylor GI (2008) The lymphatic anatomy of the breast and its implications for sentinel lymph node biopsy: a human cadaver study. Ann Surg Oncol 15(3):863–871
[20] Sarhadi NS, Shaw-Dunn J, Soutar DS (1997) Nerve supply of the breast with special reference to the nipple and areola: Sir Astley Cooper revisited. Clin Anat 10(4):283–288
[21] Sarhadi NS, Shaw Dunn J, Lee FD, Soutar DS (1996) An anatomical study of the nerve supply of the breast, including the nipple and areola. Br J Plast Surg 49(3):156–164
[22] Hamdi M, Wurenger E, Schlenz I, Kuzbari R (2005) Anatomy of the breast: a clinical application. In: Hamdi M, Hammond DC, Nahai F (eds) Vertical scar mammaplasty. Springer, Berlin, p 6
[23] Craig RD, Sykes PA (1970) Nipple sensitivity following reduction mammaplasty. Br J Plast Surg 23(2):165–172

[24] Regnault P (1974) Reduction mammaplasty by the"B" technique. Plast Reconstr Surg 53(1):19–24
[25] Macchi V, Tiengo C, Porzionato A, Parenti A, Stecco C, Mazzoleni F, De Caro R (2007) Medial and lateral pectoral nerves: course and branches. Clin Anat 20(2):157–162
[26] Boutros S, Kattash M, Wienfeld A, Yuksel E, Baer S, Shenaq S (1998) The intradermal anatomy of the inframammary fold. Plast Reconstr Surg 102(4):1030–1033
[27] Muntan CD, Sundine MJ, Rink RD, Acland RD (2000) Inframammary fold: a histologic reappraisal. Plast Reconstr Surg 105(2):549–556; discussion 557
[28] Nanigian BR, Wong GB, Khatri VP (2007) Inframammary crease: positional relationship to the pectoralis major muscle origin. Aesthet Surg J 27(5):509–512
[29] Bayati S, Seckel BR (1995) Inframammary crease ligament. Plast Reconstr Surg 95(3):501–508
[30] Akhavani M, Sadri A, Ovens L, Floyd D (2011) The use of a template to accurately position the inframammary fold in breast reconstruction. J Plast Reconstr Aesthet Surg 64(10):e259–e261
[31] Gui GP, Behranwala KA, Abdullah N, Seet J, Osin P, Nerurkar A, Lakhani SR (2004) The inframammary fold: contents, clinical significance and implications for immediate breast reconstruction. Br J Plast Surg 57(2):146–149
[32] Carlson GW, Grossl N, Lewis MM, Temple JR, Styblo TM (1996) Preservation of the inframammary fold: what are we leaving behind? Plast Reconstr Surg 98(3):447–450

第3章

乳腺癌再造流行病学

Breast Cancer Reconstruction Epidemiology

Joanna C. Mennie　Jennifer Rusby　David A. Cromwell　Richard Rainsbury　著
宋向阳　译　李　赞　宋达疆　校

一、背景

对于罹患乳腺癌而切除乳腺的女性来说，其遭受的社会心理影响已有大量文献记载。2013 年仅在英国就有约 12 500 例因为乳腺癌而做乳腺切除手术的患者，占全部乳腺癌手术的 34%[1]。随着筛查技术和辅助治疗的提高，乳腺癌患者的生存得到了延长，与乳腺切除相关的社会心理并发症也将伴随女性患者更长的时间。然而，乳房再造已经被证明可以改善女性的情感健康并增强她们的信心，而且现在在全世界乳房再造被看作是乳腺癌治疗服务不可或缺的组成部分[2-4]。多个研究表明，在整个欧洲范围内，罹患乳腺癌的女性患者的再造意愿为 28%～50%[5-7]。本章探讨乳腺切除后乳房再造的应用及手术方式的纵向趋势。有关部分乳腺切除后的再造趋势和技术将在“目前的临床实践”中进行讨论。

二、乳腺癌再造治疗的发展

1885 年，Heidelberg 从胁腹部移植了一个脂肪瘤尝试进行乳房再造，于是首例乳腺切除后的乳房再造手术由此诞生[8]。11 年后，Tanzini 首次描述使用背阔肌对经 Halsted 经典根治术导致的大块软组织缺损进行再造，作为皮肤移植的替代方式[9]。20 世纪初，外科医生开发了更多的自体技术来进行乳房再造，其中包括重新发现的背阔肌肌皮瓣作用[10]。20 世纪 60 年代乳房硅胶假体出现，在 80 年代，随着扩张器的发明[11]和游离皮瓣在乳房再造中的应用[12]，出现了更多的技术革新。尽管这样，获得乳房再造的机会仍然有限。

随着乳腺癌治疗的逐步发展，医疗路径和服务已经经历了多次重组改进。在过去 10 年中，这些改进包括转诊途径的发展、区域服务的整合、多学科诊疗方法的使用，以及国家指南的采用[13, 14]。在美国，一个重大改革是“女性健康和癌症权利法案”于 1999 年生效，规定乳腺切除后的再造纳入医疗保险范畴。随后，再造技术得到了进一步的改进，其重点是减少供区并发症。乳腺切除方法的沿革也影响了再造的临床实践，因为多个研究发现传统的乳腺切除术和保留皮肤的乳腺切除术在生存方面没有差异[15]。

三、目前的临床实践

目前，无论是在乳房切除的当时，还是在以后的时期，女性有多种乳房再造的方法可供选择，其中包括假体、自体带蒂皮瓣联合或不联合假体，以及自体游离皮瓣修复[16]。近年来，一些材料已经有了发展，可以帮助直接假体再造[如脱细胞真皮基质（acellular dermal matrices,

ADM）和钛网]，有报道表明能提高美容效果，并减少包膜挛缩率[17, 18]，但其长期益处缺乏证据[19]。

乳腺切除后再造可分为即刻再造和延期再造。即刻乳房再造的主要优点是被覆皮肤得到保留，患者经受较少的手术[20]，但延期再造所报道的并发症发生率较低[21]。一个女性患者特定的治疗路径对于即刻或延期再造的选择，取决于以下几个因素，如疾病分期、并发症、合适技术的可行性和患者的选择。诊疗服务的质量和可行性是关键因素[22, 23]。Alderman等报道了选择性地向女性患者提供乳房再造信息的情况，发现仅有33%的患者与其讨论了乳房再造的相关事宜[24]。此外，辅助治疗（特别是放疗）也可能影响实践。一些外科医生认为，如果需要放疗，应该延期再造[25]。虽然这观点在假体再造中得到了承认[16]，但有其他医生表明，在接受辅助放疗的女性中，自体组织再造的早晚顺序，在主观美容效果或并发症发生率方面没有差异[26]。显然，目前的证据有限，导致外科医生的意见产生了分歧[27]。

四、乳腺切除后的再造应用

近年来，许多研究已经提供了令人鼓舞的证据，显示再造率在上升（表3-1）。以英国国家卫生服务部门的数据，每年即刻再造占全部因乳腺癌单侧乳腺切除的概率从2000年的10%上升到2013年的23%。在过去的10年里，延期再造也有所增加，但从2007年起，在英国其数据稳定在每季度350例左右[1]。

在西班牙加泰罗尼亚地区，乳腺切除后即刻再造的概率也同样增加了[28]。然而，这项区域性研究的样本数量每年仅限900例左右。在法国，一项国家数据库的研究发现即刻再造率小有增加[29]。进一步的欧洲国家研究评估再造趋势是有限的。这可能是因为缺乏可靠的全国登记体系或缺少数据内部的研究。

在亚洲国家，乳腺切除后再造的趋势也同样没有得到充分报道。一项来自中国的单中心研究报道，评估了1999—2014年行乳腺切除术的17 040名女性，发现再造率稳定在3.5%[30]。然而，应该注意的是，中国和欧洲在保乳术和乳腺切除术上存在明显差异。在中国，81.2%的乳腺癌患者切除了乳房，所以很难进行再造实践的直接比较。在韩国，Kim等报道了在全国范围内乳房术后再造率有所增加，同时保乳术也成比例地增长[31]。

在美国，即刻再造的概率已经高于欧洲和亚洲[32–35]。在一项针对178 603名女性的全国性研究中，乳腺切除后即刻再造的概率从1998年的21%上升到2008年的38%[36]。然而，作者把单侧和双侧乳腺切除病例一起计算了，而且还包括了预防性切除病例。考虑到对侧乳腺预防性切除率在美国（49%）明显高于欧洲（＜10%），并且在双侧乳腺切除后再造的可能性更大，这就解释了为什么各国所报道的临床实践存在一些差异[37, 38]。Lang等仅对那些Ⅰ～Ⅲ期乳腺癌行乳腺切除的女性进行研究，发现美国与欧洲有相似的即刻再造概率[23]。

除英国以外，对延期再造的趋势报道较少。这可能是因为长时间的追踪患者有一定的困难。一些研究通常因为是短期随访或合并了即刻和延期再造的概率而受到限制[28, 39]。丹麦对13 379名女性进行的一项登记性研究发现，1999—2006年延期再造的总体概率为13%[40]。

五、再造应用的影响因素

（一）患者因素

已有报道发现患者的年龄增长会影响乳腺切除后即刻再造的应用[41, 42]。一项来自英国国家卫生服务体系医院的全国性研究报道，40—49岁女性中有31%进行了再造，与此相比，70—79岁女性中有2.1%进行了再造[22]。许多因素会减少老年人的再造决策。增多的并发症增加了手术风险，而且在这个年龄段呈现出更多的进展期肿瘤，在乳腺切除后可能需要放射治疗。因此，这些女性中有较低的即刻再造概率也是合理的。Eaker等对不同年龄段的疾病分期和并发症进行了校正，仍然发现与年龄存在相关性[43]。他们还

表 3-1　一些国家或地区报道的一定时间段内女性乳腺切除后即刻再造率

作　者	研究年份	国家或地区	数据源	人　口	全乳房切除术（n）	即刻再造（%）
Morrow [32]	1985—1990 1994—1995	美国	回顾性国家癌症数据库	所有乳腺癌女性	155 463 68 348	1985—1990，3.4% 1994—1995，8.3%[a]
Agarwal [33]	1998—2002	美国	回顾性 SEER 数据库	所有乳腺癌女性	52 249	1998，15.3% 2002，15.9%
Reuben [34]	1999—2003	美国	回顾性全国住院患者样本数据库	乳腺癌、高风险或良性疾病女性	469 832	1999，22.9% 2003，25.3%
Merchant [35]	2005—2009	加利福尼亚	回顾性医疗成本和利用项目数据库	原位或浸润性乳腺癌女性	48 414	2005，21% 2009，33.6%
Albornoz [36]	1998—2008	美国	回顾性全国住院患者样本数据库	乳腺癌或风险增加的女性	178 603	1998，20.8% 2008，37.8%
Lang [23]	1998—2008	美国	回顾性 SEER 数据库	Ⅰ～Ⅲ期乳腺癌女	112 348	1998，11.7%[b] 2008，21.7%[b]
Escriba [28]	2005 2011	西班牙	回顾性出院数据库	浸润性指数乳腺癌女性	953 867	2005，13% 2011，22.8%
Rococo [29]	2005 2012	法国	回顾性医院事件统计数据库	原位或浸润性乳腺癌女性	18 314 19 574	2005，11.4% 2012，13.4%
Kim [31]	2002—2012	韩国	回顾性韩国乳腺癌协会登记处	患有指数原位或浸润性乳腺癌的女性	2002，4628 2012，5746	2002，8.2% 2012，15.8%

a. 即刻乳房再造定义为乳房切除术后 3 个月内再造

b. 即刻乳房再造定义为乳房切除术后 4 个月内再造

发现，70—84 岁女性在疾病处理方面有明显差异，表现为更少的诊断处置和侵袭性治疗。

加剧的贫困、低下的收入和乏善的教育也与较低的即刻再造率有关[22, 35]。一项癌症筛查方法的评估研究发现，来自贫困地区和低收入家庭的女性不太可能参加筛查[44]。因此，当前这些女性在不同情形下的差异可能会影响其再造的适用与否，而这些差异对针对性的改进举措有帮助。

种族和即刻再造的关系因国家而异，这可能是文化差异代表因素。在美国，作者们始终发现，白人女性的乳腺切除后再造的概率更大[34, 35, 41]，而在英国，黑人女性比白人女性更有可能进行乳房再造[22]。

（二）疾病因素

疾病因素明显地影响了即刻再造的整合应用。在那些患有原位癌的女性中，再造的可能性比患有浸润性癌的女性更大[22, 35, 45]。Lang 等对美国 112 348 名乳腺切除的女性进行了全国性多因素分析，发现分期的增加、肿瘤的增大、雌激素受体的阴性状态和超过 4 个阳性淋巴结的患者即刻再造的可能性更小[23]。预期的辅助治疗也减少了女性进行乳房再造的可能性。那些没有进行放疗或化疗的女性更有可能进行即刻再造手术[23, 33, 39]。

（三）医疗保健系统的架构

不同国家的女性乳腺癌的医疗保健架构也是影响再造的一个因素。例如，在澳大利亚和美国，那些享有私人保险的女性更有可能在乳房切除后接受即刻再造[35, 46]。而且，在教学医院接受治疗的患者再造可能性增加了，同样整形外科医生密集的地区和治疗地点为也是如此[34, 39, 41]。在法国，在 20 家肿瘤专科医院中进行的乳腺切除，相比其他公立或私立医院，即刻再造的可能性最大[29]。

（四）治疗区域

手术方式的另一个共同特征是区域差异。Polednak 报道，1988—1995 年，在乳腺癌医疗服务体系的发展过程中，美国各地区的再造手术变动为 3.3%～16%[47]。然而，近年来，尽管建立了乳腺癌医疗临床路径，但美国及英国全国性研究发现，对疾病因素和患者因素进行校正后，这种差异仍然存在（表 3–2）。

各研究报道的差异表明，接受乳腺切除后再造的女性比例有可能增加。此外，在女性使用并遵循的特定临床路径决策中，所提供的医疗程序和结构体系发挥着重要作用。

六、教育和培训

世界各地进行乳房外科服务的人员有很大差别。传统上，在许多国家包括大部分欧洲、北美、中东、远东和澳大利亚，普通外科医生都接受过乳腺癌外科治疗的培训。在奥地利、德国、瑞士、卢森堡、捷克共和国和部分南美地区，则是妇科医生从事这项工作。在过去 10 年中，各国之间和各国之内，在乳房再造治疗的可及性和服务人员上存在明显差异。在 2005 年的美国，不到 25% 的女性接受了再造意见，原因在于大多数普通外科医生认为这种治疗不重要[48]。

表 3–2　美国及英国全国性研究报道的乳腺切除后即刻再造的区域差异

作　者	研究年份	国　家	地区定义	地区数量	即刻再造率（%）	调整混杂因素
Jagsi[39]	1998—2007	美国	州	50	19～76	是
Jeevan[22]	2006—2009	英国	癌症网络	28	8～29	是
Mennie[1]	2009—2014	英国	癌症网络	28	13～37	是

获得再造的机会受到服务提供方式的影响，要么由乳腺外科和整形外科医生独立或一起合作完成，要么由具有跨专业技能的肿瘤整形团队完成。近些年来，“肿瘤整形”模式得到了成长和发展，同时还产生了更多的跨专业协作。这支持了以上所述的日渐增多的再造可及性，尤其是在英国和欧洲的其他部分地区。

在 2000 年，欧洲乳腺癌专科医师协会（EUSOMA）发布了一份立场性文件，阐述了多学科乳腺专家团队建立的关键要素[49]。这一具有里程碑意义的文件，在欧洲议会 2003 年和 2006 年的“乳腺癌决议”中通过，建议乳腺疾病应该在专门的乳腺中心诊断和治疗，以强有力的质量保证和质量认证架构进行支持[50, 51]。这些文件引发了一系列相关发展，对乳房再造的可及性和质量产生了直接影响。

在 2007 年，经修订的 EUSOMA 指南为乳腺外科医生的培训制订了新的标准[52]。指南建议开设一个公开课程，要求外科医生（普通外科、妇科和整形科）具备肿瘤外科和再造外科方面的知识、专长和技能，使他们能够在多学科团队内独立执业。一份更新的 EUSOMA 文章已经更进一步，为创建乳腺专科中心设立了要求[53]。这些要求包括具有一些能够进行基本再造和肿瘤整形手术的外科医生，以及指定一些在再造整形技术方面有专业知识和技能的整形外科专家。

为了响应公众、患者和医务工作者的期望，过去 10 年见证了乳房再造培训方面的增长需求。许多欧洲的乳腺外科医生仍然担心缺乏开展这些技能的机会，以及患者信息和获取渠道的匮乏。大多数机构支持实施专业课程、特定的专业考试，以及在乳腺外科中发展一门新的专业[54]。欧洲医学专家联盟（UEMS）为解决这些问题已经做出了努力，决定采用乳腺专科考试[55]。

在英国，通过一系列发展，再造培训也得到了大力支持。首先，一个由国家指定的中央资助的“肿瘤整形进修培训方案”在 2002 年实施[56]。有普通外科和整形外科背景的 100 多名外科医生已经在大型的区域肿瘤整形中心完成了这些培训。该方案培养了一批肿瘤整形外科的主诊医师，他们具备足够的经验，可以支撑起一个现代的再造服务团队，并培训下一代医生。其次，英国医学总会最近批准了新的针对普通外科和整形外科的课程，支持医生在肿瘤外科和乳房再造外科方面相互获取跨专业的技能。最后，肿瘤整形培训还增补进入研究生的课程，如一个线上互动的“肿瘤整形大师计划”[57]。为了满足未来对乳房再造的需求，需要更多形成体系的公开的培训机会，以及在国家和国际层面有更密切的跨专业合作。

七、手术方式的趋势

（一）即刻再造

一些来自 21 世纪初期的研究显示，自体再造的数量多于以假体为基础的再造，其比例为 2∶1[47, 58]。然而，近年来欧洲和美国的临床实践都发生了明显的变化。英国的一项评估 21 862 名女性单侧乳腺切除后即刻再造的研究，其早期结果发现了一个明显的趋势即假体再造，从 2007 年的 30% 上升到 2013 年的 54%[1]。游离皮瓣再造从 17% 略微增加到 21%，而带蒂自体再造的比例，无论是否联合假体，都有所下降（图 3–1）。

在美国，这种以假体为基础的再造手术趋势甚至更加明显。Cemal 等报道，全国假体再造手术从 1998 年的占所有单侧即刻再造的 39% 上升到 2008 年的 63%[59]。在对侧乳腺预防性切除而行双侧再造的女性中，基于假体的再造也从 54% 上升到 73%，但单侧和双侧即刻自体再造从 1998 年的 59% 下降到 2008 年的 32%[36]。即刻假体再造的显著增加可能是由于 ADM 的出现，促进了直接假体再造。

（二）延期再造

与即刻再造相比，所报道的延期再造的手术趋势有很大的不同（图 3–1）。在英国，游离皮瓣再造占主导地位，从 2007 年的占所有延期再造的 25% 上升到 2013 年的 42%。带蒂再造手术减少，而基于假体的再造手术保持相对稳定，约

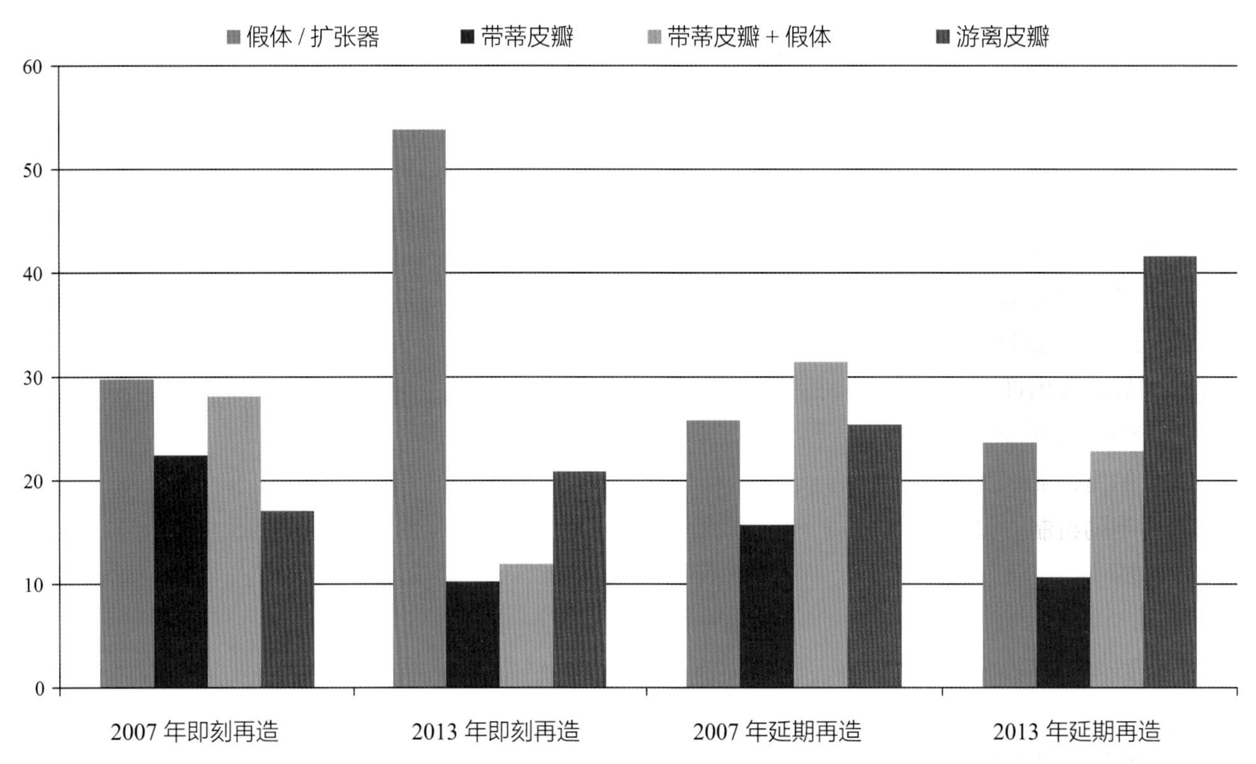

▲ 图 3-1　**英国国家卫生服务体系医院进行乳腺切除后即刻和延期再造手术方式的概率，根据 2007 年和 2013 年"医院事件统计"（HES）数据**

25%[1]。这些差异可能受在延期再造情形下更复杂的再造需求影响，如对皮肤的要求，沿着一个放射野可能的范围进行。除了英国以外，我们不清楚其他国家层面报道的延期再造趋势。

（三）解读

当考虑到来自几项结局研究的报道，最近全国性的即刻假体再造率增加趋势是令人惊讶的。作者们发现，自体再造相比于假体再造不仅在美容效果的持久性上更稳定，而且患者报告的结局测量（PROM）中的效果在游离皮瓣再造中明显更好[60, 61]。乳腺癌服务的架构和处理流程可以提供一个解释。例如，自体再造比假体再造所花的时间要长得多，因此可能超过手术室的承受量，并威胁到癌症患者等待的限制目标[62]。整合的工作培训和可及性对临床实践有重大影响。众所周知，在美国和欧洲，各地分布的具备显微外科技能的乳腺外科医生大相径庭。此外，最近的研究表明，女性在再造手术方式的选择上有显著的区域性差异[36, 39]。2010—2014 年，在英国具备显微外科的区域应用游离皮瓣即刻再造的概率为 9%～63%[1]。这些不平衡只能通过执行确定最佳再造方法的国家指南来解决，并通过技术创新来支持医生获得再造的技能。

美国的一项研究推测，再造成本也可能是一个影响因素。在美国，假体再造时外科医生的每小时收费为 587 美元，而自体再造时每小时收费为 322 美元[59]。考虑到美国的程序性报销政策，这可能很好地解释了假体再造这种明显的倾向[63]。手术因素和患者选择也需要考虑。近年来，假体再造在需要放疗的情况下有了长足的经验，一些研究显示出了可以接受的结果[64, 65]。此外，现在患有乳腺癌的女性有更多的机会去获取信息，导致对侧乳腺预防性切除的概率正在增加[36]。在对侧乳腺预防性切除病例中，更有可能采用假体再造，因为患者更喜欢能够使双侧乳房对称并且恢复快的方法[37, 66]。女性的文化信仰和选择也发挥了作用。在中国，癌症治疗中有关假体和身体形象的传统观念，可以用来解释再造应用的低迷和假体再造的低比例[30]。

八、未来的考虑

乳腺切除术后再造的好处已被广泛认同，再造手术融入乳腺癌的临床路径是过去 10 年里获得的巨大成就。据报道，再造应用的增加是令人鼓舞的，并且看起来还会持续下去。然而，不容忽视的是，无论在再造接受度和采用的方式上，国家之间和国家内部存在明显的地域差别。需要进一步研究，以确定这种差别中有多少是与培训、服务的提供或承受力的容限相关。各国应该确保有适当的机制，去监督临床路径和解决任何不平衡问题。

关于国家层面的趋势报道很少，特别是关于乳腺切除后延期再造的报道，应当加以注意。如果积累一个统一的数据集，可以在国家和国际层面对乳房再造的趋势和模式进行稽查和比较。此类信息的传递对于指导和制定未来的临床实践至关重要。

在评估新进展的影响时，如假体 /ADM 再造手术的日益普及，收集国家层面的前瞻性数据尤为重要。在法国 PIP 公司丑闻后[67]，医疗器械的监管受到了广泛的关注，但 ADM 使用的长期数据却很少。虽然假体 /ADM 再造在短期内似乎是划算的，但重要的是要确定这种方法在长期内不会造成重大问题。

参考文献

[1] Mennie JC, O'Donoghue J, Rainsbury D, Mohanna P, Cromwell DA. Evaluation of patterns of breast cancer surgery (Working paper 2015/01). Clinical Effectiveness Unit, Royal College of Surgeons of England, London
[2] Al-Ghazal SK, Fallowfield L, Blamey RW (2000) Comparison of psychological aspects and patient satisfaction following breast conserving surgery, simple mastectomy and breast reconstruction. Eur J Cancer 36:1938–1943
[3] Jeevan R, et al (2011) Fourth annual report of the national mastectomy and breast reconstruction audit
[4] Murphy RX, Wahhab S, Rovito PF et al (2003) Impact of immediate reconstruction on the local recurrence of breast cancer after mastectomy. Ann Plast Surg 50(4):333–338
[5] Matrai Z, Kenessey I, Savolt A et al (2014) Evaluation of patient knowledge, desire, and psychosocial background regarding postmastectomy breast reconstruction in Hungary: a questionnaire study of 500 cases. Med Sci Monit 20:2633–2642
[6] Keith DJW, Walker MB, Walker LG et al (2003) Women who wish breast reconstruction: characteristics, fears and hopes. Plast Reconstr Surg 111:1051–1056
[7] Meretoja T, Suominen E (2006) Demand for plastic surgical operations after primary breast cancer surgery. Scand J Surg 94(3):211–215
[8] Czerny V (1895) Plastic replacement of the breast with a lipoma [in German]. Chir Kong Verhandl 2:216
[9] Tansini I (1896) Nuovo processo per l'amputazione della mammilla per cancre. La Reforma Medica 12:3–12
[10] Olivari N (1976) The latissimus dorsi flap. Br J Plast Surg 29:126–130
[11] Radovan C (1982) Breast reconstruction after mastectomy using the temporary tissue expander. Plast Reconstruct Surg 69:195–206
[12] Uroski TW, Colen LB (2004) History of breast reconstruction. Semin Plast Surg 18(2):65–69
[13] The NHS Cancer plan: a plan for investment, a plan for reform (2000) Department of Health, London. www.doh.gov.uk/cancer.
[14] National Institute for Clinical Excellence (2002) Guidance on cancer services. Improving outcomes in breast cancer e manual update. NICE, London. http://www.nice.org.uk/nicemedia/pdf/Improving_outcomes_breastcancer_manual.pdf. Accessed 16 Aug 2015
[15] Romics L, Chew BK, Weiler-Mithoff E et al (2012) Ten-year follow-up of skin-sparing mastectomy followed by immediate breast reconstruction. Br J Surg 99:799–806
[16] Rainsbury D, Willett A (2012) Oncoplastic breast reconstruction; guidelines for best practice. ABS BAPRAS. Issue Date: November 2012. Association of Breast Surgeons; British Association of Plastic and Reconstructive Surgeons
[17] Israeli R, Feingold RS (2011) Acellular dermal matrix in breast reconstruction in the setting of radiotherapy. Aesthet Surg J 31:51–64
[18] Salzberg CA, Ashikari AY, Koch RM, Chabner-Thompson E (2011) An 8-year experience of direct-to-implant immediate breast reconstruction using human acellular dermal matrix (AlloDerm). Plast Reconstr Surg 127(2):514–524
[19] Acellular dermal matrix (ADM) assisted breast reconstruction procedures. Joint Guidelines from the Association of Breast Surgery and the British Association of Plastic, Reconstructive and Aesthetic Surgeons
[20] Petit JY, Gentilini O, Rotmensz N et al (2008) Oncological results of immediate breast reconstruction: long term follow-up of a large series at a single institution. Breast Cancer Res Treat 112(3):545–549
[21] Sullivan SR, Fletcher DR, Isom CD, Isik FF (2008) True incidence of all complications following immediate and delayed breast reconstruction. Plast Reconstr Surg 122(1):19–28
[22] Jeevan R, Cromwell DA, Browne JP et al (2010) Regional variation in use of immediate breast reconstruction after mastectomy for breast cancer in England. Eur J Surg Oncol 36(8):750–755
[23] Lang JE, Summers DE, Cui H et al (2013) Trends in postmastectomy reconstruction: a SEER database analysis. J Surg Oncol 108(3):163–168

[24] Alderman AK, Hawley ST, Waljee J et al (2008) Understanding the impact of breast reconstruction on the surgical decision-making process for breast cancer. Cancer 112(3):489–494
[25] Chevray PM (2008) Timing of beast reconstruction: immediate versus delayed. Cancer J 14:223–229
[26] Barry M, Kell MR (2011) Radiotherapy and breast reconstruction: a meta-analysis. Breast Cancer Res Treat 127:15–22
[27] Schaverien MV, Macmillan RD, McCulley SJ (2013) Is immediate autologous breast reconstruction with post-operative radiotherapy good practice?: A systematic review of the literature. J Plast Reconstr Aesthet Surg 66:1637–1651
[28] Escriba JM, Pareja L, Esteban L et al (2014) Trends in the surgical procedures of women with incident breast cancer in Catalonia, Spain, over a 7-year period (2005-2011). BMC Res Notes 7:587
[29] Rococo E, Mazouni C, Or Z et al (2016) Variation in rates of breast cancer surgery: a national analysis based on French hospital episode statistics. EJSO 42:51–58
[30] Jia-jian C, Nai-si H, Jing-yan X et al (2015) Current status of breast reconstruction in southern China: a 15 year, single institutional experience of 20,551 breast cancer patients. Medicine 94(34):e1399
[31] Kim Z, Min SY, Yoon CS et al (2015) The basic facts of Korean breast cancer in 2012: results from a nationwide survey and breast cancer registry database. J Breast Cancer 18(2):103–111
[32] Morrow M, Scott SK, Menck HR et al (2001) Factors influencing the use of breast reconstruction postmastectomy: a national database study. J Am Coll Surg 192:1–8
[33] Agarwal S, Pappas L, Neumayer L, Agarwal J (2011) An analysis of immediate postmastectomy breast reconstruction frequency using the surveillance, epidemiology, and end results database. Breast J 17:352–358
[34] Reuben BC, Manwaring J, Neumayer LA (2009) Recent trends and predictors in immediate breast reconstruction after mastectomy in the United States. Am J Surg 198:237–243
[35] Merchant SJ, Goldstien L, Kruper LI (2015) Patterns and trends in immediate post-mastectomy reconstruction in California: complications and unscheduled readmissions. Plast Reconstr Surg 136:10e–19e
[36] Albornoz CR, Bach PB, Mehrara BJ et al (2013) A paradigm shift in U.S. breast reconstruction: increasing implant rates. Plast Reconstruct Surg 131:15–23
[37] Tuttle TM, Abbott A, Arrington A, Rueth N (2010) The increasing use of prophylactic mastectomy in the prevention of breast cancer. Curr Oncol Rep 12:16–21
[38] Guth U, Myrick ME, Viehl CT et al (2012) Increasing rates of contralateral prophylactic mastectomy: a trend made in USA? Eur J Surg Oncol 38:296–301
[39] Jagsi R, Jiang J, Momoh AO et al (2014) Trends and variation in use of breast reconstruction in patients with breast cancer undergoing mastectomy in the United States. J Clin Oncol 32(9):919–926
[40] Hvilson B, Holmich LR, Freideriksen K et al (2011) Socioeconomic position and breast reconstruction in Danish women. Acta Oncol 50:265–273
[41] Kruper L, Holt A, Xu XX et al (2011) Disparities in reconstruction rates after mastectomy: patterns of care and factors associated with the use of breast reconstruction in Southern California. Ann Surg Oncol 18:2158–2165
[42] Laurence G, Kearins O, Lagord C, et al (2011) The second all breast Cancer report. Focussing on inequalities: variation in breast cancer outcomes with age and deprivation. West Midland Cancer Intelligence Unit: NCIN
[43] Eaker S, Dickman PW, Bergkvist L, Holmberg L (2006) Differences in management of older women influence breast cancer survival: results from a population-based database in Sweden. PLoS Med 3(3):e25
[44] Raine R, Wong W, Scholes S et al (2010) Social variations in access to hospital care for patients with colorectal, breast, and lung cancer between 1999 and 2006: retrospective analysis of hospital episode statistics. BMJ 14:340
[45] Joslyn SA (2005) Patterns of care for immediate and early delayed breast reconstruction following mastectomy. Plast Reconstr Surg 115:1289–1296
[46] National Breast and Ovarian Cancer Centre and Royal Australasian College of Surgeons National Breast and Ovarian Cancer Centre (2010) National breast cancer audit public health monitoring series 2008 data. National Breast and Ovarian Cancer Centre, Surry Hills
[47] Polednak AP (2001) Type of breast reconstructive surgery among breast cancer patients: a population-based study. Plast Reconstr Surg 108:1600–1603
[48] Kaur N, Petit JY, Rietjens M et al (2005) Comparative study of surgical margins in oncoplastic surgery and quadrantectomy in breast cancer. Ann Surg Oncol 12:539–545
[49] Blamey RW, Blichert-Toft M, Cataliotti L et al (2000) The requirements of a specialist breast unit. EUSOMA position paper. Eur J Cancer 36:2288–2293
[50] European Parliament. European Parliament resolution on breast cancer in the European Union (2002/2279(INI)). P5_TA(2003)0207. http://www.europarl.europa.eu/sides/getDoc.do?pubRef=-//EP//TEXT+TA+P5-TA-2003-0270+0+DOC+XML+V0//EN. Accessed 28 Jan 2016
[51] European Parliament. European Parliament resolution on breast cancer in the enlarged European Union. B6-0528/2006. RE/636089EN. doc. http://www.europarl.europa.eu/sides/getDoc.do?pubRef=-// EP//NONSGML+MOTION+B6-2006-0528+0+DOC+PDF+V0//EN. Accessed 28 Jan 2016
[52] Cataliotti L, De Wolf C, Holland R et al (2007) Guidelines on the standards for the training of specialised health professionals dealing with breast cancer. Eur J Surg Oncol 43:660–675
[53] Wilson ARM, Marotti L, Bianchi S et al (2013) The requirements of a specialist breast centre. Eur J Surg Oncol 49:3579–3587
[54] Cardoso MJ, Macmillan RD, Merck B et al (2010) Training in oncoplastic surgery: an international consensus. The 7th Portuguese Senology Congr ess, Vilamoura, 2009. Breast 19:538–540
[55] European Union of Medical Specialists. Breast surgery. Divisions. www.uemssurg.org/divisions/breast-surgery. Accessed 28 Jan 2016
[56] Tansley AP, Baildam A, Rainsbury R, Smith BM (2009) Interspecialty fellowships in oncoplastic surgery and breast reconstruction—the innovative training scheme in the United Kingdom. Cancer Res 69:4141–4150
[57] University of East Anglia. MS Oncoplastic Breast Surgery. www. uea.ac.uk/esurgery/ms-oncoplastic-breast-surgery. Accessed 27 Jan 2016
[58] Alderman AK, McMahon L Jr, Wilkins EG (2003) The

national utilization of immediate and early delayed breast reconstruction and the effect of sociodemographic factors. Plast Reconstr Surg 111:695–703
[59] Cemal Y, Albornoz CR, Disa JJ et al (2013) A paradigm shift in U.S. breast reconstruction: part 2. The influence of changing mastectomy patterns on reconstructive rate and method. Plast Reconstruct Surg 131:320e–326e
[60] Yueh JH, Slavin SA, Adesiyun T et al (2010) Patient satisfaction in postmastectomy breast reconstruction: a comparative evaluation of DIEP, TRAM, latissimus flap, and implant techniques. Plast Reconstruct Surg 125:1585–1595
[61] Hu ES, Pusic AL, Waljee JF et al (2009) Patient-reported aesthetic satisfaction with breast reconstruction during the long-term survivorship period. Plast Reconstruct Surg 124:1–8
[62] Johnson RK, Wright CK, Gandhi A et al (2013) Cost minimisation analysis of using acellular dermal matrix (Strattice™) for breast reconstruction compared with standard techniques. Eur J Surg Oncol 39:242–247
[63] Albornoz CR, Cordeiro PG, Mehrara BJ et al (2014) Economic implications of recent trends in U.S. immediate autologous reconstruction. Plast Reconstr Surg 133:463–470
[64] Roostaeian J, Pavone L, Da Lio A et al (2011) Immediate placement of implants in breast reconstruction: patient selection and outcomes. Plast Reconstr Surg 127:1407–1416
[65] Ho A, Cordeiro P, Disa J et al (2011) Long-term outcomes in breast cancer patients undergoing immediate 2-stage expander/implant reconstruction and postmastectomy radiation. Cancer 118:2552–2559
[66] Gopie JP, Hilhorst MT, Kleijne A et al (2011) Women's motives to opt for either implant or DIEP-flap breast reconstruction. J Plast Reconstr Aesthet Surg 64:1062–1067
[67] Department of Health (2013) Review of the regulation of cosmetic interventions. https://www.gov.uk. Accessed 27 Nov 2015

第4章 遗传性乳腺癌：预防性乳房切除术、保乳治疗和癌症发生率

Hereditary Breast Cancer: Prophylactic Mastectomy, Breast Conservation, and Rates of Cancer

Siun M. Walsh　Mark E. Robson　Virgilio S. Sacchini　著
俞星飞　夏明智　译　李　赞　宋达疆　校

遗传性乳腺癌在所有乳腺癌诊断中占5%～10%[1]，而在≤35岁的所有乳腺癌诊断中占40%[2]。1886年，法国医生保罗·布罗卡（Paul Broca）第一次注意到并描述了乳腺癌的家族聚集现象[3]。据报道，在他妻子的家族中，24名女性中有10人因乳腺癌死亡，且分布在四代人中。此外，其他几名家庭成员死于其他恶性肿瘤。布罗卡敏锐地得出结论，在一个家庭中，过高的癌症发病率不能归因于偶然。1990年，在一种高度偏好乳腺癌的疾病Li-Fraumeni综合征中，*p53*突变被发现[4, 5]。随后，1994年，利用位置克隆方法，17q连锁*BRCA1*基因的一个强有力候选基因被确定[6]。检测到的可能诱发突变包括11对碱基缺失、1对碱基插入、终止密码子、错义替换和推断的调控突变。*BRCA1*基因被发现在乳腺和卵巢等多种组织中均有表达。1994年Wooster等[7]对15个高风险乳腺癌家族进行了基因组连锁搜索，这些家族的致病突变与17q21号染色体上的*BRCA1*基因座没有关联，由此成功地将第二个乳腺癌易感基因*BRCA2*定位于13q12–13号染色体。1995年，在犹他大学（University of Utah）和英国癌症研究所的合作努力下，通过对一组易患乳腺癌和卵巢癌的家庭进行研究，明确排除了与*BRCA1*基因的连锁联系，从而发现了第二个乳腺癌基因*BRCA2*，这一发现具有里程碑意义[8]。

自从这些具有里程碑意义的发现以来，人们对这些基因突变的意义及其最佳治疗方式进行了广泛的研究。被诊断携带这些突变的患者在监测和预防性手术方面面临着挑战性的决定。本章将讨论乳腺癌的外科处理，以及预防性手术的选择和时机。所讨论的一些原则可以扩展到包括*BRCA*外基因突变患者的管理，这些基因突变也容易导致乳腺癌发生，以及那些由于没有明确基因突变的重要家族史而被估计为高风险的患者。

一、相关风险

自从*BRCA1*和*BRCA2*被发现以来，已经有许多流行病学研究试图确定卵巢癌和乳腺癌与这些突变相关的发病风险。由于研究设计和纳入的群体异质性的原因，已经报道了许多变异。

Hartmann和Lindor[9]汇总了2785个家族的数据，其中537个家族携带*BRCA1*或*BRCA2*突变，估计*BRCA1*携带者和*BRCA2*携带者到80岁时乳腺癌的累积风险分别为67%和66%。研究发现，终生风险取决于年龄，如60岁未受影

响的 *BRCA2* 携带者患乳腺癌的终生风险为 48%，而 30 岁未受影响的患者则为 66%。作者附有按年龄分层的发病风险的表格，这可能有助于向患者提供有关风险的咨询。

据估计，*BRCA1* 携带者和 *BRCA2* 携带者到 80 岁时的卵巢癌累积终生风险为 45% 和 12%。对于男性来说，*BRCA1* 携带者和 *BRCA2* 携带者到 70 岁时的乳腺癌累积风险估计为 1% 和 7%。

这项研究还复制了以前在这些人群中诊断出的乳腺癌亚型的差异。在 *BRCA1* 突变的队列中，超过 75% 的雌激素受体（estrogen receptor，ER）阴性，69% 为三阴性。相比之下，77% 的 *BRCA2* 突变患者被诊断为 ER 阳性肿瘤，只有 16% 的患者为三阴性乳腺癌。早期对 19 731 例 *BRCA1* 和 *BRCA2* 突变携带者的大型分析详细说明了 ER 阳性疾病在 *BRCA2* 携带者中的分布，以及 ER 阴性疾病在 *BRCA1* 携带者中的分布情况 [10]。CIMBA（*BRCA1/2* 修饰物研究小组）收集了 4325 例 *BRCA1* 和 2568 例 *BRCA2* 突变携带者的病理资料，发现在 *BRCA1* 携带者中，ER 阴性乳腺肿瘤的比例随着年龄的增长而降低，而在 *BRCA2* 携带者中，随着年龄的增长而增加。相反，在 *BRCA1* 携带者中，三阴性乳腺癌的比例随着年龄的增长而降低，但在 *BRCA2* 携带者中随着诊断年龄的增长而增加 [11]。

与人们普遍认为的相反，乳腺患者 *BRCA1/2* 携带者并不比非 *BRCA* 突变携带者的生存率更差。最近的一项 Meta 分析，纳入了 66 项比较有和没有 *BRCA* 突变的乳腺癌患者的研究，只证实了 *BRCA1* 突变携带者的未调整无复发生存率可能要低 10%，但 *BRCA1/2* 携带者在其他生存差异的结果被认为是不确定的 [12]。相比之下，一项基于人群的队列研究发现，3220 名乳腺癌病例中，与散发性乳腺癌患者相比，*BRCA2* 携带者的预后较差，但 *BRCA1* 携带者则没有 [13]。然而，经过年龄、肿瘤分期和分级、淋巴结状态和激素受体的调整，*BRCA* 状态不再是死亡或远处复发的危险因素。只有两项研究报道了基因突变相关乳腺癌患者接受保乳手术（breast-canserving surgery，BCS）的乳腺癌特异性生存（breast cancer-specific survival，BCSS），其中一项研究显示了携带者和非携带者之间没有差异。然而，在另一项研究中 [14]，比较了 56 名德系犹太人 *BRCA* 携带者与 439 名非携带者，有 *BRCA1* 突变的女性的 BCSS 比没有 *BRCA1* 突变的女性更差（10 年为 62% vs. 86%，$P < 0.0001$），但没有 *BRCA2* 突变的女性则几乎没有差异（10 年为 84% vs. 86%，P=0.76）。

二、*BRCA* 携带者乳腺癌的外科治疗

（一）保乳手术

目前，单侧乳腺癌的标准手术是广泛的局部切除，然后进行放射治疗。这一策略已被证明具有与乳房切除术相当的长期肿瘤结局 [15, 16]。近年来，乳腺手术越来越保守，“墨染切缘无肿瘤”目前被公认已达到充分切除的标准 [17]。然而，对于 *BRCA* 突变携带的乳腺癌患者，选择合适的局部处理方式更为复杂。可选方式包括保乳手术、单侧乳房切除术或双侧乳房切除术。重要的考虑因素包括同侧乳腺癌复发的风险和对侧乳腺癌（contralateral breast cancer，CBC）的风险。一个重要的尚不能确定的问题是，对新近诊断的乳腺癌，预防性手术是否能获得生存优势。

Valachis 等对 *BRCA* 突变携带者保乳手术的安全性进行了系统回顾和 Meta 分析 [18]。最终的队列包括了 526 例 *BRCA* 突变患者和 2320 例对照组。在 *BRCA* 携带者中，17.3% 的病例报道了同侧乳房复发（ipsilateral breast recurrence，IBR），而对照组为 11%。这一差异无统计学意义（P=0.07）。只有 4 项研究区分了 *BRCA1* 和 *BRCA2* 突变携带者，虽然数量很少（其中 405 例为 *BRCA1* 突变，203 例为 *BRCA2* 突变），但两组间 IBR 没有差异。值得注意的是，在许多研究中，随访时间很短（2.1～14 年）。更长的随访时间可能显示 IBR 在有基因突变和没有基因突变的病例有更大的差异。在米兰进行的一项病例对照研究，实验组为 54 例接受保乳手术的乳腺癌突变携带者，对照组为 162 例散发乳腺癌患者 [19]。随访 10 年，

结果发现两组的 IBR 有显著性差异 [27% vs. 4%，危险比（HR）3.9，*P*=0.03]。同样，耶鲁大学的一项研究表明，小于等于 42 岁的突变携带者接受保乳手术和放疗随访 12 年后，与同年龄的非携带者相比，IBR 的发生率增加（49% vs. 21%，*P*=0.007）[20]。相比之下，居里研究所进行的一项类似的病例对照研究表明，在 13 年的随访中，*BRCA* 基因突变携带乳腺癌患者和非携带者之间的 IBR 没有差异 [21]。Pierce 等比较了 655 例 *BRCA1/2* 突变携带者接受乳房切除术和保乳术的结局，发现保乳组同侧癌发生率较高（15 年，23.5% vs. 5.5%，*P* ＜ 0.0001）。这项研究与其他研究一样，没有明确区分真性复发和同侧异时性第二原发恶性肿瘤。对侧乳腺癌的发生率为 40%，接受保乳术和乳房切除术两组间无明显差异。两组的局部和全身复发率及总体生存率相似 [22]。

在 Valachis 等的系统分析中 [18]，结合两项研究的结果 [23, 24]，探讨 *BRCA* 携带者保乳术后 IBR 的危险因素。两个危险因素被确定即接受辅助化疗和卵巢切除。这表明，对于选择或已经接受过卵巢切除的女性，保守治疗可能更安全。

在对患有乳腺癌的 *BRCA* 携带者进行积极的外科治疗之前，还应考虑其他因素。Gangi 等 [25] 研究了 135 例被诊断为卵巢癌的 *BRCA* 携带者，发现其中 12 人（8.9%）在随后的随访期间内被诊断为乳腺癌。这些病例中行双侧乳房切除术 6 例（50%），其余行乳房肿瘤切除术。大多数卵巢癌患者（82%）在Ⅲ / Ⅳ期诊断，大多数乳腺癌（83.3%）在 0/ Ⅰ期。在确诊为乳腺癌的 12 例患者中，有 4 例死于复发性卵巢癌。整个队列的 10 年生存率为 17%。这组乳腺癌的低发病率可能是由于使用了高比例的铂类化疗（99%），这对 *BRCA* 突变携带者具有降低风险的作用，也可能仅仅是由于卵巢癌死亡率的竞争风险。纪念斯隆 – 凯特琳癌症中心和宾夕法尼亚大学的一项类似研究发现，在 164 名被诊断为卵巢癌的 *BRCA* 突变患者中（11%），有 18 例为异时性乳腺癌（其中 12 例为 0/1/2 期）[26]。在这个队列中，十年的总生存率为 68%，报道的死亡病例均与乳腺癌无关。这些发现表明，对于曾患有卵巢癌的 *BRCA* 携带者随后患乳腺癌的情况下，尽管其分期、疾病状态和自卵巢癌诊断起的时间应加以考虑，但可能不必要积极的进行手术。

总的来说，这些结果表明 *BRCA* 携带者 IBR 的风险在短期内似乎没有显著增加，放疗对携带者和非携带者同样有效。然而，随着随访时间的延长，同侧发生恶性肿瘤的风险增加，这可能意味着在完整的乳腺组织中发生新的原发性恶性肿瘤的风险仍然存在。

（二）对侧预防性乳房切除术

当乳腺癌在 *BRCA* 突变载体中诊断时，一个临床难题是是否需要对侧预防性乳房切除术（contralateral prophylactic mastectomy，CPM）。虽然在 BCS 中添加放射治疗似乎可以在短期至中期内将 IBR 的风险降低到非携带者的水平，但 CBC 的发生概率一直被证明大大高于散发性乳腺癌患者 [18, 20, 22]。治疗单侧乳腺癌的 *BRCA* 携带者的 CBC 发生概率是非携带者的 3 倍 [18, 20, 27]。已显示 *BRCA1* 和 *BRCA2* 突变携带者的 CBC 累积 5 年风险分别为 15% 和 9%，10 年风险分别为 27% 和 19%[28]。非 *BRCA* 载体的 5 年累积风险显著降低（3%，95%CI 2%～5%），并在随后几年保持如此（5%，95%CI 3%～7%）。这与诊断为散发乳腺癌的女性的其他描述是一致的，她们 5 年的风险为 3%，10 年的风险为 5%[28]。Garcia-Etienne 等最近的病例对照研究报道，突变携带者 10 年的 CBC 率为 25%，而散发性乳腺癌对照组的 CBC 率为 1%[19]。Valachis 等 [18] 根据 11 项研究的 Meta 分析报道，*BRCA* 携带者的合并 CBC 率为 23.7%，非携带者为 6.8%[风险比（RR）3.56，*P* ＜ 0.001]，同时考虑到一些人的随访时间不到 5 年。结合在 *BRCA1* 和 *BRCA2* 携带者的 7 项研究结果，他们发现 *BRCA1* 突变患者的 CBC 率高于 *BRCA2* 突变患者（21% vs. 15%，RR=1.42，*P*=0.04）。卵巢切除和年龄增加与 CBC 风险降低有关（RR 分别为 0.52 和 0.57）。在未进行双侧卵巢切除的患者中，使用他莫昔芬可显著降低 CBC 的风险（RR=0.42）。Graeser 等，跟踪一组 *BRCA* 携带者 25 年，报道 CBC 率为 47.4%[29]。在 40 岁之前被初步诊断并携带 *BRCA1* 突变的患者在 25 岁时的发病率更高（62.9%）。在荷兰，最近对 6294 名患者进行了审查，其中 271 人携带 *BRCA1/2* 突变，报道说，10 年累积 CBC 风险为非携带者 5.1%，*BRCA1* 携带者 21.1%，*BRCA2* 携带者 10.8%[27]。在突变携带者中，年龄较小的人患 CBC 的风险较高（23.9% vs. 12.6%），而非携带者没有相关性。相反，全身治疗与非携带者的风险较低有关，但与突变携带者无关。Metcalfe 等，发现一级亲属患乳腺癌的数量也是 CBC 发展的预测因素 [30]。

BRCA 突变携带者对侧乳腺癌的风险增加引发了一个问题，即这些患者是否从 CPM 中获得生存益处。Metcalfe 等对 390 例 *BRCA* 突变患者接受乳房切除术治疗单侧乳腺癌进行了 20 年的随访 [31]，其中 181 例还做了对侧乳房切除术。对侧乳房切除术患者 20 年的总生存率为 88%，而未行手术者总生存率为 66%，乳腺癌死亡率分别为 9.9% vs. 29.2%（$P < 0.0001$）。在多变量分析中，对侧乳房切除术与乳腺癌死亡率减少 48% 相关，但在倾向评分调整分析中并不显著。值得注意的是，这项研究是回顾性的，而不是随机的。本文主要批评的是许多 CPM 是在最初诊断后数年内进行的，并且生存率是从初始诊断时开始计算，从而导致了显著的生存偏差。一项来自荷兰的前瞻性研究对 1980—2011 年诊断的 583 例 *BRCA* 突变携带者是否行 CPM 的结果进行了比较 [32]。在 242 例 CPM 患者中，2% 的患者在中位随访 11.4 年后发展为对侧乳腺癌，而没有做 CPM 的患者中有 19% 的患者发展为对侧乳腺癌。CPM 组死亡率较低（每 1000 人年观察为 9.6 vs. 21.6）。那些在 40 岁之前被诊断的人和那些没有接受化疗的人，从 CPM 中获益最大。同样，这项研究的结果可能高估了 CPM 的益处，这是由于存在选择偏倚，以及延期 CPM 的乳腺癌幸存者是在初次诊断后多年才被确认为携带者的。虽然许多论文报道了在高危患者中是否行 CPM 的结局是不同的，但很少有人针对性地研究 *BRCA* 突变的患者。表 4-1 总结了 *BRCA1/2* 突变的乳腺癌患者接受 CPM 后的结局 [31, 33, 34]。值得注意的是，这些研究中纳入的许多患者可能在 MRI 筛查广泛应用之前就已经被诊断出来了。在积极的监测下，CPM 带来的益处可能会更低。

对于初次诊断乳腺癌的手术治疗方式选择是一个基于多种因素的复杂决策，需要与患者进行详细讨论。如果患者要求最大的风险降低，那么可以采用 CPM 乳房切除术。如果患者已经接受过卵巢切除术或是绝经前患者在不久的将来有卵巢切除计划，那么 BCS 加辅助放疗是一个合理的选择，特别是对于年龄较大的 *BRCA2* 携带者，其局部复发率与非携带者一致。应为对侧乳腺癌高风险的患者提供咨询。如果患者希望保留卵巢并保守治疗患侧乳房，则应该强调 IBR 和 CBC 的风险，并应考虑加强监测。对于考虑乳房切除术伴或不伴 CPM，并希望进行再造的患者，应考虑到术后放疗的需要，因为这可能对美容结果产生影响 [35]。

表 4-1　*BRCA1/2* 突变的乳腺癌患者接受 CPM 后的结局

研究者	例数（*n*）	对侧乳腺癌发病率		生　存	
		使用 CPM（%）	无 CPM（%）	使用 CPM（%）	无 CPM（%）
Metcalfe [31]	390	0.6	33.5	88	66
Heemskerk-Gerritsen [32]	583	2	19	92	81
Evans [33]	698	0	25	89	71

CPM. 预防性对侧乳房切除术

三、未患病 *BRCA* 携带者的外科治疗

（一）降低风险的乳房切除术

一些研究已经探究了双侧乳房预防性切除术对 *BRCA1/2* 携带者预后的影响。结果摘要见表 4-2[36-41]。大多数研究表明乳腺癌的风险可以显著降低，尽管没有令人信服的证据表明死亡率有所提高。到目前为止，还没有随机对照试验来检验降低风险乳房切除术（risk-reducing mastectomy，RRM）的益处和隐患。De Felice 等最近的一项 Meta 分析表明[42]，接受 RRM 的突变携带者患乳腺癌的风险显著降低（HR=0.07，95%CI 0.01～0.44，*P*=0.004）。值得注意的是，与 RRM 相关的发病率很高，并发症发生率高达 40%～64%[43-45]，并且有相当比例的患者对其外观表示不满，术后乳房感觉变差[46, 47]。然而，Razdan 等的系统性研究报道[48]了接受 RRM 的患者的高满意度和良好的社会心理结果。在报道的 11 项研究中，38% 的患者的性幸福感是不好的。

虽然国家综合癌症网络（NCCN）指南[49]、美国预防服务工作组（USPSTF）指南[50]、肿瘤外科学会（SSO）指南[51]，以及国家健康和护理卓越研究所（NICE）的建议[52]承认通过 RRM 使乳腺癌的风险降低了 85%～100%，乳腺癌特异性死亡率降低了 81%～100%，但该手术也带来了显著的问题。因此，建议对未患癌的个体中进行 RRM 治疗前，应考虑多学科的意见，并与患者进行详细讨论。

（二）保留乳头的乳房切除术

最近，有研究表明，近 70% 的 *BRCA* 突变携带者在预防性乳房切除术后进行再造，而在手术时年龄在 35 岁或以下的患者中，这一比例甚至更高（77.6%）[53]。已有研究表明，保留乳头-乳晕复合体（NAC）与改善身体形象、患者满意度和乳房感觉有关[54]。局部和远处复发率，以及癌症特异性生存率，已被证明与接受过传统乳房切除术的患者相当[55]。近年来，关于 *BRCA* 突变携带者保留乳头的乳房切除术（NSM）的安全性一直存在争议。在 *BRCA* 携带者的预防性切除标本的 NAC 中发现，无论是侵袭性癌或是原位癌的发生率都被证明是很低的[56, 57]。目前还没有比较 *BRCA* 突变携带者预防性全乳切除术和 NSM 的随机试验，可用的证据仅限于小规模的回顾性研究。一项由 89 名经过 NSM 手术的 *BRCA* 突变携带者组成的队列进行了中位数为 28 个月的随访研究，结果发现其中的乳腺癌患者后来没有出现局部复发，而那些进行预防性手术的携带者在后续随访中未发生乳腺癌[58]。5 例患者在随后进行了 NAC 切除，其中 1 例用于进一步研究乳腺切除标本边缘的导管原位癌，这 5 例患者的 NAC 中没有发现任何疾病。Yao 等报道了 201 例进行了 NSM 手术的 *BRCA1/2* 携带者，其中 150 例的目的是降低风险，另外 51 例则是为了治疗已患的乳腺癌[59]。在接受预防性手术的人中，有 4 例（2.7%）被发现附带癌症。在平均 32.6 个月的随访中，这些患者中只有一例发生了癌症。

应告知患者乳头坏死的风险（5%～26%）和需要进行 NAC 手术清创的风险（3.5%～18%）[58-60]。

尽管这些早期研究对于 *BRCA* 突变携带者进行预防性 NSM 的肿瘤安全性结果是令人鼓舞的，但随访时间更长的大型研究将有助于确保患者和医生的手术安全性。

（三）预防性卵巢切除

目前的指南建议 *BRCA1/2* 突变携带者生育完成后进行预防性卵巢切除。NCCN、USPSTF 和 SSO 都建议 *BRCA* 突变携带者在 35—40 岁时进行预防性双侧输卵管卵巢切除术（bilateral salpingo-oophorectomy，BSO），同时考虑患者和家庭的选择[49-51]。尽管这一建议很有说服力，但关于预防性卵巢切除术对乳腺癌风险的影响数据是矛盾的。重要的是要记住，这个过程与显著的副作用有关，如更年期症状、不孕和骨质疏松[61]。

Rebbeck 等[62]对 551 名 *BRCA* 携带者进行了回顾性研究，结果表明，预防性 BSO 可使卵巢癌风险降低 96%，乳腺癌风险降低 53%。Kauff 等[63]

表 4–2　双侧预防性乳房切除术对 ***BRCA1/2*** 携带者预后的影响的研究

研究者	年　份	入组数（*n*）	乳腺癌风险		生　存		结　论
			行 RRM	不行 RRM	行 RRM	不行 RRM	
Rebbeck [36]	2004	483	2/109（1.9%）	184/378（48.7%）	N/R	N/R	回顾性病例对照研究
Heemskerk-Gerritsen [37]	2007	145（*BRCA* 突变）	1/145（0.7%）	—	100% OS	—	高危 RRM 患者的回顾性分析
Domchek [38]	2010	1619	0/257（0%）	98/1372（7.1%）	N/R	N/R	
Skytte [39]	2011	307	3/96（每人每年 0.8%）	16/211（每人每年 1.7%）	N/R	N/R	
Ingham [40]	2013	691	7/126	220/565	98%	86.7%	中位随访 13.3 年
Heemskerk-Gerritsen [41]	2013	570（405*BRCA1*）	0/212（0%）	57/358（16%）	100%（无乳腺癌生存率）99%OS	74%（乳腺癌特异性生存率）96%OS	

RRM. 乳房切除术风险降低；N/R. 未报道；OS. 总生存率

的一项前瞻性研究也得出类似的结果，BSO 可使 *BRCA1* 相关妇科恶性肿瘤的风险降低 85%，使 *BRCA2* 相关乳腺癌的风险降低 72%。对 ER 阴性乳腺癌的风险没有影响。Rebbeck 等 [64] 的 Meta 分析显示，*BRCA1/2* 突变携带者接受预防性 BSO 治疗后乳腺癌风险显著降低，*BRCA1* 和 *BRCA2* 携带者的风险降低率相似（HR=0.49，95%CI 0.37～0.65，*BRCA1* 突变携带者 HR=0.47，*BRCA2* 突变携带者 HR=0.47）。Domchek 等报道了接受 BSO 的患者全因死亡率和乳房特异性死亡率较低（10% vs. 3%，HR=0.4；6% vs. 2%，HR=0.44）。最近的研究则不那么令人鼓舞，在荷兰进行的一项研究，随访了绝经前进行了 RRSO 的 104 例 *BRCA1* 和 58 例 *BRCA2* 突变携带者，并在 532 名女性年轻（34/1000 女性年）期间确定了 18 名女性患 18 个乳腺癌，表明患乳腺癌的风险比预期要低 [65]。另一项研究描述了 3722 例 *BRCA* 突变携带者的预后，其中 1522 例接受了双侧卵巢切除术 [66]。总的来说，卵巢切除术与降低乳腺癌风险无关。年龄校正后 *BRCA1* 突变与卵巢切除相关的 HR 为 0.96（95%CI 0.73～1.26），*BRCA2* 突变携带者为 0.65（95%CI 0.37～1.16）。然而，在分层分析中，卵巢切除对 50 岁前诊断的 *BRCA2* 携带者乳腺癌的影响是显著的（年龄调整 HR=0.18，95%CI 0.05～0.63），但在 *BRCA1* 突变携带者中仍然没有影响。

关于卵巢切除术对乳腺癌预后的影响，Narod 等描述了 676 例确诊乳腺癌的 *BRCA* 突变携带者的队列，其中 345 人随后接受了卵巢切除术，并认为 ER 阴性的 *BRCA1* 携带者从卵巢切除术中获益最大（HR=0.07，P=0.01）[67]，但是卵巢切除术对 ER 阳性乳腺癌的疾病特异性死亡率则无影响。这与直觉相反的结果可能是由于选择性生存偏差，考虑到卵巢切除术是在诊断乳腺癌后平均 6 年进行的，并且考虑到三阴性乳腺癌通常在初次诊断后 1～3 年复发。目前，还没有足够的证据推荐卵巢切除术作为 *BRCA* 相关乳腺癌患者的治疗干预措施，该手术的主要益处似乎是预防卵巢癌。

四、*BRCA1/2* 基因突变患者的监测

诊断为易患乳腺癌的基因突变的患者可选择推迟降低风险的手术。这些患者需要进行监测，以便在早期可手术阶段即可发现癌症。NCCN 指南 [49] 建议这些患者从 18 岁开始“了解乳房”，从 25 岁开始每 6～12 个月进行 1 次临床检查。放射检查应在 25—29 岁开始，一直持续到 75 岁，每年进行 1 次 MRI 检查，从 30 岁开始，还应每年进行 1 次乳房 X 线检查。30 岁之前进行乳房 X 线检查没有证实有临床益处 [68]。在国际上，监测方案有一定的差异，MRI 筛查仅检查到 49 岁，乳房 X 线检查可到 69 岁。关于降低风险手术后的监测，没有明确的指南。最近的一项国际调查显示，在大多数国家，风险降低手术后每年或每半年仍应该进行 1 次临床检查 [69]。在奥地利和以色列，RRM 后仍进行每年的 MRI 和超声检查，在其他国家，NSM 后进行 MRI，以评估剩余乳腺组织的体积，从而判断是否需要进一步监测。

五、*BRCA* 载体的化学预防

越来越多的证据支持在某些高危患者中使用乳腺癌化学预防进行食疗。国际乳腺癌干预研究（IBIS）1 试验表明，他莫昔芬可降低 ER 阳性乳腺癌（HR=0.65）和导管原位癌（HR=0.66）的风险，但不能降低 ER 阴性乳腺癌的风险 [70]。Royal Marsden 乳腺癌预防试验还显示，在 20 年的随访中，使用他莫昔芬（HR=0.48）可显著降低 ER 阳性乳腺癌的风险 [71]。然而，这两项研究都没有足够数量的 *BRCA* 突变携带者来检查他莫昔芬对这些患者的预防作用。NSABP-P1 乳腺癌预防试验将 13 338 名女性随机分配至接受他莫昔芬或安慰剂组，中位随访 54 个月时，他莫昔芬组的风险降低 49% [72]。在 288 例乳腺癌病例中，19 例是 *BRCA* 突变携带者。对这些患者的分析表明，他莫昔芬可使 *BRCA2* 携带者的乳腺癌发

病率降低 62%，但不会降低 *BRCA1* 携带者的乳腺癌发病率[73]。然而，两项小型的病例对照研究显示[74, 75]，*BRCA1* 和 *BRCA2* 携带者发生 CBC 的风险降低。迄今为止，还没有任何随机对照试验来检验化学预防对 *BRCA* 携带者患乳腺癌风险的影响。

据推测，环境和行为因素可能会影响基因突变患者乳腺癌的发生。Friebel 在检查 *BRCA1* 和 *BRCA2* 突变携带者的癌症风险修饰因子时进行的一项 Meta 分析得出了结论，尽管确定了几个相关因子包括初产年龄、吸烟状况、母乳喂养和口服避孕药的使用，但评估修饰因子的数据不够充分，需要进一步的研究[76]。目前有一项随机对照试验正在评估生活方式干预方案对 *BRCA* 突变携带者的疗效[77]。

六、结论

遗传性乳腺癌占所有乳腺癌的 10%，占年轻女性诊断乳腺癌的 40%。尽管传统上这些女性的治疗更积极，但其局部复发风险比以前认为的要低。由于其 CBC 风险增加，所以在诊断时通常需要给他们提供降低风险的手术。

被诊断为与乳腺癌发病风险增加相关的基因突变的女性面临着监测和预防性手术的选择问题。证据表明，虽然降低风险的 BSO 和乳房切除术可显著降低乳腺癌和卵巢癌的发病风险，但使用现代成像技术进行积极的监测可能会降低手术的紧迫性。需进一步的研究来调查化学预防和其他风险因子在具有易患乳腺癌的基因突变女性中的应用。

参考文献

[1] Claus EB, Risch N, Thompson WD (1991) Genetic analysis of breast cancer in the cancer and steroid hormone study. Am J Hum Genet 48(2):232–242

[2] Goldberg JI, Borgen PI (2006) Breast cancer susceptibility testing: past, present and future. Expert Rev Anticancer Ther 6(8):1205–1214

[3] Steel M, Thompson A, Clayton J (1991) Genetic aspects of breast cancer. Br Med Bull 47(2):504–518

[4] Malkin D, Li FP, Strong LC, Fraumeni JF Jr, Nelson CE, Kim DH, Kassel J, Gryka MA, Bischoff FZ, Tainsky MA et al (1990) Germ line p53 mutations in a familial syndrome of breast cancer, sarcomas, and other neoplasms. Science 250(4985):1233–1238

[5] Srivastava S, Zou ZQ, Pirollo K, Blattner W, Chang EH (1990) Germ-line transmission of a mutated p53 gene in a cancer-prone family with Li-Fraumeni syndrome. Nature 348(6303):747–749

[6] Miki Y, Swensen J, Shattuck-Eidens D, Futreal PA, Harshman K, Tavtigian S, Liu Q, Cochran C, Bennett LM, Ding W et al (1994) A strong candidate for the breast and ovarian cancer susceptibility gene BRCA1. Science 266(5182):66–71

[7] Wooster R, Neuhausen SL, Mangion J, Quirk Y, Ford D, Collins N, Nguyen K, Seal S, Tran T, Averill D et al (1994) Localization of a breast cancer susceptibility gene, BRCA2, to chromosome 13q12-13. Science 265(5181):2088–2090

[8] Goldgar DE, Neuhausen SL, Steele L, Fields P, Ward JH, Tran T, Ngyuen K, Stratton MR, Easton DF (1995) A 45-year follow-up of kindred 107 and the search for BRCA2. J Natl Cancer Inst Monogr (17):15–19. PMID:8573446

[9] Hartmann LC, Lindor NM (2016) The role of risk-reducing surgery in hereditary breast and ovarian Cancer. N Engl J Med 374(5):454–468

[10] Antoniou AC, Kuchenbaecker KB, Soucy P, Beesley J, Chen X, McGuffog L, Lee A, Barrowdale D, Healey S, Sinilnikova OM, Caligo MA, Loman N, Harbst K, Lindblom A, Arver B, Rosenquist R, Karlsson P, Nathanson K, Domchek S, Rebbeck T, Jakubowska A, Lubinski J, Jaworska K, Durda K, Zlowowcka-Perlowska E, Osorio A, Duran M, Andres R, Benitez J, Hamann U, Hogervorst FB, van Os TA, Verhoef S, Meijers-Heijboer HE, Wijnen J, Gomez Garcia EB, Ligtenberg MJ, Kriege M, Collee JM, Ausems MG, Oosterwijk JC, Peock S, Frost D, Ellis SD, Platte R, Fineberg E, Evans DG, Lalloo F, Jacobs C, Eeles R, Adlard J, Davidson R, Cole T, Cook J, Paterson J, Douglas F, Brewer C, Hodgson S, Morrison PJ, Walker L, Rogers MT, Donaldson A, Dorkins H, Godwin AK, Bove B, Stoppa-Lyonnet D, Houdayer C, Buecher B, de Pauw A, Mazoyer S, Calender A, Leone M, Bressac-de Paillerets B, Caron O, Sobol H, Frenay M, Prieur F, Ferrer SU, Mortemousque I, Buys S, Daly M, Miron A, Terry MU, Hopper JL, John EM, Southey M, Goldgar D, Singer CF, Fink-Retter A, Tea MK, Kaulich DU, Hansen TV, Nielsen FC, Barkardottir RB, Gaudet M, Kirchhoff T, Joseph V, Dutra-Clarke A, Offit K, Piedmonte M, Kirk J, Cohn D, Hurteau J, Byron J, Fiorica J, Toland AE, Montagna M, Oliani C, Imyanitov E, Isaacs C, Tihomirova L, Blanco I, Lazaro C, Teule A, Valle JD, Gayther SA, Odunsi K, Gross J, Karlan BY, Olah E, Teo SH, Ganz PA, Beattie MS, Dorfling CM, van Rensburg EU, Diez O, Kwong A, Schmutzler RK, Wappenschmidt B, Engel C, Meindl A, Ditsch N, Arnold N, Heidemann S, Niederacher D, Preisler-Adams S, Gadzicki D, Varon-Mateeva R, Deissler H, Gehrig A, Sutter C, Kast K, Fiebig B, Schafer D, Caldes T, de la Hoya M, Nevanlinna H, Muranen TA, Lesperance B, Spurdle AB, Neuhausen SL,

Ding YC, Wang X, Fredericksen Z, Pankratz VS, Lindor NM, Peterlongo P, Manoukian S, Peissel B, Zaffaroni D, Bonanni B, Bernard L, Dolcetti R, Papi L, Ottini L, Radice P, Greene MH, Loud JT, Andrulis IL, Ozcelik H, Mulligan AU, Glendon G, Thomassen M, Gerdes AM, Jensen UB, Skytte AB, Kruse TA, Chenevix-Trench G, Couch FJ, Simard J, Easton DF (2012) Common variants at 12p11, 12q24, 9p21, 9q31.2 and in ZNF365 are associated with breast cancer risk for BRCA1 and/or BRCA2 mutation carriers. Breast Cancer Res 14(1):R33

[11] Mavaddat N, Barrowdale D, Andrulis IL, Domchek SM, Eccles D, Nevanlinna H, Ramus SJ, Spurdle A, Robson M, Sherman M, Mulligan AM, Couch FJ, Engel C, McGuffog L, Healey S, Sinilnikova OM, Southey MC, Terry MB, Goldgar D, O'Malley F, John EM, Janavicius R, Tihomirova L, Hansen TV, Nielsen FC, Osorio A, Stavropoulou A, Benitez J, Manoukian S, Peissel B, Barile M, Volorio S, Pasini B, Dolcetti R, Putignano AL, Ottini L, Radice P, Hamann U, Rashid MU, Hogervorst FB, Kriege M, van der Luijt RB, Peock S, Frost D, Evans DG, Brewer C, Walker L, Rogers MT, Side LE, Houghton C, Weaver J, Godwin AK, Schmutzler RK, Wappenschmidt B, Meindl A, Kast K, Arnold N, Niederacher D, Sutter C, Deissler H, Gadzicki D, Preisler-Adams S, Varon-Mateeva R, Schonbuchner I, Gevensleben H, Stoppa- Lyonnet D, Belotti M, Barjhoux L, Isaacs C, Peshkin BN, Caldes T, de la Hoya M, Canadas C, Heikkinen T, Heikkila P, Aittomaki K, Blanco I, Lazaro C, Brunet J, Agnarsson BA, Arason A, Barkardottir RB, Dumont M, Simard J, Montagna M, Agata S, D'Andrea E, Yan M, Fox S, Rebbeck TR, Rubinstein W, Tung N, Garber JE, Wang X, Fredericksen Z, Pankratz VS, Lindor NM, Szabo C, Offit K, Sakr R, Gaudet MM, Singer CF, Tea MK, Rappaport C, Mai PL, Greene MH, Sokolenko A, Imyanitov E, Toland AE, Senter L, Sweet K, Thomassen M, Gerdes AM, Kruse T, Caligo M, Aretini P, Rantala J, von Wachenfeld A, Henriksson K, Steele L, Neuhausen SL, Nussbaum R, Beattie M, Odunsi K, Sucheston L, Gayther SA, Nathanson K, Gross J, Walsh C, Karlan B, Chenevix-Trench G, Easton DF, Antoniou AC (2012) Pathology of breast and ovarian cancers among BRCA1 and BRCA2 mutation carriers: results from the Consortium of Investigators of Modifiers of BRCA1/2 (CIMBA). Cancer Epidemiol Biomark Prev 21(1):134–147

[12] van den Broek AJ, Schmidt MK, van't Veer LJ, Tollenaar RA, van Leeuwen FE (2015) Worse breast cancer prognosis of BRCA1/BRCA2 mutation carriers: what's the evidence? A systematic review with meta-analysis. PLoS One 10(3):e0120189

[13] Goodwin PJ, Phillips KA, West DW, Ennis M, Hopper JL, John EM, O'Malley FP, Milne RL, Andrulis IL, Friedlander ML, Southey MC, Apicella C, Giles GG, Longacre TA (2012) Breast cancer prognosis in BRCA1 and BRCA2 mutation carriers: an International Prospective Breast Cancer Family Registry population-based cohort study. J Clin Oncol 30(1):19–26

[14] Robson ME, Chappuis PO, Satagopan J, Wong N, Boyd J, Goffin JR, Hudis C, Roberge D, Norton L, Begin LR, Offit K, Foulkes WD (2004) A combined analysis of outcome following breast cancer: differences in survival based on BRCA1/BRCA2 mutation status and administration of adjuvant treatment. Breast Cancer Res 6(1):R8–R17

[15] Fisher B, Anderson S, Bryant J, Margolese RG, Deutsch M, Fisher ER, Jeong JH, Wolmark N (2002) Twenty-year follow-up of a randomized trial comparing total mastectomy, lumpectomy, and lumpectomy plus irradiation for the treatment of invasive breast cancer. N Engl J Med 347(16): 1233–1241

[16] Veronesi U, Cascinelli N, Mariani L, Greco M, Saccozzi R, Luini A, Aguilar M, Marubini E (2002) Twenty-year follow-up of a randomized study comparing breast-conserving surgery with radical mastectomy for early breast cancer. N Engl J Med 347(16):1227–1232

[17] Buchholz TA, Somerfield MR, Griggs JJ, El-Eid S, Hammond ME, Lyman GH, Mason G, Newman LA (2014) Margins for breastconserving surgery with whole-breast irradiation in stage I and II invasive breast cancer: American Society of Clinical Oncology endorsement of the Society of Surgical Oncology/American Society for Radiation Oncology consensus guideline. J Clin Oncol 32(14):1502–1506

[18] Valachis A, Nearchou AD, Lind P (2014) Surgical management of breast cancer in BRCA-mutation carriers: a systematic review and meta-analysis. Breast Cancer Res Treat 144(3):443–455

[19] Garcia-Etienne CA, Barile M, Gentilini OD, Botteri E, Rotmensz N, Sagona A, Farante G, Galimberti V, Luini A, Veronesi P, Bonanni B (2009) Breast-conserving surgery in BRCA1/2 mutation carriers: are we approaching an answer? Ann Surg Oncol 16(12):3380–3387

[20] Haffty BG, Harrold E, Khan AJ, Pathare P, Smith TE, Turner BC, Glazer PM, Ward B, Carter D, Matloff E, Bale AE, Alvarez-Franco M (2002) Outcome of conservatively managed early-onset breast cancer by BRCA1/2 status. Lancet 359(9316):1471–1477

[21] Kirova YM, Savignoni A, Sigal-Zafrani B, de La Rochefordiere A, Salmon RJ, This P, Asselain B, Stoppa-Lyonnet D, Fourquet A (2010) Is the breast-conserving treatment with radiotherapy appropriate in BRCA1/2 mutation carriers? Long-term results and review of the literature. Breast Cancer Res Treat 120(1):119–126

[22] Pierce LJ, Phillips KA, Griffith KA, Buys S, Gaffney DK, Moran MS, Haffty BG, Ben-David M, Kaufman B, Garber JE, Merajver SD, Balmana J, Meirovitz A, Domchek SM (2010) Local therapy in BRCA1 and BRCA2 mutation carriers with operable breast cancer: comparison of breast conservation and mastectomy. Breast Cancer Res Treat 121(2):389–398

[23] Metcalfe K, Lynch HT, Ghadirian P, Tung N, Kim-Sing C, Olopade OI, Domchek S, Eisen A, Foulkes WD, Rosen B, Vesprini D, Sun P, Narod SA (2011) Risk of ipsilateral breast cancer in BRCA1 and BRCA2 mutation carriers. Breast Cancer Res Treat 127(1):287–296

[24] Pierce LJ, Levin AM, Rebbeck TR, Ben-David MA, Friedman E, Solin LJ, Harris EE, Gaffney DK, Haffty BG, Dawson LA, Narod SA, Olivotto IA, Eisen A, Whelan TJ, Olopade OI, Isaacs C, Merajver SD, Wong JS, Garber JE, Weber BL (2006) Ten- year multi-institutional results of breast-conserving surgery and radiotherapy in BRCA1/2-associated stage I/II breast cancer. J Clin Oncol 24(16):2437–2443

[25] Gangi A, Cass I, Paik D, Barmparas G, Karlan B, Dang C, Li A, Walsh C, Rimel BJ, Amersi FF (2014) Breast cancer following ovarian cancer in BRCA mutation carriers. JAMA Surg 149(12):1306–1313

[26] Domchek SM, Jhaveri K, Patil S, Stopfer JE, Hudis C,

Powers J, Stadler Z, Goldstein L, Kauff N, Khasraw M, Offit K, Nathanson KL, Robson M (2013) Risk of metachronous breast cancer after BRCA mutation-associated ovarian cancer. Cancer 119(7):1344–1348

[27] van den Broek AJ, van't Veer LJ, Hooning MJ, Cornelissen S, Broeks A, Rutgers EJ, Smit VT, Cornelisse CJ, van Beek M, Janssen-Heijnen ML, Seynaeve C, Westenend PJ, Jobsen JJ, Siesling S, Tollenaar RA, van Leeuwen FE, Schmidt MK (2016) Impact of age at primary breast cancer on contralateral breast Cancer risk in BRCA1/2 mutation carriers. J Clin Oncol 34(5):409–418

[28] Molina-Montes E, Perez-Nevot B, Pollan M, Sanchez-Canjo E, Espin J, Sanchez MJ (2014) Cumulative risk of second primary contralateral breast cancer in BRCA1/BRCA2 mutation carriers with a first breast cancer: a systematic review and meta-analysis. Breast 23(6):721–742

[29] Graeser MK, Engel C, Rhiem K, Gadzicki D, Bick U, Kast K, Froster UG, Schlehe B, Bechtold A, Arnold N, Preisler-Adams S, Nestle- Kraemling C, Zaino M, Loeffler M, Kiechle M, Meindl A, Varga D, Schmutzler RK (2009) Contralateral breast cancer risk in BRCA1 and BRCA2 mutation carriers. J Clin Oncol 27(35):5887–5892

[30] Metcalfe K, Gershman S, Lynch HT, Ghadirian P, Tung N, Kim-Sing C, Olopade OI, Domchek S, McLennan J, Eisen A, Foulkes WD, Rosen B, Sun P, Narod SA (2011) Predictors of contralateral breast cancer in BRCA1 and BRCA2 mutation carriers. Br J Cancer 104(9):1384–1392

[31] Metcalfe K, Gershman S, Ghadirian P, Lynch HT, Snyder C, Tung N, Kim-Sing C, Eisen A, Foulkes WD, Rosen B, Sun P, Narod SA (2014) Contralateral mastectomy and survival after breast cancer in carriers of BRCA1 and BRCA2 mutations: retrospective analysis. BMJ 348:g226

[32] Heemskerk-Gerritsen BA, Seynaeve C, van Asperen CJ, Ausems MG, Collee JM, van Doorn HC, Gomez Garcia EB, Kets CM, van Leeuwen FE, Meijers-Heijboer HE, Mourits MJ, van Os TA, Vasen HF, Verhoef S, Rookus MA, Hooning MJ, Hereditary Breast and Ovarian Cancer Research Group Netherlands (2015) Breast cancer risk after salpingo-oophorectomy in healthy BRCA1/2 mutation carriers: revisiting the evidence for risk reduction. J Natl Cancer Inst 107(5)

[33] Evans DG, Ingham SL, Baildam A, Ross GL, Lalloo F, Buchan I, Howell A (2013) Contralateral mastectomy improves survival in women with BRCA1/2-associated breast cancer. Breast Cancer Res Treat 140(1):135–142

[34] Heemskerk-Gerritsen BA, Seynaeve C, van Asperen CJ, Ausems MG, Collee JM, van Doorn HC, Gomez Garcia EB, Kets CM, van Leeuwen FE, Meijers-Heijboer HE, Mourits MJ, van Os TA, Vasen HF, Verhoef S, Rookus MA, Hooning MJ (2015) Breast cancer risk after salpingo-oophorectomy in healthy BRCA1/2 mutation carriers: revisiting the evidence for risk reduction. J Natl Cancer Inst 107(5)

[35] Barry M, Kell MR (2011) Radiotherapy and breast reconstruction: a meta-analysis. Breast Cancer Res Treat 127(1):15–22

[36] Rebbeck TR, Friebel T, Lynch HT, Neuhausen SL, van't Veer L, Garber JE, Evans GR, Narod SA, Isaacs C, Matloff E, Daly MB, Olopade OI, Weber BL (2004) Bilateral prophylactic mastectomy reduces breast cancer risk in BRCA1 and BRCA2 mutation carriers: the PROSE Study Group. J Clin Oncol 22(6):1055–1062

[37] Heemskerk-Gerritsen BA, Brekelmans CT, Menke-Pluymers MB, van Geel AN, Tilanus-Linthorst MM, Bartels CC, Tan M, Meijers-Heijboer HE, Klijn JG, Seynaeve C (2007) Prophylactic mastectomy in BRCA1/2 mutation carriers and women at risk of hereditary breast cancer: long-term experiences at the Rotterdam Family Cancer Clinic. Ann Surg Oncol 14(12):3335–3344

[38] Domchek SM, Friebel TM, Singer CF, Evans DG, Lynch HT, Isaacs C, Garber JE, Neuhausen SL, Matloff E, Eeles R, Pichert G, Van t'veer L, Tung N, Weitzel JN, Couch FJ, Rubinstein WS, Ganz PA, Daly MB, Olopade OI, Tomlinson G, Schildkraut J, Blum JL, Rebbeck TR (2010) Association of risk-reducing surgery in BRCA1 or BRCA2 mutation carriers with cancer risk and mortality. JAMA 304(9):967–975

[39] Skytte AB, Cruger D, Gerster M, Laenkholm AV, Lang C, Brondum-Nielsen K, Andersen MK, Sunde L, Kolvraa S, Gerdes AM (2011) Breast cancer after bilateral risk-reducing mastectomy. Clin Genet 79(5):431–437

[40] Ingham SL, Sperrin M, Baildam A, Ross GL, Clayton R, Lalloo F, Buchan I, Howell A, Evans DG (2013) Risk-reducing surgery increases survival in BRCA1/2 mutation carriers unaffected at time of family referral. Breast Cancer Res Treat 142(3):611–618

[41] Heemskerk-Gerritsen BA, Menke-Pluijmers MB, Jager A, Tilanus-Linthorst MM, Koppert LB, Obdeijn IM, van Deurzen CH, Collee JM, Seynaeve C, Hooning MJ (2013) Substantial breast cancer risk reduction and potential survival benefit after bilateral mastectomy when compared with surveillance in healthy BRCA1 and BRCA2 mutation carriers: a prospective analysis. Ann Oncol 24(8):2029–2035

[42] De Felice F, Marchetti C, Musella A, Palaia I, Perniola G, Musio D, Muzii L, Tombolini V, Benedetti Panici P (2015) Bilateral riskreduction mastectomy in BRCA1 and BRCA2 mutation carriers: a meta-analysis. Ann Surg Oncol 22(9):2876–2880

[43] Barton MB, West CN, Liu IL, Harris EL, Rolnick SJ, Elmore JG, Herrinton LJ, Greene SM, Nekhlyudov L, Fletcher SW, Geiger AM (2005) Complications following bilateral prophylactic mastectomy. J Natl Cancer Inst Monogr 2005(35):61–66

[44] Crosby MA, Garvey PB, Selber JC, Adelman DM, Sacks JM, Villa MT, Lin HY, Park SJ, Baumann DP (2011) Reconstructive outcomes in patients undergoing contralateral prophylactic mastectomy. Plast Reconstr Surg 128(5):1025–1033

[45] Hagen AI, Maehle L, Veda N, Vetti HH, Stormorken A, Ludvigsen T, Guntvedt B, Isern AE, Schlichting E, Kleppe G, Bofin A, Gullestad HP, Moller P (2014) Risk reducing mastectomy, breast reconstruction and patient satisfaction in Norwegian BRCA1/2 mutation carriers. Breast 23(1):38–43

[46] Gahm J, Hansson P, Brandberg Y, Wickman M (2013) Breast sensibility after bilateral risk-reducing mastectomy and immediate breast reconstruction: a prospective study. J Plast Reconstr Aesthet Surg 66(11):1521–1527

[47] Gopie JP, Mureau MA, Seynaeve C, Ter Kuile MM, Menke-Pluymers MB, Timman R, Tibben A (2013) Body image issues after bilateral prophylactic mastectomy with breast reconstruction in healthy women at risk for hereditary breast cancer. Familial Cancer 12(3):479–487

[48] Razdan SN, Patel V, Jewell S, McCarthy CM (2016) Quality of life among patients after bilateral prophylactic mastectomy: a systematic review of patient-reported

outcomes. Qual Life Res 25(6):1409–1421

[49] Daly MB, Axilbund JE, Buys S, Crawford B, Farrell CD, Friedman S, Garber JE, Goorha S, Gruber SB, Hampel H, Kaklamani V, Kohlmann W, Kurian A, Litton J, Marcom PK, Nussbaum R, Offit K, Pal T, Pasche B, Pilarski R, Reiser G, Shannon KM, Smith JR, Swisher E, Weitzel JN (2010) Genetic/familial high- risk assessment: breast and ovarian. J Natl Compr Cancer Netw 8(5):562–594

[50] Nelson HD, Pappas M, Zakher B, Mitchell JP, Okinaka-Hu L, Fu R (2014) Risk assessment, genetic counseling, and genetic testing for BRCA-related cancer in women: a systematic review to update the U.S. Preventive Services Task Force recommendation. Ann Intern Med 160(4):255–266

[51] Giuliano AE, Boolbol S, Degnim A, Kuerer H, Leitch AM, Morrow M (2007) Society of Surgical Oncology: position statement on prophylactic mastectomy. Approved by the Society of Surgical Oncology Executive Council, March 2007. Ann Surg Oncol 14(9):2425–2427

[52] National Collaborating Centre for C (2013) National Institute for Health and Clinical Excellence: Guidance. In: Familial breast cancer: classification and care of people at risk of familial breast cancer and management of breast cancer and related risks in people with a family history of breast cancer. National Collaborating Centre for Cancer (UK), National Collaborating Centre for Cancer, Cardiff (UK)

[53] Semple J, Metcalfe KA, Lynch HT, Kim-Sing C, Senter L, Pal T, Ainsworth P, Lubinski J, Tung N, Eng C, Gilchrist D, Blum J, Neuhausen SL, Singer CF, Ghadirian P, Sun P, Narod SA (2013) International rates of breast reconstruction after prophylactic mastectomy in BRCA1 and BRCA2 mutation carriers. Ann Surg Oncol 20(12):3817–3822

[54] Didier F, Radice D, Gandini S, Bedolis R, Rotmensz N, Maldifassi A, Santillo B, Luini A, Galimberti V, Scaffidi E, Lupo F, Martella S, Petit JY (2009) Does nipple preservation in mastectomy improve satisfaction with cosmetic results, psychological adjustment, body image and sexuality? Breast Cancer Res Treat 118(3):623–633

[55] Gerber B, Krause A, Dieterich M, Kundt G, Reimer T (2009) The oncological safety of skin sparing mastectomy with conservation of the nipple-areola complex and autologous reconstruction: an extended follow-up study. Ann Surg 249(3):461–468

[56] Peled AW, Irwin CS, Hwang ES, Ewing CA, Alvarado M, Esserman LJ (2014) Total skin-sparing mastectomy in BRCA mutation carriers. Ann Surg Oncol 21(1):37–41

[57] Reynolds C, Davidson JA, Lindor NM, Glazebrook KN, Jakub JW, Degnim AC, Sandhu NP, Walsh MF, Hartmann LC, Boughey JC (2011) Prophylactic and therapeutic mastectomy in BRCA mutation carriers: can the nipple be preserved? Ann Surg Oncol 18(11):3102–3109

[58] Manning AT, Wood C, Eaton A, Stempel M, Capko D, Pusic A, Morrow M, Sacchini V (2015) Nipple-sparing mastectomy in patients with BRCA1/2 mutations and variants of uncertain significance. Br J Surg 102(11):1354–1359

[59] Yao K, Liederbach E, Tang R, Lei L, Czechura T, Sisco M, Howard M, Hulick PJ, Weissman S, Winchester DJ, Coopey SB, Smith BL (2015) Nipple-sparing mastectomy in BRCA1/2 mutation carriers: an interim analysis and review of the literature. Ann Surg Oncol 22(2):370–376

[60] Algaithy ZK, Petit JY, Lohsiriwat V, Maisonneuve P, Rey PC, Baros N, Lai H, Mulas P, Barbalho DM, Veronesi P, Rietjens M (2012) Nipple sparing mastectomy: can we predict the factors predisposing to necrosis? Eur J Surg Oncol 38(2):125–129

[61] Kauff N, Robson M (2015) Breast cancer: oophorectomy for BRCA1 ER—negative disease-an open debate. Nat Rev Clin Oncol 12(9):505–506

[62] Rebbeck TR, Lynch HT, Neuhausen SL, Narod SA, Van't Veer L, Garber JE, Evans G, Isaacs C, Daly MB, Matloff E, Olopade OI, Weber BL (2002) Prophylactic oophorectomy in carriers of BRCA1 or BRCA2 mutations. N Engl J Med 346(21):1616–1622

[63] Kauff ND, Domchek SM, Friebel TM, Robson ME, Lee J, Garber JE, Isaacs C, Evans DG, Lynch H, Eeles RA, Neuhausen SL, Daly MB, Matloff E, Blum JL, Sabbatini P, Barakat RR, Hudis C, Norton L, Offit K, Rebbeck TR (2008) Risk-reducing salpingo-oophorectomy for the prevention of BRCA1- and BRCA2-associated breast and gynecologic cancer: a multicenter, prospective study. J Clin Oncol 26(8):1331–1337

[64] Rebbeck TR, Kauff ND, Domchek SM (2009) Meta-analysis of risk reduction estimates associated with risk-reducing salpingooophorectomy in BRCA1 or BRCA2 mutation carriers. J Natl Cancer Inst 101(2):80–87

[65] Fakkert IE, Mourits MJ, Jansen L, van der Kolk DM, Meijer K, Oosterwijk JC, van der Vegt B, Greuter MJ, de Bock GH (2012) Breast cancer incidence after risk-reducing salpingo-oophorectomy in BRCA1 and BRCA2 mutation carriers. Cancer Prev Res (Phila) 5(11):1291–1297

[66] Kotsopoulos J, Huzarski T, Gronwald J, Singer CF, Moller P, Lynch HT, Armel S, Karlan B, Foulkes WD, Neuhausen SL, Senter L, Tung N, Weitzel JN, Eisen A, Metcalfe K, Eng C, Pal T, Evans G, Sun P, Lubinski J, Narod SA, Hereditary Breast Cancer Clinical Study Group (2017) Bilateral oophorectomy and breast cancer risk in BRCA1 and BRCA2 mutation carriers. J Natl Cancer Inst 109(1)

[67] Metcalfe K, Lynch HT, Foulkes WD, Tung N, Kim-Sing C, Olopade OI, Eisen A, Rosen B, Snyder C, Gershman S, Sun P, Narod SA (2015) Effect of oophorectomy on survival after breast cancer in BRCA1 and BRCA2 mutation carriers. JAMA Oncol 1(3):306–313

[68] Berrington de Gonzalez A, Berg CD, Visvanathan K, Robson M (2009) Estimated risk of radiation-induced breast cancer from mammographic screening for young BRCA mutation carriers. J Natl Cancer Inst 101(3):205–209

[69] Madorsky-Feldman D, Sklair-Levy M, Perri T, Laitman Y, Paluch-Shimon S, Schmutzler R, Rhiem K, Lester J, Karlan BY, Singer CF Van Maerken T, Claes K, Brunet J, Izquierdo A, Teule A, Lee JW, Kim SW, Arun B, Jakubowska A, Lubinski J, Tucker K, Poplawski NK, Varesco L, Bonelli LA, Buys SS, Mitchell G, Tischkowitz M, Gerdes AM, Seynaeve C, Robson M, Kwong A, Tung N, Tessa N, Domchek SM, Godwin AK, Rantala J, Arver B, Friedman E (2016) An international survey of surveillance schemes for unaffected BRCA1 and BRCA2 mutation carriers. Breast Cancer Res Treat 157(2):319–327

[70] Cuzick J, Sestak I, Cawthorn S, Hamed H, Holli K, Howell A, Forbes JF (2015) Tamoxifen for prevention of breast cancer: extended long-term follow-up of the IBIS-I breast cancer prevention trial. Lancet Oncol 16(1):67–75

[71] Powles TJ, Ashley S, Tidy A, Smith IE, Dowsett M (2007)

Twentyyear follow-up of the Royal Marsden randomized, double-blinded tamoxifen breast cancer prevention trial. J Natl Cancer Inst 99(4):283–290

[72] Fisher B, Costantino JP, Wickerham DL, Redmond CK, Kavanah M, Cronin WM, Vogel V, Robidoux A, Dimitrov N, Atkins J, Daly M, Wieand S, Tan-Chiu E, Ford L, Wolmark N (1998) Tamoxifen for prevention of breast cancer: report of the National Surgical Adjuvant Breast and Bowel Project P-1 Study. J Natl Cancer Inst 90(18):1371–1388

[73] King MC, Wieand S, Hale K, Lee M, Walsh T, Owens K, Tait J, Ford L, Dunn BK, Costantino J, Wickerham L, Wolmark N, Fisher B (2001) Tamoxifen and breast cancer incidence among women with inherited mutations in BRCA1 and BRCA2: National Surgical Adjuvant Breast and Bowel Project (NSABP-P1) Breast Cancer Prevention Trial. JAMA 286(18):2251–2256

[74] Gronwald J, Tung N, Foulkes WD, Offit K, Gershoni R, Daly M, Kim-Sing C, Olsson H, Ainsworth P, Eisen A, Saal H, Friedman E, Olopade O, Osborne M, Weitzel J, Lynch H, Ghadirian P, Lubinski J, Sun P, Narod SA (2006) Tamoxifen and contralateral breast cancer in BRCA1 and BRCA2 carriers: an update. Int J Cancer 118(9):2281–2284

[75] Narod SA, Brunet JS, Ghadirian P, Robson M, Heimdal K, Neuhausen SL, Stoppa-Lyonnet D, Lerman C, Pasini B, de los Rios P, Weber B, Lynch H (2000) Tamoxifen and risk of contralateral breast cancer in BRCA1 and BRCA2 mutation carriers: a case- control study. Hereditary Breast Cancer Clinical Study Group. Lancet 356(9245):1876–1881

[76] Friebel TM, Domchek SM, Rebbeck TR (2014) Modifiers of cancer risk in BRCA1 and BRCA2 mutation carriers: systematic review and meta-analysis. J Natl Cancer Inst 106(6):dju091

[77] Kiechle M, Engel C, Berling A, Hebestreit K, Bischoff SC, Dukatz R, Siniatchkin M, Pfeifer K, Grill S, Yahiaoui-Doktor M, Kirsch E, Niederberger U, Enders U, Loffler M, Meindl A, Rhiem K, Schmutzler R, Erickson N, Halle M (2016) Effects of lifestyle intervention in BRCA1/2 mutation carriers on nutrition, BMI, and physical fitness (LIBRE study): study protocol for a randomized controlled trial. Trials 17:368

第5章 乳腺影像在肿瘤整形和乳房再造手术中的应用

Breast Imaging in Oncoplastic and Reconstructive Breast Surgery

Linei Urban　Cicero Urban　著
王　廷　魏梦绮　译　李　赞　宋达疆　校

一、概述

乳腺癌是医学上最复杂的疾病之一[1, 2]，它是一类很宽泛的、具有不同生物学特征、临床表现和预后的疾病，一般认为其历史起源于19世纪晚期的广泛切除手术，并在不到100年的时间里随着分子生物学的发展而被我们更好的认识。Halstedian模式被取代，加上乳腺癌的早期诊断，改变了该病的治疗模式，以伤害更小的治疗方法使乳腺癌治疗更为个体化并改善了患者的生活质量，同时提高治愈率[3, 4]。疾病管理的多学科诊疗模式，以及新的诊断和治疗技术的快速结合贡献甚大[5]。因此，本章将主要讨论与乳腺成像相关的内容。

二、乳腺癌的诊断方法

乳房X线检查（mammography，MG）是目前乳房评估中最重要的方法。超声（ultrasound，US）、磁共振（magnetic resonance，MR）、断层扫描（tomosynthesis，TMS）、闪烁扫描成像和PET-CT等其他诊断方法都作为诊断乳腺癌的辅助方法，应当根据患者疾病的情况来选择[6]。

乳房评估方法有两个层面，这对成像方法的选择有影响，即无症状的乳腺癌筛查和有症状患者的良、恶性诊断。

（一）乳腺癌筛查

乳腺癌筛查的目的是在有临床表现之前早期发现肿瘤以期延长患者生命。在乳腺癌筛查中，乳房X线检查是唯一被证明能够降低绝对死亡率（25%～30%）的检查。与不接受筛查人群相比，乳房X线检查在接受常规筛查的人群中可以检测到更多的导管原位癌、更小癌灶和分期更早的浸润癌[7-15]。超声和磁共振在特定的患者人群中有其价值，但还缺乏有长期随访结果的研究来证实它们能够降低死亡率。

乳房X线检查可以在无症状女性第一次检查中每1000名可以检测到5～7例癌症患者，在每年进行筛查的女性中每1000名可以检测到2～3例癌症患者[16]。HIP（健康保险计划）研究是第一个证明乳房X线检查可以降低死亡率的证据。在20世纪60年代进行的这项研究中，约6000名女性被随机分为两组，一组作为对照组，另一组接受体格检查和乳房X线检查。经过7年的随访，发现接受筛查的女性死亡率降低了30%[17-19]。

在那次研究之后，乳房 X 线检查开始被广泛用于筛查乳腺癌。20 世纪 80 年代末，其他一系列研究证实定期筛查可降低≥ 50 岁患者的死亡率 [7–15]。尽管不是很显著，但研究证实定期筛查对 40—50 岁的女性也有一定的益处。尽管没有一项研究表明乳房自我检查与较低的死亡率相关联，但也应当鼓励女性进行乳房自检。

超声检查不适合作为筛查的首选方法，原因在于其对于微钙化方面的评估具有局限性，而微钙化是 50% 的乳腺癌患者在早期的临床表现。有研究提出使用超声作为无症状且乳房 X 线检查阴性但为致密型腺体（密度分类 BI-RADS 3 和 4）人群的筛查方法 [20]。Kolb 等 [21] 发表了一项纳入了 11 130 名无症状人群筛查的研究，均采用乳房 X 线和超声作为筛查手段，结果显示：在 X 线检查基础上增加超声检查使致密型腺体人群的乳腺癌检出率提高了 42%。然而到目前为止，并没有足够的随机研究表明这组患者的死亡率能够有所降低，而这是在大人群中应用该方法作为一种筛查方法的必要条件。

乳腺磁共振似乎是高危人群，主要是那些基因突变（*BRCA1* 和 *BRCA2*）或有明确家族史的人发现乳腺癌的最敏感检查方法 [16, 22, 23]。Krieger 等 [22] 随访了 1909 名有明确家族史或 *BRCA1* 和（或）*BRCA2* 基因突变阳性的女性，平均随访时间 2.9 年，发现乳房 X 线检查的敏感度为 33.3%，而磁共振的敏感度为 79.5%。Kuhl 等 [24] 对 529 名有家族史或基因突变的无症状女性进行了 5.3 年的随访，结果表明乳房 X 线检查的敏感度为 33%，超声敏感度为 40%，磁共振敏感度为 91%。最近的一些研究也证实了这些发现。Riedl 等在 2015 年报道了一项研究，乳房 X 线检查和超声检查两者单独的敏感性相似均为 38%，如果两者联合则为 50%。单独使用磁共振的敏感性为 90%，联合乳房 X 线检查的敏感性为 93%，与超声联合时敏感性没有增加 [25]。然而，还需要进行随机前瞻性研究以确定这些新的筛查方法对死亡率的影响。

在巴西，巴西放射和影像诊断学院（CBR）、巴西乳腺学学会（SBM）和巴西妇产科联合会（FEBRAS GO）发表了他们对乳腺癌筛查的建议 [26]。建议如下。

1. 40 岁以下女性

- 乳房 X 线检查——一般不建议在这一年龄范围内进行乳房 X 线检查，但乳腺癌高危女性除外，如表 5–1 所示。
- 超声检查——在这个年龄范围内不建议进行超声检查，除非乳腺癌高危女性建议接受磁共振检查，但因某些原因无法进行磁共振检查的特殊情况。
- 磁共振成像——在这个年龄范围内，不建议进行乳腺磁共振筛查，但对乳腺癌高危女性除外，如表 5–2 所示。

表 5–1　对 40 岁以下乳腺癌高危女性进行乳房 X 线筛查的建议

具有基因突变（*BRCA1* 或 *BRCA2*）或一级亲属已证实突变的女性	从 30 岁开始（但不早于 25 岁）
根据一个基于患者家族史的数学模型，终生处于危险中的女性≥ 20%	从 30 岁开始或在受疾病影响的最年轻亲属诊断年龄前 10 年开始（但不早于 25 岁）
10—30 岁有胸部照射史的女性	放射治疗 8 年后开始（但不早于 25 岁）
患有 Li-Fraumeni 综合征、Cowden 综合征或有此类综合征家族史的女性（一级亲属）	从诊断时开始（但不早于 25 岁）
有小叶肿瘤（ALH 和 LCIS）、ADH、DCIS、浸润性乳腺癌或浸润性卵巢癌个人病史的女性	从诊断时开始（但不早于 25 岁）

ALH. 不典型小叶增生；LCIS. 小叶原位癌；ADH. 不典型导管增生；DCIS. 导管原位癌

2. 40—69 岁的女性

- 乳房 X 线检查——在这个年龄范围内，建议每年定期对所有女性进行乳房 X 线检查。
- 超声检查——一般情况下在这个年龄范围内，不建议进行超声检查，但对表 5-3 所述情况下的女性除外。
- 磁共振成像——一般情况下在这个年龄范围内，不建议进行 MRI 筛查，但对如表 5-4 所示乳腺癌高危女性除外。

3. 70 岁以上的女性

- 乳房 X 线检查——在这个年龄范围内，建议按照表 5-5 所示的情形进行乳房 X 线筛查。

（二）有症状患者的评估

对于有症状和体征的患者而言，所有的影像学检查方法对于诊断乳腺癌都有其作用，乳房 X 线检查和超声联合使用尤其有效。Moy 等报道[27]，在 374 名有症状的乳腺癌患者中，乳房 X 线检查和超声检查联合，仅 2.6% 的患者未被检出。Kolb 等也发表研究[21]，在致密型乳腺的乳腺癌患者中，乳房 X 线检查仅能诊断 48% 的病例，而 X 线检查和超声检查联合则可以诊断 97% 的病例，两者联合的漏诊率下降到 3%。

对有症状的患者首选影像学检查方法可能会受到患者年龄的影响。如果患者较年轻（35 岁以下），考虑到大多数患者为致密型乳腺，则首选超声检查。对于 35 岁及以上的患者，推荐首选乳房 X 线检查，对临床上仍然怀疑乳腺癌的患者应补充以超声和磁共振检查。

需要明确的是，对于一个体格检查可疑的患者来说，没有任何检查或检查组合能够保证患者没有患乳腺癌。这类患者的处理需要以临床为依据。

表 5-2　对 40 岁以下乳腺癌高危女性进行磁共振筛查的建议

具有基因突变（*BRCA1* 或 *BRCA2*）或一级亲属已证实突变的女性	从确认基因突变后开始每年 1 次（但不早于 30 岁）
根据一个基于患者家族史的数学模型，处于终生危险中的女性≥ 20%	风险计算后每年或最年轻亲属诊断年龄前 10 年（但不早于 30 岁）
10—30 岁有胸部照射史的女性	从放射治疗后 8 年开始每年 1 次（但不早于 30 岁）
患有 Li-Fraumeni 综合征、Cowden 综合征或有此类综合征家族史的女性（一级亲属）	从诊断时开始每年 1 次（但不早于 30 岁）
有小叶肿瘤（ALH 和 LCIS）、ADH、DCIS、浸润性乳腺癌或浸润性卵巢癌个人病史的女性	从诊断时开始每年 1 次（但不早于 30 岁）
在最近被诊断为乳腺癌且常规影像学方法和体格检查显示乳腺正常的女性中可能会考虑这种情况	诊断时对对侧乳房的单一评估

ALH. 不典型小叶增生；LCIS. 小叶原位癌；ADH. 不典型导管增生；DCIS. 导管原位癌

表 5-3　对 40—69 岁女性进行超声筛查的建议

对于高危女性，尤其是那些可能适合进行 MRI 筛查，但由于任何原因无法进行的女性，可以考虑进行此项检查	因人而异
对于乳腺组织致密的女性，可以考虑使用超声作为乳房 X 线检查的辅助手段	因人而异

表 5–4　对 40—69 岁乳腺癌高危女性磁共振筛查的建议

具有基因突变（*BRCA1* 或 *BRCA2*）或一级亲属已证实突变的女性	从确认基因突变开始每年 1 次
根据一个基于患者家族史的数学模型，处于终生危险中的女性≥ 20%	根据风险计算结果每年 1 次
1—30 岁有胸部照射史的女性	治疗 8 年后开始每年 1 次
对于有小叶肿瘤（ALH 和 LCIS）、ADH、DCIS、浸润性乳腺癌或浸润性卵巢癌个人病史的女性，可考虑使用该方法	从诊断时开始每年 1 次
在最近被诊断为乳腺癌且常规影像学检查和体格检查显示乳腺正常的女性中可能会考虑这种情况	诊断时对对侧乳房的单一评估

ALH. 不典型小叶增生；LCIS. 小叶原位癌；ADH. 不典型导管增生；DCIS. 导管原位癌

表 5–5　对 70 岁以上女性进行乳房 X 线筛查的建议

预期寿命＞ 7 年的女性，以合并症为基础	每年 1 次
筛查结果异常后可接受活检诊断和治疗的女性	每年 1 次

三、乳腺成像报告和数据系统（BI-RADS®）

乳腺成像报告和数据系统（BI-RADS®）是美国放射学学院（ACR）成员在国家癌症研究所（美国）、疾病控制和预防中心（美国）、食品药品管理局（美国）、美国医学协会、美国外科医生学院和美国病理学家学院的合作和共同努力的结果。该系统除了内部质量控制的目的外，还旨在规范医学报告，减少对影像判读的误解，使患者的随访更容易，主要应用于乳房 X 线检查、乳腺超声检查和乳腺磁共振检查[6]。

影像评估之后，其报告必须以清晰简洁的方式书写，给医生提供准确的诊断意见和后续处理建议。报告必须包含以下五个部分。

- 检查说明（简要描述进行检查的原因）。
- 乳房构成（对乳房构成类别进行描述，能够提示病变被正常乳腺组织掩盖的可能性）。
- 检查所见（必须根据既定术语和标准准确说明检查结果）。
- 与先前检查结果的对比（这点对于可疑发现很重要，但对检查结果为阴性或良性乳房 X 线检查结果不太重要）。
- 总体评估 [将检查结果按照分类系统进行分类，并提出建议（表 5–6）]。

0 级：必须进行额外的检查进行评估。例如，局部点压或放大的乳房 X 线检查，甚至结合其他检查（超声和磁共振）来评估。在做最后的判定之前，与以前的检查结果进行对比也非常重要。

第 1 级和第 2 级：被分类为阴性（第 1 级）或有良性发现（第 2 级）的病例应通过每年的常规检查进行随访。

第 3 级：在表现出恶性风险低于 2% 的可能良性病变的情况下，推荐在 2～3 年内接受每半年 1 次的随访（根据病变情况而定），以确定病变的稳定性。这样随访一段时间，如果未发现病变有变化，则归类为第 2 级并回到每年随访组。

第 4 级：一个病灶被归类为 4 级时，可以细分为 4A、4B 和 4C。当恶性肿瘤的风险较低，组织学或细胞学活检阴性并需要 6 个月内复查，则被归为 4A 级。4B 级有中等恶性风险，因此必须

表 5-6　BI-RADS® 分级

分　级	释　义	恶性肿瘤的风险	建　议
0	—	—	需要额外影像学检查
1	阴性	—	每年随访
2	良性发现	0%	每年随访
3	良性可能	＜ 2%	限期随访
4（A、B、C）	怀疑恶性肿瘤	3%～95%	建议活检
5	高度恶性可能	＞ 95%	组织学活检
6	确诊为恶性	—	个体化治疗

改编自乳腺成像报告和数据系统（BI-RADS®）

取得与影像结果对应的组织病理结果。4C 级中度可疑恶性，并预期会取得恶性结果。

第 5 级：高度提示恶性病变，其发生恶性肿瘤的风险高于 95%。这一类包括典型的肿瘤病变，如毛刺样肿块、多形性钙化或导管钙化，这些恶性病变只有在对相关部位进行手术评估后才能出院。

第 6 级：此级别病灶已经被确诊为恶性，准备进行新辅助化疗前再次评估或者是需要另外一种检查进行评估。乳腺癌保乳手术后随访的情形并不适用此级别。

四、乳房 X 线检查

（一）乳房 X 线检查正常影像表现

乳房 X 线片中正常乳房影像有很大的差别，其主要在大小、形状和腺体组成方面。腺体成分可能从几乎被完全替代到极高密度不等，这种组成直接影响着乳房 X 线检查的敏感性。

脂肪替代型乳房为肿瘤的检出提供了一个良好的背景，而致密型乳腺则会掩盖癌灶。

根据 BI-RADS® 标准，乳房的组成分为四大类[6]。

- a 类：乳房几乎完全由脂肪构成（图 5-1A）。
- b 类：纤维型腺体散在分布（图 5-1B）。
- c 类：乳房腺体密度不均匀分布，可能掩盖小肿块（图 5-1C）。
- d 类：乳房腺体极为致密，降低了乳房 X 线检查的敏感性（图 5-1D）。

年轻女性往往有更多的纤维腺体组织，尽管在相同的年龄段内有相当大的变化。随着年龄段升高或当女性乳房萎缩时，纤维腺体组织往往被脂肪所替代。这种替代总是以对称的方式从后向前、从内向外发生。孕期或使用激素替代治疗时，可以观察到乳腺密度增加。

（二）乳房 X 线检查正常影像表现

肿块和钙化是乳房 X 线检查中最常见的异常表现。其他可观察到的病变是结构扭曲、局部不对称、整体不对称、局部收缩或皮肤增厚、乳房回缩和腋窝淋巴结肿大。

1. 肿块

肿块为至少在两个不同投照位置可见的占位性病变。应描述其形状、边缘和密度[6]。

形状可以是圆形、椭圆形或不规则（图 5-2）。椭圆形和圆形通常与良性病变有关，而不规则形状更多与恶性病变有关。

边缘也是恶性肿瘤的一个重要指标，它们被描述为边界清、微分叶状、边界不清、边界模糊和毛刺样改变（图 5-3）。边界清的病灶是指至少 75% 的边界清楚，其恶性可能性低于 2%[32, 33]。这些病变被归类为良性（BI-RADS® 3 级），建议

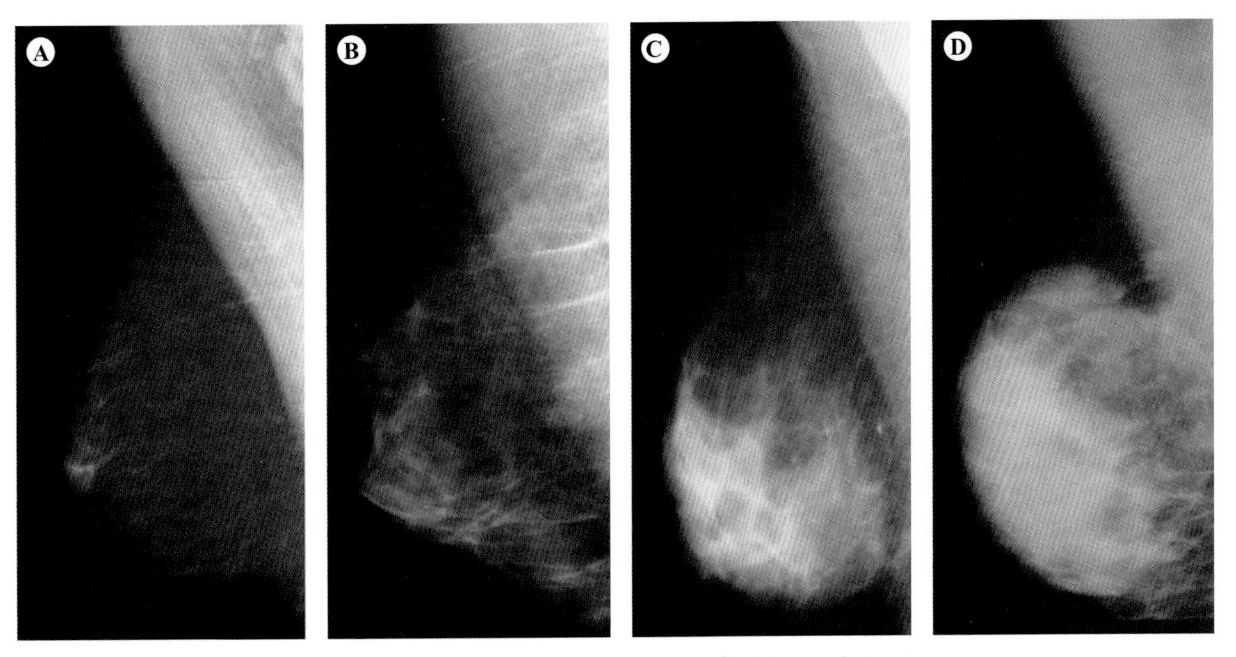

▲ 图 5-1 乳房 X 线检查根据 BI-RADS® 进行乳腺密度分类

A. 几乎完全是脂肪；B. 腺体散在分布；C. 腺体不均匀分布；D. 极度致密

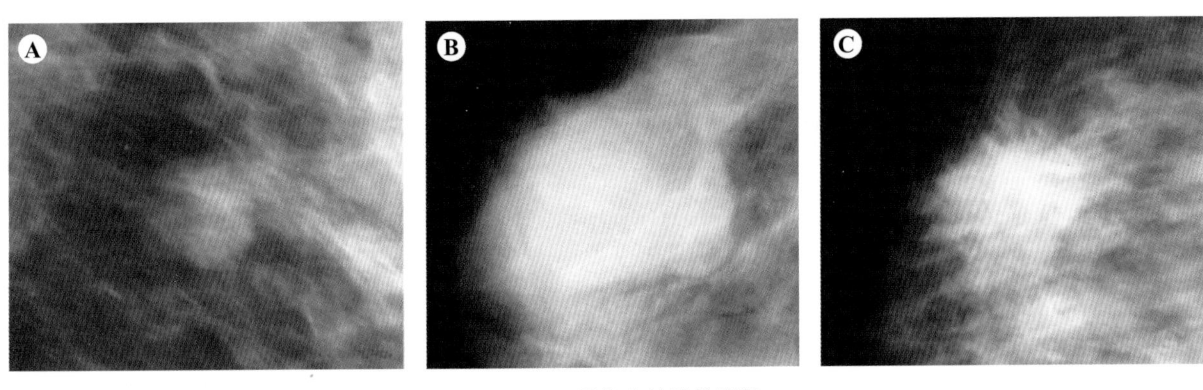

▲ 图 5-2 影像上的肿块形状

A. 圆形；B. 椭圆形；C. 不规则形

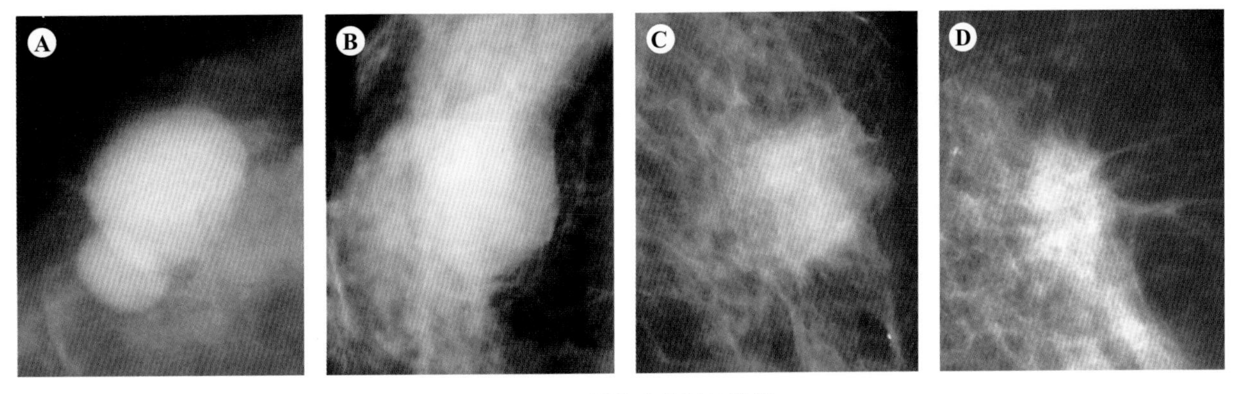

▲ 图 5-3 影像上的肿块边缘

A. 清楚；B. 不清楚；C. 模糊；D. 毛刺状

半年复查。但微分叶状病变和边界模糊的病变具有较高的恶性风险，而毛刺样改变则提示高度恶性风险。

肿块的密度也可能指向其病因，其描述方法为高密度、低密度、与腺体实质等密度和脂肪密度（图 5-4）。一般来说，良性病变往往比恶性病变密度小，尽管这并不总是绝对正确。肿块内存在脂肪密度意味着良性病变。

发现相关的病变可能有助于确定病变的性质，如大钙化（与退化的纤维腺瘤有关）和多形性钙化（与恶性病变有关）、皮肤凹陷和乳房回缩。

2. 钙化

钙化必须根据它们的形态和分布来描述。形态与钙化的性质有很好的相关性，可分为以下几类[6]。

(1) 典型良性：皮肤钙化（中心透明）、血管钙化（与血管结构一致的平行线）、“爆米花型钙化”（粗大并在肿块图像内，对应退化的纤维腺瘤）、粗棒状钙化（与导管扩张相关）、圆形钙化（常在腺泡和腺叶中形成）、棒状钙化（中心透明）、“蛋壳样钙化”（囊壁上的钙沉积或脂肪坏死）、“牛奶样钙化”（囊肿内的沉积物钙化）、缝线钙化（缝线表面钙沉积）和营养不良性钙化（常见于放疗后和外伤后乳房）（图 5-5）。

(2) 可疑形态：无定形钙化（通常小且形态难以界定，常被误认为良性钙化，这类钙化应被归为需要活检的那一类）（图 5-6A）、粗糙非均质钙化（这类钙化较大且有聚集倾向，与恶性肿瘤相关，也可出现于纤维化、纤维腺瘤和外伤后的营养不良性钙化的早期阶段）（图 5-6B）、细多形性钙化（这类钙化形状和大小不一，但通常小于 0.5mm）（图 5-7A）、细线样或线样分支状钙化（钙化沿导管走形，提示该导管与肿瘤有关）（图 5-7B）。

有关钙化分布，描述如下。

① 弥漫性：随机分布于乳房，一般见于良性钙化。

② 区段性：分布于乳房的较大范围，但没有导管征，可能涉及一个或多个象限，恶性风险主要与钙化形态有关。

③ 簇状：在乳房一个较小区域内有 5 枚以上的钙化，有较高的恶性风险。

④ 线性：线性分布钙化指向导管分布，恶性风险高。

⑤ 节段性：它们意味着乳腺某一区域的导管及其分支受损，同样增加恶性风险。

3. 结构扭曲

结构扭曲是指正常结构被扭曲但无明确的肿块可见（图 5-8）。如果没有局部的手术或外伤史，结构扭曲可能是恶性或放射状瘢痕的征象，应提示进行组织学活检[6]。

4. 不对称

(1) 不对称：指仅在一个投照位影像中见到乳腺局部组织密度影。大多数这样的发现代表伪影，如果是真实的病变则可能代表其他类型的不对称或肿块。

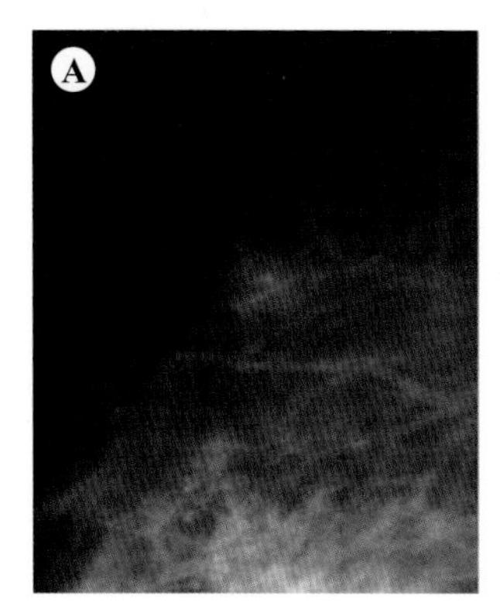

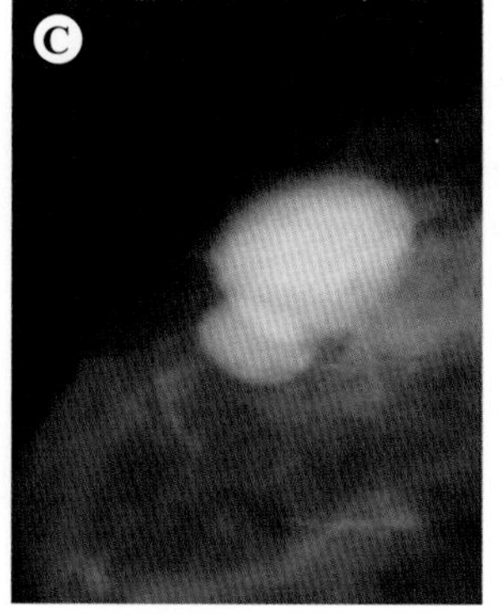

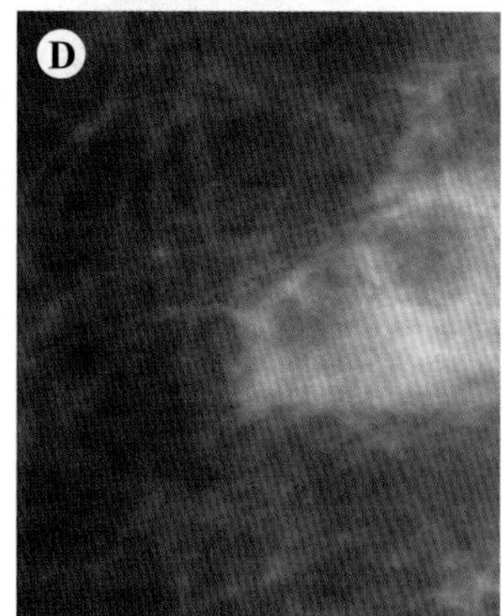

▲ 图 5-4 影像上的肿块密度

A. 低密度；B. 等密度；C. 高密度；D. 脂肪密度

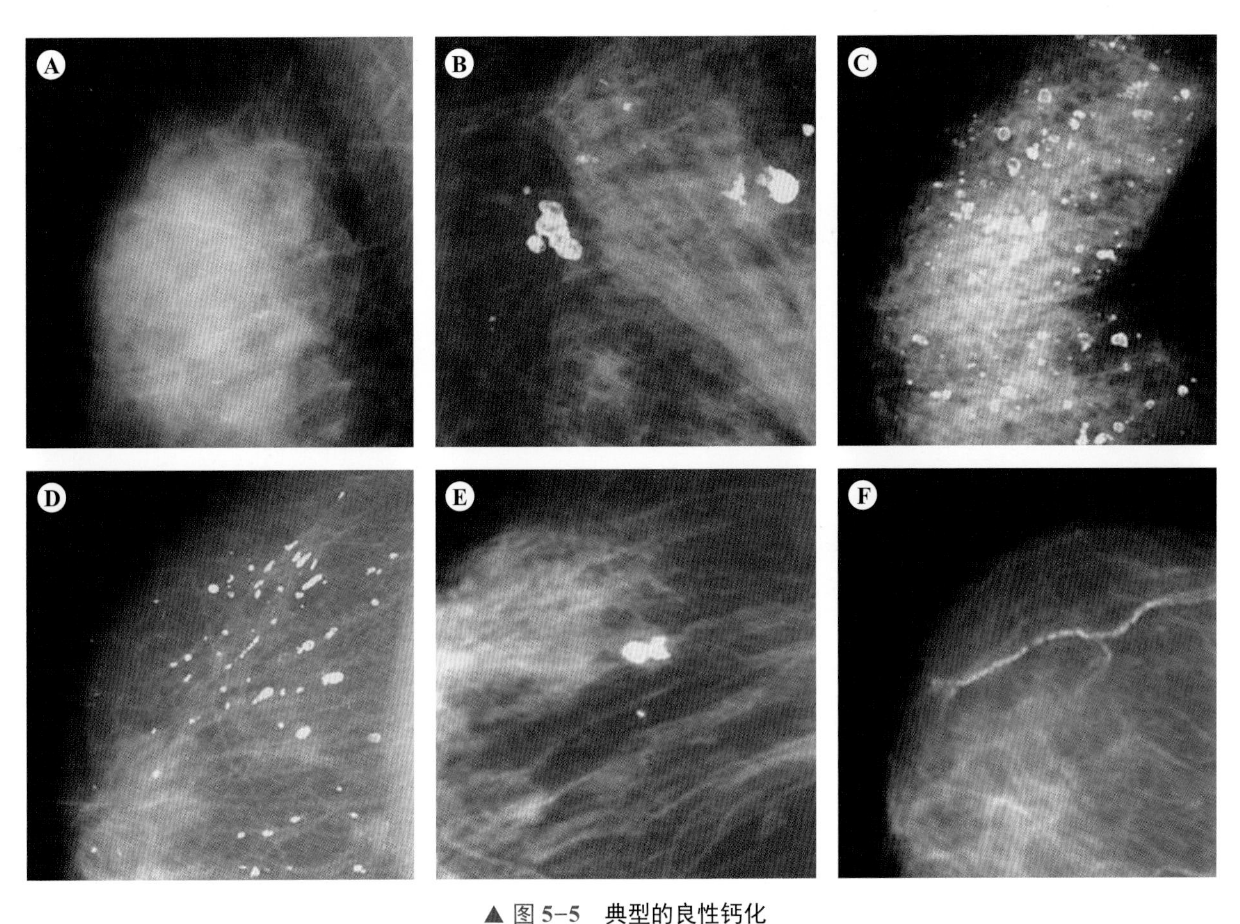

▲ 图 5-5　典型的良性钙化

A. "牛奶样钙化"；B. 营养不良钙化；C. 圆形和棒状钙化；D. 粗棒状钙化；E. "爆米花型钙化"；F. 血管钙化

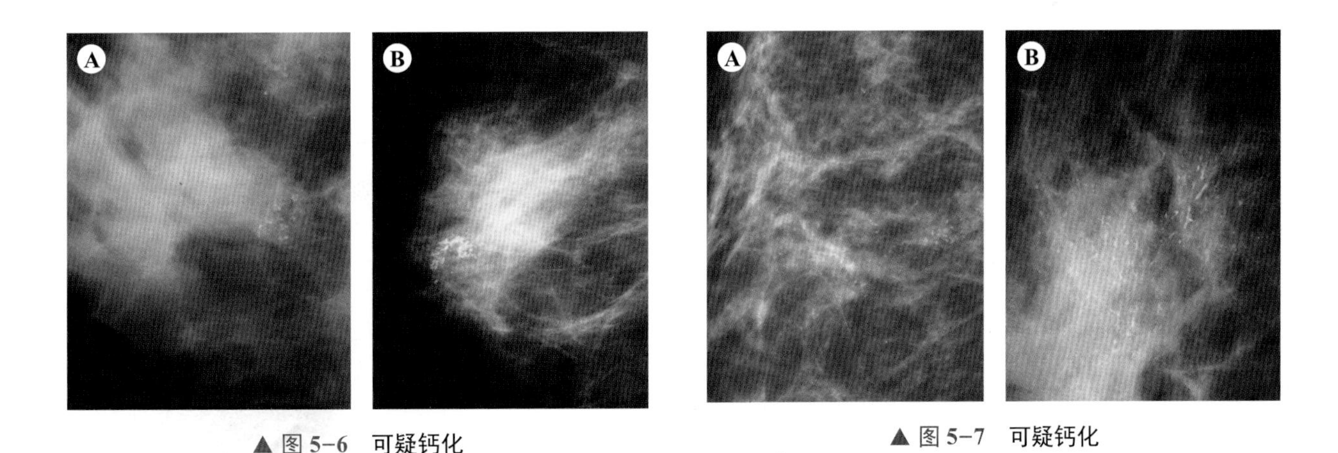

▲ 图 5-6　可疑钙化

A. 无定形钙化；B. 粗糙非均质钙化

▲ 图 5-7　可疑钙化

A. 细多形性钙化；B. 细线性钙化

(2) 全乳不对称：这类不对称一般在与对侧乳房比较时发现，多数代表解剖变异。有可触及的肿块、结构扭曲、肿块或微钙化则不在此列。

(3) 局灶性不对称：两个投照位置均可见，但不符合真正肿块的标准。它可能是一个正常的乳腺岛，但由于缺乏特异征象，往往需要对其做进一步检查。

(4) 进展的不对称：相比以前的检查，出现新的局部不对称或原有不对称变得更为明显。这种征象约 15% 为恶性。

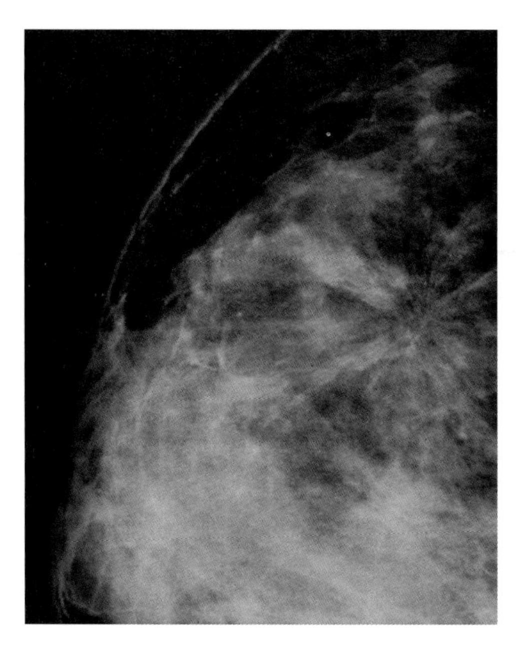

▲ 图 5-8　乳房 X 线检查中的结构扭曲

5. 特殊情况

乳房 X 线检查看到一些特殊变化，有以下描述[6]。

(1) 单发扩张导管：这是一种发生于单侧的管状结构，很可能代表扩张导管。此类征象可能与其他临床或乳房 X 线检查异常征象无关，据报道与非钙化的 CDIS 有关。

(2) 肌内淋巴结：通常＜10mm，具有脂肪门，肾形。它们可以出现在任何乳房区域，尽管它们主要出现在侧面象限。

(3) 相关特征：在怀疑病变的同时，一些发现可能会增加对恶性肿瘤的怀疑，如皮肤回缩、乳头回缩、皮肤增厚、腋窝淋巴结肿大等。

五、超声

超声是一种诊断方法，有助于描述临床或乳房 X 线检查中检测到的病变[28]。除了可以区分实体肿块和囊性肿块外，它还提供了更多的数据来鉴别病变的良恶性，也有助于通过乳房 X 线片分析致密乳房并指导经皮手术。

（一）正常超声检查结果

就像乳房 X 线检查一样，乳房的超声表现也因其成分而异。乳腺回声结构是由纤维腺组织（回声性）、脂肪（强回声）和结缔组织（库珀韧带，回声性）共同作用的结果。这些回声纹理模式可能会影响病变检测的灵敏度，因此会因脂肪干扰降低乳房中实体肿块检测的灵敏度，甚至会出现假阳性，在整个检查过程中必需实时评估和鉴别。

根据 BI-RADS®[6]，描述了三种回声纹理模式。

- 均质 – 脂肪型（图 5–9A）。
- 均质 – 腺体型（图 5–9B）。
- 非均质型：腺体、脂肪、结缔组织和导管散在分布；年轻乳房的一种模式，几乎没有脂肪替代（图 5–9C）。

（二）超声异常发现

最常使用超声检查的情形是对乳房 X 线检查或体格检查发现的肿块进行评估。超声评估钙化的能力较差，很难发现钙化也无法评估钙化的形态。

1. 肿块

肿块必须在多个（＞1 个）切面上被发现和进行分析，以区别于正常的解剖结构。根据形状、方向、边缘、回声模式和后方特征进行回声学描述[6, 28]。

形状可以定义为圆形、椭圆形或不规则形（图 5–10）。对肿块良恶性的判断与乳房 X 线检查相似，不规则形最为可疑。

方向是超声检查的一个特殊方面（图 5–11）。与皮肤平行的肿块，即宽超过高，一般是良性的。当肿块方向为垂直的，即高超过宽的，提示更可能是恶性，因为它代表生长速度超过正常组织。

边界被描述为边界清楚和边界不清，边界不清包括模糊、毛刺样、成角（形成锐角的投影）和微分叶（各种 1～2mm 的小分叶）（图 5–12）。除了边界清楚，其他的均提示恶性。边界呈毛刺样和（或）微分叶状最具恶性预测价值[28, 29]。

回声模式是根据肿块回声与脂肪回声的对比，分为囊性肿块（无回声）和实性肿块（低回声、等回声、高回声、异质性、复杂囊性和实性）（图 5–13）。均质的高回声肿块高度提示良

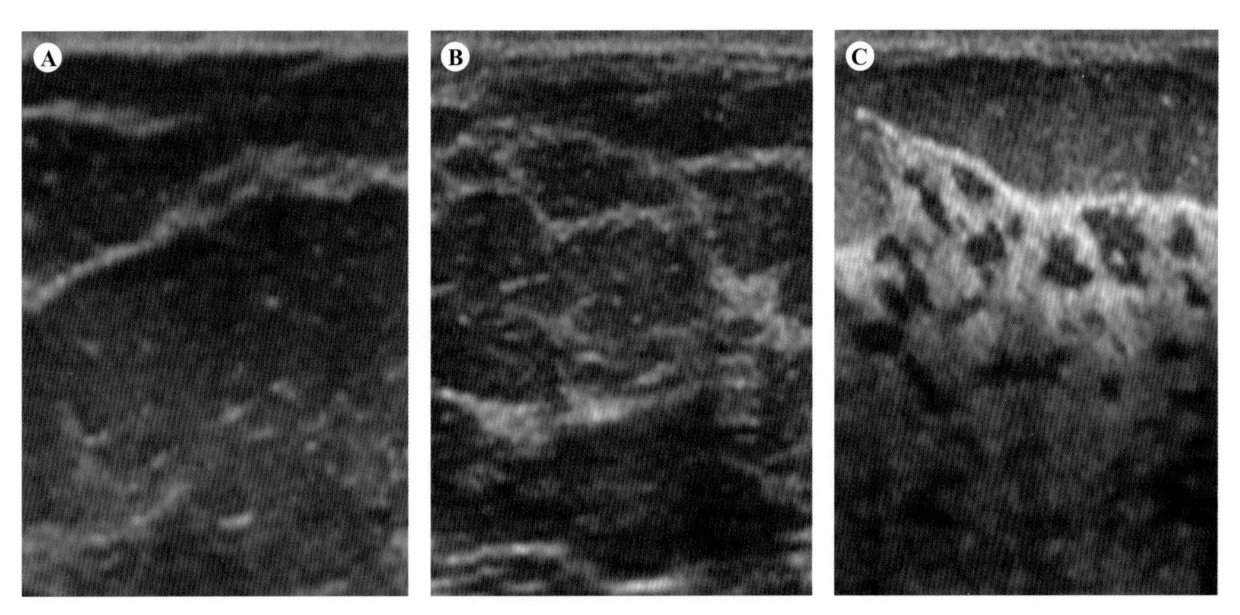

▲ 图 5-9　根据 **BI-RADS®** 分类系统，超声中的回声模式
A. 均质－脂肪型；B. 均质－腺体型；C. 非均质型

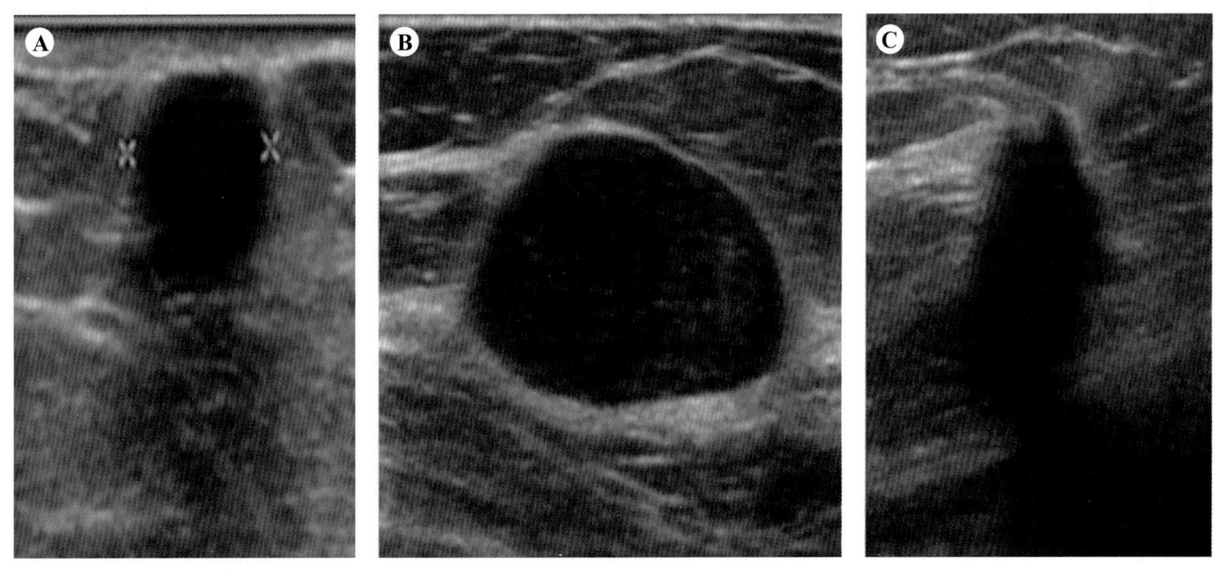

▲ 图 5-10　超声检查的肿块形状
A. 圆形；B. 椭圆形；C. 不规则形

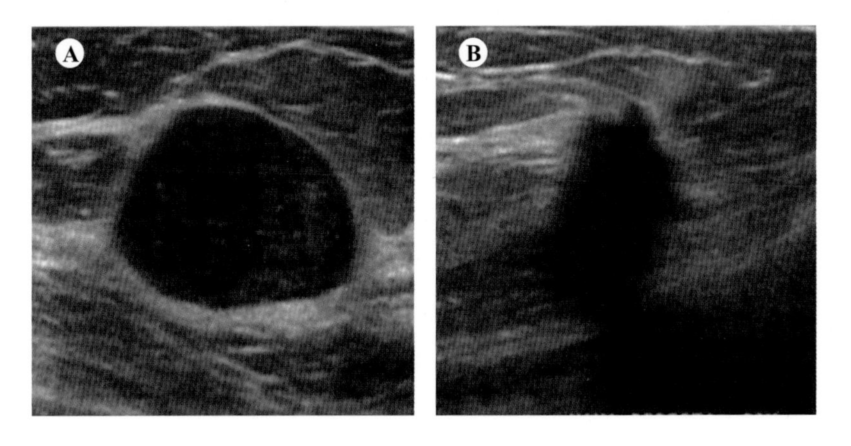

◀ 图 5-11　超声检查中肿块的方向
A. 平行于皮肤；B. 垂直于皮肤

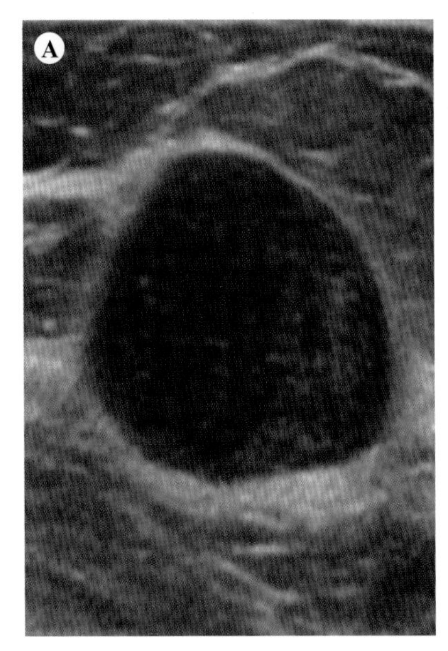

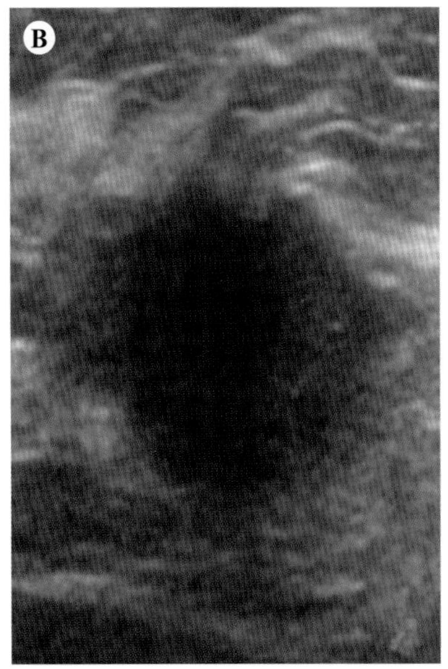

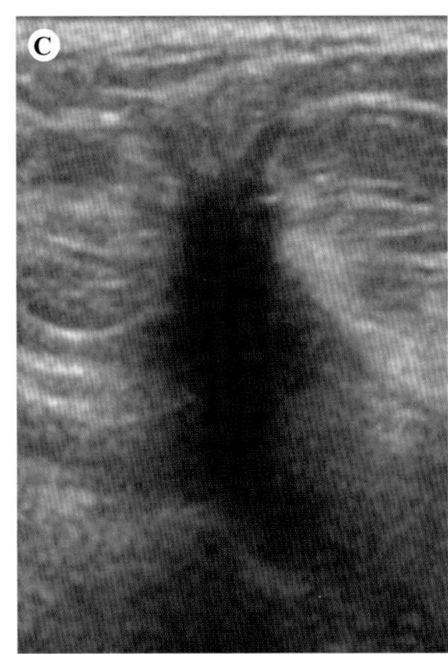

▲ 图 5-12 超声中肿块的边缘

A. 边界清楚；B. 边界不清楚；C. 毛刺样

性可能。低回声和等回声的实性肿块需要其他特征来评估良恶性。混合肿块的回声模式也呈混合性，由无回声和有回声部分混合而成 [28]。

后方回声现象是由肿块引起的衰减造成的（图 5-14），但后周围影除外，后周围影是由于椭圆形或圆形肿块的弯曲边缘导致声束速度改变而产生的。这些现象包括声影强化，即后方回声强化，主要见于囊肿。此外，还包括声影，即一个较暗的中央后区，与钙化、纤维化、纤维增生较重的瘤变相关。一些肿块不会引起穿过其内声束的改变。通过这些方面对良恶性的判断是不可靠的，必须结合其他方面 [28, 29]。

2. 钙化

超声对钙化的灵敏度很低，特别是微钙化，也无法对判断恶性程度非常重要的钙化形态进行描述。造成这种敏感性低的原因是乳腺内回声不均匀、微钙化尺寸小（＜ 0.5mm）和缺乏典型的后方声影 [6, 28]。

3. 特殊情况

有一些改变会呈现出特殊征象 [6]。

(1) 簇状微囊：定义为成簇的小的无回声图像（不足 2～3mm），内部有薄间隔（＜ 0.5mm），而无实性成分。常见于纤维囊性改变和内分泌化生（图 5-15A）。

(2) 复杂囊肿：囊肿在液区内有细小回声，甚至有漂浮的碎片，但囊壁没有实性成分附着（图 5-15B）。

(3) 皮肤肿块：它们是所谓的皮样囊肿、皮脂腺囊肿、瘢痕疙瘩、神经纤维瘤和副乳头，为良性病变（第 2 级）。

(4) 异物：可能对应于手术放置的标记夹、缝线、导管、硅胶、金属和玻璃。临床病史对于诊断非常重要。包裹在囊内的硅胶有典型的“暴风雪”征象，即一个回声区引起后方的显著声影，掩盖深层结构（图 5-15C）。

(5) 乳腺内淋巴结：椭圆形肿块，边界清楚，有中心回声和周边低回声。它们主要位于乳房的上象限和两侧，大小为 3mm～1cm。

(6) 腋窝淋巴结：超声影像与乳腺内淋巴结相似，＞ 2cm 为正常大小。如果腋窝淋巴结太大（＞ 4cm）或有中心低回声时，必须对它们进行评估，转移的可能性不容忽视。

4. 血供和弹性

血供和弹性可疑用来评估肿块或者可疑区域的良恶性，尽管价值有限。囊肿中通常完全没有血供。血供增加意味着血管新生，通常不仅存在于肿块内（内部血管），也存在于病变周围（边缘血管），弹性被描述为软、中、硬 [6]。

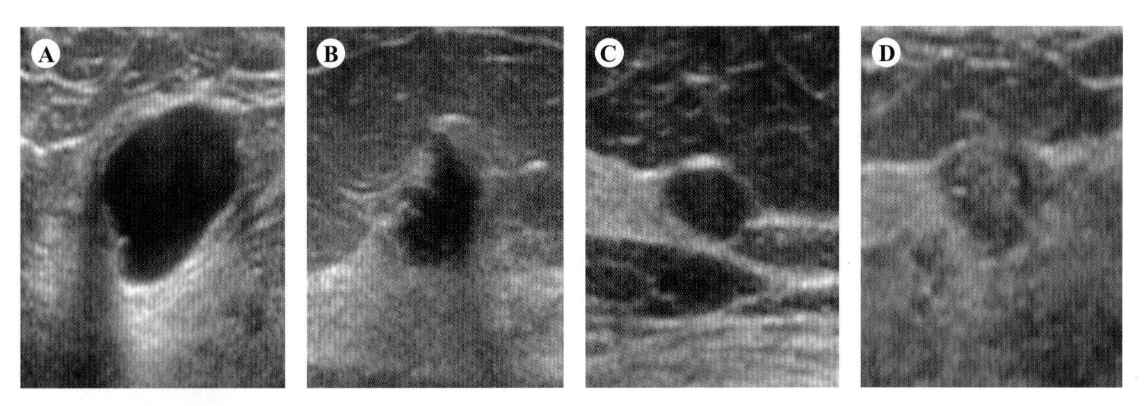

▲ 图 5-13　超声中肿块的回声模式
A. 无回声；B. 低回声；C. 等回声；D. 高回声

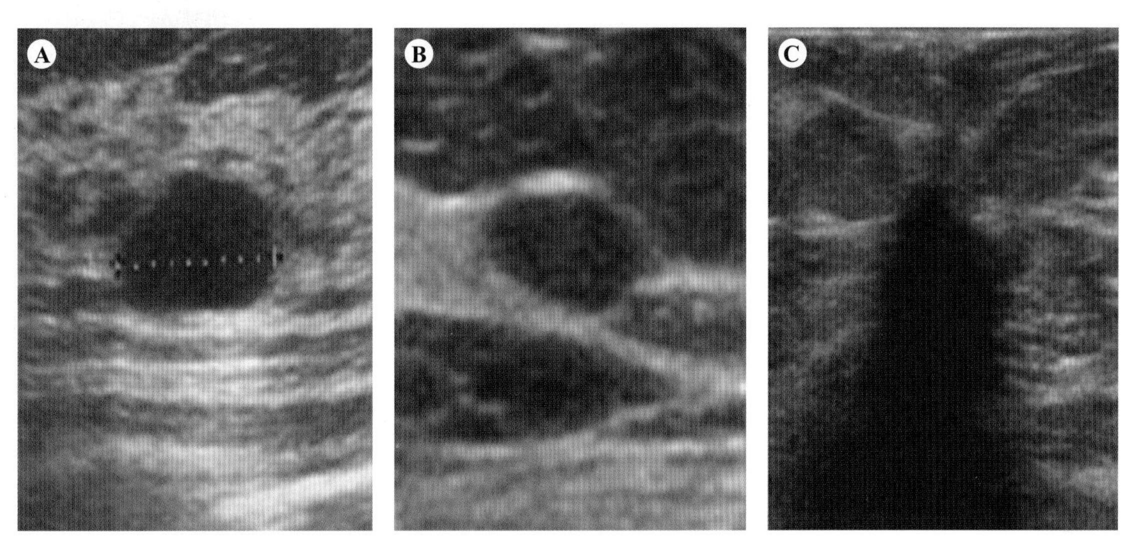

▲ 图 5-14　超声下的肿块后方回声
A. 后方强回声；B. 后方声束无改变；C. 后方声影

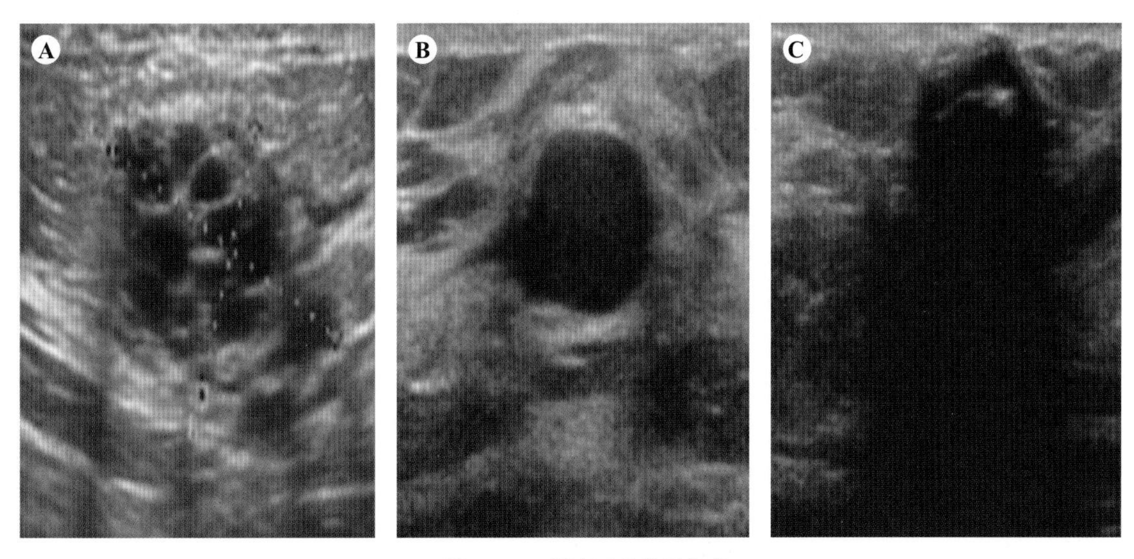

▲ 图 5-15　超声下的特殊征象
A. 聚集性微囊肿；B. 复杂囊肿；C. 与放置引流有关的异物

六、磁共振

磁共振是评估乳腺癌最准确的方法，在经筛选的病例中比传统方法（MG 和 US）的敏感性更高。该方法的优点是提供乳房三维视图、高灵敏度和无辐射，缺点是花费大、特异性低[30]。

磁共振检查通过在静脉内注射与增强动力学相关的顺磁对比剂（钆），采用动态技术获得图像。在此基础上，获得空间高分辨率的图像，对病变进行详细的形态学评估，以发现可疑的恶性肿瘤特征。对磁共振的解释必须考虑临床病史相关数据（包括肿块触诊、皮肤外观、瘢痕、先前的手术活检、月经周期、激素替代治疗情况和放射治疗史）及与先前检查结果的比较（乳房 X 线检查和超声检查提示病变区域，主要是微钙化，随时间的变化以及新病变的出现等）。

（一）磁共振正常表现

磁共振检查可以全面地展示乳房结构，不仅可以看到腺体实质，还可以观察血管、淋巴结（乳内淋巴结和腋窝淋巴结），以及其他影像学检查很难看到的乳房后区域和胸壁。

根据 BI-RADS® 标准[6] 纤维腺体组织类型有以下几种分类。

- 几乎完全为脂肪。
- 散在分布的纤维腺组织。
- 不均质分布的纤维腺组织。
- 绝大部分由纤维腺体组织构成。

根据 BI-RADS® 标准[6] 有以下几种腺体背景实质强化分类。

- 极小。
- 轻度。
- 中度。
- 重度。

与 MG 不同，由于磁共振最大限度地降低了周围腺体组织的重叠干扰，致密型乳房通常不难诊断，并且通过对比增强，病变显示更清楚。此外，激素的变化会对图像造成一定影响，主要表现为实质的增强和腺体水肿。在绝经前，实质强化程度在月经周期不同时间有所不同。因此，偶发的点状强化（均匀性、弥漫性或散在强化）很常见，并且在月经周期第 1 周和第 4 周更明显，部分可以表现为类似于恶性病变的明显快速强化，只能通过在不同的月经时期复查来进行鉴别。推荐磁共振检查尽量安排在月经周期第 2 周（第 7～14 天）进行，相比月经周期的其他时间，实质强化程度最低[31, 32]。

在绝经后，使用联合（雌激素 / 孕激素）激素替代疗法（hormone reposition therapy，HRT）可以逆转绝经期乳房组织的退化萎缩，导致类似于绝经前的情况，甚至出现腺体实质周期性的肿胀。当对诊断结果有疑问时，建议停用激素替代疗法 6～8 周后重新评估。使用雌激素受体选择性调节剂（他莫昔芬）治疗时，由于缺乏激素刺激，会降低血管通透性和乳房实质的密度。由于激素活性被阻断，在使用他莫昔芬患者的乳房中出现点状强化不能认为是正常的。妊娠患者和哺乳期患者因血供增减，也可出现乳房密度增加和实质强化。

乳房的血管分布非常重要，它决定了正常实质强化的分布特征。由于存在不同的血供，乳房外上象限和乳房下部强化较明显，而中心区域也可以有明显的强化。这种正常实质强化的分布特征可以对称的出现在双侧乳房。

乳房的大导管汇合于乳头后方并开口于乳头，其直径约 2mm。扩张的导管中含有蛋白或出血性碎片时，其在增强前 T_1 图像上表现为高信号，对比增强后可以通过剪影图像，去掉增强前的高信号，使真正强化区域显示清楚。

淋巴结主要观察其“肾形”形状和脂肪门结构（T_1 加权像非脂肪抑制序列呈高信号）。此外，增强后淋巴结呈明显强化。T_2 加权像对识别淋巴结也很有帮助，与正常腺体组织相比，其 T_2 信号增高。

胸壁肌肉和胸壁在解剖学上是不同的，单发肿瘤侵犯其中一种结构抑或两者都侵犯将影响肿瘤的分期和手术治疗。位于深部的肿瘤可导致胸壁肌肉回缩或由于距离太近导致乳腺后部脂肪间隙消失，肌肉受侵区域会出现不规则强化。胸壁由前锯肌、肋间肌和肋骨组成。肿瘤侵犯的这些结构在磁共振上也会显示出异常。

（二）通过磁共振异常发现

磁共振不仅可以对病变的形态学特征进行评估，还可以对增强后病变的强化特性和曲线类型进行分析，具有三维空间占位效应的病变，如肿块及纤维腺体都能出现强化。磁共振不能显示微钙化，只能依据钙化在 X 线片的位置和磁共振图像结合，找出钙化区域在磁共振上是否存在可疑强化。

根据 BI-RADS®[6]，MRI 病变有以下主要征象。

1. 点状强化

这是一种小的点状非特异性强化的区域（直径＜ 5mm），由于太小而难以描述其特征；它不代表具有占位效应的病变，如肿块（图 5–16）。

2. 肿块

肿块指具有三维空间占位效应的病变。可以通过其形态学（形状、边缘）和强化方式来评估（图 5–17）。

肿块形状可以是圆形、椭圆形和不规则形。与其他检查相似，圆形多见于良性病变，而不规则形多见于恶性病变。

对肿块边缘的分析取决于图像的空间分辨率。边缘指病变与周围组织的分界即清晰和不清晰（毛刺和不规则）2 种。不规则的边缘和毛刺常常提示恶性肿瘤。

作为形态学分析的补充手段，内部强化特征

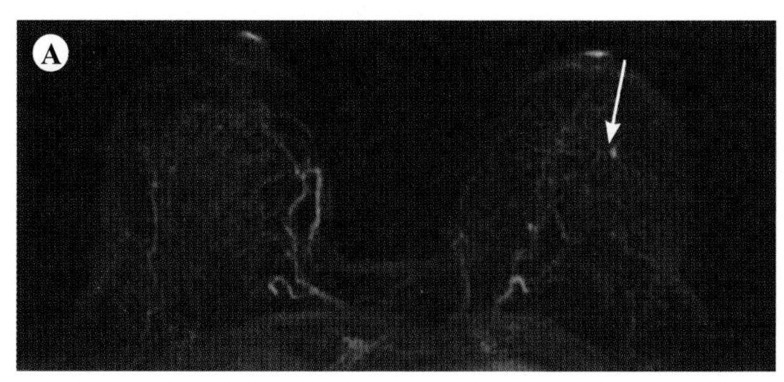

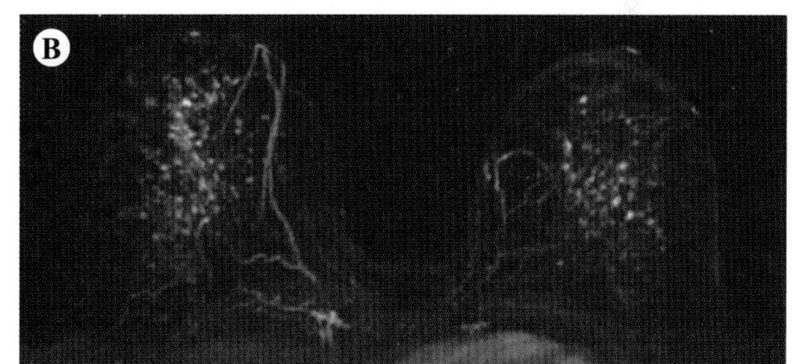

▲ 图 5–16　点状强化

A. MIP 再造图示孤立性点状强化，提示良性增生性改变（箭）；B. MIP 再造图示中度背景实质增强（以前称为弥漫性点状强化）

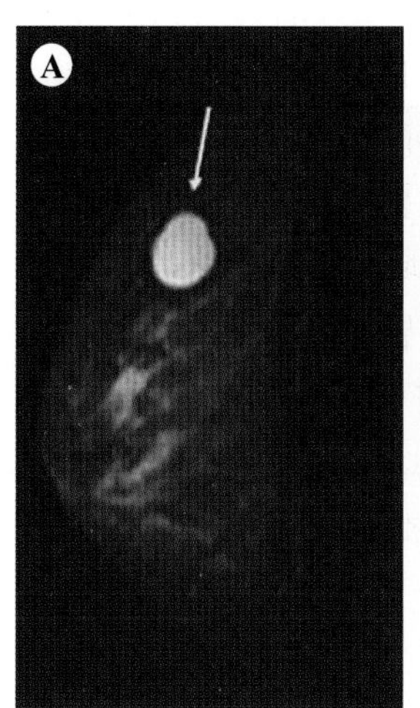

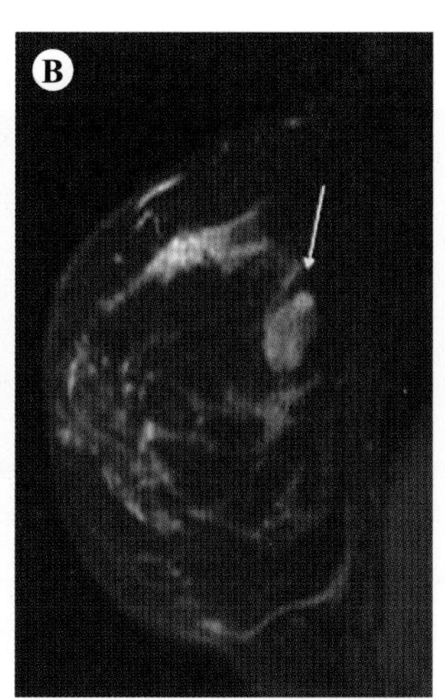

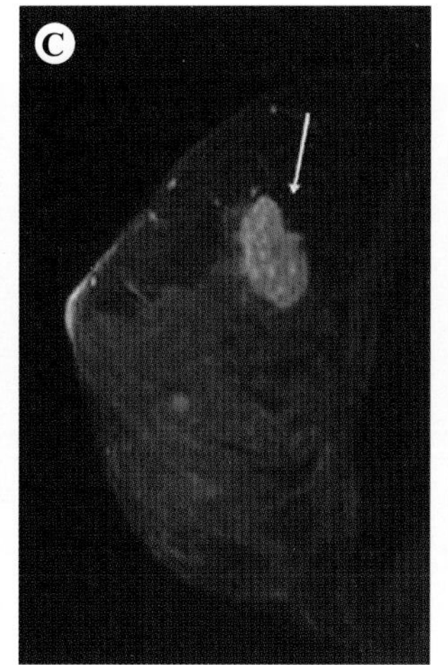

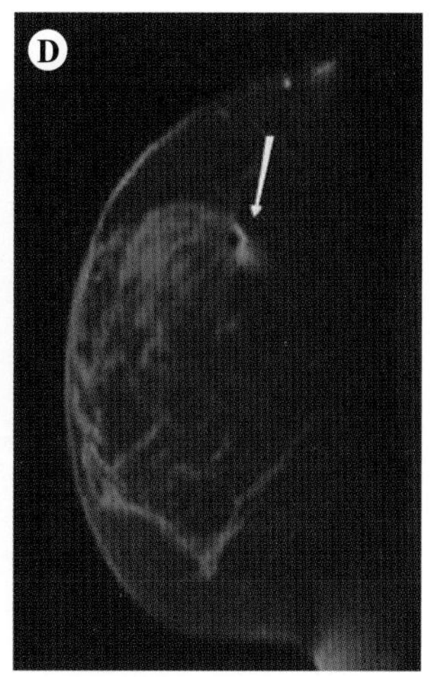

▲ 图 5–17　肿块

A. 矢状位 STIR 示圆形肿块，边缘光滑（箭）（单纯囊肿）；B. 矢状位 FSE T_1 对比增强示椭圆形肿块，边缘规则，见低信号分隔（箭）（纤维腺瘤）；C. 矢状位 FSE T_1 对比增强示不规则肿块，边缘模糊，内部不均匀性强化（箭）（浸润性导管癌）；D. 矢状位 FSE T_1 对比增强示不规则肿块，可见毛刺，边缘强化（箭）（脂肪坏死）

有助于良恶性肿块的鉴别。内部强化特征分为均匀强化（肿块内部均匀一致的强化——多提示良性病变）或不均匀强化（肿块内部信号高低不均）；也包括环形强化和不强化的分隔。不均匀强化多提示恶性病变，特别是边缘强化时，分隔强化和中央强化也可见于恶性病变。炎性囊肿通常周边会有增强，但在 T_2 加权像上由于液体信号存在而表现为高信号。脂肪坏死可表现为环形强化和中央低信号，可以结合临床病史、乳腺 X 线检查和磁共振脂肪抑制序列信号特征来鉴别。由于具有典型恶性肿瘤边缘强化的表现，炎性囊肿和脂肪坏死最可能被误诊为恶性。肿块内部暗分隔多见于纤维腺瘤，是良性肿瘤的特征 [33]。

3. 非肿块样强化

非肿块样强化指增强后既非表现为肿块样强化又非点状强化。依据其分布特征和范围包括不同的类型，除内部均匀强化以外，中间可以夹杂有正常的乳腺组织和脂肪组织。

非肿块样强化的分布特征包括局灶分布（一般小于单个象限的 25%）、线样分布（沿导管分布并出现分支，在其他体位可为片状，不沿导管走行）、段样分布（呈三角形或锥形强化，尖端指向乳头，与导管或其分支走行一致）、区域分布（非导管走行的较大范围强化）、多区域分布和弥漫分布（遍布于整个乳腺的广泛强化）（图 5-18）。区域分布、多区域分布和弥漫分布以良性病变居多，如良性增生性改变；而线样和段样分布多见于恶性病变（导管癌）。

内部强化特征可以作为一个整体描述即均匀强化和不均匀强化。表现为不均匀强化时，集簇样强化和簇环样强化也可以作为进一步的描述。

4. 伴随征象

相关的发现可能会增加对乳腺癌的怀疑，它们被认为是重要的，因为其中一些影响手术治疗和分期，具体有以下几种相关发现 [6]。

- 皮肤或乳头回缩。
- 皮肤增厚：局灶性或弥漫性增厚（正常厚度可达 2mm）。
- 皮肤受侵：多数情况下，皮肤增厚且异常强化。
- 水肿：小梁增厚伴或不伴皮肤增厚。
- 淋巴结肿大：淋巴结肿大，圆形，淋巴门脂肪信号消失；高度提示恶性。
- 胸壁肌肉或胸壁受侵：异常强化延伸到胸壁肌肉，伴或不伴有回缩，也可侵犯肋骨和肋间。
- 术后聚集（血肿 / 血清肿）：平扫 T_1 加权像信号增高。
- 囊肿：表现为腔内充满液体且边缘光滑的肿物，圆形或椭圆形，壁薄。在 T_1 加权像上，

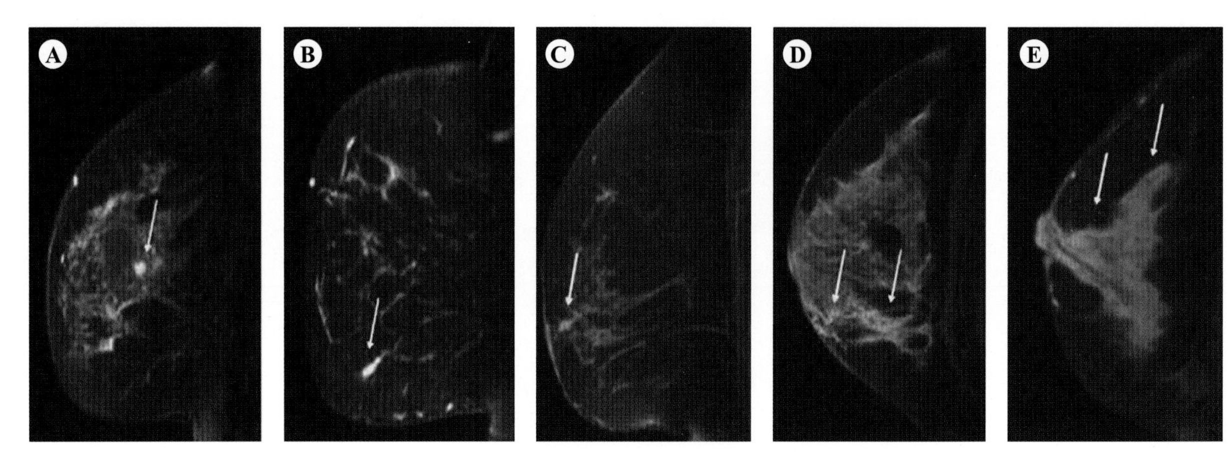

▲ 图 5-18　非肿块样强化

A. 矢状位 FSE 增强 T_1 示点状强化（箭）（良性增生性改变）；B. 矢状位 FSE 增强 T_1 示线样强化（箭）（瘢痕）；C. 矢状位 FSE 增强 T_1 示线样强化（箭）（导管内癌）；D. 矢状位 FSE 增强 T_1 示段样强化（箭）（浸润性导管癌）；E. 矢状位 FSE 增强 T_1 示区域性强化（箭）（良性增生性改变）

相比周围组织囊肿呈低信号，液体内部蛋白含量较高或含血性液体除外。增强前，只有炎性囊肿会伴有周边信号增加。

（三）动态增强曲线

动态增强曲线是通过静脉注射对比剂（钆）获得动态增强图像，动态增强曲线表示的是 ROI 区域（感兴趣区域）的增强特性。ROI 应放置于强化程度最高、强化最快和最可疑的区域。

有关其病理生理学基础尚未被准确阐明，但众所周知，强化的程度不仅取决于恶性病变常见的血管和血管通透性的增加，而且还取决于病变组织的相互作用。

BI-RADS® 根据动态增强强化类型，对曲线的描述包括两个阶段，即增强早期时相（注射对比剂后 2min 内）和延期时相（注射对比剂 2min 后）。Fischer [34] 认为早期时相是静脉注射对比剂后第 3min，延期时相是注射对比剂后 3～8min。

在增强早期时相，定量分析对比增强前后的信号强度变化，并根据强化快慢分为缓慢、中等、快速。对于恶性病变，往往在初始阶段达到最大强化幅度。在一项研究中，Kuhl [35] 等分析了 266 个病变，结果显示恶性病变平均强化率为 104% ± 41%，良性病变为 72% ± 35%，敏感性 91%，特异性较低为 37%。特异性较低是由于良性病变也可以表现为快速且明显的强化。

通过对延期时相曲线的形态进行定性评价，有以下几种分类。

- Ⅰ型（渐增型）：信号强度持续增加，在最后一期达到最高点（图 5-19A）。根据 Fischer[34]，延期时相信号强度比第 3min 初始值增加 10%。
- Ⅱ型（平台型）：动态增强早期时相信号强度达到最高峰，在延期时相信号强度无明显变化（图 5-19B）。在注射对比剂后 2～3min 达到最大信号强度。信号强度在第 3min 初始上升值 ± 10% 的范围内变化 [34]。
- Ⅲ型（廓清型）：动态增强早期信号强度达到最高峰，其后通常在对比增强后第一期或第二期有所减低（图 5-19C）。根据 Fischer[34]，最后一期信号强度下降超过第 3min 初始峰值的 10%。

一般而言，大多数良性病变呈渐增型曲线，恶性病变呈廓清型或平台型。Kuhl [35] 等研究了不同曲线类型与乳腺癌的相关性，结果如下：Ⅲ型曲线 87%、Ⅱ型曲线 64% 和Ⅰ型曲线 6%。同一研究中表明曲线类型分析（83%）比信号强度的定量分析（37%）更具有特异性，尽管这两种方法敏感性相同。

（四）目前磁共振的临床应用

乳腺磁共振的临床适应证在某些方面尚存在争论，对于乳腺癌高危人群或已证实患有乳腺癌的患者获益较高。

1. 乳腺癌高危患者

乳腺癌高危人群包括 *BRCA1* 或 *BRCA2* 突变基因携带者，乳腺癌家族史（终生罹患乳腺癌风险≥ 20%），既往患有乳腺癌、乳腺活检为小叶原位癌或导管上皮不典型增生等，10—30 岁接受过胸部放射治疗（图 5-20）[36]。

该组人群大多数患者在绝经前会发展为乳腺癌，而这一阶段乳房腺体较为致密，因此对于这类人群通过 X 线筛查价值不高。其他限制性因素是对于这类人群辐射敏感性较高，正如一些研究报道的那样。Kriege[37] 等比较了接受 MG、US 和 MR 检查具有遗传和家族高风险共 1904 名患者的诊断准确性，敏感性分别为 33%、60% 和 100%。其他 6 项多中心研究也表明了同样的结果 [38-43]。其中最近的一篇由 Kuhl 等发表 [43]，结果显示在乳腺癌高危人群中，MG 对癌症检出的敏感性为 33%、US 为 37%、MR 为 92%，所有方法的特异性均为 98%。未发现隐匿性癌病例，肿瘤大小均在 1cm 以下（46% 为浸润癌、53% 为原位癌）。

基于这些数据，2007 年，美国癌症协会（ACS）建议对已被证实突变基因携带者及其一级亲属、终生罹患乳腺癌风险≥ 20%，接受过胸部放射治疗超过 10 年的患者每年行 1 次 MG 和 MR 检查 [43]。这些建议最近在 ACR 和乳腺影像学会出版物上也得到了证实 [45]。

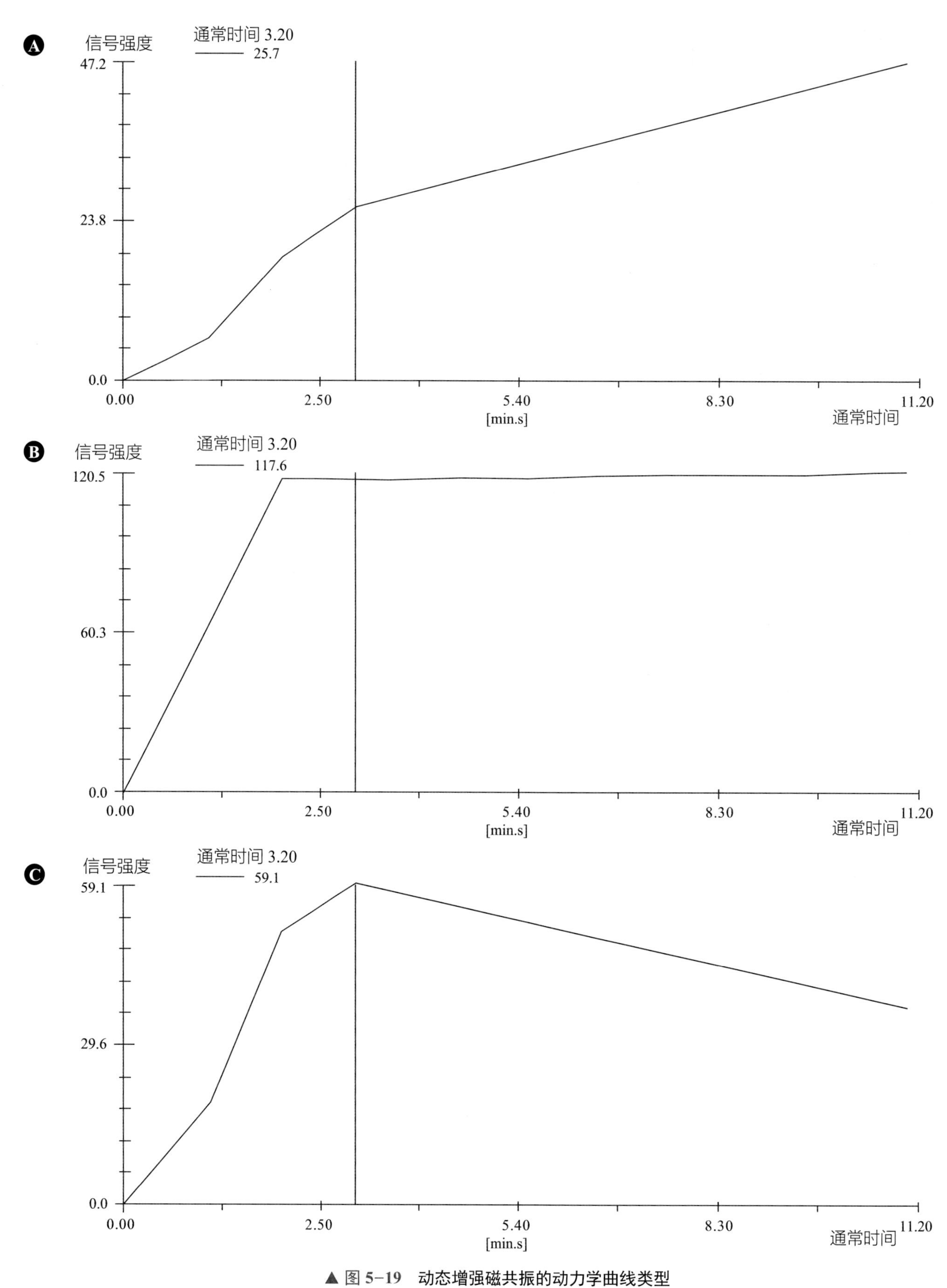

▲ 图 5-19　动态增强磁共振的动力学曲线类型

A. Ⅰ型；B. Ⅱ型；C. Ⅲ型

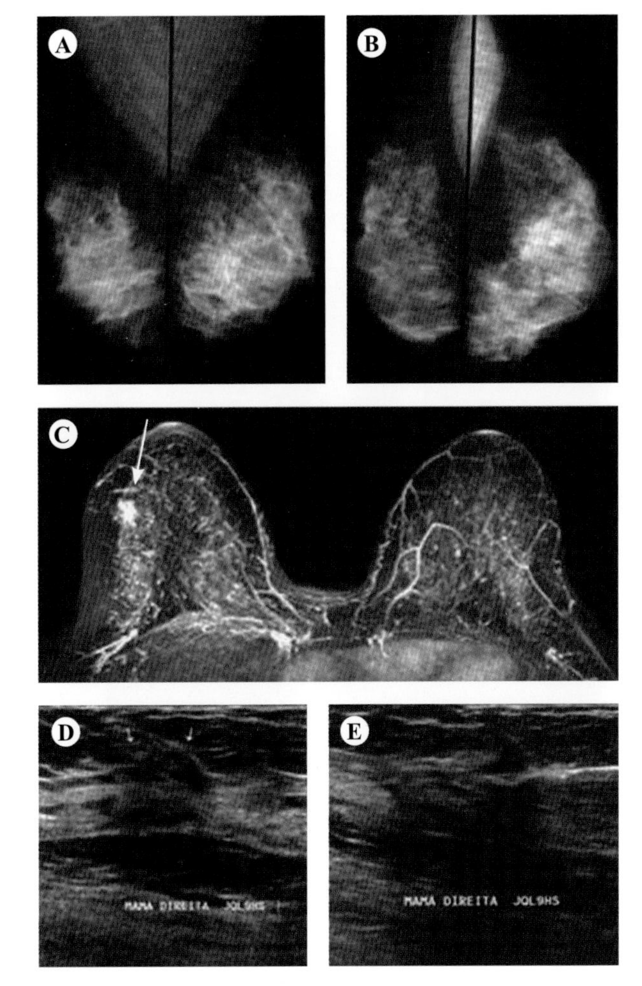

▲ **图 5-20　患者 45 岁，无任何症状，两个姐妹患乳腺癌**
乳腺 X 线和超声没有发现异常（A 和 B）。患者随访时接受了磁共振检查（C），显示右乳（箭）有可疑的强化区，超声引导下发现不规则低回声区，行经皮穿刺活检（D），诊断为浸润性导管癌（E）

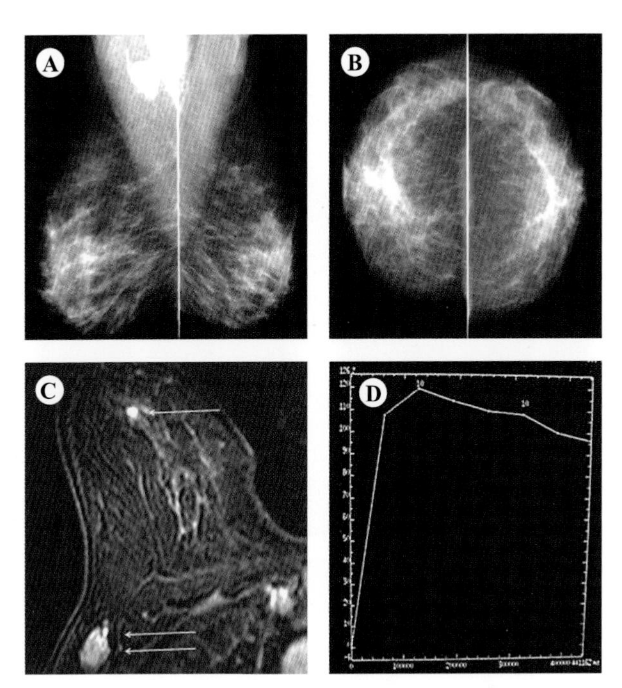

▲ **图 5-21　患者 55 岁，右侧腋窝可触及淋巴结**
A 和 B. 乳腺 X 线显示右侧腋窝可见一致密淋巴结影。超声检查没有发现可疑病变。C 和 D. 磁共振显示腋窝淋巴结肿大（双箭），并且右乳外上象限（箭）可见一小肿块，动态增强曲线呈Ⅲ型，手术证实为浸润性导管癌

2. 已有腋窝淋巴结转移的隐匿性乳腺癌的检测

隐匿性乳腺癌的定义是指已经有腋窝淋巴结转移癌，而通过传统影像学方法（MG 和 US）均未发现乳腺内原发癌灶，占所有乳腺癌病例不足 1%[46, 47]。相比之下，MRI 对于隐匿性乳腺癌的检出非常敏感，可以改变部分患者的治疗方式，甚至可以考虑对某些患者选择保乳手术治疗（图 5-21）。

虽然通过 MR 检出原发病变能力的结果令人振奋，但是目前为止研究人群很少。在 Morris[48] 和 Orel[49] 的研究中，癌灶检出率分别为 75% 和 86%，所有病例都得到了组织学的证实。病变主要表现为肿块样强化，形态学提示恶性，大小为 5～30mm。尽管具有很高的阴性预测值，但在 MR 表现为阴性的情况下，不能完全排除乳腺原发性病变的可能性。

3. 乳腺癌的术前分期

手术计划取决于对病灶范围详细的术前评估（图 5-22）。MR 是目前能够检出传统方法（MG 和 US）不能发现的多灶性病变（检出范围 1%～20%）、多中心病灶（2%～24%）和对侧癌灶（3%～24%）最敏感的方法，此外还可以评估胸壁肌肉、胸壁和乳头 - 乳晕复合体。目前研究讨论的焦点是 MR 发现这些肿瘤是否能够延长保乳术后患者的生存期[50-52]。

Fischer 等[34] 评估了 463 例确诊为乳腺癌的患者，8.9% 的多发病灶、7.1% 的多中心癌灶及 4.5% 的对侧癌灶都没有被其他检查发现，19.6% 的病例在行 MR 检查后导致治疗方案发生改变。随后，同一作者[50] 发表了另一项研究，评估术前 MR 检查对乳腺癌复发率的影响，发现接受

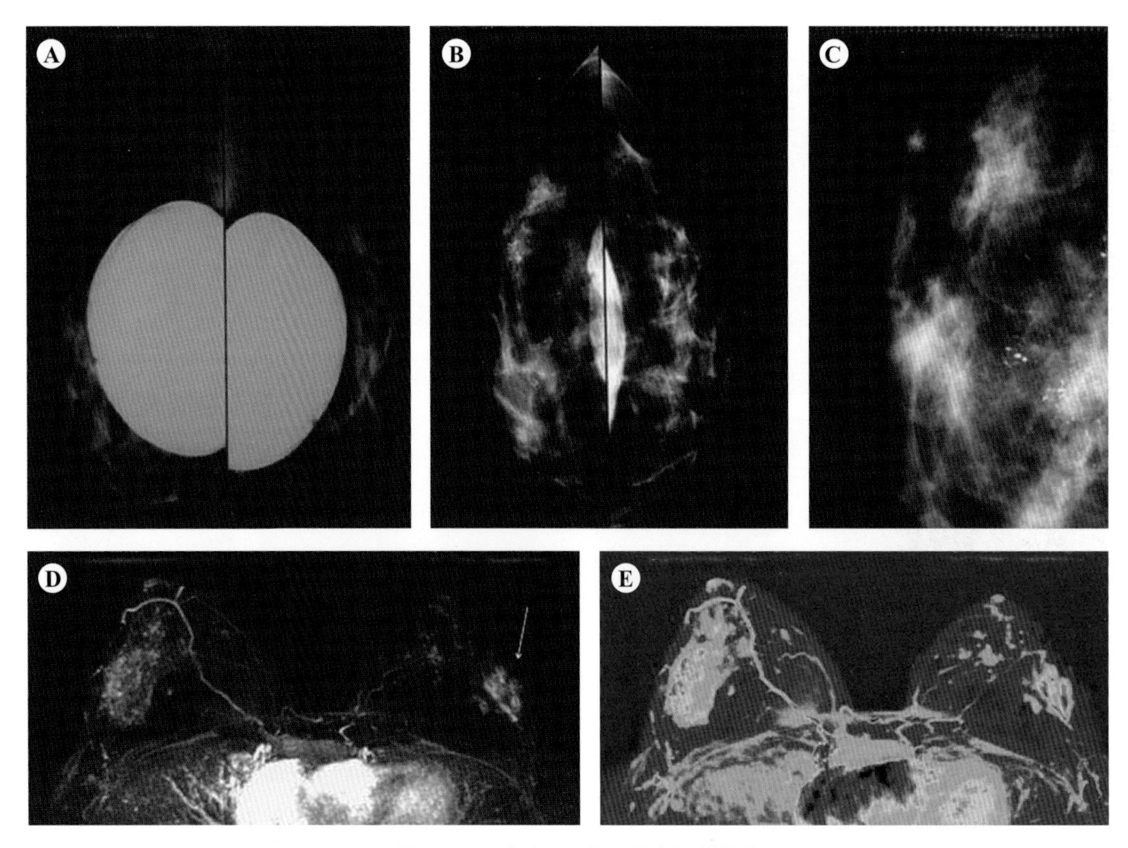

▲ 图 5-22 患者 51 岁，乳房假体植入

A 至 C. 乳腺 X 线检查显示右乳外上象限多形性微钙化灶，活检证实为浸润性导管内癌。D 和 E. 磁共振分期显示病灶延伸到乳头，另外在对侧乳房也有浸润性病灶（箭）

MR 检查的治疗组肿瘤复发率从 6.5% 降至 1.2%。他将这一事实与良好的术前癌灶范围的确定和肿瘤分期联系起来。

此外，Turnbull 等发表了另一项研究[53]，接受 MR 检查组（19%）与未接受 MR 检查组（19%）的再切除率没有差异。他们也认为 MRI 检查可能会导致手术时间延期并且增加了乳房全切的数量。因此，多中心研究仍然不认为特殊人群术前常规行 MR 分期是必需的[54]。最近，EUSOMA 工作组发表了一项建立系统化的尝试，建议对于部分特定人群可以行术前 MR 检查，如有多个不能明确诊断的可疑病变或临床表现与筛查结果不同的患者，具有明确家族史或遗传风险并诊断为 Paget 病或小叶组织学亚型的患者，以及有放疗指征的患者[55]。

4. 新辅助化疗疗效的评估

新辅助化疗在进展期乳腺癌术前进行，目的是降低临床分期。充分监测术前结果有助于评估第一个治疗周期后的药物疗效，其决定着化疗方案是继续还是更改，同时也有助于手术计划的制定。

传统新辅助化疗疗效的评估是通过临床体格检查、乳房 X 线检查和超声检查完成的，已经证实在监测疗效方面磁共振的应用比传统方法更有效（图 5-23）。磁共振除了有助于多中心性、多灶性和对侧癌灶的检出外，还有助于鉴别肿瘤本身化疗引起的纤维化[56]。

对这部分人群的评估尽管磁共振有很多优势，但也存在一定的局限性。化疗药物除了产生纤维化、坏死、肿瘤炎症外，还能降低血管和毛细血管通透性，从而引起增强特征的变化，导致对肿瘤体积的评估准确性降低，可能被低估或高估[56, 57]。

Martincich 等[58]表明，形态学和功能参数结合可以提高新辅助治疗早期反应（第 2 周期后）的评估准确性，并具有良好的组织病理学相关

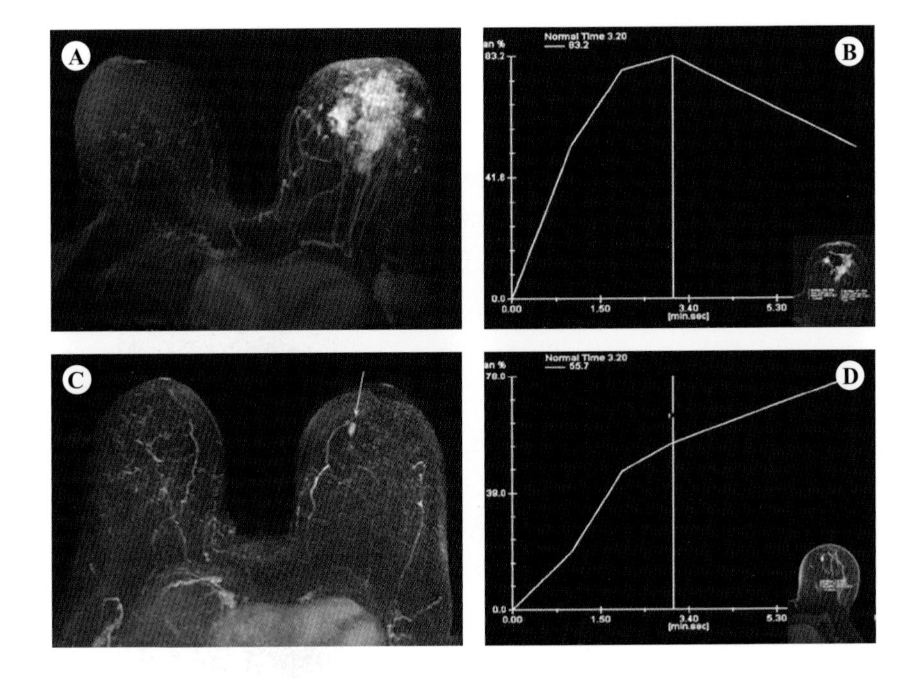

◀ **图 5-23　患者 36 岁，左乳房红肿伴水肿**

A. 磁共振示左乳大范围病变；B. 增强曲线呈Ⅲ型，伴有皮肤增厚和腋窝淋巴结肿大；C. 接受三周期新辅助化疗后，肿瘤明显消退伴小病变残留（箭）；D. 增强曲线呈Ⅰ型

性。在本研究中，肿瘤体积的缩小和强化程度的减低预测的准确率为 93%。Pickles 等[56]评估了 68 例化疗前、化疗中和化疗后的患者，结果显示，通过动态增强定量分析和肿瘤体积的变化，可以区分有反应和无反应的患者。

5. 病理性乳头溢液

乳头溢液可以是乳腺癌的表现。首选 MG 和 US 检查，但由于难以评估乳晕后区域，很多时候不能发现病变。尽管存在局限性，乳导管造影也有助于发现病变，尤其对于间歇性乳头溢液的患者。由于 MR 能够发现微小的导管内病变，对于这部分人群已成为一种很好的选择，有助于手术计划的制订（图 5-24）。

Morrogh 等[59]评估了 376 例乳头病变的患者，其中 306 例 MG 和 US 阴性。该组患者接受了乳导管造影和 MR 检查，共发现 46 个肿瘤（15%）。乳导管造影未检出肿瘤 6 个（阳性预测值为 19%，阴性预测值为 63%），MR 未检出肿瘤 1 个（阳性预测值为 56%，阴性预测值为 87%）。作者认为乳导管造影具有较低的阴性预测值，因此它可能无法除外病变。当存在乳头溢液时，MR 不能避免导管切除手术，但有助于手术计划的制定。Liberman 等[59]认为，在怀疑有乳头病变而 MG 和 US 检查为阴性的情况下，MR 可以作为

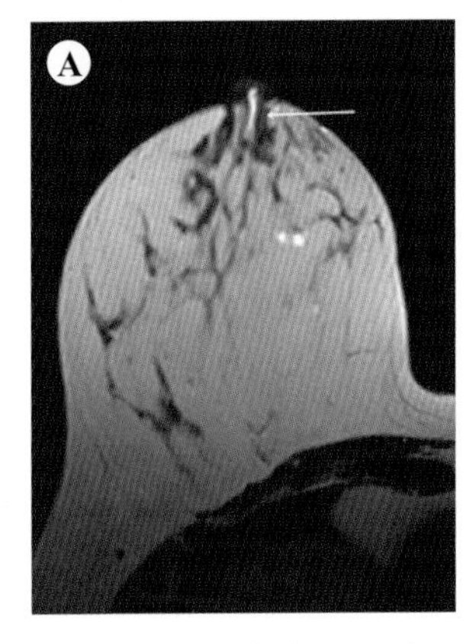

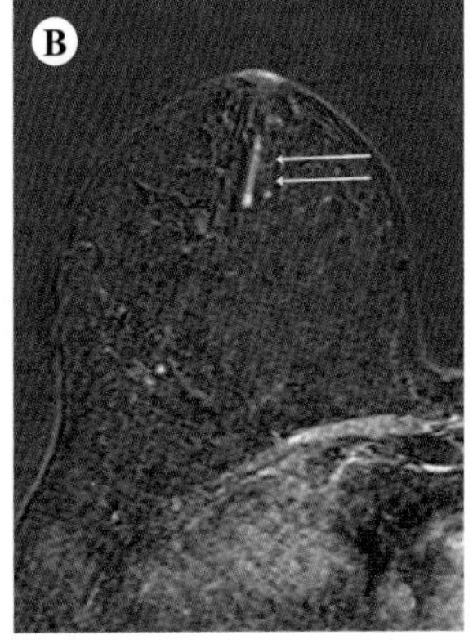

▲ **图 5-24　患者，43 岁，右侧脑卒中家族史，乳腺 X 线和超声检查阴性**

A. MR 见一小的导管扩张（箭）；B. 线性强化（双箭）。手术证实诊断为导管内癌

乳导管造影一个很好的替代检查，因为它在所有被评估的患者中 100% 检测到了病灶。因此，对于怀疑有乳头病变的患者，建议同时进行 MG 和 MR 评估。

6. 术后复发的监测评估

乳腺癌每年复发率为 1%～2%，在治疗后的前 18 个月不常见[60]。由于手术和放疗后的变化，如手术瘢痕、结构扭曲、钙化、乳房密度的增加和脂肪坏死，这些情况很难通过体格检查、MG、US 评估，他们可以表现出类似肿瘤复发的征象，

甚至可能掩盖肿瘤复发。MR是评价肿瘤复发最有前景的方法，尤其是在传统方法难以评价的情况下（图5-25）。

由于在瘢痕区和正常组织区域因治疗诱发的炎症也会出现继发强化，因此术后和放疗后18个月内，MR的价值仍然有限。在此时间后，MR能够发现肿瘤复发，并区分出治疗导致的继发性的强化。脂肪坏死、血肿和血清肿等良性并发症具有特征性的MR信号，因此可以很好进行鉴别[30, 61]。

7. 评估传统影像检查难以定性的病变

当活检无法进行且通过常规影像检查方法难以明确诊断时，MR通过形态学和强化特性有助于良恶性病变的鉴别。动态增强有助于鉴别形态学上类似良性肿块或复杂囊肿的境界清楚的恶性病变，以及类似局灶性不对称的小叶肿瘤、传统影像学方法无法显示的可触及的肿块、类似乳腺癌的糖尿病性乳腺病等。由于MR评估低级别导管内癌的敏感性有限，当MG发现可疑微钙化时，MR不能除外肿瘤的存在，因此需要进行活检。但对于高级别导管内癌，MR表现出比MG更高的敏感性。Kuhl等[62]证明了这一点，对7319名女性进行了前瞻性研究。结果在低级别导管内癌检出中，MG的敏感度为61%，MR的敏感度为80%，而高级别导管内癌中MG的敏感度为52%，MR的敏感度为98%。

8. 乳腺假体的评价

磁共振已被广泛用于因美学需要或乳房再造（乳房切除或象限切除后）假体植入后的评价。MR评价假体的目的包括检查假体是否破裂（图5-26和图5-27）、肿瘤评估（高危女性或临床影像学检查可疑者）、评估已明确诊断的肿瘤范围和乳房切除术后再造乳房中有无肿瘤复发。对于硅胶植入的患者，传统方法对其评价有限，MR在鉴别硅瘤和癌症方面更有效（图5-16）。Cher[63]等在一项Meta分析中，得出的结论是，使用MR评估假体的完整性具有78%的敏感性和91%的特异性，阳性预测值为50%～100%，阴性预测值为70%～100%。Holmich等[64]比较了假体破裂的临床诊断和MR诊断，结论是临床检查假体破裂，其敏感性和特异性很低，只能检出不到30%的破裂病例，临床检查认为是完整的假体只有50%通过MR检查被证实是完整的。因此，FDA建议从术后的第3年开始每年使用MR检查假体是否破裂[65]。

七、结论

乳腺癌死亡率的降低是数十年来致力于早期诊断和提供合适治疗方案的结果。早期发现有利

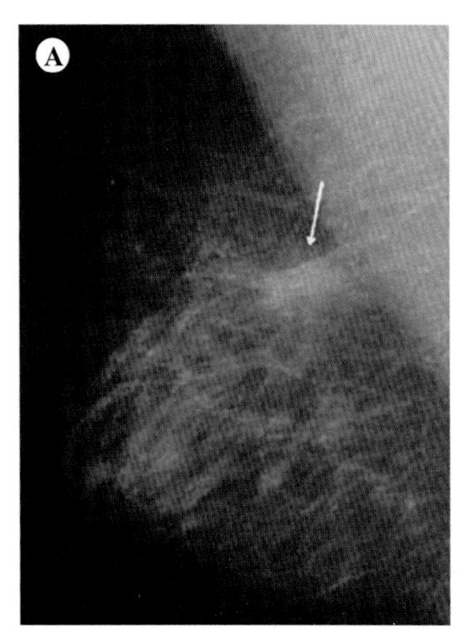

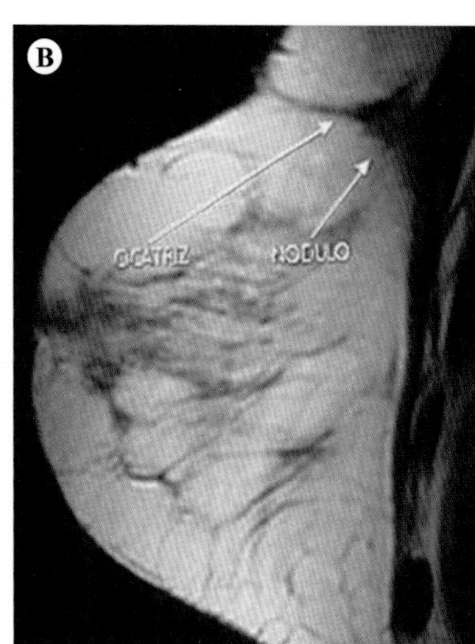

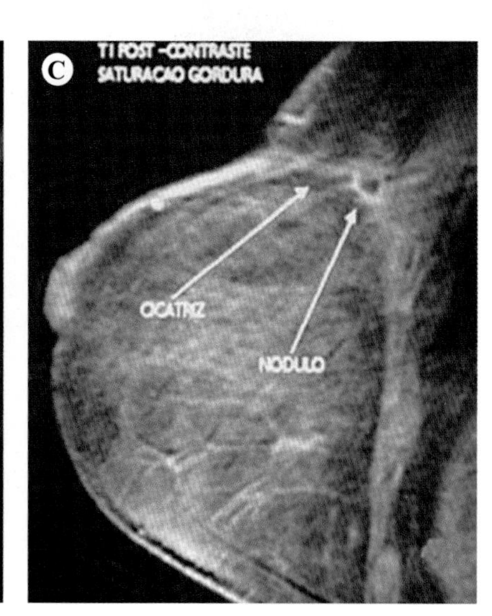

▲图5-25　**患者，63岁，乳房象限切除术史6年**

乳房X线（A）显示瘢痕区域局灶性不对称。MR显示不对称（B），并且内部含有脂肪成分（C），术后证实为脂肪坏死

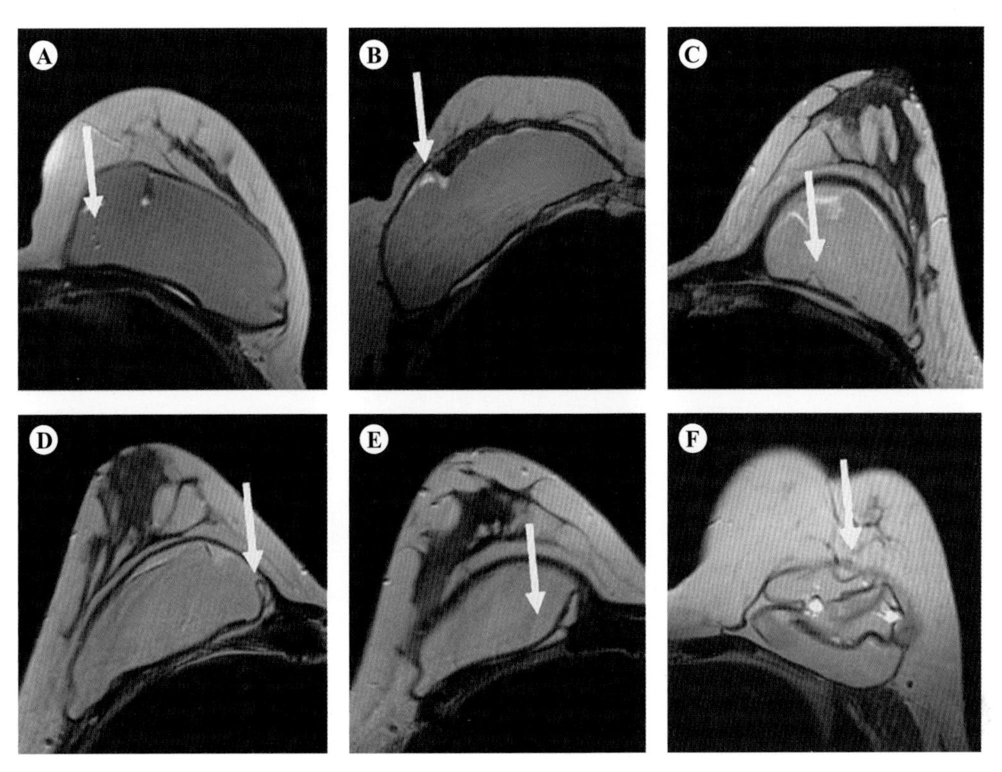

▲ 图 5-26　囊内破裂

A. 假体内小滴状液体；B. 包膜下液体局灶性聚集；C. 硅胶少量渗漏到包膜外；D.“泪滴”征；E.“意面”征；F.“色拉油”征

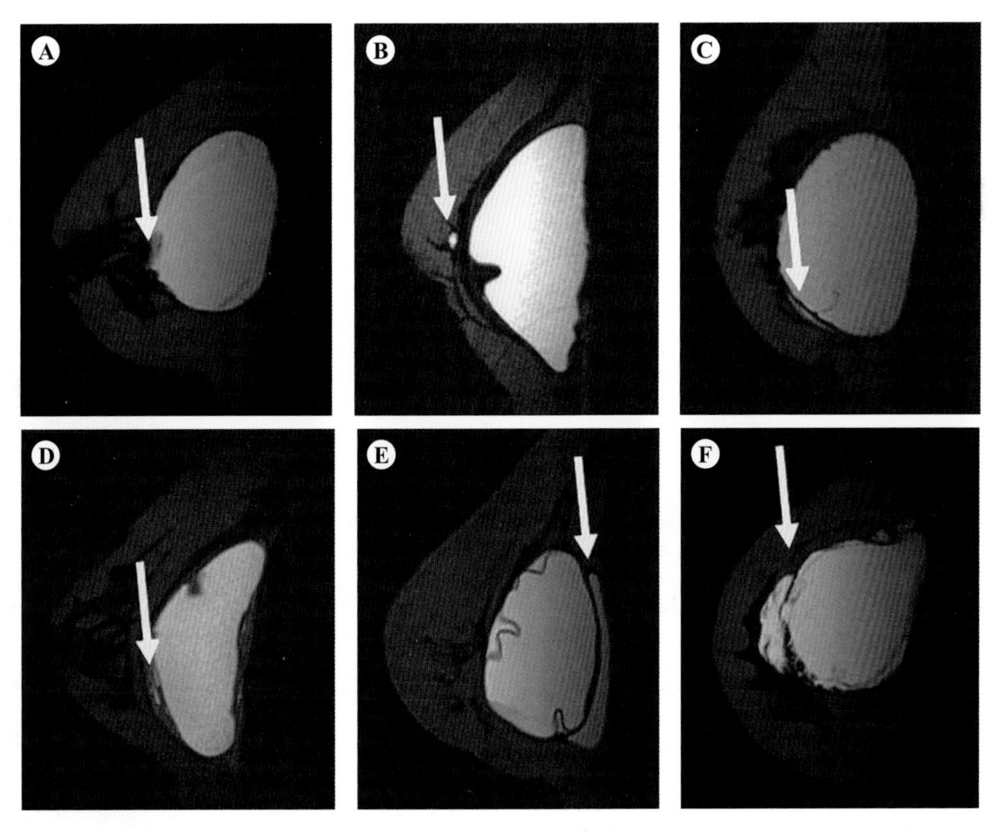

▲ 图 5-27　囊外破裂

A. 包膜外局灶硅胶泄漏；B. 胸肌前方局灶硅胶泄漏；C. 薄片状硅胶泄漏区；D. 硅胶围绕包膜周围；E. 包膜后方广泛的硅胶泄漏；F. 硅胶泄漏进入腺体内

于减小手术切除范围、提高治愈率、降低治疗成本及提高生活质量。通过40多年的大量研究，MG在乳腺癌早期检测中的重要性已被证实。对于乳腺癌筛查，US和MRI各有所长，如US适用于致密型乳房，MRI对于乳腺癌高危人群更有优势。另一方面，在对有症状的患者进行评估时，所有的检查方法都应该使用，直到明确诊断即经皮穿刺活检和术前定位技术。然而，尽管科学界做出了种种努力，乳腺癌仍然是女性最常见的恶性肿瘤，同时也是致死率最高的肿瘤之一。作为卫生专业人员，我们有义务了解并加强对乳腺癌这一公共卫生问题保持警惕的重要性。

参考文献

[1] Veronesi U, et al. Breast cancer. Lancet 2005; 365: 1727-1741
[2] Jemal A, et al. Cancer Statistic, 2005. CA Cancer J Clin 2005; 5:10-30
[3] Myers ER, Moorman P, Gierisch JM, et al. Benefits and harms of breast cancer screening: a systematic review. JAMA. 2015;314:1615-34
[4] Feig SA. Screening mammography benefit controversies: sorting the evidence. Radiol Clin North Am. 2014; 52:455-80
[5] Tabar L, Chen TH, Hsu CY, et al. Evaluation issues in the Swedish Two-County Trial of breast cancer screening: an historical review. J Med Screen. 2017;24:27-33
[6] D'Orsi CJ, Sickles EA, Mendelson EB, Morris EA et al. ACR BI-RADS Atlas, Breast Imaging Reporting and Data System. Reston, VA, American College of Radiology, 2013
[7] Chu KC, Smart CR, Taronev RE. Analysis of breast cancer mortality and stage distribution by age for the Health Insurance Plan Clinical Trial. J Natl Cancer Inst 1998; 80:1125-1132
[8] Andersson I, Janzon L. Reduced breast cancer mortality in women under age 50: update results from the Malmo Mammographic Screening Program. J Natl Cancer Inst Monogr 1997; 22: 63-67
[9] Bjurstam N, et al. The Gothenburg breast screening trial: first results on mortality, incidence, and mode of detection for women ages 39-49 years at randomization. Cancer 1997; 80:2091-2099
[10] Brown D. Death rates from breast cancer fall by a third. BMJ, 2000; 321:849
[11] Frisell J, et al. Follow-up after 11 years: update of mortality results in the Stockholm Mammographic Screening Trial. Breast Cancer Res Treat 1997; 45:263-270
[12] Jackman VP. Screening mammography: controversies and headlines. Radiology 2002; 225:323-326
[13] Miller AB, et al. Canadian National Breast Screening Study I: breast cancer detection and death rates among women aged 40 - 49 years. Can Med Assoc J 1992; 147:1459-1476
[14] Miller AB, et al. Canadian National Breast Screening Study II: breast cancer detection and death rates among women aged 50 - 59 years. Can Med Assoc J 1992; 147:1447-1488
[15] Tabar L, et al. Efficacy of breast cancer screening by age: new results from the Swedish two-county trial. Cancer 1995; 75:2507-2517
[16] Liberman L. Breast cancer screening with MRI: what are the data for patients at high risk? New Engl J Med 2004; 351:497-500
[17] Shapiro S. Evidence on screening for breast cancer from a randomized trial. Cancer 1977; 39: 2772
[18] Shapiro S, Strax P, Venet L, et al. Ten- to fourteen-year effect of screening on breast cancer mortality. J Nath Cancer Inst 1982; 69:349-355
[19] Shapiro S. Evidence on screening for breast cancer from a randomized trial. Cancer 1977; 39: 2772
[20] Crystal P, et al. Using sonography to screen women with mammographycally dense breast. AJR 2003; 181:177-182
[21] Kolb TM, Lichy J, Newhouse JH. Comparison of the performace of screening mammography, physical examination and breast US, and evaluation of factors that influence them: an analysis of 27,825 patients' evaluations. Radiology 2002; 225: 165-75
[22] Kriege R, et al. Efficacy of MRI and mammography for breast-cancer screening in women with a familial or genetic predisposition. New Engl J Med 2004; 351:425-37
[23] Warner E, et al. Surveillance of BRCA2 and BRCA2 mutation carriers with magnetic resonance imaging, ultrasound, mammography, and clinical breast examination. JAMA 2004; 292:1713-1725
[24] Kuhl Ck, et al. Mammography, breast ultrasound, and magnetic resonance imaging for surveillance of women at high familiar risk for breast cancer. J Clin Oncol 2005; 23:8469-8476
[25] Riedl CC, Luft N, Bernhart C, et al. Triple-modality screening trial for familial breast cancer underlines the importance of magnetic resonance imaging and questions the role of mammography and ultrasound regardless of patient mutation status, age, and breast density. J Clin Oncol. 2015;33:1128-35
[26] Urban LABD, Schaefer MB, Duarte DL, et al. Recommendations of Colégio Brasileiro de Radiologia e Diagnóstico por Imagem, Sociedade Brasileira de Mastologia, and Federação Brasileira das Associações de Ginecologia e Obstetrícia for imaging screening for breast cancer. Radiol Bras. 2012; 45:334-9
[27] Moy L, Slanetz PJ, Moore R, et al. Specificity of mammography and US in the evaluation of a palpable abnormality: retrospective review. Radiology 2002; 225: 176-81
[28] Stravos TM, et al. Solid breast nodules: use of sonography to distinguish between benign and malignant lesions. Radiology 1995; 196:123-134
[29] Rahbar H, et al. Benign versus malignant solid breast masses: US differentiation. Radiology 1999; 213: 889-894
[30] Hylton N. Magnetic resonance imaging of the breast: Opportunities to improve breast cancer management. J Clin Oncol 2005; 23:1678-1684
[31] Kuhl CK, et al. Healthy premenopausal breast parenchyma in dynamic contrast-enhanced MR imaging of the breast: normal contrast medium enhancement and cyclical-phase

dependency. Radiology 1997; 203:137-144
[32] Muller-Schimpfle M, et al. Menstrual cycle and age: influence on parenchymal contrast medium enhancement in mr imaging of the breast. Radiology 1997; 203: 145-149
[33] Nunes LW, Schnall MD, Orel SG, et al. Breast MR imaging interpretation model. Radiology 1997; 202: 833-841
[34] Fischer U; Kopka L; Grabbe E. Breast carcinoma: effect of preoperative contrast-enhanced MR imaging on the therapeutic approach. Radiology 1999; 213:881-888
[35] Kuhl CK, et al. Dynamic breast MR imaging: are signal intensity time course data useful for differential diagnosis of enhancing lesions? Radiology 1999; 211:101-110
[36] Warner, et al. Comparison of breast magnetic resonance imaging, mammography, and ultrasound for surveillance of women at high risk for hereditary breast cancer. J Clinl Oncol 2001; 19:3524-3531
[37] Kriege M, Brekelmans CT, Boetes C, et al. Magnetic Resonance Imaging Screening Study Group. Efficacy of MRI and mammography for breast-cancer screening in women with a familial or genetic predisposition. NEJM 2004; 351:427-437
[38] Kuhl CK, Schrading S, Leutner CC, et al. Mammography, breast ultrasound, and magnetic resonance imaging for surveillance of women at high familial risk for breast cancer. J Clin Oncol. 2005; 23:8469-8476
[39] Leach MO, Boggis CR, Dixon AK, et al. Screening with magnetic resonance imaging and mammography of a UK population at high familial risk of breast cancer: a prospective multicentre cohort study (MARIBS). Lancet 2005; 365:1769-78
[40] Warner E, Plewes DB, Hill KA, et al. Surveillance of BRCA1 and BRCA2 mutation carriers with magnetic resonance imaging, ultrasound, mammography, and clinical breast examination. JAMA 2004; 292:1317-25
[41] Sardanelli F, Podo F, D'Agnolo G, et al. High breast cancer risk Italian Trial. Multicenter comparative multimodality surveillance of women at genetic-familial high risk for breast cancer (HIBCRIT study): interim results. Radiology 2007; 242:698-715
[42] Lehman CD, Isaacs C, Schnall MD, et al. Cancer yield of mammography, MR, and US in high-risk women: prospective multi-institution breast cancer screening study. Radiology 2007; 244: 381-388
[43] Kuhl C, Weigel S, Schrading S, et al. Prospective Multicenter Cohort Study to Refine Management Recommendations for Women at Elevated Familial Risk of Breast Cancer: The EVA Trial. J Clin Oncol 2010; 20:1450-1457
[44] Lee CH, Dershaw D, Kopens D, et al. Breast cancer screening with imaging: recommendations from the Society of Breast Imaging and the ACR on the use of mammography, breast mri, breast ultrasound, and other technologies for the detection of clinically occult breast cancer. J Am Coll Radiol 2010; 7:18-27
[45] Warner E, Yaffe M, Andrews KS, et al. American Cancer Society guidelines for breast screening with MRI as an adjunct to mammography. CA Cancer J Clin 2007; 57:75-89
[46] Stomper PC, et al. Breast MRI in the evaluation of patients with occult primary breast carcinoma. Breast J 1999; 5:230-234
[47] Schorn C, et al. MRI of the breast in patients with metastatic disease of unknown primary. Eur Radiol 1999; 9:470-473
[48] Morris E, et al. MR imaging of the breast in patients with occult primary breast carcinoma. Radiology 1997; 205:437-440
[49] Orel S, et al. Breast MR imaging in patients with axilary node metastases and unkown primary malignacy. Radiology 1999; 212:543-549
[50] Fischer U, et al. The influence of preoperative MRI of the breasts on recurrence rate in patients with breast cancer. Eur Radiol 2004; 10: 1725-1731
[51] Kuhl CK, Schmiedel A, Morakkabati N, et al. Breast MR imaging of the asymptomatic contralateral breast in the work up or follow-up of patients with unilateral breast cancer. Radiology 2002; 217-268
[52] Liberman L, Moris EA, Kim CM, et al. MR imaging findings in the contralateral breast in women with recently diagnosed breast cancer. AJR 2003; 180: 333-341
[53] Turnbull L, Brown S, Harvey I, et al. Comparative effectiveness of MRI in breast cancer (COMICE) trial: a randomized controlled trial. Lancet 2010; 375:563-71
[54] Tan MP. An algorithm for the integration of breast magnetic resonance imaging into clinical practice. Am J Surg 2009; 197:691-694
[55] Sardanelli F, et al. Magnetic resonance imaging of the breast: recommendations from the EUSOMA working group. Eur J Cancer 2010; 46:1296-1316
[56] Pickles M, et al. Role of dynamic contrast enhanced MRI in monitoring early response of locally advanced breast cancer to neoadjuvant chemotherapy. Breast Cancer Res Treat 2005; 91:01-10
[57] Rieber A, Brambs HJ, Gabelmann A, et al. Breast MRI for monitoring response of primary breast cancer to neadjuvant chemotheraphy. Eur Radiolgy 2002; 12:1711-1719
[58] Martincich L, et al. Monitoring response to primary chemotherapy in breast cancer using dynamic contrast-enhanced magnetic resonance imaging. Breast Cancer Res Treat 2004; 83:67-76
[59] Morrogh M, Morris EA, Liberman L, et al. The predictive value of ductography and magnetic resonance imaging in the management of nipple discharge. Ann Surg Oncol 2007; 14:3369-3378
[60] Dershaw D. Breast imaging and the conservative treatment of breast cancer. Radiol Clin Am 2002; 40:501-516
[61] Berg WA, Nguyen TK, Middleton MS, Soo MS, et al. MR imaging of extra-capsular silicon from breast implant: diagnostic pitfalls. AJR 2002; 178: 465-72
[62] Kuhl C, Schrading S, Bieling HB, et al: MRI for diagnosis of pure ductak carcinoma in situ: a prospective observational study. Lancet 2007; 370:485-492
[63] Cher DJ, Conwell JA, Mandel JS. MRI for detecting silicone breast implant rupture: Meta-analysis and implications. Annals of Plastic Surgery 2001; 47:367-380
[64] Hölmich LH, et al. The diagnosis of breast-implant rupture: Clinical findings compared with findings at magnetic resonance imaging. An Plastic Surg 2005; 54:583-589
[65] Mc Carthy MC, Pusic AL, Kerrigan CL. Silicon breast implants and magnetic resonance imaging screening for rupture: do US Food and Drug Administration recommendations reflect an evidence-based practice approach to patient care? Plast Reconstr Surg 2008; 121:1127-1134

第6章

磁共振成像在乳腺手术方案制订中的应用

Magnetic Resonance Imaging of the Breast in Surgical Planning

Dana Haddad　Katja Pinker　Elizabeth Morris　Elizabeth Sutton　**著**
陈茂山　宋　波　罗　涛　**译**　李　赞　宋达疆　**校**

一、概述

乳腺磁共振成像（MRI）改变了乳腺疾病的诊疗模式，基于循证医学证据的指南共识推荐MRI应用于诊疗方案制订过程[1-3]。在肿瘤学领域，对仅由MRI检出的肿瘤进行活检的能力有着显著提升[4-7]。术前MRI检查，能检出其他影像学检查无法发现的隐匿性病灶和同侧或对侧乳房内的其他病灶，同时还可以用于评估新辅助化疗的疗效以及指导术前导丝定位。此外，乳腺MRI对保乳术后阳性切缘患者残余肿瘤和肿瘤复发的评估具有较高敏感性[8-12]。MRI应用于术前腋窝淋巴结分期和指导制订乳房再造方式尚存争议，未来应用价值很大。

本章对乳腺MRI在外科方案制定中应用的适应证、价值和争议进行了概述。

二、图像采集

尽管不同机构乳腺MRI图像采集程序有所不同，但美国放射学学院（ACR）提出了乳腺MRI检查的一些最低技术要求，目的是通过评估病灶的形态学特征和强化类型检出尽可能小的癌症[3, 13]。

ACR操作指南推荐以下参数是乳腺MRI检查的最低要求[3]。

- 分辨率、对比度和磁场强度：由于磁场强度与分辨率密切相关，1.5T磁场强度一般是最低的参数要求。要求层厚≤3mm和平面像素分辨率≤1mm，以尽量减少体积平均效应对成像的影响。应用运动校正功能有助于减少图像的伪影。
- 双侧同步成像。
- 增强成像：钆对比剂使用的标准剂量为0.1mmol/kg，注射后至少使用10ml生理盐水进行冲管。
- 扫描时间：增强前应进行平扫成像。对比剂注射后以每4min或更短的时间间隔进行增强扫描获取动力学信息。要求成像部位保证有足够短的时间分辨率，以准确了解病变的动力学信息。
- 使用双侧乳腺MRI检查的专用线圈。

通过对比剂注射前后至少3个时间点获得的高分辨率（平面像素分辨率至少1mm）成像和脂肪抑制T_1加权序列，对外科手术提供的指导信息最有价值。为准确评估强化动力学特征，首次增强扫描应在对比剂注射后2min内进行。图像减影处理（成像后计算机将造影前图像从造影后图像中删减掉）在单独的增强图像中识别强化病灶存在困难时有所帮助，因为有的良性病变在强化时与恶性病变的信号表现形式相似，如导管内病变和复杂性囊肿等疾病。由于脂肪通常呈现为高信号，即标准 T_1 加权像上显示为明亮的白色，即使注射对比剂后也是如此。因此，建议在造影前后进行脂肪抑制以降低含有脂肪组织的乳房显影，突显乳腺内病灶。MRI 检查的高空间分辨率有助于病变的形态学分析，高时间分辨率（快速图像采集）用于强化病灶剖面显像和缩短扫描间期。通过获取和分析 MRI 图像上病灶的增强动力学特征，有助于鉴别乳腺病灶的良、恶性。对于仅在 MRI 检出的乳腺病灶，乳腺专用线圈与 MRI 引导穿刺设备联合使用可进行导丝定位或活检。在纪念斯隆－凯特琳癌症中心（MSK），标准操作流程是在三维轴向平面上获得同性图像，要求每立方体像素为 1mm，使得在矢状面和冠状面的再造类似于计算机断层扫描（CT）。通过引入相位排列线圈和平行成像技术，从而实现双乳的高时间分辨率和高空间分辨率成像 [14, 15]。

乳腺 MRI 检查操作规程中其他标准序列包括无脂肪抑制的 T_1 加权序列和脂肪抑制的 T_2 加权序列 [3, 13]。T_1 加权像有助于评价含脂肪病变（脂肪呈现高信号，即明亮）、结构变形、活检/手术后改变。在脂肪抑制的 T_2 加权图像上，乳房中的液体呈现为不同程度明亮的高信号，明亮程度取决于蛋白质和血液的含量，而脂肪呈现出比纤维组织暗的黑色低信号。因此，除乳腺黏液样纤维腺瘤和淋巴结外，能很容易将乳腺囊肿（单纯型或出血性）等良性疾病鉴别出来。

放射科医生对乳腺 MRI 结果的报告应基于所有的检查序列，以提高敏感性和特异性，尽可能减少不必要的检查或活检。如果没有进行所有序列的扫描，那将会影响到检查的敏感性和特异性。

三、肿瘤术前方案制订

（一）背景

在过去的 30～40 年里，外科手术技术和影像学检查方式的发展为保乳治疗（breast conservation therapy，BCT）奠定了基础，让绝大多数乳腺癌患者免除了乳房切除 [1, 2]。

由 Veronesi 和 Fisher 等最早发起的一些前瞻性随机临床试验，已明确证实乳腺肿瘤切除术联合放疗与乳房切除术治疗早期乳腺癌的疗效相似，乳房肿瘤切除联合放疗的总生存率为 38%～71%，而乳房全切除患者的总生存率为 44%～71%[16–22]。这些试验中，临床体检和乳房 X 线检查是诊疗和随访期的主要检查方式。然而，在接受 BCT 和辅助放化疗的患者中，10 年复发率为 10% 或更高，这表明乳房内有肿瘤残留的可能 [1, 2]。这可能是采用乳房 X 线检查对乳房内病灶大小、有无多发病灶或多中心病变和局部结构如胸肌或胸壁受累情况评估不充分，而这些评估又恰好决定了局部外科手术方式的选择 [1]。尽管乳房 X 线检查对一般风险人群的筛查是有益的 [23]，但在某些特定人群中的价值有限，如乳房致密的人群 [24]。近年来一些新的成像技术如断层乳房 X 线检查和增强光谱乳房 X 线检查（contrast-enhanced spectral mammography，CESM）也许能够解决这些问题 [25, 26]，目前有多项对比 MRI 与断层乳房 X 线检查和 CESM 的有效性研究正在进行中。

然而，MRI 检查已显示出比其他检查对评估乳房内肿瘤具有更高的敏感性 [27–35]。合理使用乳腺 MRI 检查，能降低那些适合保乳患者的切缘阳性率和复发率 [1]。乳腺 MRI 在新诊乳腺癌患者中越来越多地用来评估病灶范围，根据多中心病灶的外科处理原则指导哪些患者初次手术时需进行乳房切除术，进而避免患者需进行多次手术 [36]。MRI 能检出乳房 X 线检查未发现的临床隐匿病灶 [37]，以及对侧乳房内的隐匿病灶，进而根据免疫组化替代的分子分型来制定外科处理策略和治疗方案 [38, 39]。

（二）哪些患者适合术前乳腺 MRI 检查

ACR 标准和指南委员会在 2004 年发布了《乳腺 MRI 检查适应证和实施指南》，并于 2013 年发布了修订版。该指南包括 ACR 对高风险女性进行每年 MRI 筛查的建议，并有助于巩固乳腺 MRI 检查的重要性 [3]。ACR 推荐应用乳腺 MRI

进行诊断有以下几个适应证。

- 用于评估乳腺浸润癌和导管原位癌的病灶范围是适合乳房切除和还是保乳，评估内容包括邻近结构的局部受累情况。
- 用于新诊乳腺癌患者检测对侧乳房隐匿性癌症。
- 用于转移性乳腺癌患者隐匿性病灶的检出。
- 当其他检查方式无法确定时。
- 用于保乳术后切缘阳性或切缘邻近肿瘤的患者。
- 用于新辅助化疗前后评估治疗反应性。
- 用于乳腺 / 胸壁或乳房自体组织和假体乳房再造患者可疑影像学复发时的评估。

理想情况下，每位新诊乳腺癌患者若有可能都应该进行MRI检查，因为MRI比乳房X线检查、超声及体格检查都能更准确地评估疾病范围[1, 3]。但是，此时 MRI 不能代替诊断性乳房 X 线片和超声检查。以下情况是需要进一步探讨的问题：如果 MRI 检查未见异常，是否有临床意义？至少建议对存在高复发风险的患者进行术前 MRI 检查，如年轻患者、异质性肿瘤患者、极度纤维 – 腺体型乳房患者，以及采用单独的乳房 X 线检查和超声检查评估病灶范围存在困难的特定病理类型患者。这些特定病理类型包括浸润性小叶癌[34, 40]、导管原位癌[41]和存在增加复发风险的广泛导管内癌成分[42, 43]。

1. 评估同侧乳房病灶范围

(1) 保乳患者：美国外科医师学会联合委员会明确的保乳绝对禁忌证包括合理的外科手术后反复切缘阳性、妊娠初期或中期、不能进行放射治疗、临床或乳房 X 线检查的多中心癌灶[3]。肿瘤大小不是保乳治疗的绝对禁忌证，当小乳房大肿瘤时因手术切除肿瘤后会明显地影响美容效果，进而该类情况是保乳的相对禁忌证[3]。

欧美多项临床试验的数据表明，平均 15%（报道的数据为 12%～27%）的患者经 MRI 检查能检出同侧乳腺内隐匿性癌灶[35, 37, 44–46]。因此 MRI 检查将近 15% 的患者由保乳术转变为乳房切除术[37]。那些不赞成 MRI 检查的学者认为这种增加乳房切除率是没有必要的，因为他们参照的是既往根据乳房 X 线检查和超声检查时代制定的指南。然而，我们建议指南应该根据 MRI 检查结果进行适当的修订。所有的研究均显示，肿瘤的残留或切缘阳性均和局部复发显著相关[47, 48]。此外，术前 MRI 检查可以发现 5%～10% 的患者存在增加复发的隐匿性多中心病灶[1]。

来自伊利诺伊州芝加哥西北大学的一项研究探讨了术前 MRI 对手术方式的影响，纳入了 155 例新诊为乳腺癌的女性患者，在 73 例患者中 MRI 检出了额外的 124 个病灶[49]。在这 155 例患者中，36 例（23%）的患者改变了手术方式，10 例（6%）患者由保乳术改变为乳房全切。10 例保乳术的患者中有 8 例（80%）转为乳房切除，对于这 8 例患者来说是获益的，2 例（20%）患者因 MRI 高估了病灶而被转为了乳房切除。总体而言，MRI 检查在 10% 新诊乳腺癌患者的手术治疗中带来了有益的改变，作者认为术前 MRI 对同侧和对侧额外病灶的检出证实了 MRI 的价值。

相反，两项前瞻性随机临床试验评估了 MRI 对手术后近期结果的影响[50, 51]，这些研究的主要研究终点均是再手术率即切缘再切除术和转为乳房切除术。在 COMICE 研究中，MRI 检查组 23.7% 的患者因 MRI 检查结果转为了乳房切除，与未行 MRI 检查组的再切除率相比无统计学差异[50]。乳房切除率在 MRI 检查组和未行 MRI 检查组分别为 13.0% 和 8.8%。COMICE 研究的局限性在于参与该研究的部分中心存在 MRI 检查经验不足，以及并非所有 MRI 检出病灶都进行了病理活检。在 MONET 研究中，MRI 检查组和无 MRI 检查组的再切除率分别为 34% 和 12%，转为乳房切除的比例两组没有差异，结果是 MRI 检查组 53 例中 24 例（45%）进行了在再切除而无 MRI 检查组 50 例中仅 14 例（28%）进行了再切除术[51]。MONET 研究仅有的 149 例患者对结果评估的效能不够，而 MRI 检查组的较高的再切除率并未进行校正。因此，从 COMICE 研究和 MONET 研究来看，MRI 检查并没有显著降低再次手术率。

虽然目前尚无证据显示术前进行 MRI 检查能提高局部控制和改善总生存[2]，但值得注意的是一种新的诊断性检查并不需要 RCT 研究来进行验证[52]。例如，尽管乳房 X 线检查并没有经过 RCT 的验证，许多研究已证实了它作为人群普查工具的价值[53]。

乳腺癌术前进行 MRI 评估对适合乳房全切和保乳的患者都有价值，MRI 检查能明确肿瘤与筋膜的关系及胸大肌、前锯肌和（或）肋间肌的肿瘤侵犯范围[1, 54]。

在多数患者中，MRI 比标准乳房 X 线检查和体格检查更能准确地评估疾病范围。然而，MRI 检查提高的准确性对接受手术、放疗或系统治疗的患者能否降低复发率有待进一步研究。

(2) 降低保乳切缘阳性：保乳术要求达到手术切缘的阴性，阴性切缘是指墨汁染色面无浸润性癌或导管原位癌存在，但阴性切缘的定义和可接受的阴性切缘存在差异[2, 3]。接受放疗的保乳患者在达到切缘阴性条件下的复发率较低，而阳性切缘患者的复发率则较高[42, 55–57]。

阳性切缘患者需进行再切除手术，这将增加患者的焦虑、再手术风险和医疗费用[1, 58]。有研究报道，保乳阳性切缘率可高达 70%，即使保守估算也有 30%～50% 接受保乳患者因切缘阳性需再次手术。在残留肿瘤信息未知的情况下，再次手术可能切除组织不足或过多。MRI 能为外科医生提供残余肿瘤信息，需注意的是最好有术前乳腺 MRI 检查明确病灶范围，因为有时术后改变与残余肿瘤难以鉴别。

某些特定病理类型的肿瘤会增加手术切缘阳性率和复发率包括导管原位癌、浸润性小叶癌和广泛导管内癌成分。

① 导管原位癌：导管原位癌（ductal carcinoma in situ，DCIS）是一种常见的非浸润性癌[41, 59]，相当大一部分 DCIS 会发展为浸润性癌，因此早期检出至关重要。自从乳房 X 线检查应用于乳腺癌筛查，DCIS 比例占到所有检出乳腺癌的 15%～20%，在临床隐匿性癌症患者中占比达 25%～56%[1, 60]。乳房 X 线片往往低估了 DCIS 的受累程度，尤其是不以钙化灶为表现的患者[1, 41]。此外，影像学引导的术前经皮穿刺活检为无浸润性癌的单纯 DCIS 患者中，有超过 20% 存在浸润性癌的患者被低估[61]。

最新研究表明，术前 MRI 对评估 DCIS 程度方面有着重要意义，已发表的研究指出敏感度为 40%～96%[60, 62–69]。MRI 图像的形态学特征和病灶大小有助于术前识别浸润性病变，更好地指导治疗[47, 70]。

DCIS 的 MRI 图像通常表现为非团块性强化，分布呈局灶性、线性、节段性或弥散性。MRI 不仅能检出含钙化的 DCIS，也可以检出非钙化的患者。MRI 用于诊断浸润性乳腺癌的标准，如快进快出动力学特征的团块性增强，这在 DICS 患者中少见[71]。例如，DCIS 的 MRI 有 30% 表现为快进快出的强化模式，50% 表现为中等速度的强化，15% 表现为缓慢强化，以及 5% 不呈现强化[1]。根据强化动力学的诊断标准不能完全可靠的排除 DCIS，相反如果存在这样的可疑病灶可用于诊断。随着 MRI 检查技术的不断发展，MRI 诊断 DCIS 的准确性也得到不断提高，尤其是空间分辨率的提高和多参数成像技术的应用。例如，结合增强后 MRI 图像和 DWI 图像能提高原位癌的诊断准确性[72–74]。

②浸润性小叶癌：浸润性小叶癌（invasive lobular carcinoma，ILC）在乳腺癌中占比 5%～20%，是乳腺癌第二常见的组织学类型[40, 75]。IDC 和 ILC 的主要区别是它们的生长模式，ILC 倾向于更分散的生长，通常是由于 E- 钙黏蛋白的丢失[76]。"经典型" 小叶癌由相对较小而均匀的细胞组成，它们以的黏合方式生长，癌细胞像线一样的浸润在正常组织中。常有报道的巢样生长是指癌细胞在正常导管周围行成网状结构。除此之外，ILC 患者对侧的同时性和异时性乳腺癌更常见[77]。ILC 诊断时肿瘤常常较 IDC 大[78, 79]。

ILC 在临床的诊断具有一定的难度[40]。ILC 的弥散性生长使得乳房 X 线检查和超声检查对肿瘤的分期常不可靠，进而导致更高的再切除率，同时导致患者和医生均偏向选择乳房切除[80]。在 MRI 图像上，ILC 的表现为容易检出的团块性强化，但其形态学表现差异较大[81, 82]。无肿块时，在正常纤维腺体组织间可见非肿块分散型强化，ILC 的这种弥散生长模式解释了为什么比 IDC 的肿瘤更大[79]。ILC的对比剂吸收和形态学的差异常反映了肿瘤的组织学类型。然而，前瞻性和回顾性数据显示乳腺MRI检查对ILC的敏感度非常高，敏感度平均为93.5%，最高可达100%[34, 83–85]。

③广泛导管内癌成分：广泛导管内癌成分（extensive intraductal component，EIC）是一种组织病理学特征，与乳腺癌高复发风险有关[86, 87]。由放射治疗联合中心最先报道，有时又被归为DCIS，在浸润性癌灶内和DCIS周围组织内的占比达25%或更多。接受保乳和放疗的早期浸润性导管癌女性患者中，约20%的患者存在EIC。多项研究数据显示，EIC阳性会增加乳腺癌复发风险，10年复发率为2%～32%，这与肿瘤切除术后残余肿瘤负荷有关[2]。然而，一些最新的研究表明阴性切缘能降低EIC阳性肿瘤患者的复发风险[42, 43, 57]。因此，EIC是预示乳房内病灶范围可能比临床表现得更为宽泛的病理指标，但它似乎不是局部复发的独立危险因素[2]。

2. 检查对侧乳房

在乳腺MRI检查评估肿瘤范围的同时，也将对侧乳房进行了筛查。ACRIN 6667研究数据显示，在新诊女性乳腺癌患者中进行乳腺MRI检查对侧乳房有3.1%检出恶性肿瘤[39, 88, 89]。在MSK中心的研究随访数据也得到了相似的结果，对侧乳腺癌的检出率为2.7%～6.0%[39, 44, 45, 89, 90]。由于检出对侧乳腺癌而改变了手术的处理方式[2]，在初始治疗时就要根据双侧同时性乳腺癌的分子亚型讨论所有的治疗策略。

有学者认为，自1985年以来，对侧乳腺癌的发病率呈现逐步下降趋势，这得益于辅助性系统治疗应用的增加，由于对侧乳腺癌发病率很低很难评价常规应用MRI来筛查对侧乳腺癌的合理性[91, 92]。然而，暂且不管对侧乳房，假如辅助化疗对未明确的对侧乳腺癌有治疗作用，我们花费如此多的精力、时间和资源来治疗已知癌症时，对未知癌症治疗就没有临床意义[1]。这一假设也没有考虑乳腺癌是一种异质性疾病，乳腺癌的治疗需根据免疫组化的分子分型来制订更加个体化的方案。

3. 评估术后肿瘤残留或复发

在病理证实切缘阳性或切缘靠近肿瘤的患者，ACR推荐采用乳腺MRI评估肿瘤的残留情况[3]。此外，MRI也可以用于评估保乳术后和再造乳房内的可疑复发灶。

(1) 残余肿瘤：当首次手术切除不完全并且切缘阳性时，保乳术后可能存在肿瘤残留[1]。切除标本的X线片有助于评估病灶切除范围[93]。如果术前评估病变内含有钙化灶，保乳术后切除组织放大的X线片可用于评估是否有可疑钙化灶残留[94]。若有肿瘤残留，可在X线片引导下进行定位，指导外科医生识别残留病灶区域。

然而，这种评价方法不适用于原发肿瘤不含钙化灶的患者。此外，手术后的组织变形和血肿/血清肿等变化影响了放射性检查对残留肿瘤情况的评价能力[1]。在有肿瘤残留时，患者需重返手术室，外科医生切除肿瘤残腔的阳性边缘。乳腺MRI对有肿瘤残留的评价可提供重要信息，尤其是年轻的致密乳腺患者、合并EIC、特定乳腺癌分子亚型即HER2过表达型和ILC患者[95]。

MRI的作用是评估切缘靠近肿瘤或切缘阳性患者有无肿瘤残留[1, 96]。MRI对镜下切缘残留的组织与强化的肉芽组织不能很好地进行辨别，但是不管检查成像结果如何，在临床中均可容易地从残腔中再次切除。MRI的主要作用是评估切缘附近或远离肿瘤切除部位的可测量残余肿瘤，这些信息可以指导外科医生进行处理。如果是为了实现保乳的再次切除手术，术前MRI引导下的穿刺定位能促成切除的完整性。

(2) 肿瘤复发：乳房内的肿瘤复发，是指原乳房内未被检出和未被充分治疗的肿瘤或肿瘤的真正复发生长[1, 96]。尽管手术时达到切缘阴性和接受新辅助/辅助化疗和放疗，复发仍有可能发生。正如所讨论的，肿瘤复发率患者间差异很大，而切缘阳性、年轻患者或肿瘤合并广泛导管内癌成分会增加复发率。

肿瘤的复发与肿瘤残留具有相关性[1, 96]。未经治疗的残余病灶最终以复发呈现出来，可能早期复发（2年内）或晚期复发（2年后）。放疗和（或）化疗对未诊断的残余肿瘤有重要的治疗作用，未经治疗的残余肿瘤则表现为复发。目前，尚不清楚哪些患者在乳房内残留病灶能被放疗和

（或）放疗进行有效的治疗。因此，这种情况下外科手术有必要切除所有残余病变。

研究数据显示，乳房切除患者的平均复发率为6.2%，保乳患者为5.9% [22]。然而，长期随访数据提示保乳患者的累计局部复发率高达 19%，高于大多数文献中引用的 10 年 10% 的复发率 [97–104]。此外，尽管我们都认为局部复发对总生存没有影响，但最新的研究证实局部复发对无病生存期和总生存期均存在影响 [97, 98, 101, 103, 104]。因此，避免复发或对复发的早期诊断与原发灶的尽早诊断同样重要。由于局部病灶更准确的分期可以提高局部控制，而乳腺 X 线检查和超声对术后评估存在局限性，应采用 MRI 对乳房复发进行评估。

4. 再造乳房肿瘤残留和复发的评估

MRI 对评估再造乳房内的残留病灶或肿瘤复发也有重要价值 [105, 106]。乳房再造方式各种各样，其中包括乳房再造手术与改良根治术（modified sparing mastectomy，MRM）、单纯乳房切除术、保留皮肤乳房切除术（skin-sparing mastectomy，SSM）和保留乳头 – 乳晕复合体的乳腺切除术（nipple areolar skin-sparing mastectomy，NASSM）的联合应用 [106–108]。对于改良根治术或乳房切除术后的自体乳房再造，再造组织可采用腹直肌、背阔肌或臀大肌，最常用的是腹直肌带蒂肌皮瓣（transverse rectus abdominis myocutaneous，TRAM）、其次是背阔肌肌皮瓣 [105]。

乳房切除和乳房再造后，患者需接受临床检查监测疾病有无复发，影像学检查（常指超声）仅用于诊断目的（即触及异常的关注部位或抽吸假体周围液体）。多项研究报道改良根治术后进行乳房再造的局部复发率为 2.0%～7.5% [109–112]。然而，检查和确定复发病变范围是困难的。许多研究评估了 MRI 在接受辅助放疗和未放疗的保乳和假体再造患者中检测肿瘤复发的能力 [113–126]，一些研究也评价了 MRI 在乳房切除术后自体乳房再造患者中诊断肿瘤复发的作用 [127]。这些研究结果显示 MRI 在这方面的应用具有显著优势 [113]，大多数研究 MRI 检查的敏感度达到 100% [118, 119, 128]。

了解手术操作过程对解释 MRI 检查结果至关重要。例如，在 T_1 加权像上，皮瓣与周围残余乳腺脂肪组织之间的接触区可以显示为一条宽约 1mm 的低信号强度线。在 T_1 加权像上显示为一条宽度约为 1mm 的低信号强度线。MRI 也能清楚显示皮瓣的肌肉血管蒂。皮瓣的血管蒂也可以用 MRI 清晰显示，背阔肌肌皮瓣的血管蒂常在外侧，腹直肌皮瓣的血管蒂常在尾部。

在 MRI 图像上无增强显示可以高度排除肿瘤复发。保乳术后脂肪坏死及乳房切除术后乳房再造皮瓣增加 MRI 的诊断难度 [113, 115]。MRI 上脂肪坏死区的周围纤维化和炎性细胞浸润呈不规则强化，中心部分坏死组织呈非增强区。由于 TRAM 皮瓣乳房再造术后的脂肪坏死率为 10%～26% [129–131]，MRI 能对典型表现的脂肪坏死和复发病灶进行辨别。然而，脂肪坏死的早期阶段形式可能导致检查结果假阳性。临床实践中，如果放射科医生认为检查的异常可能是良性脂肪坏死，建议 6 个月后进行乳房 MRI 随访。

放射治疗后改变有时也很难与复发疾病鉴别。放疗后改变包括皮肤增厚、水肿和伴炎症反应的纤维组织，这些改变在 MRI 上呈现强化，尤其是在术后的前 12 个月内。这些放疗后改变会随着时间的推移而消退，MRI 检查的特异性在 12～18 个月呈现快速增加 [116, 124]。

乳房切除患者中每年有 0.2%～1% 会出现胸壁复发 [132]。尽管患者乳房已切除，使用乳腺专用线圈和遵照造影前后扫描的乳腺检查标准操作流程，MRI 可以协助外科手术方案的制定和评估有肋骨或肺受累患者的病变范围。

5. 原发隐匿性乳腺癌

隐匿性乳腺癌是以腋窝淋巴结转移为表现，乳房内经查体、X 线片或超声检查均未能检出病灶，在乳腺癌中占比≤ 1% [133, 134]。当原发灶隐匿时，建议进行乳腺 MRI 检查。文献报道，腋窝淋巴结转移性乳腺癌而原发灶隐匿时，＞ 50% 的患者 MRI 能明确乳房内原发病灶 [135–137]。一项 Meta 分析显示，MRI 检出原发灶的敏感度为 90%，特异度为 31% [137]。隐匿性癌灶的平均病理大小为 1～50mm，82% 为浸润性导管癌。乳腺 MRI 还能评估病变范围，指导制定治疗方案。

明确癌灶位置在治疗上是非常重要的，尤其

是现在治疗需根据乳腺癌分子亚型指导治疗方案[1, 32, 138]。一般情况下，如果MRI无法明确肿瘤位置时患者会进行乳房切除术，而一些患者会进行乳房放射治疗及严密的MRI随访。明确原发灶位置可允许进行保乳术和指导瘤床放疗，减少局部复发风险，与未知肿瘤范围和特征时的全乳放疗相比具有显著优势。

6. 其他检查不能确定时

当乳房X线片和超声检查结果不能确定时，MRI检查可以协助评估[96, 139]。MRI不应该替代评估不充分的常规检查，常在其他检查无法确定时用来排除肿瘤的可能。然而，需要注意的是在MRI检查结果是阴性的时候容易使我们放松警惕或产生误导性，尤其是常规检查结果是BIRADS 0级。如果乳腺X线和超声检查结果诊断为BIRADS 0级，建议进一步行乳腺MRI评估，如果MRI检查结果阴性时放射科医生应需参照乳房X线检查和超声检查的结果在报告中明确具体的建议[1, 96]。因此，整个评估过程并不完全取决于MRI的检查结果。

如上所述，MRI提供的信息可能会改变治疗策略[1]。在没有活检证实情况下，仅根据MRI检查结果改变治疗方案需谨慎。临床决策制定应根据其他活检信息和(或)相关的临床和影像学资料。此外，乳房MRI检查不能代替解决问题的乳房X线检查和诊断性的超声检查[3]。因为MRI会漏掉一些乳房X线检查能检出的癌灶，所以不应该用MRI来代替乳房X线检查。MRI不能代替对乳房X线、临床和（或）超声检出可疑病灶的活检。

（三）腋窝分期

新诊乳腺癌的腋窝分期具有重要的临床意义[140]。前哨淋巴结活检（sentinel lymph node biopsy，SLNB）是临床或影像学评估为腋窝阴性乳腺癌患者腋窝分期的金标准[141–145]。术前超声检出形态异常的淋巴结时，如果对治疗方案有改变时可行细针（fine-needle aspiration，FNA）或空心针穿刺活检来明确阳性淋巴结。

在T_1～T_2期新诊乳腺癌患者中，腋窝分期的价值存在争议[4]。一些研究认为，腋窝肿瘤低负荷时并不能从腋窝淋巴结清扫（axillary lymph node dissection，ALND）中获益[146–148]。例如，在接受全乳腺放疗和全身治疗的淋巴结转移患者中，ACOSOG Z0011试验表明免除ALND的局部复发率很低且总生存率良好。此外，国际乳腺癌研究组（IBCSG）试验23–01是一项随机的、多中心的Ⅲ期临床研究，比较腋窝清扫和未清扫两种处理方式在前哨淋巴结微转移患者中的预后差异，结果也证实在腋窝淋巴结非常低癌负荷转移时可以豁免ALND[149]。

然而，临床需要更准确影像学检查方式来诊断和评估腋窝淋巴结转移状态，尤其是随着新辅助化疗的应用越来越广泛。腋窝MRI可能作为替代SLNB评估腋窝淋巴结转移的方法。目前多项研究正在分析转移淋巴结特征，已报道的数据显示MRI检测转移淋巴结的平均敏感度和特异度均高达90%[150]。例如，一项研究发现，MRI上无脂肪门的腋窝淋巴结数目与病理阳性淋巴结数量显著相关，然而动力学特征、淋巴结数量和淋巴结大小与之没有相关性[151]。另一项研究将腋窝淋巴结的MRI特征与术后病理转移淋巴结进行对比，发现MR短轴4mm是预测淋巴结转移的最佳阈值，其敏感度和特异度分别为78.6%和62.3%。与淋巴结转移相关的其他因素包括淋巴结轮廓不规则（敏感度35.7%和特异度96.7%）、T_2加权像中心淋巴结倒置恢复(灵敏度57.1%和特异性91.4%)、皮质厚度＞3mm（灵敏度63.6%和特异性83.2%）[152]。钆是在乳腺MRI中使用的静脉对比剂，不同对比剂能否提高MRI检查的准确性目前正在研究中。特别是使用超顺磁性氧化铁（super paramagnetic iron oxide，SPIO）研究的数据显示，这种对比剂检测腋窝淋巴结转移的敏感性和特异性分别为98%和96%[153]。将放射性核素成像如PET和单电子发射计算机断层扫描成像（SPECT）与MRI结合应用于腋窝分期，目前也正在研究中[154]。

四、乳房再造术前计划

（一）识别血管穿支

计划进行乳房再造前，影像学检查了解血管

解剖结构对外科医生非常有价值[155, 156]。在采用影像学评估血管穿支以前，外科医生对每个患者的血管解剖知之甚少，直到手术时才有直观的了解。因此，穿支的选择常常是一个烦琐的过程，并且术中需花费很长时间。了解潜在穿支的位置和解剖结构可以提高可预测性和加快术中为每个患者制订适宜的手术方式[157, 158]。此外，不同患者间和同一患者不同侧的结构变异性非常大[159, 160]。术前影像学评估可协助选择合适的供体部位、皮瓣设计，以及确定每一个患者个体化的解剖结构。

既往采用二维超声彩色多普勒检测血管穿支位置和血流特征[161, 162]。然而，这些检查方式与检查者的能力差异密切相关、检查结果假阳性率高，并且受限于结果难以解释、可重复性差及患者的机体状态等因素[158, 163]。

磁共振血管造影（MRA）能够准确定位血管穿支，并且以一种便于外科医生识别的 3D 模式显示血管解剖结构[159, 164]。Ahn 等首次报道了无增强条件下采用 MRI 勾画下腹部穿支协助 TRAM 皮瓣的选择[165]。应用 MRA 了解腹壁下深动脉穿支皮瓣（DIEP）的血管解剖结果是一种较新的成像技术，是 DIEP 术前检查的新一代应用[166]。MRA 空间分辨率能显示直径 1mm 的穿支血管，可更好地了解肌肉内穿支血管的走向[156, 167]。MRA 的局限性在于检查费用高、时间长和可能产生运动伪影，同时安置心脏起搏器或幽闭恐惧症的患者禁用。随着 MRA 技术的不断进步，单个部位的检查时间缩短至 20min 内，多个部位的检查时间可能长达 40min[168, 169]。

目前，我们所在的机构（原著者所在机构）术前采用CT 血管造影评估 DIEP 的血管解剖结构。

（二）预测乳房体积和预后

虽然肿瘤大小不是保乳的绝对禁忌证，对肿瘤大于 4～5cm 的患者进行保乳治疗的报道非常有限[2]。小乳房大肿瘤患者是保乳治疗的相对禁忌证，因为肿瘤适当切除后容易影响美容效果。因此，肿瘤所占乳房容积比例是评估患者是否适合保乳治疗的更重要指标[170]。肿瘤所占乳房比例常由外科医生主观地评估。研究报道，当切除组织大于 70～100cm^3 时美容效果很差。其他影响美容效果的因素包括乳房大小、切除的组织所占乳房总体积的比例和肿瘤的位置[171, 172]。

因此，正在进行的一些研究使用计算机软件来计算肿瘤所占乳房体积的比例。第一项研究采用 MRI 测量肿瘤所占乳房比例并分析其与患者选择手术方式（保乳或乳房切除）的关系，结果显示肿瘤所占比例可以预测腋窝淋巴结转移[173]。MRI 测量的乳腺肿瘤体积比肿瘤直径能更好地预测接受新辅助治疗患者的无复发生存期[10]。进一步研究表明，与乳房 X 线片相比，3D 模式 MRI 能更准确地定量评估乳腺实质体积[170, 174-177]。MRI 测量的乳腺肿瘤所占比能为患者选择合适的手术方式提供可靠参考[170]。

主观评价肿瘤所占乳房体积比值可能会高估，进而导致更多不必要的乳房切除[170]。在计算机软件辅助下 MRI 定量测量的高度准确性，能选择出哪些患者更适合保乳术以及保证安全切缘条件下获得更好的美容效果。

五、新辅助化疗

（一）背景

新辅助化疗（NAC）是乳腺癌根治手术前进行的化疗[11, 96, 178]，其适应证已有所扩大，能为传统需进行乳房切除和腋窝淋巴结清扫的患者提供保乳和前哨淋巴结活检的可能。NAC 的主要目标是达到病理完全缓解（pCR），pCR 定义为治疗后无癌症残留。pCR 可作为预示良好无病生存期和总生存期的中间指标。美国 NCCN 指南推荐新辅助化疗前后进行 MRI 检查用于评估治疗反应性。

因受化疗后纤维化和乳腺密度影响，通过临床体检、乳房 X 线检查和超声检查评估肿瘤对 NAC 的反应性比较困难[11, 96, 178]。许多研究表明，MRI 对 pCR 诊断准确率最高[8, 9]。一些研究显示，新辅助化疗后 MRI 检出残留病灶与病理检查下肿瘤残留密切相关[10-12]。此外，MRI 还能通过评估肿瘤动力学变化来了解肿瘤的功能和生物学信息，这些变化常发生在肿瘤体积改变之前。MRI 提供治疗反应性差的信息可指导临床选择替代治疗方案。

（二）评估治疗反应性

乳腺MRI对NAC反应性评价的敏感度为50%～100%[179]。这种高敏感度依赖于MRI辨别残余肿瘤强化和正常乳腺组织中纤维腺体组织强化的能力。NAC患者肿瘤强化减弱通常是由于细胞毒药物的抗血管生成作用，可能会影响MRI显示残余肿瘤的能力。

（三）MRI预测病理反应性

MRI能识别乳腺癌患者NAC后达到pCR的预测特征。NAC前后进行MRI检查，采用实体肿瘤疗效评价标准（RECIST）评估乳房原发肿瘤的客观反应性[180]，评价结果包括完全缓解、部分缓解和疾病进展。一些研究表明，MRI评估的完全缓解、部分缓解或无缓解概率与临床标准评价结果具有较好的一致性[181-183]。

其他研究对治疗早期MRI显示的肿瘤特征预测最终临床或病理疗效的能力进行了探索[184-187]。这些研究对造影条件下肿瘤大小、形态学和动力学特征进行了研究。例如，一项研究使用RECIST标准评估了治疗1个周期后MRI测量肿瘤的早期缩小情况（early size reduction，ESR），结果显示ESR与治疗反应存在相关性，ESR较高的患者更容易达到pCR[184]。另一项研究测量NAC后患者肿瘤体积和对比剂的早期摄取情况，研究结果表明治疗2个周期后肿瘤体积的缩小或对比剂摄取的减弱与较好的病理反应密切相关，该研究中较好病理反应定义为术后病理未见存活的肿瘤细胞或仅可见少许簇状散在分布的癌细胞[185]。另外一个课题组应用MR光谱技术分别在治疗前和6个周期中的第2个周期后测量对比剂的动力学参数、水表观扩散系数、脂水比及T_2序列的水，对比剂的动力学特征和ADC在早期未检测到反应，但脂水比和T_2序列的水测量与最终治疗后肿瘤体积的反应存在相关性[187]。

其他几项研究观察到乳腺肿瘤MRI的初始形态学特征及其可能与治疗反应存在相关性[188-190]。在一项研究中，根据肿瘤的反应程度进行从1～5的分类，其中1类对应边界清楚的单中心病灶，5类对应边界不清楚的分散病灶[189]。研究发现，形态学特征与肿瘤治疗疗效存在相关性，77%的1类肿瘤表现为部分或完全缓解，而5类肿瘤的部分或完全缓解率为25%，并且1类形态学特征肿瘤患者的保乳率也更高。

随后，ACRIN 6657试验分析了前期研究中有意义的指标对预测治疗反应性和无复发生存的关系[191]。该研究在肿瘤大于3cm的Ⅱ期或Ⅲ期乳腺癌患者中，比较MRI检查结果与临床评估对预测新辅助治疗后的病理反应性。该研究入组的女性患者为接受基于蒽环类药物联合或不联合紫衫类药物的化疗方案。MRI测量指标包括肿瘤最长径、体积和峰值信号增强率，同时在每个时间点记录临床肿瘤大小和反应的类别，比较了临床和MRI指标对pCR和肿瘤残留负荷的预测能力。在216例入组患者中，MRI测量的肿瘤大小在各个时间点均优于临床检查所测量的数据，在第二次MRI测量时肿瘤体积的变化显示最大的获益。在校正年龄和种族后，可获得额外的预测信息。作者认为MRI的检查结果比临床检查更能预测患者对NAC的病理反应，最大的优势是在治疗早期进行肿瘤体积测量。

这些研究均表明，MRI对NAC后乳腺癌疗效的预测作用有助于快速评估治疗方案的有效性[191]。这可以在治疗期间对患者进行无创和可重复性的评估。形态学和功能上进行疗效定量评估的影像学技术，越来越多的应用于评价肿瘤治疗反应性的临床试验，可能有助于为患者治疗动态监测找到最有效的影像学检查方法和参数。

（四）MRI评估NAC后残余肿瘤

许多研究专门探讨了乳腺MRI对评估NAC后残余肿瘤负荷的诊断作用[192, 193]。与评估肿瘤范围相似，MRI已被证实在测量NAC后残余肿瘤范围方面明显优于乳房X线检查、超声和临床检查[10, 183, 193]。

尽管MRI较其他检查方式的准确性更高，但MRI也可能低估或高估残留肿瘤范围。这可能是受到肿瘤化疗反应、化疗药物或NAC诱导的肿瘤内反应的影响[194]。MRI对肿块型病灶的评估非常准确，在治疗后可以清晰地显示肿瘤边界和向心性退缩。相反，MRI 对非肿块强化的不连续病灶评估不够准确，该类肿瘤治疗后残余病灶表现为分散或成群的癌细胞，如前文所述的 DCIS 和 ILC[195–197]。与其他影像学检查或临床查体相比，MRI 测量的残余病灶与病理测量的病灶大小一致性最好 [181, 182, 198]。在肿瘤治疗效果显著患者中，有学者报道 MRI 高估了残余肿瘤负荷，也有学者报道 MRI 低估了残余肿瘤负荷 [199–202]。

肿瘤的分子特征会影响 MRI 评估 NAC 后残余肿瘤的准确性 [195–197, 203–207]。MRI 在三阴性或 ER 阴性 /HER2 阳性的患者中对残余肿瘤的评估更加准确，这两种分子亚型肿瘤的侵袭性更强，NAC 后更容易达到 pCR [196]。在 ER 阳性 /HER2 阴性患者中，MRI 的准确性较低 [203, 205–207]。然而，有研究经多因素分析后显示，分子亚型并不影响 MRI 预测 NAC 后 pCR 的敏感性、特异性、阳性预测值和阴性预测值 [204]。另外一个影响检查准确性的因素是 MRI 的空间分辨率（类似于像素的图像体素大小），空间分辨率会随着 MRI 磁场强度的增加而增加 [196, 208]。有研究表明，磁场强度 1.5T 和 3.0T MRI 的检查准确性没有差异 [196, 208]。目前正在进行中的研究采用极高空间分辨率的 7.0T MRI 来评价新辅助治疗后诊断残余肿瘤的准确性 [209]。

目前，现有研究采用 MRI 引导下的经皮穿刺活检来诊断影像学评估为完全缓解患者的 pCR。如果这种方式能准确诊断 pCR，将有可能免除乳房手术。这种新方式对目前的临床实践提出了挑战，并且最终可能导致治疗策略的转变和改变保乳的意义。对于术前表现为弥漫性病灶的患者，即使 NAC 后 MRI 表现为完全缓解，一些外科医生仍倾向于进行乳房切除术 [210]。MRI 对于 NAC 患者非常有价值且是重要的发展领域。

六、乳房 MRI 的局限性

与其他诊断性检查一样，乳腺 MRI 也存在一些局限性。MRI 是最敏感的成像方式，假阳性降低了其特异性 [96]。假阳性可由高风险病变所引起，如小叶原位癌（lobular carcinoma in situ，LCIS）、不典型导管增生（atypical ductal hyperplasia，ADH）、不典型小叶增生（atypical lobular hyperplasia，ALH），以及良性肿块，如纤维腺瘤、乳头状瘤和淋巴结。假阳性也可由良性病变所引起，包括假血管瘤样基质增生（pseudoangiomatous stromal hyperplasia，PASH）、纤维囊性变、硬化性腺病、导管增生和纤维化。随着经验的不断丰富，这些病变在阅片时能很明确的进行辨别。回顾已有文献可以发现，推荐进行 MRI 活检的病灶阳性率达到 45%[211]，而这些结果是来自经验丰富的大型医疗中心。MRI 的活检率和阳性预测值与常规乳房 X 线片相似，但优于超声 [35, 212, 213]。

MRI 结果假阴性很少发生，在一些分化良好的浸润性导管癌、浸润性小叶癌 [214]、导管原位癌患者中有所报道。MRI 的敏感性会受低空间分辨率和不强化病灶等因素的影响。最新证据表明，由于高分辨成像技术的应用并且对 DCIS 在 MRI 上的表现形式认知更加深入，对检测 DCIS 的实际灵敏度高于前期报道的数据 [66, 69]。

七、总结

乳腺 MRI 已成为乳腺癌影像学检查中不可或缺的工具，适应证越来越清晰明确。指南共识在不断更新，随着外科医生认识到最敏感的影像学检查方式的临床价值，MRI 的应用在不断增加，这是乳腺癌患者制订治疗方案前唯一的三维诊断成像技术。使用乳腺 MRI 也可以进一步了解肿瘤的生物学特性、微环境特征和结局。在可行情况下，所有患者均应该考虑乳腺 MRI 检查，有助于准确了解每位患者疾病的程度及影像学的不同表现形式对疾病的认知和治疗方式也会发生改变。相反，如果没有这些检查信息我们对肿瘤的了解就非常局限。乳腺外科医生像其他领域的外科医生一样依赖于乳腺 MRI 检查，MRI 通常是首选的检查方式，如果不选 MRI 那应该进行其他三维检查。与其他检查方式相比，MRI 提供的信息能为患者制订最佳的个体化方案提供保障。

参考文献

[1] Morris E et al (2005) Breast MRI: diagnosis and intervention. Springer, New York. xviii, 513 p
[2] American College of Radiology (2007) Practice guideline for the breast conservation therapy in the management of invasive breast carcinoma. J Am Coll Surg 205(2):362–376
[3] American College of Radiology (2013) ACR practice parameter for the performance of contrast-enhanced magnetic resonance imaging (MRI) of the breast. https://www.acr.org/~/media/ACR/Documents/PGTS/guidelines/MRI_Breast.pdf?db=web. Accessed 22 Jan 2017
[4] Kaiser WA, Pfleiderer SO, Baltzer PA (2008) MRI-guided interventions of the breast. J Magn Reson Imaging 27(2):347–355
[5] Plantade R, Thomassin-Naggara I (2014) MRI vacuum-assisted breast biopsies. Diagn Interv Imaging 95(9):779–801
[6] Imschweiler T et al (2014) MRI-guided vacuum-assisted breast biopsy: comparison with stereotactically guided and ultrasoundguided techniques. Eur Radiol 24(1):128–135
[7] Chevrier MC et al (2016) Breast biopsies under magnetic resonance imaging guidance: challenges of an essential but imperfect technique. Curr Probl Diagn Radiol 45(3):193–204
[8] Pinker K et al (2014) Improved diagnostic accuracy with multiparametric magnetic resonance imaging of the breast using dynamic contrast-enhanced magnetic resonance imaging, diffusionweighted imaging, and 3-dimensional proton magnetic resonance spectroscopic imaging. Invest Radiol 49(6):421–430
[9] Dialani V, Chadashvili T, Slanetz PJ (2015) Role of imaging in neoadjuvant therapy for breast cancer. Ann Surg Oncol 22(5):1416–1424
[10] Partridge SC et al (2005) MRI measurements of breast tumor volume predict response to neoadjuvant chemotherapy and recurrencefree survival. AJR Am J Roentgenol 184(6):1774–1781
[11] Hylton N (2006) MR imaging for assessment of breast cancer response to neoadjuvant chemotherapy. Magn Reson Imaging Clin N Am 14(3):383–389
[12] Schott AF et al (2005) Clinical and radiologic assessments to predict breast cancer pathologic complete response to neoadjuvant chemotherapy. Breast Cancer Res Treat 92(3):231–238
[13] American College of Radiology (2014) The ACR technical standard for diagnostic medical physics performance monitoring of magnetic resonance imaging (MRI) equipment. https://www.acr.org/~/media/ACR/Documents/PGTS/standards/MonitorMRIEquipment. pdf. Accessed 16 Jan 2017
[14] Glockner JF et al (2005) Parallel MR imaging: a user's guide. Radiographics 25(5):1279–1297
[15] Rahbar H et al (2013) Clinical and technical considerations for high quality breast MRI at 3 Tesla. J Magn Reson Imaging 37(4):778–790
[16] Veronesi U et al (2002) Twenty-year follow-up of a randomized study comparing breast-conserving surgery with radical mastectomy for early breast cancer. N Engl J Med 347(16):1227–1232
[17] Fisher B et al (2002) Twenty-year follow-up of a randomized trial comparing total mastectomy, lumpectomy, and lumpectomy plus irradiation for the treatment of invasive breast cancer. N Engl J Med 347(16):1233–1241
[18] Simone NL et al (2012) Twenty-five year results of the national cancer institute randomized breast conservation trial. Breast Cancer Res Treat 132(1):197–203
[19] Litiere S et al (2012) Breast conserving therapy versus mastectomy for stage I-II breast cancer: 20 year follow-up of the EORTC 10801 phase 3 randomised trial. Lancet Oncol 13(4):412–419
[20] Early Breast Cancer Trialists' Collaborative Group (1995) Effects of radiotherapy and surgery in early breast cancer. An overview of the randomized trials. N Engl J Med 333(22):1444–1455
[21] van der Hage JA et al (2003) Impact of locoregional treatment on the early-stage breast cancer patients: a retrospective analysis. Eur J Cancer 39(15):2192–2199
[22] Early Breast Cancer Trialists' Collaborative Group (2000) Favourable and unfavourable effects on long-term survival of radiotherapy for early breast cancer: an overview of the randomised trials. Lancet 355(9217):1757–1770
[23] Weedon-Fekjaer H, Romundstad PR, Vatten LJ (2014) Modern mammography screening and breast cancer mortality: population study. BMJ 348:g3701
[24] Timmermans L et al (2017) Screen-detected versus interval cancers: effect of imaging modality and breast density in the Flemish Breast Cancer Screening Programme. Eur Radiol 27(9):3810–3819
[25] Tagliafico AS et al (2016) Diagnostic performance of contrastenhanced spectral mammography: systematic review and metaanalysis. Breast 28:13–19
[26] Mariscotti G et al (2014) Accuracy of mammography, digital breast tomosynthesis, ultrasound and MR imaging in preoperative assessment of breast cancer. Anticancer Res 34(3):1219–1225
[27] Kuhl CK (2007) Current status of breast MR imaging. Part 2. Clinical applications. Radiology 244(3):672–691
[28] Kriege M et al (2004) Efficacy of MRI and mammography for breast-cancer screening in women with a familial or genetic predisposition. N Engl J Med 351(5):427–437
[29] Kuhl C et al (2010) Prospective multicenter cohort study to refine management recommendations for women at elevated familial risk of breast cancer: the EVA trial. J Clin Oncol 28(9):1450–1457
[30] Leach MO et al (2005) Screening with magnetic resonance imaging and mammography of a UK population at high familial risk of breast cancer: a prospective multicentre cohort study (MARIBS). Lancet 365(9473):1769–1778
[31] Cooney CS, Khouri NF, Tsangaris TN (2008) The role of breast MRI in the management of patients with breast disease. Adv Surg 42:299–312
[32] Morris EA et al (2003) MRI of occult breast carcinoma in a highrisk population. Am J Roentgenol 181(3):619–626
[33] Saslow D et al (2007) American Cancer Society guidelines for breast screening with MRI as an adjunct to mammography. CA Cancer J Clin 57(2):75–89
[34] Berg WA et al (2004) Diagnostic accuracy of mammography,

clinical examination, US, and MR imaging in preoperative assessment of breast cancer. Radiology 233(3):830–849
[35] Berg WA et al (2012) Detection of breast cancer with addition of annual screening ultrasound or a single screening MRI to mammography in women with elevated breast cancer risk. JAMA 307(13):1394–1404
[36] Barrett A (2015) Preoperative breast MR imaging: its role in surgical planning. Radiol Technol 86(5):499–510
[37] Iacconi C et al (2016) Multicentric cancer detected at breast MR imaging and not at mammography: important or not? Radiology 279(2):378–384
[38] Hollingsworth AB, Stough RG (2006) Preoperative breast MRI for locoregional staging. J Okla State Med Assoc 99(10):505–515
[39] Lehman CD et al (2007) MRI evaluation of the contralateral breast in women with recently diagnosed breast cancer. N Engl J Med 356(13):1295–1303
[40] Mann RM (2010) The effectiveness of MR imaging in the assessment of invasive lobular carcinoma of the breast. Magn Reson Imaging Clin N Am 18(2):259–276, ix
[41] Nori J et al (2014) Role of preoperative breast MRI in ductal carcinoma in situ for prediction of the presence and assessment of the extent of occult invasive component. Breast J 20(3):243–248
[42] Dewar JA et al (1995) Local relapse and contralateral tumor rates in patients with breast cancer treated with conservative surgery and radiotherapy (institut gustave roussy 1970–1982). Cancer 76(11):2260–2265
[43] Gage I et al (1996) Pathologic margin involvement and the risk of recurrence in patients treated with breast-conserving therapy. Cancer 78(9):1921–1928
[44] Fischer U, Kopka L, Grabbe E (1999) Breast carcinoma: effect of preoperative contrast-enhanced MR imaging on the therapeutic approach. Radiology 213(3):881–888
[45] Hollingsworth AB et al (2008) Breast magnetic resonance imaging for preoperative locoregional staging. Am J Surg 196(3):389–397
[46] Liberman L et al (2003) MR imaging of the ipsilateral breast in women with percutaneously proven breast cancer. AJR Am J Roentgenol 180(4):901–910
[47] Kuhl CK et al (2017) Impact of preoperative breast MR imaging and MR-guided surgery on diagnosis and surgical outcome of women with invasive breast cancer with and without DCIS component. Radiology 284(3):645–655
[48] Brennan ME et al (2017) Impact of selective use of breast MRI on surgical decision-making in women with newly diagnosed operable breast cancer. Breast 32:135–143
[49] Bilimoria KY (2007) Evaluating the impact of preoperative breast magnetic resonance imaging on the surgical management of newly diagnosed breast cancers. Arch Surg 142(5):441
[50] Turnbull LW et al (2010) Multicentre randomised controlled trial examining the cost-effectiveness of contrast-enhanced high field magnetic resonance imaging in women with primary breast cancer scheduled for wide local excision (COMICE). Health Technol Assess 14(1):1–182
[51] Peters NH et al (2011) Preoperative MRI and surgical management in patients with nonpalpable breast cancer: the MONET—randomised controlled trial. Eur J Cancer 47(6):879–886
[52] Kuhl C et al (2007) Pre-operative staging of breast cancer with breast MRI: one step forward, two steps back? Breast 16(Suppl 2):S34–S44
[53] Lehman CD et al (2005) Screening women at high risk for breast cancer with mammography and magnetic resonance imaging. Cancer 103(9):1898–1905
[54] Morris EA et al (2000) Evaluation of pectoralis major muscle in patients with posterior breast tumors on breast MR images: early experience. Radiology 214(1):67–72
[55] Borger J et al (1994) Risk factors in breast-conservation therapy. J Clin Oncol 12(4):653–660
[56] Freedman G et al (1998) Patients with close or positive margins treated with conservative surgery and radiation have an increased risk of breast recurrence that is delayed by adjuvant systemic therapy. Int J Radiat Oncol Biol Phys 42(1):126
[57] Smitt M et al (2002) Predictors of re-excision findings and recurrence following breast conservation. Int J Radiat Oncol Biol Phys 54(2):6
[58] Morris EA (2010) Should we dispense with preoperative breast MRI? Lancet 375(9714):528–530
[59] Mossa-Basha M et al (2010) Ductal carcinoma in situ of the breast: MR imaging findings with histopathologic correlation. Radiographics 30(6):1673–1687
[60] Stomper PC et al (1995) Suspect breast lesions: findings at dynamic gadolinium-enhanced MR imaging correlated with mammographic and pathologic features. Radiology 197(2):387–395
[61] Deurloo EE et al (2012) MRI of the breast in patients with DCIS to exclude the presence of invasive disease. Eur Radiol 22(7):1504–1511
[62] Orel SG et al (1995) Staging of suspected breast cancer: effect of MR imaging and MR-guided biopsy. Radiology 196(1):115–122
[63] Boetes C et al (1995) Breast tumors: comparative accuracy of MR imaging relative to mammography and US for demonstrating extent. Radiology 197(3):743–747
[64] Viehweg P et al (2000) In situ and minimally invasive breast cancer: morphologic and kinetic features on contrast-enhanced MR imaging. MAGMA 11(2):129–137
[65] Fobben ES et al (1995) Breast MR imaging with commercially available techniques: radiologic-pathologic correlation. Radiology 196(1):143–152
[66] Menell JH et al (2006) Determination of the presence and extent of pure ductal carcinoma in situ by mammography and magnetic resonance imaging. Clin Imaging 30(3):225
[67] Schouten van der Velden AP et al (2009) Magnetic resonance imaging of ductal carcinoma in situ: what is its clinical application? A review. Am J Surg 198(2):262–269
[68] Jansen SA et al (2007) Pure ductal carcinoma in situ: kinetic and morphologic MR characteristics compared with mammographic appearance and nuclear grade. Radiology 245(3):684–691
[69] Hwang ES et al (2003) Magnetic resonance imaging in patients diagnosed with ductal carcinoma-in-situ: value in the diagnosis of residual disease, occult invasion, and multicentricity. Ann Surg Oncol 10(4):381–388
[70] Huang YT et al (2011) MRI findings of cancers preoperatively diagnosed as pure DCIS at core needle biopsy. Acta Radiol 52(10):1064–1068

[71] Mennella S et al (2015) Magnetic resonance imaging of breast cancer: factors affecting the accuracy of preoperative lesion sizing. Acta Radiol 56(3):260–268
[72] Bickel H et al (2015) Quantitative apparent diffusion coefficient as a noninvasive imaging biomarker for the differentiation of invasive breast cancer and ductal carcinoma in situ. Invest Radiol 50(2):95–100
[73] Ding JR, Wang DN, Pan JL (2016) Apparent diffusion coefficient value of diffusion-weighted imaging for differential diagnosis of ductal carcinoma in situ and infiltrating ductal carcinoma. J Cancer Res Ther 12(2):744–750
[74] Hussein H et al (2015) Evaluation of apparent diffusion coefficient to predict grade, microinvasion, and invasion in ductal carcinoma in situ of the breast. Acad Radiol 22(12):1483–1488
[75] Li CI (2003) Trends in incidence rates of invasive lobular and ductal breast carcinoma. JAMA 289(11):1421
[76] Hanby AM, Hughes TA (2007) In situ and invasive lobular neoplasia of the breast. Histopathology 52(1):58–66
[77] Arpino G et al (2004) Infiltrating lobular carcinoma of the breast: tumor characteristics and clinical outcome. Breast Cancer Res 6(3):R149–R156
[78] Doyle AJ et al (2016) DCIS of the breast: the value of preoperative MRI. J Med Imaging Radiat Oncol 60(2):194–198
[79] Doyle DJ et al (2005) Metastatic manifestations of invasive lobular breast carcinoma. Clin Radiol 60(2):271–274
[80] Biglia N et al (2007) Increased incidence of lobular breast cancer in women treated with hormone replacement therapy: implications for diagnosis, surgical and medical treatment. Endocr Relat Cancer 14(3):549–567
[81] Rodenko GN et al (1996) MR imaging in the management before surgery of lobular carcinoma of the breast: correlation with pathology. AJR Am J Roentgenol 167(6):1415–1419
[82] Weinstein SP et al (2001) MR imaging of the breast in patients with invasive lobular carcinoma. Am J Roentgenol 176(2):399–406
[83] Munot K et al (2002) Role of magnetic resonance imaging in the diagnosis and single-stage surgical resection of invasive lobular carcinoma of the breast. Br J Surg 89(10): 1296–1301
[84] Schelfout K et al (2004) Preoperative breast MRI in patients with invasive lobular breast cancer. Eur Radiol 14(7):1209–1216
[85] Caramella T et al (2007) Value of MRI in the surgical planning of invasive lobular breast carcinoma: a prospective and a retrospective study of 57 cases: comparison with physical examination, conventional imaging, and histology. Clin Imaging 31(3):155–161
[86] Fitzgibbons PL, Connolly JL, Page DL (2000) Updated protocol for the examination of specimens from patients with carcinomas of the breast. Cancer Committee. Arch Pathol Lab Med 124(7):1026–1033
[87] Fitzgibbons PL et al (2000) Prognostic factors in breast cancer. College of American Pathologists Consensus Statement 1999. Arch Pathol Lab Med 124(7):966–978
[88] Lehman CD et al (2009) Indications for breast MRI in the patient with newly diagnosed breast cancer. J Natl Compr Canc Netw 7(2):193–201
[89] Sung JS et al (2014) Preoperative breast MRI for early-stage breast cancer: effect on surgical and long-term outcomes. AJR Am J Roentgenol 202(6):1376–1382
[90] Liberman L et al (2003) MR imaging findings in the contralateral breast of women with recently diagnosed breast cancer. AJR Am J Roentgenol 180(2):333–341
[91] Houssami N, Turner R, Morrow M (2013) Preoperative magnetic resonance imaging in breast cancer: meta-analysis of surgical outcomes. Ann Surg 257(2):249–255
[92] Nichols HB et al (2011) Declining incidence of contralateral breast cancer in the United States from 1975 to 2006. J Clin Oncol 29(12):1564–1569
[93] Lee CH, Carter D (1995) Detecting residual tumor after excisional biopsy of impalpable breast carcinoma: efficacy of comparing preoperative mammograms with radiographs of the biopsy specimen. Am J Roentgenol 164(1):81–86
[94] Gluck BS et al (1993) Microcalcifications on postoperative mammograms as an indicator of adequacy of tumor excision. Radiology 188(2):469–472
[95] Frei KA et al (2000) MR imaging of the breast in patients with positive margins after lumpectomy. Am J Roentgenol 175(6):1577–1584
[96] Morris EA (2010) Diagnostic breast MR imaging: current status and future directions. Magn Reson Imaging Clin N Am 18(1):57–74
[97] Brooks JP et al (2005) Early ipsilateral breast tumor recurrences after breast conservation affect survival: an analysis of the National Cancer Institute randomized trial. Int J Radiat Oncol Biol Phys 62(3):785–789
[98] Doyle T et al (2001) Long-term results of local recurrence after breast conservation treatment for invasive breast cancer. Int J Radiat Oncol Biol Phys 51(1):74–80
[99] Fisher B et al (1995) Reanalysis and results after 12 years of follow-up in a randomized clinical trial comparing total mastectomy with lumpectomy with or without irradiation in the treatment of breast cancer. N Engl J Med 333(22):1456–1461
[100] Fowble BL et al (1991) Ten year results of conservative surgery and irradiation for stage I and II breast cancer. Int J Radiat Oncol Biol Phys 21(2):269–277
[101] Haffty BG et al (1996) Ipsilateral breast tumor recurrence as a predictor of distant disease: implications for systemic therapy at the time of local relapse. J Clin Oncol 14(1):52–57
[102] Jacobson JA et al (1995) Ten-year results of a comparison of conservation with mastectomy in the treatment of stage I and II breast cancer. N Engl J Med 332(14):907–911
[103] Tabar Ls et al (1999) The natural history of breast carcinoma. Cancer 86(3):449–462
[104] Whelan T et al (1994) Ipsilateral breast tumor recurrence postlumpectomy is predictive of subsequent mortality: results from a randomized trial. Int J Radiat Oncol Biol Phys 30(1):11–16
[105] Yoo H et al (2014) Local recurrence of breast cancer in reconstructed breasts using TRAM flap after skin-sparing mastectomy: clinical and imaging features. Eur Radiol 24(9):2220–2226
[106] Hidalgo DA et al (1998) Immediate reconstruction after complete skin-sparing mastectomy with autologous tissue. J Am Coll Surg 187(1):17–21

[107] Howard MA et al (2006) Breast cancer local recurrence after mastectomy and TRAM flap reconstruction: incidence and treatment options. Plast Reconstr Surg 117(5):1381–1386
[108] Disa JJ et al (2003) Skin-sparing mastectomy and immediate autologous tissue reconstruction after whole-breast irradiation. Plast Reconstr Surg 111(1):118–124
[109] Kroll SS et al (1999) Local recurrence risk after skin-sparing and conventional mastectomy: a 6-year follow-up. Plast Reconstr Surg 104(2):421–425
[110] Kroll SS et al (1997) Risk of recurrence after treatment of early breast cancer with skin-sparing mastectomy. Ann Surg Oncol 4(3):193–197
[111] Foster RD et al (2002) Skin-sparing mastectomy and immediate breast reconstruction: a prospective cohort study for the treatment of advanced stages of breast carcinoma. Ann Surg Oncol 9(5):462–466
[112] Carlson GW (1998) Local recurrence after skin-sparing mastectomy: a manifestation of tumor biology or surgical conservatism? Ann Surg Oncol 5(7):571–572
[113] Rieber A et al (2003) Breast-conserving surgery and autogenous tissue reconstruction in patients with breast cancer: efficacy of MRI of the breast in the detection of recurrent disease. Eur Radiol 13(4):780–787
[114] Dao TH et al (1993) Tumor recurrence versus fibrosis in the irradiated breast: differentiation with dynamic gadolinium-enhanced MR imaging. Radiology 187(3):751–755
[115] Gilles R et al (1993) Assessment of breast cancer recurrence with contrast-enhanced subtraction MR imaging: preliminary results in 26 patients. Radiology 188(2):473–478
[116] Heywang-Köbrunner SH et al (1993) Contrast-enhanced MRI of the breast after limited surgery and radiation therapy. J Comput Assist Tomogr 17(6):891–900
[117] Kerslake RW et al (1994) Dynamic contrast-enhanced and fat suppressed magnetic resonance imaging in suspected recurrent carcinoma of the breast: preliminary experience. Br J Radiol 67(804):1158–1168
[118] Lewis-Jones HG, Whitehouse GH, Leinster SJ (1991) The role of magnetic resonance imaging in the assessment of local recurrent breast carcinoma. Clin Radiol 43(3):197–204
[119] Mumtaz H et al (1997) Comparison of magnetic resonance imaging and conventional triple assessment in locally recurrent breast cancer. Br J Surg 84(8):1147–1151
[120] Murray AD et al (1996) Dynamic magnetic resonance mammography of both breasts following local excision and radiotherapy for breast carcinoma. Br J Radiol 69(823):594–600
[121] Mussurakis S et al (1995) Dynamic contrast-enhanced magnetic resonance imaging of the breast combined with pharmacokinetic analysis of gadolinium-DTPA uptake in the diagnosis of local recurrence of early stage breast carcinoma. Invest Radiol 30(11):650–662
[122] Nunes LW et al (1997) Diagnostic performance characteristics of architectural features revealed by high spatial-resolution MR imaging of the breast. Am J Roentgenol 169(2):409–415
[123] Rieber A et al (1997) Value of MR mammography in the detection and exclusion of recurrent breast carcinoma. J Comput Assist Tomogr 21(5):780–784
[124] Heywang SH et al (1990) Gd-DTPA enhanced MR imaging of the breast in patients with postoperative scarring and silicon implants. J Comput Assist Tomogr 14(3):348–356
[125] Boné B et al (1995) Contrast-enhanced MR imaging of the breast in patients with breast implants after cancer surgery. Acta Radiol 36(2):111–116
[126] Huch RA et al (1998) MR imaging of the augmented breast. Eur Radiol 8(3):371–376
[127] Ahn CY et al (1995) Evaluation of autogenous tissue breast reconstruction using MRI. Plast Reconstr Surg 95(1):70–76
[128] Soderstrom CE et al (1997) Detection with MR imaging of residual tumor in the breast soon after surgery. AJR Am J Roentgenol 168(2):485–488
[129] Bostwick J (1995) Breast reconstruction following mastectomy. CA Cancer J Clin 45(5):289–304
[130] Slavin SA, Goldwyn RM (1988) The midabdominal rectus abdominis myocutaneous flap. Plast Reconstr Surg 81(2):189–197
[131] Hartrampf CR, Scheflan M, Black PW (1982) Breast reconstruction with a transverse Abdominal Island flap. Plast Reconstr Surg 69(2):216–224
[132] Davidson NE (1997) Diseases of the breast Jay R. Harris, Marc E. Lippman, Monica Morrow, Samuel Hellman, eds. Philadelphia: Lippincott-Raven, 1996. 1047 pp., illus. $169. ISBN 0-397-51470-0. JNCI J Natl Cancer Inst 89(1):85–85
[133] Bloom S, Morrow M (2010) A clinical oncologic perspective on breast magnetic resonance imaging. Magn Reson Imaging Clin N Am 18(2):277–294, ix
[134] de Bresser J et al (2010) Breast MRI in clinically and mammographically occult breast cancer presenting with an axillary metastasis: a systematic review. Eur J Surg Oncol 36(2):114–119
[135] Olson JA et al (2000) Magnetic resonance imaging facilitates breast conservation for occult breast cancer. Ann Surg Oncol 7(6):411–415
[136] Bartella L et al (2006) Nonpalpable mammographically occult invasive breast cancers detected by MRI. AJR Am J Roentgenol 186(3):865–870
[137] Morrow M, Waters J, Morris E (2011) MRI for breast cancer screening, diagnosis, and treatment. Lancet 378(9805):1804–1811
[138] Black D et al (2007) Detecting occult malignancy in prophylactic mastectomy: preoperative MRI versus sentinel lymph node biopsy. Ann Surg Oncol 14(9):2477–2484
[139] Lee CH et al (1999) Clinical usefulness of MR imaging of the breast in the evaluation of the problematic mammogram. AJR Am J Roentgenol 173(5):1323–1329
[140] Ahmed M et al (2014) Is imaging the future of axillary staging in breast cancer? Eur Radiol 24(2):288–293
[141] Gill G (2008) Sentinel-lymph-node-based management or routine axillary clearance? One-year outcomes of sentinel node biopsy versus axillary clearance (SNAC): a randomized controlled surgical trial. Ann Surg Oncol 16(2):266–275
[142] Kim T, Giuliano AE, Lyman GH (2006) Lymphatic mapping and sentinel lymph node biopsy in early-stage

breast carcinoma. Cancer 106(1):4–16
[143] Krag D et al (1998) The sentinel node in breast cancer—a multicenter validation study. N Engl J Med 339(14):941–946
[144] Veronesi U et al (2003) A randomized comparison of sentinelnode biopsy with routine axillary dissection in breast cancer. N Engl J Med 349(6):546–553
[145] Zavagno G et al (2008) A randomized clinical trial on sentinel lymph node biopsy versus axillary lymph node dissection in breast cancer. Ann Surg 247(2):207–213
[146] Bilimoria KY et al (2009) Comparison of sentinel lymph node biopsy alone and completion axillary lymph node dissection for node-positive breast cancer. J Clin Oncol 27(18):2946–2953
[147] Galimberti V et al (2011) Can we avoid axillary dissection in the micrometastatic sentinel node in breast cancer? Breast Cancer Res Treat 131(3):819–825
[148] Giuliano AE et al (2016) Locoregional recurrence after sentinel lymph node dissection with or without axillary dissection in patients with sentinel lymph node metastases: long-term follow-up from the American College of Surgeons Oncology Group (Alliance) ACOSOG Z0011 Randomized Trial. Ann Surg 264(3):413–420
[149] Galimberti V et al (2013) Axillary dissection versus no axillary dissection in patients with sentinel-node micrometastases (IBCSG 23-01): a phase 3 randomised controlled trial. Lancet Oncol 14(4):297–305
[150] Houssami N et al (2011) Preoperative ultrasound-guided needle biopsy of axillary nodes in invasive breast cancer. Ann Surg 254(2):243–251
[151] Mortellaro VE et al (2009) Magnetic resonance imaging for axillary staging in patients with breast cancer. J Magn Reson Imaging 30(2):309–312
[152] Luciani A et al (2009) Ex vivo MRI of axillary lymph nodes in breast cancer. Eur J Radiol 69(1):59–66
[153] Harnan SE et al (2011) Magnetic resonance for assessment of axillary lymph node status in early breast cancer: a systematic review and meta-analysis. Eur J Surg Oncol 37(11):928–936
[154] Meng Y et al (2011) Cost-effectiveness of MRI and PET imaging for the evaluation of axillary lymph node metastases in early stage breast cancer. Eur J Surg Oncol 37(1):40–46
[155] Vasile JV et al (2010) Anatomic imaging of gluteal perforator flaps without ionizing radiation: seeing is believing with magnetic resonance angiography. J Reconstr Microsurg 26(1):45–57
[156] Vasile JV, Levine JL (2016) Magnetic resonance angiography in perforator flap breast reconstruction. Gland Surg 5(2):197–211
[157] Nahabedian MY (2011) Overview of perforator imaging and flap perfusion technologies. Clin Plast Surg 38(2):165–174
[158] Mohan AT, Saint-Cyr M (2016) Advances in imaging technologies for planning breast reconstruction. Gland Surg 5(2):242–254
[159] Rozen WM et al (2008) The accuracy of computed tomographic angiography for mapping the perforators of the DIEA: a cadaveric study. Plast Reconstr Surg 122(2):363–369
[160] Rozen WM et al (2010) Deep inferior epigastric perforators do not correlate between sides of the body: the role for preoperative imaging. J Plast Reconstr Aesthet Surg 63(12):e842–e843
[161] Giunta RE, Geisweid A, Feller AM (2000) The value of preoperative Doppler sonography for planning free perforator flaps. Plast Reconstr Surg 105(7):2381–2386
[162] Blondeel PN et al (1998) Doppler flowmetry in the planning of perforator flaps. Br J Plast Surg 51(3):202–209
[163] Smit JM et al (2009) Preoperative CT angiography reduces surgery time in perforator flap reconstruction. J Plast Reconstr Aesthet Surg 62(9):1112–1117
[164] Laungani AT et al (2015) Three-dimensional CT angiography assessment of the impact of the dermis and the subdermal plexus in DIEP flap perfusion. J Plast Reconstr Aesthet Surg 68(4):525–530
[165] Ahn C, Narayanan K, Shaw W (1994) In vivo anatomic study of cutaneous perforators in free flaps using magnetic resonance imaging. J Reconstr Microsurg 10(03):157–163
[166] Chernyak V et al (2009) Breast reconstruction with deep inferior epigastric artery perforator flap: 3.0-T gadolinium-enhanced MR imaging for preoperative localization of abdominal wall perforators. Radiology 250(2):417–424
[167] Pauchot J et al (2012) Preoperative imaging for deep inferior epigastric perforator flaps: a comparative study of computed tomographic angiography and magnetic resonance angiography. Eur J Plast Surg 35(11):795–801
[168] Rozen WM, Ashton MW, Grinsell D (2010) The branching pattern of the deep inferior epigastric artery revisited in-vivo: a new classification based on CT angiography. Clin Anat 23(1):87–92
[169] Bergeron L, Tang M, Morris SF (2006) A review of vascular injection techniques for the study of perforator flaps. Plast Reconstr Surg 117(6):2050–2057
[170] Faermann R et al (2014) Tumor-to-breast volume ratio as measured on MRI: a possible predictor of breast-conserving surgery versus mastectomy. Isr Med Assoc J 16(2):101–105
[171] Mills JM, Schultz DJ, Solin LJ (1997) Preservation of cosmesis with low complication risk after conservative surgery and radiotherapy for ductal carcinoma in situ of the breast. Int J Radiat Oncol Biol Phys 39(3):637–641
[172] Taylor ME et al (1995) Factors influencing cosmetic results after conservation therapy for breast cancer. Int J Radiat Oncol Biol Phys 31(4):753–764
[173] Martic K et al (2011) Tumor and breast volume ratio as a predictive factor for axillary lymph node metastases in T1c ductal invasive breast cancer: prospective observational clinico-pathological study. Jpn J Clin Oncol 41(12):1322–1326
[174] Kurniawan ED et al (2008) Predictors of surgical margin status in breast-conserving surgery within a breast screening program. Ann Surg Oncol 15(9):2542–2549
[175] Van Goethem M et al (2004) MR mammography in the preoperative staging of breast cancer in patients with dense breast tissue: comparison with mammography and ultrasound. Eur Radiol 14(5):809–816
[176] Wengert GJ et al (2017) Accuracy of fully automated, quantitative, volumetric measurement of the amount of fibroglandular breast tissue using MRI: correlation

with anthropomorphic breast phantoms. NMR Biomed 30(6):e3705
[177] Wengert GJ et al (2015) Introduction of an automated userindependent quantitative volumetric magnetic resonance imaging breast density measurement system using the Dixon sequence: comparison with mammographic breast density assessment. Invest Radiol 50(2):73–80
[178] Bartella L et al (2007) Imaging breast cancer. Radiol Clin North Am 45(1):45–67
[179] Le-Petross HC, Hylton N (2010) Role of breast MR imaging in neoadjuvant chemotherapy. Magn Reson Imaging Clin N Am 18(2):249–258, viii–ix
[180] Tsuchida Y, Therasse P (2001) Response evaluation criteria in solid tumors (RECIST): new guidelines. Med Pediatr Oncol 37(1):1–3
[181] Drew PJ et al (2001) Evaluation of response to neoadjuvant chemoradiotherapy for locally advanced breast cancer with dynamic contrast-enhanced MRI of the breast. Eur J Surg Oncol 27(7):617–620
[182] Akazawa K et al (2006) Preoperative evaluation of residual tumor extent by three-dimensional magnetic resonance imaging in breast cancer patients treated with neoadjuvant chemotherapy. Breast J 12(2):130–137
[183] Abraham DC et al (1996) Evaluation of neoadjuvant chemotherapeutic response of locally advanced breast cancer by magnetic resonance imaging. Cancer 78(1):91–100
[184] Cheung YC et al (2003) Monitoring the size and response of locally advanced breast cancers to neoadjuvant chemotherapy (weekly paclitaxel and epirubicin) with serial enhanced MRI. Breast Cancer Res Treat 78(1):51–58
[185] Martincich L et al (2004) Monitoring response to primary chemotherapy in breast cancer using dynamic contrast-enhanced magnetic resonance imaging. Breast Cancer Res Treat 83(1):67–76
[186] Pickles MD et al (2005) Role of dynamic contrast enhanced MRI in monitoring early response of locally advanced breast cancer to neoadjuvant chemotherapy. Breast Cancer Res Treat 91(1):1–10
[187] Manton DJ et al (2006) Neoadjuvant chemotherapy in breast cancer: early response prediction with quantitative MR imaging and spectroscopy. Br J Cancer 94(3):427–435
[188] Murata Y et al (2004) Utility of initial MRI for predicting extent of residual disease after neoadjuvant chemotherapy: analysis of 70 breast cancer patients. Oncol Rep 12:1257–1262
[189] Esserman L et al (2001) MRI phenotype is associated with response to doxorubicin and cyclophosphamide neoadjuvant chemotherapy in stage III breast cancer. Ann Surg Oncol 8(6):549–559
[190] Martincich L et al (2003) Role of magnetic resonance imaging in the prediction of tumor response in patients with locally advanced breast cancer receiving neoadjuvant chemo-therapy. Radiol Med 106(1–2):51–58
[191] Hylton NM et al (2012) Locally advanced breast cancer: MR imaging for prediction of response to neoadjuvant chemotherapy—results from ACRIN 6657/I-SPY TRIAL. Radiology 263(3):663–672
[192] Moon HG et al (2009) Age and HER2 expression status affect MRI accuracy in predicting residual tumor extent after neoadjuvant systemic treatment. Ann Oncol 20(4):636–641
[193] Partridge SC et al (2002) Accuracy of MR imaging for revealing residual breast cancer in patients who have undergone neoadjuvant chemotherapy. Am J Roentgenol 179(5):1193–1199
[194] Chen JH, Su MY (2013) Clinical application of magnetic resonance imaging in management of breast cancer patients receiving neoadjuvant chemotherapy. Biomed Res Int 2013:348167
[195] Bahri S et al (2009) Residual breast cancer diagnosed by MRI in patients receiving neoadjuvant chemotherapy with and without bevacizumab. Ann Surg Oncol 16(6):1619–1628
[196] Chen JH et al (2007) MRI evaluation of pathologically complete response and residual tumors in breast cancer after neoadjuvant chemotherapy. Cancer 112(1):17–26
[197] Orel S (2008) Who should have breast magnetic resonance imaging evaluation? J Clin Oncol 26(5):703–711
[198] Yeh E et al (2005) Prospective comparison of mammography, sonography, and MRI in patients undergoing neoadjuvant chemotherapy for palpable breast cancer. Am J Roentgenol 184(3):868–877
[199] Weatherall PT et al (2001) MRI vs. histologic measurement of breast cancer following chemotherapy: comparison with x-ray mammography and palpation. J Magn Reson Imaging 13(6):868–875
[200] Kwong MS et al (2006) Postchemotherapy MRI overestimates residual disease compared with histopathology in responders to neoadjuvant therapy for locally advanced breast cancer. Cancer J 12(3):212–221
[201] Rieber A et al (2002) Breast MRI for monitoring response of primary breast cancer to neo-adjuvant chemotherapy. Eur Radiol 12(7):1711–1719
[202] Wasser K et al (2003) Accuracy of tumor size measurement in breast cancer using MRI is influenced by histological regression induced by neoadjuvant chemotherapy. Eur Radiol 13(6):1213–1223
[203] Chen J-H et al (2007) Magnetic resonance imaging in predicting pathological response of triple negative breast cancer following neoadjuvant chemotherapy. J Clin Oncol 25(35):5667–5669
[204] De Los Santos J et al (2011) Accuracy of breast magnetic resonance imaging in predicting pathologic response in patients treated with neoadjuvant chemotherapy. Clin Breast Cancer 11(5):312–319
[205] Kuzucan A et al (2012) Diagnostic performance of magnetic resonance imaging for assessing tumor response in patients with HER2-negative breast cancer receiving neoadjuvant chemotherapy is associated with molecular biomarker profile. Clin Breast Cancer 12(2):110–118
[206] Marcos de Paz LM et al (2012) Breast MR imaging changes after neoadjuvant chemotherapy: correlation with molecular subtypes. Radiología (English Edition) 54(5):442–448
[207] Nakahara H et al (2010) MR and US imaging for breast cancer patients who underwent conservation surgery after neoadjuvant chemotherapy: comparison of triple negative breast cancer and other intrinsic subtypes. Breast Cancer 18(3):152–160

[208] Chen J-H et al (2011) Breast cancer: evaluation of response to neoadjuvant chemotherapy with 3.0-T MR imaging. Radiology 261(3):735–743
[209] Korteweg MA et al (2011) Feasibility of 7 Tesla breast magnetic resonance imaging determination of intrinsic sensitivity and high-resolution magnetic resonance imaging, diffusion-weighted imaging, and 1H-magnetic resonance spectroscopy of breast cancer patients receiving neoadjuvant therapy. Invest Radiol 46(6):370–376
[210] Chen JH et al (2009) Impact of MRI-evaluated neoadjuvant chemotherapy response on change of surgical recommendation in breast cancer. Ann Surg 249(3):448–454
[211] Lehman CD et al (2005) Clinical experience with MRIguided vacuum- assisted breast biopsy. Am J Roentgenol 184(6): 1782–1787
[212] Morris EA et al (2002) Preoperative MR imaging-guided needle localization of breast lesions. AJR Am J Roentgenol 178(5):1211–1220
[213] LaTrenta LR et al (2003) Breast lesions detected with MR imaging: utility and histopathologic importance of identification with US. Radiology 227(3):856–861
[214] Boetes C et al (1997) False-negative MR imaging of malignant breast tumors. Eur Radiol 7(8):1231–1234

第7章 乳腺癌病理学

Breast Cancer Pathology

Hannah Y. Wen　Edi Brogi　著
车拴龙　译　李　赞　宋达疆　校

一、概述

病理医生在乳腺疾病患者的管理中起到举足轻重的作用，特别是在当前多学科、个性化治疗的时代。病理医生确定诊断，评估疾病的严重程度、预测和预后指标，评估新辅助全身治疗后的肿瘤反应，并将分子检测的最新进展转化为常规临床实践。本章概述了病理医生对于乳腺组织标本的检查和取样，以及解释和报告显微镜检查的结果，如边缘状态的评估和肿瘤生物标志物的评估。

二、诊断程序

乳腺病变的最终诊断是基于对从体检或影像学检查中出现异常的部分乳腺组织标本的组织学检查。活检标本的组织病理学检查旨在确定所关注的区域是良性、非典型还是恶性。诊断流程包括细针穿刺活检、粗针穿刺活检和切除活检。

（一）细针穿刺活检

细针穿刺活检（FNA）是一种微创、快速、安全、经济的诊断方法。这是一种使用细针进行的微创手术，并发症发生率很低。FNA 产生一种涂抹在载玻片上、浓缩成薄层的或细胞块的细胞悬液。细胞病理医生的经验在细胞学制片中起着重要的作用。无法准确评估乳腺浸润性小病变的生物标志物和不能准确诊断乳腺癌的局限性。因此，FNA 在乳腺病变初步诊断中的应用在大多数国家已经下降。在腋窝淋巴结的术前评估和可能的胸壁复发或远处转移的诊断评估中，FNA 是一种可靠、安全、经济的替代粗针穿刺活检（CBX）的方法。在转移环境中，通过 FNA 获得的福尔马林固定细胞块材料上的免疫组织化学和（或）荧光原位杂交 [1-4] 对乳腺癌生物标志物的评估提供了可靠的信息。细胞性好的 FNA 细胞学标本通常适合于通过靶向下一代测序来评估基因组的改变。

（二）粗针穿刺活检

粗针穿刺活检（CBX）是为了在 MRI 上采集不确定或可疑的钙化、伴有或不伴有钙化的肿块、结构变形的区域或肿块、非肿块信号增强的区域。

如果 CBX 是为了评估乳腺钼靶钙化，则应将记录钙化存在的粗针穿刺的 X 线图像连同组织标本一同提交病理实验室（图 7–1）。病理医生回顾了 CBX 病理切片，将病灶数量、组织切片中确定的钙化点的范围和特征与随附的 X 线片上显示的钙化点相关联。如果病理切片上发现的钙化点不能解释 X 线片上显示的钙化灶的数量、范围和特征，则需要对含有钙化点的组织块的深层切片进行额外评估。组织块的 X 线检查对于确定组织块内的钙化点最为有用（图 7-2）。在常规苏木精和伊红（HE）染色的病理切片中，富含磷酸钙的钙化沉积物呈致密的蓝紫色聚集物（图 7-3）。富含磷酸钙的钙化可与良性、非典型或恶性病变相关。草酸钙晶体呈半透明三角形或矩形碎片（碎玻璃样），在偏振光下呈双折射。草酸钙沉淀物通常位于囊肿腔内，尤其是大汗腺囊肿，与恶性病变无关（图 7-4）。在 CBX 样本的最终诊断报告中，病理医生需要对钙化点的存在进行评论，并说明它们与良性、非典型或恶性病变的关系。

如果进行 CBX 评估肿块病变，而组织学表现不能解释后者时，则需要进一步评估，无论是重复 CBX 还是手术切除肿块病变。

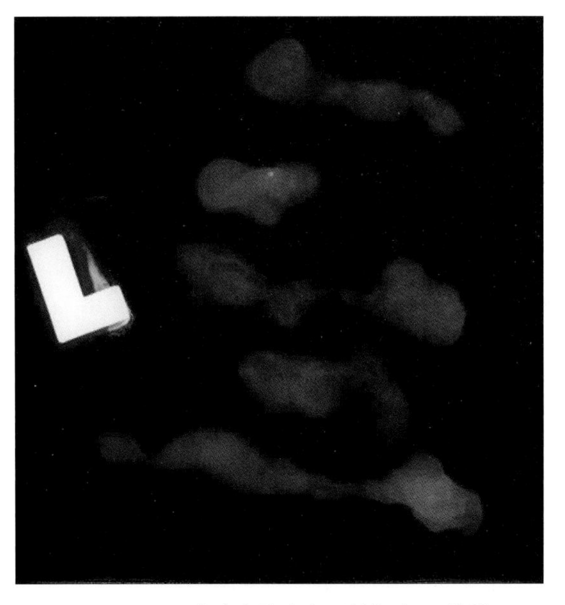

▲ 图 7-1　乳腺立体定向活检标本 X 线片

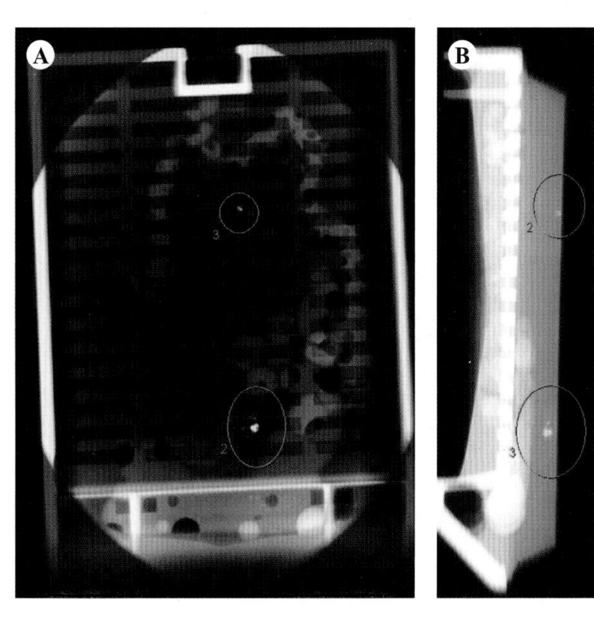

▲ 图 7-2　X 线检查组织块来定位钙化灶

侧视图（B）显示了块内钙化的深度，这有助于确定组织块的切片深度，并加速钙化的组织学鉴定

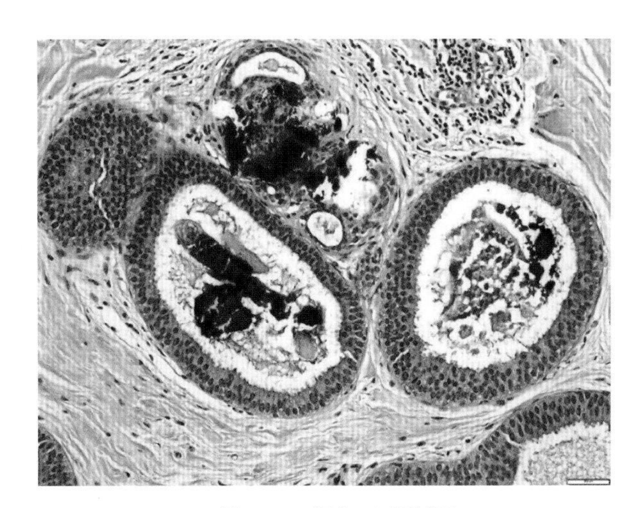

▲ 图 7-3　钙化（磷酸钙）

磷酸钙沉积与柱状细胞变化有关，在粗针穿刺活检中发现了异型性

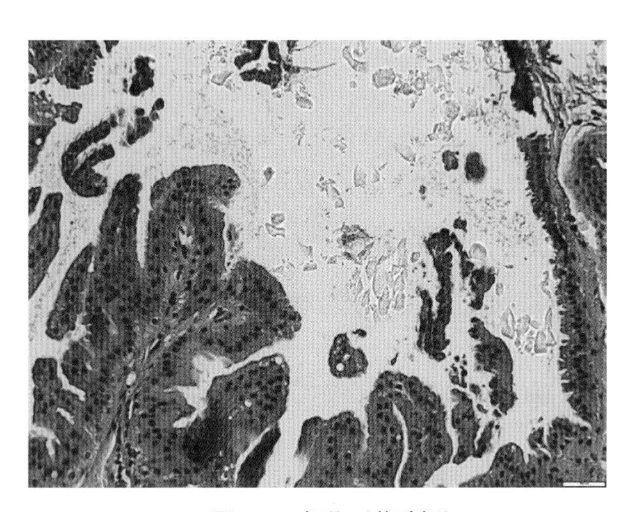

▲ 图 7-4　钙化（草酸钙）

草酸钙晶体表现为半透明的碎玻璃样。它们通常存在于大汗腺囊肿的腺腔中

如果浸润癌存在于粗针穿刺活检中，病理医生会报道浸润癌的组织学亚型和分级。在 CBX 材料中浸润癌的大小通常低估了浸润癌的实际大小，但它有助于将组织病理学结果与病变的临床和（或）放射学特征联系起来，以获得最佳的患者管理。特别是，如果肿块病变的 CBX 标本在肿块形成 DCIS 的背景下只产生微侵袭性或微侵袭性癌，则提示新辅助化疗不适用[5, 6]。

不典型导管增生（ADH）的诊断是在回顾 CBX 材料的基础上，要求对靶病变进行手术切除，以进一步评估不典型导管增生的程度。扁平上皮异型性（flat epithelial atypia，FEA）和柱状细胞改变伴异型性是终末导管小叶单位的病变。腺上皮表现为低级别的核异型性，但缺乏复杂的结构。FEA 可在立体定向针 CBX 标本中发现，评估钼靶检查中不确定的钙化。CBX 材料中 FEA 和柱状细胞改变伴异型性患者的处理仍存在争议。大多数中心通常建议手术切除靶病变，但在不同的研究中，手术切除后转移到癌细胞 [浸润性癌和（或）DCIS] 的概率有很大差异[7–23]。一些研究人员建议，对某些患者密切的放射学随访可能是一种适当的治疗方法[19–25]。尤其是 CBX 手术已经去除了所有的钼靶钙化[9, 17, 18, 24, 25]。

对于影像学与病理学一致的 CBX 诊断为非典型小叶增生（ALH）和经典小叶原位癌（LCIS）与其他高危病变无关患者的处理也存在争议。在一项研究中，连续 72 名患者在 CBX 诊断为 LCIS 或 ALH 后接受手术切除，且放射学病理结果一致，只有 2 例（3%）的癌症（浸润性癌或 DCIS）[26]。其他研究者也报道了类似病例中升级为癌的概率为 1%～4%[27–30]。相比之下，在放射病理结果不一致的患者中，ALH 和经典 LCIS 手术切除时升级为癌的概率为 18%～38%[26, 29]。如果 CBX 产生 LCIS 的形态变异，即多形性 LCIS 和 LCIS 坏死，建议手术切除。手术切除诊断为 CBX 的 LCIS 变异型在 25%～53% 的病例中产生（微）浸润性癌[31–34]。考虑到 LCIS 变异型和（微）浸润性小叶癌的频繁联系，使用肌上皮标志物和细胞角蛋白 [如 CK 和（或）CK7] 的免疫组化染色可以排除产生 LCIS 变异型的 CBX 样本中的微侵袭，因为（微）浸润性小叶癌可以表现为极细微的改变和（或）模拟炎症细胞。

如果 CBX 材料中的组织学表现是良性的，并且它们被认为与成像目标的特征一致，则不需要后续手术切除，只有少数明显的例外。

微腺体腺病（microglandular adenosis，MGA）是一种良性单复层腺体的“浸润性”增生，没有肌上皮[35–37]。它可以表现为可触及的肿块或 MRI 检测的病变，也可以是针对另一个病灶的乳腺标本中偶然发现的。*BRCA1* 种系突变携带者报道了罕见的 MGA 病例[38]。尽管 MGA 是一种无肌上皮的“浸润性”腺体增生，而且可以广泛存在，但它缺乏细胞异型性，被认为是一种“良性”病变。然而，MGA 常有非典型病灶，常与三阴性浸润性癌有关。最近的证据表明，MGA 与 MGA 相关的三阴性浸润性癌具有相似的基因改变，应该被视为后者的非特异性形态学前体[39–41]。即使在没有任何细胞异型性的情况下，也必须对 CBX 处产生 MGA 的影像靶点和（或）病变进行手术切除。

如果 CBX 材料中的组织学表现为不确定分类的纤维性病变，通常建议手术切除肿块，以排除叶状肿瘤的可能性。很少有回顾性的序列评估纤维上皮病变的 CBX 材料的形态学参数，并将结果与后续手术切除标本中叶状肿瘤的诊断相关联，但没有单一的形态学特征或其组合能够明确预测[42–49]。

非典型性乳头状瘤 CBX 诊断后需要手术切除也是一个争论的话题。与历史数据相比，很少有文献报道，如果放射学和病理结果一致，在 CBX 诊断为非典型性的乳头状瘤的手术切除中，升级率较低。一个回顾性系列研究评估 171 名患者放射 – 病理学结果一致的 CBX 诊断为导管内乳头状瘤没有异型性，记录了 2.3%（4/171）的患者升级到癌 [DCIS 和（或）浸润性癌] 再随后进行手术切除[50]。最近的其他系列研究还报道了在放射 – 病理学一致性病例中的低升级率[51–55]，但一些研究人员仍然建议 6%～14% 概率升级为癌的患者进行切除[56–61]。最近的一些回顾性系列研究报道了在放射 – 病理学一致性病变的外科手术切除中升级率低，导致 CBX 诊断为无上皮异型性的放射状瘢痕[62–71]。当有关在 CBX 诊断良性病变切除率的信息时，需要谨慎解释。特别是，需要仔细评估放射－病理学的一致性，以决定是否可以安全地避免手术切除。

（三）切除活检

如果 CBX 的放射学病理结果不一致或乳腺钼靶钙化不适合立体定向活检，则进行诊断性切除活检。经皮 CBX 的放射－组织学不一致率为 1%～8%[72–78]，并取决于放射学目标的特点和个人的经验。在 CBX 的放射－病理学不一致要求重新活检或手术切除成像目标。在这种情况下，肿瘤在再活检或切除活检的患病率在不同系列为 0%～100%，平均发生率为 14%[78]。

（四）术中冰冻切片

乳房富含脂肪组织。脂肪组织在最适合切割非脂肪组织的温度下不能很好地冻结，因此很难切片。不完整切片或折叠会影响冰冻组织的显微评价。因此，冰冻切片技术在乳腺病变的初步诊断中的应用有限。在保留乳头的乳房切除术中，如果乳头边缘标本中发现癌 [浸润癌和（或）DCIS]，则通常在术中评估乳头－乳晕复合体。一些中心对接受保乳手术患者的术中切缘状态进行评估，但其实用性仍存在争议，尤其是考虑到最近关于 DCIS[79] 和浸润性癌 [80] 的边缘评估建议以及对患者管理的多学科方法。

在 ACOSOG Z0011 研究 [81] 结果发表后，T_1～T_2 浸润癌和临床阴性腋窝淋巴结（ALN）（cN_0）患者接受保乳手术（BCS）和全乳房照射，只有在此情况下才进行 ALN 清扫术转移癌至少在 3 个前哨淋巴结中被发现。在这种情况下，术中评估前哨淋巴结（SLN）不是常规的。在大多数中心，术中评估 SLN 通常在接受乳房切除术的患者和不符合 ACOSOG Z0011 选择标准的 cN_0 患者中进行。在许多中心，在新辅助化疗完成后接受明确手术（BCS 或乳腺切除术）的患者中也获得了 SLN 的术中评估。在所有情况下，SLN 的预测遵循相同的标准协议。每个 SLN 以平行于其最长轴的 2mm 间隔进行切片，并检查所有组织切片（见 SLN 评估段落）。冰冻切片、贴片准备或涂片细胞学可用于术中评估，其结果具有可比性 [82]。在单个淋巴结切片中，单个细胞和肿瘤簇的最大尺寸＜ 0.2mm 或包含＜ 200 个细胞被归类为 pN_0（i+）[83, 84]，对于未接受新辅助全身治疗的患者，不应促进 ALN 的清除。在新辅助治疗后，淋巴结中类似数量的残留癌被归类为 ypN_0（i+）[84]，但构成残余转移疾病的证据，应立即进行 ALN 切除或腋下放疗。

三、外科标本的大体检查和处理

（一）肿块切除术或部分乳房切除术

过去，不能触及的乳腺病变的术前定位包括在放射学指导下，在靶病变附近放置一根定位线。最近，其他技术也被引入到手术切除的病灶定位。目前，^{125}I 放射性种子定位（图 7–5）已经取代了包括我们在内的许多机构的针线定位 [85–87]。使用适当的影像引导，^{125}I 放射性粒子被放置在要手术切除的病灶内。多个种子用于定位病变的多个病灶或支架大面积病变，如广泛的 DCIS 或钙化。手术时，外科医生使用合适的伽马探头来识别不可触及的外科靶点上的放射性粒子，并将其与病灶一起切除。对手术标本进行术中 X 线评估，以记录放射性粒子（以及在 CBX 时放置的任何标记夹）的清除情况。在极少数情况下，放射性粒子可能会在手术时丢失或不被移除 [85, 88]。含有放射性种子的乳腺标本立即连同一份标本射线照片一起送到病理科。样本容器和病理申请表上的放射性危害标签规定了样本中存在的放射性种子（一种或多种）的数量。病理取材医生首先检查样本的射线照片，以验证放射性粒子的存在和数量，以及样本中夹子的形状和数量。放射学上，放射性粒子呈 4 × 0.8mm 的不透光金属棒，尖端略呈半透明。病理取材医生使用伽马探头来验证样本中放射性粒子的存在和位置，然后在样本表面（按照协议）上进行墨水操作，并对样本进行切片，识别并移除放射性粒子。放射性种子被放在一个塑料袋里，塑料袋上贴着标签，上面标明患者的姓名、手术标本的零件和编号。

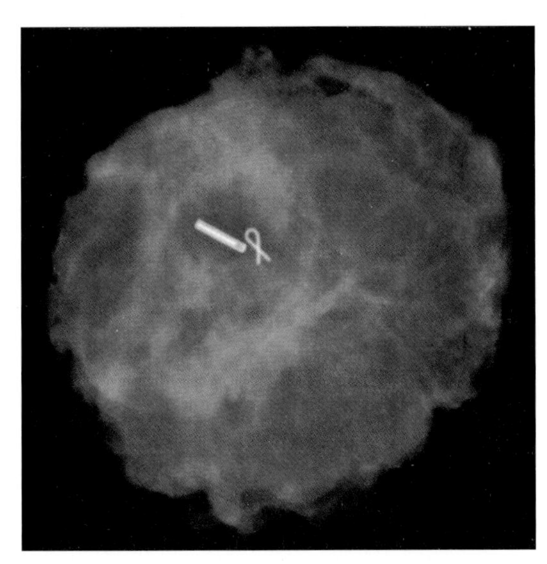

▲ 图 7-5　放射性种子整块切除标本
肿块切除标本的标本 X 线图显示与带状活检夹相邻的放射性种子（线性不透明）

放射性种子由人员定期存放在放射性物品袋中。病理取材医生总是在适当的日志中记录放射性种子的检索，以说明在实验室和文件保管链中收到的所有放射性种子 [88]。这种放射性种子有一个坚固的钛外壳，非常耐损。如果外壳被切断，^{125}I 可能会在空气中传播，这可能会导致工作区域和处理种子的人员受到污染。这种情况极为罕见，但必须意识到这种可能性，特别是当组织标本广泛钙化时 [89]。取出并储存放射性种子后，病理取材医生使用伽马计数器扫描组织样本和工作区域，以确保种子中没有放射性物质泄漏 [87]。

病理医生负责边缘评估和评价。如果外科医生指定了乳房标本的方向（通常通过放置两条缝线：短缝线 = 上侧面；长缝线 = 侧面），那么病理取材医生会将不同颜色的墨水涂在 6 个表面（前、后、中、外、上、下）。这种方法是不完美的，因为从患者身上取出组织后，乳房标本的形状会发生显著变化，如果对标本进行 X 线检查，则会明显变扁平。形状也因组织标本在平面上的位置而变化。没有物理地标将两个相邻的边距分隔开，并且默认情况下，使用不同颜色的不同页边距表面的墨迹不能绝对准确。此外，混合不同颜色的墨水会限制边缘的最终微观识别。另一种评估切缘的方法依赖于外科医生将每个刮除的边缘作为单独的样本提交。在这种情况下，外科医生切除乳腺病变，可以在不定向缝合的情况下提交标本；主要肿块切除标本可以均匀地涂上一种颜色的墨水（通常是黑色墨水）。在切除主要标本中的病变后，外科医生从肿瘤切除腔壁上切除每一个边缘，并将其提交给明确的名称。外科医生将一个针线或一个夹子放在代表最后边缘的表面上，后者用墨水涂上一种颜色。将边缘样本连续切片并全部提交（或根据需要在每个实验室验证的协议进行代表性采样），以便每个部分显示最终着墨边缘表面的一部分。病理取材医生需要了解患者的相关临床病史包括先前的乳腺粗针穿刺活检程序和相应的诊断，病理取材医生还需要复查样本 X 线片。病理取材医生将肿块切除标本切成 3～4mm 厚的切片，通过大体检查、触诊和与标本 X 线片的相关性来评估是否存在异常区域。病理取材医生记录任何明显病变的大小、形状、颜色、一致性和纹理，以及与粗针穿刺活检部位、标记夹和样本中放射性粒子的关系。如果标本中存在一个以上的病变，病理取材医生会分别记录每个病变的特征，并记录它们的空间关系。所有大体上确定的病变都要提交组织学评估，要么是全部的，要么是代表性的；位于病变之间的乳腺组织也要进行取样。

可放入标准组织学蜡块盒和标准玻璃载玻片上的组织块的最大跨度为 2.0～2.5cm。大多数肿瘤的最大尺寸为 2.0～2.5cm，全部按顺序取材进行组织学评估，跨越肿瘤最大直径的组织切片用于显微镜下测量浸润癌的大小（图 7-6）。如果肿瘤大于 2.5cm，则通过其最大直径的完整横截面被阻断，并以两个或多个组织块取材（图 7-7），并且该信息记录在病例的大体描述中。尤其是，相邻的切割面涂上相同颜色的墨水，以便在显微镜检查时将肿瘤拼接在一起，这样就可以验证肿瘤的大小（图 7-7B）。大体上不明显的乳腺组织的代表性切片也要取材组织学检查。最大尺寸达 5cm 的组织标本通常全部取材。如果标本＞5cm，则至少每厘米取材一个切片，并取材周围大体不明显的乳腺组织的代表性切片。在 DCIS 的粗针穿刺活检诊断后，需要进行更广泛的样本取材，

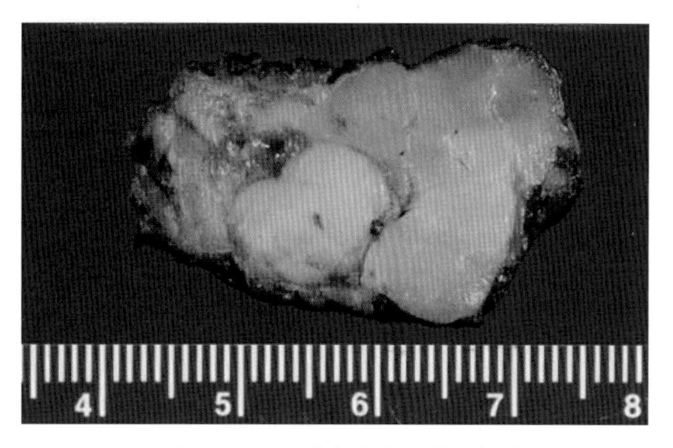

▲ 图 7-6　切除含有小肿瘤的标本

一个小肿瘤和邻近组织的完整横截面可以在一个组织盒中取材，并且可以在相应的组织切片中完全显示出来

以排除间质侵犯的可能性，在某些情况下，可能会取材整个样本。

如果肉眼没有发现明显的病变（即切除非肿块状 DCIS），则应按顺序取材整个标本。如果标本太大而无法进行完整的组织学评估，则需要评估整个活检部位和周围组织（半径为 2～3cm），并对周围乳腺组织进行广泛取材。回顾标本的放射学和（或）放射学发现，如钼靶钙化的程度，是确定病变和确定病变范围的必要条件。切片时，记录标本最大尺寸的组织切片数量。如果标本未全部送检，病例的大体描述应详细说明每个组织块所来自的组织切片。病理医生将显微镜下的发现与病例的大体描述相关联，并通过组织切片的数量乘以组织切片的厚度来估计疾病的程度。

当切取空腔切缘时，每个切缘标本都是一块扁平的组织，其一侧用缝线或夹子标记为新的边缘。将被指定为最终边缘的组织表面进行涂墨，并用垂直于着墨边缘表面的切口对样本进行切片。每份边缘样本均完整取材。如果一个边缘样本很大，并且它的完整评估需要取材大量的组织块，那么每个实验室都应该为组织的最佳采样制定一个合理的方法。如果有代表性的切片中有癌或异型性，并且仅代表性地提交了一个大的边缘标本，则所有剩余的组织或至少所有染色的组织表面，都应进行组织学评估以确定边缘状态。如果有癌，报告浸润性和（或）原位癌到最近的涂墨边缘距离。

如果空腔切缘未切除，外科医生通常用短缝线或一个夹子指定定向肿块切开术的上缘，用长缝线或两个夹子指定外侧缘。标本在病理科用墨水涂上 6 种颜色表示 6 种边缘（图 7-8）。使用较少的彩色墨水为样本涂墨的替代技术，但它们往往更麻烦，而且可能更容易被误解。一旦标本上了墨迹，就要连续切片、检查和取样，类似于没有定向标记的切除标本。如果可行的话，取材一个与相邻的最近涂墨边缘的病变切片（图 7-8B）。如果标本较大（＞5cm），则完全或代表性地取材任何大体病变和（或）肿块。如果边缘也被取材，则更广泛地取样于最接近病灶的表面。

研究表明，如果外科医生在肿瘤切除腔周围取材额外的切缘标本，而不是简单地在一个肿块

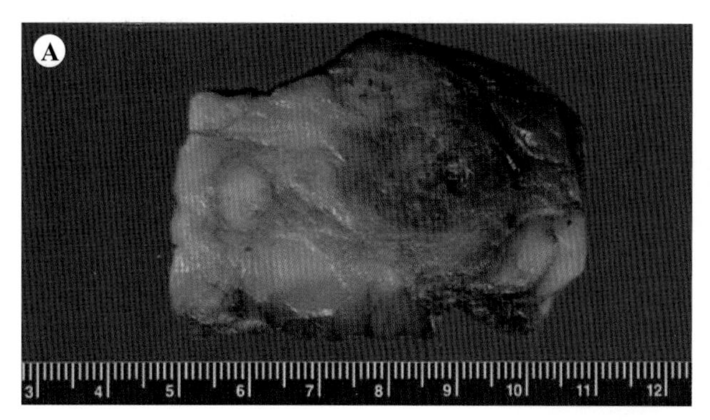

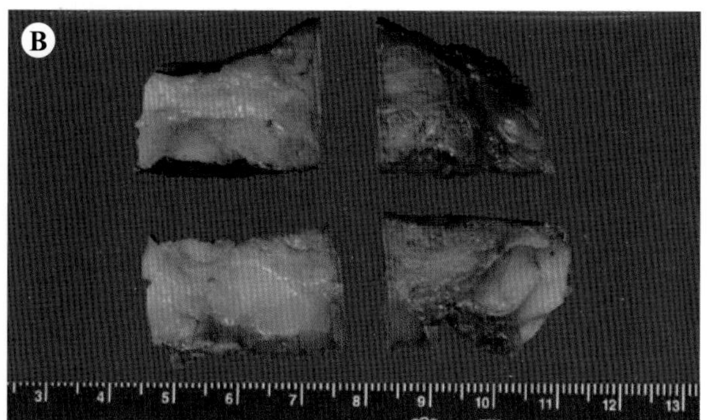

▲ 图 7-7　切除含有大肿瘤的标本的切片

A. 包含肿瘤最大直径的组织切片，不能完全容纳在一个盒中。A 图中所示的组织切片被分成小块，然后放入多个包埋盒；B. 将匹配的彩色墨水涂在相邻组织块的成对切割边缘上，以便在显微镜下检查载玻片时能够精确匹配切割表面，以确保肿瘤的适当重组和精确的显微镜测量

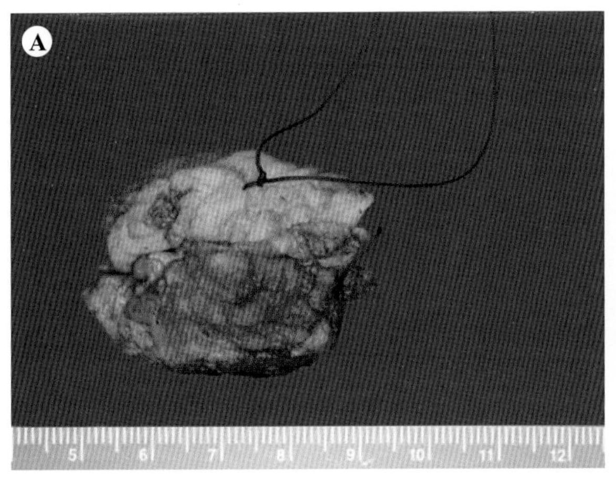
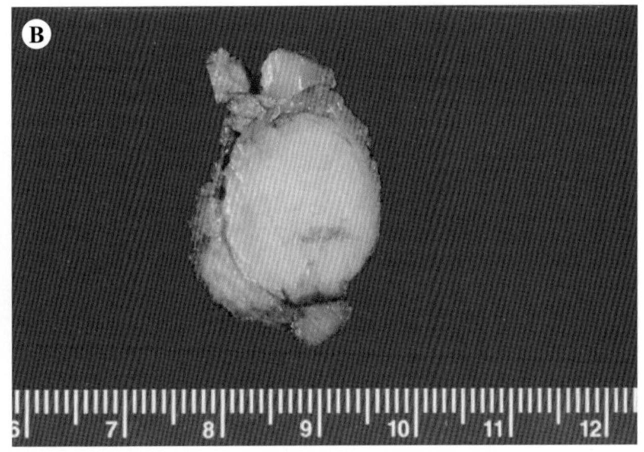

▲ 图 7-8 定向肿块切除的标本

A. 标本用 6 种不同颜色的墨水来表示 6 种边缘；B. 标本的横切面显示病变与邻近的涂墨边缘

切除标本中切除病灶，那么再次切除率会显著降低。在一项前瞻性随机对照试验中，入组 235 例接受 BCS 治疗的 0～Ⅲ期乳腺癌患者，切缘组切缘阳性率明显低于无切缘组（分别为 19% 和 34%，*P*=0.01），显著降低了第二次手术的切缘清除率（10% vs. 21%，*P*=0.02）[92]。两组的并发症发生率和患者对美容效果的看法没有显著差异[92]。

根据外科肿瘤学会和美国放射肿瘤学学会发布的指南，"阳性边缘"被定义为"涂墨区域可见肿瘤"[80]。相反，对于接受 BCS 和全乳腺放疗的Ⅰ～Ⅱ期浸润性乳腺癌患者，"涂墨区域可见肿瘤"构成足够的边缘。对于年轻的乳腺癌患者，即使是多发性导管内切缘，也可能不需要进行广泛的切除（即使是在较年轻的病例中，也可能需要更宽的边缘）。DCIS 应切除至少 2mm 宽的边缘[79]。上述指南不成立时[79, 80]，病理医生根据美国病理学家学会的建议报告边缘状态：当有涂墨切缘的浸润性癌或 DCIS 时，边缘应报道为阳性，并且其位置（上、下、内、外、下、上、前、后）应确定为阳性切缘。如果涂墨处没有肿瘤（从外科角度来看，阴性边缘），则需要明确浸润性癌和（或）DCIS 到最近边缘的实际距离[94]。

（二）乳房切除术（全切除术、改良根治性和保留乳头切除术）

乳房切除术标本的大体检查需要了解导致乳房切除术的临床指征，如任何前期的乳腺粗针穿刺活检或手术信息，以及病变的数量和位置，如果患者接受了乳腺癌的新辅助治疗或携带与乳腺癌高风险相关的种系突变。一个乳房切除术标本是接受定向，与一个缝线指定的腋窝尾部，在我们的机构，外科医生也会在 12 点钟的位置缝合。乳头和乳晕出现在完全、简单和改良乳房切除术标本的前部，同时在乳房切除术的深缘进行涂墨。在我们实验室，我们还绘制了乳房切除术标本的前表面，我们在标本的前上表面涂上蓝色墨水，在前下表面涂上绿色墨水（图 7-9）。乳头被切除，垂直切片，并完全包埋。乳头底部的一部分呈正面。然后，以约 0.5cm 的间隔，用矢状切口从取材后部连续取材（图 7-9B）。病理取材医生检查每个组织切片并描述任何明显的病变，记录其大小、边界、牢固性和一致性，以及它在乳房内的位置 [象限和（或）点钟轴]，与乳头、皮肤和深切缘的距离。如果发现不止一个病灶，也要记录病灶的距离。所有病变均取样，并提交与最近涂墨边缘相关的病变切片。取材深切缘的一部分。如果肿瘤肿块接近标本的深切缘或前表面，则提交上述区域的切片进行组织学评估。两个代表性的切片来自乳房的每个象限，没有明显的异常。改良根治术切除的有一部分腋窝软组织和Ⅰ、Ⅱ级淋巴结。有时含有腋窝淋巴结的软组织标本不附于乳房切除术上，而是放在一个单独的容器里

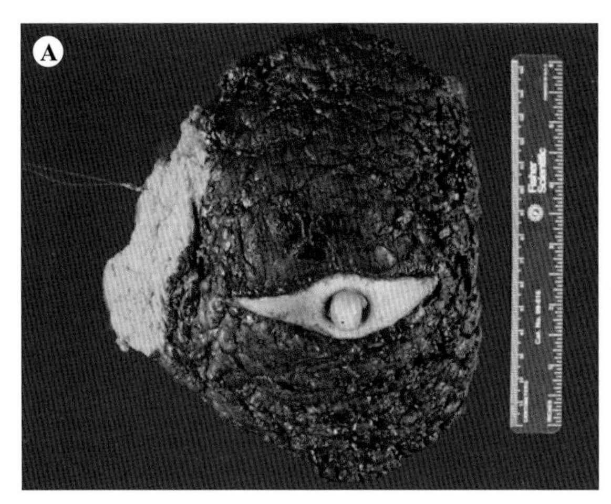
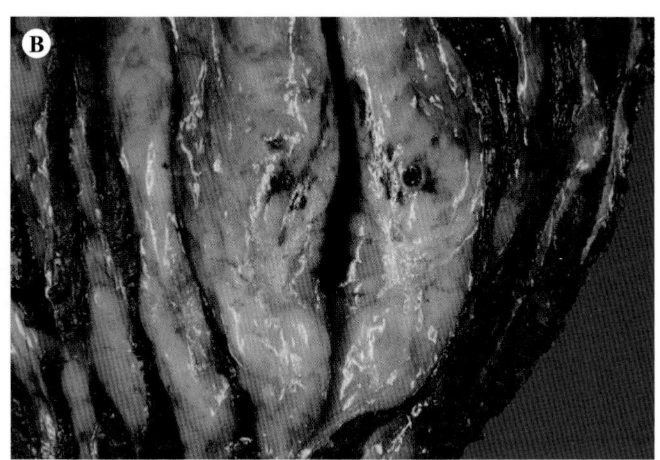

▲ 图 7-9 乳房切除术标本

A. 乳房切除术标本是用一个长针指定腋窝方面和一个短针表示12点钟方向（未显示）。乳房切除术的深切缘是墨迹（未显示）。在我们的机构，乳房切除术标本的前表面也用墨水（前-上=蓝墨水；前-下=绿色墨水）。我们还为标本的腋侧（黄色墨水）涂上墨水以供参考。B. 乳房切除术标本从背面（黑色墨水）以大约0.5cm的间隔连续分割，以确定病变

交给病理科。所有淋巴结都被切除，每隔2mm切一层薄片，然后全部切除。记录淋巴结总数、有无淋巴结和最大淋巴结的大小。在所有的乳房切除术标本中，总是检查腋窝尾部以排除淋巴结的存在。如果发现任何淋巴结，则每隔2mm切片一次，并完全取材进行组织学评估。

外科医生用缝线指定乳头切除标本的乳头边缘。病理取材医生识别这个区域，使用墨水，并取材组织学评估，在病例的大体描述中有一个明确的名称，这样乳头边缘就可以得到适当的识别和报道。

降低风险（所谓的“预防性”）乳房切除术通常是一种简单的或保留乳头的乳房切除术。它适用于高危患乳腺癌的女性包括伴有 *BRCA1* 或 *BRCA2* 种系突变的女性，有强烈乳腺癌家族史的女性或有对侧乳腺癌病史的女性。根据定义，降低风险的乳房切除术标本不含癌细胞，尽管偶尔的显微镜检查可以发现DCIS和（或）浸润性癌的小病灶。乳房被切成薄片并仔细检查。如果患者没有DCIS和（或）浸润性癌的个人病史，我们将对任何明显的病变进行取样，并从每个乳房象限取材四个具有代表性的组织切片。如果患者因对侧癌进行了降低风险的乳房切除术，我们需要对任何明显的病变进行取材，每个象限只取材两个切片。我们不定期取材来自深部边缘和乳头、乳晕、皮肤的切片，但如果在降低风险的乳房切除术标本的载玻片中发现DCIS和（或）浸润性癌的显微镜证据，则后者应再次取材，并取材乳头和深缘的切片进行完整的组织学评估。

（三）新辅助化疗后保乳手术或乳房切除术

病理完全反应（pCR）已被用作新辅助试验的终点，但pCR的定义不同。目前，FDA认为乳房中没有残留的浸润癌和腋窝淋巴结中的残留疾病是pCR，并将其视为快速药物批准的可接受标准。根据上述定义，残余DCIS的存在不排除pCR。淋巴血管浸润是一种浸润癌，其存在排除了pCR。

只有新辅助治疗后标本的病理学评估才能可靠地评估肿瘤对治疗的反应。如果浸润性癌对新辅助治疗完全有效，那么先前癌细胞所在的乳腺区域显示出一些肉眼和显微镜下的间质改变，并与邻近的正常乳腺组织有所不同。乳腺浸润性癌在治疗前所处的区域被称为“肿瘤床”。大体上确定肿瘤床是很重要的，因为它可以估计未经治疗的浸润性癌的大小，这是需要取材的乳腺区域，以排除残留癌的微观病灶的可能性。肿瘤对新辅助治疗的反应往往是不连续的，残留的活细胞癌可以由分散在肿瘤床上的单个细胞和小团簇

组成（图 7–10）。回顾新辅助治疗前后的放射学发现，对于了解肿瘤、残留肿瘤的大小和位置及任何能够指导肿瘤床的宏观识别的活检夹是至关重要的。这些信息应与新辅助手术后的标本一起提供给病理医生[5, 6, 95]。

病理取材医生识别并记录肿瘤床的两个最大尺寸，并取材其最大横截面进行显微镜检查。建议保留切片标本的图像（图纸或照片），其中包括取材组织切片的宏观变化图和取材不同区域的注释（图 7–11）[5, 6]。小肿块切除标本不能显示残留癌的大体证据，应全部提交。对于大肿块切除术或乳房切除术标本，应在肿瘤床区每 1cm 取一次全面的横切面，最多 25 块[6]。

很少有人提出不同的分级方案来量化肿瘤对新辅助治疗的反应并试图预测患者的预后[95]。残余癌负荷（residual cancer burden，RCB）是预测接受新辅助化疗患者生存率的预后指标。RCB 的计算基于多种病理参数，包括最大肿瘤床的大小（二维测量）、整体癌细胞数（与参考图相比，估计为肿瘤床中残留肿瘤细胞数的平均值）、由 DCI 组成的残留癌的百分比年龄、残留癌淋巴结的数目，以及最大淋巴结转移的大小[96]。

（四）分析前标准化：组织处理、固定液类型和组织固定时间

冷缺血时间是指手术切除患者组织到将组织放入福尔马林固定之间的时间。乳腺标本需要迅速放置在足够量的固定液中，以确保组织和抗原的充分保存，特别是雌激素受体（estrogen receptor，ER）、孕酮受体（progesterone receptor，PR）和 HER2 蛋白。美国临床肿瘤学会（ASCO）和美国病理学家学会（CAP）指南建议冷缺血时间应小于 1h[97, 98]。冷缺血时间越长，免疫组化显示 ER、PR 和 HER2 反应性的肿瘤细胞的染色强度和百分比就会降低[99, 100]。建议使用 10% 中性福尔马林（neural buffered formalin，NBF）固定乳腺组织标本，以确保可比较的结果和最佳免疫反应性[97, 98]。为确保组织充分渗透，需要将样本切成 2～4mm 厚的组织切片，并在处理前在 10% NBF 中固定至少 6h，但不超过 72h[97, 98]。

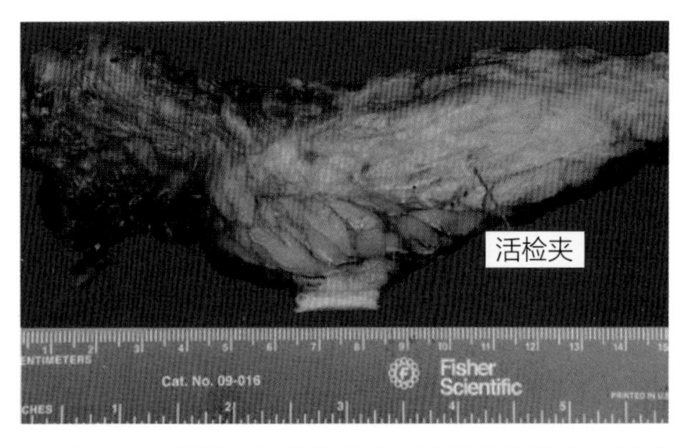

▲ 图 7–10　新辅助化疗后乳房切除标本的肿瘤床活检夹在肿瘤床内

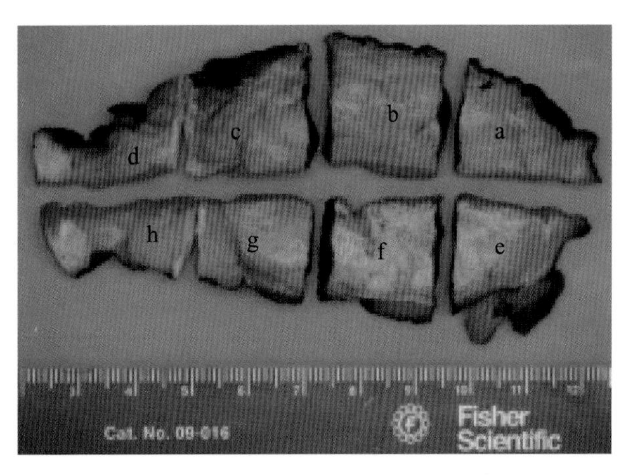

▲ 图 7–11　新辅助化疗后获得的（乳房切除术）肿瘤床样本

通过肿瘤床最大直径的完整横截面被阻断，并在多个包埋盒中取材。将匹配的彩色墨水涂在相邻组织块的成对切割边缘上，以便在显微镜下检查病理切片时能够准确地匹配切割表面，以确保对肿瘤、肿瘤床面积进行适当的重组和测量。每个纸巾片（a～h）都放在包埋盒中，相应的部分代码记录在病例的大体描述中

四、病理特征（组织学类型、大小、分级）

（一）组织学类型

乳腺癌是一种异质性疾病，由具有不同形态、生物学特征和临床行为的不同实体组成。根据 WHO 对乳腺肿瘤的分类[101]，乳腺肿瘤

分为上皮性肿瘤、间叶性肿瘤、纤维上皮性肿瘤，上皮性肿瘤是最常见的类型。它们起源于乳腺导管或小叶的上皮细胞，分为导管癌或小叶癌。

1. 导管原位癌

导管原位癌（DCIS）是一种局限于乳腺导管和导管小叶单位的上皮细胞的肿瘤性增生，不侵犯周围的间质组织。DCIS 是浸润性乳腺癌的非特异性形态前体，通常为导管形态。它占美国所有新诊断乳腺癌的 20%～25%[102]。发达国家大多数 DCIS 病例临床上无症状，由于存在相关的钙化，所以通过乳腺 X 线筛查可以发现 DCIS。在过去的 20 年里，DCIS 发病率的增加很大程度上是由于实施了乳房 X 线检查。DCIS 是一组非常异质的病变。DCIS 的病理分型是基于结构模式、核分级、坏死的存在和其他细胞形态学特征。DCIS 的结构模式包括实性型、筛板型、微乳头型、乳头型、实性乳头型和扁平型（黏附着）（图 7-12）。在任何特定情况下，不同的结构模式常共存。坏死常见于中、高级别 DCIS。所谓“粉刺状 DCIS”是指生长方式实型性、核分级高、中央坏死的 DCIS（图 7-13）。现代分类根据 DCIS 的核特性即核大小和多形性，将 DCIS 分为低、中、高三个等级[103]。

低级别的 DCIS 是由核轮廓光滑、染色质分散、核仁不明显的单形小细胞组成（图 7-14A）。有丝分裂很少。低级别 DCIS 的细胞典型地呈腺体样排列。与低级别 DCIS 相关的钙化通常较小且呈层状（图 7-14A），坏死是不常见的。中级别的 DCIS 由中等大小细胞核的细胞组成，其大小和形状有轻度到中度的变化，染色质变粗，核仁明显但不显眼（图 7-14B），有丝分裂活性可能存在，但很少表现高活性，有坏死和钙化倾向。高级别 DCIS 由细胞核大而多形、核轮廓不规则、染色质粗糙或泡状、核仁突出的细胞组成（图 7-14C），有丝分裂活动很容易被检测到，坏死是常见的。导管周围间质纤维化和炎症在高级别 DCIS 周围很常见，有时在临床和（或）放射学上表现为肿块性病变。高级别 DCIS 比低级别 DCIS 具有更高的局部复发和进展为浸润性癌的风险[104-106]。其他危险因素包括年龄小、症状检出和阳性边缘。

DCIS 的特殊细胞形态变异包括大汗腺型、梭形细胞型和实性乳头状型。大汗腺型 DCIS 的细胞核增大，核仁突出，胞质嗜酸性或颗粒状丰富（图 7-15）。梭形细胞型 DCIS 是由单一形态的梭形细胞组成，核级别低到中等（图 7-16），有时可以模拟通常导管增生的外观。实性乳头状型 DCIS 是由低至中核级别的导管癌细胞增殖组成，排列在丝状纤维血管核心的周围（图 7-12E）。肿瘤细胞有时沿纤维血管核心呈栅栏状排列。梭形细胞型和实性乳头状型 DCIS 有时共存。它们可以表达神经内分泌标志物，如嗜铬粒蛋白、突触素、神经元特异性烯醇化酶。

乳头 Paget 病的特征是乳头鳞状上皮内出现腺癌细胞（Paget 细胞）（表皮内腺癌）。最常见的临床表现是乳头、乳晕的湿疹和（或）红斑改变，有时伴有乳头溃疡（图 7-17A）。在组织学检查中，Paget 细胞是非典型细胞，胞质丰富苍白（图 7-17B）。它们以单个细胞或小簇状存在，很少形成腺体。在 97%～100% 的 Paget 病患者中，也发现了乳腺癌，通常由 DCIS 组成，有或没有侵袭性成分[107-109]。Paget 病的肿瘤细胞对低分子量细胞角蛋白和 CK7 呈阳性，80%～100% 的病例为 HER2 阳性，并且具有可变的雌激素受体（ER）和孕酮受体（PR）的表达。

小叶原位癌（LCIS）（图 7-18）和不典型小叶增生（ALH）发生在导管终末小叶单位内，可显示导管花瓣样受累。腺泡由不粘连细胞的单形态增殖而扩张，细胞核呈低度异型性，位于细胞中心。LCIS 和 ALH 的细胞形态相似，但 LCIS 的细胞填充和扩张超过小叶腺泡的 50%，而 ALH 的增殖不明显。典型的 LCIS 和 ALH 很少与钼靶可检测到的钙化相关联，通常是在活检标本中偶然发现的，用于评估其他病变。经典的 LCIS 和 ALH 都是浸润性癌的危险因素和非特异性形态学前体。与 DCIS 相比，进展为浸润性癌的风险非常低。E- 钙黏素是一种由 *CDH1* 基因编码的跨膜糖蛋白，位于染色体 16q22.1 上，参与上皮细胞与细胞黏附。LCIS 和 ALH 的特征是通过免

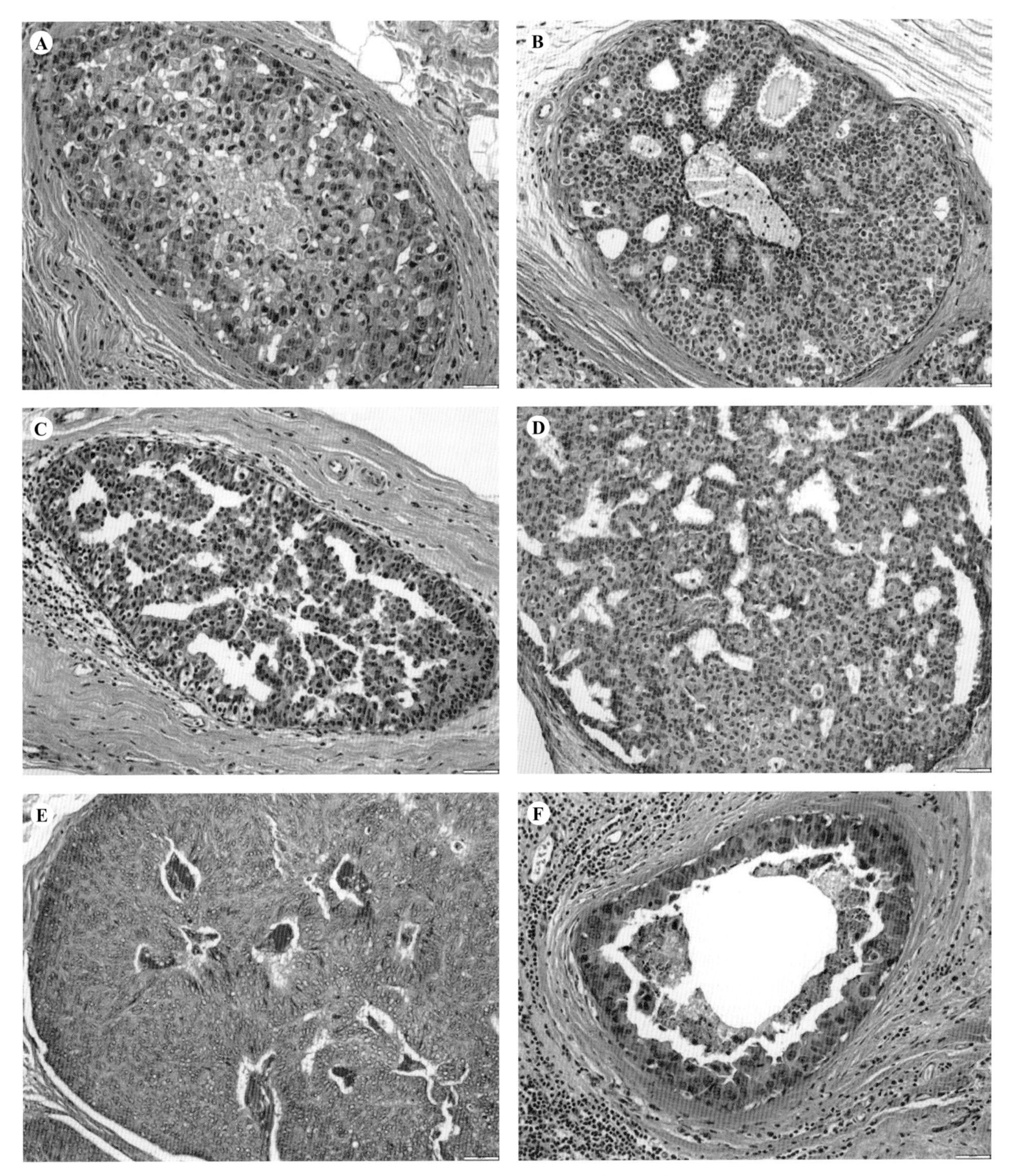

▲ 图 7-12 不同结构模式的导管原位癌

A. 实性伴中央坏死型；B. 筛板型；C. 微乳头型；D. 乳头型；E. 实性乳头型；F. 扁平伴中央坏死型

疫组化染色失去 E- 钙黏素表达，在某些情况下，E- 钙黏素染色减弱和（或）不完整（图 7-19）。P120 将 E- 钙黏素和 β- 连环蛋白复合物与肌动蛋白细胞骨架链接。如果 E- 钙黏素和（或）β- 连环蛋白复合物缺失或不起作用，P120 就会失去其膜定位，在细胞质中广泛存在。P120 免疫组化染色对 E- 钙黏素反应不明确的实体原位癌的诊断有一定的价值。固体生长的 DCIS 显示 E- 钙

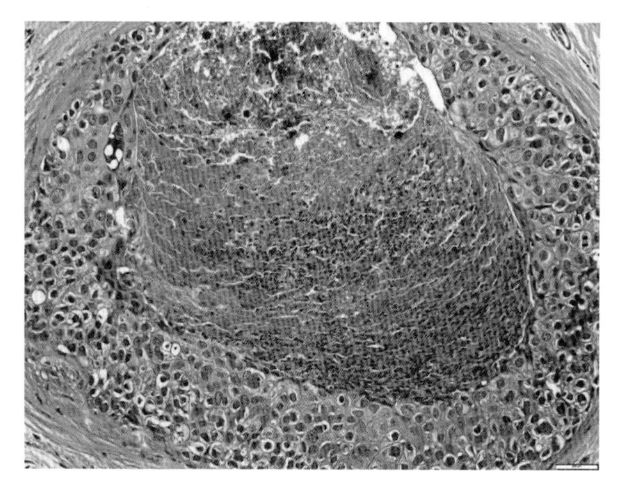

▲ 图 7-13　伴粉刺样坏死及钙化的导管原位癌

黏素和P120的强膜性表达（图7-20）。多形性LCIS（PLCIS）和伴有坏死的LCIS是较新鉴定的LCIS的罕见变体。多形性LCIS（图7-19A）显示了LCIS的生长障碍模式，但表现出中度到显著的核多形性，可伴有中心坏死和相关的粗大和多形性钙化。具有粉刺坏死的LCIS（也称为"花状"LCIS）（图7-19B）。由细胞形态与经典LCIS相同的细胞组成，但显示大量腺泡扩张，中心坏死灶常含有粗钙化。PLCIS和LCIS伴粉刺性坏死在X线和组织学上都能很好地模拟DCIS。在免疫组化染色不确定的情况下，P120连环蛋白（P120）可用于评估E-钙黏素是否功能紊乱。

2. 浸润性乳腺癌

浸润性乳腺癌组织学亚型的形态学分类遵循WHO最新的乳腺肿瘤分类[101]。浸润性导管癌（IDC）的无特殊类型或未明确规定（NOS）和浸润性小叶癌是最常见的类型，分别占浸润性乳腺癌的60%～75%和5%～15%。浸润性导管癌中超过50%的病变没有表现出特殊的特征，被归类为IDC-NOS[101]。这个名称是一种排除诊断，因为它适用于没有显示任何特殊组织学亚型的形

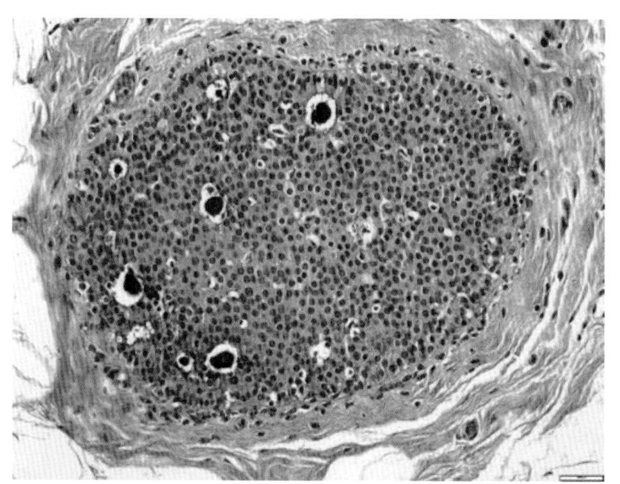

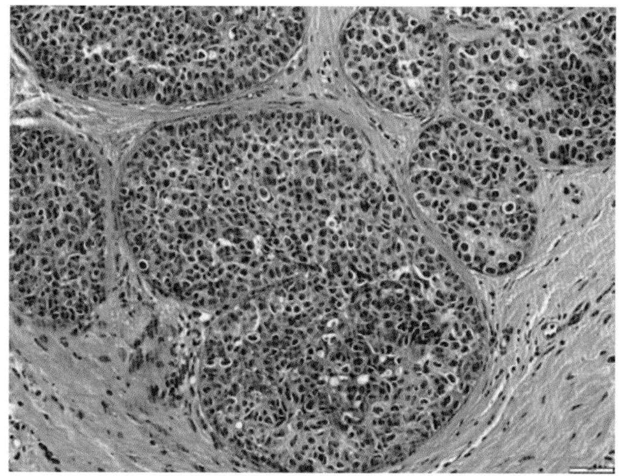

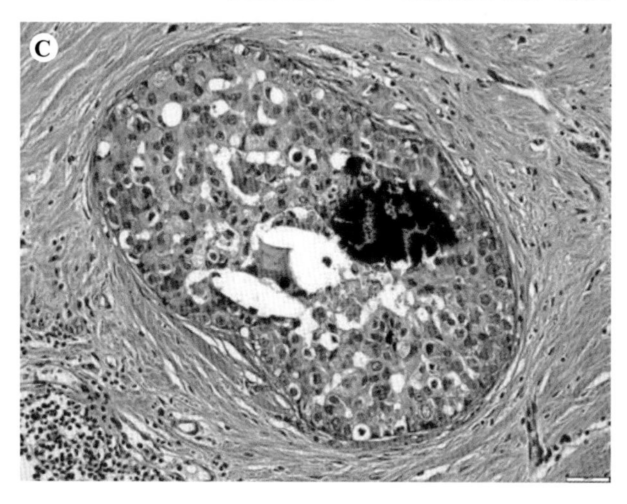

◀ 图 7-14　核级导管原位癌

A. 低级别的DCIS，少量钙化；B. 中级别的DCIS；C. 高级别DCIS伴有粗大多形性钙化

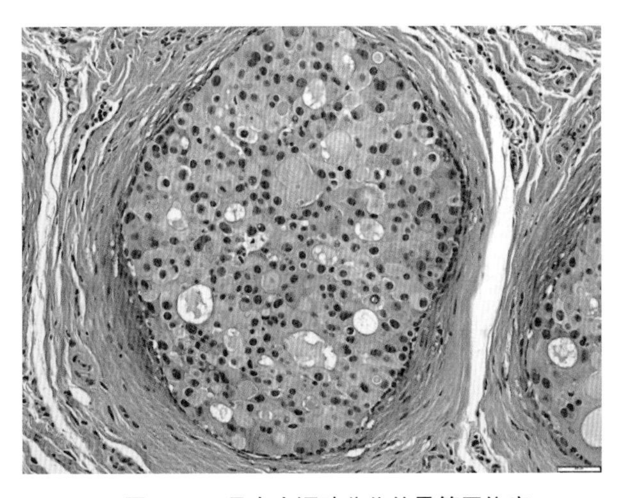

▲ **图 7–15　具有大汗腺分化的导管原位癌**

细胞具有丰富的细胞质

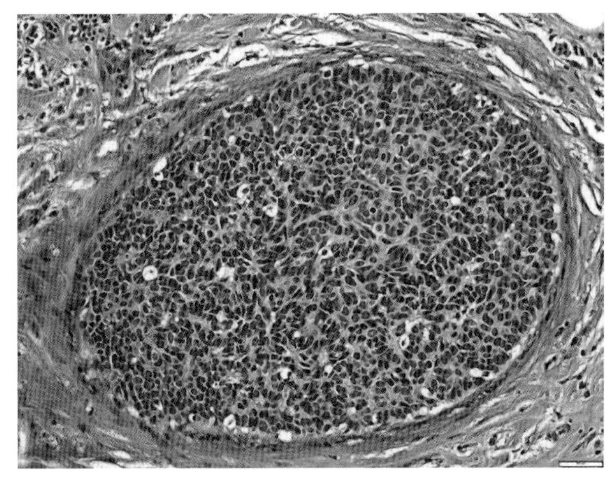

▲ **图 7–16　梭形细胞型导管原位癌**

在 DCIS 所累及的导管中央，肿瘤细胞呈梭形

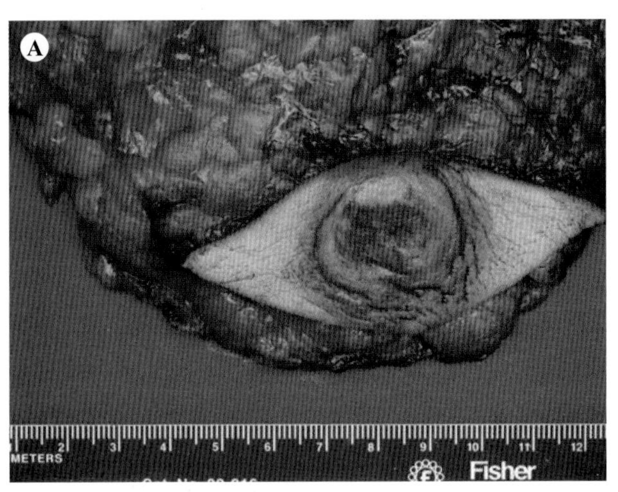

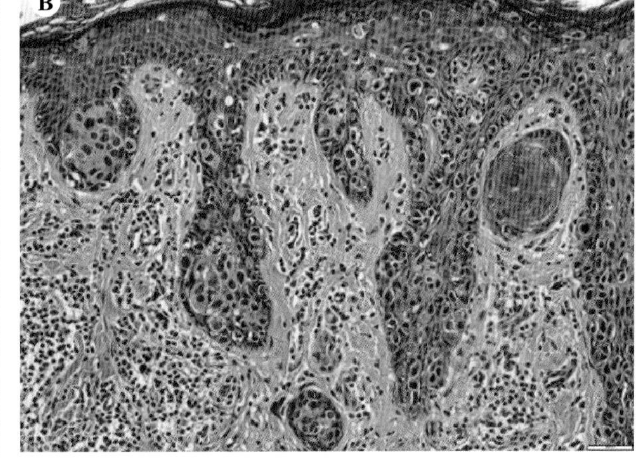

▲ **图 7–17　乳头 Paget 病**

A. 乳头有不规则的溃疡；B. 肿瘤细胞有丰富的苍白细胞质和大而暗的细胞核。它们以单个细胞或簇状分布于整个表皮。真皮中有炎性细胞

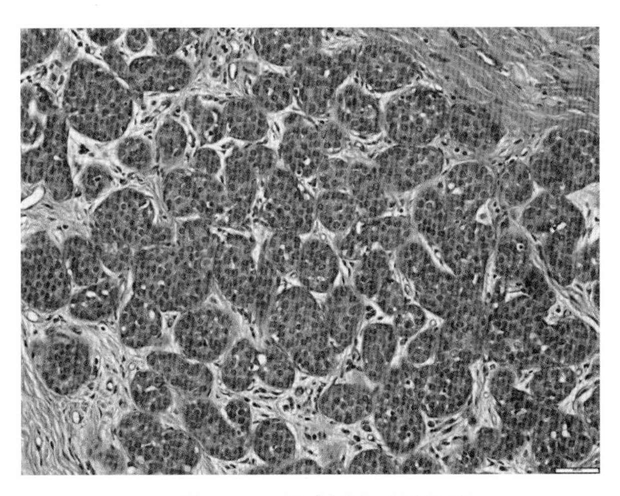

▲ **图 7–18　经典型小叶原位癌**

态特征的浸润性导管癌（图 7–21）。浸润性小叶癌（ILC）是浸润性乳腺癌第二常见的组织学亚型。ILC（图 7–22）是由松散结合或不粘连的肿瘤细胞组成，这些细胞通常以单一的线状浸润乳腺实质。经典型 ILC（图 7–22A）的肿瘤细胞小、圆且均匀，核多形性极小，具有胞质内腔、胞内黏蛋白或印戒形态的细胞是常见的。多形性 ILC（图 7–22B）具有与经典型 ILC 一样的生长模式，但肿瘤细胞有大而不规则的细胞核，突出的核仁，明显的核多形性，双核化是常见的。肿瘤细胞常呈卵圆形至浆细胞样形态，细胞核可位

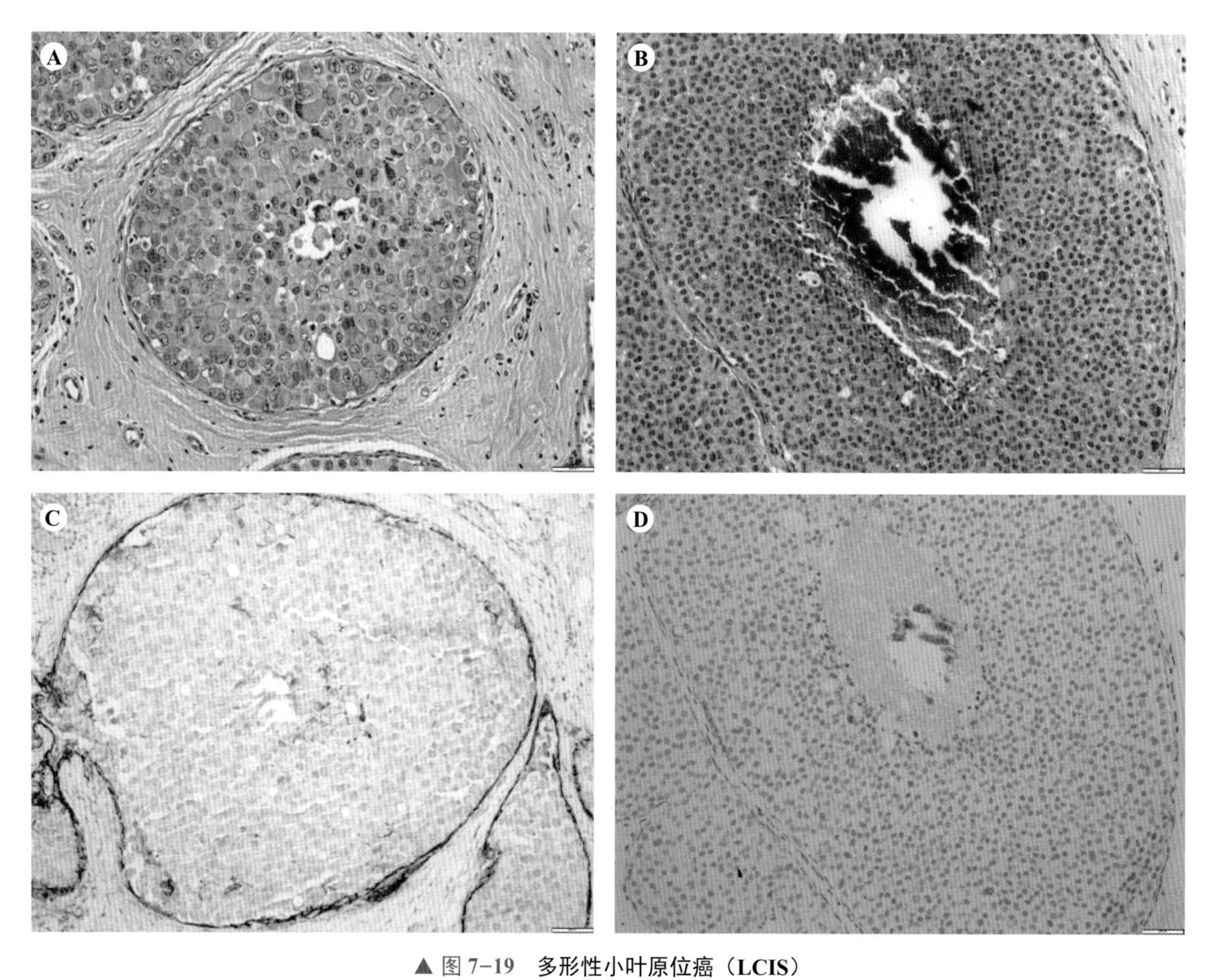

▲ 图 7-19　多形性小叶原位癌（LCIS）

A. 多形性 LCIS；B. LCIS 伴坏死；C 和 D. E- 钙黏素在多形性 LCIS 和伴有坏死的 LCIS 中缺乏免疫反应性。这一结果支持小叶表型

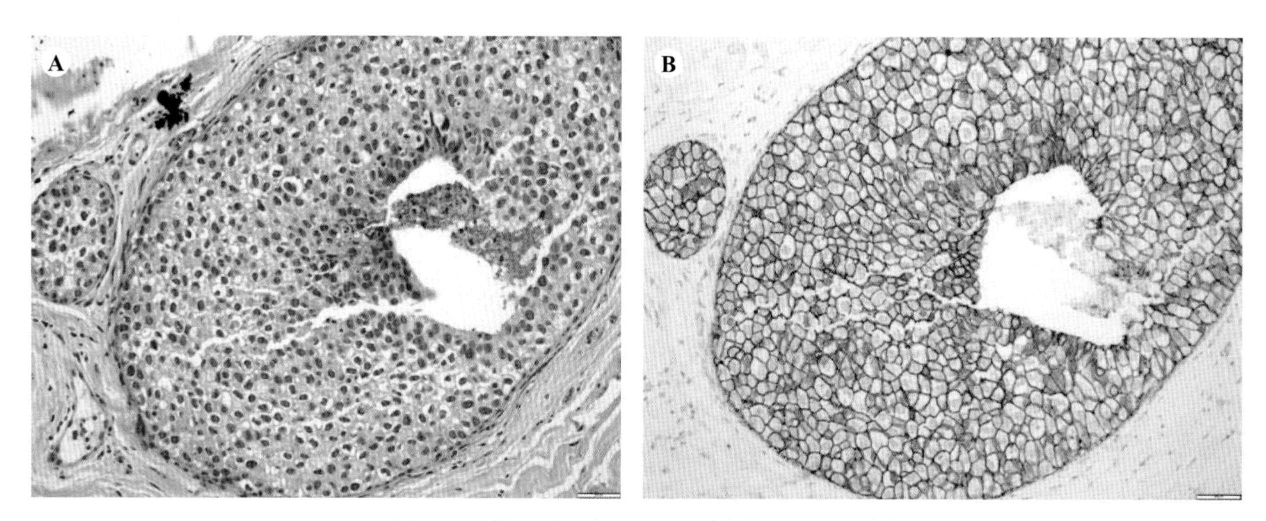

▲ 图 7-20　导管原位癌中 E- 钙黏素的免疫组化染色

E- 钙黏素的膜反应性支持导管表型

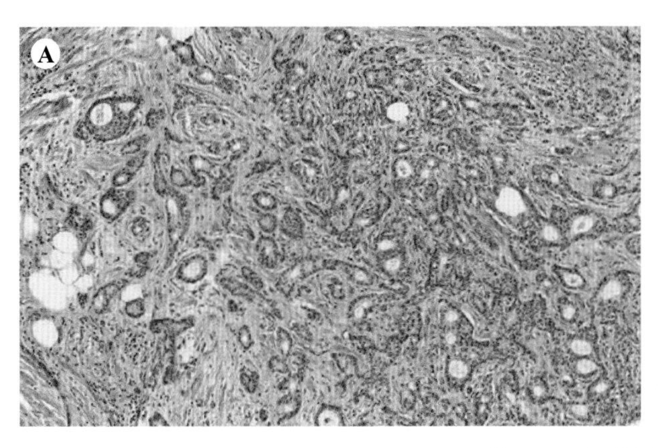

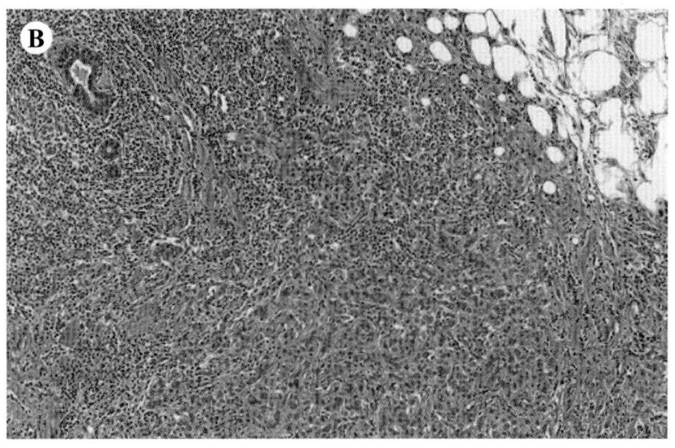

▲ 图 7-21　无特殊类型浸润性导管癌

A. 分化良好的浸润性导管癌，核等级低，腺体形成明显；B. 分化差的浸润性导管癌，核级高，无腺形成。这种癌与明显的炎性浸润有关

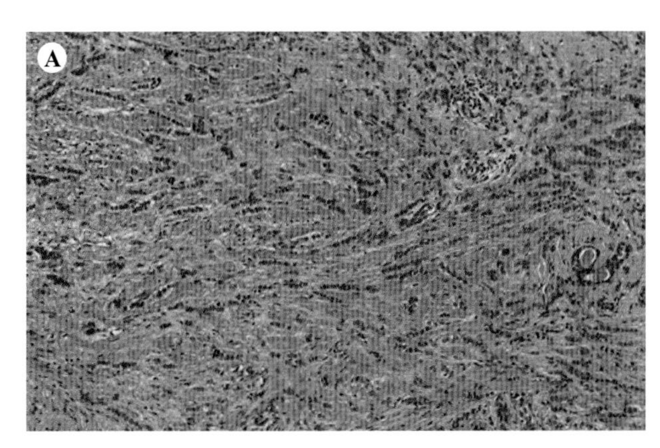

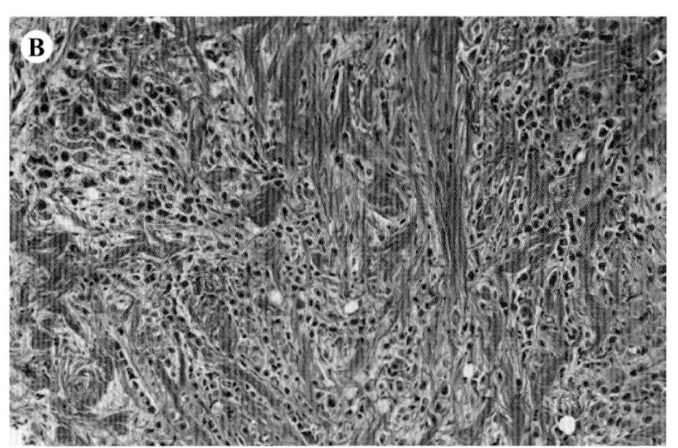

▲ 图 7-22　经典型和多形性浸润性小叶癌

A. 浸润性小叶癌，经典型。细胞小，细胞核异型性小。B. 浸润性小叶癌，多形性。细胞有丰富的细胞质和大的深染和不规则的细胞核。经典型和多形性浸润性小叶癌的肿瘤细胞以单个细胞或线性文件（列兵样）形式浸润间质（注：图像 A 和 B 以相同的放大倍数显示）

于细胞的单极。ILC 的不粘连形态是由于 E- 钙黏素的丢失而引起的细胞间黏附失调。ILC 表现出反复的拷贝数改变，其中包括 1q 时的增加和 16q 时的丢失，染色体异常在低级别癌前病变中常见，高分化激素受体阳性浸润性乳腺癌 [110-112]。多形性 ILC 和经典型 ILC 具有重叠的基因组改变：16q 缺失和 1q 获得 [113]。然而，多形性 ILC 含有额外的基因改变，通常在高级别 IDC 中发现 [113]。超过 60% 的 ILC 中存在体细胞 *CDH1* 基因突变，并且常常与 16 号染色体的丢失相结合 [114-116]。*CDH1* 基因的遗传突变可导致遗传性弥漫性胃癌，并增加乳腺发生 ILC 的风险 [117-120]。除了 *CDH1* 突变外，在 50% 的 ILC 病例中观察到 PI3K 通路（PIK3CA、PTEN 和 AKT1）的改变 [115, 116]。在 ILC 中 *HER2*、*HER3*、*FOXA3* 和 *ESR1* 中拷贝数增加的突变在 ILC 中比 IDC 中更为频繁 [115, 116]。与分期和受体匹配的 IDC 患者相比，ILC 患者是否具有相似或更好的预后尚不清楚 [121]。

乳腺癌的特殊组织学亚型比 IDC-NOS 和 ILC 少见 [101]。它们包括小管癌（图 7-23）、筛状癌（图 7-24）、黏液癌（图 7-25）、浸润性微乳头状癌（图 7-26）、浸润性乳头状癌（图 7-27）、化生性癌（图 7-28）、大汗腺癌（图 7-29）、印戒细胞癌（图 7-30）、伴有神经内分泌特征的癌

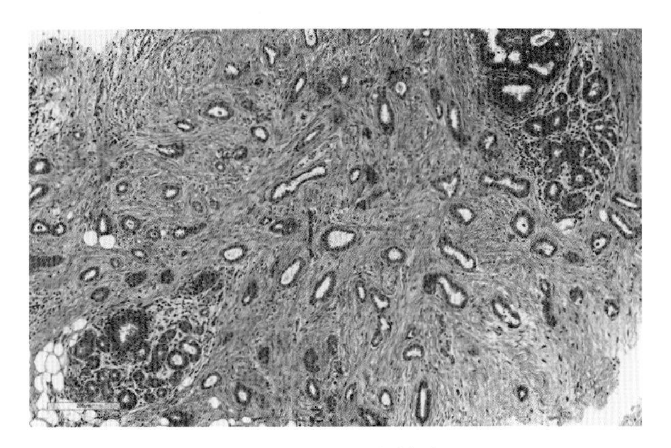

▲ 图 7-23　小管癌

浸润性癌由形态良好的单层腺体组成，核异型性较低

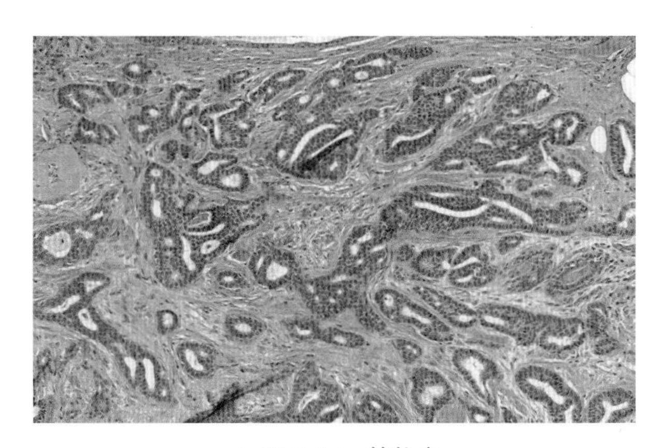

▲ 图 7-24　筛状癌

浸润性筛状癌一例。癌由大的筛状癌巢组成，癌巢外形不规则，呈浸润状

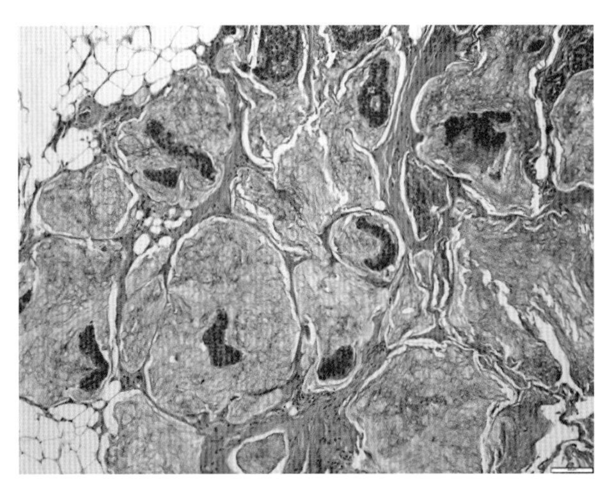

▲ 图 7-25　黏液癌

漂浮在黏液中的癌细胞簇侵入组织

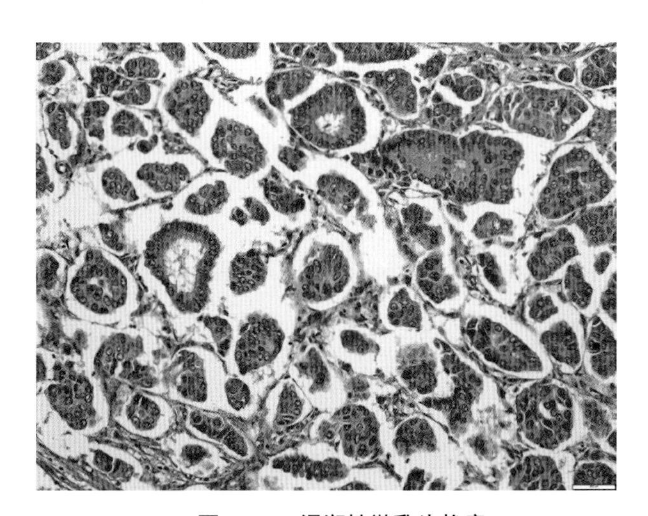

▲ 图 7-26　浸润性微乳头状癌

浸润性微乳头状癌的每一个簇和环被一个清晰的“晕状”空间包围。这种生长模式可以很好地模拟淋巴血管的侵袭

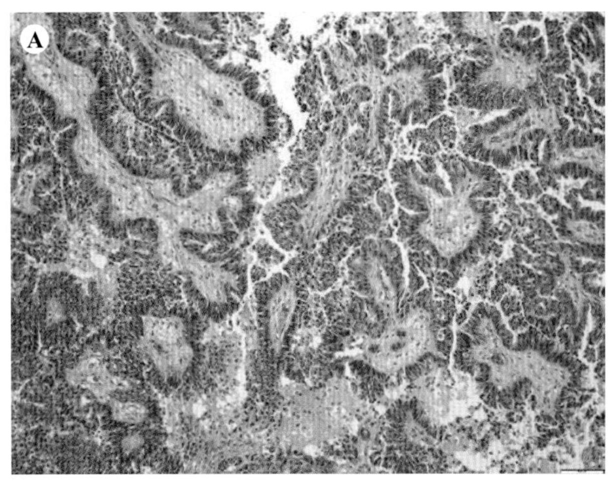

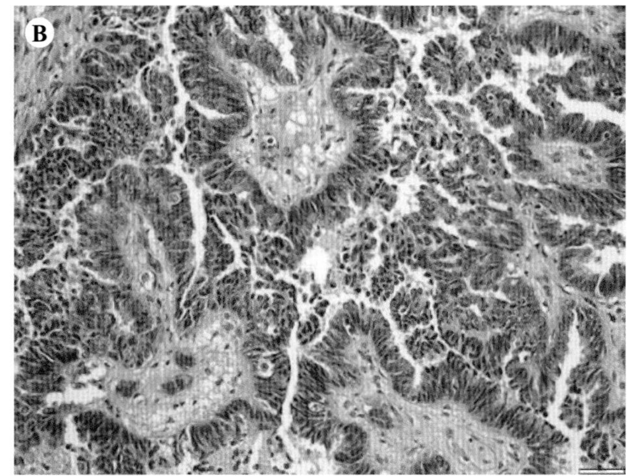

▲ 图 7-27　浸润性乳头状癌

肿瘤细胞排列在缺乏肌上皮的纤维血管核心（未显示）。原发性乳腺癌具有完全浸润性乳头状形态是不寻常的，应考虑从非乳腺部位，如卵巢或女性生殖道转移癌的可能性

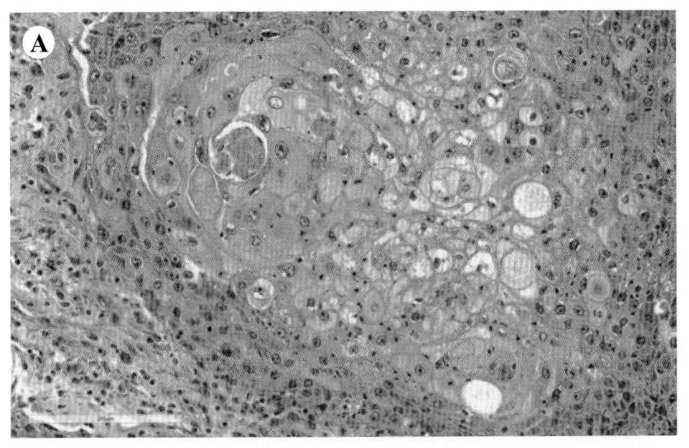

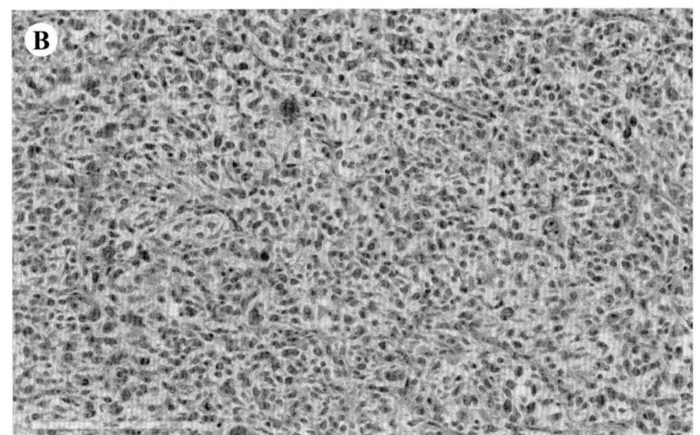

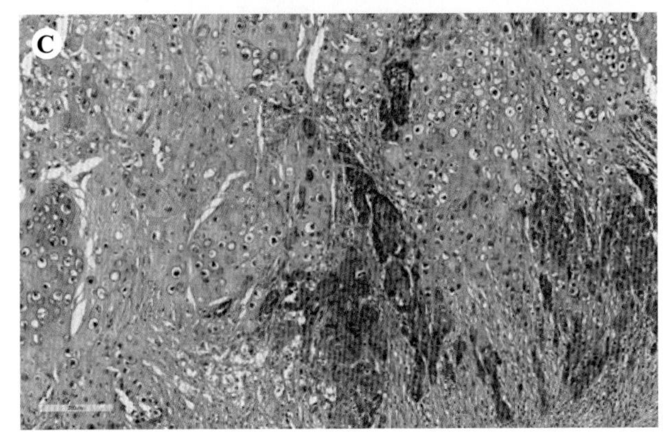

◀ 图 7-28　化生性癌，形态各异

A. 化生性鳞状细胞癌；B. 化生性梭形细胞癌，核级别为中高级；C. 伴软骨样分化的化生性癌

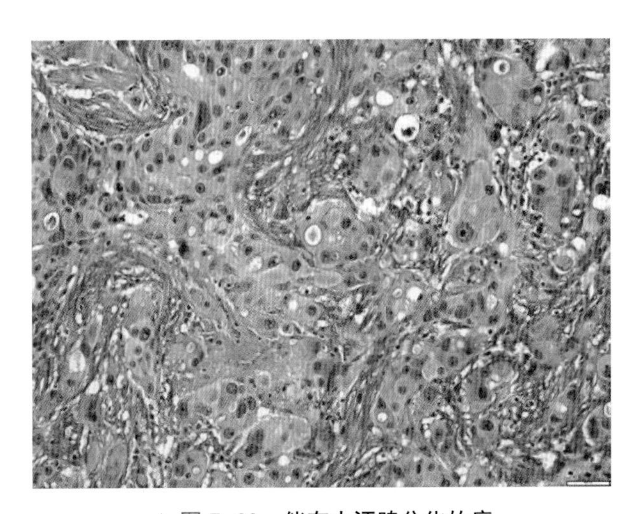

▲ 图 7-29　伴有大汗腺分化的癌

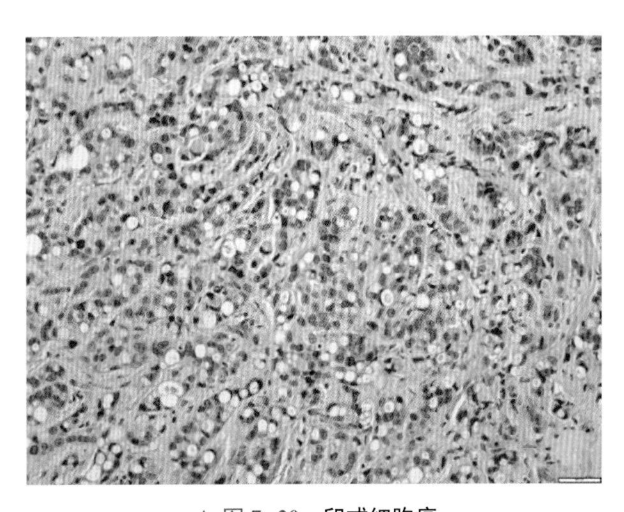

▲ 图 7-30　印戒细胞癌

大多数肿瘤细胞有胞质内空泡，使细胞核凹陷，形成“印戒”形态

（图 7-31）、腺样囊性癌（图 7-32）、分泌性癌（图 7-33）、腺泡细胞癌（图 7-34），以及其他一些罕见的亚型。

乳腺包裹性乳头状癌（EPC）（以前称为囊内乳头状癌）是乳头状癌的一种独特的变异，通常发生在绝经后女性。在体格检查中，EPC 表现为一个周围的囊性肿瘤，中心腔充满脆弱而易碎的叶片（图 7-35A）。显微镜下，EPC 由乳头状复叶组成，充满囊性空间，周围有一个厚的纤维囊（图 7-35B）。新生成的导管细胞为单形细胞，核低至中等级别，沿纤细的纤维血管核有筛状和局部固体排列（图 7-35C）。肌上皮细胞通常不存

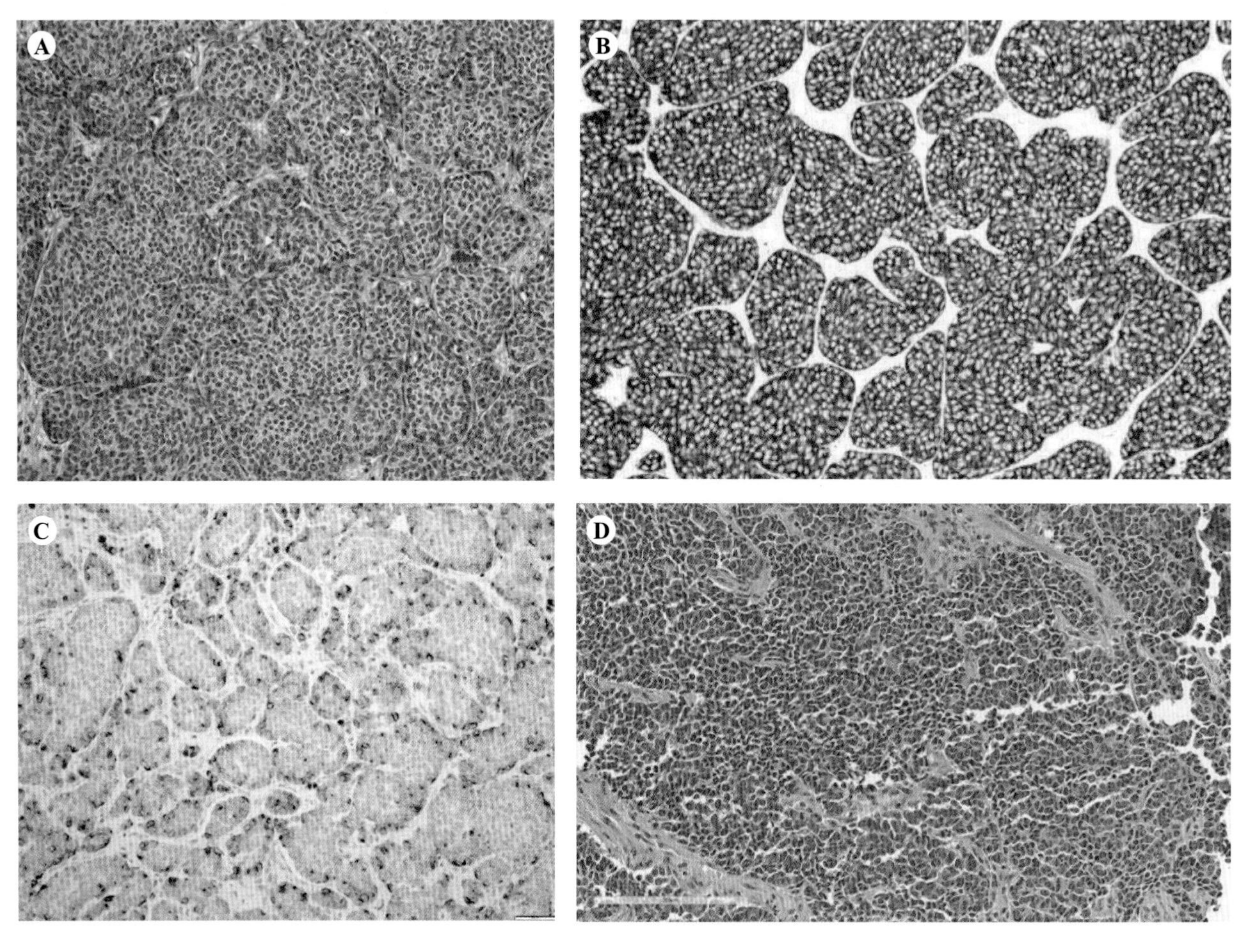

▲ 图 7-31　伴有神经内分泌特征的癌

A. 中度分化的浸润性癌显示神经内分泌标志物突触素呈弥漫性反应（B）；C. 另一种神经内分泌抗原嗜铬粒蛋白呈散在阳性（D）。这种具有神经内分泌特征的高级浸润性癌在形态学上符合乳腺小细胞癌

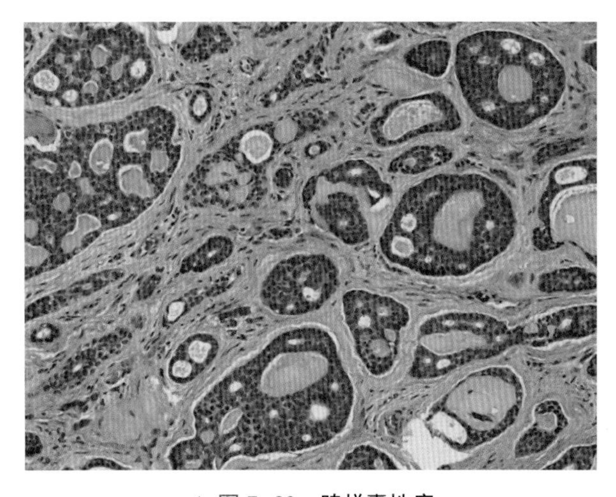

▲ 图 7-32　腺样囊性癌

乳腺腺样囊性癌在形态上与唾液腺相似。它是一种双相（上皮和基底 / 肌上皮）分化的癌

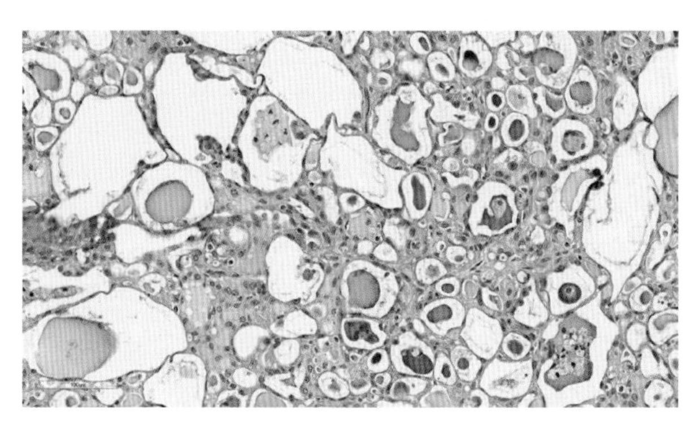

▲ 图 7-33　分泌性癌

这种罕见的浸润性癌由大量空泡状细胞质和腔内分泌物的细胞组成

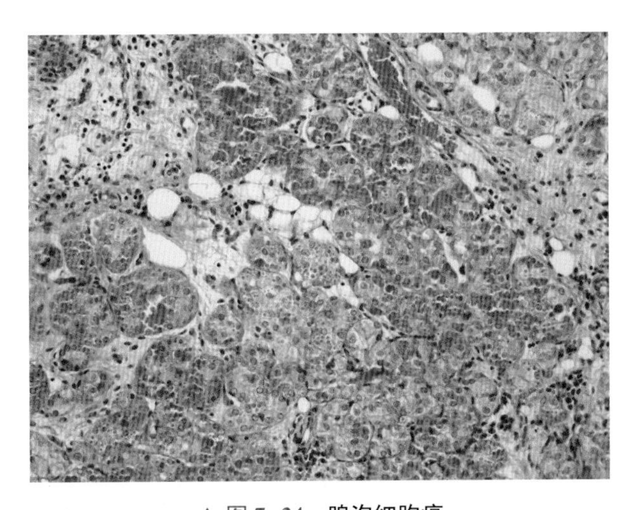

▲ **图 7-34 腺泡细胞癌**

这种罕见的浸润性癌是由具有颗粒状细胞质的细胞组成，在形态上与唾液腺中的癌细胞相似

在于纤维瘤核心和肿瘤周围。传统上，EPC 被认为是 DCIS 的一种形式，但肿瘤周围没有肌上皮是强有力的证据，表明 EPC 是局部浸润性低级别癌的惰性变异 [122-124]。EPC 的分期和管理仍存在争议。罕见的淋巴结受累和远端转移病例 [123, 124] 报道，但大多数肿瘤往往是惰性的。目前，EPC 被认为是一种惰性形式的浸润癌，预后良好，有足够的局部治疗和可能的激素治疗。WHO 工作组的建议是，在没有常规形式浸润癌的情况下，EPC 应作为 Tis（DCIS）疾病进行分期和管理 [101]。如果常规的浸润性癌与 EPC 有关，则分期和管理应根据浸润成分的大小 [101]。

对乳腺癌特殊组织亚型的基因表达谱和微阵列比较基因组杂交（aCGH）研究显示出在基因组和转录组水平上的不同特征。小管癌与组织学分级和 ER 匹配的 IDC-NOS 具有相似的转录组特征，只有很少的细微差异，这表明这两种实体可能通过共同的分子途径进化，并具有相似的前体病变 [125]。通过基因表达微阵列分析，黏液癌和神经内分泌分化癌在转录上与组织学分级和分子亚型相匹配的 IDC-NOS 不同 [126]。纯黏液性癌的遗传不稳定性相对较低，1q 的扩增和 16q 的丢失频率较低，这是低度浸润性乳腺癌的标志性遗传特征，这些发现表明，黏液性癌可能通过不同于低度恶性乳腺肿瘤家族中改变的遗传途径进化

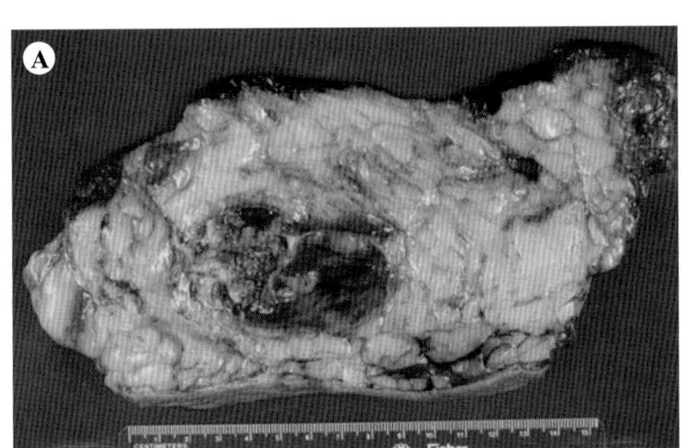

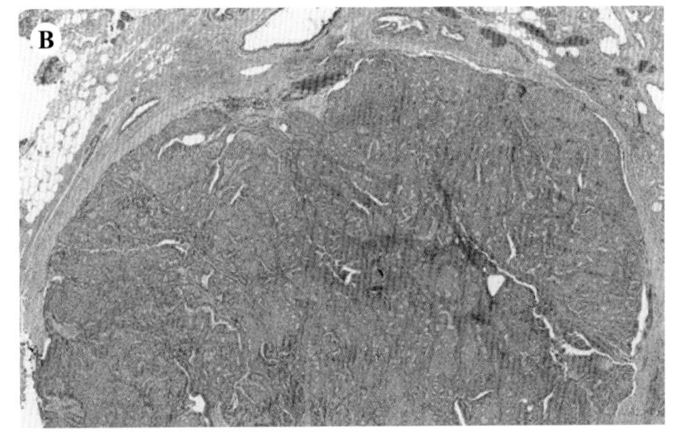

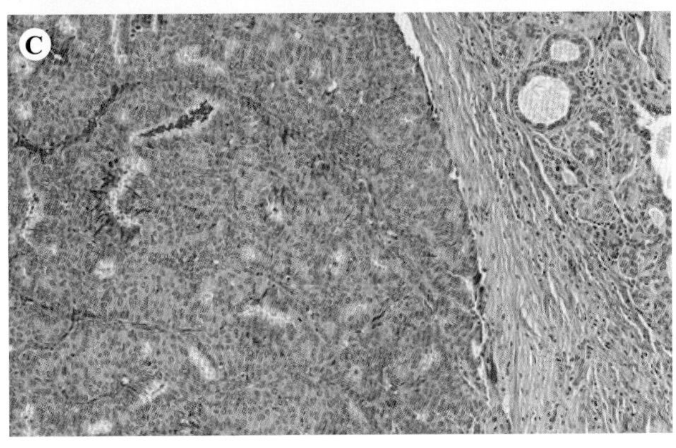

◀ **图 7-35 乳腺包裹性乳头状癌（EPC）**

典型表现为乳腺中央 / 乳晕下区的实性和囊性病变。EPC 是乳头状癌的一种罕见的惰性变异。它通常被一个厚的纤维包膜包裹，并有一个宽的推进浸润边缘（B）。EPC 的核等级为低至中等

而来[127]。有趣的是，混合黏液癌的黏液和非黏液成分显示出相似的基因组改变[127]。同样，在具有混合型一氧化氮合酶和浸润性微乳头状形态的癌细胞中，微乳头状和非微乳头状成分具有相似的基因组改变，这也与浸润性微乳头状癌相似[128]。浸润性微乳头状癌的基因组改变与分级和ER匹配的IDC-NOS显著不同。1q、8q、17q、20q和MYC（8q24）扩增的高水平增益/扩增在浸润性微乳头状癌中更为普遍[129]。乳头状癌显示的基因组改变少于分级和ER匹配的IDC-NOS。然而，乳头状癌中发现的基因拷贝数异常模式与ER和等级匹配的IDC-NOS相似，如16q缺失[130]。乳头状癌的组织学亚型包括包裹性乳头状癌、实性乳头状癌和浸润性乳头状癌，其拷贝数改变模式非常相似[130, 131]。

某些特殊的组织学亚型乳腺癌不仅具有独特的形态和分子特征，而且具有不同的生物学和临床行为。即使在分子检测的时代，传统的形态学分类对于风险分层仍然很有价值。例如，小管癌几乎总是ER/PR阳性，HER2阴性，甚至与高分化浸润性导管癌相比预后良好[132]。几种特殊的组织学亚型，如腺样囊性癌（图7-32）、分泌性癌（图7-33）和化生性癌的低度恶性组[低度恶性的腺鳞癌（图7-36）和低度恶性的纤维瘤样化生性癌（图7-37）]，免疫组化显示为三阴性表型，基因表达谱显示为基底样表型。然而，这些癌与传统的浸润性导管NOS形态的三阴性乳腺癌不同，它们具有相对懒惰的行为和良好的临床结果。

（二）大小

浸润性癌的分期是肿瘤病理分级的重要依据。病理取材医生在大体检查时记录肿瘤的三维结构，但最终，显微测量是评估肿瘤大小的最准确方法，因为只有侵入性成分可用于确定pT分期。如果浸润性癌伴有广泛的肿块形成，伴有高核分级和导管周围纤维化，肿瘤肿块的大体测量将高估浸润成分的大小。这种差异可能会产生重要的后果，尤其是在考虑新辅助化疗的情况下。相反，由于缺乏间质反应和弥漫的“单纯”生长模式，ILC的大体测量可能低估肿瘤T分期近50%[133]。在浸润性小叶癌的病例中，病理性T分期（基于显微镜测量）与临床T分期（基于成像技术）的差异并不少见。

如果肿瘤的大体尺寸达到2～2.5cm，则可以在一个包埋盒中取材肿瘤的完整横截面，并在相应的组织切片上用显微镜测量浸润性癌的最大跨度。如果肿瘤肿块大体上大于2.5cm，则绘制肿瘤最大直径的完整横截面图，并将其放入多个组织包埋盒中，以允许病理医生在显微镜检查时重新组装组织切片，并在显微镜下准确评估浸润性癌成分的大小（见外科标本的大体检查和处理）。

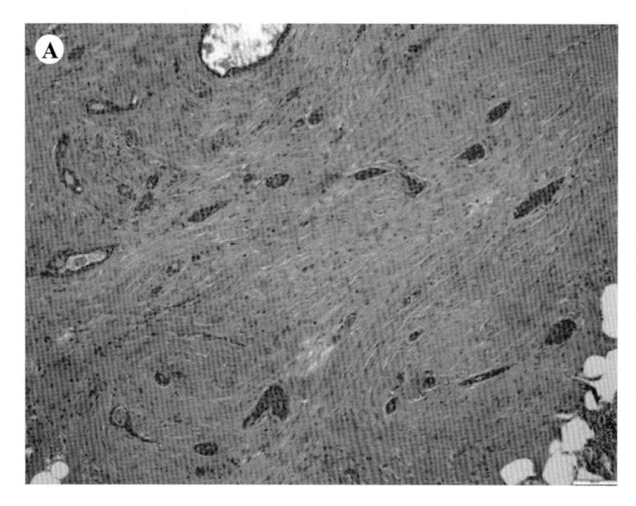

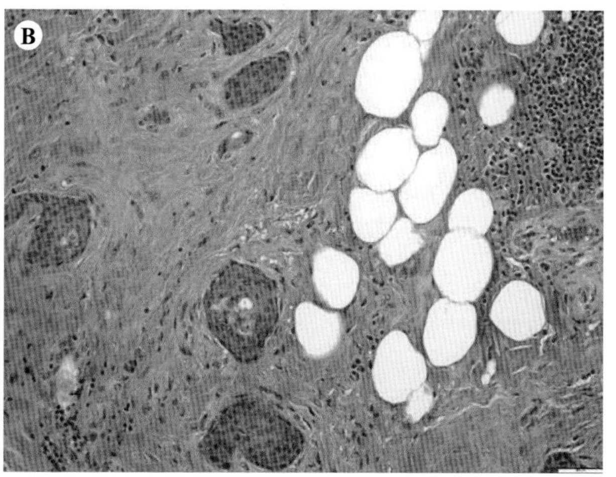

▲ 图7-36 低度恶性的腺鳞癌

这是一个上皮、鳞状上皮和基底、肌上皮分化的双相肿瘤。它可以是局部侵袭性的，但仅限于无转移潜能

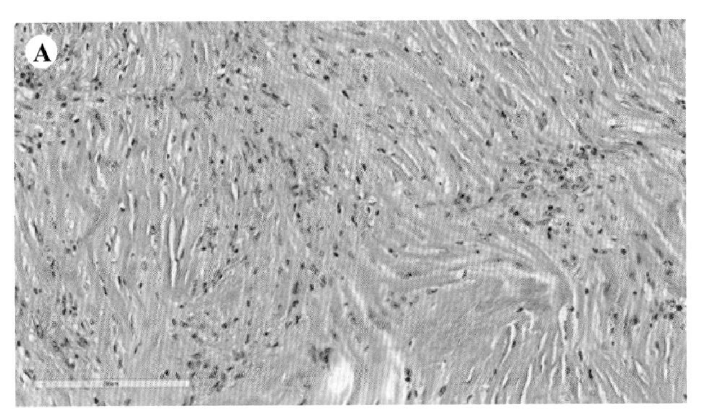

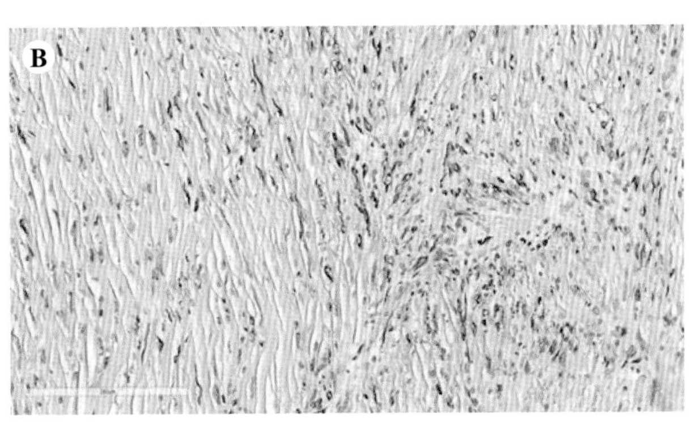

▲ 图 7-37　低度恶性纤维瘤病样化生性梭形细胞癌

A. HE 染色；B. 免疫组化染色显示肿瘤梭形细胞的上皮标记阳性

如果肿瘤切除标本按顺序切片并全部取材，浸润性癌的大小可以通过浸润性癌累及的连续切片数乘以每个组织切片的估计厚度来计算。

原位癌被分类为 Tis，附加一个亚分类来指示亚型，如 Tis（DCIS）或 Tis（Paget 病）。虽然 pT 分期不需要 DCIS 的大小，但 DCIS 的范围是一个重要参数，在决定患者管理时起着重要作用。如果 DCIS 存在于一张病理切片中，则 DCIS 的范围由 DCIS 两个最远焦点之间的最大微观跨度来测量 [134]。已知含有 DCIS 的切除标本的最佳切片包括整个标本的连续切片和组织学评估。DCIS 的范围可以通过将每个组织切片的估计厚度乘以具有 DCIS 显微证据的切片数量来计算 [134]。

微创癌被定义为跨越 1mm 的浸润癌，并被美国癌症联合委员会（AJCC）[84] 归类为 T_1mi。微浸润性癌倾向于与高级别 DCIS 相关。它通常由罕见的单细胞和小团簇组成，在与高级别 DCIS 相邻的基质中伴有明显的慢性炎症。在我们的经验中，微浸润性癌也经常与 PLCIS 和 LCIS 与喜剧性坏死有关，而在低度 DCIS 或经典 LCIS 附近是不常见的。细胞角蛋白和肌上皮标志物的免疫组织化学染色通常有助于证明微浸润性簇周围没有肌上皮细胞。如果有多个病灶，病理医生可以统计并报告其数量。微浸润性癌患者腋窝淋巴结转移（宏转移和微转移）的发生率为 0%～11%[135-143]。微浸润性癌多个病灶的存在与淋巴结转移率或局部复发 [139, 141, 143] 的增加无关，但其临床影响尚未得到充分研究。

如果有两个或两个以上的浸润性癌病灶存在，则需要对每个病灶进行描述和记录。pT 分期以最大浸润病灶的大小为依据。如果两个或两个以上的肿瘤看起来是分开的，但相邻的很近，则对介入的组织进行取样，以确定肿瘤是否真正分离，更确切地说是一个哑铃状的相邻肿瘤。间隔＜ 5mm 的浸润性癌病灶被任意视为同一肿瘤的一部分，其大小是在最远病灶的最大跨度间测量的，其中包括中间的间质（后者的尺寸通常＜ 5mm）。

新辅助治疗后残留浸润性癌的大小很难评估，尤其是当残留浸润性癌由分散在肿瘤床内的显微镜病灶组成时（图 7-38）。充分的肿瘤床取样是至关重要的（见外科标本的大体检查和处理）。根据 AJCC 癌症分期建议 [84]，残留肿瘤大小（ypT）是浸润性癌最大的单个病灶；修饰词“m”用于指示多灶性疾病。根据国际乳腺组织北

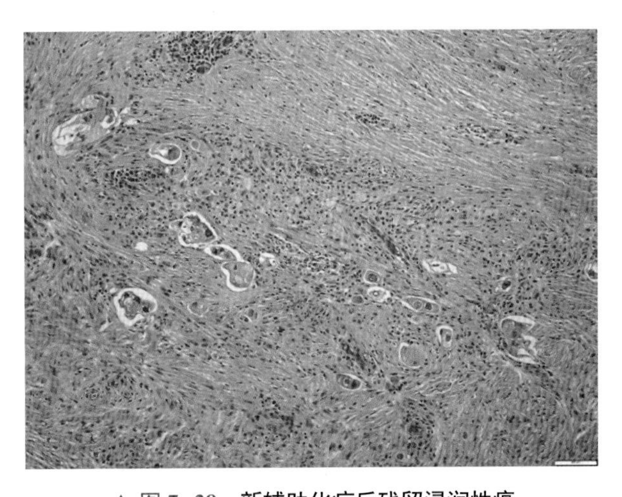

▲ 图 7-38　新辅助化疗后残留浸润性癌

残留的浸润性癌表现为肿瘤床内少数散在的显微镜下病灶

美乳腺癌组织（BIG-NABCG）的建议，残留活的浸润性癌所累及的肿瘤床面积的最大跨度与肿瘤细胞的数量相结合构成了肿瘤反应和预后的较好指标[5, 6]。

（三）分级

肿瘤分级是影响乳腺癌预后的重要因素。最常用的乳腺浸润性癌分级系统是改良的 Scarff-Bloom-Richardson 系统[144]。浸润性癌根据三个参数进行分级包括腺体形成、核多形性和有丝分裂计数（表 7–1）（图 7–39）。

肿瘤分级不仅是一个重要的预后因素，而且是对新辅助全身治疗反应的预测指标。3 级肿瘤完全病理反应的频率高于 1 级和 2 级肿瘤[145]。

形态学、免疫组化和分子生物学研究表明，一些前体病变（如柱状细胞改变伴异型性）、不典型导管增生（ADH）、小叶瘤样病变（ALH 和经典 LCIS）、低级别 DCIS 和低级别浸润性癌（如小管状、筛状、小叶状）、小管癌、1 级（高分化）癌之间存在关联[146–148]。“低度恶性乳腺肿瘤家族”及其非专一性前体病变具有相似的免疫表型（ER 阳性，HER2 阴性）和遗传改变，每例患者的 16q 染色体反复丢失，1p 增加，基因改变次数较少[110, 147, 149]。相比之下，高级别 DCIS 和 3 级浸润性癌的免疫组分和基因改变更不均匀，具有更高的遗传复杂性[148]。基于这些观察，低级别和高级别的癌症似乎是从不同的分子途径进化而来的，尽管遗传证据支持在一部分病例中从低级别癌发展到高级别癌。

五、前哨淋巴结活检和腋窝淋巴结清扫术

（一）前哨淋巴结活检

一项前瞻性随机临床试验（NASBP-32）证

表 7–1 浸润性癌的分级（改良 Scarff-Bloom-Richardson 系统）

导管和腺体形成	分 数
大多数肿瘤（> 75% 的肿瘤）	1
有中度分化腺管（占肿瘤的 10%～75%）	2
极少或无腺管形成（< 10% 的肿瘤）	3
核多形性	**分 数**
小核（< 1.5 倍正常导管细胞），多形性极小，染色质图案均匀，核仁不可见或不明显	1
可见中等大小（1.5～2 倍正常导管细胞）和多形性核仁，但小而不明显	2
大核（> 2 倍正常导管细胞），具有泡状染色质，大小和形状明显变化，核仁明显	3
有丝分裂计数[a]	**分 数**
10 个高倍视野中的有丝分裂图形总数（最终放大 400 倍） 分数 1～3 阈值取决于显微镜视野直径	1～3
最终评分 腺体形成、核多形性和有丝分裂计数的分数求和	**总 分**
Ⅰ级 / Ⅲ级	3～5
Ⅱ级 / Ⅲ级	6 或 7
Ⅲ级 / Ⅲ级	8 或 9

a. 评估有丝分裂需要最佳的组织固定和良好的组织准备

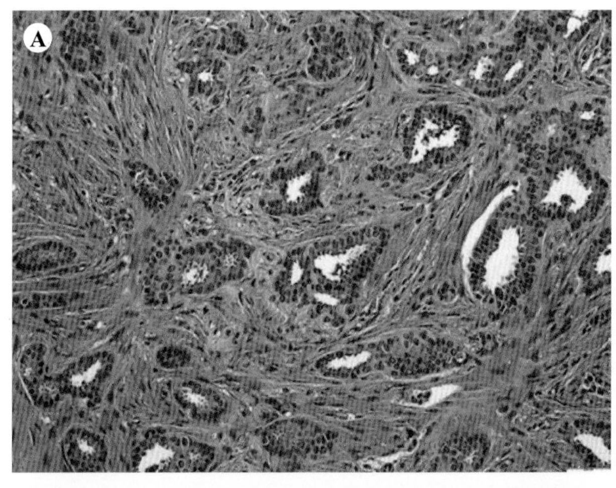

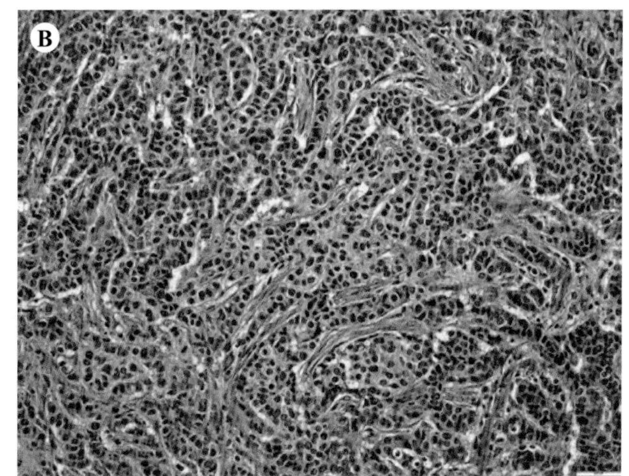

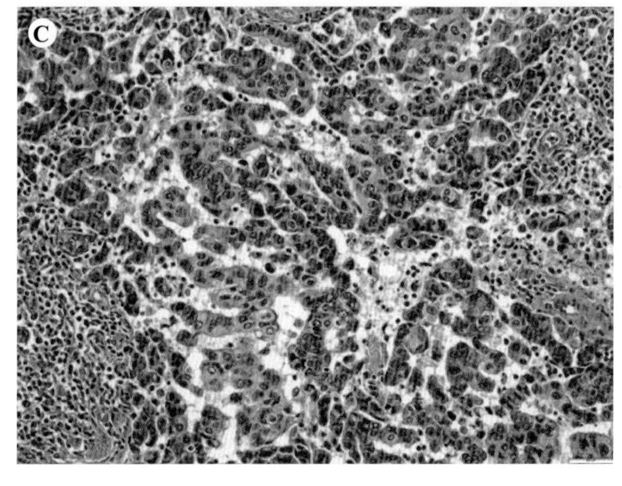

◀ 图 7-39　浸润性导管癌的组织学分级
A. 高分化；B. 中分化；C. 低分化

实，ALND 可以安全地省略在 $cT_{1\sim2}N_0$ 疾病患者，没有证据表明 SLN 中的癌症被切成 2mm 厚的组织切片，并只用常规的 HE 染色的切片进行评估 [150]。作为一项必然的研究，在一个中心实验室，对没有转移性疾病证据的患者的 SLN 的组织块进行了进一步的评估，并在更深的水平和细胞角蛋白染色。结果表明，在最初检查为阴性的前哨淋巴结患者中，隐匿性转移是一个独立的预后变量。然而，在 5 年的结果差异很小（1.2%）。这些数据并不表明附加评估（包括免疫组织化学分析）对乳腺癌患者最初阴性前哨淋巴结的临床益处 [151]。在上述结果公布后，在包括我们在内的大多数中心，常规获取额外的 HE 水平切片和 SLN 细胞角蛋白染色阴性的 SLN 以识别隐性转移的做法在大多数中心都被取消了。另一项由美国外科学会肿瘤组（ACOSOG Z0011）[81, 152] 的前瞻性随机临床试验的结果导致出现 $cT_{1\sim2}N_0$ 疾病患者腋窝淋巴结管理的额外变化。ACOSOG Z0011 研究评估了 $cT_{1\sim2}N_0$ 疾病患者的生存率，这些患者在一个或两个 SLN 中被发现有转移癌（微转移或宏转移），并接受了由临床医生确定的保乳手术、全乳腺放疗和全身治疗。446 例患者仅行 SLN 活检，445 例 SLND 和 ALND。这项研究的两个分支在患者年龄、肿瘤特征（分级、大小、组织学类型和雌激素受体状态）和辅助全身治疗方面具有可比性 [81]。在平均随访 6.3 年后首次报告的研究结果表明，两组无复发生存率和局部复发率无显著差异 [81]。在平均 9.25 年的随访中，两组的局部无复发生存率没有统计学意义上的差异。淋巴结复发 10 年累积发生率在 ALND 组为 0.5%，在SLND组为1.5%。10年累积局部复发率ALND为6.2%，SLN活检为5.3%。在Z0011 试验结果公布之前，cN_0 患者前哨淋巴结中发现有微小或宏观转移性疾病的 SLN 接受了 ALND 治疗。

在 ACOSOG Z0011 后时期，ALND 仅限于不符合 Z0011 选择标准的 $cT_{1\sim2}N_0$ 患者，大多数中心已停止对接受保乳手术的患者进行术中常规 SLN 评估。如果从接受乳房切除术的 $cT_{1\sim2}N_0$ 疾病患者的 SLN 中发现微小或宏转移癌，则进行 ALND，因为这些患者不在 Z0011 试验范围内。在这组患者中，SLN 的术中评估仍然是常规的。

在术中冰冻切片或石蜡切片固定后处理 SLN 时，建议将 SLN 沿淋巴结长轴切成 2mm 厚的切片 [154, 155]。所有严重阴性的 SLN 全部取材显微镜检查 [154, 155]。根据 AJCC 分期系统，淋巴结转移根据肿瘤沉积的大小分为宏转移、微转移和孤立肿瘤细胞（ITC）[84]。宏转移包括大于 2mm 的肿瘤病灶（图 7–40），微转移是指单个横截面上大于 0.2mm 或大于 200 个细胞的肿瘤病灶，但不超过 2mm。ITC 被定义为最大尺寸不超过 0.2mm 的小肿瘤细胞簇或单个横截面上不汇合（几乎汇合）的肿瘤细胞≤ 200 个细胞 [84]。可任意选择 0.2mm 和 2mm 的尺寸截止值。肿瘤病灶的大小是通过测量肿瘤的最大邻接跨度来确定的，而不是通过测量所有肿瘤病灶的整个跨度来确定的。200 个细胞的阈值在评估转移性小叶癌中尤其有用，因为肿瘤细胞通常是分散的而不是形成黏合的簇。尽管如此，在某些情况下，淋巴结小肿瘤沉积的量化仍然是一个挑战。

结外或囊外浸润（extranodal or extracapsular extension，ECE）是转移癌超出淋巴结包膜进入周围软组织的延伸（图 7–41）。我们定期报告有无 ECE 和 ECE 的大小（如果有）。SLN 转移的 ECE 与非 SLN 的受累显著相关 [156]。ECE 是否是局部和远处复发的独立危险因素仍然存在争议 [157–160]。

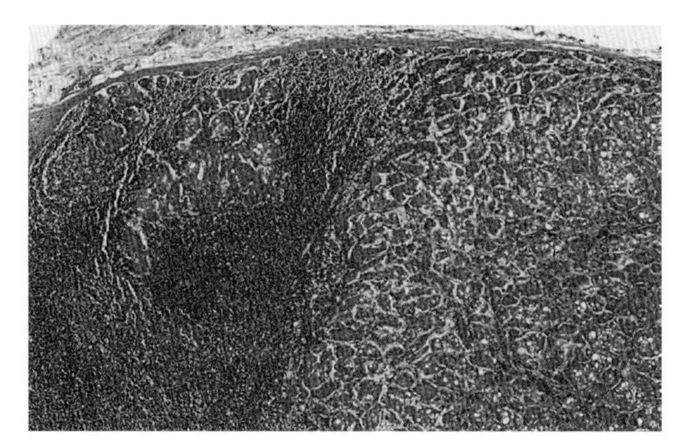

▲ 图 7–40 腋窝淋巴结转移性乳腺癌

转移癌广泛累及淋巴结，但不侵犯淋巴结包膜。可见残留淋巴结组织

有明显囊外扩张的患者被排除在 Z0011 试验之外，并且未评估显微镜 ECE 的意义 [152]。Gooch 等回顾性分析了有资格参加 Z0011 研究并在我们中心接受 ALND 治疗的患者，其中大多数患者发生在 Z0011 之前 [161]。在这项研究中，SLN 中的 ECE 与腋窝淋巴结中较高的肿瘤负荷有关，ECE > 2mm 是完成 ALND 时额外阳性淋巴结的最强预测因子 [161]。Choi 等回顾了 208 例患有 T_1～T_2 肿瘤的乳腺癌患者的资料，其中 1 例或 2 例 SLN 阳性患者接受了 ALND 治疗 [162]。

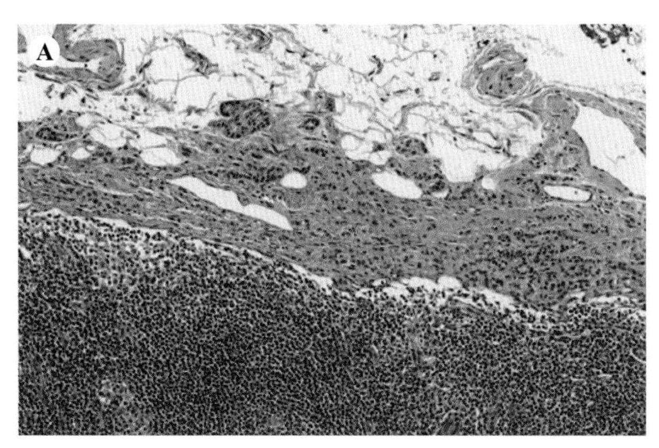

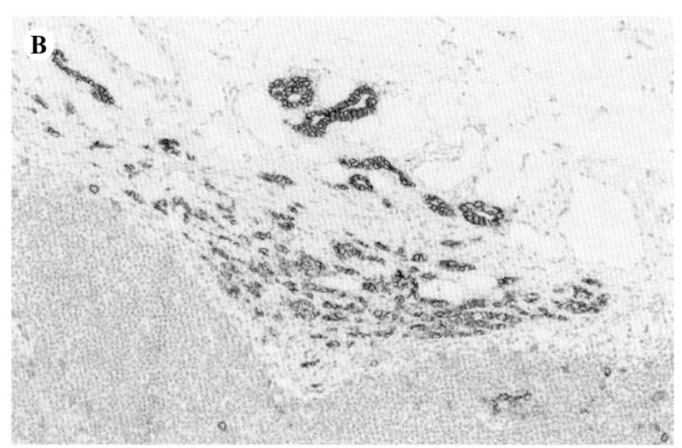

▲ 图 7–41 淋巴结外浸润

在这个不寻常的病例中，癌只出现在淋巴结囊外的脂肪组织中，但没有明确的淋巴结转移。E- 钙黏素的膜反应性表明淋巴结外的癌具有导管表型

与没有 ECE 的患者相比，ECE 患者（≤ 2mm 或＞ 2mm）的 N_2 疾病发生率显著增高[162]。ECE ≤ 2mm 患者的预后（局部、淋巴结和远处复发）与无 ECE 的患者相似。ECE ＞ 2mm 的患者生存率较差。然而，在多变量分析中，肿瘤大小和＞ 3 个阳性淋巴结是死亡率的独立预测因子，而 ECE ＞ 2mm 的患者则不是[162]。

新辅助全身治疗后前哨淋巴结活检

新辅助全身治疗的应用越来越广泛，尤其是对三阴性和 HER2 阳性浸润性癌的新辅助化疗（neoadjuvant chemotherapy，NACT）。在接受新辅助治疗的患者中，SLN 活检的时机是有争议的。一些临床试验评估了 NACT 后 SLN 活检的可行性和准确性。国家外科辅助乳腺和肠道项目（NSABP）B27 试验[163]分析了 428 名在 NACT 后进行 SLN 定位的患者。SLN 识别的总成功率为 84.8%[163]。当放射性同位素单独或与蓝色染料结合用于绘图时，成功率显著提高[163]。在 343 例同时接受 ALND 治疗的患者中，SLN 活检预测腋窝淋巴结状态的假阴性率（false-negative rate，FNR）为10.7%[163]。SENTINA（SENTinel 新佐剂）研究报道了在接受 NACT 后进行 SLN 活检的 592 名患者中，SLN 检出率为 80.1%，而在 474 名 NACT 后从 cN+ 转为 ycN_0 的患者中，FNR 的检出率为 14.2%[164]。在多变量分析中，淋巴结数目是一个重要因素。切除 3 个或 3 个以上 SLN 的患者 FNR ＜ 10%，仅切除一个 SLN 的患者 FNR 为 24.3%，切除两个 SLN 的患者 FNR 为 18.5%[164]。

美国外科医师学会肿瘤组（ACOSOG）Z1071（联盟）试验评估了最初以活检证实淋巴结阳性的 cN_1 乳腺癌患者新辅助化疗后 SLN 活检的假阴性率[165]。651 例 cN_1 患者 SLN 检出率为 92.9%。在 310 例残留淋巴结疾病患者中，SLN 活检的 FNR 为 12.6%，高于 10.0% 的预定阈值[165]。与 NSABP B27 试验和 SENTINA 试验相似[163, 164]，当蓝色染料注射和放射性标记示踪剂一起用于 SLN 定位时，如果至少识别出 3 个 SLN，则 SLN 活检的 FNR 显著降低[165]。3 个或 3 个以上 SLN 患者的 SLN 活检 FNR 为 9.1%[165]。尽管 Z1071 未能达到 10% 的假阴性率这一预先设定的阈值，但对 Z1071 试验数据的进一步分析表明，在活检时将夹子夹在活检证实阳性的淋巴结中，在 SLN 活检时识别并移除夹持的淋巴结可以提高 FNR[166]。

接受新辅助治疗的患者的 SLN 切除和检查方案与接受全身治疗前接受类似手术的患者没有区别，但是发现任何数量的残留活细胞癌构成转移性疾病的证据。特别是，在新辅助治疗中，ITC 的发现与临床相关。治疗效果的存在与否也有记录。NACT 术后淋巴结状态的病理报告中包括以下信息，如检查的淋巴结数量、有存活癌的淋巴结数量、最大转移灶的大小、有治疗效果和有存活癌的淋巴结数量、有治疗效果但无存活癌的淋巴结数量，以及是否存在包膜外延伸及其范围。

额外的水平和（或）细胞角蛋白染色是为了评估可疑的发现，但不是常规进行的检查[6]。在新辅助化疗后的前哨淋巴结活检（SN FNAC）研究中，SLN 活检的 FNR 为 13.3%，但使用细胞角蛋白的免疫组织化学染色将其降低至 8.4%[167]。

（二）腋淋巴结解剖腋窝淋巴结清扫术

当处理 ALND 标本时，所有淋巴结都要进行解剖、薄层切片，并全部取材显微镜检查。准确计数被切除的淋巴结是很重要的，因为阳性淋巴结的数目是决定肿瘤分期的一个重要因素。当报告腋窝淋巴结的状况时，我们会指定检查的淋巴结数目、有转移癌的淋巴结数目、最大转移病灶的大小、是否有淋巴结外浸润，以及当有淋巴结外浸润时的大小。

六、分期

乳腺癌的分期是根据 AJCC 的最新建议，使用肿瘤淋巴结转移（TNM）系统来确定的[84]。临床分期用前缀“c”表示。病理分期总结了临床分期和病理检查的数据，并用前缀“p”表示。接受新辅助治疗的乳腺癌患者的乳腺癌分期使用前缀“yc”或“yp”。

七、预后和预测因素

（一）雌激素受体、孕酮受体和人表皮生长因子受体 2

雌激素受体（ER）、孕酮受体（PR）和人表皮生长因子受体 2（HER2）是浸润性乳腺癌的主要预测和预后指标。评估 ER、PR 和 HER2 状态需要使用准确、灵敏、特异、可靠的方法。在美国，必须使用美国食品药品管理局（FDA）批准的检测方法。所有原发性、复发性和转移性乳腺癌均应评估 ER、PR 和 HER2 状态。无相关浸润性癌的 DCIS 检查 ER 和 PR。这一实践基于 NSABP-B24 试验数据的子集分析结果，该数据表明，ER 阳性 DCIS 患者在肿瘤切除和放疗后 10 年，辅助治疗的他莫昔芬显著降低了随后的乳腺癌，而 ER 阴性 DCIS 则没有观察到显著的益处 [168]。转移性乳腺癌的 ER、PR 和 HER2 状态通常与原发肿瘤相似，但有时有所不同，特别是在长期激素治疗后。在 233 例原发性乳腺癌和成对的异时性非骨性远处转移瘤的研究中，ER 和 PR 的受体转化率分别为 15.1% 和 32.6%，其中 12.4% 的肿瘤从 ER（PR）阳性转为 ER（PR）阴性，8.2% 的肿瘤从 ER（PR）阴性转为 ER（PR）阳性 [169]。通过免疫组化染色，HER2 转化率为 5.2%。在 HER2 状态发生变化的病例中，半数原发癌患者的 HER2 为阴性，但转移灶为 HER2 阳性；在剩下的一半病例中，HER2 由阳性转为阴性 [169]。

ASCO/CAP 制定了乳腺癌 ER、PR 和 HER2 检测的指南 [97, 98]，如分析前变量的标准化、固定剂的类型和组织固定的最佳长度、有效抗体和适当的对照组织的使用，以及分析解释和报告。应尽快将标本固定在足够量的固定剂中。应记录冷缺血时间，建议冷缺血时间应≤ 1h。多项研究表明，延长冷缺血时间可改变免疫组化对 ER、PR 和 HER2 的检测结果 [100, 170, 171]，以及原位杂交检测 HER2 扩增的结果 [171]。免疫组化观察到非冷藏组织样本在 2h 后和冷藏样本 4h 后 ER、PR 和 HER2 信号显著降低 [100]。只有 10% 的中性缓冲福尔马林可作为乳腺组织标本的固定剂，乳腺组织标本应切成 4～5mm 厚的切片，以便于福尔马林渗透，放置在充足的固定液中，固定时间至少为 6h，但不超过 72h[97, 98]。

浸润性癌的 ER、PR 和 HER2 状态可在原发或转移部位的任何肿瘤组织样本中进行评估，无论是通过粗针穿刺活检还是手术切除。新诊断乳腺癌的 ER、PR 和 HER2 状态通常在大多数中心使用粗针穿刺活检样本进行评估，而过去的检测通常在切除标本中的肿瘤中进行。这种做法的改变在一定程度上是由于在三阴性和 HER2 阳性癌患者中使用新辅助化疗的增加。许多研究表明，在浸润性癌的粗针穿刺活检样本和成对的手术切除标本中评估的 ER、PR 和 HER2 状态的结果高度一致 [172–181]。目前关于 HER2 的检测 ASCO/CAP 指南建议在粗针穿刺活检标本中对癌组织中的 HER2 进行常规评估，如果发现任何“组织病理学不一致”的情况，则在切除标本中重复 HER2 评估 [98]。“组织病理学不一致”的情况包括以下内容。

- 最初的 HER2 试验呈阳性，浸润性癌为 1 级浸润性导管或小叶癌，ER 和 PR 阳性，浸润性癌至少 90% 为特殊组织学亚型，如小管状、黏液性、筛状和腺样囊性癌。应根据这些标准进行新的 HER2 测试。
- 如果观察到以下情况之一，可对切除标本进行新的 HER2 试验：初始 HER2 试验阴性，肿瘤等级为 3 级；如果粗针穿刺活检中浸润性癌的数量较少，切除标本中含有形态上与核心区不同的高级别癌；通过免疫组织化学和原位杂交，HER2 的粗针穿刺活检结果不明确 [98]。

然而，一些研究者报道称，仅仅基于 3 级组织学的重复 HER2 测试的影响有限 [180, 181]。在一项研究中，比较了使用核心活检材料和随后切除标本进行检测的 400 例癌的 HER2 结果 [180]，结果发现有 8/400（2%）的病例不一致。对不一致病例的进一步分析表明，在针芯活检标本中发现 HER2 阴性的 3 级癌中，重新检测 HER2 状态的政策只会在重新检测的 116 个肿瘤中识别出一种虚假的 HER2 阴性癌 [180]。Prendeville 等评估了手术切除标本中 HER2 与粗针穿刺活检材料中 HER2 阴性的 3 级浸润性癌的不一致率 [181]，并发现 100 个在针芯活检中 HER2 阴性的 3 级浸润性癌中 HER2 阴性的符合率为 97%。3 个不一致的病例免疫组织化学（immunohistochemistry，IHC）和双原位杂交（in situ hybridization，ISH）的低水平扩增的 HER2 结果不明确 [181]。

在新辅助系统治疗后的标本中，不建议对预处理粗针穿刺活检材料中的任何标志物阳性的 ER、PR 和 HER2 状态进行重新测试 [6]，但如果生物标志物状态未知或者作为临床试验方案的一部分则需要重新测试 [6]。如果预处理粗针穿刺活检样本的阴性或不明确的结果，如果预处理的粗针穿刺活检没有足够的浸润性癌、切除时有异质性肿瘤或多个不同形态的肿瘤，则应考虑重新检测 [6]。

1. ER 和 PR

ER 在所有浸润性乳腺癌中约有 70% 表达。辅助内分泌治疗（即他莫昔芬和芳香化酶抑制药）对 ER 和（或）PR 阳性的癌症患者是非常有效的，并且可以降低复发的风险。Harvey 等发现雌激素受体状态是乳腺癌患者无病生存率的一个非常重要的预测因素，这些患者接受了单独或联合化疗的辅助内分泌治疗 [182]。在这项研究中，使用 Allred 评分系统 [183] 对 IHC 法 ER 进行评分，该系统基于显示阳性核染色的肿瘤细胞百分比和染色强度。ER 阳性肿瘤被定义为得分＞ 2，相当于任何强度的核染色阳性率≥ 1%。PR 采用相同的染色阈值。根据 ASCO/CAP 指南，如果免疫组化肿瘤细胞中的核染色≥ 1%，则认为肿瘤 ER 或 PR 阳性（图 7-42）。对于 ER 和 PR，病理报告应包括细胞核染色阳性的肿瘤细胞百分比和染色强度（弱、中、强）。同样的评分系统也适用于 DCIS 中的 ER 和（或）PR 评估。

用于 ER 和 PR 的 IHC 检测的抗体的选择应仅限于 ASCO/CAP 指南建议的抗体，包括克隆 1D5、6F11、SP1、1D5+ER2.123 用于 ER 和克隆

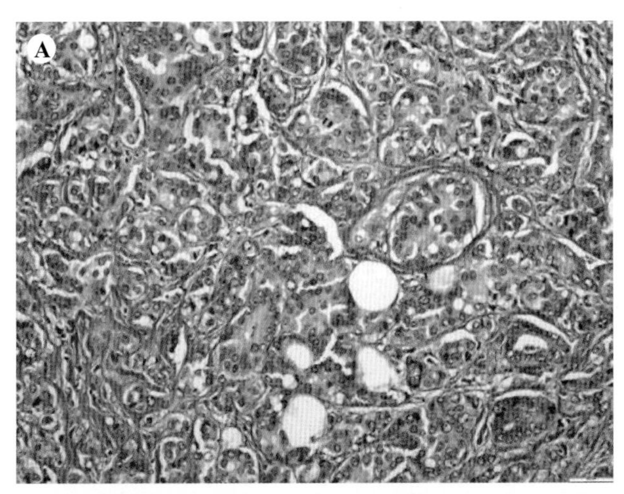

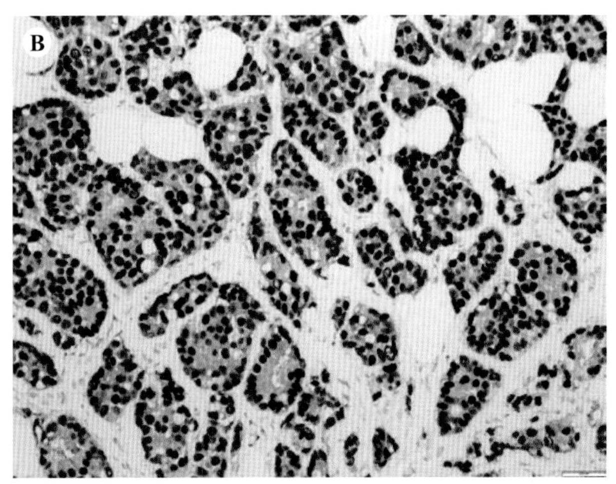

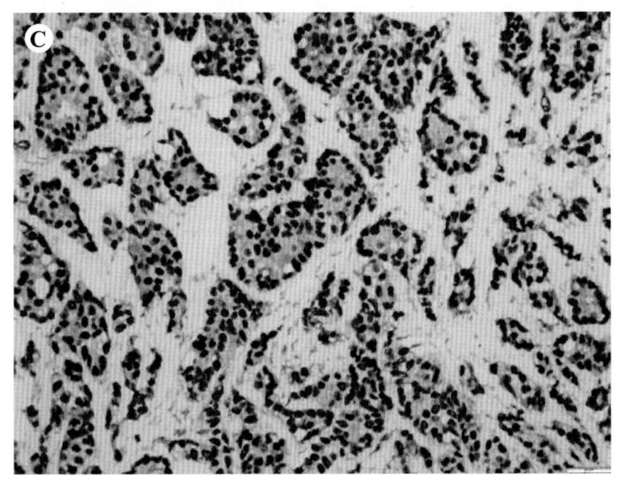

◀ **图 7-42　浸润性导管癌 ER 和 PR 免疫组化染色**
A. HE 染色；B. ER；C. PR

1A6、1294、312 用于 PR[97]。阳性和阴性对照应包括在每个免疫组织化学染色试验。正常乳腺上皮对 ER 和 PR 有异质性染色模式，是一种有价值的内部阳性对照。在大多数实验室中，外部阳性对照组织也被放置在与指数癌相同的切片上。如果外部或内部控制组织没有显示预期的反应性，则应重复染色。

2. HER2

HER2 是人表皮生长因子受体家族成员。HER2 的过度表达或扩增发生在 15%～20% 的原发性浸润性乳腺癌中。曲妥珠单抗（赫塞汀）是一种针对 HER2 蛋白胞外结构域的单克隆抗体，是首个被批准用于治疗 HER2 阳性乳腺癌的抗 HER2 药物。1998 年被批准为 HER2 阳性转移性乳腺癌联合化疗的一线治疗方法 [184]。2006 年，FDA 扩大了曲妥珠单抗治疗早期 HER2 阳性乳腺癌的应用范围。曲妥珠单抗联合化疗显著提高了 HER2 阳性早期乳腺癌女性的无病生存率和总体生存率 [185, 186]。其他 HER2 靶向药物已被批准用于治疗 HER2 阳性乳腺癌，如帕妥株单抗（帕捷特）[187, 188]，一种抑制 HER2 和 HER3 受体二聚的单克隆抗体；拉帕替尼（泰立沙）[189]，酪氨酸激酶抑制药；曲妥珠单抗（T-DM1），一种抗体药物结合物 [190]。这些新的 HER2 靶向药物现在正在辅助治疗中进行测试，要么单独使用，要么用曲妥珠单抗进行双抗体治疗。

浸润性癌的 HER2 状态用于确定适合 HER2 靶向治疗的患者。ASCO/CAP 乳腺癌 HER2 检测指南于 2007 年首次发布 [191]，并于 2013 年 [192] 和 2018 年 [98] 进行了更新。2013 年 ASCO/CAP 指南通过 IHC 将 HER2 阳性阈值从 30% 降低到 10%，并通过原位杂交（ISH）将 HER2：CEP17 从 2.2 降低到 2.0。根据 2018 年 ASCO/CAP 指南 [98]，如果有超过 10% 的肿瘤细胞有完整且强烈的周膜染色，则 IHC 分析的 HER2 检测报告为阳性（3+）（图 7–43）。如果膜染色完整，但在＞ 10% 的肿瘤细胞中呈弱、中度染色，则 HER2 染色不明确（2+），需要进行反射试验 [98]。HER2 阴性染色为 1+ 染色（不完全膜染色，在＞ 10% 的肿瘤细胞中模糊、几乎不可见）或 HER2 0（未观察到染色或在≤ 10% 的肿瘤细胞中模糊、几乎不可见的完整膜染色）[98]。

2018 年 ASCO/CAP 指南 [98] 修订了 HER2 测试算法，以解决较不常见的 HER2 双探头 ISH 场景，并根据 2013 年指南消除了 ISH 模糊的类别。通过双探针 ISH 分析，HER2 扩增定义为 HER2：CEP17 ≥ 2.0，每个细胞的平均 HER2 拷贝数≥ 4.0 个信号（ISH 组 1）[98]（图 7–44）。HER2：CEP17 ＜ 2.0 且每个细胞的平均 HER2 拷贝数＜ 4.0 信号被解释为阴性（ISH 组 5）[98]。对于不太常见的 HER2 双探头 ISH 组，需要同时进行 IHC 检查。如果 HER2 IHC 为 3+，则诊断为

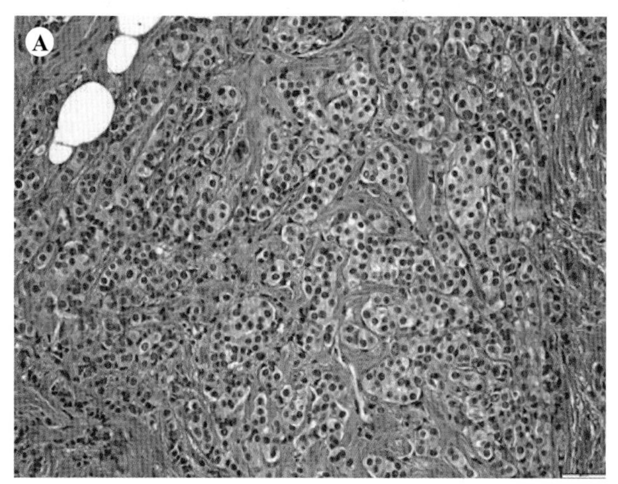

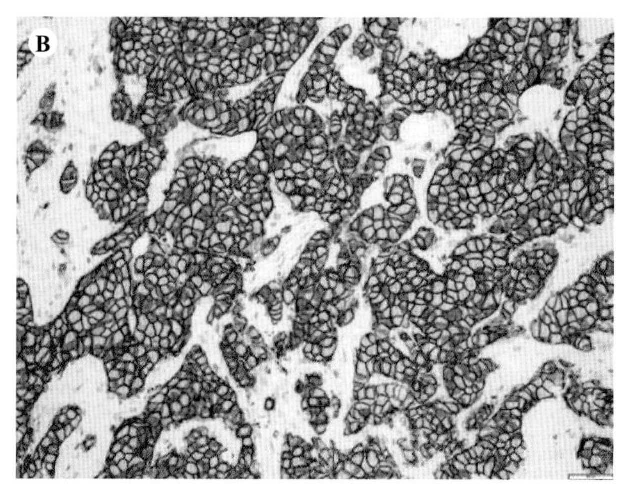

▲ 图 7–43　免疫组化 **HER2** 染色

A. HE 染色；B. HER2 3+ 染色在＞10% 的肿瘤细胞中是一种完整且强的膜性染色

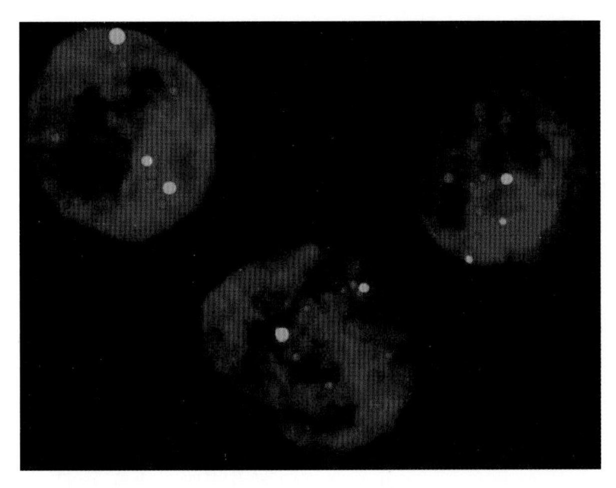

▲ **图 7-44　FISH 原位荧光杂交显示 HER2 扩增**
绿色点识别 17 号染色体（CEP17）着丝粒的基因。每个红点对应一个 HER2 基因的拷贝。在所示的 3 个肿瘤细胞中，HER2 基因拷贝数与 CEP17 数目的比值＞ 2（比值 2.7）

HER2 阳性。如果 HER2：CEP17 ≥ 2.0，但每个细胞的平均 HER2 信号＜ 4.0（ISH 组 2），同时出现 HER2 IHC 为 0～1+ 或 2+，则诊断为 HER2 阴性。如果 HER2：CEP17 ＜ 2.0，但每个细胞的平均 HER2 信号≥ 6.0（ISH 组 3），同时出现 HER2 IHC 为 2+ 或 3+，则诊断为 HER2 阳性。如果 HER2：CEP17 ＜ 2.0，但每个细胞的平均 HER2 信号≥ 4.0 且＜ 6（ISH 组 4），同时出现 HER2 IHC 为 0～1+ 或 2+，则诊断为 HER2 阴性（以前 HER2 ISH 模棱两可）。

尽管 HER2 在乳腺癌中的激活主要是通过 HER2 基因的扩增，但最近的研究发现 HER2 激活突变是乳腺癌中激活 HER2 的另一种机制 [193]。Bose 等分析了 8 个乳腺癌基因组测序项目的数据，发现了 25 名 HER2 体细胞突变的患者，大多数是 HER2 基因扩增阴性的乳腺癌 [114, 193]。在 25 例患者中，有 17 例在激酶结构域发生 HER2 突变。对 13 个 HER2 体细胞突变的功能分析显示其中七个是激活突变包括 G309A、D769H、D769Y、V777L、P780ins、V842I 和 R896C[193]。HER2 突变在浸润性小叶癌中富集，尤其是那些高级别、非经典组织学的浸润性小叶癌 [116]。对 75 例复发浸润性小叶癌的测序分析发现 18% 的病例存在 HER2 突变 [194]。这些突变可能与酪氨酸激酶抑制药有关。

（二）Ki-67

Ki-67 是一种细胞增殖标志物，已被证明是乳腺癌的预后因子 [195–199]。Cheang 等描述了一个 4 个生物标志物免疫组（ER、PR、HER2 和 Ki-67）来识别由基因表达谱定义的管腔 A 和管腔 B 乳腺癌 [197]。腔型 A 和 B 型均为 ER 和（或）PR 阳性，HER2 阴性。以 14% 的 Ki-67 指数作为区分管腔 A 和管腔 B 亚型的界限，A 亚型为 Ki-67 指数＜ 14%，B 亚型为 Ki-67 指数≥ 14%[197]。与管腔 A 肿瘤相比，B 腔肿瘤与乳腺癌复发和死亡的风险增加相关 [197]。

尽管有证据表明 Ki-67 是一个有价值的预后标志物，但由于缺乏跨实验室可重复性，通过 IHC 评估 Ki-67 并没有成为常规临床实践。一个国际性的 Ki-67 乳腺癌工作组提出了 Ki-67 分析的报道指南 [200]。尽管这些指南旨在尽量减少分析前和分析后的变化，但随后由同一组研究人员进行的 Ki-67 再现性研究发现，在评估 Ki-67 时，各实验室存在较大差异 [201]。此外，Ki-67 是一个连续变量，不同研究中区分“Ki-67 高”和“Ki-67 低”的临界值也不同。缺乏有效的临界值进一步限制了 Ki-67 评估的临床实用性。目前的 ASCO 临床实践指南不推荐使用 IHC 的 Ki-67 指数来指导辅助化疗或内分泌治疗的选择 [202]。

（三）雄激素受体

雄激素受体（androgen receptor，AR）在乳腺癌中常有表达。在各种研究中，有 60%～80% 的乳腺癌患者出现 AR 阳性 [203–208]。大多数（超过 90%）ER 阳性乳腺癌也是 AR 阳性 [206, 207]。免疫组化显示，10%～36% 的三阴性乳腺癌（ER 阴性、PR 阴性、HER2 阴性）中 AR 呈阳性 [206–208]。Farmer 等通过基因表达谱分析，描述了一组以 AR 阳性和 ER 阴性为特征的“大汗腺样”乳腺癌 [209]。“大汗腺样”组与大汗腺组织学显著相关 [209]。Lehmann 等通过基因表达谱描述了三阴性乳腺癌的 6 个亚型 [210]。管腔雄激素受体（luminal androgen receptor，LAR）是其中一种不同亚型 [210]。LAR 亚型的肿瘤具有高水平的 AR mRNA 和蛋白质表达，并显示管腔基因表达模式[210]。虽然三阴性乳腺癌的 AR 阳性率低于 ER 阳性乳腺癌，但三阴性乳腺癌的临床意义更大，因为三阴性乳腺癌患者不能从常规内分泌治疗中获益。研究了乳腺癌转移患者的 PR-Ⅱ阳性。在 424 例 ER 和（或）PR 阴性乳腺癌患者中，12% 的患者检测到 AR 阳性，免疫组化定义为肿瘤细胞的核染色大于 10%[211]。研究观察到 6 个月的临床受益率为 19%[211]。该药耐受性良好，无 4/5 级治疗相关不良事件。因此，将 AR 免疫组化作为三阴性乳腺癌常规检测的一部分是很重要的，以确定一部分三阴性乳腺癌患者可能受益于抗 AR 治疗。然而，目前还没有 FDA 批准的 AR 免疫组化标准试剂，也没有 AR 检测的指导性建议和 AR 阳性的标准截止值。一些研究采用了与 ASCO/CAP 指南相似的 1% 阈值来检测 ER 和（或）PR 阳性，而其他研究使用了 10% 的截断值。

（四）多基因分析

在过去的十年里，多基因检测已经被开发出来，并且显示了早期乳腺癌患者的预后价值，如 21 基因复发评分（Oncotype Dx™，Genomic Health，Redwood City，CA）[212]，70 基因分析（Mammaprint™，Agendia，Amsterdam，the Netherlands）[213]，以及微阵列 50（PAM50）的预测分析（Prosigna™，NanoString Technologies，Seattle，WA）[214, 215]。21 基因复发评分分析已被证实可作为判断远处复发风险和预测辅助化疗益处的预后试验[212, 216]。目前，美国临床肿瘤学学会和国家综合癌症网络（NCCN）对早期 ER 阳性、HER2 阴性乳腺癌患者的建议中包括了 Oncotype Dx 复发评分[202, 217]。

Oncotype Dx 是一种多基因检测方法，用于评估早期、淋巴结阴性、ER 阳性、HER2 阴性乳腺癌患者接受他莫昔芬治疗后 10 年远处复发的可能性和化疗益处[212]。该方法通过 RT-PCR 分析了一组 21 个基因的表达即 16 个癌症相关基因和 5 个参考基因[212]。使用前瞻性定义的算法，根据基因表达结果计算复发分数（RS），范围为 0～100，其中包括 5 个与肿瘤增殖相关的基因 Ki-67。增殖组的分数和激素受体的分数在计分算法中是加权重的。复发评分分三类，即低风险（RS ＜ 18）、中等风险（RS 18～30）和高风险（RS ≥ 31）[212]。回顾性分析了 NSABP B-14 研究的 668 个样本和 NSABP B-20 研究的 651 个样本，验证了用他莫昔芬治疗Ⅰ～Ⅱ期、淋巴结阴性、ER 阳性乳腺癌患者化疗益处的预后价值[212, 216]。对 SWOG 8814 试验中的一组患者进行分析，发现 Oncotype DX 复发评分预测和预后价值也适用于 ER 阳性、淋巴结阳性的乳腺癌患者[218]。一项前瞻性研究，即个体化治疗方案（Rx）（TAILORx）分配试验，旨在确定淋巴结阴性、ER 阳性、HER2 阴性乳腺癌患者的化疗益处及中危组的复发评分[219]。TAILORx 的初步结果证实了 RS 0～10 患者复发风险极低，99.3% 的患者在 5 年内没有乳腺癌远处复发[220]。TAILORx 研究的最新结果表明，对于复发评分中等（11～25 分）的女性，尤其是＞ 50 岁的女性，在内分泌治疗中加入化疗没有任何益处[221]。中位随访 7.5 年，在无创生存率分析中，内分泌治疗不劣于化疗加内分泌治疗。对于 50 岁或 50 岁以下复发评分为 16～25 分的女性，化疗有一点好处[221]。TAILORx 试验中使用的低风险（0～10 分）和中等风险（11～25 分）的复发评分临界值与之前定义的值有很大不同[212, 220, 222]。在淋巴结阴性、ER 阳性、HER2 阴性乳腺癌患者中，使用 Oncotype Dx 检测显著影响辅助化疗建议，导致约 30% 的患者改变治疗建议[223–227]。复发评分被纳入第 8 版美国癌症联合委员会（AJCC）分期指南的乳腺癌分期[84]。

参考文献

[1] Shabaik A, Lin G, Peterson M et al (2011) Reliability of Her2/neu, estrogen receptor, and progesterone receptor testing by immunohistochemistry on cell block of FNA and serous effusions from patients with primary and metastatic breast carcinoma. Diagn Cytopathol 39:328–332
[2] Gorman BK, Kosarac O, Chakraborty S et al (2012) Comparison of breast carcinoma prognostic/predictive biomarkers on cell blocks obtained by various methods: cellient, formalin and

thrombin. Acta Cytol 56:289–296
[3] Vohra P, Buelow B, Chen YY et al (2016) Estrogen receptor, progesterone receptor, and human epidermal growth factor receptor 2 expression in breast cancer FNA cell blocks and paired histologic specimens: a large retrospective study. Cancer Cytopathol 124(11):828–835
[4] Dong J, Ly A, Arpin R et al (2016) Breast fine needle aspiration continues to be relevant in a large academic medical center: experience from Massachusetts General Hospital. Breast Cancer Res Treat 158:297–305
[5] Bossuyt V, Provenzano E, Symmans WF et al (2015) Recommendations for standardized pathological characterization of residual disease for neoadjuvant clinical trials of breast cancer by the BIG-NABCG collaboration. Ann Oncol 26:1280–1291
[6] Provenzano E, Bossuyt V, Viale G et al (2015) Standardization of pathologic evaluation and reporting of postneoadjuvant specimens in clinical trials of breast cancer: recommendations from an international working group. Mod Pathol 28:1185–1201
[7] Kunju LP, Kleer CG (2007) Significance of flat epithelial atypia on mammotome core needle biopsy: should it be excised? Hum Pathol 38:35–41
[8] Ingegnoli A, d'Aloia C, Frattaruolo A et al (2010) Flat epithelial atypia and atypical ductal hyperplasia: carcinoma underestimation rate. Breast J 16:55–59
[9] Noske A, Pahl S, Fallenberg E et al (2010) Flat epithelial atypia is a common subtype of B3 breast lesions and is associated with noninvasive cancer but not with invasive cancer in final excision histology. Hum Pathol 41:522–527
[10] Lavoue V, Roger CM, Poilblanc M et al (2011) Pure flat epithelial atypia (DIN 1a) on core needle biopsy: study of 60 biopsies with follow-up surgical excision. Breast Cancer Res Treat 125:121–126
[11] Solorzano S, Mesurolle B, Omeroglu A et al (2011) Flat epithelial atypia of the breast: pathological-radiological correlation. AJR Am J Roentgenol 197:740–746
[12] Peres A, Barranger E, Becette V et al (2012) Rates of upgrade to malignancy for 271 cases of flat epithelial atypia (FEA) diagnosed by breast core biopsy. Breast Cancer Res Treat 133:659–666
[13] Sohn V, Porta R, Brown T (2011) Flat epithelial atypia of the breast on core needle biopsy: an indication for surgical excision. Mil Med 176:1347–1350
[14] Bianchi S, Bendinelli B, Castellano I et al (2012) Morphological parameters of flat epithelial atypia (FEA) in stereotactic vacuumassisted needle core biopsies do not predict the presence of malignancy on subsequent surgical excision. Virchows Arch 461:405–417
[15] Khoumais NA, Scaranelo AM, Moshonov H et al (2013) Incidence of breast cancer in patients with pure flat epithelial atypia diagnosed at core-needle biopsy of the breast. Ann Surg Oncol 20:133–138
[16] Biggar MA, Kerr KM, Erzetich LM et al (2012) Columnar cell change with atypia (flat epithelial atypia) on breast core biopsyoutcomes following open excision. Breast J 18:578–581
[17] Dialani V, Venkataraman S, Frieling G et al (2014) Does isolated flat epithelial atypia on vacuum-assisted breast core biopsy require surgical excision? Breast J 20:606–614
[18] Yu CC, Ueng SH, Cheung YC et al (2015) Predictors of underestimation of malignancy after image-guided core needle biopsy diagnosis of flat epithelial atypia or atypical ductal hyperplasia. Breast J 21:224–232
[19] Martel M, Barron-Rodriguez P, Tolgay Ocal I et al (2007) Flat DIN 1 (flat epithelial atypia) on core needle biopsy: 63 cases identified retrospectively among 1,751 core biopsies performed over an 8-year period (1992-1999). Virchows Arch 451:883–891
[20] Senetta R, Campanino PP, Mariscotti G et al (2009) Columnar cell lesions associated with breast calcifications on vacuum-assisted core biopsies: clinical, radiographic, and histological correlations. Mod Pathol 22:762–769
[21] Piubello Q, Parisi A, Eccher A et al (2009) Flat epithelial atypia on core needle biopsy: which is the right management? Am J Surg Pathol 33:1078–1084
[22] Chivukula M, Bhargava R, Tseng G et al (2009) Clinicopathologic implications of "flat epithelial atypia" in core needle biopsy specimens of the breast. Am J Clin Pathol 131:802–808
[23] Prowler VL, Joh JE, Acs G et al (2014) Surgical excision of pure flat epithelial atypia identified on core needle breast biopsy. Breast 23:352–356
[24] Ceugnart L, Doualliez V, Chauvet MP et al (2013) Pure flat epithelial atypia: is there a place for routine surgery? Diagn Interv Imaging 94:861–869
[25] Calhoun BC, Sobel A, White RL et al (2015) Management of flat epithelial atypia on breast core biopsy may be individualized based on correlation with imaging studies. Mod Pathol 28:670–676
[26] Murray MP, Luedtke C, Liberman L et al (2013) Classic lobular carcinoma in situ and atypical lobular hyperplasia at percutaneous breast core biopsy: outcomes of prospective excision. Cancer 119:1073–1079
[27] Rendi MH, Dintzis SM, Lehman CD et al (2012) Lobular in-situ neoplasia on breast core needle biopsy: imaging indication and pathologic extent can identify which patients require excisional biopsy. Ann Surg Oncol 19:914–921
[28] Chaudhary S, Lawrence L, McGinty G et al (2013) Classic lobular neoplasia on core biopsy: a clinical and radio-pathologic correlation study with follow-up excision biopsy. Mod Pathol 26:762–771
[29] D'Alfonso TM, Wang K, Chiu YL et al (2013) Pathologic upgrade rates on subsequent excision when lobular carcinoma in situ is the primary diagnosis in the needle core biopsy with special attention to the radiographic target. Arch Pathol Lab Med 137:927–935
[30] Nakhlis F, Gilmore L, Gelman R et al (2016) Incidence of adjacent synchronous invasive carcinoma and/or ductal carcinoma in-situ in patients with lobular neoplasia on core biopsy: results from a prospective multi-institutional registry (TBCRC 020). Ann Surg Oncol 23:722–728
[31] Chivukula M, Haynik DM, Brufsky A et al (2008) Pleomorphic lobular carcinoma in situ (PLCIS) on breast core needle biopsies: clinical significance and immunoprofile. Am J Surg Pathol 32:1721–1726
[32] Susnik B, Day D, Abeln E et al (2016) Surgical outcomes of lobular neoplasia diagnosed in core biopsy: prospective study of 316 cases. Clin Breast Cancer 16:507–513
[33] Carder PJ, Shaaban A, Alizadeh Y et al (2010) Screen-detected pleomorphic lobular carcinoma in situ (PLCIS): risk of concurrent invasive malignancy following a core biopsy diagnosis. Histopathology 57:472–478
[34] Flanagan MR, Rendi MH, Calhoun KE et al (2015) Pleomorphic lobular carcinoma in situ: radiologic-pathologic features and clinical management. Ann Surg Oncol 22:4263–4269

[35] Clement PB, Azzopardi JG (1983) Microglandular adenosis of the breast—a lesion simulating tubular carcinoma. Histopathology 7:169–180
[36] Rosen PP (1983) Microglandular adenosis. A benign lesion simulating invasive mammary carcinoma. Am J Surg Pathol 7:137–144
[37] Tavassoli FA, Norris HJ (1983) Microglandular adenosis of the breast. A clinicopathologic study of 11 cases with ultrastructural observations. Am J Surg Pathol 7:731–737
[38] Sabate JM, Gomez A, Torrubia S et al (2002) Microglandular adenosis of the breast in a BRCA1 mutation carrier: radiological features. Eur Radiol 12:1479–1482
[39] Shin SJ, Simpson PT, Da Silva L et al (2009) Molecular evidence for progression of microglandular adenosis (MGA) to invasive carcinoma. Am J Surg Pathol 33:496–504
[40] Geyer FC, Berman SH, Marchio C et al (2017) Genetic analysis of microglandular adenosis and acinic cell carcinomas of the breast provides evidence for the existence of a low-grade triple-negative breast neoplasia family. Mod Pathol 30(1):69–84
[41] Geyer FC, Lacroix-Triki M, Colombo PE et al (2012) Molecular evidence in support of the neoplastic and precursor nature of microglandular adenosis. Histopathology 60:E115–E130
[42] Bandyopadhyay S, Barak S, Hayek K et al (2016) Can problematic fibroepithelial lesions be accurately classified on core needle biopsies? Hum Pathol 47:38–44
[43] Gould D, Salmans J, Lassinger B et al (2011) Factors associated with cystosarcoma phyllodes of the breast after core needle biopsy identify cellular fibroepithelial lesion. J Clin Oncol 29:e11518
[44] Gould DJ, Salmans JA, Lassinger BK et al (2012) Factors associated with phyllodes tumor of the breast after core needle biopsy identifies fibroepithelial neoplasm. J Surg Res 178:299–303
[45] Jacobs TW, Chen YY, Guinee DG Jr et al (2005) Fibroepithelial lesions with cellular stroma on breast core needle biopsy: are there predictors of outcome on surgical excision? Am J Clin Pathol 124:342–354
[46] Jara-Lazaro AR, Akhilesh M, Thike AA et al (2010) Predictors of phyllodes tumours on core biopsy specimens of fibroepithelial neoplasms. Histopathology 57:220–232
[47] Komenaka IK, El-Tamer M, Pile-Spellman E et al (2003) Core needle biopsy as a diagnostic tool to differentiate phyllodes tumor from fibroadenoma. Arch Surg 138:987–990
[48] Resetkova E, Khazai L, Albarracin CT et al (2010) Clinical and radiologic data and core needle biopsy findings should dictate management of cellular fibroepithelial tumors of the breast. Breast J 16:573–580
[49] Yasir S, Gamez R, Jenkins S et al (2014) Significant histologic features differentiating cellular fibroadenoma from phyllodes tumor on core needle biopsy specimens. Am J Clin Pathol 142:362–369
[50] Pareja F, Corben AD, Brennan SB et al (2016) Breast intraductal papillomas without atypia in radiologic-pathologic concordant core-needle biopsies: rate of upgrade to carcinoma at excision. Cancer 122(18):2819–2827
[51] Hong YR, Song BJ, Jung SS et al (2016) Predictive factors for upgrading patients with benign breast papillary lesions using a core needle biopsy. J Breast Cancer 19:410–416
[52] Kim SY, Kim EK, Lee HS et al (2016) Asymptomatic benign papilloma without atypia diagnosed at ultrasonography-guided 14-gauge core needle biopsy: which subgroup can be managed by observation? Ann Surg Oncol 23:1860–1866
[53] Li X, Weaver O, Desouki MM et al (2012) Microcalcification is an important factor in the management of breast intraductal papillomas diagnosed on core biopsy. Am J Clin Pathol 138:789–795
[54] Nakhlis F, Ahmadiyeh N, Lester S et al (2015) Papilloma on core biopsy: excision vs. observation. Ann Surg Oncol 22:1479–1482
[55] Swapp RE, Glazebrook KN, Jones KN et al (2013) Management of benign intraductal solitary papilloma diagnosed on core needle biopsy. Ann Surg Oncol 20:1900–1905
[56] Bernik SF, Troob S, Ying BL et al (2009) Papillary lesions of the breast diagnosed by core needle biopsy: 71 cases with surgical follow-up. Am J Surg 197:473–478
[57] Lu Q, Tan EY, Ho B et al (2012) Surgical excision of intraductal breast papilloma diagnosed on core biopsy. ANZ J Surg 82:168–172
[58] Fu CY, Chen TW, Hong ZJ et al (2012) Papillary breast lesions diagnosed by core biopsy require complete excision. Eur J Surg Oncol 38:1029–1035
[59] Rizzo M, Linebarger J, Lowe MC et al (2012) Management of papillary breast lesions diagnosed on core-needle biopsy: clinical pathologic and radiologic analysis of 276 cases with surgical follow-up. J Am Coll Surg 214:280–287
[60] Foley NM, Racz JM, Al-Hilli Z et al (2015) An international multicenter review of the malignancy rate of excised papillomatous breast lesions. Ann Surg Oncol 22(Suppl 3):S385–S390
[61] Glenn ME, Throckmorton AD, Thomison JB 3rd et al (2015) Papillomas of the breast 15 mm or smaller: 4-year experience in a community-based dedicated breast imaging clinic. Ann Surg Oncol 22:1133–1139
[62] Conlon N, D'Arcy C, Kaplan JB et al (2015) Radial scar at imageguided needle biopsy: is excision necessary? Am J Surg Pathol 39:779–785
[63] Donaldson AR, Sieck L, Booth CN et al (2016) Radial scars diagnosed on breast core biopsy: frequency of atypia and carcinoma on excision and implications for management. Breast 30:201–207
[64] Hou Y, Hooda S, Li Z (2016) Surgical excision outcome after radial scar without atypical proliferative lesion on breast core needle biopsy: a single institutional analysis. Ann Diagn Pathol 21:35–38
[65] Kim EM, Hankins A, Cassity J et al (2016) Isolated radial scar diagnosis by core-needle biopsy: is surgical excision necessary? Springerplus 5:398
[66] Leong RY, Kohli MK, Zeizafoun N et al (2016) Radial scar at percutaneous breast biopsy that does not require surgery. J Am Coll Surg 223:712–716
[67] Li Z, Ranade A, Zhao C (2016) Pathologic findings of follow-up surgical excision for radial scar on breast core needle biopsy. Hum Pathol 48:76–80
[68] Matrai C, D'Alfonso TM, Pharmer L et al (2015) Advocating nonsurgical management of patients with small, incidental radial scars at the time of needle core biopsy: a study of 77 cases. Arch Pathol Lab Med 139:1137–1142
[69] Miller CL, West JA, Bettini AC et al (2014) Surgical excision of radial scars diagnosed by core biopsy may help predict future risk of breast cancer. Breast Cancer Res Treat 145:331–338
[70] Nassar A, Conners AL, Celik B et al (2015) Radial scar/complex sclerosing lesions: a clinicopathologic correlation

study from a single institution. Ann Diagn Pathol 19:24–28
[71] Resetkova E, Edelweiss M, Albarracin CT et al (2011) Management of radial sclerosing lesions of the breast diagnosed using percutaneous vacuum-assisted core needle biopsy: recommendations for excision based on seven years' of experience at a single institution. Breast Cancer Res Treat 127:335–343
[72] Dershaw DD, Morris EA, Liberman L et al (1996) Nondiagnostic stereotaxic core breast biopsy: results of rebiopsy. Radiology 198:323–325
[73] Meyer JE, Smith DN, Lester SC et al (1998) Large-needle core biopsy: nonmalignant breast abnormalities evaluated with surgical excision or repeat core biopsy. Radiology 206:717–720
[74] Liberman L, Dershaw DD, Glassman JR et al (1997) Analysis of cancers not diagnosed at stereotactic core breast biopsy. Radiology 203:151–157
[75] Liberman L, Feng TL, Dershaw DD et al (1998) US-guided core breast biopsy: use and cost-effectiveness. Radiology 208:717–723
[76] Philpotts LE, Shaheen NA, Carter D et al (1999) Comparison of rebiopsy rates after stereotactic core needle biopsy of the breast with 11-gauge vacuum suction probe versus 14-gauge needle and automatic gun. AJR Am J Roentgenol 172:683–687
[77] Liberman L, Drotman M, Morris EA et al (2000) Imaging-histologic discordance at percutaneous breast biopsy. Cancer 89:2538–2546
[78] Lee JM, Kaplan JB, Murray MP et al (2007) Imaging histologic discordance at MRI-guided 9-gauge vacuum-assisted breast biopsy. AJR Am J Roentgenol 189:852–859
[79] Morrow M, Van Zee KJ, Solin LJ et al (2016) Society of Surgical Oncology-American Society for Radiation Oncology-American Society of Clinical Oncology Consensus Guideline on margins for breast-conserving surgery with whole-breast irradiation in ductal carcinoma in situ. Ann Surg Oncol 23:3801–3810
[80] Moran MS, Schnitt SJ, Giuliano AE et al (2014) Society of Surgical Oncology-American Society for Radiation Oncology Consensus Guideline on margins for breast-conserving surgery with wholebreast irradiation in stages I and II invasive breast cancer. Ann Surg Oncol 21:704–716
[81] Giuliano AE, Hunt KK, Ballman KV et al (2011) Axillary dissection vs no axillary dissection in women with invasive breast cancer and sentinel node metastasis: a randomized clinical trial. JAMA 305:569–575
[82] Brogi E, Torres-Matundan E, Tan LK et al (2005) The results of frozen section, touch preparation, and cytological smear are comparable for intraoperative examination of sentinel lymph nodes: a study in 133 breast cancer patients. Ann Surg Oncol 12:173–180
[83] Hortobagyi GN, Connolly J, D'Orsi CJ, Edge SB, Mittendorf EA, Rugo HS, Solin LJ, Weaver DL, Winchester DJ, Giuliano A (2017) AJCC cancer staging manual—breast, 8th edn. Springer, Chicago
[84] Amin MB, Edge SB, Brookland RK et al (2017) AJJC cancer staging manual, 8th edn
[85] Sung JS, King V, Thornton CM et al (2013) Safety and efficacy of radioactive seed localization with I-125 prior to lumpectomy and/or excisional biopsy. Eur J Radiol 82:1453–1457
[86] Murphy JO, Moo TA, King TA et al (2013) Radioactive seed localization compared to wire localization in breast-conserving surgery: initial 6-month experience. Ann Surg Oncol 20:4121–4127
[87] Dauer LT, Thornton C, Miodownik D et al (2013) Radioactive seed localization with 125I for nonpalpable lesions prior to breast lumpectomy and/or excisional biopsy: methodology, safety, and experience of initial year. Health Phys 105:356–365
[88] Harvey RP (2016) Dose assessment and considerations when a radioactive seed is unrecoverable in a breast surgical patient. Health Phys 111:S180–S1S2
[89] Gilcrease MZ, Dogan BE, Black DM et al (2016) Transection of radioactive seeds in breast specimens. Am J Surg Pathol 40:1375–1379
[90] Marudanayagam R, Singhal R, Tanchel B et al (2008) Effect of cavity shaving on reoperation rate following breast-conserving surgery. Breast J 14:570–573
[91] Wolf JH, Wen Y, Axelrod D et al (2011) Higher volume at time of breast conserving surgery reduces re-excision in DCIS. Int J Surg Oncol 2011:785803
[92] Chagpar AB, Killelea BK, Tsangaris TN et al (2015) A randomized, controlled trial of cavity shave margins in breast cancer. N Engl J Med 373:503–510
[93] Jones V, Linebarger J, Perez S et al (2016) Excising additional margins at initial breast-conserving surgery (BCS) reduces the need for re-excision in a predominantly African American population: a report of a randomized prospective study in a public hospital. Ann Surg Oncol 23:456–464
[94] Schnitt SJ, Moran MS, Houssami N et al (2015) The Society of Surgical Oncology-American Society for Radiation Oncology Consensus Guideline on margins for breast-conserving surgery with whole-breast irradiation in stages I and II invasive breast cancer: perspectives for pathologists. Arch Pathol Lab Med 139:575–577
[95] Sahoo S, Lester SC (2012) Pathology considerations in patients treated with neoadjuvant chemotherapy. Surg Pathol Clin 5:749–774
[96] Symmans WF, Peintinger F, Hatzis C et al (2007) Measurement of residual breast cancer burden to predict survival after neoadjuvant chemotherapy. J Clin Oncol 25:4414–4422
[97] Hammond ME, Hayes DF, Dowsett M et al (2010) American Society of Clinical Oncology/College of American Pathologists guideline recommendations for immunohistochemical testing of estrogen and progesterone receptors in breast cancer. Arch Pathol Lab Med 134:907–922
[98] Wolff AC, Hammond MEH, Allison KH et al (2018) Human epidermal growth factor receptor 2 testing in breast cancer: American Society of Clinical Oncology/College of American Pathologists Clinical Practice Guideline Focused Update. J Clin Oncol 36:2105–2122
[99] Khoury T, Sait S, Hwang H et al (2009) Delay to formalin fixation effect on breast biomarkers. Mod Pathol 22:1457–1467
[100] Yildiz-Aktas IZ, Dabbs DJ, Bhargava R (2012) The effect of cold ischemic time on the immunohistochemical evaluation of estrogen receptor, progesterone receptor, and HER2 expression in invasive breast carcinoma. Mod Pathol 25:1098–1105
[101] Lakhani SR, Ellis IO, Schnitt SJ, Tan PH, van de Vijver MJ (2012) WHO classification of tumours of the breast, 4th edn. International Agency for Research on Cancer (IARC)
[102] http://seer.cancer.gov/

[103] Consensus Conference on the classification of ductal carcinoma in situ. The Consensus Conference Committee (1997). Cancer 80:1798–1802
[104] Bijker N, Peterse JL, Duchateau L et al (2001) Risk factors for recurrence and metastasis after breast-conserving therapy for ductal carcinoma-in-situ: analysis of European Organization for Research and Treatment of Cancer Trial 10853. J Clin Oncol 19:2263–2271
[105] EORTC Breast Cancer Cooperative Group, EORTC Radiotherapy Group, Bijker N et al (2006) Breast-conserving treatment with or without radiotherapy in ductal carcinoma-in-situ: ten-year results of European Organisation for Research and Treatment of Cancer randomized phase III trial 10853—a study by the EORTC Breast Cancer Cooperative Group and EORTC Radiotherapy Group. J Clin Oncol 24:3381–3387
[106] Solin LJ, Gray R, Hughes LL et al (2015) Surgical excision without radiation for ductal carcinoma in situ of the breast: 12-year results from the ECOG-ACRIN E5194 study. J Clin Oncol 33(33):3938–3944
[107] Paone JF, Baker RR (1981) Pathogenesis and treatment of Paget's disease of the breast. Cancer 48:825–829
[108] Bijker N, Rutgers EJ, Duchateau L et al (2001) Breast-conserving therapy for Paget disease of the nipple: a prospective European Organization for Research and Treatment of Cancer study of 61 patients. Cancer 91:472–477
[109] Kothari AS, Beechey-Newman N, Hamed H et al (2002) Paget disease of the nipple: a multifocal manifestation of higher-risk disease. Cancer 95:1–7
[110] Buerger H, Otterbach F, Simon R et al (1999) Different genetic pathways in the evolution of invasive breast cancer are associated with distinct morphological subtypes. J Pathol 189:521–526
[111] Simpson PT, Reis-Filho JS, Gale T et al (2005) Molecular evolution of breast cancer. J Pathol 205:248–254
[112] Rakha EA, Green AR, Powe DG et al (2006) Chromosome 16 tumor-suppressor genes in breast cancer. Genes Chromosomes Cancer 45:527–535
[113] Simpson PT, Reis-Filho JS, Lambros MB et al (2008) Molecular profiling pleomorphic lobular carcinomas of the breast: evidence for a common molecular genetic pathway with classic lobular carcinomas. J Pathol 215:231–244
[114] Cancer Genome Atlas Network (2012) Comprehensive molecular portraits of human breast tumours. Nature 490:61–70
[115] Ciriello G, Gatza ML, Beck AH et al (2015) Comprehensive molecular portraits of invasive lobular breast cancer. Cell 163:506–519
[116] Desmedt C, Zoppoli G, Gundem G et al (2016) Genomic characterization of primary invasive lobular breast cancer. J Clin Oncol 34:1872–1881
[117] Guilford P, Hopkins J, Harraway J et al (1998) E-cadherin germline mutations in familial gastric cancer. Nature 392:402–405
[118] Richards FM, McKee SA, Rajpar MH et al (1999) Germline E-cadherin gene (CDH1) mutations predispose to familial gastric cancer and colorectal cancer. Hum Mol Genet 8:607–610
[119] Guilford PJ, Hopkins JB, Grady WM et al (1999) E-cadherin germline mutations define an inherited cancer syndrome dominated by diffuse gastric cancer. Hum Mutat 14:249–255
[120] Caldas C, Carneiro F, Lynch HT et al (1999) Familial gastric cancer: overview and guidelines for management. J Med Genet 36:873–880
[121] Guiu S, Wolfer A, Jacot W et al (2014) Invasive lobular breast cancer and its variants: how special are they for systemic therapy decisions? Crit Rev Oncol Hematol 92:235–257
[122] Collins LC, Carlo VP, Hwang H et al (2006) Intracystic papillary carcinomas of the breast: a reevaluation using a panel of myoepithelial cell markers. Am J Surg Pathol 30:1002–1007
[123] Wynveen CA, Nehhozina T, Akram M et al (2011) Intracystic papillary carcinoma of the breast: an in situ or invasive tumor? Results of immunohistochemical analysis and clinical follow-up. Am J Surg Pathol 35:1–14
[124] Rakha EA, Gandhi N, Climent F et al (2011) Encapsulated papillary carcinoma of the breast: an invasive tumor with excellent prognosis. Am J Surg Pathol 35:1093–1103
[125] Lopez-Garcia MA, Geyer FC, Natrajan R et al (2010) Transcriptomic analysis of tubular carcinomas of the breast reveals similarities and differences with molecular subtype-matched ductal and lobular carcinomas. J Pathol 222:64–75
[126] Weigelt B, Geyer FC, Horlings HM et al (2009) Mucinous and neuroendocrine breast carcinomas are transcriptionally distinct from invasive ductal carcinomas of no special type. Mod Pathol 22:1401–1414
[127] Lacroix-Triki M, Suarez PH, MacKay A et al (2010) Mucinous carcinoma of the breast is genomically distinct from invasive ductal carcinomas of no special type. J Pathol 222:282–298
[128] Marchio C, Iravani M, Natrajan R et al (2009) Mixed micropapillary- ductal carcinomas of the breast: a genomic and immunohistochemical analysis of morphologically distinct components. J Pathol 218:301–315
[129] Marchio C, Iravani M, Natrajan R et al (2008) Genomic and immunophenotypical characterization of pure micropapillary carcinomas of the breast. J Pathol 215:398–410
[130] Duprez R, Wilkerson PM, Lacroix-Triki M et al (2012) Immunophenotypic and genomic characterization of papillary carcinomas of the breast. J Pathol 226:427–441
[131] Piscuoglio S, Ng CK, Martelotto LG et al (2014) Integrative genomic and transcriptomic characterization of papillary carcinomas of the breast. Mol Oncol 8:1588–1602
[132] Rakha EA, Lee AH, Evans AJ et al (2010) Tubular carcinoma of the breast: further evidence to support its excellent prognosis. J Clin Oncol 28:99–104
[133] Moatamed NA, Apple SK (2006) Extensive sampling changes T-staging of infiltrating lobular carcinoma of breast: a comparative study of gross versus microscopic tumor sizes. Breast J 12:511–517
[134] Lester SC, Bose S, Chen YY et al (2009) Protocol for the examination of specimens from patients with ductal carcinoma in situ of the breast. Arch Pathol Lab Med 133:15–25
[135] Intra M, Zurrida S, Maffini F et al (2003) Sentinel lymph node metastasis in microinvasive breast cancer. Ann Surg Oncol 10:1160–1165
[136] Katz A, Gage I, Evans S et al (2006) Sentinel lymph node positivity of patients with ductal carcinoma in situ or microinvasive breast cancer. Am J Surg 191:761–766
[137] Guth AA, Mercado C, Roses DF et al (2008) Microinvasive breast cancer and the role of sentinel node biopsy: an

institutional experience and review of the literature. Breast J 14:335–339

[138] Lyons JM 3rd, Stempel M, Van Zee KJ et al (2012) Axillary node staging for microinvasive breast cancer: is it justified? Ann Surg Oncol 19:3416–3421

[139] Kapoor NS, Shamonki J, Sim MS et al (2013) Impact of multifocality and lymph node metastasis on the prognosis and management of microinvasive breast cancer. Ann Surg Oncol 20:2576–2581

[140] Hanna MG, Jaffer S, Bleiweiss IJ et al (2014) Re-evaluating the role of sentinel lymph node biopsy in microinvasive breast carcinoma. Mod Pathol 27:1489–1498

[141] Matsen CB, Hirsch A, Eaton A et al (2014) Extent of microinvasion in ductal carcinoma in situ is not associated with sentinel lymph node metastases. Ann Surg Oncol 21:3330–3335

[142] Orzalesi L, Casella D, Criscenti V et al (2016) Microinvasive breast cancer: pathological parameters, cancer subtypes distribution, and correlation with axillary lymph nodes invasion. Results of a large single-institution series. Breast Cancer 23(4):640–648

[143] Margalit DN, Sreedhara M, Chen YH et al (2013) Microinvasive breast cancer: ER, PR, and HER-2/neu status and clinical outcomes after breast-conserving therapy or mastectomy. Ann Surg Oncol 20:811–818

[144] Elston CW, Ellis IO (1991) Pathological prognostic factors in breast cancer. I. The value of histological grade in breast cancer: experience from a large study with long-term follow-up. Histopathology 19:403–410

[145] Cortazar P, Zhang L, Untch M et al (2014) Pathological complete response and long-term clinical benefit in breast cancer: the CTNeoBC pooled analysis. Lancet 384:164–172

[146] Abdel-Fatah TM, Powe DG, Hodi Z et al (2007) High frequency of coexistence of columnar cell lesions, lobular neoplasia, and low grade ductal carcinoma in situ with invasive tubular carcinoma and invasive lobular carcinoma. Am J Surg Pathol 31:417–426

[147] Abdel-Fatah TM, Powe DG, Hodi Z et al (2008) Morphologic and molecular evolutionary pathways of low nuclear grade invasive breast cancers and their putative precursor lesions: further evidence to support the concept of low nuclear grade breast neoplasia family. Am J Surg Pathol 32:513–523

[148] Lopez-Garcia MA, Geyer FC, Lacroix-Triki M et al (2010) Breast cancer precursors revisited: molecular features and progression pathways. Histopathology 57:171–192

[149] Boecker W, Buerger H (2003) Evidence of progenitor cells of glandular and myoepithelial cell lineages in the human adult female breast epithelium: a new progenitor (adult stem) cell concept. Cell Prolif 36(Suppl 1):73–84

[150] Krag DN, Anderson SJ, Julian TB et al (2010) Sentinel-lymphnode resection compared with conventional axillary-lymph-node dissection in clinically node-negative patients with breast cancer: overall survival findings from the NSABP B-32 randomised phase 3 trial. Lancet Oncol 11:927–933

[151] Weaver DL, Ashikaga T, Krag DN et al (2011) Effect of occult metastases on survival in node-negative breast cancer. N Engl J Med 364:412–421

[152] Giuliano AE, McCall L, Beitsch P et al (2010) Locoregional recurrence after sentinel lymph node dissection with or without axillary dissection in patients with sentinel lymph node metastases: the American College of Surgeons Oncology Group Z0011 randomized trial. Ann Surg 252:426–432; discussion 32–3

[153] Giuliano AE, Ballman K, McCall L et al (2016) Locoregional recurrence after sentinel lymph node dissection with or without axillary dissection in patients with sentinel lymph node metastases: long-term follow-up from the American College of Surgeons Oncology Group (Alliance) ACOSOG Z0011 Randomized Trial. Ann Surg 264:413–420

[154] Lyman GH, Giuliano AE, Somerfield MR et al (2005) American Society of Clinical Oncology guideline recommendations for sentinel lymph node biopsy in early-stage breast cancer. J Clin Oncol 23:7703–7720

[155] Weaver DL (2010) Pathology evaluation of sentinel lymph nodes in breast cancer: protocol recommendations and rationale. Mod Pathol 23(Suppl 2):S26–S32

[156] Stitzenberg KB, Meyer AA, Stern SL et al (2003) Extracapsular extension of the sentinel lymph node metastasis: a predictor of nonsentinel node tumor burden. Ann Surg 237:607–612; discussion 12–3

[157] Neri A, Marrelli D, Roviello F et al (2005) Prognostic value of extracapsular extension of axillary lymph node metastases in T1 to T3 breast cancer. Ann Surg Oncol 12:246–253

[158] Gruber G, Cole BF, Castiglione-Gertsch M et al (2008) Extracapsular tumor spread and the risk of local, axillary and supraclavicular recurrence in node-positive, premenopausal patients with breast cancer. Ann Oncol 19:1393–1401

[159] Hetelekidis S, Schnitt SJ, Silver B et al (2000) The significance of extracapsular extension of axillary lymph node metastases in early-stage breast cancer. Int J Radiat Oncol Biol Phys 46:31–34

[160] Tendulkar RD, Rehman S, Shukla ME et al (2012) Impact of postmastectomy radiation on locoregional recurrence in breast cancer patients with 1-3 positive lymph nodes treated with modern systemic therapy. Int J Radiat Oncol Biol Phys 83:e577–e581

[161] Gooch J, King TA, Eaton A et al (2014) The extent of extracapsular extension may influence the need for axillary lymph node dissection in patients with T1-T2 breast cancer. Ann Surg Oncol 21:2897–2903

[162] Choi AH, Blount S, Perez MN et al (2015) Size of extranodal extension on sentinel lymph node dissection in the American College of Surgeons Oncology Group Z0011 Trial Era. JAMA Surg 150:1141–1148

[163] Mamounas EP, Brown A, Anderson S et al (2005) Sentinel node biopsy after neoadjuvant chemotherapy in breast cancer: results from National Surgical Adjuvant Breast and Bowel Project Protocol B-27. J Clin Oncol 23:2694–2702

[164] Kuehn T, Bauerfeind I, Fehm T et al (2013) Sentinel-lymph-node biopsy in patients with breast cancer before and after neoadjuvant chemotherapy (SENTINA): a prospective, multicentre cohort study. Lancet Oncol 14:609–618

[165] Boughey JC, Suman VJ, Mittendorf EA et al (2013) Sentinel lymph node surgery after neoadjuvant chemotherapy in patients with node-positive breast cancer: the ACOSOG Z1071 (Alliance) clinical trial. JAMA 310:1455–1461

[166] Mittendorf EA, Caudle AS, Yang W et al (2014) Implementation of the American college of surgeons oncology group z1071 trial data in clinical practice: is

there a way forward for sentinel lymph node dissection in clinically node-positive breast cancer patients treated with neoadjuvant chemotherapy? Ann Surg Oncol 21:2468–2473
[167] Boileau JF, Poirier B, Basik M et al (2015) Sentinel node biopsy after neoadjuvant chemotherapy in biopsy-proven node-positive breast cancer: the SN FNAC study. J Clin Oncol 33:258–264
[168] Allred DC, Anderson SJ, Paik S et al (2012) Adjuvant tamoxifen reduces subsequent breast cancer in women with estrogen receptor- positive ductal carcinoma in situ: a study based on NSABP protocol B-24. J Clin Oncol 30:1268–1273
[169] Hoefnagel LD, van de Vijver MJ, van Slooten HJ et al (2010) Receptor conversion in distant breast cancer metastases. Breast Cancer Res 12:R75
[170] Pekmezci M, Szpaderska A, Osipo C et al (2012) The effect of cold ischemia time and/or formalin fixation on estrogen receptor, progesterone receptor, and human epidermal growth factor receptor-2 results in breast carcinoma. Pathol Res Int 2012:947041
[171] Portier BP, Wang Z, Downs-Kelly E et al (2013) Delay to formalin fixation 'cold ischemia time': effect on ERBB2 detection by insitu hybridization and immunohistochemistry. Mod Pathol 26:1–9
[172] Zidan A, Christie Brown JS, Peston D et al (1997) Oestrogen and progesterone receptor assessment in core biopsy specimens of breast carcinoma. J Clin Pathol 50:27–29
[173] Burge CN, Chang HR, Apple SK (2006) Do the histologic features and results of breast cancer biomarker studies differ between core biopsy and surgical excision specimens? Breast 15:167–172
[174] Hodi Z, Chakrabarti J, Lee AH et al (2007) The reliability of assessment of oestrogen receptor expression on needle core biopsy specimens of invasive carcinomas of the breast. J Clin Pathol 60:299–302
[175] Wood B, Junckerstorff R, Sterrett G et al (2007) A comparison of immunohistochemical staining for oestrogen receptor, progesterone receptor and HER-2 in breast core biopsies and subsequent excisions. Pathology 39:391–395
[176] Loubeyre P, Bodmer A, Tille JC et al (2013) Concordance between core needle biopsy and surgical excision specimens for tumour hormone receptor profiling according to the 2011 St. Gallen Classification, in clinical practice. Breast J 19:605–610
[177] Tsuda H, Kurosumi M, Umemura S et al (2010) HER2 testing on core needle biopsy specimens from primary breast cancers: interobserver reproducibility and concordance with surgically resected specimens. BMC Cancer 10:534
[178] Lee AH, Key HP, Bell JA et al (2012) Concordance of HER2 status assessed on needle core biopsy and surgical specimens of invasive carcinoma of the breast. Histopathology 60:880–884
[179] Arnedos M, Nerurkar A, Osin P et al (2009) Discordance between core needle biopsy (CNB) and excisional biopsy (EB) for estrogen receptor (ER), progesterone receptor (PgR) and HER2 status in early breast cancer (EBC). Ann Oncol 20:1948–1952
[180] Rakha EA, Pigera M, Shin SJ et al (2016) HER2 testing in invasive breast cancer: should histological grade, type and oestrogen receptor status influence the decision to repeat testing? Histopathology 69(1):20–24
[181] Prendeville S, Feeley L, Bennett MW et al (2016) Reflex repeat HER2 testing of grade 3 breast carcinoma at excision using immunohistochemistry and in situ analysis: frequency of HER2 discordance and utility of core needle biopsy parameters to refine case selection. Am J Clin Pathol 145:75–80
[182] Harvey JM, Clark GM, Osborne CK et al (1999) Estrogen receptor status by immunohistochemistry is superior to the ligand- binding assay for predicting response to adjuvant endocrine therapy in breast cancer. J Clin Oncol 17:1474–1481
[183] Allred DC, Harvey JM, Berardo M et al (1998) Prognostic and predictive factors in breast cancer by immunohistochemical analysis. Mod Pathol 11:155–168
[184] Slamon DJ, Leyland-Jones B, Shak S et al (2001) Use of chemotherapy plus a monoclonal antibody against HER2 for metastatic breast cancer that overexpresses HER2. N Engl J Med 344:783–792
[185] Romond EH, Perez EA, Bryant J et al (2005) Trastuzumab plus adjuvant chemotherapy for operable HER2-positive breast cancer. N Engl J Med 353:1673–1684
[186] Smith I, Procter M, Gelber RD et al (2007) 2-year follow-up of trastuzumab after adjuvant chemotherapy in HER2-positive breast cancer: a randomised controlled trial. Lancet 369:29–36
[187] Baselga J, Cortes J, Kim SB et al (2012) Pertuzumab plus trastuzumab plus docetaxel for metastatic breast cancer. N Engl J Med 366:109–119
[188] Gianni L, Pienkowski T, Im YH et al (2012) Efficacy and safety of neoadjuvant pertuzumab and trastuzumab in women with locally advanced, inflammatory, or early HER2-positive breast cancer (NeoSphere): a randomised multicentre, open-label, phase 2 trial. Lancet Oncol 13:25–32
[189] Geyer CE, Forster J, Lindquist D et al (2006) Lapatinib plus capecitabine for HER2-positive advanced breast cancer. N Engl J Med 355:2733–2743
[190] Verma S, Miles D, Gianni L et al (2012) Trastuzumab emtansine for HER2-positive advanced breast cancer. N Engl J Med 367:1783–1791
[191] Wolff AC, Hammond ME, Schwartz JN et al (2007) American Society of Clinical Oncology/College of American Pathologists guideline recommendations for human epidermal growth factor receptor 2 testing in breast cancer. Arch Pathol Lab Med 131:18–43
[192] Wolff AC, Hammond ME, Hicks DG, Dowsett M, McShane LM, Allison KH, Allred DC, Bartlett JM, Bilous M, Fitzgibbons P, Hanna W, Jenkins RB, Mangu PB, Paik S, Perez EA, Press MF, Spears PA, Vance GH, Viale G, Hayes DF, American Society of Clinical Oncology, College of American Pathologists (2014) Recommendations for human epidermal growth factor receptor 2 testing in breast cancer: American Society of Clinical Oncology/College of American Pathologists clinical practice guideline update. Arch Pathol Lab Med 138(2):241–256
[193] Bose R, Kavuri SM, Searleman AC et al (2013) Activating HER2 mutations in HER2 gene amplification negative breast cancer. Cancer Discov 3:224–237
[194] Ross JS, Wang K, Sheehan CE et al (2013) Relapsed classic E-cadherin (CDH1)-mutated invasive lobular breast cancer shows a high frequency of HER2 (ERBB2) gene mutations. Clin Cancer Res 19:2668–2676

[195] de Azambuja E, Cardoso F, de Castro G Jr et al (2007) Ki-67 as prognostic marker in early breast cancer: a meta-analysis of published studies involving 12,155 patients. Br J Cancer 96:1504–1513
[196] Stuart-Harris R, Caldas C, Pinder SE et al (2008) Proliferation markers and survival in early breast cancer: a systematic review and meta-analysis of 85 studies in 32,825 patients. Breast 17:323–334
[197] Cheang MC, Chia SK, Voduc D et al (2009) Ki67 index, HER2 status, and prognosis of patients with luminal B breast cancer. J Natl Cancer Inst 101:736–750
[198] Yerushalmi R, Woods R, Ravdin PM et al (2010) Ki67 in breast cancer: prognostic and predictive potential. Lancet Oncol 11:174–183
[199] Viale G, Giobbie-Hurder A, Regan MM et al (2008) Prognostic and predictive value of centrally reviewed Ki-67 labeling index in postmenopausal women with endocrine-responsive breast cancer: results from Breast International Group Trial 1-98 comparing adjuvant tamoxifen with letrozole. J Clin Oncol 26:5569–5575
[200] Dowsett M, Nielsen TO, A'Hern R et al (2011) Assessment of Ki67 in breast cancer: recommendations from the International Ki67 in Breast Cancer working group. J Natl Cancer Inst 103:1656–1664
[201] Polley MY, Leung SC, McShane LM et al (2013) An international Ki67 reproducibility study. J Natl Cancer Inst 105:1897–1906
[202] Harris LN, Ismaila N, McShane LM et al (2016) Use of biomarkers to guide decisions on adjuvant systemic therapy for women with early-stage invasive breast cancer: American Society of Clinical Oncology Clinical Practice Guideline Summary. J Oncol Pract 12:384–389
[203] Kuenen-Boumeester V, Van der Kwast TH, van Putten WL et al (1992) Immunohistochemical determination of androgen receptors in relation to oestrogen and progesterone receptors in female breast cancer. Int J Cancer 52:581–584
[204] Moinfar F, Okcu M, Tsybrovskyy O et al (2003) Androgen receptors frequently are expressed in breast carcinomas: potential relevance to new therapeutic strategies. Cancer 98:703–711
[205] Riva C, Dainese E, Caprara G et al (2005) Immunohistochemical study of androgen receptors in breast carcinoma. Evidence of their frequent expression in lobular carcinoma. Virchows Arch 447:695–700
[206] Collins LC, Cole KS, Marotti JD et al (2011) Androgen receptor expression in breast cancer in relation to molecular phenotype: results from the Nurses' Health Study. Mod Pathol 24:924–931
[207] Niemeier LA, Dabbs DJ, Beriwal S et al (2010) Androgen receptor in breast cancer: expression in estrogen receptor-positive tumors and in estrogen receptor-negative tumors with apocrine differentiation. Mod Pathol 23:205–212
[208] Safarpour D, Pakneshan S, Tavassoli FA (2014) Androgen receptor (AR) expression in 400 breast carcinomas: is routine AR assessment justified? Am J Cancer Res 4:353–368
[209] Farmer P, Bonnefoi H, Becette V et al (2005) Identification of molecular apocrine breast tumours by microarray analysis. Oncogene 24:4660–4671
[210] Lehmann BD, Bauer JA, Chen X et al (2011) Identification of human triple-negative breast cancer subtypes and preclinical models for selection of targeted therapies. J Clin Invest 121:2750–2767
[211] Gucalp A, Tolaney S, Isakoff SJ et al (2013) Phase II trial of bicalutamide in patients with androgen receptor-positive, estrogen receptor-negative metastatic Breast Cancer. Clin Cancer Res 19:5505–5512
[212] Paik S, Shak S, Tang G et al (2004) A multigene assay to predict recurrence of tamoxifen-treated, node-negative breast cancer. N Engl J Med 351:2817–2826
[213] van de Vijver MJ, He YD, van't Veer LJ et al (2002) A geneexpression signature as a predictor of survival in breast cancer. N Engl J Med 347:1999–2009
[214] Parker JS, Mullins M, Cheang MC et al (2009) Supervised risk predictor of breast cancer based on intrinsic subtypes. J Clin Oncol 27:1160–1167
[215] Nielsen TO, Parker JS, Leung S et al (2010) A comparison of PAM50 intrinsic subtyping with immunohistochemistry and clinical prognostic factors in tamoxifen-treated estrogen receptor-positive breast cancer. Clin Cancer Res 16:5222–5232
[216] Paik S, Tang G, Shak S et al (2006) Gene expression and benefit of chemotherapy in women with node-negative, estrogen receptorpositive breast cancer. J Clin Oncol 24:3726–3734
[217] NCCN Clinical Practice Guidelines in Oncology (NCCN Guidelines): Breast Cancer. Version 3 (2015). NCCN.org
[218] Albain KS, Barlow WE, Shak S et al (2010) Prognostic and predictive value of the 21-gene recurrence score assay in postmenopausal women with node-positive, oestrogen-receptor-positive breast cancer on chemotherapy: a retrospective analysis of a randomised trial. Lancet Oncol 11:55–65
[219] Sparano JA (2006) TAILORx: trial assigning individualized options for treatment (Rx). Clin Breast Cancer 7:347–350
[220] Sparano JA, Gray RJ, Makower DF et al (2015) Prospective validation of a 21-gene expression assay in breast cancer. N Engl J Med 373:2005–2014
[221] Sparano JA, Gray RJ, Makower DF et al (2018) Adjuvant chemotherapy guided by a 21-gene expression assay in breast cancer. N Engl J Med 379:111–121
[222] Hudis CA (2015) Biology before anatomy in early breast cancer—precisely the point. N Engl J Med 373:2079–2080
[223] Lo SS, Mumby PB, Norton J et al (2010) Prospective multicenter study of the impact of the 21-gene recurrence score assay on medical oncologist and patient adjuvant breast cancer treatment selection. J Clin Oncol 28:1671–1676
[224] Eiermann W, Rezai M, Kummel S et al (2013) The 21-gene recurrence score assay impacts adjuvant therapy recommendations for ER-positive, node-negative and node-positive early breast cancer resulting in a risk-adapted change in chemotherapy use. Ann Oncol 24:618–624
[225] Dinan MA, Mi X, Reed SD et al (2015) Association between use of the 21-gene recurrence score assay and receipt of chemotherapy among Medicare beneficiaries with early-stage breast cancer, 2005-2009. JAMA Oncol 1:1098–1109
[226] Carlson JJ, Roth JA (2013) The impact of the Oncotype Dx breast cancer assay in clinical practice: a systematic review and metaanalysis. Breast Cancer Res Treat 141:13–22
[227] Jasem J, Amini A, Rabinovitch R et al (2016) 21-gene recurrence score assay as a predictor of adjuvant chemotherapy Administration for Early-Stage Breast Cancer: an analysis of use, therapeutic implications, and disparity profile. J Clin Oncol 34(17):1995–2002

第8章 乳腺肿瘤的分子分类及预后特征

Molecular Classification and Prognostic Signatures of Breast Tumors

Luciane R. Cavalli　Iglenir J. Cavalli　著
车拴龙　译　李　赞　宋达疆　校

一、概述

乳腺癌是一种复杂的异质性疾病，在这种疾病中，具有相同明显预后类型的肿瘤在其对治疗的反应和生存率方面可能有很大的差异。传统上，乳腺癌的分类是根据临床病理参数进行的，如年龄、肿瘤大小、组织学分级、淋巴结状况，以及雌激素受体（ER）、孕激素受体（PR）和人表皮生长因子2（HER2）受体表达的分析。这些综合因素的评价在临床实践中得到了广泛的应用，并形成了将患者分为各种风险类别的基础即St.Gallen标准[1]和Nottingham预后指数[2]。然而，明显广泛的乳腺癌异质性加上缺乏可靠的预测因素，这些类别限制了他们区分细微的表型差异的能力，这可能会带来相关的治疗意义。

随着高通量微阵列平台取得的非凡进展，全基因组测序方法已被广泛应用于乳腺癌的分子分类。基于基因表达谱的先驱研究表明，基因表达模式可以将乳腺肿瘤分为不同的亚型，称为“固有”亚型，这与传统的肿瘤分类方法相比有了显著的改进[3, 4]。随后对这些内在亚型的细化导致了每个亚型内和跨这些亚型的识别及新的亚型的识别，并在治疗反应中具有相应的临床意义[5, 6]。此外，随着多组学数据的最近整合，出现了更多具有不同拷贝数、代谢组学、甲基化、基因表达、microRNA和蛋白质表达模式的综合性乳腺癌特征[7, 8]。作为这些研究的结果，已经提出了几个预后基因特征来预测临床结果和定制治疗，其中包括基于免疫反应基因的基因，如程序性死亡受体1（PD-L1）及其相关通路[9]。

在本章中，我们将讨论这些分子特征及其在乳腺癌分类、评估患者预后和确定治疗方法方面的重要作用。

二、分子分型

（一）基因表达“固有”亚型

全基因组研究，使用微阵列杂交方法，允许在一次实验中分析给定肿瘤样本中数千个基因的DNA拷贝数变化或基因表达[10–12]。这些方法在分子水平上揭示了显著的乳腺癌异质性的复杂性[13–15]，正如基因表达模式的巨大差异所清楚证明了这一点。

Perou等[3]前期研究利用基因表达分析，为目前乳腺肿瘤的分子分类奠定了基础，即所谓的“固有”分子亚型。这些作者对42例正常和恶性乳腺组织进行了cDNA微阵列分析。根据基因表达谱（1753个基因）的差异，用层次聚类法将样本分为四个亚型，即管腔型、正常乳腺样型、HER2型和基底样型。在一个非常简单的描述中，管腔型肿瘤的特点是激素受体和相关基因的高表达；正常乳腺癌的特征性较差；HER2 型表现为位于 17q 扩增子中的 HER2 和其他基因的高表达，而 ER 和相关基因的低表达；基底样型肿瘤表现为基底上皮基因、基底细胞角蛋白和表皮生长因子受体（epidermal growth factor receptor，EFGR）的高表达，ER 及相关基因的低表达。基底样癌的形态学和免疫组化特征与 *BRCA1* 种系突变携带者所描述的肿瘤相似 [16–19]。

在同一组的随后更大的研究中，证明管腔亚型可进一步分为至少两个亚组（管腔 A 型和 B 型）[4, 20, 21]，每个亚组具有不同的基因表达谱和不同的预后（图 8–1）。管腔 A 型肿瘤表现为 ER 激活基因的高表达和低增殖率，与预后相关；管腔 B 型肿瘤的组织学分级更高，增殖率更高，预后更差。这种最初的分子分型已经在其他几项研究中得到验证，这些研究也确定了一些不太明确的亚型，其中包括富含干扰素、大汗腺和 claudin 低表达的肿瘤 [20–28]。这些不太明确的亚型的完整分子特征和临床意义尚未完全确定。

此外，还开展了大量的工作，以进一步完善三阴性乳腺癌（triple-negative breast cancer，TNBC）肿瘤的分子分类。在 Lehmann 小组 [29] 的一项开创性研究中，通过基因表达分析，这种乳腺癌亚型进一步细分为六个 TNBC 亚型 [一个不稳定组：基底样 1（basal-like 1，BL1）、基底样 2（basal-like 2，BL2）、免疫调节（immunomodulatory, IM）、间充质（mesenchymal，M）、间充质干细胞样（mesenchymal stem-like，MSL）、管腔雄激素受体（LAR）]。这些亚型表现为针对特定细胞过程和信号通路的分子改变，BL1 亚型的特点是细胞周期和 DNA 损伤反应相关基因的表达改变，如影响 ATR/BRCA 通路的基因；BL2 亚型的基因表达模式影响生长因子信号（如 EGF、IGFR1 和 WNT），以及糖酵解、糖异生、肌上皮标志物的表达。IM 亚型以免疫调节途径（如细胞因子）为靶点，呈现肿瘤细胞和浸润淋巴细胞的基因表达模式。M 和 MSL 亚型都有参与上皮间质转化（epithelial-mesenchymal transition，EMT）、细胞运动和生长因子途径（如 TGFβ、EMT、IGF 和 PDGF 相关标记）的基因表达增高。然而，MSL 亚型表现为参与增殖的基因表达减少，伴随着与干细胞相关基因的表达。LAR 亚型以 luminal 基因表达为特征，由雄激素受体（AR）驱动。除了基因表达外，其他一些独立的研究已经被用于 TNBC 亚型的亚型分类，使用了其他一些全基因组分子分析的整合 [30–32]（见下文）。

在上述最初的基因表达研究中确定的 5 种主要的乳腺癌分子亚型不仅在基因表达模式和临床特征上不同，而且在治疗反应和临床结果方面也有所不同 [21, 33–37]。管腔型肿瘤患者对内分泌治疗反应良好。然而，管腔 A 型和 B 型肿瘤对使用的内分泌制剂（他莫昔芬或芳香化酶抑制药）的反应不同，对化疗也有不同的反应 [38–41]。管腔 A 型肿瘤患者总体预后良好，5 年生存率约为 90%。

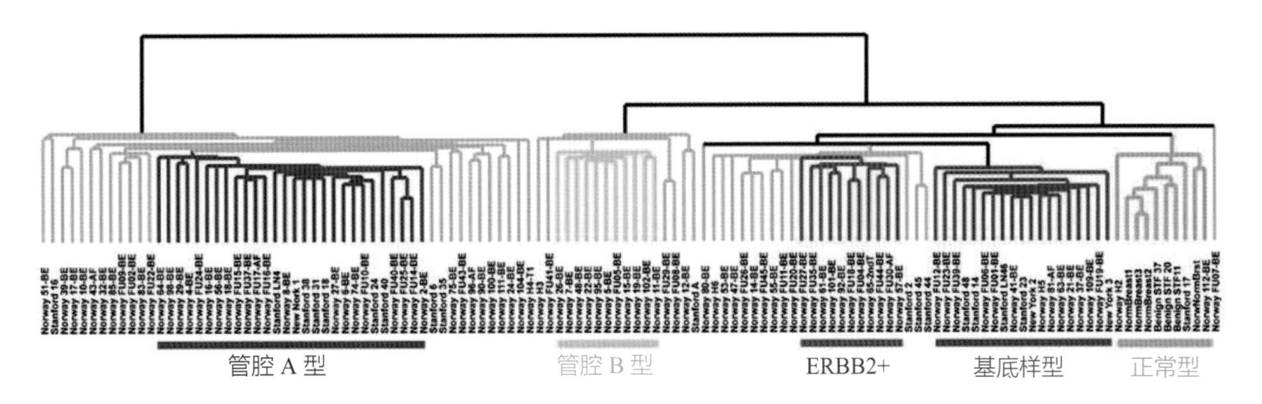

▲ 图 8–1　乳腺癌分为 5 种分子亚型

使用“固有”基因集对 115 个肿瘤组织和 7 个非恶性组织进行了系统聚类。实验树状图显示肿瘤分为 5 个亚组。与任何亚型相关性低的肿瘤分支以灰色显示。引自 Sorlie et al., PNAS U.S.A. 100(14):8418–23, 2003. Copyright(2003)National Academy of Sciences, U.S.A.

HER2 扩增肿瘤患者对曲妥珠单抗治疗和蒽环类化疗有反应，但通常预后较差，5 年生存率低至 20%[42, 43]。最后，基底样型肿瘤的患者对内分泌治疗或曲妥珠单抗没有反应，但他们对铂类化疗和 PARP（聚 ADP 核糖聚合酶 1）抑制药敏感[44–46]。这些肿瘤在非裔美国女性中尤其常见，通常预后较差[47, 48]。值得注意的是，在新辅助治疗中，固有亚型也被发现对治疗有不同反应。以蒽环类和紫杉烷为基础的标准化疗病理完全应答率（pCR）约为 7%，管腔 B 约为 17%，HER2 阳性为 36%，基底样亚型为 43%。在上述 TNBC 亚类分为 6 个不同亚型的过程中[29]，还观察到化疗药物的不同细胞毒性作用，显示了这些肿瘤在治疗反应方面的明显异质性，以及基因表达谱对 TNBC 患者产生不同结果的影响[6, 37]。最近，最初提出的 6 种 TNBC 分子亚型被简化为 4 种肿瘤特异性亚型，即 BL1、BL2、M 和 LAR[49]。在这项研究中，用分子分类法评估了 300 多个 TNBC 亚型的回顾性病例的新辅助化疗反应，并证明了不同亚型对类似新辅助化疗的反应存在显著差异：41% 的 BL1 患者实现了 pCR，而 BL2 和 LAR 分别为 18% 和 29%。

为了研究主要乳腺癌亚型在乳腺肿瘤分类中的作用，Parker 等对 1906 个“固有”基因共 189 个乳腺肿瘤进行了初步分析[39]。这些作者鉴定了一组 50 个基因，这些基因在不同的预测方法和不同的患者队列中被进一步验证和比较分类的可重复性。本研究通过 qRT-PCR（定量实时 PCR）将 189 例乳腺癌患者共 122 例分为“固有”亚型：管腔 A 型、管腔 B 型、HER2 阳性、基底样型和正常样型。由于其高重复性，一种标准化的分类方法被开发出来，即 PAM（预测分析微阵列）50 乳腺癌固有分类测试，这是商业上可获得的（改名为 Prosigna 乳腺癌预后基因签名分析）[50]。PAM50 检测可测量 55 个基因（50 个分类基因和 5 个管家基因）的表达水平，建议所有诊断为浸润性乳腺癌的患者，无论肿瘤分期或 ER 状态如何。

自 2011 年以来，基因表达固有亚型得到了 St.Gallen 国际专家共识小组的认可[51–53]；然而，简化的临床病理分类，根据 ER、PR 和 HER2 受体状态的免疫组织化学分析和 Ki-67 细胞增殖标志物定义了亚型，类似于 Cheang 等[38]提出的建议（表 8–1）。该分类定义的乳腺癌亚型与 5 种

表 8–1　推荐固有亚型和 IHC 亚型及治疗类型（2011 年 St. Gallen 会议）

固有亚型	IHC 亚型	定　义	治疗类型
管腔 A 型	管腔 A 型	• HER2 阳性 • Ki-67 低表达	仅内分泌治疗
管腔 B 型	管腔 B 型（HER2 阴性）	• HER2 阴性 • ER 阳性 • PR 阳性 • Ki-67 高表达	内分泌治疗 ± 化疗
	管腔 B 型（HER2 阳性）	• HER2 阳性 • ER 阳性 • PR 阳性	化疗 + 抗 HER2+ 内分泌治疗
Erb-B2 过表达型	HER2 阳性	• HER2 阳性 • ER 阴性 • PG 阴性	化疗 + 抗 HER2 治疗
基底样	三阴性	• HER2 阴性 • ER 阴性 • PR 阴性	化疗

ER. 雌激素受体；PR. 孕激素受体；HER2. 表皮生长因子受体 2；Ki-67. 蛋白质 Ki-67

改编自 Goldrisch et al. [51] and Perou et al. [3]

固有亚型相似但不完全相同，代表了一种简便的近似方法，可以在相当低的成本和较低的复杂度分析中进行。一般来说，该分类的治疗建议遵循“固有”亚型分类：考虑到管腔 A 型肿瘤患者通常对化疗的反应较低，所以只需要进行内分泌治疗；管腔 B 型患者除了内分泌治疗外，应接受化疗（蒽环类和紫杉醇类）；HER2 阳性肿瘤应接受化疗，并用曲妥珠单抗治疗 1 年；三阴性乳腺癌应接受化疗（除烷基化剂，通常为环磷酰胺）外，还应接受基于蒽环和紫杉烷的化疗。St.Gallen 专家组认识到，固有亚型的精确识别是基于分子标记，这可以提供适当的治疗选择，但若无法进行此类检测，则应使用上述 IHC 测量对乳腺癌亚型的替代定义[51-53]。

（二）基于 MicroRNA 和 DNA 甲基化的乳腺癌亚型

MicroRNA（miRNA）是一类非编码的内源性 RNA 分子，约有 22 个核苷酸，已被证实在包括乳腺癌在内的多种癌症中起作用[54]。这些分子调节与一系列肿瘤发生相关的关键细胞过程包括增殖、细胞间信号传导、细胞死亡、迁移和侵袭[55]。这种调节是通过靶基因的相互作用来实现的。一个 miRNA 可以与多个靶点相互作用，一个基因可以由多个 miRNA 控制[56]。超过 60% 的蛋白质编码基因在其 3′UTR 区保存了 miRNA 结合位点，这为它们提供了被各自的 miRNA 控制的可能性[57]。有趣的是，miRNA 通常位于癌症相关基因区域[58]。在癌症过程中起作用的 miRNA 可以表现出致癌（oncomiR）或肿瘤抑制（tumor suppressor miR）功能。OncomiR 在癌症中经常上调表达，靶向肿瘤抑制基因进行降解并促进癌细胞生长。此外，tumor suppressor miR 在癌症中通常下调，靶向癌基因进行降解，具有抗肿瘤作用[59]。

根据细胞系模型和临床病例的评估，在乳腺癌亚型中观察到许多差异表达的 miRNA[60-65]。Blenkiron 等[60]对 93 例乳腺癌患者 309 个人类 miRNA 的表达进行了评估，结果表明其中九个 miRNA（miR-15b、miR-99a、miR-100、miR-103、miR-107、miR-126、miR-130a、miR-136 和 miR-146b）可以区分管腔 A 型和管腔 B 型乳腺癌。Sugita 等[61]研究了非裔美国人和非西班牙裔白人患者的 TNBC 和非 TNBC 亚型。在这两个群体中，观察到这些亚组间 miRNA 的显著差异表达模式。在 TNBC 亚型中，大多数 miRNA 参与调节与肿瘤侵袭性相关的细胞信号通路。在这项研究中，一组 26 个 miRNA 能够区分非裔美国人和非西班牙裔白人患者的 TNBC 转录组。结合 miRNA 表达和 DNA 拷贝数变化分析，确定了该群体。随后，其他人提出了 ER 阳性、PR 阳性和 HER2 阳性肿瘤的特异性 miRNA 表达特征，尽管 miRNA 的含量不同。这些差异可归因于每项研究的技术变量，如研究的 miRNA 的注释、使用的标本类型（新鲜的、原始的、存档的材料）、所采用的 miRNA 平台和分析类型，以及与肿瘤临床病理参数相关的变量。无论如何，在基因表达研究中，这些 miRNA 表达的特征已经被证明在鉴别乳腺癌固有分子亚型方面具有强大的能力。

DNA 甲基化模式，如 microRNA，在乳腺癌亚型中也呈现出不同的模式。DNA 甲基化位点在一些研究中与其分类能力有关。Bediaga 等[66]利用一组 807 个癌症相关基因鉴定了基底样型癌、管腔型癌和 HER2 型乳腺癌的特异性甲基化谱。使用相同的基因面板，Holm 等[67]和 Ronneberg 等[68]将 189 例和 80 例乳腺癌样本分别分为不同的乳腺癌亚型。值得注意的是，在这些研究中，乳腺癌的表观遗传图谱与其各自的基因表达模式相比存在差异，这一点得到了更大规模研究的支持，评估了数千个基因转录本的表达在全基因组范围内的甲基化[68]。最近的研究也发现了与激素受体状态、乳腺癌亚型、TP53 和 BRCA 突变状态相关的 DNA 甲基化特征[69, 70]。尤其是在 TNBC 中，10%～20% 的 TNBC 有 *BRCA1* 突变，与 *BRCA1* 突变阴性的 TNBC 或非 TNBC 亚型相比，在这些肿瘤中观察到了不同的甲基化谱[71, 72]。乳腺癌亚型中的这些和其他甲基化模式也显示了对化疗药物的反应和无病生存率的影响[73-75]。

（三）基于多组分综合特征的乳腺癌亚型

最近有人提出将多种不同的“组学”特征与固有亚型乳腺癌结合起来。假设是同时测量多种类型的生物标志物可能比单一类型的生物标志物提供更准确的分类。最全面的分子整合研究之一是由癌症基因组图谱计划（TCGA）[7]。在这个大型项目网络中，使用最新技术，在DNA（即甲基化、染色体拷贝数变化、体细胞和种系突变）、RNA（即miRNA和mRNA表达）和蛋白质（即蛋白质和磷化蛋白表达）水平对800多个原发性乳腺癌进行了分析[7]。整合这些平台上的数据，将这些肿瘤分为四个主要的乳腺肿瘤亚组，分别是管腔A型、管腔B型、HER2型和三阴型，每个亚组都具有显著的分子异质性，这就捕捉到了乳腺癌亚型内部和各亚型之间的生物多样性和复杂性。Curtis等独立进行的一项研究[8]，描述了一项综合基因组、转录组学分析乳腺癌与长期临床结果的代谢分析（乳腺癌分子分类学国际联合会）。对成对DNA-RNA图谱的非监督聚类分析显示，基于主要影响染色体5、8、11和17的特定拷贝数改变（CNA）和基因突变（如影响已知驱动癌症基因*KRAS*、*EGFR*、*CDKN2B*、*BRCA2*、*RB1*、*ATM*和*SMAD4*）。

额外的整合基因组分析也揭示了亚型内的分子特征[75-80]。在Ciriello等进行的研究中[76]，在使用1000多个管腔A型肿瘤的基因组数据进行计算整合分析时，观察到基于拷贝数和该肿瘤亚型的体细胞突变的不同特征。这些亚组表现出不同的临床预后，如对内分泌治疗的反应。对TNBC肿瘤也进行了新的综合基因组分析[31, 32, 78, 81, 82]。在Burstein[31]进行的分析中，通过整合拷贝数和基因表达谱，观察到四种稳定的不同TNBC亚型：①管腔雄激素受体（AR，LAR）；②间充质（MES）；③基底样免疫抑制（basal-like immunosuppressed，BLIS）；④具有不同预后的基底样免疫激活（basal-like immune-activated，BLIA）。在这些亚型中观察到独特的亚型特异性基因扩增，分别在LAR、MES、BLIS和BLIA亚型中扩增出*CCND1*、*EGFR*、*FGFR2*和*CDK1*。此外，观察到不同的预后，BLIS和BLIA亚型分别表现出最差和最好的预后（独立于其他已知的预后因素）。

总的来说，这些研究已经证实、提炼和（或）确定了由不同遗传和表观遗传异常亚型决定新乳腺癌亚型。这些综合分子工具的应用，以及进一步结合病理学和流行病学因素，对于更好地了解乳腺癌亚型的异质性和复杂性生物学至关重要，这反映在其多样的临床行为中，这直接影响治疗的反应、疾病的进展，以及整体生存率。

三、预后基因表达特征

在乳腺癌的日常治疗中，尽管已制定的治疗指南，如St.Gallen[52]、美国国立卫生研究院（NIH）[83]、美国临床肿瘤学会（ASCO）[84]等提供了极好的帮助，但为单个患者选择最合适的治疗方案仍然是一个挑战。鉴别患者乳腺癌复发风险高、低的能力是至关重要的，这些患者需要从那些可以免于此类治疗的患者那里获得辅助性全身治疗。通过对患者原发肿瘤的分析，在诊断时做出这种区分的能力将大大提高乳腺癌的生存率。

通过从基因表达谱中获得的数据，已经开发出一些预测乳腺癌治疗结果和疗效的多基因特征[5-9, 84, 85]（表8-2）。在这些研究中，主要的预后因素，如淋巴结状态或雌激素受体，得到了解决，并允许在对患者原发肿瘤的分析中区分具有传统预后因素无法预测的非常明显的临床结果的肿瘤亚组。某些患者对于激进的治疗没有反应，所以也没有生存上的获益。基于此，大多数研究的主要目的是预测哪些患者能够从激进的治疗中得到获益。

Vant'veer等[86]这些研究的先驱之一，提出了一个预后基因特征，以确定一组良好的预后患者，在诊断后5年内发生远处转移的风险最小。对25 000个基因在原发性乳腺肿瘤中的表达进行了分析，并根据其发生远处转移的风险，将患者分为“差”和“好”两类。在不良签名组中上调的基因包括参与细胞周期、血管生成、侵袭、转

表 8-2　最常见的预后基因表达乳腺癌的商业产品

基因表达特征	患者群体	预　测	基因数量	原　料	分　析	公　司
Oncotype Dx	• ER 阳性 / 阴性 • LN 阴性 • 他莫昔芬治疗	复发风险（risk of recurrence，RR）	21 基因	FFPE	RT-PCR	Genomic Health（Redwood City, CA, USA）
MammaPrint	• ER 阳性 / 阴性 • LN 阴性 • 肿瘤＜ 5cm • 年龄＜ 61 岁	远处转移风险	70 基因	冷冻	微阵列	Agendia（Huntington Beach, CA）（Amsterdam,the Netherlands）
PAM50（Prosigna）	• LN 阴性 • ER 阳性 / 阴性 • 无系统治疗	复发风险（risk of relapse，ROR）	55 基因	冷冻、FFPE	微阵列、nCounter	Nanostring Technologies—nCounter format（Seattle, WA, USA）
MapQuant DX	• ER 阳性 / 阴性 • LN 阳性 / 阴性	分子分级	97 基因	冷冻、FFPE	微阵列	Ipsogen（New Haven, CT, USA）（Marseilles, France）
Breast Cancer Index	• ER 阳性 • LN 阴性	• 晚期复发风险 • 内分泌治疗反应	• 双基因 • HOXB13:IL17R 分子级指数（molecular grade index，MGI）	FFPE	RT-PCR	BioTheranostics（San Diego, CA, USA）

ER. 雌激素受体；LN. 淋巴结；FFPE. 福尔马林固定石蜡包埋；qRT-PCR. 定量实时 PCR

移和信号转导的基因，如 *CYCLINE2*、*MCM6*、*MMP9*、*MP1*、*RAB6B*、*PK428*、*ESM1* 和 VEGF 受体 *FLT1*。随后的研究证实了最初 70 个基因特征的重现性，作为预后的预测指标，独立于传统的临床病理预后指标 [87–91]。这一验证分析允许开发由 Agendia 公司（Amsterdam, the Netherlands）开发的商业测试 *MammaPrint*。本试验经美国食品药品管理局（FDA）批准，可预测在诊断为激素受体阳性或激素受体性Ⅰ期或Ⅱ期乳腺癌后 10 年内复发的风险。这一特征是在一项大型临床试验中评估的，MINDACT（微阵列在结节性和 1～3 个阳性淋巴结疾病可能避免化疗试验），这是在乳腺癌患者 ER 阳性，淋巴结阴性疾病与长期随访和已知的临床结果 [92]。这项试验的主要终点是测试其稳健性和临床适用性，以确定患者可以避免使用化疗，而不影响生存结果。初步统计测试是对被认为临床高危但基因低风险的患者进行的，他们被随机不接受化疗。本组 5 年无远处转移生存率接近 95%。MINDACT 在确定化疗是否对试验结果不一致的患者有益方面能力不足 [93]。

另一个商业化的预后标志是 Oncotype Dx（Genomic Health Inc.，Ca）。该分析是基于 250 个不同表达谱的选定基因的鉴定而开发的 [94–96]，最初在国家外科辅助乳腺和肠道项目（NSABP B-20）临床试验 [97] 的患者中进行测试。经统计学分析和临床验证，筛选出 21 个基因（16 个癌相关基因和 5 个参考基因），并将其表达分析转化为“复发评分（recurrence score，RS）”，然后根据发生远处转移的风险将患者分为 3 组，即低风险（RS ＜ 18）、中度风险（18 ≤ RS ＜ 31）、高风险（RS ≥ 31）[98]。在大型多中心 NSABP B-14 试验中，对淋巴结阴性、ER 阳性的乳腺癌患者进行了他莫昔芬治疗 [99]。随后的研究已经证明了其作为一个独立的预后参数在接受辅助化疗的 ER 和淋巴结阳性患者中的临床效用 [100]，以及在接受芳香化酶抑制药治疗的绝经后 ER 阳性肿瘤患者中的临床效果 [101]。一项正在进行的大型前瞻性临床试验，TAILORX [个体化治疗方案分配试验（Rx）]，正在进一步测试 Oncotype Dx 的临床实用性，主要终点是评估辅助化疗加激素治疗是否比单独使用激素治疗在低和中等评分（RS11～25）的患者的结果更好 [102]。这项试验的最新结果表明，得分低的女性在仅接受激素治疗时，其 5 年复发率非常低 [103]。

与 MammaPrint 相反，MammaPrint 是通过在冷冻肿瘤组织样本中的微阵列分析，而在福尔马林固定石蜡包埋（formalin-fixed paraffin-embedded，FFPE）样本中，可以通过实时（RT-PCR）分析 Oncotype Dx，因此不需要最高质量的 RNA 材料。Oncotype Dx 预后试验已得到美国临床肿瘤学学会 [84] 的认可，可用于临床，并被纳入 NCCN 和 St. Gallen 国际专家共识 [51–53]。它的使用建议仅限于新诊断的淋巴结阴性、雌激素受体阳性的乳腺癌患者，这些患者接受了他莫昔芬治疗。

基于 PAM50 多基因表达的检测，如上所述是一种“固有”亚型分类分析，也用于预测预后。该检测方法的商业名称为 Prosigna 乳腺癌预后基因签名分析（Nanostring，Inc.）[50]，并于 2013 年获得 FDA 批准，适用于乳腺浸润性癌Ⅰ期或Ⅱ期、淋巴结阴性、Ⅱ期 1～3 个阳性淋巴结的绝经后患者、激素阳性、经手术和激素治疗。它根据复发风险（ROR）评分（范围 0～100）估计诊断 10 年后的远处复发，如淋巴结阴性癌症分为低风险（0～40）、中风险（41～60）、高风险（61～100），淋巴结阳性癌症被分为低风险（0～40）和高风险（41～100），该分析现在包含在 St. Gallen 指南中 [53]。

还开发了其他一些预后标志，如 MapQuant Dx（Ipsogen、Marseille、France），这是一种基于微阵列的分析，最初基于 97 个差异表达基因，被证实与 2 级肿瘤患者的复发风险密切相关 [104]；Theros 乳腺癌指数（BCI Biotheranotics，San Diego，CA）基于 qRT-PCR 检测，对 ER 阳性和淋巴结阴性乳腺癌患者的远处复发可能性进行评估。它使用了一系列指标（HOXB13 ：IL17BR 双基因比值）和增殖相关的五基因分子分级指数（molecular grade index，MGI），用于区分 1 级和 3 级乳腺肿瘤 [105, 106]；内预测试验用于预测激素受体阳性的早期远处复发的风险，HER2 阴性的乳腺癌，淋巴结阴性或有 3 个淋巴结阳性 [85]。值得注意的是，尽管这些特征在基因组成方面几乎没有重叠，但大多数与增殖和 ER 信号传导细胞过程有关 [107]。因此，对于 ER 阳性肿瘤和（或）管腔亚型，大多数这些特征的预测能力更强，对 ER 阴性亚型的预测能力较弱 [108]。

然而，最近的研究表明，其他细胞过程基因，包括涉及免疫应答基因表达的基因，具有预测生存的潜力，特别是在 HER2 阳性和基底样亚型中 [109, 110]。影响免疫信号通路（如 IRF1/STAT1/IFNG 通路、细胞因子、趋化因子等）激活的基因信号被报道为免疫治疗的潜在预测因子 [110]。在最近的一项随机辅助曲妥珠单抗辅助治疗的 HER2 阳性患者的转录组学研究中，与延长无复发生存期（RFS）相关的最重要途径与免疫反应有关。基于这些途径的基因表达，作者确定了一个 14 个基因标记，可以将患者分为免疫富集组和非免疫富集组。与非免疫富集患者相比，接受曲妥珠单抗化疗的免疫富集患者表现出更好的 RFS [111]。在 TNBC 进行的其他研究表明，程序性细胞死亡配体 1（programmed cell death ligand 1，PDL-1）和肿瘤浸润性淋巴细胞（tumor-infiltrating lymphocyte，TIL）的表达影响预后 [112–114]。

在乳腺癌中还提出了其他几种免疫标志物，其中一些正在新辅助治疗和辅助治疗的临床试验中进行测试。这些试验，根据这些表达特征随机对患者进行分层，将为预后和治疗反应的预测提供有效证据，特别是对接受免疫治疗的患者 [115–117]。

虽然乳腺肿瘤的基因表达特征的重要性已经得到了很好的证实，并且比其他公认的临床组织病理学标准代表了更准确的预后标志物，我们不能假设这些基因表达特征板中的所有基因都同等重要，或者在乳腺癌的发病和复发中具有独立的作用 [118, 119]。考虑到具体的临床环境，还需要进一步的研究来区分这些无数特征的独特基因和重叠基因。评估这些在患者肿瘤中观察到的预后特征是否在患者的液体活检 [即血浆和（或）血清] 中得到体现也是至关重要的，因此它们可以用于早期癌症检测、诊断和治疗监测。

四、结论

微阵列技术的进步和使用生物信息学工具进行大规模验证的能力，使得整合的“组学”特征得以发展，从而提供对癌细胞整个基因组的更全面的理解，考虑到乳腺癌的固有分子分类及其对治疗和临床结果的影响。毫无疑问，随着大规模测序、外显子测序等下一代技术的发展，以及病理学和流行病学患者信息的发展，肿瘤分子生物学特性的不断改进是毋庸置疑的，将导致这些和新开发的分子特征成功应用于临床。这些努力肯定会反映在乳腺癌疾病的分层中，以一种新的精细分类法，使人们更好地了解不同的，甚至不太常见的乳腺癌亚型的遗传多样性。此外，考虑到治疗的成功很大程度上取决于将特定肿瘤表型与特定肿瘤基因组靶点相匹配的能力，这些新技术将提供新治疗靶点的识别，允许发展新的诊断测试，以指导最适当和个性化的癌症治疗。最后，考虑到基于基因组的癌症检测和治疗策略的日益普及，在精确医学的背景下，必须解决这些测试对患者治疗决策和健康结果的影响。

参考文献

[1] Goldhirsch A, Ingle JN, Gelber RD et al (2009) Thresholds for therapies: highlights of the St. Gallen International Expert Consensus on the primary therapy of early breast cancer. Ann Oncol 8:1319–1329
[2] Galea MH, Blamey RW, Elston CE et al (1992) The Nottingham Prognostic Index in primary breast cancer. Breast Cancer Res Treat 3:207–219
[3] Perou CM, Sorlie T, Eisen MB et al (2000) Molecular portraits of human breast tumors. Nature 6797:747–752
[4] Sorlie T, Perou CM, Tibshirani R et al (2001) Gene expression patterns of breast carcinomas distinguish tumor subclasses with clinical implications. Proc Natl Acad Sci U S A 19:10869–10874
[5] Prat A, Pineda E, Adamo B et al (2015) Clinical implications of the intrinsic molecular subtypes of breast cancer. Breast 24(Suppl 2):S26–S35
[6] Lehmann BD, Pietenpol JA (2015) Clinical implications of molecular heterogeneity in triple negative breast cancer.

Breast 24(Suppl 2):S36–S40
[7] Cancer Genome Atlas (2012) Comprehensive molecular portraits of human breast tumours. Nature 490:61–70
[8] Curtis C, Shah SP, Chin SF et al (2012) The genomic and transcriptomic architecture of 2000 breast tumours reveals novel subgroups. Nature 486:346–352
[9] Gingras I, Desmedt C, Ignatiadis M et al (2015) CCR 20th Anniversary Commentary: gene-expression signature in breast cancer—where did it start and where are we now? Clin Cancer Res 21:4743–4746
[10] Pinkel D, Segraves R, Sudar D et al (1998) High resolution analysis of DNA copy number variation using comparative genomic hybridization to microarrays. Nat Genet 20:207–211
[11] Duggan DJ, Bittner M, Chen Y et al (1999) Expression profiling using cDNA microarrays. Nat Genet 21:10–14
[12] Pollack JR, Sørlie T, Perou CM et al (2002) Microarray analysis reveals a major direct role of DNA copy number alteration in the transcriptional program of human breast tumors. Proc Natl Acad Sci U S A 99:12963–12968
[13] Shipitsin M, Campbell LL, Argani P et al (2007) Molecular definition of breast tumor heterogeneity. Cancer Cell 11:259–273
[14] Stingl J, Caldas C (2007) Molecular heterogeneity of breast carcinomas and the cancer stem cell hypothesis. Nat Rev Cancer 7:791–799
[15] Weigelt B, Reis-Filho JS (2009) Histological and molecular types of breast cancer: is there a unifying taxonomy? Nat Rev Clin Oncol 6:718–730
[16] Laakso M, Loman N, Borg A et al (2005) Cytokeratin 5/14-positive breast cancer: true basal phenotype confined to BRCA1 tumors. Mod Pathol 18:1321–1328
[17] Lakhani SR, Reis-Filho JS, Fulford L et al (2005) Prediction of BRCA1 status in patients with breast cancer using estrogen receptor and basal phenotype. Clin Cancer Res 11:5175–5180
[18] Turner NC, Reis-Filho JS (2006) Basal-like breast cancer and the BRCA1 phenotype. Oncogene 25:5846–5853
[19] Eerola H, Heinonen M, Heikkila P et al (2008) Basal cytokeratins in breast tumours among BRCA1, BRCA2 and mutation-negative breast cancer families. Breast Cancer Res 10:R17
[20] Sorlie T, Tibshirani R, Parker J et al (2003) Repeated observation of breast tumor subtypes in independent gene expression data sets. Proc Natl Acad Sci U S A 100:8418–8423
[21] Sorlie T, Wang Y, Xiao C et al (2006) Distinct molecular mechanisms underlying clinically relevant subtypes of breast cancer: gene expression analyses across three different platforms. BMC Genomics 7:127
[22] Farmer P, Bonnefoi H, Becette V et al (2005) Identification of molecular apocrine breast tumours by microarray analysis. Oncogene 24:4660–4671
[23] Doane AS, Danso M, Lal P et al (2006) An estrogen receptornegative breast cancer subset characterized by a hormonally regulated transcriptional program and response to androgen. Oncogene 25:3994–4008
[24] Hu Z, Fan C, Oh DS et al (2006) The molecular portraits of breast tumors are conserved across microarray platforms. BMC Genomics 7:96
[25] Teschendorff AE, Caldas C (2008) A robust classifier of high predictive value to identify good prognosis patients in ER-negative breast cancer. Breast Cancer Res 10:R73
[26] Hennessy BT, Gonzalez-Angulo AM, Stemke-Hale K et al (2009) Characterization of a naturally occurring breast cancer subset enriched in epithelial-to-mesenchymal transition and stem cell characteristics. Cancer Res 69:4116–4124
[27] Banneau G, Guedj M, MacGrogan G et al (2010) Molecular apocrine differentiation is a common feature of breast cancer in patients with germline PTEN mutations. Breast Cancer Res 12:R63
[28] Prat A, Parker JS, Karginova O et al (2010) Phenotypic and molecular characterization of the claudin-low intrinsic subtype of breast cancer. Breast Cancer Res 12:R68
[29] Lehmann BD, Bauer JA, Chen X et al (2011) Identification of human triple-negative breast cancer subtypes and preclinical models for selection of targeted therapies. J Clin Investig 121:2750–2767
[30] Prat A, Adamo B, Cheang MC et al (2013) Molecular characterization of basal-like and non-basal-like triple-negative breast cancer. Oncologist 18:123–133
[31] Burstein MD, Tsimelzon A, Poage GM et al (2015) Comprehensive genomic analysis identifies novel subtypes and targets of triplenegative breast cancer. Clin Cancer Res 21:1688–1698
[32] Purrington KS, Visscher DW, Wang C et al (2016) Genes associated with histopathologic features of triple negative breast tumors predict molecular subtypes. Breast Cancer Res Treat 157:117–131
[33] Sotiriou C, Pusztai L (2009) Gene-expression signatures in breast cancer. N Engl J Med 360:790–800
[34] Weigelt B, Baehner FL, Reis-Filho JS (2010) The contribution of gene expression profiling to breast cancer classification, prognostication and prediction: a retrospective of the last decade. J Pathol 220:263–280
[35] Rouzier R, Perou CM, Symmans WF et al (2005) Breast cancer molecular subtypes respond differently to preoperative chemotherapy. Clin Cancer Res 11:5678–5685
[36] Martin M, Romero A, Cheang MC et al (2011) Genomic predictors of response to doxorubicin versus docetaxel in primary breast cancer. Breast Cancer Res Treat 128:127–136
[37] Prat A, Lluch A, Albanell J et al (2014) Predicting response and survival in chemotherapy-treated triple-negative breast cancer. Br J Cancer 111:1532–1541
[38] Cheang MCU, Chia SK, Voduc D et al (2009) Ki67 index, HER2 status, and prognosis of patients with luminal B breast cancer. J Natl Cancer Inst 101:736–750
[39] Parker JS, Mullins M, Cheang MC et al (2009) Supervised risk predictor of breast cancer based on intrinsic subtypes. J Clin Oncol 27:1160–1167
[40] Nielsen TO, Parker JS, Leung S et al (2010) A comparison of PAM50 intrinsic subtyping with immunohistochemistry and clinical prognostic factors in tamoxifen-treated estrogen receptorpositive breast cancer. Clin Cancer Res 16:5222–5232
[41] Iwamoto T, Bianchini G, Booser D et al (2011) Gene pathways associated with prognosis and chemotherapy sensitivity in molecular subtypes of breast cancer. J Natl Cancer Inst 103:264–272
[42] Arteaga CL, Sliwkowski MX, Osborne CK et al (2011) Treatment of HER2-positive breast cancer: current status and future perspectives. Nat Rev Clin Oncol 9:16–32
[43] Mukohara T (2011) Role of HER2-targeted agents in

adjuvant treatment for breast cancer. Chemother Res Pract 2011:730360
[44] Banerjee S, Reis-Filho JS, Ashley S et al (2006) Basal-like breast carcinomas: clinical outcome and response to chemotherapy. J Clin Pathol 59:729–735
[45] Rakha EA, Reis-Filho JS, Ellis IO (2008) Basal-like breast cancer: a critical review. J Clin Oncol 26:2568–2581
[46] Fong PC, Boss DS, Yap TA et al (2009) Inhibition of poly(ADP- ribose) polymerase in tumors from BRCA mutation carriers. N Engl J Med 361:123–134
[47] Carey LA, Dees EC, Sawyer L et al (2007) The triple negative par-adox: primary tumor chemosensitivity of breast cancer subtypes. Clin Cancer Res 13:2329–2334
[48] Millikan RC, Newman B, Tse CK et al (2008) Epidemiology of basal-like breast cancer. Breast Cancer Res Treat 109:123–139
[49] Lehmann BD, Jovanović B, Chen X et al (2016) Refinement of triple-negative breast cancer molecular subtypes: implications for neoadjuvant chemotherapy selection. PLoS One 11: e0157368
[50] Wallden B, Storhoff J, Nielsen T et al (2015) Development and verification of the PAM50-based Prosigna breast cancer gene sig-nature assay. BMC Med Genomics 8:54
[51] Goldhirsch A, Wood WC, Coates AS et al (2011) Strategies for subtypes-dealing with the diversity of breast cancer: high-lights of the St. Gallen International Expert Consensus on the Primary Therapy of Early Breast Cancer 2011. Ann Oncol 22:1736–1747
[52] Goldhirsch A, Winer EP, Coates AS et al (2013) Personalizing the treatment of women with early breast cancer: highlights of the St Gallen International Expert Consensus on the Primary Therapy of Early Breast Cancer. Ann Oncol 24:2206–2223
[53] Coates AS, Winer EP, Goldrich A et al (2015) Tailoring therapies—improving the management of early breast cancer: St Gallen International Expert Consensus on the Primary Therapy of Early Breast Cancer 2015. Ann Oncol 26:1533–1546
[54] Takahashi RU, Miyazaki H, Ochiya T (2015) The roles of microR-NAs in breast cancer. Cancers (Basel) 7:598–616
[55] Di Leva G, Garofalo M, Croce CM (2014) MicroRNAs in cancer. Annu Rev Pathol 9:287–314
[56] Andorfer CA, Necela BM, Thompson EA et al (2011) MicroRNA signatures: clinical biomarkers for the diagnosis and treatment of breast cancer. Trends Mol Med 17:313–319
[57] Friedman RC, Farh KK, Burge CB et al (2009) Most mammalian mRNAs are conserved targets of microRNAs. Genome Res 19:92–105
[58] Calin GA, Sevignani C, Dumitru CD et al (2004) Human microRNA genes are frequently located at fragile sites and genomic regions involved in cancers. Proc Natl Acad Sci U S A 101:2999–2104
[59] Voorhoeve PM (2010) MicroRNAs: oncogenes, tumor suppressors or master regulators of cancer heterogeneity? Biochem Biophys Acta 1805:72–86
[60] Blenkiron C, Goldstein LD, Thorne NP et al (2007) MicroRNA expression profiling of human breast cancer identifies new markers of tumor subtype. Genome Biol 8:R214
[61] Sugita B, Gill M, Mahajan A et al (2016) Differentially expressed miRNAs in triple negative breast cancer between African-American and non-Hispanic white women. Oncotarget 7:79274–79279
[62] Lowery AJ, Miller N, Devaney A et al (2009) MicroRNA signatures predict oestrogen receptor, progesterone receptor and HER2/neu receptor status in breast cancer. Breast Cancer Res 11:R27
[63] Volinia S, Calin GA, Liu CG et al (2006) A microRNA expression signature of human solid tumors defines cancer gene targets. Proc Natl Acad Sci U S A 103:2257–2261
[64] Foekens JA, Sieuwerts AM, Smid M et al (2008) Four miRNAs associated with aggressiveness of lymph node-negative, estrogen receptor-positive human breast cancer. Proc Natl Acad Sci U S A 105:13021–13026
[65] Riaz M, van Jaarsveld MT, Hollestelle A et al (2015) miRNA expression profiling of 51 human breast cancer cell lines reveals subtype and driver mutation-specific miRNAs. Breast Cancer Res 15:R33
[66] Bediaga NG, Acha Sagredo A, Guerra I et al (2010) DNA meth-ylation epigenotypes in breast cancer molecular subtypes. Breast Cancer Res 12:R77
[67] Holm K, Hegardt C, Staaf J et al (2010) Molecular subtypes of breast cancer are associated with characteristic DNA methylation patterns. Breast Cancer Res 12:R36
[68] Rønneberg JA, Fleischer T, Solvang HK et al (2011) Methylation profiling with a panel of cancer related genes: association with estrogen receptor, TP53 mutation status and expression subtypes in sporadic breast cancer. Mol Oncol 5:61–76
[69] Flanagan JM, Cocciardi S, Waddell N et al (2010) DNA methylome of familial breast cancer identifies distinct profiles defined by mutation status. Am J Hum Genet 86:420–433
[70] Conway K, Edmiston SN, May R et al (2014) DNA methylation profiling in the carolina breast cancer study defines cancer subclasses differing in clinicopathologic characteristics and survival. Breast Cancer Res 16:450
[71] Stefansson OA, Moran S, Gomez A et al (2015) A DNA methylation-based definition of biologically distinct breast cancer subtypes. Mol Oncol 9:555–568
[72] Sharma P, Stecklein SR, Kimler BF et al (2014) The prognostic value of promoter methylation in early stage triple negative breast cancer. J Cancer Ther Res 3:1–11
[73] Watanabe Y, Maeda I, Oikawa R et al (2013) Aberrant DNA methylation status of DNA repair genes in breast cancer treated with neoadjuvant chemotherapy. Genes Cells 18:1120–1130
[74] Xu Y, Diao L, Chen Y et al (2013) Promoter methylation of BRCA1 in triple-negative breast cancer predicts sensitivity to adjuvant chemotherapy. Ann Oncol 24:1498–1505
[75] Ignatov T, Poehlmann A, Ignatov A et al (2013) BRCA1 promoter methylation is a marker of better response to anthracycline-based therapy in sporadic TNBC. Breast Cancer Res Treat 141:205–212
[76] Ciriello G, Sinha R, Hoadley KA et al (2013) The molecular diversity of Luminal A breast tumors. Breast Cancer Res Treat 141:409–420
[77] Cornen S, Guille A, Adélaïde J et al (2014) Candidate luminal B breast cancer genes identified by genome, gene expression and DNA methylation profiling. PLoS One 9:e81843
[78] He J, Yang J, Chen W et al (2015) Molecular features of triple negative breast cancer: microarray evidence and further integrated analysis. PLoS One 10:e0129842

[79] Tishchenko I, Milioli HH, Riveros C et al (2016) Extensive transcriptomic and genomic analysis provides new insights about luminal breast cancers. PLoS One 11:e0158259
[80] Netanely D, Avraham A, Ben-Baruch A et al (2016) Expression and methylation patterns partition luminal—a breast tumors into distinct prognostic subgroups. Breast Cancer Res 18:74
[81] Liu YR, Jiang YZ, Xu XE et al (2016) Comprehensive transcriptome analysis identifies novel molecular subtypes and subtype-specific RNAs of triple-negative breast cancer. Breast Cancer Res 18:33
[82] Weisman PS, Ng CK, Brogi E et al (2016) Genetic alterations of triple negative breast cancer by targeted next-generation sequencing and correlation with tumor morphology. Mod Pathol 29:476–488
[83] Eifel P, Axelson JA, Costa J et al (2001) National Institutes of Health Consensus Development Conference Statement: adjuvant therapy for breast cancer. November 1-3, 2000. J Natl Cancer Inst 93:979–989
[84] Harris LN, Ismaila N, McShane LM et al (2016) Use of biomarkers to guide decisions on adjuvant systemic therapy for women with early-stage invasive breast cancer: American Society of Clinical Oncology Clinical Practice Guideline Summary. J Oncol Pract 12:384–3898
[85] Duffy MJ, O'Donovan N, McDermott E et al (2016) Validated biomarkers: the key to precision treatment in patients with breast cancer. Breast 29:192–201
[86] van't Veer LJ, Dai H, van de Vijver MJ et al (2002) Gene expression profiling predicts clinical outcome of breast cancer. Nature 6871:530–536
[87] van de Vijver MJ, He YD, van't Veer LJ et al (2002) A gene expression signature as a predictor of survival in breast cancer. N Engl J Med 347:1999–2009
[88] Buyse M, Loi S, van't Veer L et al (2006) Validation and clinical utility of a 70-gene prognostic signature for women with nodenegative breast cancer. J Natl Cancer Inst 98:1183–1192
[89] Bueno-de-Mesquita JM, van Harten WH, Retel VP et al (2007) Use of 70-gene signature to predict prognosis of patients with node-negative breast cancer: a prospective community-based feasibility study (RASTER). Lancet Oncol 8:1079–1087
[90] Mook S, Schmidt MK, Viale G et al (2009) The 70-gene prognosissignature predicts disease outcome in breast cancer patients with 1-3 positive lymph nodes in an independent validation study. Breast Cancer Res Treat 116:295–302
[91] Cardoso F, van't Veer LJ, Bogaerts J et al (2016) 70-Gene signature as an aid to treatment decisions in early-stage breast cancer. N Engl J Med 375:717–729
[92] Emiel R et al (2011) The EORTC 10041/BIG 03-04 MINDACT trial is feasible: results of the pilot phase. Eur J Cancer 47:2742–2749
[93] Piccart M, Rutgers E, van't Veer L, et al. Primary analysis of the EORTC 10041/BIG 3-04 MINDACT study: a prospective, randomized study evaluating the clinical utility of the 70-gene signature (MammaPrint) combined with common clinical- pathological criteria for selection of patients for adjuvant chemotherapy in breast cancer with 0 to 3 positive nodes. 2016 American Association of Cancer Res Annual Meeting. Abstract CT039. Presented April 18, 2016
[94] Cobleigh MA, Bitterman P, Baker J et al (2003) Tumor gene expression predicts distant disease-free survival (DDFS) in breast cancer patients with 10 or more positive nodes: high throughout RT-PCR assay of paraffin-embedded tumor tissues. Prog Proc Am Soc Clin Oncol 22:850–850
[95] Esteban J, Baker J, Cronin M et al (2003) Tumor gene expression and prognosis in breast cancer: multi-gene RT-PCR assay of paraffin-embedded tissue. Prog Proc Am Soc Clin Oncol 22:850
[96] Paik S, Shak S, Tang G et al (2003) Multi-gene RT-PCR assay for predicting recurrence in node negative breast cancer patients—NSABP studies B-20 and B-14. Breast Cancer Res Treat 82:A16
[97] Fisher B, Dignam J, Wolmark N et al (1997) Tamoxifen and chemotherapy for lymph node-negative, estrogen receptor-positive breast cancer. J Natl Cancer Inst 89:1673–1682
[98] Paik S, Shak S, Tang G et al (2004) A multigene assay to predict recurrence of tamoxifen-treated, node-negative breast cancer. N Engl J Med 351:2817–2826
[99] Fisher B, Costantino J, Redmond C et al (1989) A randomized clinical trial evaluating tamoxifen in the treatment of patients with node-negative breast cancer who have estrogen-receptor-positive tumors. N Engl J Med 320:479–484
[100] Habel LA, Shak S, Jacobs MK et al (2006) A population based study of tumor gene expression and risk of breast cancer death among lymph node-negative patients. Breast Cancer Res 8:R25
[101] Dowsett M, Cuzick J, Wale C et al (2010) Prediction of risk of distant recurrence using the 21-gene recurrence score in nodenegative and node-positive postmenopausal patients with breast cancer treated with anastrozole or tamoxifen: a TransATAC study. J Clin Oncol 11:1829–1834
[102] Sparano JA (2006) TAILORx: trial assigning individualized options for treatment (Rx). Clin Breast Cancer 7:347–350
[103] Sparano JA, Gray RJ, Makower DF et al (2015) Prospective validation of a 21-gene expression assay in breast cancer. N Engl J Med 373:2005–2014
[104] Ma XJ, Salunga R, Dahiya S et al (2008) A five-gene molecular grade index and HOXB13:IL17BR are complementary prognostic factors in early stage breast cancer. Clin Cancer Res 14:2601–2608
[105] Jerevall PL, Ma XJ, Li H et al (2011) Prognostic utility of HOXB13:IL17BR and molecular grade index in early-stage breast cancer patients from the Stockholm trial. Br J Cancer 104:1762–1769
[106] Chang HY, Sneddon JB, Alizadeh AA et al (2004) Gene expression signature of fibroblast serum response predicts human cancer progression: similarities between tumors and wounds. PLoS Biol 2:E7
[107] Laas E, Mallon P, Duhoux FP et al (2016) Low concordance between gene expression signatures in ER positive HER2 negative breast carcinoma could impair their clinical application. PLoS One 11:e0148957
[108] Ma CX, Bose R, Ellis MJ (2016) Prognostic and predictive biomarkers of endocrine responsiveness for estrogen receptor positive breast cancer. Adv Exp Med Biol 882:125–154
[109] Ernst B, Anderson KS (2015) Immunotherapy for the treatment of breast cancer. Curr Oncol Rep 17:5
[110] Bedognetti D, Hnesdrickx W, Marincola FM et al (2015) Prognostic and predictive immune gene signatures in breast cancer. Curr Oncol Rep 27:433–444
[111] Perez EA, Thompson EA, Ballman KV et al (2015) Genomic analysis reveals that immune function genes are

strongly linked to clinical outcome in the North Central Cancer Treatment Group N9831 Adjuvant Trastuzumab Trial. J Clin Oncol 33:701–708

[112] Li X, Wetherilt CS, Krishnamurti U et al (2016) Stromal PD-L1 expression is associated with better disease-free survival in triplenegative breast cancer. Am J Clin Pathol 146:496–502

[113] Mori H, Kubo M, Yamaguchi R et al (2017) The combination of PD-L1 expression and decreased tumor-infiltrating lymphocytes is associated with a poor prognosis in triple-negative breast cancer. Oncotarget 8(9):15584–15592. https://doi.org/10.18632/oncotarget.14698

[114] Botti G, Collina F, Scognamiglio G et al (2017) Programmed death ligand 1 (PD-L1) tumor expression is associated with a better prognosis and diabetic disease in triple negative breast cancer patients. Int J Mol Sci 18(2):pii: E459

[115] Li X, Li M, Lian Z et al (2016) Prognostic role of programmed death ligand-1 expression in breast cancer: a systematic review and meta-analysis. Target Oncol 11:753–761

[116] García-Teijido P, Cabal ML, Fernández IP et al (2016) Tumorinfiltrating lymphocytes in triple negative breast cancer: the future of immune targeting. Clin Med Insights Oncol 10(Suppl 1):31–39

[117] Wang C, Zhu H, Zhou Y et al (2017) Prognostic value of PD-L1 in breast cancer: a meta-analysis. Breast J 23(4):436–443. https://doi.org/10.1111/tbj.12753

[118] Fan C, Prat A, Parker JS et al (2011) Building prognostic models for breast cancer patients using clinical variables and hundreds of gene expression signatures. BMC Med Genomics 9(4):3

[119] Gyorffy B, Hatzis C, Sanft C et al (2015) Multigene prognostic tests in breast cancer: past, present, future. Breast Cancer Res 17:11

第9章 医疗文件的摄影原理

Photographic Principles of Medical Documentation

Murillo Fraga　Diego Ricardo Colferai　Marcelo Sampaio　著
李永峰　彭翠娥　译　李　赞　宋达疆　校

一、概述

整形外科摄影的标准化是一个非常重要的问题，并在过去几年中进行了详尽的讨论。科学研究中的图像记录必须以系统和标准化的方式进行，以使其具有可重现性[1]。这使得图像的验证、比较及对结果的分析能够保持科学准确性。临床照片必须始终由同一摄像机，在相同的胶片、镜头、距离、光度和患者位置的条件下拍摄[2, 3]。使用水平的三脚架、电子手闪光灯、聚光灯、标记和标准化脚与摄影背景的距离是非常重要的技术要素[4]。摄影背景必须是灰色或手术蓝色（皇家蓝色），不反光。聚光灯（两个）定位在45°，水平三脚架允许足够的框架，保证图像稳定。摄像的角度（正面，右和左斜，右和左侧）必须标准化（图9–1）。

强调保护患者隐私权的重要性。因此，在拍摄文件之前必须先征求同意[4–6]。

二、照片的技术方面

（一）定位

为了使脚部和摄影背景的距离标准化，可以使用1cm厚的乙烯醋酸乙烯酯（EVA）框架，该框架将患者的位置固定在距摄影背景70cm处，脚之间的距离为30cm（图9–1和图9–2）[2]。

照片背景由长1.60m、宽1.40m的蓝色聚酯织物制成，并被拉伸固定在墙上[7]。还有一项摄像协议，其目的是标准化和系统化排序所有阶段收集的数据[8]。1.2～1.8m的距离对于身体和面部是足够了。我们建议使用105mm镜头距离1.5m的条件下拍摄面部，使用50mm镜头或同等长度的镜头拍摄身体（图9–2）[2]。

患者被引导保持解剖位置，在测量期间保持眼睛的水平［法兰克福（Frankfurt）计划］。乳腺区域的照片框架由上方的横线（颏区）和下方的

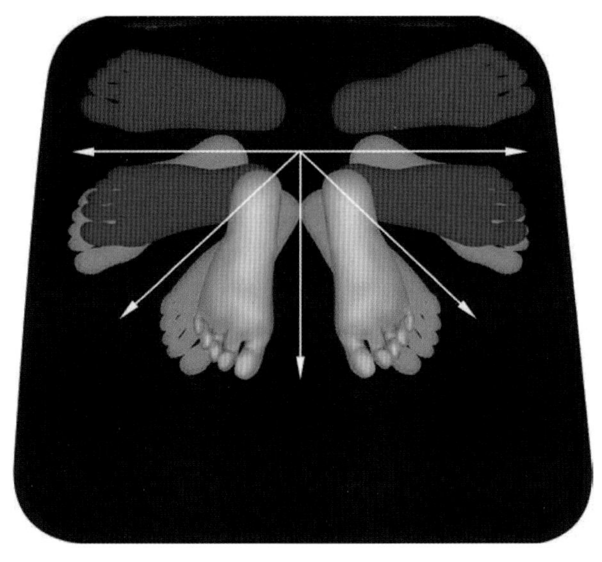

▲ 图9–1　标记地毯，以充分保持手术前和手术后的位置

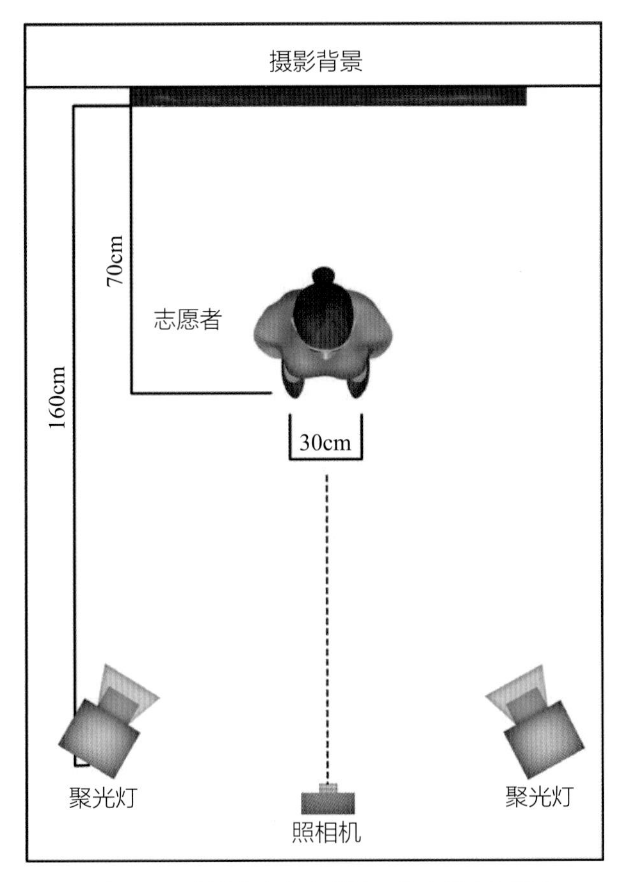

▲ 图 9–2　在医生办公室装配工作室的必要设备

肚脐下缘确定（图 9–3）[1]。

虽然临床照片拍摄5个不同位置[正位（AP），右、左侧，右、左斜位][1, 9, 10]，但可以增加放松和收紧的乳房位置。这个动作是通过将手推臀部来实现的，它允许一个更动态的评估。在某些特殊情况下，身体前倾有助于显示不对称。几位作者致力于临床照片的标准化，但是差异性仍然是一个挑战[1, 2, 10–12]。

（二）照明

在整形外科中，人们提出了一些照明方式，从相机本身的闪光到不同配置的外部灯光[8]。在一个普通、非正式的图像中，我们观察到灯光的不对称；换句话说，身体的某一面受到的光照不同。现在，当涉及手术记录时，身体两边必须是对称的，两边的宽度也要相等。因此，我们建议使用一对在眼睛高度组装成 45° 角的反光伞。

在患者图像的光照中经常出现的问题是，一些细节和轮廓在光线的照射下被消除了，变得不可见。身体的脂肪团或某些面部皱纹通常在前光（闪光）下看不到，但在垂直光下非常明显。一般情况下，切向光更能观察到皮肤不规则。乳房或身体轮廓等形状在轻微阴影的光线下更容易被看到。

照明是保证临床摄影技术准确性的一个极其重要的课题。过度的光照或曝光会掩盖皱褶、皱纹和瘢痕。同样，光线不足或曝光不足也会导致阴影加重，突出褶皱或瘢痕[4]。

（三）图像存储

技术发展得很快。数十年前，人们开始使用绘画，其次是黑白摄影、彩色透明片和胶片。在过去的 15～20 年里，数码图像已经成为新的模式，而模拟摄影已经过时。

存储图像的方式也发生了变化。磁盘、磁带、CD、DVD、USB 驱动器、外部硬盘和网络

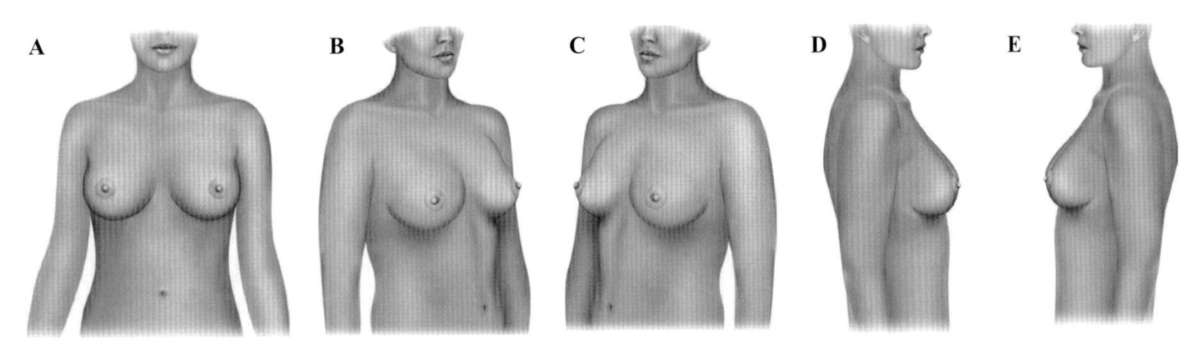

▲ 图 9–3　下列位置的临床照片

A. 前后；B. 右斜；C. 左斜；D. 右斜；E. 左侧

单元让位于云中的数据归档[13]。技术的进步提出了技术工作（软件不兼容、硬件、执行问题、扫描和存储）和安全方面的挑战。由于缺乏具体立法和明确规定，使图像在互联网上传播成为一个薄弱环节。

三、乳房测量新技术

由于二维图像在形状和深度上的缺陷，三维表面图像在世界范围内的整形再造手术中得到了广泛的应用[14]。三维图像是摄影评估的一个重要进步，因为它能够计算测量和进行临床分析 x、y 和 z 坐标（三维）。这种三角测量允许创建 3D 图像[15]。

3D 图像在 1994 年首次被用于诊断正畸牙状况。它最初用于突出面部不对称，后来用于显示身体轮廓的变化[16, 17]。

在乳房手术中，3D 图像帮助确定乳房的体积和形状，估计差异，并可以对手术后的结果进行投影[18]。该工具必须作为辅助工具使用，而虚拟的术后结果不能保证实际的效果。许多变量可能会影响最终结果（年龄、BMI、种族、身高、性别、乳腺组织质量、哺乳期等）[19]。

观察这些图像使用的局限性是很重要的，这些局限性包括图像处理的成本、速度和数据提取，以及便携性和一些图像的特殊特性[19, 20]。

3D 图像是一种辅助外科医生决策的工具，也是一种重要的营销形式。技术的快速发展将为医生和患者提供更有效的交流，允许更精确和有效的指导。

最终的目的是为患者带来一个更满意的结果。

参考文献

[1] Hochman B, Nahas FX, Ferreira LM (2005) Fotografia aplicada na pesquisa clínico-cirúrgica. Acta Cir Bras [Serial Online] 20(Suppl 2):19–25
[2] Dibernardo BE, Adans RL, Krause J, Fiorillo MA, Gherardini G (1998) Photography standards in plastic surgery. Plast Reconstr Surg 102(2):559–568
[3] Parker WL, Czerwinski M, Sinno H et al (2007) Objective interpretation of surgical outcomes: is there a need for standardizing digital images in the plastic surgery literature? Plast Reconstr Surg 120(5):1419–1423
[4] Jakowenko J (2009) Clinical photography. J Telemed Telecare 15(1):7–22
[5] American Society of Plastic Surgeons: Authorization for and Release of medical photographs/slides/and/or video footage in patient consultation resource book (2009) American Society of Plastic Surgeons Arlington Heights
[6] Reed ME, Feingold SG (1988) Ethical consideration. In: Nelson GD, Krause JL (eds) Clinical photography in plastic surgery. Little, Brown, Boston, pp 129–153
[7] Galdino GM, Vogel JE, Vander Kolk CA (2001) Standardizing digital photography: it's not all in the eye of the beholder. Plast Reconstr Surg 108(5):1334–1344
[8] Riml S, Piontke AT, Larcher L et al (2010) Widespread disregard of photographic documentation standards in plastic surgery: a brief survey. Plast Reconstr Surg 126(5):274e–276e
[9] Westreich M (1997) Anthropomorphic breast measurement: protocol and results in 50 women with aesthetically perfect breast and clinical application. Cosmetic 100(2):468–479
[10] Gherardini G, Matarasso A, Serure AS, Toledo LS, Dibernardo LS (1997) Standardization in photography for body contour surgery and suction-assisted lipectomy. Plast Reconstr Surg 100(1):227–237
[11] Ellenbogen R, Jankauskas S, Collini FJ (1990) Achieving standardized photographs in aesthetic surgery. Plast Reconstr Surg 86(5):955–961
[12] Disaia JP, Ptak JJ, Achauer BM (1998) Digital photography for the plastic surgeon. Plast Reconstr Surg 102(2):569–573
[13] Besser H (2000) Digital longevity. Maxine S Handbook for digital projects: a management tool for preservation and access. Northeast Document Conservation Center Andover, pp 155–166
[14] Da Silveira AC, Daw JL Jr, Kusnoto B, Evans C, Cohen M (2003) Craniofacial applications of three-dimensional laser surface scanning. J Craniofac Surg 14:449–456
[15] Geng J (2011) Structured-light 3D surface imaging: a tutorial. Adv Opt Photon 3:128–160
[16] Tzou CH, Frey M (2011) Evolution of 3D surface imaging systems in facial plastic surgery. Facial Plast Surg Clin North Am 19:591–602, vii
[17] Thalmaan D (1944) Die Stereogrammetrie: ein diagnostisches Hilfsmittel in der Kieferorthopaedie (Stereophotogrammetry: a diagnostic device in orthodontology). University of Zurich, Zurich
[18] Creasman CN, Mordaunt D, Liolios T, Chiu C, Gabriel A, Maxwell GP (2011) Four-dimensional breast imaging, part II: clinical implementation and validation of a computer imaging system for breast augmentation planning. Aesthet Surg J 31:925–938
[19] Chang JB, Small KH, Choi M, Karp NS (2015) Three-dimensional surface imaging in plastic surgery: foundation, practical applcations, and beyond. Plast Reconstr Surg 135:1295–1304
[20] Smith DM, Aston SJ, Cutting CB et al (2005) Applications of virtual reality in aesthetic surgery. Plast Reconstr Surg 116(3):898–906

第10章 乳腺癌患者和再造咨询

Breast Cancer Patient and Reconstructive Consultation

J. Michael Dixon　Cameron Raine　著

扈杰杰　傅芳萌　伍招云　秦承东　译　俞　洋　陈　茹　校

一、概述

原发性或复发性乳腺癌患者行乳房切除或广泛切除时应考虑进行全部或部分乳房再造。因此，乳房再造医师应加入最终做出治疗决策的多学科小组。可手术的浸润性乳腺癌患者应考虑乳房切除外的其他选项。如果有其他选项，则应该与患者进行讨论。对于适合行全乳或部分乳房再造的女性应与其讨论乳房再造的时机、选择和并发症。

二、乳房再造指导原则

乳腺癌的治疗不应因乳房再造术而受到影响。尽管获得令人满意美学效果的乳房再造手术对于患者来说非常重要，但这不应该妨碍以切除病灶来降低局部复发风险的任何手术，也不应该影响放疗和系统治疗及时进行，以便获取最佳且长期的局部和全身控制。一个值得注意的问题是，如果再造手术后出现重大并发症，那么就会延迟放疗和化疗的实施。绝大多数的证据表明大多数接受乳房切除术的患者适合即刻乳房再造，即刻的乳房再造是安全的，而且对辅助治疗的时机也没有显著的影响[1]。进一步的研究表明：通常即刻乳房再造比延期乳房再造的美学效果好，因为即刻乳房再造可以保留作为标准的乳房切除术需常规切除的一部分皮肤和其他软组织[2]。好的肿瘤手术在切除所有肿瘤细胞的同时并不一定产生破坏性，在大多数的患者中，没有必要切除整个乳房的皮肤、乳头－乳晕复合体和胸大肌筋膜，但这并不意味着延期乳房再造术就不能获得良好的效果[3]。

每个中心都应该有一个多学科团队进行乳腺癌的诊治，在考虑乳房再造的时候也应该有类似的多学科团队。这个团队应包括乳房外科医生、放疗科医生、肿瘤学家、病理学家、护士和辅助人员，任何手术计划都必须权衡该团队所有成员的意见。如果一名没有出席多学科会议的整形外科医生要参与关于乳房再造的讨论，那么他们需要事先知道患者被告知了哪些关于自身乳腺癌的信息及讨论了哪些选择。如果计划进行预防性的乳房切除术，那么再造外科医生在与患者讨论之前需要知道乳房切除手术是否保留乳房皮肤或乳头－乳晕复合体。对于患者来说最好的选择是肿瘤外科医生和整形外科医生联合会诊。在一些中心，肿瘤手术和再造手术是由经过专业训练的肿瘤整形外科医生进行的。肿瘤整形外科医生必须可以提供乳房肿瘤外科医生联合整形外科医生所能提供的相同范围的手术。如果患者的最佳选择是游离皮瓣，而肿瘤整形医生不能开展游离皮瓣乳房再造，那么就应该将患者转给合适的整形外科医生。

乳房再造术通常不止一次手术，经常需要2～3次手术。即使即刻进行了乳房再造手术，接下来的数月可能还需要进行额外的手术以实现真正的对称。这些手术包括扩张器更换为永久的假体、乳头或乳晕再造、自体组织修整、脂肪抽吸、脂肪填充以改善轮廓或瘢痕修整。进行单侧乳房再造的患者通常需要对侧乳房的手术，如隆乳、乳房缩小甚至是降低风险的预防性乳房切除术。从一开始患者的预期就该考虑到长期的再造计划，患者需要意识到要达到良好的对称性往往需要多次手术。

在计划乳房再造手术时，患者的意愿和生活方式非常重要。患者可能对某种再造方式有特别的倾向性，并据此寻找专门的肿瘤整形外科医生。虽然假体再造通常被认为是简单的，但是要获得良好的美容效果并不简单，它需要相对丰富的专业知识，而且假体再造也并不是没有并发症[3]。参加需要强大腹部力量的运动或活动的患者可能不希望进行腹部皮瓣的手术。某些生活方式可能会决定瘢痕的位置，如行背阔肌肌皮瓣时，整形外科医生在给患者提出任何建议或者讨论治疗方案之前，需要了解患者的职业和其他方面的生活方式。

三、患者咨询

讨论乳房再造的主要目的是告知女性患者乳房再造通常有哪些方案，尤其是最适合她们的方案。目前的建议是我们应该向女性提供口头的、书面的和图片的全面乳房再造方案信息[3]。任何不适合个别患者的再造方案都应该明确说明并解释原因。同样重要的是，考虑进行乳房再造的患者应该接受专业再造外科医生的诊治。对于许多患者来说，这意味着要见不止一位外科医生。正如前面提到的，最好是这些医生一起面诊患者，并向患者提供关于她们再造方案和在任何计划手术过程中分工的明确信息。

进展期乳腺癌患者进行乳房再造尚存在一些担忧，这包括局部晚期和转移性乳腺癌。有证据表明即使是已知转移的乳腺癌患者切除肿瘤虽然可能并不能改善总生存，但是可以改善局部疾病控制率[4, 5]。这意味着对所有晚期乳腺癌患者行全乳切除无论再造与否都不影响疗效。对于这些女性，一旦适当的系统治疗可以使转移性疾病稳定，那么乳房再造是完全可行的。对于局部进展期乳腺癌患者，系统治疗可以产生显著效果，使更多的组织和皮肤保留下来[6]，也可以使那些乳房切除而不能再造的女性变成可行。即使那些有皮肤累及的局部进展期乳腺癌患者也可以应用肌皮瓣进行乳房再造。炎性乳腺癌患者在接受新辅助化疗后也被证实可能适合乳房再造。

在确定适合行全乳或部分乳房再造患者后，再造会诊的目的是根据患者的意愿和期望值评估各种再造方案并考虑患者对各种给定技术的适用性。

不仅不同单位乳房再造的类型大不一样，而且不同国家即刻或延期再造的患者比例也大相径庭[1–3]。这种巨大的差异并没有科学依据，各个国家内部需要采取措施以确保所有区域和中心都能提供一致的各种再造选择。重要的是进行乳房再造的中心应该将本中心不同再造技术的使用情况与所在国家的其他中心进行比较。患者有权获知所有可能的方案，并有机会详细讨论可用的方案。患者最初咨询的一个重要部分就是术后的并发症概率，患者应该对手术相关的疼痛和不适有个实际的认知，这包括每个不同操作的必要性和实际大概恢复时间及大多数患者需要不止一次手术才能达到对称[3]。一项调查显示患者的疼痛和不适及各种治疗后所需恢复时间与未充分告知密切相关[3]，这项调查给出了各种建议，详见表10–1。并发症的发生率（尤其是假体的丢失率）被低估了，这在大宗病例中尤为显著[3]（表10–2）。讨论还应该包括对侧正常乳房可能需要对称性手术以获得真正的对称。

考虑行双侧降低风险性乳房切除术和双侧乳房再造的患者通常由家族病史诊所推荐，他们已经充分讨论了筛查和使用现有可及药物以降低乳腺癌发生风险的选项。

由于保乳手术和放疗后的不对称，有些患者

表 10–1　英国对乳房再造系统评估后的建议

- 临床医生应该采取行动，更好地向女性告知她们决定进行的手术程序和可用再造选择
- 临床医生应确保为女性提供全套适合的再造方案，无论这些方案在当地是否可行
- 临床医生应提供准确的术后并发症数据，以告知女性不同手术的风险
- 考虑再造的女性应在术前被告知初次入院或术后需要进一步手术的概率约为 1/10
- 必须告知女性如何报告她们的疼痛程度，她们能够获得适当的疼痛缓解，在手术后能得到充分的心理支持

表 10–2　《英国全国乳房切除术和乳房再造系统评估 :2010 年 6 月 30 日第三年度报告》中乳房切除术和即刻延期乳房再造患者报道的并发症发生率

3 个月时患者报告的结果：
乳房切除术（Mx）、即刻乳房再造术（IBR）或延期乳房再造术（DBR）术后需要干预的出院后并发症比例高

出院后并发症比例（%）	Mx	IBR	DBR
再次接受治疗或手术	10	16	15
伤口感染需要抗生素	19	25	28
非计划取出假体	—	10	7
手术切除部分或全部皮瓣	—	4	6

可能会想要延迟的部分乳房再造。由于乳房不对称影响他们的日常生活治疗，所以这些患者会参与讨论可能的再造方案。

四、评估患者是否适合再造手术

患者是否适合行乳房再造，需要考虑多种因素，这包括年龄、伴随疾病、体重指数、吸烟史、糖尿病、激素或其他药物治疗和宗教信仰[7, 8]。

1. 吸烟

香烟烟雾中含有包括尼古丁和一氧化碳等 4000 多种化学物质[9]。尼古丁的一个作用是导致真皮 – 皮下血管丛的血管收缩，这个作用影响非常大，因为很多组织瓣依靠这个血管丛存活[10]。吸烟不仅会导致缺氧状态和血管收缩，还会导致血小板聚集增加，从而在毛细血管中形成微小的血栓。这对于非常依赖新生毛细血管中血液流动的伤口愈合是不利的。吸烟者的纤维蛋白原和血红蛋白水平较高，这会增加血液黏稠度并增加血液凝固的可能性，血液的流动可能减少高达 42%[11]。组织供氧减少和吸烟的血栓形成作用再加上血液黏稠度增加和血流减慢是吸烟者伤口愈合明显受损的主要原因。

吸烟和伤口愈合的联系早在 20 世纪 70 年代就已被证实。吸烟者的伤口愈合问题涉及身体的多个部位。一项对腹部整形术患者的研究发现，吸烟者出现伤口问题的可能性是不吸烟者的 3.2 倍。然而在这项研究中，吸烟的数量并不是可能发生伤口愈合并发症的可靠预测因子[12]。据报道面部去皱手术的患者中，吸烟者发生耳后皮肤坏死的风险是不吸烟者的 12.5 倍[13]。一项对 425 名接受乳房切除术和保乳手术的患者的研究在调整了其他混杂因素后发现吸烟是伤口感染和皮肤坏死的独立预测因子，与吸烟数量无关[14]。与不吸烟相比轻度吸烟（1～14g/d）感染的比值为 2.95，重度吸烟（15g/d）感染的比值为 3.46，轻度吸烟的皮瓣坏死和表皮松解的比值为 6.85，重度吸烟的比值为 9.22。

在接受带蒂 TRAM 皮瓣乳房再造的患者中，目前吸烟者和曾经吸烟者的伤口感染数量都较高[15]。与不吸烟者相比，与再造相关的并发症更多见于目前吸烟者（比值为 3.9）和已戒烟者（比

值为3.5）。Padubidri对接受TRAM皮瓣和组织扩张器的患者的研究中[16]，吸烟者使用组织扩张器的并发症发生率为37.1%，显著高于非吸烟者的26.6%。在TRAM皮瓣组中，未戒烟者的总体并发症发生率明显较高，尤其是乳房切除术后的皮瓣坏死明显增加。一项对716例游离TRAM皮瓣患者的研究显示吸烟者中腹部皮瓣坏死、乳房切除术皮瓣坏死和腹部疝的发生率明显增高[17]。吸烟者和非吸烟者乳房切除的皮瓣坏死的发生率分别为18.9%和9%（P=0.005）。这项研究表明了一个剂量效应，与那些每年吸较少数量香烟的人相比，每天吸烟超过1包且持续10年的人出现问题的风险明显增加（55.8% vs. 23.8%）。这项研究还观察到吸烟者延期乳房再造术与即刻乳房再造术相比，伤口并发症的发生率显著降低。在延期再造中吸烟者伤口并发症的风险实际上与非吸烟者相似。手术前4周或更长时间停止吸烟的女性并发症也更少。Gill等的一项研究调查了758例腹壁下深动脉穿支（DIEP）皮瓣患者的风险因素和相关并发症[18]发现乳房或腹部相关的危险因素包括吸烟（P=0.001）、再造后放射治疗（P=0.001）和高血压（P=0.0370）。在本研究中吸烟和再造后放疗是乳房再造中脂肪坏死的唯一重要危险因素。在Barber[19]最近的一项研究中，吸烟者与非吸烟者在进行脱细胞真皮基质（ADM）乳房再造时的假体丢失率分别为34.6%和13.2%（P=0.01）。

2. 肥胖和糖尿病的相互作用

吸烟、肥胖、年龄、糖尿病和营养状态都是影响伤口愈合的重要因素。肥胖或有糖尿病的吸烟者比没有这些危险因素的吸烟者相比更容易出现伤口愈合问题。McCarthy等研究了1170例扩张器或假体再造患者[20]。他们建立了一个前瞻性数据库，其中包括年龄、吸烟状况、体重指数、糖尿病史、高血压和（或）放疗史，以及再造的时机、即刻或延期再造、再造的位置等。吸烟者并发症的发生率为普通患者的2.2倍，＞65岁女性并发症的发生率为普通患者的2.5倍。肥胖患者并发症的发生率几乎是普通患者的2倍。高血压患者的情况也是如此。吸烟者再造失败率是非吸烟患者的5倍，肥胖患者再造失败率是非肥胖患者的7倍，高血压患者再造失败率是非高血压患者的4倍。该研究认为吸烟、肥胖、高血压、年龄＞65岁均为扩张器或假体乳房再造术围术期并发症的独立危险因素。

3. 戒烟

有一个小的临床试验随机入组了108名患者，其中40名患者为对照组，68名患者为干预组[21]。干预组的患者接受咨询和尼古丁替代疗法。这项研究确实表明干预组与伤口相关的并发症和需要二次手术的并发症显著减少。本研究中，患者术前戒烟6～8周，术后10天不吸烟。在文献中，对于术前戒烟的最佳持续时间没有共识，但有一些证据表明即使是短暂的戒烟也有潜在的好处。然而，大多数研究都是回顾性研究，在设计上存在固有的缺陷。

4. 糖尿病

孤立地研究任何危险因素都是很困难的，因为糖尿病患者通常还有其他相关的危险因素，比如肥胖。一项乳房再造术后并发症的研究显示糖尿病患者保留皮肤的乳房切除术后皮瓣并发症的风险显著增加[22]。

五、乳房切除术后放疗及其对乳房再造的影响

在过去十年中，乳房切除术后放疗的适应证已经扩大。一项对919名乳房再造患者的研究将他们分为三组：放疗后行再造乳房术，n=57；乳房即刻再造术后再行放疗，n=59；乳房再造术后没有放疗，n=665[23]。总体上，术前或术后接受放疗乳腺切除术后患者的并发症发生率明显高于对照组，分别为40%和23%（$P < 0.001$）。即刻乳房再造后行放疗组与对照组相比，总并发症发生率（47.5% vs. 23.2%）和后期并发症发生率（33.9% vs. 15.6%）均提高（两者$P < 0.001$）。在接受过或没有接受过术后放射治疗的患者中，延期乳房再造产生了类似的并发症和满意率，但与未接受乳腺切除术后胸壁放疗的患者相比，接受

过放疗的患者美学满意度降低，只有 50% 的接受过放射治疗的患者感到满意，而没有接受放射治疗的患者为 66.8%。最近一项关于放射治疗对乳房再造的影响的 Meta 分析报道显示，并发症发生率（8.7%～70%）和可接受的美容结果有很大的差异（41.4%～93.3%）[24]。放疗后采用假体再造，并发症较多，再次手术修整率较高。与放疗后相比，在放疗前进行自体再造的患者纤维化增多。

那些再造选择倾向使用假体且乳房切除术后需要放疗的患者需要特别考虑。文献提示假体再造后接受放疗的患者相较于未接受放疗的患者包膜挛缩和其他继发性并发症的风险明显增加[25, 26]。假体放疗后的并发症也比自体组织放疗后的并发症更常见。一项 ADM 联合假体的研究显示接受放疗的患者的假体丢失率明显高于未接受放疗的患者（28.1% vs. 13.8%，P=0.01）[19]。既往接受过放疗的女性假体失败更为常见 [OR=3.03（1.59～5.77）][24]。有关 ADM 和假体周围包膜形成的科学数据表明由于假体周围炎症的减少，包膜形成可能更低[28]。因此尽管缺乏任何临床试验的证据，但有一种观点认为，在需要放疗的乳房再造中使用 ADM 会更好。许多作者报道了接受过术前或术后胸壁放疗的患者行乳房再造的回顾性研究。Colwell 等报道放疗的患者与未放疗患者的并发症发生率没有差异[29]。Kobraei 等发现术后放疗是统计学上唯一与假体丢失相关的因素，这同时也支持了 Barber 的研究结果[19, 30]。动物模型支持在无 ADM 的情况下假体周围包膜挛缩较少的观点[31]。一些医生倾向于那些明确需要术后放疗的患者进行延期乳房再造，而另一些医生则乐于使用假体或自体行即刻再造。这种缺乏共识的情况给那些可能需要乳房切除术后放疗的患者选择再造方案时带来了困难。他们可能会收到来自不同个体相互冲突的建议，因为不同医生在考虑到可能术后放疗时乳房再造的方法不同。与延期乳房再造相比，自体乳房再造中的纤维化在即刻乳房再造中更常见[24]。这项 Meta 分析还显示放疗对患者和医生对最终美容结果的满意度没有影响[24]。

六、乳房再造适宜人群的评估

评估患者是否适合乳房再造和确定最佳手术方案的重要因素包括患者的一般健康状况、体质、乳房大小和形态、乳房切除后瘢痕的范围、瘢痕的位置、乳房切除后皮瓣的厚度、既往放疗史、吸烟史和患者的偏好。

在进行乳房再造时，重要的是评估存在和可能保留的组织质量。只有确定了要达到可接受的对称性所需的皮肤和软组织的量，然后才能确定哪些可能是合适的选择（表 10–3）。

表 10–3　乳房再造术的选择

技　术	适应证	
	即刻再造	延期再造
假体	小乳房	即刻再造的适应证 + 愈合良好的瘢痕 + 未放疗
	胸部良好的皮肤覆盖	
组织扩张器 – 假体	胸部良好的皮肤覆盖	即刻再造的适应证 + 愈合良好的瘢痕 + 未放疗
	切口能够无张力关闭	
	小 – 中等大小的乳房	
肌皮瓣	较大的皮肤切除量	同即刻再造
	皮肤缝合困难	
	大的乳房	先前放疗的患者也可采用

七、全乳再造：需要乳房全切的初诊乳腺癌患者

1. 乳腺癌的治疗

对于接受乳房切除为首要外科治疗手段的患者来说，重要的是不要延误肿瘤的切除和区域淋巴结的切除或活检，因为这可能会影响到患者的长期预后。一项研究表明，仅行乳房切除的患者和切除的同时行即刻乳房再造患者在等待时间上存在巨大差异[3]。如果说患者决定她选择的再造方案或者召集一个团队来做乳房再造需要花费时间很长，那么就应该考虑为患者提供其他的选择。其中一种方法就是将系统治疗作为初始治疗，然而这在很多中心并未得到充分利用。对于绝经前女性和肿瘤较大的雌激素受体阴性或HER2阳性的绝经后女性，新辅助化疗 ± 曲妥珠单抗就是一个很好的选择，特别是当肿瘤学家已经考虑到患者可能会在辅助治疗阶段接受化疗时[6]。在HER2阳性的乳腺癌患者中，新辅助化疗联合曲妥珠单抗有很大概率会达到病理完全缓解包括导管内癌的消失。在肿瘤较大的绝经后女性患者中，差不多80%的肿瘤为雌激素受体阳性型，这些肿瘤对芳香化酶抑制药反应良好[33, 34]。这些女性服用芳香化酶抑制药几个月后，超过50%的肿瘤可以缩小到适合保乳。服用芳香化酶抑制药几周也可以作为一种临时措施，这样患者就有充分的时间考虑最佳的再造方式。

如果再造手术计划因为任何原因而推迟，那么另一种选择就是通过一个并不会影响后续乳房再造手术的合适位置的切口切除浸润性癌。这就可以在乳房切除和乳房再造前进行辅助的系统治疗。

对于一些临床和超声检查腋窝没有明显淋巴结病变的浸润性癌患者来说，首先进行前哨淋巴结活检是一个有用的选择。术前联合影像学检查、细针穿刺细胞学检查和（或）空心针穿刺活检、前哨淋巴结活检对腋窝进行评估的价值在于它可以评估腋窝淋巴结受累的可能性和程度。而这有助于评估乳房切除术后放疗的可能性。虽然有些医生认为术后放疗对全乳再造的美学效果影响有限，但是大多数医生认为放疗对乳房再造会产生巨大的负面影响，特别是应用假体再造时[23, 25–27]，他们建议患者直到完成治疗后再进行延期再造[35]。术后放疗的可能性会影响即刻乳房再造的决定，也会影响首选技术的选择。尽管有些医生认为这项技术在某种程度上明确是否需要术后放疗是不可能的，但是可以明确的是，通过术前评估乳房原发肿瘤和所有累及淋巴结的类型与程度可以预测哪些患者可能需要术后放疗[35]。乳房切除术后患者接受胸壁放疗的一个主要原因是腋窝多枚淋巴结受累，因此在乳房切除术前和考虑再造前行前哨淋巴结活检以评估腋窝淋巴结的状况是一个明智的方法。同时，在进行前哨淋巴结活检时，也可以切除乳晕下的中央乳管，这有助于决定患者在乳房切除术中是否适合保留乳头[36]。即使是自体乳房再造的患者，这也是有用的，因为乳头可以作为游离乳头移植到任何新的皮岛上。患者自己的乳头总是最合适的，尽管它没有被充分利用，但是这种方法成功率很高（图10–1）。

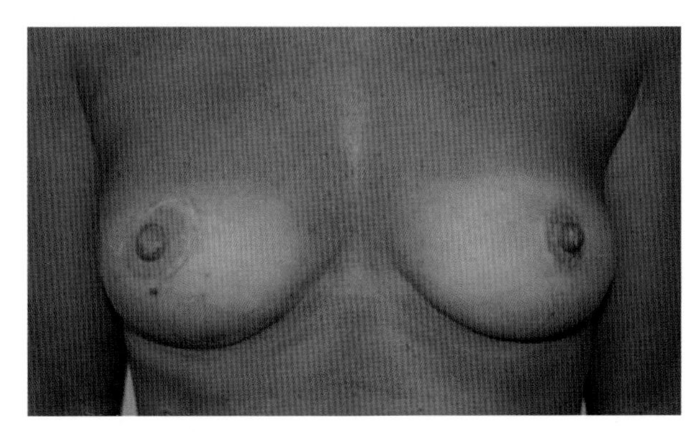

▲ 图 10–1 右乳全切后即刻背阔肌肌皮瓣再造、脂肪填充、乳头移植，放疗后效果

八、选择方案

（一）假体和扩张器

乳房假体和扩张器最适合乳房切除皮瓣厚且轻度下垂的较小的乳房[37]。对于希望避免供区和身体其他部位瘢痕的大手术的女性来说，使用假

体乳房再造可能是一种选择。延期手术时，在放置最终假体之前通常需要一段时间的组织扩张。然而在即刻的情况下，乳房切除中保留皮肤的方法提高了最终效果的质量 [38]。全肌肉下假体植入有时可能会导致乳房下皱襞上移。为了解决这个问题，应松解或分离胸大肌的起点并在假体下级覆盖脱细胞真皮基质以增强凸度 [39]。乳房小或者中等大小、皮肤质量良好、没有乳房下垂的患者适合 ADM 技术。双侧乳房预防性切除的年轻女性是假体和 AMD 的最佳适宜人群。在年龄较大的人群中，该技术与对侧对称性手术相结合仍可获得非常满意的效果。放疗过的组织应用假体再造很少能获得较好的效果 [39]。并发症的发生率和假体丢失率高，与之前报道的一样。乳房切除术后皮瓣行脂肪填充可以改善放疗皮肤的质量，如果放疗后考虑假体或自体再造，那么一次或者多次的脂肪填充可能会改善美容效果并降低并发症的发生率。在再造咨询期间，必须沟通单侧再造技术的局限性，并告知患者通常只有在对侧戴上文胸时才能实现对称。

（二）应用组织基质

在乳房再造过程中，各种组织被用于覆盖假体的下极（图 10–2）。全肌肉覆盖问题在于如何获得满意的下极凸度并可以再造满意的乳房下皱襞。常用的组织基质包括人体皮肤、猪皮肤、牛心包和腹膜等组织基质 [39, 40]。合成和可吸收的补片也曾被使用。乳房切除术中的下方皮瓣去表皮化是提高下极饱满度的另一种选择，它可以为胸大肌下缘的假体提供充分的组织覆盖。当使用组织基质、补片和去表皮的皮肤时，从起始位置提起胸大肌，将组织基质、补片和去表皮的皮肤缝合在胸大肌下缘和新的乳房下皱襞之间 [40]。这可以为假体、Becker 假体（扩张器）、组织扩张器的下极提供一个类似于文胸的吊带。乳房下极的皮瓣去表皮并将其缝合到胸大肌边缘的方案在塑造下皱襞方面不如脱细胞真皮基质效果好 [41]。保留皮肤的乳房切除时，两者可以联合使用，效果良好（图 10–3）。许多倾向于肌肉后方假体植入的医生开始应用 ADM 或者补片覆盖的胸肌前

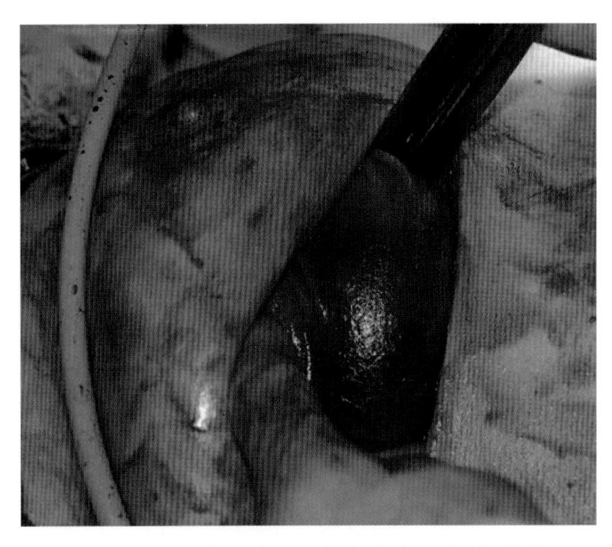

▲ 图 10–2　术中放置脱细胞真皮基质以覆盖假体的下极

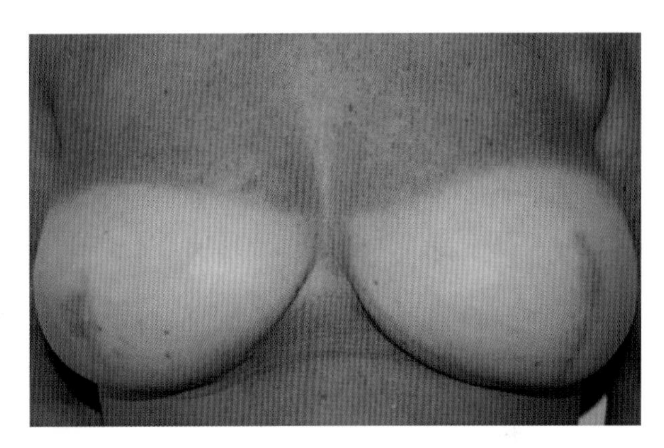

▲ 图 10–3　双侧乳房切除后应用去表皮的下极皮瓣再造

假体植入。这样恢复更快，而且也没有肌肉运动畸形。大多数胸肌前假体植入的患者需要乳房切除皮瓣偏厚或多次的脂肪填充、脂肪移植以掩盖假体的轮廓，使乳房外形更自然。虽然没有可靠的数据支持，但许多人认为使用这种技术的并发症发生率更低。不同技术的并发症发生率相差很大。

假体和组织基质的丢失率可高达 17%[19, 40]。在近期一项 147 个患者中应用 232 张 ADM 的研究表明，使用 ADM 和假体行单侧乳房再造的患者中，对侧手术的概率较高（37.5%）。在行双侧乳房再造手术的患者中，ADM 的使用是最好的选择，尽管患者需要了解，在某些系列中，多达 1/4 的患者可能会丢失一侧或双侧假体。在选择最合适的切口时需要特别注意，特别是如果要

使用保留乳头的技术。任何切口边缘尤其是在组织基质或补片表面的坏死与高假体丢失率密切相关。基于这个原因，我们对行保留乳头的乳房切除患者中应用下皱襞下方1cm的切口。为保留乳头血供，避免使用环乳头切口及应用放射状切口替代贯穿乳头的横行切口（图10-4）。

（三）背阔肌肌皮瓣

理想的适合背阔肌肌皮瓣的患者包括脐下组织有限的消瘦患者，以及之前接受腹壁整形术或其他腹部手术的腹部瘢痕可能影响了腹部皮瓣血供的患者。背阔肌对因吸烟或糖尿病[42]所致的创面愈合受损更有抵抗力。此外，背阔肌不会损害腹壁，这可能是未来打算怀孕患者所考虑的一个问题。当考虑到患者进行后续再造时，现有的乳房切除瘢痕可能对计划植入背阔肌肌皮瓣构成挑战。与乳房斜切手术瘢痕相比，垂直或水平瘢痕很难隐藏，并可能影响再造乳房的凸度。如果皮瓣放置过高，则不能得到满意的下垂和下极突出。对于瘢痕非常高的患者，可以将皮瓣插入一个位于乳房下皱襞的新切口。大部分的肌肉必须放置在需要的地方，以形成一个与对侧正常乳房相匹配的乳房隆起。一项比较背阔肌乳房再造与TRAM再造的研究发现，背阔肌肌皮瓣的并发症较少[44]。对于接受过多次复杂腋窝手术或之前接受过腋窝放疗的患者，在使用背阔肌肌皮瓣进行延期再造前，应考虑行CT血管造影，因为这两项都会影响胸背部血管的血流。

直到最近，在大多数患者中，传统的做法是将背阔肌肌皮瓣与乳房假体植入相结合（图10-5）。随着扩大背阔肌肌皮瓣的发展，越来越多的患者可以不使用假体进行自体乳房再造[45]。形状会随着时间而变化，因此告诉女性轮廓和形状会随着时间而改善是很重要的（图10-6），也可以通过后续的脂肪填充来增大背阔肌肌皮瓣的体积[46]。一种新的方法是在乳房即刻再造术时通过脂肪填充来扩大背阔肌肌皮瓣的体积（图10-1），这可以在直视下完成。重要的是如果皮瓣血供不好的话就不要做这种手术。注射量应保证皮瓣不被过度填充，血供不受影响。结果令人印象深刻，在随后接受放疗的患者中，皮瓣对这种治疗的耐受性非常好（图10-7）。背阔肌肌皮瓣曾经的一个主要缺点是背部血清肿的形成率高，然而在我们的实践中，通过采用绗缝缝合关闭背部伤口，这一概率已大大降低[47]。

（四）TRAM和DIEP

在考虑乳房再造时，下腹部多余的组织是一个很好的组织来源。通常情况下再造不需要假体，在理想的情况下最终结果可能与原乳房难以区分（图10-8）。移植可通过带蒂肌肉瓣或游离组织实现，可以结合部分腹直肌（TRAM），也可以单纯应用腹壁下深动脉穿支（DIEP）[40, 48, 49]。之前有腹部手术的患者需要仔细的评估，以确保

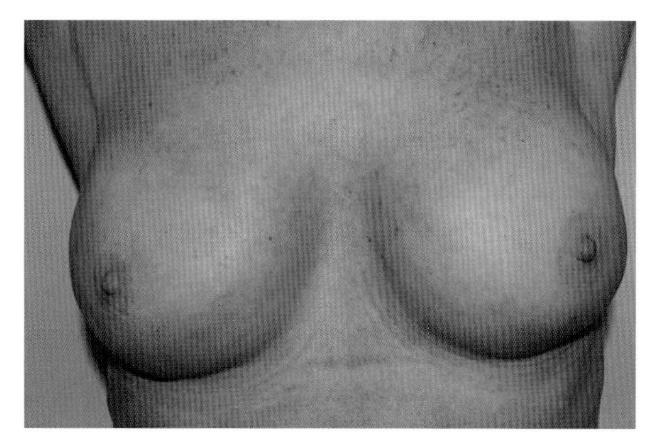

▲ **图10-4 双侧保留乳头的乳房切除后应用假体及后续的脂肪填充再造**

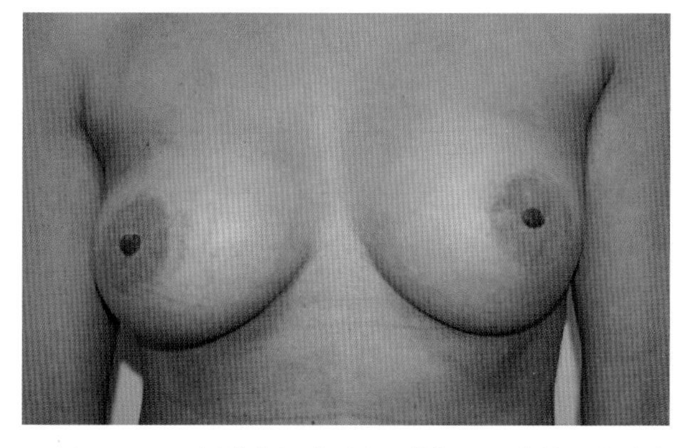

▲ **图10-5 双侧乳房切除后应用背阔肌肌皮瓣，脂肪填充和小的假体**

患者左侧乳房导管原位癌，右侧乳房预防性切除

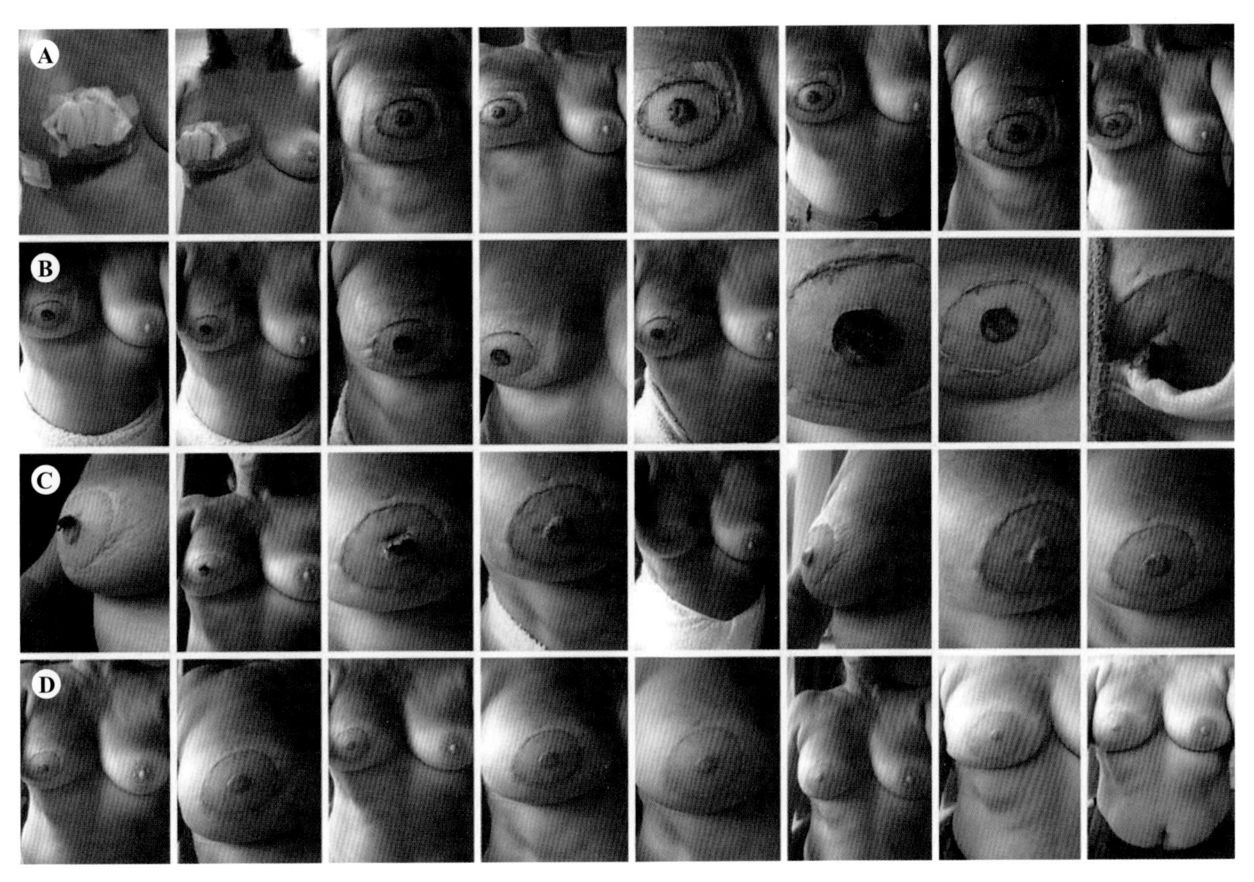

▲ 图 10-6　再造乳房的变化

一个右乳全乳切除后应用背阔肌肌皮瓣再造的患者。术后每 3 个月常规拍照

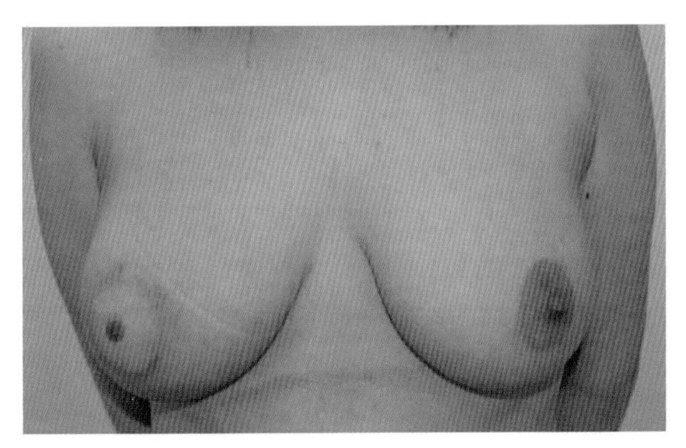

▲ 图 10-7　右乳切除后即刻背阔肌肌皮瓣、脂肪填充和乳头移植的放疗后效果

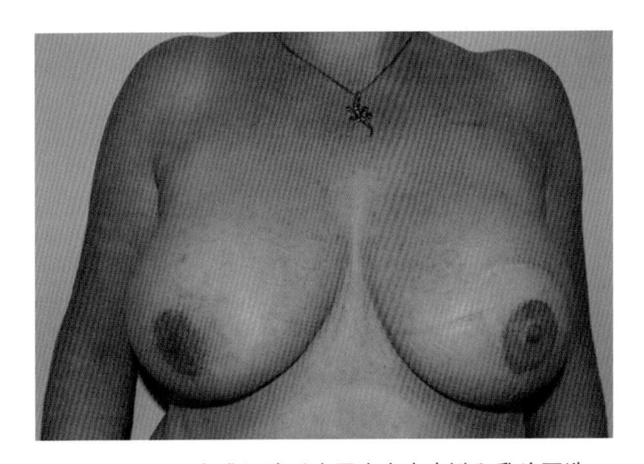

▲ 图 10-8　左乳切除后应用去表皮皮瓣和乳头再造

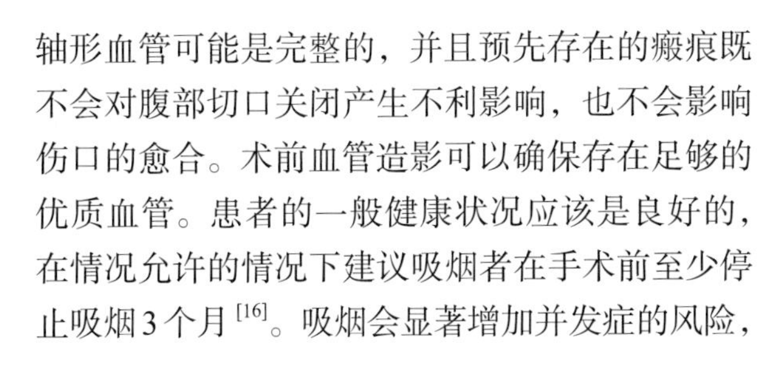

轴形血管可能是完整的，并且预先存在的瘢痕既不会对腹部切口关闭产生不利影响，也不会影响伤口的愈合。术前血管造影可以确保存在足够的优质血管。患者的一般健康状况应该是良好的，在情况允许的情况下建议吸烟者在手术前至少停止吸烟 3 个月 [16]。吸烟会显著增加并发症的风险，而这些患者可以通过低风险的手术得到更好的效果，还有一种公认的 3%～5% 的整个皮瓣坏死风险，在吸烟者中会更高，腹壁膨隆或腹壁疝的风险在吸烟者中也更高，结合与其他技术相比更长的恢复期，这些因素都可以显著影响患者进行这个手术的决定。不过在合适的情况下，完全下腹

部自体组织乳房再造可产生持久的效果，患者在即刻和延期再造时都能获得很高的满意度[3]。

（五）其他游离皮瓣

此外，还有一系列其他的游离皮瓣可以作为乳房再造的选择包括臀上、下动脉穿支皮瓣（SGAP和IGAP）及横形股薄肌肌皮瓣（TUG皮瓣）[40]。

这些皮瓣通常仅由专业的整形外科医生提供，主要用于不适合其他选择的患者[40]。

（六）脂肪填充

自体脂肪移植也被称为脂肪填充，近年来已被用于矫正几乎身体各个部位的美学畸形。乳房脂肪填充最常见的用途是保乳手术后填补乳房缺损、矫正乳房再造后的不对称、矫正先天性畸形，以及在保乳手术中预防乳房畸形。现在术前评估的一个重要部分包含可能的供体部位（通常是腹部、上肢和大腿）的检查。即使是非常苗条的女性也可以获得足够脂肪量，以达到令人满意的对称效果。在某些情况下，只要患者配合并有足够的脂肪可用，整个乳房就可以通过脂肪填充来再造，尽管这通常需要多次填充。

理论上癌症患者乳房再造中使用脂肪填充有一定的风险，但是综述和Meta分析已经否决了这一点[50-55]。外科医生的技术和经验会影响手术效果，因此由训练有素的医生来完成手术非常重要。

有人担心吸烟者和曾接受过放射治疗者的吸收率可能更高。脂肪填充术可以在保乳手术的同时应用以避免乳房畸形，但需要将脂肪注射到乳房实质、皮下脂肪、乳房深部或胸大肌，而不是注射到瘤腔中（图10-9）。对于曾经接受过乳房切除术和放疗的患者，初始的脂肪填充可以改善乳房切除术皮瓣的质量和厚度（图10-10），并提升最终的美容效果。我们现在将脂肪移植作为所有这样的患者的初始操作。我们也使用脂肪填充来增厚假体再造患者的乳房切除术的皮瓣。与在背阔肌下放置假体相比，背阔肌的脂肪填充可以避免假体的使用，而且受放疗的影响更小（图10-1和图10-6）。在直视下可注射的脂肪体积达数百毫升。对于乳房再造后体积不对称的患者来说，填充脂肪通常是实现真正对称的唯一选择。

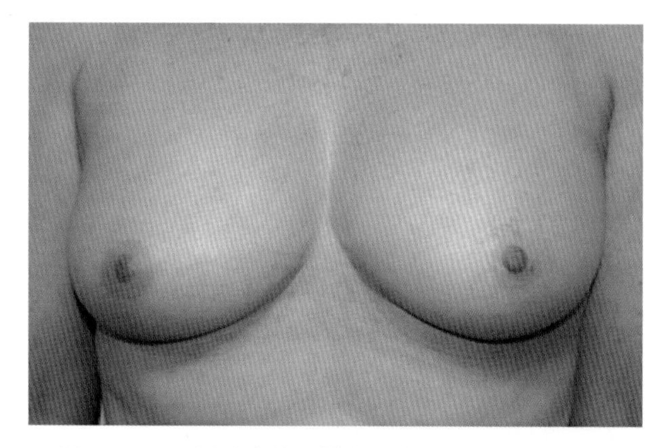

▲ 图 10-9 一例肿瘤位置较高的患者左侧广泛切除和脂肪填充，术后2年的效果

患者需要知道手术后的恢复时间和疼痛、麻木和瘀青等最常见的并发症。有许多关于脂肪填充的患者信息告知书，应该将这些告知书给予所有考虑进行这个手术的患者[56]。

（七）保留皮肤的乳房切除术

乳房再造术的目的是获得尽可能接近原器官的在美学上令人满意的乳房，或者通过最少的额外手术达到与对侧乳房相匹配的效果。在乳房切除时尽可能多地保留乳腺原生皮肤，与乳房即刻再造相结合，在最终乳房形状和整体美观方面都具有显著的优势[57, 58]。目前已有大量证据支持该技术的肿瘤安全性[59-64]。这些数据表明，保留皮肤的乳房切除术（SSM）可以在不影响局部疾病控制的情况下进行。Carlson等对539例乳腺癌患者565侧SSM和即刻乳房再造进行了10年的回顾性研究，平均随访65个月，局部复发率为5.5%；且随着手术时疾病分期的上升，局部复发率相应增高[65]。这些局部复发率与全乳房及乳头切除相当[66]。在一份较早的出版物中，Medina-Franco报道了173名接受SSM和乳房再造的患者中位随访6年的局部复发率为4.5%[61]。因此，保留皮肤的乳房切除术是可取并且安全的，当计划乳房再造时应考虑。保留乳头的乳房切除术也可以用于肿瘤患者，接下来会讨论。

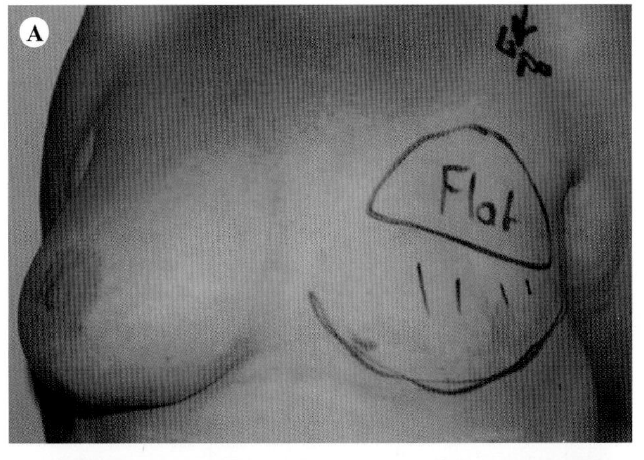

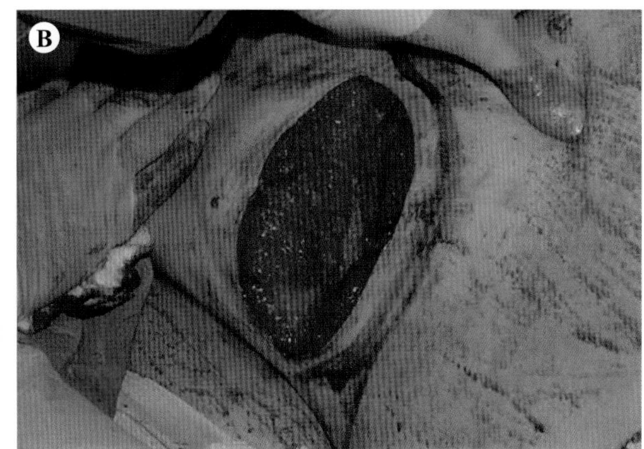

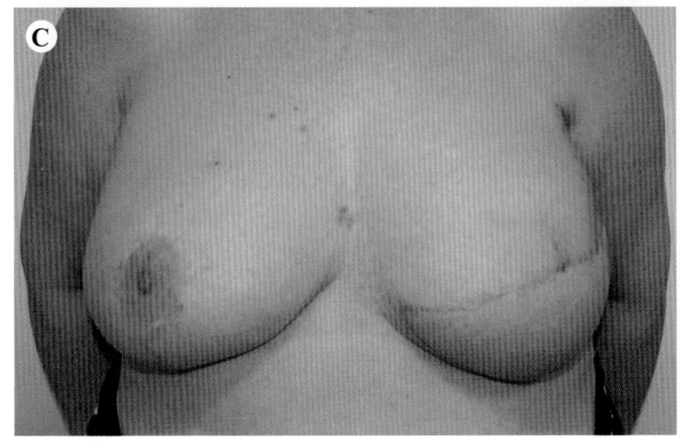

◀ 图 10–10　**A.** 乳房切除术后，脂肪填充前；**B.** 脂肪填充后皮瓣厚度；**C.** 即刻脂肪填充后背阔肌肌皮瓣延期再造

（八）保留乳头的乳房切除术

虽然保留乳头乳房切除术现在广泛用于预防性手术，但它们也可用于治疗浸润性和原位乳腺癌。在 T_1 癌症中它们具有不到 2% 的可接受的复发风险 [38, 67–70]。选择保留乳头的患者应基于肿瘤离乳头的距离，距离越远，乳头累及的可能性越小。如果担心可能会有乳头累及，可以在手术前通过使用“麦默通”切除乳晕下导管 [69] 或在乳房切除术前行前哨淋巴结活检术时进行导管活检或者在手术中行冰冻检查来确认 [70–73]。

保留乳头的乳房切除术面临的一个问题是下垂患者不容易取得良好的效果，而且乳头总是不能保持在满意的位置。一种解决方法是先行乳房上提术，然后重新定位乳头 [74]。这种手术可以与肿瘤切除手术一起进行，也可以作为预防性乳房切除术患者的初始手术。随后的乳房切除术和乳房再造是 3～4 个月后通过用于乳房缩小术的切口进行。乳房上提术和随后的乳房切除术可以结合脂肪填充来增加乳房切除术皮瓣的厚度。使用这种技术，乳房切除术中乳头丢失是少见的，而且美容效果很好（图 10–11）。因此，对于适合保留乳头的乳房切除术患者，在决定最佳方式之前，必须评估乳头的位置和下垂的程度。

（九）对侧乳房

对称性是乳房再造术的首要关注点。这在一些患者中很难实现。乳房再造选择一个或其他技术不仅受已经切除或者偶尔需要在切除肿瘤同时切除的皮肤量影响，而且受到残余乳房的外观及为了达到外形和（或）体积对称的任何对侧乳房可能手术的影响（表 10–3）。

在乳房再造的初始计划中，对对侧乳房的考虑是最重要的。出于这个原因，在做任何手术之前，都要和患者商量一下，如果想要获得对称性，对侧乳房应该选择何种手术方式。然而，再造外科医生应该了解大多数患者都希望尽可能地保留对侧乳房的原貌和无瘢痕状态。如果要匹配

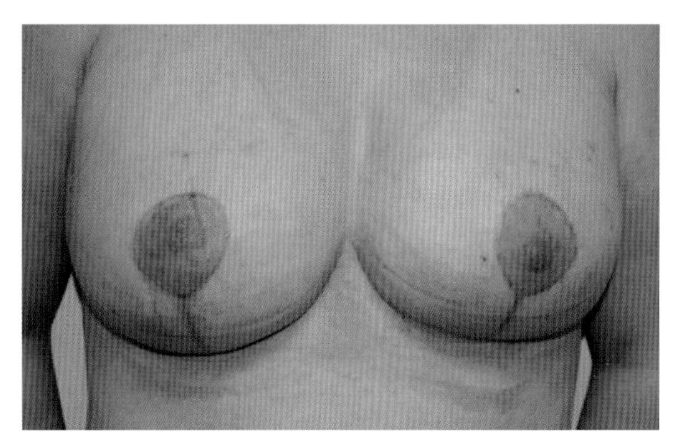

▲ 图 10-11 双侧降低风险性乳房切除术后初始上提手术后应用假体和脂肪填充双乳再造

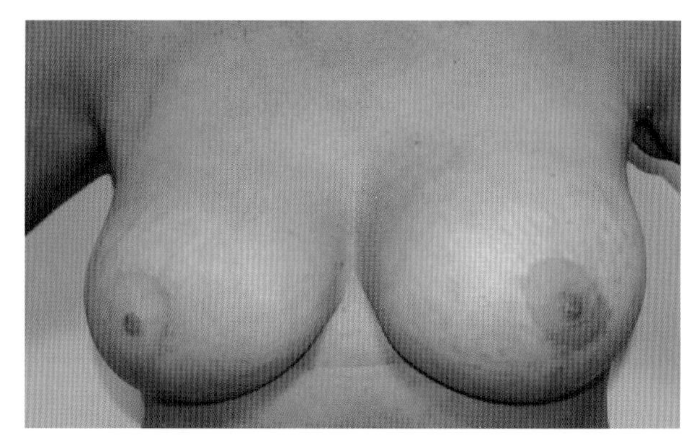

▲ 图 10-12 右乳乳房切除后即刻背阔肌肌皮瓣联合脂肪填充乳房再造，对侧即刻乳房上提术

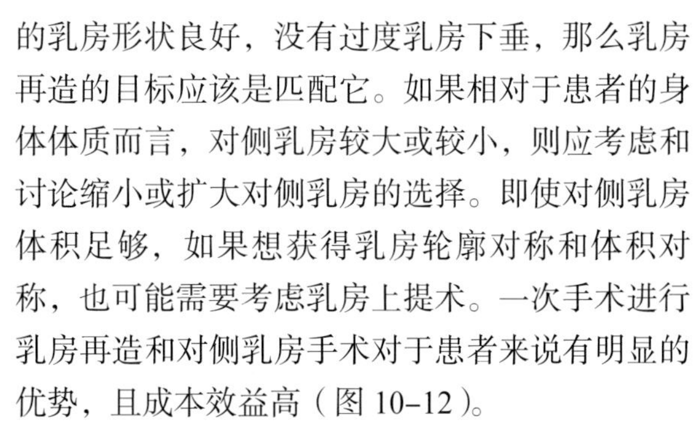

的乳房形状良好，没有过度乳房下垂，那么乳房再造的目标应该是匹配它。如果相对于患者的身体体质而言，对侧乳房较大或较小，则应考虑和讨论缩小或扩大对侧乳房的选择。即使对侧乳房体积足够，如果想获得乳房轮廓对称和体积对称，也可能需要考虑乳房上提术。一次手术进行乳房再造和对侧乳房手术对于患者来说有明显的优势，且成本效益高（图 10-12）。

对侧乳房的一种选择是预防性乳房切除术。该手术旨在降低高风险女性发生对侧乳腺癌的可能性，并减轻部分患者对对侧乳腺癌发生的担忧（图 10-5）。然而，在选择这种方法之前，患者必须由多学科团队通过充分告知和讨论进行指导。研究表明，最近进行预防性对侧乳房切除术的女性人数急剧增加[75]。值得注意的是，最近的一项研究发现，接受该手术的大多数女性患对侧乳腺癌的风险并不高[76]。预防性对侧乳房切除术的重要危险因素即乳房 MRI 检查和乳房再造术[77, 78]。虽然对双侧乳房进行类似的手术确实更容易获得对称，但这本身并不能成为切除对侧正常无发生乳腺癌重大风险乳房的充分理由。尽管对侧乳腺癌的风险确实会持续 20～30 年，但是使用辅助激素治疗，对侧乳腺癌每年的发病率低于 4/1000[76]。即使是那些出现对侧乳腺癌的患者，乳房切除术也并非总是必要的。只有对有明显家族史的患者（无论患者是否携带突变的 *BRCA1* 或 *BRCA2* 基因）和有明显家族史且存在影响乳房的非典型增生患者，预防性乳房切除术从本质上才被认为是一种治疗手段。有一些信息表明，确诊乳腺癌的同时行对侧乳房切除术的患者效果比单侧乳房切除术的患者更好[79]。这一信息并非来自随机研究，而且与死于对侧乳腺癌的女性人数相矛盾[76]。继续定期对另一侧乳房进行适当监测，对侧乳腺癌的治疗似乎并不会影响预后[76]。

总之，患者需要被告知，没有高质量的证据表明对侧乳房切除术可以改善非 *BRCA1* 或 *BRCA2* 基因携带者的预后。一项研究表明，69% 接受预防性乳房切除术的女性经历过疼痛，36% 的人睡眠受到影响，22% 的人影响日常活动，75% 的人性生活的乐趣减少[80]。因此，预防性对侧乳腺切除术不应在没有对该手术的利弊进行充分和知情的讨论之前进行。

九、修整手术咨询

一些既往有过再造且最初有对称和满意结果的患者，他们会来讨论修整性再造手术，而其他则是再造手术失败的患者。随着时间的推移，未经治疗的乳房会增大，下垂也会加重；而再造的乳房，除了自体乳房再造外，乳房的大小往往会保持不变，甚至缩小（进行放疗者）。这些患者和那些已经进行过即刻再造的患者有相同的再造选择，但选择可能是有限的，这取决于他们以前做过什么手术，以及患者是否接受过放射治疗。修整和改善患者再造乳房的手术可能比初始的乳房再造术更复杂，但也有可能取得良好的效果（图 10–13）。如果某个外科医生要提供这种选择，那么他需要在这方面具有相当多的专业知识。为了获得对称，通常需要考虑双侧乳房的手术，对先前再造乳房行修整手术的同时需要评估对侧乳房减小或乳房上提术的必要性（图 10–14）。在既往没有应用组织基质的假体再造通常没有明确的乳房下皱襞。如果患者有充分的下极皮肤，那么简单的剥离下极的包膜、放置组织基质以获得乳房下皱襞并提供悬吊力就可以提供更好的下极凸度，并允许放置解剖型的假体，一些患者也可以获得令人满意的效果，还有另一种方法是将下方腹部皮肤向上推进后缝合以确定并定位乳房下皱褶。此外，无论是否应用脂肪填充或脂肪修整，均可以应用自体组织移植。脂肪修整已经彻底改变了修整手术，并且应该被认为是大多数接受修整手术的女性再造选择的一部分。每个患者都需要再造小组仔细的评估，给患者足够的时间来考虑所有的选择。

乳房部分再造术

保乳手术后乳房变形很难矫正，更好的初始手术计划、关闭缺损、有限的切除体积和即刻再造乳房缺陷可以获得最好的结果。改善局限性乳房畸形的选择包括局部皮瓣和即刻脂肪填充。对于保乳术后乳房不对称明显的患者，有一系列的选择。如果所治疗侧乳房很小，但轮廓令人满意，那么最简单的选择就是进行对侧乳房缩小和乳房上提术。然而，大多数患者在广泛切除病变部位后有变形并伴有乳头移位。脂肪填充或脂肪

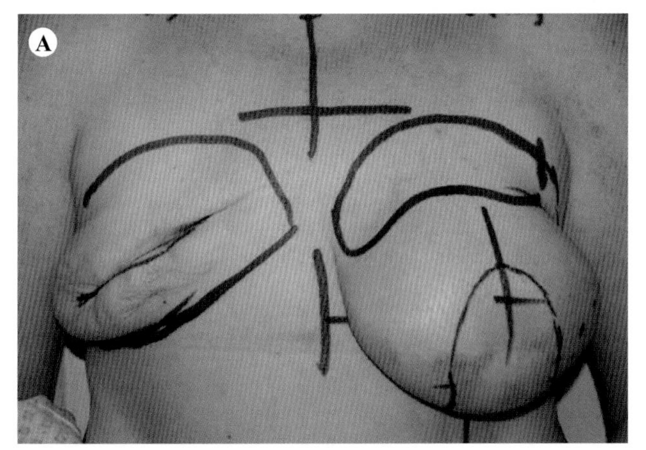

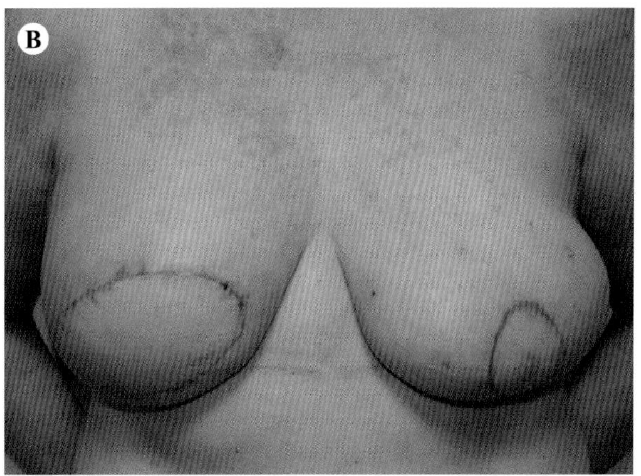

▲ 图 10–13　**A.** 应用去表皮皮瓣失败的患者，修整手术前右侧去表皮皮瓣效果差；**B.** 修整手术后的效果

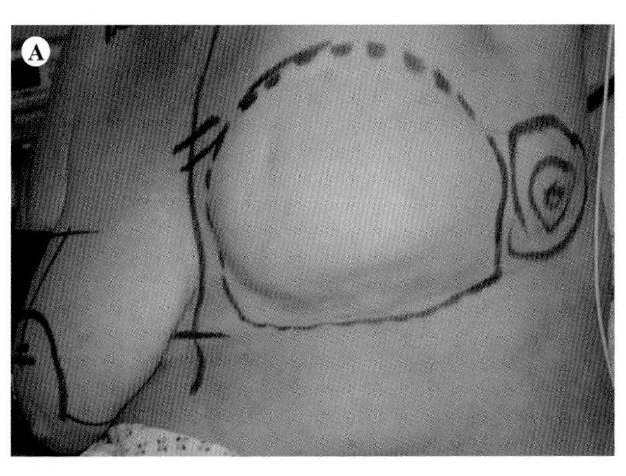

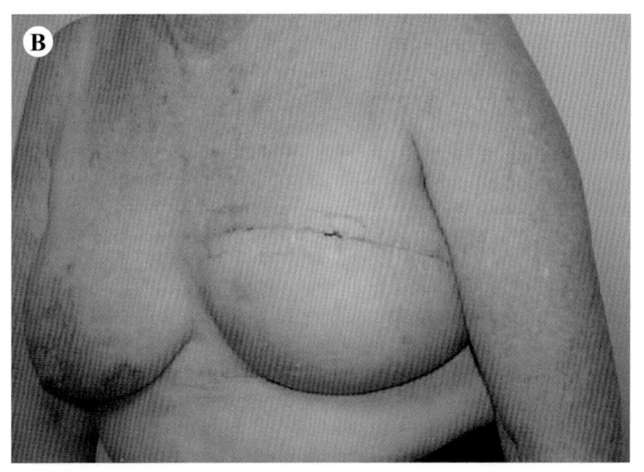

▲ 图 10–14　**A.** 10 年前患者行左乳切除和假体再造。修整手术包括左乳放置补片、更换假体和右侧乳房缩小上提术。**B.** 术后 2 周的效果

塑形可以改善乳房变形和轮廓，但乳头移位的问题仍然存在。经过 2～3 次的脂肪填充，有可能使乳房的皮肤延展，使乳头重新回到剩余的更大体积的乳房隆起上。在有变形的地方，脂肪填充通常需要结合瘢痕松解或开放性瘢痕修补，切除广切部位的瘢痕组织，重塑残留乳房的隆起，以纠正切除部位的缺损。尽管进行了多次脂肪填充，一些女性仍然存在畸形，但乳房通常更柔软、更活动。选择性的患者中，治疗侧乳房甚至双乳放置假体移动度更好 [81]。假体可以放置在乳房下或胸壁肌肉下。尽管以前认为放疗的乳房假体有较高的包膜挛缩率和美容效果不满意率，但在选择性的患者中也可以取得很好的效果。然而，随着脂肪获取技术的改进及越来越多的人使用脂肪填充术，适合或需要通过乳房假体来获得满意对称性的患者很少。一些患者需要替换皮肤和体积，那么使用肌皮瓣甚至脂肪皮肤瓣是获得对称的唯一选择。在这种情况下，背阔肌肌皮瓣的应用最为广泛（图 10–15）。

当患者在考虑如何实现对称时，与患者讨论所有合适的相关方案，并给他们时间考虑决定方案很重要。一些不对称的患者咨询获得穿衣后对称性的最佳方式。这也可以通过在乳房上佩戴义乳来实现，而并不需要通过复杂的外科手术。这些义乳的提供增加了女性的自信和穿衣选择性更大。对于很多女性来说，对侧乳房的手术是实现对称的最佳选择。尽管如此，手术并不是这类女性的唯一选择，所有这类女性除了接受经过相应培训的再造外科医生建议外，也有权获得训练有素的义乳佩戴师的支持。

十、单侧或双侧乳房再造术

高危女性双侧预防性乳房切除术

在 Mayo 对高危女性预防性乳房切除的研究中，在 32 年的时间里有 1065 名女性接受了预防性的乳房切除 [82]。2/3 的人根据他们的家族史被归类为乳腺癌风险增加。剩下的人有各种各样的情况，包括乳房疼痛、囊性疾病和乳房钼靶检查困难。90% 的患者接受了保留皮肤的皮下腺体切除。在这些患者中，预防性乳房切除术使随后的乳腺癌的发生减少了 90% 以上。80% 的皮下腺体切除手术实际上保留了乳头。在这项研究中，在 425 名低风险女性中，预计有 10 人会死于乳腺癌，但实际并未发现 1 人，风险降低了 100%。在 214 名高危女性中，预计有 11～31 人死于乳腺癌，但仅有 2 人死于乳腺癌，死亡率降低了 81%～94%。

接受预防性乳房切除术的患者应至少接受两次乳腺外科医生和（或）整形外科医生的面诊。重要的是让女性了解所有的选择，并有机会与乳房护理护士或心理医生讨论这些问题。这是一种选择手术，不应仓促做出决定。降低风险手术的潜在好处必须与女性的年龄和风险相平衡。无论是遗传学顾问还是乳腺外科医生，都需要向女性提供有关风险如何随着年龄变化的信息。未来 5 年的风险及一生的风险信息对决定最佳手术年龄很重要。在讨论降低风险的手术时，需要包含焦

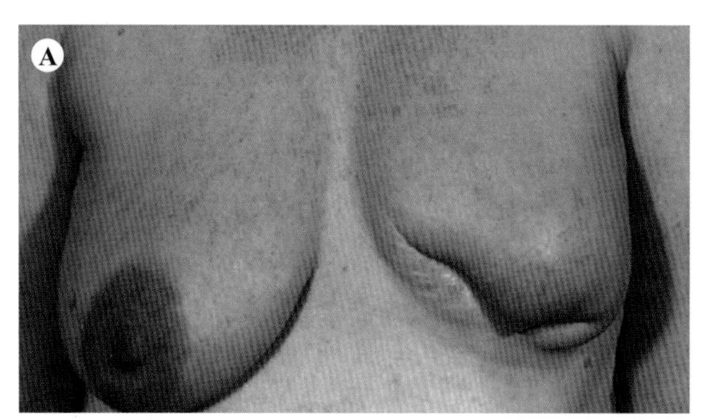

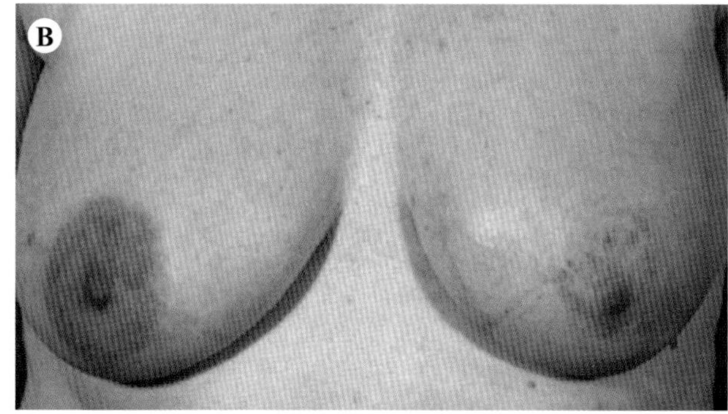

▲ 图 10–15　A. 背阔肌肌皮瓣乳房再造前患者美学效果差；B. 术后效果

虑程度、生育计划和母乳喂养等问题。麦克米伦网站上有一系列由作者撰写和支持的说明[83]。

十一、乳房再造的时机

即刻乳房再造术是一个越来越有吸引力的选择，它为乳房切除术后醒来的女性提供了一个再造乳房的选择。这有明显的心理优势，要求即刻再造的患者通常对这个决定和术后效果感到满意。尽管即刻再造在心理上有好处，但也有一些潜在的缺点，如在决定乳房再造类型时不确定是否需要术后放疗。对于保乳的患者，手术会切除大量的组织，这些患者可以重塑体积较小但外形满意的乳房，也可以即刻局部皮瓣容积移位或即刻脂肪注射重塑乳房外形。

乳房切除术后的数天到数年都可以进行延期再造。与一些人认为的相反，一些女性并没有适应乳房的缺失。一些外科医生会在乳房切除术后3～6个月或放疗结束后3～6个月等待皮瓣愈合和皮肤反应稳定后再行手术。这使血清肿有时间消退，患者有时间考虑各种适合他们乳房再造的选择。结果均令人满意（表 10–4、图 10–10C 和图 10–16）。

还有一种方法。对于不确定是否需要放疗的患者，可以在胸壁下放置组织扩张器。扩张器扩张，可以维持残余皮肤[71, 72]。如果患者不需要放疗，就可以选择继续组织扩张，然后用假体替代。对于需要放疗的患者，扩张器可以留在原位，必要时缩小体积以便于放疗。放疗结束数周后，扩张器可以再扩张。3 个月后，患者可以进行进一步的手术，通常是引入血管化组织，如背阔肌或腹部皮瓣。一些证据表明，有血供的新组织能够改善放疗后皮肤的质量，再造的效果要比乳房全切 – 放疗 – 标准的延期再造好。

十二、患者的偏好和乳房再造

一些研究观察了患者对乳房再造术的偏好，一项研究纳入了 386 名患者，其中 309 人接受了治疗性乳房切除术，79 人接受了预防性乳房切除术[73]。他们被要求就再造的材料、手术的次数和持续时间、短期并发症的发生率、长期并发症的发生率、美学结果和等待手术时间等一系列选择发表意见。272 名患者（71%）同意参与这项研究。假体与自体组织的选择上，这些患者更偏向选择自体组织，同时更偏向选择较短时长的手术。患者偏向选择效果好并发症率低的手术，但是如果是为了达到非常好的术后结果，也愿意为此接受可能性比较低的短期并发症。基于研究中患者对于不同因素重要性的认识即自体背阔肌肌皮瓣具有良好的美学效果和并发症发生率只有 10%，导致该方法成为患者的首选。排名第二的选择是假体再造，并发症发生率为 10%，美学效果良好。排名第三的选择是 DIEP 皮瓣，并发症发生率为 25%，但是美学效果非常好。

患者经过初步讨论，选择符合自己意愿的再造技术。一般来说，能产生可接受的美学效果的较简单的技术是大多数女性的首选，但较复杂的手术通常能产生更好的效果[3, 84]（表 10–4）。有

表 10–4　术后 10 个月患者的手术效果评级

手术效果评级	单纯乳房切除术	即刻再造	延期再造
优秀	1513（36）	520（34）	368（47）
很好	1565（37）	505（33）	242（31）
好	786（19）	288（19）	101（13）
一般	304（7）	145（9）	43（5）
差	74（2）	74（5）	28（4）

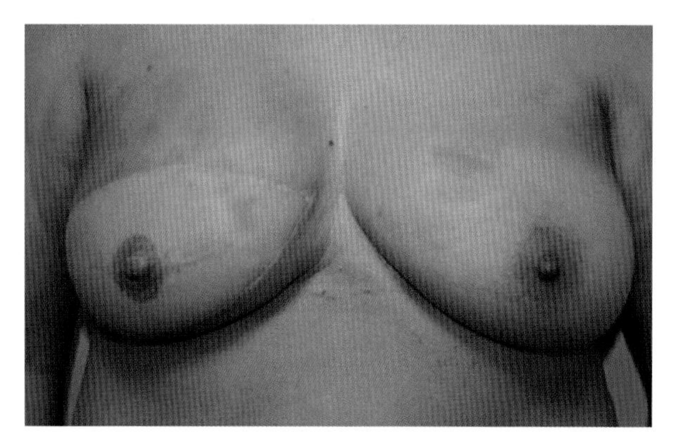

▲ 图 10-16 乳房切除和放疗后延迟右侧脂肪填充的背阔肌肌皮瓣再造

趣的是，一项针对女性整形外科医生的研究显示，她们强烈希望进行基于假体的再造，最重要的原因是手术的创伤和恢复时间 [85]。一项研究调查了患者对乳房再造手术本身的理解程度，其中提出了与手术本身有关的问题、公认的并发症及乳房再造如何影响复发的检测。这项研究发现只有 37.9% 的患者正确回答了问题 [86]。因此，沟通选项和提供知情的选择是一个巨大的、应该持续关注的问题 [87]。

最终的身体形象和乳房再造的影响随时间而变化（图 10-6）。进行乳房再造的患者最初的身体形象可能较差，但随着时间的推移会有所改善，经过 2 年，与进行乳房切除或保乳手术患者的身体形象一样好 [87]。乳房再造术患者术后 2 年的手术问题仍然明显大于保乳手术患者。考虑到保乳手术后局部复发率的持续下降，乳房再造最重要的抉择仍然是患者是否有安全地保留的乳房选择。现在的数据表明，保乳手术的疗效不仅和乳房切除术一样好而且它们甚至可能更好 [88]。似乎没有一个亚组能从乳房切除术中获益，而且随着现代肿瘤整形技术的发展，保乳手术几乎没有绝对的禁忌证 [89]。也有证据表明，乳房切除术的疼痛和不适 [80]，以及淋巴水肿率 [90] 都高于保乳手术。此外，无论乳房再造有多好，它都不可能和一个良好的保乳手术一样好。

乳头再造

图 10-8 和图 10-16 展示了一系列乳头再造的手术方式和它们的手术效果。健侧部分乳头移植（图 10-5）和乳头移植（图 10-4、图 10-7、图 10-11 和图 10-12）等选择均应在患者首次咨询时与患者充分讨论。部分女性非常明确她们不在意乳头再造，然而其他患者则希望如果安全可行的话尽可能地保留乳头。

参考文献

[1] Knottenbelt A, Spauwen PHM, Wobbes TH (2004) The oncological implications of immediate breast reconstruction. Eur J Surg Oncol 30:829–833

[2] Kronowitz SJ, Hunt KK, Kuerer HM et al (2004) Delayed-immediate breast reconstruction. Plast Reconstr Surg 113(6): 1617–1628

[3] The NHS Information Centre (2011) National Mastectomy and Breast Reconstruction Audit. A national audit of provision and outcomes of mastectomy and breast reconstruction surgery for women in England Fourth Annual Report 2011. http://www.ic.nhs. uk/services/national-clinical-audit-support-programme-ncasp/audit-reports/mastectomy-and-breast-reconstruction

[4] Morrow M, Goldstein L (2006) Surgery of the primary tumor in metastatic breast cancer: closing the barn door after the horse has bolted? J Clin Oncol 24(18):2694–2696

[5] Badwe R, Parmar V, Hawaldar R et al (2013) Surgical removal of primary tumor and axillary lymph nodes in women with metastatic breast cancer at first presentation: a randomized controlled trial. Cancer Res 73(24 Suppl):S2-02

[6] Untch M, von Minckwitz G (2009) Recent advances in systemic therapy. Advances in neoadjuvant (primary) systemic therapy with cytotoxic agents. Breast Cancer Res 11(2):203

[7] El-Tamer MB, Ward BM, Schifftner T et al (2007) Morbidity and mortality following breast cancer surgery in women. National Benchmarks for Standards of Care. Ann Surg 245(5):665–671

[8] Beahm EK, Walton RL, Chang DW (2006) Breast reconstruction in the obese patient. Plast Reconstr Surg 118(Suppl 4):15–16

[9] Krueger JK, Rohrich RJ (2001) Clearing the smoke: the scientific rationale for tobacco abstention with plastic surgery. Plast Reconstr Surg 108(4):1063–1073

[10] Chang LD, Buncke G, Slezak S et al (1996) Cigarette smoking, plastic surgery, and microsurgery. J Reconstr Microsurg 12(7):467–474

[11] Sarin CL, Austin JC, Nickel WO (1974) Effects of smoking on digital blood-flow velocity. JAMA 229(10):1327

[12] Manassa EH, Hertl CH, Olbrisch RR (2003) Wound healing problems in smokers and nonsmokers after 132 abdominoplasties. Plast Reconstr Surg 111(6):2082–2087

[13] Rees TD, Liverett DM, Guy CL (1984) The effect of cigarette smoking on skin-flap survival in the face lift patient. Plast

Reconstr Surg 73(6):911–915
[14] Sorensen LT, Horby J, Friis E et al (2002) Smoking as a risk factor for wound healing and infection in breast cancer surgery. Eur J Surg Oncol 28(8):815–820
[15] Spear SL, Ducic I, Cuoco F et al (2005) The effect of smoking on flap and donor-site complications in pedicled TRAM reconstruction. Plast Reconstr Surg 116(7):1872–1880
[16] Padubidri AN, Yetman R, Browne E et al (2001) Complications of postmastectomy breast reconstructions in smokers, ex-smokers and nonsmokers. Plast Reconstr Surg 107(2):2374–2380
[17] Chang DW, Reece GP, Wang B et al (2000) Effect of smoking on complications in patients undergoing free TRAM flap breast reconstruction. Plast Reconstr Surg 105(7):2374–2380
[18] Gill PS, Hunt JP, Guerra AB et al (2004) A 10-year retrospective review of 758 DIEP flaps for breast reconstruction. Plast Reconstr Surg 113(4):1153–1160
[19] Barber MD, Williams L, Anderson ED et al (2015) Outcome of the use of acellular-dermal matrix to assist implant-based breast reconstruction in a single centre. Eur J Surg Oncol 41(1):100–105
[20] McCarthy CM, Mehara BJ, Riedel E et al (2008) Predicting complications following expander/implant breast reconstruction: an outcomes analysis based on preoperative clinical risk. Plast Reconstr Surg 121(6):1886–1892
[21] Moller AM, Villebro N, Pederson T et al (2002) Effect of preoperative smoking intervention on postoperative complications: a randomized clinical trial. Lancet 359(9301):114–117
[22] Hultman CS, Daiza S (2003) Skin-sparing mastectomy flap complications after breast reconstruction: review of incidence, management and outcome. Ann Plast Surg 50(3):249–255
[23] Lee BT, Adesiyun T, Colakoglu S et al (2010) Postmastectomy radiation therapy and breast reconstruction: an analysis of complications and patient satisfaction. Ann Plast Surg 64(5):679–683
[24] Berbers J, van Baardwijk A, Houben R et al (2014) 'Reconstruction: before or after postmastectomy radiotherapy?' A systematic review of the literature. Eur J Cancer 50(16):2752–2762
[25] Cordeiro PG, McCarthy CM (2006) A single surgeon's 12-year experience with tissue expander/implant breast reconstruction. II. An analysis of long-term complications, aesthetic outcomes, and patient satisfaction. Plast Reconstr Surg 118:832–839
[26] Behranwala KA, Dua RS, Ross GM et al (2006) The influence of radiotherapy on capsule formation and aesthetic outcome after immediate breast reconstruction using biodimensional anatomical expander implants. J Plast Reconstr Aesthet Surg 59:1043–1051
[27] Pomahac B, Recht A, May JW et al (2006) New trends in breast cancer management: is the era of immediate breast reconstruction changing? Ann Surg 244:282–288
[28] Prantil L, Schremi S, Fichtner-Feigl S et al (2007) Clinical and morphological conditions in capsular contracture formed around silicone breast implants. Plast Reconstr Surg 120(1):275–284
[29] Colwell AS, Damjanovic B, Zahedi B et al (2011) Retrospective review of 331 consecutive immediate single-stage implant reconstructions with acellular dermal matrix: indications, complications, trends, and costs. Plast Reconstr Surg 128(6):1170–1178
[30] Kobraei EM, Nimtz J, Wong L et al (2012) Risk factors for adverse outcome following skin-sparing mastectomy and immediate prosthetic reconstruction. Plast Reconstr Surg 129(2):234e–241e
[31] Komorowska-Timek E, Gurtner GC (2010) Intraoperative perfusion mapping with laser-assisted indocyanine green imaging can predict and prevent complications in immediate breast reconstruction. Plast Reconstr Surg 125(4):1065–1073
[32] Chang HR (2010) Trastuzumab-based neoadjuvant therapy in patients with HER2-positive breast cancer. Cancer 116(12):2856–2867
[33] Dixon JM, Renshaw L, Dixon J et al (2011) Invasive lobular carcinoma: response to neoadjuvant letrozole therapy. Breast Cancer Res Treat 130(3):871–877
[34] Macaskill EJ, Dixon JM (2012) Preoperative endocrine therapy: preferred therapy for whom? Curr Breast Cancer Rep 4(1):39–47
[35] Musgrave KJ, Bochner M, Kollias J (2010) Surgical decisionmaking in immediate breast reconstruction. World J Surg 34(12):3029–3035
[36] Govindarajulu S, Narreddy S, Shere MH et al (2006) Preoperative mammotome biopsy of ducts beneath the nipple areola complex. Eur J SUrg Oncol 32(4):410–412
[37] Fan J, Raposio E, Wang J et al (2002) Development of the inframammary fold and ptosis in breast reconstruction with textured tissue expanders. Aesthetic Plast Surg 26(3):219–222
[38] Benediktsson KP, Perbeck L (2008) Survival in breast cancer after nipple-sparing subcutaneous mastectomy and immediate reconstruction with implants: a prospective trial with 13 year median follow-up in 216 patients. Eur J Surg Oncol 34:143–148
[39] Chun YS, Verma K, Rosen H et al (2010) Implant-based breast reconstruction using acellular dermal matrix and the risk of postoperative complications. Plast Reconstr Surg 125(2):429–436
[40] Macadam SA, Lennox PA (2012) Acellular dermal matrices: use in reconstructive and aesthetic breast surgery. Can J Plast Surg 20(2):75–89
[41] Goyal A, Wu JM, Chandran VP et al (2011) Outcome after autologous dermal sling-assisted immediate breast reconstruction. Br J Surg 98:1267–1272
[42] Hamdi M, Van LAnduyt K, Hijjawi JB et al (2008) Surgical technique in pedicled thoracodorsal artery perforator flaps: a clinical experience with 99 patients. Plast Reconstr Surg 121:1632–1641
[43] Delay E, Gounot N, Bouillot A et al (1998) Autologous latissimus breast reconstruction: a 3-year clinical experience with 100 patients. Plast Reconstr Surg 102:1461–1478
[44] Kroll SS, Baldwin B (1992) A comparison of outcomes using three different methods of breast reconstruction. Plast Reconstr Surg 90(3):455–462
[45] Barnett GR, Gianoutsos MP (1996) The latissimus dorsi added fat flap for natural tissue breast reconstruction: report of 15 cases. Plast Reconstr Surg 97:63–70
[46] Sinna R, Delay E, Garson S et al (2010) Breast fat grafting (lipomodelling) after extended latissimus dorsi flap breast reconstruction: a preliminary report of 200 consecutive cases. J Plast Reconstr Aesthet Surg 63(11):1769–1777
[47] Burgic M, Bruant Rodier C, Wilk A et al (2010) Complications following autologous latissimus flap breast reconstruction.

Bosn J Basic Med Sci 10(1):65–67
[48] Nahabedian NY, Tsangaris T, Momen B (2005) Breast reconstruction with the DIEP flap or the muscle-sparing (MS-2) free TRAM flap: is there a difference? Plast Reconstr Surg 115:436–444
[49] Nahabedian MY, Momen B, Galdino G et al (2002) Breast reconstruction with the free TRAM or DIEP flap: patient selection, choice of flap, and outcome. Plast Reconstr Surg 110:466–475
[50] Delay E, Garson S, Tousson G et al (2009) Fat injection to the breast: technique, results and indications based on 880 procedures over 10 years. Aesthet Surg J 29(5):360–378
[51] Coleman SR, Saboeiro AP (2007) Fat grafting to the breast revisited: Safety and efficacy. Plast Reconstr Surg 119(3):775–787
[52] Illouz YG, Sterodimas A (2009) Autologous fat transplantation to the breast: a personal technique with 25 years of experience. Aesthetic Plast Surg 33(5):706–715
[53] Rigotti G, Marchi A, Stringhini P et al (2010) Determining the oncological risk of autologous lipoaspirate grafting for post-mastectomy breast reconstruction. Aesthetic Plast Surg 3(4):475–480
[54] Zheng DN, Li QF, Lei H et al (2008) Autologous fat grafting to the breast for cosmetic enhancement: experience in 66 patients with long-term follow up. J Plast Reconstr Aesthet Surg 61(7):792–798
[55] Fraser JK, Hedrick MR, Cohen SR (2011) Oncologic risks of autologous fat grafting to the breast. Aesthet Surg J 31(1):68–75
[56] Macmillan Cancer Support (2014) Understanding breast reconstruction. MAC11660 (11th edn). http://be.macmillan.org.uk/be/s-603-surgery.aspx. Accessed 26 June 2015
[57] Hudson DA (2004) Factors determining shape and symmetry in immediate breast reconstruction. [see comment]. Ann Plast Surg 52(1):15–21
[58] Shaikh-Naidu N, Preminger BA, Rogers K et al (2004) Determinants of aesthetic satisfaction following TRAM and implant breast reconstruction. Ann Plast Surg 52(5):465–470, discussion 470
[59] Carlson GW, Losken A, Moore B et al (2001) Results of immediate breast reconstruction after skin-sparing mastectomy. Ann Plast Surg 46(3):222–228
[60] Rivadeneira DE, Simmons RM, Fish SK et al (2000) Skin-sparing mastectomy with immediate breast reconstruction: a critical analysis of local recurrence. Cancer J 6(5):331–335
[61] Medina-Franco H, Vasconez LO, Fix RJ et al (2002) Factors associated with local recurrence after skin-sparing mastectomy and immediate breast reconstruction for invasive breast cancer. Ann Surg 235(6):814–819
[62] Ho CM, Mak CK, Lau Y et al (2003) Skin involvement in invasive breast carcinoma: safety of skin-sparing mastectomy. [see comment]. Ann Surg Oncol 10(2):102–107
[63] Singletary SE, Robb GL (2003) Oncologic safety of skin-sparing mastectomy. [see comment]. Ann Surg Oncol 10(2):95–97
[64] Spiegel AJ, Butler CE (2003) Recurrence following treatment of ductal carcinoma in situ with skin-sparing mastectomy and immediate breast reconstruction. Plast Reconstr Surg 111(2):706–711
[65] Carlson GW, Styblo TM, Lyles RH et al (2003) Local recurrence after skin-sparing mastectomy: tumor biology or surgical conservatism? [comment]. Ann Surg Oncol 10(2):108–112
[66] Fisher B, Anderson S, Redmond CK et al (1995) Reanalysis and results after 12 years of follow-up in a randomized clinical trial comparing total mastectomy with lumpectomy with or without irradiation in the treatment of breast cancer. [see comment]. N Engl J Med 333(22):1456–1461
[67] Petit Y, Veronesi U, Orecchia R et al (2005) Nipple-sparing mastectomy in association with intra operative radiotherapy (ELLIOT): a new type of mastectomy for breast cancer treatment. Breast Cancer Res Treat 27:1–5
[68] Caruso F, Ferrara M, Gastiglione G et al (2006) Nipple sparing subcutaneous mastectomy: sixty-six month follow up. Eur J Surg Oncol 32:937–940
[69] Petit JY, Veronesi U, Rey P et al (2009) Nipple-sparing mastectomy: risk of nipple-areolar recurrences in a series of 579 cases. Breast Cancer Res Treat 114(1):97–101
[70] Petit JY, Veronesi U, Lohsiriwat V et al (2011) Nipple-sparing mastectomy – is it worth the risk? Nat Rev Clin Oncol 8(12):742–747
[71] Kronowitz SJ (2010) Delayed-immediate breast reconstruction: technical and timing considerations. Plast Reconstr Surg 125(2):463–474
[72] Kronowitz SJ, Lam C, Terefe W (2011) A multidisciplinary protocol for planned skin-preserving delayed breast reconstruction for patients with locally advanced breast cancer requiring postmastectomy radiation therapy: 3-year follow up. Plast Reconstr Surg 127(6):2154–2166
[73] Damen TH, de Bekker-Grob EW, Mureau MA et al (2011) Patients' preferences for breast reconstruction: a discrete choice experiment. J Plast Reconstr Aesthet Surg 64(1):75–83
[74] Spear SL, Rottman SJ, Seiboth LA et al (2012) Breast reconstruction using a staged nipple-sparing mastectomy following mastopexy or reduction. Plast Reconstr Surg 129(3):572–581
[75] King TA, Sakr R, Patil S et al (2011) Clinical management factors contribute to the decision for contralateral prophylactic mastectomy. J Clin Oncol 29(16):2158–2164
[76] Robertson C, Arcot Ragupathy SK, Boachie C et al (2011) The clinical effectiveness and cost effectiveness of different surveillance mammography regimens after the treatment for primary breast cancer: systematic reviews, registry database analyses and economic evaluation. Health Technol Assess 15(34):1–322
[77] Houssami N, Ciatto S, Macaskill P et al (2008) Accuracy and surgical impact of MRI in breast cancer staging: systematic review and meta-analysis in detection of multifocal and multicentric cancer. J Clin Oncol 26(19):3248–3258
[78] Brennan ME, Houssami N, Lord S et al (2009) Magnetic resonance imaging screening of the contralateral breast in women with newly diagnosed breast cancer: systematic review and meta-analysis of incremental cancer detection and impact on surgical management. J Clin Oncol 27(33):5640–5649
[79] Bedrosian I, Hu CY, Chang GJ (2010) Population-based study of contralateral prophylactic mastectomy and survival outcomes of breast cancer patients. J Natl Cancer Inst 102(6):401–409
[80] Gahm J, Wickman M, Brandberg Y (2010) Bilateral prophylactic mastectomy in women with inherited risk of breast cancer – prevalence of pain and discomfort, impact on sexuality, quality of life and feelings of regret two years

after surgery. Breast 19(6):462–469
[81] Schaverien MV, Stutchfield BM, Raine C et al (2012) Implantbased augmentation mammaplasty following breast conservation surgery. Ann Plast Surg 69(3):240–243
[82] Hartmann LC, Schaid DJ, Woods JE et al (1999) Efficacy of bilateral prophylactic mastectomy in women with a family history of breast cancer. N Engl J Med 340(2):77–84
[83] Macmillan (2014) Understanding risk reducing breast surgery. MAC11680 (4th edn). http://be.macmillan.org.uk/Downloads/CancerInformation/TestsAndTreatments/MAC11680Riskreducingbreast-E4.pdf. Accessed 24 July 2015
[84] Winters ZE, Benson JR, Pusic AL (2010) A systematic review of the clinical evidence to guide treatment recommendations in breast reconstruction based on patient-reported outcome measures and health-related quality of life. Ann Surg 252(6):929–942
[85] Sbitany H, Amalfi AN, Langstein HN (2009) Preferences in choosing between breast reconstruction options: a survey of female plas-tic surgeons. Plast Reconstr Surg 124(6):1781–1789
[86] Lee CN, Belkora J, Chang Y et al (2011) Are patients making high- quality decisions about breast reconstruction after mastectomy? Plast Reconstr Surg 127(1):18–26
[87] Collins KK, Liu Y, Schootman M et al (2011) Effects of breast cancer surgery and surgical side effects on body image over time. Breast Cancer Res Treat 126(1):167–176
[88] Hwang ES, Lichtensztajn DY, Gomez SL et al (2013) Survival after lumpectomy and mastectomy for early stage invasive breast cancer: the effect of age and hormone receptor status. Cancer 119(7):1402–1411
[89] Dixon JM (2014) Breast conserving surgery: the balance between good cosmesis and local control. In: Dixon JM (ed) A companion to specialist surgical practice: breast surgery, 5th edn. Elsevier, Edinburgh, pp 51–70
[90] Tsai RJ, Dennis LK, Lynch CF et al (2009) The risk of developing arm lymphedema among breast cancer survivors: a meta-analysis of treatment factors. Ann Surg Oncol 16(7):1959–197210

第11章 乳房再造的美学原则：乳房美学单元和远期美学效果的评价

Aesthetic Principles for Breast Reconstruction: Breast Aesthetic Units and Evaluation of Late Aesthetic Results

Marcelo M.C. Sampaio　Murillo Fraga　著
扈杰杰　译　陈　茹　俞　洋　校

一、概述

美学（aisthésis）是一门研究自然和美的哲学分支。一些哲学家在试图定义美甚至是丑时遇到了很大的困难，在试图量化这一特性时更是困难重重。康德，一位受人尊敬的哲学家，他的美学观点被他的同行所引用，他断言不可能建立理论规则来建造美丽的事物。

在试图建立美学观念时，医生在科学地验证他们的结果时遇到了困难。个人的标准总是归因于判断。

因为这是一个主观的问题，审美评价对科学的尝试施加了限制。在乳房再造术中，只要能取悦大多数人，尤其是患者，效果就被认为是好的。生活质量问卷可以作为一种评估效果的科学方法，尽管它们通常是为其他医学领域开发而后被用于整形外科。另一种方法是应用一种经过统计验证的特定问卷来评估结果。最近，BREAST-Q 作为一份这样的问卷被验证[1]。经 817 名女性应用后，它被证实是一种有效的评估美学或乳房再造手术的工具。制定标准化的问卷是非常重要的。因为这些工具可以比较不同机构的出版物，因此代表着一种强有力的科学工具。该问卷已被用于多个临床研究。Howes 等[2]分析了接受乳房切除后即刻或延期进行乳房再造女性的生活质量，并与接受保乳手术的女性的生活质量进行对比。在这项研究中，对 400 名患者进行了 BREAST-Q 问卷调查。作者的结论是，接受全乳切除术和乳房再造的女性在生活质量上至少与保乳手术一样好。此外，后者还与较差的胸部区域的健康状况和较差的性生活状况有关。另一组研究人员用同样的问卷调查了 1790 名用自体组织进行乳房再造的女性：腹壁下深动脉穿支（DIEP）皮瓣、保留肌肉的横行腹直肌肌皮瓣、游离横行腹直肌肌皮瓣或带蒂横行腹直肌肌皮瓣。作者的结论是，与带蒂腹直肌皮瓣相比，DIEP 的腹部健康最佳，腹壁畸形率最低。然而，它与保留肌肉的游离横行腹直肌肌皮瓣或游离横行腹直肌肌皮瓣没有区别[3]。

近年来，人们越来越关注通过问卷调查的方式来判断整形手术的有效性。尽管存在偏差，但这种方法支持在提高生活质量的基础上巩固外科手术。BREAST-Q 可能会成为实现这一目的的有效工具，因为它是专门为整形外科而开发的，可以在未来的文献中对结果进行标准化评估。

生活质量问卷能够评估美学结果吗？这个问题一直是争论不休的话题，因为即使可以证明整形手术对生活质量有积极的影响，美学也很难量化。尽管存在这些缺点，但问卷是验证手术技术的重要工具，并可能最终迫使医疗保险公司为这些手术提供资金。

由于很难建立一种科学的方法来评估整形外科美容效果，因此本研究中讨论的一此概念都为纯经验，缺乏科学证据。

二、乳房再造

乳房被许多人视为女性气质的一个基本指标或者是性吸引力的一个要素。它们在女性的心理社会平衡中代表着一个非常重要的因素。

自 20 世纪 80 年代以来，乳房切除术后的乳房再造已成为乳腺癌治疗计划的重要组成部分。该手术在肿瘤上的安全性及多种手术技术的发展和进步使得我们可以获得满意的乳房的形状和大小的再造效果。

首先要做的决定是在最合适的时间进行乳房再造，也就是说，是在乳房切除手术期间同时进行，还是推迟数月或数年。

在理想情况下，即刻再造优于延期再造。患者即刻再造可以避免因乳房切除而造成的创伤，并有更好的机会获得良好的美学效果。因为解剖要素得到了更好的保留，对伤口后期愈合的影响也更小。

再造技术的选择涉及一个必须从术前评估开始的复杂评估。临床病史和体格检查不仅可以评估麻醉和手术的风险，而且可以预测某些再造技术的可行性。理想的情况是，再造工作必需个体化，不能优先考虑现有几种手术方式中的任何一种。

乳房再造有多种手术方式。它们因乳房切除术中需要切除组织量的不同而不同。此外，也应考虑肿瘤的位置和可选择的自体组织供区。可能需要替换的解剖要素包括皮肤、腺体和乳晕 – 乳头复合体。被取代组织的范围和定位取决于肿瘤外科治疗。

乳房再造的作用在历史上经历了几个进化阶段。起初，外科医生只寻求创造乳腺体积。接下来的挑战是给再造的乳房一个适宜的形状。目前，再造对称的乳房以达到双侧乳房之间更好的平衡成为可能。然而，对完美的追求仍在继续。最近，关于再造美学的关注应运而生。将美学概念应用于再造中的挑战已经成为一种趋势，乳房和胸壁解剖单元的描述激发了相关讨论。

再造美容效果的评估着重于获得在体积、外形和胸壁上的位置方面均对称的乳房。这种对称性是一个原始、普遍接受的概念，也是所有患者的目标。一个新的关注乳房解剖单元的美学标准最近被提出。根据这一原则，对这些单元进行整体再造，可以获得更好的美学效果，而不是仅仅修复肿瘤外科治疗造成的损伤[4, 5]。

三、乳房的美学单元

Burget 和 Menick[6] 描述了鼻再造中的美学亚单位元。替换整个单元比部分再造更好的想法促进了效果的改善。与鼻再造相似，乳房再造手术规划中的美学亚单元原则可能会使最终结果的质量更高。

乳房再造其中一个目标是用最相似的和自然的方式与尽可能最小的瘢痕创伤重塑组织。

在乳房美容手术中，外科医生选择在皮肤皱襞和解剖沟（腋窝皱襞、乳房下皱襞和乳晕缘）上做切口，从而减少手术造成的瘢痕。在再造手术中，由于肿瘤治疗的优先性，这一原则可能不被遵循。肿瘤的位置和范围决定了瘢痕的位置。然而目前的方法仍然在保证不影响疾病局部治疗的情况下考虑美学方面[7, 8]。

基于此，近年来出现了乳房肿瘤整形手术的概念，其定义可能是最大限度的乳腺癌局部控制和最小可能的创伤之间取得平衡。在有关乳腺癌的文献中，乳房仅被描述为分成四象限的几何圆（“乳腺肿块”），但是没有考虑自然和解剖学外形（下降）或美学的分界线。外科手术在裸露的皮肤上切开是很不美观的。在乳房再造的整个过程中，罪魁祸首之一是注入化疗药物的导管造成的瘢痕，总是可见于绝大多数患者的上胸部区域[5]。

1999 年，Restifo[9] 将乳房美学单元的概念应用于 TRAM 皮瓣的延期再造。下极皮瓣受到影响时，用腹部皮瓣（TRAM 皮瓣）的皮岛代替整个下极。

Coutinho 等[10] 也采用了类似的原则，他们观察到，为了获得更和谐的效果，通常最好的方式是牺牲部分保留的组织而直接替换掉整个解剖单元。这些作者还报道说，他们偏爱不损害内上象限的单一水平或斜行瘢痕。

事实上，为了达到更好的美学效果，解剖学亚单位的概念已经在手术计划中得到应用。2006 年，Song 等[11] 对 100 例进行 TRAM 皮瓣再造的患者进行了评估。将乳房再造分为美学亚单元时，整体评分与亚单元评分存在高度相关性（$r=0.81$，$r > 0.6$ 相关性好）。

四、Langer 线

奥地利解剖学家 Karl Langer 研究了未经防腐处理的尸体皮肤，发现尽管真皮胶原纤维束处于四面八方形成抵抗力，然而在任何一个特定的位置，大多数纤维的方向是相同的。他注意到，冰锥在尸体皮肤上造成的伤口呈裂隙状，而不是圆形的，因为冰锥根据胶原纤维的主要方向将真皮层切开，从而使伤口裂开。胶原纤维的主要形态决定了皮肤特有的张力和皱纹。断裂线（也称为最小张力线或 Langer 线）在四肢呈纵向螺旋状，在颈部和躯干呈横向[12]。

只要有可能，外科医生就会选择断裂线，因为这样瘢痕看起来更好看（图 11–1）。

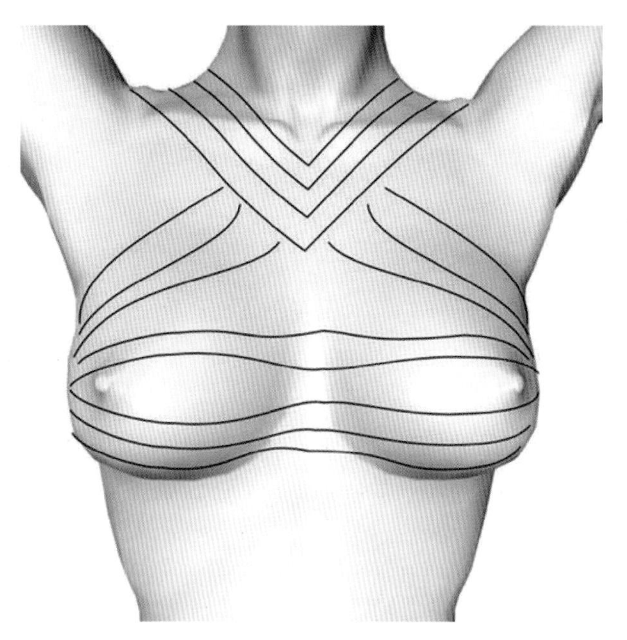

▲ 图 11–1　乳房 Langer 线

五、亚单元原则

基于乳房亚单位原理，描述两种主要的再造方法。

- 皮瓣再造，尊重美学亚单位，从而产生良好的结果。
- 再造不尊重美学亚单位，因此胸前区形成一个补丁样外观。

美学亚单元的特征是皮肤的类型，其中包括色调、纹理和厚度。这些特征传达了一种统一的视觉印象。乳房与其边界（主要是胸部皮肤和上腹部）的解剖过渡划分出明确的过渡区域。肤色的差异决定了亚单位的特征，对再造的美学效果是至关重要的。

在以下位置可以察觉到过渡。

- 乳房皮肤和乳晕。
- 乳晕和乳头。
- 乳房皮肤和胸骨表面皮肤。
- 乳房皮肤和上腹部皮肤。
- 乳房皮肤和胸壁外侧皮肤。

Spear 和 Davison[13] 从 2003 年开始进行了 10 年的回顾，评估了 264 例接受自体组织再造的患者，发现主要单元重构，提供最好的外观效果和瘢痕伪装的主要乳房亚单元是乳头 – 乳晕复合体和环乳晕区域。他们再次强调了在手术计划中考虑这些结构以取得良好效果的重要性。

六、部分乳房切除术中的乳房再造

部分再造的主要目的是保留乳房圆锥样的形

状并使乳晕－乳头复合体位于乳房顶部凸起的中心。瘢痕必须是直线或斜线，并遵循张力线（Langer 线）。在可能的情况下，建议将瘢痕放置在下象限、乳房下皱襞和环乳晕区域，导致更明显瘢痕的最困难的区域是内上侧象限，因为衣服无法遮盖。

皮肤切除应以肿瘤为中心进行，从而使瘢痕位于乳房更好遮挡的区域（图 11–2）。

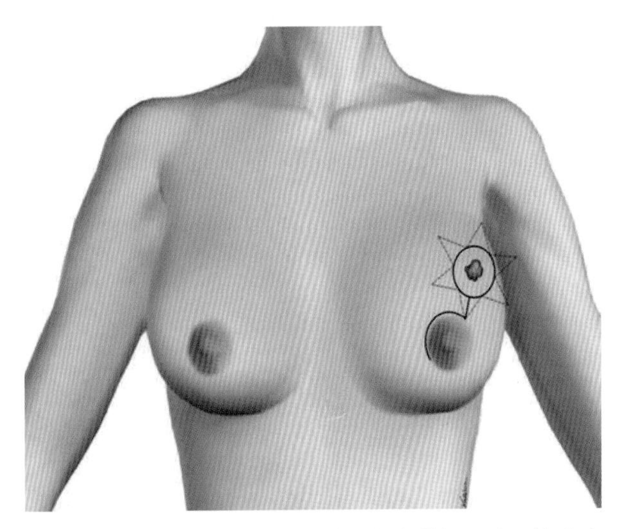

▲ 图 11–2　皮肤切除应以肿瘤为中心进行，从而使瘢痕位于乳房更好遮挡的区域

七、根据瘢痕位置的乳房美学效果分类（Sampaio 和 Fraga）

根据乳房再造中瘢痕的位置和质量的原则，依据对美学效果的作用，瘢痕以降序分为五类（图 11–3）。

- 环乳晕瘢痕（最有利）。
- 瘢痕位于下极。
- 瘢痕位于外上象限。
- 瘢痕位于内上象限。
- 瘢痕跨象限（最不利）。

八、全乳切除术后的乳房再造

对乳房亚单位的关注有利于乳房再造的美学效果。乳房下皱襞和外侧胸壁瘢痕的质量优于内侧和上极的瘢痕。

全乳再造比 1/4 乳房再造效果更好，因为它可以避免补丁样外观。

强调乳房美学单元重要性的乳房再造方法为外科医生提供了选择最佳手术方式的可能性，并为患者提供个性化和更有吸引力的结果。

根据皮瓣位置（Sampaio 和 Fraga）对乳房再造术效果的分类。

根据乳房切除术中皮瓣位置和瘢痕质量的原则，我们可以从美学角度将再造类型按降序分为四种类型（图 11–4）。

- 皮瓣位于下极（最有利）。
- 皮瓣位于上极。
- 全乳再造。
- 中央皮瓣越象限（最不利）。

九、乳房再造的远期效果

（一）心理方面

在过去的 25 年里进行的一系列研究，关注了接受乳房切除术患者的心理方面。

最早的报道描述了一系列的失常，从沮丧到丧失身体形象，最终企图自杀。

最近，更深入的研究定义了与乳房切除术相关的心理创伤，如丧失女性气质、情绪失常、人际关系和婚姻障碍[14]。考虑到接受了保留乳头－乳晕复合体手术的患者有更好的自我形象和性吸引力，由此可以得知乳头－乳晕复合体的丧失具有非常重要的意义[15]。

乳房再造就像“乳房反向切除术”，它提供了恢复生物、心理、社会健康的最有效手段。

最常见的乳房再造类型是扩张器、假体、扩张器－假体和自体皮瓣（TRAM 和背阔肌肌皮瓣）。

2000 年，Wilkins 等[16]依据手术的时间和类型比较了乳房再造术的心理益处。他们的结论是，即刻再造和延期再造都能带来实质性的心理益处，而在即刻再造中采用的再造方式（扩张器、

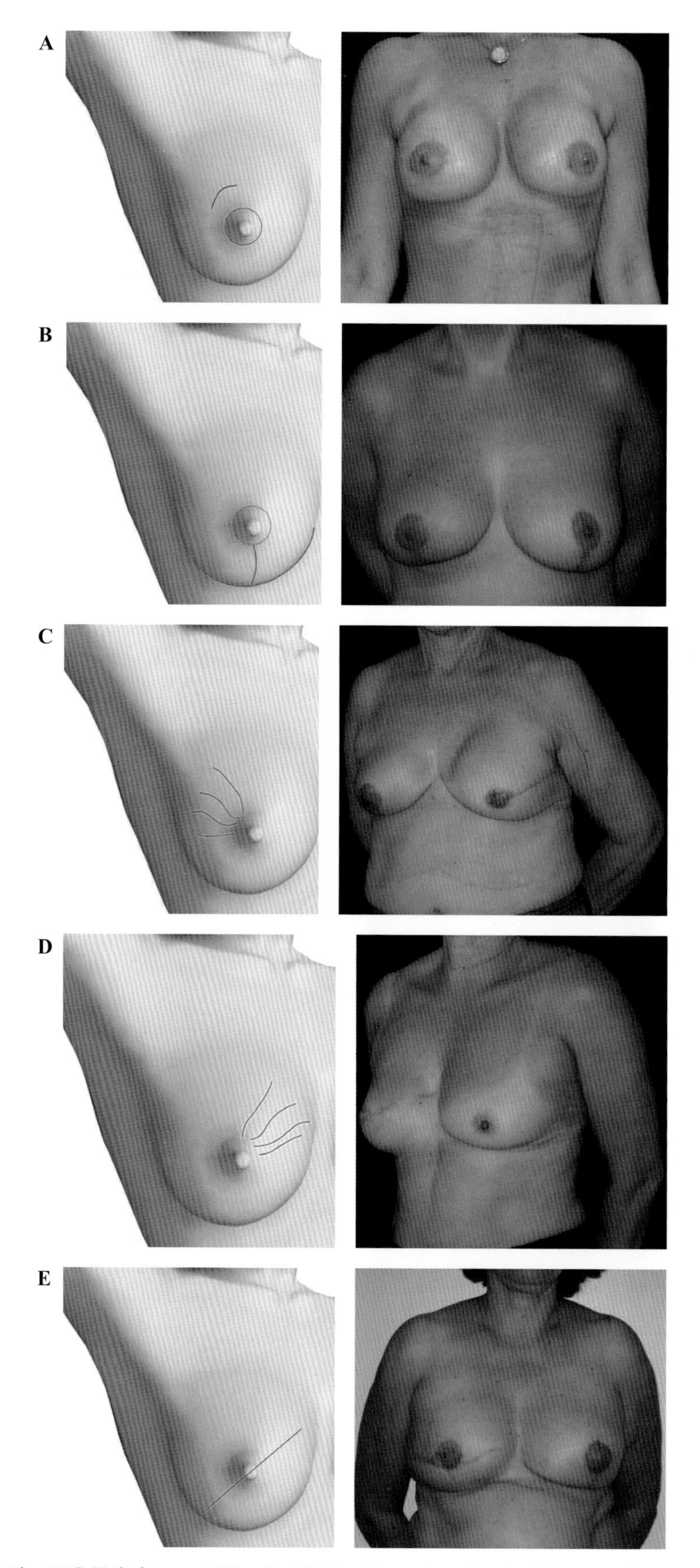

▲ 图 11-3 **A.** Ⅰ型：环乳晕瘢痕；**B.** Ⅱ型：瘢痕位于下极；**C.** Ⅲ型：瘢痕位于外上象限；**D.** Ⅳ型：瘢痕位于内上象限；**E.** Ⅴ型：瘢痕跨象限

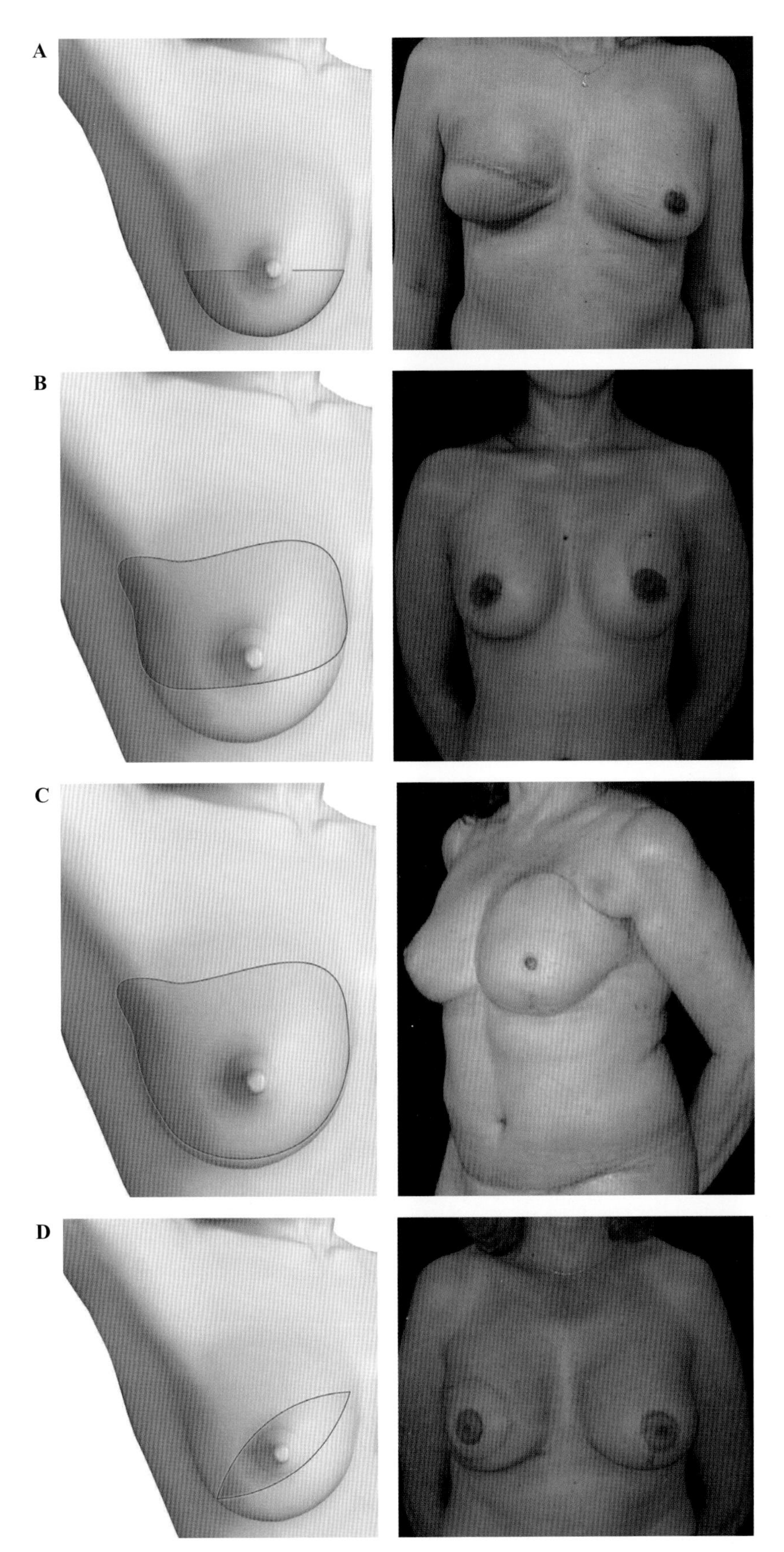

▲ 图 11-4　A. Ⅰ型：皮瓣位于下极；B. Ⅱ型：皮瓣位于上极；C. Ⅲ型：全乳再造；D. Ⅳ型：中央皮瓣越象限瘢痕

假体相对于带蒂或游离的TRAM皮瓣）对心理状态的影响没有显著性差异。

自2005年以来，关于44 410名美国女性乳腺癌手术治疗的数据显示，即刻乳房再造率和假体的使用率增加了[17]。

在延期再造中，使用扩张器、假体可以促进活力和健康的更大改善，而使用自体皮瓣则与身体形象的更显著改善有关[16]。

（二）乳房切除术后乳房再造的并发症

2002年，Alderman等[18]评估了与再造时机和类型相关的并发症，以及体重指数、放疗、化疗、年龄和吸烟等其他变量，共分析了326例患者，并发症分为全部和部分。

结果显示，与延期再造相比，即刻再造与较高的（统计上显著的）全部和部分并发症发生率相关[18]。

体重指数是一个与较高（统计上显著）并发症发生率相关的变量，与再造的时机和类型无关[18]。

其余变量或手术类型在并发症发生率上没有观察到显著性差异。然而，某些证据表明，假体联合放疗和接受TRAM皮瓣再造并接受化疗的患者的总和部分并发症发生率更高[18]。

参考文献

[1] Cano SJ, Klassen AF, Scott AM, Cordeiro PG, Pussic AL (2012) The BREAST-Q: further validation in independent clinical samples. Plast Reconstr Surg 129(2):293–302
[2] Howes BH, Watson DI, Xu C, Fosh B, Canepa M, Dean NR (2016) Quality of life following total mastectomy with and without reconstruction versus breast conserving surgery for breast cancer: a case-controlled cohort study. J Plast Reconstr Aesthet Surg S1748–6815(16):30120–30126
[3] Macadam SA, Zhong T, Weichman K, Papsdorf M, Lennox PA, Hazen A, MAtros E, Disa J, Mehara B, Pusic AL (2016) Quality of life and patient-reported outcomes in breast cancer survivors: a multicenter comparison of four abdominally based autologous reconstruction methods. Plast Reconstr Surg 137(3): 758–771
[4] Kroll SS, Baldwin B (1992) A comparison of outcomes using three different methods of breast reconstruction. Plast Reconstr Surg 90:455–462
[5] Hudson DA (2004) Factors determining shape and symmetry in immediate breast reconstruction. Ann Plast Surg 52(1):15–21
[6] Burget GG, Menick FJ (1985) Subunit principle in nasal reconstruction. Plast Reconstr Surg 76:239–247
[7] Spear SL (2009) Oncoplastic surgery. Plast Reconstr Surg 124(3):993–994
[8] Joyce CW, Murphy S, Kelly JL, Morrison CM (2015) Scar wars: preferences in breast surgery. Arch Plast Surg 42(5): 596–600
[9] Restifo RJ (1999) The aesthetic subunit principle in late TRAM flap breast reconstruction. Ann Plast Surg 43(3):235–239
[10] Coutinho M, Southern S, Ramakrishnan V et al (2001) The aesthetic implications of scar position in breast reconstruction. Br J Plast Surg 54(5):326–330
[11] Song AY, Fernstrom MH, Scott JA, Ren DX, Rubin JP, Shestak KC (2006) Assessment of TRAM aesthetics: the importance of subunit integration. Plast Reconstr Surg 117(1): 15–24
[12] Falanga V, Zitelli J, Eaglestein W (1998) Wound healing. J Am Acad Dermatol 19(3):559–563
[13] Spear SL, Davison SP (2003) Aesthetic subunits of the breast. Plast Reconstr Surg 112(2):440–447
[14] Rosenqvist S, Sandelin K, Wickman M (1996) Patients psychological and cosmetic experience after immediate breast reconstruction. Eur J Surg Oncol 22:262
[15] Metcalfe KA, Cil TD, Semple JL, Li LD, Bagher S, Zhong T, Virani S, Narod S, Pal T (2015) Long-term psychosocial functioning in women with bilateral prophylactic mastectomy: does preservation of the nipple-areolar complex make a difference? Ann Surg Oncol 22(10):3324–3330
[16] Wilkins E, Cederna P, Lowery J et al (2000) Prospective analysis of psychosocial outcomes in breast reconstruction: one year postoperative results from the Michigan breast reconstruction outcome study. Plast Reconstr Surg 106(5):1014–1025
[17] Sabino J, Lucas DJ, Shriver CD, Vertrees AE, Valerio IL, Singh DP (2016) NSQIP analysis: increased immediate reconstruction in the treatment of breast cancer. Am Surg 82(6):540–545
[18] Alderman AK, Wilkins EG, Kim HM, Lowery JC (2002) Complications in postmastectomy breast reconstruction: two-year results of the Michigan Breast Reconstruction Outcome Study. Plast Reconstr Surg 109(7):2265–2274

第12章

乳腺癌新辅助治疗

Neoadjuvant Treatment in Breast Cancer

Rui Wang　Chau Dang　著
梁晨露　译　陈　茹　俞　洋　校

一、概述

新辅助治疗被定义为手术治疗前进行的系统治疗，如化疗、生物治疗（即针对 HER2 阳性患者的抗 HER2 靶向药物治疗）和激素治疗（针对激素受体阳性患者）。自 20 世纪 70 年代以来，新辅助治疗一直被作为一种标准的治疗方法运用于不可手术、局部晚期或炎性乳癌患者。新辅助治疗可降低肿瘤分期，使不可手术的乳腺癌变为可手术乳腺癌，使不可保乳转变为可保乳，同时也可降低腋窝分期。其他潜在的优势有观测治疗疗效和提供预后信息，如病理完全缓解（Pathologic complete response，pCR）可作为预测良好预后的短期替代指标[1-5]。同时，新辅助治疗可以为生物标记物研究提供理想框架。在新辅助治疗前、中、后期通过对乳腺肿瘤组织、血液样本和其他临床信息进行分析，从而便于对研究方案进行实时的临床和生物学评估[6, 7]。然而，与辅助化疗相比，并没有研究结果显示新辅助治疗可以改善包括无病生存期（Disease-free survival，DFS）和总生存期（Overall survival，OS）在内的长期预后[8, 9]。值得注意的是，新辅助化疗相比于辅助治疗具有更高的局部复发风险，这可能与新辅助化疗后的保乳率较高相关[8]，但因新辅助治疗对最终 DFS 和 OS 没有任何影响，所以这些风险并不影响新辅助治疗的地位。

二、新辅助治疗前评估

治疗前，所有患者都需要进行原发灶的活检（优选粗针活检）来确认是否存在浸润病灶，同时评估受体状况 [雌激素受体（estrogen receptor，ER）、孕激素（progesterone receptor，PR）和人表皮生长因子受体 2（human epidermal growth factor receptor 2，HER2）] 从而决定最优的新辅助治疗方案。在新辅助治疗前，应在肿瘤内放置生物标记夹，以便于确认肿瘤区域手术的完整切除及术后标本的病理评估，这对于病灶达到 pCR 的情况显得更为必要。此外，需要结合合适的包括钼靶、超声或磁共振成像（magnetic resonance imaging，MRI）的影像学检查以评估病灶的尺寸。临床Ⅲ期和炎性乳腺癌患者需要结合其他影像学检查以明确有无转移灶。

如果临床可触及腋窝淋巴结，则需要超声引导下行细针穿刺（fine needle aspiration，FNA）或粗针活检（core needle biopsy，CNB）来确认有无转移。如果查体没有触及腋窝淋巴结，仍可以考虑在新辅助治疗前使用超声来排查可疑病灶，但这并不是必要检测。

三、测量评估

在新辅助治疗期间和之后，需要定期的行临床检查和特定的影像学检查，记录病灶对治疗的反应情况。随着影像学技术的进步，超声和MRI检测已经成为监测治疗反应的良好选择。而MRI可能是目前评估新辅助治疗期间和之后病灶尺寸的最好影像学方法。

病理完全缓解作为新辅助临床研究的评估终点

在新辅助研究中，pCR因能预测预后而被认为是长期获益的潜在替代指标[3]。乳腺癌新辅助治疗协作研究（Collaborative Trials in Neoadjuvant Breast Cancer，CTNeoBC）Meta分析共纳入了11 955例患者，研究分析了pCR的三种定义（ypT_0 ypN_0、ypT_0/is ypN_0和ypT_0/is），以及相应的预后[10]。无事件生存期（event-free survival，EFS）和OS在残留淋巴结浸润组明显较差，而在组中相似（ypT_0 ypN_0或ypT_0/is ypN_0）。乳腺癌新辅助化疗后能否获得pCR受分子分型的影响。例如，腔内A型乳腺癌患者的pCR率最低，但DFS和OS较好。相反，TNBC患者的pCR率较高，但预后较差[11]。此外，Meta分析结果显示，pCR是侵袭性最强的肿瘤类型（即TNBC和HER2阳性，激素受体阴性）患者预后的重要替代指标。另一项Meta分析也进一步证实了pCR是HER2阳性型、三阴性型和管腔样B/HER2阴性型乳腺癌患者DFS的合适替代指标[12]。

四、激素受体阳性、HER2阴性乳腺癌的新辅助治疗

（一）新辅助化疗

化疗是激素受体阳性乳腺癌患者的标准新辅助治疗方式。化疗可以降低原发肿瘤的分期有利于更好的手术选择，但HR阳性乳腺癌pCR率较低[2, 10]。CTNeoBC Mate分析共纳入了2616名HR阳性HER2阴性乳腺癌患者，其结果已证实了这个结论[10]。在这些人群中，组织学高级别的乳腺癌患者pCR率比中、低级别的pCR率高（16% vs. 8%）。相比于未达到pCR的患者，获得pCR的HR阳性乳腺癌患者具有更好的预后[2]。然而，pCR并不能够很有效地预测HR阳性乳腺癌患者的预后，因为这类患者pCR率较低及总体的预后较好，这可能与后续辅助内分泌治疗有关[13, 14]。

与辅助化疗相似，大部分新辅助化疗方案应当以蒽环类药物为基础，如剂量密集（每2周）使用阿霉素和环磷酰胺（AC）×4周期，然后每周或每2周1次紫杉醇，或者每3周1次多西紫杉醇。蒽环类联合紫杉烷方案相比于蒽环类药物（不含紫杉烷）的获益已经在辅助治疗[15]，以及新辅助治疗中得到证实[16]，如美国乳腺与肠道外科辅助治疗研究组（National Surgical Adjuvant Breast and Bowel Project，NSABP）B27试验将2411名患者随机分为新辅助化疗AC（第1组）、AC序贯D（第2组）、AC后手术、再序贯辅助化疗D（第3组）。研究的中位随访时间为8年，结果显示新辅助化疗AC序贯D组相比于新辅助化疗AC组具有更高的临床反应率（91% vs. 86%）和pCR率（26% vs. 13%）。然而，序贯D组并没有显著提高患者DFS（5年DFS，第2组和第3组分别为71.1%和70.0%，第1组为67.7%）且三组的OS没有统计学差异[16]。对于紫杉烷类或类固醇有禁忌的患者，白蛋白紫杉醇可以作为一种替代药物，这是基于德国乳腺研究组69（German Breast Group，GBG）（GeparSepto）研究的结论：白蛋白紫杉醇比常规的紫杉烷显著提高了新辅助化疗的pCR率（38% vs. 29%，OR=1.53，95%CI 1.20～1.95），但前者同时也带来了更大的化疗毒性[17]。

对于心功能不全、有心脏危险因素、高龄及不愿接受蒽环类药物的患者，可以考虑非蒽环类药物的替代方案，可以选择多西紫杉醇+环磷酰胺或环磷酰胺+甲氨蝶呤+氟尿嘧啶。

（二）新辅助内分泌治疗

虽然化疗是 HR 阳性、HER2 阴性肿瘤的标准治疗方法，但对于那些绝经后 HR 强阳性的乳腺癌患者来说，新辅助内分泌治疗也是一个可选择的替代方法，特别是对于一些身体状况不佳，不能耐受化疗的患者。对于绝经后女性，新辅助内分泌治疗具有与新辅助化疗相似的临床反应率和保乳手术（breast-conserving surgery，BCS）率且毒性较低。然而，目前并没有足够的长期生存数据[18-21]。最近的 Meta 分析（包含 20 项研究，共 3490 例患者）结果显示，对于 HR 阳性乳腺癌患者，联合化疗和内分泌治疗具有相同的临床反应（RR）（OR=1.08，95%CI 0.50～2.35，P=0.85）、影像学反应（OR=1.38，95%CI 0.92～2.07，P=0.12）、pCR 率（OR=1.99，95%CI 0.62～6.39，P=0.25）和保乳率（OR=0.65，95%CI 0.41～1.03）[19]。新辅助内分泌治疗包括芳香化酶抑制药（aromatase inhibitor，AI）和他莫昔芬，但基于临床研究和 Meta 分析的结果，AI 相对具有更好的临床获益，因此 AI 应作为新辅助内分泌治疗的首选[19, 22, 23]。例如，上述的 Meta 分析结果显示，新辅助 AI 内分泌治疗相比于他莫昔芬治疗具有更高的临床反应（OR=1.69，95%CI 1.36～2.10）、影像学反应（OR=1.49，95%CI 1.18～1.89）和保乳率（OR=1.62，95%CI 1.24～2.12）[22]。不同的 AI 类药物在研究中的疗效相当，并且每种 AI 都可以用于新辅助治疗。在美国外科医师协会肿瘤学组（American College of Surgeons Oncology Group，ACOSOG）Z1031 研究中，377 名绝经后 HR 强阳性的Ⅱ期、Ⅲ期乳腺癌患者在手术前接受了 16～18 周的依西美坦、来曲唑或阿那曲唑治疗[24]。3 种药物治疗均具有相似的临床反应和保乳率。对于不能耐受 AI 的患者（如服用 AI 后出现骨质疏松性骨折的患者）或那些不愿意接受 AI 相关的骨质疏松风险的患者，他莫昔芬是一种合适的替代药物。

对于绝经前女性，新辅助内分泌治疗的数据有限。而已知的Ⅱ期临床研究结果显示，绝经前女性新辅助内分泌治疗的疗效劣于化疗。GEICAM 研究的亚组分析结果显示：新辅助内分泌治疗（依西美坦联合戈舍瑞林每 4 周 1 次，共 24 周）的临床有效率为 44%，而新辅助化疗（表柔比星联合环磷酰胺每 3 周 4 次，然后多西他赛每 3 周 4 次）的临床有效率为 75%[18]。

就内分泌治疗的持续时间而言，可能至少要到治疗结束后 3～4 个月才能看到疗效，少数试验的治疗时间超过 6 个月[25]。因此，治疗的持续时间是根据患者在最终手术前的疗效决定的。

五、HER2 阳性乳腺癌

HER2 是一种通过激活下游信号通路传递细胞生长和存活信号的细胞表面受体。HER2 癌基因扩增和（或）过度表达约占所有乳腺癌的 20%～25%，并且与侵袭性表型相关，如高级别肿瘤组织学分级、较快的生长速度和较差的预后[26, 27]。与其他类型的乳腺癌相比，HER2 阳性乳腺癌尤其是激素受体阴性的患者通常具有更高的新辅助治疗 pCR 率，即使只进行化疗也是如此。

目前研究已经证实了，在标准化疗的基础上加上曲妥珠单抗能获得更好的生存获益。Ⅱ期研究 NOAH 结果显示，在化疗中加入 H 不仅增加了一倍的 pCR 率（38% vs. 19%），而且还将 3 年 EFS 从 56% 提高到 71%（HR=0.59 95%CI 0.38～0.9，P=0.013），将 3 年 OS 从 79%（95%CI 70～86）提高到 87%（95%CI 79～92）[28]。该研究 5.4 年的长时间随访结果显示，添加 H 组具有长期的 EFS 获益（HR=0.64，P=0.016）[29]。这与 H[30, 31] 的大型辅助试验的长期随访数据一致。在手术后需要继续曲妥珠单抗治疗满 12 个月。这是基于辅助临床试验的结果：6 个月曲妥珠单抗治疗疗效劣于 12 个月（PHARE）[32]，24 个月曲妥珠单抗治疗疗效等于 12 个月（HERA）[30]。因此，曲妥珠单抗治疗 1 年仍然是标准。

抗 HER2 双靶治疗的疗效已在一些大型临床试验中进行了评估。帕妥珠单抗（Pertuzumab，P）是一种针对 HER2/HER3 二聚化的单克隆抗体，已被 FDA 批准与标准化疗一起用于新辅助治疗。NeoSphere是一项随机的Ⅱ期研究，研究中患者被随机分为四组，即DH、DHP、HP和DP。在标准DH中加入P可使pCR率从29%提高到45.8%（95%CI 36.1～55.7，*P*=0.0141）[33]。含帕妥珠单抗组患者耐受性良好，且并不会增加心脏毒性风险。一项针对可手术、局部晚期或炎症性乳腺癌患者的多中心随机Ⅱ期TRYPHAENA研究进一步证实了增加帕妥珠单抗能提高pCR率。在这项研究中，225例患者被随机分成三组：A组，FEC（5-氟尿嘧啶、表柔比星、环磷酰胺）+HP×3 → DHP×3；B组，FEC×3 → DHP×3；C组，DCbHP×6。研究结果显示，在每一组（A组，61.6%；B组，57.3%；C组，66.2%）进行抗HER2双靶治疗时，pCR（ypT_0/is）率约为60%，心脏毒性没有增加[34]。NeoSphere和TRYPHAENA的研究结果促使帕妥珠单抗通过FDA批准并用于Ⅱ～Ⅲ期乳腺癌患者。BERENICE研究为了评估新辅助治疗方案的心脏安全性，研究设计分了两个队列ddAC序贯THP和FEC序贯DHP新辅助治疗方案，结果显示各组的pCR率约为60%，且心脏不良反应均可耐受[35]。

拉帕替尼（Lapatinib，L）是HER1/HER2的一种小分子酪氨酸激酶抑制药，虽然在转移性乳腺癌治疗中有效，但GeparQuinto乳腺癌Ⅲ期研究显示在新辅助治疗中拉帕替尼疗效劣于赫赛汀[36]。Ⅲ期临床研究NeoAltto进一步探究了在赫赛汀联合化疗的基础上加上拉帕替尼的疗效，结果显示：与单药H+化疗相比，HL+化疗联合治疗显著提高了pCR率（51.3% vs. 29.5%，*P*=0.0001）[37]。CHERLOB、NSABP B-41和CALGB 40601等试验也探究了HL联合治疗的疗效，但后两项试验并没有证实HL联合能显著提高pCR率[7, 38, 39]。NeoALTTO研究的生存结果显示，在H联合化疗中加入L并不能带来无事件生存或总体生存获益[40]。这与乳腺癌辅助治疗的ALTTO试验结果一致，该研究显示添加L到H和标准化疗中没有生存获益[41]。值得注意的是，新辅助化疗后PCR的患者相比没有PCR的患者有更长的无事件和总生存期[40]。

基于临床前数据，一些临床试验探究了铂类药物与H和紫杉烷在新辅助治疗中的协同作用[42, 43]。在非随机Ⅱ期试验中所报道的pCR率为43%～76%[43, 44]。在随机Ⅱ期GeparSixto研究中，HER2阳性的患者接受HL（赫赛汀联合拉帕替尼）联合的基础上加或不加卡铂治疗，加卡铂组137人中有45人（32.8%，25.0～40.7）达到pCR，而没有使用卡铂的136人中有50人（36.8%，28.7～44.9）获得了pCR（*P*=0.581，交互作用*P*=0.015），这表明加入卡铂没有任何获益[45]。

目前，基于两项新辅助研究（NeoSphere和TRYPHAENA）的结果，化疗联合抗HER2靶向治疗（曲妥珠单抗和帕妥珠单抗）已成为HER2阳性乳腺癌新辅助治疗的标准方案。对于肿瘤大小＞2cm，淋巴结转移，炎性乳癌或局部晚期乳腺癌应考虑在曲妥珠单抗的基础上加用帕妥珠单抗[46, 47]。

标准方案

- AC-T（D）+H（P）：4个周期AC（每2～3周1次），之后每周给紫杉醇 ×12周期或每3周多西紫杉醇 ×4周期。曲妥珠单抗在紫杉烷阶段使用，并将在手术后继续治疗满12个月。如果使用帕妥珠单抗，则在紫杉烷阶段同时给予H，FDA批准在帕妥珠单抗在新辅助治疗中治疗6周期。
- DCb+H（P）：多西紫杉醇 + 卡铂 +H+/±P，每3周1次，共6个周期。
- 其他可选的方案：FEC → THP，FEC → DHP，THP → FEC或DHP → FEC。

六、三阴性乳腺癌

三阴性乳腺癌（triple-negative breast cancer，TNBC）患者的预后比非TNBC患者差[48]。与HER2阳性乳腺癌相似，TNBC患者在新辅助治疗中具有较高的pCR率，而新辅助化疗后仍有病灶残留的患者相对具有更高的复发风险。

如上所述用于HR阳性、HER2阳性乳腺癌的化疗方案也可用于TNBC。最近的两项随机Ⅱ期研究显示，在标准蒽环类药物联合紫杉烷类药物的基础上加用卡铂可以提高 TNBC 患者的 pCR 率[45, 49]。GeparSixto 研究结果显示，在 TNBC 的亚组中，接受卡铂治疗的患者具有更高的 pCR 率（36.9% vs. 53.2%，$P < 0.05$），但同时也具有更高的 3/4 级不良反应[45]。此外，一项探索性研究显示，肿瘤间质淋巴细胞浸润（stromal tumor infiltrating lymphocyte，TIL）水平可以作为新辅助化疗后 pCR 的预测指标（$P < 0.001$）[50]。CALGB 4060 3 研究也进一步证实了卡铂可以提高 TNBC 患者的 PCR。这一项随机的Ⅱ期研究，采用了常规的化疗方案（每周紫杉醇，然后是剂量密集型 AC），并将 443 名 TNBC 患者随机分为卡铂 AUC 6 和紫杉醇[49]。卡铂的加入显著提高了乳房、腋窝的 pCR 率（54% vs. 41%，OR=1.71 P=0.0029），但也带来了更大的不良反应[49]。然而，增加卡铂是否会提高 TNBC 患者无复发或总生存其仍是未知的。目前，在标准化疗的基础上加用卡铂并不是常规推荐的新辅助化疗方案。

I-SPY 2 试验（影像和分子分析预测治疗效果系列研究调查 2）是一项随机的Ⅱ期“平台”试验[51]，在该试验中，接受标准新辅助治疗的早期乳腺癌患者可以进行自适应随机分组，分配到使用新药物/新组合的实验组。该试验旨在快速确定哪些疾病亚型、特征对给定的治疗方案有充分的疗效反应，以便可以开始一项小型的、有重点的、成功的Ⅲ期试验。最近报道了一项关于聚 ADP-核糖聚合酶（poly ADP-ribose polymerase，PARP）抑制药维利帕尼与卡铂的联合应用研究[51]。在这项正在进行的试验中，共有 72 名 HER2 阴性的乳腺癌患者被随机分配接受维利帕尼联合卡铂治疗，44 名患者被随机分配到对照组。通过评估 HER2 阴性、HR 阳性和三阴性三个乳腺癌亚型，预计维利帕尼联合卡铂组 pCR 率为 33%（95%PI，23%～43%）对照组为 22%（95%PI，10%～35%）[51]。TNBC 患者能够从维利帕尼联合卡铂中获益，预计 pCR 率为 51%（95%PI，36%～66%），而对照组为 26%（95%PI，9%～43%）。

一项针对 *BRCA* 基因突变的乳腺癌患者的临床试验正在进行，该研究评估在标准新辅助化疗之前，给予 6 个周期单药 talazoparib（clinicalTrials.gov 标识符：NCT02282345）。其他正在进行的 TNBC 新辅助治疗试验包括 TBCRC 030，这是一项Ⅱ期试验，旨在评价对于无 BRCA 基因突变的患者，术前顺铂与紫杉醇的疗效差异，同时评估同源重组缺陷（homologous recombination deficiency，HRD）检测是否可以预测术前治疗的疗效（clinicalTrials.gov 标识符：NCT01982448）。另一项正在进行的临床试验评估了植入式微装置在预测早期 TNBC 患者化疗敏感性方面的价值（clinicalTrials.gov 标识符：NCT02521363）。我们很期待这些试验的结果。

总结

- 降低肿瘤及腋窝的分期是新辅助治疗的适应证。
- 在新辅助治疗中应使用标准化疗方案（与辅助治疗相同）。推荐使用标准蒽环类联合紫杉烷类药物组合。
- 对于激素受体阳性、HER2 阴性的乳腺癌患者，推荐标准化疗方案，可以考虑新辅助内分泌治疗，但与新辅助化疗相比，新辅助内分泌治疗的研究数据不足。
- 对于 HER2 阳性的乳腺癌患者，推荐曲妥珠单抗与标准蒽环类－紫杉烷联合（即 AC → TH+/−P 或 AC → DH+/−P）或非蒽环类药物加或不加帕妥珠单抗（即 DCbH+/−P）。对于符合以下标准的患者考虑使用帕妥珠单抗，如肿瘤大小＞2cm、淋巴结转移、炎性乳癌或局部晚期乳腺癌。
- 对于 TNBC 患者，推荐使用标准化疗方案。在标准化疗中并不常规推荐添加卡铂。

利益冲突：Rui Wang 没有利益冲突。Chau Dang 通过罗氏/基因泰克（Roche/Genentech）和葛兰素史克（GlaxoSmithKline）获得研究资金。

人权和动物权利与知情同意：本文不包含任何作者对人类或动物受试者进行的任何研究。

参考文献

[1] Carey LA et al (2005) American Joint Committee on Cancer tumor- node- metastasis stage after neoadjuvant chemotherapy and breast cancer outcome. J Natl Cancer Inst 97(15):1137–1142
[2] Guarneri V et al (2006) Prognostic value of pathologic complete response after primary chemotherapy in relation to hormone receptor status and other factors. J Clin Oncol 24(7):1037–1044
[3] Kuerer HM et al (1999) Clinical course of breast cancer patients with complete pathologic primary tumor and axillary lymph node response to doxorubicin-based neoadjuvant chemotherapy. J Clin Oncol 17(2):460–469
[4] Symmans WF et al (2007) Measurement of residual breast cancer burden to predict survival after neoadjuvant chemotherapy. J Clin Oncol 25(28):4414–4422
[5] Fisher B et al (1997) Effect of preoperative chemotherapy on local- regional disease in women with operable breast cancer: findings from National Surgical Adjuvant Breast and Bowel Project B-18. J Clin Oncol 15(7):2483–2493
[6] Schneeweiss A et al (2014) Evaluating the predictive value of biomarkers for efficacy outcomes in response to pertuzumab- and trastuzumab-based therapy: an exploratory analysis of the TRYPHAENA study. Breast Cancer Res 16(4):R73
[7] Carey LA et al (2016) Molecular heterogeneity and response to neoadjuvant human epidermal growth factor receptor 2 targeting in CALGB 40601, a randomized phase III trial of paclitaxel plus trastuzumab with or without lapatinib. J Clin Oncol 34(6):542–549
[8] Mauri D, Pavlidis N, Ioannidis JP (2005) Neoadjuvant versus adjuvant systemic treatment in breast cancer: a meta-analysis. J Natl Cancer Inst 97(3):188–194
[9] Rastogi P et al (2008) Preoperative chemotherapy: updates of National Surgical Adjuvant Breast and Bowel Project Protocols B-18 and B-27. J Clin Oncol 26(5):778–785
[10] Cortazar P et al (2014) Pathological complete response and long-term clinical benefit in breast cancer: the CTNeoBC pooled analysis. Lancet 384(9938):164–172
[11] Rouzier R et al (2005) Breast cancer molecular subtypes respond differently to preoperative chemotherapy. Clin Cancer Res 11(16):5678–5685
[12] Von Minckwitz G et al (2012) Definition and impact of patho-logic complete response on prognosis after neoadjuvant chemo-therapy in various intrinsic breast cancer subtypes. J Clin Oncol 30(15):1796–1804
[13] Kaufmann M et al (2012) Recommendations from an international consensus conference on the current status and future of neoadjuvant systemic therapy in primary breast cancer. Ann Surg Oncol 19(5):1508–1516
[14] Colleoni M et al (2004) Chemotherapy is more effective in patients with breast cancer not expressing steroid hormone receptors: a study of preoperative treatment. Clin Cancer Res 10(19):6622–6628
[15] Peto R et al (2012) Comparisons between different polychemotherapy regimens for early breast cancer: meta-analyses of long-term outcome among 100,000 women in 123 randomised trials. Lancet 379(9814):432–444
[16] Bear HD et al (2006) Sequential preoperative or postopera-tive docetaxel added to preoperative doxorubicin plus cyclo-phosphamide for operable breast cancer: National Surgical Adjuvant Breast and Bowel Project Protocol B-27. J Clin Oncol 24(13):2019–2027
[17] Untch M et al (2016) Nab-paclitaxel versus solvent-based paclitaxel in neoadjuvant chemotherapy for early breast cancer (GeparSepto- GBG 69): a randomised, phase 3 trial. Lancet Oncol 17(3):345–356
[18] Alba E et al (2012) Chemotherapy (CT) and hormonotherapy (HT) as neoadjuvant treatment in luminal breast cancer patients: results from the GEICAM/2006-03, a multicenter, randomized, phase-II study. Ann Oncol 23(12):3069–3074
[19] Spring LM et al (2016) Neoadjuvant endocrine therapy for estrogen receptor-positive breast cancer: a systematic review and metaanalysis. JAMA Oncol 2(11):1477–1486
[20] Semiglazov VF et al (2007) Phase 2 randomized trial of primary endocrine therapy versus chemotherapy in postmenopausal patients with estrogen receptor-positive breast cancer. Cancer 110(2):244–254
[21] Palmieri C et al (2014) NEOCENT: a randomised feasibility and translational study comparing neoadjuvant endocrine therapy with chemotherapy in ER-rich postmenopausal primary breast cancer. Breast Cancer Res Treat 148(3):581–590
[22] Ellis MJ, Ma C (2007) Letrozole in the neoadjuvant setting: the P024 trial. Breast Cancer Res Treat 105(Suppl 1):33–43
[23] Eiermann W et al (2001) Preoperative treatment of postmenopausal breast cancer patients with letrozole: a randomized double-blind multicenter study. Ann Oncol 12(11):1527–1532
[24] Ellis MJ et al (2011) Randomized phase II neoadjuvant comparison between letrozole, anastrozole, and exemestane for postmenopausal women with estrogen receptor-rich stage 2 to 3 breast cancer: clinical and biomarker outcomes and predictive value of the baseline PAM50-based intrinsic subtype--ACOSOG Z1031. J Clin Oncol 29(17):2342–2349
[25] Toi M et al (2011) Ki67 index changes, pathological response and clinical benefits in primary breast cancer patients treated with 24 weeks of aromatase inhibition. Cancer Sci 102(4):858–865
[26] Slamon DJ et al (1987) Human breast cancer: correlation of relapse and survival with amplification of the HER-2/neu oncogene. Science 235(4785):177–182
[27] Ross JS, Fletcher JA (1998) The HER-2/neu oncogene in breast cancer: prognostic factor, predictive factor, and target for therapy. Oncologist 3(4):237–252
[28] Gianni L et al (2010) Neoadjuvant chemotherapy with trastuzumab followed by adjuvant trastuzumab versus neoadjuvant chemotherapy alone, in patients with HER2-positive locally advanced breast cancer (the NOAH trial): a randomised controlled superiority trial with a parallel HER2-negative cohort. Lancet 375(9712):377–384
[29] Gianni L et al (2014) Neoadjuvant and adjuvant trastuzumab in patients with HER2-positive locally advanced breast cancer (NOAH): follow-up of a randomised controlled superiority trial with a parallel HER2-negative cohort. Lancet Oncol 15(6):640–647
[30] Cameron D et al (2017) 11 Years' follow-up of trastuzumab after adjuvant chemotherapy in HER2-positive early breast cancer: final analysis of the HERceptin Adjuvant (HERA) trial. Lancet 389(10075):1195–1205

[31] Perez EA et al (2014) Trastuzumab plus adjuvant chemotherapy for human epidermal growth factor receptor 2-positive breast cancer: planned joint analysis of overall survival from NSABP B-31 and NCCTG N9831. J Clin Oncol 32(33): 3744–3752
[32] Pivot X et al (2013) 6 months versus 12 months of adjuvant trastuzumab for patients with HER2-positive early breast cancer (PHARE): a randomised phase 3 trial. Lancet Oncol 14(8):741–748
[33] Gianni L et al (2016) 5-year analysis of neoadjuvant pertuzumab and trastuzumab in patients with locally advanced, inflammatory, or early-stage HER2-positive breast cancer (NeoSphere): a multicentre, open-label, phase 2 randomised trial. Lancet Oncol 17(6):791–800
[34] Schneeweiss A et al (2013) Pertuzumab plus trastuzumab in combination with standard neoadjuvant anthracycline-containing and anthracycline-free chemotherapy regimens in patients with HER2-positive early breast cancer: a randomized phase II cardiac safety study (TRYPHAENA). Ann Oncol 24(9):2278–2284
[35] Swain SM, Ewer MS, Viale G et al (2017) Primary analysis of BERENICE: a phase II cardiac safety study of pertuzumab, trastuzumab, and neoadjuvant anthracycline-based chemotherapy in patients with locally advanced, inflammatory, or early-stage, unilateral, and invasive HER2-positive breast cancer. Cancer Res 77(4 Suppl):4-21–4-41
[36] Untch M et al (2012) Lapatinib versus trastuzumab in combination with neoadjuvant anthracycline-taxane-based chemotherapy (GeparQuinto, GBG 44): a randomized phase 3 trial. Lancet Oncol 13(2):135–144
[37] Baselga J et al (2012) Lapatinib with trastuzumab for HER2-positive early breast cancer (NeoALTTO): a randomised, openlabel, multicentre, phase 3 trial. Lancet 379(9816):633–640
[38] Guarneri V et al (2012) Preoperative chemotherapy plus trastuzumab, lapatinib, or both in human epidermal growth factor receptor 2-positive operable breast cancer: results of the randomized phase II CHER-LOB study. J Clin Oncol 30(16):1989–1995
[39] Robidoux A et al (2013) Lapatinib as a component of neoadjuvant therapy for HER2-positive operable breast cancer (NSABP protocol B-41): an open-label, randomised phase 3 trial. Lancet Oncol14(12):1183–1192
[40] de Azambuja E et al (2014) Lapatinib with trastuzumab for HER2- positive early breast cancer (NeoALTTO): survival outcomes of a randomised, open-label, multicentre, phase 3 trial and their association with pathological complete response. Lancet Oncol 15(10):1137–1146
[41] Piccart-Gebhart M et al (2016) Adjuvant lapatinib and trastuzumab for early human epidermal growth factor receptor 2-positive breast cancer: results from the randomized phase III adjuvant lapatinib and/or trastuzumab treatment optimization trial. J Clin Oncol 34(10):1034–1042
[42] Pegram MD et al (2004) Rational combinations of trastuzumab with chemotherapeutic drugs used in the treatment of breast cancer. J Natl Cancer Inst 96(10):739–749
[43] Sikov WM et al (2009) Frequent pathologic complete responses in aggressive stages II to III breast cancers with every-4-week carboplatin and weekly paclitaxel with or without trastuzumab: a Brown University Oncology Group Study. J Clin Oncol 27(28):4693–4700
[44] Coudert BP et al (2007) Multicenter phase II trial of neoadjuvant therapy with trastuzumab, docetaxel, and carboplatin for human epidermal growth factor receptor-2-overexpressing stage II or III breast cancer: results of the GETN(A)-1 trial. J Clin Oncol 25(19):2678–2684
[45] Von Minckwitz G et al (2014) Neoadjuvant carboplatin in patients with triple-negative and HER2-positive early breast cancer (GeparSixto; GBG 66): a randomised phase 2 trial. Lancet Oncol 15(7):747–756
[46] https://www.nccn.org/professionals/physician_gls/pdf/breast.pdf
[47] https://www.accessdata.fda.gov/drugsatfda_docs/label/2013/125409s051lbl.pdf
[48] Li X et al (2017) Triple-negative breast cancer has worse overall survival and cause-specific survival than non-triple-negative breast cancer. Breast Cancer Res Treat 161(2):279–287
[49] Sikov WM et al (2015) Impact of the addition of carboplatin and/or bevacizumab to neoadjuvant once-per-week paclitaxel followed by dose-dense doxorubicin and cyclophosphamide on pathologic complete response rates in stage II to III triple-negative breast cancer: CALGB 40603 (Alliance). J Clin Oncol 33(1):13–21
[50] Denkert C et al (2015) Tumor-infiltrating lymphocytes and response to neoadjuvant chemotherapy with or without carboplatin in human epidermal growth factor receptor 2-positive and triple-negative primary breast cancers. J Clin Oncol 33(9):983–991
[51] Rugo HS et al (2016) Adaptive randomization of veliparibcarboplatin treatment in breast cancer. N Engl J Med 375(1):23–34

第13章 乳腺癌的系统性辅助治疗

Adjuvant Systemic Therapy in Breast Cancer

Shari GoldFarb　Wanqing Iris Zhi　著
竺美珍　译　陈　茹　俞　洋　校

一、概述

早期乳腺癌患者以治愈为目的，辅助治疗的目标是提高总生存率[1, 2]。患者手术后虽然没有明显病灶残留证据，但仍有隐匿性微转移灶复发的风险。系统性辅助治疗的目的就是降低这种复发风险，同时减少毒性和过度治疗。因此，确定能从治疗中获益最大的患者群体，而避免不必要的毒性是非常重要的[3–5]。根据复发风险、疾病分期和肿瘤生物学特性，患者需要不同的辅助治疗。在本章中，我们将讨论系统性辅助治疗，其中包括内分泌治疗、化疗和HER2靶向治疗[6, 7]。

二、内分泌治疗

内分泌治疗的目的是抑制激素受体阳性乳腺癌中雌激素受体（ER）和孕酮受体（PR）的信号传导，下调雌激素受体信号、阻断雌激素受体、药物或手术去雌（卵巢切除术）可用于实现这一目标。

（一）他莫昔芬

他莫昔芬是一种选择性雌激素受体调节剂（selective estrogen receptor modulator，SERM），具有弱雌激素样和拮抗雌激素的双重作用而阻断细胞生长。他莫昔芬在1977年首次被批准治疗晚期乳腺癌，1986年被批准用于治疗早期乳腺癌女性[8]。目前，对于绝经前激素受体阳性的早期乳腺癌女性，每天服用20mg他莫昔芬（Tamoxifen）10年是一种标准疗法[9, 10]。2000年，根据NSABP的研究结果，它也被批准用于预防乳腺癌，结果表明，5年他莫昔芬可使高危女性患侵袭性和非侵袭性乳腺癌的风险降低50%[11]。

诸多临床研究的开展以确定他莫昔芬辅助治疗的最佳持续时间。EBCTCG研究表明，术后5年的他莫昔芬辅助治疗比1～2年的他莫昔芬治疗更有效[12]。对绝经前和绝经后女性使用他莫昔芬5年可显著降低乳腺癌死亡率（HR=0.66）和复发风险（HR=0.59）。此外，即使他莫昔芬停服后，长达15年内仍有延滞获益。10 386名女性的15年死亡率和复发率为80%，其中80%为雌激素受体阳性，20%为未知受体状态，30%为淋巴结阳性。与安慰剂组相比，他莫昔芬组5年死亡率降低了9.2%（他莫昔芬组为25.6%，安慰剂组为34.8%，$2P < 0.00001$），15年复发率降低了11.8%（他莫昔芬组为33.2%，安慰剂组为45%，$2P < 0.00001$）。

NSABP B-14比较了5年他莫昔芬与10年他莫昔芬的延长治疗[13]。完成他莫昔芬5年治疗后，1172名无病生存患者被重新随机分组，接受他莫昔芬5年延长治疗组（n=593）或安慰剂组（*n*=579），再次随访 7 年后发现，他莫昔芬延长治疗并未带来任何获益且与年龄或其他特征无关。他莫昔芬 5 年组无病生存率（DFS）为 82%，而他莫昔芬延长治疗组为 78%（*P*=0.03）。他莫昔芬 5 年组总生存率（OS）为 94%，而他莫昔芬延长治疗组为 91%（*P*=0.07）。服用他莫昔芬 5 年的女性，DFS 和 OS 都明显好于 10 年。在 NSABP B-14 研究中，当他莫昔芬治疗持续超过 5 年时，服用他莫昔芬 10 年的女性队列中出现血栓形成和死亡等不良事件发生率显著增高。因此，由于不良事件增加，研究提前终止。这项研究的结果与下面讨论的两个更大样本的多中心研究结果相矛盾。这项研究结果仅次于一项更小样本量的研究（*n*=1172），提前终止、随访时间短、随机分组时只有 25% 的患者处于绝经前或围绝经期。众所周知，老年患者对他莫昔芬有更高的不良反应。

最近的两个大型多中心研究均支持他莫昔芬辅助治疗 10 年。ATLAS 研究，通过比较他莫昔芬治疗 5 年组和 10 年组，提示他莫昔芬延长治疗至 10 年[9]。两组均证明他莫昔芬辅助治疗可降低乳腺癌复发率和相关死亡率。与他莫昔芬治疗 5 年组相比，他莫昔芬治疗 10 年组的疾病复发风险从 25.1% 降低至 21.4%，而绝对死亡率从 15% 降低至 12.2%，总死亡率也明显降低（他莫昔芬 10 年组 639 例，他莫昔芬 5 年组 722 例，*P*=0.002）。服用他莫昔芬 10 年的患者（*n*=3428）在治疗 10 年后仍有持续获益，风险进一步降低（HR=0.75，95%CI 0.62～0.90）。 在 ATLAS 研究中，严重不良事件如肺栓塞和子宫内膜癌在接受 10 年他莫昔芬治疗的女性中更为常见，但它并不影响乳腺癌的特异性死亡率。在他莫昔芬 10 年组中，肺栓塞的风险比（RR）为 1.87（95%CI 1.13～3.07，*P*=0.01），但两组的肺栓塞死亡率无差异（他莫昔芬 10 年组死亡 10 例，他莫昔芬 5 年组死亡 8 例，*P*=0.69）。研究发现，在接受他莫昔芬治疗 10 年的患者中，子宫内膜癌的累积发病率为 3.1%，死亡率为 0.4%，相比而言，接受治疗 5 年的患者累积发病率和死亡率均显著较低（累积风险为 1.6%，死亡率为 0.2%，*P*=0.0002）。

相似地，另一项高证据级别的大型多中心研究，aTTom 研究，将 6953 名完成至少 4 年他莫昔芬治疗的患者随机分为安慰剂组和继续他莫昔芬治疗 5 年组[10]。研究表明，延长他莫昔芬治疗至 10 年能减少乳腺癌复发（他莫昔芬 10 年组 580 例，他莫昔芬 5 年组 672 例，*P*=0.003），在延长治疗第 7～9 年和第 10 年后，危险比分别为 0.84（95%CI 0.73～0.95）和 0.75（95%CI 0.66～0.86）。与他莫昔芬 5 年组相比，他莫昔芬 10 年组的乳腺癌特异死亡率降低（HR=0.77，95%CI 0.64～0.92）。他莫昔芬 10 年组子宫内膜癌显著高于对照组 [37 例（1.1%）对 20 例（0.6%），RR=2.20，95%CI 1.31～2.34，*P* < 0.0001]。非乳腺癌死亡率相似（他莫昔芬 5 年组 457 例，他莫昔芬 10 年组 467 例，RR=0.94）。ATLAS 和 aTTom 研究均表明，与他莫昔芬 5 年相比，延长至 10 年可提高总体生存率和乳腺癌特异生存率，使 10 年他莫昔芬治疗成为绝经前女性的新标准。

（二）芳香化酶抑制药

芳香化酶是一种细胞色素 P_{450} 家族的酶，是 *CYP19* 基因的产物，能将雄激素转化为雌激素，而芳香化酶抑制药（AI）通过抑制芳香化酶的活性减少雌激素的生存。在绝经后女性中，芳香化酶是雌激素合成的主要来源，存在于外周组织包括脂肪、肌肉、乳腺癌、正常乳腺、肝脏和大脑。第三代 AI 可使雌激素分泌减少 95% 以上，从而使雌激素降至亚生理水平。然而，AI 不能克服卵巢芳香化酶活性。因此，只有绝经后女性或卵巢功能不全的女性，如接受药物或手术去势的患者，才能从 AI 中获益。最常见的不良反应是潮热、关节痛、肌肉骨骼不适、阴道干涩、乏力、恶心和呕吐、头发稀疏和骨质疏松。

芳香化酶抑制药分为两类即甾体类和非甾体类。它们与芳香化酶相互作用的机制不同。甾体和非甾体的第三代芳香化酶抑制药都是有效的。没有临床证据表明一种抑制机制优于另一种机制[14]。

芳香化酶抑制药是绝经后激素受体阳性乳腺癌辅助治疗的金标准。然而，目前尚不清楚最佳治疗时间。ATAC、BIG 1-98研究了术后AI代替他莫昔芬内分泌治疗[15-18]，IES、ABCSG-8、ARNO 95、ITA、BIG 1-98研究了2～3年他莫昔芬治疗后序贯AI内分泌治疗[18-21]，MA.17、MA.17R研究了5年他莫昔芬后序贯AI内分泌治疗[22, 23]。所有研究表明，与他莫昔芬相比，AI能持续改善无病生存期，降低远处复发和对侧乳腺癌的发生风险，并取代他莫昔芬成为绝经后激素受体阳性乳腺癌的一线内分泌治疗。

与他莫昔芬相比，AI治疗有不同的不良反应。相比于他莫昔芬，AI导致的阴道分泌物、不规则出血、子宫内膜息肉和子宫内膜癌、血栓栓塞问题更少，但肌肉骨骼事件、疼痛、骨质丢失致骨质疏松症风险增加，骨骼事件（骨折、头发变薄、阴道干燥和性功能障碍）发生率更高[24]。值得注意的是，在AI不能耐受的绝经后乳腺癌患者中，他莫昔芬仍有作用。绝经后女性也能从他莫昔芬序贯AI中获益。

ATAC研究是首次比较AI和他莫昔芬辅助治疗早期乳腺癌疗效和安全性的研究[15, 16, 25, 26]。目前，ATAC研究的中位随访时间（120个月）是任何辅助性AI研究中最长的。9366名绝经后早期乳腺癌女性接受内分泌治疗，以双盲法随机分为他莫昔芬组（n=3116）、阿那曲唑组（n=3125）或联合用药组（n=3125），为期5年。在120个月的中位随访中，分析了5216例已知激素受体阳性乳腺癌患者（阿那曲唑组n=2618，他莫昔芬组n=2598）。结果表明，与他莫昔芬单用组相比，阿那曲唑显著改善了DFS（HR=0.86，95%CI 0.78～0.95，P=0.003）[25]。在意向治疗组（HR=0.87，95%CI 0.77～0.99，P=0.03）和激素受体阳性组（HR=0.85，95%CI 0.73～0.98，P=0.02）的远处复发率方面，阿那曲唑也优于他莫昔芬。治疗结束后，阿那曲唑组复发率仍持续较低，尤其是激素受体阳性组。在对侧原发性乳腺癌新发病率方面，阿那曲唑也优于他莫昔芬（HR=0.60，P=0.004）。然而，与他莫昔芬组相比，阿那曲唑组的总生存率没有显著获益（HR=0.95，95%CI 0.84～1.06，P=0.4），但复发后死亡人数较少（HR=0.87，95%CI 0.74～1.02，P=0.09）。这些结果表明，与他莫昔芬相比，对于绝经后乳腺癌患者无病生存率和化疗预防方面，阿那曲唑均有优势。

总之，与他莫昔芬相比，阿那曲唑耐受性好，停药次数少（OR=0.80，95%CI 0.71～0.90，P=0.0002），如与不良事件相关的停药更少（OR=0.68，95%CI 0.57～0.81，$P < 0.0001$）[15, 27]。其严重不良反应较少，包括潮热、阴道分泌物、静脉血栓形成和子宫内膜癌（阿那曲唑组223例，他莫昔芬组369例，OR=0.57，95%CI 0.48～0.69，$P < 0.0001$）。不同治疗组的缺血性心血管事件无统计学意义（阿那曲唑组为2.5%，他莫昔芬组为1.9%，P=0.14）。然而，阿那曲唑治疗与骨密度降低、骨折（IRR=1.55，$P < 0.0001$）和关节炎等骨骼事件发生率增加有关。在治疗后随访期间，骨折发生率并没有逐年增长（IRR=1.03，P=0.72）。因此，阿那曲唑获益主要体现在内分泌治疗后，但风险并不明显。

三、序贯疗法

BIG 1-98是一项大型的前期研究，用于评估芳香化酶抑制药在早期乳腺癌辅助治疗中的作用[17, 18]。本研究将8010例绝经后激素受体阳性的早期乳腺癌女性随机分为4组（他莫昔芬×5年，来曲唑×5年，他莫昔芬×2年→来曲唑×3年，来曲唑×2年→他莫昔芬×3年）。随机分组后平均随访71个月[18]，将来曲唑单治疗组与序贯治疗组（他莫昔芬×2年→来曲唑×3年、来曲唑×2年→他莫昔芬×3年）进行比较。共有6182名绝经后女性被纳入评估。与来曲唑单药治疗组相比，两个序贯组的无病生存率均无显著改善（他莫昔芬→来曲唑的HR=1.05，99%CI 0.84～1.32；来曲唑→他莫昔芬的HR=0.96，99%CI 0.76～1.21）。与来曲唑单药治疗组相比，接受他莫昔芬→来曲唑的女性早期复发率无显著增加（来曲唑的HR=0.87，95%CI 0.75～1.02，P=0.08）。来曲唑单药治疗组5年DFS为87.9%（99%CI 85.5～89.8），来曲唑→他莫昔芬组5年DFS为87.6%（99%CI 85.2～89.6），他莫昔芬→

来曲唑组为 86.2%（99%CI 83.8～88.3），他莫昔芬组 DFS 为 84.6%（99%CI 82.1～86.8），三组无统计学差异，其中 39.5% 的患者在服用他莫昔芬 5 年后改用来曲唑，这可能是无统计学差异的原因。

对 ABCSG-8 研究和 ARNO-95 研究进行联合分析，以探讨他莫昔芬治疗 2～3 年后序贯 AI 的获益[21]。3224 名绝经后乳腺癌接受他莫昔芬治疗 2 年，然后再接受 3 年他莫昔芬或 3 年阿那曲唑治疗。在 ABCSG-8 研究中，患者在开始内分泌治疗前进行随机分组；而在 ARNO-95 研究中，患者在完成他莫昔芬治疗 2 年后再进行随机分组。中位随访 28 个月后，与他莫昔芬组相比，阿那曲唑组的 DFS 有所改善（HR=0.60，95%CI 0.44～0.81，*P*=0.0009），事件风险降低了 40%，远处复发率也较低(HR=0.61，95%CI 0.42～0.87，*P*=0.0067)，然而两组生存率没有差异。阿那曲唑和他莫昔芬耐受性良好，阿那曲唑治疗组骨折发生率显著高于对照组（*P*=0.015），血栓形成率较低（*P*=0.034），结果支持他莫昔芬初始治疗 2 年后换用阿那曲唑的益处，而不是继续使用他莫昔芬 5 年。

相似地，对三个临床研究ABCSG-8、ARNO-95 和 ITA 也进行了 Meta 分析[28]。ITA 是一个小样本开放性研究，入组 426 例淋巴结阳性患者，分为他莫昔芬 5 年治疗组和他莫昔芬 2～3 年后换用阿那曲唑组[29]。Meta 分析显示阿那曲唑治疗的患者疾病复发率和死亡人数较少。他莫昔芬换用阿那曲唑治疗可显著改善 DFS（HR=0.59，95%CI 0.48～0.74，*P* < 0.0001）和 OS（HR=0.71，95%CI 0.52～0.98，*P*=0.04）。在这些研究中药物不良反应与其他 AI 研究相似。基于这项分析的结果，阿那曲唑治疗早期乳腺癌似乎提高了无事件生存率，并有 OS 获益。

（一）最佳持续时间

NCIC-CTG MA.17 研究评估了在完成他莫昔芬 5 年治疗后延长使用来曲唑 5 年的获益[22, 23]。本研究随机抽取了 5187 名他莫昔芬 5 年治疗后的绝经后患者，接受来曲唑或安慰剂治疗。中期计划分析中，中位随访时间为 2.4 年（共 207 个事件），与安慰剂相比，服用来曲唑后 4 年 DFS 有显著改善（分别为 93% 和 87%，*P* < 0.001），延长来曲唑治疗降低了 43% 的复发率（HR=0.57，95%CI 0.43～0.75，*P*=0.00008）。

在 30 个月的中位随访中，对 MA.17 进行了更新分析，进一步证实了第一次中期分析的结果。与安慰剂组相比，DSF（HR=0.58，95%CI 0.45～0.76，2*P* < 0.001）和远处无病生存率（HR=0.60，95%CI 0.43～0.84，*P*=0.002）均有改善。复发率的改善并没有转化为 OS 的统计学差异。然而，在淋巴结阳性的预设亚组分析中，OS 有显著改善（HR=0.61，95%CI 0.38～0.98，*P*=0.04），这表明高风险患者从延长内分泌治疗中获益最多。

MA.17 研究揭盲后，将来曲唑提供给安慰剂组患者[22]，809 名女性拒绝服用来曲唑，而 1579 名女性在服用他莫昔芬 5 年后选择服用来曲唑，平均时间为 2.8 年。选择接受来曲唑治疗的女性更年轻，疾病风险更高，接受辅助化疗的可能性更大，表现状态更好。在平均 6.3 年的随访中，安慰剂→来曲唑组与安慰剂组相比，DFS（HR=0.66，95%CI 0.23～0.61，*P* < 0.0001）和远处复发　率（HR=0.39，95%CI 0.20～0.74，*P*=0.004）均有显著获益。而安慰剂组→来曲唑组骨质疏松症发生率较高（安慰剂→来曲唑组为 5.3%，安慰剂→安慰剂组为 1.6%，*P* < 0.0001），骨折发生率也高（安慰剂→来曲唑组为 5.2%，安慰剂→安慰剂组为 3.1%，*P* < 0.0001）。此分析支持芳香化酶抑制药在绝经后激素受体阳性乳腺癌辅助治疗中的重要性。他莫昔芬 5 年治疗结束后延长使用来曲唑，即使延长使用有延期，均有显著的疗效。因此，合适的高危患者完成他莫昔芬内分泌治疗后，即使完成后有延期，都应考虑来曲唑的延长治疗。

MA.17R 研究是一个Ⅲ期随机双盲对照试验，解答了完成 5 年 AI 治疗后，是否需要再额外延长 5 年 AI 的问题[30]。1918 名绝经后患者接受 5 年 AI 内分泌治疗后，随机分为来曲唑组或安慰剂组治疗 5 年。68.5% 的患者在接受 5 年 AI 内分泌治疗前已接受过他莫昔芬治疗，主要终点是

DFS，即乳腺复发或对侧新发乳腺癌。在平均 6.3 年的随访中，共有 165 例事件（来曲唑组 67 例，安慰剂组 98 例）。来曲唑组 5 年 DFS 为 95%（95%CI 93%～96%），安慰剂组为 91%（95%CI 89%～93%）。风险比（HR）为0.66（95%CI 0.48～0.91，P=0.01），表明来曲唑延长治疗组复发和对侧新发乳腺癌的风险显著降低（34%）。两组 5 年 OS 没有差异（来曲唑组为 93%，对照组为 94%，HR=0.97，P=0.83）。研究表明，与安慰剂组相比，延长来曲唑可降低对侧乳腺癌的发病率（0.21% vs. 0.49%，HR=0.42，P=0.007）。AI 相关骨事件如骨折和新发骨质疏松，在来曲唑组中更为常见。两组患者生活质量没有差别。

2016 年圣安东尼奥乳腺癌研讨会上提出了三项结果相互矛盾的研究[31-33]。NSABP B42 研究了 3966 名乳腺癌初始 5 年内分泌治疗（他莫昔芬→AI 或 AI）后，延长 5 年来曲唑治疗的获益[31]。在平均 6.9 年的随访中，延长来曲唑组的 DFS 为 84.7%，安慰剂组为 81.3%（HR=0.85，P=0.048）。延长来曲唑组 OS 为 91.8%，安慰剂组为 92.3%（HR=1.15，P=0.22）。B42 研究显示无乳腺癌间期（BCFI）事件，包括乳腺癌复发和对侧乳腺癌的发生率，在来曲唑组延长治疗 5 年组中显著降低（来曲唑延长组为 6.7%，安慰剂组为 10.0%，P=0.003），远处复发率少（来曲唑延长组为 3.9%，安慰剂组为 5.8%，P=0.03）。来曲唑延长组在骨质疏松导致的骨折和血栓事件中没有显著差异。值得注意的是，B42 研究中主要终点的定义不同于 MA.17R 研究。在 B42 研究中，DFS 包括乳腺癌、非乳腺癌和死亡，而在 MA.17R 中，DFS 仅包括乳腺癌复发和对侧乳腺癌。在 MA.17R 研究中，将非乳腺癌和死亡作为第一事件加入时，危险比与 B42 研究相似（MA.17R，HR=0.80，P=0.06；B42，HR=0.85，P=0.048）。这反映了比较临床研究和便于数据解释时，使用标准结果定义的重要性[34]。

DATA 研究是比较 1912 名他莫昔芬初始治疗 2～3 年后换用阿那曲唑 3 年或 6 年的Ⅲ期临床研究[32]，该研究旨在探究调整后的 DFS 有无增加，即使用阿那曲唑 3 年后的 DFS 包括复发、对侧乳腺癌和死亡。接受 6 年阿那曲唑治疗和接受 3 年阿那曲唑治疗的患者 5 年调整后 DFS 分别为 83.1% 和 79.4%（HR=0.79，P=0.07）。

类似地，IDEAL 研究比较了 7.5 年内分泌治疗还是 10 年内分泌治疗[33]。1824 名乳腺癌患者完成了初始 5 年内分泌治疗后（10% 为单用他莫昔芬，30% 为 AI，60% 为他莫昔芬→AI），随机接受 2.5 年或 5 年的 AI。本研究的主要终点是 DFS。5 年 DFS 在 AI 延长 2.5 年和 AI 延长 5 年的患者中分别为 88.4% 和 87.9%（HR=0.95，P=0.70）。OS 在 AI 延长 2.5 年和 AI 延长 5 年的患者中分别为 93.5% 和 92.6%（HR=1.08，P=0.59）。DATA 和 IDEAL 研究都没有证明延长内分泌治疗的额外生存获益，可能原因是随访时间较短，尚需要更长时间的随访数据。对于年龄较轻、高危和淋巴结转移的患者，绝经后应考虑延长 AI 治疗，但最佳持续时间尚不明确，还需考虑患者对内分泌治疗的耐受性和伴随疾病，尤其是潜在的骨病。

（二）卵巢功能抑制

卵巢去势是乳腺癌全身性治疗的首选方法之一，可以通过卵巢切除术或药物抑制。通过外科手术进行双侧卵巢切除，可以将雌激素水平即刻降至绝经后范围，而药物抑制可能需要数周才能降至绝经后范围。可以使用促黄体生成激素释放激素（luteinizing hormone-releasing hormone，LHRH）类似物进行药物抑制，这种类似物每月或每 3 个月 1 次皮下注射。LHRH 类似物包括戈舍瑞林、布舍瑞林、曲普瑞林和亮丙瑞林。LHRH 类似物作用于下丘脑 – 垂体 – 卵巢轴，抑制循环系统中的雌激素水平。LHRH 类似物使用 2～3 周后，雌激素水平下降至绝经后状态，但这种抑制作用是可逆的，药物停用后，卵巢功能可以恢复。

数十年来，对卵巢功能抑制作为辅助治疗的研究结果尚有争议。EBCTCG 研究的 15 年随访结果表明，在辅助治疗中，卵巢功能抑制联合他莫昔芬，与 CMF 辅助化疗而不使用他莫昔芬效果等同[12, 35]。最近，三项大型Ⅲ期随机临床研究探讨了在他莫昔芬或 AI 辅助治疗基础上，加用卵巢功能抑制的问题。

ECOG E3193 比较了他莫昔芬和他莫昔芬联合卵巢功能抑制，可以通过手术卵巢切除术、射频消融术或 LHRH 类似物来实现卵巢功能抑制[36]。这项研究纳入的是绝经前女性，即 6 个月内有月经或血清雌二醇水平在绝经前范围内，所有患者均为淋巴结阴性，肿瘤大小＜3cm，激素受体阳性，入组患者均不允许接受化疗。他莫昔芬联合卵巢抑制组 5 年 DFS 为 90%，而单独使用他莫昔芬组为 88%（HR=0.85，95%CI 0.47～1.56）。他莫昔芬联合卵巢抑制组 5 年 OS 为 98%，而单独使用他莫昔芬组为 95%（HR=0.84，95%CI 0.38～1.89）。平均随访 9.9 年后，两人在 DFS 和 OS 方面均没有显著差异。

SOFT 试验主要针对激素受体阳性乳腺癌的绝经前女性，接受 5 年他莫昔芬（Tam）、他莫昔芬联合卵巢功能抑制（Tam+OFS）、依西美坦联合卵巢功能抑制（AI+OFS）[37]。接受化疗的患者如果在辅助化疗完成 8 个月后，血清雌二醇范围或月经已经恢复，则判断为仍处于绝经前状态，参加 SOFT 研究的患者有 53% 接受过化疗。

TEXT 试验将绝经前激素受体阳性患者随机分为 5 年曲普瑞林联合他莫昔芬治疗组（Tam+OFS）和 5 年曲普瑞林联合依西美坦治疗组（AI+OFS），允许辅助化疗。将 SOFT 试验中的他莫昔芬或依西美坦联合卵巢功能抑制 2 组与 TEXT 试验综合分析，并单独报道了 SOFT 的研究结果。

TEXT 和 SOFT 联合分析结果表明，5 年 DFS，AI+OFS 优于 Tam+OFS，分别为 91%，87%（HR=0.72，95%CI 0.60～0.85，$P<0.001$）。然而，两组 OS 相似，分别为 96%，97%（HR=1.14，95%CI 0.86～1.51）[38]。

SOFT 试验初步分析显示，Tam+OFS 组 5 年 DFS 为 86.6%，而 Tam 组为 84.7%（HR=0.83，95%CI 0.66～1.04，P=0.1）。在接受辅助化疗的女性中，AI+OFS 组的 5 年 DFS 为 84%（HR=0.70，95%CI 0.53～0.92），而 Tam+OFS 组为 81%（HR=0.82，95%CI 0.64～1.07），而 Tam 组为 77%。在未接受化疗的女性中，Tam+OFS 组和 Tam 组 5 年 DFS 均为 93%。综上所述，对于绝经前激素阳性乳腺癌患者，若有年龄轻、淋巴结阳性、肿瘤分级高、接受过化疗等高复发风险因素，应考虑卵巢功能抑制联合芳香化酶抑制药 5 年。

（三）研究中的新药物

新药物（如依维莫司和帕博西尼）在乳腺癌细胞中有特定的靶点，并在转移性乳腺癌中显示了生存益处，目前正在用于早期乳腺癌的研究。

帕博西尼是一种 CDK 4/6 抑制剂，被 FDA 批准用于治疗转移性激素受体阳性乳腺癌。在 PALOMA-2 研究中，在激素受体阳性乳腺癌的初始治疗中，与来曲唑联合使用显示出优于来曲唑的 PFS 和 OS（帕博西尼联合来曲唑组 PFS 为 24.8 个月，而来曲唑单用组 PFS 为 14.5 个月，HR=0.58，95%CI 0.319～0.748，$P<0.01$）[39]，主要不良反应为中性粒细胞减少、贫血和白细胞减少。目前，帕博西尼正在评估用于辅助治疗。PALLAS（NCT02513394）是一项随机Ⅲ期研究，对激素受体阳性、HER2 阴性乳腺癌患者，标准辅助内分泌治疗联合或不联合帕博西尼治疗 2 年，主要终点为 5 年 DFS。

四、骨改良药物

早期乳腺癌患者辅助治疗后引起的骨质疏松症和骨折的风险很高，而双膦酸盐和地诺单抗在接受辅助治疗的乳腺癌患者中显示了改善骨密度、减少骨相关事件及可能的生存获益。

双膦酸盐抑制破骨细胞对骨的再吸收，促进破骨细胞凋亡。多个临床研究已证实，唑来膦酸和氯膦酸钠等双膦酸盐的辅助治疗对减少骨相关不良事件和改善骨密度方面具有一致的获益，但对乳腺癌的预后却有矛盾的结果。AZURE 研究入组了 3360 名接受标准辅助内分泌治疗的早期乳腺癌患者[40]。整个研究的结果表明，唑来膦酸的加入并不能改善 DFS、OS、侵袭性无病生存率（invasive disease-free survival，IDFS）或远处复发。然而，唑来膦酸延缓了骨转移的发生。唑来膦酸能改善绝经后女性的IDFS（*n*=1041，HR=0.77，95%CI 0.63～0.96），但在绝经前女性中并没有发现。双膦酸盐的不良反应包括肾功能不全、下颌骨坏死（osteonecrosis of the jaw，ONJ）和葡萄膜炎。在双膦酸盐治疗前及治疗期间建议牙科监测，并定期监测血清肌酐和钙水平。在双膦酸盐治疗期间，建议摄入适量维生素D和钙片、锻炼身体、改善生活方式等。

ABCSG-12试验研究了1803名接受卵巢功能抑制联合内分泌治疗的女性中添加唑来膦酸的益处[41]。平均随访47.8个月，阿那曲唑组和他莫昔芬组DFS无差异，唑来膦酸的加入可使疾病进展风险绝对降低3.2%，相对降低36%（HR=0.64，95%CI 0.46～0.91，*P*=0.01），但未观察到死亡风险降低（HR=0.60，95%CI 0.32～1.11，*P*=0.11）。近期一项Meta分析表明，绝经后女性使用双膦酸盐可以降低骨疾病复发率，提高乳腺癌生存率[42]。

地诺单抗是一种新型抗RANK配体单克隆抗体。RANK配体在调节破骨细胞活性和骨重吸收中起重要作用。ABCSG-18是一项大型随机Ⅲ期临床试验，旨在研究地诺单抗对接受AI内分泌治疗的绝经后早期乳腺癌患者的影响[43]。3425名女性被纳入研究，随机1∶1，分为6个月一次地诺单抗60mg治疗组和安慰剂组。地诺单抗显著延期第一次临床骨折的发生时间（HR=0.50，95%CI 0.39～0.65，*P*＜0.0001），骨折发生率更低（地诺单抗组92例，安慰剂组176例）。中位4年随访中，地诺单抗组与安慰剂组相比，疾病复发风险降低了18%（HR=0.816，*P*=0.051）。这项试验的长期生存数据尚待确定，主要不良反应为关节痛及其他与AI有关的症状。研究期间进行严格的牙科监测，并未发生下颌骨坏死患者。

（一）生物标志物

辅助化疗的考量基于患者的并发症、疾病复发风险、辅助化疗的疗效和毒性[4]，预后和预测信息都有助于决策。Adjuvant! Online是帮助确定风险的最早工具之一，它根据患者年龄、肿瘤大小、肿瘤分级、转移淋巴结数目、激素受体状态和化疗类型来评估5年和10年的死亡风险[44]。这种基于计算机的验证算法，能帮助临床和患者评估疾病复发风险、总体生存率和不同化疗方案有无获益。不过，这些在线帮助预测复发风险的早期网站如Adjuvant! Online已被更多基于肿瘤基因组学的个体化风险预测方法所取代。

Onco*type* Dx®，即21基因复发评分（recurrence score，RS），利用逆转录聚合酶链反应（RT-PCR）对原发性乳腺肿瘤进行复发风险和化疗获益的评估。它指导ER和（或）PR阳性、HER2阴性、淋巴结阴性乳腺癌患者辅助化疗决策的指定[45]。Onco*type* Dx®是基于NSABP B-20试验开发的，该试验比较了化疗后使用他莫昔芬与单用他莫昔芬在淋巴结阴性患者群体中的区别[46]，RS同时提供预后和预测信息。RS评分高预示能从辅助化疗中获益，RS评分低，相比于化疗，更能从内分泌治疗中获益。

TAILORx（NCT00310180）是一项前瞻性随机研究，旨在评估RS评分中度患者能否从化疗中获益[47]。TAILORx将0～10定义为低风险，11～25为中等风险，≥26为高风险。这与既往研究评分不同，＜18为低风险，18～30为中等风险，≥31为高等风险[45]。TAILORx入组了10 253名乳腺癌患者，肿块大小为1.1～5.0cm，ER和（或）PR阳性，HER2阴性，无淋巴结转移。使用Onco*type* Dx®评分系统，复发分数低的患者被分到单用内分泌治疗组，共1626名女性（15.9%）。5年时，在低风险人群中，DFS为93.8%（95%CI 92.4～94.9），OS为98%（95%CI 97.1～98.6）。约67%患者为中等风险，即评分为11～25分，随机分为化疗后再行内分泌治疗和内分泌治疗组，结果仍在随访中。目前，对于RS评分中度风险的患者，需要基于团队来抉择辅助化疗。然而，值得注意的是，在这项研究中，对于RS评分中度风险的患者，标准治疗是化疗后进行内分泌治疗，而实验组则不接受化疗，以观察患者能否豁免化疗。

回顾性分析SWOG S8814和ATAC试验中淋巴结1～3枚转移的早期乳腺癌患者[48, 49]，进行 Onco*type* Dx® 评分，在低 RS 患者中，化疗没有任何益处（HR=1.02，95%CI 0.54～1.93）。低 RS 评分患者中，淋巴结转移患者比淋巴结阴性患者预后差（HR=2.64，95%CI 1.33～5.27，*P*=0.006）。关于 Onco*type* Dx® 能否预测淋巴结转移患者化疗获益，目前尚缺乏共识，因为尚未对此目的进行验证。患者的预后随着淋巴结数目的增加而恶化，但我们并不知道化疗对淋巴结阳性但复发风险低的患者是否有利。RxPONDER（NCT01272037）是一项前瞻性临床试验，旨在解答这个问题，入组的是 4000 名淋巴结转移 1～3 枚的患者，尚无结果，该研究有助于根据复发评分确定是否有一部分淋巴结转移的患者也可以豁免化疗[50]。

MammaPrint 是一种 70 基因分析方法，用于分析乳腺肿瘤组织的基因表达谱，并识别早期乳腺的高危患者[51, 52]，该检测方法经 FDA 批准，可用于评估 ER 阳性和 ER 阴性早期乳腺癌的复发率。MINDACT（NCT000433589）研究是一项大型的前瞻性随机Ⅲ期临床试验，旨在确定 MammaPrint 能否预测患者化疗的获益[52]。这项Ⅲ期试验中，6693 名早期乳腺癌患者被纳入研究，他们的乳腺癌根据基因组风险，使用 MammaPrint 评分和基于生物学指标的临床评估进行分层，基因和临床风险均低危的患者不接受辅助化疗，而基因组和临床风险均高危的患者接受化疗。基因和临床风险不一致的患者随机分为化疗组和不化疗组，试验假设是基因低风险、临床高风险患者中，不化疗组 5 年无远处转移生存率，并不低于化疗组。研究结果表明，5 年意向性治疗人群分析，未接受化疗组的无远处转移生存率为 94.7%（95%CI 92.5～96.2）。在基因低风险和临床高风险的亚组中，化疗组和未化疗组的无远处转移生存率分别为 95.9% 和 94.4%（HR=0.78，*P*=0.267），在基因高风险和临床低风险的亚组中，化疗组和未化疗组的无远处转移生存率分别为 95.8% 和 95.0%（HR=1.17，*P*=0.657），即基因与临床风险不一致时，化疗并没有带来获益。

（二）化疗

辅助化疗能提高早期乳腺癌患者的总体生存率。每次治疗的绝对获益取决于患者的复发风险。EBCTCG 提供了支持辅助性综合化疗的数据，与不化疗患者相比，综合化疗显示了总生存优势[2]。在 50 岁以下的女性中，15 年无病生存率提高了 12.3%，乳腺癌特异性死亡率增加了 10%。在 50—69 岁的女性中，15 年无病生存率提高了 4.1%，乳腺癌特异性死亡率增加了 3.0%。决策治疗时，应考虑到方案的疗效、毒性和患者并发症。

（三）蒽环类和紫杉类化疗方案

蒽环类（阿霉素、表柔比星）抑制拓扑异构酶Ⅱ，这是 DNA 复制的一种必要酶。含蒽环类药物的方案有剂量密集型的阿霉素与环磷酰胺（ddAC），表柔比星和环磷酰胺（EC），AC 序贯单周或双周紫杉醇（AC-T），AC 序贯 3 周多西他赛，氟尿嘧啶、表柔比星和环磷酰胺（FEC/CEF）序贯多西他赛，氟尿嘧啶、多柔比星和环磷酰胺（FAC），多西他赛、阿霉素和环磷酰胺（TAC）。

紫杉醇类 [紫杉醇、多西紫杉醇和纳米颗粒白蛋白结合（nab）- 紫杉醇]，作为一种微管稳定剂，可促进稳定微管的形成并抑制其分解，抑制有丝分裂。在两项剂量密集的阿霉素和环磷酰胺序贯紫杉醇的随机对照试验中，均显示与单独使用 AC 相比，紫杉醇的加入改善了淋巴结阳性乳腺癌患者的 PFS 和 OS。GALGB 9741 研究探索了基于 Norton 模型的辅助剂量密集化疗的概念，以期提高疗效和总生存率[53]。2005 名女性被随机分为四组：①阿霉素（A）→紫杉醇（T）→环磷酰胺（C），3 周 1 次；② A → T，序贯 C，2 周 1 次，粒细胞集落刺激因子（GCSF）支持；③ AC → T，3 周 1 次；④ AC → T，2 周 1 次，GCSF 支持。平均随访 36 个月，联合与序贯化疗在 DFS 和 OS 相当。然而，剂量密集治疗显著提高了总生存率（RR=0.69，*P*=0.013）和无障碍生存率（RR=0.74，*P*=0.010）。剂量密集方案的4年无病生存率为82%，其他每3周方案的无病生存率为75%。GCSF支持下，剂量密集治疗的患者严重中性粒细胞发生率减少。因此，试验表明，序贯化疗与联合给药一样有效，但剂量密集型治疗较每3周方案显著改善OS。

另一项研究比较了4周期与8周期紫杉醇和蒽环化疗方案对于淋巴结阳性原发性乳腺癌的疗效[54]。延长紫杉醇化疗没有额外获益。然而，4周期AC方案化疗后，序贯紫杉醇，DFS和OS都有改善。与无紫杉醇组相比，含紫杉醇使复发风险降低17%（HR=0.83，校正Wald χ^2 P=0.002），死亡风险降低18%（HR=0.82，调整后P=0.006）。

ECOG E1199试验评估了早期乳腺癌辅助治疗中紫杉醇和多西紫杉醇单周与3周的疗效[55, 56]。4950名术后淋巴结阴性但高危或淋巴结阳性的患者，均接受4周期AC方案，3周1次，然后随机分为①3周1次的多西紫杉醇或紫杉醇，4个周期；②单周1次的多西紫杉醇或紫杉醇，12个周期。标准对照组为紫杉醇，每3周给药1次。多西紫杉醇每3周无病生存率的优势比（OR）为1.23（P=0.02）和1.09（P=0.29）。每周紫杉醇显著提高总生存率（OR=1.32，P=0.01）和无病生存率（OR=1.27，P=0.006）。三阴性乳腺癌患者尤其受益于每周紫杉醇治疗，10年生存率为59%（P=0.032），OS 66%（P=0.094）。然而，与紫杉醇3周疗法相比，紫杉醇单周疗法的2级、3级和4级神经病变增加（紫杉醇单周组为27%，紫杉醇3周组为20%）。多西他赛3周组骨髓抑制率较高（发生率为46%，所有其他组的发生率≤4%）。

US Oncology 7535试验比较了1016名患有Ⅰ～Ⅲ期乳腺癌的女性中，多西他赛和环磷酰胺（TC）与剂量密集型AC×4方案的疗效[57]。与对照组相比，TC组无病生存率（DFS）和总生存率有显著改善（TC组DFS为81%，AC组为75%，HR=0.74，P=0.33；OS 87% vs. 82%，HR=0.69，P=0.032）。基于这个结果，NCCN和ASCO指南都推荐TC×4替代AC×4。然而，无论是联合给药还是序贯给药，TC×4均没有正式AC-T的密集方案相比较。3个正在进行的临床试验在解决这个问题：Ⅲ期临床试验，比较TC与TAC治疗HER2阴性的早期乳腺癌患者（US Oncology USOR 06/090，NCT 0493870）；NSABP49，TC与蒽环为基础的化疗方案治疗HER2阴性乳腺癌的疗效比较（NCT01547741）；NASBP46，TC加贝伐单抗、单用TC、TAC的比较（NCT00887536）。

最近，对这3个试验进行了预计划联合疗效分析[58]，接受贝伐单抗治疗的患者被排除在该分析之外。这项预先计划分析的主要目的是TC×6非劣效于TAC×6的比较，其主要终点为IDFS。平均随访3.3年，共有2125例患者接受TC×6治疗，2117例患者接受TAC×6治疗，共发生338例事件。TC与TAC的HR为1.202（95%CI 0.97～1.49），意向治疗组的HR为1.23（95%CI 1.01～1.50，P=0.04）。两个HR均未达到主要终点，根据修正的Cox模型，这是一个非劣效性HR≤1.18。这项探索性的、非计划性的分析表明，含蒽环类药物对激素受体阴性乳腺癌或激素受体阳性乳腺癌伴腋窝淋巴结转移的患者更有效。目前正在进行长期跟踪，以确定对整体的影响生存。

在淋巴结阴性乳腺癌患者中，将5–氟尿嘧啶、表柔比星和环磷酰胺（FEC）×6与AC×4进行比较[59]。NSABP B-36试验在FEC和AC的8年随访中显示出非优越的生存效益。然而，与AC相比，FEC治疗的女性经历了更显著的不良反应。在FEC队列中，有更多的3级和4级毒性，如疲劳、发热性中性粒细胞减少症、血小板减少症和死亡。

FEC方案在两项对高危、淋巴结阳性乳腺癌患者中也进行了前瞻性随机研究[60, 61]。MA.5试验比较了CMF方案与高剂量表柔比星的FEC方案治疗绝经前淋巴结阳性乳腺癌的疗效。10年无复发生存率（RFS）和总生存率均优于FEC（RFS 52%，P=0.007；OS 62%，P=0.085）。在淋巴结阳性乳腺癌女性中研究了FEC方案的两个表柔比星剂量水平（50mg/m^2 vs. 100mg/m^2），结果显示高剂量表柔比星组（100mg/m^2）中5年的DFS和OS得到改善。

在三个临床试验中研究了在FEC方案加紫

杉烷的疗效[62-64]。一项研究显示淋巴结阳性乳腺癌 FEC×3 序贯 T×3，对比 FEC×6，5 年 DFS（78.4% vs. 73.2%，*P*=0.12）和 OS（90.7% vs. 86.7%，*P*=0.017）均明显获益。另一项大型随机试验显示，FEC×4 序贯 T×4，3 周 1 次，与其他含蒽环化疗方案（FEC 或 CMF）相比，早期乳腺癌患者（包括淋巴结阴性、淋巴结阳性和高风险状态）的 5 年 DFS 无显著性差异。与单用 FEC 相比，FEC 序贯 T 方案的复发风险降低了 23%（HR=0.77，95%CI 0.62～0.95，*P*=0.022），但随访 66 个月后，两种方案的 OS 无明显差异。

在淋巴结阳性乳腺癌中，对比了 FAC 和 TAC 的疗效[65, 66],TAC 与 FAC 相比，5 年生存率（TAC 组 75%，FAC 组 68%，HR=0.72，95%CI 0.59～0.88，*P*=0.001）和 OS（TAC 组 87%，FAC 组 81%，HR=0.70，95%CI 0.53～0.91，*P*=0.008）明显较好。在 NSABP B-30 试验中，TAC、AC 序贯 T、AT 相比，结果表明，TAC 与 AC 相比具有相似的 OS，但 DFS 较低，其次是 T；在 DFS 和 OS 方面，AT 与 TAC 相当。

（四）CMF 方案

CMF（环磷酰胺 – 甲氨蝶呤 – 氟尿嘧啶）方案是 20 世纪 70 年代淋巴结转移乳腺癌患者一线辅助化疗方案。NSABP B-20 和其他研究表明，在 ER 阳性和 ER 阴性的早期乳腺癌患者中，CMF 与不化疗相比，显著改善 DFS 和 OS[1, 67]。临床上使用不同疗程、剂量和给药途径的 CMF 方案具有相似的疗效和较好的依从性，但这些经典和改良的 CMF 方案缺乏直接的比较。在 8 个比较 AC 与 CMF 方案的临床试验中，结果喜忧参半；其中 3 项显示蒽环类药物具有更好的 OS 和 DFS，而其他研究没有差异[68]。在 NSABP B-28 和 CALGB 9344 试验中[69, 70]，蒽环加紫杉的方案与 AC 方案进行了比较，即间接地与 CMF 进行了比较。结果表明，蒽环 – 紫杉方案在 PFS 方面优于 CMF，而 OS 则不优于 CMF。对于激素受体阳性的乳腺癌和肿瘤较小的 TNBC，CMF 也可作为辅助用药。

（五）卡培他滨

对卡培他滨辅助治疗的研究，存在相反的结果。一项随机临床研究表明，在老年女性乳腺癌患者中，AC 和 CMF 优于卡培他滨，但这结果需要个体化考虑并发症[71]。ICE 试验研究了卡培他滨作为 65 岁以上女性的辅助单药疗法[72]。卡培他滨组和对照组的 3 年和 5 年 IDFS 无差异（3 年组为 85.4% vs. 84.3%，5 年组为 78.8% vs. 75%）。最近，日本和韩国肿瘤组织的 CREATE-X 试验研究了卡培他滨在术前化疗后手术标本未达到病理完全缓解（pCR）患者中的辅助作用[73]。这项研究招募了 910 名未 pCR 的 HER2 阴性女性乳腺癌，既往蒽环类或紫杉类新辅助化疗史，约 60% 的患者在术前全身治疗期间接受 5- 氟尿嘧啶治疗。随访 2 年，卡培他滨组 DFS 改善率为 74.1%，对照组为 67.7%（HR=0.70，*P*=0.0524）。卡培他滨组 OS 为 89.2%，对照组为 83.9%（HR=0.60，*P* ＜ 0.01）。三阴性乳腺癌（TNBC）亚组显示，卡培他滨组复发风险降低了 42%。以上结果以摘要形式呈现，尚未在同行评议期刊上发表，尚需进一步研究阐明未 pCR 患者接受卡培他滨辅助治疗的获益。

（六）卡铂类

肿瘤细胞具有 DNA 修复缺陷，卡铂可诱导 DNA 损伤并导致细胞凋亡，TNBC 中 *BRCA1* 突变患者有相似的 DNA 修复缺陷特征。在 TNBC 新辅助治疗研究中，卡铂被作为单独使用或联合使用。GEICAM 2006–2003 试验中，EC×4 方案加不加卡铂，有相同的病理完全缓解率（pCR）[74]。然而，CALGB 40603 试验表明，AC×4 → P×12 方案联用卡铂，对 pCR 有显著改善（卡铂组 54%，对照组 41%，*P*=0.0029）。TNBC 中，AC-T 方案加入卡铂平均随访 3 年，结果显示卡铂组可改善 OS（85.5% vs. 76.1%，HR=0.56，95%CI 0.33～0.96），但对其他乳腺癌亚型没有改善。GeparSixto 研究探索了卡铂在紫杉醇周疗、脂质体阿霉素周疗和贝伐单抗 3 周疗法中的作用[76]，加入卡铂组的 pCR 率显著升高（卡铂组为53%，对照组为37%，P=0.005），3年随访时DFS改善。上述研究均未对生存率进行评估，然而在TNBC患者中，卡铂带来更高的pCR率和更高的生存率存在相关性[77]。目前，卡铂也用于辅助治疗的研究：NRG-BR003（NCT02488967）正在评估将卡铂添加到含蒽环类或紫杉类方案中的获益。另一项研究是评估新辅助化疗后未pCR的TNBC患者观察与卡铂辅助治疗的对比：EA1131（NCT02445391）。在这些研究结果出来之前，卡铂不应用于临床研究以外的辅助治疗。

五、抗HER2治疗

在术后辅助治疗中，HER2特异性靶向治疗改善了HER2扩增乳腺癌患者的生存率和预后。HER2扩增的定义基于ASCO HER2免疫组织化学（IHC）和荧光原位杂交（FISH）测试指南[78]。IHC拷贝数≥6和（或）FISH HER2/CEP17≥2.0为HER2阳性肿瘤。

（一）曲妥珠单抗

曲妥珠单抗是一种选择性结合HER2受体胞外区的人源化单克隆抗体。几项随机临床试验表明，曲妥珠单抗联合化疗可改善HER2扩增乳腺癌术后患者手术的DFS和OS。

NSABP B-31研究了AC×4序贯单周P，加或不加曲妥珠单抗，共52周[79]。NCCTG N9831具有类似的设计，但曲妥珠单抗在紫杉醇完成后再使用。NSABP B-31和NCCTG N9831的联合分析显示，在中位数3.9年的随访后，加用曲妥珠单抗可使复发率降低48%（HR=0.52，95%CI 0.45～0.60，P < 0.001），死亡风险降低39%（HR=0.61，95%CI 0.50～0.75，P=0.001）。心脏毒性是曲妥珠单抗治疗的潜在不良反应，在先前接受过阿霉素治疗的患者中更为普遍。曲妥珠单抗不应与阿霉素同时使用，因为心脏毒性风险增加。B-31试验中4.1%的患者，N9831试验中2.9%的患者，在3年的随访中出现NYHA Ⅲ级或Ⅳ级充血性心力衰竭或心源性死亡[80]。

HERA试验研究了5081例早期HER2阳性乳腺癌患者，在标准辅助化疗上1年或2年曲妥珠单抗带来的获益[81]。1年随访后，加用曲妥珠单抗，复发率降低46%（HR=0.54，95%CI 0.43～0.67，P < 0.0001）。两组间OS无差异，但初步分析显示曲妥珠单抗组的死亡风险降低了34%（HR=0.66，95%CI 0.47～0.91，P=0.115）。此分析之后，对照组患者被允许交叉到曲妥珠单抗治疗组中。经过4年随访，意向治疗组的PFS显著高于对照组（曲妥珠单抗组78.6% vs. 对照组72.2%，HR=0.76，95%CI 0.66～0.87，P < 0.0001）。在平均8年的随访中，曲妥珠单抗使用1年与2年，没有观察到生存获益的差异。基于此结果，1年曲妥珠单抗成为辅助治疗的标准治疗。

BCIRG 006试验将淋巴结阴性但有高危因素或淋巴结转移的HER2阳性乳腺癌患者随机分为①AC序贯多西他赛（AC-T）；②AC序贯多西他赛加曲妥珠单抗治疗1年（AC-TH）；③卡铂、多西紫杉醇、曲妥珠单抗1年（TCH）[82]。结果显示曲妥珠单抗组的DFS优于标准化疗组（HR=0.64，P < 0.0001）。两种含曲妥珠单抗治疗的方案无DFS差异。与对照组相比，两种含曲妥珠单抗组的OS均有显著改善（AC-TH的HR=0.63，P=0.001；TCH的HR=0.77，P=0.04）。与AC-TH相比，TCH方案的心脏毒性事件显著降低（TCH组9.4% vs. AC-TH组18.6%，P < 0.0001）。

FinHer试验研究了在辅助化疗中添加曲妥珠单抗：①长春瑞滨序贯FEC×3；②多西他赛序贯FEC×3[83]。在1010名女性患者中，232名HER2阳性癌症患者被随机分为9周的曲妥珠单抗治疗组和在治疗期间不使用长春瑞滨或多西紫杉醇治疗组。平均随访3年，曲妥珠单抗降低了复发率（HR=0.42，95%CI 0.21～0.83，P=0.01）。加入曲妥珠单抗后，OS或心脏毒性未见差异。5年随访数据显示，在两种辅助化疗方案中加入曲妥珠单抗后，远处的DFS（HR=0.65，95%CI 0.38～1.12，P=0.12）和OS（HR=0.55，95%CI 0.27～1.11，P=0.094）均有显著改善。

基于上述临床研究结果，ASCO和NCCN指南推荐12个月曲妥珠单抗联合标准化疗作为

HER2 阳性乳腺癌患者的术后标准治疗。

一项Ⅱ期单臂临床试验研究了紫杉醇和曲妥珠单抗联合应用于低风险、淋巴结阴性、Ⅰ期 HER2 阳性乳腺癌患者[84]。结果显示，在 406 名女性中，3 年 DFS 为 98.7%（95%CI 97.6～99.8），而心衰率低于 0.5%。基于此结果，紫杉醇和曲妥珠单抗是治疗Ⅰ期 HER2 阳性乳腺癌患者的一种选择。

（二）帕妥珠单抗

帕妥珠单抗是一种 HER2 单克隆抗体，其结合位点与曲妥珠单抗不同。在 HER2 阳性、早期或局部晚期乳腺癌患者的新辅助治疗中，化疗联合曲妥珠单抗基础上，帕妥珠单抗能进一步提高 pCR 率（联合用药组 39.3% vs. 单独使用曲妥珠单抗组 21.5%，P=0.0063）[85]。在曲妥珠单抗中加入帕妥珠单抗也能改善 5 年的 PFS（联合用药组 86% vs. 曲妥珠单抗组 81%，HR=0.69，95%CI 0.34～1.00）和 DFS（联合用药组 84% vs. 曲妥珠单抗组 81%，HR=0.60，95%CI 0.28～1.27）[86]。在 Meta 分析中，较高的 pCR 与患者的 OS 和 PFS 改善相关，但与试验水平无关[77]。在淋巴结转移乳腺癌中，帕妥珠单抗联合曲妥珠单抗可显著改善 PFS（HR=0.68，95%CI 0.58～0.80，$P <$ 0.001）和 OS（HR=0.68，95%CI 0.56～0.84，$P <$ 0.001）[87]。NCCN 和 ASCO 指南都认为将帕妥珠单抗纳入辅助治疗是“合理的”，尤其是术前未接受帕妥珠单抗治疗的患者。最常见的治疗方案是剂量密集型 AC×4 序贯单周紫杉醇、曲妥珠单抗和帕妥珠单抗 3 周 1 次或 3 周 1 次的卡铂联合多西他赛、曲妥珠单抗和帕妥珠单抗。APHINITY（NCT01358877）是一项针对 4800 名早期 HER2 阳性乳腺癌患者的大型Ⅲ期随机临床试验。Genentech 在 2017 年 3 月的初始报道中指出，曲妥珠单抗基础上加入帕妥珠单抗，提高了 DFS，完整结果在 2017 年年底报道。

（三）T-DM1

T-DM1 是一种新型药物，将细胞毒药物（美坦辛，DM1）与 HER2 特异性单克隆抗体曲妥珠单抗耦联。T-DM1 在转移性 HER2 阳性乳腺癌中被批准为一线和二线药物[88]。在Ⅲ期临床研究中，T-DM1 加或不加帕妥珠单抗与曲妥珠单抗联合紫杉醇（TH）进行比较。T-DM1 联合帕妥珠单抗的 PFS 并不劣于曲妥珠单抗联合紫杉醇（T-DM1 组 15.3 个月 vs. TH 组 13.7 个月，HR=0.87，95%CI 0.69～10.8，P=0.14）。单用 T-DM1 组的 PFS 并不劣于曲妥珠单抗联合紫杉醇组（单用 T-DM1 组 14.1 个月 vs. TH 组 13.7 个月，HR=0.91，95%CI 0.73～11.3，P=0.31）[89]。

ATEMPT 试验（NCT01853748）是一项Ⅱ期临床试验，比较 T-DM1 与紫杉醇联合曲妥珠单抗在 HER2 阳性早期乳腺癌术后辅助治疗中的疗效。这项研究已经完成了 500 名患者的登记，主要终点是 2 年后的 DFS。次要终点包括不同肿瘤大小患者的 OS、DFS 以及 T-DM1 的毒性。

六、结论

系统性辅助治疗可提高早期乳腺癌患者术后生存率，治疗决策需基于患者的复发风险和身体状态进行量体裁衣。在 ER 和（或）PR 阳性、HER2 阴性乳腺癌患者中，Onco*type* Dx® 和其他生物标志物可以进一步确定哪些患者将从化疗中受益最大。每一个雌激素受体和（或）孕激素受体阳性乳腺癌患者均应给予内分泌治疗，内分泌治疗的类型取决于月经状态，绝经后女性的金标准是芳香化酶抑制药，而患者也可以选择他莫昔芬、非甾体类 AI 和类固醇 AI，有高危因素的年轻乳腺癌患者应考虑卵巢功能抑制。对于三阴性乳腺癌患者，多药联合化疗仍是其主要辅助治疗方案，以铂类为基础的辅助治疗可能带来希望，需待进一步的研究。HER2 阳性乳腺癌患者应接受抗 HER2 治疗，其中包括化疗联合曲妥珠单抗和（或）帕妥珠单抗。目前辅助治疗的许多新药物正在研究中，以促进早期乳腺癌的治疗。

参考文献

[1] Early Breast Cancer Trialists' Collaborative G (2005) Effects of chemotherapy and hormonal therapy for early breast cancer on recurrence and 15-year survival: an overview of the randomised trials. Lancet 365(9472):1687–1717
[2] Early Breast Cancer Trialists' Collaborative G, Peto R, Davies C, Godwin J, Gray R, Pan HC, Clarke M, Cutter D, Darby S, McGale P et al (2012) Comparisons between different polychemotherapy regimens for early breast cancer: meta-analyses of long-term outcome among 100,000 women in 123 randomised trials. Lancet 379(9814):432–444
[3] Loprinzi CL, Ravdin PM (2003) Decision-making for patients with resectable breast cancer: individualized decisions for and by patients and their physicians. J Natl Compr Cancer Netw 1(2):189–196
[4] Loprinzi CL, Thome SD (2001) Understanding the utility of adjuvant systemic therapy for primary breast cancer. J Clin Oncol 19(4):972–979
[5] Ravdin PM, Siminoff LA, Davis GJ, Mercer MB, Hewlett J, Gerson N, Parker HL (2001) Computer program to assist in making decisions about adjuvant therapy for women with early breast cancer. J Clin Oncol 19(4):980–991
[6] Perou CM, Sorlie T, Eisen MB, van de Rijn M, Jeffrey SS, Rees CA, Pollack JR, Ross DT, Johnsen H, Akslen LA et al (2000) Molecular portraits of human breast tumours. Nature 406(6797):747–752
[7] Ma CX, Bose R, Ellis MJ (2016) Prognostic and predictive biomarkers of endocrine responsiveness for estrogen receptor positive breast cancer. Adv Exp Med Biol 882:125–154
[8] Baum M, Brinkley DM, Dossett JA, McPherson K, Patterson JS, Rubens RD, Smiddy FG, Stoll BA, Wilson A, Lea JC et al (1983) Improved survival among patients treated with adjuvant tamoxifen after mastectomy for early breast cancer. Lancet 2(8347):450
[9] Davies C, Pan H, Godwin J, Gray R, Arriagada R, Raina V, Abraham M, Medeiros Alencar VH, Badran A, Bonfill X et al (2013) Long-term effects of continuing adjuvant tamoxifen to 10 years versus stopping at 5 years after diagnosis of oestrogen receptor-positive breast cancer: ATLAS, a randomised trial. Lancet 381(9869):805–816
[10] Gray RG, Rea D, Handley K et al (2013) ATTom: long-term effects of continuing adjuvant tamoxifen to 10 years versus stopping at 5 years in 6,953 women with early breast cancer. J Clin Oncol 31(suppl 8):5
[11] Vogel VG, Costantino JP, Wickerham DL, Cronin WM, Cecchini RS, Atkins JN, Bevers TB, Fehrenbacher L, Pajon ER Jr, Wade JL 3rd et al (2006) Effects of tamoxifen vs raloxifene on the risk of developing invasive breast cancer and other disease outcomes: the NSABP Study of Tamoxifen and Raloxifene (STAR) P-2 trial. JAMA 295(23):2727–2741
[12] (1998) Tamoxifen for early breast cancer: an overview of the randomised trials. Early Breast Cancer Trialists' Collaborative Group. Lancet 351(9114):1451–1467
[13] Fisher B, Dignam J, Bryant J, Wolmark N (2001) Five versus more than five years of tamoxifen for lymph node-negative breast cancer: updated findings from the National Surgical Adjuvant Breast and Bowel Project B-14 randomized trial. J Natl Cancer Inst 93(9):684–690
[14] Smith I, Yardley D, Burris H, De Boer R, Amadori D, McIntyre K, Ejlertsen B, Gnant M, Jonat W, Pritchard KI et al (2017) Comparative efficacy and safety of adjuvant letrozole versus anastrozole in postmenopausal patients with hormone receptor-positive, node- positive early breast cancer: final results of the randomized Phase III Femara Versus Anastrozole Clinical Evaluation (FACE) trial. J Clin Oncol 35(10):1041–1048
[15] Baum M, Budzar AU, Cuzick J, Forbes J, Houghton JH, Klijn JG, Sahmoud T, Group AT (2002) Anastrozole alone or in combination with tamoxifen versus tamoxifen alone for adjuvant treatment of postmenopausal women with early breast cancer: first results of the ATAC randomised trial. Lancet 359(9324):2131–2139
[16] Howell A, Cuzick J, Baum M, Buzdar A, Dowsett M, Forbes JF, Hoctin-Boes G, Houghton J, Locker GY, Tobias JS et al (2005) Results of the ATAC (Arimidex, Tamoxifen, Alone or in Combination) trial after completion of 5 years' adjuvant treatment for breast cancer. Lancet 365(9453):60–62
[17] Breast International Group 1-98 Collaborative G, Thurlimann B, Keshaviah A, Coates AS, Mouridsen H, Mauriac L, Forbes JF, Paridaens R, Castiglione-Gertsch M, Gelber RD et al (2005) A comparison of letrozole and tamoxifen in postmenopausal women with early breast cancer. N Engl J Med 353(26):2747–2757
[18] Group BIGC, Mouridsen H, Giobbie-Hurder A, Goldhirsch A, Thurlimann B, Paridaens R, Smith I, Mauriac L, Forbes J, Price KN et al (2009) Letrozole therapy alone or in sequence with tamoxifen in women with breast cancer. N Engl J Med 361(8):766–776
[19] Boccardo F, Rubagotti A, Puntoni M, Guglielmini P, Amoroso D, Fini A, Paladini G, Mesiti M, Romeo D, Rinaldini M et al (2005) Switching to anastrozole versus continued tamoxifen treatment of early breast cancer: preliminary results of the Italian Tamoxifen Anastrozole trial. J Clin Oncol 23(22):5138–5147
[20] Coombes RC, Hall E, Gibson LJ, Paridaens R, Jassem J, Delozier T, Jones SE, Alvarez I, Bertelli G, Ortmann O et al (2004) A randomized trial of exemestane after two to three years of tamoxifen therapy in postmenopausal women with primary breast cancer. N Engl J Med 350(11):1081–1092
[21] Jakesz R, Jonat W, Gnant M, Mittlboeck M, Greil R, Tausch C, Hilfrich J, Kwasny W, Menzel C, Samonigg H et al (2005) Switching of postmenopausal women with endocrine-responsive early breast cancer to anastrozole after 2 years' adjuvant tamoxifen: combined results of ABCSG trial 8 and ARNO 95 trial. Lancet 366(9484):455–462
[22] Goss PE, Ingle JN, Martino S, Robert NJ, Muss HB, Piccart MJ, Castiglione M, Tu D, Shepherd LE, Pritchard KI et al (2003) A randomized trial of letrozole in postmenopausal women after five years of tamoxifen therapy for early-stage breast cancer. N Engl J Med 349(19):1793–1802
[23] Ingle JN, Tu D, Pater JL, Muss HB, Martino S, Robert NJ, Piccart MJ, Castiglione M, Shepherd LE, Pritchard KI et al (2008) Intentto-treat analysis of the placebo-controlled trial of letrozole for extended adjuvant therapy in early breast cancer: NCIC CTG MA.17. Ann Oncol 19(5):877–882
[24] Perez EA, Josse RG, Pritchard KI, Ingle JN, Martino S, Findlay BP, Shenkier TN, Tozer RG, Palmer MJ, Shepherd LE et al (2006) Effect of letrozole versus placebo on bone mineral density in women with primary breast cancer

completing 5 or more years of adjuvant tamoxifen: a companion study to NCIC CTG MA.17. J Clin Oncol 24(22): 3629–3635

[25] Cuzick J, Sestak I, Baum M, Buzdar A, Howell A, Dowsett M, Forbes JF, investigators AL (2010) Effect of anastrozole and tamoxifen as adjuvant treatment for early-stage breast cancer: 10-year analysis of the ATAC trial. Lancet Oncol 11(12):1135–1141

[26] Arimidex, Tamoxifen, Alone or in Combination (ATAC) Trialists' Group, Forbes JF, Cuzick J, Buzdar A, Howell A, Tobias JS, Baum M (2008) Effect of anastrozole and tamoxifen as adjuvant treatment for early-stage breast cancer: 100-month analysis of the ATAC trial. Lancet Oncol 9(1):45–53

[27] Fallowfield L, Cella D, Cuzick J, Francis S, Locker G, Howell A (2004) Quality of life of postmenopausal women in the Arimidex, Tamoxifen, Alone or in Combination (ATAC) Adjuvant Breast Cancer trial. J Clin Oncol 22(21):4261–4271

[28] Jonat W, Gnant M, Boccardo F, Kaufmann M, Rubagotti A, Zuna I, Greenwood M, Jakesz R (2006) Effectiveness of switching from adjuvant tamoxifen to anastrozole in postmenopausal women with hormone-sensitive early-stage breast cancer: a meta-analysis. Lancet Oncol 7(12):991–996

[29] Boccardo F, Rubagotti A, Guglielmini P, Fini A, Paladini G, Mesiti M, Rinaldini M, Scali S, Porpiglia M, Benedetto C et al (2006) Switching to anastrozole versus continued tamoxifen treatment of early breast cancer. Updated results of the Italian tamoxifen anastrozole (ITA) trial. Ann Oncol 17(Suppl 7):vii10–vii14

[30] Goss PE, Ingle JN, Pritchard KI, Robert NJ, Muss H, Gralow J, Gelmon K, Whelan T, Strasser-Weippl K, Rubin S et al (2016) Extending aromatase-inhibitor adjuvant therapy to 10 years. N Engl J Med 375(3):209–219

[31] Mamounas EP, Bandos H, Lembersky BC et al (2017) A randomized, double-blinded, placebo-controlled clinical trial of extended adjuvant endocrine therapy with letrozole in postmenopausal women with hormone-receptor-positive breast cancer who have completed previous adjuvant treatment with an aromatase inhibitor [abstract]. Cancer Res 77(4 Suppl):Abstract S1-05

[32] Tjan-Heijnen VC, Van Hellemond IE, Peer PG et al (2017) First results from the multicenter phase III DATA study comparing 3 versus 6 years of anastrozole after 2–3 years of tamoxifen in post-menopausal women with hormone receptor-positive early breast cancer [abstract]. Cancer Res 77(4 Suppl):Abstract S1-03

[33] Blok EJ, van de Velde CJH, Meershoek-Klein Kranenbarg EM et al (2017) Optimal duration of extended letrozole treatment after 5 years of adjuvant endocrine therapy; results of the randomized phase III IDEAL trial (BOOG 2006-05) [abstract]. Cancer Res 77(4 Suppl):Abstract S1-04

[34] Hudis CA, Barlow WE, Costantino JP, Gray RJ, Pritchard KI, Chapman JA, Sparano JA, Hunsberger S, Enos RA, Gelber RD et al (2007) Proposal for standardized definitions for efficacy end points in adjuvant breast cancer trials: the STEEP system. J Clin Oncol 25(15):2127–2132

[35] LHRH-agonists in Early Breast Cancer Overview group, Cuzick J, Ambroisine L, Davidson N, Jakesz R, Kaufmann M, Regan M, Sainsbury R (2007) Use of luteinising-hormone-releasing hor-mone agonists as adjuvant treatment in premenopausal patients with hormone-receptor-positive breast cancer: a meta-analysis of individual patient data from randomised adjuvant trials. Lancet 369(9574):1711–1723

[36] Tevaarwerk AJ, Wang M, Zhao F, Fetting JH, Cella D, Wagner LI, Martino S, Ingle JN, Sparano JA, Solin LJ et al (2014) Phase III comparison of tamoxifen versus tamoxifen plus ovarian function suppression in premenopausal women with node-negative, hormone receptor-positive breast cancer (E-3193, INT-0142): a trial of the Eastern Cooperative Oncology Group. J Clin Oncol 32(35):3948–3958

[37] Pagani O, Regan MM, Walley BA, Fleming GF, Colleoni M, Lang I, Gomez HL, Tondini C, Burstein HJ, Perez EA et al (2014) Adjuvant exemestane with ovarian suppression in premenopausal breast cancer. N Engl J Med 371(2):107–118

[38] Francis PA, Regan MM, Fleming GF, Lang I, Ciruelos E, Bellet M, Bonnefoi HR, Climent MA, Da Prada GA, Burstein HJ et al (2015) Adjuvant ovarian suppression in premenopausal breast cancer. N Engl J Med 372(5):436–446

[39] Finn RS, Martin M, Rugo HS, Jones S, Im S-A, Gelmon K, Harbeck N, Lipatov ON, Walshe JM, Moulder S, Gauthier E, Lu DR, Randolph S, Diéras V, Slamon DJ (2016) Palbociclib and letro-zole in advanced breast cancer. N Engl J Med 375:1925–1936 2016

[40] Coleman RE, Marshall H, Cameron D, Dodwell D, Burkinshaw R, Keane M, Gil M, Houston SJ, Grieve RJ, Barrett-Lee PJ et al (2011) Breast-cancer adjuvant therapy with zoledronic acid. N Engl J Med 365(15):1396–1405

[41] Gnant M, Mlineritsch B, Stoeger H, Luschin-Ebengreuth G, Knauer M, Moik M, Jakesz R, Seifert M, Taucher S, Bjelic-Radisic V et al (2015) Zoledronic acid combined with adjuvant endocrine therapy of tamoxifen versus anastrozol plus ovarian function suppression in premenopausal early breast cancer: final analysis of the Austrian Breast and Colorectal Cancer Study Group Trial 12. Ann Oncol 26(2):313–320

[42] Early Breast Cancer Trialists' Collaborative G, Coleman R, Powles T, Paterson A, Gnant M, Anderson S, Diel I, Gralow J, von Minckwitz G, Moebus V et al (2015) Adjuvant bisphosphonate treatment in early breast cancer: meta-analyses of individual patient data from randomised trials. Lancet 386(10001):1353–1361

[43] Gnant M, Pfeiler G, Dubsky PC, Hubalek M, Greil R, Jakesz R, Wette V, Balic M, Haslbauer F, Melbinger E et al (2015) Adjuvant denosumab in breast cancer (ABCSG-18): a multicentre, randomised, double-blind, placebo-controlled trial. Lancet 386(9992):433–443

[44] Olivotto IA, Bajdik CD, Ravdin PM, Speers CH, Coldman AJ, Norris BD, Davis GJ, Chia SK, Gelmon KA (2005) Population-based validation of the prognostic model ADJUVANT! for early breast cancer. J Clin Oncol 23(12):2716–2725

[45] Paik S, Shak S, Tang G, Kim C, Baker J, Cronin M, Baehner FL, Walker MG, Watson D, Park T et al (2004) A multigene assay to predict recurrence of tamoxifen-treated, node-negative breast can-cer. N Engl J Med 351(27):2817–2826

[46] Paik S, Tang G, Shak S, Kim C, Baker J, Kim W, Cronin M, Baehner FL, Watson D, Bryant J et al (2006) Gene expression and benefit of chemotherapy in women with node-negative, estrogen receptor-positive breast cancer. J Clin Oncol 24(23):3726–3734

[47] Sparano JA, Gray RJ, Makower DF, Pritchard KI, Albain KS, Hayes DF, Geyer CE Jr, Dees EC, Perez EA,

Olson JA Jr et al (2015) Prospective validation of a 21-gene expression assay in breast cancer. N Engl J Med 373(21):2005–2014
[48] Albain KS, Barlow WE, Shak S, Hortobagyi GN, Livingston RB, Yeh IT, Ravdin P, Bugarini R, Baehner FL, Davidson NE et al (2010) Prognostic and predictive value of the 21-gene recur-rence score assay in postmenopausal women with node-positive, oestrogen- receptor- positive breast cancer on chemotherapy: a retro-spective analysis of a randomised trial. Lancet Oncol 11(1):55–65
[49] Dowsett M, Cuzick J, Wale C, Forbes J, Mallon EA, Salter J, Quinn E, Dunbier A, Baum M, Buzdar A et al (2010) Prediction of risk of distant recurrence using the 21-gene recurrence score in node-negative and node-positive postmenopausal patients with breast cancer treated with anastrozole or tamoxifen: a TransATAC study. J Clin Oncol 28(11):1829–1834
[50] Wong WB, Ramsey SD, Barlow WE, Garrison LP Jr, Veenstra DL (2012) The value of comparative effectiveness research: projected return on investment of the RxPONDER trial (SWOG S1007). Contemp Clin Trials 33(6):1117–1123
[51] Cardoso F, Van't Veer L, Rutgers E, Loi S, Mook S, Piccart-Gebhart MJ (2008) Clinical application of the 70-gene profile: the MINDACT trial. J Clin Oncol 26(5):729–735
[52] Cardoso F, van't Veer LJ, Bogaerts J, Slaets L, Viale G, Delaloge S, Pierga JY, Brain E, Causeret S, DeLorenzi M et al (2016) 70-gene signature as an aid to treatment decisions in early-stage breast can-cer. N Engl J Med 375(8):717–729
[53] Citron ML, Berry DA, Cirrincione C, Hudis C, Winer EP, Gradishar WJ, Davidson NE, Martino S, Livingston R, Ingle JN et al (2003) Randomized trial of dose-dense versus conventionally scheduled and sequential versus concurrent combination chemotherapy as postoperative adjuvant treatment of node-positive primary breast cancer: first report of Intergroup Trial C9741/Cancer and Leukemia Group B Trial 9741. J Clin Oncol 21(8):1431–1439
[54] Watanabe T, Kuranami M, Inoue K et al (2009) Phase III trial comparing 4-cycle doxorubicin plus cyclophosphamide followed by 4-cycle taxan with 8-cycle taxan as adjuvant therapy for node-positive breast cancer: results of N-SAS-BC02 trial [abstract]. J Clin Oncol 27(Suppl 15):Abstract 516
[55] Sparano JA, Zhao F, Martino S, Ligibel JA, Perez EA, Saphner T, Wolff AC, Sledge GW Jr, Wood WC, Davidson NE (2015) Long-term follow-up of the E1199 phase III trial evaluating the role of taxane and schedule in operable breast cancer. J Clin Oncol 33(21):2353–2360
[56] Sparano JA, Wang M, Martino S, Jones V, Perez EA, Saphner T, Wolff AC, Sledge GW Jr, Wood WC, Davidson NE (2008) Weekly paclitaxel in the adjuvant treatment of breast cancer. N Engl J Med 358(16):1663–1671
[57] Jones S, Holmes FA, O'Shaughnessy J, Blum JL, Vukelja SJ, McIntyre KJ, Pippen JE, Bordelon JH, Kirby RL, Sandbach J et al (2009) Docetaxel with cyclophosphamide is associated with an overall survival benefit compared with doxorubicin and cyclophos-phamide: 7-year follow-up of US Oncology Research Trial 9735. J Clin Oncol 27(8):1177–1183
[58] Blum JL, Flynn PJ, Yothers G, Asmar L, Geyer CE Jr, Jacobs SA, Robert NJ, Hopkins JO, O'Shaughnessy JA, Dang CT et al (2017) Anthracyclines in Early Breast Cancer: the ABC Trials-USOR 06-090, NSABP B-46-I/USOR 07132, and NSABP B-49 (NRG Oncology). J Clin Oncol 35(23):2647–2655
[59] Samuel JAWJ, Bandos H et al (2015) Abstract S3-02: NSABP B-36: a randomized phase III trial comparing six cycles of 5-fluorouracil (5-FU), epirubicin, and cyclophosphamide (FEC) to four cycles of adriamycin and cyclophosphamide (AC) in patients (pts) with node-negative breast cancer. Cancer Res 75:S3-02
[60] Levine MN, Pritchard KI, Bramwell VH, Shepherd LE, Tu D, Paul N (2005) National Cancer Institute of Canada Clinical Trials G: randomized trial comparing cyclophosphamide, epirubicin, and fluorouracil with cyclophosphamide, methotrexate, and fluorouracil in premenopausal women with node-positive breast cancer: update of National Cancer Institute of Canada Clinical Trials Group Trial MA5. J Clin Oncol 23(22):5166–5170
[61] French Adjuvant Study G (2001) Benefit of a high-dose epirubicin regimen in adjuvant chemotherapy for node-positive breast cancer patients with poor prognostic factors: 5-year follow-up results of French Adjuvant Study Group 05 randomized trial. J Clin Oncol 19(3):602–611
[62] Ellis P, Barrett-Lee P, Johnson L, Cameron D, Wardley A, O'Reilly S, Verrill M, Smith I, Yarnold J, Coleman R et al (2009) Sequential docetaxel as adjuvant chemotherapy for early breast cancer (TACT): an open-label, phase III, randomised controlled trial. Lancet 373(9676):1681–1692
[63] Martin M, Rodriguez-Lescure A, Ruiz A, Alba E, Calvo L, Ruiz- Borrego M, Munarriz B, Rodriguez CA, Crespo C, de Alava E et al (2008) Randomized phase 3 trial of fluorouracil, epirubicin, and cyclophosphamide alone or followed by Paclitaxel for early breast cancer. J Natl Cancer Inst 100(11):805–814
[64] Roche H, Fumoleau P, Spielmann M, Canon JL, Delozier T, Serin D, Symann M, Kerbrat P, Soulie P, Eichler F et al (2006) Sequential adjuvant epirubicin-based and docetaxel chemotherapy for node- positive breast cancer patients: the FNCLCC PACS 01 trial. J Clin Oncol 24(36):5664–5671
[65] Martin M, Pienkowski T, Mackey J, Pawlicki M, Guastalla JP, Weaver C, Tomiak E, Al-Tweigeri T, Chap L, Juhos E et al (2005) Adjuvant docetaxel for node-positive breast cancer. N Engl J Med 352(22):2302–2313
[66] Swain SM, Jeong J, Geyer CE et al (2009) NSABP B-30: definitive analysis of patient outcome from a randomized trial evaluating different schedules and combinations of adjuvant therapy containing doxorubicin, docetaxel and cyclophosphamide in women with operable, node-positive breast cancer [abstract]. Cancer Res 69(Suppl_1):Abstract 75
[67] (1998) Polychemotherapy for early breast cancer: an overview of the randomised trials. Early Breast Cancer Trialists' Collaborative Group. Lancet 352(9132):930–942
[68] Munzone E, Curigliano G, Burstein HJ, Winer EP, Goldhirsch A (2012) CMF revisited in the 21st century. Ann Oncol 23(2):305–311
[69] Friedman M, Byers SO (1965) Immunity of the mature thrombo- atherosclerotic plaque to hypercholesteraemia. Br J Exp Pathol 46(5):539–544
[70] Henderson IC, Berry DA, Demetri GD, Cirrincione CT, Goldstein LJ, Martino S, Ingle JN, Cooper MR, Hayes DF, Tkaczuk KH et al (2003) Improved outcomes from adding sequential Paclitaxel but not from escalating Doxorubicin

dose in an adjuvant chemotherapy regimen for patients with node-positive primary breast cancer. J Clin Oncol 21(6):976–983
[71] Muss HB, Berry DA, Cirrincione CT, Theodoulou M, Mauer AM, Kornblith AB, Partridge AH, Dressler LG, Cohen HJ, Becker HP et al (2009) Adjuvant chemotherapy in older women with early- stage breast cancer. N Engl J Med 360(20):2055–2065
[72] von Minckwitz G, Reimer T, Potenberg J et al (2015) The phase III ICE study: Adjuvant ibandronate with or without capecitabine in elderly patients with moderate or high risk early breast cancer [abstract]. Cancer Res 75(9 Suppl):Abstract nr S3-04
[73] Toi M, Lee S-J, Lee ES et al (2016) A phase III trial of adjuvant capecitabine in breast cancer patients with HER2-negative pathologic residual invasive disease after neoadjuvant chemo-therapy (CREATE-X, JBCRG-04) [abstract]. Cancer Res 76(4 Suppl):Abstract S1-07
[74] Alba E, Chacon JI, Lluch A, Anton A, Estevez L, Cirauqui B, Carrasco E, Calvo L, Segui MA, Ribelles N et al (2012) A randomized phase II trial of platinum salts in basal-like breast cancer patients in the neoadjuvant setting. Results from the GEICAM/2006-03, multicenter study. Breast Cancer Res Treat 136(2):487–493
[75] Sikov WM, Berry DA, Perou CM et al (2016) Event-free and overall survival following neoadjuvant weekly paclitaxel and dose-dense AC +/− carboplatin and/or bevacizumab in triple-negative breast cancer: Outcomes from CALGB 40603 (Alliance) [abstract]. Cancer Res 76(4 Suppl):Abstract S2-05
[76] von Minckwitz G, Schneeweiss A, Loibl S, Salat C, Denkert C, Rezai M, Blohmer JU, Jackisch C, Paepke S, Gerber B et al (2014) Neoadjuvant carboplatin in patients with triple-negative and HER2- positive early breast cancer (GeparSixto; GBG 66): a randomised phase 2 trial. Lancet Oncol 15(7):747–756
[77] Cortazar P, Zhang L, Untch M, Mehta K, Costantino JP, Wolmark N, Bonnefoi H, Cameron D, Gianni L, Valagussa P et al (2014) Pathological complete response and long-term clinical benefit in breast cancer: the CTNeoBC pooled analysis. Lancet 384(9938):164–172
[78] Wolff AC, Hammond ME, Hicks DG, Dowsett M, McShane LM, Allison KH, Allred DC, Bartlett JM, Bilous M, Fitzgibbons P et al (2013) Recommendations for human epidermal growth factor receptor 2 testing in breast cancer: American Society of Clinical Oncology/College of American Pathologists clinical practice guideline update. J Clin Oncol 31(31):3997–4013
[79] Perez EA, Romond EH, Suman VJ, Jeong JH, Davidson NE, Geyer CE Jr, Martino S, Mamounas EP, Kaufman PA, Wolmark N (2011) Four-year follow-up of trastuzumab plus adjuvant chemotherapy for operable human epidermal growth factor receptor 2-positive breast cancer: joint analysis of data from NCCTG N9831 and NSABP B-31. J Clin Oncol 29(25):3366–3373
[80] Perez EA, Suman VJ, Davidson NE, Sledge GW, Kaufman PA, Hudis CA, Martino S, Gralow JR, Dakhil SR, Ingle JN et al (2008) Cardiac safety analysis of doxorubicin and cyclophosphamide followed by paclitaxel with or without trastuzumab in the North Central Cancer Treatment Group N9831 adjuvant breast cancer trial. J Clin Oncol 26(8):1231–1238
[81] Piccart-Gebhart MJ, Procter M, Leyland-Jones B, Goldhirsch A, Untch M, Smith I, Gianni L, Baselga J, Bell R, Jackisch C et al (2005) Trastuzumab after adjuvant chemotherapy in HER2-positive breast cancer. N Engl J Med 353(16):1659–1672
[82] Slamon D, Eiermann W, Robert N, Pienkowski T, Martin M, Press M, Mackey J, Glaspy J, Chan A, Pawlicki M et al (2011) Adjuvant trastuzumab in HER2-positive breast cancer. N Engl J Med 365(14):1273–1283
[83] Joensuu H, Bono P, Kataja V, Alanko T, Kokko R, Asola R, Utriainen T, Turpeenniemi-Hujanen T, Jyrkkio S, Moykkynen K et al (2009) Fluorouracil, epirubicin, and cyclophosphamide with either docetaxel or vinorelbine, with or without trastuzumab, as adjuvant treatments of breast cancer: final results of the FinHer Trial. J Clin Oncol 27(34):5685–5692
[84] Tolaney SM, Barry WT, Dang CT, Yardley DA, Moy B, Marcom PK, Albain KS, Rugo HS, Ellis M, Shapira I et al (2015) Adjuvant paclitaxel and trastuzumab for node-negative, HER2-positive breast cancer. N Engl J Med 372(2):134–141
[85] Gianni L, Pienkowski T, Im YH, Roman L, Tseng LM, Liu MC, Lluch A, Staroslawska E, de la Haba-Rodriguez J, Im SA et al (2012) Efficacy and safety of neoadjuvant pertuzumab and trastuzumab in women with locally advanced, inflammatory, or early HER2-positive breast cancer (NeoSphere): a randomised mul-ticentre, open-label, phase 2 trial. Lancet Oncol 13(1):25–32
[86] Gianni L, Pienkowski T, Im YH, Tseng LM, Liu MC, Lluch A, Staroslawska E, de la Haba-Rodriguez J, Im SA, Pedrini JL et al (2016) 5-year analysis of neoadjuvant pertuzumab and trastuzumab in patients with locally advanced, inflammatory, or early-stage HER2-positive breast cancer (NeoSphere): a multicentre, open-label, phase 2 randomised trial. Lancet Oncol 17(6):791–800
[87] Swain SM, Baselga J, Kim SB, Ro J, Semiglazov V, Campone M, Ciruelos E, Ferrero JM, Schneeweiss A, Heeson S et al (2015) Pertuzumab, trastuzumab, and docetaxel in HER2-positive meta-static breast cancer. N Engl J Med 372(8):724–734
[88] Verma S, Miles D, Gianni L, Krop IE, Welslau M, Baselga J, Pegram M, Oh DY, Dieras V, Guardino E et al (2012) Trastuzumab emtansine for HER2-positive advanced breast cancer. N Engl J Med 367(19):1783–1791
[89] Perez EA, Barrios CH, Eiermann W et al (2015) Phase III, random-ized study of trastuzumab emtansine (T-DM1) {+/−} pertuzumab (P) vs trastuzumab + taxane (HT) for first-line treatment of HER2- positive MBC: primary results from the MARIANNE study. J Clin Oncol 33(15_suppl):507

第14章 保乳手术后的全乳放疗

Whole-Breast Radiotherapy After Breast-Conserving Surgery

Lior Z. Braunstein 著

杨 洋 译 陈 茹 俞 洋 校

一、概述

在乳腺全切手术不断发展的基础上，乳腺癌的治疗取得了长足的进步。

随着科技的进步，其中包括增强影像、病理边缘评估、系统药物和放射治疗技术，乳房保留术已经变得越来越可行，从目前结果来看，对于大多数病例，保乳术后的预后与根治术后疗效相当[1,2]。

联合保乳手术（BCS）和辅助放疗（RT）被称为保乳治疗术（BCT）。数十年来，许多具有里程碑意义的研究都对这种方法进行了评估，并确立了BCT作为局限期乳腺癌的治疗标准。通过Meta分析汇总这些研究，进一步证实了保乳术后（BCS）辅助放疗带来的生存获益，并且疗效接近乳房切除术[1]。

乳腺癌预防意识和筛查活动增加了早期适合BCT条件的患者[3-5]。尽管如此，与保留器官理念的趋势相违背，目前治疗性及预防性乳腺切除术的比例出现了看似矛盾的增长[6]。本章中，我们将讨论BCT的原则，术后辅助放疗的原理，及具有改变临床实践意义的最新进展。

二、保乳治疗的适用人群

与其他保留器官的治疗类似，决定合适人群需要考虑术后美容及功能效果。如果肿瘤涉及整个乳房的很大一部分，保乳术不太可能产生足够的美容效果，乳房切除术可能会是更好的选择。因此，对于体积较小的乳房，一个相对较小的肿瘤可能需要乳房切除术，而对于乳房较大的患者，大块肿瘤也有可能接受乳房肿块切除术。传统上认为，BCT的适合患者为肿瘤最大尺寸≤5cm，同时，临床决策中需要考虑美容效果及患者意愿[7]。

考虑可能损害安全性或有效性，BCT在下列情况时是禁忌的。

- 不能充分切除的弥漫性疾病，不能确保阴性切缘或带来可接受的美容效果。
- 多发区域可疑病灶或恶性钙化。
- 在怀孕早期发现的乳腺癌，生产之前需要接受放射治疗，辐射属于强致畸物，怀孕期间应尽可能避免。
- 既往乳房或胸壁放疗会增加风险再次放疗引起的毒性，通常应选择乳房切除术。在过去，既往放疗是保乳手术的绝对禁忌证，目前有前瞻性研究在探讨二次保乳治疗的可能性[8]，若干回顾性研究显示其具有一定可行性，虽然毒性轻微增加[9-11]。因此，既往放疗在现在可能是一项相对的禁忌证。
- 某些结缔组织病和胶原血管疾病被报道可增加放疗的毒性。其中，系统性红斑狼疮、盘状红斑狼疮、干燥综合征、硬皮病等，应促使避免放疗 [12-17]。

- 存在潜在的乳腺癌易感综合征（如 *BRCA1* 或 *BRCA2* 突变携带者中的遗传性乳腺癌和卵巢癌综合征人群），考虑到残留乳房组织，仍有较高的异时肿瘤风险，这类患者倾向考虑乳腺切除术 [7]。

三、保乳术后的辅助放疗

自从乳房切除术时代，一系列具有里程碑意义的研究已经确立了辅助放疗作为保乳术后的标准组成部分 [18, 19]。同侧全乳房放疗显示在可以降低乳腺肿瘤切除术后局部复发（LR）。此外，早期乳腺癌临床试验协作组（EBCTCG）的大样本 Meta 分析收集了充分的数据来证明辅助治疗不仅可以改善局部控制，同样对生存率有好处。EBCTCG 的初始报告显示为 5 年的局部复发风险下降与 15 年的生存改善呈现 4：1 的关系 [1]。该研究的另一项重要发现是放疗无论在保乳术后还是根治术后均可降低约 70% 的复发风险。在紧接着的一系列放疗临床试验之后，该 Meta 分析在 2011 年被更新，纳入了 17 项前瞻性随机研究，超过 1 万名女性，平均随访时间接近 10 年 [20]。在这份报告中，放疗显著降低了肿瘤切除后 10 年内首次复发风险，单纯保乳术后复发比例为 35.0%，而手术 + 放疗后的复发风险为 19.3%。同样，在肿瘤切除的基础上加上放疗，15 年乳腺癌死亡风险也随之从 25.2% 下降至 21.4%，进一步巩固辅助放疗在保乳术后中的地位。值得注意的是，在大多数亚组中放疗似乎可以减少约 50% 的首次复发风险，提示放疗在最高危风险亚组中绝对获益最大。相反，在预后较好的群体中，如那些肿瘤较小的雌激素患者受体（ER）阳性，年龄较大，淋巴结阴性的患者，术后放疗获益可能有限。

总的来说，BCT 的结果在早期临床试验中是非常好的，且后续进一步得到改善。EBCTCG 报告对于淋巴结阴性的患者，5 年同侧乳房复发率为 6.7%，而淋巴结阳性患者复发风险为 11%。10 年后，这一比例分别略微上升到 10% 和 13.1%。

传统的全乳放疗每日剂量为 180～200 cGy，整个疗程需要 5～6 周。近年来，有研究发现每天更大的剂量，或称为“大剂量分割”，同样安全有效，且可缩短疗程为 3～4 周。在 2010 年，Whelan 等报道了加拿大一项试验研究结果，1234 名患者被随机分配到 50Gy/25F 标准剂量组和 42.5Gy/16F 大剂量方案组 [21]。10 年随访结果显示，两组在局部复发及美容效果上不存在显著差异，对于局部复发，标准组为 6.7% 而大剂量分割组的比例为 6.2%，美容效果为良好 – 优秀的比例分别 71.3% vs. 69.8%。在亚组分析中，高度恶性肿瘤患者中复发风险更高，尽管这一发现没有得到证实在后续的研究。在英国，两项类似的研究也旨在评估大剂量分割放疗的可行性 [22, 23]。与加拿大研究类似，英国的 START-B 试验登记了 2215 人，被随机分配到 50Gy/25F 标准剂量组和 40Gy/15F 大剂量方案组（放疗比加拿大研究少 1 次）。中位随访 9.0 年后，两组患者的局部及区域复发并没有差异（5.5% vs. 4.3%）。值得注意的是，乳房收缩、毛细血管扩张及手臂水肿等不良反应发生率，在大剂量组似乎更少。

鉴于这些有利的结果，近年来大量资源被投入到如何识别那些复发风险最高的患者中，以努力进行针对性治疗。一些机构报告指出，年轻患者是包括复发和生存在内的不良预后的独立危险因素 [24-27]。按照这些线索，欧洲癌症研究和治疗组织（EORTC）评估了全乳房放疗后瘤床加量的可能性，并确定年轻患者局部复发率最高，也最有可能从局部加量中获益（小于 40 岁的患者 5 年 LR 15% vs. 41—50 岁患者 7%，51—60 岁患者 4%，60 岁以上患者 3%）[24]。

特别值得注意的是，随着乳腺癌整体治疗的进展，年龄对 LR 的影响可能正在减弱。例如，Van der Sangen 等研究表明，在 40 岁以下的女性中，BCT 后的 5 年 LR 从 20 世纪 90 年代中期的 11% 下降到 21 世纪初期的 3.8%[28]。在其他队列中也有类似的观察结果，这可能归因于乳腺癌检测的改善和系统疗法疗效的持续进步。

此外，目前意识到乳腺癌不是一个单一的疾

病实体，而是具有异质性的一类疾病包括至少四个生物亚型，即管腔A型、管腔B型、HER2阳性和基底型。每一种都有自身起源发展及预后和预测因素[29-31]。

乳腺癌至少有30种组织学亚型，其中以浸润性导管癌（IDC）最常见，占60%～70%；侵袭性小叶癌（invasive lobular carcinoma，ILC）占另外5%～15%[32, 33]。ILC表现出与IDC不同的一些临床和病理特征，如细胞黏附分子E-钙黏素的缺失[34]、多向灶性倾向和以管腔A型为主。与此相反，IDC广泛分布在其他亚型中（即管腔A/B/HER2阴性、HER2阴性和三阴性乳腺癌）[35]。此外，与IDC不同的是，ILC在进行保乳手术后，由于放射学及手术很难发现其弥漫性生长特性，常需要进行再次扩大切除及乳房切除术，也导致ILC比IDC更常接受乳房切除术[36-40]。

四、辅助乳腺放疗的豁免

虽然RT具有良好的耐受性和有效性，但仍给患者带来不便，并存在很小但真实的长期不良反应风险，如心、肺毒性和继发性恶性肿瘤。大型Meta分析[41]和机构报道表明并不是所有患者都能从放疗中得到同等获益，预示某些疾病特质本身预后较好，并不需要辅助治疗（见上文）[42]。作为结果，目前有数项研究在探索发现哪些低危风险患者可避免放疗引起的花费及并发症。

1986—1992年，多个哈佛研究中心前瞻性地纳入了87名接受单纯BCS治疗的T_1N_0期浸润性乳腺癌患者[43, 44]。在86个月的中位随访中，尽管选择了预后较好的特征，如单发性疾病、切缘≥1cm、无淋巴血管侵犯，86个月的随访时间内，局部复发率（local recurrence，LR）为23%。这个结果比预期的要差，从而支持即使在预后较好的患者中，仍需辅助放疗的参与。重要的是，这项试验包括了多名小于50岁的患者，以及一半患者的雌激素受体（ER）状况未知。

在一项类似的研究中，国家外科辅助乳腺和肠道计划（National Surgical adjuvant Breast and Bowel Project，NSABP）B-21试验试图确定在他莫昔芬降低LR的前提下，是否可以取代辅助放疗的需要[45]。在该试验中，1009名肿瘤≤1cm而接受过BCS治疗的女性乳腺癌患者被随机分为他莫昔芬辅助治疗组、放疗组或两者同时进行组。8年后，仅接受他莫昔芬治疗的患者的累积局部复发率为16.5%，单纯放疗组为9.3%，同时接受两种治疗的患者的LR为2.8%（P=0.01）。作者总结认为，尽管进行了严格的选择，但该人群仍有较高的复发风险，值得进行辅助放疗。值得注意的是，尽管在这项试验中使用了内分泌治疗，但仍有近30%的患者不清楚ER状态，约20%的患者年龄小于50岁。

由于老年患者一直以来相对预后较好（经过生物亚型分类校正后，局部复发风险仍较低），加拿大的一项试验仅包括50岁以上的女性[46]。1992—2000年，769名T_1或T_2乳腺癌患者被随机分配给单独使用他莫昔芬或与放疗联合使用。单独使用他莫昔芬的5年LR为7.7%，而联合组的5年LR为0.6%（$P < 0.001$），再一次确认了放疗带来的局部益处。在进一步的亚组分析中，即使预后较好的T_1 ER阳性患者，8年的局部复发率累积仍然高达15.2%。

一些样本量较小的回顾性研究也试图探索在部分经过选择的乳腺癌人群中免除放疗的可能性。芬兰的一项研究纳入了264微小单灶性接受区段切除术的乳腺癌患者，并随机分为放疗组和观察组[47]。经过12年的中位随访后，接受放疗的患者中有12%出现了局部复发，而观察组患者中有27%出现局部复发。类似的德国研究采用2×2析因设计来评估放疗和他莫昔芬对LR的影响[48]。虽然统计效能无法检测到放疗和他莫昔芬的相互作用，但在单纯接受BCS的患者中，10年LR为34%，而在BCS后接受辅助RT的患者中复发风险为10%。值得注意的是，虽然样本量不足以得出明确的结论，内分泌治疗的添加使不接受RT的患者复发风险下降为7%，在接受RT时，复发风险下降为5%。Milan 3是意大利的一项研究，共纳入了579名肿瘤小于2.5cm并接受象限切除术的乳腺癌患者，随机分为放疗组和观察组[49]。结果显示，接受放疗的患者10年累积

LR 为 5.8%，而不接受放疗的患者 10 年累积 LR 为 23.5%（$P < 0.001$）。这种差异在≤ 45 岁的女性中尤其明显，而在大于 65 岁的女性中无统计学意义（P=0.326）。值得注意的是，由于研究年限较早，这些研究是无法严格评估肿瘤 ER 状态和其他分子特征。目前使用的有效生物标志物显著提高了我们在纳入这类试验前对患者进行风险分层的能力（见下文）。

到目前为止，癌症和白血病 B 组（the Cancer and Leukemia Group，CALGB）进行的主要研究显示，在乳房保留的情况下，豁免放疗具有一定的可行性[42, 50]。1994—1999 年间，CALGB 9343 共纳入 636 名女性。所有患者年龄均≥ 70 岁，均为 T_1 ER 阳性乳腺癌，均接受 BCS 治疗。患者的辅助治疗随机分为他莫昔芬联合放疗组及单纯他莫昔芬治疗组。两组间的 10 年局部和区域复发率（local and regional recurrence，LRR）仍有显著差异，接受他莫昔芬联合放疗的患者为 2%，而单独服用他莫昔芬的患者为 10%。然而，不同治疗组间远处转移风险 DM 或总生存 OS 没有显著差异。虽然 LRR 的差异具有统计学意义，在放疗的绝对效益较小且缺乏总生存获益的情况下，＞ 70 岁的老年患者可以选择单纯内分泌治疗，而免除放疗。到目前为止，关于＜ 70 岁的女性免除放疗的数据有限，事实上在现代治疗时代，这类人群仍没有进行类似研究。

现代影像学、系统治疗、切缘评估和分子分型的发展已经改变了乳腺癌治疗的格局。在许多报道中，多项研究报道早期乳腺癌的 LRR 率已经降低到 10% 以下[27, 51, 52]。相比之下，上述所引用试图识别低风险患者的研究所使用的治疗手段目前已经过时，即使在预后最好的患者中，局部复发风险仍高于预期。此后，标准治疗手段和风险分层技术得到了长足的改进，对于低风险患者目前正朝着下调治疗强度的方向探索[53]。

此后，分子图谱同样揭示了乳腺癌不是一个单一的疾病实体，而是一种不同的生物学亚型合集。这些不同的亚型具有自身特定的预后和预测因素及病程特征[30, 54–56]。考虑到全转录组测序的成本和复杂性，应用广泛的免疫组化（IHC）和组织学技术的替代方法可反映相关转录组特征，主要基于以下分子标志物包括雌激素受体（ER）、孕激素受体（PR）、HER2 过表达和 Ki-67 增殖标志物的染色，以及组织学分级的评估。在这些分子所标记的生物亚型中，预后最好的是管腔 A 型，典型的是免疫组化显示 ER 阳性、PR 阳性和 HER2 阴性，伴有低组织学分级和（或）低 Ki-67 增殖率[27, 31, 57]。因此，管腔 A 型肿瘤在所有乳腺癌中发生局部复发的风险最低。最新的分子生物分型可能是识别低危患者的关键因素，以达到术后辅助放疗豁免的目的。

然而，随着基于 IHC 分型在临床广泛使用，这项技术能否反映出肿瘤内在分子特征及生物学的准确性引发关注。因此，研究人员寻求开发更全面和标准化的分析方法，以可靠和可重复地描述生物学亚型。目前有两项大型研究试图采用更为全面的分子分型来确定术后放疗豁免的人群。其中内分泌单纯治疗个体化队列研究（Individualized Decisions for Endocrine Therapy Alone，IDEA；ClinicalTrials.gov NCT02400190）采用 21 基因复发评分（Oncotype DX, Genomic Health）进行风险分层来寻找合适患者。而另外一项研究，早期乳腺癌放疗豁免队列（Profiling Early Breast Cancers for Radiotherapy Omission，PRECISION，ClinicalTrials.gov NCT02653755）采用 50 基因芯片（PAM-50）检测患者该基因表达谱最初用于描述乳腺癌分子亚型，目前可作为一种有效的预后和预测临床分析手段（ProSigna，NanoString）[58–60]。类似基因表达谱分子检测已经开始作为传统临床病理特征的辅助手段，并发挥日益突出的作用[61]。

五、全乳放疗的毒性

得益于放射技术的发展，全乳放疗现已成为一种安全和耐受性良好的治疗方法。治疗通常是每天进行，每次治疗时间不超过 30min，不会带来日常生活质量的显著下降。常见的全乳放疗相关不良反应常常随着时间积累，并在治疗几周后出现，这些症状包括辐射相关的疲劳和放射性皮肤损伤。患者报告的疲劳程度各不相同，如某些患者在治疗结束后没有感到疲劳，而另一些患者则报告感到全身无力，只能依靠午休和延长睡眠时间恢复精力。无论报告的疲劳程度如何，大多数患者在治疗结束后1～2个月内恢复到基线活动水平，仍有少数患者在数月后仍报告持续疲劳。

放射性皮炎常出现在放疗疾病所在皮肤部位，临床表现与晒伤有相似之处。使用兆伏级光子放疗的当代方法可以促进“皮肤保留”，并使用算法优化剂量均匀性，从而避免了之前乳腺癌放疗中常见的皮肤毒性。现代全乳放射技术的皮肤反应通常是温和的包括灼热、轻度压痛和轻度到中度红斑，偶尔出现瘙痒。对于疲劳，患者的反应程度也有很大差异，可能是由解剖学和遗传因素共同造成的。很少有患者会出现较严重的皮肤反应，从干性到湿性脱屑，皮肤坏死也有罕见的报道，偶尔出现再程照射或同时手术操作的情况下。大多数轻度、中度的皮肤症状通常在放疗结束后1～2个月内消失，尽管轻度色素沉着或乳房水肿、沉重可能在长期内持续存在[7]。

现代治疗计划允许对正常组织的辐射剂量进行估算，使得永久性组织损伤在目前技术下变得极为少见。肿瘤切除和乳腺放射治疗后的典型长期并发症为手术后乳腺组织的皮下纤维化[62, 63]。但是，经过40～50Gy的全乳放疗，大多数患者能够取得良好的美容效果。

在任何形式的放射治疗后，放射引起的继发性恶性肿瘤都可能是一种毁灭性的并发症。在接受全乳放射治疗后，肺癌、血管肉瘤和异时性乳腺癌均有报道，但庆幸的是这3种癌症都极其罕见[64–67]。对侧乳腺癌尤其值得关注，因为大量数据显示，全乳辐射可能会增加发生异时性对侧癌的风险[68–70]。因此，随着乳腺放疗技术的不断改进，对侧散射辐射剂量显著下降。事实上，减少剂量热点的技术，在历史上主要依赖于物理楔形因子的使用，可以增加散射剂量[71]，现在利用先进的技术，如调强放疗、多重子野、切线设计等来限制对侧乳房的放疗剂量。在一项分析中，使用强度调节，对侧乳房的剂量可减少高达82%[72]。

随着乳腺癌治疗的长期生存不断改善，人们更为关注治疗的相关长期毒性。也许最值得注意的是基于历史技术和长期数据，乳房放疗对心脏的影响受到了极大关注。在上述具有里程碑意义的EBCTCG分析显示，在接受放疗的乳腺癌患者中，与未接受放疗的患者相比，心脏死亡的相对风险为1.27[1, 20]。值得注意的是，这种风险在年龄较大的亚组中最为显著，尤其是采用陈旧放疗技术的人群。值得庆幸的是，新的改进治疗方法已经被开发出来，以尽量减少心脏剂量，当前治疗的患者将面临比既往患者更少的心脏并发症风险。SEER分析表明，早在20世纪80年代，辐射不再增加心脏死亡的风险，而在70年代心脏毒性仍在升高[73]。另一项SEER-Medicare研究显示，因左侧乳腺病变接受放疗的老年患者心脏事件没有增加[74]。然而，当代一项回顾性研究表明，接受左侧乳腺放疗的患者比接受右侧放疗的患者发生冠状动脉事件的风险更高[75]。与此类似，Darby等的一项里程碑式研究评估了乳腺放疗与心脏毒性的剂量学关系，报道称心脏平均剂量每增加1Gy，心脏事件基线就会相应升高7.4%[76]。值得特别注意的是，乳房放疗后的心脏毒性可能有超过10年的潜伏期，因此避免心脏辐射剂量特别重要。

根据这些和其他发现，在进行全乳放射治疗时，一些技术已经被开发出来，以尽量减少心脏暴露。例如，当肿瘤腔距心脏轮廓有一定距离时，可以使用心脏挡块。这种挡块通常以完全覆盖乳腺/胸壁外侧和内侧边缘为代价，造成相应区域剂量不足，尽管对于乳腺上象限的肿瘤，这种折中被认为是可以接受的[77]。深吸气屏气（deep inspiration breath-hold，DIBH）技术是另一种减轻心脏剂量的方法，放疗通常在长屏气阶段进行，此时可使肺部充分膨胀，屏压缩膈肌，从而使心脏适当远离受照的胸壁（图14–1）。这项技术的使用需依赖于运动管理设备的使用，如表面解剖结构监测（如AlignRT）或呼吸门控技术[78–81]。此外，如果治疗的是整个乳房而不包

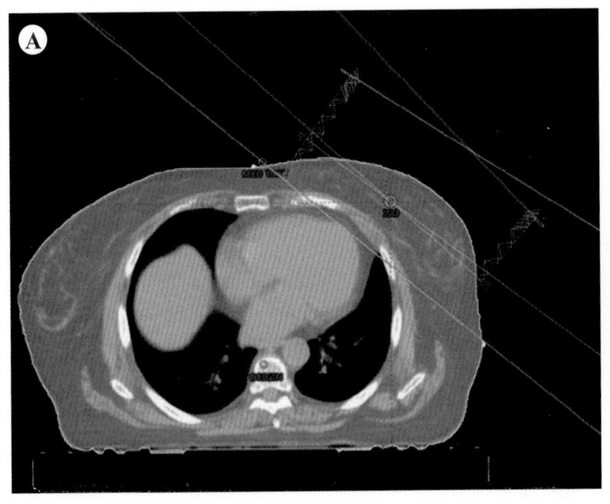

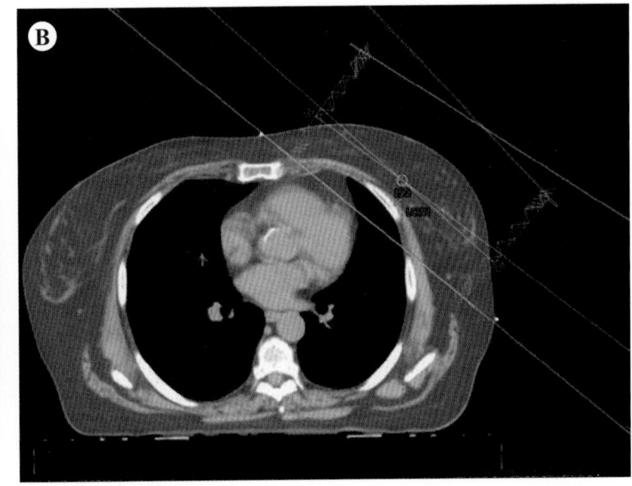

▲ 图 14-1　深吸气屏气（DIBH）技术使用呼吸测量门控或表面监测技术，允许放疗在可重复吸气期间进行。相对于自由呼吸模式，可以观察到更好的解剖屏障效果（A），DIBH（B）。上述两张图像代表了同一患者的相同体位。可以注意到，左心室与目标胸、胸壁的距离明显增加

括局部淋巴引流区域，俯卧或侧卧位可以利用重力将乳房组织移离胸壁，从而使心脏得到保留（图 14-2）[82-84]。

偶尔，放疗肺毒性表现为放射性肺炎，症状包括咳嗽、呼吸困难、发热和不适，该病通常是自限性的，在放疗后 4～12 周内出现。放疗后 6～12 个月出现的晚期纤维性放射性肺炎也被描述过。虽然放射相关性肺损伤的最佳治疗尚不清楚，但对于进展性症状的患者，常见的治疗方案包括中等疗程的糖皮质激素治疗（通常为泼尼松每日 60mg，持续 2 周，随后逐渐减少，维持 3～12 周）。

六、放疗后的随访

放疗相关急性不良反应（如疲劳和红斑），通常是短暂的，并在治疗后几周内消退。在少数病例中，症状持续数月，需要密切监测以减轻长

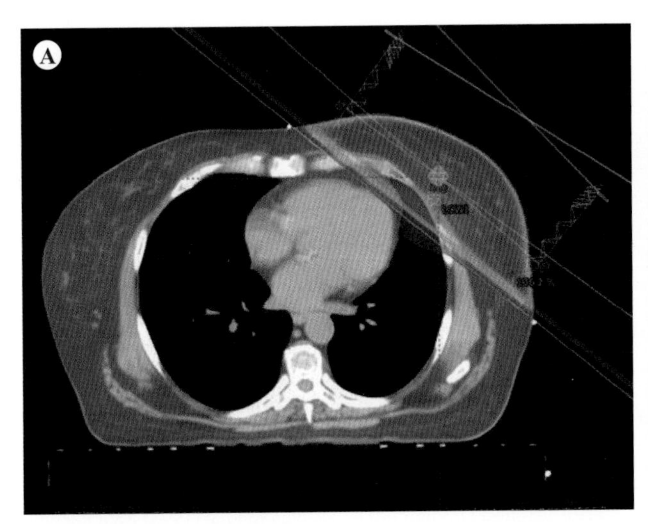

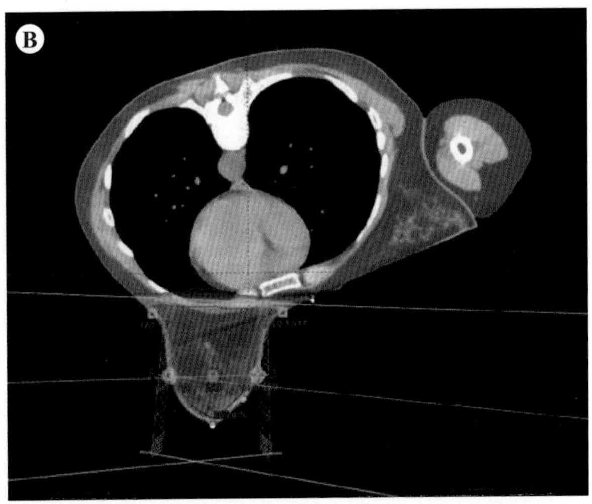

▲ 图 14-2　与仰卧位（A）相比，部分患者受益于俯卧体位（B），俯卧定位利用重力将目标乳房组织远离胸壁，从而产生更好的几何形状，并相应减少对同侧肺和心脏的辐射剂量

期后遗症的风险。乳腺放疗的长期风险包括不良的外观、放射性肺炎、心脏毒性和继发性恶性肿瘤（见上文）。由于锁骨上淋巴引流区域需要足量放疗，臂丛神经损伤在也偶见报道。鉴于以上晚期的不良反应，治疗后随访是根治后的重要组成部分。

全面的长期管理超出了这一章的范围，这可能包括多学科肿瘤专业的随访，同时还包括物理治疗师、性健康咨询者、精神健康从业者和其他专业人员。基于保乳患者预后较好，目前的指南建议每年进行1～4次治疗后乳房钼靶检查和体格检查[85]。一些研究小组已经证明了多学科方法对乳腺癌的评估、管理和随访的价值，同时患者满意度似乎可受益于这一综合随访模式[86]。

七、结论

随着肿瘤学科越来越重视器官及功能的保留，目前已有足够的证据支持在乳腺癌治疗上采用保乳手术。事实上，当代一系列研究表明，在大多数病例中，保乳预后至少与乳房切除术相当，但显著改善了患者的生活质量。在经过适当选择的患者中，保乳手术和术后辅助放疗在风险有限的情况下可保持良好的美容效果。上述考虑与内科系统治疗及放疗技术的发展密切相关，并且更加注重基因个人风险的精准治疗。未来研究将进一步加深我们对乳腺癌生物学和最佳多学科治疗模式的理解。

参考文献

[1] Group EBCTC (2006) Effects of radiotherapy and of differences in the extent of surgery for early breast cancer on local recurrence and 15-year survival: an overview of the randomised trials. Lancet 366:2087–2106
[2] Wapnir IL, Anderson SJ, Mamounas EP et al (2006) Prognosis after ipsilateral breast tumor recurrence and locoregional recurrences in five National Surgical Adjuvant Breast and Bowel Project node- positive adjuvant breast cancer trials. J Clin Oncol 24:2028–2037
[3] Bleyer A, Welch HG (2012) Effect of three decades of screening mammography on breast-cancer incidence. N Engl J Med 367:1998–2005
[4] Miller AB, Wall C, Baines CJ, Sun P, To T, Narod SA (2014) Twenty five year follow-up for breast cancer incidence and mortality of the Canadian National Breast Screening Study: randomised screening trial. 348:g366
[5] Duffy SW, Tabár L, Chen HH et al (2002) The impact of organized mammography service screening on breast carcinoma mortality in seven Swedish counties. Cancer 95:458–469
[6] Morrow M, Jagsi R, Alderman AK et al (2009) Surgeon recommendations and receipt of mastectomy for treatment of breast cancer. JAMA 302:1551–1556
[7] Harris JR, Lippman ME, Osborne CK, Morrow M (2012) Diseases of the breast. Lippincott Williams & Wilkins
[8] Arthur D, Moughan J, Kuerer H et al (2016) NRG oncology/RTOG 1014: 3 year efficacy report from a phase II study of repeat breast preserving surgery and 3D conformal partial breast re-irradiation (PBrI) for in-breast recurrence. Int J Radiat Oncol Biol Phys 96:941
[9] Alpert TE, Kuerer HM, Arthur DW, Lannin DR, Haffty BG (2005) Ipsilateral breast tumor recurrence after breast conservation therapy: outcomes of salvage mastectomy vs. salvage breast-conserving surgery and prognostic factors for salvage breast preservation. Int J Radiat Oncol Biol Phys 63:845–851
[10] Deutsch M (2002) Repeat high-dose external beam irradiation for in-breast tumor recurrence after previous lumpectomy and whole breast irradiation. Int J Radiat Oncol Biol Phys 53:687–691
[11] Trombetta M, Julian T, Bhandari T, Werts ED, Miften M, Parda D (2008) Breast conservation surgery and interstitial brachytherapy in the management of locally recurrent carcinoma of the breast: the Allegheny General Hospital experience. Brachytherapy 7:29–36
[12] Robertson JM, Clarke DH, Matter RC, Pevzner MM (1991) Breast conservation therapy. Severe breast fibrosis after radiation therapy in patients with collagen vascular disease. Cancer 68:502–508
[13] Morris MM, Powell SN (1997) Irradiation in the setting of collagen vascular disease: acute and late complications. J Clin Oncol 15:2728–2735
[14] Turesson I, Nyman J, Holmberg E, Odén A (1996) Prognostic factors for acute and late skin reactions in radiotheraphy patients. Int J Radiat Oncol Biol Phys 36:1065–1075
[15] Chen AM, Obedian E, Haffty BG (2000) Breast-conserving therapy in the setting of collagen vascular disease. Cancer J (Sudbury, Mass) 7:480–491
[16] Aref I, Cross P, Nair B (1996) Severe fibrosis in a patient with scleroderma and previous radiotherapy—a case report and literature review. Br J Radiol 69:1055–1056
[17] Fleck R, McNeese MD, Ellerbroek NA, Hunter TA, Holmes FA (1989) Consequences of breast irradiation in patients with preexisting collagen vascular diseases. Int J Radiat Oncol Biol Phys 17:829–833
[18] Fisher E, Anderson S, Redmond C, Fisher B (1991) Ipsilateral breast tumor recurrence and survival following lumpectomy and irradiation: pathological findings from NSABP protocol B-06. Semin Surg Oncol 8(3):161–166
[19] Veronesi U, Luini A, Del Vecchio M et al (1993) Radiotherapy after breast-preserving surgery in women with localized cancer of the breast. N Engl J Med 328:1587–1591

[20] Group EBCTC (2011) Effect of radiotherapy after breastconserving surgery on 10-year recurrence and 15-year breast cancer death: meta-analysis of individual patient data for 10 801 women in 17 randomised trials. Lancet 378:1707–1716
[21] Whelan TJ, Pignol JP, Levine MN et al (2010) Long-term results of hypofractionated radiation therapy for breast cancer. N Engl J Med 362:513–520
[22] Haviland JS, Owen JR, Dewar JA et al (2013) The UK Standardisation of Breast Radiotherapy (START) trials of radiotherapy hypofractionation for treatment of early breast cancer: 10-year follow-up results of two randomised controlled trials. Lancet Oncol 14:1086–1094
[23] Bentzen S, Agrawal R, Aird E et al (2008) The UK Standardisation of Breast Radiotherapy (START) Trial A of radiotherapy hypofractionation for treatment of early breast cancer: a randomised trial. Lancet Oncol 9:331–341
[24] Antonini N, Jones H, Horiot JC et al (2007) Effect of age and radiation dose on local control after breast conserving treatment: EORTC trial 22881-10882. Radiother Oncol 82:265–271
[25] Beadle BM, Woodward WA, Tucker SL et al (2009) Ten-year recurrence rates in young women with breast cancer by locoregional treatment approach. Int J Radiat Oncol Biol Phys 73:734–744
[26] Oh JL, Bonnen M, Outlaw ED et al (2006) The impact of young age on locoregional recurrence after doxorubicin-based breast conservation therapy in patients 40 years old or younger: how young is "young"? Int J Radiat Oncol Biol Phys 65:1345–1352
[27] Arvold ND, Taghian AG, Niemierko A et al (2011) Age, breast cancer subtype approximation, and local recurrence after breastconserving therapy. J Clin Oncol 29:3885–3891
[28] van der Sangen MJ, van de Wiel FM, Poortmans PM et al (2011) Are breast conservation and mastectomy equally effective in the treatment of young women with early breast cancer? Long-term results of a population-based cohort of 1,451 patients aged ≤40 years. Breast Cancer Res Treat 127:207–215
[29] Sørlie T, Tibshirani R, Parker J et al (2003) Repeated observation of breast tumor subtypes in independent gene expression data sets. Proc Natl Acad Sci 100:8418–8423
[30] Perou CM, Sørlie T, Eisen MB et al (2000) Molecular portraits of human breast tumours. Nature 406:747–752
[31] Nguyen PL, Taghian AG, Katz MS et al (2008) Breast cancer subtype approximated by estrogen receptor, progesterone receptor, and HER-2 is associated with local and distant recurrence after breast-conserving therapy. J Clin Oncol 26:2373–2378
[32] Antoniou A, Pharoah PD, Narod S et al (2003) Average risks of breast and ovarian cancer associated with BRCA1 or BRCA2 mutations detected in case series unselected for family history: a combined analysis of 22 studies. Am J Hum Genet 72:1117–1130
[33] Pestalozzi BC, Zahrieh D, Mallon E et al (2008) Distinct clini-cal and prognostic features of infiltrating lobular carcinoma of the breast: combined results of 15 International Breast Cancer Study Group clinical trials. J Clin Oncol 26:3006–3014
[34] Acs G, Lawton TJ, Rebbeck TR, LiVolsi VA, Zhang PJ (2001) Differential expression of E-cadherin in lobular and ductal neo-plasms of the breast and its biologic and diagnostic implications. Am J Clin Pathol 115:85–98
[35] Zengel B, Yararbas U, Duran A et al (2013) Comparison of the clinicopathological features of invasive ductal, invasive lobular, and mixed (invasive ductal + invasive lobular) carcinoma of the breast. Breast Cancer
[36] Waljee JF, Hu ES, Newman LA, Alderman AK (2008) Predictors of re-excision among women undergoing breast-conserving surgery for cancer. Ann Surg Oncol 15:1297–1303
[37] Keskek M, Kothari M, Ardehali B, Betambeau N, Nasiri N, Gui GP (2004) Factors predisposing to cavity margin positivity following conservation surgery for breast cancer. Eur J Surg Oncol 30:1058–1064
[38] O'Sullivan MJ, Li T, Freedman G, Morrow M (2007) The effect of multiple reexcisions on the risk of local recurrence after breast conserving surgery. Ann Surg Oncol 14:3133–3140
[39] Smitt MC, Horst K (2007) Association of clinical and pathologic variables with lumpectomy surgical margin status after preoperative diagnosis or excisional biopsy of invasive breast cancer. Ann Surg Oncol 14:1040–1044
[40] van den Broek N, van der Sangen MJ, van de Poll-Franse LV, van Beek MW, Nieuwenhuijzen GA, Voogd AC (2007) Margin status and the risk of local recurrence after breast-conserving treatment of lobular breast cancer. Breast Cancer Res Treat 105:63–68
[41] Early Breast Cancer Trialists' Collaborative G, Darby S, McGale P et al (2011) Effect of radiotherapy after breast-conserving surgery on 10-year recurrence and 15-year breast cancer death: meta-analysis of individual patient data for 10,801 women in 17 randomised trials. Lancet 378:1707–1716
[42] Hughes KS, Schnaper LA, Bellon JR et al (2013) Lumpectomy plus tamoxifen with or without irradiation in women age 70 years or older with early breast cancer: long-term follow-up of CALGB 9343. J Clin Oncol 31:2382–2387
[43] Schnitt SJ, Hayman J, Gelman R et al (1996) A prospective study of conservative surgery alone in the treatment of selected patients with stage I breast cancer. Cancer 77:1094–1100
[44] Lim M, Bellon JR, Gelman R et al (2006) A prospective study of conservative surgery without radiation therapy in select patients with Stage I breast cancer. Int J Radiat Oncol Biol Phys 65:1149–1154
[45] Fisher B, Bryant J, Dignam JJ et al (2002) Tamoxifen, radiation therapy, or both for prevention of ipsilateral breast tumor recurrence after lumpectomy in women with invasive breast cancers of one centimeter or less. J Clin Oncol 20:4141–4149
[46] Fyles AW, McCready DR, Manchul LA et al (2004) Tamoxifen with or without breast irradiation in women 50 years of age or older with early breast cancer. N Engl J Med 351:963–970
[47] Holli K, Hietanen P, Saaristo R, Huhtala H, Hakama M, Joensuu H (2009) Radiotherapy after segmental resection of breast cancer with favorable prognostic features: 12-year follow-up results of a randomized trial. J Clin Oncol 27:927–932
[48] Winzer KJ, Sauerbrei W, Braun M et al (2010) Radiation therapy and tamoxifen after breast-conserving surgery: updated results of a 2 x 2 randomised clinical trial in patients with low risk of recurrence. Eur J Cancer 46:95–101

[49] Veronesi U, Marubini E, Mariani L et al (2001) Radiotherapy after breast-conserving surgery in small breast carcinoma: long-term results of a randomized trial. Ann Oncol 12:997–1003
[50] Hughes KS, Schnaper LA, Berry D et al (2004) Lumpectomy plus tamoxifen with or without irradiation in women 70 years of age or older with early breast cancer. N Engl J Med 351:971–977
[51] Miles RC, Gullerud RE, Lohse CM, Jakub JW, Degnim AC, Boughey JC (2012) Local recurrence after breast-conserving surgery: multivariable analysis of risk factors and the impact of young age. Ann Surg Oncol 19:1153–1159
[52] Canavan J, Truong PT, Smith SL, Lu L, Lesperance M, Olivotto IA (2014) Local recurrence in women with stage I breast cancer: declining rates over time in a large, population-based cohort. Int J Radiat Oncol Biol Phys 88:80–86
[53] Smith SL, Truong PT, Lu L, Lesperance M, Olivotto IA (2014) Identification of patients at very low risk of local recurrence after breast-conserving surgery. Int J Radiat Oncol Biol Phys 89:556–562
[54] Sorlie T, Perou CM, Tibshirani R et al (2001) Gene expression patterns of breast carcinomas distinguish tumor subclasses with clinical implications. Proc Natl Acad Sci U S A 98:10869–10874
[55] Sorlie T, Tibshirani R, Parker J et al (2003) Repeated observation of breast tumor subtypes in independent gene expression data sets. Proc Natl Acad Sci U S A 100:8418–8423
[56] Fan C, Oh DS, Wessels L et al (2006) Concordance among gene-expression- based predictors for breast cancer. N Engl J Med 355:560–569
[57] Voduc KD, Cheang MC, Tyldesley S, Gelmon K, Nielsen TO, Kennecke H (2010) Breast cancer subtypes and the risk of local and regional relapse. J Clin Oncol 28:1684–1691
[58] Nielsen TO, Parker JS, Leung S et al (2010) A comparison of PAM50 intrinsic subtyping with immunohistochemistry and clinical prognostic factors in tamoxifen-treated estrogen receptor–posi-tive breast cancer. Clin Cancer Res 16:5222–5232
[59] Dowsett M, Sestak I, Lopez-Knowles E et al (2013) Comparison of PAM50 risk of recurrence score with oncotype DX and IHC4 for predicting risk of distant recurrence after endocrine therapy. J Clin Oncol 31(22):2783–2790
[60] Prat A, Parker J, Fan C, Perou CM (2012) PAM50 assay and the three-gene model for identifying the major and clinically relevant molecular subtypes of breast cancer. Breast Cancer Res Treat 135:301–306
[61] Braunstein LZ, Taghian AG (2016) Molecular phenotype, multi-gene assays, and the locoregional management of breast cancer. Semin Radiat Oncol 26(1):9–16
[62] Bartelink H, Horiot J-C, Poortmans PM et al (2007) Impact of a higher radiation dose on local control and survival in breast-conserving therapy of early breast cancer: 10-year results of the randomized boost versus no boost EORTC 22881-10882 trial. J Clin Oncol 25:3259–3265
[63] Collette S, Collette L, Budiharto T et al (2008) Predictors of the risk of fibrosis at 10 years after breast conserving therapy for early breast cancer—a study based on the EORTC trial 22881–10882 'boost versus no boost'. Eur J Cancer 44:2587–2599
[64] Cozen W, Bernstein L, Wang F, Press M, Mack T (1999) The risk of angiosarcoma following primary breast cancer. Br J Cancer 81:532
[65] Nakamura R, Nagashima T, Sakakibara M et al (2007) Angiosarcoma arising in the breast following breast-conserving surgery with radiation for breast carcinoma. Breast Cancer 14:245–249
[66] Taghian A, de Vathaire F, Terrier P et al (1991) Long-term risk of sarcoma following radiation treatment for breast cancer. Int J Radiat Oncol Biol Phys 21:361–367
[67] Darby SC, McGale P, Taylor CW, Peto R (2005) Long-term mortality from heart disease and lung cancer after radiotherapy for early breast cancer: prospective cohort study of about 300 000 women in US SEER cancer registries. Lancet Oncol 6:557–565
[68] Kurtz JM, Amalric R, Brandone H, Ayme Y, Spitalier J-M (1988) Contralateral breast cancer and other second malignancies in patients treated by breast-conserving therapy with radiation. Int J Radiat Oncol Biol Phys 15:277–284
[69] Boice JD Jr, Harvey EB, Blettner M, Stovall M, Flannery JT (1992) Cancer in the contralateral breast after radiotherapy for breast cancer. N Engl J Med 326:781–785
[70] Stovall M, Smith SA, Langholz BM et al (2008) Dose to the contralateral breast from radiotherapy and risk of second primary breast cancer in the WECARE study. Int J Radiat Oncol Biol Phys 72:1021–1030
[71] Khan FM, Gibbons JP (2014) Khan's the physics of radiation therapy. Lippincott Williams & Wilkins
[72] Borghero YO, Salehpour M, McNeese MD et al (2007) Multileaf field-in-field forward-planned intensity-modulated dose compensation for whole-breast irradiation is associated with reduced contralateral breast dose: a phantom model comparison. Radiother Oncol 82:324–328
[73] Giordano SH, Kuo Y-F, Freeman JL, Buchholz TA, Hortobagyi GN, Goodwin JS (2005) Risk of cardiac death after adjuvant radiotherapy for breast cancer. J Natl Cancer Inst 97:419–424
[74] Patt DA, Goodwin JS, Kuo Y-F et al (2005) Cardiac morbid-ity of adjuvant radiotherapy for breast cancer. J Clin Oncol 23:7475–7482
[75] Harris EE, Correa C, Hwang W-T et al (2006) Late cardiac mortality and morbidity in early-stage breast cancer patients after breast-conservation treatment. J Clin Oncol 24:4100–4106
[76] Darby SC, Ewertz M, McGale P et al (2013) Risk of ischemic heart disease in women after radiotherapy for breast cancer. N Engl J Med 368:987–998
[77] Raj KA, Evans ES, Prosnitz RG et al (2006) Is there an increased risk of local recurrence under the heart block in patients with left- sided breast cancer? Cancer J 12:309–317
[78] Sixel KE, Aznar MC, Ung YC (2001) Deep inspiration breath hold to reduce irradiated heart volume in breast cancer patients. Int J Radiat Oncol Biol Phys 49:199–204
[79] Vikström J, Hjelstuen MH, Mjaaland I, Dybvik KI (2011) Cardiac and pulmonary dose reduction for tangentially irradiated breast cancer, utilizing deep inspiration breath-hold with audio-visual guidance, without compromising target coverage. Acta Oncol 50:42–50
[80] Borst GR, Sonke J-J, den Hollander S et al (2010) Clinical results of image-guided deep inspiration breath hold breast irradiation. Int J Radiat Oncol Biol Phys 78:1345–1351
[81] Hayden AJ, Rains M, Tiver K (2012) Deep inspiration

breath hold technique reduces heart dose from radiotherapy for left-sided breast cancer. J Med Imaging Radiat Oncol 56:464–472
[82] Grann A, McCormick B, Chabner ES et al (2000) Prone breast radiotherapy in early-stage breast cancer: a preliminary analysis. Int J Radiat Oncol Biol Phys 47:319–325
[83] Formenti SC, Gidea-Addeo D, Goldberg JD et al (2007) Phase I-II trial of prone accelerated intensity modulated radiation therapy to the breast to optimally spare normal tissue. J Clin Oncol 25:2236–2242
[84] Formenti SC, DeWyngaert JK, Jozsef G, Goldberg JD (2012) Prone vs supine positioning for breast cancer radiotherapy. JAMA 308:861–863
[85] Network NCC. Breast Cancer 2.2016. 2016
[86] Thomas CR, Erban JK, Smith BL, Taghian AG (2009) Breast cancer: a multidisciplinary approach to diagnosis and management. Demos Medical Publishing

第15章

放疗：乳房再造的原则与影响

Radiotherapy: Principles and Consequences for Breast Reconstruction

Roberto Orecchia　M. Cristina Leonardi　Veronica Dell'Acqua　著
杨　洋　夏想厚　译　陈　茹　俞　洋　校

一、乳房切除术后放疗适应证

20世纪90年代末，乳房切除术后高危患者接受放疗（radiotherapy，RT）的生存优势得到明确证明，同时需要接受乳房切除术后放疗（postmastectomy radiotherapy，PMRT）的患者数量也随着时间的推移而增加。世界范围内，对于局部晚期（pT_3/pT_4）肿瘤和任何肿瘤大小伴有≥4个腋窝淋巴结阳性的患者，均推荐进行术后辅助放疗[1]。对于有中度复发风险的女性，PMRT的作用更具有争议性，但越来越多地被使用，尤其出现以下侵袭性特征，如40岁或以下的年轻人、雌激素受体阴性、肿瘤分化Ⅲ级、血管或淋巴侵犯[2]。一些拓宽PMRT适应证的临床试验仍在进行中，乳房切除术后需要辅助放疗的患者比例预计将进一步增加。此外，乳房部分切除术或全切除术后乳房再造（breast reconstruction，BR）的好处是公认的（即心理健康和审美效果），大多数女性选择接受BR。乳房再造与PMRT的最近组合模式仍处于探索阶段。最好的策略是在多学科团队的背景下对每个病例进行讨论，以便根据医生和患者的意愿提供最佳的治疗方案[3]。选择再造类型（异体还是自体）和时间（即刻还是延期），取决于多种因素，如并发症、肿瘤分期、是否需要辅助治疗、身体习惯、乳房大小和形状，以及个人偏好，所有这些方面都必须考虑。

二、放疗病理生理学

放疗产生的不良反应根据发生时间分为急性和慢性。急性效应在数天至数周内出现，通常涉及快速增殖细胞的死亡。最典型的急性反应包括红斑、干性脱屑、水肿和脱毛。随着时间增加，由于表皮黑色素细胞的刺激而引起的皮肤色素沉着也可以观察到。这些早期反应可以发展为更严重的不良反应，如湿性脱皮，其特征是真皮暴露，渗出物分泌，这是由于干细胞从基底层被根除的结果。放疗慢性不良反应可在几个月或几年后发生，通常表现为萎缩和纤维化。临床上，纤维化可引起真皮层的硬化和增厚。慢性变化包括色素过度沉着或色素沉着不足，分别由于黑色素细胞的异常刺激或耗竭造成。毛细血管扩张则表现为浅表血管扩张。辐射损伤的机制包括微血管闭塞理论和染色体改变理论[4]。最近的证据支持后一种理论，显示出对成纤维细胞和干细胞的永久性损伤，被新生血管替代和抑制[5]。在乳房再造的情况下，纤维化和收缩可导致自体再造后再次修补手术的可能性增加。在以假体为基础的再造中，这些放疗引起的变化可能与较高的感染率、包膜挛缩和再次修补手术有关。

三、延期再造 VS. 即刻再造

拟术后放疗的乳房再造的手术方式选择的推荐建议包括延期－即刻乳房再造和即刻乳房再造。延期－即刻再造术式的流程为术中即刻放置组织扩张器－术后放疗－放疗后再放置再造假体。即刻乳房再造的流程为即刻再造后再行术后放疗。从肿瘤学的角度来看，与仅接受乳房切除术后不再造的拟放疗患者，就局部控制或任何生存终点而言，乳房再造被认为是安全的[6, 7]。近年来，由于美容效果好、在无既往放疗史的组织上手术的便利性及巨大的成本效益，即刻再造的术式选择已显著增加[8, 9]。需要放疗的乳腺癌患者拟行乳房再造的潜在的问题包括术后需要更复杂的放疗技术、更多的术后并发症及其相关的再造乳房美学效果受损[10–12]。术后放疗可能会影响即刻乳房再造的美容效果，即刻乳房再造也可能会影响术后放疗部位勾画及不同区域的放疗剂量分布[11]。此外，术后放疗还会给延期乳房再造带来技术挑战，如放疗导致的慢性炎症会增加围术期并发症，延期愈合，切口感染增加和血管吻合失败的风险[13]。一项纳入 11 项研究的综述得出了这样一个主要观点：与单纯乳房再造术相比，术后放疗更有可能增加乳房再造的并发症；对于需要术后放疗的病例，选择自体组织进行再造是一个优先选项。即刻再造或即刻－延期再造术式对放疗导致的并发症没有明显差异[14]。在有关放疗和再造先后顺序对术后并发症发生率影响的研究上，大多数研究表明即刻乳房再造和即刻－延期乳房再造不同术式中放疗与手术的不同顺序对术后的总体并发症发生率没有影响[15, 16]，但不同再造方式的术后并发症有不同的特点[17]。先放疗后再造患者，更易于发生早期并发症（如血管血栓形成、部分或全部皮瓣丢失、感染、无愈合的开放性伤口），而先再造后放疗患者有较高的晚期并发症风险（如脂肪坏死、皮瓣体积减小、皮瓣挛缩）[18, 19]。Javaid 等进行了一项有自体组织乳房再造后最佳放疗时机研究的系统评价[20]。该系统评价共纳入了十项相关研究，除一项研究外，所有研究均表明，与单纯乳房再造相比，将需要放疗的乳房再造的并发症明显增加，并发症的发生率从 0%～21% 增至 16%～33%。通常的建议是将自体组织的乳房再造延期至放疗结束后，以避免不良的美容效果[21, 22]。关于放疗后延期乳房再造的适当时机，文献中尚无共识。一项设计及实施严谨的研究表明，放疗与延期腹部游离皮瓣乳房再造的间隔 12 个月可最大限度减少并发症并取得较好效果[23]。使用假体再造最常见的并发症是包膜挛缩。尽管术前和术后放疗都对包膜挛缩有重要影响[24]，但即刻乳房再造患者术后放疗，包膜挛缩风险增加很多[25]。Behranwala 等进行的研究中发现，放疗使得即刻乳房再造术后包膜挛缩风险增加了 3 倍[26]。关于采用扩张器－假体的延期－即刻乳房再造中放疗的时机选择，Tallet 等研究发现，扩张器置入术后 1 个月或 5 个月实施的术后放疗不会影响并发症发生率[27]。然而，Goodman 等在动物模型中的研究表明在组织扩张器完全扩张后间隔 2～3 周再开始放疗会增加组织对放疗的耐受性[28]。在先前接受过放射治疗的患者中，放疗结束后延期至少 12 个月的假体置入似乎可以减少包膜挛缩的发生[29, 30]。Kronowitz 等报道了一种分两期进行的延期－即刻乳房再造的手术方法，这种手术方法可以优化那些在做手术时对术后放疗的需求尚不明确的患者的术式选择[31]。第一步包括放置一个充满盐水的组织扩张器，根据术后最终的组织病理学报告，如果不需要放疗，则立即施行乳房再造。相反，如果需要放疗，则抽空扩张器，并在放疗完成后使用自体组织皮瓣对患者进行延期乳房再造。这种方法在技术上似乎既可行又安全。一项最近发表的综述对 2000—2015 年的有关接受辅助治疗对乳房再造术手术结局影响的研究文献进行了系统评价[32]。在这一系统评价中，有 56 篇文献（5437 例患者）评价辅助放疗对手术结局的影响，11 篇文献（820 例患者）评估辅助化疗对手术结局的影响。对放疗队列的汇总分析发现总并发症发生率为 35%。与自体组织再造相比，假体再造术的加权再手术发生率（$P < 0.0001$），总并发症（$P < 0.0001$）和再造失败（$P < 0.0001$）明显更高。再造失败在基于假体的再造中的加权发生率为16.8%，在自体再造中的加权发生率为1.6%。基于放疗时机选择的亚组分析表明，与先永久假体植入后放疗相比，先放疗（组织扩张器照射）后置入永久假体的再造失败率显著增加（18.8% vs. 14.7%，P=0.006）。在采用自体组织再造的病例中，仅观察到放疗与手术顺序对再造术后并发症发生率影响的趋势。与辅助放疗对乳房再造的美容效果有显著影响相反，几乎没有证据表明辅助化疗与再造术后较差的美容效果有关。

四、乳房再造术的类型

对于接受乳房再造的女性来讲，多种再造方案可供选择，每种方案各有利弊。现有最常见的四种乳房再造类型分别是扩张器/假体再造、背阔肌（latissimus dorsi，LD）再造、腹直肌横行肌（TRAM）皮瓣再造和腹壁下深动脉穿支（DIEP）皮瓣再造。选取哪种类型的乳房再造的决定取决于与疾病，患者特征和医生技术专长等多种因素[33]。对于有乳房再造意愿的患者，自体乳房再造始终是首选。在Jhaveri等进行的一项研究中，与自体组织再造相比，扩张器/假体再造对术后美容，功能和日常生活活动的影响显著增加[34]。马萨诸塞州总医院的研究小组报道显示，扩张器/假体再造和自体组织再造术后报道的并发症发生率分别为53%和12%，自体组织再造术后均不需要矫正手术[21]。来自于克利夫兰诊所的Berry等对接受了乳房切除术加自体或扩张器/假体再造的患者进行了回顾性研究发现[35]，在接受扩张器、假体再造术患者中，总并发症发生率为31.8%，总体主要并发症发生率为24.8%。放疗将主要并发症的发生率从21.2%增加到45.4%。最常见的并发症是假体受压移位和包膜挛缩，但扩张器/假体再造术在接受辅助放疗的患者中成功率高达70.1%。自体组织再造组的总并发症发生率为31.5%，其中严重并发症为19.7%。放疗的和未放疗的自体组织再造患者严重并发症发生率无统计学差异，严重并发症发生率分别为17.9%和20.5%。采用不同类型的自体皮瓣再造术的并发症发生率相似。Berry等还发现，与无放疗相比，术前放疗和术后放疗都会导致更高的严重并发症发生率（$P < 0.001$），在接受放疗的患者中，与扩张器/假体再造相比，自体组织再造的并发症明显减少（OR=0.22，$P < 0.005$）。在接受术后放疗组中，自体组织再造组并发症也明显少于扩张器/假体再造组（OR=0.35，$P < 0.05$）。相反，在Anderson等进行的研究中放疗的类型对并发症发生没有预测作用，采用TRAM的自体再造和采用扩张器/假体再造的主要并发症发生率均很低（0%～5%），这可能归因于更成熟的放疗技术[36]。

（一）同种异体材料再造

尽管扩张器/假体再造对并发症发生率有更大的影响，但与自体组织再造相比，扩张器/假体再造技术代表了一种更快，更简单的术式[14]。扩张器/假体再造的长期并发症包括感染、疼痛、皮肤坏死或愈合不良、纤维化、进行性不对称、假体破裂、挤压或移位（图15-1和图15-2）。迄今为止，包膜挛缩是最复杂的并发症。包膜挛缩的成因可能是多方面的，比如无症状感染，患者对炎症反应的敏感性及血肿也可能发挥作用[37]。一些作者提出假设认为放疗可能激活异体再造周围囊膜组织中调节纤维增生相关的信号通路。有研究报道，与未接受放疗的包膜相比，在接受过放疗的包膜中存在异常水平的参与纤维增生过程的蛋白质[38]。在临床上，对接受双侧扩张器/假体再造但仅单侧放疗的患者进行体格检查时，可以在60%的病例中感受到放疗侧与未放疗侧乳房包膜挛缩情况的差别明显[39]。在没有接受放疗的情况下，并发症的发生率和美容效果受损率为3%～40%[40]，而放疗可能导致[41]这一概率可能会上升到17%～80%。Tallet等报道放疗较无放疗组有高达3倍的并发症发生率（14% vs. 51%）和假体丢失率（9% vs. 24%）[27]。而在密歇根州乳房再造效果前瞻性研究中观察到的放疗较未放疗引起并发症概率高6倍（OR=6.4，

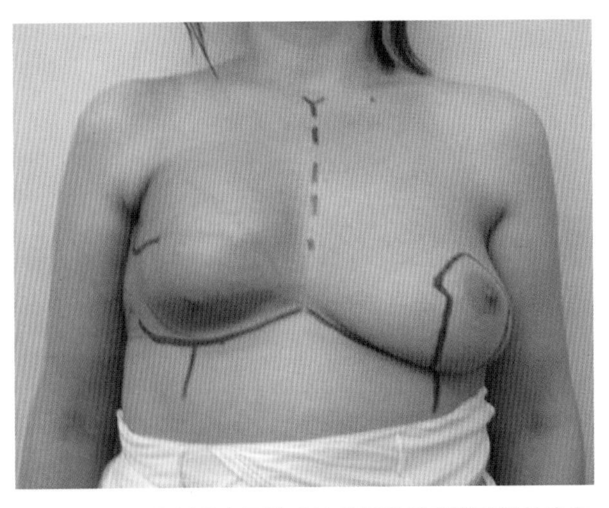

▲ 图 15-1 即刻乳房再造后放疗导致扩张器畸形的患者

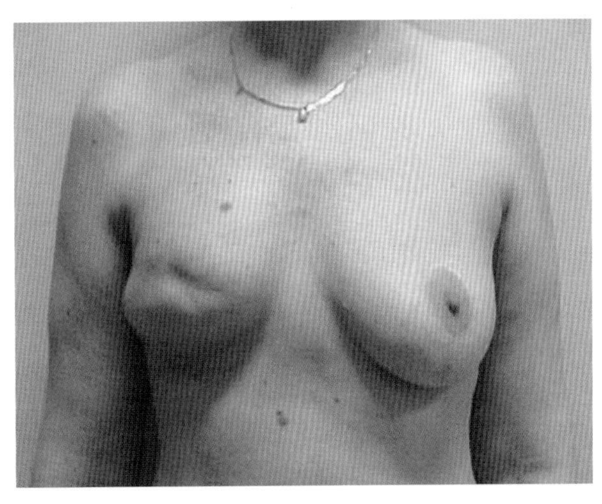

▲ 图 15-2 放疗后右乳永久假体包膜挛缩的患者

95%CI 1.6～25.0）[42]。在该研究中，放疗与乳房再造失败显著相关，放疗组并发症发生率发生率为 68%，而无放疗组则为 31%（$P < 0.006$）。另一项纳入 40 名患者的研究中，接受放疗组的总并发症发生率为 52.5%，包膜挛缩率为 32.5%，而未接受放疗的对照组为 10%[15]。Ascherman 等报道了纳入 27 例接受扩张器、假体再造的患者的研究，与对照组相比，放疗组有更高的总并发症发生率（40.7% vs. 16.7%）及更高的假体移出率（18.5% vs. 4.2%）[16]。在 Drucker-Zertuche 等的研究中，接受放疗组的并发症发生率更高（45.9% vs. 11.6%），大幅或小幅矫正手术的百分比（54%）也显著高于对照组（5%）。放疗组的再造失败率也明显更高（16.2% vs. 0%）[43]。尽管放疗增加了并发症的发生率，但扩张器 / 假体再造仍然是许多研究者可接受的选择。在纪念斯隆 – 凯特琳癌症中心，尽管研究小组发现接受放疗组包膜挛缩率高达 68%，明显高于非放疗组的 40%（$P < 0.025$）[41]，他们仍然会对那些不适合自体组织再造的女性施行即刻的组织扩张器、假体再造术。抛开并发症不谈，接受放射治疗的患者假体再造术的总成功率高达 90%，而未经放射治疗的患者为 99%，80% 的女性接受放射治疗的再造乳房美容效果，而 88% 的未经放射治疗的女性为接受再造乳房的美容效果。Hazard 等的一项小型回顾性研究也得出了相同的结论，85% 的病例表示对包膜挛缩程度可接受，对美学效果评价为好或极好[7]。现代调强放疗技术或个体化放疗剂量分布可以使 1/3 的患者并发症发生率非常低，就像在得克萨斯大学安德森癌症中心开展的系列研究中所观察到的那样，这可能是未来研究的希望所在[36]。与先行放疗（30%）相比，先行乳房再造（67%）时，即使是自体皮瓣和假体的联合再造也并不能减少并发症的发生率（$P < 0.093$）[18]。然而，采用假体和自体皮瓣联合的即刻乳房再造包膜挛缩发生率要比使用单独假体再造时低 3 倍（6.8% vs. 25%）[27]。由于存在骨畸形和肋骨骨折的风险，既往放疗史被认为是单独使用组织扩张器 / 假体再造的相对禁忌证[44]。然而，如一项研究所示，对于特定患者群体中，如既往放疗未导致严重皮肤变化或硬结的女性，延期的组织扩张器 / 假体再造被认为是一种可行选项[46]。

（二）自体组织再造

乳房再造最常用的两类自体组织皮瓣是背阔肌（LD）和腹直肌横行肌（TRAM）皮瓣。最近的研究报道了腹壁下深动脉穿支（DIEP）皮瓣的使用，而对于腹壁下浅动脉动脉穿支（SIEA）皮瓣和其他基于臀大腿区域的皮瓣，其放疗的耐受性仍然未知。由于血供不同，TRAM 的游离皮瓣版本比带蒂的 TRAM 皮瓣更能耐受放疗[47]。然而，在一些研究中观察到，与带蒂 TRAM 皮瓣相比，游离 TRAM 皮瓣放疗后的并发症和皮瓣损失更少[48]。自体组织乳房再造术后最常见的并发症是脂肪坏死、皮瓣和乳房的皮肤坏死、纤维化和挛缩。即使没有放疗，自体组织乳房再造术并发症发生率为5%～41%。放疗增加并发症的发生率。目前的文献报道并发症发生率为7%～87.5%[19, 47–55, 58]。无论即时或延期的乳房再造都有可能发生并发症[49]，但是接受放疗的即刻乳房再造术的并发症（整体美学外观、乳房对称性、皮瓣挛缩和色素沉着过度）的增加趋势非常明显[50]。TRAM皮瓣是乳房再造研究文献中最常研究的皮瓣之一。如果在手术时，尚无法确定是否需要术后放疗，TRAM皮瓣再造是理想的术式选择，它可提供良好放疗耐受性和可接受的美学效果（图15–3）。埃默里大学最近的一项研究显示，除脂肪坏死外，与单独TRAMS皮瓣乳房再造术而不需放疗的患者相比，乳房再造并接受放疗的患者在并发症发生率和需要进行矫正手术的概率方面没有发现任何差异，尽管美容效果会更差一些[48]。此外，得克萨斯大学安德森癌症中心的研究表明，放疗明显增加了自体组织乳房再造的术后并发症发生率，并使再造美容效果打折扣，这表明将自体组织乳房再造推迟到放疗以后是更好的选择[24]。根据他们的经验，没有观察到皮瓣坏死，但是脂肪坏死的发生率达34%，组织萎缩和对称性丧失的发生率达78%，色素过度沉着发生率为37%。这些并发症需要多次手术矫正及额外的皮瓣覆盖以纠正畸形。Williams等将术前放疗后再行TRAM皮瓣再造的患者与未接受术前放疗的患者的手术结果进行比较[23]，发现两组的总并发症发生率相当，但脂肪坏死发生率除外。在接受放疗组中有17%的病例发生脂肪坏死，而未接受放疗组仅有10%的病例脂肪发生坏死。Jacobsen等报道了梅奥诊所（Mayo Clinic）的一系列研究，证实接受术前放疗的患者的并发症发生率与仅接受自体乳房再造的患者相比没有增加[52]。在由Albino等进行的研究中，在接受自体乳房再造的76例女性患者中，接受放疗者发生并发症的发生率为70%，其中47%的患者因放疗引起的并发症而需要接受矫正手术[53]。脂肪坏死或组织纤维化的发生率为19.7%，皮肤并发症（皮肤皱缩或肥大性瘢痕形成）发生率为30.3%。27.6%的患者表示对再造总体效果不满意。既往背阔肌肌皮瓣乳房再造系列研究报道显示包囊挛缩发生率为0%～56%[26, 54, 57, 58]。这种并发症发生率的巨大的差异可能归因于研究纳入样本量，随访、技术和所涉及人群的不同。对于有胸部放疗既往史的患者，背阔肌肌皮瓣被认为是乳房再造有益选择，没有报道显示皮瓣坏死率会增加[56]。尽管既往放疗史会对再造乳房美学效果产生负面影响，但接受放疗且行即刻再造或延期再造患者对再造满意度相似[57]。Apffelstaedt等的研究显示术前放疗与未接受放疗的女性乳房再造并发症发生率无显著差异[58]。最近，一些研究集中在DIEP皮瓣乳房再造术式上。原则上仍然建议将乳房再造推迟到放疗完成之后。来自新奥尔良纪念医学中心的一项病例对照研究比较了一小部分先再造后放疗患者与仅行DIEP皮瓣乳房再造患者的并发症情况，发现接受放疗患者的脂肪坏死（23% vs. 0%）、组织纤维化或萎缩发生率（57% vs. 0%）和包膜挛缩（17% vs. 0%）明显更高，但皮瓣需手术矫正或切口裂开的发生率没有差异[62]。然而，最近的一项研究结果却显示，即刻DIEP皮瓣乳房再造术后放疗不会显著影响乳房体积，而且在接受放疗和未接受放疗的病例中，其他并发症也没有差异[63]。

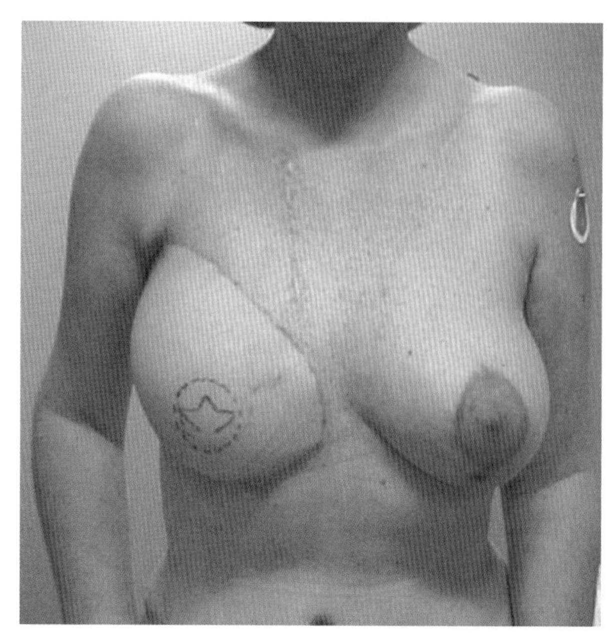

▲ 图15–3　右乳乳房切除放疗后应用带蒂腹直肌横行肌皮瓣延期乳房再造的美学效果

五、乳房再造对乳房切除术后放疗实施和质量的影响

文献中常规的放疗剂量约为 50Gy，每天 1.8～2Gy（每周 5 次），采用切线野，不同比例的患者接受瘤床加量，剂量通常在 10～16Gy。分割剂量改变，如大剂量分割很少使用，因为担心可能会增加后期相关不良反应的风险。然而，Whitfield 等报道，在英国接受常见 45Gy/（15F・3W）的分割治疗模式患者中，3 周内严重不良反应纤维包膜挛缩的发生率与传统的 5 周治疗方案相比，约为 19.5% [64]。使用固定装置和计算机断层扫描定位的现代放疗技术显著减少了并发症的发生 [61, 66]。在较早的放射治疗中，放疗技术并不理想，患者的并发症发生率较高 [67]。BR 中的一个重要问题是即刻再造是否会影响 PMRT 的实施。事实上，再造乳房在大小、形状和硬度上都与天然乳房不同，可能会导致照射野设计的技术问题。再造后的乳房胸壁厚度（chest wall，CW）可能不均匀，导致照射野内剂量不均，并引起并发症风险增高 [68]。由于扩张器或假体形成的轮廓较为陡直，照射野交界处不太精确，从而导致部分区域剂量不足和过量（图 15–4）。在得克萨斯大学安德森癌症中心的两项后续研究中，作者检查了即刻乳房再造对目标区域的覆盖匹配度，其中包括胸壁、内乳区（internal mammary node，IMN）及心肺器官的避让。在 2005 年发表的第一份报道中，18 个方案中只有 4 个符合最佳治疗标准 [69]。2006 年，进一步的报道扩大了样本量，将 110 名即刻 BR 患者与 108 名非 BR 患者进行了比较。BR 组中 52% 的患者放疗计划做出了妥协，而对照组中，这一数据为 7%，20% 的患者计划受到严重影响 [11]，其中左侧乳腺癌患者放疗计划妥协最大。如采用延期 BR，放疗实施和避免危及器官变得更加容易，并允许使用电子线照射 [70]。通过使用更为复杂的调强放疗（IMRT），即刻 BR 患者在心肺剂量允许的情况下可获得良好的局部控制，即使内乳区同样接受治疗，但此时对心肺的剂量会更高（图 15–5）。IMRT 可以充分覆盖近 3/4 的患者的目标靶区 [71]。在约 1/3 使用 IMRT 的患者中，由于放疗剂量均匀性得到提高，整体并发症发生率极低 [37]。关于放疗和 TE、PI 再造的相容性，假体并不会干扰剂量分布，因为它们本质上是组织等效的 [72, 73]。类似地，在专门研究中也未发现生理盐水填充器会造成剂量学偏差 [67]。置入扩张器在放疗期间应保持固定的体积，以避免治疗位置的改变和放

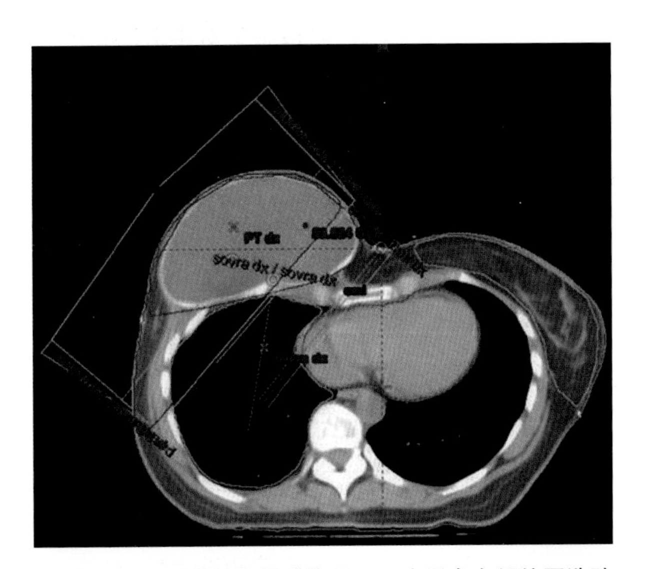

▲ **图 15–4　计算机断层成像显示，由于永久假体再造陡直的切面，造成中间电子线照射野与侧向切线野剂量部分重叠**

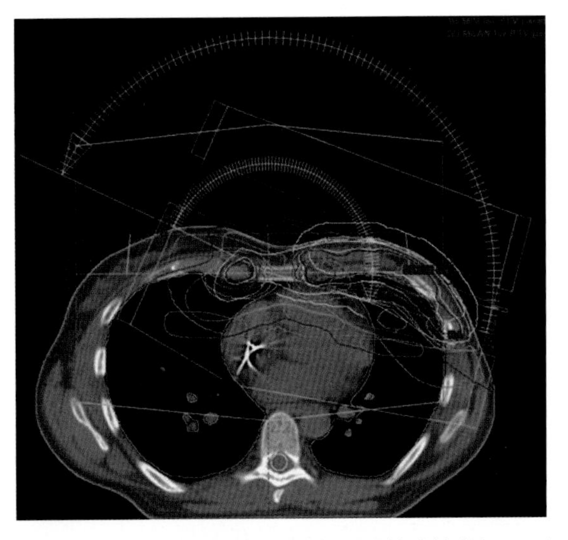

▲ **图 15–5　基于计算机断层成像的调强放疗技术（IMRT），采用反向多重子野技术对左侧胸壁及对侧内乳区的靶区计划设计**

疗剂量的误差。在治疗过程中，通过反复的剂量评估，扩张器似乎经历了微小的解剖学变化，而放疗剂量分布则不受到干扰[74]。对扩张器金属端口附近的辐射剂量分布和其对高并发症率的潜在影响目前仍有争议（图 15-6）。有两项研究通过检测金属端口附近剂量的变化，发现由于次级射线散射，金属端口附近的辐射剂量增加。因为这种增加的剂量达不到扩张器表面，很难增加并发症发生率[75, 76]。此外，金属端口也会减弱辐射光束，减少对处于其直接阴影处的组织剂量。然而，在临床情况下，考虑到金属端口的体积很小，同时由于对侧切线野的补充，总体放疗剂量不足非常小，并在可接受范围内[77]。经过多项研究，与放疗相关并发症增加的危险因素已经被发现。组织填充物的使用与严重的急性不良反应及美容效果受损明显相关[78]。选择定制的个体化填充物，而不是统一标准品，可能取得更好的结果。由于放疗导致包膜挛缩的风险较低，胸部假体可能比皮下植入更可取[79]。毛面假体比光面假体更不容易发生包膜挛缩，因为它们允许极少的异常胶原沉积在其表面[80]。采用现代技术和实践，乳房再造对放疗时间、靶区及剂量的影响，这一系列问题目前已有专门的乳腺多学科中心进行探索研究[81]。结果发现，再造并没有显著增加 PMRT 开始的时间（再造 51 天 vs. 未再造 45 天）或按照推荐 12 周内开始放疗的患者数量（96.0% vs. 92.4%）。内乳靶区覆盖度、同侧肺 V20 及心脏平均剂量，两组均没有显著差异。

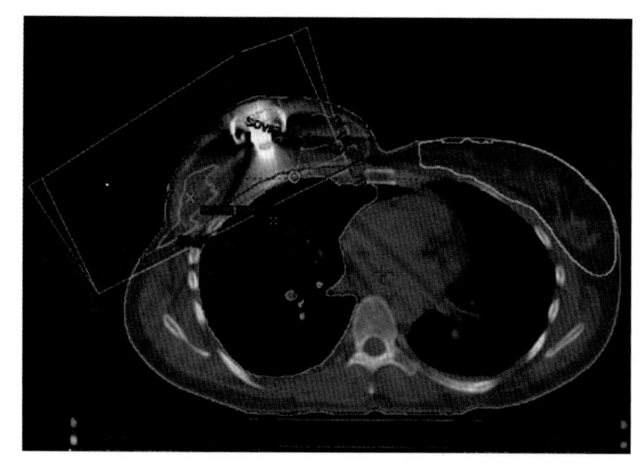

▲ 图 15-6 计算机断层图像显示，在组织假体再造中，"Z"字形金属端口对光子放疗切线野的影响

六、既往放疗区域的乳房再造

保乳手术联合放疗治疗后（QUART）因局部复发而行挽救性乳房切除术的情况下，乳房再造术面临难以在既往接受过放疗和手术的组织上进行操作的困难。既往的胸部放疗可能会对受区血管产生负面影响，并容易引发血管并发症。在一项研究中，对有既往放疗史区域进行乳房再造的手术效果探讨，发现在有既往放疗史区域行乳房再造手术组术中血管并发症的发生率更高（7.6% vs. 14.2%，$P < 0.003$）及更高的血管再吻合率趋势[82]。最近的研究表明，自体组织瓣联合假体的乳房再造术式在有既往放疗史的患者中具有更大的优势。实际上，一些研究表明，当自体组织瓣联合假体用于有既往放疗史的乳房再造时，自体组织瓣可以减轻放疗对假体的负面影响。Michy 等进行的一项有意义的研究。该研究纳入了一系列接受新辅助放疗的患者，与单独使用 TRAM 或简单的假体再造相比，即刻背阔肌联合假体乳房再造显示出较低的并发症发生率和矫正手术率[83]。在接受挽救性乳房切除术后行背阔肌即刻再造的小样本病例研究总也观察到了类似的结果，其中包膜挛缩发生率可以接受，达 12%～17%[84]。对于拟再造区域有既往放疗史患者，单独使用组织扩张器是乳房再造的禁忌证。在 QUART 后使用组织扩张器再造的发现包膜挛缩，并引起的异常凹陷和疼痛性畸形的报道很少[85]。相反，Persichetti[86] 报道了 QUART 后假体再造的可行性。与无既往放疗史病例比较，有既往放疗史病例接受过分期组织扩张器、假体即刻再造后包膜挛缩发生总数没有显著差异，但是如果术后再次放疗，则严重并发症的发生频率更高。

七、乳房再造的美学及患者满意度考量

即使不行放疗，所有再造乳房的美容效果也会随着时间而打折扣[87]。实际上，接受过放疗的再造乳房表现美学效果最差，即使经过很长一段时间，这种较差美学效果也还很明显。肿瘤分期越高，接受了局部增量放疗，在再造术后较短的时间进行放疗，都会让乳房再造的美学效果变得更差，但是患者的满意度不受影响。有时，等放疗结束后再做延期乳房再造美学效果会好些。最近的证据表明，相对于组织扩张器、假体再造方式，自体组织皮瓣再造可提供更高水平的美学满意度。在接受放疗和自体组织再造的患者中，通常＞80% 的患者报道了良好的美容效果，尽管与未接受照射的患者相比，其外观和满意度普遍较低[54]。最近的一项综述试图评估有关美学结果、患者满意度和 BREAST-Q 评分的现有数据，可以更好地了解 PMRT 及其再造时间对以患者为中心结果的影响，从而促进知情同意和共享决策过程[23, 53]。

参考文献

[1] MacDonald SM, Harris EE, Arthur DW et al (2011) ACR appropriateness criteria?locally advanced breast cancer. Breast J 17:579–585
[2] Recht A, Comen EA, Fine RE et al (2016) Postmastectomy radiotherapy: an American Society of Clinical Oncology, American Society for Radiation Oncology, and Society of Surgical Oncology focused guideline update. Pract Radiat Oncol 6(6):e219–ee34
[3] Kaufmann M, Morrow M, von Minckwitz G et al (2010) Locoregional treatment of primary breast cancer: consensus recommendations from an International Expert Panel. Cancer 116:1184–1191
[4] Robinson DW (1975) Surgical problems in the excision and repair of radiated tissue. Plast Reconstr Surg 55:41–49
[5] Rudolph R (1982) Complications of surgery for radiotherapy skin damage. Plast Reconstr Surg 70:179–185
[6] Soong IS, Yau TK, Ho CM, Lim BH et al (2004) Post-mastectomy radiotherapy after immediate autologous breast reconstruction in primary treatment of breast cancers. Clin Oncol (R Coll Radiol) 16:283–289
[7] Hazard L, Miercort C, Gaffney D et al (2004) Local-regional radiation therapy after breast reconstruction: what is the appropriate target volume? A case-control study of patients treated with electron arc radiotherapy and review of the literature. Am J Clin Oncol 27:555–564
[8] Al-Ghazal SK, Sully L, Fallowfield L et al (2000) The psychological impact of immediate rather than delayed breast reconstruction. Eur J Surg Oncol 26:17–19
[9] Khoo A, Kroll SS, Reece GP et al (1998) A comparison of resource costs of immediate and delayed breast reconstruction. Plast Reconstr Surg 101:964–968
[10] Buchholz TA, Kronowitz SJ, Kuerer HM (2002) Immediate breast reconstruction after skin-sparing mastectomy for the treatment of advanced breast cancer: radiation oncology considerations. Ann Surg Oncol 9:820–821
[11] Motwani SB, Strom EA, Schechter NR et al (2006) The impact of immediate breast reconstruction on the technical delivery of postmastectomy radiotherapy. Int J Radiat Oncol Biol Phys 66:76–82
[12] Alderman AK, Wilkins EG, Kim HM et al (2002) Complications in postmastectomy breast reconstruction: two-year results of the Michigan Breast Reconstruction Outcome Study. Plast Reconstr Surg 109:2265–2274
[13] Temple CL, Strom EA, Youssef A et al (2005) Choice of recipient vessels in delayed TRAM flap breast reconstruction after radiotherapy. Plast Reconstr Surg 115:105–113
[14] Barry M, Kell MR (2011) Radiotherapy and breast reconstruction: a meta-analysis. Breast Cancer Res Treat 127:15–22
[15] Spear SL, Onyewu C (2000) Staged breast reconstruction with saline-filled implants in the irradiated breast: recent trends and therapeutic implications. Plast Reconstr Surg 105:930–942
[16] Ascherman JA, Hanasono MM, Newman MI et al (2006) Implant reconstruction in breast cancer patients treated with radiation therapy. Plast Reconstr Surg 117:359–365
[17] Adesiyun TA, Lee BT, Yueh JH et al (2011) Impact of sequencing of postmastectomy radiotherapy and breast reconstruction on timing and rate of complications and patient satisfaction. Int J Radiat Oncol Biol Phys 80:392–397
[18] Lee BT, A Adesiyun T, Colakoglu S et al (2010) Postmastectomy radiation therapy and breast reconstruction: an analysis of complications and patient satisfaction. Ann Plast Surg 64:679–683
[19] Tran NV, Chang DW, Gupta A et al (2001) Comparison of immediate and delayed free TRAM flap breast reconstruction in patients receiving postmastectomy radiation therapy. Plast Reconstr Surg 108:78–82
[20] Javaid M, Song F, Leinster S et al (2006) Radiation effects on the cosmetic outcomes of immediate and delayed autologous breast reconstruction: an argument about timing. J Plast Reconstr Aesthet Surg 59:16–26
[21] Chawla AK, Kachnic LA, Taghian AG et al (2002) Radiotherapy and breast reconstruction: complications and cosmesis with TRAM versus tissue expander/implant. Int J Radiat Oncol Biol Phys 54:520–526
[22] Rogers NE, Allen RJ (2002) Radiation effects on breast reconstruction with the deep inferior epigastric perforator flap. Plast Reconstr Surg 109:1919–1924
[23] Williams JK, Carlson GW, Bostwick J 3rd et al (1997) The effects of radiation treatment after TRAM flap breast

reconstruction. Plast Reconstr Surg 100:1153–1160
[24] Baumann DP, Crosby MA, Selber JC et al (2011) Optimal timing of delayed free lower abdominal flap breast reconstruction after postmastectomy radiation therapy. Plast Reconstr Surg 127:1100–1106
[25] Pinsolle V, Grinfeder C, Mathoulin-Pelissier S et al (2006) Complications analysis of 266 immediate breast reconstructions. J Plast Reconstr Aesthet Surg 59:1017–1024
[26] Behranwala KA, Dua RS, Ross GM et al (2006) The influence of radiotherapy on capsule formation and aesthetic outcome after immediate breast reconstruction using biodimensional anatomical expander implants. J Plast Reconstr Aesthet Surg 59:1043–1051
[27] Tallet AV, Salem N, Moutardier V et al (2003) Radiotherapy and immediate two-stage breast reconstruction with a tissue expander and implant: complications and esthetic results. Int J Radiat Oncol Biol Phys 57:136–142
[28] Goodman CM, Miller R, Patrick CW Jr et al (2002) Radiotherapy: effects on expanded skin. Plast Reconstr Surg 110:1080–1083
[29] Barnsley GP, Sigurdson LJ, Barnsley SE (2006) Textured surface breast implants in the prevention of capsular contracture among breast augmentation patients: a meta-analysis of randomized controlled trials. Plast Reconstr Surg 117:2182–2190
[30] Spear SL, Boehmler JH, Bogue DP et al (2008) Options in reconstructing the irradiated breast. Plast Reconstr Surg 122:379–388
[31] Kronowitz SJ (2010) Delayed-immediate breast reconstruction: technical and timing considerations. Plast Reconstr Surg 125:463–474
[32] El-Sabawi B, Sosin M, Carey JN et al (2015) Breast reconstruction and adjuvant therapy: a systematic review of surgical outcomes. J Surg Oncol 112:458–464
[33] Nahabedian MY (2009) Breast reconstruction: a review and rationale for patient selection. Plast Reconstr Surg 124:55–62
[34] Jhaveri JD, Rush SC, Kostroff K et al (2008) Clinical outcomes of postmastectomy radiation therapy after immediate breast reconstruction. Int J Radiat Oncol Biol Phys 72:859–865
[35] Berry T, Brooks S, Sydow N et al (2010) Complication rates of radiation on tissue expander and autologous tissue breast reconstruction. Ann Surg Oncol 17(Suppl 3):202–210
[36] Anderson PR, Freedman G, Nicolaou N et al (2009) Postmastectomy chest wall radiation to a temporary tissue expander or permanent breast implant- is there a difference in complication rates? Int J Radiat Oncol Biol Phys 74:81–85
[37] Embrey M, Adams EE, Cunningham B et al (1999) A review of the literature on the etiology of capsular contracture and a pilot study to determine the outcome of capsular contracture interventions. Aesthet Plast Surg 23:197–206
[38] Lipa JE, Qiu W, Huang N et al (2010) Pathogenesis of radiationinduced capsular contracture in tissue expander and implant breast reconstruction. Plast Reconstr Surg 125:437–445
[39] McCarthy CM, Pusic AL, Disa JJ et al (2005) Unilateral postoperative chest wall radiotherapy in bilateral tissue expander/implant reconstruction patients: a prospective outcomes analysis. Plast Reconstr Surg 116:1642–1647
[40] Cordeiro PG, Pusic AL, Disa JJ et al (2004) Irradiation after immediate tissue expander/implant breast reconstruction: outcomes, complications, aesthetic results, and satisfaction among 156 patients. Plast Reconstr Surg 113:877–881
[41] Vandeweyer E, Deraemaecker R (2000) Radiation therapy after immediate breast reconstruction with implants. Plast Reconstr Surg 106:56–58
[42] Krueger EA, Wilkins EG, Strawderman M et al (2001) Complications and patient satisfaction following expander/implant breast reconstruction with and without radiotherapy. Int J Radiat Oncol Biol Phys 49:713–721
[43] Drucker-Zertuche M, Bargallo-Rocha E, Zamora-Del RR (2011) Radiotherapy and immediate expander/implant breast reconstruction: should reconstruction be delayed? Breast J 17:365–370
[44] Tseng J, Huang AH, Wong MS et al (2010) Rib fractures: a complication of radiation therapy and tissue expansion for breast reconstruction. Plast Reconstr Surg 125:65e–66e
[45] Parsa AA, Jackowe DJ, Johnson EW et al (2009) Selection criteria for expander/implant breast reconstruction following radiation therapy. Hawaii Med J 68:66–68
[46] Zimmerman RP, Mark RJ, Kim AI et al (1998) Radiation tolerance of transverse rectus abdominis myocutaneous-free flaps used in immediate breast reconstruction. Am J Clin Oncol 21:381–385
[47] Tran NV, Evans GR, Kroll SS et al (2000) Postoperative adjuvant irradiation: effects on tranverse rectus abdominis muscle flap breast reconstruction. Plast Reconstr Surg 106:313–317
[48] Carlson GW, Page AL, Peters K et al (2008) Effects of radiation therapy on pedicled transverse rectus abdominis myocutaneous flap breast reconstruction. Ann Plast Surg 60:568–572
[49] Kroll SS, Robb GL, Reece GP et al (1998) Does prior irradiation increase the risk of total or partial free-flap loss? J Reconstr Microsurg 14:263–268
[50] Spear SL, Ducic I, Low M et al (2005) The effect of radiation on pedicled TRAM flap breast reconstruction: outcomes and implications. Plast Reconstr Surg 115:84–95
[51] Disa JJ, Cordeiro PG, Heerdt AH et al (2003) Skin-sparing mastectomy and immediate autologous tissue reconstruction after wholebreast irradiation. Plast Reconstr Surg 111:118–124
[52] Jacobsen WM, Meland NB, Woods JE (1994) Autologous breast reconstruction with use of transverse rectus abdominis musculocutaneous flap: Mayo clinic experience with 147 cases. Mayo Clin Proc 69:635–640
[53] Albino FP, Koltz PF, Ling MN et al (2010) Irradiated autologous breast reconstructions: effects of patient factors and treatment variables. Plast Reconstr Surg 126:12–16
[54] Spear SL, Boehmler JH, Taylor NS et al (2007) The role of the latissimus dorsi flap in reconstruction of the irradiated breast. Plast Reconstr Surg 119:1–9
[55] Chang DW, Barnea Y, Robb G (2008) Effects of an autologous flap combined with an implant for breast reconstruction: an evaluation of 1000 consecutive reconstructions of previously irradiated breasts. Plast Reconstr Surg 122:356–362
[56] Moore TS, Farrell LD (1992) Latissimus dorsi myocutaneous flap for breast reconstruction: long-term results. Plast Reconstr Surg 89:666–672
[57] McKeown DJ, Hogg FJ, Brown IM et al (2009) The timing of autologous latissimus dorsi breast reconstruction and effect of radiotherapy on outcome. J Plast Reconstr Aesthet

Surg 62:488–493
[58] Apffelstaedt J (2002) Indications and complications of latissimus dorsi myocutaneous flaps in oncologic breast surgery. World J Surg 26:1088–1093
[59] Whitfield GA, Horan G, Irwin MS et al (2009) Incidence of severe capsular contracture following implant-based immediate breast reconstruction with or without postoperative chest wall radiotherapy using 40 Gray in 15 fractions. Radiother Oncol 90:141–147
[60] Mehta VK, Goffinet D (2004) Postmastectomy radiation therapy after TRAM flap breast reconstruction. Breast J 10:118–122
[61] McDonald MW, Godette KD, Butker EK et al (2008) Long-term outcomes of IMRT for breast cancer: a single-institution cohort analysis. Int J Radiat Oncol Biol Phys 72:1031–1040
[62] Kuske RR, Schuster R, Klein E et al (1991) Radiotherapy and breast reconstruction: clinical results and dosimetry. Int J Radiat Oncol Biol Phys 21:339–346
[63] Buchholz TA, Strom EA, Perkins GH et al (2002) Controversies regarding the use of radiation after mastectomy in breast cancer. Oncologist 7:539–546
[64] Overgaard M, Hansen PS, Overgaard J et al (1997) Postoperative radiotherapy in high-risk premenopausal women with breast cancer who receive adjuvant chemotherapy. Danish Breast Cancer Cooperative Group 82b Trial. N Engl J Med 337:949–955
[65] Krishnan L, Krishnan EC (1986) Electron beam irradiation after reconstruction with silicone gel implant in breast cancer. Am J Clin Oncol 9:223–226
[66] Piroth MD, Piroth DM, Pinkawa M et al (2009) Immediate reconstruction with an expander/implant following ablatio mammae because of breast cancer: side effects and cosmetic results after adjuvant chest wall radiotherapy. Strahlenther Onkol 185:669–674
[67] Shankar RA, Nibhanupudy JR, Sridhar R et al (2003) Immediate breast reconstruction-impact on radiation management. J Natl Med Assoc 95:286–295
[68] Moni J, Graves-Ditman M, Cederna P et al (2004) Dosimetry around metallic ports in tissue expanders in patients receiving postmastectomy radiation therapy: an ex vivo evaluation. Med Dosim 29:49–54
[69] Damast S, Beal K, Ballangrud A et al (2006) Do metallic ports in tissue expanders affect postmastectomy radiation delivery? Int J Radiat Oncol Biol Phys 66:305–310
[70] Halpern J, McNeese MD, Kroll SS et al (1990) Irradiation of prosthetically augmented breasts: a retrospective study on toxicity and cosmetic results. Int J Radiat Oncol Biol Phys 18:189–191
[71] Jethwa KR, Kahila MM, Whitaker TJ et al (2017) Immediate tissue expander or implant-based breast reconstruction does not compromise the oncologic delivery of post-mastectomy radiotherapy (PMRT). Breast Cancer Res Treat. https://doi.org/10.1007/s10549-017-4241-5
[72] Fosnot J, Fischer JP, Smartt JM Jr et al (2011) Does previous chest wall irradiation increase vascular complications in free autologous breast reconstruction? Plast Reconstr Surg 127:496–504
[73] Freeman ME, Perdikis G, Sternberg EG et al (2006) Latissimus dorsi reconstruction: a good option for patients with failed breast conservation therapy. Ann Plast Surg 57:134–137
[74] Persichetti P, Cagli B, Simone P et al (2009) Implant breast reconstruction after salvage mastectomy in previously irradiated patients. Ann Plast Surg 62:350–354
[75] Victor SJ, Brown DM, Horwitz EM et al (1998) Treatment outcome with radiation therapy after breast augmentation or reconstruction in patients with primary breast carcinoma. Cancer 82:1303–1309

第16章 乳房切除术后放射治疗

Postmastectomy Radiation

Tracy-Ann Moo　Alice Ho　Mahmoud El-Tamer 著
周　霞 译　陈　茹　俞　洋 校

乳房切除术后放疗是局部晚期乳腺癌治疗明确的组成部分。但在早期患者中的作用仍是目前许多科学探究和辩论的主题。当前的共识及指南建议对腋窝有≥4个淋巴结转移或肿瘤＞5cm的患者行乳房切除术后放疗[1-3]。对于肿瘤≤5cm且淋巴结阴性的患者，不建议常规使用。但是，最近发表的乳房切除术后放射治疗指南：美国临床肿瘤学会（ASCO），美国放射肿瘤学会（ASTRO）和肿瘤外科学会（SSO）对具有1～3个阳性淋巴结且$T_{1\sim2}$乳腺癌患者，已重点更新认可行术后放疗，尽管该组患者在乳房切除术后放疗减少了局部区域失败率，但其中可能存在局部区域失败较低风险亚组。因此，该组的低风险可能会抵消乳房切除术后放疗的绝对获益[4]。在这种情况下，有关乳房切除术后放疗实施的决策需要采用多学科方法，并且主要基于风险与收益的个体化评估。认为影响复发风险的因素主要有年龄40—45岁、因年龄较大或合并症导致预期寿命有限、存在可能增加并发症风险的伴随疾病、病理结果提示与较低肿瘤负荷相关[肿瘤为T_1，无淋巴管浸润，仅存在单个阳性淋巴结和（或）转移淋巴结均较小，以及对新辅助全身治疗有实质性反应]、存在良好治疗效果和预后的癌症相关的生物学特征、全身治疗的有效率较高。除了在进展期疾病中使用外，乳房切除术后放疗在需要局部加强控制如乳房切除术后阳性切缘的情况时同样需要考虑。

一、乳房切除术后放疗的基础

在过去数十年中，乳房切除术后放射治疗的运用已有了很大的发展，这在很大程度上归功于技术和方法的进步。乳房切除术后放疗的早期试验包括接受过时技术治疗的患者，这些技术导致对心脏和肺等正常结构的放射剂量增加。暴露于这些重要结构的辐射导致与心血管相关的死亡人数高于预期[5, 6]。Cuzick等对1975年前开始的乳房切除术后包括有或者没有进行术后放疗的共7941名患者参与的试验进行了一项Meta分析[6, 7]。在放疗组中观察到的心血管相关死亡人数高于预期。尽管接受乳腺切除术后放疗的患者在10年时总体上降低了乳腺癌死亡率，但由于与心血管相关的死亡人数过多，导致对生存获益的影响被削弱了。在20世纪90年代以前，乳房切除术后放疗的安全性和有效性问题导致其在乳腺癌治疗中的使用曾一度下降。然而，随着3D适形放疗技术及屏气技术的出现，限制了心脏的受量，以及诸如调强放射治疗和质子束治疗等复杂技术在乳腺癌治疗中的应用，在过去的十年中，乳房切除术后放疗的使用再次兴起，特别是在有1～3个阳性淋巴结的患者中。

二、支持乳房切除术后放射治疗的证据

全身治疗的出现和显示出对全身和局部复发有益的新数据促使人们重新审视乳房切除术后放疗在乳腺癌治疗中的潜在作用。这导致了旨在评估乳腺切除术后放疗在全身治疗中的潜在益处的试验的开始。20 世纪 90 年代后期发表了两项具有里程碑意义的随机对照研究：丹麦试验和英国的 Columbia 试验 [8, 9]。在 DBCG 82b 研究中，绝经前乳腺癌患者在接受改良根治术和环磷酰胺 – 甲氨蝶呤 – 氟尿嘧啶（CMF）化疗后被随机分为进行或不进行术后辅助放疗。从 1982—1989 年总共招募了 1708 名患者。英国的 Columbia 试验招募了接受乳腺癌改良根治术并接受 CMF 辅助治疗的绝经前乳腺癌患者，并将她们随机分配至乳房切除术后放疗与不放疗组。共有 318 名淋巴结阳性患者入组。这两项试验均表明，在接受化疗和乳房切除术后放疗的患者中，局部区域控制以及总体存活率均有改善。英国的 Columbia 试验经过 20 年的随访表明，与单纯化疗相比，乳房切除术后放疗组乳腺癌的局部和全身的复发率均有明显下降 [10]，照射组和未照射组的局部无复发生存率分别为 90% 和 74%（RR=0.36，95%CI 0.18～0.71，P=0.002），差异具有统计学意义。乳腺癌特异性生存率单纯化疗组为 38%，而术后放疗组为 53%（RR=0.67，95%CI 0.49～0.90，P=0.008）。与单纯化疗组相比，乳房切除术后放疗组的总生存率也得到了改善，分别为 47% vs. 37%（RR=0.73，95%CI 0.55～0.98，P=0.03）。总体看来，生存结果得到了显著改善。两组的心血管相关死亡率也较低，乳房切除术后放疗组为 1.8%，而单纯化疗组为 0.8%（P=0.62）。同样丹麦的研究表明，与单用化疗相比行化疗及术后放疗后局部失败率也降低了，两者的局部失败率为 9% vs. 32%（$P < 0.001$）。与单用化疗组相比，加用术后放疗组的无病生存期和总生存期也有所增加，分别为 48% vs. 35%（P=0.001）和 54% vs. 45%（$P < 0.001$）[8]。丹麦研究组还对绝经后患者开展了单独使用他莫昔芬对比他莫昔芬联合术后放疗的研究，发现与单用他莫昔芬组相比，术后辅助放疗可降低局部区域失败的发生率，为 35% vs. 8%（$P < 0.001$），且可增加 10 年无病生存期，为 24% vs. 36%（$P < 0.001$）[11]。丹麦的这项试验还旨在确定具有高危险因素的人群，这促进了术后辅助放疗的临床应用。确定的高风险人群是肿瘤＞ 5cm（10%～34%）、胸肌筋膜浸润（6%～45%）、皮肤浸润（8%～34%）的患者。因此，这些研究奠定了乳腺切除术后辅助放疗成为局部控制手段的重要组成部分。但是，在这些试验中，对于某些特定的亚组仍然存在疑问，这些亚组可能从乳房切除术后放疗中获益有限，如那些仅有 1～3 个阳性淋巴结的患者。

三、淋巴结状态对局部复发的影响

几项研究调查了淋巴结状态对局部复发的影响。在那些行全乳切除术而未行放疗的较早时期试验中，Recht 等的随机对照试验，共 2016 名患者的 10 年随访数据发现 1～3 个阳性淋巴结组局部复发的风险为 12.9%，而≥ 4 个淋巴结阳性组则为 28.7%[12]。Katz 等对 1031 例行乳房切除术和以蒽环类为基础辅助化疗的患者局部复发率开展了研究 [13]。结果发现随着阳性淋巴结数目的增加，10 年局部复发率也相应增加。淋巴结 0 个、1～3 个、4～9 个，以及≥ 10 个阳性的患者，局部复发率分别为 4%、10%、21% 和 22%。此外，如果肿瘤大小＞ 4cm 或结外受累范围≥ 2mm，则预测局部复发率将额外增加 20% 以上（$P < 0.01$）。这些研究支持以下假设：局部复发风险的增加与淋巴结受累程度的增大有关。当前指南建议对原发性肿瘤（T_3/T_4）或≥ 4 个腋窝淋巴结阳性的进展期乳腺癌患者给予局部乳房切除术后放疗来增强局部控制。对于相对早期原发肿瘤（T_1、T_2）和 1～3 个阳性淋巴结的患者，指南尚无明确推荐。国家综合癌症网络（National Comprehensive Cancer Network，NCCN）指南在

这一组患者中建议强烈考虑乳房切除术后的放射治疗[14]。

四、原发肿瘤$T_{1\sim2}$和1～3个转移淋巴结患者的乳房切除术后放射治疗

早期乳腺癌研究合作小组的最新Meta分析提供了令人信服的证据，即乳房切除术后放疗可降低1～3个淋巴结阳性患者的复发率和乳腺癌死亡率。这项Meta分析一共包括8135名改良根治性乳房切除术后患者，被分配到接受或不接受术后放疗组[15]。为了解决先前对这些试验中关于腋窝淋巴结清扫是否足够的担忧，他们进一步将这些患者分为两组，切除淋巴结数目大于或等于10个的患者被认为腋窝清扫术组，而对于腋窝手术范围不足者作为腋窝采样组。有1314例行腋窝淋巴结清扫术且1～3个淋巴结阳性的患者，其中有1133名患者进行了全身治疗。在这一亚组中，放疗的使用降低了局部区域复发。乳房切除术后放疗组10年局部复发率为4.3%，而未放疗组为21%（$P<0.0001$），总体复发率显著降低（RR=0.68，95%CI 0.57～0.82，P=0.00006），20年乳腺癌相关死亡率同样显著降低（RR=0.80，95%CI 0.67～0.95，P=0.01）。这些数据为有1～3个阳性淋巴结患者的乳房切除术后放疗提供了有力证据。但是，采用现代辅助内分泌治疗，含蒽环类化疗和抗HER2的靶向治疗后局部复发率降低了，这使得如今治疗的患者局部复发的风险可能比上述试验观察到的低得多。在较现代的回顾性研究中报道，具有1～3个阳性淋巴结患者组的复发率低于5%。我们研究了1995—2006年在纪念斯隆－凯特琳癌症中心接受治疗的1331名乳腺癌患者。所有均为$T_{1\sim2}$和1～3个腋窝阳性淋巴结的患者。乳房切除术后放疗组的5年局部复发率为3.2%，而未放疗组为4.3%（P=0.57）。复发的危险因素是年龄<50岁和脉管癌栓[16]。但是，该组代表选定的一组患者，即较高风险的患者接受了乳房切除术后放疗。尽管如此，这些数据还表明，对于$T_{1\sim2}$和1～3个腋窝转移淋巴结的患者采用适当的选择标准，可以实现较低的局部复发率，并且乳房切除术后放疗可能并不适用于该组所有的患者。Buchholz等进行了类似的试验，研究了1027例在两个不同时代治疗的$T_{1\sim2}$和1～3个转移淋巴结患者的局部复发率。较早时期为1978—1997年，较晚时期为2000—2007年。在较早时期的队列中，术后放疗显著降低了5年局部复发率，接受术后放疗的患者复发率为3.4%，而没有的患者为9.5%（P=0.02）。在较晚时期队列中未观察到这种对局部复发的益处。在2000—2007年接受治疗的队列中，5年局部复发率分别为2.8%（未行术后放疗）和4.2%（行术后放疗）（P=0.48）。总体而言，预测局部复发的最重要因素是患者接受治疗的时代[17]。

五、在$T_{1\sim2}$和1～3个阳性淋巴结患者中确定高危亚组

几项研究试图在1～3个阳性淋巴结的患者中确定能从术后放疗获益的患者亚组。Truong等调查了821名未接受乳房切除术后放疗的$T_{1\sim2}$和1～3个阳性淋巴结的患者，发现年龄<45岁、淋巴结阳性率超过25%、肿瘤位置偏内侧和雌激素受体阴性的患者局部复发风险较高[18]。Wallgren等回顾了参加国际乳腺癌研究小组试验的5000多名患者，发现在1～3个阳性淋巴结患者中，脉管癌栓，肿瘤分级为3级和绝经前患者的局部复发风险增加。这些研究提出的高风险标准，可用于从乳房切除术后1～3个阳性淋巴结的患者行辅助放疗的选择参考。在这几项研究中年轻和脉管癌栓似乎一直被认为是阴性的预后指标[19-21]。在这些亚组中可能需要强烈考虑乳房切除术后的放射治疗，具有1～3个阳性淋巴结的患者中发病年龄较轻和脉管癌栓所定义为高危亚组推荐行乳房切除术后放疗，得到了2016年ASCO/ASTRO/SSO指南重点更新的支持[22]。

腋窝的管理及这对 1～3 个淋巴结转移患者乳房切除术后放疗决策的影响也是一个极具争议的问题。一些试验已经解决了淋巴结阳性早期乳腺癌中腋窝的处理问题。然而，他们中没有一个能够外推至乳房切除术后 1～3 个淋巴结阳性的人群，以回答仅在前哨淋巴结活检后是否需要进行乳房切除术后放疗的问题。美国外科医师学会肿瘤学组 Z0011 研究显示，前哨淋巴结为 1～2 个阳性且行保乳手术的患者与接受腋窝淋巴结清扫术的患者相似，具有良好的疾病预后。这些结果不适用于乳房切除术患者，从而导致一个问题，即存在 $T_{1\sim2}$ 且前哨淋巴结活检阳性患者是否需要在不行完全的腋窝淋巴结清扫术的前提下进行乳房切除术后放疗 [23]。国际乳腺癌研究小组 23–01 试验调查了 $T_{1\sim2}$ 和前哨淋巴结微转移的患者使用腋窝淋巴结清扫术与观察的比较，结果无差异 [24]。该研究中包括小部分（9%）是接受乳房切除术治疗的患者。保乳手术的患者术后接受全乳腺放疗，但全乳腺切除术的患者未行术后放疗。最后，欧洲癌症研究与治疗组 AMAROS 试验对于乳腺癌 $T_{1\sim2}$ 和前哨 1～2 枚阳性淋巴结转移患者，行腋窝淋巴清扫术与腋窝放疗的比较。研究发现，与腋窝淋巴结清扫术相比，在接受腋窝放疗人群的复发率相当且淋巴水肿的发生率明显降低。然而，该研究只包括 18% 的患者接受乳房切除术 [25]。考虑到试验患者人群的差异及接受乳房切除术的患者比例均较低，在所有仅接受 SLNB 进行腋窝管理的阳性淋巴结低负荷的患者中，是否需要乳房切除术后放疗的问题仍未解决。ASCO/ASTRO/SSO 指南着重更新并特别强调了这个问题，将其作为当前的临床难题，并得出结论："临床医生可能提供 ALND 早期乳腺癌淋巴结转移发现 SLNB 将接受乳房切除术"，尽管证据的质量支持这个建议是"低" [4]。

显然，需要一项纳入现代疗法的随机对照研究来阐明早期乳腺癌中乳房切除术后放疗的适应证问题。SUPREMO（乳房切除术后辅助放疗的使用选择）试验是一项Ⅲ期随机研究，评估乳腺癌中危患者乳房切除术后胸壁放射治疗的作用，该研究于 2013 年停止招募。该研究旨在招募 1600 名Ⅱ期乳腺癌患者乳房切除术后并接受适当的辅助系统治疗后，术后放疗与不放疗的对比。在未来几年中，可能会阐明乳腺切除术后放疗的益处。加拿大的研究人员还对接受过保乳手术或乳房切除术的 1～3 个前哨阳性淋巴结的患者行淋巴引流区放射治疗与乳房切除术后放疗的随机对照试验（Tailor RT）。

六、切缘阳性患者乳房切除术后放射治疗

乳腺癌乳房切除术后切缘阳性通常被认为是局部复发的危险因素。但是，该观点的支持数据有限，因为乳房切除术后的阳性切缘相对较少见。Truong 等观察了 94 例肿瘤乳房切除术后 $T_{1\sim2}$ 淋巴结阴性切缘阳性患者的预后。41 例患者接受了术后放疗，而 53 例则没有。在中位随访 7.7 年以后，未接受乳房切除术后放疗的患者局部复发率无明显增加趋势，与行术后放疗的患者相比，局部复发率为 11.3% vs. 4.9%（$P > 0.1$）。具有阳性切缘和至少以下危险因素之一的患者，局部区域失败率接近 20%，如年龄≤ 50 岁、T_2 肿瘤、组织学分级为 3 级或脉管癌栓 [26]。类似地，Freedman 等对 34 例＜ 5cm 的乳房切除术后切缘接近或阳性患者的局部复发率进行了调查。所有患者有 0～3 个阳性腋窝淋巴结，且无术后放射治疗。所有患者总的 8 年局部复发率为 18%，而年龄≤ 50 岁的患者局部复发率增加到 28%[27]。考虑到试验的稀缺性和结果数据的稀缺性，在多学科讨论的情况下，应考虑存在的其他危险因素，再做出对阳性切缘患者进行乳房切除术后放疗的决定。

七、新辅助化疗后乳房切除术后放射治疗

随着可手术患者新辅助化疗（NAC）使用的增加，乳房切除术后放疗面临着巨大挑战。特别

有争议的领域包括NAC后导致腋窝降级（ypN_0）或乳房和腋窝病理完全缓解（pCR）的情况。目前尚不清楚是否可以在不增加局部复发风险的情况下停止乳房切除术后放疗，并且迄今为止尚无前瞻性试验可用于指导决策。回顾性的研究表明，NAC后行乳房切除手术，局部复发风险最高的患者是那些在手术后仍有淋巴结残留的和那些临床分期偏晚的患者（Ⅲ期）[28, 29]。达到pCR或淋巴结完全缓解（ypN_0）的患者可能有机会省略乳房切除术后放疗。Mamounas等通过美国国家乳腺癌和大肠癌外科辅助研究计划（NSABP）B-18和B-27的包括3088例患者新辅助化疗试验的二次分析，研究了NAC后局部区域复发的预测因素。在这些试验中，乳房切除术患者（n=1071）不允许接受术后放疗，因此这些数据为研究局部复发的预测因素提供了机会。化疗方案包括仅使用阿霉素和环磷酰胺或与多西他赛联合使用。乳房切除术组局部复发的独立预测因素是NAC之前临床肿瘤大小（P=0.009）和临床淋巴结阳性状态（P=0.001），NAC后乳腺癌原发肿瘤转变为pCR同时淋巴结病理阴性状态（P=0.001）[30]。这些发现表明，年龄和NAC之前的临床病理学肿瘤特征及乳腺和腋窝的肿瘤反应可用于选择NAC后受益于术后辅助放疗的患者。尽管如此，仍需要前瞻性随机对照研究来优化NAC后乳房切除术后放疗的患者选择。NSABP B51/肿瘤放射治疗学会（RTOG）1304是一项Ⅲ期临床试验，旨在评估临床N_1患者NAC后乳房切除术或保乳术后转化为N_0后，胸壁和区域淋巴引流区照射对无复发生存的影响。乳房切除术的患者将随机分组比较观察和胸壁及区域淋巴引流区照射的区别，进行乳房肿块切除术的患者将随机进行全乳房照射和全乳房及局部淋巴引流区同时照射的比较。该试验的预计完成时间是2028年。

八、乳房切除术后放疗的并发症

照射胸壁会损伤皮肤、下面的骨结构、心脏和肺部。淋巴引流区的照射还增加了臂丛神经和腋窝淋巴管损伤的风险，这可能导致臂丛神经病变和淋巴水肿。皮肤反应和疲劳是最常见的急性不良反应，通常是自限性的，在治疗的4～6周内即可缓解。三维适形放疗、调强放疗及质子放疗等现代放射治疗技术，可以最大限度地减少对心脏和肺部的高剂量照射，从而减少诸如缺血性心脏病和心肌梗死等晚期心脏病，以及放射性肺炎等相关毒性的发生。尽管早期试验中报告存在过高的心脏疾病发病率[7]，但最近的数据表明在接受和不接受胸壁放射治疗的患者中，心脏疾病发生率相当[31, 32]。丹麦乳腺癌合作小组82b和82c临床试验表明，在乳房切除术后的患者中，平均随访12年以后，放疗组和未放疗组的心脏病死亡率均没有增加[32]。

无论是自体抑或是基于假体的再造，乳房切除术后放疗均会导致许多并发症。这些并发症的范围从美容效果不佳到脂肪坏死、纤维化和包膜挛缩。Cordiero等调查了2133例接受乳房切除术后假体再造的患者，其中319例患者行术后辅助放疗，发现6.9%的假体照射后发生4级包膜挛缩，而未照射的仅为0.5%（$P < 0.01$）。此外，预计经照射的假体与未照射的假体在12年后的丢失率分别为17.5%和2%（$P < 0.01$）[33]。尽管存在这些并发症，但该研究中有92%的患者表示美容效果良好，有94%的人会再次选择假体再造。在计划行乳房切除术后放疗的情况下，自体再造已被证明是具有改善美容效果的肿瘤学安全选择[34]。分阶段再造应考虑进行自体再造，即在乳房切除术同时放置组织扩张器，乳房切除术后放疗后再进行皮瓣再造。Garvey等对625例经自体再造后患者的并发症问题开展调查，其中接受放射治疗的占6.4%，未接受放射治疗的占93.6%。结果发现，在放疗组和未放疗组皮瓣的总体并发症发生率相似，但放疗组的皮瓣脂肪坏死率显著提高，为22.5% vs. 9.2%（P=0.009）[35]。

参考文献

[1] Truong PT, Olivotto IA, Whelan TJ, Levine M (2004) Clinical practice guidelines for the care and treatment of breast cancer: 16. Locoregional post-mastectomy radiotherapy. CMAJ 170:1263–1273
[2] Eifel P et al (2001) National Institutes of Health Consensus Development Conference Statement: adjuvant therapy for breast cancer, November 1-3, 2000. J Natl Cancer Inst 93:979–989
[3] Recht A et al (2001) Postmastectomy radiotherapy: clinical practice guidelines of the American Society of Clinical Oncology. J Clin Oncol 19:1539–1569
[4] Recht A et al (2016) Postmastectomy radiotherapy: An American Society of Clinical Oncology, American Society for Radiation Oncology, and Society of Surgical Oncology Focused Guideline Update. J Clin Oncol. https://doi.org/10.1200/JCO.2016.69.1188
[5] Gyenes G, Rutqvist LE, Liedberg A, Fornander T (1998) Longterm cardiac morbidity and mortality in a randomized trial of preand postoperative radiation therapy versus surgery alone in primary breast cancer. Radiother Oncol 48:185–190
[6] Cuzick J et al (1987) Overview of randomized trials of postoperative adjuvant radiotherapy in breast cancer. Cancer Treat Rep 71: 15–29
[7] Cuzick J et al (1994) Cause-specific mortality in long-term survivors of breast cancer who participated in trials of radiotherapy. J Clin Oncol 12:447–453
[8] Overgaard M et al (1997) Postoperative radiotherapy in high-risk premenopausal women with breast cancer who receive adjuvant chemotherapy. Danish Breast Cancer Cooperative Group 82b Trial. N Engl J Med 337:949–955
[9] Ragaz J et al (1997) Adjuvant radiotherapy and chemotherapy in node-positive premenopausal women with breast cancer. N Engl J Med 337:956–962
[10] Ragaz J et al (2005) Locoregional radiation therapy in patients with high-risk breast cancer receiving adjuvant chemotherapy: 20-year results of the British Columbia randomized trial. J Natl Cancer Inst 97:116–126
[11] Overgaard M et al (1999) Postoperative radiotherapy in high-risk postmenopausal breast-cancer patients given adjuvant tamoxifen: Danish Breast Cancer Cooperative Group DBCG 82c randomised trial. Lancet Lond Engl 353:1641–1648
[12] Recht A et al (1999) Locoregional failure 10 years after mastectomy and adjuvant chemotherapy with or without tamoxifen without irradiation: experience of the Eastern Cooperative Oncology Group. J Clin Oncol 17:1689–1700
[13] Katz A et al (2000) Locoregional recurrence patterns after mastectomy and doxorubicin-based chemotherapy: implications for postoperative irradiation. J Clin Oncol 18:2817–2827
[14] Gradishar WJ et al (2015) Breast Cancer Version 2.2015. J Natl Compr Cancer Netw 13:448–475
[15] McGale P et al (2014) Effect of radiotherapy after mastectomy and axillary surgery on 10-year recurrence and 20-year breast cancer mortality: meta-analysis of individual patient data for 8135 women in 22 randomised trials. Lancet 383:2127–2135
[16] Moo TA et al (2013) Selection criteria for postmastectomy radiotherapy in t1-t2 tumors with 1 to 3 positive lymph nodes. Ann Surg Oncol 20:3169–3174
[17] McBride A et al (2014) Locoregional recurrence risk for patients with T1,2 breast cancer with 1-3 positive lymph nodes treated with mastectomy and systemic treatment. Int J Radiat Oncol Biol Phys 89:392–398
[18] Truong PT et al (2005) Selecting breast cancer patients with T1-T2 tumors and one to three positive axillary nodes at high postmastectomy locoregional recurrence risk for adjuvant radiotherapy. Int J Radiat Oncol Biol Phys 61:1337–1347
[19] Fodor J, Polgar C, Major T, Nemeth G (2003) Locoregional failure 15 years after mastectomy in women with one to three positive axillary nodes with or without irradiation the significance of tumor size. Strahlenther Onkol 179:197–202
[20] Cosar R et al (2011) Postmastectomy irradiation in breast in breast cancer patients with T1-2 and 1-3 positive axillary lymph nodes: is there a role for radiation therapy? Radiat Oncol Lond Engl 6:28
[21] Kuske RR (2000) The role of postmastectomy radiation in the treatment of early stage breast cancer: back to the future. Ochsner J 2:14–18
[22] Recht A et al (2016) Postmastectomy radiotherapy: an American Society of Clinical Oncology, American Society for Radiation Oncology, and Society of Surgical Oncology Focused Guideline Update. Pract Radiat Oncol 6:e219–e234
[23] Giuliano AE et al (2011) Axillary dissection vs no axillary dissection in women with invasive breast cancer and sentinel node metastasis: a randomized clinical trial. JAMA 305:569–575
[24] Galimberti V et al (2013) Axillary dissection versus no axillary dissection in patients with sentinel-node micrometastases (IBCSG 23-01): a phase 3 randomised controlled trial. Lancet Oncol 14:297–305
[25] Donker M et al (2014) Radiotherapy or surgery of the axilla after a positive sentinel node in breast cancer (EORTC 10981-22023 AMAROS): a randomised, multicentre, open-label, phase 3 noninferiority trial. Lancet Oncol 15:1303–1310
[26] Truong PT et al (2004) A positive margin is not always an indication for radiotherapy after mastectomy in early breast cancer. Int J Radiat Oncol Biol Phys 58:797–804
[27] Freedman GM et al (1998) A close or positive margin after mastectomy is not an indication for chest wall irradiation except in women aged fifty or younger. Int J Radiat Oncol Biol Phys 41:599–605
[28] McGuire SE et al (2007) Postmastectomy radiation improves the outcome of patients with locally advanced breast cancer who achieve a pathologic complete response to neoadjuvant chemotherapy. Int J Radiat Oncol Biol Phys 68:1004–1009
[29] Nagar H et al (2011) Local-regional recurrence with and without radiation therapy after neoadjuvant chemotherapy and mastectomy for clinically staged T3N0 breast cancer. Int J Radiat Oncol Biol Phys 81:782–787
[30] Mamounas EP et al (2012) Predictors of locoregional recurrence after neoadjuvant chemotherapy: results from combined analysis of National Surgical Adjuvant Breast and Bowel Project. J Clin Oncol 30:3960–3966
[31] Patt DA et al (2005) Cardiac morbidity of adjuvant radiotherapy for breast cancer. J Clin Oncol 23:7475–7482

[32] Hojris I, Overgaard M, Christensen JJ, Overgaard J (1999) Morbidity and mortality of ischaemic heart disease in high-risk breast-cancer patients after adjuvant postmastectomy systemic treatment with or without radiotherapy: analysis of DBCG 82b and 82c randomised trials. Radiotherapy Committee of the Danish Breast Cancer Cooperative Group. Lancet Lond. Engl. 354:1425–1430

[33] Cordeiro PG, Albornoz CR, McCormick B, Hu Q, Van Zee K (2014) The impact of postmastectomy radiotherapy on two-stage implant breast reconstruction: an analysis of long-term surgical outcomes, aesthetic results, and satisfaction over 13 years. Plast Reconstr Surg 134:588–595

[34] Crisera CA, Chang EI, Da Lio AL, Festekjian JH, Mehrara BJ (2011) Immediate free flap reconstruction for advanced-stage breast cancer: is it safe? Plast Reconstr Surg 128:32–41

[35] Garvey PB et al (2014) Muscle-sparing TRAM flap does not protect breast reconstruction from postmastectomy radiation damage compared with the DIEP flap. Plast Reconstr Surg 133:223–233

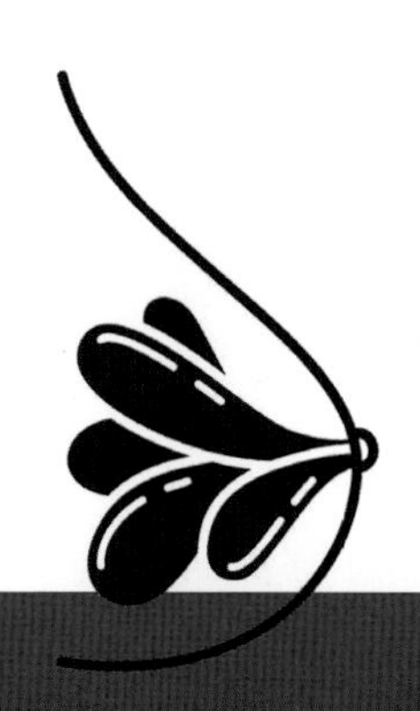

第二篇　肿瘤外科

Oncologic Surgery

第17章 乳房再造的肿瘤学原则：适应证和限制性

Oncologic Principles for Breast Reconstruction: Indications and Limits

Patricia A. Cronin　Virgilio S. Sacchini　Jennifer L. Marti　著

何向明　译　陈　茹　俞　洋　校

一、概述

在美国，每 8 名女性中就有一名会发生乳腺癌[1]。虽然许多患者是保乳治疗的适宜对象，但近年来在美国，乳房全乳切除术和以降低风险为主的预防性对侧乳房全乳切除术的比例有所上升[2-9]。绝大多数接受乳房全乳切除术的患者都是乳房再造术的适宜对象。相应地，乳房再造手术的数量也会增加[5, 10]。大量的文献明确支持了乳房全乳切除术后再造的优势和肿瘤学的安全性。乳房切除术后再造已被证明在恢复身体形象、提高生活质量和减少乳房切除术后的心理痛苦方面卓有成效[11-15]。同时，研究发现，乳房切除术后即刻再造在肿瘤学上是安全的，即使是进展期乳腺癌也是如此[16-18]。这一点已经在多项研究中得到了确切证实，Gieni 等的 Meta 分析显示，乳房切除术后即刻乳房再造（immediate breast reconstruction，IBR）不会增加局部复发的风险。从历史上看，只有不到 25% 的美国患者在乳房切除术后接受了再造[20, 21]。近年来，这一概率一直在上升（37.8%～63%），但因存在地理差异[10, 22]，所以在接受起来一直有各种担忧。再造患者数量增加，来源于多个方面。美国女性健康和癌症权利法案的颁布扩大了保险覆盖范围，州立法强制要求外科医生告知患者乳房再造相关情况，从而提高了人们对乳房切除后 IBR 的认知[23]。

乳房再造的选项包括自体组织再造或用组织扩张器及假体再造。自体肌皮瓣包括背阔肌肌皮瓣、腹直肌横行肌（TRAM）皮瓣、腹壁下动脉穿支皮瓣和臀动脉穿支皮瓣。含有生理盐水或硅胶的假体。用假体即刻一期再造是可行的。然而，大多数患者接受了首先使用组织扩张器扩大植入空间，然后更换为永久性假体的分期手术。而对于那些在供区部位接受过手术的，患有高血压、糖尿病和慢性阻塞性肺疾病等内科疾病的，吸烟者或具有极端体重指数的患者来说，自体再造可能是困难并且复杂的。

二、乳房切除术种类

（一）保留皮肤的乳房切除术

保留皮肤的乳房切除术（SSM）是最常与 IBR 相结合的乳房切除手术方法。在美学效果方面，SSM+IBR 已被证明优于标准的乳房切除和乳房再造术[24]。虽然最初存在局部复发的担忧，但 SSM 现已迅速成为常规方法。它切除包括乳头－乳晕复合体（NAC）在内的所有的乳腺组织，但同时会保留乳房皮肤。相反的，保留乳头、乳晕的乳房切除术（NSM）则会保留 NAC。值得注意的是，在一些文献中，作者会将术语 SSM 与 NSM 互换使用以指代乳头保留技术。

对 SSM 肿瘤学安全性的担忧来源于残留乳腺组织的可能性，从而增加了局部复发的风险。在 Torresan 等 [25] 的一项研究中，在 59.5% 的 SSM 皮瓣中发现了残留的乳腺组织。然而，在以标准乳房全乳切除为主的人群中，3/4 的乳房切除标本的切缘呈现乳腺组织阳性 [26]。目前还没有随机数据将 SSM 与标准乳房切除术加或不加 IBR 进行比较，包含 7 项观察性研究的 Meta 分析比较了 SSM 和 IBR 与标准乳房切除术（未再造）患者的局部复发率，发现 SSM 和标准乳房切除术的局部复发率没有显著差异（OR=1.22，95%CI 0.85～1.74）[27]。最近一系列的 10 年随访研究显示，在接受 SSM 和 IBR 治疗的未区分具体肿瘤类型的女性人群中，局部区域复发率分别为 2.9% 和 8.2%[28]。

由于 SSM 几乎最大限度地保留了乳房皮肤，局部晚期乳腺癌中皮肤的任何肿瘤侵犯（如溃疡、松弛）都可能会限制该技术的使用，但不禁用该项技术。散在的皮肤牵拉并不一定意味着皮肤受累，也不是 SSM 的禁忌证。在 87 名具有 ⅡB 期（T_3N_0）或 Ⅲ 期疾病的患者中，SSM（n=73）或 NSM（n=14）合并 IBR，与接受标准乳房切除术类似分期的疾病相比，5 年局部复发、无病生存期或总生存期没有差异 [29]，但炎性乳腺癌是 SSM 的禁忌证。

（二）保留乳头的乳房切除术

SSM 术后，患者可接受乳头再造，这需要额外的手术过程及文身，最终一些患者可能永远不会接受这一手术。此外，可能令人失望的是，Jabor 等 [30] 报道了 14% 的患者在 NAC 再造后因乳头勃起失败及再造的 NAC 整体外观和质地丢失而感到不满意。因此，在某些患者中，保留 NAC 的 NSM 手术方式在某些患者身上是可取的。NAC 的保存可能会提高美容效果并有利于心理恢复，因为 NAC 在女性身体形象方面起着重要作用 [31]。与 SSM 相比，NSM 在患者中美容满意度更高 [32, 33]，并可以改善社会心理和性幸福 [34]。

在决定性 NSM 时，必须考虑 NAC 的肿瘤风险，以及乳房大小和下垂程度 [35]。NSM 的适应证包括预防性乳房切除的患者和特定的导管原位癌（DCIS）或浸润性乳腺癌的患者 [36]。在经过适当选择的患者中，只有 12% 的患者存在 NAC 的肿瘤累及，从而需要切除 NAC [37, 38]。与乳头受累相关的因素包括肿瘤＞ 2～4cm、肿瘤距离乳头＜ 2cm、肿瘤范围超过一个象限、3 级或未分化癌、Ⅲ 期疾病、人类表皮生长因子受体 2（HER2）阳性，以及大于 25% 的广泛的导管内癌成分 [39–41]。随着 NSM 技术越来越多地被采用，最初用于患者选择的标准界限正在被打破，一些中心对那些疾病更晚的患者使用了该项技术 [42–45]。一项利用美国国家癌症研究所的监测、流行病学和最终结果数据库的研究表明，2005—2009 年美国 NSM 的手术量增加了 202% [46]。

位于乳腺边缘体积较小的浸润性癌患者，NAC 受累风险最低。NAC 受累风险最低的是肿块距离 NAC 至少 2.5cm 且肿块＜ 2cm。在一份研究中发现，如果肿块离 NAC ＜ 2cm 或肿块＞ 4cm，有 50% 的病例存在乳头隐匿性肿瘤 [47]。一项针对 140 例乳腺癌切除标本的病理分析报道显示，原发肿瘤均位于距 NAC 2.5cm 以内，NAC 累及肿瘤的概率为 16%[48]。而那些对行 NSM 术式患者进行筛选的研究中，NAC 的受累很低，为 6%～10%[35, 49, 50]。

确定 NAC 肿瘤受累则需要切除 NAC。术中对乳晕后导管进行冰冻切片的病理评估有助于在初次手术时确定 NAC 是否存在肿瘤累及 [37, 40, 51]。乳晕后方导管应该用冷刀进行剥离，因为烧灼会对 NAC 造成热损伤 [51]。通过外翻乳头将位于乳头处的大导管剥离 [51]。

多个随访不满 3 年的研究表明 NSM 术后复发率≤ 5%，与 SSM 后的复发率相当 [32, 38, 52, 53]。Voltura 等研究显示，侵袭性三阴性乳腺癌患者 24 个月后复发率为 5%[53]。Sacchini 等报道了在 123 名接受 NSM 治疗的患者中只有 2 人复发，并且 NAC 没有存在复发，该研究中位随访时间为 25 个月 [52]。有 2 名接受 NSM 预防性切除的患者，所发生的乳腺癌也是在乳房外围，并不在乳头 – 乳晕位置。对 112 例肿块距离乳头 – 乳晕＞ 2cm 且接受 NSM 的患者进行回顾性分析表明，在随访59个月后，约5%的患者发生了复发[40]，但复发位置多位于胸壁、乳房上方和乳房下皱襞，仅有1例出现NAC复发[40]。这些位置的复发强调了NSM术后乳房边缘复发风险的存在，因为在乳晕周围切口时，乳房边缘腺体的切除相对来说是比较困难的。

在一项纳入8项对照研究的Meta分析中，共有4663名患者接受NSM治疗，该Meta分析主要研究点在于总生存（overall survival，OS）、无瘤生存（disease-free survival，DFS）和局部复发（local recurrence，LR）[54]。8项研究中有7项关于总生存信息，加权平均风险差异为3.4%，这在统计上是没有显著性的，因此支持NSM。同样，在5项包含无瘤生存数据的研究和所有8项包含局部复发数据的研究中，加权平均风险差异分别为9.6%和0.4%，这没有统计学意义，也支持NSM。对随访＞5年的研究进行亚组分析的结果与总体组相似。在同一刊物中也报道了一项综述，综述中的研究没有对照组。他们将这些研究按随访时间＜3年、3～5年和＞5年进行了区分，发现局部复发率的加权平均值分别为5.4%、1.4%和11.4%。

*BRCA*突变携带者NSM的肿瘤学安全性存在争议，因为乳腺组织与乳头相连，所以不能在保留NAC的情况下进行完整切除。一项对BRCA患者乳房切除标本的病理分析显示，24%的NAC和8%的乳头存在末端导管小叶单位[55]。在这项研究中，预防性切除标本NAC中存在隐匿性肿瘤的概率为0%，在治疗样本中为10%。这些概率与非*BRCA*突变携带者相似。最近一项177例行NSM及IBR患者中，对其中89例存在*BRCA*突变的患者进行短期随访未发现存在肿瘤安全性上的问题[56]。在对26名早期乳腺癌患者行NSM和对侧预防性乳房切除术的研究中，中位随访28个月，均未见局部或区域性复发。在对63例患者进行了预防性NSM的研究中，其中8例被意外诊断为DCIS。平均随访26个月，未有新确诊的乳腺癌。5名患者（6%）因肿瘤学或其他原因需要后续切除乳头－乳晕复合体。我们还需要更长的随访时间来证实NSM在BRCA患者上也是安全可行的。

三、再造种类

（一）即刻再造与延期再造

大多数接受乳房切除术患者都是即刻再造的候选对象。即刻再造有多种优点包括一期手术、更好的美容效果和改善心理状态。迄今为止，唯一一项比较即刻和延期乳房再造的随机对照试验，Dean等的研究表明，通过即刻再造，心理健康状况会有所改善[57]。即刻再造与3个月后精神疾病发病率的降低有关[12]。由于保留了皮肤和乳房下皱襞，即刻再造往往比延期再造获得更好的美学效果[58]。对于延期再造的患者，使用自体皮瓣比使用假体更可取，因为由于皮肤僵硬，假体所需的组织扩张过程更为困难，导致美容效果不佳[59]。组织扩张器和背阔肌肌皮瓣联合假体的组合是乳房再造的另一种选择。

（二）假体再造与自体再造

再造选择可分为两种类型，即假体和自体[60, 61]。假体再造是一种更为简单的手术，术后恢复时间更短。缺点是假体外壳是有寿命的，在某个时间点可能需要更换。自体再造是一个广泛的范畴，如任何使用患者自身组织再造乳房的技术，这既包括带蒂皮瓣技术，也包括技术要求更高的游离皮瓣技术。自体再造后的住院时间（3～7天）通常比假体再造后（1天）要更长[62, 63]。自体再造的优点美容效果更持久。至于选择哪一种，需根据患者因素、外科医生因素和肿瘤学因素做出决定。

四、辅助治疗

（一）放射治疗

对于预期将要接受的乳房切除术后放疗（PMRT）的患者来说即刻再造存在争议。引起关注的两个主要问题是放疗对再造乳房的影响及放疗对再造长期美容效果的影响[64]。

从历史上看，在规划PMRT时，建议推迟

再造。一些人仍然主张这种做法，因为担心放射治疗会对再造的乳房（无论是组织瓣还是假体）产生影响[65-68]。令人担忧的问题包括内乳区淋巴结的放射剂量不足、放疗剂量不均匀、胸壁剂量不足，以及乳房再造在位的情况下增加了正常组织的放疗剂量[64]。目前证据是相互矛盾的，如 Motwani 等报道显示，在即刻接受再造的患者中，52% 的患者放疗效果不佳，而对照组的这一概率为 7%[67]，但 Koutcher 等发现多数患者胸壁放疗未见不良反应，30 个月精确局部控制率达 97%。由于担心再造乳房会影响放射治疗效果，得克萨斯大学安德森癌症中心提倡对将接受 PMRT 的患者采用“延期 – 即刻”再造方法[70]。这种方法是在乳房切除术时放置一个组织扩张器，并在辅助放射治疗期间处于抽气状态。放射治疗结束后再进行组织扩张，4～6 个月后用自体皮瓣进行再造[71]。该方法的并发症发生率较低，14% 的患者出现组织扩张器丢失。随访 32 个月的复发率也很低，仅为 3%[72]。采用“延期 – 即刻”方法进行后续皮瓣再造的并发症发生率可能低于标准延期皮瓣再造的并发症发生率（26% vs. 38%，P=0.40）[71]。尽管对放疗的担忧促使了“延期 – 即刻方法”的发展，但一些研究已经证实了即刻乳房再造再接受 PMRT，复发率和美容效果均是可接受的[69]。在一项对 191 名需要 PMRT 的患者的回顾性研究中，这些患者接受了即刻或延期的 TRAM 皮瓣再造，在 40 个月的随访中，即刻再造组局部复发的风险没有显著增加（3.7% vs. 1.8%，P=0.65）[73]。在同一作者最近的另外一项类似的研究中，492 名Ⅱ期或Ⅲ期乳腺癌患者在接受改良根治术和化疗后进行 PMRT，行即刻或延期 TRAM 再造，平均随访时间为 7.2 年，在局部复发、无瘤生存率或总生存率方面没有显示出差异[74]。类似地，Wright 等回顾性研究了 104 名在 PMRT 前接受永久假体更换的患者[75]，局部控制率是非常完美的，随访 5 年未见局部复发，即刻再造与远处转移或死亡的风险增加无关。与这些数据形成对比的是，也有研究认为在接受即刻再造的患者中，局部复发率更高。Nahabedian 等回顾性分析了 146 例 PMRT 术后即刻或延期再造的临床资料[76]。即刻再造与延期再造相比，局部复发率更高（27% vs. 15%，P=0.04）。我们应该谨慎解读这些数据，因为复发率要高于预期[76, 77]。由于这些相互矛盾的数据，在 PMRT 之前即刻再造的安全性仍然存在争议。

除了关于肿瘤学安全性的相互矛盾的数据，还有关于 PMRT 前再造对美容效果影响的争论。放疗对再造乳房造成的主要并发症包括脂肪坏死、伤口愈合不良、挛缩、纤维化、体积损失和结构扭曲[78]。有数据支持延期再造与即刻再造相比具有更好的美容效果。Javaid 等在对 10 项已发表的即刻再造和延期再造的 PMRT 患者的报道进行系统回顾后发现，即刻再造的乳房纤维化和挛缩的发生率更高[78]。其他团队也报道了延期再造后较低的并发症发生率。Adesiyun 等在对 113 名接受 PMRT 即刻或延期乳房再造的患者的回顾研究中，报道了延期再造组的并发症发生率较低（32% vs. 44%，P=0.18），尽管这种差异在统计学上没有显著性[79]。两组患者对其美容效果的总体满意度相似（68%）[79]。另一研究团队在接受 PMRT 的患者中发现即刻或延期 TRAM 皮瓣再造的并发症发生率没有显著差异，但作者最终建议延期再造，因为这项研究的可信度可能很低[80]。与前述研究相比，其他团队报道了可接受的即刻再造的美容效果和并发症发生率。Barry 等对 11 项研究的 Meta 分析结论是，术后效果并不取决于在 PMRT 之前还是之后进行再造[81]。自体皮瓣似乎有更好的效果，术后并发症（如纤维化、挛缩、感染、脂肪坏死和再手术），自体皮瓣再造组要低于植入组[82]。因此，如果追求即刻再造，许多作者主张在组织扩张器、假体上使用自体皮瓣进行再造，以增强美容效果[17]。尽管一些作者报道，与 PMRT 前的假体再造相比，皮瓣再造术的结果更好，但这并不一定意味着假体再造术不能取得良好的效果。例如，Cordeiro 等报道了即刻放置组织扩张器，然后在放疗前更换永久性假体的令人满意的美学结果[83, 84]。90% 的患者将美学效果归类为“良到优”，假体丢失率为 9.1%[83]。

（二）系统疗法

乳腺癌的全身治疗经常需要辅助化疗。人们经常会有担忧是，IBR 使辅助化疗的时间往后推迟，这可能会对复发和生存率产生负面影响。Xavier Harmling 等对 14 项针对在乳房切除术后接受或不接受 IBR 研究的系统回顾中发现，在 4 项研究中，接受 IBR 然后再进行辅助化疗的时间平均为 6.6～16.8 天，他们认为这出现了明显的延期[85]。目前还不清楚这种程度的延期是否具有临床意义。这些研究中的 IBR 是假体和自体的联合使用。可以假设，游离皮瓣再造可能会导致辅助治疗的最大延期。Kontos 等对 27 名行游离皮瓣再造的女性与未接受任何再造的对照组进行化疗时间的对比[86]。皮瓣组开始化疗的平均时间比对照组延长了 15 天（55 天 vs. 40 天）。对照组延期化疗开始时间超过 6 周的比例为 28.8%，而皮瓣组延期化疗开始时间的比例为 67%；对照组延期化疗开始时间超过 12 周的比例为 3.6%，而皮瓣组延期 12 周以上的比例为 7%。延期的最常见原因是皮瓣和供区并发症。乳腺癌患者化疗的最佳时间并没有明确定义。目前的指南建议在乳腺癌切除术后 4～12 周开始辅助化疗[87, 88]。

五、特殊类型

（一）炎性乳腺癌

在炎性乳腺癌患者中，由于广泛的皮肤受累和局部复发的高风险，建议延期再造[89]。因所需的皮肤切除范围排除了 SSM。此外，及时的放射治疗势在必行，为了再造术后愈合而延期并不可取。因此，炎性乳腺癌患者接受乳房切除术时应延期再造，这一建议写入了 2016 年 NCCN 指南中[90]。

在已发表的 59 例接受了即刻再造（n=7）和延期混合再造（n=52）的炎性乳腺癌患者中，术后并发症 21 例（35.6%），1 例皮瓣全部坏死（1.7%）。值得注意的是，作者注意到与没有接受乳房再造术的炎症性乳腺癌患者相比，接受乳房再造术的患者存活率有所提高，这表明在接受乳房再造术患者的选择上存在偏倚，但其并不令人惊讶。49 名患者（83.1%）在中位随访时间 44 个月时是存活的，并且没有复发的证据。在这个队列中，5 名以前接受过肿块切除和放射治疗的炎性乳癌复发患者和 2 名需要游离皮瓣以覆盖胸壁的患者进行了即刻再造。

有一些小样本研究报道了成功的即刻再造。Chin 等回顾性分析了 23 例即刻再造（n=14）和延期再造（n=9）的炎性乳腺癌患者。他们报道了相似的局部区域复发率（29% vs. 33%，P 不显著），表明即刻再造不会影响肿瘤预后[91]。重要的是，这些小样本研究不能提供足够的统计证据来确切地证明 IBR 对炎性乳腺癌患者的安全性，因此不推荐这样做。

（二）脂肪填充

脂肪填充是一种利用吸脂技术获取患者自体脂肪，然后将其移植到乳房的技术。这项技术已经在美容手术中使用了多年，并越来越多地被用于乳房切除术后和肿块切除术后乳房再造。它可以优化美容效果，并有助于处理并发症，如容量不足、不对称、表面畸形和瘢痕回缩[92, 93]。许多研究报道了外科医生和患者对美容和功能高度满意的结果[94]。

两个病例对照研究证实在脂肪充填者和相应对照组没有统计学差异。Gale 等对初次乳腺癌手术后的平均随访时间为 88 个月，脂肪填充后为 32 个月。发现同侧疾病相关事件发生率为 5.2%，而对照组为 4.5%（P=0.95）[95]。早些时候，Petit 等进行了一项类似的研究，结果相似，但对导管原位癌（DCIS）（n=35）或小叶原位癌（LCIS）（n=2）的亚组分析显示，脂肪填充患者的局部复发率增加了[96]，并促进了进一步研究。在同一作者对 59 名 DCIS 或 LCIS 患者[97]进行的随访病例对照队列研究中，脂肪填充组和对照组的中位随访期分别为手术后 63 个月和 66 个月，基线时间为 38 个月和 42 个月；局部事件的 5 年累积发生率分别为 18% 和 3%（P=0.02）。因此，向 DCIS 或 LCIS 患者提供这项技术需谨慎。

有人担心脂肪填充可能会对放射学监测产生

影响。在一项 Meta 分析中，对 1979 名脂肪填充患者进行了放射学随访研究[94]，323 人（14.5%）有放射学异常，其中 263 人需要间隔放射学检查和随访。在那些有放射异常的人中，60 人进行了活组织检查，占放射结果报告样本总数的 2.7%。但活检结果并没有报道。

（三）部分乳房再造术

肿瘤整形手术是乳房再造医疗机构中整形外科医生的最新选择。在肿瘤与乳房比例较大的女性中，为了完成乳腺癌切除术而不是全乳房切除术，通常会考虑这种选择。保乳的主要缺点是 20%～30% 的女性会有轮廓异常，特别是在放射治疗之后[98-100]。用自体组织修补手术导致乳房缺损的区域，使保乳手术能够在良好的美容效果下进行[101, 102]。乳房上提和缩小术也可以用来达到这一目的，有时需要联合对侧对称性手术[103]。它可以立即进行，也可以作为阶段性过程进行。如果需要重新切除，乳房组织的局部重新排列或皮瓣的转移可能会干扰对切缘的确定。分期的方法可以有效帮助外科医生确定明确的切缘，这通常在术后 1～2 周和放射治疗之前进行。

六、结论

大多数患者是乳房切除术 SSM 和 IBR 的候选对象。对于需要乳房切除术后放疗的患者来说，即刻再造存在争议，但很多研究报道也发现即刻再造的美容效果和局部复发率是可以接受的。保留乳头的乳房切除联合 IBR 对于预防性乳房切除女性或选定的早期乳腺癌患者来说是一个有吸引力的选项。

参考文献

[1] Siegel RL, Miller KD, Jemal A (2016) Cancer statistics, 2016. CA Cancer J Clin 66(1):7–30
[2] Habermann EB, Abbott A, Parsons HM, Virnig BA, Al-Refaie WB, Tuttle TM (2010) Are mastectomy rates really increasing in the United States? J Clin Oncol 28(21):3437–3441
[3] Jones NB, Wilson J, Kotur L, Stephens J, Farrar WB, Agnese DM (2009) Contralateral prophylactic mastectomy for unilateral breast cancer: an increasing trend at a single institution. Ann Surg Oncol 16(10):2691–2696
[4] King TA, Sakr R, Patil S, Gurevich I, Stempel M, Sampson M, Morrow M (2011) Clinical management factors contribute to the decision for contralateral prophylactic mastectomy. J Clin Oncol 29(16):2158–2164
[5] Kummerow KL, Du L, Penson DF, Shyr Y, Hooks MA (2015) Nationwide trends in mastectomy for early-stage breast cancer. JAMA Surg 150(1):9–16
[6] McGuire KP, Santillan AA, Kaur P, Meade T, Parbhoo J, Mathias M, Shamehdi C, Davis M, Ramos D, Cox CE (2009) Are mastectomies on the rise? A 13-year trend analysis of the selection of mastectomy versus breast conservation therapy in 5865 patients. Ann Surg Oncol 16(10):2682–2690
[7] Tuttle TM, Habermann EB, Grund EH, Morris TJ, Virnig BA (2007) Increasing use of contralateral prophylactic mastectomy for breast cancer patients: a trend toward more aggressive surgical treatment. J Clin Oncol 25(33):5203–5209
[8] Tuttle TM, Jarosek S, Habermann EB, Arrington A, Abraham A, Morris TJ, Virnig BA (2009) Increasing rates of contralateral prophylactic mastectomy among patients with ductal carcinoma in situ. J Clin Oncol 27(9):1362–1367
[9] Vaz-Luis I, Hughes ME, Cronin A, Rugo HS, Edge SB, Moy B, Theriault RL, Hassett MJ, Winer EP, Lin NU (2016) Trends in the use of mastectomy in women with small node-negative breast cancer treated at US academic centers. Breast Cancer Res Treat 155(3):569–578
[10] Jagsi R, Jiang J, Momoh AO, Alderman A, Giordano SH, Buchholz TA, Kronowitz SJ, Smith BD (2014) Trends and variation in use of breast reconstruction in patients with breast cancer undergoing mastectomy in the United States. J Clin Oncol 32(9):919–926 11. Al-Ghazal SK, Fallowfield L, Blamey RW (2000) Comparison of psychological aspects and patient satisfaction following breast conserving surgery, simple mastectomy and breast reconstruction. Eur J Cancer 36(15):1938–1943
[12] D'Souza N, Darmanin G, Fedorowicz Z (2011) Immediate versus delayed reconstruction following surgery for breast cancer. Cochrane Database Syst Rev 7:CD008674
[13] Damen TH, Timman R, Kunst EH, Gopie JP, Bresser PJ, Seynaeve C, Menke-Pluijmers MB, Mureau MA, Hofer SO, Tibben A (2010) High satisfaction rates in women after DIEP flap breas reconstruction. J Plast Reconstr Aesthet Surg 63(1):93–100
[14] Hunsinger V, Hivelin M, Derder M, Klein D, Velten M, Lantieri L (2016) Long-term follow-up of quality of life following DIEP flap breast reconstruction. Plast Reconstr Surg 137(5):1361–1371
[15] Wilkins EG, Cederna PS, Lowery JC, Davis JA, Kim HM, Roth RS, Goldfarb S, Izenberg PH, Houin HP, Shaheen KW (2000) Prospective analysis of psychosocial outcomes in breast reconstruction: one-year postoperative results from the Michigan Breast Reconstruction Outcome Study. Plast Reconstr Surg 106(5):1014–1025; discussion 1026–1017
[16] Langstein HN, Cheng MH, Singletary SE, Robb GL, Hoy

E, Smith TL, Kroll SS (2003) Breast cancer recurrence after immediate reconstruction: patterns and significance. Plast Reconstr Surg 111(2):712–720; discussion 721-712
[17] Newman LA, Kuerer HM, Hunt KK, Ames FC, Ross MI, Theriault R, Fry N, Kroll SS, Robb GL, Singletary SE (1999) Feasibility of immediate breast reconstruction for locally advanced breast cancer. Ann Surg Oncol 6(7):671–675
[18] O'Brien W, Hasselgren PO, Hummel RP, Coith R, Hyams D, Kurtzman L, Neale HW (1993) Comparison of postoperative wound complications and early cancer recurrence between patients undergoing mastectomy with or without immediate breast reconstruction. Am J Surg 166(1):1–5
[19] Gieni M, Avram R, Dickson L, Farrokhyar F, Lovrics P, Faidi S, Sne N (2012) Local breast cancer recurrence after mastectomy and immediate breast reconstruction for invasive cancer: a metaanalysis. Breast 21(3):230–236
[20] Agarwal S, Pappas L, Neumayer L, Agarwal J (2011) An analysis of immediate postmastectomy breast reconstruction frequency using the surveillance, epidemiology, and end results database. Breast J 17(4):352–358
[21] Alderman AK, Wei Y, Birkmeyer JD (2006) Use of breast reconstruction after mastectomy following the Women's Health and Cancer Rights Act. JAMA 295(4):387–388
[22] Albornoz CR, Cordeiro PG, Farias-Eisner G, Mehrara BJ, Pusic AL, McCarthy CM, Disa JJ, Hudis CA, Matros E (2014) Diminishing relative contraindications for immediate breast reconstruction. Plast Reconstr Surg 134(3):363e–369e
[23] Garfein ES (2011) The privilege of advocacy: legislating awareness of breast reconstruction. Plast Reconstr Surg 128(3):803–804
[24] Meretoja TJ, Rasia S, von Smitten KA, Asko-Seljavaara SL, Kuokkanen HO, Jahkola TA (2007) Late results of skin-sparing mastectomy followed by immediate breast reconstruction. Br J Surg 94(10):1220–1225
[25] Torresan RZ, dos Santos CC, Okamura H, Alvarenga M (2005) Evaluation of residual glandular tissue after skin-sparing mastectomies. Ann Surg Oncol 12(12):1037–1044
[26] Griepsma M, de Roy van Zuidewijn DB, Grond AJ, Siesling S, Groen H, de Bock GH (2014) Residual breast tissue after mastectomy: how often and where is it located? Ann Surg Oncol 21(4):1260–1266
[27] Lanitis S, Tekkis PP, Sgourakis G, Dimopoulos N, Al Mufti R, Hadjiminas DJ (2010) Comparison of skin-sparing mastectomy versus non-skin-sparing mastectomy for breast cancer: a metaanalysis of observational studies. Ann Surg 251(4):632–639
[28] Romics L Jr, Chew BK, Weiler-Mithoff E, Doughty JC, Brown IM, Stallard S, Wilson CR, Mallon EA, George WD (2012) Tenyear follow-up of skin-sparing mastectomy followed by immediate breast reconstruction. Br J Surg 99(6):799–806
[29] Lim W, Ko BS, Kim HJ, Lee JW, Eom JS, Son BH, Lee TJ, Ahn SH (2010) Oncological safety of skin sparing mastectomy followed by immediate reconstruction for locally advanced breast cancer. J Surg Oncol 102(1):39–42
[30] Jabor MA, Shayani P, Collins DR Jr, Karas T, Cohen BE (2002) Nipple-areola reconstruction: satisfaction and clinical determinants. Plast Reconstr Surg 110(2):457–463; discussion 464–455
[31] Wellisch DK, Schain WS, Noone RB, Little JW 3rd (1987) The psychological contribution of nipple addition in breast reconstruction. Plast Reconstr Surg 80(5):699–704
[32] Boneti C, Yuen J, Santiago C, Diaz Z, Robertson Y, Korourian S, Westbrook KC, Henry-Tillman RS, Klimberg VS (2011) Oncologic safety of nipple skin-sparing or total skin-sparing mastectomies with immediate reconstruction. J Am Coll Surg 212(4):686–693; discussion 693–685
[33] Didier F, Radice D, Gandini S, Bedolis R, Rotmensz N, Maldifassi A, Santillo B, Luini A, Galimberti V, Scaffidi E, Lupo F, Martella S, Petit JY (2009) Does nipple preservation in mastectomy improve satisfaction with cosmetic results, psychological adjustment, body image and sexuality? Breast Cancer Res Treat 118(3):623–633
[34] Wei CH, Scott AM, Price AN, Miller HC, Klassen AF, Jhanwar SM, Mehrara BJ, Disa JJ, McCarthy C, Matros E, Cordeiro PG, Sacchini V, Pusic AL (2016) Psychosocial and sexual well-being following nipple-sparing mastectomy and reconstruction. Breast J 22(1):10–17
[35] de Alcantara Filho P, Capko D, Barry JM, Morrow M, Pusic A, Sacchini VS (2011) Nipple-sparing mastectomy for breast cancer and risk-reducing surgery: the Memorial Sloan-Kettering Cancer Center experience. Ann Surg Oncol 18(11):3117–3122
[36] Chen CM, Disa JJ, Sacchini V, Pusic AL, Mehrara BJ, Garcia-Etienne CA, Cordeiro PG (2009) Nipple-sparing mastectomy and immediate tissue expander/implant breast reconstruction. Plast Reconstr Surg 124(6):1772–1780
[37] Crowe JP, Patrick RJ, Yetman RJ, Djohan R (2008) Nipple-sparing mastectomy update: one hundred forty-nine procedures and clinical outcomes. Arch Surg 143(11):1106–1110; discussion 1110
[38] Paepke S, Schmid R, Fleckner S, Paepke D, Niemeyer M, Schmalfeldt B, Jacobs VR, Kiechle M (2009) Subcutaneous mastectomy with conservation of the nipple-areola skin: broadening the indications. Ann Surg 250(2):288–292
[39] Brachtel EF, Rusby JE, Michaelson JS, Chen LL, Muzikansky A, Smith BL, Koerner FC (2009) Occult nipple involvement in breast cancer: clinicopathologic findings in 316 consecutive mastectomy specimens. J Clin Oncol 27(30):4948–4954
[40] Gerber B, Krause A, Reimer T, Muller H, Kuchenmeister I, Makovitzky J, Kundt G, Friese K (2003) Skin-sparing mastectomy with conservation of the nipple-areola complex and autologous reconstruction is an oncologically safe procedure. Ann Surg 238(1):120–127
[41] Lambert PA, Kolm P, Perry RR (2000) Parameters that predict nipple involvement in breast cancer. J Am Coll Surg 191(4):354–359
[42] Burdge EC, Yuen J, Hardee M, Gadgil PV, Das C, Henry-Tillman R, Ochoa D, Korourian S, Suzanne Klimberg V (2013) Nipple skin-sparing mastectomy is feasible for advanced disease. Ann Surg Oncol 20(10):3294–3302
[43] Fortunato L, Loreti A, Andrich R, Costarelli L, Amini M, Farina M, Santini E, Vitelli CE (2013) When mastectomy is needed: is the nipple-sparing procedure a new standard with very few contraindications? J Surg Oncol 108(4):207–212
[44] Peled AW, Wang F, Foster RD, Alvarado M, Ewing CA, Sbitany H, Esserman LJ (2016) Expanding the indications for total skinsparing mastectomy: is it safe for patients with

locally advanced disease? Ann Surg Oncol 23(1):87–91
[45] Poruk KE, Ying J, Chidester JR, Olson JR, Matsen CB, Neumayer L, Agarwal J (2015) Breast cancer recurrence after nipplesparing mastectomy: one institution's experience. Am J Surg 209(1):212–217
[46] Agarwal S, Agarwal S, Neumayer L, Agarwal JP (2014) Therapeutic nipple-sparing mastectomy: trends based on a national cancer database. Am J Surg 208(1):93–98
[47] Cense HA, Rutgers EJ, Lopes Cardozo M, Van Lanschot JJ (2001) Nipple-sparing mastectomy in breast cancer: a viable option? Eur J Surg Oncol 27(6):521–526
[48] Vyas JJ, Chinoy RF, Vaidya JS (1998) Prediction of nipple and areola involvement in breast cancer. Eur J Surg Oncol 24(1):15–16
[49] Petit JY, Veronesi U, Orecchia R, Rey P, Martella S, Didier F, Viale G, Veronesi P, Luini A, Galimberti V, Bedolis R, Rietjens M, Garusi C, De Lorenzi F, Bosco R, Manconi A, Ivaldi GB, Youssef O (2009) Nipple sparing mastectomy with nipple areola intraoperative radiotherapy: one thousand and one cases of a five years experience at the European institute of oncology of Milan (EIO). Breast Cancer Res Treat 117(2):333–338
[50] Spear SL, Willey SC, Feldman ED, Cocilovo C, Sidawy M, Al-Attar A, Hannan C, Seiboth L, Nahabedian MY (2011) Nipplesparing mastectomy for prophylactic and therapeutic indications. Plast Reconstr Surg 128(5):1005–1014
[51] Chung AP, Sacchini V (2008) Nipple-sparing mastectomy: where are we now? Surg Oncol 17(4):261–266
[52] Sacchini V, Pinotti JA, Barros AC, Luini A, Pluchinotta A, Pinotti M, Boratto MG, Ricci MD, Ruiz CA, Nisida AC, Veronesi P, Petit J, Arnone P, Bassi F, Disa JJ, Garcia-Etienne CA, Borgen PI (2006) Nipple-sparing mastectomy for breast cancer and risk reduction: oncologic or technical problem? J Am Coll Surg 203(5):704–714
[53] Voltura AM, Tsangaris TN, Rosson GD, Jacobs LK, Flores JI, Singh NK, Argani P, Balch CM (2008) Nipple-sparing mastectomy: critical assessment of 51 procedures and implications for selection criteria. Ann Surg Oncol 15(12):3396–3401
[54] De La Cruz L, Moody AM, Tappy EE, Blankenship SA, Hecht EM (2015) Overall survival, disease-free survival, local recurrence, and nipple-areolar recurrence in the setting of nipple-sparing mastectomy: a meta-analysis and systematic review. Ann Surg Oncol 22(10):3241–3249
[55] Reynolds C, Davidson JA, Lindor NM, Glazebrook KN, Jakub JW, Degnim AC, Sandhu NP, Walsh MF, Hartmann LC, Boughey JC (2011) Prophylactic and therapeutic mastectomy in BRCA mutation carriers: can the nipple be preserved? Ann Surg Oncol 18(11):3102–3109
[56] Manning AT, Wood C, Eaton A, Stempel M, Capko D, Pusic A, Morrow M, Sacchini V (2015) Nipple-sparing mastectomy in patients with BRCA1/2 mutations and variants of uncertain significance. Br J Surg 102(11):1354–1359
[57] Dean C, Chetty U, Forrest AP (1983) Effects of immediate breast reconstruction on psychosocial morbidity after mastectomy. Lancet 1(8322):459–462
[58] Drucker-Zertuche M, Robles-Vidal C (2007) A 7 year experience with immediate breast reconstruction after skin sparing mastectomy for cancer. Eur J Surg Oncol 33(2):140–146
[59] Serletti JM, Fosnot J, Nelson JA, Disa JJ, Bucky LP (2011) Breast reconstruction after breast cancer. Plast Reconstr Surg 127(6):124e–135e
[60] Nahabedian MY (2009) Breast reconstruction: a review and rationale for patient selection. Plast Reconstr Surg 124(1):55–62
[61] Zhong T, McCarthy CM, Price AN, Pusic AL (2013) Evidencebased medicine: breast reconstruction. Plast Reconstr Surg 132(6):1658–1669
[62] Kaplan JL, Allen RJ (2000) Cost-based comparison between perforator flaps and TRAM flaps for breast reconstruction. Plast Reconstr Surg 105(3):943–948
[63] Serletti JM, Moran SL (1997) Free versus the pedicled TRAM flap: a cost comparison and outcome analysis. Plast Reconstr Surg 100(6):1418–1424; discussion 1425–1417
[64] Buchholz TA, Strom EA, Perkins GH, McNeese MD (2002b) Controversies regarding the use of radiation after mastectomy in breast cancer. Oncologist 7(6):539–546
[65] Bristol IJ, Woodward WA, Strom EA, Cristofanilli M, Domain D, Singletary SE, Perkins GH, Oh JL, Yu TK, Terrefe W, Sahin AA, Hunt KK, Hortobagyi GN, Buchholz TA (2008) Locoregional treatment outcomes after multimodality management of inflammatory breast cancer. Int J Radiat Oncol Biol Phys 72(2):474–484
[66] Kronowitz SJ, Robb GL (2004) Breast reconstruction and adjuvant therapies. Semin Plast Surg 18(2):105–115
[67] Motwani SB, Strom EA, Schechter NR, Butler CE, Lee GK, Langstein HN, Kronowitz SJ, Meric-Bernstam F, Ibrahim NK, Buchholz TA (2006) The impact of immediate breast reconstruction on the technical delivery of postmastectomy radiotherapy. Int J Radiat Oncol Biol Phys 66(1):76–82
[68] Schechter NR, Strom EA, Perkins GH, Arzu I, McNeese MD, Langstein HN, Kronowitz SJ, Meric-Bernstam F, Babiera G, Hunt KK, Hortobagyi GN, Buchholz TA (2005) Immediate breast reconstruction can impact postmastectomy irradiation. Am J Clin Oncol 28(5):485–494
[69] Koutcher L, Ballangrud A, Cordeiro PG, McCormick B, Hunt M, Van Zee KJ, Hudis C, Beal K (2010) Postmastectomy intensity modulated radiation therapy following immediate expanderimplant reconstruction. Radiother Oncol 94(3):319–323
[70] Kronowitz SJ, Hunt KK, Kuerer HM, Babiera G, McNeese MD, Buchholz TA, Strom EA, Robb GL (2004) Delayed-immediate breast reconstruction. Plast Reconstr Surg 113(6):1617–1628
[71] Kronowitz SJ (2010) Delayed-immediate breast reconstruction: technical and timing considerations. Plast Reconstr Surg 125(2):463–474
[72] Buchholz TA, Kronowitz SJ, Kuerer HM (2002a) Immediate breast reconstruction after skin-sparing mastectomy for the treatment of advanced breast cancer: radiation oncology considerations. Ann Surg Oncol 9(8):820–821
[73] Huang CJ, Hou MF, Lin SD, Chuang HY, Huang MY, Fu OY, Lian SL (2006) Comparison of local recurrence and distant metastases between breast cancer patients after postmastectomy radiotherapy with and without immediate TRAM flap reconstruction. Plast Reconstr Surg

118(5):1079–1086; discussion 1087–1078
[74] Lee HH, Hou MF, Wei SY, Lin SD, Luo KH, Huang MY, Ou-Yang F, Huang CJ (2016) Comparison of long-term outcomes of postmastectomy radiotherapy between breast cancer patients with and without immediate flap reconstruction. PLoS One 11(2):e0148318
[75] Wright JL, Cordeiro PG, Ben-Porat L, Van Zee KJ, Hudis C, Beal K, McCormick B (2008) Mastectomy with immediate expanderimplant reconstruction, adjuvant chemotherapy, and radiation for stage II-III breast cancer: treatment intervals and clinical outcomes. Int J Radiat Oncol Biol Phys 70(1):43–50
[76] Nahabedian MY, Momen B (2008) The impact of breast reconstruction on the oncologic efficacy of radiation therapy: a retrospective analysis. Ann Plast Surg 60(3):244–250
[77] Anavekar NS, Rozen WM, Le Roux CM, Ashton MW (2011) Achieving autologous breast reconstruction for breast cancer patients in the setting of post-mastectomy radiotherapy. J Cancer Surviv 5(1):1–7
[78] Javaid M, Song F, Leinster S, Dickson MG, James NK (2006) Radiation effects on the cosmetic outcomes of immediate and delayed autologous breast reconstruction: an argument about timing. J Plast Reconstr Aesthet Surg 59:1):16–1):26
[79] Adesiyun TA, Lee BT, Yueh JH, Chen C, Colakoglu S, Anderson KE, Nguyen MD, Recht A (2011) Impact of sequencing of postmastectomy radiotherapy and breast reconstruction on timing and rate of complications and patient satisfaction. Int J Radiat Oncol Biol Phys 80(2):392–397
[80] Spear SL, Ducic I, Low M, Cuoco F (2005a) The effect of radiation on pedicled TRAM flap breast reconstruction: outcomes and implications. Plast Reconstr Surg 115(1):84–95
[81] Barry M, Kell MR (2011) Radiotherapy and breast reconstruction: a meta-analysis. Breast Cancer Res Treat 127(1):15–22
[82] Barry AS, Bacin F, Kodjikian L, Benbouzid F, Balmitgere T, Grange JD (2012) Choroidal metastases of lung neoplasm treated with external radiotherapy and polychemotherapy: a study of four clinical cases. J Fr Ophtalmol 35(2):122.e1–122.e8
[83] Cordeiro PG, Albornoz CR, McCormick B, Hu Q, Van Zee K (2014) The impact of postmastectomy radiotherapy on two-stage implant breast reconstruction: an analysis of long-term surgical outcomes, aesthetic results, and satisfaction over 13 years. Plast Reconstr Surg 134(4):588–595
[84] Cordeiro PG, Pusic AL, Disa JJ, McCormick B, VanZee K (2004) Irradiation after immediate tissue expander/implant breast reconstruction: outcomes, complications, aesthetic results, and satisfaction among 156 patients. Plast Reconstr Surg 113(3): 877–881
[85] Xavier Harmeling J, Kouwenberg CA, Bijlard E, Burger KN, Jager A, Mureau MA (2015) The effect of immediate breast reconstruction on the timing of adjuvant chemotherapy: a systematic review. Breast Cancer Res Treat 153(2):241–251
[86] Kontos M, Lewis RS, Luchtenborg M, Holmberg L, Hamed H (2010) Does immediate breast reconstruction using free flaps lead to delay in the administration of adjuvant chemotherapy for breast cancer? Eur J Surg Oncol 36(8):745–749
[87] Lohrisch C, Paltiel C, Gelmon K, Speers C, Taylor S, Barnett J, Olivotto IA (2006) Impact on survival of time from definitive surgery to initiation of adjuvant chemotherapy for early-stage breast cancer. J Clin Oncol 24(30):4888–4894
[88] National Institute for Health and Care Excellence (NICE) Guidelines Early and locally advanced breast cancer: diagnosis and treatment. https://www.nice.org.uk/guidance/cg80. Accessed 21 March 2016
[89] Singletary SE (2008) Surgical management of inflammatory breast cancer. Semin Oncol 35(1):72–77
[90] Gradishar WJ, Anderson BO, Balassanian R, Blair SL, Burstein HJ, Cyr A, Elias AD, Farrar WB, Forero A, Giordano SH, Goetz M, Goldstein LJ, Hudis CA, Isakoff SJ, Marcom PK, Mayer IA, McCormick B, Moran M, Patel SA, Pierce LJ, Reed EC, Salerno KE, Schwartzberg LS, Smith KL, Smith ML, Soliman H, Somlo G, Telli M, Ward JH, Shead DA, Kumar R (2016) Invasive Breast Cancer Version 1.2016, NCCN Clinical Practice Guidelines in Oncology. J Natl Compr Cancer Netw 14(3):324–354
[91] Chin PL, Andersen JS, Somlo G, Chu DZ, Schwarz RE, Ellenhorn JD (2000) Esthetic reconstruction after mastectomy for inflammatory breast cancer: is it worthwhile? J Am Coll Surg 190(3):304–309
[92] Delay E, Gosset J, Toussoun G, Delaporte T, Delbaere M (2008) Efficacy of lipomodelling for the management of sequelae of breast cancer conservative treatment. Ann Chir Plast Esthet 53(2):153–168
[93] Spear SL, Wilson HB, Lockwood MD (2005b) Fat injection to correct contour deformities in the reconstructed breast. Plast Reconstr Surg 116(5):1300–1305
[94] Agha RA, Fowler AJ, Herlin C, Goodacre TE, Orgill DP (2015) Use of autologous fat grafting for breast reconstruction: a systematic review with meta-analysis of oncological outcomes. J Plast Reconstr Aesthet Surg 68(2):143–161
[95] Gale KL, Rakha EA, Ball G, Tan VK, McCulley SJ, Macmillan RD (2015) A case-controlled study of the oncologic safety of fat grafting. Plast Reconstr Surg 135(5):1263–1275
[96] Petit JY, Botteri E, Lohsiriwat V, Rietjens M, De Lorenzi F, Garusi C, Rossetto F, Martella S, Manconi A, Bertolini F, Curigliano G, Veronesi P, Santillo B, Rotmensz N (2012) Locoregional recurrence risk after lipofilling in breast cancer patients. Ann Oncol 23(3):582–588
[97] Petit JY, Rietjens M, Botteri E, Rotmensz N, Bertolini F, Curigliano G, Rey P, Garusi C, De Lorenzi F, Martella S, Manconi A, Barbieri B, Veronesi P, Intra M, Brambullo T, Gottardi A, Sommario M, Lomeo G, Iera M, Giovinazzo V, Lohsiriat V (2013) Evaluation of fat grafting safety in patients with intraepithelial neoplasia: a matched-cohort study. Ann Oncol 24(6):1479–1484
[98] Amichetti M, Busana L, Caffo O (1995) Long-term cosmetic outcome and toxicity in patients treated with quadrantectomy and radiation therapy for early-stage breast cancer. Oncology 52(3):177–181
[99] Clough KB, Cuminet J, Fitoussi A, Nos C, Mosseri V (1998) Cosmetic sequelae after conservative treatment for breast

cancer: classification and results of surgical correction. Ann Plast Surg 41(5):471–481
[100] D'Aniello C, Grimaldi L, Barbato A, Bosi B, Carli A (1999) Cosmetic results in 242 patients treated by conservative surgery for breast cancer. Scand J Plast Reconstr Surg Hand Surg 33(4):419–422
[101] Dixon JM, Venizelos B, Chan P (2002) Latissimus dorsi mini-flap: a technique for extending breast conservation. Breast 11(1):58–65
[102] Munhoz AM, Montag E, Arruda E, Brasil JA, Aldrighi JM, Gemperli R, Filassi JR, Ferreira MC (2011b) Immediate conservative breast surgery reconstruction with perforator flaps: new challenges in the era of partial mastectomy reconstruction? Breast 20(3):233–240
[103] Munhoz AM, Aldrighi CM, Montag E, Arruda E, Brasil JA, Filassi JR, Aldrighi JM, Gemperli R, Ferreira MC (2011a) Outcome analysis of immediate and delayed conservative breast surgery reconstruction with mastopexy and reduction mammaplasty techniques. Ann Plast Surg 67(3):220–225

第18章

保乳手术的外科切缘

Surgical Margins in Breast-Conserving Surgery

Anita Mamtani　Adriana D. Corben　Monica Morrow　著
夏想厚　译　陈　茹　俞　洋　校

一、保乳手术的外科切缘

保乳手术（BCT）包括切除原发肿瘤和全乳放疗，是一种公认的乳腺癌治疗方法。6项前瞻性随机临床研究，其中一些随访时间为20年或更长时间[1, 2]。毫无疑问，与有限的手术加术后放疗（RT）相比，全部乳房切除术没有生存优势。数年来，保乳术后的局部复发率一直在稳步下降，随访10年的结果表明，目前的局部复发率已远低于10%[3, 4]。然而，良好肿瘤局部复发控制所需的适当手术切除范围仍是一个在争论的问题，并且由于在构成足够阴性切缘的手术范围上缺乏共识，导致了一种现象，即大量患者需要多次再手术以达到阴性切缘及另一些患者非必需的全乳切除[5]。更大范围的干净边缘会提高乳腺肿瘤的局部控制的观念已成为影响肿瘤整形外科发展的主要因素。

早期乳腺癌试验研究人员协作组（EBCTCG）的系统文献评价表明，不同治疗的5年局部控制率差异（10%～20%）与15年乳腺癌特异性生存率的显著差异相关[6]，这让研究人员重新关注局部控制在乳腺癌治疗的重要作用。多年来，由切缘状况所定义的肿瘤负荷被认为是局部控制成功与否的主要决定因素。随着时间的推移，研究人员逐渐认识到肿瘤的内在遗传学特征和有效全身治疗的可及性也是乳腺癌局部控制成功与否的关键因素。在本章中，我们将讨论切缘评估的技术，回顾有关浸润性癌和导管内癌的切缘状况与肿瘤局部控制关系的现有资料，并讨论乳腺癌分子分型和靶向治疗对肿瘤局部控制的影响。

二、切缘评估的方法

通常情况下，人们提及“切缘”一词时，并不会明确说明切缘病理状况是通过哪种方法来评估的。更糟糕的是，我们既没有标准切缘评估方法，也不知道每个切缘状况评估时所需组织切片的标准数量。切缘评估方法通常包括垂直切开径向评估法、瘤体表明刮除留取法和瘤腔腔壁来刮除评估法。我们将在以下章节中一一进行探讨。当临床医生评估1～2mm的切缘是否达到足够阴性切缘时，切缘的病理评估方法差异是他们重要的考量因素。一项研究记录了边缘处理的这种变异性，该研究对50家不同医院在2年内提交给一所大学病理科的91份连续切除乳腺活检进行了检查[7]。在这些病例中，只有18%的病理报道描述了用于评估边距的方法（刮除评估或垂直切缘评估）。30%的病例提供了用于切缘评估的标本。1%的病例提供数量未知的标本组织量。69%的病例提供了平均每个标本13块的代表性切片。

（一）垂直径向切缘评估

最常用的切缘评估方法是垂直（或径向）切缘技术，该技术可精确测量肿瘤与墨染边缘的距离。采用这种方法评估切缘状况时，至少有 2 个切缘用夹子或缝线标记过，可以判断标本的方向。标本的 6 个切缘被初检人员以 6 种不同的颜色分别染色。切面染色时应轻柔以防止组织被人为损坏。多余的墨水用纱布蘸干，以减少多余墨水“流动”问题。将少量丙酮涂到墨染的切缘有助染作用，并减少墨的“流动”问题。墨迹样本按顺序切割成垂直于其长轴的 0.2～0.3cm 切片，以便每个组织切片的周长包含由不同墨迹颜色识别的少量（2～4 个）边缘。距病变部位 0.5cm 以内的切缘最适宜整体评估，更远的切缘可以代表性地采样评估（图 18–1A）。使用这种方法，病理学家可以报道从肿瘤到每个切缘的准确镜下距离，并区分出真正的阳性切缘（墨水处的肿瘤）和临近切缘。同时，他们也可以评估肿瘤侵犯切缘的范围或切缘与肿瘤的临近程度。

垂直径向切缘评估的缺点包括墨水易于溢流到临近切面，切缘定位不精确及切缘表面不规则难以完全评估。墨水从不规则的脂肪样本表面流到样本内部（图 18–2A），并且不同颜色的墨水相互交叉染色（图 18–2B），这经常发生，从而可能导致切缘状况判读过度和假阳性切缘。此外，乳房组织是柔软的，当压平乳房组织标本来获取样本射线照相时或在组织检查时，乳房组织的切面就会被打乱。再病理取材室内压平乳房组织标本可能会扭曲切缘方向。有一项研究报道，当在手术室中放置两个用于方向的标记缝线时，外科医生和病理学家不同意在 31% 的病例中指定切缘。样本上皮肤或肌肉的存在并没有降低定向障碍的发生率，但样本大小与该问题高度相关。尺寸＜ 20cm 的样品的定向错误率为 78%，而较大的样品仅为 20%（$P < 0.001$）[8]。此外，据估计，对一个 2cm 球形样品进行完整检查将需要＞ 3000 个切片[9]。考虑到乳房切除手术的表面高度复杂和不规则，并且一些标本的表面积相当大，使用涂墨径向切缘法评估边缘会高度受采样误差的影响。

（二）肿瘤切缘刮除法

只要能够保持正确的方向，使用剃光（正面）边距可以使定向的样本完全以一种颜色着墨。这

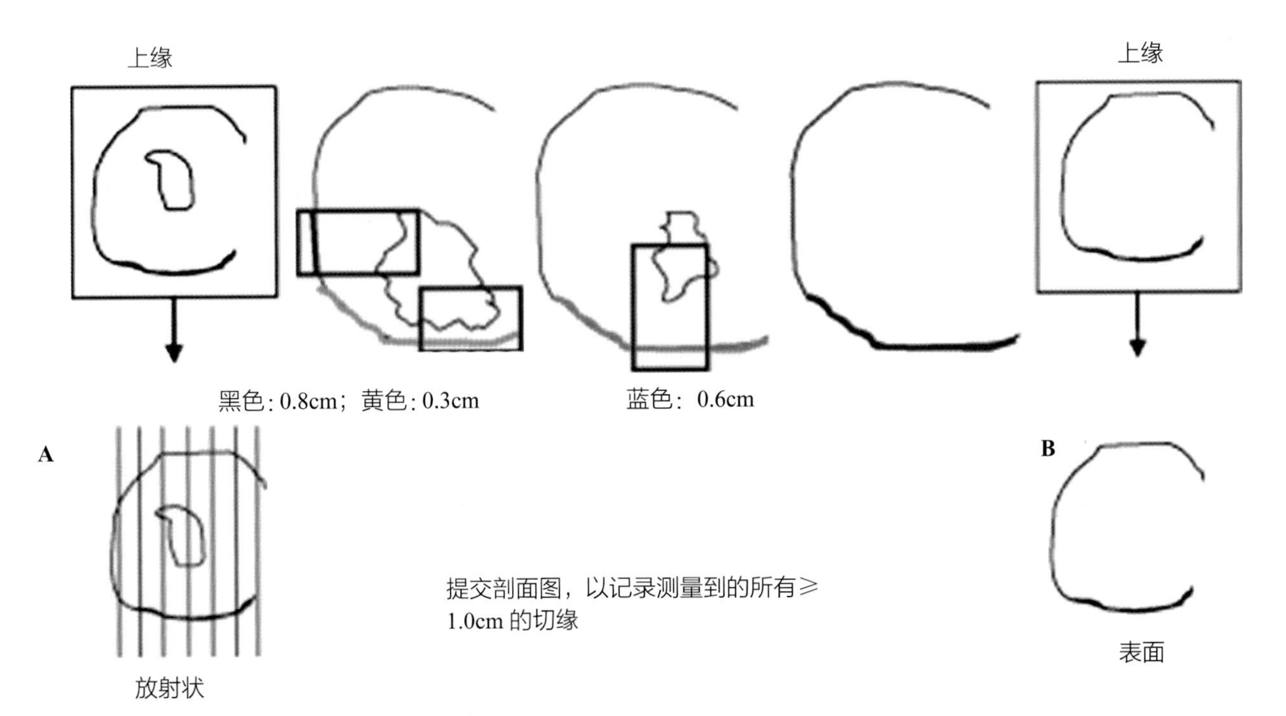

▲ 图 18–1 **A.** 径向（垂直）切缘评价；**B.** 刨边（表面）切缘评价。使用放射切缘技术，每个边缘表面涂上不同的颜色，并报告每个边缘从肿瘤到墨水的距离（**A**）。使用表面法，整个表面被剃光，不需要油墨（**B**）

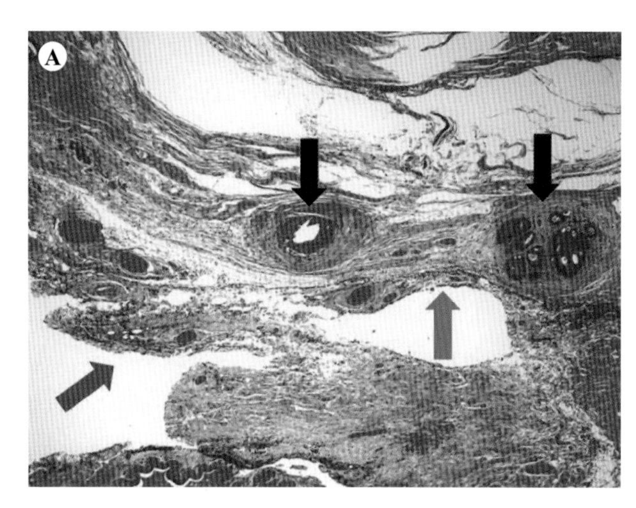
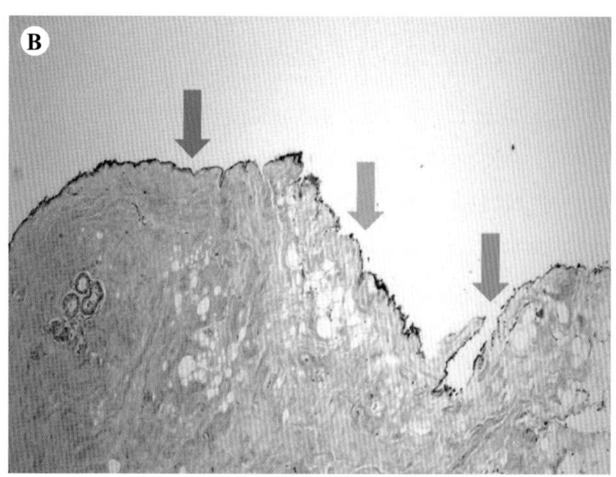

▲ 图 18-2　放射状切缘评估和印染的问题

A. 标本内墨水的流动（蓝箭）对导管原位癌（黑箭）与真正的墨迹切除边缘（红箭）的距离的解释提出了挑战；B. 不同颜色的墨水（橘色箭、蓝色箭、绿色箭）互相流入对切缘的确定做出了错误的解释

消除了不同颜色墨水一起运行的问题。在组织深度为0.2～0.3cm处，平行于样品外表面的边缘被刮掉，类似于剥橙的过程（图18-1B）。最靠近索引病变处的剃光边缘将完全送检。切片以着墨面朝下的方式面朝下嵌入，因此显微检查从组织的内部开始。用这种方法，当切片各处均存在肿瘤时，边缘报告为阳性。这意味着恶性细胞可能存在于距手术切缘0.2～0.3cm半径内或切缘本身处，但无法评估肿瘤到切缘的确切距离。如果未发现肿瘤，则边缘报告为阴性。这种方法的优点包括直接进行显微镜检查、不出现墨迹问题，以及以相对较少的截面检查大部分试样表面。尽管对病理学家有利，但因该技术大大增加了被称为阳性切缘的数量，所以对于外科医生而言问题较大。

Guidi及其同事[10]通过使用两种方法评估22个手术标本，将剃毛切缘技术与常规径向切缘方法进行了比较。给标本上墨，刮除边缘并进行显微镜检查。然后从块中取出组织，垂直于着墨表面切开，然后重新嵌入以评估径向着墨边缘状态。这项研究表明，负剃光边距可高度预测负墨边距（一致性为98%），但正向预测值要低得多，只有61%的正剃光边距被墨迹校正为正（墨迹肿瘤）。径向边缘技术。Wright等在纪念斯隆-凯特琳癌症中心的一项研究中。报道称，当病理科从放射状边缘评估转向刮除法时，尽管手术技术没有改变，但阳性边缘率从16%增加到49%[11]。

（三）瘤腔剃除法

由外科医生获得的分离型瘤腔剃除法的评估为边缘评估提供了一种解决方案，该方法结合了径向切缘和剃须切缘的优点。通过这种方法（图18-3），外科医生切除了食指病变，然后从手术腔中取出了单独的剃除边缘。可能会也可能不会提交单独的前缘。包含肿瘤的主要标本是未定向的，不一定需要上墨。肿瘤被完全采样，其中包括任何先前的活检部位，并且还提交了存在任何严重未受累的乳房组织的1个或2个代表性切片。每个剃刮标本代表一个边缘（手术腔的内侧、外侧、下部、上部和后壁），并通过指定最终边缘表面的缝线或金属夹定向放置。有时一个标本可能由两个相邻的边缘组成。每个边缘都在缝合线或夹子指定的一侧墨染，并垂直切开，然后全部或代表性地分成10个区块送检（图18-3）。在我们机构中，经过内部审查，每个剃刮标本实时仅提交6个区块，除非在显微镜下识别出任何上皮异型或癌变，剩下的留存标本将全部送检。该技术允许精确的边距确定和边距宽度的精确测量。这些标本在组织受限制的情况下更容易由检查员处理，并且使用单一颜色的墨水有助于减少上述

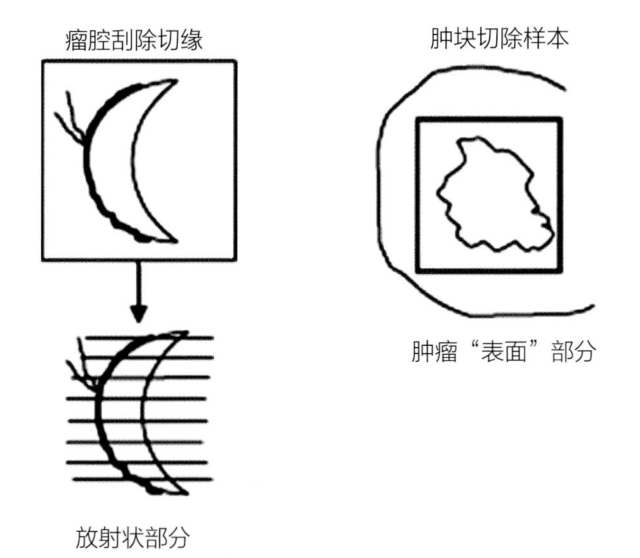

▲ **图 18-3　瘤腔刮除切缘评估（5 个中的一个）**
采用空腔边缘评估方法，未对原发性肿瘤切除标本进行染色。每个边缘的外表面都涂上墨水，并测量到任何肿瘤的距离

技术中有问题的伪影。组织块和切片数量显著增加是此方法的主要缺点。一些研究报道显示，这种方法显著降低了近切缘的再次切除率[12-18]。结果总结在表 18-1 中[13-20]。最近 Chagpar 等进行了一项前瞻性随机试验，将腔剃技术与标准的乳房切除术垂直切缘评估进行了比较。235 例患者在术中被随机分为腔内刮剃或不刮剃组。与不刮剃组相比，腔内刮剃组的切缘阳性率显著较低，分别为 19% 和 34%（P=0.01），并且第二次手术清除切缘率较低（10 % vs. 21%，P=0.02）[19]。尽管这项研究清楚地表明了刮剃技术的好处，但对照组中 34% 的切缘阳性率很高，而刮剃后 19% 的阳性切缘率也很高。相比之下，Moo 等[20]在对 431 个光影者的研究中，垂直边距评估的切缘阳性率为 15%，正切边率为 11%。对于较大的肿瘤和具有广泛导管内成分的肿瘤，发现使用腔剃技术的非统计显著趋势。这些发现表明，腔剃技术的实用性可能会因使用垂直技术看到的正切缘率而异。常规使用刮刀切缘的一个问题是可能去除大量的乳房组织，从而导致美容效果变差。Huston 等比较了行全切剃术（n=45）、行选择性切剃术的外科医生认为可疑的切缘术（n=77）和仅做切开术的患者，切缘阳性率和切除的组织体积相关（n=49）。常规切除额外切缘的再手术率最低，为 17.7%，而选择性再切除和肿块切除术的再手术率分别为 32.5% 和 38.7%。3 组的平均总标本体积分别为 129cm^3、46cm^3 和 37cm^3 [13]。相反，最近 Moo 等[20]回顾了纪念斯隆 – 凯特琳癌症中心机构的经验，并在 6 个外科医生样本中随着时间的推移采用了不同的余量评估技术。在 555 例患者中，有 140 例接受放射状边缘评估，124 例进行了剃刮边缘评估，以及 291 例进行了腔内剃刮评估。切除组织的中位数体积相似（55ml、64ml 和 62ml，P=0.24），当使

表 18-1　瘤腔取样方式对再次切除率的影响

作　者	# 病例数	阳性切缘（%）		
		瘤腔切缘	常　规	P 值
Huston TL [13]	171	18	39	
Jacobson AF [14]	125	18	66	
Tengher-Barna I [18]	107	13	33	
Marudanaygam R [16]	786	5.6	12.5	＜ 0.01
Rizzo M [17]	320	15	43	＜ 0.05
Kobberman A [15]	138	22	42	0.01
Chagpar A [19]	235	19	34	0.01
Moo TA [20]	555	11	33	＜ 0.0001

用腔剃法时，6名外科医生中有4名的切缘阳性率最低。同样，Rizzo等[17]发现，如果在最初切除时获得阴性切缘，则在有或没有额外切缘情况下去除的体积没有差异。但是，在需要再次切除的患者中，如果最初使用腔剃技术，则可以切除较小的乳房组织总体积（$P < 0.005$）。

使用瘤腔切缘评估方法，原发性肿瘤切除标本并不涂墨。在每个切缘的外表面都涂上墨水，并测量到任何肿瘤的距离。

（四）与切缘评估有关的其他问题

除了切缘评估方法的影响外，与标本处理相关的其他因素也可能影响切缘宽度或阳性切缘检出率。Graham等在100例病例中比较了外科医生在手术室测得的肿块切除标本的平均高度和病理医生在病理实验室中测量得到的同一批肿块的平均高度的差异[21]。结果显示外科医生测得平均值为2.6cm，而病理医生测得的平均值为1.4cm，降幅达46%。这种测量结果的变化与患者年龄、病变类型（肿块 vs. 钙化灶）或乳房密度无关。当使用压缩装置进行标本射线照相时，与未使用压缩装置时的41%降幅相比，下降幅度为54%（P=0.0003）。这些结果表明，不同标本的处理方式会显著改变原始肿瘤标本前后切缘距离的测量值。

研究人员对开发用于术中切缘评估的辅助设备非常感兴趣。例如，MarginProbe™（Dune Medical Devices，Framingham，MA），可以指导术中手术切除范围。该设备利用射频光谱来检测组织的电磁响应，而组织的电磁响应与细胞膜电位、核形态、血管和细胞完整性密切相关。这些因素可能在正常组织和恶性组织的存在差异，而这种差异能够让MarginProbe帮助外科医生在该装置上读出“阳性”或“阴性”值。有一项采用MarginProbe进行的随机前瞻性研究比较了这种辅助装置在评估术中切缘的作用，共纳入298例患有不可触及的恶性肿瘤病例和298例对照病例，结果显示研究组和对照组的假阴性率为25% vs. 66%，假阳性率为54% vs. 17%，再手术切除率为19.8% vs. 25.8%，研究组的总再手术切除率降低23%，该装置的灵敏度为75%，特异性为46%，装置臂再次切除的总减少率为23%。切除组织的总体积没有显著差异[22]。Sebastian等报道了相似的研究，他们开展了一项多中心的回顾性研究，与186例对照例相比，使用MarginProbe的165例连续病例的再手术切除率减少62%[23]。

Zysk等[24]对另一手持设备进行了多中心的前瞻性盲法的研究，该手持设备采用光学相干断层扫描（optical coherence tomography，OCT）和干涉合成孔径显微镜（interferometric synthetic aperture microscopy，ISAM）图像处理在手术中确定离体标本的阳性切缘。取自46例患者的229例切缘刮取标本中，8例患者的切缘阳性，其中5例阳性切缘被手持式OCT探头正确识别，有可能避免再次切除手术。研究统计结果显示假阴性率为38%，假阳性率为63%。因假阳性所导致的额外去除组织平均体积约为10.7ml。以上研究也强调个别实践中使用这些设备时，必须综合考虑设备成本、手术效率、麻醉时间及基线切缘阳性率。

三、切缘宽度和局部复发：浸润性癌

鉴于缺乏标准化的病理切缘评估方法，既往几乎无法在阴性切缘的定义达成共识不足为奇。Azu等[25]对从SEER数据库的患者辨认出的318名外科医生的人群样本进行了调查研究。对这些外科医生设置的问题是“在患有0.8cm大小浸润性癌[雌激素受体（ER），孕激素受体（PR）和HER2阴性]的60岁患者中，多少范围的阴性切缘宽度可以避免二次手术？”可选的答案选项为“墨水染色处无肿瘤、1～2mm、5mm以上或10mm以上”。> 50%的受访者认为没有答案。只有11%的受访者选择墨水染色处无肿瘤，42%的受访者选择了切缘宽度为1～2mm，19%的受访者选择切缘宽度> 10mm。放射肿瘤医生们也存在类似的不同观点。在对1133个北美和欧洲放射肿瘤医师的调查中，来自北美的45%的受访者支持墨水染色处无肿瘤，而欧洲的受访者则主张更广泛的清晰边缘，选择最多的选项是切缘＞5mm，支持这一选择的受访者约占 29%[26]。对于阴性切缘宽度大小缺乏共识导致的直接结果是频繁的再次手术以获得更明确的阴性切缘。Morrow 等 [5] 研究了 SEER 数据库中 800 名有意愿保乳的女性群体样本，发现虽然 88% 的女性患者成功实施了保乳手术，但 22% 的女性接受了二次手术。其他研究报道的二次手术率差异很大，为 6%[16]～49%[27]，其中大多数为 15%～30% 的患者需要二次手术 [13, 28, 29]。

既往评估保乳手术安全性和有效性的前瞻性随机临床研究 [1, 2, 30–33] 并不能为手术阴性切缘的范围确定提供有价值指导，因为只有在 NSABP B06 研究中对镜下阴性切缘进行了明确定义，即墨水染色处无肿瘤 [1]。尽管通常认为在其他临床研究中也对更干净的手术切缘提出了要求，但这些研究对切缘的定义均为肉眼切缘，因此无法评估实际切缘宽度。Veronesi 等开展的一项随机临床研究也观察到相似结果。这项研究将研究对象随机分为象限切除组和范围较小的肿瘤切除组，象限切除组的局部复发率更低（2.2% vs 7.0%），但研究中切缘评估也为肉眼切缘评估。肿瘤切除组的大体切缘为 1cm。而对该组病例中一部分患者进行进镜下切缘评估发现，16% 的病理存在阳性切缘 [34]。由于该临床研究中未明确切缘状态，所以不能认为切除更多组织的象限切除术相比于切除组织更少的肿块切除术可以获得更低局部复发率。研究人员也没有发现任何一项临床研究的结局可以基于不同镜下确认的手术切缘宽度的范围的比较，这些没有试验直接比较不同宽度的显微镜验证边缘的结果。

最近，Houssami 等更新了一篇有关切缘宽度与局部复发的 Meta 分析，从分析方法学角度讲，这篇 Meta 分析非常有说服力。它总共纳入 33 项研究，其中包括 28 162 例患者和 1506 例局部复发病例，中位随访时间为 79.2 个月。分析结果证实了阳性切缘与肿瘤局部复发的关系，阳性切缘或未知切缘的局部复发率与阴性切缘的局部复发率比值比（OR）为 2.44。切缘宽度（定义为 1mm vs. 2mm vs. 5mm）与局部复发率没有关系 [35]。尽管在某些模型中观察到了更宽的切缘与较低的局部复发有关的数值趋势，但差异无统计学意义，并且调整了其他因素（如放疗或内分泌治疗）后，这种趋势就不存在了。这篇 Meta 分析包括大量与局部复发相关因素的信息，如研究的开始日期、患者年龄、使用包括加强剂量的放射线及病理性肿瘤特征［如淋巴管浸润（LVI）、广泛的导管内成分（EIC）和肿瘤等级］，并提供了迄今为止最令人信服的证据表明，在现代多学科治疗时代，比墨水染色处无肿瘤的更宽切缘不会对肿瘤局部控制产生重大影响。

尽管以上研究结果似乎与人们的直觉相反，但如果从即使乳房全部切除也不能完全消除局部复发的问题这个角度思考，上述研究结果就变得更加合乎逻辑。早期的保乳并且对大体阴性切缘做出规定的随机临床研究中，只有 Milan 研究表明乳房切除术术后局部复发率显著低于保乳手术术后局部复发率（表 18–2）[1, 2, 30, 31]，而 Milan 研究中纳入了肿瘤大小为 T_1 肿瘤且行乳房切除术的病例。此外，EBCTCG 综述 [6] 的结果也显示，即使增加了乳房切除术后放疗，淋巴结阳性女性的局部复发率也高于淋巴结阴性女性。因此，上述研究表明局部复发可能是跟肿瘤负荷和肿瘤生物学侵袭性有关。另外，研究也观察到取比墨水染色处无肿瘤切缘更宽的切缘并不能降低局部复发率，这一现象表明一旦肿瘤负荷降低到一定水平（即没有临床可检测的癌症），则肿瘤生物学是局部控制的主要决定因素。

四、组织生物学特性对切缘宽度的影响

相同的切缘宽度可能并不适用于所有组织学肿瘤类型，因为不同组织生物学类型的癌症生长模式不同。浸润性小叶癌通常是多灶性的，呈由正常基质分隔的线性单细胞条索状生长 [36]，这种情况下，仅以墨水染色处无肿瘤为切缘阴性标准显著增加了肿瘤残留的可能。然而，临床研究中并没有发现小叶癌保乳后局部复发率比导管癌

表 18–2 对照全乳切除和保乳随机试验中的局部复发率

试验	随访（年）	局部复发（%）	
		保乳手术	全乳切除术
Institut GustaveRoussy [30]	15	9	14
Milan 1 [2]	20	9	2*
NSABP B06 [1]	20	14	10
Danish [31]	6	3	4

NSABP. 美国乳腺与肠道外科辅助治疗研究组
*$P < 0.0001$

明显增高[37-39]，这表明如果阴性切缘，保乳术后肿瘤局部复发与肿瘤生长方式无关。Galimberti 等[40]分析了382例接受保乳治疗的单纯浸润性小叶癌患者的肿瘤局部控制率在切缘宽度＜1cm及≥1cm这两种情况下的差异。切缘＜1cm组的局部复发率为4.6%，而≥1cm切缘组的局部复发率为3.7%，因此作者得出结论认为对于浸润性小叶癌患者而言，不需要更大范围的阴性切缘。

另一个备受关注的问题是伴有广泛导管内癌的浸润性癌患者保乳切缘问题。在墨水染色处无肿瘤的切缘临床实践常规开展之前进行的早期保乳手术研究表明，接受保乳手术的患者浸润性癌伴随的广泛导管内癌成分与更高的局部复发相关[41]。Holland 等报道，约30%的伴有广泛导管内癌成分的患者在原发性肿瘤外超过2cm处仍有明显的导管内癌存在，而只有2%的无广泛导管内癌成分患者才会出现这种情况[42]，这表明对为数不少的伴有广泛导管内肿瘤成分患者采取大体阴性切缘时会导致比较严重的术后肿瘤残留。将切缘切至墨水染色处无肿瘤的阴性切缘时，与没有广泛导管内肿瘤成分患者相比，伴有广泛导管内肿瘤成分患者的肿瘤局部复发不会增加。但是，Faverly 等已经证明，低级和中级导管原位癌（DCIS）的DCIS病变常常留有间隙，尽管这些间隙的大小＜5mm[45]，仅取墨水染色处无肿瘤的阴性切缘仍可能有明显术后肿瘤残留。切缘与DCIS的问题将在本章做后续详细讨论。对于伴随广泛导管内癌成分的浸润性癌，如果大量DCIS靠近切缘，应该采取比较谨慎的做法即要保留至少2mm的切缘。对于浸润性小叶癌和伴有广泛导管内癌成分的浸润性癌，术中的切缘的临床判断仍然很重要。DCIS的单个导管或靠近切缘的小叶癌镜下微小病灶不太可能导致术后大量肿瘤残留，而紧邻切缘的宏观大范围病灶与更大的肿瘤残存相关[46]，应尽快再次切除。

五、影响浸润癌局部控制的其他因素

“阴性”切缘并不代表乳房没有肿瘤残留，认识到这一点很重要。Holland 等[47]进行了一项有关乳房切除术后剩余乳腺组织中肿瘤残存情况的研究，这项具有里程碑意义。他们纳入了264例患者，这些患者都是肿瘤≤4cm的临床单病灶病例，肿瘤残存情况采用亚大块连续切取的方式来评估，结果表明只有39%的病例除了原发癌症外没有其他病灶。在20%的病例中，肿瘤灶位于原发肿瘤的2cm以内，在41%的病例中，肿瘤灶距原发肿瘤＞2cm（图18–4）。从临床实践的角度来看，阴性切缘表示乳房中的残留肿瘤负荷足够低，残留病灶完全可由放疗控制。EBCTCG 综述[6]中充分阐释了放疗在肿瘤控制中的作用。在腋窝淋巴结阴性的患者中，放疗可以使患者的5年局部复发率降低16%，而可以使淋巴结阳性病例的5年局部复发率降低30%。淋巴结阴性和

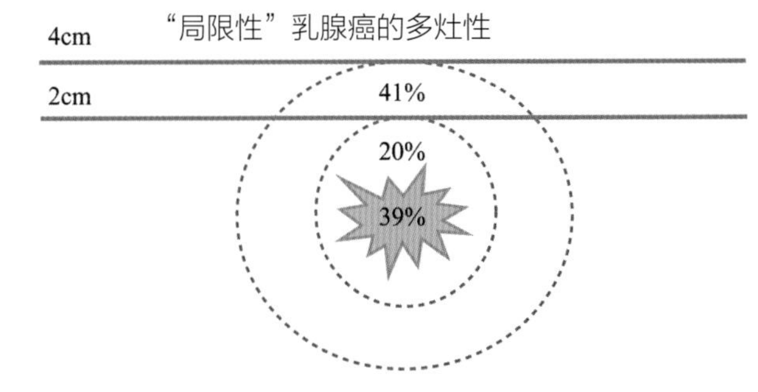

▲ **图 18-4 对 264 例临床上局限性（< 4cm）的乳房切除术标本进行连续亚大体切片确定肿瘤分布分析发现，只有 39% 的临床局限性肿瘤中所有恶性细胞局限在肿块内，有 20% 残留肿瘤在原发灶 2cm 内，其余的在 4cm 内**

数据来源于 Holland R 等[47]

淋巴结阳性的患者 5 年局部复发率降低将分别转化为 5% 和 7% 的 15 年生存率获益。在 Bartelink 等在一项前瞻性随机试验中，研究了局部加量放疗对局部控制的益处，并显示显著降低了所有年龄段的女性乳腺癌局部复发[48]。尽管人们早已认识到放疗在局部控制中的作用，但对于全身治疗的改善及其广泛使用对局部控制的影响却知之甚少。

除外科手术和放疗外，大多数浸润性乳腺癌女性现在还接受某种形式的辅助全身治疗。内分泌治疗和化学疗法均会显著降低保乳术后局部肿瘤复发的可能性。在 NSABP B14 临床试验中，淋巴结阴性，ER 阳性的女性被随机分配至枸橼酸他莫昔芬或安慰剂，其 10 年乳腺癌复发率从安慰剂组的 14.7% 降至他莫昔芬组的 4.3%[49]。在 NSABP B13 试验中，淋巴结阴性 ER 阴性的女性被随机分配到化疗组或未治疗的对照组[49]。在第 8 年时，接受化疗的患者中只有 2.6% 出现局部复发，而对照组中只有 13.4%。在 3799 名阴性的女性参加 5 项 NSABP 辅助系统治疗试验的报告中，接受辅助治疗的女性在 12 岁时的乳腺癌复发累积发生率仅为 6.6%[3]。自从进行这些研究以来，我们靶向治疗的能力得到了提高，这无疑会促使局部复发率进一步降低，如在确定辅助曲妥珠单抗疗效的随机试验中，与单独化疗相比，在化疗中添加曲妥珠单抗可使局部区域复发率（locoregional recurrence，LRR）降低 50%[50]。当根据 Oncotype DX（Genomic Health，Redwood City，CA）评分选择全身治疗时，ER 阳性、淋巴结阴性的患者也有类似的结果。尽管该评分是用来预测全身性复发风险的，但 Mamounas 等[51]证明，在没有全身治疗的情况下，高风险 Oncotype DX 评分的患者发生 LRR 的风险为 18.4%，而低风险评分的风险为 10.8%。在低风险组中，加用他莫昔芬（一种适用于低风险评分患者的适当治疗方法）可将局部复发率降低 50% 以上至 4.3%。相反，在高风险组中，局部复发率从 18.4% 降至 15.8%。但是，当添加化疗时，高危组的局部复发率降至 7.8%。

有关分子分型对保乳或乳房切除术后局部复发影响的文献不断发表，也进一步证明了癌细胞组织生物学行为和靶向治疗的重要性。Millar[52] 和 Nguyen[53] 等已经证明，由 ER、PR 和 HER2 表达状态定义不同分子分型的乳腺癌，保乳术后局部复发率各不相同。在这两项研究中，ER 阳性、PR 阳性、ER2 阴性（管腔 A 型）组中 5 年局部复发率最低，而 ER 阴性 HER2 阳性型且无曲妥珠单抗辅助治疗患者和三阴性型（基底型）的局部复发率最高。然而，对丹麦乳腺癌小组（DBCG）在乳房切除术的随机试验的回顾性发现无论放疗与否，ER、PR 和 HER2 的表达状况都不是需要更宽切缘的指征[54]。因为无论放疗与否，ER 阴性患者胸壁复发风险增加的模式与 ER 阳性患者相同，无论 HER2 表达状况如何。Lowery 等的 Meta 分析纳入了 15 个临床研究的 12 592 例患者，其中 7174 例接受了保乳手术治疗，5418 例接受了乳房切除术[55]。ER 和（或）PR 阳性肿瘤患者的局部复发风险低于 HER2 阳性肿瘤（RR=0.34）和三阴性肿瘤（RR=0.38）。HER2 阳性肿瘤患者的局部复发风险高于三阴性肿瘤（RR=1.44）。如前所述，在化疗中添加曲妥珠单抗已被证明可降低 HER2 患者局部复发的风险[50]，表明靶向治疗是局部控制的主要因素。Kiess 等证实了在辅助治疗中加入曲妥珠单抗靶向治疗可显著降低接受保乳手术患者的局部复发风险[56]。在 197 例曲妥珠单抗辅助治疗应用于临床不久前后接受保乳手术治疗的患者中，保乳手术术后的 3 年局部复发率从 10% 降至 1%。Pilewskie 等研究了三阴性乳腺癌中局部复发是否随切缘宽度变化的问题[57]。在 535 例接受 BCT 治疗的三阴性乳腺癌患者中，有 71 例阴性切缘≤ 2mm，有 464 例阴性切缘≥ 2mm。观察到 5 年局部复发的累积发生率为 4.7%（切缘≤ 2mm）和 3.7%（切缘＞ 2mm），以化疗的使用和肿瘤大小分层后分析，局部复发率差异并不显著。总体而言，该研究证实了全身治疗在局部控制中的重要性，表明疾病负荷以外的因素是局部控制的关键决定因素，并提供证据表明即使对于高危患者，也没有显示阴性切缘的范围应该比墨水染色处无肿瘤更宽。

六、新辅助化疗后标本的切缘评估

前瞻性随机试验表明术前（新辅助）化疗可以使得原本需要乳房切除的患者具备保乳条件[58, 59]。对新辅助化疗与辅助化疗随机临床研究的Meta分析发现，只要进行手术，新辅助治疗后肿瘤局部复发风险并没有增加（HR=1.12，95%CI 0.92～1.37，P=0.25）[60]。但是，在 NSABP B18 试验中，在进行了 9 年的随访后，需要进行化疗以降级为肿块切除术的患者（n=65），其乳腺癌的复发率为 15.9%，相比之下，在进行肿块切除术的患者中为 9.9%（P=0.04）[61]。这一发现增加了在新辅助治疗条件下考虑切缘宽度差异的可能性。

新辅助治疗的目的是允许切除比进行初次手术时所需的更少量的乳房组织。研究显示乳腺癌的新辅助治疗后肿瘤有两种不同的退缩方式：向心性退缩和蜂巢状、筛状退缩。磁共振成像（MRI）是评估肿瘤残留量和退缩模式的最可靠方法[62]。Jochelson 等最近的一项回顾性研究证实了这一点[63]。这些研究纳入连续 111 例接受新辅助治疗的患者。单用 MRI 的对病例保乳的适用性正确预测可达 88%，联用钼靶用于识别 MRI 显示无肿瘤残留的恶性钙化，可将这一预测的准确性提高到 92%。在病理完全缓解或肿瘤向心性缩小的患者中，切缘宽度的考量与在初始治疗为手术的情况下的考量没有区别。对于肿瘤筛状退缩的患者，确定恰当切除范围的难度更大。得克萨斯大学安德森癌症中心的研究表明，多变量分析显示保乳术后局部复发的显著影响因素，其中包括肿瘤筛状退缩、残留灶＞ 2cm 和临床淋巴结分期为 N_2 或 N_3[64]。然而，仍然不确定是否可以通过扩大切缘范围来减少筛状退缩模式中观察到的较高的局部复发率，因为肿瘤的这种退缩模式可能反映了其生物学特性。其生物学特性对局部复发的影响在初始治疗为手术的病例中也能观察到。支持这一概念的证据来自对 149 名患者的研究，该研究探讨了新辅助治疗后 ER、PR 和 HER2 状态对局部复发的影响[65]，ER 阴性，PR 阴性和 HER2 阴性组的局部复发率最高，此类分子标志物对局部复发率的影响也在手术为初始治疗的研究中观察到[52, 53]。2002—2010 年对 6134 名女性进行的多中心、随机 3 期临床研究 GeparTrio、GeparQuattro 和 GeparQuinto 的最新结果为初始多灶性、多中心性肿瘤患者接受新辅助治疗后行保乳手术的可行性另一证据，前提是这类患者新辅助化疗后达到病理完全缓解或保乳手术可达到切缘阴性。3834 例此类患者新辅助治疗后接受了保乳手术，术后随访 3 年的局部复发为 5.6%。在缺乏有关新辅助治疗后更广泛的切缘获益的确切证据的情况下，应谨慎地遵循美国外科医生学会，美国放射学会和美国病理学家学会的现行联合指南，该指南认为如果存在大小肿瘤病灶散布在整个肿块切除标本中，即使实际上不存在切缘阳性，也应考虑再次手术切除[67]。

七、有关浸润性癌症的保乳切缘总结和结论：共识指南

乳房切除术可以获得最广泛干净的乳腺组织阴性切缘，但仍不能达到接近 100% 的局部控制率。这一现象清楚地表明肿瘤负荷不是决定肿瘤

局部控制的唯一因素。采取比墨水染色处无肿瘤更广泛干净的切缘可以降低拟接受全乳放疗患者保乳术后的局部复发率的论断是缺乏证据的。肿瘤的生物学特性和靶向治疗的可及性似乎是局部控制的主要决定因素。

考虑到多种因素影响肿瘤局部控制，美国外科肿瘤学会（SSO）和美国放射肿瘤学会（ASTRO）于 2013 年召集了一个多学科小组，以制定关于接受保乳手术的浸润性癌患者切缘宽度的共识性指南。前面章节讨论到的 Houssami 等的 Meta 分析及其他已发表的文献构成了该小组讨论的基础。该小组得出的结论是，尽管定义为浸润性肿瘤或 DCIS 上的墨水染色处有肿瘤阳性切缘与肿瘤局部复发率增加相关，但没有证据表明比墨水染色处无肿瘤的更宽更清晰的切缘能够降低了肿瘤的局部复发的风险，不建议常规再次手术切除以获得更广泛的清晰边缘。该结论不受患者的年龄、组织学类型、分子分型、广泛导管内癌的存在或目前不计划进行辅助系统治疗的罕见情况等因素影响。表 18-3 总结了共识性声明[68]。除 SSO 和 ASTRO 外，这些指南还获得了美国临床肿瘤学会（ASCO）和美国乳腺外科医师学会（ASBrS）的认可。希望它们的采用将降低再手术切除率并降低医疗保健成本[68]。这确实意味着应该放弃常规使用不必要的大手术切除术或强制性再次切除术以在所有患者中获得更广泛的切缘，但这并不意味着在其他某些情况下不宜采用较大范围的清晰切缘。

八、切缘宽度和局部重复：导管内癌 DCIS

关于缺乏标准化的切缘评估方法的所有警示均适用于 DCIS 和浸润性癌症。此外，因绝大多数病例在临床上都无法检测到 DCIS，所以切缘取样的有限性极有可能低估了 DCIS 的程度。DCIS 的潜在不连续或多灶形态使 DCIS 的切缘评估更加复杂。由于这些差异及 DCIS 中辅助内分泌治疗的使用有限，2013 年浸润性癌切缘共识指南的结论不能直接外推至纯 DCIS[68]。三项有关评估放疗在 DCIS 中获益的随机临床研究采用了墨水染色处无肿瘤的阴性切缘定义[69-71]，然而 SweDCIS 研究中 20% 的患者切缘为阳性或未知。就像浸润性癌症一样，DCIS 切缘研究也缺乏随机临床研究的 1 级证据，即切缘宽度增加对局部复发的影响。在使用墨水染色处无肿瘤定义的阴性切缘进行的长期随访研究中，发现肿瘤局部复发率较低。尽管在 NSABP B17 研究中，放疗没有采用局部加量[71]，中位随访 17.3 年，乳腺内肿瘤复发率为 20%。即使 NSABP B24 研究允许出现阳性切缘的病例，他莫昔芬治疗也可将乳腺腺体内局部复发率降低至 13.2%[71]。在英国 – 澳大利亚 – 新西兰 DCIS 研究（UK-ANZ）中，12.7 年的中位随访，发现乳腺内肿瘤复发率为 10%[69]。

Dunne 等对 4600 例接受 BCT 治疗的 DCIS 患者进行了 Meta 分析，以探讨切缘宽度的问题。切缘阴性的患者发生局部复发的可能性明显低于切缘阳性的患者（OR=0.36，95%CI 0.27%～0.47%）。当以特定的切缘宽度分层分析时，切缘为 1mm 或更小患者的局部复发率要高于切缘较宽的患者，但是一旦切缘宽度≥ 2mm 时，则看不到局部复发率的获益（表 18–4）[72]。值得注意的是，所有阴性切缘组病例都很少发生局部复发。在一项针对 1985—2000 年接受治疗并通过纽约门罗县和底特律的亨利・福特医疗系统的肿瘤登记处鉴定的 994 名 DCIS 女性研究发现，基于多因素分析，切缘＜ 2mm 患者的同侧无事件生存风险相对于切缘≥ 2mm 的患者为 1.39（95%CI 0.71～2.73）[73]。这意味着 5 年绝对差异为 1.6%（95.6% vs. 94.0%），而 10 年绝对差异为 3.2%（90.5% vs. 87.3%）。Van Zee 等[74]研究了从 1978—2010 年接受 BCT 治疗的 2996 例 DCIS 患者的前瞻性病例。他们发现未接受全乳放疗患者的切缘宽度与局部复发显著相关，而接受全乳放疗的患者则没有局部复发风险的上升。中位随访 75 个月，切缘≤ 2mm、2～10mm 和＞ 10mm 的患者未接受放疗的局部复发率分别为 27%、23% 和 16%（P=0.0001）。在接受

表 18-3　美国外科肿瘤学学会和美国放射肿瘤学学会对Ⅰ期和Ⅱ期乳腺癌保乳手术切缘指南

阳性切缘：墨水上有浸润性癌或导管原位癌 阳性切缘会导致同侧乳腺癌复发率增加了2倍		
临床问题	专家推荐	证据级别
使用放疗增强、全身治疗或者良好的肿瘤生物学是否可以减轻阳性切缘所增加的2倍的IBTR的风险	这种增加的IBTR风险不能通过加量、全身治疗（内分泌治疗、化疗、生物治疗）或良好的肿瘤生物学而消除	Meta分析、前瞻性研究和回顾性研究的二次数据
肿瘤细胞的切缘宽度比墨水没有肿瘤细胞更宽是否可以降低IBTR的风险	阴性切缘（肿瘤无墨水染色）可以优化IBTR，更宽的肿瘤切缘并不会明显降低这种风险，并不推荐常规获取比肿瘤无墨水染色更宽的肿瘤切缘	Meta分析和回顾性研究
• 内分泌、生物靶向治疗或全身化疗对IBTR是否有影响 • 一个没有接受系统治疗的患者是否应该有更宽的切缘宽度	IBTR的发生率随着全身治疗的使用而降低。在不接受全身辅助治疗的罕见情况下，没有证据表明需要获取比肿瘤无墨水染色更宽的肿瘤切缘	大量随机试验和Meta分析
不良的生物亚型（如三阴性乳腺癌）是否需要更宽的切缘（比肿瘤上没有墨水）	并不推荐根据肿瘤生物学行为而获取比肿瘤无墨水染色更宽的切缘	大量回顾性研究
确定WBRT放疗技术时，是否应该考虑切缘宽度	全乳放疗技术、分割和增加剂量的选择均不应该依赖于切缘的宽度	回顾性研究
• 切缘有小叶原位癌是否是再次切除的指征 • 浸润性小叶癌是否需要更宽的切缘（比肿瘤上没有墨水） • 切缘处多形性小叶原位癌的意义是什么	比肿瘤无墨水染色更宽的阴性切缘并不适用用于浸润性小叶癌。切缘处LCIS并不是再次切除的指征，在切缘处多形性LCIS的意义不明	回顾性研究
对于年轻患者（年龄＜40岁）是否应该考虑增大切缘宽度（大于肿瘤上无墨水）	年龄（＜40岁）与BCT后IBTR增加和乳房切除术后胸壁局部复发增加有关，而且更长与不良的生物学和病理特征相关。没有证据表明增加切缘宽度可以抵消年轻患者IBTR风险的更加	前瞻性的随机试验和回顾性研究的二次数据
EIC在肿瘤样本中的意义是什么，这和切缘宽度有什么关系	EIC可以识别乳腺肿瘤切除术后可能有大量DCIS残留负担的患者。当切缘阴性时，没有证据表明EIC与IBTR风险的增加的相关性	回顾性研究

BCT. 保乳手术 RT 放疗；DCIS. 导管原位癌；IBTR. 同侧乳腺肿瘤复发；LCIS. 小叶原位癌（引自 Moran 等[68]）

表 18-4　导管原位癌切缘宽度对局部复发的影响

阴性切缘宽度	数　量	乳房内复发（%）	优势比（95%CI）
肿瘤未接触墨水	914	9.4	2.6（1.1～7.3）
1mm	1239	10.4	2.9（1.3～8.1）
2mm	207	5.8	1.5（0.5～5.0）
≥ 5mm	154	3.9	1.0

引自 Dunne 等[72]

放疗的患者中，切缘宽度＜2mm、2～10mm和＞10mm的相应局部复发率分别为12%、13%和10%（P=0.95）。进一步针对患者和肿瘤因素进行调整的多变量分析发现，这些仍然存在。这些结果提示对于那些选择放弃放疗的女性患者，取更宽的切缘对于降低局部复发风险可能很重要。

如前所述，DCIS可能会在导管中不连续地分布。Faverly等对60例DCIS乳房切除术标本进行的研究[45]，结果表明，50%的DCIS肿瘤具有不连续的生长模式。这一不连续生长模式存在于10%的高级别DCIS病变中，以及70%的中、高级别DCIS病变与55%的中级别病变中。这些发现表明，对于低、中级别DCIS患者，取比墨水染色处无肿瘤更宽的切缘尤为重要。肿块切除部位钙化灶存在是残余DCIS发生的有力预测指标，即使切缘为阴性，残余可疑钙化灶仍是再次切除的手术指征[75, 76]。因此，切缘宽度和切除后乳房X线检查是评估切除术完整性的补充方法。与浸润性癌一样，近切缘处DCIS的范围和哪个切缘更接近DCIS也是充分切缘评估需要考虑的因素。

Silverstein等报道，任何DCIS病变无论大小或等级，均可在所有方向上切开1cm的取得阴性边缘，且都不需要术后放疗或他莫昔芬[77]。这一报道似乎引起了人们对DCIS的合适切缘宽度的极大困惑。一些人把结果外推到其他情形，如即使施行放疗时也需要留出1cm的切缘，但该研究并未就这一问题进行研究。迄今为止，多个机构均未重复出Silverstein的研究结果。一项前瞻性、单臂、多机构、小组间的ECOG 5194试验研究了单纯切除在DCIS中的作用，该研究要求切缘至少3mm，切除后乳房X线检查阴性。入组标准是低级或中级DCIS 2.5cm或更小且高级别DCIS＜1cm的患者。约50%的入组患者阴性切缘为1cm或更大。低级和中级组的7年乳腺癌复发率为10.5%，而高级组为19.0%。但是无论对于高级或非高级病变组，＞1cm或＜1cm的切缘对复发率均没有显著影响[78]。因此，当仅用肿瘤切除术治疗DCIS时，≥1cm的切缘宽度的重要性尚不清楚。

九、DCIS的摘要和结论

2016年，SSO-ASTRO-ASCO共识会议重新审阅了全乳放疗治疗后DCIS边缘与局部复发的关系[79]。作为该共识会议一部分的Meta分析发现，＞2mm的切缘不会有局部复发风险降低受益，而与较小的阴性切缘相比，2mm宽度的切缘可以降低局部复发风险[80]。存在钙化灶病例的肿瘤切除后乳房X线检查阴性是评估切除完整性的一种补充方法。专家组成员得出结论，尽管2mm的阴性切缘可以使肿瘤局部复发风险降至最低，但在让患者实施乳房切除术或乳头切除术之前，应谨慎行事。根据DCIS临床试验的良好结果，获得任意预定的切缘宽度。DCIS的临床试验中阴性切缘的定义为墨水染色处无肿瘤。与浸润性癌一样，DCIS的范围和影响局部复发风险的其他因素（如患者年龄和服用他莫昔芬的意愿）在切缘宽度的决策过程中也很重要。

参考文献

[1] Fisher B, Jeong JH, Anderson S, Bryant J, Fisher ER, Wolmark N (2002) Twenty-five-year follow-up of a randomized trial comparing radical mastectomy, total mastectomy, and total mastectomy fol-lowed by irradiation. N Engl J Med 347(8): 567–575
[2] Veronesi U, Cascinelli N, Mariani L, Greco M, Saccozzi R, Luini A, Aguilar M, Marubini E (2002) Twenty-year follow-up of a randomized study comparing breast-conserving surgery with radical mastectomy for early breast cancer. N Engl J Med 347(16):1227–1232
[3] Anderson SJ, Wapnir I, Dignam JJ, Fisher B, Mamounas EP, Jeong JH, Geyer CE Jr, Wickerham DL, Costantino JP, Wolmark N (2009) Prognosis after ipsilateral breast tumor recurrence and locoregional recurrences in patients treated by breast-conserving therapy in five National Surgical Adjuvant Breast and Bowel Project protocols of node-negative breast cancer. J Clin Oncol 27(15):2466–2473
[4] Wapnir IL, Anderson SJ, Mamounas EP, Geyer CE Jr, Jeong JH, Tan-Chiu E, Fisher B, Wolmark N (2006) Prognosis after ipsilateral breast tumor recurrence and locoregional recurrences in five National Surgical Adjuvant Breast and Bowel Project node-positive adjuvant breast cancer trials. J

Clin Oncol 24(13):2028–2037
[5] Morrow M, Jagsi R, Alderman AK, Griggs JJ, Hawley ST, Hamilton AS, Graff JJ, Katz SJ (2009) Surgeon recommendations and receipt of mastectomy for treatment of breast cancer. JAMA 302(14):1551–1556
[6] Clarke M, Collins R, Darby S, Davies C, Elphinstone P, Evans E, Godwin J, Gray R, Hicks C, James S, MacKinnon E, McGale P, McHugh T, Peto R, Taylor C, Wang Y (2005) Effects of radiotherapy and of differences in the extent of surgery for early breast cancer on local recurrence and 15-year survival: an overview of the randomised trials. Lancet 366(9503):2087–2106
[7] Apple SK (2006) Variability in gross and microscopic pathology reporting in excisional biopsies of breast cancer tissue. Breast J 12(2):145–149
[8] Molina MA, Snell S, Franceschi D, Jorda M, Gomez C, Moffat FL, Powell J, Avisar E (2009) Breast specimen orientation. Ann Surg Oncol 16(2):285–288
[9] Carter D (1986) Margins of "lumpectomy" for breast cancer. Hum Pathol 17(4):330–332
[10] Guidi AJ, Connolly JL, Harris JR, Schnitt SJ (1997) The relationship between shaved margin and inked margin status in breast excision specimens. Cancer 79(8):1568–1573
[11] Wright MJ, Park J, Fey JV, Park A, O'Neill A, Tan LK, Borgen PI, Cody HS 3rd, Van Zee KJ, King TA (2007) Perpendicular inked versus tangential shaved margins in breast-conserving surgery: does the method matter? J Am Coll Surg 204(4): 541–549
[12] Cao D, Lin C, Woo SH, Vang R, Tsangaris TN, Argani P (2005) Separate cavity margin sampling at the time of initial breast lumpectomy significantly reduces the need for reexcisions. Am J Surg Pathol 29(12):1625–1632
[13] Huston TL, Pigalarga R, Osborne MP, Tousimis E (2006) The influence of additional surgical margins on the total specimen volume excised and the reoperative rate after breast-conserving surgery. Am J Surg 192(4):509–512
[14] Jacobson AF, Asad J, Boolbol SK, Osborne MP, Boachie-Adjei K, Feldman SM (2008) Do additional shaved margins at the time of lumpectomy eliminate the need for re-excision? Am J Surg 196(4):556–558
[15] Kobbermann A, Unzeitig A, Xie XJ, Yan J, Euhus D, Peng Y, Sarode V, Moldrem A, Marilyn Leitch A, Andrews V, Stallings C, Rao R (2011) Impact of routine cavity shave margins on breast cancer reexcision rates. Ann Surg Oncol 18(5):1349–1355
[16] Marudanayagam R, Singhal R, Tanchel B, O'Connor B, Balasubramanian B, Paterson I (2008) Effect of cavity shaving on reoperation rate following breast-conserving surgery. Breast J 14(6):570–573
[17] Rizzo M, Iyengar R, Gabram SG, Park J, Birdsong G, Chandler KL, Mosunjac MB (2010) The effects of additional tumor cavity sampling at the time of breast-conserving surgery on final margin status, volume of resection, and pathologist workload. Ann Surg Oncol 17(1):228–234
[18] Tengher-Barna I, Hequet D, Reboul-Marty J, Frassati-Biaggi A, Seince N, Rodrigues-Faure A, Uzan M, Ziol M (2009) Prevalence and predictive factors for the detection of carcinoma in cavity margin performed at the time of breast lumpectomy. Mod Pathol 22(2):299–305
[19] Chagpar AB, Killelea BK, Tsangaris TN, Butler M, Stavris K, Li F, Yao X, Bossuyt V, Harigopal M, Lannin DR, Pusztai L, Horowitz NR (2015) A randomized, controlled trial of cavity shave margins in breast cancer. N Engl J Med 373(6):503–510
[20] Moo TA, Choi L, Culpepper C, Olcese C, Heerdt A, Sclafani L, King TA, Reiner AS, Patil S, Brogi E, Morrow M, Van Zee KJ (2014) Impact of margin assessment method on positive margin rate and total volume excised. Ann Surg Oncol 21(1):86–92
[21] Graham RA, Homer MJ, Katz J, Rothschild J, Safaii H, Supran S (2002) The pancake phenomenon contributes to the inaccuracy of margin assessment in patients with breast cancer. Am J Surg 184(2):89–93
[22] Schnabel F, Boolbol SK, Gittleman M, Karni T, Tafra L, Feldman S, Police A, Friedman NB, Karlan S, Holmes D, Willey SC, Carmon M, Fernandez K, Akbari S, Harness J, Guerra L, Frazier T, Lane K, Simmons R, Estabrook A, Allweiss T (2014) A randomized prospective study of lumpectomy margin assessment with use of marginprobe in patients with nonpalpable breast malignancies. Ann Surg Oncol 21(5):6
[23] Sebastian M, Akbari S, Anglin B, Lin EH, Police AM (2015) The impact of use of an intraoperative margin assessment device on reexcision rates. Springerplus 4:198
[24] Zysk AM, Chen K, Gabrielson E, Tafra L, May Gonzalez EA, Canner JK, Schneider EB, Cittadine AJ, Scott Carney P, Boppart SA, Tsuchiya K, Sawyer K, Jacobs LK (2015) Intraoperative assessment of final margins with a handheld optical imaging probe during breast-conserving surgery may reduce the reoperation rate: results of a multicenter study. Ann Surg Oncol 22(10):3356–3362
[25] Azu M, Abrahamse P, Katz SJ, Jagsi R, Morrow M (2010) What is an adequate margin for breast-conserving surgery? Surgeon attitudes and correlates. Ann Surg Oncol 17(2):558–563
[26] Taghian A, Mohiuddin M, Jagsi R, Goldberg S, Ceilley E, Powell S (2005) Current perceptions regarding surgical margin status after breast-conserving therapy: results of a survey. Ann Surg 241(4):629–639
[27] Waljee JF, Hu ES, Newman LA, Alderman AK (2008) Predictors of re-excision among women undergoing breast-conserving surgery for cancer. Ann Surg Oncol 15(5):1297–1303
[28] Kurniawan ED, Wong MH, Windle I, Rose A, Mou A, Buchanan M, Collins JP, Miller JA, Gruen RL, Mann GB (2008) Predictors of surgical margin status in breast-conserving surgery within a breast screening program. Ann Surg Oncol 15(9):2542–2549
[29] Lovrics PJ, Cornacchi SD, Farrokhyar F, Garnett A, Chen V, Franic S, Simunovic M (2010) Technical factors, surgeon case volume and positive margin rates after breast conservation surgery for earlystage breast cancer. Can J Surg 53(5):305–312
[30] Arriagada R, Le MG, Rochard F, Contesso G (1996) Conservative treatment versus mastectomy in early breast cancer: patterns of failure with 15 years of follow-up data. Institut Gustave-Roussy Breast Cancer Group. J Clin Oncol 14(5):1558–1564
[31] Blichert-Toft M, Rose C, Andersen JA, Overgaard M, Axelsson CK, Andersen KW, Mouridsen HT (1992) Danish randomized trial comparing breast conservation therapy with mastectomy: six years of life-table analysis. Danish Breast Cancer Cooperative Group. J Natl Cancer Inst Monogr (11):19–25
[32] Poggi MM, Danforth DN, Sciuto LC, Smith SL, Steinberg SM, Liewehr DJ, Menard C, Lippman ME, Lichter AS, Altemus RM (2003) Eighteen-year results in the treatment of early breast carcinoma with mastectomy versus breast

conservation therapy: the National Cancer Institute Randomized Trial. Cancer 98(4): 697–702
[33] van Dongen JA, Voogd AC, Fentiman IS, Legrand C, Sylvester RJ, Tong D, van der Schueren E, Helle PA, van Zijl K, Bartelink H (2000) Long-term results of a randomized trial comparing breastconserving therapy with mastectomy: European Organization for Research and Treatment of Cancer 10801 trial. J Natl Cancer Inst 92(14):1143–1150
[34] Veronesi U, Volterrani F, Luini A, Saccozzi R, Del Vecchio M, Zucali R, Galimberti V, Rasponi A, Di Re E, Squicciarini P et al (1990) Quadrantectomy versus lumpectomy for small size breast cancer. Eur J Cancer 26(6):671–673
[35] Houssami N, Macaskill P, Luke Marinovich M, Morrow M (2014) The association of surgical margins and local recurrence in women with early-stage invasive breast cancer treated with breast-conserving therapy: a meta-analysis. Ann Surg Oncol 21(3):717–730
[36] Dillon DA, Guidi AJ, Schnitt SJ (2010) Pathology of invasive breast cancer. In: Harris JR, Lippman ME, Morrow M, Osborne CK (eds) Diseases of the breast, 4th edn. Wolters Kluwer, Philadelphia, pp 374–407
[37] Molland JG, Donnellan M, Janu NC, Carmalt HL, Kennedy CW, Gillett DJ (2004) Infiltrating lobular carcinoma--a comparison of diagnosis, management and outcome with infiltrating duct carcinoma. Breast 13(5):389–396
[38] Peiro G, Bornstein BA, Connolly JL, Gelman R, Hetelekidis S, Nixon AJ, Recht A, Silver B, Harris JR, Schnitt SJ (2000) The influence of infiltrating lobular carcinoma on the outcome of patients treated with breast-conserving surgery and radiation therapy. Breast Cancer Res Treat 59(1):49–54
[39] Santiago RJ, Harris EE, Qin L, Hwang WT, Solin LJ (2005) Similar long-term results of breast-conservation treatment for Stage I and II invasive lobular carcinoma compared with invasive ductal carcinoma of the breast: the University of Pennsylvania experience. Cancer 103(12):2447–2454
[40] Galimberti V, Maisonneuve P, Rotmensz N, Viale G, Sangalli C, Sargenti M, Brenelli F, Gentilini O, Intra M, Bassi F, Luini A, Zurrida S, Veronesi P, Colleoni M, Veronesi U (2011) Influence of margin status on outcomes in lobular carcinoma: experience of the European Institute of Oncology. Ann Surg 253(3):580–584
[41] Harris JR (1996) Breast-conserving therapy as a model for creating new knowledge in clinical oncology. Int J Radiat Oncol Biol Phys 35(4):641–648
[42] Holland R, Connolly JL, Gelman R, Mravunac M, Hendriks JH, Verbeek AL, Schnitt SJ, Silver B, Boyages J, Harris JR (1990) The presence of an extensive intraductal component following a limited excision correlates with prominent residual disease in the remainder of the breast. J Clin Oncol 8(1):113–118
[43] Bartelink H, Horiot JC, Poortmans P, Struikmans H, Van den Bogaert W, Barillot I, Fourquet A, Borger J, Jager J, Hoogenraad W, Collette L, Pierart M (2001) Recurrence rates after treatment of breast cancer with standard radiotherapy with or without additional radiation. N Engl J Med 345(19):1378–1387
[44] Park CC, Mitsumori M, Nixon A, Recht A, Connolly J, Gelman R, Silver B, Hetelekidis S, Abner A, Harris JR, Schnitt SJ (2000) Outcome at 8 years after breast-conserving surgery and radiation therapy for invasive breast cancer: influence of margin status and systemic therapy on local recurrence. J Clin Oncol 18(8):1668–1675
[45] Faverly DR, Burgers L, Bult P, Holland R (1994) Three dimensional imaging of mammary ductal carcinoma in situ: clinical implications. Semin Diagn Pathol 11(3):193–198
[46] Darvishian F, Hajdu SI, DeRisi DC (2003) Significance of linear extent of breast carcinoma at surgical margin. Ann Surg Oncol 10(1):48–51
[47] Holland R, Veling SH, Mravunac M, Hendriks JH (1985) Histologic multifocality of Tis, T1-2 breast carcinomas. Implications for clinical trials of breast-conserving surgery. Cancer 56(5):979–990
[48] Bartelink H, Horiot JC, Poortmans PM, Struikmans H, Van den Bogaert W, Fourquet A, Jager JJ, Hoogenraad WJ, Oei SB, Warlam-Rodenhuis CC, Pierart M, Collette L (2007) Impact of a higher radiation dose on local control and survival in breast-conserving therapy of early breast cancer: 10-year results of the randomized boost versus no boost EORTC 22881-10882 trial. J Clin Oncol 25(22):3259–3265
[49] Fisher B, Dignam J, Bryant J, DeCillis A, Wickerham DL, Wolmark N, Costantino J, Redmond C, Fisher ER, Bowman DM, Deschenes L, Dimitrov NV, Margolese RG, Robidoux A, Shibata H, Terz J, Paterson AH, Feldman MI, Farrar W, Evans J, Lickley HL (1996) Five versus more than five years of tamoxifen therapy for breast cancer patients with negative lymph nodes and estrogen receptorpositive tumors. J Natl Cancer Inst 88(21):1529–1542
[50] Romond EH, Perez EA, Bryant J, Suman VJ, Geyer CE Jr, Davidson NE, Tan-Chiu E, Martino S, Paik S, Kaufman PA, Swain SM, Pisansky TM, Fehrenbacher L, Kutteh LA, Vogel VG, Visscher DW, Yothers G, Jenkins RB, Brown AM, Dakhil SR, Mamounas EP, Lingle WL, Klein PM, Ingle JN, Wolmark N (2005) Trastuzumab plus adjuvant chemotherapy for operable HER2-positive breast cancer. N Engl J Med 353(16):1673–1684
[51] Mamounas EP, Tang G, Fisher B, Paik S, Shak S, Costantino JP, Watson D, Geyer CE Jr, Wickerham DL, Wolmark N (2010) Association between the 21-gene recurrence score assay and risk of locoregional recurrence in node-negative, estrogen receptorpositive breast cancer: results from NSABP B-14 and NSABP B-20. J Clin Oncol 28(10):1677–1683
[52] Millar EK, Graham PH, O'Toole SA, McNeil CM, Browne L, Morey AL, Eggleton S, Beretov J, Theocharous C, Capp A, Nasser E, Kearsley JH, Delaney G, Papadatos G, Fox C, Sutherland RL (2009) Prediction of local recurrence, distant metastases, and death after breast-conserving therapy in early-stage invasive breast cancer using a five-biomarker panel. J Clin Oncol 27(28):4701–4708
[53] Nguyen PL, Taghian AG, Katz MS, Niemierko A, Abi Raad RF, Boon WL, Bellon JR, Wong JS, Smith BL, Harris JR (2008) Breast cancer subtype approximated by estrogen receptor, progesterone receptor, and HER-2 is associated with local and distant recurrence after breast-conserving therapy. J Clin Oncol 26(14): 2373–2378
[54] Kyndi M, Sorensen FB, Knudsen H, Overgaard M, Nielsen HM, Overgaard J (2008) Estrogen receptor, progesterone receptor, HER-2, and response to postmastectomy radiotherapy in high-risk breast cancer: the Danish Breast Cancer Cooperative Group. J Clin Oncol 26(9):1419–1426
[55] Lowery AJ, Kell MR, Glynn RW, Kerin MJ, Sweeney KJ (2012) Locoregional recurrence after breast cancer surgery: a systematic review by receptor phenotype. Breast Cancer Res Treat 133(3):831–841
[56] Kiess AP, McArthur HL, Mahoney K, Patil S, Morris PG, Ho A, Hudis CA, McCormick B (2012) Adjuvant trastuzumab reduces locoregional recurrence in women who receive breast-conservation therapy for lymph node-negative, human epidermal growth factor receptor 2-positive breast

cancer. Cancer 118(8):1982–1988
[57] Pilewskie M, Ho A, Orell E, Stempel M, Chen Y, Eaton A, Patil S, Morrow M (2014) Effect of margin width on local recurrence in triple-negative breast cancer patients treated with breast-conserving therapy. Ann Surg Oncol 21(4):1209–1214
[58] Fisher B, Brown A, Mamounas E, Wieand S, Robidoux A, Margolese RG, Cruz AB Jr, Fisher ER, Wickerham DL, Wolmark N, DeCillis A, Hoehn JL, Lees AW, Dimitrov NV (1997) Effect of preoperative chemotherapy on local-regional disease in women with operable breast cancer: findings from National Surgical Adjuvant Breast and Bowel Project B-18. J Clin Oncol 15(7):2483–2493
[59] van der Hage JA, van de Velde CJ, Julien JP, Tubiana-Hulin M, Vandervelden C, Duchateau L (2001) Preoperative chemotherapy in primary operable breast cancer: results from the European Organization for Research and Treatment of Cancer trial 10902. J Clin Oncol 19(22):4224–4237
[60] Mieog JS, van der Hage JA, van de Velde CJ (2007) Preoperative chemotherapy for women with operable breast cancer. Cochrane Database Syst Rev (2):CD005002
[61] Wolmark N, Wang J, Mamounas E, Bryant J, Fisher B (2001) Preoperative chemotherapy in patients with operable breast cancer: nine-year results from National Surgical Adjuvant Breast and Bowel Project B-18. J Natl Cancer Inst Monogr (30):96–102
[62] Hylton N (2006) MR imaging for assessment of breast cancer response to neoadjuvant chemotherapy. Magn Reson Imaging Clin N Am 14(3):383–389 vii
[63] Jochelson MS, Lampen-Sachar K, Gibbons G, Dang C, Lake D, Morris EA, Morrow M (2015) Do MRI and mammography reliably identify candidates for breast conservation after neoadjuvant chemotherapy? Ann Surg Oncol 22(5):1490–1495
[64] Chen AM, Meric-Bernstam F, Hunt KK, Thames HD, Oswald MJ, Outlaw ED, Strom EA, McNeese MD, Kuerer HM, Ross MI, Singletary SE, Ames FC, Feig BW, Sahin AA, Perkins GH, Schechter NR, Hortobagyi GN, Buchholz TA (2004) Breast conservation after neoadjuvant chemotherapy: the MD Anderson cancer center experience. J Clin Oncol 22(12):2303–2312
[65] Meyers MO, Klauber-Demore N, Ollila DW, Amos KD, Moore DT, Drobish AA, Burrows EM, Dees EC, Carey LA (2011) Impact of breast cancer molecular subtypes on locoregional recurrence in patients treated with neoadjuvant chemotherapy for locally advanced breast cancer. Ann Surg Oncol 18(10):2851–2857
[66] Ataseven B, Lederer B, Blohmer JU, Denkert C, Gerber B, Heil J, Kühn T, Kümmel S, Rezai M, Loibl S, von Minckwitz G (2015) Impact of multifocal or multicentric disease on surgery and locoregional, distant and overall survival of 6,134 breast cancer patients treated with neoadjuvant chemotherapy. Ann Surg Oncol 22(4):1118–1127
[67] Morrow M, Harris JR (2007) Practice guideline for breast conservation therapy in the management of invasive breast cancer. J Am Coll Surg 205:362–376
[68] Moran MS, Schnitt SJ, Guiliano AE, Harris JR, Khan SA, Horton J, Klimberg S, Chavez-MacGregor M, Freedman G, Houssami N, Johnson PL, Morrow M (2014) Society of Surgical Oncology - American Society for Radiation Oncology consensus guideline on margins for breast-conserving surgery with whole-breast irradiation in stages I and II invasive breast cancer. J Clin Oncol 32(14):8
[69] Cuzick J, Sestak I, Pinder SE, Ellis IO, Forsyth S, Bundred NJ, Forbes JF, Bishop H, Fentiman IS, George WD (2011) Effect of tamoxifen and radiotherapy in women with locally excised ductal carcinoma in situ: long-term results from the UK/ANZ DCIS trial. Lancet Oncol 12(1):21–29
[70] Emdin S, Granstrand B, Ringberg A, Sandelin K, Arnesson LG, Nordgren H, Anderson H, Garmo H, Holmberg L, Wallgren A (2006a) SweDCIS: radiotherapy after sector resection for ductal carcinoma in situ of the breast. Results of a randomised trial in a population offered mammography screening. Acta Oncol 45(5):536–543
[71] Wapnir IL, Dignam JJ, Fisher B, Mamounas EP, Anderson SJ, Julian TB, Land SR, Margolese RG, Swain SM, Costantino JP, Wolmark N (2011) Long-term outcomes of invasive ipsilateral breast tumor recurrences after lumpectomy in NSABP B-17 and B-24 randomized clinical trials for DCIS. J Natl Cancer Inst 103(6): 478–488
[72] Dunne C, Burke JP, Morrow M, Kell MR (2009) Effect of margin status on local recurrence after breast conservation and radiation therapy for ductal carcinoma in situ. J Clin Oncol 27(10):1615–1620
[73] Dick AW, Sorbero MS, Ahrendt GM, Hayman JA, Gold HT, Schiffhauer L, Stark A, Griggs JJ (2011) Comparative effectiveness of ductal carcinoma in situ management and the roles of margins and surgeons. J Natl Cancer Inst 103(2):92–104
[74] van Zee KJ, Subhedar P, Olcese C, Patil S, Morrow M (2015) The relationship between margin width and recurrence of ductal carcinoma in situ: analysis of 2996 women treated with breastconserving surgery over 30 years. Ann Surg 262(4):623–631
[75] Aref A, Youssef E, Washington T, Segel M, Grigorian C, Bongers S, Bouwman D (2000) The value of postlumpectomy mammogram in the management of breast cancer patients presenting with suspicious microcalcifications. Cancer J Sci Am 6(1):25–27
[76] Gluck BS, Dershaw DD, Liberman L, Deutch BM (1993) Microcalcifications on postoperative mammograms as an indicator of adequacy of tumor excision. Radiology 188(2):469–472
[77] Silverstein MJ, Lagios MD, Groshen S, Waisman JR, Lewinsky BS, Martino S, Gamagami P, Colburn WJ (1999) The influence of margin width on local control of ductal carcinoma in situ of the breast. N Engl J Med 340(19):1455–1461
[78] Hughes LL, Wang M, Page DL, Gray R, Solin LJ, Davidson NE, Lowen MA, Ingle JN, Recht A, Wood WC (2009) Local excision alone without irradiation for ductal carcinoma in situ of the breast: a trial of the Eastern Cooperative Oncology Group. J Clin Oncol 27(32):5319–5324
[79] Morrow M, Van Zee KJ, Solin LJ, Houssami N, Chavez-MacGregor M, Harris JR, Horton J, Hwang S, Johnson PL, Marinovich ML, Schnitt SJ, Wapnir I, Moran MS (2016) Society of Surgical Oncology-American Society for Radiation Oncology-American Society of Clinical Oncology consensus guideline on margins for breast-conserving surgery with whole-breast irradiation in ductal carcinoma in situ. Ann Surg Oncol 23(12):3801–3810
[80] Marinovich ML, Azizi L, Macaskill P, Irwig L, Morrow M, Solin LJ, Houssami N (2016) The association of surgical margins and local recurrence in women with ductal carcinoma in situ treated with breast-conserving therapy: a meta-analysis. Ann Surg Oncol 23(12):3811–3821

第19章 腋窝手术

Axillary Surgery

Farin Amersi Armando E. Giuliano 著
梁晨露 译 陈 茹 俞 洋 校

一、概述

在过去25年里，一些随机临床试验的结果为乳腺癌患者腋窝手术治疗带来了巨大变化。腋窝前哨淋巴结活检（sentinel node biopsy，SNB）从实质上改变了腋窝治疗的策略，已被作为早期乳腺癌腋窝分期的重要方法。

近十年来，腋窝淋巴结清扫（axillary lymph node dissection，ALND）的价值一直存在争议。ALND虽然是腋窝分期和控制局部复发非常重要的方式，但其并不能改善生存[1,2]。此外，是否实行新辅助或辅助化疗的决策不再局限于患者是否淋巴结转移，还取决于包括肿瘤大小、组织学分级、淋巴脉管浸润和受体状态等在内的原发灶特征。

众所周知，与传统的ALND相比，SNB具有较低的发病率和较少的并发症[3-5]。在不影响预后的情况下，选择手术创伤较小、发病率和并发症较低的方式已成为一种趋势。

三项关于腋窝淋巴结阴性的患者行SNB对比ALND优劣的前瞻性随机临床试验已发表结果[6-8]。在最大的前哨淋巴结随机试验NSABP-B32中，5611名临床淋巴结阴性的T_1和T_2乳腺癌患者被随机分为SNB+ALND组和仅行SNB组，当前哨淋巴结（sentinel lymph node，SLN）阳性时再行ALND组[6]，研究共涉及80个参与中心和233名外科医生。本研究采用放射性同位素和异硫氰蓝双示踪法检测SLN，并行冰冻切片技术分析SLN。最终，SLN检出率为96.9%，假阴性率为9.5%。研究平均随访时间8年，SLN阴性患者腋窝复发率为0.7%。但值得注意的是，腋窝复发远低于假阴性率。

根据另外两个针对SLN阴性患者的随机试验结果显示，SLN的假阴性率为6.7%～8.8%，腋窝复发率为0.2%～0.8%，也远远低于预期的假阴性率[7,8]。

二、前哨淋巴结活检的腋窝手术的适应证

SNB已成为临床腋窝淋巴结阴性乳腺癌患者行腋窝分期的主要手段。SNB能够帮助识别可能从系统辅助治疗、激素治疗或放疗中受益的高危患者。如果只有前哨淋巴结转移，SNB还起到了局部控制的作用。对于早期乳腺癌患者，腋窝的状态可能有助于决定是否接受辅助治疗。

ASCO早期乳腺癌前哨淋巴结活检指南和建议，以及2005年影像检测的乳腺癌国际共识会议：最新的诊断与治疗均已批准SNB作为临床腋窝淋巴结阴性乳腺癌患者腋窝分期的首选方法[9-11]。SNB的适应证和我们对研究结果价值的

理解在继续发展。本章回顾了 SNB 的最新进展和未来发展方向。

三、前哨淋巴结活检的适应证

SNB 已被广泛接受并用于早期乳腺癌患者的分期和治疗决策。包括对于接受乳房切除术 DCIS 患者腋窝的决策，临床上腋窝淋巴结阴性患者接受新辅助治疗，以及既往接受乳房和腋窝手术患者腋窝的决策。但是，对于临床腋窝可触及肿大淋巴结的患者和临床腋窝淋巴结阳性患者在接受新辅助治疗后淋巴结转为阴性的情况、炎性乳腺癌和妊娠相关乳腺癌的患者，SNB 的价值仍存在争议（表 19–1）。

四、预防性乳房切除术

对于 *BRCA1* 和 *BRCA2* 基因突变携带者、伴有乳腺癌家族史、斗篷野放疗史和小叶原位癌的患者，以及对侧接受过乳腺癌切除术的患者，预防性乳房切除术可作为对美容需求或对抗乳腺癌恐惧症的一种选择。据报道，在接受预防性乳房切除术的患者中，发现隐匿性乳腺癌的概率约为 5%。此外，伴乳腺癌病史的患者，每年患对侧乳腺癌的风险高达 1%[12, 13]。如果患者选择在没有 SNB 的情况下进行预防性乳房切除术，并且在随后的标本中发现有浸润性癌，那么后续只能选择 ALND 来进行腋窝分期。如果在预防性乳房切除术的同时行 SNB，而后续确诊乳腺浸润性癌并且 SLN 阴性，则可以避免 ALND 所带来的一系列并发症。Dupont 等报道了 57 例小叶原位癌或 *BRCA1*、*BRCA2* 突变基因携带的患者行预防性乳房切除术和 SNB，其中 2 例（3.5%）经 IHC 检查发现 SLN 阳性，而乳房切除标本中未检出癌病灶[14]。另外 2 例 SLN 阴性的患者确诊为浸润性乳腺癌。基于这些结果，7% 的患者会因此而改变手术策略。对于选择行预防性全乳切除并伴有高危因素的患者可以行 SNB。SNB 对于大部分行预防性乳房切除术的患者没有价值，最有可能从 SNB 中获益的是那些影像学或其他检查发现异常，但并没有淋巴转移的患者。

表 19–1　前哨淋巴结活检适应证

指南批准	未批准的适应证
预防性乳房切除术	炎性乳腺癌
$T_{1\sim2}$ 乳腺癌	怀孕
多中心病灶乳腺癌	$T_{3\sim4}$ 乳腺癌
男性乳腺癌	
DCIS 接受乳房切除术	
新辅助治疗前后	
既往行腋窝或乳房手术	

改编自 American Society of Clinical Oncology Guidelines for SLNB in breast cancer[9]

五、既往接受过乳房和腋窝手术

目前还没有大型研究报道过关于既往接受乳房或腋窝手术的患者能否成功检测到 SLN 的结果。这些患者通常在一些大型临床研究中被列为排除标准[15–17]。而目前仅有的一些研究结果显示，既往做过乳房活检的患者后续依然能够检测到 SLN，无论最初活检的病灶的大小、位置或从最初活检到现在的时长[18, 19]。在欧洲肿瘤学研究所的一项回顾研究中，Luini 等通过对 543 例既往行乳腺活检的患者进行试验，结果有 99% 的患者检测到了 SLN，这也确认了 SNB 的准确性[20]。因此，基于这些研究结果，既往做过乳房活检不是 SNB 的禁忌证。

目前也没有大型临床研究探索过关于既往接受过腋窝手术的患者再次行 SNB 的准确性。手术中淋巴管道的中断，可能造成淋巴引流模式的改变，这使得术后能否找到 SLN 存在着争议。最近的一项研究探索了第二次 SNB 的可行性，研究共纳入 18 名保乳和 SNB 治疗后复发的早期乳腺癌患者，这些患者在初次手术时 SLN 阴性[21]。所有患者术前均行淋巴显像，术中所有患者均成功识别 SLN，平均切除 1.3 个 SLN。最终 2 名患者 SLN 检测阳性，需进一步行 ALND。16 例

SLN 阴性患者均未见复发。因此，对于既往行腋窝手术的患者可考虑行 SNB，但应该在术前行淋巴显像和蓝色染料双示踪定位。

六、导管原位癌

导管原位癌（DCIS）是一种非浸润性病变，没有转移到区域淋巴结的能力。因此从理论上讲，DCIS 不需要行 SNB。然而，约 20% 空心针穿刺诊断为 DCIS 的患者，最终术后的病理结果提示为浸润性癌。因此，一些外科医生会对空心针穿刺后病理诊断为 DCIS 的患者进行 SNB。据报道，在这些 DCIS 患者中有 0%～13% 的前哨淋巴结阳性[22-24]。最近的一项研究结果显示，398 名空心针穿刺诊断为 DCIS 的患者，有 20% 在切除标本行最终常规病理检测时被诊断为浸润性癌[25]。多因素分析显示，浸润性癌的危险因素包括年龄＜ 55 岁（OR=2.19，P=0.024）、空心针穿刺确诊（OR=3.76，P=0.006）、钼靶检测 DCIS 病灶大范围＞ 4cm（OR=2.92，P=0.001）、高级别 DCIS（OR=3.06，P=0.002）。在这些患者中，141 人在初次乳腺手术的同时行 SNB。103 例（73%）患者是经空心针穿刺确诊，42 例（30%）患者最终病理结果确诊为浸润性癌，14 例（10%）患者确诊 SLN 转移。在 14 名前哨淋巴结阳性的患者中，11 名（79%）在他们的最终病理中发现浸润性癌。因此，如果患者经病灶切除活检后确认仅有 DCIS 的，则不应进行 SNB。如果发现同时伴有微浸润，则应考虑行 SNB。

ASCO 指南建议，DCIS 患者行保乳手术时，不应常规进行 SNB，但如果行全乳切除术或 DCIS 病灶较大且级别较高则属于例外情况。对于 DCIS 广泛到需要乳房切除术的患者，可能需要 SNB，因为如果标本最终病理检测发现浸润性癌，则无法再进行前哨淋巴结活检，患者不得不接受腋窝淋巴结清扫。

七、多中心病灶乳腺癌

多中心病灶乳腺癌的发生率为 10%～15%，被认为是 SNB 的禁忌证。然而，有证据表明整个乳房可能是通过相同的淋巴传入管道最终流向相同的腋窝前哨淋巴结（表 19-2）。多项小型非随机研究结果显示，多中心冰冻乳腺癌 SNB 的准确率与单病灶乳腺癌患者相似[26, 33]。Goyal 等在 75 例多中心病灶乳腺癌患者中进行 SNB 的检出率为 94%[27]。这些研究反映了多中心病灶乳腺癌与单灶乳腺癌具有相同的检出率。大多数研究者指出，使用放射性标记胶体和蓝色染料双示踪法能够提高 SNB 的成功率。此外，Bauer 等证实，无论将放射性标记的胶体和蓝色染料注射到乳房的同一位置或不同位置，它们最终都能定位到相同的前哨淋巴结，两者的检出率分别为 95% 和 97%[34]。

表 19-2　多中心病灶乳腺癌前哨淋巴结活检

研究（年份）	患　者	# SLN	SLN 检出率（%）	假阴性率（%）
Tousimis（2003）[26]	70	2.1	96	8
Goyal（2004）[27]	842	2.4	94	8.8
Gentilini（2006）[28]	42	1.36	100	2.3
Knauer（2006）[29]	142	1.67	91	4
Holwitt（2008）[30]	93	—	100	7
Fearmonti（2009）[31]	23	1.3	100	15
Lo（2009）[32]	23	1.1	100	0

八、男性乳腺癌

男性乳腺癌是比较少见的一种类型，在所有乳腺癌中所占比例不到1%。男性乳腺癌的治疗决策通常是基于女性乳腺癌的研究证据得出的。虽然男性患者因为延误诊断而表现较大的肿瘤，但相同分期的男性乳腺癌生存率与女性患者相似[35]。男性乳腺癌患者在接受ALND手术后也会出现与腋窝手术相关的并发症。将SNB运用于男性乳腺癌患者似乎是合乎逻辑的。在对16名患有T_1肿瘤的男性患者的研究中，93%的患者成功检测出SLN[36]。尽管关于男性乳腺癌治疗的数据有限，但治疗和预后似乎与女性乳腺癌相似，因此对于早期男性乳腺癌患者可以考虑行SNB。

九、微转移和SNB

最近发表的3项大型随机对照研究改变了免疫化学检测隐匿性转移的观点，也改变了早期乳腺癌SNB阳性后腋窝的处理。美国外科医师学会肿瘤组Z0010试验旨在通过免疫组化染色（immunochemical staining，IHC）检测早期乳腺癌患者的SLN和骨髓样本，以确定转移与预后的相关性[37]。这项研究纳入了5538名患者，在行乳房肿块切除和SNB手术的同时接受了双侧髂骨骨髓抽吸活检。在中心实验室对骨髓和组织学阴性的前哨淋巴结进行IHC检查以确定是否存在微转移。5485例（99%）女性成功检测到SLN，其中1239例（23.9%）患者经组织学检测确认SLN转移。IHC发现另外350名SLN转移患者。在检查的3491例标本中，有105例（3.0%）经IHC检查发现有骨髓转移。5年后，经IHC检测到SLN转移的患者总存活率为92.8%，组织学阴性的患者总存活率为95.6%。IHC检测到转移的患者总存活率为95.1%，前哨淋巴结阴性的患者总存活率为95.8%。这项研究表明，$T_{1\sim2}N_0M_0$隐匿性微转移的检测并不能预测总生存期。有趣的是，IHC检测到骨髓微转移能够预测5年总生存率下降，其中阳性状态为90.2%，阴性状态为95.1%。然而，因骨髓转移率较低，结果并没有统计学差异。

同样，NSABP B-32试验随机将5611名确诊乳腺癌患者分组，分别行SNB加即刻ALND治疗（2807名患者）或仅行SNB治疗（2804名患者）[38]。SNB加即刻ALND组有1978例SLN阴性。在这些患者中，316例进一步IHC检测确诊隐匿性转移。在单纯SNB组中有2011名患者SLN阴性。在这些患者中，300人在进一步的IHC检测中确诊隐匿性转移。Kaplan-Meier对检测到隐匿性转移的患者和未检测到转移患者的5年总存活率预测分别为94.6%和95.8%。虽然隐匿性转移是初始诊断SLN阴性患者总存活率的一个有统计学意义的独立预后指标，但5年预后并没有显著差异。根据ACOSOG Z0010和NSABP B-32研究的结果，前哨淋巴结微转移似乎并没有临床意义。基于这两个研究的结论，对于早期乳腺癌并且前哨淋巴结经常规HE染色诊断阴性的患者，额外行IHC检测前哨淋巴结的意义不大，也不应仅根据淋巴结IHC结果作为治疗决策的依据。

十、宏转移和SNB

虽然SNB已成为确诊腋窝淋巴结转移状态的常规方法，但乳腺癌的治疗仍在继续发展。放射治疗、辅助化疗、激素治疗和其他靶向治疗可以带来更好的局部控制及提高生存率。对于接受保乳手术的患者，标准的全乳房相反照射野会使部分腋窝接受放疗，这有助于局部控制。

最近报道的美国外科医学肿瘤学组（American College of Surgeons Oncology Group，ACOSOG）Z0011随机试验旨在解决关于SLN阳性并且接受全乳放疗（whole-breast irradiation，WBI）和辅助治疗患者是否可以避免ALND的问题[39]。确诊$T_{1\sim2}$乳腺癌、临床淋巴结阴性、前哨淋巴结HE染色阳性数目＜3个的患者，被随机分成行ALND组和不行ALND组（图19-1）。所有患者后续均接受全乳放疗和全身治疗。在参与这项研究中，共有446名患者被分配到不进行ALND的

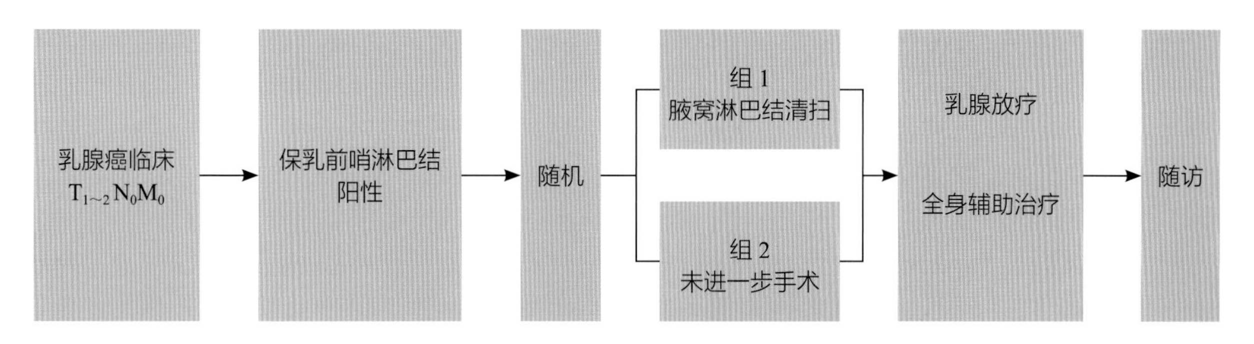

▲ 图 19-1 ACOSOG Z011 研究设计图

组，445 名患者被随机分配到 ALND 组。腋清切除淋巴结数目≥ 10 个。在平均 6.3 年的随访中，仅行 SNB 组有 4 名（0.9%）患者出现区域淋巴结复发，而 ALND 组有 2 名（0.5%）患者复发。尽管 ALND 组有 27.4% 的患者切除了额外的阳性淋巴结，但两组患者在局部复发方面没有统计学差异。同时研究还报道了 5 年的生存结果，接受 ALND 的患者总生存率为 91.8%，而仅接受 SNB 的患者 5 年总生存率为 92.5%。这表明对于 1～2 个 SLN 阳性的患者进一步切除额外的腋窝淋巴结并不能带来生存获益。

多变量分析显示，临床或病理因素（包括年龄、雌激素受体状态和肿瘤大小）对两组间的局部复发并没有显著影响。这些数据表明，符合 ACOSOG Z011 入组标准的 SLN 阳性患者可以安全地避免行 ALND。然而，作者同时也强调部分 SLN 阳性患者仍然应该行 ALND（表 19-3）。这些结论得到了 IBCSG 多中心Ⅲ期随机临床试验的支持，该研究共纳入 934 名Ⅰ～Ⅱ期乳腺癌同时伴有一个或多个 SLN 微转移的患者，这些患者随机接受 ALND 治疗和不行 ALND 治疗，最终结果显示两组患者在总生存率或区域复发方面并没有显著差异[40]。

十一、临床腋窝阳性

基于临床检查所发现的可疑腋窝淋巴结进行的腋窝处理不可靠。几个研究的结果显示临床检查的阳性预测值为 64%～82%，阴性预测值为 50%～63%，总体准确率为 63%～68%[41–43]。

表 19-3 前哨淋巴结活检阳性后需行腋窝清扫的适应证

- 术前临床可触及肿大淋巴结
- 行乳房切除术
- 既往接受过乳房放疗
- 新辅助化疗后患者
- ≥ 3 个阳性前哨淋巴结
- 前哨淋巴结结外侵犯
- 腋窝淋巴结融合成团

Specht 等发表了一项针对临床可疑腋窝淋巴结阳性患者行 SNB 研究。两位经验丰富的外科医生记录了 106 例患者术前临床可疑腋窝淋巴结[44]。研究将患者分为两组：第一组含 62 名患者，淋巴结被诊断为中度可疑，临床描述为“质硬、滚圆，比对侧的淋巴结更突出”。第二组含 44 名患者，临床淋巴结诊断为“高度可疑或明确阳性”。所有患者随后都接受了 SNB。最终总体的阳性预测值为 59%，其中在中度可疑组为 47%，高度可疑组为 77%。高度怀疑组相比于中度怀疑组的患者具有较大的肿瘤（2.2cm vs. 1.6cm）和更高比例的淋巴血管侵犯（41% vs. 32%）。众所周知，较大的肿瘤尺寸和淋巴血管侵犯与较高的腋窝转移率相关。总体而言，腋窝淋巴结临床可疑阳性的患者中有 41% 为淋巴结阴性，可以仅行 SNB 而避免 ALND。腋窝淋巴结临床诊断越可疑，淋巴结真正受累的可能性就越大。对于腋窝有明显肿大淋巴结的患者不推荐使用 SNB。当进行 SNB 时，对于质地坚硬或体积增大的临床怀疑转移的淋巴结都必须切除。即使这些淋巴结并不是放射性或蓝染的，也应将其当作前哨淋巴结一起进行评估。ASCO指南不建议对临床腋窝淋巴结阳性的患者实施SNB。而临床上经常出现的问题是如何处理无法触及但影像检测到，甚至活检证实的腋窝淋巴结转移。通常这些患者都会接受ALND。然而，ACOSOG Z011和Amaros试验只通过触诊来排除患者。那些有影像学考虑转移的患者仍然可以接受SNB并切除活检证实的转移淋巴结，同时可能免于ALND。

十二、新辅助化疗与腋窝治疗策略

在过去的几年里，新辅助化疗在局部晚期乳腺癌患者治疗中的地位越来越受到关注。新辅助治疗能够降低肿瘤分期，将不可保乳的乳腺癌转变为可保乳的乳腺癌。虽然有越来越多的数据支持在新辅助化疗后对最初临床腋窝淋巴结阴性的患者进行SNB，但其价值和对远期预后的影响尚未得到证实。最近的研究表明，对于在NAC之前临床腋窝淋巴结阴性的患者，SNB可能是NAC完成后腋窝分期的准确手段[45-47]。

既往几项研究结果显示，对于临床腋窝淋巴结阴性的患者，新辅助治疗后行SNB具有不错的检出率及较低的假阴性率（表19-4）。而证明新辅助化疗后SNB的可行性和准确性的最大多中心试验是NSABP B27研究。在该研究中共有784名患者接受新辅助化疗后行手术治疗[54]。研究结果显示最终SLN的检出率为84.8%，假阴性率（false-negative rate，FNR）为10.7%，这也提示了在新辅助化疗后行SNB技术上的可行性。同时研究也显示使用放射性同位素和蓝色染料双示踪法的检出率（88.9%）明显高于使用蓝色染料单示踪法的检出率（78.1%，P=0.03）。

新辅助化疗降低了腋窝的分期，治疗后可触及的淋巴结数量明显减少[55, 56]。对于NAC前临床腋窝淋巴结阳性并且NAC后显示临床完全缓解的患者再行SNB的可靠性和敏感性仍然存在争议。

对于计划行新辅助化疗的乳腺癌患者，初始治疗前会常规推荐行超声检测及对可疑结节进行细针穿刺活检，以便在开始治疗前记录淋巴结状况和分期。对于穿刺活检明确腋窝转移的患者，新辅助化疗后行ALND一直是腋窝治疗的标准方法。既往有研究报道显示，对于临床腋窝淋巴结阳性的患者，NAC后SNB的检出率较低，假阴性率较高[57, 58]。此外，目前并没有关于腋窝淋巴结阳性患者NAC后转阴性并且未行ALND的长期随访数据。

NSABP B18研究证实了临床腋窝淋巴结阳性患者从NAC中的获益[59]。Wolmark等评估了术前行多柔比星和环磷酰胺新辅助化疗对乳腺癌原发灶及腋窝淋巴结的降期作用。结果显示在淋巴结阳性患者中，临床缓解率为89%、临床完全缓

表19-4　新辅助化疗后前哨淋巴结活检的研究

研　究	肿瘤分期	患者数	SLN检出率（%）	假阴性率（%）
Tausch（2008）[48]	Ⅰ～Ⅲ	144	85	8
Menard（2009）[49]	Ⅰ～Ⅲ	20	100	0
Hunt（2009）[45]	Ⅰ～Ⅲ	575	97	6
Schwartz（2010）[50]	Ⅰ～Ⅲ	79	98	4
Pecha（2011）[51]	Ⅱ～Ⅲ	343	81	19
Aquiar（2012）[52]	Ⅰ～Ⅱ	34	92	12
Zhang（2013）[53]	Ⅰ～Ⅲ	57	98	8

解率为 73%、病理完全缓解率为 44%。此外，病理淋巴结转完全缓解率为 37%。同样，来自得克萨斯大学安德森癌症中心的 Dominici 等的研究也证实了 NAC 治疗对于腋窝转移患者的疗效[60]。在这项研究中，109 名腋窝淋巴结转移的患者术前接受曲妥珠单抗和化疗联合治疗，随后接受 Ⅰ 组和 Ⅱ 组 ALND。最终结果显示，109 例患者中有 81 例（74%）病理淋巴结完全缓解，腋窝病理完全缓解的患者比未缓解的患者具有更高的无病生存期。同时 HER2 靶向治疗的使用进一步提高了淋巴结病理完全缓解率。

ACOSOG Z1071[61] 研究探究了 SNB 在临床腋窝淋巴结阳性并接受新辅助化疗的患者中的价值。研究共纳入了 687 名患者接受了前哨淋巴结活检同时行进一步的 ALND。结果显示 92.9% 的患者成功找到前哨淋巴结，41% 淋巴结阳性患者在 NAC 后病理完全缓解。当切除 2 个淋巴结时，SNB 假阴性率为 12.6%，超过作者预先规定的 10% 假阴性率的阈值。研究者认为，对于活检证实淋巴结阳性的患者，即使 NAC 后达到临床完全缓解也不建议仅行 SNB。由于 NAC 后淋巴通道的中断和阻塞，以及腋窝淋巴结接受化疗药物的不均匀，使 NAC 后行 SNB 并不可靠。然而，在这项研究中当 SNB 切除 3 个或更多淋巴结时，假阴性率低于 10%。此外，作者最近探索了一些临床和手术因素对 SNB 的影响，如患者年龄、体重指数、肿瘤大小、使用双示踪剂来识别前哨淋巴结、注射示踪剂的部位和乳房手术的类型。结果发现，单独使用蓝色染料对比使用双示踪剂是影响 SLN 检出的唯一有统计学意义的因素。放射性标记胶体与蓝色染料联合使用时，SLN 的检出率（93.8%）明显高于单独使用蓝色染料（89.3%）[62]。这可能也反映了 SNB 切除的淋巴结数目。

SENTINA（前哨 – 新辅助）是一项前瞻性多中心队列研究，纳入了来自德国和奥地利接受乳腺癌 NAC 治疗的患者。该研究结论解决了关于淋巴结阴性、阳性乳腺癌患者行新辅助化疗后进行腋窝分期的最佳时间和可靠性问题[63]。这是一项四臂前瞻性研究，临床淋巴结阴性的患者在 NAC 化疗前接受 SNB（A 组），如果前哨淋巴结呈阳性，她们将在新辅助化疗完成后接受第二次 SNB（B 组）。临床淋巴结阳性的患者在 NAC 后转为临床淋巴结阴性接受 SNB 加 ALND 治疗（C 组）。只有临床淋巴结状态仍呈阳性的患者直接行 ALND（D 组）。在 NAC 治疗前，临床淋巴结阴性患者的前哨淋巴结检出率为 99.1%。然而，这些临床淋巴结阴性患者中有 35% 的患者在 SNB 时诊断有腋窝淋巴结转移。对于这些诊断有淋巴结转移的患者，他们在 NAC 后的第二次 SNB 时前哨淋巴结检出率仅为 60.8%，假阴性率高达 51.6%。NAC 后腋窝淋巴结状态由临床阳性转为临床阴性的患者前哨淋巴结检出率为 80.1%，假阴性率为 14.2%。同时研究还指出，SNB 的假阴性率会随着淋巴结切除数目的增加而降低。从研究数据可以看出，对于临床淋巴结阴性的患者，在 NAC 前行 SNB 相对更加准确和可靠。而对于 NAC 前淋巴结阳性患者，仅行 SNB 而不行 ALND 并不能够准确行腋窝淋巴结分期。

虽然目前仍然需要进一步的研究和长期随访来充分评估在临床淋巴结阳性患者 NAC 后行 SNB 的价值，但有证据支持 NAC 后临床完全缓解的患者行 SNB。而 ASCO 指南指出，目前可用的数据不足以推荐对临床淋巴结阳性患者在 NAC 后淋巴结转阴时行 SNB，并且认为 SNB 只应运用于临床腋窝淋巴结阴性的患者。

十三、复发 / 新的原发性乳腺癌

对于既往接受过 SNB 或 ALND 的乳腺癌患者，同侧复发或者再次新发乳腺癌，后续腋窝最佳治疗方式一直是未解决的问题。虽然部分患者既往行腋窝活检后仍可成功完成 SNB，但 SNB 在这类患者中的作用仍在不断演变。一些研究者主张对于复发或第二原发乳腺癌患者行术前核素淋巴显像和术中蓝染联合的双示踪法来确认一些潜在的淋巴替代通路，如内乳淋巴区或者对侧腋窝[21, 64]。Port 等报道了 32 例乳腺癌术后同侧乳腺复发患者行 SNB 的研究结果[65]。在这些患者中，75% 的患者成功检测到了 SLN。此外，既往腋窝手术中切除淋巴结数目＜10 个相比于切除数目＞10 个的患者，SLN 的检出率有显著差异（87% vs. 44%）。SNB 在这些患者中的价值仍待确认，目前还需要更多患者参与该研究，并以研究数据的结果来制订指南。而对于乳腺癌复发患者，进一步确定淋巴结转移状况可能临床价值有限。

十四、前哨淋巴结活检禁忌证：炎性乳腺癌

炎症性乳腺癌是局部晚期乳腺癌中较为罕见但侵袭性最强的一种，通常预后较差。炎性乳腺癌是通过其临床表现来诊断的，如皮肤弥漫性炎症性改变、皮肤增厚，以及组织学证实的真皮淋巴脉管浸润。目前新辅助化疗是炎性乳腺癌治疗的首选方法，其次是改良根治术和术后放疗。炎性乳腺癌患者不推荐行 SNB，因为肿瘤细胞已经侵犯和阻塞了皮肤淋巴管。ASCO 指南将炎性乳腺癌列为 SNB 的禁忌证。

十五、结论

自 20 世纪 90 年代初以来，SNB 的发展对乳腺癌的治疗产生了深远影响。与传统的 ALND 相比，SNB 能够在准确地进行腋窝分期同时降低手术相关的并发症。SNB 最初被用于发现那些淋巴结阴性的乳腺癌患者，以避免不必要的 ALND。而在过去的 10 年中，通过大型多中心随机Ⅲ期临床试验证实，对于部分接受保乳手术并行辅助治疗和全乳放疗的患者，即使腋窝淋巴结阳性，也能够避免 ALND。目前 SNB 仍然是帮助临床医生指导治疗决策的宝贵工具。同时随着新辅助治疗的不断发展，或许 SLN 阳性的患者可能不需要行 ALND 就能够获得创伤更小但疗效相似的局部控制及更好的功能保护。

参考文献

[1] Fisher B, Jeong H, Anderson S et al (2002) Twenty-five-year follow-up of a randomized trial comparing radical mastectomy, total mastectomy, and total mastectomy followed by irradiation. N Engl J Med 347(8):567–575
[2] Sanghani M, Balk EM, Cady B (2009) Impact of axillary lymph node dissection on breast cancer outcome in clinically node negative patients: a systematic review and a meta-analysis. Cancer 115(8):1613–1620
[3] McLaughlin SA, Wright MJ, Morris KT et al (2008) Prevalence of lymphedema in women with breast cancer five years after sentinel lymph node biopsy or axillary lymph node dissection: objective measurements. J Clin Oncol 26(32):5213–5219
[4] Schijven MP, Vingerhoets AJ, Rutten HJ et al (2003) Comparison of morbidity between axillary lymph node dissection and sentinel node biopsy. Eur J Surg Oncol 29(4):341–350
[5] Goffman TE, Laronga C, Wilson L (2004) Lymphedema of the arm and breast in irradiated breast cancer: risks in the era of dramatically changing axillary surgery. Breast J 10(5):405–411
[6] Krag DN, Anderson SJ, Julian TB et al (2010) Sentinel-lymph- node resection compared with conventional axillary-lymph-node dissection in clinically node-negative patients with breast cancer: overall survival findings from the NSABP B-32 randomized phase 3 trial. Lancet Oncol 11(10):927–933
[7] Veronesi U, Viale G, Paganelli G et al (2010) Sentinel lymph node biopsy in breast cancer: ten-year results of a randomized controlled study. Ann Surg 251(4):595–600
[8] Goyal A, Newcombe RG, Chhabra A (2006) Factors affecting failed localization and false-negative rates of sentinel node biopsy in breast cancer—results of the ALMANAC validation phase. Breast Cancer Res Treat 99(2):203–208
[9] Lyman GH, Temin S, Edge SB et al (2014) Sentinel lymph node biopsy for patients with early-stage breast cancer: American Society of Clinical Oncology clinical practice guideline update. J Clin Oncol 32(13):1365–1383
[10] Schwartz GF, Giuliano AE, Veronesi U et al (2002) Proceedings of the consensus conference on the role of sentinel lymph node biopsy in carcinoma of the breast, April 19–22, 2001, Philadelphia, Pennsylvania. Cancer 94(10):2542–2551
[11] Silverstein MJ, Lagios MD, Recht A et al (2005) Image-detected breast cancer: state of the art diagnosis and treatment. J Am Coll Surg 201(4):586–597
[12] Hartmann LC, Schaid DJ, Woods JE et al (1999) Efficacy of bilateral prophylactic mastectomy in women with a family history of breast cancer. N Engl J Med 340(2):77–84
[13] Herrinton LJ, Barlow WE, Yu O et al (2005) Efficacy of prophylactic mastectomy in women with unilateral breast cancer: a cancer research network project. J Clin Oncol 23(19):4275–4286
[14] Dupont EL, Kuhn MA, McCann C et al (2000) The role of sentinel lymph node biopsy in women undergoing prophylactic mastectomy. Am J Surg 180(4):274–277
[15] Veronesi U, Galimberti V, Zurrida S et al (2001) Sentinel lymph node biopsy as an indicator for axillary dissection in early breast cancer. Eur J Cancer 37(4):454–458
[16] Viale G, Zurrida S, Mairoano E et al (2005) Predicting the

status of axillary sentinel lymph nodes in 4351 patients with invasive breast carcinoma treated in a single institution. Cancer 103(3):492–500
[17] Cox CE, Pendas S, Cox JM et al (1998) Guidelines for sentinel node biopsy and lymphatic mapping of patients with breast cancer. Ann Surg 227:645–653
[18] Heuts EM, van der Ent FW, Kengen RA et al (2006) Results of sentinel node biopsy not affected by previous excisional biopsy. Eur J Surg Oncol 32(3):278–281
[19] Dinan D, Cagle CE, Pettinga J (2005) Lymphatic mapping and sentinel node biopsy in women with an ipsilateral second breast carcinoma and a history of breast and axillary surgery. Am J Surg 190(4):614–617
[20] Luini A, Galimberti V, Gatti G et al (2005) The sentinel lymph node biopsy after previous breast surgery: preliminary results on 543 patients treated at the European Institute of Technology. Breast Cancer Res Treat 89(2):159–163
[21] Intra M, Trifiro G, Viale G et al (2005) Second biopsy of axillary sentinel lymph node for reappearing breast cancer after previous sentinel lymph node biopsy. Ann Surg Oncol 12(11):895–899
[22] Veronesi P, Intra M, Vento AR et al (2005) Sentinel lymph node biopsy for localized ductal carcinoma in situ? Breast 14(6):520–522
[23] Kelly TA, Kim JA, Patrick R et al (2003) Axillary lymph node metastases in patients with a final diagnosis of ductal carcinoma in situ. Am J Surg 186(4):368–370
[24] Cox CE, Nguyen K, Gray RJ et al (2001) Importance of lymphatic mapping in ductal carcinoma in situ (DCIS): why map DCIS? Am Surg 67(6):513–519
[25] Yen TW, Hunt KK, Ross MI et al (2005) Predictors of invasive breast cancer in patients with an initial diagnosis of ductal carcinoma in situ: a guide to selective use of sentinel lymph node biopsy in management of ductal carcinoma in situ. J Am Coll Surg 200(4):516–526
[26] Tousimis E, Van Zee KJ, Fey JV et al (2003) The accuracy of sentinel lymph node biopsy in multicentric and multifocal invasive breast cancers. J Am Coll Surg 197(4):529–535
[27] Goyal A, Newcombe RG, Mansel RE et al (2004) Sentinel lymph node biopsy in patients with multifocal breast cancer. Eur J Surg Oncol 30(5):475–479
[28] Gentilini O, Trifiro G, Soteldo J et al (2006) Sentinel lymph node biopsy in multicentric breast cancer. The experience of the European Institute of Oncology. Eur J Surg Oncol 32(5):507–510
[29] Knauer M, Konstantinuik P, Haid A et al (2006) Multicentric breast cancer: a new indication for sentinel node biopsy—a multiinstitutional validation study. J Clin Oncol 24(21):3374–3380
[30] Holwitt DM, Gillanders WE, Aft RL et al (2008) Sentinel lymph node biopsy in patients with multicentric/multifocal breast cancer: low false-negative rate and lack of axillary recurrence. Am J Surg 196(4):562–565
[31] Fearmonti RM, Batista LI, Meric-Bernstam F et al (2009) False negative rate of sentinel lymph node biopsy in multicentric and multifocal breast cancers may be higher in cases with large additive tumor burden. Breast J 15(6):645–648
[32] Lo YF, Cheung YC, Hsueh S, Ho KC (2009) Feasibility of sentinel lymph node biopsy in multifocal/multicentric breast cancer. Chang Gung Med J 32(1):51–58
[33] Kumar R, Jana S, Heiba SI et al (2003) Retrospective analysis of sentinel node localization in multifocal, multicentric, palpable, or nonpalpable breast cancer. J Nucl Med 44(1):7–10
[34] Bauer TW, Spitz FR, Callans LS et al (2002) Subareolar and peritumoral injection identify similar sentinel nodes for breast cancer. Ann Surg Oncol 9:169–176
[35] Vetto J, Jun SY, Paduch D et al (1999) Stages at presentation, prognostic factors, and outcome of breast cancer in males. Am J Surg 177(5):379–383
[36] Port ER, Fey JV, Cody HS, Borgen PI (2001) Sentinel lymph node biopsy in patients with male breast carcinoma. Cancer 91(2):319–323
[37] Giuliano AE, Hawes D, Ballman KV et al (2011) Association of occult metastases in sentinel lymph nodes and bone marrow with survival among women with early-stage invasive breast cancer. JAMA 306:385–393
[38] Weaver DL, Ashikaga T, Krag DN et al (2011) Effect of occult metastases on survival in node-negative breast cancer. N Engl J Med 364:412–421
[39] Giuliano AE, Hunt KK, Ballman KV et al (2011) Axillary dissection vs no axillary dissection in women with invasive breast cancer and sentinel node metastasis: a randomized clinical trial. JAMA 305:569–575
[40] Galimberti V, Cole BF, Zurrida S et al (2013) Axillary dissection versus no axillary dissection in patients with sentinel-node micrometastases (IBCSG 23-01): a phase 3 randomised controlled trial. Lancet Oncol 14:297–305
[41] Fisher B, Wolmark N, Banes M (1981) The accuracy of clinical nodal staging and of limited axillary dissection as a determinant of histologic nodal status in carcinoma of the breast. Gynecol Obstet 152:765–772
[42] De Freitas R Jr, Costa MV, Schneider SV et al (1991) Accuracy of ultrasound and clinical examination in the diagnosis of axillary lymph node metastases in breast cancer. Eur J Surg Oncol 17:240–244
[43] Vaidya JS, Vyas JJ, Thakur MH et al (1996) Role of ultrasound to detect axillary node involvement in operable breast cancer. Eur J Surg Oncol 22:140–143
[44] Specht MC, Fey JV, Borgen PI et al (2005) Is the clinically positive axilla in breast cancer really a contraindication to sentinel lymph node biopsy? J Am Coll Surg 200:10–14
[45] Hunt KK, Yi M, Mittendorf MA et al (2009) Sentinel lymph node surgery after neoadjuvant chemotherapy is accurate and reduces the need for axillary dissection in breast cancer patients. Ann Surg 250(4):558–566
[46] Van Deurzen CH, Vriens BE, Tjan-Heijnen VC et al (2009) Accuracy of sentinel node biopsy after neoadjuvant chemotherapy in breast cancer patients: a systematic review. Eur J Cancer 45(18):3124–3130
[47] Xing Y, Foy M, Cox DD et al (2006) Meta-analysis of sentinel lymph node biopsy after preoperative chemotherapy in patients with breast cancer. Br J Surg 93(5):539–546
[48] Tausch C, Konstantiniuk P, Kugler F et al (2008) Sentinel lymph node biopsy after preoperative chemotherapy for breast cancer: findings from the Austrian Sentinel Node Study Group. Ann Surg Oncol 15(12):3378–3383
[49] Menard JP, Extra JM, Jacquemier J et al (2009) Sentinel lymphadenectomy for the staging of clinical axillary node-negative breast cancer before neoadjuvant chemotherapy. Eur J Surg Oncol 35(9):916–920
[50] Schwartz GF, Tannebaum JE, Jernigan AM et al (2010) Axillary sentinel lymph node biopsy after neoadjuvant

chemotherapy for carcinoma of the breast. Cancer 116(5):1243–1251
[51] Pecha V, Kolarik D, Kozevnikova R et al (2011) Sentinel lymph node biopsy in breast cancer patients treated with neoadjuvant chemotherapy. Cancer 117(20):4606–4616
[52] Aguiar PH, Pinheiro LG, Mota RM et al (2012) Sentinel lymph node biopsy in patients with locally advanced breast cancer after neoadjuvant chemotherapy. Acta Cir Bras 27(12):912–916
[53] Zhang GC, Liao N, Guo ZB et al (2013) Accuracy and axilla sparing potentials of sentinel lymph node biopsy with methylene blue alone performed before versus after neoadjuvant chemotherapy in breast cancer: a single institution experience. Clin Transl Oncol 15(1):79–84
[54] Mamounas EP, Brown A, Anderson S et al (2005) Sentinel node biopsy after neoadjuvant chemotherapy in breast cancer: results from National Surgical Adjuvant Breast and Bowel Project Protocol B-27. J Clin Oncol 23(12):2694–2702
[55] Vlastos G, Mirza NQ, Lenert JT et al (2000) The feasibility of minimally invasive surgery for stage IIA, IIB, and IIIA breast carcinoma patients after tumor downstaging with induction chemotherapy. Cancer 88(6):1417–1424
[56] Cance WG, Carey LA, Calvo BF et al (2002) Long-term outcome of neoadjuvant therapy for locally advanced breast carcinoma: effective clinical downstaging allows breast preservation and predicts outstanding local control and survival. Ann Surg 236(3): 295–302
[57] Alvarado R, Yi M, Le-Petross H et al (2012) The role for sentinel lymph node dissection after neoadjuvant chemotherapy in patients who present with node-positive breast cancer. Ann Surg Oncol 19(10):3177–3184
[58] Gimbergues P, Abrial C, Durando X et al (2008) Sentinel lymph node biopsy after neoadjuvant chemotherapy is accurate in breast cancer patients with a clinically negative axillary nodal status at presentation. Ann Surg Oncol 15(5): 1316–1321
[59] Wolmark N, Wang J, Mamounas E et al (2001) Preoperative chemotherapy in patients with operable breast cancer: nine-year results from National Surgical Adjuvant Breast and Bowel Project B-18. J Natl Cancer Inst Monogr (30):96–102
[60] Dominici LS, Negron Gonzalez VM, Buzdar AU et al (2010) Cytologically proven axillary lymph node metastases are eradicated in patients receiving preoperative chemotherapy with concurrent trastuzumab for HER2-positive breast cancer. Cancer 116(12):2884–2889
[61] Boughey JC, Suman VJ, Mittendorf EA et al (2013) Sentinel lymph node surgery after neoadjuvant chemotherapy in patients with node-positive breast cancer: the ACOSOG Z1071 (alliance) clinical trial. JAMA 310(14):1455–1461
[62] Boughey JC, Suman VJ, Mittendorf EA et al (2015) Factors affecting sentinel lymph node identification rate after neoadjuvant chemotherapy for breast cancer patients enrolled in ACOSOG Z1071 (alliance). Ann Surg 261(3): 547–552
[63] Kuehn T, Bauerfeind I, Fehm T et al (2013) Sentinel-lymph-node biopsy in patients with breast cancer before and after neoadjuvant chemotherapy (SENTINA): a prospective, multicentre cohort study. Lancet Oncol 14(7):609–618
[64] Agarwal A, Heron DE, Sumkin J, Falk J (2005) Contralateral uptake and metastases in sentinel lymph node mapping for recurrent breast cancer. J Surg Oncol 92(1):4–8
[65] Port ER, Fey J, Gemignani ML et al (2002) Reoperative sentinel lymph node biopsy: a new option for patients with primary or locally recurrent breast carcinoma. J Am Coll Surg 195(2):167–172

第20章

保留皮肤的乳房切除术

Skin-Sparing Mastectomy

Damian McCartan　Virgilio S. Sacchini　著
毛洁飞　译　陈　茹　俞　洋　校

一、概述

保留皮肤的乳房切除术（skin-sparing mastectomy）由 Toth 和 Lappert 于 1991 年提出，指选择合适的切口最大限度保留皮肤，以进行即刻乳房再造的乳房切除术[1]。该术式能切除乳房及乳头－乳晕复合体、浅表肿瘤表面的皮肤及先前活检或局切术的切口。该术式是在 19 世纪 80 年代皮下乳房切除术和即刻假体再造的基础上发展而来[2, 3]。

保留皮肤的乳房切除术，目前常用于适合行即刻乳房再造的全乳切除患者，其对自然乳房皮肤和乳房下皱襞的保留有助于提升假体或自体即刻乳房再造的美容效果。过去 15 年的多项研究表明保留皮肤的乳房切除术后局部复发率低，在女性患者中与改良根治术相当。

包括导管原位癌在内的乳腺癌行全乳切除的适应证，取决于多种患者及肿瘤因素。已经明确的肿瘤因素包括多中心疾病、T_4 分期、小乳房的大肿瘤或者中心肿瘤，这些都是保乳手术的禁忌，因此需要行全乳切除。

炎性乳腺癌是保留皮肤乳房切除术的绝对禁忌证。笔者主张可以在有限皮肤受累的局部晚期乳腺癌中选择该术式，可以切除受累的皮肤，然而能提供确凿支持的数据很少。在选择行保留皮肤的乳房切除术前，对乳房影像学的评估是非常必要的。某些导管原位癌的钙化可侵犯皮肤结构，一旦发现，应考虑将该区域皮肤切除（图 20–1）。

随着新辅助化疗适应证的扩大、临床和病理反应率的提升，更多先前认为不适合行保留皮肤乳房切除术的患者在完成新辅助治疗后可以考虑施行该手术。目前还没有临床试验对比有或无新辅助化疗的患者行保留皮肤乳房切除术的预后。来自美国外科医师学会国家外科质量改进计划的数据表明，不论是否接受乳房即刻再造，接受新辅助化疗的患者行全乳切除术的预后更好[4]。虽然预后提升的相关机制尚未阐明，但研究结果确实支持对全乳切除和即刻再造的患者行新辅助化疗。

全乳切除术后的辅助胸壁放疗可能会影响再造决策。已有研究表明放疗对假体再造患者的健康相关生活质量与乳房满意度均有不利影响[5]。

二、外科技术

（一）切口与 Carlson 分类法

Carlson 在 1997 年提出的保留皮肤乳房切除术分类法主要用于描述该术式的切口类型及皮肤切除范围[6]，以下为四种切口类型（图 20–2）的描述。

- Ⅰ类：仅切除乳头和乳晕。这类方法常用于

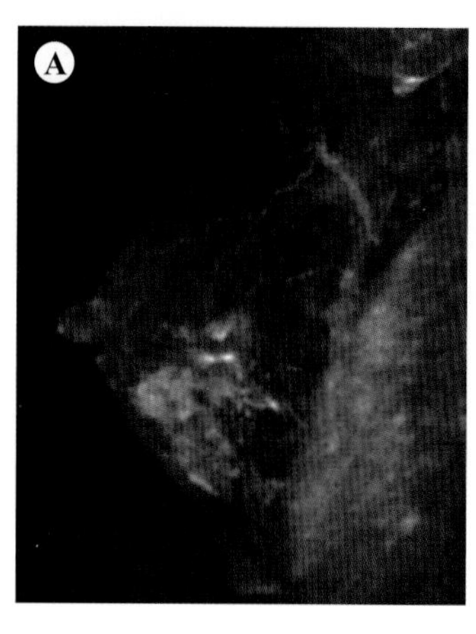

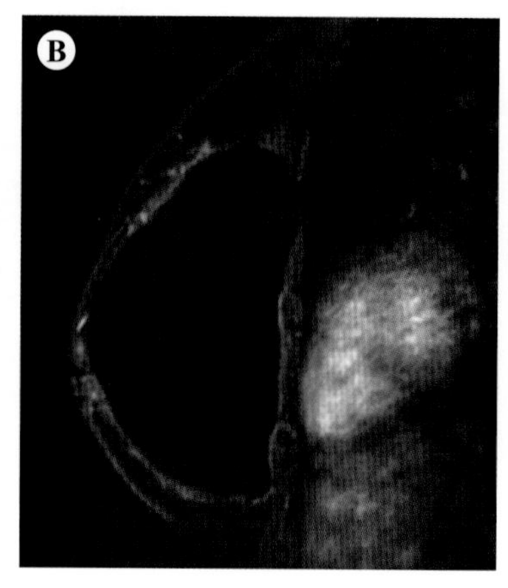

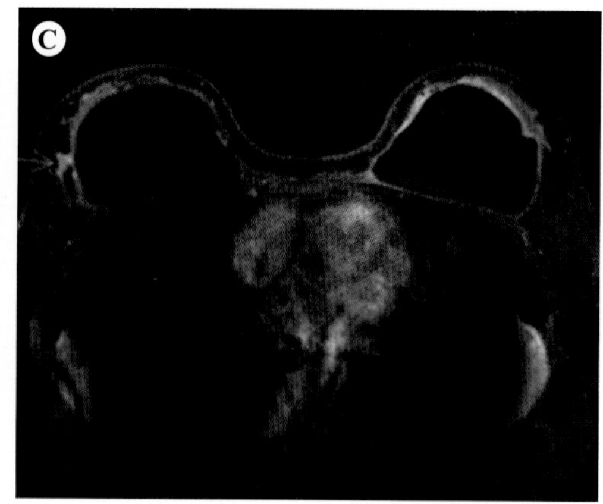

▲ **图 20-1 MRI 在评估患者保留皮肤乳房切除术适应证中的应用**

A. MRI 显示乳腺下极内与皮肤贴近的大范围强化团块影；B 和 C. MRI 显示导管原位癌行保留皮肤乳房切除假体再造后残留的钙化及区域强化

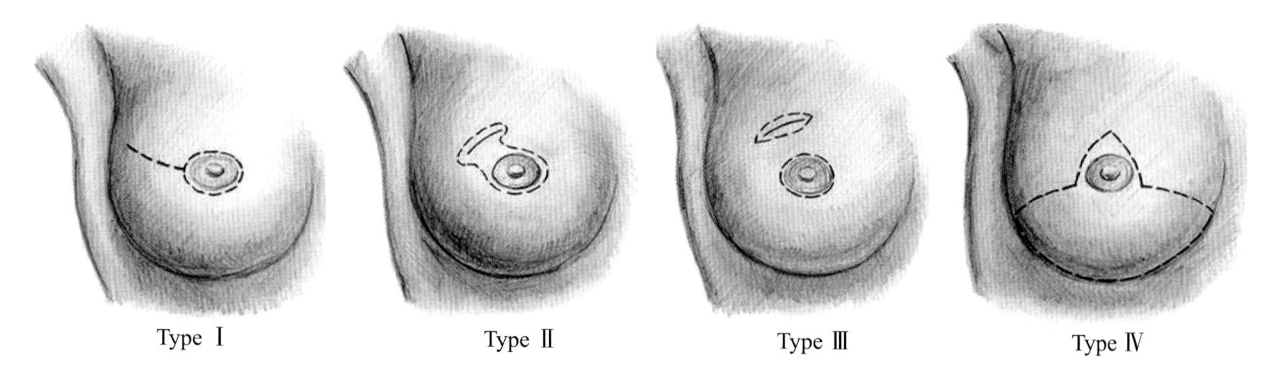

▲ **图 20-2 Carlson 分类法：保留皮肤乳房切除术的切口类型**

经许可转载，引自Chapter 2: Oncoplastic Breast Surgery: A Guide to Clinical Practice Edition 1: 2010. Pages 134–135. Editors: Florian Fitzal and Peter Schrenk. Published by Springer Wien New York（ISBN: 978-3-211-99316-3.）

预防性病例。对于乳晕直径较小的患者，有时需要横向延伸切口以方便对腋尾部及外上象限的处理。如果计划置入组织扩张器，我们会选择椭圆形切口代替环乳晕切口，因为椭圆形切口闭合后皮肤比较平坦。

- Ⅱ类：切除乳头 - 乳晕复合体及浅表肿瘤表面的皮肤和（或）先前活检的切口。这类切口适用于靠近乳晕的浅表肿瘤或活检切口，可以同时连续地切除相关皮肤及乳头 - 乳晕复合体。
- Ⅲ类：切除乳头 - 乳晕复合体及浅表肿瘤表面的皮肤和（或）先前活检的切口（不切除中间皮肤）。中间皮肤很容易缺血，必需小心确保中间皮肤活性。
- Ⅳ类：采用倒置型或缩小型切口切除乳头 - 乳晕复合体，适用于大乳房或下垂的乳房。这种切除多余皮肤的方法在现代术语中称为减皮全乳切除术。术前应仔细测量并标记皮肤的切除范围。

（二）全乳切除术

患者应仰卧在手术台上，双臂在臂板上 90° 展开。手术野应包括从胸骨上切迹到肋缘下方的双侧乳房。双上肢应消毒至手腕水平，然后用无菌袖子包裹至肱骨中部水平并圆周包裹固定。切开皮肤和真皮后，使用电凝来分离皮瓣，我们使用点状凝血模式。由于担心全乳切除术后皮瓣“烧伤”的风险，一些外科医生更喜欢使用手术刀或剪刀分离皮瓣。

对于能最大限度减少乳腺组织残留且不伤害皮瓣血供的最佳皮瓣厚度存在较大的争议。皮瓣厚度应取决于患者的身体状态和乳房大小，不能简单推荐乳房切除皮瓣的单一通用厚度[7]。然而保留皮肤乳房切除的皮瓣要比不保留皮肤乳房切除的皮瓣长，为了减少皮瓣坏死后瘢痕造成的不良美容效果及皮瓣坏死造成的假体丢失，保持皮瓣活性十分重要。乳房组织在乳房下极更加靠近皮肤。大多数情况下，乳房和皮下脂肪之间有一层可识别的浅筋膜间隙，这一间隙的厚度因人而异且术前难以预测。

使用拉钩抬高皮瓣并反向牵引下方的乳房即可显露出手术解剖间隙，如果出现大量出血表明手术没有在正确的解剖平面上。皮瓣游离的范围内至胸骨侧缘，外至背阔肌，上至锁骨，下至乳房下皱襞。传统的全乳切除术按顺序分离上皮瓣和下皮瓣，而在保留皮肤的乳房切除术中，因为切口较小，需要以圆周的方式逐渐游离皮瓣。在胸骨边缘常会遇到乳内动脉发出的穿支血管，最大的位于第 2 肋间或第 3 肋间，一旦损伤这些血管，应根据血管大小对其结扎或夹闭，但它们是皮瓣的重要血供来源，应尽可能保护这些穿支。完成皮瓣的周向游离后，从上到下将乳房和胸大肌筋膜从胸大肌纤维表面切除下来。

（三）再造

在保留皮肤的乳房切除术后，有多种假体或自体的选择可用于即刻再造。再造方式的选择基于患者及外科医生的一系列因素。

1. 两期扩张器、假体再造

将组织扩张器放置在胸大肌后方，将前锯肌与胸大肌缝合加固形成囊袋，在第二次手术更换永久性假体前逐渐扩张扩张器。

2. 一期假体联合脱细胞真皮基质再造

对于合适的患者，可以使用一期或直接植入假体的策略，这需要使用脱细胞真皮基质对永久性假体进行覆盖。构建胸大肌下囊袋容纳假体后，将脱细胞真皮基质上缘与胸大肌下缘缝合，脱细胞真皮基质下缘则用于重塑乳房下皱襞。这种方法的好处在于不需要进行二次手术。多项研究表明一期的并发症风险与两期相当[8]。

3. 假体联合去表皮真皮瓣再造

这是一种减皮全乳切除术，将乳房下极多余的皮肤去上皮化制成真皮悬带覆盖假体，然后将其上缘与胸大肌下缘缝合。这类患者通常需要做对称的对侧手术，手术时机可以根据辅助放疗的需要进行调整[9]。

4. 自体乳房再造

如 TRAM 或 LD 的带蒂皮瓣和 DIEP 的游离皮瓣均可用于再造，这类患者通常需要使用乳晕周围切口进行乳房切除。

相关概念和技术在“美容效果”中有更详细的讨论。

三、并发症

除了与单纯全乳切除术相同的并发症外，对保留皮肤乳房切除术并发症的关注大多集中在皮瓣坏死上。在 1997 年 Carlson 等发表的保留皮肤乳房切除切口类型的论文，327 例保留皮肤的乳房切除患者中有 10.7% 的患者术后出现表皮松解或皮肤脱落需要清创及局部伤口护理，这一比例与接受非皮肤保留全乳切除术的患者相当[6]。由于对乳房切除后皮瓣坏死的定义不同，之后文献评估的皮瓣坏死风险并不一致。现代研究报道的各种程度皮瓣坏死率仍超过 10%，其中有 2%～10% 的患者需要返回手术室进行外科清创[10-12]。乳房切除皮瓣坏死的影响可能很大，其会导致额外的手术、长时间的伤口处理、再造失败、假体丢失，以及辅助综合治疗的延期。

各种患者因素（吸烟、高龄、肥胖、高血压）和外科因素（切口类型：Wise 型切口和组织扩张器体积的皮瓣坏死率较高）都被认为是乳房切除术后皮瓣坏死的危险因素[11-16]。原生乳房大小不仅是决定再造类型的重要因素，也会影响并发症的发生。在接受假体再造的患者中，乳房大小的替代指标包括 BMI[17]、乳杯大小[18]、切除标本的重量、扩张器大小的增加，以及胸骨切迹到乳头距离的增加[12, 14]，这些因素都能反映更长的乳房切除皮瓣，都已证实与皮瓣坏死风险增加有关。即刻再造后的假体丢失率从多机构研究的0.8%[19]到单机构研究的0.7%[12]～12%[20, 21]。

四、美容效果

无论哪种类型的乳房切除和再造都会对女性的自我意识和身体形象产生深远的影响。目前已有各种测量工具用来评估患者乳房切除和再造后的体验，从特定的问卷到一般的乳腺癌生活质量问卷，再到一些乳房手术专用仪器[22]。2009年首次提出的乳房Q测量工具[23]提供了一个实用且经过验证的构架，该工具能在手术前和手术后从患者的角度对生活质量和满意度两个部分对乳房手术的影响和效果进行评估。

研究一致表明，仅接受乳房切除未进行再造的患者术后乳房满意度最低[24]。2010年发表了关于保留皮肤乳房切除术的Meta分析表明，因评估方式存在差异，对多个研究中患者生活质量和美容满意度的比较存在困难[25]。一些研究表明保留皮肤乳房切除术后的美容效果很好，而患者满意度很大程度上受到再造类型的影响[26–28]。

五、肿瘤安全性

在进行保留皮肤的乳房切除术时，大多数外科医生都会切除与不保留皮肤乳房切除术一致的所有乳房组织。由此从肿瘤学的角度来看，保留皮肤的乳房切除术应该与不保留皮肤的乳房切除术一样安全。长期以来大家一致认为，即使是传统的全乳切除术也不能切除所有的乳房组织。一些结合了不同方法的研究包括尸体解剖、乳房切除标本的导管内染色，以及乳房切除后皮瓣的活组织检查表明，有6%～60%的病例存在残留乳房组织[29–32]。这些研究均表明乳房腺体残留的风险随皮瓣厚度的增加而增加，但这些研究均没有提供一个理想皮瓣厚度的可靠量化指标。随着对乳腺癌分子机制认识的不断深入，研究表明生物学亚型不仅是疾病远处复发的预测因子，也是局部复发的预测因子[33]。

目前还没有比较保留皮肤和不保留皮肤乳房切除术的随机研究，目前将保留皮肤乳房切除术应用于常规实践是基于一些比较和非比较研究。Lanitis等的Meta分析总结了到2009年为止的比较研究[25]，这些研究在随访时间、纳入标准和研究的患者群体方面存在相当大的差异。表20–1[6, 28, 34–38]和表20–2[39–48]概括了一些大型比较和非比较研究，这些研究均评估了乳腺癌患者行保留皮肤乳房切除术后的局部复发情况。

大多数比较研究收录的是20世纪90年代的患者，自那以来辅助综合治疗取得了相当大的进展，这会影响局部复发风险，这也可以在一定程度上解释了为什么更现代时期的非比较研究复发率（4.1%）更低。综合考虑，预估5年局部复发率＜6.0%的乳腺癌患者适合接受保留皮肤的乳房切除术。目前一项对保留皮肤乳房切除术的Cochrane系统评价正在进行中，但由于当代比较研究或已发表的研究缺乏远期局部复发随访数据（10年或15年），这项研究不太可能比之前的综述得出更进一步的结论。一项随访10年的研究表明局部复发的平均时间为24个月，其中13%的局部复发发生在5年后[47]。已经发表的平均随访期在5年左右的非随机研究很可能追踪到了大多数局部复发事件，但考虑到随机对照试验的稀缺，远期复发率仍有进一步研究的需要。

六、结论

保留皮肤的乳房切除术已被认为是一种肿瘤学上安全的手术，适用于治疗性或预防性乳房切除的患者。对覆盖皮肤和乳房下皱襞的保留可显著提高即刻乳房再造的美容效果。

表 20-1 保留皮肤与不保留皮肤乳房切除术后局部复发的比较研究

作者和年份	国家	研究时段	病例数		随访时间（个月）		局部复发（%）	
			保留皮肤的乳房切除术	未保留皮肤的乳房切除术	保留皮肤的乳房切除术	未保留皮肤的乳房切除术	保留皮肤的乳房切除术	未保留皮肤的乳房切除术
Horiguchi（2001）[34]	日本	1993—1999	133	910	66	81	3.8%	1.3%
Carlson（1997）[6]	美国	1989—1994	187	84	38	48	4.8%	9.5%
Greenway（2005）[35]	美国	1989—2004	225	1022	49	49	7.1%	5.4%
Gerber（2009）[36]	德国	1994—2000	48	130	101	101	10.4%	11.5%
Simmons（1999）[37]	美国	1990—1998	77	154	16	32	3.9%	3.2%
Ueda（2008）[28]	日本	2000—2004	41	178	47	54	2.4%	1.7%
Kroll（1999）[38]	美国	1986—1990	114	40	＞60	＞60	7.0%	7.5%
总计			825	2518	平均 51	平均 63	5.7%（95%CI 4.2%～75%）	4.0%（95%CI 3.3%～4.9%）

这些研究均已被 Lanitis 等 2010 年发表的 Meta 分析引用[25]

表 20-2 保留皮肤乳房切除术后局部复发的单中心非比较研究

作者和年份	国家或地区	研究时段	病例数	随访时间（个月）	局部复发（%）
Yoo（2014）[39]	韩国	2001—2010	581	31	2.1
Missana（2013）[40]	摩纳哥	1992—2002	400	88	3.5
Carlson（2003）[41]	美国	1989—1998	375	65	8.1
Newman（1998）[42]	美国	1986—1993	372	50	6.2
Liang（2013）[43]	中国台湾	1995—2010	249	53	1.2
Boneti（2011）[44]	美国	1998—2010	227	38	5.0
Medina- Franco（2002）[45]	美国	1988—1999	173	73	4.5
van Mierlo（2013）[46]	荷兰	2004—2011	157	39	2.9
Romics（2012）[47]	英国	1995—2000	153	119	3.9
Doddi（2011）[48]	英国	1999—2005	108	58	2.8
总计			2849	平均 59	4.1（95%CI 3.4%～4.9%）

每项研究至少 100 例患者。如果研究包含行保留皮肤乳房切除术的预防性患者，该表格仅收录乳腺癌患者或治疗性手术的原位癌患者

参考文献

[1] Toth BA, Lappert P (1991) Modified skin incisions for mastectomy: the need for plastic surgical input in preoperative planning. Plast Reconstr Surg 87(6):1048–1053
[2] Hinton CP, Doyle PJ, Blamey RW, Davies CJ, Holliday HW, Elston CW (1984) Subcutaneous mastectomy for primary operable breast cancer. Br J Surg 71(6):469–472
[3] Ward DC, Edwards MH (1983) Early results of subcutaneous mastectomy with immediate silicone prosthetic implant for carcinoma of the breast. Br J Surg 70(11):651–653
[4] Abt NB, Flores JM, Baltodano PA, Sarhane KA, Abreu FM, Cooney CM, Manahan MA, Stearns V, Makary MA, Rosson GD (2014) Neoadjuvant chemotherapy and short-term morbidity in patients undergoing mastectomy with and without breast reconstruction. JAMA Surg 149(10):1068–1076
[5] Albornoz CR, Matros E, McCarthy CM, Klassen A, Cano SJ, Alderman AK, VanLaeken N, Lennox P, Macadam SA, Disa JJ, Mehrara BJ, Cordeiro PG, Pusic AL (2014) Implant breast reconstruction and radiation: a multicenter analysis of long-term health-related quality of life and satisfaction. Ann Surg Oncol 21(7):2159–2164
[6] Carlson GW, Bostwick J 3rd, Styblo TM, Moore B, Bried JT, Murray DR, Wood WC (1997) Skin-sparing mastectomy. Oncologic and reconstructive considerations. Ann Surg 225(5):570–575; discussion 575–578
[7] Robertson SA, Rusby JE, Cutress RI (2014) Determinants of optimal mastectomy skin flap thickness. Br J Surg 101(8):899–911
[8] Potter S, Browning D, Savovic J, Holcombe C, Blazeby JM (2015) Systematic review and critical appraisal of the impact of acellular dermal matrix use on the outcomes of implant-based breast reconstruction. Br J Surg 102(9):1010–1025
[9] Nava MB, Cortinovis U, Ottolenghi J, Riggio E, Pennati A, Catanuto G, Greco M, Rovere GQ (2006) Skin-reducing mastectomy. Plast Reconstr Surg 118(3):603–610; discussion 611–603
[10] Gfrerer L, Mattos D, Mastroianni M, Weng QY, Ricci JA, Heath MP, Lin A, Specht MC, Haynes AB, Austen WG Jr, Liao EC (2015) Assessment of patient factors, surgeons, and surgeon teams in immediate implant-based breast reconstruction outcomes. Plast Reconstr Surg 135(2):245e–252e
[11] Lemaine V, Hoskin TL, Farley DR, Grant CS, Boughey JC, Torstenson TA, Jacobson SR, Jakub JW, Degnim AC (2015) Introducing the SKIN score: a validated scoring system to assess severity of mastectomy skin flap necrosis. Ann Surg Oncol 22(9):2925–2932
[12] Matsen CB, Mehrara B, Eaton A, Capko D, Berg A, Stempel M, Van Zee KJ, Pusic A, King TA, Cody HS 3rd, Pilewskie M, Cordeiro P, Sclafani L, Plitas G, Gemignani ML, Disa J, El-Tamer M, Morrow M (2016) Skin flap necrosis after mastectomy with reconstruction: a prospective study. Ann

Surg Oncol 23(1):257–264

[13] Chang DW, Reece GP, Wang B, Robb GL, Miller MJ, Evans GR, Langstein HN, Kroll SS (2000) Effect of smoking on complications in patients undergoing free TRAM flap breast reconstruction. Plast Reconstr Surg 105(7):2374–2380

[14] Davies K, Allan L, Roblin P, Ross D, Farhadi J (2011) Factors affecting post-operative complications following skin sparing mastectomy with immediate breast reconstruction. Breast 20(1): 21–25

[15] McCarthy CM, Mehrara BJ, Riedel E, Davidge K, Hinson A, Disa JJ, Cordeiro PG, Pusic AL (2008) Predicting complications following expander/implant breast reconstruction: an outcomes analysis based on preoperative clinical risk. Plast Reconstr Surg 121(6):1886–1892

[16] Mlodinow AS, Fine NA, Khavanin N, Kim JY (2014) Risk factors for mastectomy flap necrosis following immediate tissue expander breast reconstruction. J Plast Surg Hand Surg 48(5):322–326

[17] Hultman CS, Daiza S (2003) Skin-sparing mastectomy flap complications after breast reconstruction: review of incidence, management, and outcome. Ann Plast Surg 50(3):249–255; discussion 255

[18] Gould DJ, Hunt KK, Liu J, Kuerer HM, Crosby MA, Babiera G, Kronowitz SJ (2013) Impact of surgical techniques, biomaterials, and patient variables on rate of nipple necrosis after nipple-sparing mastectomy. Plast Reconstr Surg 132(3):330e–338e

[19] Fischer JP, Wes AM, Tuggle CT 3rd, Serletti JM, Wu LC (2013) Risk analysis of early implant loss after immediate breast reconstruction: a review of 14,585 patients. J Am Coll Surg 217(6):983–990

[20] Lardi AM, Ho-Asjoe M, Mohanna PN, Farhadi J (2014) Immediate breast reconstruction with acellular dermal matrix: factors affecting outcome. J Plast Reconstr Aesthet Surg 67(8):1098–1105

[21] Salzberg CA, Dunavant C, Nocera N (2013) Immediate breast reconstruction using porcine acellular dermal matrix (Strattice): long-term outcomes and complications. J Plast Reconstr Aesthet Surg 66(3):323–328

[22] Chen CM, Cano SJ, Klassen AF, King T, McCarthy C, Cordeiro PG, Morrow M, Pusic AL (2010) Measuring quality of life in oncologic breast surgery: a systematic review of patient-reported outcome measures. Breast J 16(6):587–597

[23] Pusic AL, Klassen AF, Scott AM, Klok JA, Cordeiro PG, Cano SJ (2009) Development of a new patient-reported outcome measure for breast surgery: the BREAST-Q. Plast Reconstr Surg 124(2):345–353

[24] Atisha DM, Rushing CN, Samsa GP, Locklear TD, Cox CE, Shelley Hwang E, Zenn MR, Pusic AL, Abernethy AP (2015) A national snapshot of satisfaction with breast cancer procedures. Ann Surg Oncol 22(2):361–369

[25] Lanitis S, Tekkis PP, Sgourakis G, Dimopoulos N, Al Mufti R, Hadjiminas DJ (2010) Comparison of skin-sparing mastectomy versus non-skin-sparing mastectomy for breast cancer: a metaanalysis of observational studies. Ann Surg 251(4):632–639

[26] Cocquyt VF, Blondeel PN, Depypere HT, Van de Sijpe KA, Daems KK, Monstrey SJ, Van Belle SJ (2003) Better cosmetic results and comparable quality of life after skin-sparing mastectomy and immediate autologous breast reconstruction compared to breast conservative treatment. Br J Plast Surg 56(5):462–470

[27] Hu ES, Pusic AL, Waljee JF, Kuhn L, Hawley ST, Wilkins E, Alderman AK (2009) Patient-reported aesthetic satisfaction with breast reconstruction during the long-term survivorship period. Plast Reconstr Surg 124(1):1–8

[28] Ueda S, Tamaki Y, Yano K, Okishiro N, Yanagisawa T, Imasato M, Shimazu K, Kim SJ, Miyoshi Y, Tanji Y, Taguchi T, Noguchi S (2008) Cosmetic outcome and patient satisfaction after skin-sparing mastectomy for breast cancer with immediate reconstruction of the breast. Surgery 143(3):414–425

[29] Barton FE Jr, English JM, Kingsley WB, Fietz M (1991) Glandular excision in total glandular mastectomy and modified radical mastectomy: a comparison. Plast Reconstr Surg 88(3):389–392; discussion 393–384

[30] Cao D, Tsangaris TN, Kouprina N, Wu LS, Balch CM, Vang R, Argani P (2008) The superficial margin of the skin-sparing mastectomy for breast carcinoma: factors predicting involvement and efficacy of additional margin sampling. Ann Surg Oncol 15(5):1330–1340

[31] Dreadin J, Sarode V, Saint-Cyr M, Hynan LS, Rao R (2012) Risk of residual breast tissue after skin-sparing mastectomy. Breast J 18(3):248–252

[32] Torresan RZ, dos Santos CC, Okamura H, Alvarenga M (2005) Evaluation of residual glandular tissue after skin-sparing mastectomies. Ann Surg Oncol 12(12):1037–1044

[33] Lowery AJ, Kell MR, Glynn RW, Kerin MJ, Sweeney KJ (2012) Locoregional recurrence after breast cancer surgery: a systematic review by receptor phenotype. Breast Cancer Res Treat 133(3):831–841

[34] Horiguchi J, Iino JHY, Takei H, Koibuchi Y, Iijima K, Ikeda F, Ochiai R, Uchida K, Yoshida M, Yokoe T, Morishita Y (2001) A comparative study of subcutaneous mastectomy with radical mastectomy. Anticancer Res 21(4b):2963–2967

[35] Greenway RM, Schlossberg L, Dooley WC (2005) Fifteen-year series of skin-sparing mastectomy for stage 0 to 2 breast cancer. Am J Surg 190(6):918–922

[36] Gerber B, Krause A, Dieterich M, Kundt G, Reimer T (2009) The oncological safety of skin sparing mastectomy with conservation of the nipple-areola complex and autologous reconstruction: an extended follow-up study. Ann Surg 249(3):461–468

[37] Simmons RM, Fish SK, Gayle L, La Trenta GS, Swistel A, Christos P, Osborne MP (1999) Local and distant recurrence rates in skinsparing mastectomies compared with non-skin-sparing mastectomies. Ann Surg Oncol 6(7):676–681

[38] Kroll SS, Khoo A, Singletary SE, Ames FC, Wang BG, Reece GP, Miller MJ, Evans GR, Robb GL (1999) Local recurrence risk after skin-sparing and conventional mastectomy: a 6-year follow-up. Plast Reconstr Surg 104(2):421–425

[39] Yoo H, Kim BH, Kim HH, Cha JH, Shin HJ, Lee TJ (2014) Local recurrence of breast cancer in reconstructed breasts using TRAM flap after skin-sparing mastectomy: clinical and imaging features. Eur Radiol 24(9):2220–2226

[40] Missana MC, Laurent I, Germain M, Lucas S, Barreau L (2013) Long-term oncological results after 400 skin-sparing mastectomies. J Visc Surg 150(5):313–320

[41] Carlson GW, Styblo TM, Lyles RH, Jones G, Murray DR, Staley CA, Wood WC (2003) The use of skin sparing mastectomy in the treatment of breast cancer: the Emory experience. Surg Oncol 12(4):265–269

[42] Newman LA, Kuerer HM, Hunt KK, Kroll SS, Ames FC,

Ross MI, Feig BW, Singletary SE (1998) Presentation, treatment, and outcome of local recurrence after skin-sparing mastectomy and immediate breast reconstruction. Ann Surg Oncol 5(7):620–626
[43] Liang TJ, Wang BW, Liu SI, Yeh MH, Chen YC, Chen JS, Mok KT, Chang HT (2013) Recurrence after skin-sparing mastectomy and immediate transverse rectus abdominis musculocutaneous flap reconstruction for invasive breast cancer. World J Surg Oncol 11(1):194
[44] Boneti C, Yuen J, Santiago C, Diaz Z, Robertson Y, Korourian S, Westbrook KC, Henry-Tillman RS, Klimberg VS (2011) Oncologic safety of nipple skin-sparing or total skin-sparing mastectomies with immediate reconstruction. J Am Coll Surg 212(4):686–693; discussion 693–685
[45] Medina-Franco H, Vasconez LO, Fix RJ, Heslin MJ, Beenken SW, Bland KI, Urist MM (2002) Factors associated with local recurrence after skin-sparing mastectomy and immediate breast reconstruction for invasive breast cancer. Ann Surg 235(6): 814–819
[46] van Mierlo DR, Lopez Penha TR, Schipper RJ, Martens MH, Serroyen J, Lobbes MB, Heuts EM, Tuinder S, Smidt ML (2013) No increase of local recurrence rate in breast cancer patients treated with skin-sparing mastectomy followed by immediate breast reconstruction. Breast 22(6):1166–1170
[47] Romics L Jr, Chew BK, Weiler-Mithoff E, Doughty JC, Brown IM, Stallard S, Wilson CR, Mallon EA, George WD (2012) Tenyear follow-up of skin-sparing mastectomy followed by immediate breast reconstruction. Br J Surg 99(6):799–806
[48] Doddi S, Singhal T, Kasem A, Desai A (2011) A single institution experience with skin sparing mastectomy and immediate breast reconstruction. Ann R Coll Surg Engl 93(5):382–384

第21章 保留乳头的乳房切除术

Nipple-Sparing Mastectomy

Damian McCartan　Virgilio S. Sacchini　著
毛洁飞　译　俞　洋　校

一、概述

保留乳头的乳房切除术，也称为全皮肤保留的乳房切除术，指切除所有乳房腺体组织，保留乳房皮肤、乳头－乳晕复合体（NAC）和乳房下皱襞。它是保留皮肤的乳房切除术的又一进步，其目的是使乳房切除术后的美容效果最大化。导致早期乳腺癌患者近期乳房切除率上升的因素很多[1,2]。MRI 检查项目的应用越来越多[3]，患者乳腺癌家族史[4]及有害 *BRCA1/2* 基因突变的检测机会增多，这些都是增加乳房切除率的一些因素。评估保留乳头的乳房切除术主要关注于治疗性乳房切除术的患者 NAC 隐匿性肿瘤受累的风险，术后早期 NAC 坏死和缺失的风险及肿瘤复发的长期风险，预防性手术的患者在保留的 NAC 中发生肿瘤的情况。

二、适应证及选择标准

存在 *BRCA1* 基因有害突变的女性到 70 岁时患乳腺癌的预估风险为 55%～65%，而具有 *BRCA2* 基因有害突变的女性为 45%[5]。四项前瞻性研究表明，双侧预防性乳房切除可显著降低这些女性患乳腺癌的风险[6]。尽管有替代降低风险的策略，如化学预防和定期监测，但这些女性中约有 1/2 会选择手术降低风险[7]。在评估这些患者是否适合做保留乳头的乳房切除术时，由于没有已知乳腺癌，所以仅需要评估患者因素。保留乳头的乳房切除术的相对禁忌证包括吸烟史、大乳房和 3/4 级下垂度。

预防性乳房切除术发现隐匿性癌症的预估风险约为 5%。大多数高风险的已知突变携带者将在手术前 1 年内接受 MRI 检查。MRI 对于排除浸润性乳腺癌具有很高的阴性预测价值。如果患者最近进行了一次诊断性乳房 MRI 检查，并且未显示出任何令人担忧的证据，则在进行乳房切除术时我们不进行前哨淋巴结活检[8]。然而，由于可能在最终病理上发现隐匿性乳腺癌，在进行外科手术时对未行 MRI 检查的患者进行前哨淋巴结活检是合理的，类似于做乳房切除术治疗导管原位癌的病例进行前哨淋巴结活检的基本原理。

在对已知乳腺癌患者考虑行保留乳头乳房切除术时，术前应考虑多种肿瘤因素。有皮肤或乳头受累临床证据的病例，如血性乳头溢液症状，不适合行保留乳头的乳房切除术。随着保留乳头的乳房切除术经验的增加，就肿瘤与乳头的距离而言，适应证标准已经扩大[9]。早期报道的一项阈值是根据超声和乳腺 X 线检查进行评估的，要求肿瘤距 NAC 至少 2cm 的距离[10]。现在，如果在临床或放射学评估中肿瘤或钙化临近 NAC，则许多机构选择使用 MRI。并非所有保留乳头的乳房切除术病例都需要常规行MRI检查。MRI检测的肿瘤到NAC的距离是最终病理学发现隐匿性NAC的重要预测[10]。我们目前的临界值是肿瘤或微钙化距离NAC小于1cm，这些患者排除做保留乳头的乳房切除术。这些标准基于非随机数据和外科医生的经验。

大多数作者报道说，保留乳头的乳房切除术后乳头的勃起功能和敏感性都会降低，这一结果在向患者提供术后期望咨询时给他们带来一定的压力。

三、外科技术

通过采用多种皮肤切口进行保留乳头的乳房切除术。最常见的描述有：①乳房下皱襞；②乳晕周围（上或下），如果需要的话可进行放射状延伸；③放射状切口；④侧向切口（图21-1）。根据我们的经验，最常用的方法是在乳晕周围切开一个短的侧向延伸部分。当关闭皮肤切口时，要格外仔细，以免NAC偏离或偏斜，这已被认为是乳晕旁入路的常见问题。切开之前，我们小心地向乳晕后组织间隙中注入10ml生理盐水来帮助区分开乳腺组织和NAC的解剖平面间隙。要注意取用切口仅包括乳晕周长的25%～30%，因为更广泛的乳晕周围切口会增加NAC坏死的概率[11]。开始游离皮瓣时使用锋利、钩状的拉钩，可以通过侧向伸展在乳房切除平面进行解剖，以改善进入乳晕后组织的通道。

与大多数报道手术技术的作者一样，在解剖乳晕后导管时，我们谨慎地使用剪刀进行锐性解剖。从乳头上解剖出乳腺导管，并注意不要在此平面完全暴露真皮。我们的目标是保留3mm的乳头组织边缘以防止NAC坏死。这种情况下，必须对乳晕后切缘进行组织学评估。因此，在治疗性病例中，我们送冰冻切片病理组织学分析；而在预防性病例中，单独将乳晕后切缘送常规病理组织学分析。在单独送取的乳晕后切缘中如存在原位癌或浸润性癌需要切除NAC。前面描述的保留乳晕乳房切除术，即在乳晕后切缘阳性的情况下，乳头被切除用荷包缝合的方式将乳晕保留闭合切口。但是，没有数据可以证明这种方法是合理的，并且该概念在肿瘤学上似乎并不合理。

乳晕后组织被完全解剖后，对于剩余的乳房腺体切除，可以安全地恢复使用电刀，而有些外科医生利用肿胀液进行锐性游离皮瓣。在减少术后并发症上两种方法都不能体现很好的效果[12]。

支持乳房下皱襞切口的术者指出这是隐藏瘢痕的最好方法。在这种情况下，解剖至腺体后方时首先要注意的是不要在胸大肌下缘进入胸后平面。这种方法在到达外上象限切除腋尾部时很难操作。光源拉钩和可延长的电刀头有利于乳房切除时皮瓣的游离，但对切口选择无关。在乳房切除术中，明智地使用温和的皮瓣牵引，可以防止细小的毛细血管破裂，并有助于保持乳房切除术皮瓣的血液供应。

保留乳头的乳房切除术后的再造选择与保留皮肤的乳腺切除术后的再造选择类似。大多数情况下我们选择组织扩张器置入再造。与组织扩张器相比，直接假体或自体再造需要更大的体积，这会增加NAC和皮瓣的压力，从而增加坏死的可能性。

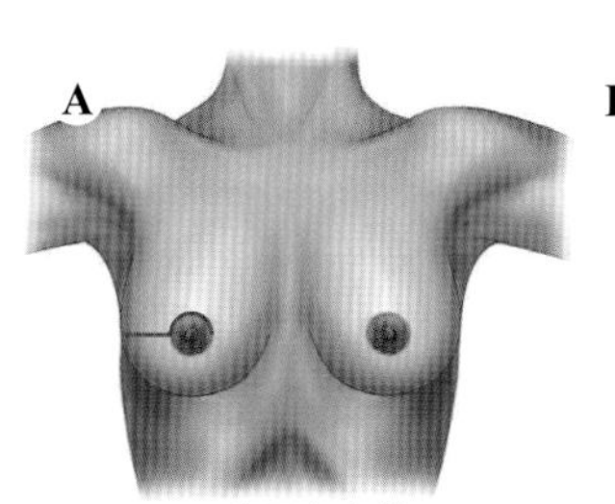

— 环乳晕加侧切口

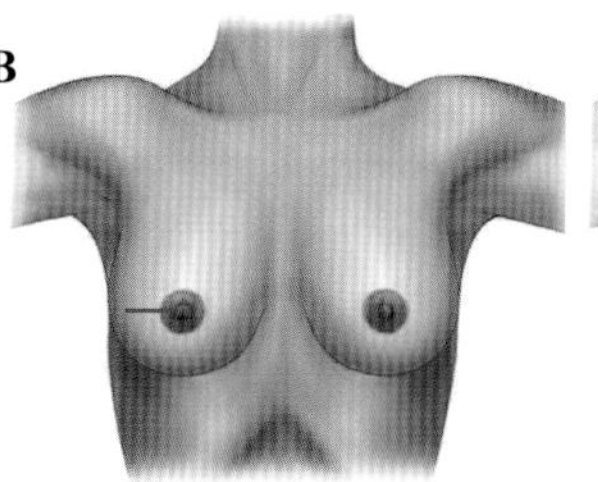

— 环乳头加侧切口

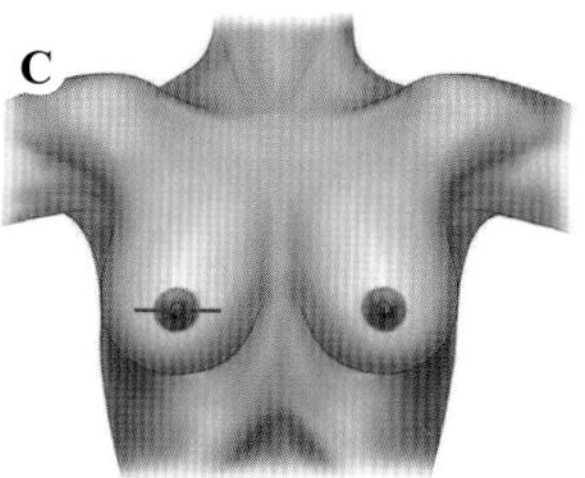

— 经乳头或乳晕切口

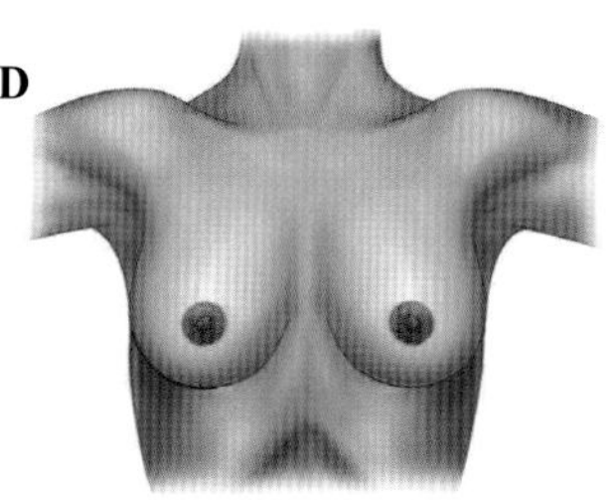

— 乳房下皱襞切口

▲图21-1 保留乳头的乳房切除术可能的皮肤切口类型

与乳头病变相关的最常见因素包括肿瘤的大小和位置、肿瘤与乳头的距离及腋窝淋巴结转移[13-15]。最近的一系列研究表明，在600多例保留乳头的乳房切除术病例中，乳头受累病理为导管原位癌或浸润性癌的比例为5.1%，与2013年Meta分析的6.4%相当[9, 16]。

四、并发症

保留乳头的乳房切除术与保留皮肤的乳房切除术在皮瓣坏死和假体丢失上存在相同的概率，但保留乳头的乳房切除术在NAC坏死上有更高概率。最近的一项前瞻性研究发现，在606例即刻切除再造的乳腺切除术中保留乳头是皮瓣坏死的独立危险因素[17]。总体而言，保留乳头的乳房切除术早期术后风险要高于保留皮肤的乳房切除术[18]。在一系列文章中，描述了需要手术清创的大片皮瓣坏死发生率为3%～7%[9, 19, 20]。在16项包含2343例乳房再造手术的研究中，保留乳头乳房切除术后的假体丢失率为3.9%，与我们最近的经验相似[16, 20]。

NAC坏死指从轻度的暂时性表皮脱落（无长期后遗症）到完全坏死，迫使返回手术室进行清创术导致NAC丢失（图21-2）。有报道的NAC坏死率为1%～41%。而最近通过对21项关于保留乳头的乳房切除术的研究进行系统回顾，分析得出NAC丢失率为2.0%[21]。表21-1[9, 20, 22-25]展示了一些研究中的早期术后结局，这些研究明确报道了术后并发症的短期结局。在这些研究中，早期假体的平均丢失率为8%，这一风险对患者术前告知非常重要。

存在使用激光辅助的吲哚菁绿血管造影技术（SPY Elite®）（Novadaq，Bonita Springs，FL）进行术中皮肤血流灌注的评估[26]。使用专用的红外热像仪计算机系统来识别NAC的灌注模式，已描述了其中的3种模式。当灌注主要来自下面的乳腺组织时，缺血性并发症的发生率最高。然而，该技术的临床用途尚未明确。需进一步研究，以确定可能有益的患者亚组使用经济有效的方式来协助术中决策（图21-3）。

五、美容效果

支持保留乳头乳房切除术的理论之一是在女性中保留NAC可以提高心理满意度并减少残缺感。极少的研究使用经过验证的预后工具来比较保留乳头和保留皮肤的乳房切除术的美学效果。调查报告确实表明，与乳房切除术后再完成乳头－乳晕再造相比，保留NAC与提高患者的满意度，改善身体形象和心理适应性有关[27]。经过2年以上的随访，由Breast-Q患者报道结局工具评估的“对乳房的满意度”和“对结局的满意度”得分在接受保留皮肤的乳房切除术或保留乳头乳房切除术的40位患者中相似[28]。一定范围的疾病（更严重的阶段）、患者（BMI，社会经济状况）和手术变量（假体与自体再造）会影响乳房切除术后患者报道的结局。保留乳头的乳房切除术后，大多数患者确实对乳头外观感到满意并拥有相对较低的身体形象相关困扰[28, 29]。评估保留乳头乳房切除术后NAC敏感性的研究已经证实，大多数女性在手术后客观上感觉很少或没有感觉[28, 30]。其他保留乳头乳房切除术后不满意的方面，还包括对NAC的位置感到失望、性愉悦感降低、触摸时保留的NAC过于敏感及乳头丧失勃起能力。这些不满强调了在术前评估患者动机和偏好时进行详细的术前告知的重要性（图21-4）。

与保留皮肤的乳房切除术一样，保留乳头的乳房切除术术后放疗会对长期的美容效果产生负面影响，这将在第59章中进一步讨论[31]。

六、肿瘤安全性

保留乳头乳房切除术与保留皮肤的乳房切除术一样，他们的长期肿瘤学效果尚不明确。迄今为止，尚无随机试验研究局部复发率，并且基于已发表的回顾性队列研究的低事件发生率，不太可能进行此类试验。目前，已报道肿瘤学结局的队列研究尚未达到我们在乳腺外科肿瘤学中所期望的5年随访期。明确的肿瘤预后报道需要通过

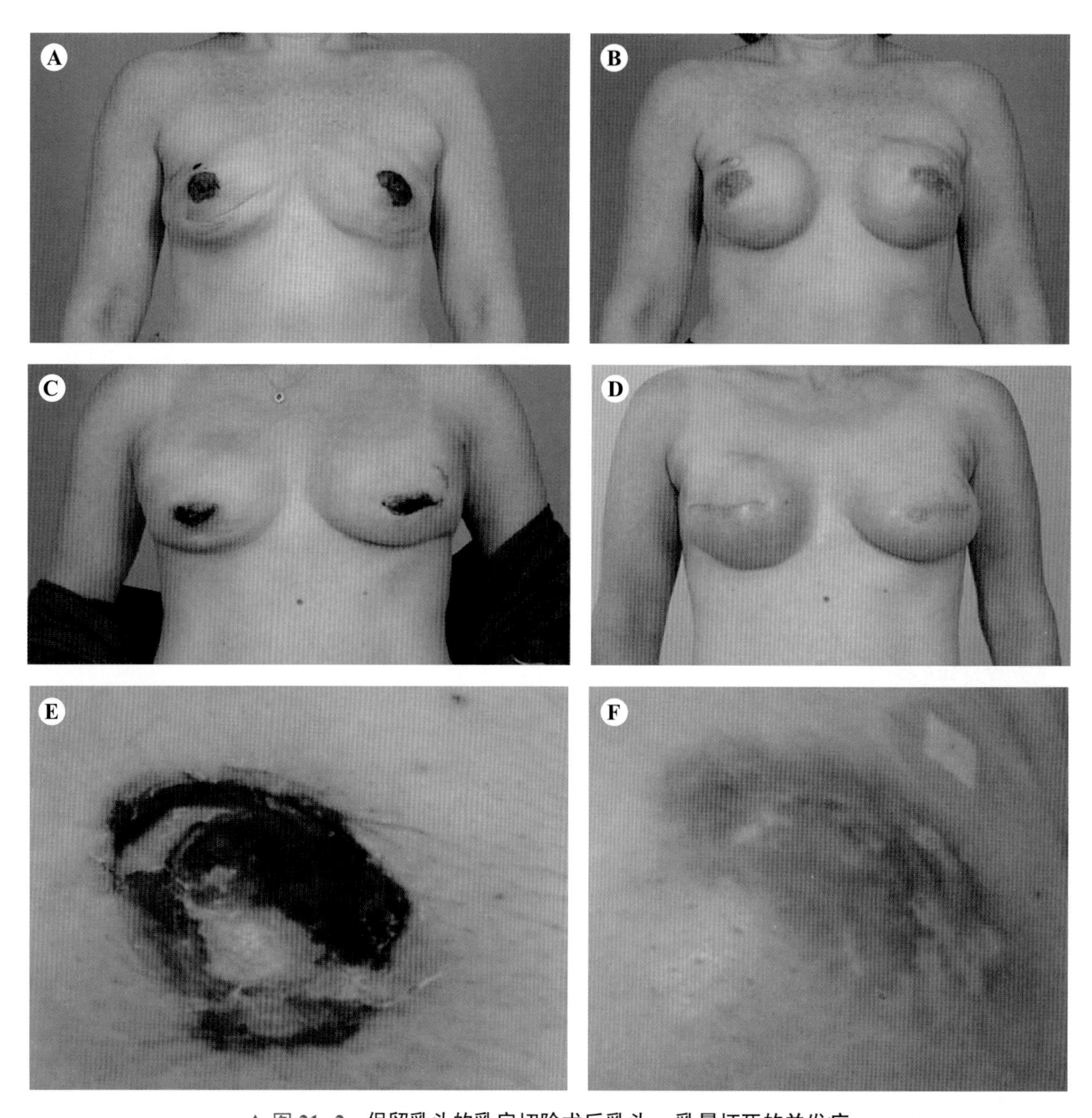

▲ 图 21-2 保留乳头的乳房切除术后乳头 – 乳晕坏死的并发症

A. 乳头部分坏死导致一部分 NAC 丢失；B. 假体更换后，最后 NAC 的美容效果不佳；C. 完全乳头坏死导致整个 NAC 丧失；D. 假体更换后 C 中完全乳头坏死去除后的最终结果；E. 部分乳头坏死的特征图像；F. 术后 4 个月出现乳头部分坏死

引自 Dr. Virgilio S. Sacchini, Memorial Sloan Kettering Cancer Center, New York, NY, USA

癌症登记数据或单一机构的完整、更新的报道来继续研究，以证实在未来几年随访中低局部复发率是一致的。表 21-2 [10、21、23、31-39] 包含 12 项治疗性（包括浸润性癌和导管原位癌）保留乳头乳房切除术的研究的详细资料，这些研究平均随访了 4 年或更长时间。平均局部复发率为 6.6%，与上一章提到的保留皮肤乳房切除术 5.7% 的概率相当。这些说明了在保留的 NAC 和残留的皮肤包膜都会复发。有相当多随访＜ 4 年关于预后的报道，随着这些队列研究的成熟，需要持续报道长期的局部复发结局，以继续评估保留乳头的乳房切除术的肿瘤安全性。

电子术中放疗的使用作为一种辅助手段，以减少局部复发的目的在第 15 章中进行了描述。

七、结论

保留乳头乳房切除术已进入日常乳腺外科肿

表 12–1　保留乳头乳房切除术后乳头 – 乳晕坏死和假体丢失

研究 / 年份	国　家	研究时段	研究例数	部分 NAC 坏死（%）	NAC 丢失（%）	假体丢失（%）
Crowe（2008）[22]	美国	2001—2007	149	2.6	1.3	—
Kim（2010）[23]	韩国	2001—2006	115	13.0	9.6	—
Radovanovic（2010）[24]	塞尔维亚	2004—2008	214	—	2.5	5.6
Manning（2015）[20]	美国	2005—2013	177	7.3	4.5	3.5
Wang（2014）[9]	美国	2005—2012	981	5.0	2.1	8.2
Warren Peled（2012）[25]	美国	2001—2010	657	2.0	1.5	9.9
总数			2293	4.5	2.5	8.1

NAC. 乳头 – 乳晕复合体

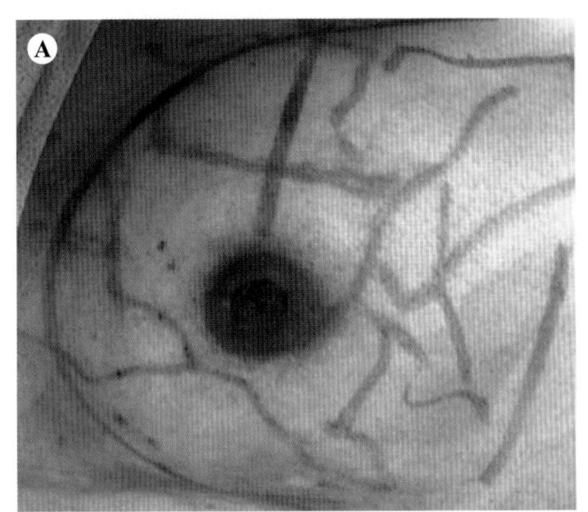

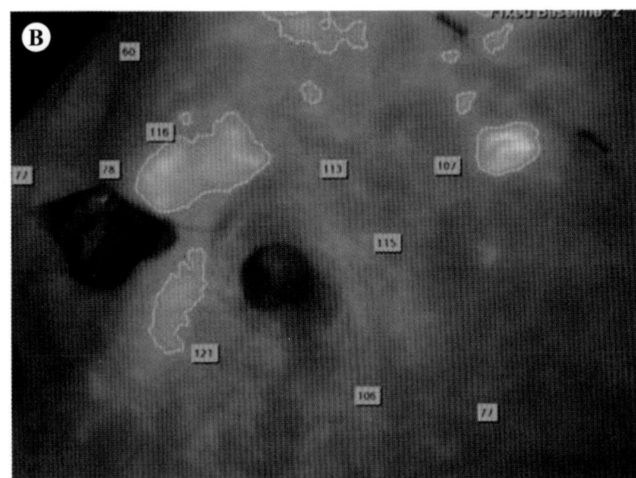

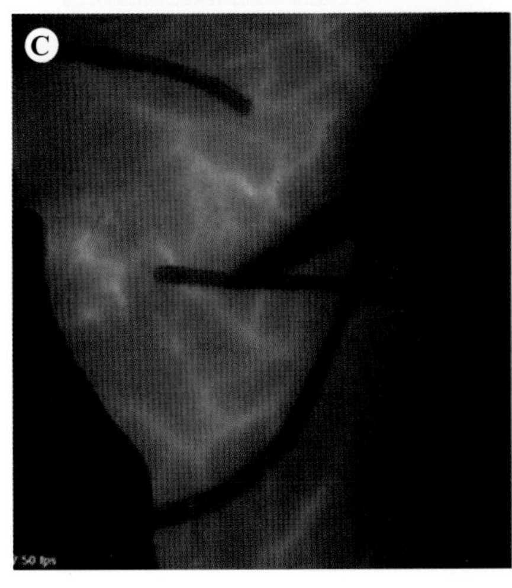

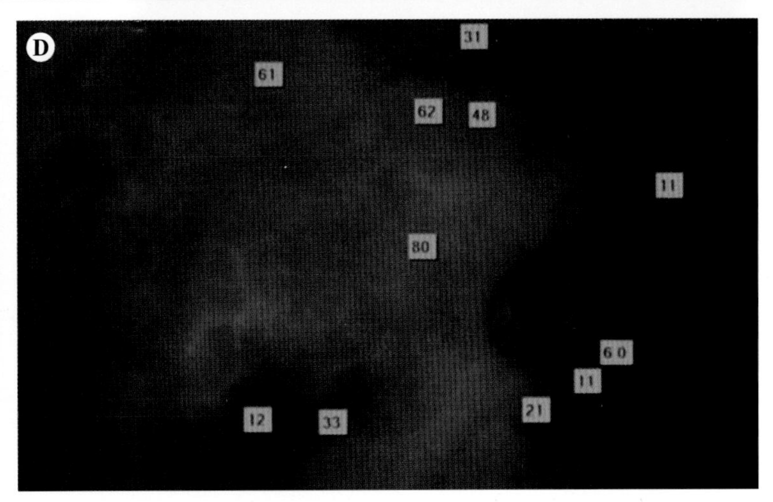

▲ 图 21–3　术中应用皮肤血流灌注评估

A. 吲哚菁绿血管造影术前标记的皮瓣血管；B. 在假体放置前通过侧向切口保留乳头的乳房切除术后的良好灌注；C. 可以调整皮肤切口，以避免在切开前血管造影术中发现较大的皮瓣血管；D. 吲哚菁绿色血管造影（SPY Elite®）后保留乳头的乳房切除术后乳头 – 乳晕复合体血流灌注不良（引自 Dr. Virgilio S. Sacchini, Memorial Sloan Kettering Cancer Center, New York, NY, USA）

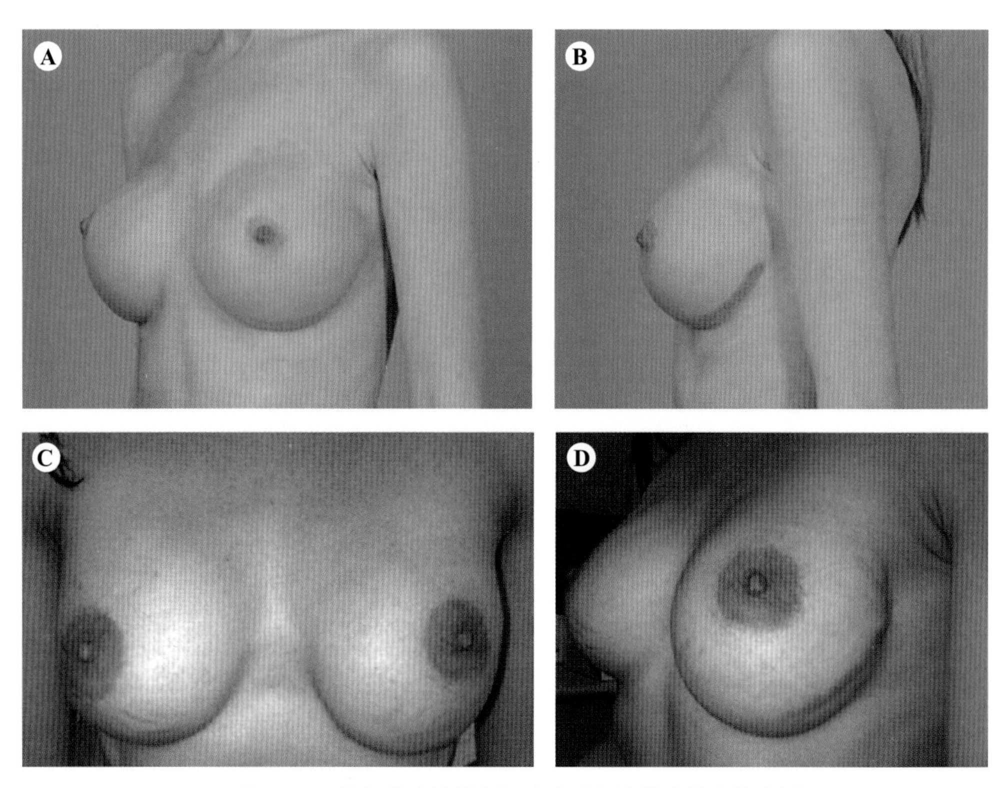

▲ 图 21-4 保留乳头的乳房切除术后最终美容效果的案例

A 和 B. 乳房下皱襞切口保留乳头的乳房切除术后 2 年的前视图和侧视图；C 和 D. 通过乳房下皱襞切口保留乳头的乳房切除术后 3 年的前视图和侧视图（引自 Dr. Virgilio S. Sacchini, Memorial Sloan Kettering Cancer Center, New York, NY, USA）

表 21-2 保留乳头乳房切除术后中位随访≥ 4 年的局部复发研究

作者 / 年份	国 家	研究时段	研究例数	随访时间（个月）	局部复发（%）
Caruso（2006）[10]	意大利	1994—2004	50	66	2.0
Benediktsson（2008）[32]	瑞典	1988—1994	216	156	24
Gerber（2009）[31]	德国	1994—2000	60	101	11.7
Kim（2010）[23]	韩国	2001—2006	152	60	2.0
Jensen（2011）[33]	美国	1997—2008	99	60	3.0
Petit（2012）[21]	意大利	2002—2007	934	50	5.1
Shi（2012）[34]	中国	2000—2008	35	68	5.7
Sakurai（2013）[35]	日本	1985—2004	788	87	8.2
Stanec（2014）[36]	克罗地亚	1997—2012	252	63	3.7
Shimo（2015）[37]	日本	2000—2013	413	47	5.8
Seki（2015）[38]	日本	2003—2013	121	60	7.6
Sakamoto（2015）[39]	日本	2003—2011	404	61	2.6
总数			3524	平均：69	6.6（95%CI 5.8%～7.5%）

CI. 置信区间

瘤学领域。该技术适用于选择适当的患者，可提供良好的美容效果，大大提高患者对乳房切除术整体的满意度。患者在术前需要被充分告知由于乳头后切缘评估阳性或缺血性并发症而导致 NAC 丢失的风险。重要的是要确保患者了解，尽管有希望，但有关治疗和预防手段的肿瘤预后数据尚不能涵盖长期预后，并且风险的绝对降低并非 100%。

参考文献

[1] Albornoz CR, Matros E, Lee CN, Hudis CA, Pusic AL, Elkin E, Bach PB, Cordeiro PG, Morrow M (2015) Bilateral mastectomy versus breast-conserving surgery for early-stage breast cancer: the role of breast reconstruction. Plast Reconstr Surg 135(6):1518–1526
[2] Kummerow KL, Du L, Penson DF, Shyr Y, Hooks MA (2015) Nationwide trends in mastectomy for early-stage breast cancer. JAMA Surg 150(1):9–16
[3] Houssami N, Turner R, Morrow M (2013) Preoperative magnetic resonance imaging in breast cancer: meta-analysis of surgical out-comes. Ann Surg 257(2):249–255
[4] Hawley ST, Jagsi R, Morrow M, Janz NK, Hamilton A, Graff JJ, Katz SJ (2014) Social and clinical determinants of contralateral prophylactic mastectomy. JAMA Surg 149(6):582–589
[5] Chen S, Parmigiani G (2007) Meta-analysis of BRCA1 and BRCA2 penetrance. J Clin Oncol 25(11):1329–1333
[6] De Felice F, Marchetti C, Musella A, Palaia I, Perniola G, Musio D, Muzii L, Tombolini V, Benedetti Panici P (2015) Bilateral risk- reduction mastectomy in BRCA1 and BRCA2 mutation carriers: a meta-analysis. Ann Surg Oncol 22(9):2876–2880
[7] Chai X, Friebel TM, Singer CF, Evans DG, Lynch HT, Isaacs C, Garber JE, Neuhausen SL, Matloff E, Eeles R, Tung N, Weitzel JN, Couch FJ, Hulick PJ, Ganz PA, Daly MB, Olopade OI, Tomlinson G, Blum JL, Domchek SM, Chen J, Rebbeck TR (2014) Use of risk-reducing surgeries in a prospective cohort of 1,499 BRCA1 and BRCA2 mutation carriers. Breast Cancer Res Treat 148(2):397–406
[8] McLaughlin SA, Stempel M, Morris EA, Liberman L, King TA (2008) Can magnetic resonance imaging be used to select patients for sentinel lymph node biopsy in prophylactic mastectomy? Cancer 112(6):1214–1221
[9] Wang F, Peled AW, Garwood E, Fiscalini AS, Sbitany H, Foster RD, Alvarado M, Ewing C, Hwang ES, Esserman LJ (2014) Total skin-sparing mastectomy and immediate breast reconstruction: an evolution of technique and assessment of outcomes. Ann Surg Oncol 21(10):3223–3230
[10] Caruso F, Ferrara M, Castiglione G, Trombetta G, De Meo L, Catanuto G, Carillio G (2006) Nipple sparing subcutaneous mastec-tomy: sixty-six months follow-up. Eur J Surg Oncol 32(9):937–940
[11] Garwood ER, Moore D, Ewing C, Hwang ES, Alvarado M, Foster RD, Esserman LJ (2009) Total skin-sparing mastectomy: complica-tions and local recurrence rates in 2 cohorts of patients. Ann Surg 249(1):26–32
[12] Khavanin N, Fine NA, Bethke KP, Mlodinow AS, Khan SA, Jeruss JS, Hansen NM, Kim JY (2014) Tumescent technique does not increase the risk of complication following mastectomy with imme-diate reconstruction. Ann Surg Oncol 21(2):384–388
[13] Billar JA, Dueck AC, Gray RJ, Wasif N, Pockaj BA (2011) Preoperative predictors of nipple-areola complex involvement for patients undergoing mastectomy for breast cancer. Ann Surg Oncol 18(11):3123–3128
[14] Schecter AK, Freeman MB, Giri D, Sabo E, Weinzweig J (2006) Applicability of the nipple-areola complex-sparing mastectomy: a prediction model using mammography to estimate risk of nipple- areola complex involvement in breast cancer patients. Ann Plast Surg 56(5):498–504; discussion 504
[15] Zhang H, Li Y, Moran MS, Haffty BG, Yang Q (2015) Predictive factors of nipple involvement in breast cancer: a systematic review and meta-analysis. Breast Cancer Res Treat 151(2):239–249
[16] Piper M, Peled AW, Foster RD, Moore DH, Esserman LJ (2013) Total skin-sparing mastectomy: a systematic review of onco-logic outcomes and postoperative complications. Ann Plast Surg 70(4):435–437
[17] Matsen CB, Mehrara B, Eaton A, Capko D, Berg A, Stempel M, Van Zee KJ, Pusic A, King TA, Cody HS 3rd, Pilewskie M, Cordeiro P, Sclafani L, Plitas G, Gemignani ML, Disa J, El-Tamer M, Morrow M (2016) Skin flap necrosis after mastectomy with reconstruction: a prospective study. Ann Surg Oncol 23(1):257–264
[18] Gould DJ, Hunt KK, Liu J, Kuerer HM, Crosby MA, Babiera G, Kronowitz SJ (2013) Impact of surgical techniques, biomaterials, and patient variables on rate of nipple necrosis after nipple-sparing mastectomy. Plast Reconstr Surg 132(3):330e–338e
[19] de Alcantara Filho P, Capko D, Barry JM, Morrow M, Pusic A, Sacchini VS (2011) Nipple-sparing mastectomy for breast cancer and risk-reducing surgery: the Memorial Sloan-Kettering Cancer Center experience. Ann Surg Oncol 18(11):3117–3122
[20] Manning AT, Wood C, Eaton A, Stempel M, Capko D, Pusic A, Morrow M, Sacchini V (2015) Nipple-sparing mastectomy in patients with BRCA1/2 mutations and variants of uncertain signifi-cance. Br J Surg 102(11):1354–1359
[21] Petit JY, Veronesi U, Orecchia R, Curigliano G, Rey PC, Botteri E, Rotmensz N, Lohsiriwat V, Cassilha Kneubil M, Rietjens M (2012) Risk factors associated with recurrence after nipple-sparing mastectomy for invasive and intraepithelial neoplasia. Ann Oncol 23(8):2053–2058
[22] Crowe JP, Patrick RJ, Yetman RJ, Djohan R (2008) Nipple-sparing mastectomy update: one hundred forty-nine procedures and clinical outcomes. Arch Surg 143(11):1106–1110; discussion 1110
[23] Kim HJ, Park EH, Lim WS, Seo JY, Koh BS, Lee TJ, Eom JS, Lee SW, Son BH, Lee JW, Ahn SH (2010) Nipple areola skin- sparing mastectomy with immediate transverse rectus abdominis musculo-cutaneous flap reconstruction is an oncologically safe procedure: a single center study. Ann

Surg 251(3):493–498
[24] Radovanovic Z, Radovanovic D, Golubovic A, Ivkovic-Kapicl T, Bokorov B, Mandic A (2010) Early complications after nipple-sparing mastectomy and immediate breast reconstruction with silicone prosthesis: results of 214 procedures. Scand J Surg 99(3):115–118
[25] Warren Peled A, Foster RD, Stover AC, Itakura K, Ewing CA, Alvarado M, Hwang ES, Esserman LJ (2012) Outcomes after total skin-sparing mastectomy and immediate reconstruction in 657 breasts. Ann Surg Oncol 19(11):3402–3409
[26] Wapnir I, Dua M, Kieryn A, Paro J, Morrison D, Kahn D, Meyer S, Gurtner G (2014) Intraoperative imaging of nipple perfusion pat-terns and ischemic complications in nipple-sparing mastectomies. Ann Surg Oncol 21(1):100–106
[27] Didier F, Radice D, Gandini S, Bedolis R, Rotmensz N, Maldifassi A, Santillo B, Luini A, Galimberti V, Scaffidi E, Lupo F, Martella S, Petit JY (2009) Does nipple preservation in mastectomy improve satisfaction with cosmetic results, psychological adjustment, body image and sexuality? Breast Cancer Res Treat 118(3):623–633
[28] van Verschuer VM, Mureau MA, Gopie JP, Vos EL, Verhoef C, Menke-Pluijmers MB, Koppert LB (2016) Patient satisfaction and nipple-areola sensitivity after bilateral prophylactic mastectomy and immediate implant breast reconstruction in a high breast can-cer risk population: nipple-sparing mastectomy versus skin-sparing mastectomy. Ann Plast Surg 77(2):145–152
[29] Peled AW, Duralde E, Foster RD, Fiscalini AS, Esserman LJ, Hwang ES, Sbitany H (2014) Patient-reported outcomes and satisfaction after total skin-sparing mastectomy and immediate expander- implant reconstruction. Ann Plast Surg 72(Suppl 1):S48–S52
[30] Yueh JH, Houlihan MJ, Slavin SA, Lee BT, Pories SE, Morris DJ (2009) Nipple-sparing mastectomy: evaluation of patient sat-isfaction, aesthetic results, and sensation. Ann Plast Surg 62(5): 586–590
[31] Gerber B, Krause A, Dieterich M, Kundt G, Reimer T (2009) The oncological safety of skin sparing mastectomy with conservation of the nipple-areola complex and autologous reconstruction: an extended follow-up study. Ann Surg 249(3):461–468
[32] Benediktsson KP, Perbeck L (2008) Survival in breast cancer after nipple-sparing subcutaneous mastectomy and immediate recon-struction with implants: a prospective trial with 13 years median follow-up in 216 patients. Eur J Surg Oncol 34(2):143–148
[33] Jensen JA, Orringer JS, Giuliano AE (2011) Nipple-sparing mas-tectomy in 99 patients with a mean follow-up of 5 years. Ann Surg Oncol 18(6):1665–1670
[34] Shi A, Wu D, Li X, Zhang S, Li S, Xu H, Xie H, Fan Z (2012) Subcutaneous nipple-sparing mastectomy and immediate breast reconstruction. Breast Care (Basel) 7(2):131–136
[35] Sakurai T, Zhang N, Suzuma T, Umemura T, Yoshimura G, Sakurai T, Yang Q (2013) Long-term follow-up of nipple-sparing mastec-tomy without radiotherapy: a single center study at a Japanese insti-tution. Med Oncol 30(1):481
[36] Stanec Z, Zic R, Budi S, Stanec S, Milanovic R, Vlajcic Z, Roje Z, Rudman F, Martic K, Held R, Bozo G (2014) Skin and nipple-areola complex sparing mastectomy in breast cancer patients: 15-year experience. Ann Plast Surg 73(5):485–491
[37] Shimo A, Tsugawa K, Tsuchiya S, Yoshie R, Tsuchiya K, Uejima T, Kojima Y, Shimo A, Hayami R, Nishikawa T, Yabuki Y, Kawamoto H, Sudo A, Fukuda M, Kanemaki Y, Maeda I (2016) Oncologic out-comes and technical considerations of nipple-sparing mastectomies in breast cancer: experience of 425 cases from a single institution. Breast Cancer 23(6):851–860
[38] Seki T, Jinno H, Okabayashi K, Murata T, Matsumoto A, Takahashi M, Hayashida T, Kitagawa Y (2015) Comparison of oncologi-cal safety between nipple sparing mastectomy and total mastec-tomy using propensity score matching. Ann R Coll Surg Engl 97(4):291–297
[39] Sakamoto N, Fukuma E, Teraoka K, Hoshi K (2016) Local recur-rence following treatment for breast cancer with an endoscopic nipple-sparing mastectomy. Breast Cancer 23(4):552–560

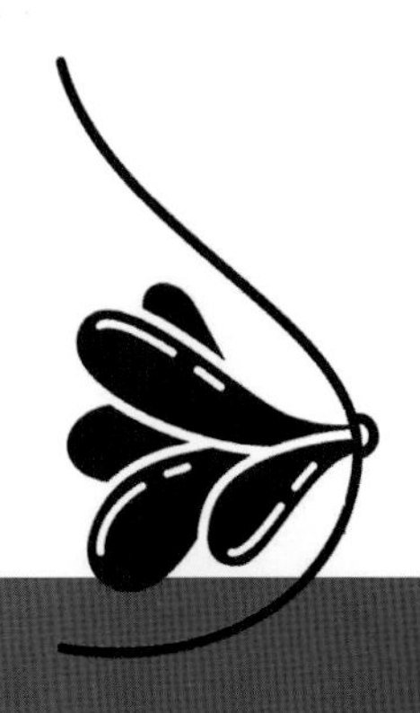

第三篇　部分乳房再造术

Partial Breast Reconstruction

第22章

肿瘤整形手术的术前设计[1]

Preoperative Planning for Oncoplastic Surgery

Cicero Urban　Mario Rietjens　Mahmoud El-Tamer　著
徐柏扬　译　刘春军　校

一、概述

肿瘤整形术（oncoplastic surgery，OP）是乳腺癌治疗领域的重要进展，它既可带来更好的乳房美学及功能疗效，也有利于乳腺癌患者的心理康复，同时扩大了保乳治疗（breast-conserving treatment，BCT）的适应证范围。在应用肿瘤整形术进行即刻部分乳房再造时，需依据患者具体情况来选择不同的手术方式，才能获得既兼具乳房美学与功能修复，又保证双侧对称性的最佳效果。延期乳房再造效果多差于即刻再造，且往往需要再次手术调整形态。因此，肿瘤整形术这一新兴理念以实现即刻再造为目标，强调肿瘤学与美学概念的横向整合[1-17]。

然而，保乳治疗后肿瘤局部复发风险很难完全消除。局部复发可能提示肿瘤恶性程度高或者有新的原发病灶甚至治疗失当；局部复发也可能是由于患者筛选或治疗不当造成的，而高质量的影像学检查、辅助放疗、全身治疗、术中确保切缘阴性能够减少局部复发的发生[18, 19]。在肿瘤切缘方面，外科医生一直面临着这样的困境：如何在保证切除范围足以达到理想肿瘤学疗效的同时，避免组织切除过多而导致的乳房严重畸形或不对称。如果将避免局部复发作为肿瘤外科手术的主要目标，那么确保术后美学效果则是保乳手术的基本原则。

将整形外科技术应用于乳腺肿瘤外科手术是解决这种困境的有效方法。肿瘤整形外科概念在20世纪80年代由欧洲、美国和巴西一些治疗中心提出并应用，这一概念包括三个要素，即理想的肿瘤切除、同侧乳房再造、应用整形外科技术即刻调整对侧乳房对称性[1-17]。因此，肿瘤整形术使同时兼顾肿瘤切除范围及术后乳房美观性成为可能。与前哨淋巴结活检技术类似，肿瘤整形术能够通过提高手术效率和减少损伤来最终实现患者生活质量的改善。

本章将讨论早期乳腺癌的肿瘤整形外科的手术设计，须知术前设计与术中操作具有同等重要性，都是实现最佳肿瘤学、美学效果，同时减少及避免手术决策、技术错误的关键基础。

二、患者选择

肿瘤整形术相较乳房肿物切除术或象限切除术更为复杂且耗时。因此，从肿瘤学、美学和心理学角度筛选患者至关重要。在初次手术中，应

[1] 第22章配有视频，可自行登录 https://doi.org/10.1007/978-3-319-62927-8_22 在线观看。

力求使肿瘤切缘阳性风险降到最低，因为切缘情况在第二次手术中很难再次评估。此外，应尽量减少和防止术后并发症，以避免延误后续辅助治疗。有强烈保乳意愿的患者对此类手术接受程度更高。目前应用肿瘤整形术进行保乳治疗主要针对以下情况：①切除乳房体积超过 20%；②因合并巨乳症而使保留皮肤或乳头的乳房切除术效果较差；③有放疗计划的患者[22]。现阶段应用肿瘤整形术进行保乳治疗的适应证及相对禁忌证见表 22-1。

表 22-1 应用肿瘤整形术进行保乳治疗的适应证及相对禁忌证

适应证
• 切除乳房体积＞ 20%
• 巨乳症
• 严重乳房下垂及不对称
• 皮肤切除位于乳房整形术切除区域内且范围较大
• 肿瘤位于乳房中央、内侧或下级
• 既往有乳房整形手术史
相对禁忌证
• 肿瘤位于乳房内侧且体积较大
• 乳房体积小且无下垂
• 乳房放射治疗史
• 皮肤切除位于乳房整形术切除区域外且范围较大
• 吸烟史或糖尿病控制不佳
• 患者对术后效果期望过高

三、术前设计

在保乳手术中如何选择肿瘤整形术式，关键取决于肿瘤位置、大小和其多灶性、多中心性，以及患者乳房特征及一般临床状况。Cochrane 回顾文献提示，单纯保乳手术中乳房切除体积超过 20% 是导致术后美学效果不佳的唯一危险因素，但在临床实践中，还应注意以下可能的影响因素[22]。

- 肿瘤大小。
- 肿瘤多灶性、多中心性。
- 肿瘤位置及与皮肤距离。
- 肿瘤与乳头 – 乳晕复合体（NAC）距离。
- 放射治疗史及计划。
- 既往乳房整形手术史。
- 乳房体积和形状。
- 乳房下垂程度和不对称程度。
- 乳腺脂肪化程度。

患者的一般临床状况也可能影响手术方式选择。糖尿病患者、吸烟者、胶原蛋白相关疾病患者及 70 岁以上患者面临的美学效果不理想及皮肤愈合不良风险可能更高。大范围肿瘤切除和移动乳头 – 乳晕复合体位置可能带来脂肪坏死、部分或全部乳头 – 乳晕坏死的风险[22]。

肿瘤的理想位置是在明智的切除区域或乳房成形术区域内。若肿瘤临近皮肤且在这一区域之外，则会增加肿瘤整形术的复杂程度，并可能需要应用或联合应用其他非传统技术，其效果并不总能令人满意。对于此类病例或其他需要大范围皮肤切除的患者，应考虑保留皮肤或乳头的乳房切除术。背阔肌肌皮瓣因其皮肤与乳房皮肤颜色和质地差异较大，往往效果欠佳，不应作为首选方法[22]。

乳房体积大且下垂严重患者中，更易于保证足够宽度的肿瘤切除安全距离，从而使肿瘤整形手术效果更佳。因为更易于制订放疗计划，合并巨乳症的乳腺癌患者最适于肿瘤整形手术。在曾行假体隆乳术的患者中，需要考虑到实际乳房组织量的缺乏程度及术后可能出现的严重畸形。对于圆锥形乳房、无乳房下垂、乳房体积小或中等的年轻患者，肿瘤整形术难度最大。对于这类患者，依据肿瘤部位及大小，乳房局部组织皮瓣转移修复效果可能不佳，而保留皮肤或乳头的乳房切除术联合即刻再造往往是最佳选择[22]。

肿瘤整形术的决策需同时基于肿瘤学及美学的概念及原则，结构化的操作指南很难涵盖所有情况，但仍起到一定帮助作用。肿瘤整形术的决策应基于患者乳房情况、肿瘤大小及位置（图 22-1 和图 22-2）[22]。

四、即刻部分乳房再造术

（一）Ⅰ型肿瘤整形术

1. 设计腺体组织瓣

Ⅰ型即刻部分乳房再造术指通过腺体组织瓣

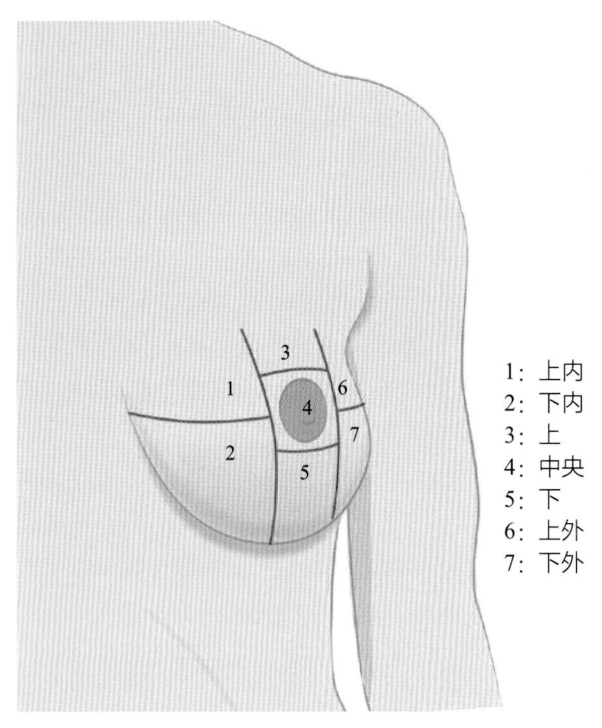

▲ 图 22-1 肿瘤整形手术的乳腺象限

转移，修复传统象限切除术或肿物切除术造成的组织缺损。此类型手术对于未绝经患者获益较大，因为其乳房中腺体组织比例更高，术后脂肪坏死发生率低。对于肿瘤位于乳腺组织较薄的乳房上象限患者，这类手术也较为适合，因为此位置的轻微组织缺损通常难以发现。而对于下象限肿瘤情况则相反，此部位的腺体组织厚度会明显影响外形，若不采用特殊处理方式则可能会导致严重的美学缺陷。对位于乳房下极且体积较小的肿瘤，垂直或斜形切除后拉拢缝合即能够实现满意的腺体塑形。在设计切口时，应综合考虑肿瘤位置及其与皮肤的临近程度（图 22-3 和图 22-4）。

2. 中央象限肿瘤的手术设计方法

肿瘤整形术应用于中央象限肿瘤是保乳治疗早期的一项重大创新，在那之前乳晕后方肿瘤仍意味着乳房切除无法避免。中央象限肿瘤切除联合即刻部分再造的手术方式因乳房体积、下垂程度、下垂类型（垂直或横向）而异。对于无下垂或仅有轻度下垂的乳房，可应用“卷烟荷包”法对合腺体。此法分 2～3 层对合腺体，从而能够塑造乳房中央突度，真皮内缝合留下的局部瘢痕组织能够用于之后再造乳头 – 乳晕复合体，从而使最终瘢痕几乎不可见（图 22-5）。此法唯一缺点是可能因皮肤对合不佳而造成延期愈合。

Grisotti 提出一种适用于肥大且向外下方下垂乳房的术式，该术式源自基于外下蒂旋转的乳房缩小术，通过单独保留一块皮岛，来代替原有的乳头 – 乳晕复合体（图 22-6）。该术式直接将整形外科术式应用于保乳手术，可能文献报道的第一种肿瘤整形术[23]。

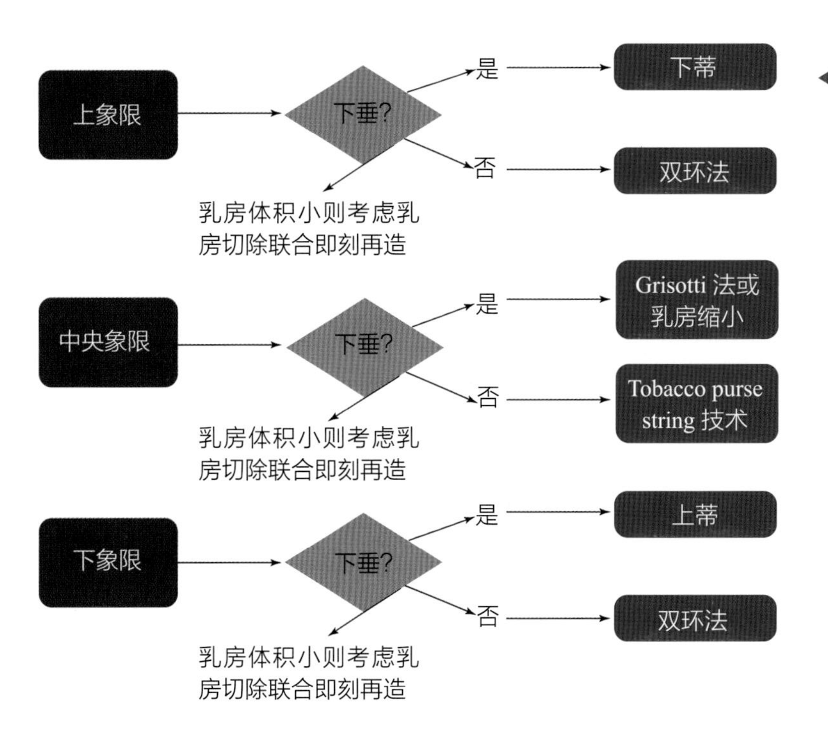

◀ 图 22-2 肿瘤整形手术的决策流程

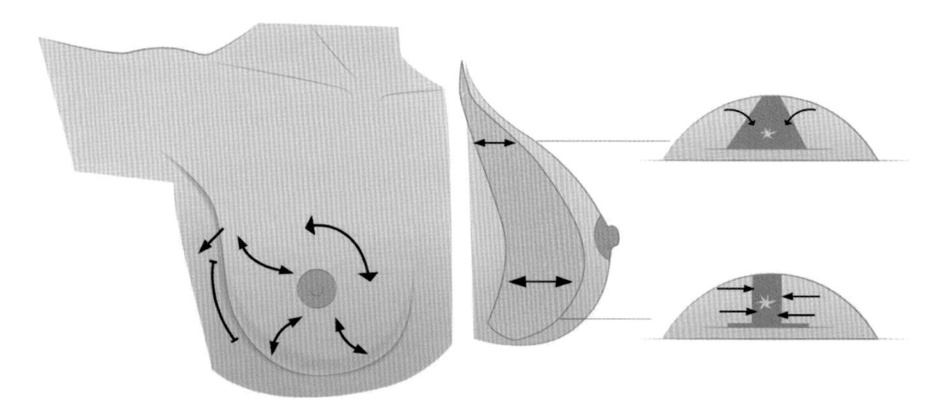

▲ 图 22-3　Ⅰ型腺体组织瓣：皮肤切口及腺体塑形

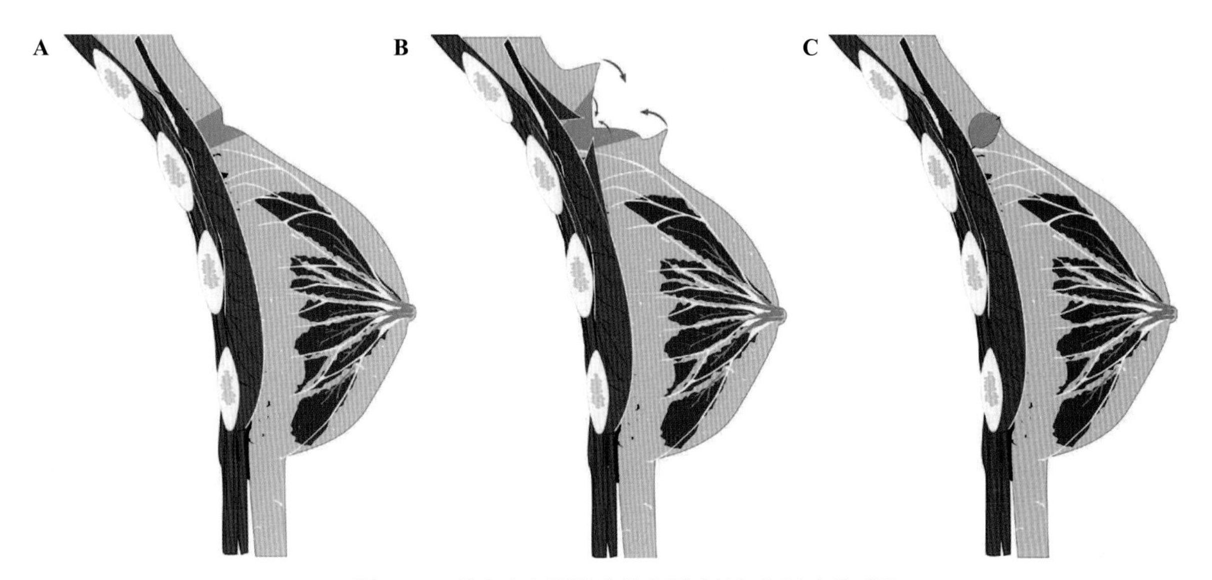

▲ 图 22-4　乳房上象限肿瘤的Ⅰ型腺体组织瓣腺体重塑

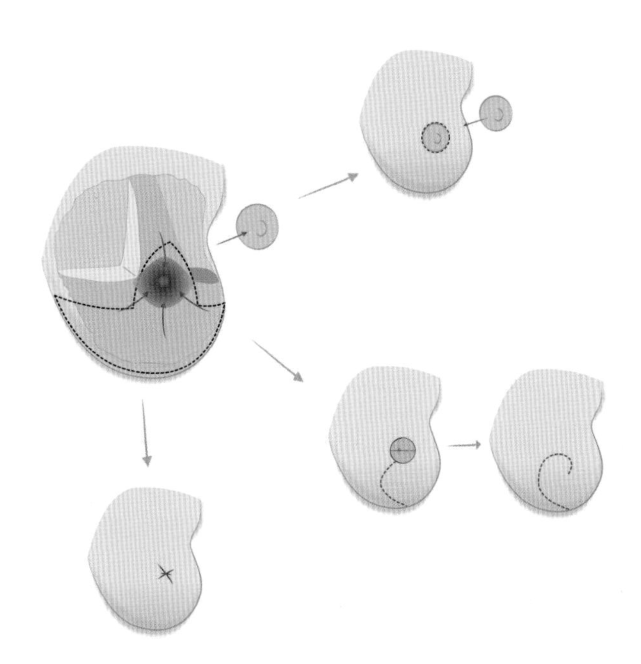

◀ 图 22-5　**tobacco purse string** 技术及真皮腺体瓣法应用于中央象限肿瘤

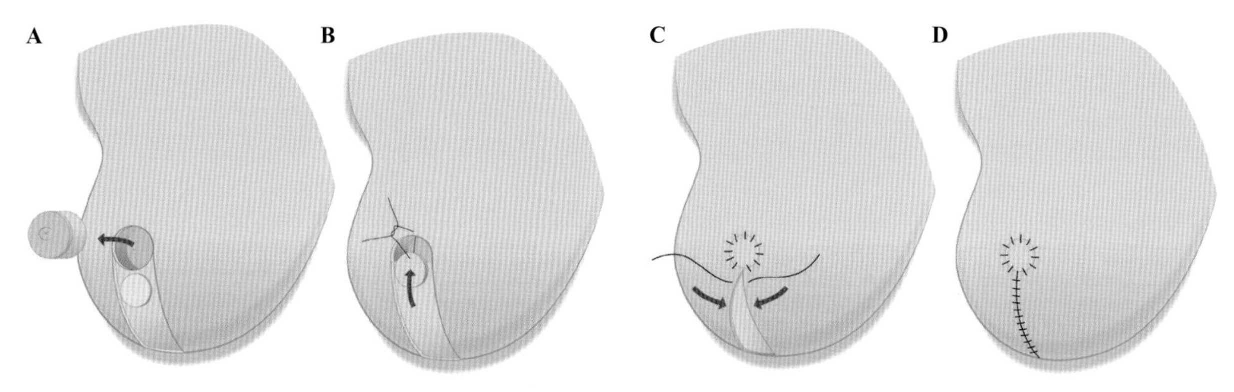

▲ 图 22-6 **Grisotti 法中央象限肿瘤切除即刻再造**

（二）Ⅱ型肿瘤整形术

1. 环乳晕切口法的术前设计

Ⅱ型肿瘤整形术受 Sampaio-Góes[24] 和 Benelli[25] 提出的乳房缩小整形术启发，基于环乳晕切口在皮下组织及腺体间广泛潜行分离，实现乳房外形重塑。此型术式适用于乳房体积小或中等，并伴轻度或中度乳房下垂的患者，其最大优势在于可以适用于乳房各部位肿瘤。

患者站立位进行术前设计，需要确定两个关键点 A 和 B：点 A 代表新乳晕上缘位置，可以通过不同的方法定位，最简单的是取上臂下 1/3 水平。Pitanguy[26] 提出另一种定位方式，医生将手指置于患者下皱襞处向前顶起，其在乳房前表面的投影位置即新乳头位置。因正常乳晕直径约为 45mm，从此点上移 23mm 即为新乳晕上缘。点 B 代表新乳晕下缘的位置，此点应基于与乳房下皱襞最低点距离来定位，该距离在小体积乳房约为 40mm，在大体积且无下垂乳房约为 60mm（图 22-7）。一旦确定此两点，就可以标记椭圆形的去表皮范围。

2. 上蒂法的术前设计

上蒂的设计基于 Pitanguy[26] 及 Lejour[27] 提出的上蒂法乳房缩小整形术，适用于位于肿瘤下象限，乳房体积大或中等，伴轻度至重度乳房下垂的患者。新乳晕上缘（A 点）的定位方法与环

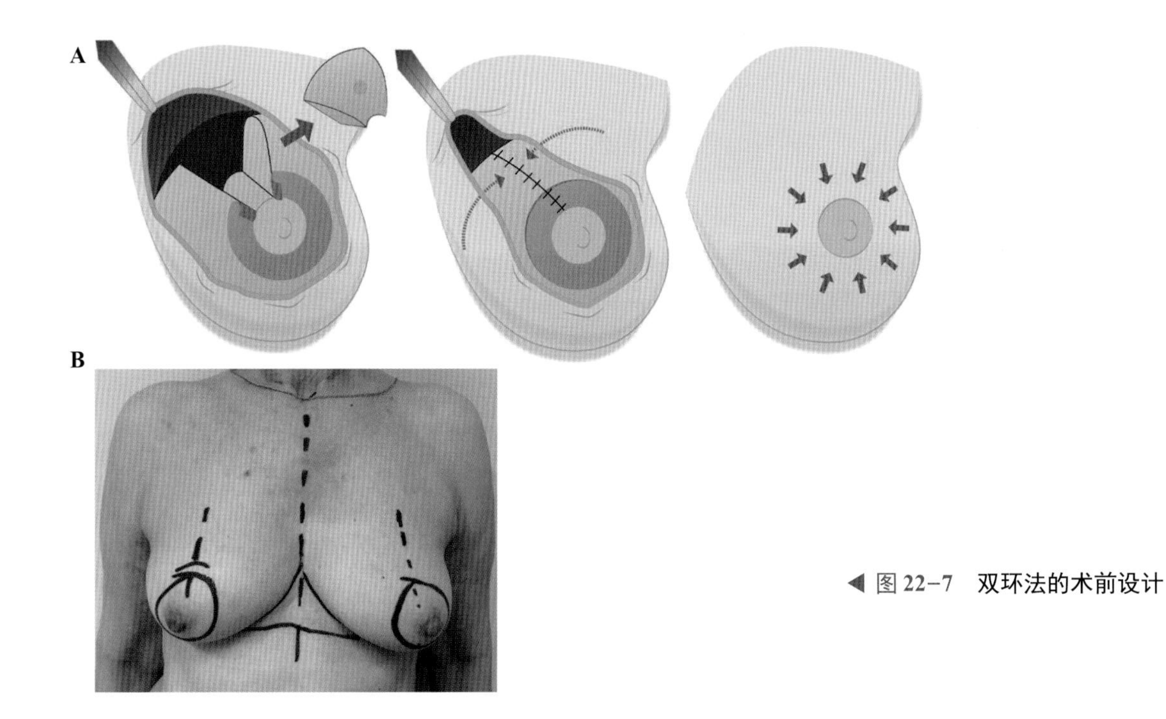

◀ 图 22-7 双环法的术前设计

乳晕切口法相同。新乳晕下缘（B 点）可以通过绘制经线分别为 5–4–4cm 的“倒 T”形来定位，从而即可获得直径约 45mm 的新乳晕。此外，将乳晕周围去表皮范围设计成类似“清真寺屋顶”的形状能够减小 B 点的张力。参照 Lejour [27] 提出的方法，通过动员乳房原内上、外上的腺体组织，对合后创造新乳房垂直方向的立柱。选择垂直切口或“倒 T”切口，取决于乳房肥大及下垂程度。对于体积较小、下垂程度较轻的乳房，仅垂直切口往往足够，而对于体积大且下垂严重的乳房，“倒 T”切口能够避免单纯垂直切口导致的皮肤褶皱过重。垂直或“倒 T”切口的位置可以设计在乳房下极正中（最常见）、内侧或外侧，具体可以根据肿瘤位置和切除皮肤需要而决定，以实现理想的术野及肿瘤切除范围（图 22–8）。

3. 下蒂法的术前设计

Ribeiro 和 Robbins 描述了基于下侧和后侧血管蒂的乳房整形术式，该方法也适用于肿瘤位于乳房内、外上象限的患者 [28, 29]。术前定位及设计与 Pitanguy/Lejour 法相同，应用环乳晕切口及“倒 T”或垂直切口，垂直切口可以呈纵行或斜形。乳头 – 乳晕复合体由下、后侧血管蒂及腺体组织携带，其根部宽度至少保留 6～8cm，这对保留胸大肌外侧缘穿支血管非常重要（图 22–9）。

五、结论

术前设计对肿瘤整形术至关重要，其目的主要包括梳理手术步骤及降低手术风险。在肿瘤整形术中，预测切除后腺体位置、皮肤缺损程度、乳头 – 乳晕复合体相对位置非常重要。实现理想的乳房对称性是手术的巨大挑战，良好的术前设计可以实现更好的肿瘤学和乳房美学功能疗效。术前设计时应注意将术前已经存在的乳房不对称与肿瘤切除结合考虑，同时应当解决患者对手术效果的误解或过高期待，帮助她们意识到肿瘤整形术存在的局限性（图 22–7、图 22–8、图 22–9）。

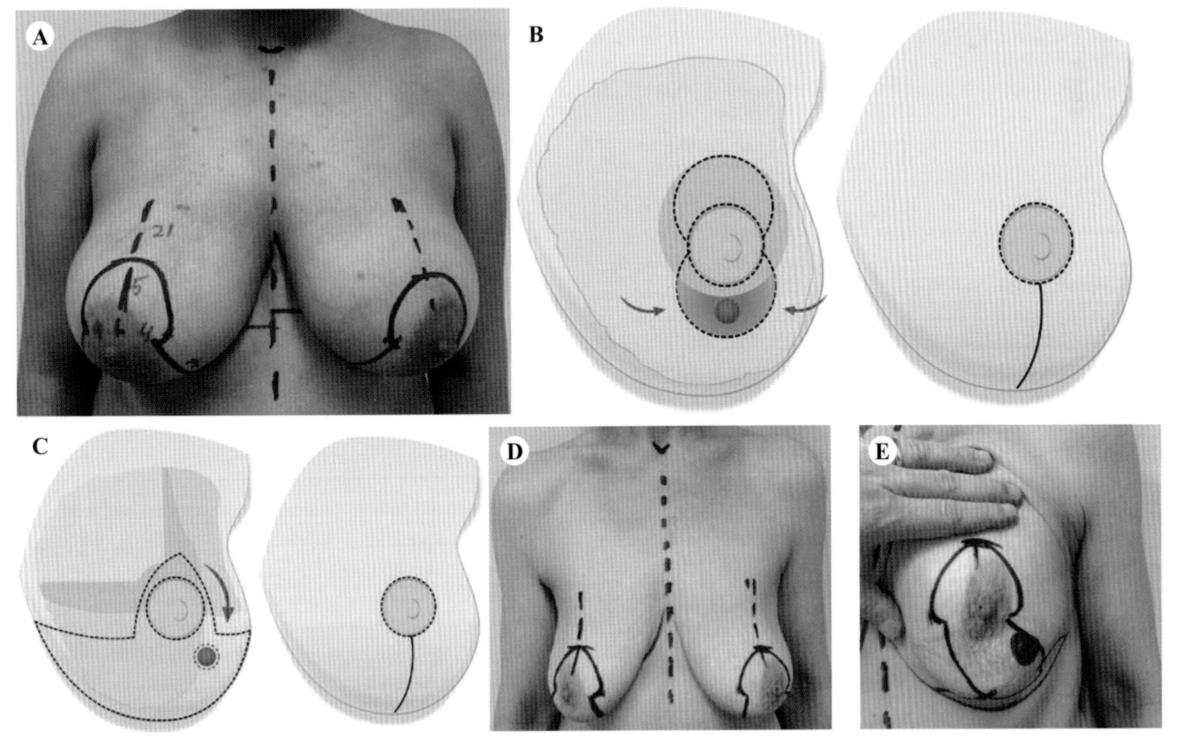

▲ 图 22–8　上蒂法的术前设计示例（肿瘤位于下象限）

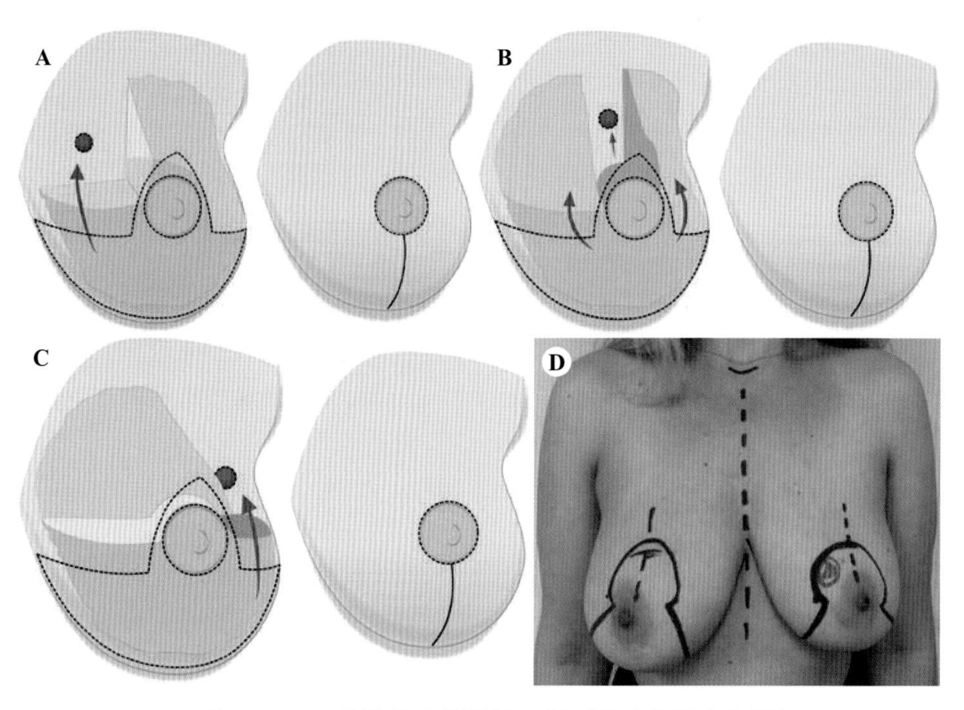

▲ 图 22-9　下蒂法的术前设计示例（肿瘤位于上象限）

参考文献

[1] Clough KB, Kroll SS, Audretsch W (1999) An approach to the repair of partial mastectomy defects. Plast Reconstr Surg 104(2):409–420

[2] Baildam AD (2002) Oncoplastic surgery of the breast. Br J Surg 89(5):532–533

[3] Clough KB, Lewis JS, Couturaud B, Fitoussi A, Nos C, Falcou MC (2003) Oncoplastic techniques allow extensive resections for breast- conserving therapy of breast carcinomas. Ann Surg 237(1):26–34

[4] Clough KB, Cuminet J, Fitoussi A, Nos C, Mosseri V (1998) Cosmetic sequelae after conservative treatment for breast cancer: classification and results of surgical correction. Ann Surg Oncol 41(5):471–481

[5] Sacchini V, Luini A, Tana S, Lozza L, Galimberti V, Merson M et al (1991) Quantitative and qualitative cosmetic evaluation after conservative treatment for breast cancer. Eur J Cancer 27(11):1395–1400

[6] Al-Ghazal SK, Blamey RW, Stewart J, Morgan AA (1999) The cosmetic outcome in early breast cancer treated with breast conservation. Eur J Surg Oncol 25(6):566–570

[7] Al-Ghazal SK, Blamey RW (1999) Cosmetic assessment of breastconserving surgery for primary breast cancer. Breast 8(4):162–168

[8] Olivotto IA, Rose MA, Osteen RT, Love S, Cady B, Silver B et al (1989) Late cosmetic outcome after conservative surgery and radiotherapy: analysis of causes of cosmetic failure. Int J Radiat Oncol Biol Phys 17(4):747–753

[9] Bulstrode NW, Shrotria S (2001) Prediction of cosmetic outcome following conservative breast surgery using breast volume measurements. Breast 10:124–126

[10] Berrino P, Campora E, Santi P (1987) Post quadrantectomy breast deformities: classification and techniques of surgical correction. Plast Reconstr Surg 79(4):567–572

[11] Petit JY, Garusi C, Greuse M, Rietjens M, Youssef O, Luini A et al (2002) One hundred and eleven cases of breast conservation treatment with simultaneous reconstruction at the European Institute of Oncology (Milan). Tumori 88(1):41–47

[12] Rietjens M, Petit JY, Contesso G, Bertin F, Gilles R (1997) The role of reduction mammaplasty in oncology. Eur J Plast Surg 20(5):245–250

[13] Smith ML, Evans GR, Gurlek A, Bouvet M, Singletary SE, Ames FC et al (1998) Reduction mammaplasty: its role in breast conservation surgery for early-stage breast cancer. Ann Plast Surg 41(3):234–239

[14] Losken A, Elwood ET, Styblo TM, Bostwick J 3rd (2002) The role of reduction mammaplasty in reconstructing partial mastectomy defects. Plast Reconstr Surg 109(3):968–975

[15] Spear SL, Pelletiere CV, Wolfe AJ, Tsangaris TN, Pennanen MF (2003) Experience with reduction mammaplasty combined with breast conservation therapy in the treatment of breast cancer. Plast Reconstr Surg 111(3):1102–1109

[16] Stolier A, Allen R, Linhares L (2003) Breast conservation therapy with concomitant breast reduction in large-breasted women. Breast J 9(4):269–271

[17] Spear SL, Burke JB, Forman D, Zuurbier RA, Berg CD (1998) Experience with reduction mammaplasty following breast conservation surgery and radiation therapy. Plast Reconstr Surg 102(6):1913–1916

[18] Fisher B, Anderson S, Bryant J, Margolese RG, Deutsch M, Fisher ER et al (2002) Twenty-year follow-up of a randomized trial comparing total mastectomy, and lumpectomy plus irradiation for the treatment of invasive breast cancer. N Engl J Med 347(16):1233–1241

[19] Veronesi U, Cascinelli N, Mariani L, Greco M, Saccozzi R, Luini A et al (2002) Twenty-year follow-up of a randomized study comparing breast-conserving surgery with radical mastectomy for early breast cancer. N Engl J Med 347(16): 1227–1232
[20] Kaur N, Petit JY, Rietjens M, Maffini F, Luini A, Gatti G et al (2005) Comparative study of surgical margins in oncoplastic surgery and quadrantectomy in breast cancer. Ann Surg Oncol 12(7): 539–545
[21] Rietjens M, Urban CA, Petit JY et al (2007) Long term oncologic results of breast conservation treatment with oncoplastic surgery. Breast 16:387–395
[22] Urban C, Lima R, Schunemann E, Spautz C, Rabinovich I, Anselmi K (2011) Oncoplastic principles in breast conserving surgery. Breast 20(Suppl 3):S92–S95
[23] Galimberti V, Zurrida S, Zanini V, Callegari M, Veronesi P, Catania S et al (1993) Central small size breast cancer: how to overcome the problem of nipple and areola involvement. Eur J Cancer 29A(8):1093–1096
[24] Góes JC (2003) Periareolar mastopexy: double skin technique with mesh support. Aesthet Surg J 23(2):129–135
[25] Benelli L (1990) A new periareolar mammaplasty: the “round block” technique. Aesthet Plast Surg 14(2):93–100
[26] Pitanguy I (1967) Surgical treatment of breast hypertrophy. Br J Plast Surg 20(1):78–85
[27] Lejour M (1999) Vertical mammaplasty: early complications after 250 personal consecutive cases. Plast Reconstr Surg 104(3): 764–770
[28] Ribeiro L, Accorsi A Jr, Buss A, Marcal-Pessoa M (2002) Creation and evolution of 30 years of the inferior pedicle in reduction mammaplasties. Plast Reconstr Surg 110(3):960–970
[29] Robbins TH (1977) A reduction mammaplasty with the areolanipple based on an inferior dermal pedicle. Plast Reconstr Surg 59(1):64–67

第23章 改进乳腺癌外科手术：术式分型及各象限肿瘤整形术图谱

Improving Breast Cancer Surgery: A Classification and Quadrant-per-Quadrant Atlas for Oncoplastic Surgery

Raquel F.D.van la Parra　Claude Nos　Isabelle Sarfati　Krishna B.Clough　著
徐柏扬　译　刘春军　校

一、概述

（一）传统保乳手术的局限性

保乳手术（BCS）联合术后放疗已成为大多数早期乳腺癌患者的首选治疗方案，其生存率与乳房切除术相当，并且能够改善患者术后体态认知及生活质量评分。成功的乳腺癌保乳手术基于以下前提：在保留乳房自然形态的同时，以足够宽的安全距离完全切除肿瘤。通过一次手术同时实现这两个目标可能颇具挑战，并且并非所有患者都能通过保乳手术获得良好的美学效果。肿瘤手术需要切除的组织量是限制因素之一，这里不仅指切除的绝对体积，也指其与乳房的相对体积。如果两个目标均无法实现，则通常建议患者进行乳房切除术。一种替代方法是在术前通过化学或激素疗法缩小肿瘤体积，然而并非所有肿瘤都对新辅助治疗有反应。过去十年中，传统保乳手术所无法解决的挑战性案例激发了乳房整形术新技术的发展和进步。

（二）肿瘤整形术定义

肿瘤整形术（OPS）是一种在不损害乳房自然形态同时，实现肿瘤广泛切除的保乳手术技术。它基于肿瘤外科技术与整形外科技术的整合，可以在肿瘤切除后即刻进行乳房塑形。肿瘤整形术概念并非新生事物，其肿瘤治疗效果在切缘及复发率方面均与传统保乳手术相同[1-4]。

目前有多种肿瘤整形术式可用于保乳治疗，从简单的乳房塑形及组织动员，到能够同时切除多达50%体积的复杂乳房整形。本章目标是建立一套明确的肿瘤整形术式分型体系，并系统性概述其方法，为乳腺外科医生在保乳手术中提供技术参考。

二、肿瘤整形术原则：患者筛选

（一）筛选要素

我们通过三个要素筛选出可能从肿瘤整形术中获益的保乳患者，其中已经得到公认的包括切除组织量和肿瘤位置[5]。第3个要素是腺体密度。综合考虑这三者可以确定肿瘤整形手术的方法和时机，以及减少保乳手术中的臆测成分和不确定性。

（二）切除组织量

第 1 个要素是切除组织量，也是预测手术效果及术后乳房畸形程度的最关键因素。研究表明，切除超过乳房体积 15%～20% 即会造成明显术后畸形[6]。术前需要评估切除组织量与乳房体积的相对比例，精确的评估可以通过系统性测定切除组织重量来实现。保乳手术切除组织平均重量为 20～40g，一般来说，若想在体积中等乳房中避免术后畸形，其切除组织量上限是 80g。

肿瘤整形术可以在保留自然乳房形态同时，显著增加能够切除的组织量。所有肿瘤整形术的研究均表明，中等体积至大体积乳房平均可以切除组织 120～1000g 或更多，同时不会影响保乳手术的美学效果[7]。重塑乳房形态的基础是通过推进或旋转对乳房实质重新定位，以填补切除造成的缺损腔隙。最近 Rainsbury[5] 报道了切取“迷你”背阔肌肌皮瓣以修复缺损的方法，但此方法通常仅适用于体积较小的乳房，此处将不进行讨论。

（三）肿瘤位置

肿瘤位置是影响肿瘤整形术的第 2 个要素。部分乳房区域的肿瘤更容易造成保乳术后畸形。乳房上象限是进行大体积肿瘤切除的理想位置，通过动员相邻乳房组织，能够轻松修复缺损。不理想的肿瘤位置包括乳房下极或内上象限，这些部位的肿瘤通常会导致严重的术后畸形，如切除乳房下极肿瘤后的“鸟嘴”畸形[1]。因此，评估肿瘤位置和相关术后畸形风险是术前设计的关键。我们根据肿瘤位置制定了肿瘤整形术图谱，为乳房各部位肿瘤切除联合即刻乳房整形术提供参考。

（四）腺体密度

腺体密度是乳房整形术前评估不可或缺的组成部分，包括临床及影像学评估。尽管临床检查结果十分可靠，影像学检查的可重复性更好。腺体密度与乳腺组织的脂肪含量有关，并且可以预测安全的腺体分离的范围及出现术后并发症的可能性。根据乳房影像学报道数据系统（BIRADS），腺体密度可分为四类：①脂肪为主腺体；②散在纤维性腺体；③脂肪及腺体均有的异质性致密腺体；④极致密腺体[8]。

对于Ⅰ型肿瘤整形术而言，从皮肤及胸大肌表面潜行剥离乳腺组织（双平面潜行剥离）是手术的主要要求。这种技术能够有效地分离较为致密的腺体（BIRADS 3 级或 4 级），在不造成组织坏死的前提下使其具有一定活动度。而脂肪组织成分较高的低密度腺体（BIRADS 1 级或 2 级）在广泛潜行分离时则具有较高的脂肪坏死风险，因此在对此类乳房中施行Ⅰ型肿瘤整形术时，应当限制剥离的范围，或者改为施行Ⅱ型肿瘤整形术，后者仅在乳腺后层次进行分离，而不会破坏皮肤与乳腺组织的联结。

（五）肿瘤整形术的分型

基于切除组织量及手术难度，我们提出将乳房肿瘤整形术分为两个类型。Ⅰ型手术基于双平面潜行剥离包括乳头 – 乳晕复合体下方的剥离，以及在可能发生乳头偏移时进行重新定位。Ⅱ型手术允许切除大量乳房组织包括由乳房缩小术衍生而来的各类复杂术式。这种“治疗性乳房整形术”能够切除大量皮肤并进行乳房重新塑形[9]，从而创造体积小、外形圆润的乳房形态。

（六）分型系统

我们的分型系统可为肿瘤整形术提供一种实用指南（表 23–1），辅助术前选择适宜的肿瘤整形术式。

- 切除乳房体积＜ 15% 时，Ⅰ型手术通常足够。乳腺外科医师可以进行这项手术，而无须接受整形专业培训。
- 切除乳房体积 15%～50% 时，需要进行Ⅱ型手术，及切除多余皮肤以重塑乳房形态。这类手术基于乳房整形术式，医师需要肿瘤整形术的专业培训。

腺体密度也是筛选患者时需要主要考虑的因素。若乳房实质成分以脂肪为主，则应用Ⅰ型手术会存在风险。在计划对此类乳房施行大范围组

表 23–1　肿瘤整形手术决策指南

分型标准	Ⅰ型手术	Ⅱ型手术
最大切除体积比	15%	15%～50%
塑形是否需要切除皮肤	否	是
是否进行乳房整形术	否	是
腺体密度	致密	致密或以脂肪为主

织切除时，采用Ⅱ型手术更为安全、美学效果更好。

（七）肿瘤整形术的一般注意事项及患者沟通

尽管肿瘤整形术可以获得很高的患者形态满意度，并且在部分情况下避免乳房切除术，但同时也会增加瘢痕的长度及数量。由于切除组织量较大，医师和患者均应认识到Ⅱ型肿瘤整形术可能导致的术后乳房不对称。若患者要求，这一问题可以在术中同时或通过二次手术进行矫正。

所有肿瘤整形术麻醉前，均应使患者上半身坐直来进行术前设计。铺巾时应暴露双侧乳房以便术中进行比较。患者在手术台上的位置应满足可以在术中仰卧及坐位间切换，以便判断乳房形态及对称性。患者双臂外展并固定以暴露腋窝，当无须进行腋窝部位的操作时，也可以将双臂放置在身体两侧。

三、Ⅰ型肿瘤整形术步骤

Ⅰ型肿瘤整形术包括六个步骤（表 23–2，图 23–1、图 23–2），具体分为：①制作切口；②潜行剥离皮肤；③乳头–乳晕复合体；④完整切除皮下脂肪层至胸大肌筋膜层间的乳腺组织；⑤对合组织以填充缺损；⑥必要时在乳晕周围环状去除表皮，以重新定位乳头–乳晕复合体。

肿瘤整形术的基础是确保一定的切缘安全距离，而非最小化切口长度，但过短的切口会限制腺体的活动度，难以游离足够的腺体组织瓣以填补切除后组织缺损，从而无法实现满意的乳房塑形。

表 23–2　Ⅰ级乳腺肿瘤整形手术的步骤

手术操作	结　果
皮肤切口	切口需足够大，容纳腺体切除及腺体整形
剥离皮肤	协助腺体的切除，有利于整形时腺体重塑
剥离乳头–乳晕复合体	避免乳头向切除缺损方向移位
全层切除	避免肿瘤向切除的前缘及后援转移
乳腺腺体再修整	避免远期腺体变形
去除部分表皮、重置 NAC	使 NAC 位于新乳房的中心

手术切口位置由医生自行决定，应保证可以完整切除肿瘤，避免标本碎裂，并有利于充分潜行剥离。对于Ⅰ型手术，如果选择直接在肿瘤上方做切口，则一般沿 Kraissl 张力线切开以减轻瘢痕[10]。在多数情况下，也可应用乳晕外缘切口，并向肿瘤位置进行放射状延长。

（一）皮下潜行剥离

Ⅰ型肿瘤整形术的关键步骤是皮下潜行剥离，这一操作在切除病灶前更容易进行。剥离层次与乳房切除术相同，范围为乳房皮肤罩的 1/4～2/3。皮下潜行剥离有利于切除肿瘤及重新塑形腺体。若存在脂肪坏死的危险因素，如吸烟史或脂肪型腺体，则应适当缩小剥离范围。

（二）潜行剥离乳头乳晕复合体

广泛的组织切除会导致乳头–乳晕复合体向切除区域偏移。简单的乳头–乳晕复合体下方潜行剥离能够实现其重新定位，这也是Ⅰ型和Ⅱ型肿瘤整形术的关键步骤。首先完全横断乳晕背面的末端乳腺导管，使之与下方的乳腺组织分离，应保留乳晕组织厚度 0.5～1cm 以确保血供，防止乳头–乳晕复合体坏死或瘀血。此外，

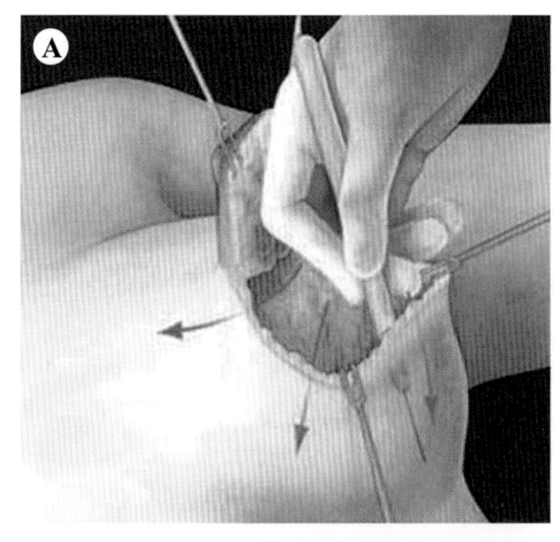

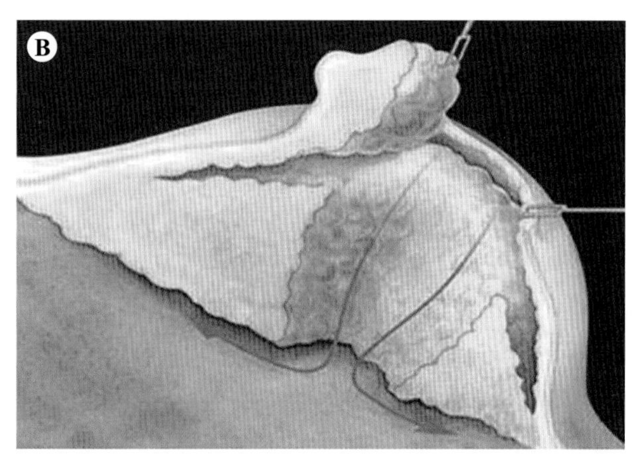

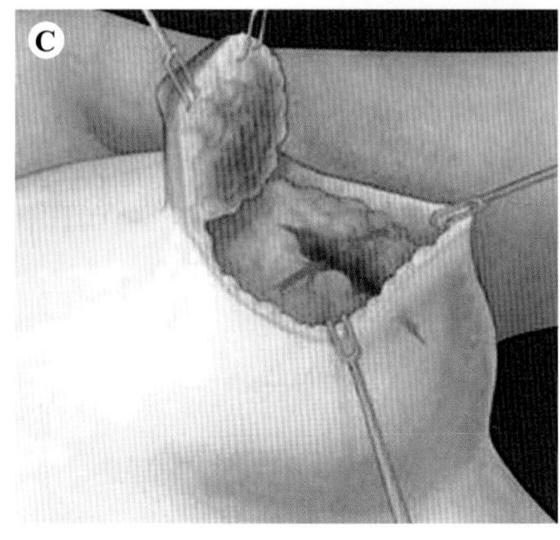

◀ **图 23-1　Ⅰ型肿瘤整形术：手术概念图**

A. 首先进行扩大皮下潜行剥离；B. 切除位于皮下组织层至胸肌筋膜浅层次的病变；C. 重新对合腺体

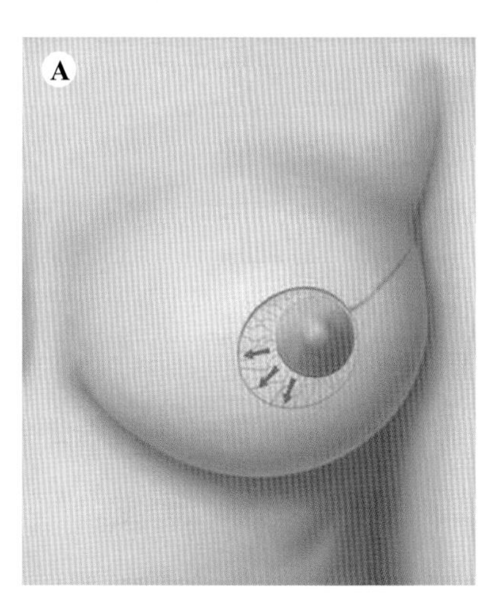

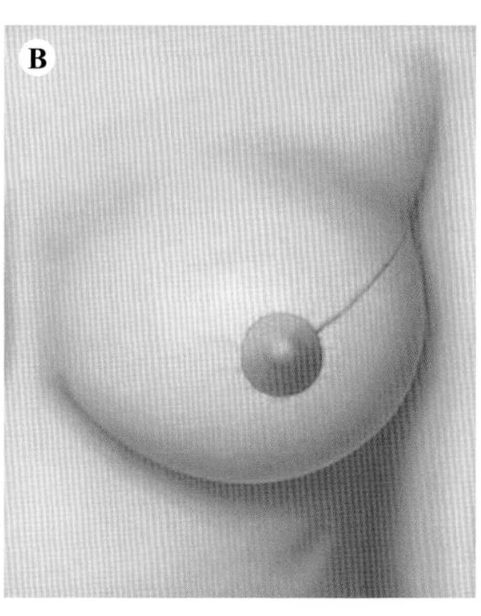

◀ **图 23-2　Ⅰ型肿瘤整形术：乳头－乳晕复合体重新定位**

A. 在上象限肿瘤相反方向，环乳晕新月形去除表皮；B. 重新定位乳头－乳晕复合体，以避免术后乳头位置偏移

扩大的潜行剥离可能导致乳头－乳晕复合体感觉减退[11]。

（三）切除腺体

我们的标准术式是对皮下脂肪层胸肌筋膜间乳腺组织进行全层切除，这样可以确保前后切缘的阴性，仅有侧切缘不明。我们按照梭形切除肿瘤及周围的乳腺实质，这种切除方式有助于剩余腺体的重新对合。闭合切除腔隙之前，将金属夹置于侧切缘胸大肌筋膜表面，以便未来放射治疗定位。

（四）闭合切除腔隙：腺体组织瓣

在标准保乳手术中，切除肿瘤后的剩余腺体

会拉拢缝合或维持原位，最终可能导致血肿或血清肿形成，并影响远期乳房形态。一旦血清肿被重吸收，由于纤维化和周围组织的收缩，切除位置缺损会更加明显，并造成乳头 – 乳晕复合体的牵拉移位。因此在切除体积较大时，需要通过组织的重新排布对合来填补缺损腔隙。

(1) 推进式皮瓣：推进式转移周围腺体以填补腔隙是最常用的乳房整形技术。大多数情况下，腺体组织可以从腔隙周围或乳房中央部动员，切取腺体组织瓣，对合以填补缺损。

(2) 旋转腺体瓣：简单的推进式皮瓣并不能满足所有情况。切取宽基底的腺体组织瓣并旋转至切除腔隙中可以重塑乳房形态。这一技术需要对腺体进行广泛游离，因此更适用于腺体型乳房（BIRADS 3 级或 4 级）的患者，以最大限度减少术后脂肪坏死的风险。旋转腺体瓣并不适用于可能发生乳腺组织坏死的患者，如脂肪型乳房、糖尿病，以及吸烟或有放射治疗史的患者。

为避免乳沟区的明显瘢痕，通常优先选择沿乳晕切口，并选择性做放射状延长。前 4 步与 I 型肿瘤整形术步骤相同（表 23–2），首先进行广泛的皮下潜行剥离，切断腺体和真皮间的联结。剥离乳房内上及中央的皮肤，层次与保留乳头乳晕乳房切除术相同，这一操作也有利于肿瘤的扩大切除。为了动员位于中央的乳腺组织，需要将乳头 – 乳晕复合体完全掀起，横断其背面的末端乳腺导管，同时保留组织厚度 5～10mm 以确保安全的血供。肿瘤切除范围为皮下脂肪层至胸肌筋膜前，并向四周行扩大切除（图 23–3）。放置金属夹以标记肿瘤位置。

之后将乳腺组织自胸肌筋膜表面掀起，以形成宽基底的 V 型腺体瓣。从肿瘤切除腔隙下缘，靠近乳头 – 乳晕复合体处自内向外切开腺体。掀起宽基底的全层腺体组织瓣，以确保血供（图 23–4）。将皮瓣向内侧旋转至缺损腔隙处（图 23–5）并缝合固定，完全闭合腔隙，无须放置引流（图 23–6）。拉拢固定皮缘后，使患者改为术中坐位以检查乳房对称性，如乳头 – 乳晕复合体的相对位置。若乳头 – 乳晕复合体发生偏位，则应在肿瘤位置的相反方向环乳晕去除表皮来重新定位[12, 13]。

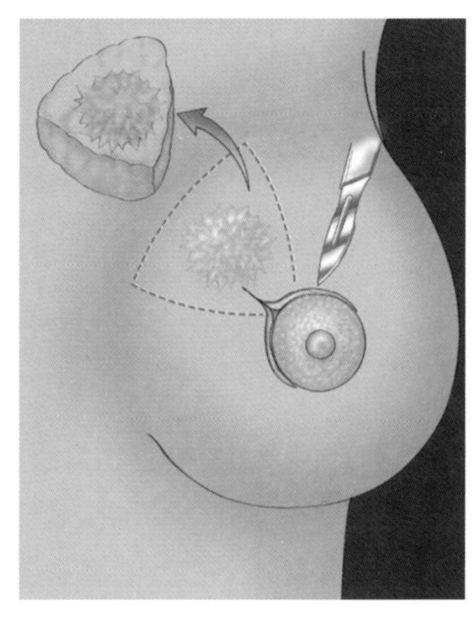

▲ 图 23–3 环乳晕及放射状延长切口，全层乳腺组织切除

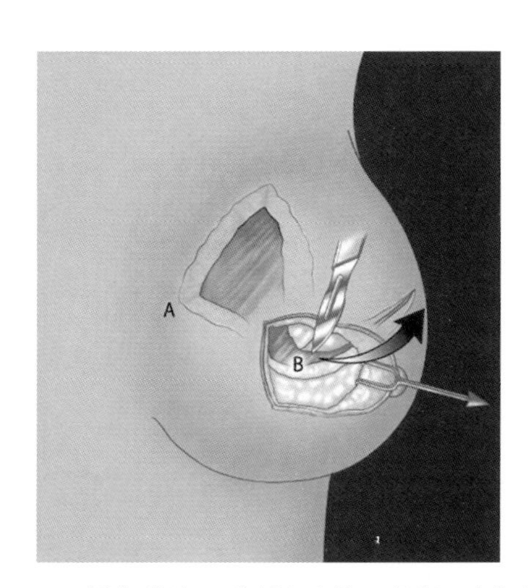

▲ 图 23–4 掀起乳头 – 乳晕复合体，保留下方组织厚度 5～10mm，双平面潜行剥离，掀起宽基底的中央 – 外侧乳腺组织瓣，自内向外切开腺体

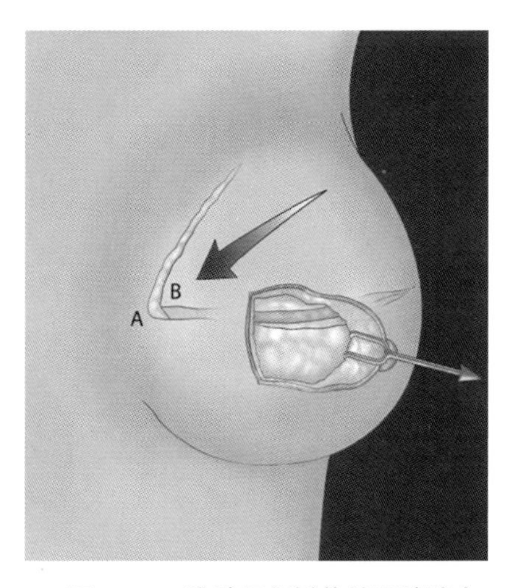

▲ 图 23–5 乳腺组织瓣旋转置腔隙内

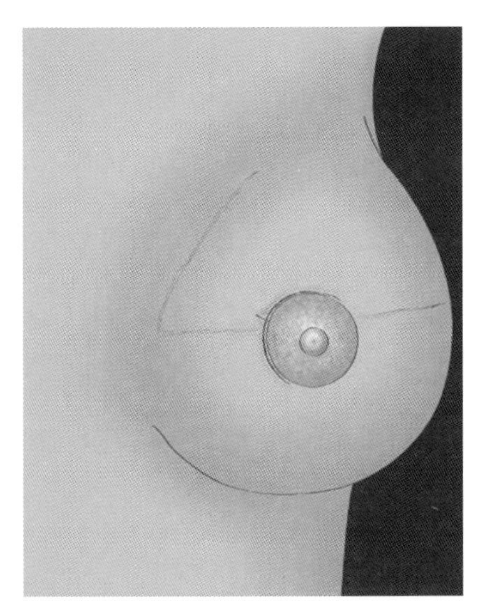

▲ 图 23–6 完全闭合腔隙

这种旋转腺体瓣可以实现中央部位乳腺组织的安全转移，以填补内上象限肿瘤切除后较大组织缺损，扩展了Ⅰ型肿瘤整形术的适用范围[14]。

（五）乳头–乳晕复合体重新定位

对于Ⅰ型和Ⅱ型肿瘤整形术，避免乳头–乳晕复合体移位非常关键。术后乳头–乳晕复合体向肿瘤切除侧移位，是造成保乳患者术后满意度低的主要原因之一，在切除体积较大时均应注意这一问题。重新定位乳头–乳晕复合体在放疗后将非常困难，因此在初次切除时就应当进行[13]，方法是在肿瘤切除对称方形的乳晕外缘新月形去除表皮。对于Ⅰ型手术，去表皮区域宽度可达6cm，应使用手术刀或精细剪刀锐性分离，这种操作技术常见于整形外科手术中。在去除周围表皮后，乳头–乳晕复合体的血供主要依赖于真皮下血管网[15]。

四、Ⅱ型肿瘤整形术

选择不同类型的肿瘤整形术主要取决于切除的组织量。Ⅰ型手术适用于切除体积小于乳房20%的患者，位于大多数乳房象限的肿瘤在切除后可通过邻近组织推进来填补缺损。Ⅱ型手术适用于切除体积20%～50%的患者。这两种类型的术式是基于不同的乳房整形术。为了简化术式选择，我们根据不同肿瘤位置设计了手术图谱，该图谱不包含所有情况的详尽选项，而是针对各肿瘤位置提供1～2种可选术式。目前已有的肿瘤整形术由乳房整形术衍生而来，主要针对特定部位如乳房下极的肿瘤[1, 16, 17]。针对其他部位乳腺肿瘤即内下及外上象限，也陆续有新乳房整形术式被提出[18]。

上蒂法乳房缩小整形术可以作为所有其他乳房整形术的技术模型。这种方法用位于肿瘤对侧的腺体蒂携带乳头–乳晕并进行旋转，可以应用于乳房各部位的肿瘤。下面综述部位乳房整形术的操作步骤，以左侧乳房为例，按顺时针方向进行说明（表 23–3）。

由于切除组织量较大，Ⅱ型肿瘤整形术后，乳房通常较健侧体积小、外形更圆、位置更高。因此在术前应考虑到双侧乳房对称性，同期或后期的调整手术均可进行，具体取决于切除组织量及患者本人意愿。

（一）下极（5～7 点钟方位）

1. 一般原则

乳房下极是第一个公认的术后畸形高危部位（图 23–7）[1, 16, 19]。在乳房 6 点钟方位切除组织后，

表 23–3 Ⅱ级肿瘤整形术：各象限肿瘤操作示例

时针方位	术 式
5～7 点钟方位（下极）	上蒂法乳房缩小术、“倒 T” 或垂直切口
7～8 点钟方位（内下象限）	上蒂法乳房缩小术、“V” 形切口
9～11 点钟方位（内上象限）	蝠翼形切口
12 点钟方位（上极）	下蒂或中央蒂乳房缩小术
1～2 点钟方位（外上象限）	球拍形切口、放射状切口
4～5 点钟方位（外下象限）	上蒂法乳房缩小术、“J” 形切口
中央部乳晕后	“倒 T” 或垂直切口乳房缩小及乳头–乳晕复合体切除

导致皮肤回缩及乳头－乳晕复合体向下偏移的继发畸形被称为“鸟嘴”畸形。上蒂法乳房缩小术可以实现在乳房下极切除大量组织的同时，不引起乳头－乳晕复合体偏移，并同时进行乳房塑形。

2. 手术方式：上蒂法乳房缩小术、“倒T”或垂直切口

通常手术切口与上蒂法乳房缩小术类似即环乳晕切口与“倒T”切口。已有文献对该术式进行了详细描述（图23-8）[20]。首先对乳头－乳晕复合体周围进行去表皮，之后在携带乳头－乳晕复合体的上蒂真皮腺体瓣周围切开。然后将切口延伸至乳房下皱襞，从胸膜筋膜表面剥离乳腺组织。剥离顺序由下至上，其中包括乳房内外侧及乳头－乳晕复合体下方。应保证整块切除肿瘤，并留有一定宽度的安全距离，切除皮肤范围按术前设计标记。

将乳腺组织从胸肌筋膜表面剥离后，就能对肿瘤深层及浅层进行触诊，有利于切取足够宽度的安全距离。肿瘤切除完成后，通过将内外侧的腺体瓣拉拢对合，填补组织缺损并对乳房塑形。之后将乳头－乳晕复合体重新定位在乳房中心（图23-9）。

一种改良术式是由Lejour和Lassus[21, 22]提出的垂直切口乳房整形术，其切除部位及组织量与“倒T”切口相同，但可以避免下皱襞处的瘢痕。

此外，Nos最近介绍了一种针对乳房体积小至中等、且肿瘤位于下极患者的新方法。他提出切取一个携带下皱襞以下脂肪组织的筋膜－皮肤组织瓣，然后将其旋转以填充肿瘤区段切除后的缺损区域[23]。

（二）内下象限（7～9点钟方位）

1. 一般原则

上蒂法乳房整形术可应用于位于乳房5～7点钟方位的肿瘤，而对于更内侧的7～9点钟方位的肿瘤，就需要一种新型的Ⅱ型术式（图23-10）[24]。

2. 手术方式：“V”形乳房整形术

以下皱襞为底边，以乳晕外缘为顶点锥形切除腺体，整块切除肿瘤及周围组织，浅面包括附着在腺体表面的皮肤，深面至胸肌筋膜前层次。之后沿乳房下皱襞切开，切口一直向外延伸至腋前线。之后在胸肌筋膜表面潜行剥离乳房下极至完全掀起腺体，并使之向内侧旋转以填补缺损。最后，将乳头－乳晕复合体重新定位于乳房中心（图23-11和图23-12）。

（三）内上象限（10～11点钟方位）

对乳房内上象限肿瘤行保乳手术时，需要特别注意广泛组织切除后对乳房外形造成的影响，这一点在患者穿低胸上装时尤其明显（图23-13）。

Ⅰ型术式能够安全切除中等量组织，而对于切除范围更大的情况，我们目前尚未发现能够可靠解决这一问题的标准Ⅱ型术式。Silverstein提出了一种应用蝠翼形切口来切除内上象限肿瘤[25]

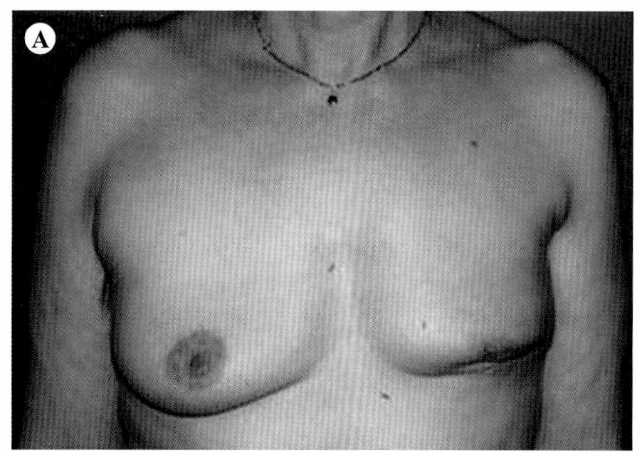

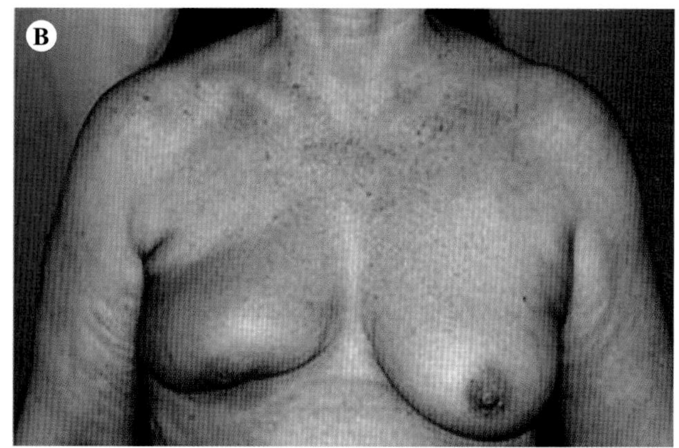

▲ 图23-7　乳房下极的“鸟嘴”畸形

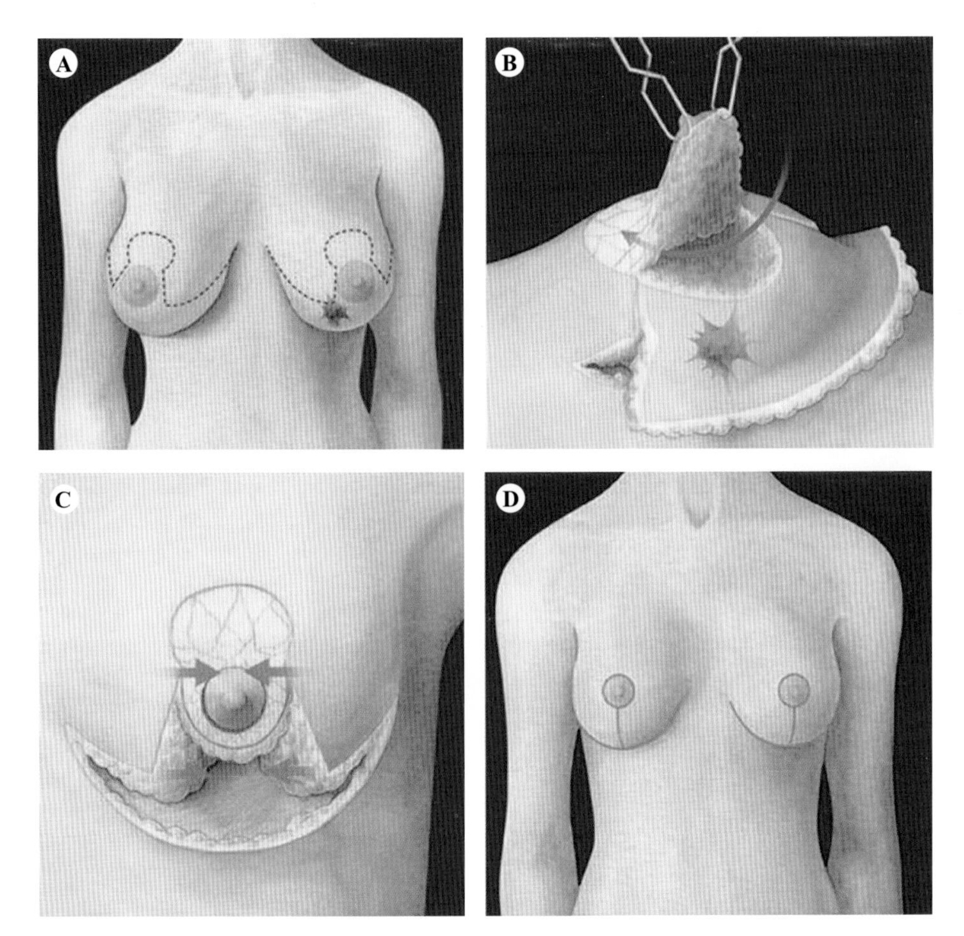

◀ **图 23-8　Ⅱ型肿瘤整形术：切除位于乳房下极病变后行上蒂法乳房整形术**

A. 术前设计；B. 上蒂去表皮及旋转；C. 切除后将内外侧腺体组织瓣拉拢对合；D. 塑形及调整对侧后效果

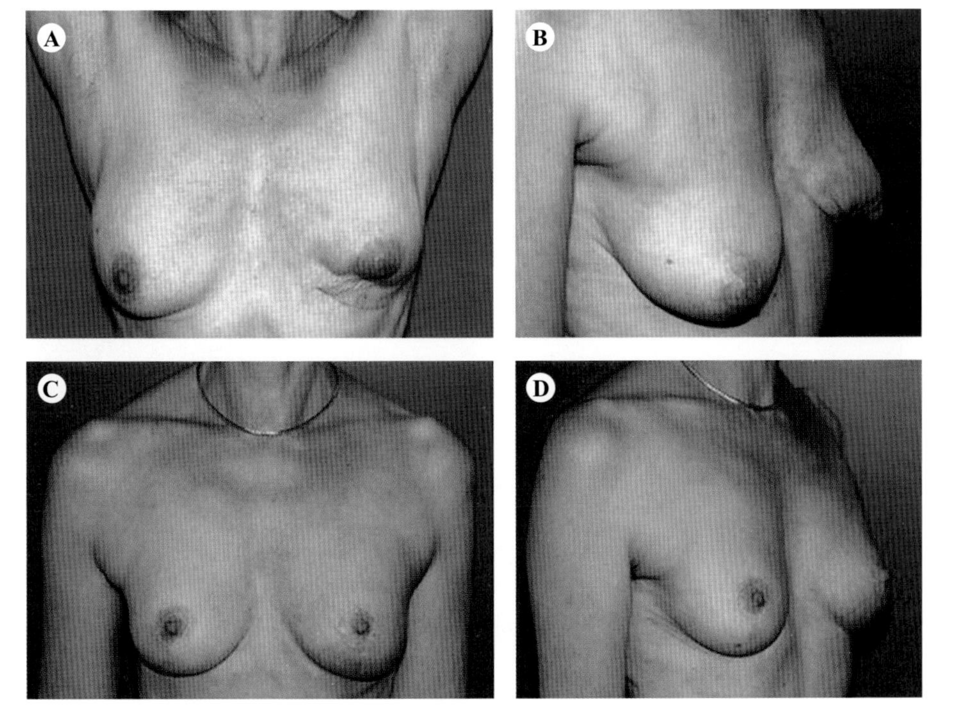

◀ **图 23-9　乳房下极病变切缘阳性后再次切除**

Ⅱ型肿瘤整形术能够在满足切缘阴性同时保留乳房自然外形，避免了乳房切除术。A. 初次切除后，患者切缘阳性伴术后畸形；B. 乳房下极畸形；C 和 D. 乳房整形术和及左乳房放疗后效果

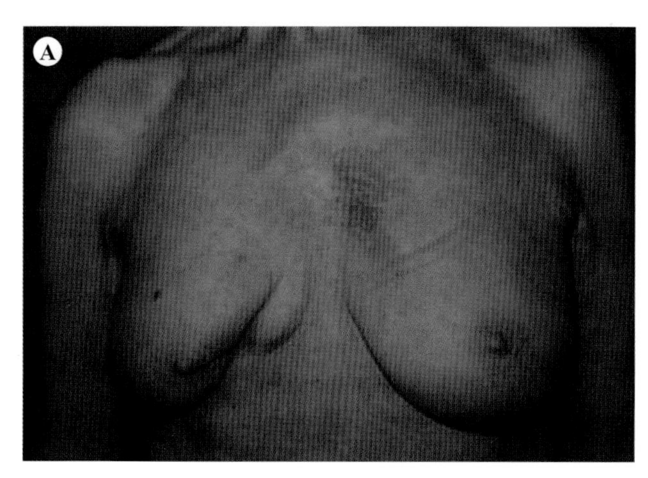
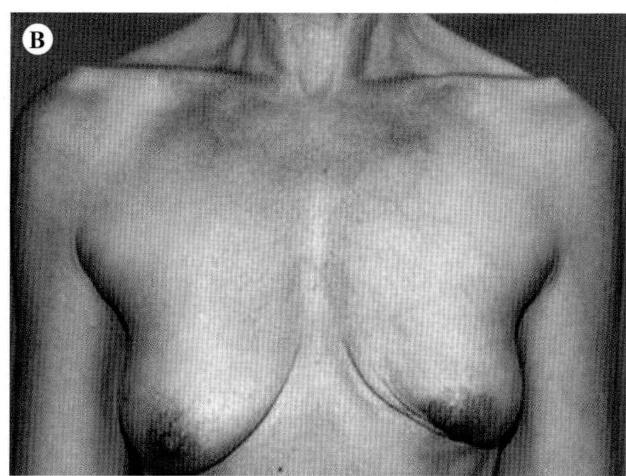

▲ 图 23-10 乳房下象限畸形

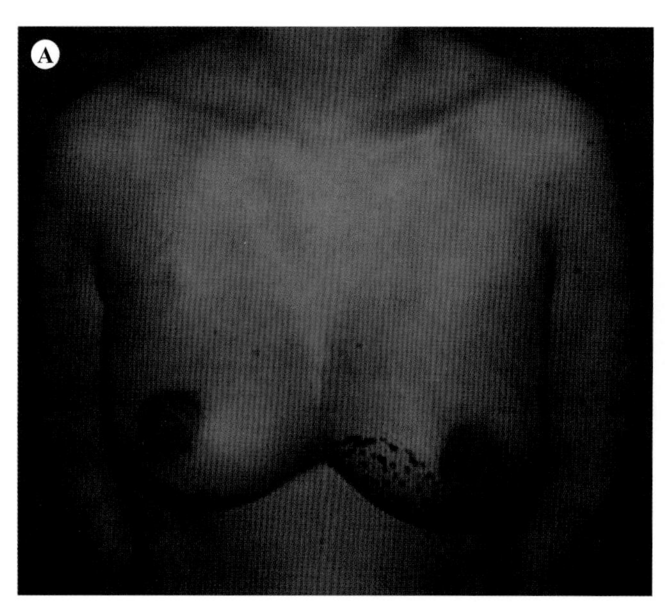
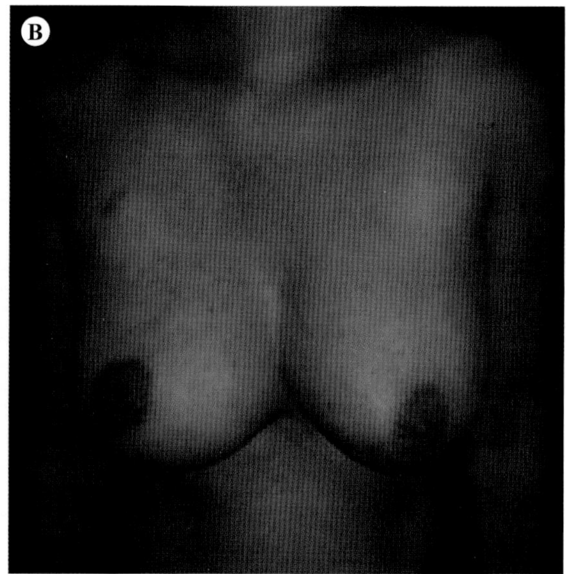

▲ 图 23-11 “V”形乳房整形术

A. 患者接受新辅助治疗中，广泛微钙化灶形成，需扩大切除病变；B. 切除后乳房保持自然形态

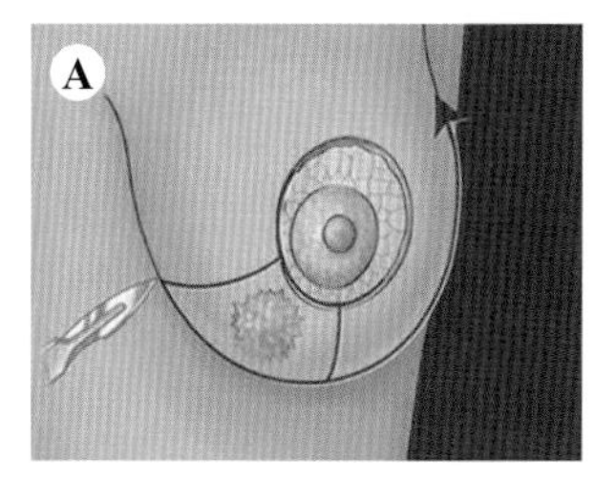
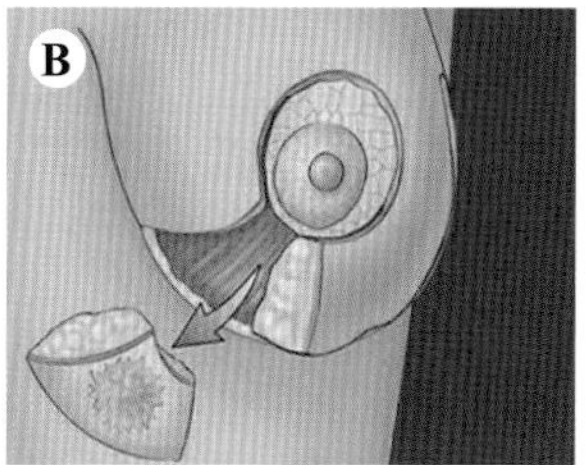
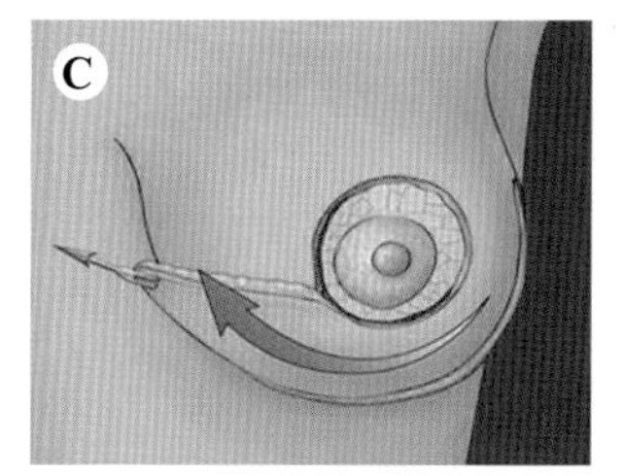
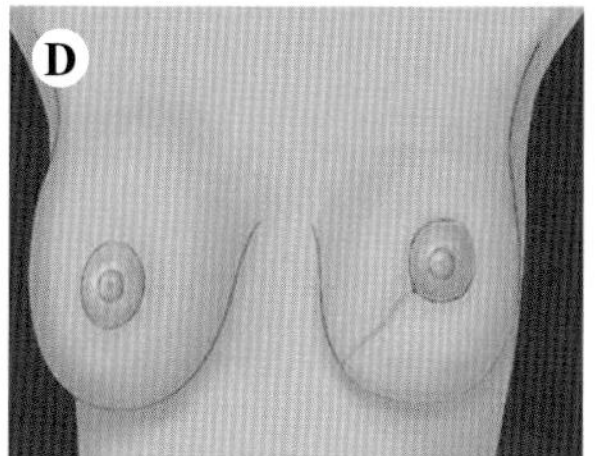

▲ 图 23-12 Ⅱ级肿瘤整形术：内下象限（7～8 点钟方位）的“V”形乳房整形术

A. 术前图；B. 全层切除和乳房下切口；C. 外侧腺体皮瓣向内侧旋转，以填补缺损并重塑乳房；D. 术后瘢痕

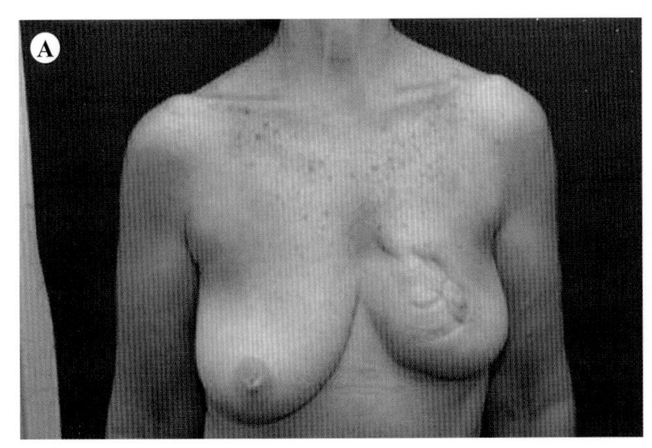
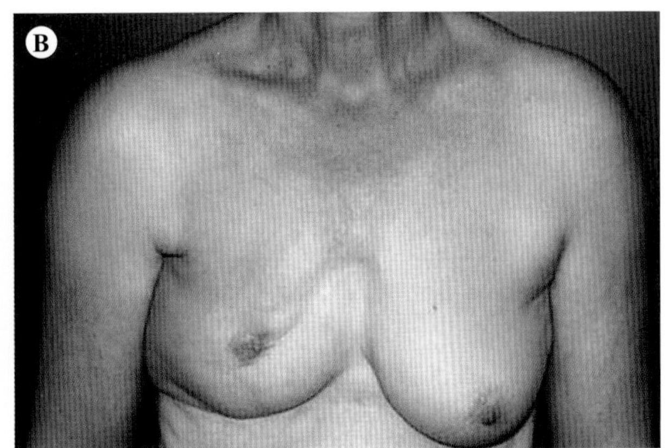

▲ 图 23-13　乳房内上象限畸形

的术式，该方法具有创新性和可重复性，但如何处理切除体积超过乳房 20% 的病例，还有待进一步研究。

（四）上极（11～1 点钟方位）

1. 一般原则

切除位于乳房 12 点钟方位的病变很少会导致术后畸形（图 23-14），因为在扩大切除后，能够从乳房中央动员组织以修复缺损。若需切除更多组织量（图 23-14），则可以通过下蒂法乳房整形术修复缺损。这种技术通常用于乳房缩小术，并采用“倒 T”切口[4]。另一种可行方法是经环乳晕切口的中央蒂乳房整形术。

2. 手术方式：下蒂法乳房整形术

术前切口设计与上蒂法所述相同。切除组织位于乳房上极，因而乳头 - 乳晕复合体血供来自其下方及后方的腺体。下蒂经去表皮后向上推进填充缺损处，以实现体积的重新分配。在内下及外下象限进行辅助切除以优化乳房形状（图 23-15）。

3. 中央蒂乳房整形术

经环乳晕切口的中央蒂乳房整形术最初由 Benelli[26, 27] 描述。首先做环乳晕双环切口，之后对双环间皮肤进行去表皮。切开外环，潜行剥离乳房皮肤罩，层次与乳腺切除术相同。来自后方腺体的乳头 - 乳晕复合体血供仍然保留。扩大切除皮下层至胸肌筋膜层间的肿瘤及周围组织。之后将内外侧剩余腺体组织从胸肌筋膜表面剥离，拉拢缝合。对合双环切口，最终仅留下环乳晕瘢痕。尽管此方法最初应用于乳房上极肿瘤，但它也可以适用于乳房其他任何部位的肿瘤。它的挑战性在于减少切除皮肤将会增加腺体塑形的复杂程度（图 23-16 和图 23-17）。

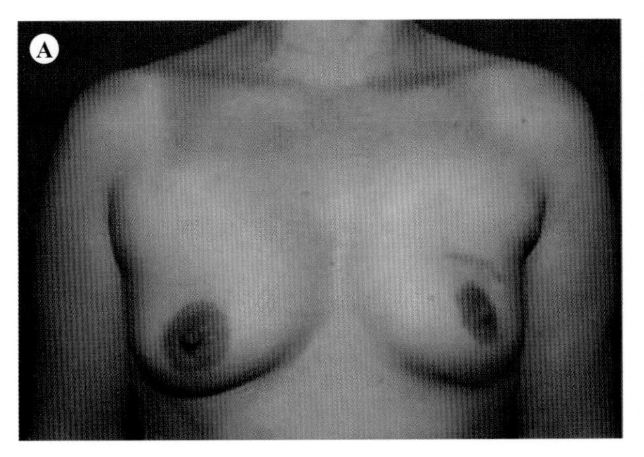
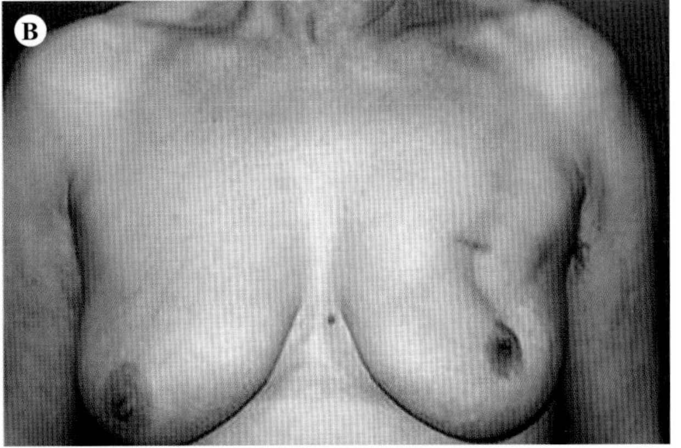

▲ 图 23-14　乳房上极畸形

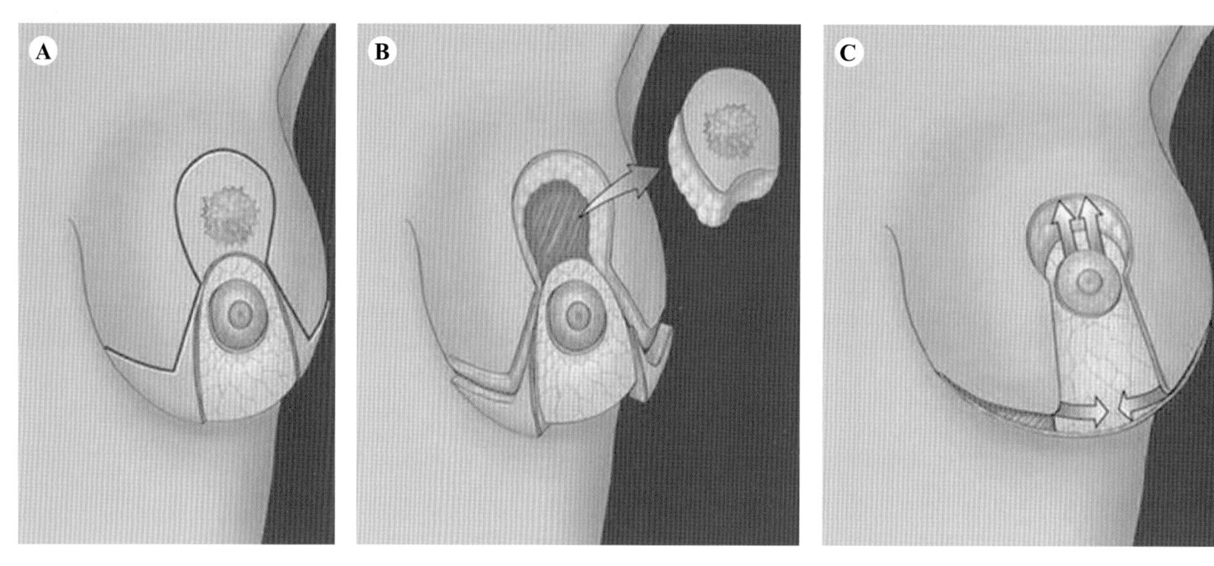

▲ 图 23-15　Ⅱ型肿瘤整形术：12 点钟方位的下蒂法乳房整形术

A. 术前设计，下蒂去表皮；B. 肿瘤切除，内外腺体瓣的辅助性切除；C. 下蒂推进填补缺损，缝合皮肤

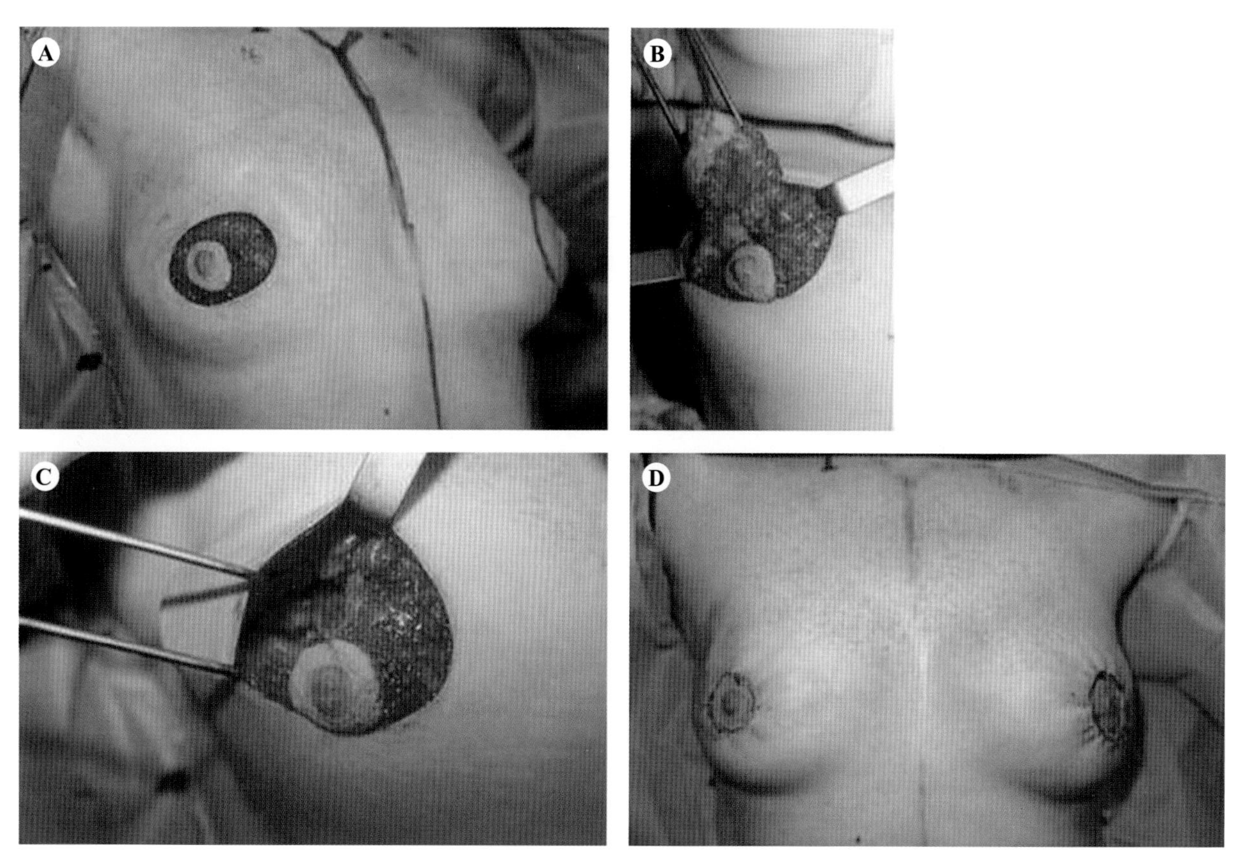

▲ 图 23-16　中央蒂法应用于乳房上极 3cm 浸润性小叶癌

A. 切口；B. 肿瘤切除；C. 切除后腔隙；D. 最终效果

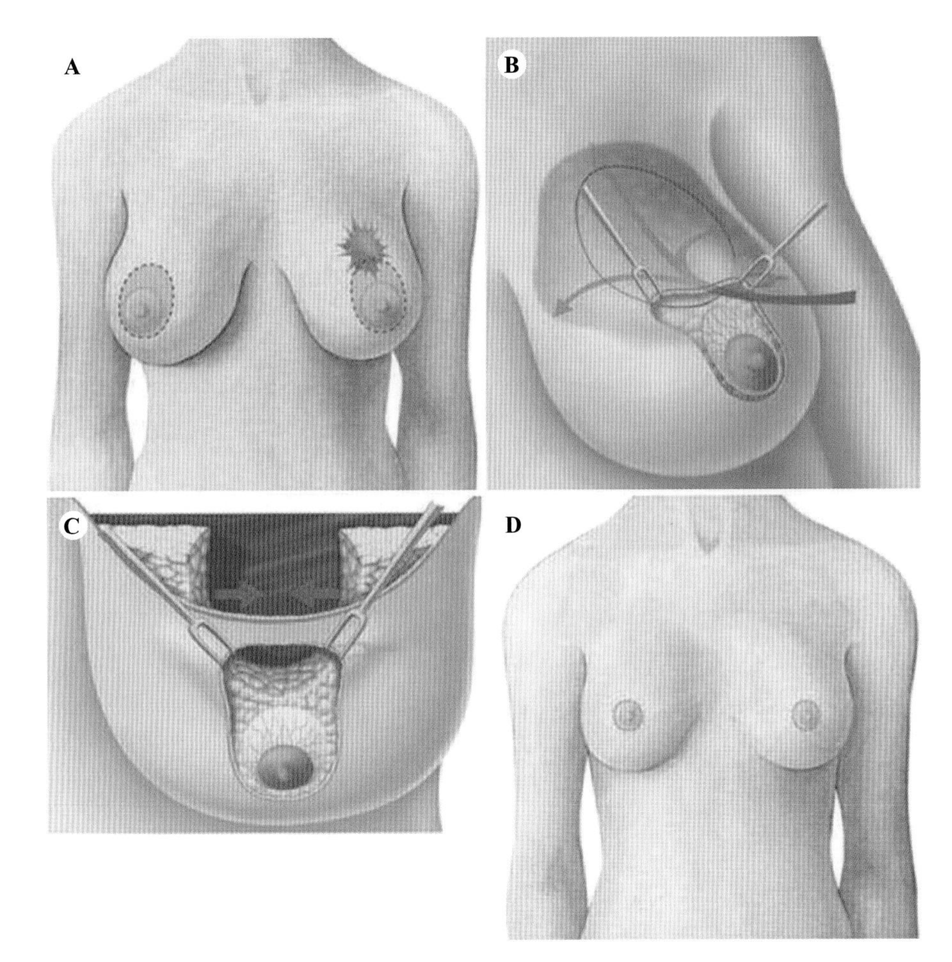

◀ **图 23-17　Ⅱ型肿瘤整形术：针对乳房上极病变（11～1 点钟方位）的中央蒂法**

A. 术前设计及双环乳晕切口；B. 潜行剥离皮肤；C. 对合腺体瓣；D. 最终瘢痕

（五）外上象限（1～3 点钟方位）

1. 一般原则

此象限具有的宽容度最高，通常情况下应用标准保乳术式即切除体积较大病变，而不会导致术后畸形。但是当切除体积大于乳房 20% 时，仍将导致表面皮肤挛缩牵拉乳头乳晕移位（图 23-18）。Ⅱ型肿瘤整形术在扩大切除大量组织同时能够降低术后畸形风险。

2. 手术方法：球拍法（Racquet）乳房整形术

外上象限肿瘤可以通过肿瘤表面切口切除，切口从乳头 – 乳晕复合体延伸至腋窝，类似于象限切除术[28, 29]。扩大切除后，将外侧和中央的剩余腺体组织拉拢缝合填充腔隙。中央腺体的推进转移可以通过潜行剥离乳头 – 乳晕复合体而轻松实现，从而重新分布乳腺组织。修复缺损后，将乳头 – 乳晕复合体重新定位于乳房中央。这种手术方法的最终瘢痕为肿瘤位置的放射状线性瘢痕及环乳晕瘢痕（图 23-19 和图 23-20）。

（六）外下象限（4～5 点钟方位）

1. 一般原则

与内下象限肿瘤类似，“倒 T”乳房整形术在此象限并不适用。而“J”形乳房整形术则是避免乳房外侧皮肤挛缩及乳头 – 乳晕复合体偏移的最佳方法（图 23-21）[30]。

2. 手术方法：“J”形乳房整形术

乳头 – 乳晕复合体由去除表皮的上蒂携带，这一点与所有乳房下极肿瘤切除类似。切口从环乳晕去表皮区域的内侧缘起始，平滑地弧形过渡至下皱襞处。之后再从去表皮区域的外侧起始做类似切口。然后按照“J”形切除乳腺实质。动员外侧及中央剩余腺体并对合以填补缺损，合理分配剩余乳房体积。将乳头 – 乳晕重新定位于乳房中央（图 23-22）。

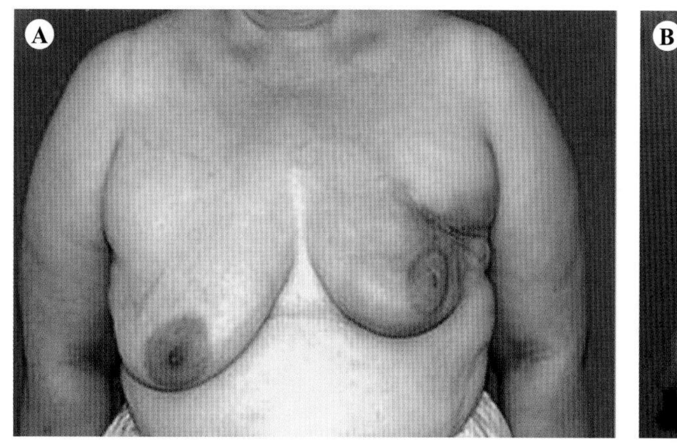

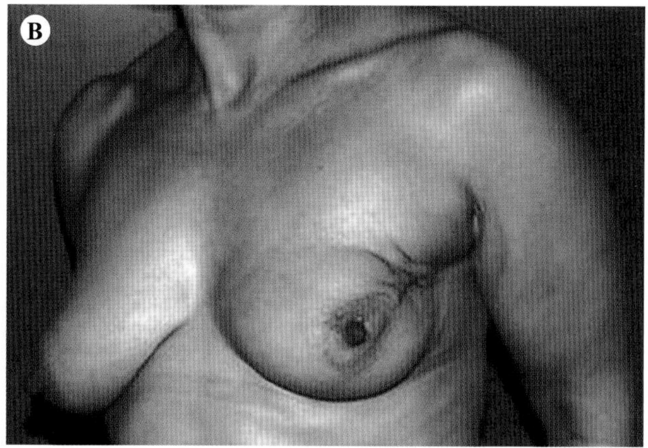

▲ 图 23-18　乳房上象限畸形

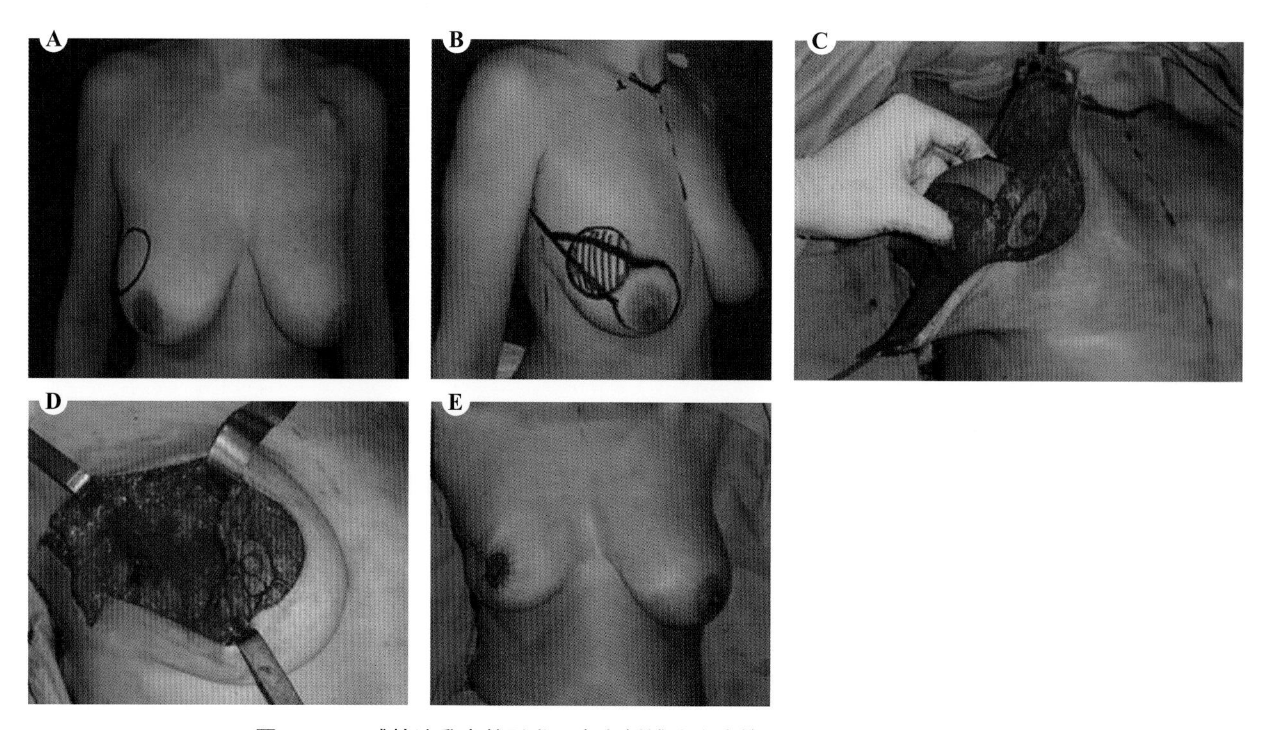

▲ 图 23-19　球拍法乳房整形术：患者新辅助治疗效果不理想，且肿瘤体积较大

A. 乳房外上象限肿瘤；B. 手术设计；C. 肿瘤切除；D. 切除后腔隙；E. 术后效果，对侧乳房对称性调整前

（七）乳晕后肿瘤

1. 一般原则

乳晕后肿瘤是保乳手术的适应证。然而，位置浅表的乳晕后肿瘤累及乳头 – 乳晕复合体的风险接近 50%[31]。在这种情况下，可能需要将乳头 – 乳晕复合体与肿瘤一同切除，通常将导致乳房外形扁平，形态不良。如果患者为腺体型乳房，则 Ⅰ 型肿瘤整形术是合理选择。与其他部位的肿瘤相同，对于脂肪性乳房或切除体积＞ 20% 的患者，Ⅱ 型乳房整形术较为适宜。适用于中央位置肿瘤的术式有多种包括切除乳头 – 乳晕复合体的“倒 T”乳房整形术、切除乳头 – 乳晕复合体的改良 Lejour 法、“J”形乳房整形术和 Grisotti 法。后者的优势在于可以通过保留皮岛的推进式皮瓣来即刻再造乳头 [33]。

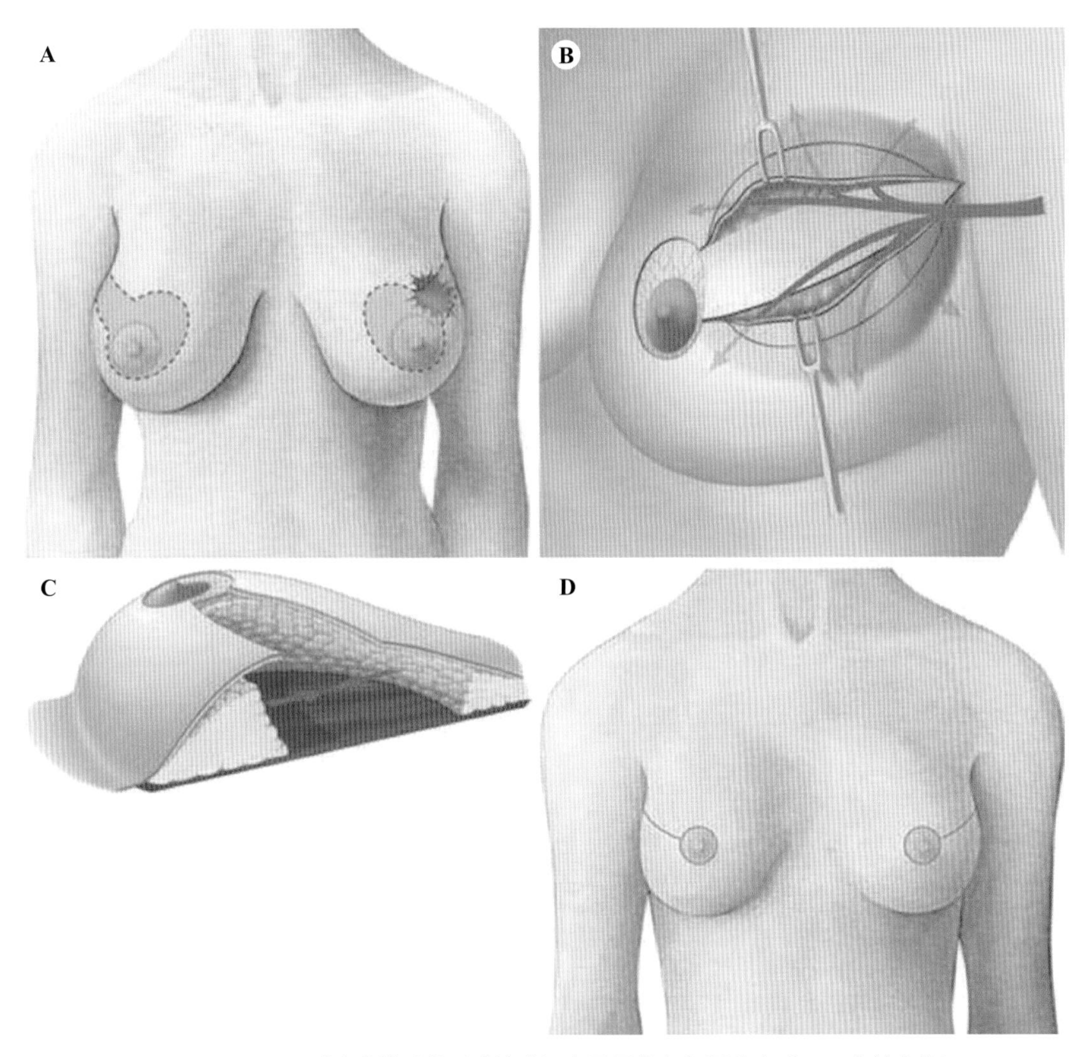

▲ 图 23-20 Ⅱ型肿瘤整形术（球拍法）应用于外上象限肿瘤（1～3 点钟方位）

A. 球拍法术前设计；B. 切除皮肤，潜行剥离该象限；C. 对合腺体及重新定位乳头 - 乳晕复合体；D. 最终效果及瘢痕

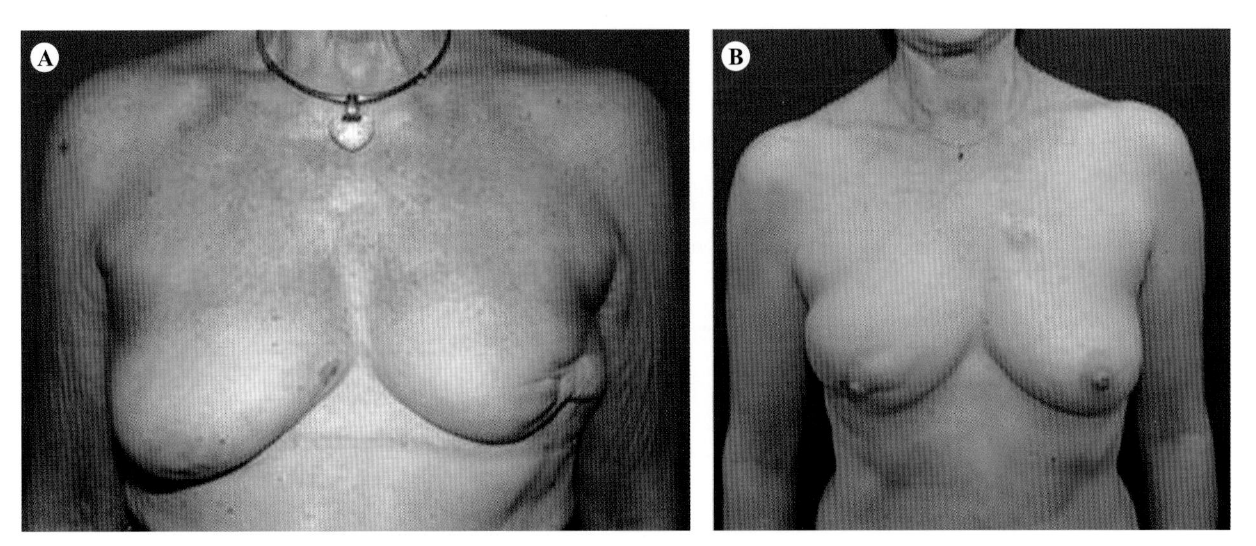

▲ 图 23-21 乳房下极畸形

2. 手术方法：改良“倒 T”乳房整形术

Huemer 等概述了乳房中央部位肿瘤的肿瘤整形术式[34]。我们倾向采用“倒 T”或垂直切口法，类似于上蒂法乳房整形术。唯一不同在于乳晕两侧的垂直切口，用于同时切除肿瘤及乳头－乳晕复合体。通常在放疗完成后期再造乳头－乳晕复合体，但也可以在切除手术同时再造（图 23-23）。

五、讨论

（一）肿瘤整形术的优势

直到不久前，乳腺外科医生仍只能为乳腺癌患者提供两种选择：改良根治性乳房切除术、区段性部分乳房切除术联合放射治疗。整形外科技

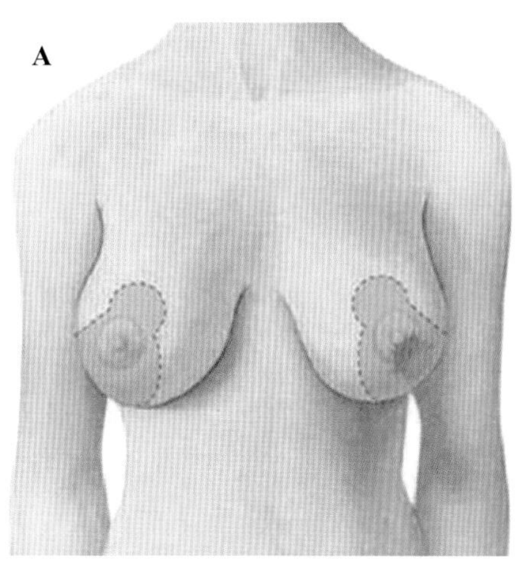
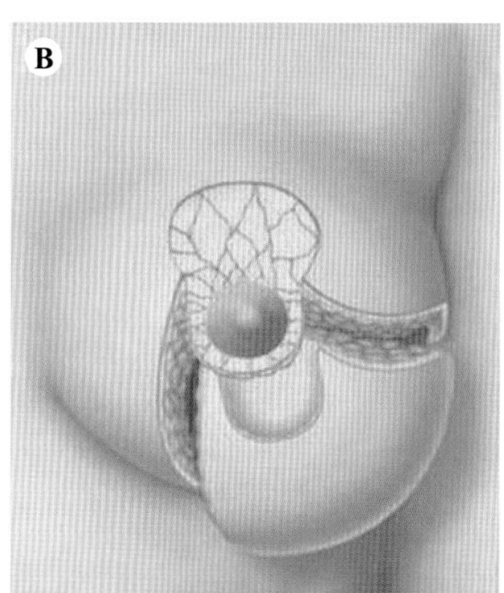
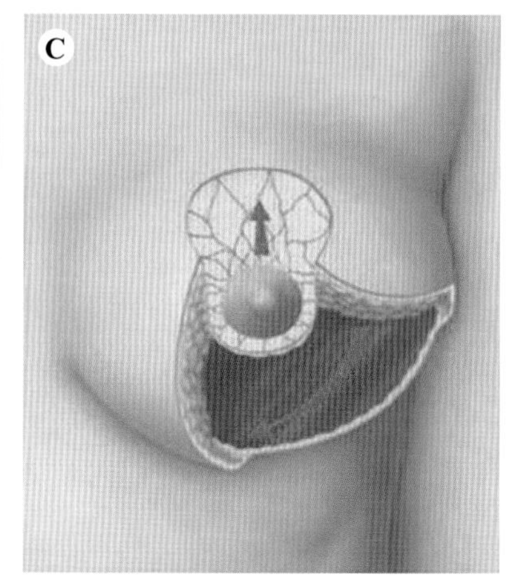

▲ 图 23-22 Ⅱ型肿瘤整形术：乳房外下象限（4～5 点钟方位）的“J”形乳房整形术

A. 术前设计；B. 肿瘤切除及蒂去表皮；C. 乳房塑形及乳头－乳晕复合体重新定位

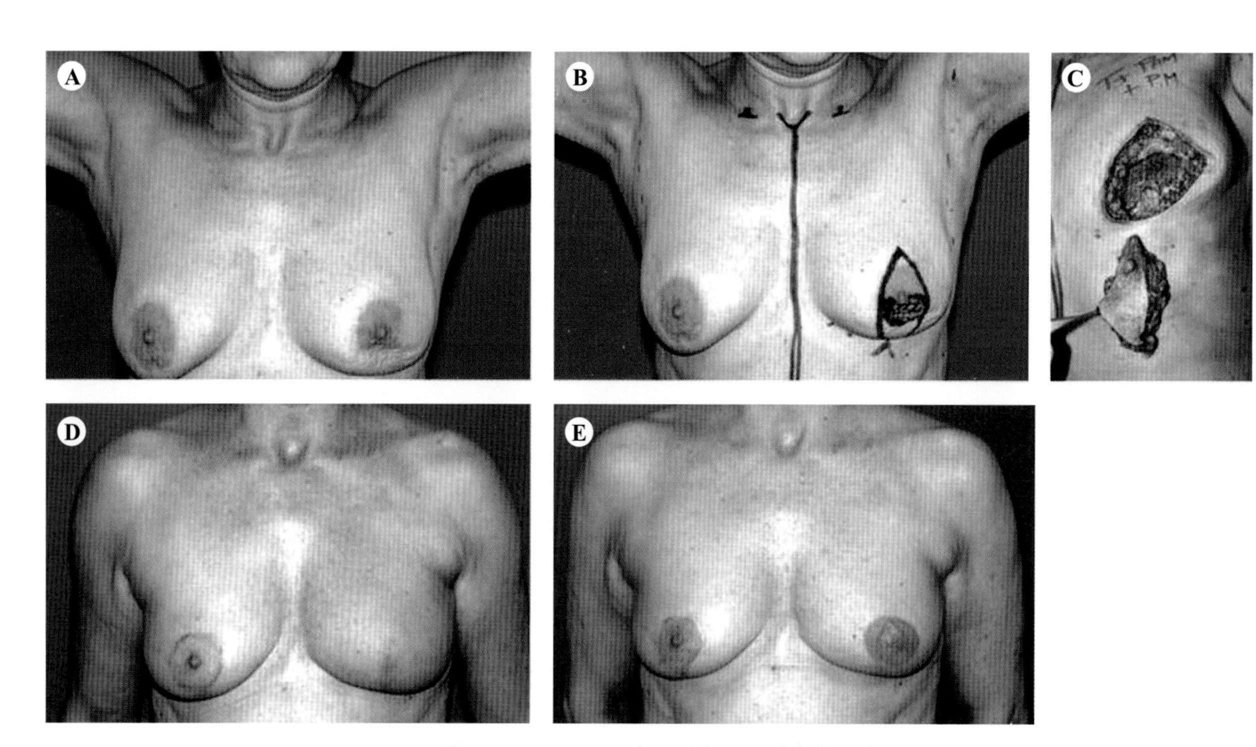

▲ 图 23-23 Lejour 法、垂直切口乳房整形术

A. 中央位置肿瘤，乳头－乳晕复合体受累；B. 术前设计；C. 切除肿瘤及乳头－乳晕复合体；D. 术后效果；E. 乳头－乳晕复合体文刺效果

术与肿瘤手术的整合提供了第 3 条途径，使医生能够切除 20% 以上的乳房体积，而不会造成术后畸形。肿瘤整形术这种新联合技术扩大了保乳手术适应证，并且不会有碍肿瘤学治疗或牺牲美学效果。肿瘤整形术是 Veronesi [35] 所描述的乳房象限切除术的合理延伸。通过术中即刻塑形，实现在肿瘤扩大切除同时改善术后美学效果 [36–38]。

肿瘤整形术的另一个优点是通过防止乳房术后畸形而避免了患者的二次手术 [39]。在此之前，术后畸形严重的患者会转诊给整形外科医生。而无论如何努力修复畸形，保乳及放疗后患者的修复效果都难以达到理想 [40–43]。术中的即刻塑形避免了为修复保乳术后畸形的复杂延期再造手术。

（二）肿瘤整形术适应证

肿瘤整形术的主要适应证是病变体积较大的患者，这类情况下通过标准术式，在保证切缘阴性同时避免术后严重畸形几乎不可能实现。大范围的原位导管癌（DCIS）、小叶癌、多灶性或对新辅助治疗反应不佳（图 23–11 和图 23–19）的都是肿瘤整形术潜在指征。标准保乳术后切缘阳性的患者也在适应证范围内（图 23–9）[44]。

（三）肿瘤整形的有效性

肿瘤整形术属于多学科治疗。肿瘤的术前和术后治疗与传统方式没有差异。术中需要在原始肿瘤位置放置金属夹，以便为术后放疗时精确定位。

（四）肿瘤切缘情况

在我们包含有 350 例Ⅱ型肿瘤整形术患者队列中，有 44 例患者（12.6%）出现切缘阳性 [45]，其中浸润性导管癌 25 例（10.5%，共 239 例）、DCIS 10 例（14.7%，共 68 例）、浸润性小叶癌 9 例（20.9%，共 34 例）。在 44 例切缘阳性患者中，12 例行二次保乳手术，28 例行乳房切除术，4 例因切缘受累轻微且拒绝再次手术而接受单纯放射治疗。总保乳率为 92%。来自 4 个国家数据库资料显示，标准保乳手术后二次手术率为 20%～24%[46–49]，其中主要为微小肿瘤（小于 3cm）。美国国家数据库 [49] 的分析显示，肿瘤大小与二次手术率间存在显著线性相关。直径小于 1.5cm 的肿瘤二次手术率为 20.8%，而直径＞5cm 的肿瘤二次手术率为 48.2%。

（五）患者生存率

我们对 350 例肿瘤整形术患者的回顾性研究显示，5 年无病生存率和总生存率分别为 84.4% 和 95.1%[45]。5 年局部复发率为 2.2%[45]。Rietjens 报道了来自欧洲肿瘤研究所的 454 例肿瘤整形术患者远期结果，发现 5 年局部复发率为 3.2%[50]。5 年无病生存率和总生存率分别为 83.7% 和 95.9%，与其进行配对研究的标准保乳手术患者中，5 年无病生存率和总生存率分别为 88.1% 和 95.4%[50]。两项研究均证实了肿瘤整形术与标准保乳手术等效。

（六）肿瘤整形手术的并发症

实施肿瘤整形术的外科医生应当认识到手术并发症风险及其高危因素。乳房组织坏死是最具挑战性的并发症。乳房皮肤罩或胸肌筋膜表面的过度剥离会导致脂肪型乳腺发生组织坏死。坏死部位继发感染将引起伤口裂开，延误后续治疗。我们早期的 350 例前瞻性队列研究表明伤口延期愈合发生率较高（9%）[20]。而自从我们开始将第 3 个关键要素（腺体密度）纳入决策过程以来，这一概率已极大降低。在最近进行的 350 例前瞻性研究中，早期并发症发生率（少于 2 个月）为 8.9%[45]，其中脂肪坏死 24 例、继发感染需抗生素治疗 21 例、血肿 5 例、血清肿 3 例。2 例伤口感染，2 例血肿和 1 例血清肿共 5 例需要接受二次手术，导致 4.6% 患者后续治疗延期 [45]。Ⅱ型肿瘤整形术及修整手术并未影响患者后续筛查及影像学随访 [51]。

（七）肿瘤整形外科领域的发展

Ⅱ型肿瘤整形术式多样，并有大量相关研究文献发表。多数作者都描述了将“倒 T”乳房整形术应用于全部乳房象限肿瘤中 [52–54]。例如，对于乳房上极肿瘤，可以通过广泛动员下极乳腺组织来填补缺损。根据我们的经验，对乳房所有位置的肿瘤采用相同乳房整形术具有很大局限性，将远处组织进行推进转移具有很高组织坏死风险。克罗诺维茨（Kronowitz）报道的50例患者队列中，并发症发生率为26%。我们的手术图谱通过直接切除肿瘤表面皮肤，避免动员大量组织而导致坏死。尽管几乎所有美容性乳房整形术都基于"倒T"切口，我们仍开发了专门用于乳腺癌治疗的新型乳房整形术即"V"形乳房整形术和球拍法乳房整形术。我们还重新采用了大多数整形外科医师不再应用的技术如"J"形乳房整形术。综上所述，我们几乎为乳房的各个象限单独开发了一种术式。

（八）与现有技术整合

Ⅱ型肿瘤整形术的技术难度可能会限制此手术图谱的应用。但是肿瘤整形术的培训可以循序渐进，且Ⅰ型手术不需要专业培训即可进行。针对较复杂病例，可与整形外科医生进行联合手术。但为寻求长期解决方案，我们认为所有乳腺外科医师均应获得肿瘤整形技术的培训[55, 56]。

六、结论

肿瘤整形术可在进行扩大切除同时保留良好美学效果，并整合入多学科保乳治疗中。最终目标是在切除大量组织同时，保证切缘阴性、减少二次手术及乳房切除术。我们建议将肿瘤整形术为两个类型，并为帮助选择术式提出了三个关键要素，即切除组织量、肿瘤位置和腺体密度。即便我们认可标准保乳手术与肿瘤整形术没有明确界限，并且Ⅰ型和Ⅱ型手术存在交叉，我们还是强烈建议采用标准化的肿瘤整形术分型系统。此种分型有助于开展肿瘤整形术相关培训，外科医生将能够根据不同类型选择合适的培训课程。肿瘤整形术分型及手术图谱旨在辅助外科医生为每个患者选择最佳术式，以避免并发症并获得最佳的肿瘤学及美学疗效。

参考文献

[1] Clough KB, Soussaline M, Campana F et al (1990) [Mammoplasty combined with irradiation: conservative treatment of breast cancer localized in the lower quadrant]. Ann Chir Plast Esthet 35(2):117–122
[2] Cothier-Savey I, Otmezguine Y, Calitchi E et al (1996) [Value of reduction mammoplasty in the conservative treatment of breast neoplasms. Apropos of 70 cases]. Ann Chir Plast Esthet 41(4):346–353
[3] Petit JY, Rietjens M, Garusi C et al (1998) Integration of plastic surgery in the course of breast-conserving surgery for cancer to improve cosmetic results and radicality of tumor excision. Recent Results Cancer Res 152:202–211
[4] Spear SL, Pelletiere CV, Wolfe AJ et al (2003) Experience with reduction mammaplasty combined with breast conservation therapy in the treatment of breast cancer. Plast Reconstr Surg 111(3):1102–1109
[5] Rainsbury RM (2007) Surgery insight: oncoplastic breastconserving reconstruction—indications, benefits, choices and outcomes. Nat Clin Pract Oncol 4(11):657–664
[6] Bulstrode NW, Shrotria S (2001) Prediction of cosmetic outcome following conservative breast surgery using breast volume measurements. Breast 10(2):124–126
[7] Kaur N, Petit JY, Rietjens M et al (2005) Comparative study of surgical margins in oncoplastic surgery and quadrantectomy in breast cancer. Ann Surg Oncol 12(7):539–545
[8] American College of Radiology (2003) Breast imaging reporting and data systems (BIRADS). American College of Radiology, Reston, VA
[9] McCulley SJ, Macmillan RD (2005) Therapeutic mammaplasty—analysis of 50 consecutive cases. Br J Plast Surg 58(7):902–907
[10] Kraissl CJ (1951) The selection of appropriate lines for elective surgical incisions. Plast Reconstr Surg (1946) 8(1):1–28
[11] Schlenz I, Rigel S, Schemper M et al (2005) Alteration of nipple and areola sensitivity by reduction mammaplasty: a prospective comparison of five techniques. Plast Reconstr Surg 115(3):743–751; discussion 752–754
[12] Clough KB, Kaufman GJ, Nos C et al (2010) Improving breast cancer surgery: a classification and quadrant per quadrant atlas for oncoplastic surgery. Ann Surg Oncol 17(5):1375–1391
[13] Petit JY, De Lorenzi F, Rietjens M et al (2007) Technical tricks to improve the cosmetic results of breast-conserving treatment. Breast 16(1):13–16
[14] Massey EJ, Gouveia PF, Nos C et al (2013) A new level 1 oncoplastic technique for breast conserving surgery: rotation glandular flap. Breast 22(2):186–189
[15] O'Dey D, Prescher A, Pallua N (2007) Vascular reliability of nipple- areola complex-bearing pedicles: an anatomical microdissection study. Plast Reconstr Surg 119(4):1167–1177
[16] Clough KB, Nos C, Salmon RJ et al (1995) Conservative treatment of breast cancers by mammaplasty and irradiation: a new approach to lower quadrant tumors. Plast Reconstr

Surg 96(2):363–370
[17] Smith ML, Evans GR, Gurlek A et al (1998) Reduction mammaplasty: its role in breast conservation surgery for early- stage breast cancer. Ann Plast Surg 41(3):234–239
[18] Vlajcic Z, Zic R, Stanec S et al (2004) Omega and inverted omega incision: a concept of uniform incision in breast surgery. Ann Plast Surg 53(1):31–38
[19] Nos C, Fitoussi A, Bourgeois D et al (1998) Conservative treatment of lower pole breast cancers by bilateral mammoplasty and radiotherapy. Eur J Surg Oncol 24(6):508–514
[20] Clough KB, Lewis JS, Couturaud B et al (2003) Oncoplastic techniques allow extensive resections for breast-conserving therapy of breast carcinomas. Ann Surg 237(1):26–34
[21] Lejour M, Abboud M, Declety A et al (1990) [Reduction of mammaplasty scars: from a short inframammary scar to a vertical scar]. Ann Chir Plast Esthet 35(5):369–379
[22] Lassus C (1996) A 30-year experience with vertical mammaplasty. Plast Reconstr Surg 97(2):373–380
[23] Renouvel F, Nos C, Clough KB et al (2008) [Preliminary outcome of breast cancer located at the lower quadrant treated with a thoracomammary flap]. Bull Cancer 95(7):773–778
[24] Clough KB, Kroll SS, Audretsch W (1999) An approach to the repair of partial mastectomy defects. Plast Reconstr Surg 104(2):409–420
[25] Anderson BO, Masetti R, Silverstein MJ (2005) Oncoplastic approaches to partial mastectomy: an overview of volumedisplacement techniques. Lancet Oncol 6(3):145–157
[26] Benelli L (1990) A new periareolar mammaplasty: the “round block” technique. Aesthet Plast Surg 14(2):93–100
[27] Hammond DC (1999) Short scar periareolar inferior pedicle reduction (SPAIR) mammaplasty. Plast Reconstr Surg 103(3):890–901; discussion 902
[28] Veronesi U (1977) Conservative treatment of breast cancer: a trial in progress at the Cancer Institute of Milan. World J Surg 1(3):324–326
[29] Veronesi U, Banfi A, Del Vecchio M et al (1986) Comparison of Halsted mastectomy with quadrantectomy, axillary dissection, and radiotherapy in early breast cancer: long-term results. Eur J Cancer Clin Oncol 22(9):1085–1089
[30] Gasperoni C, Salgarello M, Gasperoni P (2002) A personal technique: mammaplasty with J scar. Ann Plast Surg 48(2):124–130
[31] Laronga C, Kemp B, Johnston D et al (1999) The incidence of occult nipple-areola complex involvement in breast cancer patients receiving a skin-sparing mastectomy. Ann Surg Oncol 6(6):609–613
[32] McCulley SJ, Durani P, Macmillan RD (2006) Therapeutic mammaplasty for centrally located breast tumors. Plast Reconstr Surg 117(2):366–373
[33] Galimberti V, Zurrida S, Zanini V et al (1993) Central small size breast cancer: how to overcome the problem of nipple and areola involvement. Eur J Cancer 29A(8):1093–1096
[34] Huemer GM, Schrenk P, Moser F et al (2007) Oncoplastic techniques allow breast-conserving treatment in centrally located breast cancers. Plast Reconstr Surg 120(2):390–398
[35] Veronesi U, Luini A, Galimberti V et al (1994) Conservation approaches for the management of stage I/II carcinoma of the breast: Milan Cancer Institute trials. World J Surg 18(1): 70–75
[36] Mariani L, Salvadori B, Marubini E et al (1998) Ten year results of a randomised trial comparing two conservative treatment strategies for small size breast cancer. Eur J Cancer 34(8):1156–1162
[37] Amichetti M, Busana L, Caffo O (1995) Long-term cosmetic outcome and toxicity in patients treated with quadrantectomy and radiation therapy for early-stage breast cancer. Oncology 52(3):177–181
[38] Giacalone PL, Roger P, Dubon O et al (2007) Comparative study of the accuracy of breast resection in oncoplastic surgery and quadrantectomy in breast cancer. Ann Surg Oncol 14(2): 605–614
[39] Dewar JA, Benhamou S, Benhamou E et al (1988) Cosmetic results following lumpectomy, axillary dissection and radiotherapy for small breast cancers. Radiother Oncol 12(4):273–280
[40] Petit JY, Rigaut L, Zekri A et al (1989) [Poor esthetic results after conservative treatment of breast cancer. Technics of partial breast reconstruction]. Ann Chir Plast Esthet 34(2):103–108
[41] Clough KB, Thomas SS, Fitoussi AD et al (2004) Reconstruction after conservative treatment for breast cancer: cosmetic sequelae classification revisited. Plast Reconstr Surg 114(7): 1743–1753
[42] Berrino P, Campora E, Leone S et al (1992) Correction of type II breast deformities following conservative cancer surgery. Plast Reconstr Surg 90(5):846–853
[43] Bostwick J 3rd, Paletta C, Hartrampf CR (1986) Conservative treatment for breast cancer. Complications requiring reconstructive surgery. Ann Surg 203(5):481–490
[44] Schwartz GF, Veronesi U, Clough KB et al (2006) Proceedings of the consensus conference on breast conservation, Milan, Italy, April 28–May 1, 2005. Int J Radiat Oncol Biol Phys 65(5): 1281–1288
[45] Clough KB, van la Parra RFD, Thygesen HH, et al (2018) Longterm Results After Oncoplastic Surgery for Breast Cancer: A 10-year Follow-up. Ann Surg 268(1):165–171
[46] Jeevan R, Cromwell DA, Trivella M et al (2012) Reoperation rates after breast conserving surgery for breast cancer among women in England: retrospective study of hospital episode statistics. BMJ 345:e4505
[47] Landercasper J, Whitacre E, Degnim AC et al (2014) Reasons for re-excision after lumpectomy for breast cancer: insight from the American Society of Breast Surgeons Mastery(SM) database. Ann Surg Oncol 21(10):3185–3191
[48] McCahill LE, Single RM, Aiello Bowles EJ et al (2012) Variability in reexcision following breast conservation surgery. JAMA 307(5):467–475
[49] Wilke LG, Czechura T, Wang C et al (2014) Repeat surgery after breast conservation for the treatment of stage 0 to II breast carcinoma: a report from the National Cancer Data Base, 2004–2010. JAMA Surg 149(12):1296–1305
[50] De Lorenzi F, Hubner G, Rotmensz N et al (2016) Oncological results of oncoplastic breast-conserving surgery: long term followup of a large series at a single institution: a matched-cohort analysis. Eur J Surg Oncol 42(1):71–77
[51] Brown FE, Sargent SK, Cohen SR et al (1987) Mammographic changes following reduction mammaplasty. Plast Reconstr Surg 80(5):691–698

[52] Kronowitz SJ, Hunt KK, Kuerer HM et al (2007) Practical guidelines for repair of partial mastectomy defects using the breast reduction technique in patients undergoing breast conservation therapy. Plast Reconstr Surg 120(7):1755–1768
[53] Losken A, Styblo TM, Carlson GW et al (2007) Management algorithm and outcome evaluation of partial mastectomy defects treated using reduction or mastopexy techniques. Ann Plast Surg 59(3):235–242
[54] Munhoz AM, Montag E, Arruda EG et al (2006) Superior-medial dermoglandular pedicle reduction mammaplasty for immediate conservative breast surgery reconstruction: technical aspects and outcome. Ann Plast Surg 57(5):502–508
[55] Association of Breast Surgery at B, Association of Breast Surgery at B, Training Interface Group in Breast S et al (2007) Oncoplastic breast surgery—a guide to good practice. Eur J Surg Oncol 33(Suppl 1):S1–S23
[56] Skillman JM, Humzah MD (2003) The future of breast surgery: a new subspecialty of oncoplastic breast surgeons? Breast 12(3):161–162

第24章 腺体移位技术

Glandular Displacement Techniques

Siun M. Walsh　Mahmoud El-Tamer　著

徐伯扬　译　刘春军　校

近年来，乳腺癌肿瘤整形技术被用来在切除大量乳房组织同时提升术后外观，并避免乳房切除术[1]。肿瘤整形术已被证明可以降低切缘阳性率，提高患者满意度及性心理健康[1-3]。这种技术的肿瘤学疗效也被证明与保乳手术相近[3-5]。Clough在2010年首次提出将肿瘤整形术大致分为两类，即简单（simple）肿瘤整形术和复杂（advanced）肿瘤整形术[6]。复杂肿瘤整形术被应用于预计术中切除＞25%总乳房体积的患者，也可延伸应用于合并巨乳症或乳房下垂的患者，而无论切除多少乳房体积。这一应用在目前考虑接受乳房缩小或上提手术的患者中尤其适合，因为若在放疗后再进行这类手术，则并发症概率将会升高。

相比之下，简单肿瘤整形术通常用于预计术中切除＜25%总乳房体积的患者。该技术通过腺体移位来直接关闭肿瘤切除后的缺损腔隙。少数情况下，这一技术也可应用于预计切除体积更大的患者，具体取决于整体乳房大小和周围腺体组织的可用性。

一、解剖

（一）乳房的层次

乳房完全由假筋膜层（前胸壁的浅筋膜层）所包裹，该筋膜层分为前层和后层。前层或浅层——在上方与颈筋膜相融合，在下方与Campers筋膜相融合。后层或深层——紧贴于乳房的深面，其后则是乳腺后间隙和胸肌筋膜的前层。乳腺后间隙是乳房筋膜后层与胸肌筋膜前层的潜在间隙，使乳房在胸壁表面能够具有一定活动度。

乳房的筋膜层存在网络状的纤维组织，即Cooper韧带[7]。这一结构从胸肌筋膜延伸至皮肤，使乳房组织附着在胸壁上，它的强度和松弛度决定了乳房下垂的程度。尸体研究还显示了另一种薄膜状的纤维膜结构，自胸肌筋膜延伸至乳头－乳晕复合体[8]。它在两侧形成分别与胸骨及胸小肌外缘相连的韧带结构，提供类似支架的作用以维持乳房的形态和活动度。

肿瘤整形术的关键之一是如何动员乳腺组织，包括如何掀起皮瓣。最重要的是如何确定切取皮瓣的层次。乳房皮肤的真皮层下方存在厚度不一的皮下脂肪层，由纤维条索连接至相邻的乳房实质。该层次少有血管走行，是避免出血的理想解剖层次（图24-1），也是乳房切除术的手术层次。肿瘤位置表浅时，可以在乳房筋膜浅层掀起皮瓣，将皮下脂肪层与肿瘤以整体法切除也不失为一种更佳选择。肿瘤位置较深时，则应在更深层次进行解剖（图24-1）。该层次即肿瘤切除术的手术层次，紧邻腺体组织表面，在这一层次进行解剖的术后美观程度优于乳房切除术层次。

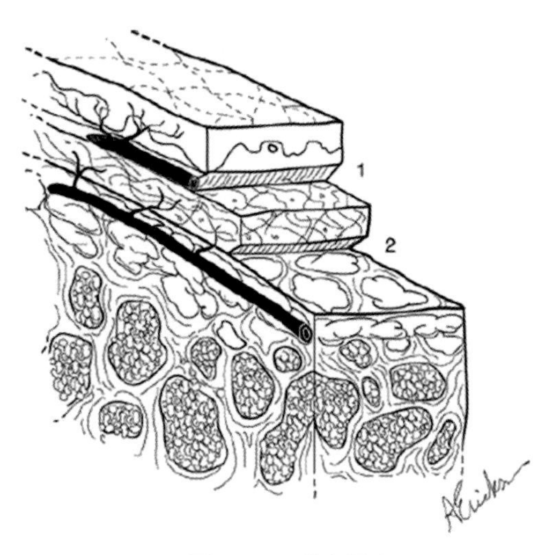

▲ 图 24-1　乳房层次

引自 *Principles and Techniques in Oncoplastic Breast Cancer Surgery*. El-Tamer M,ed.2013; World Scientific Publishing: Singapore

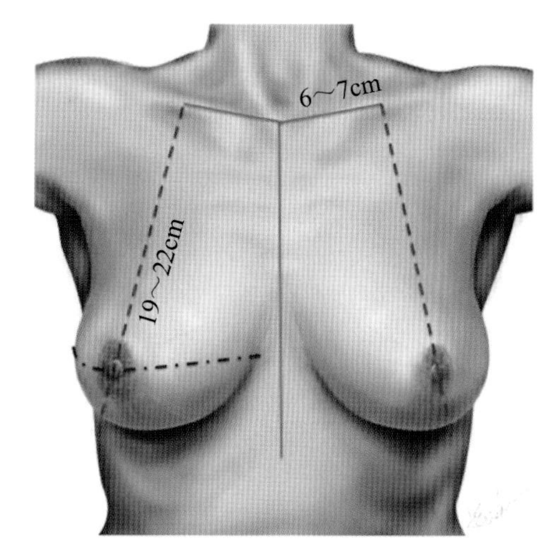

▲ 图 24-2　经乳头子午线

理想的乳房的乳头位于子午线（红）与下皱襞在前表面投影（黑）的交汇处。确定下皱襞投影位置时，可以通过将食指和中指置于乳房后方，用拇指在乳房前表面与之对合来辅助定位（引自 *Principles and Techniques in Oncoplastic Breast Cancer Surgery*. El-Tamer M,ed.2013; World Scientific Publishing: Singapore）

（二）术前设计

在进行肿瘤整形术之前，外科医生应注意确定乳房表面解剖结构的几个特征。应仔细检查乳房表面的标记，画线时患者正常站立，肩膀放松，面向正前方，双臂放在身体两侧。确定胸骨切迹、锁骨、身体中线、乳头位置后，即可画出经乳头的子午线。该线起自锁骨上距胸骨切迹 6～7cm 的一点，向下穿过乳头中点，并继续延伸至乳房下皱襞。进行术前设计时，应使乳头最终位置仍位于子午线上（图 24-2）。在同时进行乳房缩小或上提术时，乳房下皱襞也应沿子午线上移。对于对肿瘤整形术尚不精通的医生，或难以接受对侧乳房对称性手术的患者，我们强烈建议将移动后的乳头高度控制在距锁骨中点 19～22cm。适宜的术后乳头高度因人而异，一般建议术前设计时按照原下皱襞最低点在乳房表面的投影，或肱骨中点水平来确定位置。

乳头的血供

许多肿瘤整形术式采用环乳晕切口和（或）乳晕周围去表皮，因此必须注意乳头的血供。乳头的大部分血供来自内乳动脉，但也同时来自前肋间动脉和胸外侧动脉的分支[9]。乳头的引流静脉则是内乳静脉。考虑到乳头坏死风险，并不建议采用全长超过乳晕周长＞50% 的环乳晕切口。

二、关注要点

（一）乳房大小

术前设计时应同时考虑双侧乳房的大小。需要注意的是 80% 的女性穿着不正确的内衣罩杯，罩杯尺寸因国家和品牌而异。因此，必须客观评估乳房大小以避免误差。应关注并记录乳房不对称情况。据报道约 65% 的女性存在乳房大小不对称[10]。当肿瘤位于体积较大的一侧乳房时，对外科医生开展手术较为有利。相比之下，若需要在较小一侧乳房切除肿瘤，则可能需要缩小对侧乳房以实现对称。

（二）下垂程度

应评估和记录乳房下垂程度。乳房下垂通常被分为 1～3 级，1 级为轻度下垂，3 级为明显下垂。乳房下垂的程度与乳房下极可利用的组织量相关。存在显著下垂的患者可能受益于联合乳房上提术的肿瘤整形术式（图 24-3）。

（三）肿瘤特性

应使用钼靶和超声检查评估肿瘤大小。MRI

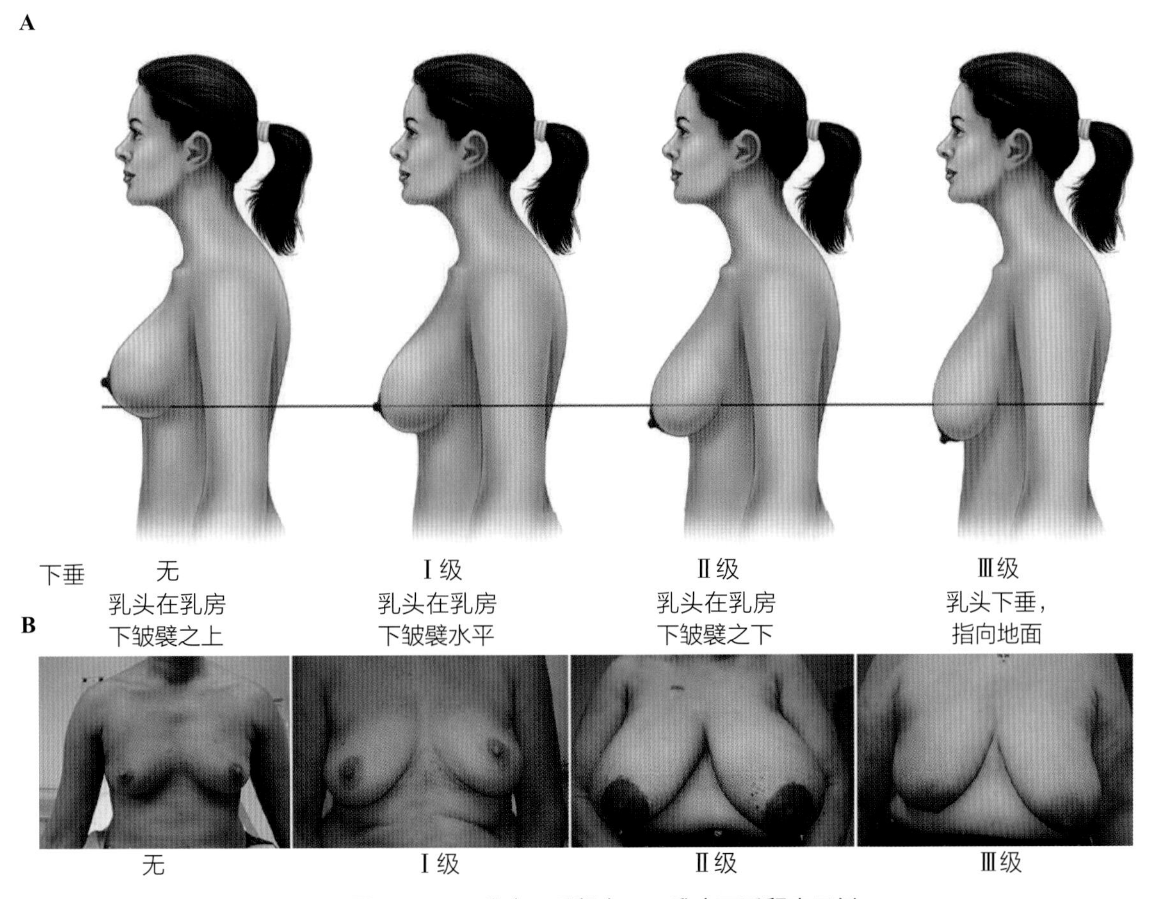

▲ 图 24-3 **A.** 乳房下垂程度；**B.** 乳房下垂程度示例

并非必要，但可能有助于评估乳腺小叶癌侵袭范围，及以保乳为目的的新辅助化疗的疗效 [11, 12]。评估肿瘤与乳房的相对大小有助于选择适宜的肿瘤整形术式。

（四）肿瘤位置

使用现代影像学技术在术前准确定位肿瘤有助于精确规划手术，并最大限度减少切除组织量。在斯隆－凯特琳癌症中心（Memorial Sloan Kettering Cancer Center），我们通常使用放射性标志来定位或包绕单个病灶。这种方法的安全性和有效性先前已得到证实 [13]，其优点包括可以使切除体积更小、手术时间更短、提高患者舒适度和满意度 [14–16]。我们建议每位外科医生使用他们最熟悉的定位技术。

（五）切缘情况

需要指出的是，肿瘤整形术的主要目的是修复缺损以保持或提升术后乳房外形的美观程度，而非尽可能增加切缘宽度。许多乳房肿瘤学会最近发布并采用了指导如何切取适当切缘的新指南。对于乳腺导管原位癌（DCIS）[17]，目前认为 2mm 宽的切缘即足够。而对于浸润性癌，做到“肿瘤无墨迹”即可 [18]。更宽的切缘与降低局部复发率无关。这些指南在实践中的应用已经证明能够降低再次切除率 [19, 20]。有关切缘的更多详细内容请参阅本书中有关保乳手术切缘的章节。

三、手术切口

（一）切口的设计原则

完整且充分地切除肿瘤并保证边缘阴性是乳腺癌治疗的关键。皮肤切口作为手术的第一步，需要考虑以下几点。首先，切口的位置和大小必需能够为完全切除肿瘤提供足够通路。其次，切口应能够充分暴露周围组织，以充分动员来修复缺损。此外，切口位置应美观，理想的皮肤切口位于环乳晕、乳房下皱襞或腋窝。

（二）环乳晕切口

环乳晕切口被普遍认为是最美观的手术切口。通过适当的皮瓣解剖，该切口适用于乳房所有象限的手术。我们强烈建议在采用环乳晕切口时使用头灯或带光源的手术拉钩，因为标准的头顶手术灯可能不足以照亮术区。此外，我们要特别强调充分止血的重要性，因为较大的术区与术后高血肿发生率相关。当切口位于乳晕和皮肤的交界处时，术后瘢痕最不明显。环乳晕切口的位置取决于目标象限，其长度不应超过乳晕周长的50%，否则会进一步破坏乳头血供而导致坏死。术前标记切口是必不可少的，因为在使用消毒液后乳晕和皮肤的分界线可能很难确定。综合考虑乳房及肿瘤的大小，这一切口可能不适用于乳晕较小的患者。此外，环乳晕切口可能也不适用于距离乳头位置较远的肿瘤，尤其是在血液循环不良或乳房大和（或）下垂的患者中。然而，环乳晕切口可以向外侧或内侧延伸（图 24–4）以扩大通路。牵拉乳晕时应轻柔，并逐渐放松拉力，以尽量减少血管损伤。由于存在神经血管损伤的风险，在这一区域使用电刀虽非禁忌，也应谨慎使用。为避免瘢痕增宽，关闭切口时应注意缝合真皮深层，该层次在切开后往往会向两侧退缩。

最后，因为存在较高的改行乳房切除术的可能性，在设计切口时应考虑到这一点。切口应沿可能切除的皮肤区域边缘设计，或位于切除区域内，这样在改行乳房切除术时可以一并切除。

尽管大部分患者在术后 6 个月时能够恢复正常的乳头感觉，但若计划采用环乳晕切口，仍应告知患者术后短期乳头麻木的风险。

我们建议对肿瘤整形术尚不精通的外科医生采用最为直接的手术切口以充分暴露术区。随着经验增长，医生可以更轻松地通过环乳晕切口切除距离较远的肿瘤。

（三）弧形切口

弧形切口通常应用于乳房上部肿瘤。各皮肤张力线，如 Langer 线、Kraissl 线和 Borges 线[21]，均可以被用来指导切口的设计。我们倾向于按照 Kraissl 线设计切口，其方向与下方的肌肉作用力垂直。在切除乳房上部的皮肤时，必须意识到这将导致乳头位置被拉高，因此需要同时确保其不会向内侧或外侧移位。最终的乳头 – 乳晕复合体位置应保持在子午线上。横跨乳房 3 点钟或 9 点钟轴线的切口将导致乳头 – 乳晕复合体牵拉变形，应予以避免。在乳房下部象限，若不需切除皮肤且肿瘤较小，也可以采用弧形切口。但若需在这一区域切除皮肤或大量组织，错误采用弧形切口则可能导致乳头向下移位和拉拽，称为“鸟嘴”畸形。

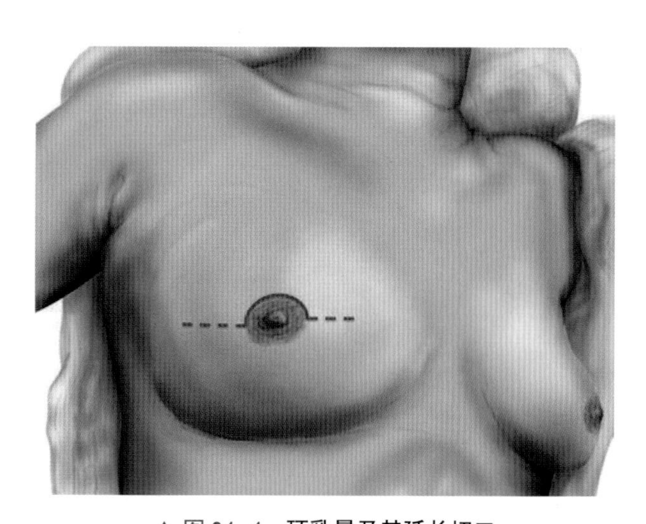

▲ 图 24–4　环乳晕及其延长切口

引自 Dr.Mahmoud El-Tamer, Memorial Sloan Kettering Cancer Center, New York, NY

（四）放射状切口

放射状切口非常适用于在乳房外上象限切除皮肤及大量组织（图 24–5）。该切口可以向内起自乳晕，向外延伸至腋窝，以便进行前哨淋巴结活检或腋窝淋巴结清扫术。而对于内上象限，由于这一区域的瘢痕很难隐藏，应避免采用放射状切口。在乳房 3 点钟及 9 点钟轴线上，我们则会专门选择放射状切口。当计划在乳房下部象限做肿瘤和表面皮肤的整体法切除时，我们也会采用这一切口，因为它可以避免乳头 – 乳晕复合体向下移位。

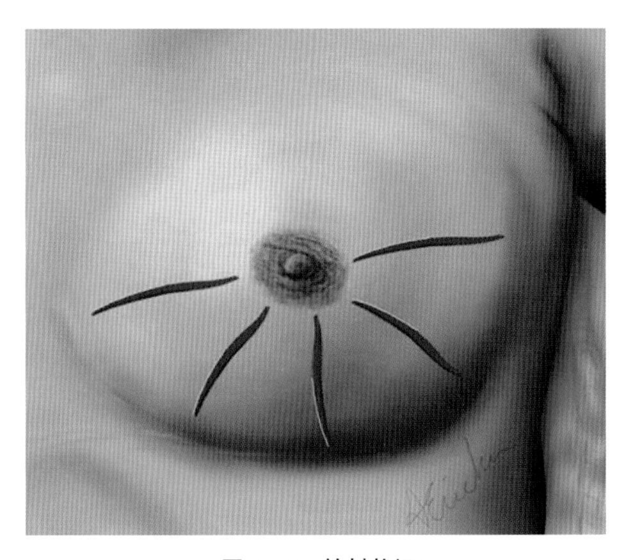

▲ 图 24-5 放射状切口

引自 Dr.Mahmoud El-Tamer, Memorial Sloan Kettering Cancer Center, New York, NY

（五）下皱襞切口

位于乳房下皱襞的切口隐蔽且美观。然而，如果预计改行标准的中央椭圆形切口的乳房切除术，下皱襞切口可能会影响效果，并损害乳房下部皮瓣的血供。在采用下皱襞切口时，若需改行乳房切除术，我们建议采用类似乳房缩小术的倒 T 形切口进行乳房切除。同时我们尝试缩短下皱襞切口的宽度，以保证乳房下部皮瓣的血供。

四、掀起皮瓣

切开皮肤后，沿肿瘤区域周围掀起皮瓣。这样做的目的是暴露切除区域，动员表面皮肤以修复缺损。我们建议在腺体层次掀起皮瓣，如图 24-1 所示。这一层次被称为肿瘤切除术层次，它在乳房以腺体组织为主的年轻女性中很容易识别。而对于乳房以脂肪组织为主的老年患者，确定这一层次可能需要经验。在离断 Cooper 韧带时，将乳房皮肤和皮下组织作为整体掀起。对于位于深部的肿瘤，采用肿瘤切除术层次在肿瘤学上是安全的。对于位于浅表的肿瘤，特别是当有皮肤受累时，我们强烈建议将表面皮肤与肿瘤以整体法切除，以确保肿瘤学上的标准切除。

五、肿瘤切除，腔隙处理及标记

近年来，乳腺癌的优选术式发生了巨大变化。20 世纪 40 年代出现的超扩大乳房切除术是破坏性最大的术式。20 世纪 80 年代中期，保乳手术被证明与乳房切除术具有相同的存活率，同时发现组织学阴性切缘能够使保乳后局部复发率降至最低。关于如何实现切缘阴性的激烈争论持续了一段时间。一些外科医生继续将符合 Halstedian 切除原则的肿瘤切除术作为常规，即整体切除表面皮肤、乳房，以及其下的胸肌筋膜，乳房切除范围包括肿瘤所在的整个乳房象限 [22, 23]。一些外科医生应用肿瘤整形技术来增加阴性切缘的宽度。但我们没有采用这些思路，而是始终建议在采用完整的肿瘤学意义上的外科切除手术后，应用肿瘤整形术以恢复、维持或提升乳房的术后外观。我们仅在肿瘤累及皮肤或胸肌筋膜的患者中有选择性地采用整体法进行切除。此外，近期由美国肿瘤外科学会（SSO）、美国放射肿瘤学会（ASTRO）、美国乳腺外科医师学会（ASBrS）和美国临床肿瘤学会（ASCO）制订和采用的指南已经明确“肿瘤无墨迹”足以被视为切缘阴性 [18, 24, 25]。

我们应用一种新策略来确保切缘阴性，该策略据称可显著降低再切除率 [26, 27]。首先小范围切除肿瘤，然后对切除后的腔隙进行二次切除，再将二次切除的边缘标记方位并单独进行病理检测。

在细致止血后，在腔隙四壁及底部放置钛夹，这将极大有助于确定术后放疗范围，因为肿瘤部位不一定位于切口下方。而切除路径复杂的肿瘤在塑形闭合后，其腔隙边缘可能难以识别。因此当需要进行再次切除时，钛夹还可用于识别初次切除腔隙的边缘。

一些外科医生常规应用术中超声来指引再次切除范围，而由于我们的绝大部分切缘阳性病例为导管原位癌（DCIS），我们并没有采用类似工具。

六、腺体移位的准备

在较大乳房中切除肿瘤时，无须解剖至胸肌筋膜层次，因此可能不需要将乳房自下方的肌肉表面剥离。而对于A或B罩杯，或者切除范围延伸至胸肌筋膜的患者，自肌肉表面剥离乳房可以增加组织活动度以闭合缺损，同时有助于最大限度减少乳房变形。这一步骤应在切除肿瘤后进行，层次为前述的乳腺后间隙。在表面掀起皮瓣及将乳房组织自胸肌筋膜剥离这两项操作，被称为“双层动员法”。在老年患者、吸烟者和患有外周血管疾病的患者中，必须考虑组织的血供情况。在此类患者中，我们通常完全避免行肿瘤整形术，或仅对组织进行有限动员，以避免脂肪及腺体组织坏死风险。

七、腺体移位技术

我们将这一术式分为5类，而在一些病例中亦可联合使用多类术式。我们通常使用2-0或3-0可吸收缝合线，并根据乳房组织的厚度使用圆针或角针。我们常规在手术记录中描述所采用的术式，这对需要再次切除的病例非常有用。腺体移位技术摘要请参见表24-1。

（一）横向闭合

横向闭合指推进腔隙上下缘的乳房组织，拉拢缝合，横向闭合腺体（图24-6）。这一术式非常适用于乳房上半部及中央缺损。在乳房上部象限横向闭合缺损必将导致乳头－乳晕复合体位置上移，这在大部分合并乳房下垂的患者中是乐于见到的效果。然而在不合并下垂的患者，乳头－乳晕复合体上移会导致明显畸形，且很难修复。因此，我们格外强调术前评估下垂程度对于术式选择的重要性。

我们避免将横向闭合应用于乳房下部象限，因为其导致乳头－乳晕复合体下移的风险很高，尤其是位于乳房6点钟方位和下内象限的肿瘤。在这类病例中我们通常采用放射状闭合。

（二）放射状闭合

放射状闭合指在切除病灶，并将乳房组织自其下的胸肌筋膜及表面皮肤充分剥离后，放射状闭合乳房组织（图24-7）。这一术式可应用于任何象限，但在乳房下部的美观效果最好，特别是在需要切除表面皮肤的情况下。当以椭圆形切除组织时，闭合更为容易。在腔隙周围，应将保留组织量更大的区域作为填充缺损的主体，并更广泛地加以动员。例如，对于内下象限缺损而言，外侧瓣包含更多的可用组织，应当更广泛地动员。任何类型的皮肤切口包括放射状、横向、环乳晕周围或乳房下皱襞切口，均可以采用放射状闭合来修复腺体缺损。在乳房上部象限，这种术式格外适用于轻度下垂的患者。内上象限也可以采用该术式，然而我们并不建议在这一区域同时采用放射状皮肤切口，因为术后瘢痕会难以隐藏。

（三）三角瓣闭合（奔驰闭合）

三角瓣闭合结合了横向和放射状闭合的原

表24-1　腺体移位技术摘要

	适用区域	不适用区域	注意事项
横向	上半部及中央	下部	乳头移位
放射状	任何象限		在3点钟和9点钟水平闭合将导致乳头移位
三角瓣	上半部	无	皮肤隆起
荷包法	中央		乳头乳晕皱褶
动员周围皮下组织	外侧和下象限	中央和内侧	需要大量皮下脂肪组织

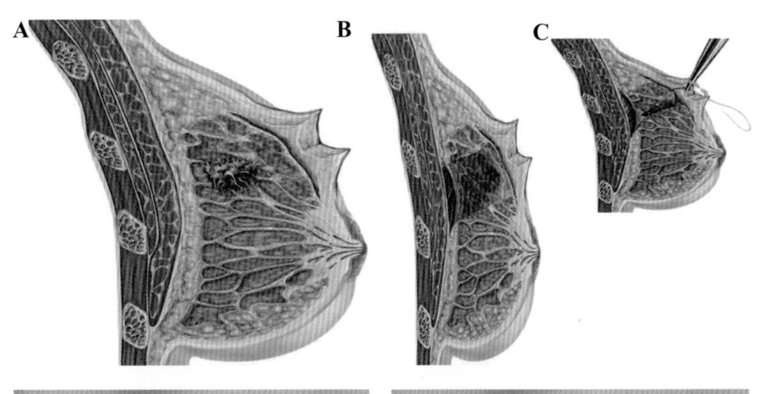

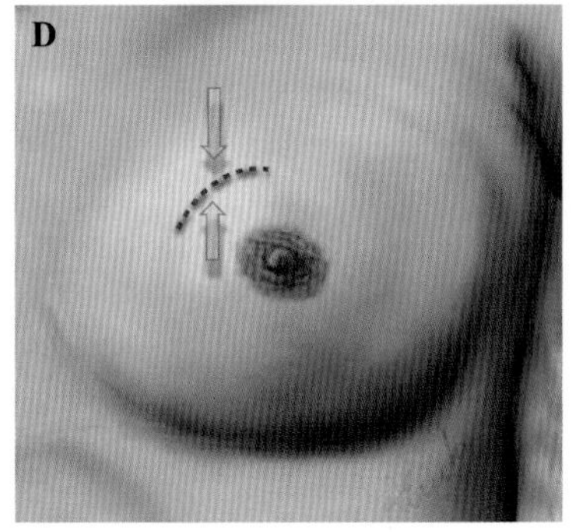

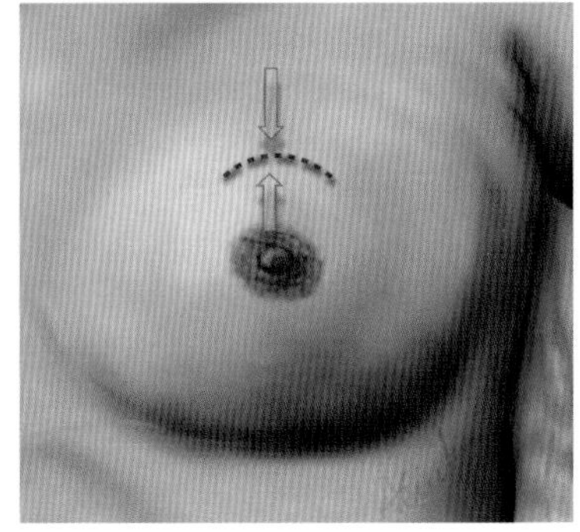

◀ **图 24–6　横向闭合**

A. 掀起皮瓣；B. 以适宜切缘切除肿瘤；C. 自肌肉表面掀起乳房，进一步游离皮瓣，横向闭合乳腺组织；D. 乳房上象限的横向闭合。箭显示组织动员方向和闭合模式（A 至 C. 经许可转载，引自 *Principles and Techniques in Oncoplastic Breast Cancer Surgery*. El-Tamer M, ed. 2013; World Scientific Publishing: Singapore; D. 引自 Dr. Mahmoud El-Tamer, Memorial Sloan Kettering Cancer Center, New York, NY）

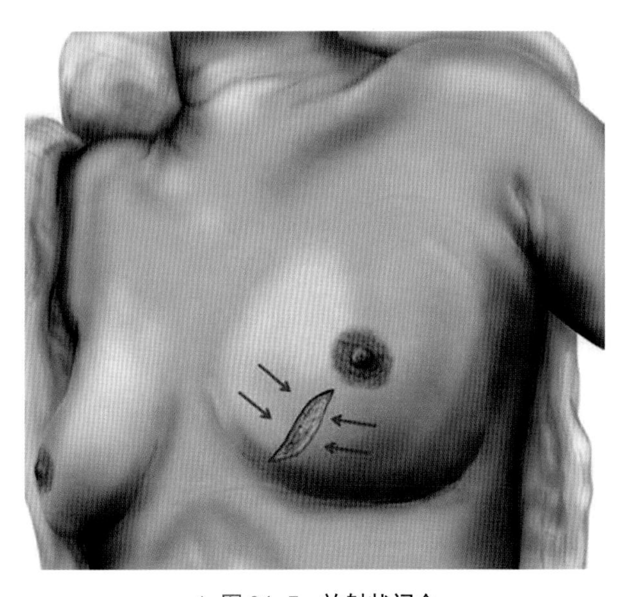

▲ **图 24–7　放射状闭合**

任何类型的皮肤切口均可以采用放射状闭合，图中所示的放射状皮肤切口仅出于简单化的需要。沿箭方向动员乳房组织，放射状闭合缺损（引自 Dr.Mahmoud El-Tamer, Memorial Sloan Kettering Cancer Center, New York, NY）

理。这一术式通常用于乳房上半部，以更好地限制乳头 – 乳晕复合体向上移位。切除病灶后，在缺损腔隙进行三点缝合，将圆形缺损拉拢为三角星形（图 24–8）。之后分别缝合三角星的三个分支，最终效果类似于 Mercedes- Benz® 标志。如图所示，缝合三角星的基底部能够限制乳头 – 乳晕复合体上移（图 24–9A）。此外，通过改变三点缝合的顶端位置，可以微调乳头 – 乳晕复合体向内侧或外侧移位（图 24–9B）。这种微调对于修复乳房上部象限或内侧象限的缺损非常有效。在乳房下部象限，这一术式可能导致乳头 – 乳晕复合体向下牵扯，因此我们很少在这一区域采用该术式。在闭合腺体缺损后，可能需要进一步游离皮瓣以避免表面皮肤褶皱。

（四）荷包法闭合

荷包法闭合遵循荷包缝合的基本原则，格外适用于修复位于乳房中心的缺损。首先将乳头 – 乳晕复合体自下方组织表面剥离，掀起的皮瓣厚度取决于肿瘤与乳头 – 乳晕复合体的距离。肿瘤切除后，在腔隙四壁进行一系列荷包缝合以修复缺损。缺损需从深到浅分层闭合（图 24–10）。以这种方法闭合的腔隙将对位于其表面的乳头 – 乳晕复合体形成类似支架的作用，以防止其向后塌陷。外科医生需要充分了解乳头 – 乳晕复合体的血供以避免术中损伤。腔隙周围的皮肤应当充分

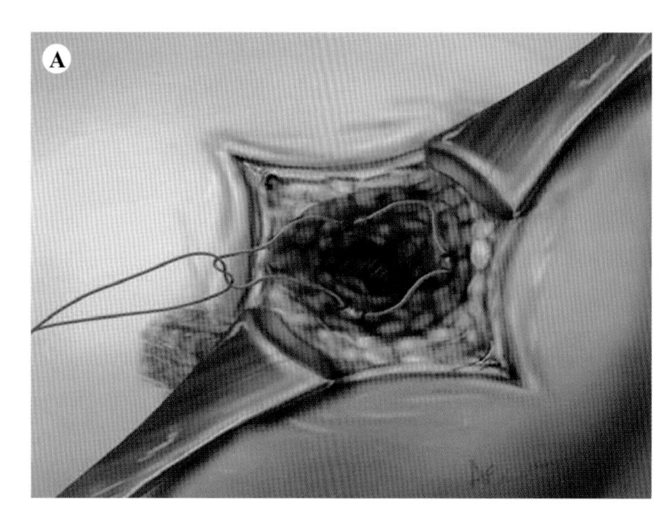

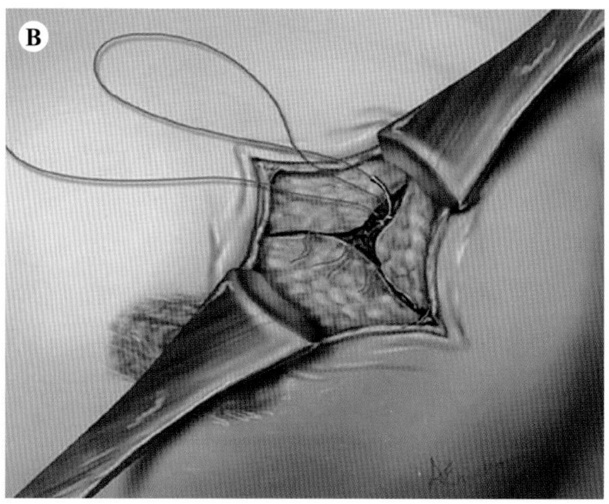

▲ 图 24-8　三角瓣闭合：奔驰法

通过三点缝合关闭缺损（经许可转载，引自 *Principles and Techniques in Oncoplastic Breast Cancer Surgery*.El-Tamer M,ed.2013; World Scientific Publishing:Singapore）

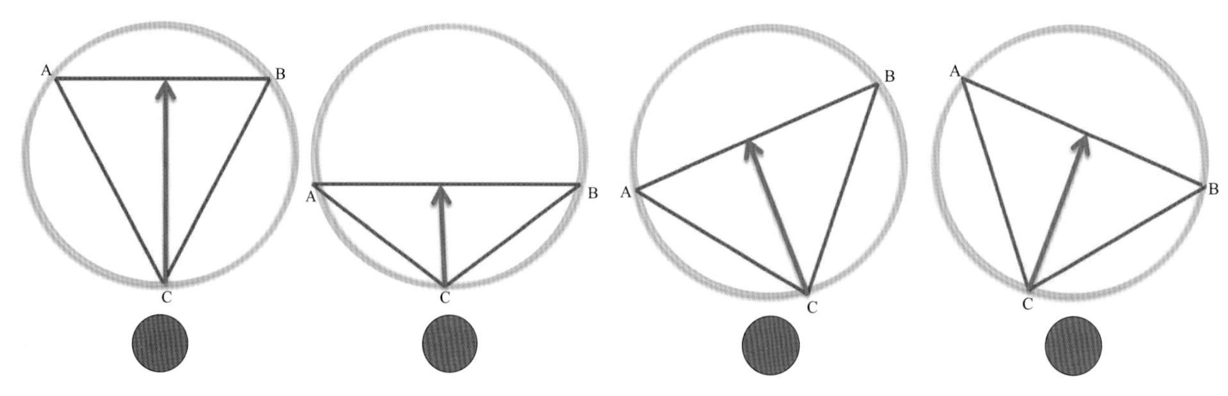

▲ 图 24-9　三角瓣闭合，限制乳头 - 乳晕复合体上移

棕色圆形代表乳头 - 乳晕复合体。A、B 两个缝合点决定了乳头 - 乳晕复合体上移程度。为使乳头位置保持在子午线上，可以通过改变 A、B、C 三点来向内侧或外侧调整乳头位置（经许可转载，引自 *Principles and Techniques in Oncoplastic Breast Cancer Surgery*.El-Tamer M,ed.2013;World Scientific Publishing: Singapore）

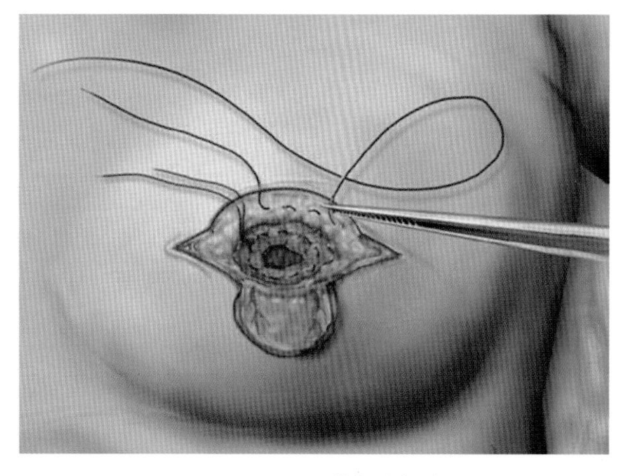

▲ 图 24-10　荷包法闭合

经许可转载，引自 *Principles and Techniques in Oncoplastic Breast Cancer Surgery*.El-Tamer M,ed.2013;World Scientific Publishing:Singapore

游离，以防止乳头 - 乳晕复合体隆起。而对于需要切除大量组织的病例，我们通常采用第 27 章所述的穹顶法乳房上提术。

（五）动员周围皮下组织

该术式专门应用于位于乳房外周的缺损（图 24-11），最常用到的是腋窝外侧脂肪垫，偶尔还会利用下皱襞下方的上腹部皮下组织。将皮下组织自表面皮肤及深层肌肉表面剥离，推进以填充缺损，并与周围乳房组织缝合。需要注意的是应用该术式需要足够的皮下脂肪组织量。

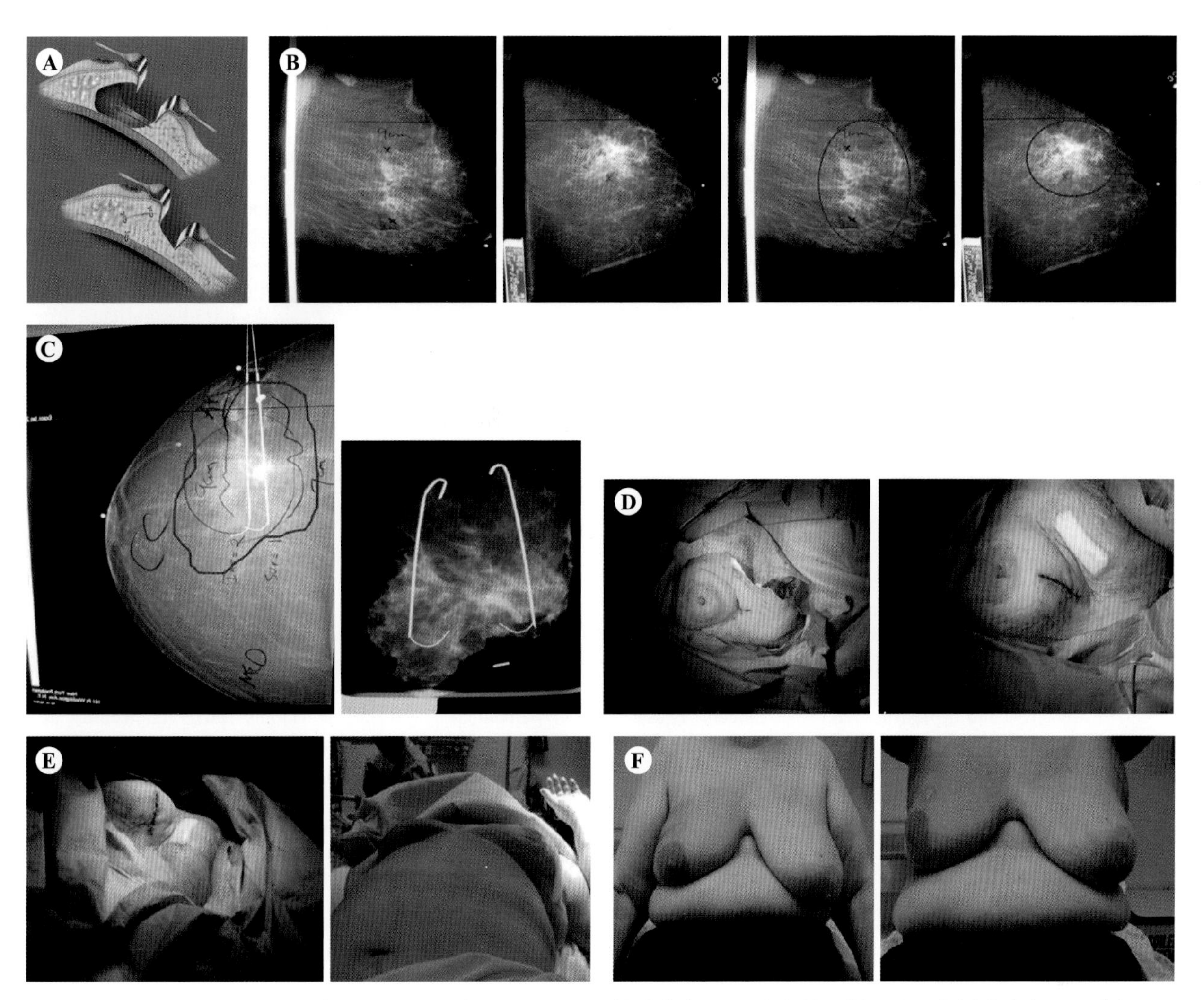

▲ 图 24-11 **A.** 动员周围皮下组织；**B.** 病例资料：伴有基础疾病的 **68** 岁女性，新近发现左侧乳腺癌；**C.** 病例资料：切除范围；**D.** 肿瘤切除后，应用腋窝脂肪垫修复前后对比；**E.** 病例资料：乳房再造后；**F.** 病例资料：术后 **2** 周。左：左侧肿瘤切除术及淋巴活检术后。这名患者曾在 **2** 年前首先发现右侧乳腺癌并接受治疗

经许可转载，引自 *Principles and Techniques in Oncoplastic Breast Cancer Surgery*.El-Tamer M,ed.2013;World Scientific Publishing: Singapore

八、结论

腺体移位是任何普通外科医生都可以应用的简单肿瘤整形术，但需要对解剖学足够的了解及接受一定程度的培训。对于预计切除乳房体积＜25% 的患者，该技术非常有助于修复肿瘤切除术后的乳房缺损。

参考文献

[1] Crown A, Wechter DG, Grumley JW (2015) Oncoplastic breastconserving surgery reduces mastectomy and postoperative re-excision rates. Ann Surg Oncol 22(10):3363–3368
[2] Piper ML, Esserman LJ, Sbitany H, Peled AW (2016) Outcomes following oncoplastic reduction mammoplasty: a systematic review. Ann Plast Surg 76(Suppl 3):S222–S226
[3] Rietjens M, Urban CA, Rey PC, Mazzarol G, Maisonneuve P, Garusi C, Intra M, Yamaguchi S, Kaur N, De Lorenzi F, Matthes AG, Zurrida S, Petit JY (2007) Long-term oncological results of breast conservative treatment with oncoplastic surgery. Breast 16(4):387–395
[4] Clough KB, Lewis JS, Couturaud B, Fitoussi A, Nos C, Falcou MC (2003) Oncoplastic techniques allow extensive resections for breastconserving therapy of breast carcinomas. Ann Surg 237(1):26–34

[5] Staub G, Fitoussi A, Falcou MC, Salmon RJ (2008) [Breast cancer surgery: use of mammaplasty. Results. Series of 298 cases] (Resultats carcinologiques et esthetiques du traitement du cancer du sein par plastie mammaire. 298 cas. DEP - 20071018). Ann Chir Plast Esthet 53(2):124–134
[6] Clough KB, Kaufman GJ, Nos C, Buccimazza I, Sarfati IM (2010) Improving breast cancer surgery: a classification and quadrant per quadrant atlas for oncoplastic surgery. Ann Surg Oncol 17(5):1375–1391
[7] Brinkman RJ, Hage JJ (2016) Andreas Vesalius' 500th anniversary: first description of the mammary suspensory ligaments. World J Surg 40(9):2144–2148
[8] Wuringer E, Mader N, Posch E, Holle J (1998) Nerve and vessel supplying ligamentous suspension of the mammary gland. Plast Reconstr Surg 101(6):1486–1493
[9] van Deventer PV (2004) The blood supply to the nipple-areola complex of the human mammary gland. Aesthet Plast Surg 28(6):393–398
[10] Avsar DK, Aygit AC, Benlier E, Top H, Taskinalp O (2010) Anthropometric breast measurement: a study of 385 Turkish female students. Aesthet Surg J 30(1):44–50
[11] Okamoto S, Yamada T, Kanemaki Y, Kojima Y, Tsugawa K, Nakajima Y (2016) Magnetic resonance examination to predict pathological complete response following neoadjuvant chemotherapy: when is it appropriate for HER2-positive and triple-negative breast cancers? Breast Cancer 23(5):789–796
[12] Parvaiz MA, Yang P, Razia E, Mascarenhas M, Deacon C, Matey P, Isgar B, Sircar T (2016) Breast MRI in invasive lobular carcinoma: a useful investigation in surgical planning? Breast J 22(2):143–150
[13] Sung JS, King V, Thornton CM, Brooks JD, Fry CW, El-Tamer M, Dauer LT, Brogi E, St Germain JM, Morris EA (2013) Safety and efficacy of radioactive seed localization with I-125 prior to lumpectomy and/or excisional biopsy. Eur J Radiol 82(9):1453–1457
[14] Bloomquist EV, Ajkay N, Patil S, Collett AE, Frazier TG, Barrio AV (2016) A randomized prospective comparison of patientassessed satisfaction and clinical outcomes with radioactive seed localization versus wire localization. Breast J 22(2):151–157
[15] Diego EJ, Soran A, McGuire KP, Costellic C, Johnson RR, Bonaventura M, Ahrendt GM, McAuliffe PF (2014) Localizing high-risk lesions for excisional breast biopsy: a comparison between radioactive seed localization and wire localization. Ann Surg Oncol 21(10):3268–3272
[16] Lovrics PJ, Goldsmith CH, Hodgson N, McCready D, Gohla G, Boylan C, Cornacchi S, Reedijk M (2011) A multicentered, randomized, controlled trial comparing radioguided seed localization to standard wire localization for nonpalpable, invasive and in situ breast carcinomas. Ann Surg Oncol 18(12):3407–3414
[17] Morrow M, Van Zee KJ, Solin LJ, Houssami N, Chavez-MacGregor M, Harris JR, Horton J, Hwang S, Johnson PL, Marinovich ML, Schnitt SJ, Wapnir I, Moran MS (2016) Society of Surgical Oncology—American Society for Radiation Oncology—American Society of Clinical Oncology consensus guideline on margins for breast-conserving surgery with whole-breast irradiation in ductal carcinoma in situ. Pract Radiat Oncol 6(5):287–295
[18] Schnitt SJ, Moran MS, Houssami N, Morrow M (2015) The Society of Surgical Oncology—American Society for Radiation Oncology consensus guideline on margins for breast-conserving surgery with whole-breast irradiation in stages I and II invasive breast cancer: perspectives for pathologists. Arch Pathol Lab Med 139(5):575–577
[19] Rosenberger LH, Mamtani A, Fuzesi S, Stempel M, Eaton A, Morrow M, Gemignani ML (2016) Early adoption of the SSOASTRO Consensus Guidelines on margins for breast-conserving surgery with whole-breast irradiation in stage I and II invasive breast cancer: initial experience from Memorial Sloan Kettering Cancer Center. Ann Surg Oncol 23(10):3239–3246
[20] Schulman AM, Mirrielees JA, Leverson G, Landercasper J, Greenberg C, Wilke LG (2017) Reexcision surgery for breast cancer: an analysis of the American Society of Breast Surgeons (ASBrS) MasterySM database following the SSO-ASTRO "no ink on tumor" guidelines. Ann Surg Oncol 24(1):52–58
[21] Wilhelmi BJ, Blackwell SJ, Phillips LG (1999) Langer's lines: to use or not to use. Plast Reconstr Surg 104(1):208–214
[22] Noh WC, Paik NS, Kim MS, Yang KM, Cho CK, Choi DW, Lee JI, Kang SK, Kim SB, Moon NM (2005) Ipsilateral breast tumor recurrence after breast-conserving therapy: a comparison of quadrantectomy versus lumpectomy at a single institution. World J Surg 29(8):1001–1006
[23] Veronesi U, Saccozzi R, Del Vecchio M, Banfi A, Clemente C, De Lena M, Gallus G, Greco M, Luini A, Marubini E, Muscolino G, Rilke F, Salvadori B, Zecchini A, Zucali R (1981) Comparing radical mastectomy with quadrantectomy, axillary dissection, and radiotherapy in patients with small cancers of the breast. N Engl J Med 305(1):6–11
[24] Moran MS, Schnitt SJ, Giuliano AE, Harris JR, Khan SA, Horton J, Klimberg S, Chavez-Mac Gregor M, Freedman G, Houssami N, Johnson PL, Morrow M (2014a) Society of Surgical Oncology—American Society for Radiation Oncology consensus guideline on margins for breast-conserving surgery with whole-breast irradiation in stages I and II invasive breast cancer. J Clin Oncol 32(14):1507–1515
[25] Moran MS, Schnitt SJ, Giuliano AE, Harris JR, Khan SA, Horton J, Klimberg S, Chavez-MacGregor M, Freedman G, Houssami N, Johnson PL, Morrow M (2014b) Society of Surgical Oncology—American Society for Radiation Oncology consensus guideline on margins for breast-conserving surgery with whole-breast irradiation in stages I and II invasive breast cancer. Ann Surg Oncol 21(3):704–716
[26] Chagpar AB, Killelea BK, Tsangaris TN, Butler M, Stavris K, Li F, Yao X, Bossuyt V, Harigopal M, Lannin DR, Pusztai L, Horowitz NR (2015) A randomized, controlled trial of cavity shave margins in breast cancer. N Engl J Med 373(6):503–510
[27] Jones V, Linebarger J, Perez S, Gabram S, Okoli J, Bumpers H, Burns B, Mosunjac M, Rizzo M (2016) Excising additional margins at initial breast-conserving surgery (BCS) reduces the need for re-excision in a predominantly African American population: a report of a randomized prospective study in a public hospital. Ann Surg Oncol 23(2):456–464

第25章 腺体移位技术：瑞士经验

Glandular Displacement: The Swiss Experience

Christoph J. Rageth　Christoph Tausch　著
徐伯扬　译　刘春军　校

腺体移位技术是非整形外科专业医生最常使用的乳房肿瘤整形术式，本章将针对这一技术进行阐述，但不包括乳房缩小术相关的肿瘤整形术式。

所有图示均以患者左肩上方视角绘制。

在选择切口及修复方式之前，各有两个关键问题需要考虑。

切口选择前的两个关键问题（图 25-1）。

- 需要切除多少组织?
  - 少：做沿 Langer 线切口，或半圆形切口，无须楔形切除皮肤。
  - 多：做放射状切口，同时切除皮肤（以楔形或三角形真皮腺体瓣旋转修复）；或双环切口，切除皮肤同时应用双环法。

在乳房内下及外下象限中，切除组织量与原有组织量相比较多，因此通常采用放射状切口。

- 肿瘤靠近皮肤吗?
  - 是：切口在肿瘤上方或附近。
  - 否：切口可以在远离肿瘤的位置（通常靠近乳晕，或在下皱襞偏外侧）。

术中超声有助于测量皮肤到肿瘤的距离。

如需术中放疗，即使肿瘤与距离皮肤距离较远，通常也应使切口位于肿瘤上方，否则无法保证（放射源）与皮肤的 1cm 距离。

如果因合并乳房下垂或肥大而需切除大量组织，通常会选择联合乳房缩小或上提术，相关内容在此章不予详述。切除后、修复前的两个重要问题。

- 组织塑形是否无须肿瘤整形术式即可实现?
  - 是：约 50% 的节段性切除患者属于此种情况，在局部动员组织后，通常在深部进行 1～2 处固定即可实现满意的组织塑形。
  - 否：必须应用腺体移位或置换技术或进行对侧乳房的对称性手术。

若需应用腺体移位或置换技术，则必须提出第 2 个问题。

- 切除单或多个肿瘤后，是否剩余足够组织量以满足乳房大小?
  - 是：可以使用腺体移位技术。

  我们一般采用以下三种方法。

  - ➢ 乳房组织瓣法 [1]。
  - ➢ 真皮腺体瓣旋转法。
  - ➢ 双环法：乳头 – 乳晕复合体周围皮肤完全或部分去表皮。

  以下两种方法应用较少。

  - ➢ Grisotti 法：主要用于乳房中央肿瘤 [2]。
  - ➢ 乳头 – 乳晕复合体移位：若乳头 – 乳晕复合体位置过于偏外。
  - 否：必须应用腺体置换技术或对侧乳房缩

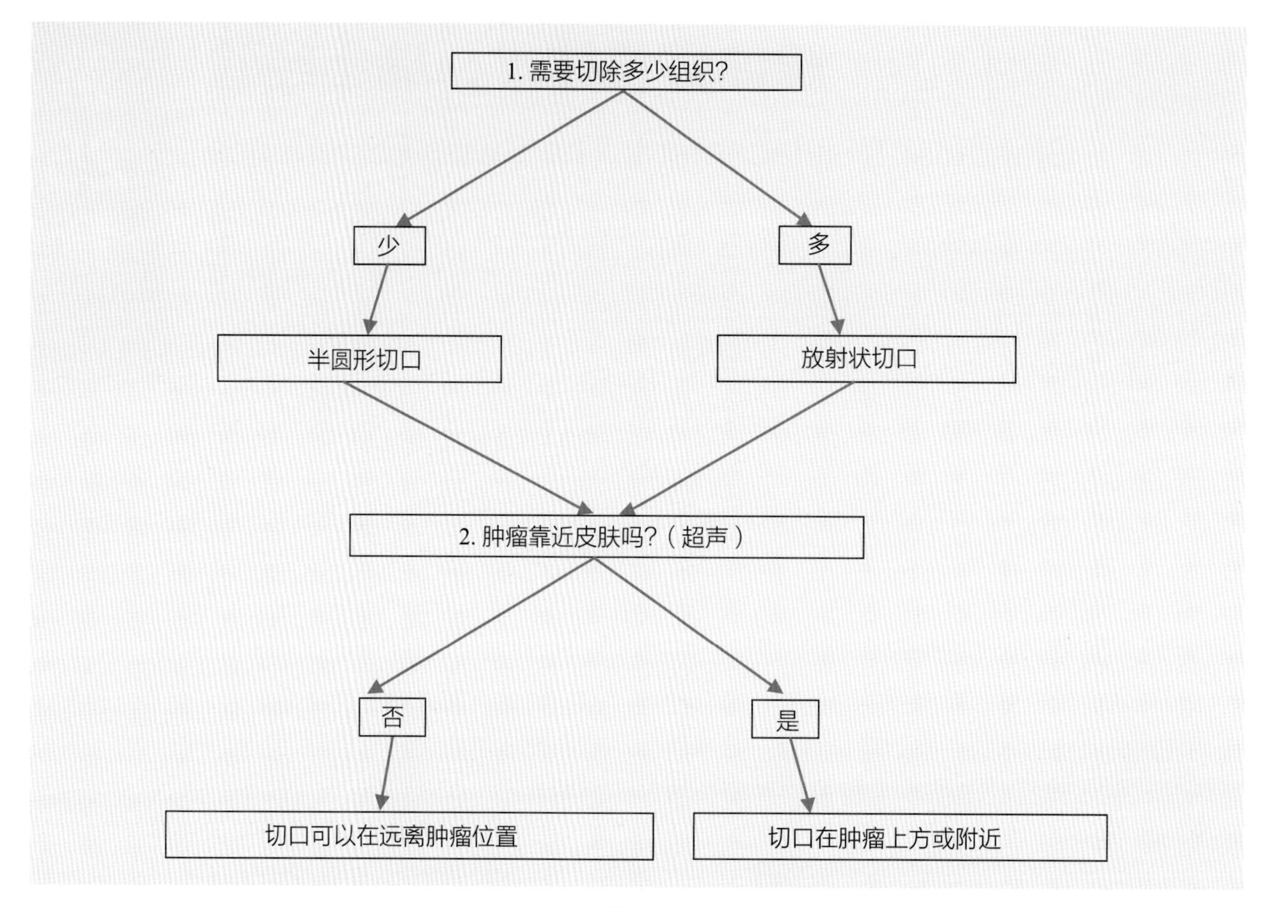

▲ 图 25-1 选择切口的决策路径

小术以实现对称。

我们使用以下三种方法，本章仅对第 1 种进行详述。

- ➢ 侧向推进：将背阔肌前缘与胸大肌缝合，从而动员背阔肌表面的皮下组织至乳房区域。
- ➢ 游离或带蒂背阔肌肌皮瓣修复缺损。
- ➢ 患侧及对侧乳房缩小术。

最常用的三种腺体移位技术如下所述。

• 乳房组织瓣法（图 25-2）。

该技术由 Rageth 和 Tausch[1] 描述，适用于所有乳房象限。

先决条件：非脂肪型乳房（增加脂肪坏死风险）。

技术要点：将残留乳房组织沿水平方向劈开，使胸肌节段形成组织瓣，置入缺损处。在水平劈开之前，在腔隙内进行临时固定有助于判断切取组织瓣的合适位置。劈开范围宜广泛，尤其应注意分离乳头后方，以避免移动组织瓣时乳头牵拉移位。

• 真皮腺体瓣旋转法（图 25-3）。

该技术适用于乳腺的尾部区域。

先决条件：乳房体积不能过大或过小。

技术要点：三角形切除肿瘤区域，切开角度注意与皮肤垂直，避免皮下潜行剥离造成闭合腺体时张力过大。切口在下皱襞处向腋窝延伸，至下唇长度为上唇的 2 倍。通常无需缝合深层组织，仅缝合皮肤即可。

• 双环法（图 25-4）。

双环法由 Benelli[3] 作为乳房缩小术式在 1990 年首次提出，即乳头 - 乳晕复合体周围的完全或部分去除表皮。Clough 于 2012 年描述了将该方法用于肿瘤整形手术 [4]。尽管该方法虽并非常规乳房缩小术式，但正越来越多地应用于肿瘤整形手术中。

该方法适用于任何象限，尤其是不适用乳房

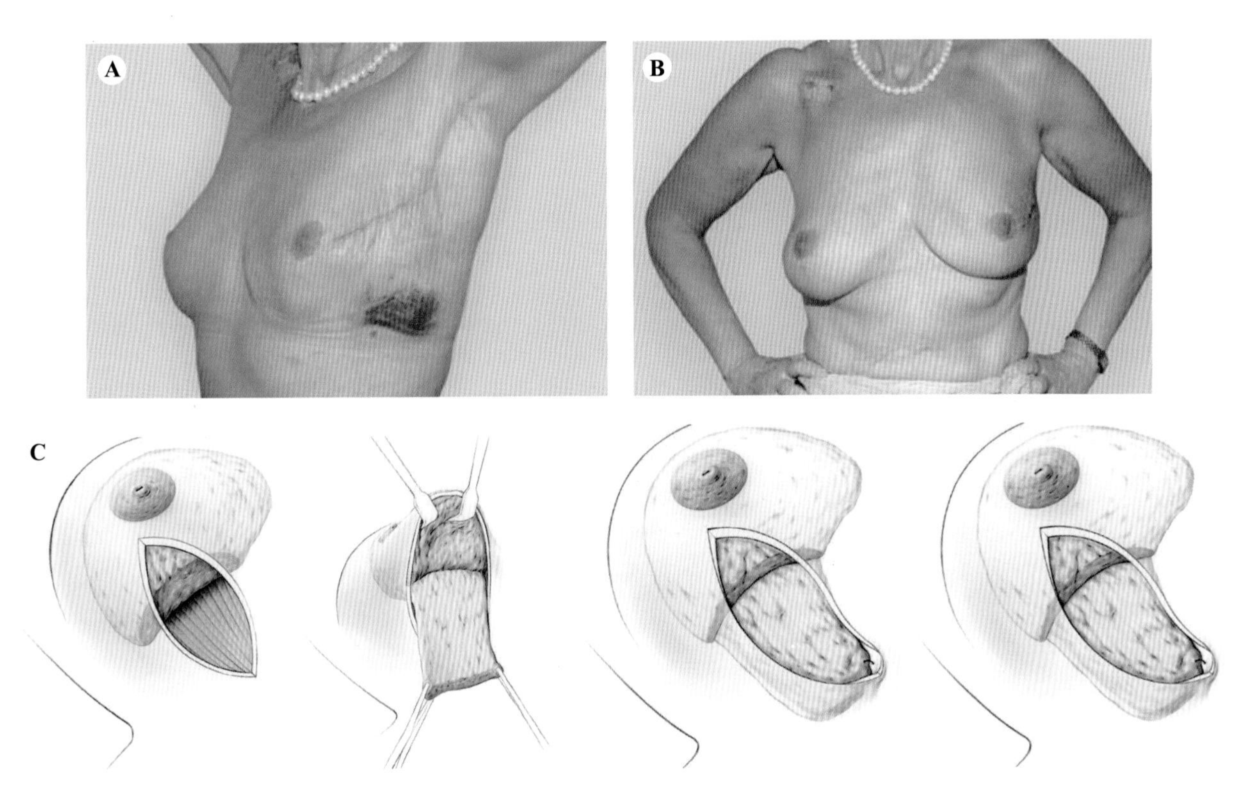

▲ 图 25-2　乳房组织瓣法 [1]

在节段切除后，将残留乳房组织沿水平方向广泛劈开（腺体型乳房中劈开浅层，脂肪型劈开深层），将胸肌节段带蒂移至腔隙中。鉴于较高的组织瓣坏死风险，该方法不适用于脂肪型乳房

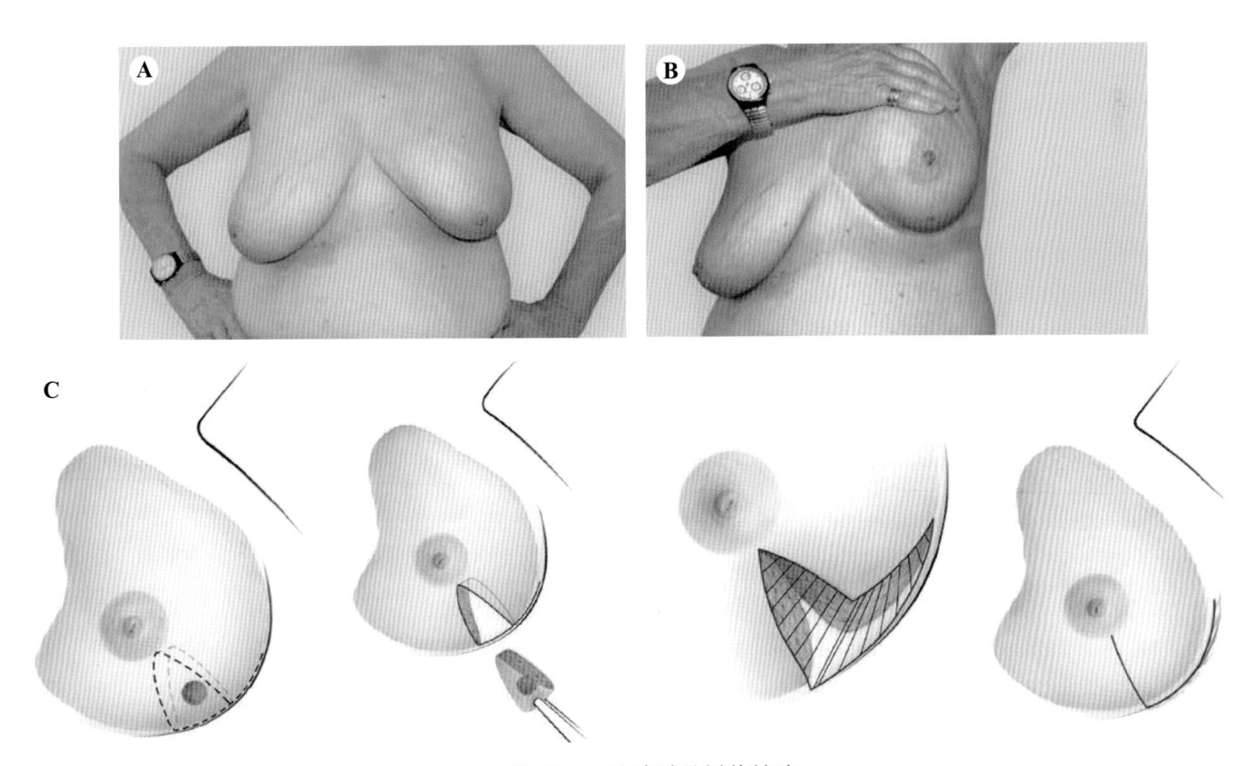

▲ 图 25-3　真皮腺体瓣旋转法

该法仅适用于乳腺尾部肿瘤。肿瘤区域以三角形切除，切开角度与皮肤垂直，以保证腺体无张力闭合。皮下减张缝合方法如图所示

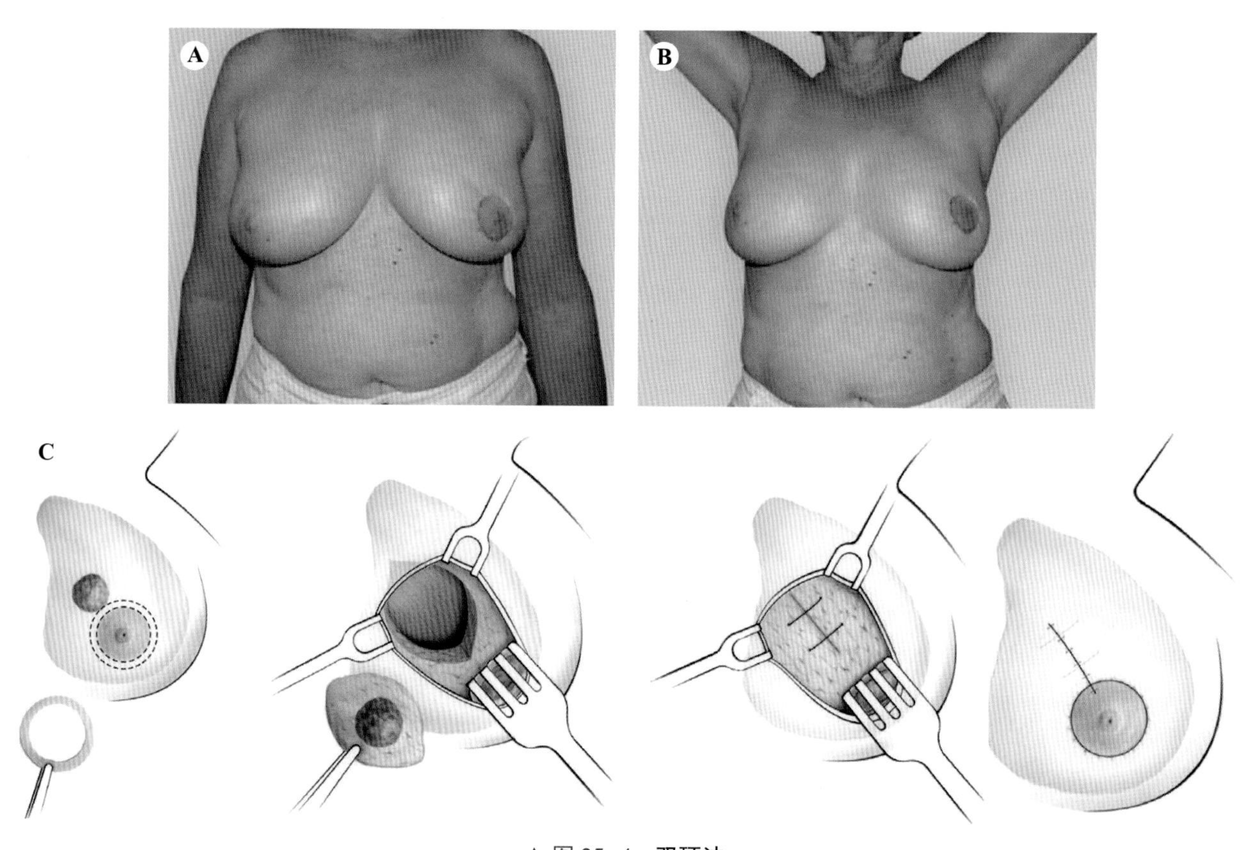

▲ 图 25-4 双环法

该方法适用于位于乳房中央、头端、内上象限的肿瘤及脂肪型乳房，能够充分暴露肿瘤，且允许经同一切口进行淋巴结清扫术。因为去除皮肤缩小了乳房皮肤罩，剩余组织能够自行填充腔隙，通常无须在深层缝合（尽管图中有两处标记）

组织瓣的脂肪型乳房。首先在靠近肿瘤区域做环乳晕的完整或半圆形切口。将皮肤自腺体表面做广泛剥离，充分暴露肿瘤区域。进行节段切除后，将残留乳房组织与胸大肌分离，以便无张力闭合腺体。

需要根据患者的具体情况选择完整或部分环乳晕切口，以及是否环形切除皮肤以同时进行乳房上提（以便实现对称）。当然，经典的中央蒂法包括了双环去除表皮这一步骤。

我们偶尔会对乳房中央肿瘤应用 Grisotti 法[2]或在乳头－乳晕复合体过于偏外时进行移位，这些方法在此不予详述。

最常用的腺体替代技术。

- 外侧推进法（图 25-5）。

该方法适用于乳房外侧缺损[5]。通常腋后皱襞处存在有皮下脂肪垫，这一脂肪垫可以通过在解剖背阔肌前缘时携带于肌肉表面，再将背阔肌前缘与胸大肌外缘缝合，从而被动员至乳房区域。解剖时必须清晰显露肌肉边缘，以便在缝合避开肋间臂神经。

除了大范围的传统皮瓣以外，还有其他一些腺体置换技术是基于背阔肌区域的带蒂或游离皮瓣，并且足以用来进行部分乳房缺损的修复。这些方法在此不予详述。

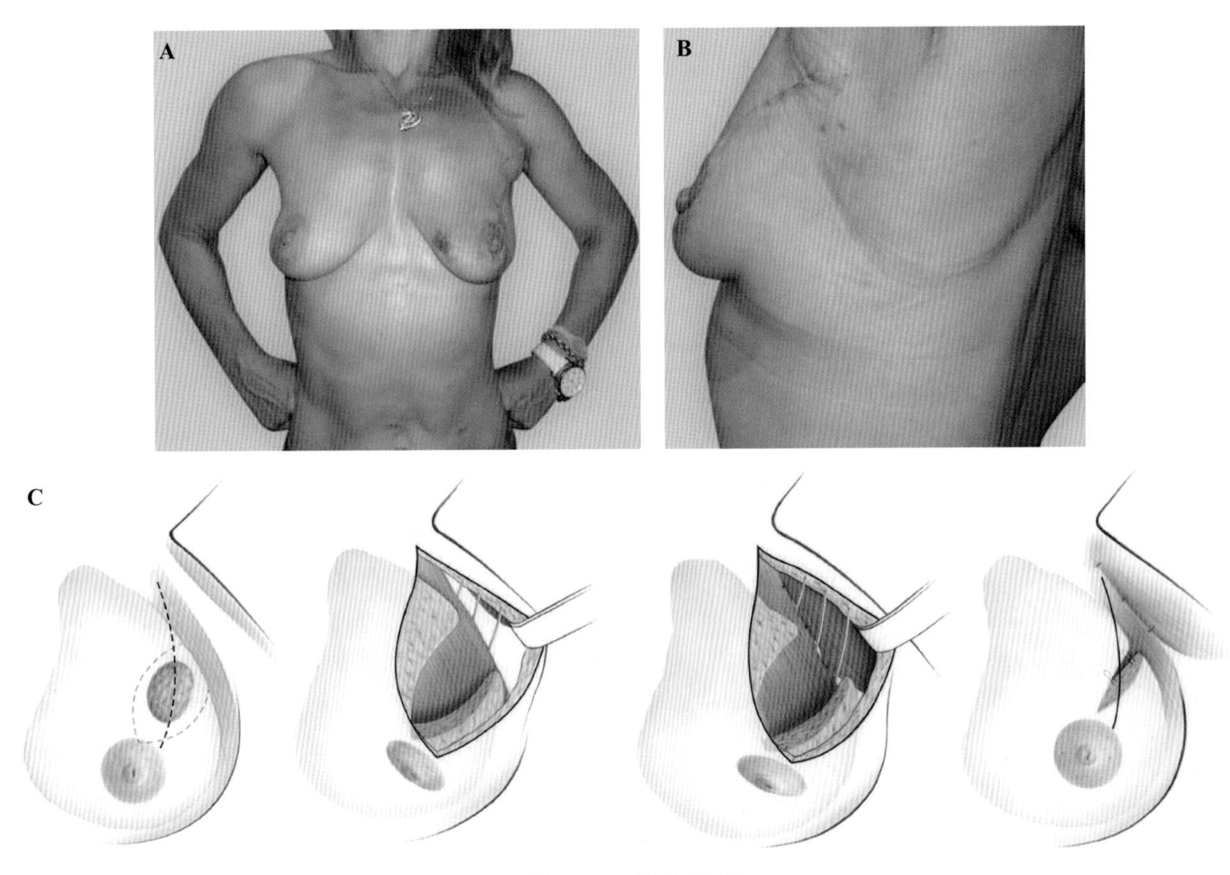

▲ 图 25-5　外侧推进法

该方法通过推进转移腋窝脂肪垫修复缺损。解剖并将背阔肌前缘缝合于胸大肌，同时注意保护肋间臂神经

参考文献

[1] Rageth CJ, Tausch C (2009) Intramammarian flap reconstruction (IFR) technique in breast conserving surgery. Breast 18(6):387–392

[2] Galimberti V, Zurrida S, Zanini V, Callegari M, Veronesi P, Catania S, Luini A, Greco M, Grisotti A (1993) Central small size breast cancer: how to overcome the problem of nipple and areola involvement. Eur J Cancer 29A(8):1093–1096

[3] Benelli L (1990) A new periareolar mammaplasty: the "round block" technique. Aesthet Plast Surg 14(2):93–100

[4] Clough KB, Ihrai T, Oden S, Kaufman G, Massey E, Nos C (2012) Oncoplastic surgery for breast cancer based on tumour location and a quadrant-per-quadrant atlas. Br J Surg 99(10):1389–1395

[5] Rezai M, Knispel S, Kellersmann S, Lax H, Kimmig R, Kern P (2015) Systematization of oncoplastic surgery: selection of surgical techniques and patient-reported outcome in a cohort of 1,035 patients. Ann Surg Oncol 22(11):3730–3737

第26章 肿瘤整形：中央象限技术[1]

Oncoplastic Surgery: Central Quadrant Techniques

Kristine E. Calhoun　Benjamin O. Anderson　著
李梓菲　译　刘春军　校

一、概述

从 20 世纪 70 年代开始，学者们尝试将保乳治疗作为乳癌患者乳房完整切除的替代治疗方案，此后的临床随机对照试验表明，乳腺局部肿物切除术联合放疗与乳房切除术相比具有相等的总体生存率[1, 2]，保乳治疗便成了乳癌治疗的标准疗法。对于具有保乳治疗适应证的患者，该疗法既能有效治疗乳癌，又可以保留乳房，因此更有益于患者的心理健康。为了使保乳治疗有效，手术切缘与原发肿瘤之间必须有足够的距离，与此同时要保持切除肿瘤后乳房的形状和外观良好，想要达成这些目标对医师而言充满挑战，而且在某些情况下，这些目标可能相互冲突[3]。

在传统的肿物切除术中，医生并没有通过明确具体的方法来消除肿物切除后的腔隙。简单的局部肿物切除术可能对小肿瘤有效，但当靶病变较大时，这样的方法可能带来皮肤凹陷和（或）乳头 – 乳晕复合体（NAC）移位，尤其当病灶位于乳房中央时，单纯切除会造成特别难于处理的缺损。因此当需要切除中央部较大范围的乳腺组织时，往往需要采用某些措施来闭合腔隙。

简单地通过缝合中深部的纤维腺体组织来关闭切除后的腔隙似乎很容易解决问题，但当组织排布不理想时，这样做可能会导致难看的外观。当患者在手术台上处于仰卧位时，关闭乳房缺损后可能看起来效果很好，但是一旦患者站起来，乳房下垂，就会出现酒窝状、不规则的凹陷。考虑到这种潜在的因体位改变引起的畸形，许多外科医生选择仅关闭切除腔隙的皮肤，而不闭合深面的组织。对于节段性分布病灶，需要较大范围的组织切除，医生就需要应用更高级的闭合技术来关闭缺损。应用“容积移位”技术沿胸壁推进纤维腺体组织以封闭大的切除腔，这一技术已成为优化保乳手术美学效果的基本工具。

1994 年，Werner P.Audretsch 提倡使用“肿瘤整形术”来修复部分乳腺切除术后的缺损，如将乳房缩小术和即刻皮瓣再造的技术相结合，他也是最早提倡这一观念的学者之一[4]。肿瘤整形外科最初广泛采用的术式为部分乳房切除术联合背阔肌或腹直肌的肌皮瓣再造术。现在，已有诸多外科技术应用于肿瘤整形手术，这些常用技术通常基于部分乳房切除术和乳房瓣推进来解决组织广泛切除后的组织缺损。与肌皮瓣乳房再造相比，乳房瓣推进的方法更易于缺乏正规整形外科培训的乳腺外科医生学习和实施[5]。

全面了解乳腺导管的正常解剖结构有助于肿

[1] 第 26 章配有视频，可自行登录 https://doi.org/10.1007/978-3-319-62927-8_26 在线观看。

瘤整形乳房部分切除术的术前设计[6]。节段性导管解剖分析表明，主要导管系统的数量一般不到10个[7]。导管节段的大小不一，一些导管从乳头到乳房外周呈放射性穿过，另一些导管则直接从乳头向后方穿向胸壁。与导管系统相比，乳房的供血系统较为明晰，这使得外科医生可以切除和重塑大量的纤维腺体组织，而不会造成乳腺血供阻断和（或）组织坏死的重大风险。人类乳腺中最常见的动脉供血来源于腋动脉和胸廓内动脉。在应用组织瓣推进和乳房上提术关闭缺损时，只要保留这两个动脉血供来源中的一个，乳腺实质便可获得足够的血液供应。

使用肿瘤整形外科技术进行保乳手术，可以更大范围地进行组织切除而不会造成组织畸形，这使得乳房形状和外观得以保留的同时，手术切缘也可以更大[8]。对位于中央的病变，若采用标准外科技术切除可能导致不理想的美学效果，肿瘤整形外科技术对于这类病变尤其适用[9]。虽然肿瘤整形技术多种多样，但所有的方法都涉及需要根据肿瘤的解剖形态进行组织切除，同时降低手术切缘阳性以减少需要再次切除的可能[10]。肿瘤整形手术的适应证和禁忌证与传统的保乳手术相同，只适用于肿瘤大小和到乳头距离符合保乳手术适应证的患者[11, 12]。

本章所描述的技术包括用于中心节段切除术的技术，即利用容积移位的方法，通过推进局部乳腺组织瓣进行腺体重塑[13]，如中央肿物切除术、蝙蝠翼状切口肿物切除乳房上提术、双环切口肿物切除乳房上提术、各种基于乳房缩小整形术、利用带蒂皮瓣保留乳头 – 乳晕复合体的肿物切除术。

二、术前设计

患者在接受中央象限切除术之前应该有标准的术前病史和体格检查，并包含妇科病史，家族史及包括吸烟史在内的既往史。应特别注意任何先前的乳房手术史，其中包括乳房假体的放置，因为乳房上的瘢痕可能需要纳入后续的切除手术中。应进行穿刺取样以记录恶性肿瘤的情况，如果病理切片来自于外部机构，那么我们的机构会强制对病理切片进行再次核查。

患者应该进行标准的术前乳腺成像检查，通常包括乳房X线检查、超声检查，以及某些情况下需要进行乳房MRI。乳房X线检查虽然可能低估乳腺导管内原位癌（DCIS）的范围达1～2cm，但它仍然是有保证的，而且通常是最初的诊断检查[14]。

虽然患者是否有必要接受MRI仍有争议，但使用MRI可能有助于外科医生在术前确定疾病的范围，尤其是对于钼靶检查中的细微和（或）隐匿性癌灶。此外MRI比钼靶检查更能从三维角度了解肿瘤的位置。与钼靶和超声图像相比，MRI上显示的病变范围可能与病理评估的病变范围具有最大的相关性。此外，MRI在诊断浸润性小叶癌时的假阴性率最低[15]。虽然MRI对浸润性乳腺癌的敏感性很高，但遗憾的是，在活检前其诊断乳腺癌的特异性较低，只有67.7%[16]。这意味着需要进一步评估高达1/3的MRI的强化区域，才能最终证明其在组织学上是良性的乳腺组织。对于同时含有侵袭性和非侵袭性成分的癌灶，联合使用多种影像学方法可以最佳地评估肿瘤的总体大小[17]。

三、术前设计

采用中央肿瘤成形术时必须考虑到是否需要在术前对无法触及的恶性肿瘤进行金属丝定位。在制定肿瘤整形切除术的计划时，外科医生需要准确地确定需要切除的区域。Silverstein及其同事建议术前放置2～4个金属丝来划定单个病灶的边界[18]。在Liberman及其同事的一项研究中，放置金属丝支架定位的42个病灶中可以完全清除34个病灶（81.0%）的可疑钙化[19]。有人认为，当病灶较大时，单根金属丝定位很有可能产生阳性切缘，这是由于外科医生不能确定无法触及的病灶的真正边界。在这种情况下，放置多根金属丝可能有助于外科医生在初次手术时实现病灶的完全切除。学者们正在寻找其他方法替代金属丝定位，比如放射性粒子定位[20]和SAVI SCOUT[21]。SAVI SCOUT是依靠红外线技术将活检异常的位置进行三角定位，从而辅助医师术中定位和病灶切除。上述这些技术可能会获得更为广泛的接受和应用。对于更易触及的病灶，外科医生通常利用术中超声来进一步辅助切除。

皮肤表面标记应在术前、患者坐位时辨认并画出，内容包括乳房下皱襞、胸大肌处的腋前皱襞、背阔肌处的腋后皱襞、胸骨缘、乳晕周缘。这些标志对最终的美容效果非常重要，需要医生在患者直立时来识别，当患者麻醉并仰卧在手术台上，这些解剖部位就很难定位了。一般来说，对于乳房缩小类的手术，应在双侧乳房做标记。

对于所有的肿瘤整形技术，术中患者应处于仰卧位，双臂外展，在臂板上固定。术中最好可以同时暴露双侧乳房，这样在伤口闭合后，可以将患者调整在半卧位，观察两个乳房之间的差异。这种方法便于医生观察到不必要的牵拉或凹陷区域从而进行纠正，这些牵拉或凹陷通常是术中无意间造成的。

四、中央象限技术

（一）中央肿物切除术（图 26-1）

对于波及 NAC 的癌症，如乳头的 Paget 病，如果采用乳头切除加中央肿物切除术会导致美学效果不佳，因此在这种情况下往往最终选择乳房切除术作为手术方案。近年来，随着 NAC 再造能力的提高，中央肿物切除术得到了越来越多的应用。虽然中央肿物切除术切除了乳头 - 乳晕复合体和下面的中央组织，但通常情况下它仍然会保留较大的乳房体积，特别是那些基础乳房较大的患者。中央肿物切除术的美学效果良好，甚至可以达到非常理想，效果取决于女性的个人体质，而且中央肿物切除术可能比全乳再造更易于被患者接受[3]。对于乳房肥大、乳房下垂的患者而言，乳房切除术后整个乳房的缺失会造成显著的不对称，因此中央肿物切除术对于这类患者尤其有价值。在放疗部位再造 NAC 时必须考虑的问题包括伤口愈合问题和乳头 - 乳晕复合体坏死的问题，所以有必要尽早转诊给整形外科医生处理。

在中央肿物切除术中，可以将切口设计为包含整个 NAC 的一个大的平行四边形或稍圆一些的切口。皮岛、NAC 切除后，沿切口两侧按照乳房切除术的方式小范围掀起皮瓣。接下来将乳腺组织向下切开至胸壁，再将乳腺从胸大肌表面掀起。将肿瘤全层切除后，通常将 4～6 个标记夹放置在缺损底部四周的纤维腺体组织内，以备将来做影像学检查和放疗之用。在切口处可以放置一个小的引流管，以减少因分离范围广导致的血清肿的风险。因为需要对切缘进行充分的病理学评估，所以切除需采用锐性切割而非电刀烧灼的方法，因为锐性切割不会改变切除组织的组织学边缘，避免所谓的烧灼效应。在分离过程中可以结扎或凝闭较大的乳腺实质内的血管，然后在显露的纤维腺体组织上使用电凝来控制出血。

切除掉组织标本并完成止血后，在胸肌筋膜表面分离纤维腺体组织，这样乳腺组织就可以在肌肉上进行推进。充分移动纤维腺体组织并确切止血后，将乳腺组织在肌肉表面推进，残腔的边缘便可对合到一起，然后使用 3-0 可吸收缝线将缺损最深处的边缘进行缝合。组织推进的方向要根据纤维腺体组织缺损的位置，以及缺损周围可以动员用来闭合缺损的多余组织的情况来决定。乳房上提术的目的是尽可能地在胸肌表面完整闭合腔隙，从而防止皮肤和深层组织的联通。让患者处于直立位下进行两侧乳房的比较，以确保没有异常的组织内陷或不佳的美学效果。

接下来使用 3-0 可吸收缝线间断进行真皮下缝合以关闭浅层组织，使用 4-0 可吸收缝线进行表皮下缝合以关闭皮肤。有两种方式用于闭合切口，第一种是常规的闭合方式，即水平的、直线状的缝合切口，另一种方式是进行荷包缝合，以便于后续进行乳晕文色。

（二）蝙蝠翼状切口肿物切除乳房上提术（图 26-2）

对于邻近 NAC 或在 NAC 深面、但没有直接侵犯乳头的癌症，可以在不损伤乳头的情况下成功地进行肿物切除术。蝙蝠翼形状切口入路可以保护 NAC 的血供，还可以利用乳房上提术关闭切口的方法来闭合切除肿物术后的全层乳腺组织缺损，从而保存乳房形态。这一术式可能会导致

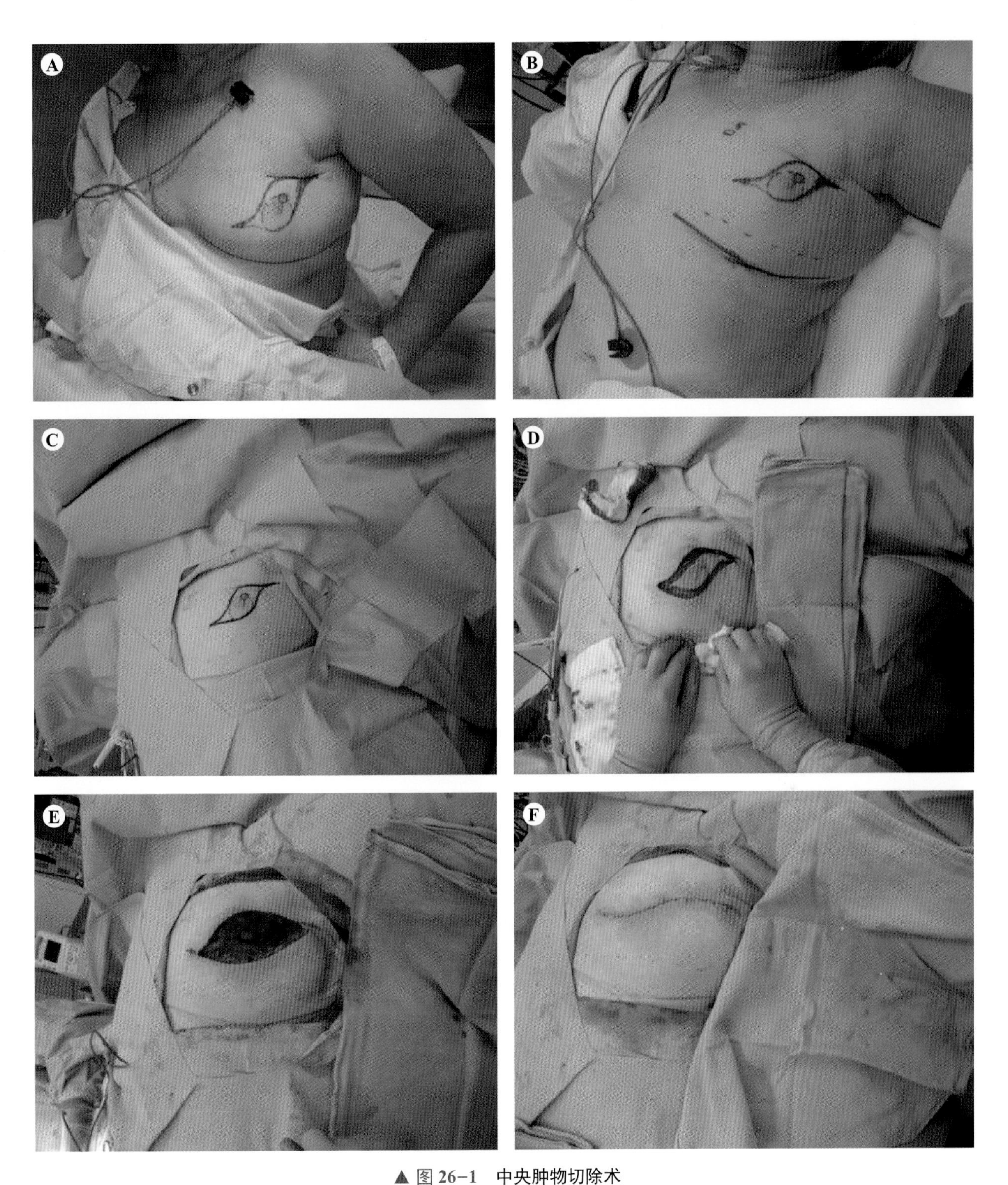

▲ 图 26-1　中央肿物切除术

A. 患者直立位时进行术前标记；B. 术中患者仰卧位时的标记，可见标记发生移位；C. 平行四边形切口；D. 中央象限切除；E. 肿物切除后的腔隙；F. 切口关闭的效果

乳头向乳房上极移位，往往需要通过提升对侧乳头高度来达到两侧乳头的对称，特别是健侧乳房较大且下垂时。

乳晕两侧作两个相似的半圆形的切口，两端角状相连，形成“翅膀”的样子。缝合时将这两个半圆拉拢以闭合切口。切除两端的翅膀状皮肤

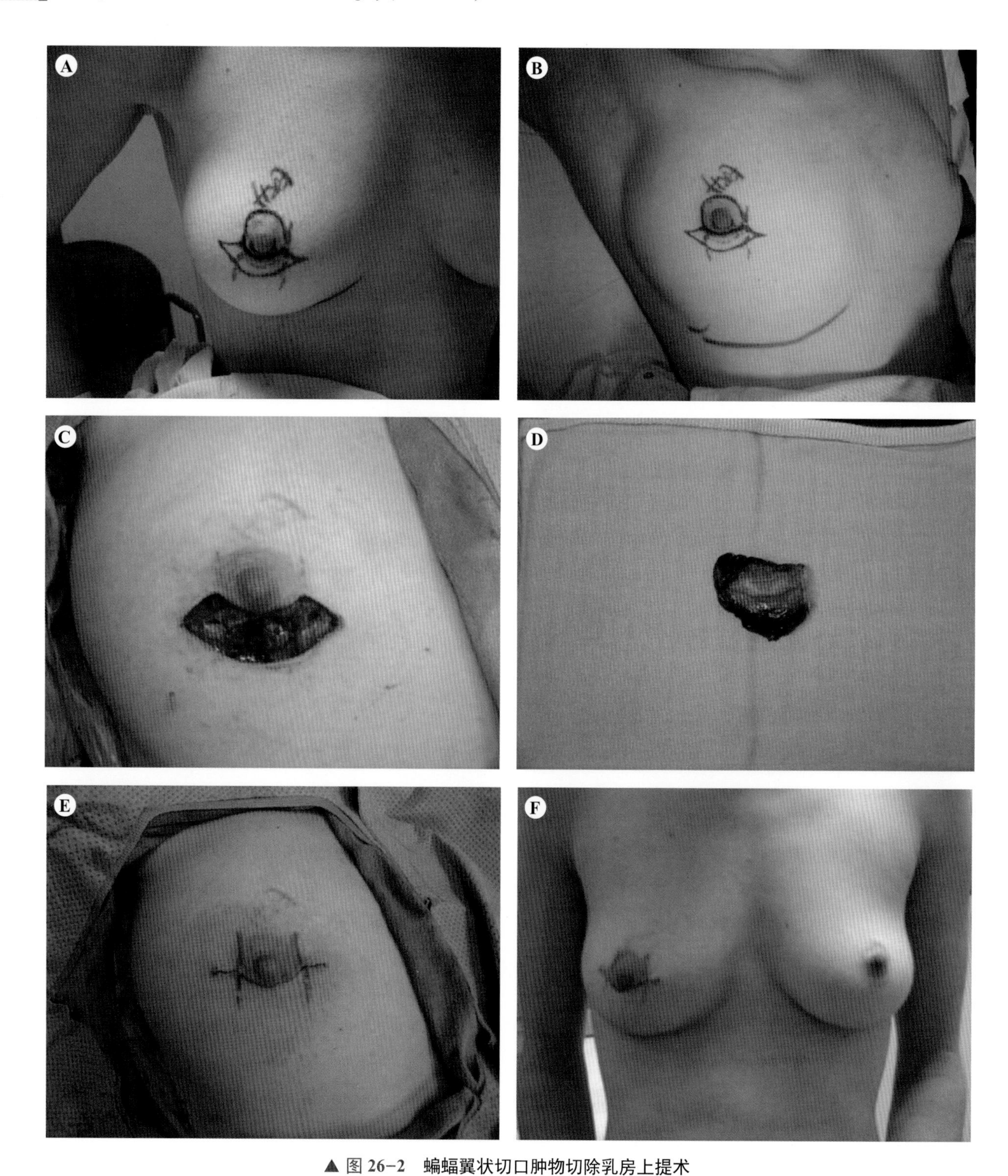

▲ 图 26-2 蝙蝠翼状切口肿物切除乳房上提术

A. 患者直立位时进行术前标记；B. 术中患者仰卧位时的标记；C. 肿物切除后的腔隙；D. 切除标本；E. 切口关闭的效果；F. 术后患者直立位时的效果

的作用是可以让两个半圆形切口拉拢后，在两端不会产生多余的皮肤褶皱。向下切除纤维腺体组织至癌灶，其深度与胸壁的关系取决于病变在乳腺内的位置。在大多数情况下，深度要达到胸壁，并采用类似于中央肿物切除术的方式将乳腺组织从胸肌表面游离。锐性分离和放置标记夹的原则也类似于在中央肿物切除术中使用的原则。

全层切除靶病灶后，需要动员纤维腺体组织行乳房上提术。在胸肌和乳腺的层次游离乳腺组织，推进纤维腺体组织以闭合缺损，腺体深部组织进行间断缝合。我们通常将纤维腺体组织进行缝合固定，而不会将纤维腺体组织缝合固定在胸壁上，这样做可以使对合后的乳腺组织沿着胸壁移动。组织浅层的闭合方式与中央肿物切除术相同。该手术方法会提高乳头的位置，因此与健侧乳房相比会出现乳头位置不对称。在辅助放疗完成、患侧乳房的大小和形状已经基本确定后，可以将对侧乳房上提以达到两侧乳房的对称，当然也有一些整形外科医生可能会选择在进行肿瘤手术的同时进行这种对称性手术。

（三）双环法肿物切除乳房上提术（图 26–3）

双环法肿物切除乳房上提术适用于邻近 NAC、位于乳房上方或外侧乳房区段分布的癌灶。该法可以有效地切除长条形、窄区段乳腺组织。双环法可以避免在乳房上留下那些不沿着 Kraissl 线或 Langer 线的、放射状的瘢痕。该术式的切口为环绕乳晕的两个同心圆环，利用该切口切除两个同心圆环的皮岛，这样在术后仅留下环乳晕瘢痕可见。皮岛的表面去表皮，注意避免乳晕周围皮肤的完全去血管化。双环间的皮岛宽度约为 1cm，但在一定程度上取决于乳晕大小及预期切除组织的范围。切除环形组织的目的在于建立足够的通路进入和暴露乳腺组织，以及关闭剩余纤维腺体组织表面的皮肤，从而减少组织体积。

向乳头 – 乳晕复合体周围的皮下向各个方向进行游离以形成皮肤罩。利用保留皮肤乳房切除术的分离方法，将包含靶病灶的某一象限的乳腺组织充分暴露，将全层的乳腺组织从下方胸肌表面游离，并经由环乳晕的切口取出，包含肿瘤的乳腺组织区段进行楔形切除，切除组织的宽度需要保证切缘足够安全，但也要考虑到过大的区段缺损可能会带来组织关闭的困难，需要在两者间权衡。

将剩余的纤维腺体组织还纳回皮肤罩内，将纤维腺体组织的外围的尖端对合缝合在一起，并将其缝合固定于胸壁。这个锚定的步骤可以让皮肤罩中移位的纤维腺体组织在愈合的最初阶段即可保持合适的方向。乳晕切口利用 3–0 可吸收缝线荷包缝合，收紧缝线调整大小使其趋近于至原有的乳头 – 乳晕复合体的大小，钳夹固定。3–0 可吸收缝线围绕 NAC 作间断、深部打结的真皮下缝合，与此同时将荷包缝合线打结，4–0 可吸收缝线皮内缝合关闭切口。提升 NAC 后其位置可能会导致与健侧乳房轻度不对称，如果想要更加对称，可以在肿物切除术时将对侧 NAC 提升，或在放疗引起的变化稳定后将提升对侧 NAC 的位置。

（四）乳房缩小肿物切除乳房上提术的改良术式（图 26–4）

乳房缩小整形术起初应用于巨乳症或严重乳房下垂的治疗，现在这一手术已应用于乳房下半球 4～8 点钟病灶的切除，在这一区域内，如果经环乳晕切口用直接切除肿物，那么在放疗后挛缩的瘢痕会牵拉乳头形成令人无法接受的凹陷。应用乳房缩小肿物切除乳房上提术的技术可以避免造成这种不良的美学效果。目前，乳房缩小术的指征已经扩展到可以应用于乳房中央、需要切除 NAC 的肿瘤的治疗。在这种情况下，采用乳房缩小联合去表皮的带蒂皮瓣的术式，在去表皮的皮瓣表面保留一个皮岛，用该皮岛进行 NAC 再造，最终乳房表面留下 wise 模式（倒 T 形）的瘢痕，并形成一个新的乳头[22]。

在传统的乳房缩小整形术中，切口为钥匙孔形，乳晕上方的皮肤去表皮。经乳房下皱襞切口形成上蒂，并将乳腺组织从胸肌筋膜表面分离，从而动员 NAC 及其深面的组织。动员乳腺组织可以便于医生触及肿瘤的深面及浅面，从而帮助医生确定靶病灶切除的外侧边界。对于中央病灶的肿瘤，需要切除肿瘤及其表面的 NAC，深部至胸壁。与平行四边形肿物切除乳房上提术的原则相同，术中要使用手术刀进行锐性切割并放置金属夹。将位于足侧的下方皮瓣去表皮，保留合适大小的皮岛用于乳头再造。接下来将多余的内侧、外侧及上方的组织切除，保留蒂部的组织。

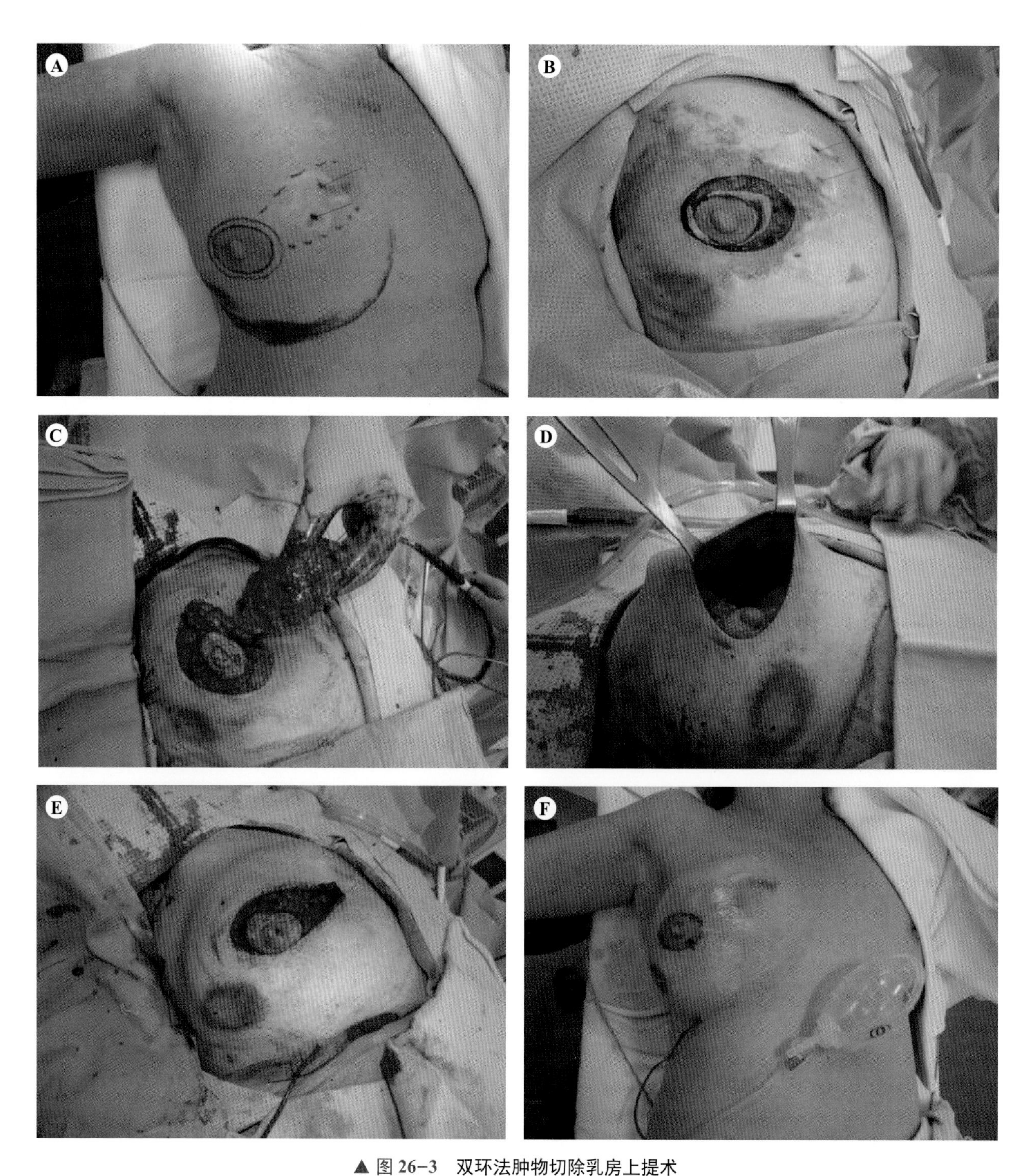

▲ 图 26-3　双环法肿物切除乳房上提术

A. 术前标记包括根据支架钢丝位置标记需要组织切除的范围，以及双环切口的同心圆；B. 初始皮肤切口；C. 通过乳晕周围切口将组织区段取出；D. 切除后残留腔隙；E. 荷包线缝合；F. 最终手术效果

利用乳房下皱襞切口动员组织并将其重塑为正常的乳房形态。

切除掉组织后，便可以动员中央的组织及下蒂，将其向头侧移动并填补此前切除掉 NAC 形成的缺损。新乳头缝合至切除 NAC 形成的缺损的边缘。将内外侧腺体瓣的深面进行分离，再将两侧腺体瓣缝合以填补组织缺损，最终留下一个典型的“倒 T”形瘢痕。这一技术的变化形式已

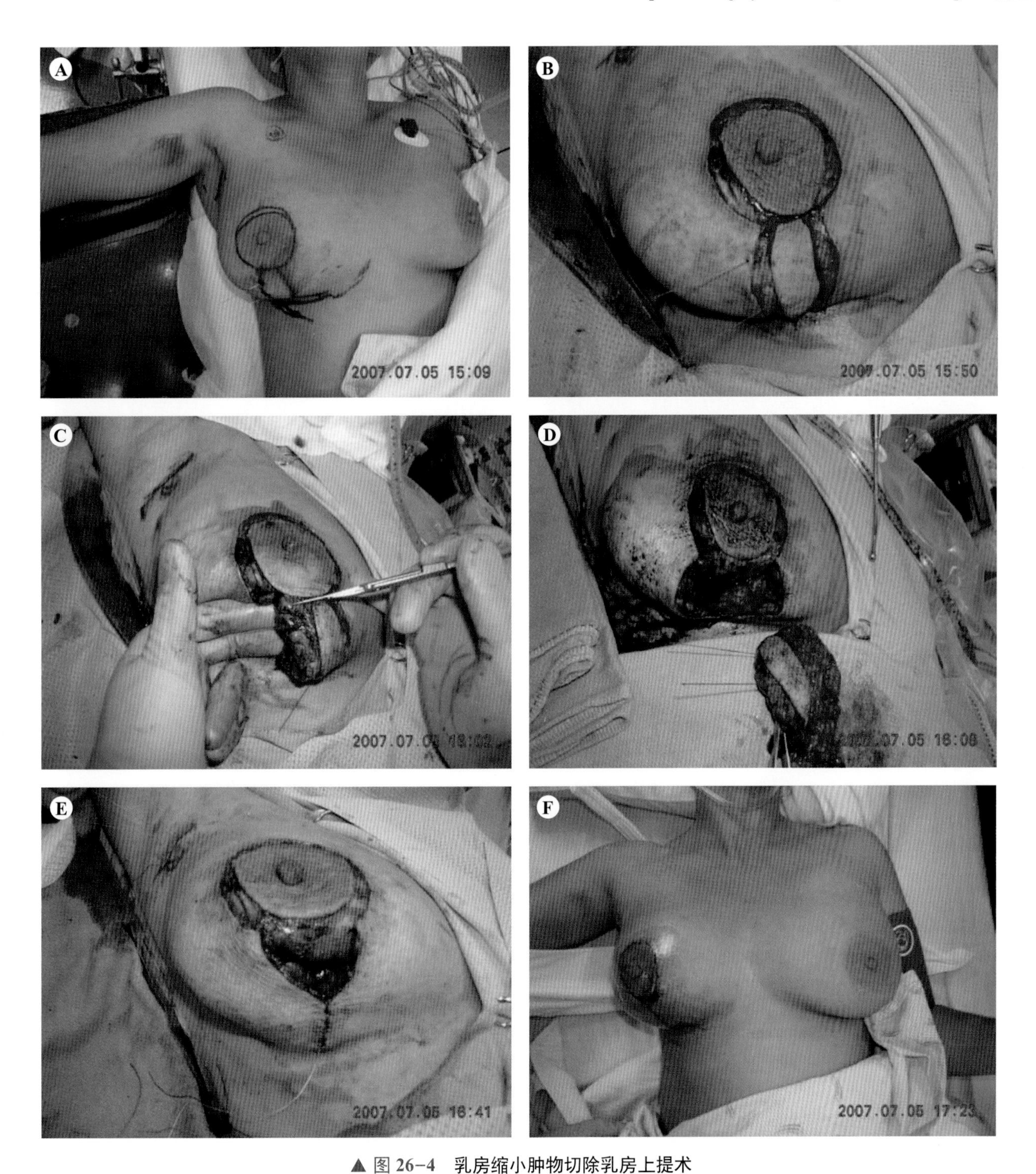

▲ 图 26-4 乳房缩小肿物切除乳房上提术

A. 术前皮肤标记展示钥匙孔状的切口；B. 初始皮肤切口；C. 全层切除；D. 切除标本和残余腔隙；E. 闭合切口；F. 最终效果

被报道，如 Grisotti 皮瓣，该术式将蒂部向外侧延伸，最终形成向下及向外侧延伸的切口[23]。此外，变化术式还包括利用对侧乳房缩小术切除的皮肤进行患侧乳头的游离移植[24]，还有医师选择仅做乳房缩小而不再造乳头，这样术后留下一个wise 模式切口，延期行乳头再造[22]。

五、术后处理

在常规的部分乳房切除病例中很少需要放置

引流管，但对于像双环切口肿物切除乳房上提术或乳房缩小上提术这类术中进行广泛组织切除的术式，术后积液会更加明显，需要进行引流。近年来，我们已经开始放置小的、15号引流管，放置至少一夜，以避免过多的积液影响肿瘤整形术区创面的闭合。引流管通常在出院前或术后第1天拔除。

六、并发症

在应用中央象限肿瘤整形方法时，没有接受过正规整形外科培训的外科医生必须确定在没有整形外科咨询或术中合作的情况下，他们能够顺畅地进行哪些手术[3]。虽然这些肿瘤整形技术在术后即刻相对安全，但据报道在应用一些较复杂的技术时，还是会存在伤口感染、脂肪坏死和延期愈合等并发症[25–27]。尽管肿瘤整形手术切除范围更大，但需要再次手术处理血肿的发生率并不高，最近两项研究表明有2%～3%的发生率[26, 27]。乳头的血供来源主要是其下方纤维腺体组织的血管经输乳管窦为乳头供血，乳头周围乳晕皮肤的侧支循环并非其主要的供血途径。因此，乳头深面剥离范围如果超过乳头的水平，可能会引起乳头坏死，但幸运的是，这种情况很少见。在一项对84名接受部分乳房切除术和放射治疗的女性进行的回顾性研究中，Kronowitz及其同事发现，与常用的用于延期乳房再造的背阔肌肌皮瓣相比，利用局部组织即刻修复部分乳腺切除缺损的方法发生并发症的概率更少（23% vs. 67%），获得的美学效果更佳（57% vs. 33%）[28]。

七、结果

肿瘤整形肿物切除术的主要目标仍是手术切缘阴性。在术中应利用标本放射学检查确保完整切除钙化性病变和肿物。如果影像学提示切除范围不充分，那么可以在乳房上提术前进一步定向扩大切缘，从而避免以后进行二次切除。虽然有些中心利用术中冰冻切片分析来帮助决定额外切除的组织段，但是我们不这样做。

手术中外科医生进行彩色墨迹标注有助于提高切缘辨识率。现在有6种颜色的墨水（黑色、蓝色、黄色、绿色、橙色和红色）用来标记，这些颜色对于标记所有手术边缘（上、下、内、外、浅面和深面）非常有用。外科医生和病理学家在什么颜色对应什么方位的切缘要彼此知悉、保持一致，特别是当切缘切除不充分需要再次进行手术时。

尽管一直以来手术切缘阴性的金标准是10mm，但在外科肿瘤学会和美国放射肿瘤学学会的联合一致声明中指出，对于侵袭性肿瘤，切缘阴性为在墨水标记处无瘤；对于导管原位癌切缘阴性为2mm或以上无瘤[29, 30]。最近一篇关于肿瘤整形技术的综述文章中报道了11.9%的阳性边缘率，除了乳房中央区域的手术外，该文中也包含了乳房其他部位的手术，平均肿瘤大小为26mm，最大直径高达160mm[31]。

如果初次切除后手术切缘不充分需要再次切除，则必须考虑手术入路和手术时机。当仅有少数标本检测出阳性边缘时，那么无须再次切除整个活检腔，而是可以直接将没有充分切除的区域进行扩大切除。如果再次切除延期3～4周，先前的血清肿的腔隙几乎被吸收，遗留一个纤维性活检腔，术中触诊很容易找到该处。对于非侵袭性癌症，Silverstein医生建议最多可以推迟到术后3个月，此时血清肿的腔隙已经被完全吸收后再切除[32]。

如果所有切缘均为阳性，则需要进行乳房切除术以确保切除满意。在乳房切除术中需要同时切除原有的肿瘤整形切口和NAC，这在技术上颇具挑战性，如需术后即刻再造，则必须咨询整形外科医生。尽管利用中央象限肿瘤整形技术可以实现广泛切除，但切缘切除不充分仍然是一个需要面对的问题。首次切除术后切缘是否充分的相关报道仍然很少，目前的报道中提示切缘不充分的报道率为8%～22%[26, 27, 33, 34]。决定进行边缘再次扩大切除还是乳房全切除术必须基于手术医生能否对受累区域定位，对于更晚期的病灶，则只能完全切除乳房。根据最新的肿瘤整形数据综述，只有9%的患者需要二次进行乳房全切，其中55%的切除标本内发现了残留病灶[31]。

虽然在针对保乳术中肿瘤整形的研究中，具有长期随访结果的、大型的研究还不多见，但从有限的现有结果来看，这一术式前景广阔。一项欧洲的研究随访了 148 名女性，平均随访时间 74 个月（10～108 个月），只有 2 人失访。在 146 名可供分析的个体中，只有 5 名（3%）女性在 5 年后出现了同侧乳腺癌复发，她们的肿瘤分期为 T_2 或 T_3 肿瘤。这些作者认为与标准保乳手术报告的乳腺内肿瘤复发率相比，肿瘤整形术和联合放疗的复发率相似[35]。最近一些短期随访研究发现，在术后第 26 个月[26]、38 个月[27]和 34 个月[24]时没有乳腺癌局部复发，但有一些远处复发的报道。最近，一项 Meta 分析将保乳术与所有肿瘤整形方法进行比较，发现与传统的保乳术相比，肿瘤整形切除术的阳性切缘率较低（12.3% vs. 20.6%），需要行再次切除术的概率较低（4% vs. 14.6%），但与传统的保乳术方法相比，进行乳房全切术的概率更高（6.5% vs. 3.8%）[36]。此外，在不同的随访时间里，肿瘤整形术具有较低的并发症发生率 [15.5%（肿瘤整形术）vs. 25.9%（传统手术）] 和较低的局部复发率 [4.2%（肿瘤整形术）vs. 7%（传统手术）][36]，这都证明了肿瘤整形术的安全性。这样的文献报道越来越多，有助于减轻人们对于肿瘤手术后不良美学效果的恐惧。

八、结论

虽然对于有合适指征的乳腺癌患者来说，传统的简单肿物切除术是乳房全切术的一种合理的替代选择，但其美容效果较差。中央象限肿瘤整形技术包括中央肿物切除术、蝙蝠翼状切口肿物切除乳房上提术、双环法肿物切除乳房上提术，以及各种乳房缩小肿物切除乳房上提术，都已逐步发展来解决这个问题。肿瘤整形术将大量肿瘤组织切除和腺体瓣推进相结合，使得切缘更广，乳房形状和轮廓更佳。如果患者适宜做标准的肿物切除，或者没有多中心病灶的证据，均适宜做肿瘤整形手术。

标准的术前检查有专门的乳房成像，以及通过各种技术进行肿瘤定位是帮助外科医生成功切除肿瘤的必要条件。由于乳房血液供应丰富，在某些情况下医师会将纤维腺体组织进行较大的重塑，幸运的是，组织坏死的并发症较为罕见。术后结局与标准的保乳手术相当，甚至结局更佳，一般需要进行再切除的概率较低，阴性切缘率较高。肿瘤整形肿物切除术可以由熟悉乳腺外科技术的人员学习，通常可以获得更好的美容效果和与传统手术同等的肿瘤学结局。

参考文献

[1] Veronesi U, Cascinelli N, Mariani L et al (2002) Twenty-year follow-up of a randomized study comparing breast-conserving surgery with radical mastectomy for early breast cancer. N Engl J Med 347:1227–1232
[2] Fisher B, Anderson S, Bryant J et al (2002) Twenty-year follow-up of a randomized trial comparing total mastectomy, lumpectomy, and lumpectomy plus irradiation for the treatment of invasive breast cancer. N Engl J Med 347:1233–1241
[3] Anderson BO, Masetti R, Silverstein MJ (2005) Oncoplastic approaches to partial mastectomy: an overview of volumedisplacement techniques. Lancet Oncol 6:145–157
[4] Audretsch WP (2006) Reconstruction of the partial mastectomy defect: classification and method. In: Spear SL (ed) Surgery of the breast: principle and art, 2nd edn. Lippincott Williams & Wilkins, Philadelphia, PA, pp 179–216
[5] Maguire PD, Adams A, Nichols MA (2015) Oncoplastic surgery and radiation therapy for breast conservation: early outcomes. Am J Clin Oncol 38:353–357
[6] Chen CY, Calhoun KE, Masetti R, Anderson BO (2006) Oncoplastic breast conserving surgery: a renaissance of anatomically-based surgical technique. Minerva Chir 61:421–434
[7] Love SM, Barsky SH (2004) Anatomy of the nipple and breast ducts revisited. Cancer 101:1947–1957
[8] Rezai M, Knispel S, Kellersmann S et al (2015) Systematization of oncoplastic surgery: selection of surgical techniques and patientreported outcome in a cohort of 1,035 patients. Ann Surg Oncol 22:3730–3737
[9] Santos G, Urban C, Edelweiss MI et al (2015) Long-term comparison of aesthetical outcomes after oncoplastic surgery and lumpectomy in breast cancer patients. Ann Surg Oncol 22:2500–2508
[10] Nizet JL, Maweja S, Lakosi F et al (2015) Oncological and surgical outcome after oncoplastic breast surgery. Acta Chir Belg 115:33–41
[11] Vos EL, Koning AH, Obdeijn IM et al (2015) Preoperative prediction of cosmetic results in breast conserving surgery. J Surg Oncol 111:178–184

[12] Silverstein MJ, Savalia N, Khan S, Ryan J (2015) Extreme oncoplasty: breast conservation for patients who need mastectomy. Breast J 21:52–59
[13] Grubnik A, Benn C, Edwards G (2013) Therapeutic mammaplasty for breast cancer: oncological and aesthetic outcomes. World J Surg 37:72–83
[14] Valenzuela M, Julian TB (2007) Ductal carcinoma in situ: biology, diagnosis, and new therapies. Clin Breast Cancer 7:676–681
[15] Boetes C, Veltman J, van Die L et al (2004) The role of MRI in invasive lobular carcinoma. Breast Cancer Res Treat 86:31–37
[16] Bluemke DA, Gatsonis CA, Chen MH et al (2004) Magnetic resonance imaging of the breast prior to biopsy. JAMA 292:2735–2742
[17] Silverstein MJ, Lagios MD, Recht A et al (2005) Image-detected breast cancer: state of the art diagnosis and treatment. J Am Coll Surg 201:586–597
[18] Silverstein MJ, Gamagami P, Rosser RJ et al (1987) Hooked-wiredirected breast biopsy and overpenetrated mammography. Cancer 59:715–722
[19] Liberman L, Kaplan J, Van Zee KJ et al (2001) Bracketing wires for preoperative breast needle localization. Am J Roentgenol 177:565–572
[20] Jakub JW, Gray RJ, Degnim AC et al (2010) Current status of radioactive seed for localization of non palpable breast lesions. Am J Surg 199:522–528
[21] Cox CE, Russell S, Prowler V et al (2016) A prospective, single arm, multi-site, clinical evaluation of a nonradioactive surgical guidance Technology for the Location of nonpalpable breast lesions during excision. Ann Surg Oncol 23:3168–3174
[22] Huemer GM, Schrenk P, Moser F et al (2007) Oncoplastic techniques allow breast-conserving treatment in centrally located breast cancers. Plast Reconstr Surg 120:390–398
[23] Grisotti A (1998) Conservation treatment of breast cancer: reconstructive problems. In: Spear SL (ed) Surgery of the breast: principles and art. Lippincott-Raven Publishers, Philadelphia, PA, pp 137–153
[24] Schoeller T, Huemer GM (2006) Immediate reconstruction of the nipple/areola complex in oncoplastic surgery after central quadrantectomy. Ann Plast Surg 57:611–615
[25] Iwuagwu OC (2005) Additional considerations in the application of oncoplastic approaches. Lancet Oncol 6:356
[26] Meretoja TJ, Svarvar C, Jahkola TA (2010) Outcome of oncoplastic breast surgery in 90 prospective patients. Am J Surg 200:224–228
[27] Roughton MC, Shenaq D, Jaskowiak N et al (2012) Optimizing delivery of breast conservation therapy: a multidisciplinary approach to oncoplastic surgery. Ann Plast Surg 69:250–255
[28] Kronowitz SJ, Feledy JA, Hunt KK et al (2006) Determining the optimal approach to breast reconstruction after partial mastectomy. Plast Reconstr Surg 117:1–11; discussion 12–14
[29] Moran MS, Schnitt SJ, Giuliano AE et al (2014) Society of Surgical Oncology—American Society for Radiation Oncology consensus guideline on margins for breast-conserving surgery with wholebreast irradiation in stages I and II invasive breast cancer. J Clin Oncol 32:1507–1515
[30] Morrow M, Van Zee KJ, Solin LJ et al (2016) Society of Surgical Oncology—American Society for Radiation Oncology—American Society of Clinical Oncology consensus guideline on margins for breast-conserving surgery with whole-breast irradiation in ductal carcinoma in situ. J Clin Oncol 34(33):4040–4046
[31] Clough KB, Gouveia PF, Benyahi D et al (2015) Positive margins after oncoplastic surgery for breast cancer. Ann Surg Oncol 22:4247–4253
[32] Silverstein MJ, Larson L, Soni R et al (2002) Breast biopsy and oncoplastic surgery for the patient with ductal carcinoma in situ: surgical, pathologic, and radiologic issues. In: Silverstein MJ, Recht A, Lagios M (eds) Ductal carcinoma in situ of the breast. Lippincott Williams & Wilkins, Philadelphia, PA, pp 185–204
[33] Bong J, Parker J, Clapper R, Dooley W (2010) Clinical series of oncoplastic mastopexy to optimize cosmesis of large-volume resections for breast conservation. Ann Surg Oncol 17:3247–3251
[34] Caruso F, Catanuto G, De Meo L et al (2008) Outcomes of bilateral mammoplasty for early stage breast cancer. Eur J Surg Oncol 34:1143–1147
[35] Rietjens M, Urban CA, Rey PC et al (2007) Long-term oncological results of breast conservative treatment with oncoplastic surgery. Breast 16:387–395
[36] Losken A, Dugal CS, Styblo TM, Carlson GW (2014) A metaanalysis comparing breast conservation therapy alone to the oncoplastic technique. Ann Plast Surg 72:145–149

圆顶样乳房上提术

Dome Mastopexy

Mahmoud El-Tamer 著
李梓菲 译 刘春军 校

第27章

顾名思义，圆顶样乳房上提术是一项简单的手术，其通过切除一小块呈圆顶形或新月形的皮肤以提升下垂的乳房（图 27–1）。一些作者把这项技术描述为新月形乳房上提术；“圆顶形”和“新月形”两个术语是可以互换的。这项手术简单易学，适用于乳腺中央象限或上象限的肿瘤，特别适用于 12 点钟方位的病变。我们目前还没有应用这项技术来切除下象限乳腺病变。圆顶样乳房上提术可采用不同的延长切口以扩大术野或切除位于外侧或内侧的肿瘤。

在乳晕上缘切除的圆顶样皮肤有多种作用。

- 作为完整切除肿瘤的一部分。
- 显露术野。
- 切除因乳房体积减小导致的多余的皮肤。
- 提升乳头 – 乳晕复合体。

开展这项手术时，外科医生必须熟悉锁乳线，即连接锁骨中点到乳头的连线（图 27–2）。理想状态下这条线应在患者直立位下画出，应该沿着该线向上调整乳头位置。乳头位置偏离这条线会导致美学效果不佳。圆顶的下切口是乳晕的上缘，范围从 9～3 点钟方位，上切口是以乳头线为中心的半椭圆（图 27–3）。椭圆的高度决定乳头 – 乳晕复合体提升的程度。我们在手术过程中会避免将乳头乳晕上方皮肤进行过大面积切除，并将其最大高度限制在 3.0cm。如果乳头 – 乳晕复合体明显抬高，但是乳晕下缘到下皱襞的距离不随之调整，可能会导致乳头 – 乳晕复合体位置不佳。对于有明显乳房下垂的患者，需要更大的圆顶状皮肤切除，我们建议对这样的患者应使用其他类型的乳房上提术。

根据肿瘤的位置不同，圆顶状的皮肤可以与肿瘤一起整体切除，也可以简单地去表皮只作为切口入路。对于乳晕周围的病变，特别是那些靠近皮肤的病变，作者倾向于与肿瘤一起将皮肤整体切除（病例 1）。如果病变与乳头相距较远，我们倾向于将圆顶样的皮肤去表皮（图 27–4）。皮肤切口做在圆顶的上边缘。对于那些肿瘤表浅、距离乳头较远的肿瘤，需要切除肿瘤上方的皮下组织和（或）皮肤，这种情况我们不建议使用圆顶样乳房上提术。

无论是将圆顶皮肤整体切除还是去表皮，都需要掀起皮瓣，暴露下方的乳腺组织。肿瘤切除需应用合理的肿瘤学技术，并保证乳头 – 乳晕复合体的充分灌注（图 27–5）。手术完成后，根据需要可以将乳房从胸肌筋膜上掀起。我们常规使用血管结扎钉标记缺损的边缘，用于指导进一步的放射治疗。选择一种腺体移位技术（如标题为“腺体移位技术”一章中所述）来移动和对合乳腺组织，实现修复缺损后乳头 – 乳晕复合体的位置最佳。

修复缺损后，圆顶的上下边缘用三角形缝合法对合（图 27–6），以适应其长度的差异。在真皮下使用 3–0 或 4–0 可吸收线进行缝合。缝合时缝线在圆顶上切口横行穿过真皮深层，在下切

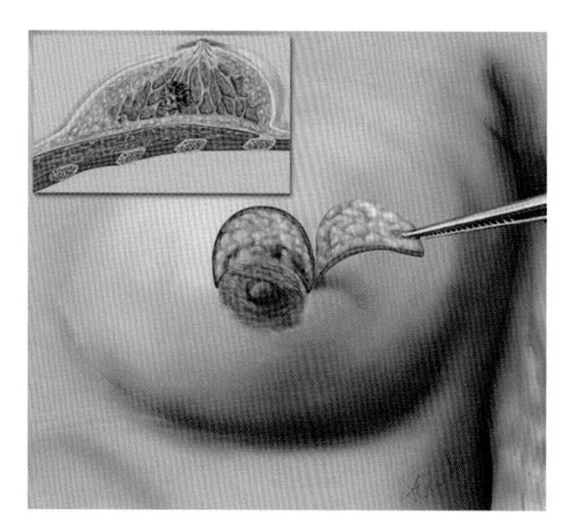

▲ 图 27-1　圆顶样切口

经许可转载，引自 El-Tamer M,ed.*Principles and Techniques in Oncoplastic Breast Cancer Surgery*.World Scientific Publishing 2013;Singapore

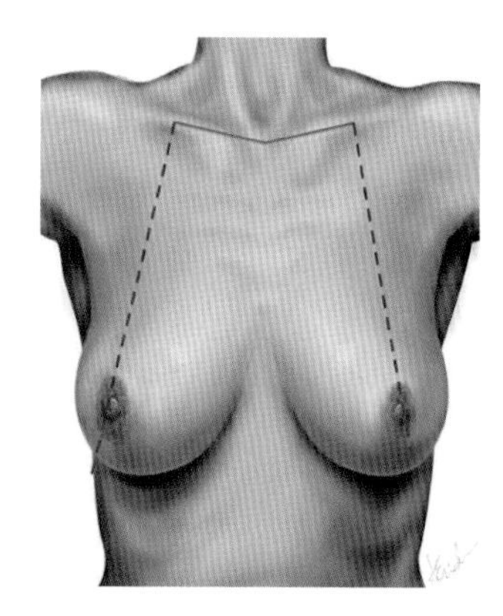

▲ 图 27-2　锁乳线。锁乳线从锁骨中点开始（距胸骨切迹 6～7cm），延伸至乳头

经许可转载，引自 El-Tamer M,ed.*Principles and Techniques in Oncoplastic Breast Cancer Surgery*.World Scientific Publishing 2013;Singapore

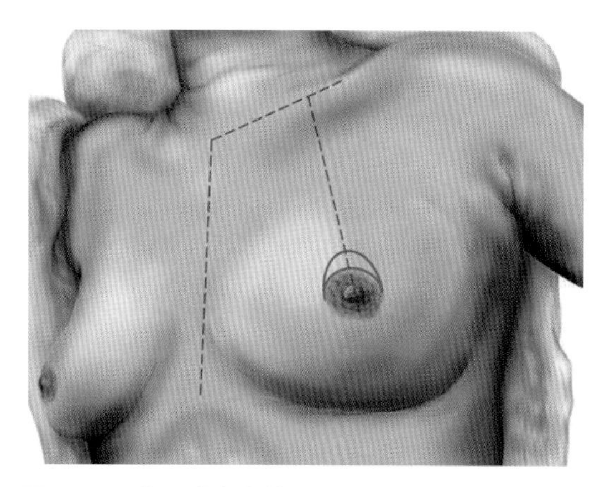

▲ 图 27-3　在手术台上的圆顶形切口设计（注意椭圆的最高点位于锁乳线的中心）

引自 Dr.Mahmoud El-Tamer Memorial Sloan Kettering Cancer Center, New York, NY

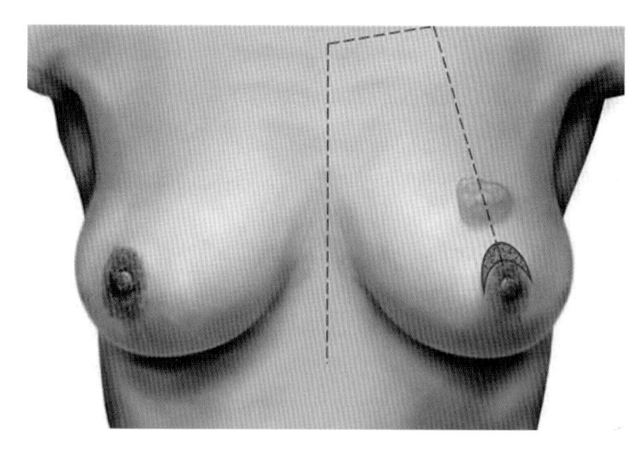

▲ 图 27-4　圆顶去表皮

从近圆顶上部作切口，提起皮瓣，暴露乳腺，然后进行切除（引自 Dr.Mahmoud El-Tamer Memorial Sloan Kettering Cancer Center, New York, NY）

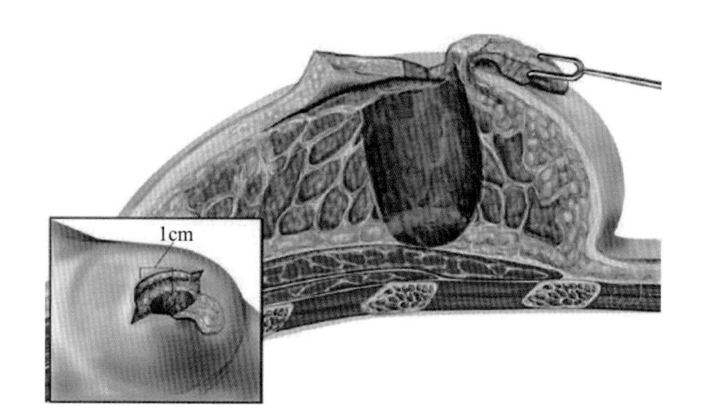

▲ 图 27-5　乳腺肿瘤切除的最佳方法是获得阴性切缘

乳头 - 乳晕复合体的血供应予以维持。在这幅图中，我们把圆顶的高度设为 1cm。圆顶的高度通常取决于乳头 - 乳晕复合体需要提升的理想高度和组织切除量的大小（经许可转载，引自 El-Tamer M,ed.*Principles and Techniques in Oncoplastic Breast Cancer Surgery*.World Scientific Publishing 2013;Singapore）

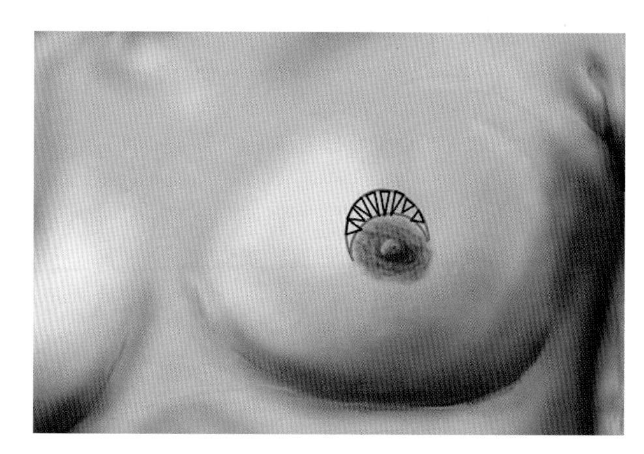

▲ 图 27-6　圆顶的上缘明显长于下缘

为了纠正这种长度上的差异，真皮下缝合线呈三角形，垂直于下缘，水平于上缘（引自 Dr.Mahmoud El-Tamer Memorial Sloan Kettering Cancer Center, New York, NY）

口垂直穿过真皮深层。长度的差异应该在多个三角形缝线之间平均分配。表皮层通常用可吸收的 4-0 单股缝线连续缝合。在皮肤闭合完成时，上缘皮肤会存在一些褶皱，这些皱褶会随着时间的推移而逐渐消失（病例 1）。

我们已经成功地将这项技术应用于乳晕后的病变，在这些病例中，我们将乳头－乳晕复合体制备为真皮瓣后掀起，这一过程要特别注意维持其血供。

术后我们不使用引流管。用一种薄的闭合敷料覆盖伤口（图 27-7），并露出乳头。术后我们通常使用支撑性胸罩来保证乳房的修复，并尽量减少患者的坠胀感。

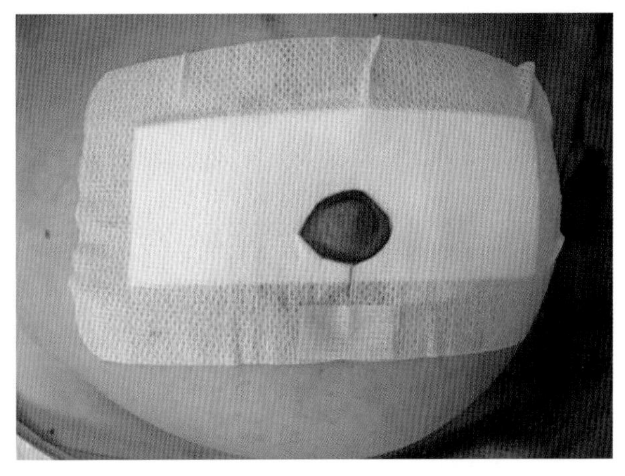

▲ 图 27-7　**最后敷料覆盖手术切口，同时保持乳头暴露，以避免其血供受损**

引自 Dr.Mahmoud El-Tamer Memorial Sloan Kettering Cancer Center, New York, NY

一、圆顶样乳房上提术的扩展术式

圆顶样乳房上提术适用性广泛。可以扩展多种切口以适应不同的临床情况。小乳晕可能会严重限制乳房的显露。为了应对这种限制，圆顶可以向内侧、外侧或向两个方向延伸。Anderson 等人描述了向圆顶的两侧分别作三角形的切口延长的方法。巴黎居里学院的研究小组称之为“蝙蝠翼”[1]，并将这种手术命名为 ω 成形术[2]。

这一手术的原则与前述的圆顶样乳房上提术相同，但有一些虽然很小但很重要的差别。该术式的下切口环绕乳晕上缘（图 27-8A），上切口是一个位于乳晕上方平行于下切口的半圆，高度为乳头－乳晕复合体的理想高度（图 27-8B）。提升乳头－乳晕复合体的中轴线需要保持在锁乳线上。上半圆和下半圆的两端通过向外延伸的三角形连接，如图 27-8C 所示。对于乳晕非常小的患者，圆顶样乳房上提术的切口会限制乳腺组织的暴露，在实践中，我们将两侧延伸三角形的术式应用于这类患者。

圆顶样乳房上提术也可以应用于乳头－乳晕复合体内侧或外侧肿瘤的治疗，这一术式可以对 3～9 点钟方位的肿瘤进行复杂的皮肤和腺体的整体切除（图 27-9）。为了保持乳头乳晕复合体的血管供应和乳头的感觉，我们只对圆顶皮肤进行去表皮处理，如病例 1 所示。

二、病例展示

（所有图片引自 Dr. Mahmoud El-Tamer, Memorial Sloan Kettering Cancer Center,New York,NY）

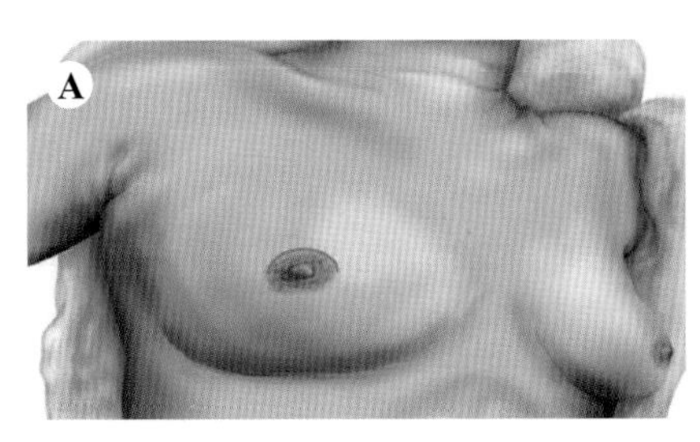

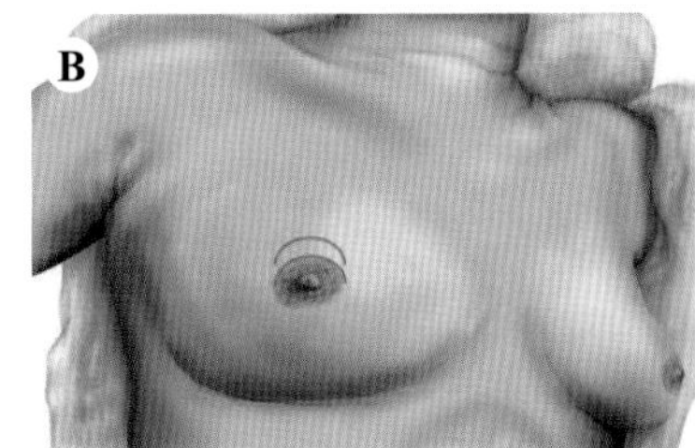

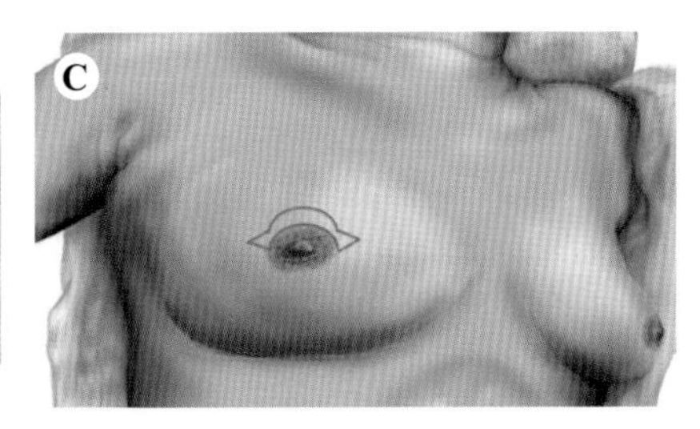

▲ 图 27-8　**圆顶样乳房上提术的扩展术式**

A. 下切口环绕乳晕上缘；B. 上切口是一个平行于下切口的半圆，位于乳晕上方乳头－乳晕复合体的理想高度；C. 上半圆和下半圆的内侧和外侧通过三角形延长切口连接起来（经许可转载，引自 El-Tamer M, ed. Principles and Techniques in Oncoplastic Breast Cancer Surgery. World Scientific Publishing 2013; Singapore）

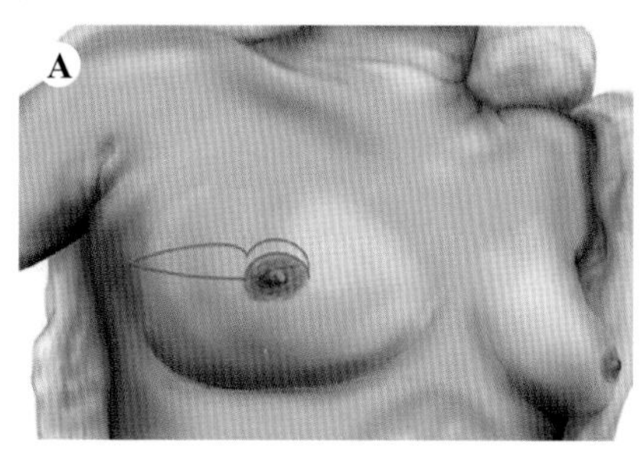

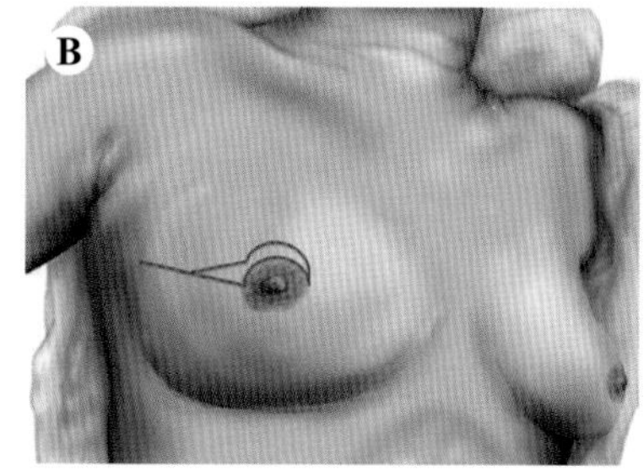

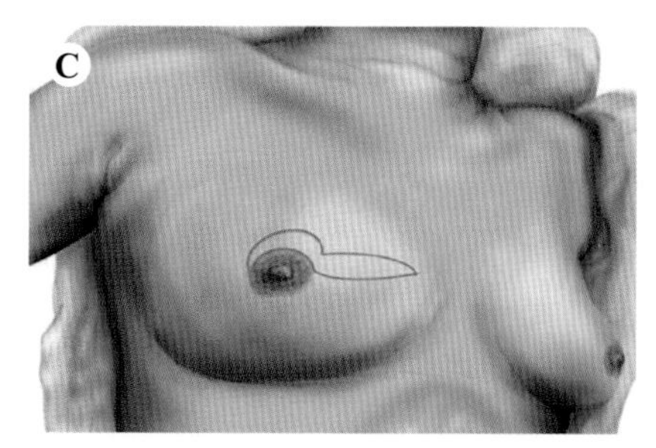

▲ 图 27-9　对 3～9 点钟方位的肿瘤进行皮肤和下方乳腺的整体切除术

经许可转载，引自 El-Tamer M,ed.*Principles and Techniques in Oncoplastic Breast Cancer Surgery*.World Scientific Publishing 2013; Singapore

（一）病例 1

一名 36 岁的女性触摸到左侧乳晕下增厚。乳房 X 线片显示在乳晕后区有一个 3cm 的肿物，边界模糊，超声提示为一个 2.8cm × 2.2cm 的低回声肿物（图 27-10）。超声引导下的乳腺穿刺活检提示浸润性导管癌，雌激素及孕激素受体阳性，HER2/neu 癌基因没有扩增。查体提示肿块并不明显，未触及增大的腋窝淋巴结。

为了定位肿瘤，我们将一枚放射性粒子置于在金属夹旁边（图 27-11 至图 27-19）。

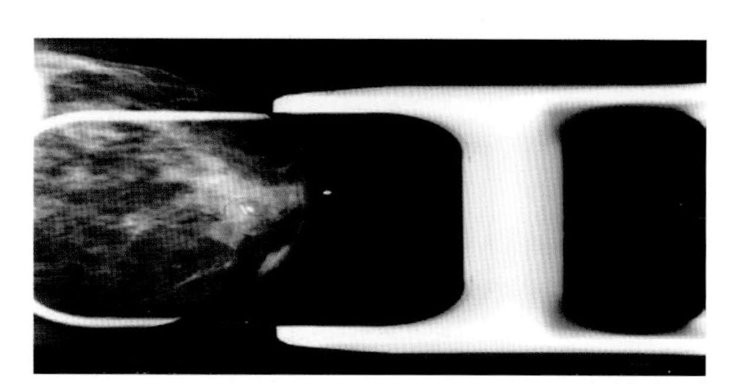

▲ 图 27-10　肿瘤定位

应用放射性粒子定位以便于通过圆顶样乳房上提术进行肿瘤切除

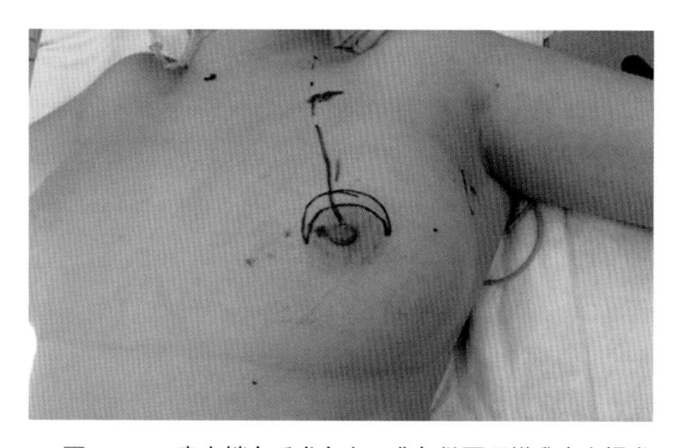

▲ 图 27-11　患者躺在手术台上，准备做圆顶样乳房上提术

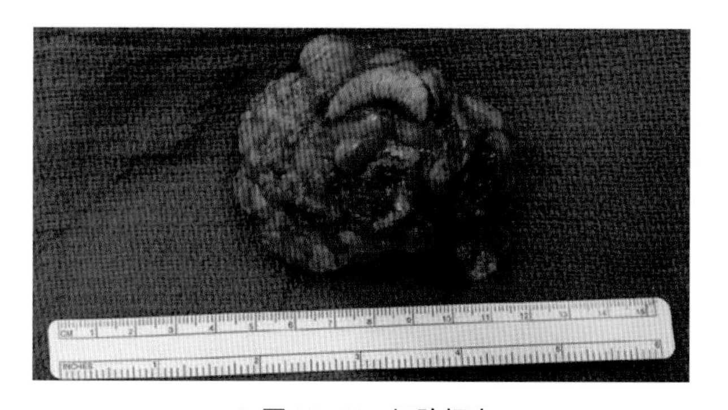

▲ 图 27-12　切除标本

标本大小为 10.5cm × 7.0cm × 4.0cm。我们的做法是刮削腔隙并送检单独的切缘；所有病理报告均为阴性

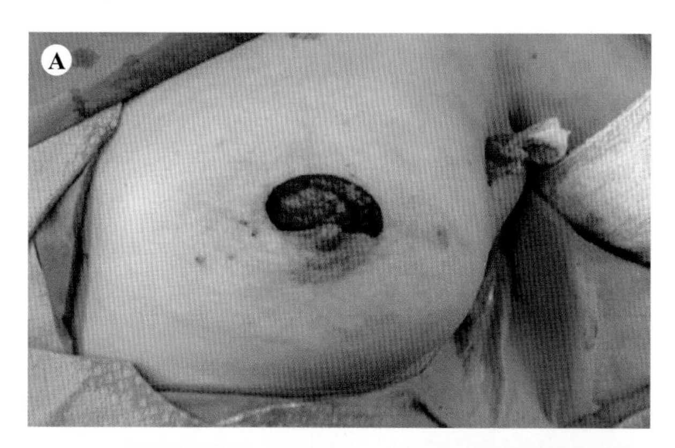

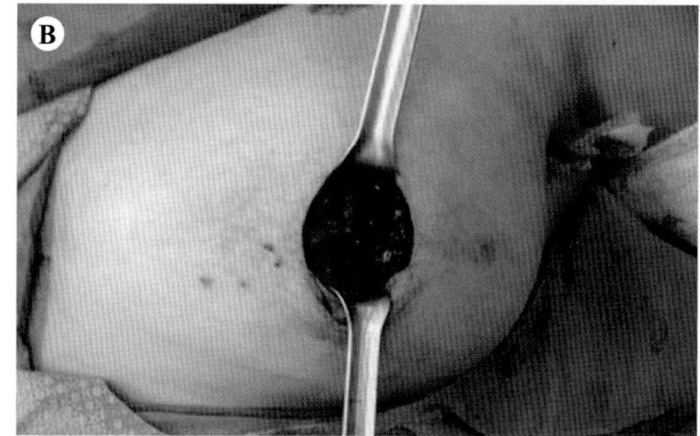

▲ 图 27-13　肿瘤切除后的术中图像

制备乳头 - 乳晕复合体为一个真皮瓣，并切除下方的全部组织。这些图像展示的是乳房缺损和乳头 - 乳晕复合体真皮瓣

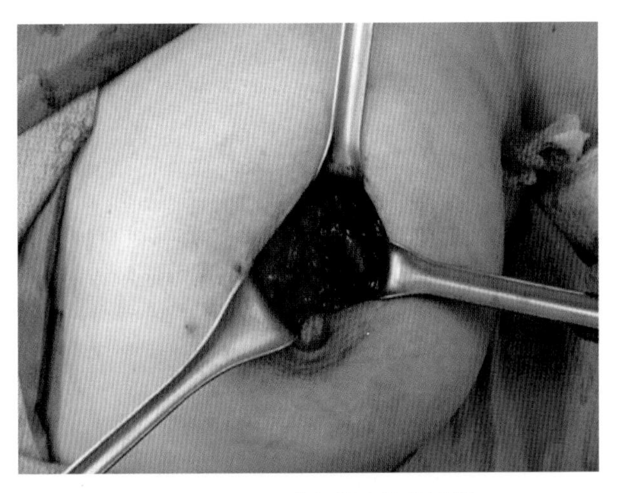

▲ 图 27-14　**荷包缝合修补缺损**

基于缺损的位置、切除的范围和乳房的 1 度下垂，我们使用了荷包缝合技术来缝合所示的缺陷

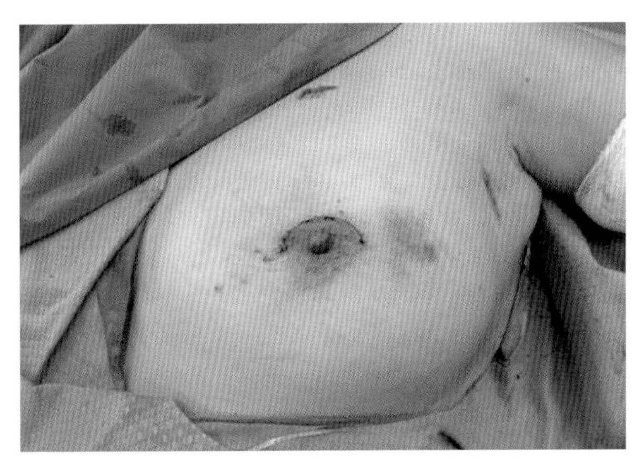

▲ 图 27-15　**术中已关闭的伤口**

如前所述，圆顶形的皮肤缺损主要用三角形缝合法闭合。虽然皮肤边缘长度的差异分布在整个切口的长度上，上缘的细褶皱仍然很明显

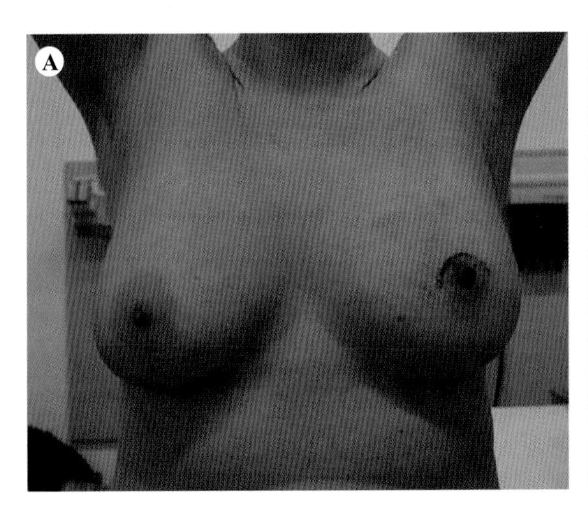

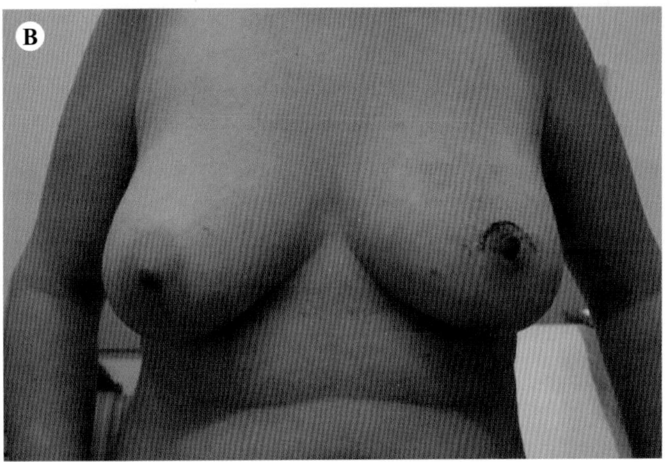

▲ 图 27-16　**术后两周**

由于组织切除以及刮削过乳头底部，术后复诊时患者乳头出现了轻微的缺血。手术后的左乳明显比右乳下垂程度轻

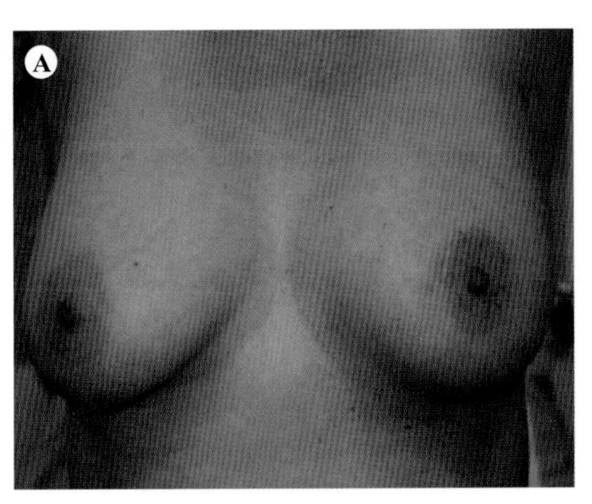

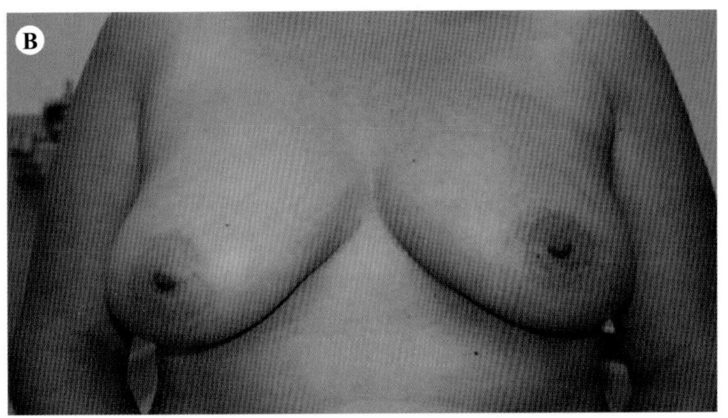

▲ 图 27-17　**术后 7 个月**

患者完成了放射治疗。轻微的乳头受损已经完全恢复，皮肤皱褶已经消失。该患者的美学效果良好

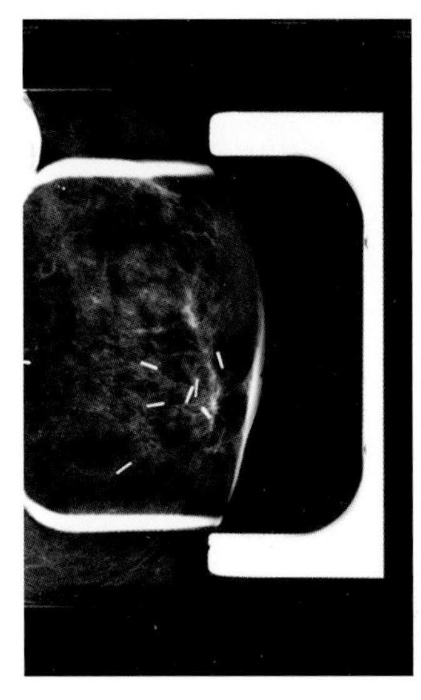
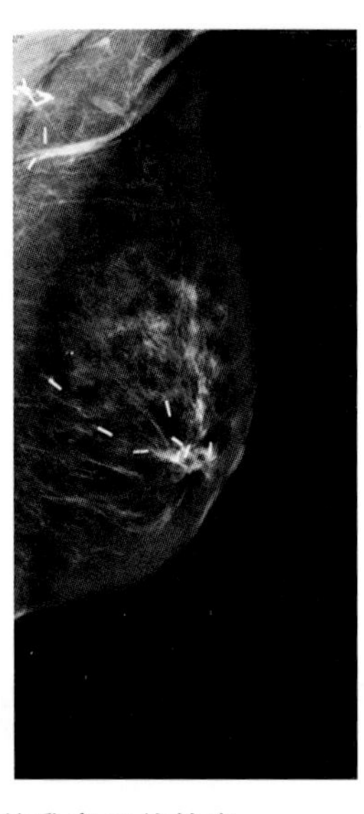

▲ 图 27–18 每年一次的乳房 X 线检查

术后 1 年行钼靶 X 线检查。结扎钉清晰可见。由于已关闭了肿瘤切除后的腔隙，术后瘢痕很小。没有任何复发的迹象

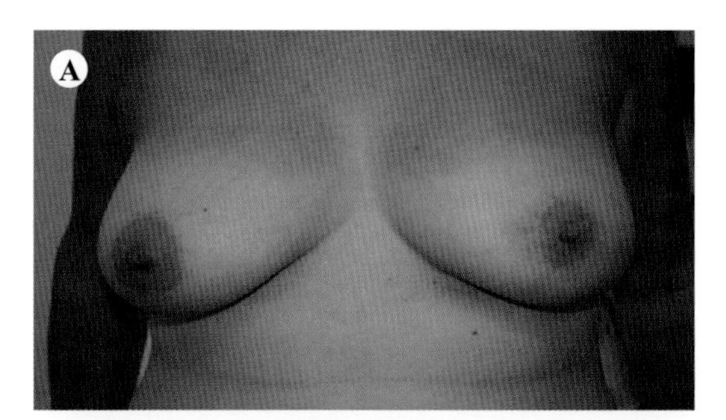

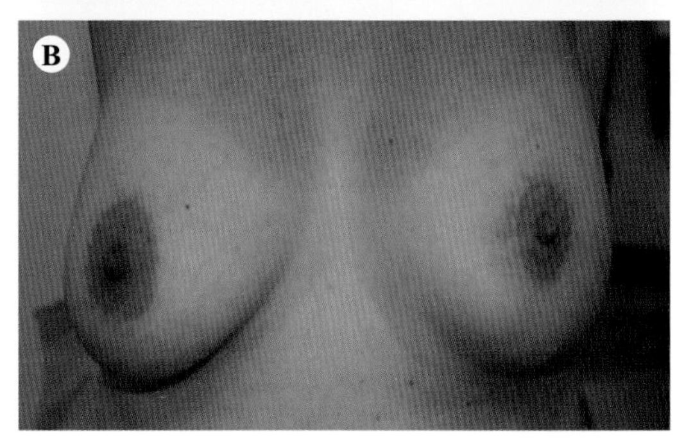

▲ 图 27–19 随访两年半

在 2.5 年的随访中，患者对自己的美学效果感到满意。患者反映乳头感觉有明显的恢复。两侧乳房稍有不对称，但由于没有乳房下垂，患者感到满意，因此患者不想接受任何进一步的手术以实现乳房对称

（二）病例 2（图 27–20）

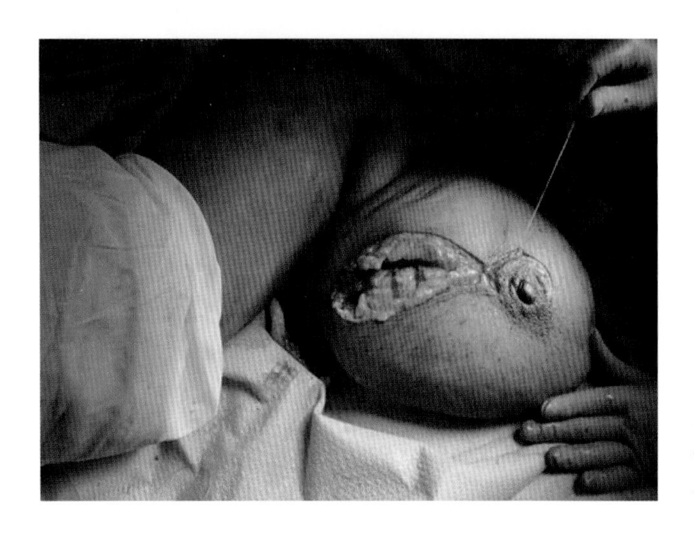

◀ 图 27–20 切口向外侧延伸的圆顶样乳房上提术

患者接受新辅助化疗后病灶为 7cm 的钙化。肿瘤位于外侧。圆顶状皮肤去表皮，肿瘤连同覆盖的皮肤进行了整体切除

参考文献

[1] Anderson BO, Masetti R, Silverstein MJ (2005) Oncoplastic approaches to partial mastectomy: an overview of volume-displacement techniques. Lancet Oncol 6(3):145–157

[2] Berry MG, Fitoussi AD, Curnier A, Couturaud B, Salmon RJ (2010) Oncoplastic breast surgery: a review and systematic approach. J Plast Reconstr Aesthet Surg 63(8):1233–1243

第28章 双环法技术[1]

Round Block Technique

Fábio Bagnoli　Guilherme Novita　Vicente Renato Bagnoli　Vilmar Marques Oliveira　著
李梓菲　译　刘春军　校

一、概述

人们普遍认为保乳手术加放射治疗方案是治疗乳腺癌的首选方法，学者们针对这一方案进行了大量的研究，最初的研究主要为意大利的学者 Umberto Veronesi 和美国的学者 Bernard Fisher 在 20 世纪 70 年代末 80 年代初进行的随机临床试验，此后的 20 年间学者们对这些结果进行了逐步更新。这些临床试验的结果表明，接受乳房全切术和象限切除术后加放射治疗的方案患者的总体生存率是相同的（41.2% vs. 41.7%，P=1.0）[1]。因此，如果没有保乳手术治疗的禁忌证，并且患者自主选择保乳治疗，那么保乳手术加放射治疗便是乳腺癌外科治疗的首选方案[1, 2]。

除了肿瘤的安全性良好外，研究表明保乳手术加放疗方案可以使乳房得以保留，并具备良好的术后美学效果，这些优点对患者具有积极的社会心理影响[3, 4]。

虽然保乳手术可以治疗癌症，然而在某些情况下保乳手术导致的乳房缺损会形成不良的美学效果，因此乳房的部分再造（也称为肿瘤整形术）具有其应用的空间[5, 8]。Waljee 等[9]研究了乳癌手术后患者的不对称程度和生活质量的关系并得出结论：乳房不对称越明显，患者发生抑郁、畏惧死亡、担心复发等情况就越严重，对生活质量产生的不利影响也越大。

乳房肿瘤整形手术的概念是在欧洲的大型中心发展起来的，它代表了乳腺癌外科治疗的一个重大进展，它将乳腺整形外科的经典概念与肿瘤治疗相结合。

肿瘤整形手术的目的是提供最佳的外科治疗效果，同时为这些患者提供良好的生活质量[6-10]。它以组织移位的原理为基础，利用残留的乳腺组织矫正乳腺组织切除带来的缺损。

对于不同的患者而言，最佳的手术方案应根据肿瘤的位置仔细选择、进行个性化的设计、并要根据具体情况开展。手术必须切除肿瘤累及的区域并具有阴性的手术切缘，同时保证乳头 – 乳晕复合体（NAC）的灌注，适当纠正乳房肥大和乳房下垂，并利用剩余的乳腺组织重塑乳房的自然形态[7]。

一些成熟的乳房整形技术已经应用于肿瘤手术后的部分乳房缺损再造中，如 Pitanguy（1961）报道的上蒂技术[11, 12]、Lyacir Ribeiro 报道的下蒂技术[13]、Andrews 报道的乳晕切口技术[14]，以及 Benelli 报道的双环法技术[15]。

---

[1] 第 28 章配有视频，可自行登录 https://doi.org/10.1007/978-3-319-62927-8_28 在线观看。

二、乳晕周围切口乳房整形手术

（一）双环法技术

1988 年，Benelli[15] 报道了双环法技术，它与之前使用的乳晕切口乳房整形术不同，这一技术对一些细节进行了更新，使得乳晕切口乳房整形术的适应证不再局限于小体积乳房和轻度下垂的乳房。这一新技术的另一优势是减少了由于缝合线张力过大引起的瘢痕扩大和变形的发生率 [16–22]。

这一术式基于“倒 T”形乳房内上提术，保留了上象限乳房组织，即灌注 NAC 的蒂部的位置。此外，与“倒 T”技术不同的是，皮肤只在乳晕周围切开。为了保持乳房形态，作者通常把乳腺组织固定到胸大肌，这是该手术的一个重要步骤。该技术的一个主要部分是通过乳晕周围真皮层的环形荷包缝合来解决乳房下垂和肥大。双环法会形成一个环扎，在乳晕周围构成一个坚实的圆形真皮对真皮瘢痕牢固连接 [23, 24]。

乳晕入路可用于不同的手术，如乳房上提术、乳房缩小术或隆乳上提术、肿瘤切除术、象限切除术和保留乳头的乳房切除术。

随着肿瘤整形外科的发展，乳晕周围入路技术在乳腺肿瘤治疗及修复治疗中获得了发展空间。其中，除了双环法外，我们着重介绍了 Góes 在 1989 年报道的一种技术 [25]，与双环法不同，这项技术切开并 360° 分离乳晕 [26]，因此乳头乳晕复合体的灌注不是来自上蒂，而是来自后方的深穿支血管。结合一些肿瘤整形技术后，该入路除了可以重塑乳房形态、矫正乳房下垂和乳房肥大，还便于切除多种位置的肿瘤。

因此，经过充分设计的双环法等技术适用于乳腺癌的肿瘤整形治疗。

（二）患者选择

仔细评估患者对治疗结果的期望是实施外科技术的前提。在大多数情况下，局部切除术或象限切除术就足够了，且不会导致不良的美学效果。但是当切除任一象限的乳腺组织＞ 20%，切除中央象限、下象限＞ 10%，切除中央象限或上象限交界处等情况时，术后可能会造成明显的解剖缺损 [8, 27, 28]。

通过仔细评估乳房大小、下垂程度、肿瘤位置、肿瘤与乳腺的关系、合并症和患者的期望值，我们可以确定使用双环法乳晕入路技术的适应证和绝对及相对禁忌证 [1, 2, 6, 8, 15, 22, 27–29]（表 28–1）。

三、外科技术

（一）画线

在站立位或坐位时进行术前画线。首先画出

表 28–1　双环法乳晕入路肿瘤整形保乳手术的适应证和绝对及相对禁忌证

适应证	绝对禁忌证	相对禁忌证
肿瘤与乳腺组织的关系适合做保乳手术	保乳手术治疗的禁忌证	明显的乳房下垂
任何乳房象限的肿瘤	乳腺组织与肿瘤的关系无法实现充分的乳房重塑	过度脂肪化的乳房
乳房体积较小或中等	需要切除大量的皮肤	乳房体积过大
无乳房下垂或轻度、中度乳房下垂		某些合并症（失代偿糖尿病、活动性胶原病、肥胖、血管疾病和吸烟）
切除任何象限 20% 的乳房组织		
切除内象限或下象限＞ 10% 的乳房组织		

一条乳房中线，将乳房均匀分为两半，这条线可以帮助我们保持乳房的对称性，并有助于定位乳晕的正确位置，矫正过度外偏或者内偏的乳晕。将手指置于乳房下皱襞水平，利用指尖在乳房的投影点定位新乳头的位置。根据患者的身材，新乳头距离胸骨上凹的距离范围为 18～22cm，但高度不应高于上臂中线以上。A 点（新乳晕上缘）位于新乳头点上方 2cm 处。B 点（新乳晕的下缘）距离乳房下皱襞 4～7cm，具体的距离取决于乳房的体积，对于大多数患者而言可以定位在 5～6cm。确定了 A 点和 B 点后，继续循着椭圆形画出外侧的 C 点和内侧的 D 点，D 点距离胸骨中线的距离通常为 8～12cm。如果乳房没有下垂的问题，则无须重新定位乳头 – 乳晕复合体（NAC），只需要在原有 NAC 周围标记一个圆形，利用这个切口切除多余的皮肤，并保证良好的显露。此外，要将 A 点和 B 点捏在一起，然后将 C 点和 D 点捏在一起，确保剩下的皮肤在不受到任何张力的情况下覆盖乳腺组织。对侧乳房画线步骤同上 [6, 22, 25, 26, 29]（图 28–1）。

（二）切开、分离及乳房重塑

用乳晕刀标记乳晕，手术刀切至可见真皮层。在乳晕切口和外环标记线之间去表皮。根据肿瘤的位置和乳房下垂的程度，可以选择在乳晕周围（360°）切开真皮，或者选用一个方向的蒂部为乳头供血，不能切开该蒂的真皮，且不可分离其供血区域的腺体（图 28–2 和图 28–3）。如果选用后方穿支为乳头供血，则应将乳腺切开至其深部，保证皮肤和皮下组织蒂厚度为 0.5～1cm。

通过区段切除的方式确定肿物切除的范围。分离切除区域周围的腺体并将其对合，以覆盖切除区域的缺损，进行腺体重塑（图 28–4）。前哨淋巴结活检或腋窝淋巴结切除术可通过同一切口或单独取切口进行。

缝合分为三层进行：① 荷包线缝合于真皮深层（不可吸收缝合线：prolene 2–0，mononylon 2–0），以减小切口周长并降低瘢痕扩大的可能性（图 28–5），使用手术开始时使用的同一个乳晕刀来确定新乳晕的直径；②在圆环的主要节点上内翻间断缝合真皮，使得乳晕充分舒展（最好是可吸收缝线：monocryl 3–0）；③真皮内闭合缝合（最好是可吸收缝线：monocryl 3–0 或 4–0）（图 28–6）。

对侧乳房进行相同的手术操作，如果乳房是对称的，则镜像切除等量乳腺组织 [6, 22, 25, 26, 29]（图 28–7 和图 28–8）。

四、讨论、结论

肿瘤整形手术在治疗乳腺癌方面获得了越来越大的空间，它在肿瘤治疗中既能有效治疗肿瘤，又能够修复和减少美学上的不足。一些研究

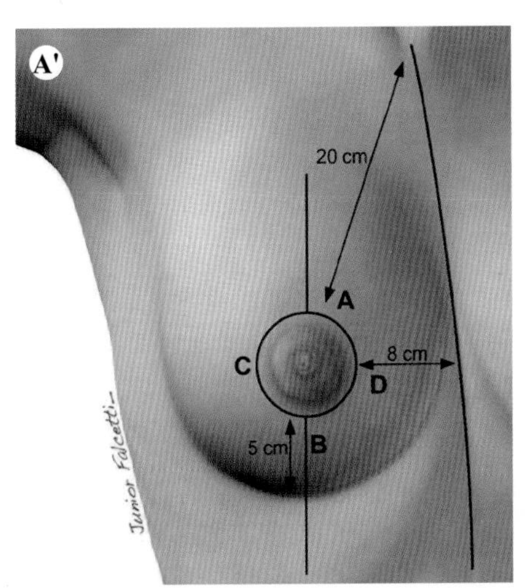

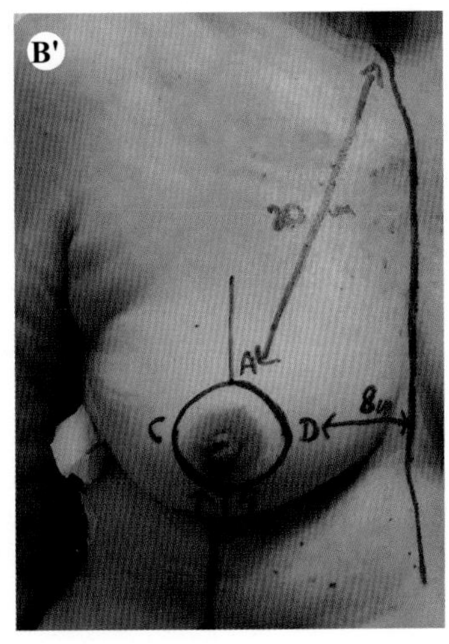

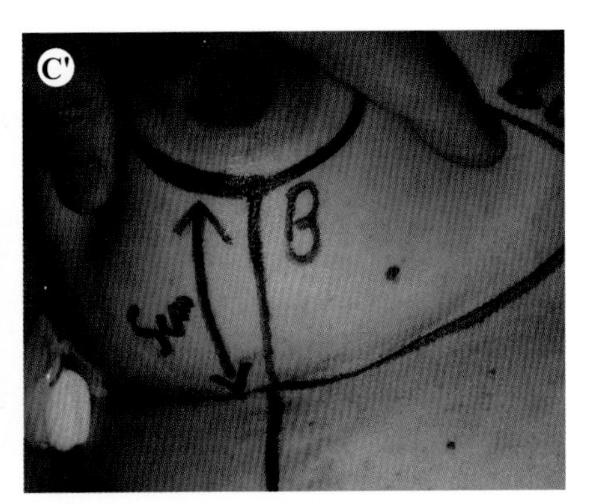

▲ 图 28–1 皮肤标记，点 A、B、C 和 D 的说明见正文

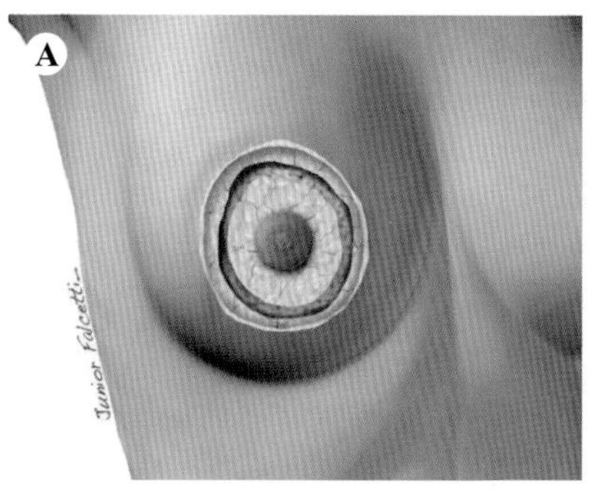

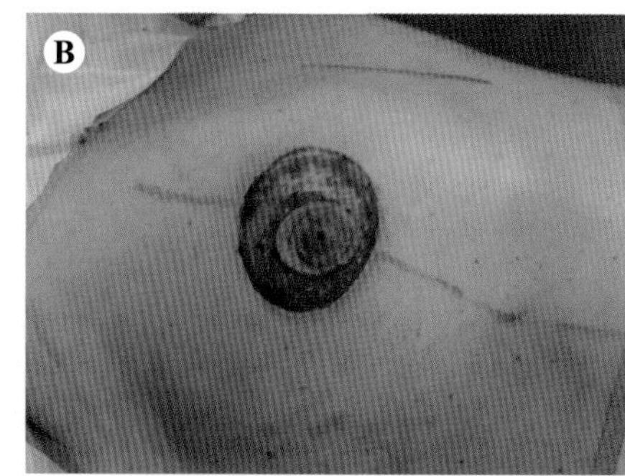

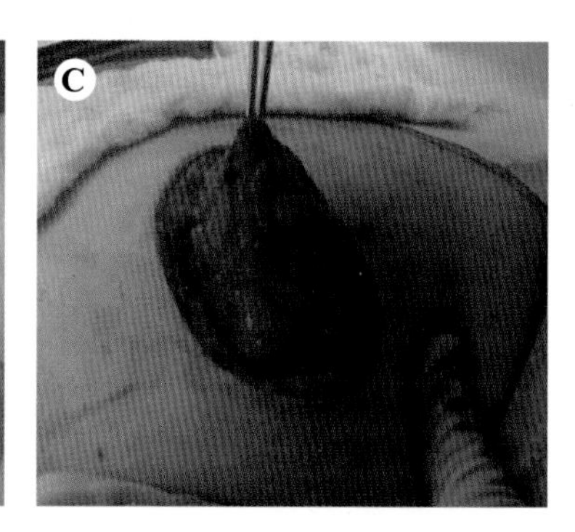

▲ 图 28-2　乳晕周围贯穿真皮的切口（360°），直达腺体

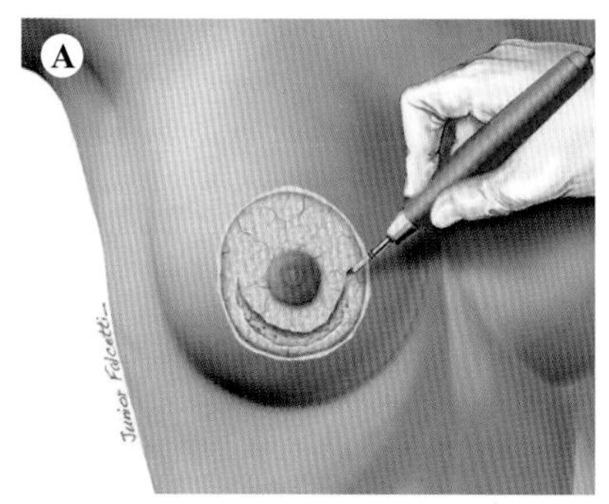

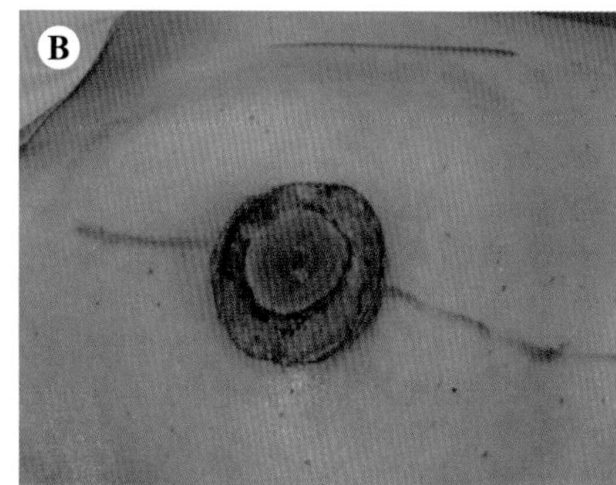

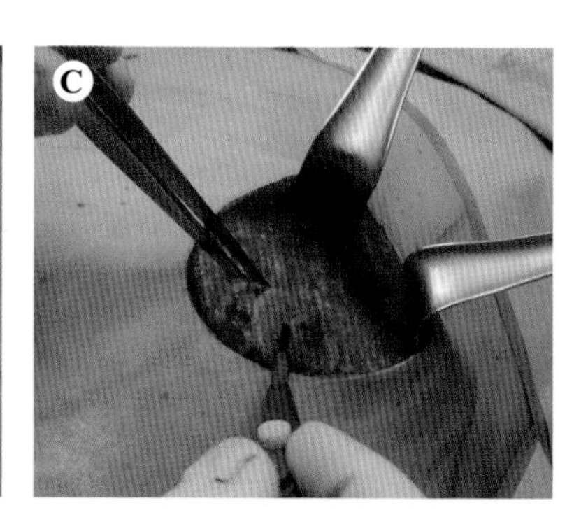

▲ 图 28-3　乳晕周围贯穿真皮的切口（约 180°）

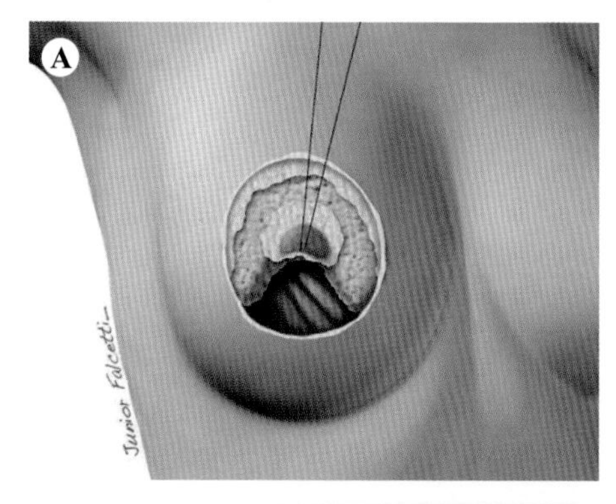

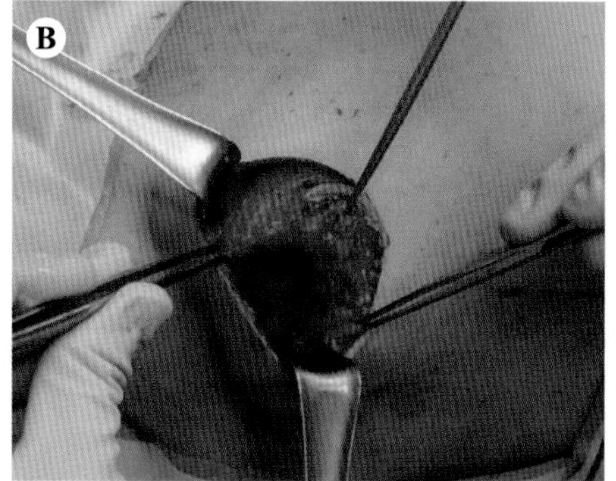

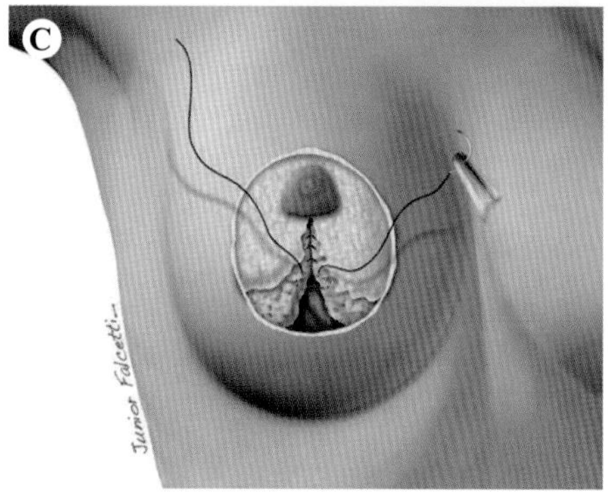

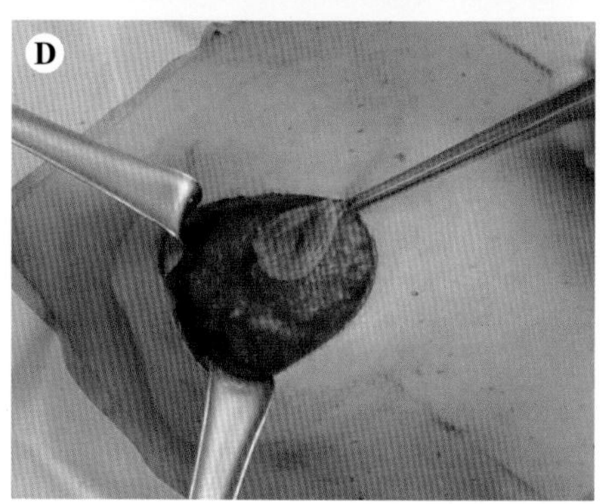

◀ 图 28-4　分离切除区域周围的腺体瓣，拉拢缝合腺体瓣以覆盖切除部分的缺损，从而进行腺体重塑

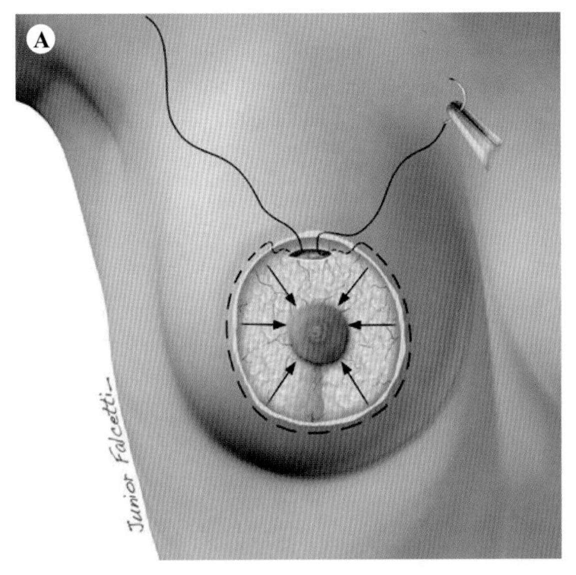

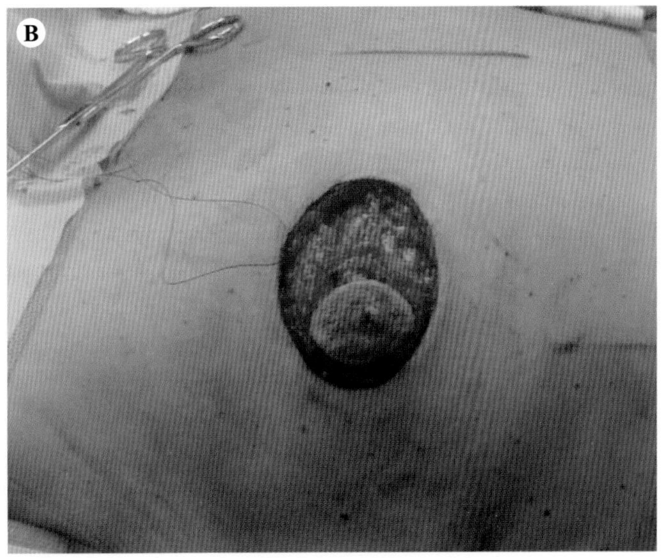

▲ 图 28-5　荷包线缝合真皮深层以减小切口周长，减少瘢痕扩大的可能性

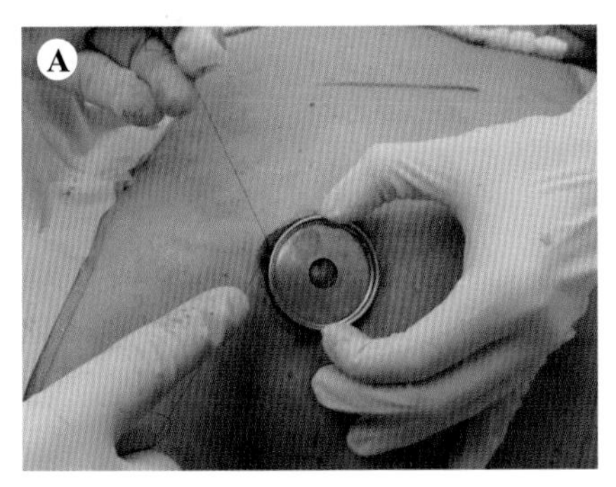

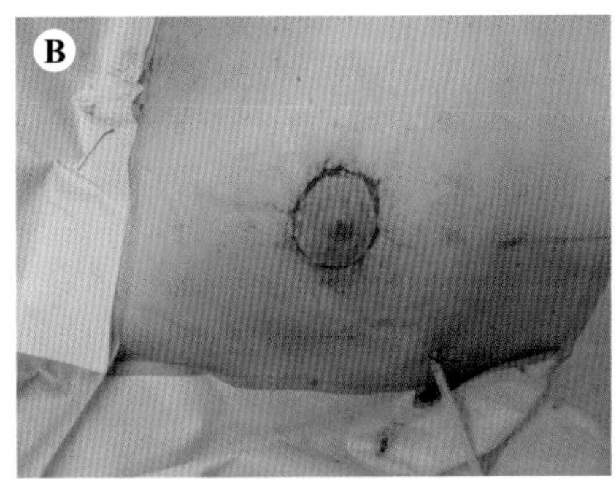

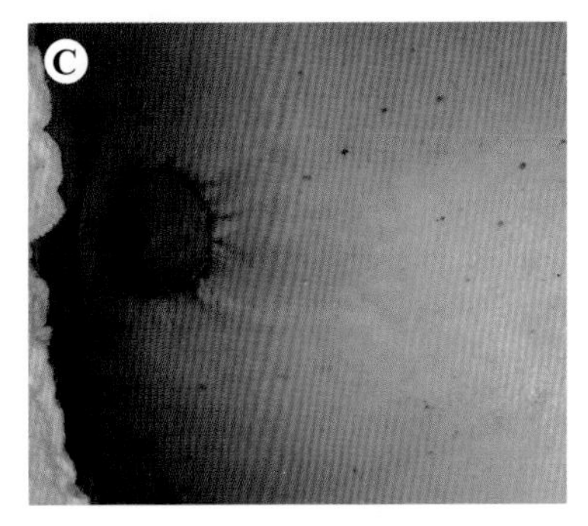

▲ 图 28-6　**A.** 用于确定新乳晕直径的乳晕刀；**B.** 真皮缝合，在关键点上内翻间断缝合，使得乳晕充分舒展；**C.** 真皮内闭合缝合

已经评估了肿瘤手术和整形手术联合应用的安全性，其中我们将重点介绍Losken等的Meta分析[30]，其研究证明与不使用乳房整形的保乳手术相比，保乳手术结合乳房整形技术不仅能保证更长的无病生存期（$P < 0.0001$），还可以提高美学效果的满意度（$P > 0.001$）。Lorenzi 等在一项队列研究中[31]，对 454 名患者进行了 7.2 年的随访，观察到联合肿瘤整形术的保乳手术患者的总体生存率与单纯保乳手术患者的总体生存率相似（91.4% vs. 91.3%），联合肿瘤整形术的保乳手术患者的局部复发率较低，但与单纯保乳手术患者组间无显著统计学差异（69% vs. 71.3%）。已有研究将乳房上提术和乳晕切口整形手术的主要并发症与其他手术方式进行了评估与比较。Rohrich[32] 观察到乳晕切口组报道的最常见的并发症即缝线外露（61.8%）、明显瘢痕（50%）和需要二次手术（50%），这些并发症与其他技术相比具有显著统计学差异（P=0.002）。我们重点介绍了乳晕切口技术，尤其是双环法技术，当适当地用于小至中等体积的乳房、不伴有下垂或轻度下垂但没有加重乳房下垂时，会提供令人满意的结果。

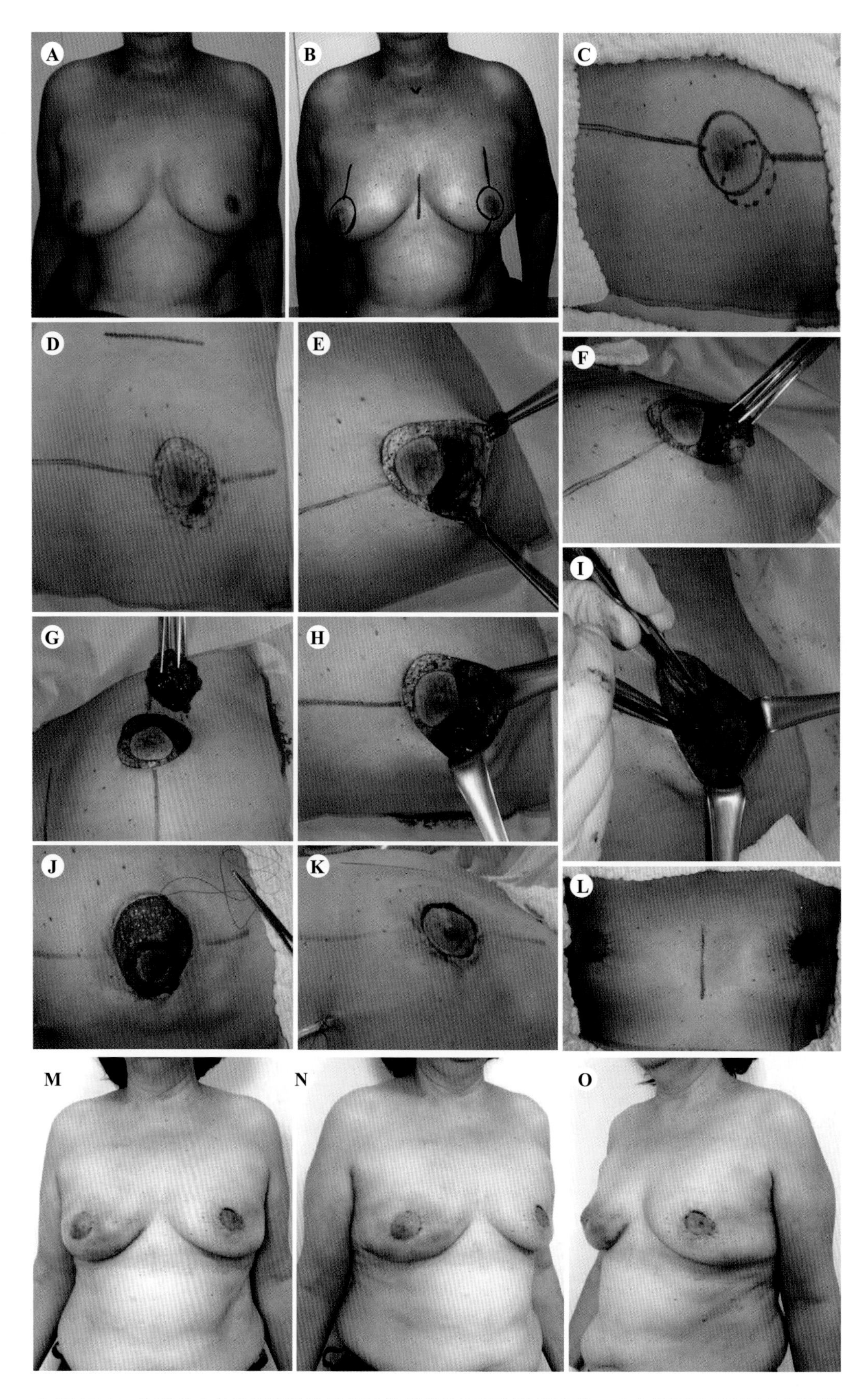

▲ 图 28-7　左乳外上象限浸润性乳腺癌的患者接收了即刻乳房再造，术中采用了局部腺体瓣双环法的技术（A 至 L）；术后 3 周的外观，血肿消退（M 至 O）

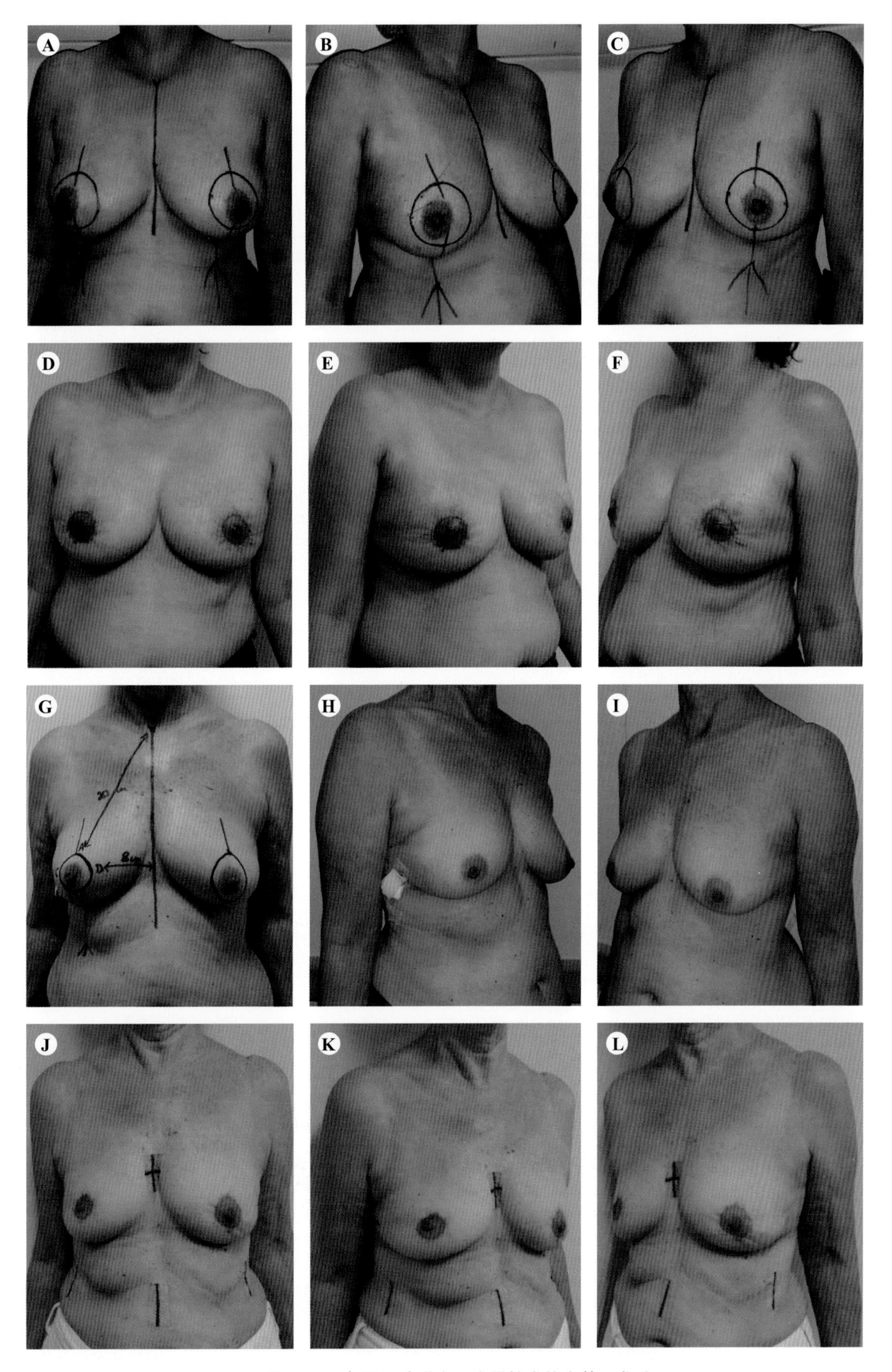

▲ 图 28-8　象限切除联合环乳晕技术的术前及术后

参考文献

[1] Veronesi U, Cascinelli N, Mariani L, Greco M, Saccozzi R, Luini A et al (2002) Twenty-year follow-up of a randomized study comparing breast-conserving surgery with radical mastectomy for early breast cancer. N Engl J Med 347(16):1227–1232
[2] Fisher B, Anderson S, Bryant J, Margolese RG, Deutsch M, Fisher ER et al (2002) Twenty-year follow-up of a randomized trial comparing total mastectomy, and lumpectomy plus irradiation for the treatment of invasive breast cancer. N Engl J Med 347(16):1233–1241
[3] Al-Ghazal SK, Fallowfield L, Blamey RW (1999) Does cosmetic outcomes from trearment of primary breast cancer influence psychosocial morbidity? Eur J Surg Oncol 25(6):571–573
[4] Al-Ghazal SK, Fallowfield L, Blamey RW (2000) Comparison of psychological aspects and patient satisfaction following breast conserving surgery, simplemastectomy and breast reconstruction. Eur J Cancer 36(15):1938–1943
[5] Clough KB, Kroll SS, Audretsch W (1999) An approach to the repair of partial mastectomy defects. Plast Reconstr Surg 104:409–420
[6] Urban C, Lima R, Schunemann E, Spautz C, Rabinovich I, Anselmi K (2011) Oncoplastic principles in breast conserving surgery. The Breast 20(Suppl 3):S92–S95
[7] Rainsburry RM (2007) Surgery Insight: oncoplastic breastconserving reconstruction—indications, benefits, choices and outcomes. Nat Clin Pract Oncol 4(11):657–664
[8] Cochrane R, Valasiadou P, Wilson AR, Al-Ghazal SK, Macmillan RD (2003) Cosmesis and satisfaction after breast-conserving surgery correlates to the percentage of breast volume excised. Br J Surg 90:1505–1509
[9] Waljee JF, Hu ES, Ubel PA, Smith DM, Newman LA, Alderman AK (2008) Effect of esthetic outcome after breast-conserving surgery on psychosocial functioning and quality of life. J Clin Oncol 26(20):3331–3337
[10] BASO (2007) Oncoplastic breast surgery—a guide to good practice. Eur J Surg Oncol 33(Suppl 1):S1–S23
[11] Pitanguy I (1961) Mamaplastias: estudo de 245 casos consecutivos e apresentação de técnica pessoal. Rev Bras Cir 42(4):201–220
[12] Pitanguy I (1967) Surgical treatment of breast hypertrophy. Br J Plast Surg 20(1):78–85
[13] Ribeiro L (1975) A new technique for reduction mammaplasty. Plast Reconstr Surg 55(3):330–334
[14] Andrews JM, Yshizuki MM, Martins DM, Ramos RR (1975) An areolar approach to reduction mammaplasty. Br J Plast Surg 28(3):166–170
[15] Benelli L (1988) Technique de plastic mammaire le round block. Rev Fr Chir Esthet 13:7–11
[16] Dartigues L (1928) Etat actuel de la chirurgie esthétique mammaire. Monde Med 38:75
[17] Erol O, Spira M (1980) Mastopexy techinique for mild to moderate ptosis. Plast Reconstr Surg 65:603
[18] Faivre J, Carissimo A, Faivre JM (1984) La voie péri-aréolaire dans le traitement des petites ptoses mammaires. In: Chirurgie Esthétique. Paris: Maloine.
[19] Gruber RP, Jones HW Jr (1980) The 'donut' mastopexy: indications and complications. Plast Reconstr Surg 65(1):34–38
[20] Hinderer U (1972) Plastia mammaria modelante de dermopexia superficial y retromammaria. Rev Esp Cirurg Plast 5:521
[21] Kausch W (1916) Die operationen der mammahypertrophie. Zentralbl Chir 43:713
[22] Benelli L (1990) A new periareolar mammaplasty: round block technique. Aesthetic Plast Surg 14(2):93–100
[23] Vogt T (1990) Mammaplasty: the Vogt technique. In: Georgiade NG (ed) Aesthetic surgery of the breast. WB Saunders, Philadelphia, pp 271–290
[24] Benelli LC (2011) Periareolar Benelli mastopexy and reduction: The Round Block. In: Spear SL (ed) Surgery of the breast—principles and art. Lippincott Williams & Wilkins, Philadelphia, pp 960–971
[25] Góes JCS (1989) Periareolar mammaplasty: double skin technique. Rev Soc Bras Cir Plast 4:55–63
[26] Góes JCS (2002) Periareolar mammaplasty: Double skin technique with application of mesh support. Clin Plast Surg 29:349–364
[27] Bulstrode NW, Shrotria S (2001) Prediction of cosmetic outcome following conservative breast surgery using breast volume measurements. Breast 10(2):124–126
[28] Clough KB, Kaufman GB, Nos C, Buccimazza I, Sarfati IM (2010) Improving breast cancer surgery: a classification and quadrant per quadrant atlas for oncoplastic surgery. Ann Surg Oncol 17:1375–1391
[29] Bozola AR (2009) Periareolar breast reduction. Aesthetic Plast Surg 33:228–223
[30] Losken A, Dugal CS, Styblo TM, Carlson GW (2014) A metaanalysis comparing breast conservation therapy alone to the oncoplastic technique. Ann Plast Surg 72(2):145–149
[31] De Lorenzi F, Hubner G, Rotmensz N, Bagnardi V, Loschi P, Maisonneuve P et al (2016) Oncological results of oncoplastic breast-conserving surgery: long term follow-up of a large series at a single institution: A matched-cohort analysis. Eur J Surg Oncol 42(1):71–77
[32] Rohrich RJ, Gosman AA, Brown SA, Reisch J (2006) Mastopexy preferences: a survey of board-certified plastic surgeons. Plast Reconstr Surg 118(7):1631–1638

第29章

上蒂技术❶

Superior Pedicle Techniques

Flavia Kuroda　Cicero Urban　Mario Rietjens　著
李梓菲　译　刘春军　校

一、概述

越来越多罹患乳腺癌的患者选择接受保乳治疗（BCT）。在接收此类治疗的患者中，肿物切除术造成的组织缺损和辅助放疗可引起乳房在形状、大小和乳头乳晕复合体（NAC）位置的严重畸形[1]。据报道，在接收BCT治疗的患者中，有5%～40%的患者术后美学效果不佳[2-4]，尤其当肿瘤与乳腺大小比例不理想时，这种情况则更为常见。

为了实现降低局部复发风险和优化美学效果的平衡，医师们已将一些肿瘤整形手术（oncoplastic OP）技术应用于保乳术中[2, 5]。这些技术包括局部组织重新排布、利用再造思维进行乳房缩小、乳房上提术和局部皮瓣转移。联合应用整形外科技术，如组织置换或组织重新排布，可更广泛地进行局部切除，同时实现更好的乳房形状和对称性[6]。

利用乳房整形的理念进行乳房肿瘤切除、同时联合对侧乳房缩小整形以实现双侧乳房对称，这在20世纪80年代末已经开展。许多作者报道了在切缘和美学方面的良好结果。肿瘤整形技术除了可以减少保乳术的再次手术率，还可以提高放射治疗的有效性，减轻肥大乳房下垂带来的躯体症状，增强患者术后对自我身体的认知[5, 7, 8]。

在肿瘤整形术中，有诸多策略和方法进行乳房上提和缩小术，包括不同的皮肤切除方式、不同蒂的选择和乳腺组织重新排布。上蒂法是目前应用最广泛和最实用的方法之一。因此，本章将讨论上蒂法的适应证、手术技术和术后结局。

二、患者选择

肿瘤整形手术中蒂的选择与肿瘤的位置和乳腺的特征相关。对乳腺血供的充分了解有助于我们设计不同的蒂以携带乳头并修复缺损[9]。上蒂技术可用于治疗下象限4～8点钟方位的肿瘤，并且适用于肥大下垂的乳房或中等体积、轻度下垂乳房。

利用上蒂法可以将乳头折叠至胸壁上较高的位置。因此，利用该法可以可靠地保留乳头的感觉。需要注意的是有时难以移动NAC，尤其是在明显肥大和严重下垂的患者。当需要进行较大体积的乳房缩小时，上蒂法做起来会非常困难[5]。

上蒂切口分为wise模式切口和垂直切口。传统的wise模式切口（“倒T”）是最常用的切口，因为能够更好地进行乳房塑形。如Pitanguy在1960年[10]所述，这个切口下方沿着乳房下皱襞（IMF），向上到乳头[5]。通过这个切口可以更广泛的切除外

❶ 第29章配有视频，可自行登录 https://doi.org/10.1007/978-3-319-62927-8_29 在线观看。

下象限、中央象限和内下象限多余的腺体，从而纠正乳房肥大和下垂使得乳房的外形得到改善[11]。覆盖在肿瘤上的皮肤可以整体切除。通过wise模式切口的末端还可以进行腋窝手术[12]，虽然许多医师仍然选择腋窝切口来操作腋窝的手术。

垂直切口技术是Arie在1957年首次描述的，但由于瘢痕通常会向下超过下皱襞，因此该切口而没有得到普及。Lassus[11]和Lejour[13]分别在1969年和1994年再次描述这一技术，并重新引起了人们对这一技术的兴趣。Hall-Findlay在1999年描述了一种Lejour技术的改进[14]，即使用内侧蒂，这一技术在美容手术中非常流行。在垂直切口乳房整形术中，切口围绕乳头-乳晕复合体并向下延伸到下皱襞。沿着标准垂直切口的标记线可以将下极组织进行广泛切除，因此乳房下极肿瘤的切除很适合采用此切口。位于设计线外的肿瘤切除后产生的缺损，可以利用肿瘤对侧的乳腺组织瓣修补[11]。这种技术的优点包括皮肤切口较短、切除腺体简单，以及蒂较短，较短的蒂可以为乳头提供可靠的血供，因此适用于不同体积的乳房[14]。

表29-1展示了肿瘤整形手术中不同上蒂技术在患者选择方面的比较。

三、术前设计

在术前应由多学科团队进行病历讨论，并回顾既往检查结果。外科医生在进行肿瘤切除设计时可以选择借助放射、超声、MRI进行引导。设计肿瘤切除的区域及选择何种切除技术是十分重要的团队任务。术前拍照的体位包括正位、左右斜位和左右侧位。

术前画线需在患者站立位下进行。标记线需标注清晰，在术中医师需要根据清晰的标记线指示切割的方向，避免不必要的切除。画线包括从胸骨上切迹到上腹壁的前正中线，腋前线及乳房下皱襞。每侧乳房的中轴线也需要标注，该线通常为锁骨中点到乳头的连线。在乳房皮肤表面标记肿瘤的位置。术后新乳晕上缘的位置由乳房下皱襞在乳房皮肤表面上的投影决定。新乳晕的上缘（A点）标记在该点上方2cm的位置，因此术后乳头至胸骨上切迹的距离在19～25cm。B点可以通过画一个5cm-4cm-4cm的“倒T”来确定，这样得到的新的乳晕直径约为45mm。为了减少B点的张力，上方的画线采用像清真寺穹顶的形状，垂直方向的乳腺组织瓣的设计要根据内上方和外上方乳腺组织的移动来确定，方法如Lejour所述[15]。采用垂直切口还是“倒T”切口需要根据肿瘤位置、乳房肥大的程度、乳房下垂的程度来确定。对于中线处的肿瘤、小体积的乳房及轻度乳房下垂的患者，仅用垂直切口即可。然而对于大体积的乳房、肿瘤相对位于外侧同时伴有乳房下垂的患者，则需要“倒T”切口来避免皮肤的冗余，如在垂直切口下端会出现皮肤皱褶。垂直瘢痕或“倒T”瘢痕的位置可以位于中央（较为常见），内侧或外侧，具体的位置需以切除肿

表29-1　肿瘤整形手术中不同上蒂技术的比较

	Pitanguy（1960）	Lejour（1994）	Lassus（1969）
皮肤标记线	Wise模式	垂直切口	椭圆形切口
乳房特征	中度至重度乳房肥大、乳房下垂、大量冗余皮肤	轻度至中度乳房肥大、乳房下垂、中等量冗余皮肤	轻度至中度乳房肥大、乳房下垂、中等量冗余皮肤
蒂的厚度	2～3cm	2～3cm	5mm
皮肤皮下游离	有限	广泛	不游离
吸脂	无须吸脂	如需要可吸脂	如需要可吸脂
乳房塑形	内、外侧乳腺实质及皮肤与乳房下皱襞缝合在一起	内、外侧乳腺实质及皮肤缝合在一起	仅需内侧与外侧皮肤缝合在一起

瘤为目的，根据肿瘤位置及需要切除皮肤的位置而定，以获得更优的外科根治效果 [16]。

四、手术技术

上蒂乳房整形术需要设计两个乳晕周围的半圆形切口，一个切口沿着乳晕的边缘，另一个切口在其上方并与之平行。切口的皮肤去表皮。乳头的血供由上方的真皮腺体蒂提供，这样乳头便可以从乳腺组织上相对游离开来。接下来作乳房下皱襞的切口，从该切口将乳腺组织从胸肌筋膜上广泛游离。将肿瘤及其周围的边界、表面的皮肤完整切除，深度直至胸肌筋膜 [8, 17]。需要记录肿瘤标本的重量，这样便可评估同侧需要进一步切除的组织量及对侧乳房需要切除的组织总量。所有切除的组织需常规标记并进行组织病理学分析。切除组织后的肿瘤床边缘需放置外科夹，以便于术后靶向放疗 [18]（图 29-1）。

肿瘤切除后，缺损的部位会直接影响乳房缩小术方案的选择，组织切除及组织插入。医师通过对合内、外侧腺体瓣关闭组织缺损，重塑乳房形状。重新将乳晕周围的两个半圆切口对合后，乳头便会再次居中 [17, 19]。术区放置一根引流管，可吸收单股缝线间断缝合切口真皮，表皮下连续缝合关闭切口。

五、对侧乳房

接受乳房再造手术的患者可能需要对侧乳房的手术，以获得更好的乳房对称性或改善双乳房的美学效果。在相同的手术时间内，对侧乳房以镜像方式进行相同的手术。对侧乳房缩小术切下的组织可以送检 [20]。在接受乳房再造术的患者中，在对侧对称性手术标本中发现的隐匿性乳腺癌的概率为 4.6%～11%[21, , 22]。

六、肿瘤学结局

尽管目前肿瘤整形手术的数据仅仅来源于病例系列或队列研究，但是这些数据均支持在保乳术中应用肿瘤整形技术。Clough 报道了一项 100 例病例系列的前瞻性分析，病例中包含了较为复杂的肿瘤乳房整形术的类型，5 年总体生存率及无病生存率分别为 95.7% 和 82.8%[23]。Rietjens 报道了类似的肿瘤整形术的病例系列，总体局部复发率为 3%[4]。此外，越来越多的证据表明，肿瘤整形技术可以降低保乳术的再手术率，这些证据中包含一部分 Meta 分析 [5, 7, 8]。

七、美学效果

令人感到鼓舞的是，与肿瘤切除术的满意度 60%～80% 相比，肿瘤整形技术的满意度为 84%～89% [24]。一项 Meta 分析表明，在美学效果方面，OP 组的满意度显著高于肿瘤切除组（89.5% vs. 82.9%）[20]。Santos 利用三种不同评估方法，即核心软件、专家和患者对美学效果的比较评估发现，OP 组的美学效果极好的比例更高 [25]，也有病例系列主要评估了乳房下极肿瘤的患者利用上蒂法或内上蒂法进行肿瘤整形手术，也发现了良好或极好的美学效果 [26–28]。

八、并发症

上蒂法虽然是安全且有效的 OP 技术，然而也免不了会出现一些并发症。仔细地选择患者会使并发症发病率降至最低。肿瘤整形技术的总并发症发生率为 15%～30%[5]。上蒂法的一些特殊的并发症包括皮肤和皮瓣坏死、乳头 – 乳晕复合体坏死、血清肿、血肿、感染、切口裂开和脂肪坏死。Wise 模式切口或“倒 T”切口最常见的并发症是“倒 T”结合部的延期愈合（这一部位是垂直的腺体瓣缝合在一起的部位），这是由于此处的血供不足所致。切口的延期愈合会推迟辅助放疗的时间，从目前的数据看，在全部的病例中这一情况的发生率较低 [6]。肥胖、糖尿病及烟草成瘾患者的并发症发生率较高。如果治疗计划中包含辅助化疗，那么到时即使切口没有完全愈合也需开始辅助化疗，但对于放疗而言，则必须要等到伤口完全愈合后才能开展 [5]。

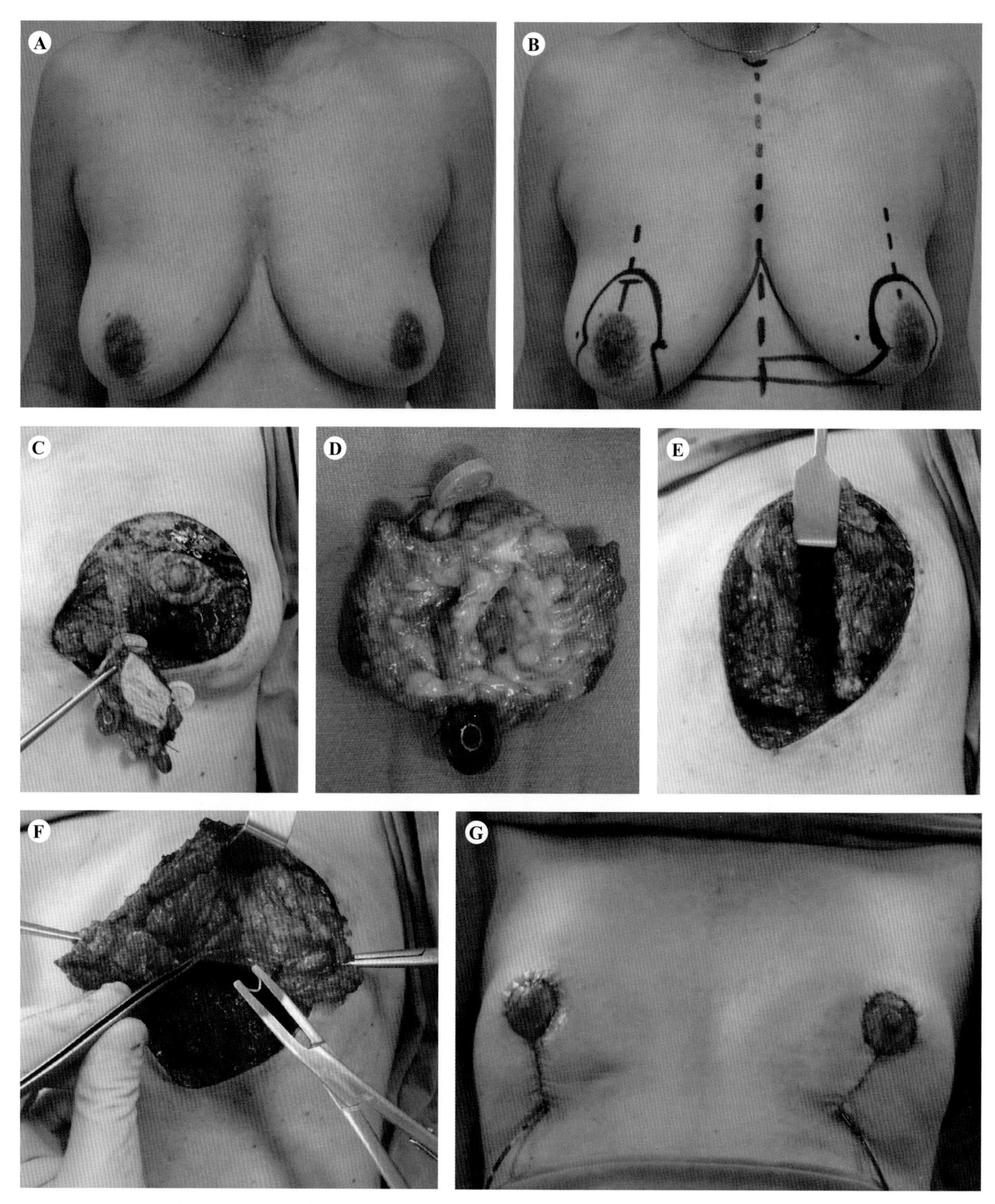

▲ 图 29-1 上蒂法手术步骤，病例为一位 50 岁患者，乳房轻度肥大下垂，左乳下象限内有 19mm 浸润性导管癌

A. 画线前患者处于站立位；B. 进行垂直切口上蒂法的肿瘤整形术的术前画线（Lejour 技术）；C. 切除左乳下象限的组织；D. 利用不同颜色的扣子标记肿瘤的边缘，指导病理学家对肿瘤边缘进行分析；E. 肿瘤切除术后的两个腺体瓣；F. 放置夹子引导放疗；G. 调整对称性后的最终形态

九、结论

上蒂法肿瘤整形技术在综合的肿瘤学治疗中是极为有效的工具。这一方法非常简单、可靠且灵活，通过该法进行合适的治疗，可以很大程度避免乳腺组织的畸形，并且保证肿瘤学的安全。仔细地选择患者，协调地团队计划，以及精心地术中操作是获得良好手术效果的关键。

参考文献

[1] Barnea Y, Inbal A, Barsuk D, Menes T, Zaratski A, Leshem D et al (2014) Oncoplastic reduction using the vertical scar superiormedial pedicle pattern technique for immediate partial breast reconstruction. Can J Surg 57(4):E134–E140
[2] Clough KB, Cuminet J, Fitoussi A, Nos C, Mosseri V (1998) Cosmetic sequelae after conservative treatment for breast cancer: classification and results of surgical correction. Ann Plast Surg 41(5):471–481
[3] Veronesi U, Cascinelli N, Mariani L, Greco M, Saccozzi R, Luini A (2022) Twenty-year follow-up of a randomized study comparing breast-conserving surgery with radical mastectomy for early breast cancer. N Engl J Med 347(16):1227–1232
[4] Rietjens M, Urban C, Rey P, Mazzarol G, Maisonneuve P (2007) Long-term oncological results of breast conservative treatment with oncoplastic surgery. Breast 16(4):387–395
[5] Chang MM, Huston T, Ascherman J, Rohde C (2012) Oncoplastic breast reduction: maximizing aesthetics and surgical margins. Int J Surg Oncol 2012, Article ID 907576, 8 p
[6] Piper M, Peled AW, Sbitany H (2015) Oncoplastic breast surgery: current strategies. Gland Surg [Internet] 4(2):154–163
[7] Spear S, Patel K, Parikh P (2011) Reduction mammaplasty as part of breast conservation therapy of large-breasted patient. In: Spear S (ed) Surgery of the breast: principles and art, third edn. Lippincott Williams & Wilkins, Philadelphia, pp 213–217
[8] Iwuchukwu OC, Harvey JR, Dordea M, Critchley AC, Drew PJ (2012) The role of oncoplastic therapeutic mammoplasty in breast cancer surgery—a review. Surg Oncol 21(2):133–141
[9] Hamdi M, Blondeel P, Van Landyt K, Mnstrey S (2005) Vertical scar mammaplasty with a superior pedicle. In: Hamdi M, Hammond DC, Nahai F (eds) Vertical scar mammaplasty. Springer, Berlin, pp 37–46
[10] Pitanguy I (1967) Surgical treatment of breast hypertrophy. J Plast Reconstr Aesthet Surg 20:78–85
[11] Berry MG, Fitoussi AD, Curnier A, Couturaud B, Salmon RJ (2010) Oncoplastic breast surgery: a review and systematic approach. Br J Plast Surg 63(8):1233–1243
[12] McCulley S, Macmillan R (2005) Planning and use of therapeutic mammoplasty—Nottingham approach. Br J Plast Surg 58(7):889–901
[13] Lejour M (1994) Vertical mammaplasty and liposuction of the breast. Plast Reconstr Surg 94:100–114
[14] Hall-Findaly E (1999) A simplified vertical reduction mammaplasty: shortening the learning curve. Plast Reconstr Surg 104(3):748–759
[15] Lassus C (1987) Breast reduction: evolution of a technique—a single vertical scar. Aesthetic Plast Surg 11:107–112
[16] Urban C, Lima R, Schunemann E, Spautz C, Rabinovich I, Anselmi K (2011) Oncoplastic principles in breast conserving surgery. Breast 20(Suppl 3):S92–S95
[17] Clough K, Kaufman GJ, Nos C, Buccimazza I, Sarfati I (2010) Improving breast cancer surgery: a classification and quadrant per quadrant atlas for oncoplastic surgery. Ann Surg Oncol 17(5):1375–1391
[18] Clough KB, Oden S, Ihrai T, Massey E, Nos C, Sarfati I (2013) Level 2 oncoplastic surgery for lower inner quadrant breast cancers: the LIQ-V mammoplasty. Ann Surg Oncol 20:3847–3854
[19] Gainer SM, Lucci A (2011) Oncoplastics: techniques for reconstruction of partial breast defects based on tumor location. J Surg Oncol 103(4):341–347
[20] Losken A, Styblo T, Carlson G, Jones G, Amerson B (2007) Management algorithm and outcome evaluation of partial mastectomy defects treated using reduction or mastopexy techniques. Ann Plast Surg 59(3):235–242
[21] Smith B, Bertagnolli M, Klein B, Batter S, Chang M, Douville L (1992) Evaluation of the contralateral breast. The role of biopsy at the time of treatment of primary breast cancer. Ann Surg 216(1):17–21
[22] Petit J, Rietjens M, Contesso G, Bertin F, Gilles R (1997) Contralateral mastoplasty for breast reconstruction: a good opportunity for glandular exploration and occult carcinomas diagnosis. Ann Surg Oncol 4(6):511–515
[23] Clough K, Lewis J, Couturaud B, Fitoussi A, Nos C, Falcou M (2003) Oncoplastic techniques allow extensive resections for breastconserving therapy of breast carcinomas. Ann Surg 237(1):26–34
[24] Haloua M, Krekel N, Winters H, Rietveld D, Meijer S, Bloemers F et al (2013) A systematic review of oncoplastic breast conserving surgery: current weaknesses and future prospects. Ann Surg 257(4):609–620
[25] Santos G, Urban C, Edelweiss M, Zucca-Matthes G, de Oliveira V, Arana G et al (2015) Surgery and lumpectomy in breast cancer patients. Ann Surg Oncol 22(8):2500–2508
[26] Munhoz A, Montag E, Arruda E, Al E (2006) Superior-medial dermoglandular pedicle reduction mammaplasty for immediate conservative breast surgery reconstruction: technical aspects and outcome. Ann Plast Surg 57:502–508
[27] Nos C, Fitoussi A, Bourgeois D, Fourquet A, Salmon RJ, Ciough KB (1998) Conservative treatment of lower pole breast cancers by bilateral mammoplasty and radiotherapy. Eur J Surg Oncol 24:508–514
[28] Clough K, Nos C, Salmon R (1995) Conservative treatment of breast cancers by mammaplasty and irradiation: a new approach to lower quadrant tumors. Plast Reconstr Surg 96:363–370

第30章

部分乳房再造：下蒂技术❶

Partial Breast Reconstruction: Inferior Pedicle Techniques

Albert Losken　著
李尚善　译　刘春军　校

一、概述

乳房部分再造术被应用于行保乳治疗（BCT）的肿瘤切除术后患者[1]。该术中含有乳房组织的重塑和皮瓣转移等多种选项。肿瘤整形相关的乳房缩小术或乳房上提术是较为常用且有用的技术之一[2, 3]。整形医生对各类乳房缩小技术及相关蒂较为熟悉，且一般会有各自的较为常用的技术。这种也同样适用于肿瘤整形相关的乳房缩小术，但肿瘤的位置和乳房大小、形状均会对此有所影响。

下蒂法乳房缩小术在目前还是最为常用的手术方法之一，此方法较为简单、可靠且适用于多种情况[4]。此方法同样在肿瘤整形相关的乳房缩小术中较为常用，且能用于除了下极之外任何部位肿瘤的乳房部分切除术后的再造手术[5]。

二、下蒂法的优点

不论乳房大小及形状如何，下蒂法基本都能保持良好的乳头－乳晕复合体血供。这项技术较为简单，且是可重复的，其并发症率与其他技术类似[6]。虽然它在大多数情况下需要皮瓣的分离和 Wise 法，它能在 2～3h 内完成。有些人认为下蒂法的并发症发生率更低，因为下蒂的位置能清除相关区域的无效腔。近期有一篇对 353 名患者进行的肿瘤整形技术相关的论文报道，术后 1 年后的并发症发生率为 16%，患者表现为自信增加（P=0.020）、吸引力增加（P=0.085）、心理健康（P=0.037）及对性生活的满意（P=0.092）[12]；切缘的阳性率 6%，平均随访时间 2 年，复发率为 6.25%。

三、适应证

下蒂法肿瘤缩小整形术适用于希望保留乳房和乳房中等大小或较大且下垂的乳腺肿瘤患者。缩小后的乳房相对于较大乳房更能耐受放射治疗，且有更好的美学效果。如果肿瘤在乳房上极或内侧，单纯行肿瘤切除术会影响外观，这时行此肿瘤整形术更加适合：如果肿瘤在内侧、上极或外侧，且医生因需要达到切缘阴性而需要切除大量组织或肿瘤占乳房的比例＞ 20% 时可采用此方法。最适合的患者是肿瘤正好在乳房缩小术中要切除的部位，且切除后仍有足够的组织进行乳房重塑（图 30–1）。

❶ 第 30 章配有视频，可自行登录 https://doi.org/10.1007/978-3-319-62927-8_30 在线观看。

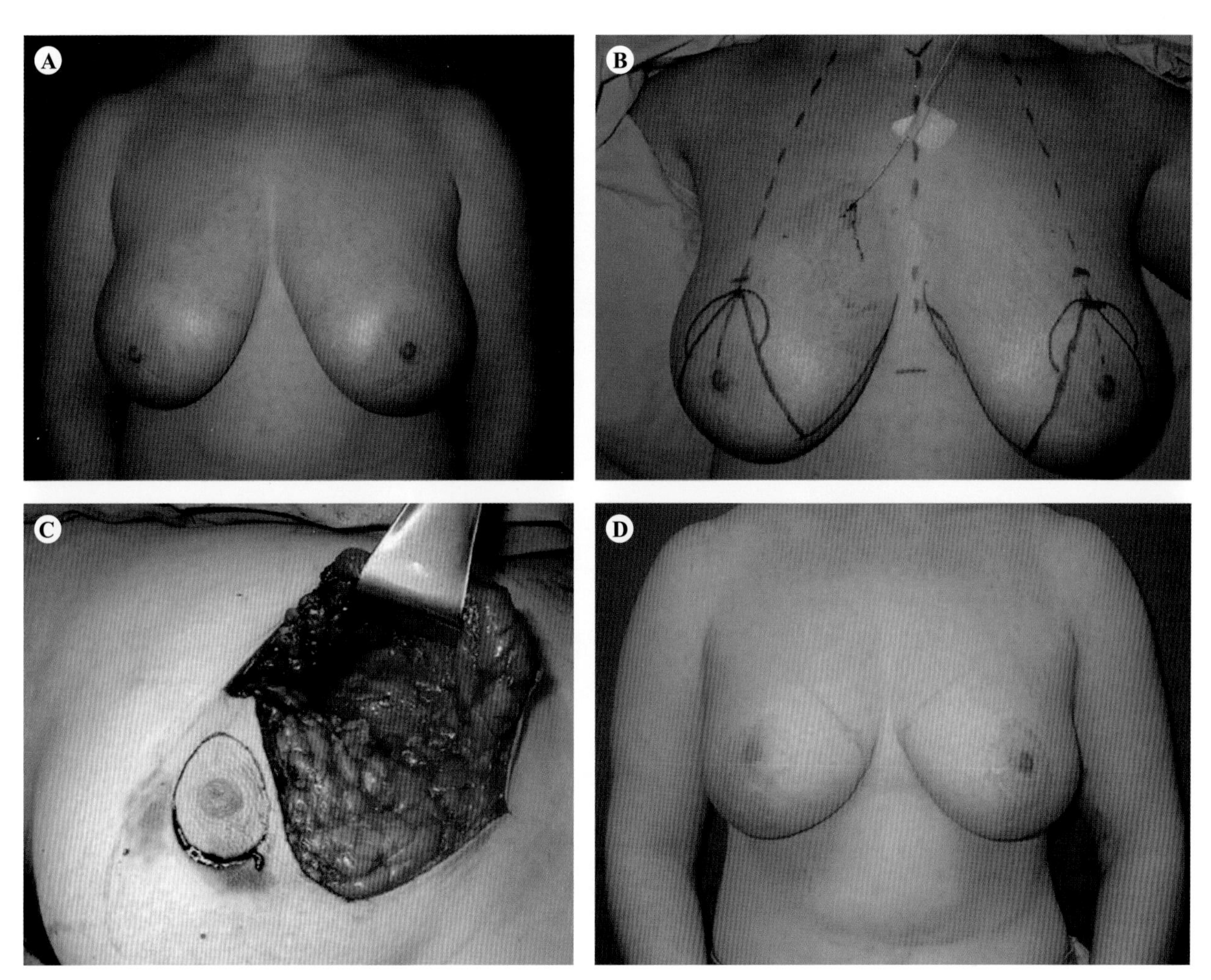

▲ 图 30–1　**33 岁的Ⅲ期乳腺癌女性对术前化疗反应非常良好，并希望行保乳治疗。为了减少由于上极确实导致的不良美学效果，行右侧钢丝引导的肿瘤切除术（100g），且同时行双侧乳房缩小整形术（总切除量左侧 250g，右侧 150g）。乳头被下方为蒂的真皮腺体皮瓣向上推动，蒂能填充缺失部位，该组图为患者行右侧乳房放射治疗 1 年后的效果**

四、禁忌证

下蒂法肿瘤缩小整形术通常不适用于肿瘤在乳房中线下极的患者。如果肿瘤稍偏离乳房中线，下蒂可选择更外侧或更内侧，这时下蒂法仍适用。蒂的宽度要足够宽，且蒂不能影响肿瘤切除术后的乳房重塑。如果较难满足此类要求，则需要选择更为靠上的蒂。中央或乳晕下方的肿瘤需要在乳头 – 乳晕复合体下方进行切除，下蒂的长度较长时可能会影响乳头的血运。这时选择较为短的蒂或乳头切断和游离移植更为安全。在乳晕下方因活检有瘢痕或肿瘤正好在乳头下方的患者不适用于下蒂法进行治疗。合理的适应证选择能降低有合并症或吸烟患者的并发症发生率。

五、乳房部分再造术的手术时机

通常如果适合做乳房部分再造术，最好在切除的同时行再造术（即刻再造术）。即刻再造术的主要疑虑是切缘阳性的可能性。如果患者有这种可能性，则再造术通常延期直到确诊切缘阴性为止（延期 – 即刻再造术）。这样可以在放射治疗前切缘阴性的情况下完成再造术，但需要以二次手术作为代价（图 30–2），这类切缘阳性风险较高的患者包括较为年轻的患者（＜ 40 岁）、广泛的

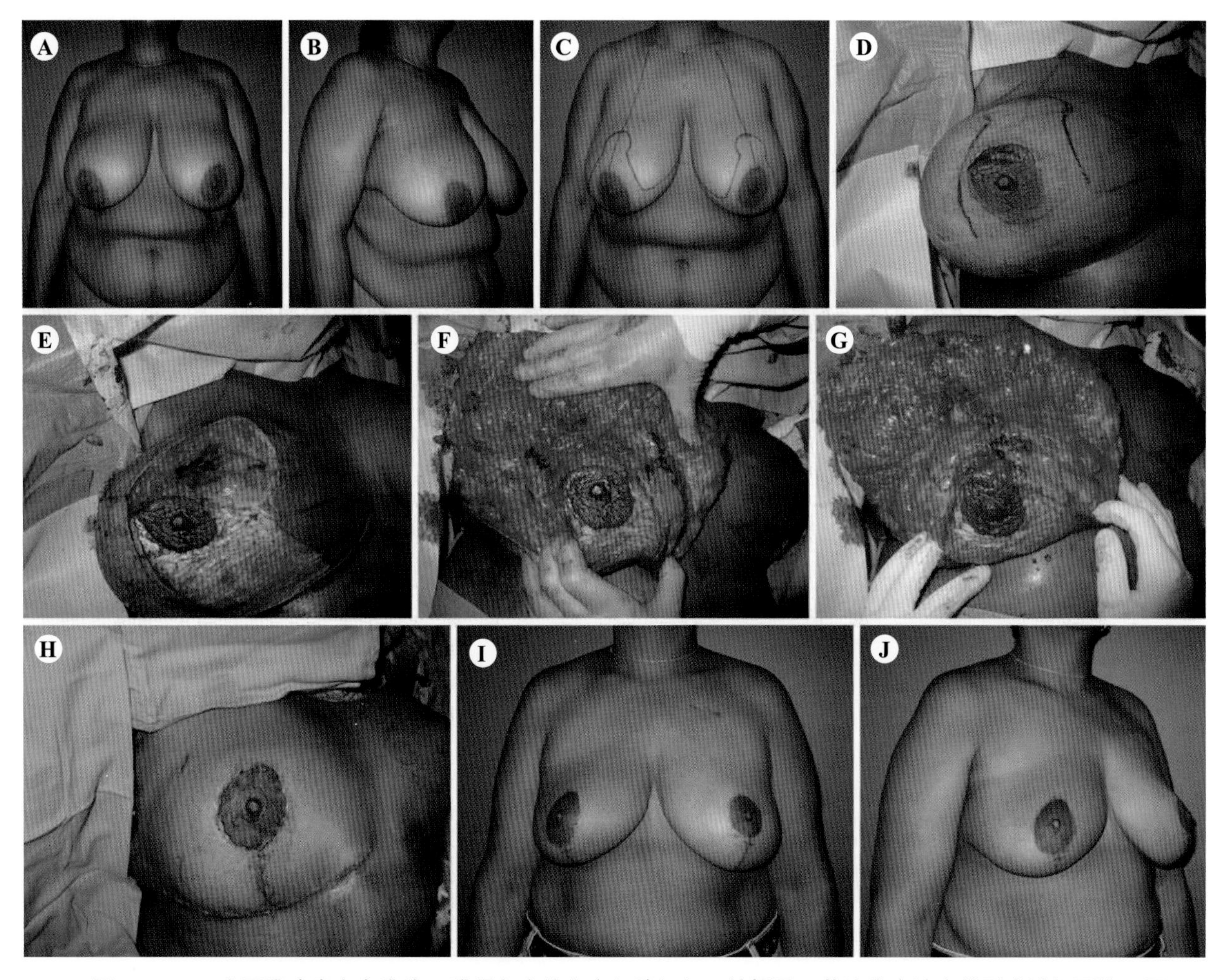

▲ 图 30-2 **49 岁巨乳症患者在乳头 - 乳晕复合体上方切除组织，缺损用下蒂法乳房缩小整形术进行再造。因为在乳头 - 乳晕复合体上方几乎没有组织填充无效腔，腺体组织在乳头上方进行折叠以填充上极。该组图为患者行放射治疗 1 年后的效果**

导管原位癌（DCIS）、高级别癌、新辅助化疗史、浸润性小叶癌、HER2/neu 阳性[3, 7, 8]，这种主要的缺点是需要做二次手术，而在大多数病例中不需要二次手术。在需要用皮瓣行再造术的时候，我们通常在做乳房部分再造术之前确认切缘情况。

在一些情况下，放疗几年后会出现较差的效果，需要进行矫正术（延期再造术）。乳房缩小整形术应谨慎应用于在已行放疗的患者中。

六、手术技术

（一）术前准备

多学科团队参与病例讨论及回顾影像学检查。肿瘤医生商讨伴或不伴放射学引导的肿瘤切除术。用标准的 Wise 法进行术前标记，将新乳头定在乳房中线距胸骨上切迹 19～23cm 的位置。预计肿瘤的位置之后设计下蒂。在小的乳房上设计 8cm 宽的蒂，在乳房较大的患者上设计＞ 10cm 宽的蒂。下蒂的位置可根据肿瘤的位置和下垂程度适当向内侧或外侧延长以至于增加宽度和血流供应。对侧乳房也进行类似的术前设计以达到双侧乳房对称。

（二）切除

乳腺外科医生在不损伤下蒂基底部的前提下，通过 Wise 法术前设计线进行肿瘤的切除。如果肿瘤的切除需要损伤蒂部，则考虑选择其他术式进行乳房缩小整形术。只要在真皮腺体切除设计范围内，肿瘤及相应的皮肤可以一同切除。再造外科医生最好也出现在肿瘤切除术过程中，以便于与肿瘤外科医生进行更好的配合。在进行肿瘤的切除，及术中切缘评估后，用夹子标记腔隙，以便于术后监测以及放射治疗。将切除组织进行称重。

（三）再造术

检查腔隙内剩余的乳腺组织。目的在于：①保持乳头血运；②填补无效腔；③再造或乳房组织的重塑。将乳头剪成合适的直径。如果之前未行过手术，则进行标准的 Wise 法手术。先将下蒂进行去表皮，形成基底较宽的真皮腺体瓣以保持乳头血运。如果肿瘤在乳房上极，需要用蒂部组织来填充新乳头上方由于肿瘤切除导致的组织缺失，乳头 – 乳晕复合体上方组织也被保留和去表皮。下一个步骤是去除无效腔（肿瘤缺损）。在确定无效腔处可用下蒂、皮瓣周围组织填充之前，不要切除额外组织，可通过折叠缝合乳头上方的腺体组织的方式关闭无效腔（图 30–2），之后去除术前设计范围内的真皮腺体瓣并称重。随后进行乳房的重新塑形，插入乳头 – 乳晕复合体，缝合切口。在肿瘤腔隙中放置引流管。以相同的下蒂法行对侧乳房缩小整形术。考虑到患侧乳房放射治疗后的纤维化，对侧乳房可以缩小至较患侧乳房小 10%，这样可以在行放射治疗后保持较好的对称性。标本分别单独行病理学检查。另一种方法是在患侧乳房进行放射治疗后行对侧乳房的缩小整形术，但此方法需要行二次手术（图 30–3）。

下蒂可根据肿瘤位置进行调整（图 30–4）[5]。蒂可包含一部分内侧腺体组织作为下内侧蒂来增加乳头血运及提供额外的组织来填充上极或内侧乳房缺损（图 30–5）。下外侧蒂可用来修补内下象限的缺损。

乳房自体组织隆乳术可用来修补较大且较远处的缺损，且能增加小乳房女性在肿瘤整形术的适应证范围 [11]。这项术式可利用扩大的皮瓣或使用除乳头 – 乳晕复合体皮瓣之外的另一个皮瓣。15% 的扩大皮瓣自体组织隆乳术为扩大的下蒂皮瓣。扩大的下蒂皮瓣可通过对乳头 – 乳晕复合体上方的组织进行去表皮后修补周围或上级缺损。采用第二个皮瓣时，通常用内上蒂包含乳头 – 乳

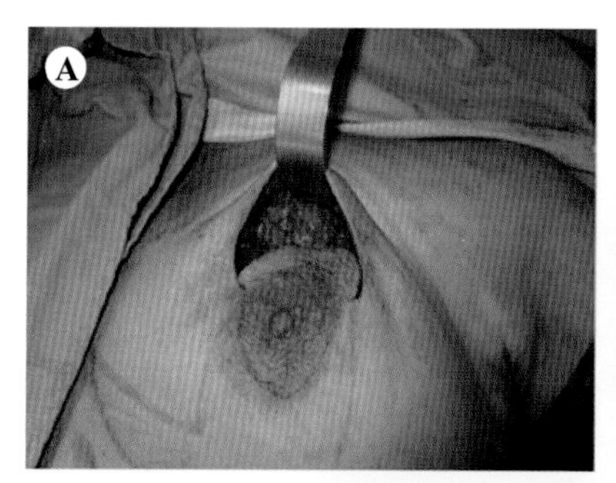
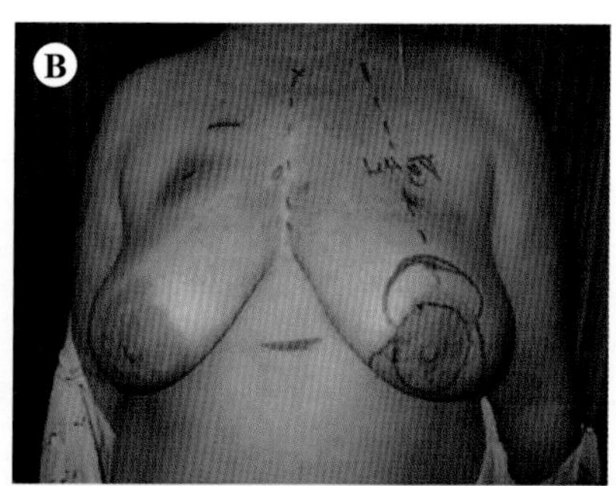
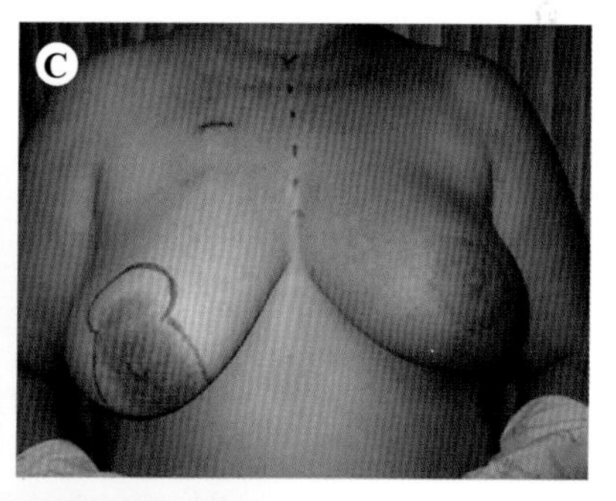
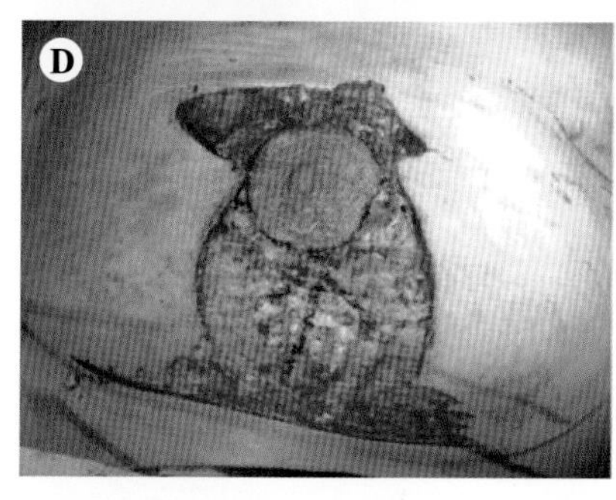
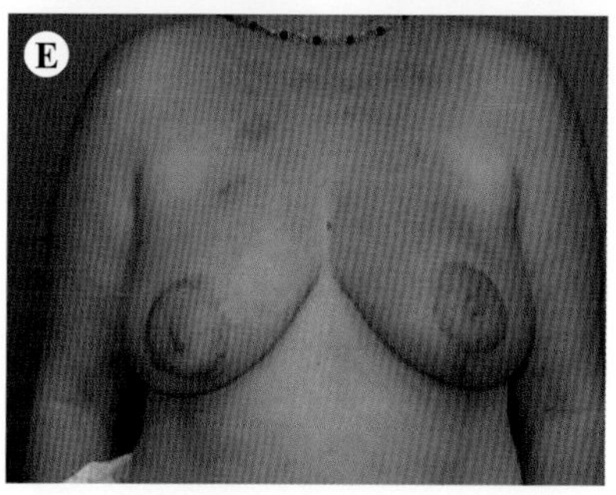

▲ 图 30–3　钢丝引导活检乳腺癌切除导致乳头上方留下缺损。在切除肿瘤的同时行标准的下蒂 Wise 法肿瘤缩小整形术。右侧乳房因感染推迟了缩小整形术。对侧乳房缩小整形术被延期至放射治疗后（6 个月后）。放射治疗 1 年后形态较好且较为对称

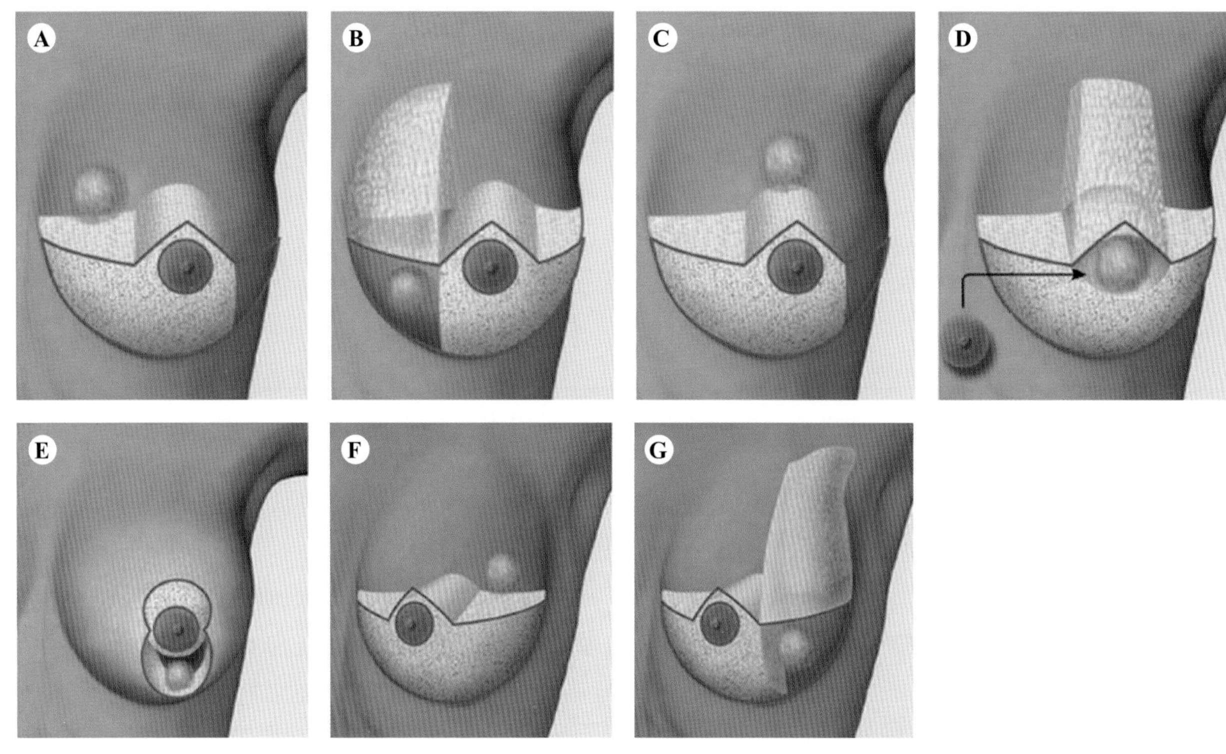

▲ 图 30-4 根据肿瘤位置，基于下蒂皮瓣的各种改良术式

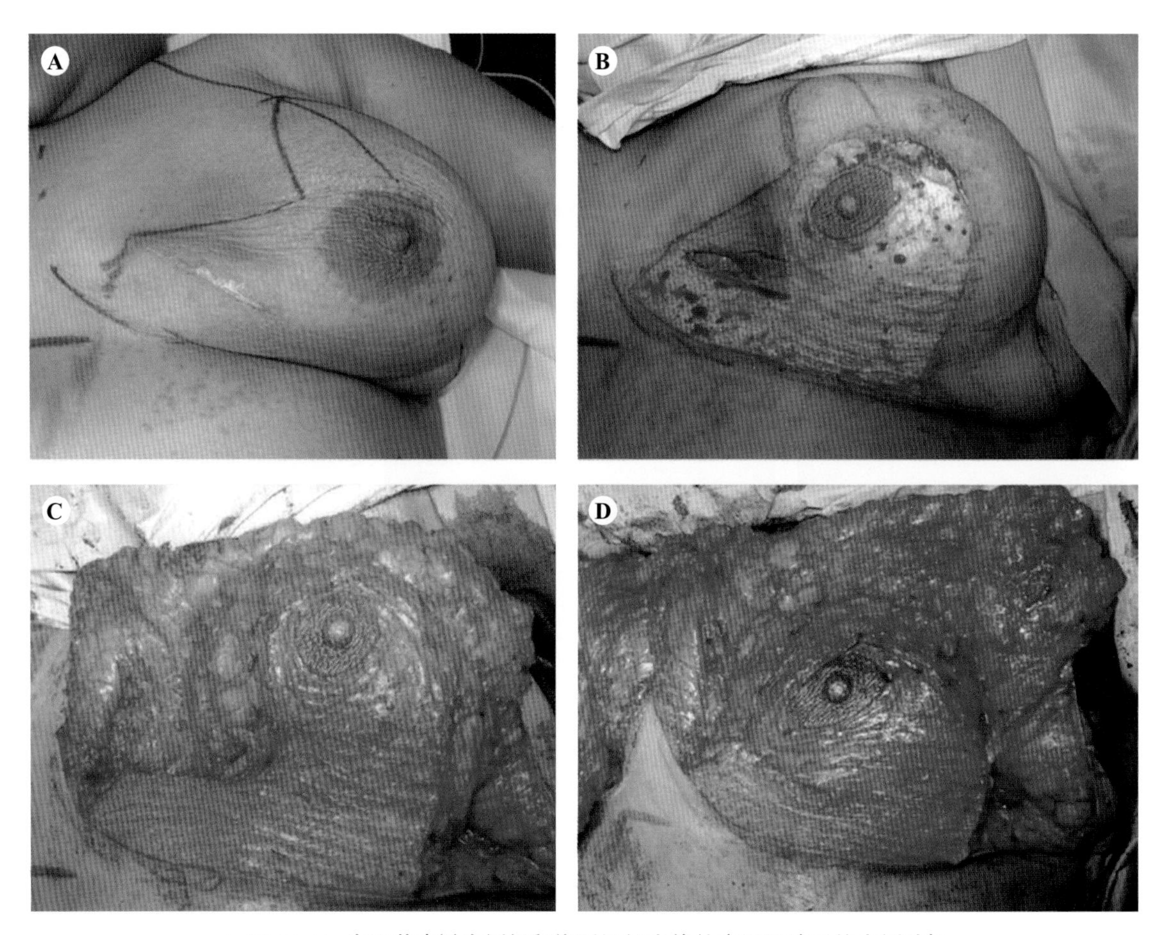

▲ 图 30-5 在下蒂皮瓣内侧保留楔形组织来修补广泛切除后的内侧缺损

晕复合体的基础上，利用下极皮瓣修补外侧或外上象限缺损。可通过对下蒂或外下蒂真皮腺体皮瓣进行去表皮后修补肿瘤切除后的缺损（图 30–6）。

七、术后监测

术后随访包括体格检查、影像学检查和组织学检查。因为表达上会有一些出入，团队所有成员都了解手术步骤是十分重要的。我们近期发现，利用乳房缩小技术的部分乳房再造术后进行乳房 X 线检查作为检测工具，结果与仅接受保留乳房治疗患者一样敏感。尽管在平均 6 年的随访中，两组的乳房 X 线检查定性结果相似，但在肿瘤相关缩小整形术组的 X 线检查稳定时间略有增加的趋势（25.6 个月，而单纯 BCT 组为 21.2 个月）。这意味着肿瘤相关缩小整形术患者通过 X 线检查发现恶性肿瘤可能需要更长时间。一个准确的解释需要了解这些时间变化，并且应对乳房 X 线检查进行随时间比较。微钙化和脂肪坏死较为容易被分辨，且未发现其干扰术后随访结果。随着技术的发展，超声和磁共振等其他检查会更加普及。尽管不建议常规行组织学检查，但在临

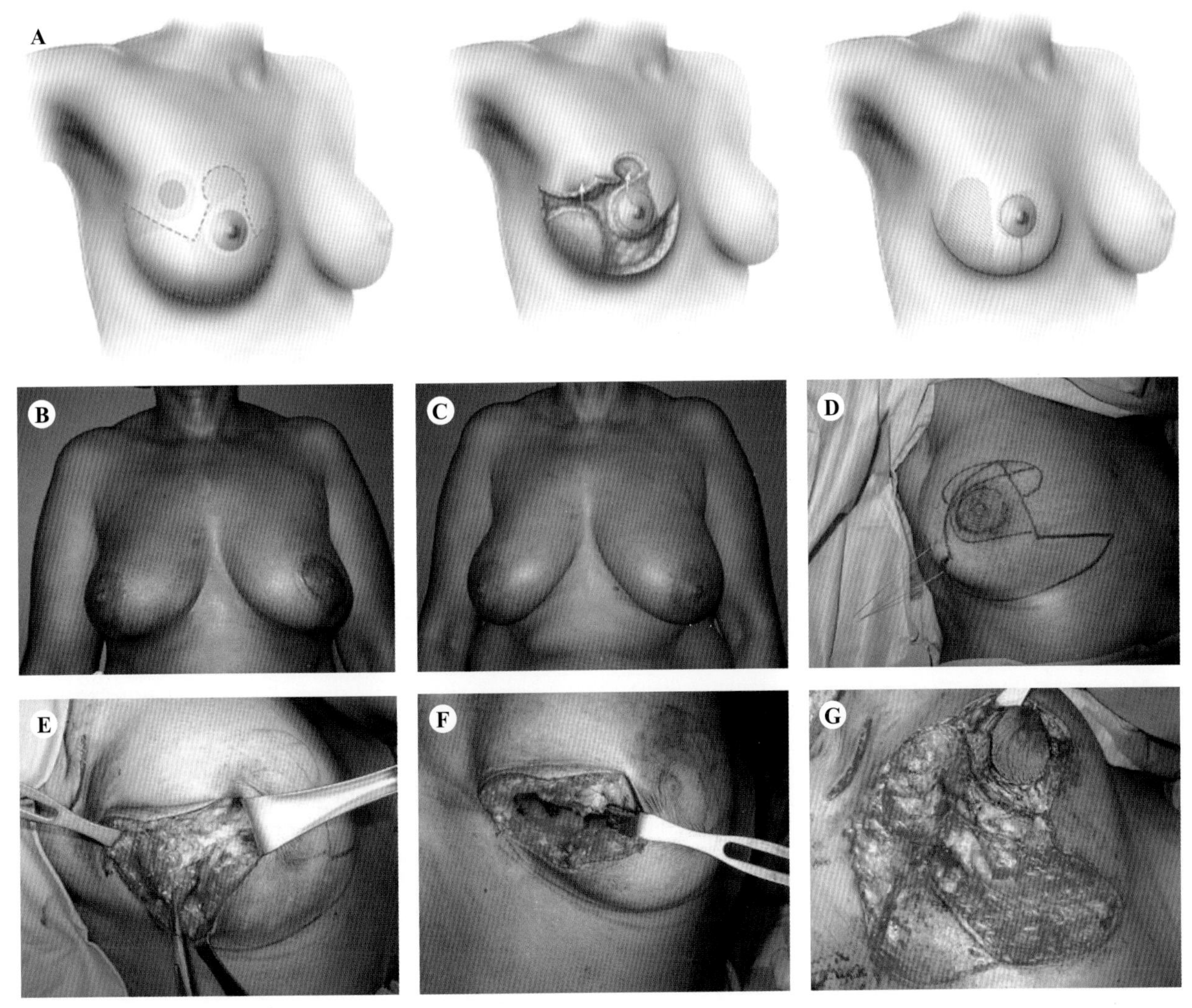

▲ 图 30–6　这是一名 **48** 岁女性，乳房大小适中，中度下垂，伴有右乳外侧浸润性导管癌（**A**）。导丝定位行局部乳房切除术（**B**），切除 **55g** 缺损位于乳头外侧（**C**），向下直至胸壁标准的中央蒂或下蒂法乳房缩小术不足以有足够的组织来填补位置较高的缺损，所以决定使用另一个下蒂皮瓣来修补缺损，乳头通过内上蒂转移至相应的位置（**D**）。包含肿瘤切除的标本在内，该侧切除总量为 **175g**（**E** 和 **F**）。对侧用内上蒂法进行乳房缩小术，总切除量为 **190g**。完成放疗后 **1** 年（**G**），表现出较好的体积和乳房外侧轮廓（译者注：原文表述似有误）

床中考虑有恶性肿瘤时需要利用细针穿刺、空芯针活检，以及手术切除活检等方法来排除恶性肿瘤。在我们的研究系列中发现，行乳房部分再造术的患者有更多的组织学检查需求（在7年的平均随访时间中，肿瘤相关整形术组中有53%，单纯性保留乳房治疗患者组中有18%）。

八、并发症与结局

下蒂法乳房缩小整形术相对较安全和有效，但也存在一些并发症。患者的仔细选择可以减少术后并发症。一些关于不同缩小整形技术的大系列研究报道了各类并发症，包含切口延期愈合（3%～15%）、脂肪坏死（3%～10%）和感染（1%～5%）[2, 3, 5]。蒂较宽且有较好的设计和手术技术时，乳头坏死较为罕见。晚期并发症即乳房的纤维化和不对称。虽然乳房部分再造术的目的在于防止不良的美学效果，但此手术无法预防或改变放射治疗的影响。由于这些因素将持续存在，因此需要长期的形状和对称性的评估。通常做乳房部分再造术的患侧会被保留，如需二次手术调整，调整对侧乳房更为容易。Asgeirsson对很多中期随访的系列研究进行了回顾，发现失败率为0%～18%（50）。局部复发是在肿瘤相关整形术患者中需要评估的另一个重要指标。大多数文献是中期随访（长达4.5年），每年的局部复发率为0%～1.8%[10]。5年的精确复发率在8.5%～9.4%，但需要长期随访研究。

乳房自体组织隆乳术可能增加脂肪坏死和并发症的风险。我们最近对333例患者的研究（其中33%为乳房自体组织扩大术）发现，标准的肿瘤相关整形术并发症发生率为15%，乳房自体组织扩大术并发症发生率为19.9%，总体并发症发生率无明显差异[11]，有症状的脂肪坏死率无明显差异。

九、总结

下蒂法肿瘤相关乳房缩小整形术是一种可靠且用途广泛的技术，可用于再造巨乳症或乳房下垂患者的部分乳房切除术后缺损。只要肿瘤切除术后仍留有足够的组织，该技术几乎可用于任何乳房大小或形状。下蒂法肿瘤相关乳房缩小整形术适用于除下极肿瘤外的任何位置的肿瘤。该技术并发症发生率较低且美学效果良好，而且不会对肿瘤学监测有干扰作用。我们需要对功能、肿瘤和美学效果进行严格的评估，尝试建立安全有效的指南，最大限度地提升效果。

参考文献

[1] Losken A, Hamdi M (2009) Partial breast reconstruction: current perspectives. Plast Reconstr Surg 124(3):722–736
[2] Munhoz AM, Montag E, Arruda EG et al (2006) Critical analysis of reduction mammaplasty techniques in combination with conservative breast surgery for early breast cancer treatment. Plast Reconstr Surg 117(4):1091–1107
[3] Losken A, Styblo TM, Carlson GW, Jones G, Amerson B (2007) Management algorithm and outcome evaluation of partial mastectomy defects treated using reduction or mastopexy techniques. Ann Plast Surg 59(3):235
[4] Rohrich RJ, Gosman AA, Brown SA, Reisch J (2006) Mastopexy preferences: a survey of board-certified plastic surgeons. Plast Reconstr Surg 118:1631
[5] Kronowitz SJ, Hunt KK, Kuerer HM et al (2007) Practical guidelines for repair of partial mastectomy defects using the breast reduction technique in patients undergoing breast conservation therapy. Plast Reconstr Surg 120:1755
[6] Ribeiro L, Affonso A, Affonso B et al (2002) Creation and evolution of 30 years of the inferior pedicle in reduction mammaplasties. Plast Reconstr Surg 110(3):960–970
[7] Miller AR, Brandao G, Prihoda TJ et al (2004) Positive margins following surgical resection of breast carcinoma: analysis of pathologic correlates. Am J Surg 187(5):647–650
[8] Song J, Styblo TM, Calrson G, Losken A (2010) The use of oncoplastic reduction techniques to reconstruct partial mastectomy defects in women with ductal carcinoma in situ. Breast J 16(2):141
[9] Losken A, Schaefer TG, Newell MS, Styblo TM (2009) The impact of oncoplastic breast reduction on postoperative cancer surveillance. Plast Reconstr Surg 124(1):9–17
[10] Asgeursson KS, Rasheed T, McCulley SJ, Macmillan RD (2005) Oncological and cosmetic outcomes of oncoplastic breast conserving surgery. Eur J Surg Oncol 31(8):817–823
[11] Losken A, Hart AM, Dutton W, Broeker JS, Styblo TM, Carlson GW (2018) The expanded use of auto-augmentation techniques in oncoplastic breast surgery. Plast Reconstr Surg 141(1):10–19
[12] Losken A, Hart AM, Broeker JS, Styblo TM, Carlson GW (2017) Oncoplastic breast reduction technique and outcomes: an evolution over 20 years. Plast Reconstr Surg 139(4):824e–833e

第31章 替代性肿瘤整形技术应对有挑战性的保乳手术

Alternative Oncoplastic Techniques for Challenging Breast Conservative Surgeries

Régis Resende Paulinelli 著
李尚善 译 刘春军 校

一、概述

即使在最合适的病例中，全乳房再造术除了具有更高的并发症风险之外，也不具有与原始乳房相同的舒适度和敏感性[1]。在需要进行放射治疗的情况下，如局部晚期肿瘤，全乳房再造术的美学效果较差，并发症风险更高[2-4]。因此，对于试图通过肿瘤整形术来扩大保守治疗适应证的患者，这一点非常重要[5, 6]。

随机研究表明，结合放疗的早期乳腺癌保乳治疗的生存率与乳癌根治术相似[7, 8]。乳腺切除术的经典指征，如肿瘤大于5cm、皮肤浸润和多中心性，已经成为相对适应证，近期研究未能证明乳房切除术的优越性[9-11]。

其他相对禁忌证，如年龄小、不利的肿瘤生物学也是如此[12, 13]。新辅助治疗和肿瘤整形技术可能会提高保乳治疗的比例及美学效果[14-16]。对于局部控制，最重要的手术相关因素是切缘阴性，即浸润性癌边界距切缘至少1mm，原位癌边界距切缘至少2mm[17, 18]。

根据肿瘤的大小与乳房大小的关系，美学效果会大不相同（图31-1）。然而，肿瘤整形术允许大范围的乳腺切除，并有充分的手术切缘，同时可以防止或矫正畸形、不对称、乳房下垂[6, 14, 19, 20]。图31-2显示了一种算法，用于决定何时应行肿瘤切除术、肿瘤整形术或乳房切除术。

吸烟、肥胖、合并症和放疗是出现并发症的危险因素，并要求更加谨慎或较少的腺体分离，以降低坏死风险[1]。

尽管存在争议，之前行的隆乳手术并不认为是保乳治疗的绝对禁忌证[21]。有假体的患者乳房一般较小，不足以行保乳治疗，具体取决于肿瘤大小。此外，放疗更易损伤美学效果，增加包膜挛缩的风险。全乳房再造术的风险更大，不对称、假体置入失败取出、坏死、感觉缺失和需要二次手术的风险加重。假体可替代体积，但不能矫正局部凹陷，甚至可能加重此情况。因此，结合其他肿瘤整形技术来矫正缺损非常重要。对于腺体后假体患者，最好将假体植入到胸大肌后间隙，以减少包膜挛缩的风险。

最常用的肿瘤整形术有：①对于下极肿瘤患者采用上蒂法；②对于上极肿瘤患者采用下蒂法；③对于乳房较少、无明显下垂且无须切除肿瘤周围皮肤的患者采用双环法。该技术可以解决

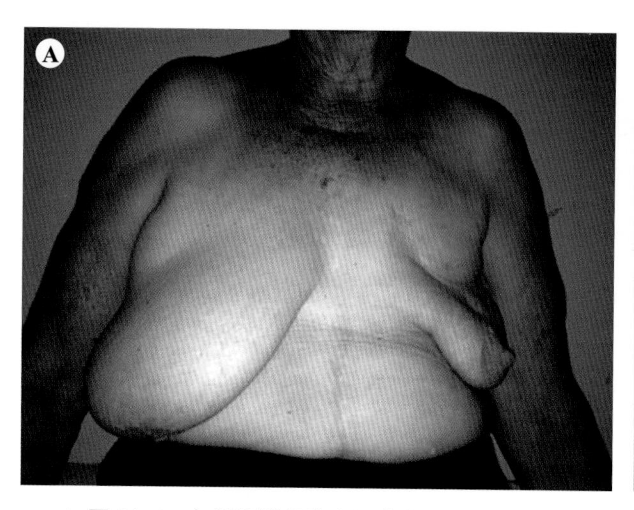
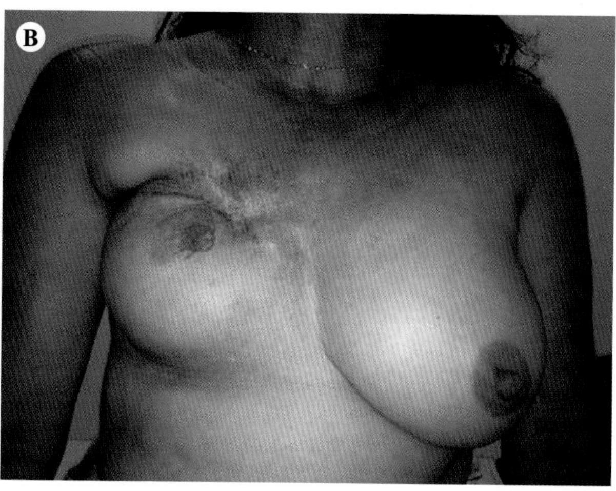

▲ 图 31-1　如果不进行乳房切除术和再造，一些保乳治疗后的畸形可能无法得到充分解决；如果从首次肿瘤手术计划中进行肿瘤整形术，可以避免这些畸形

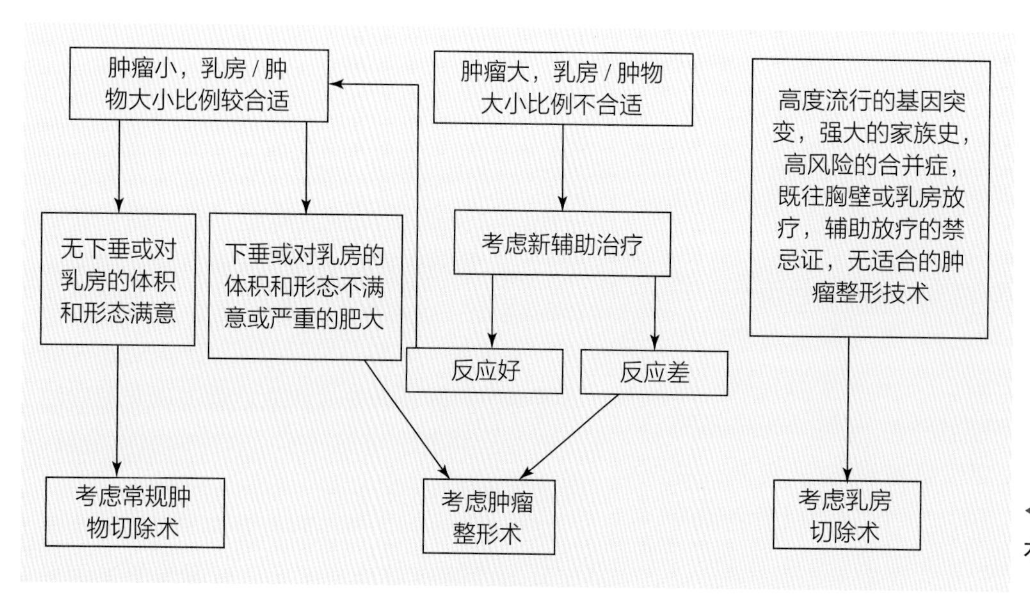

◀ 图 31-2　乳腺癌手术的规划算法

很多情况，结果也较好，但是较好掌握其他技术能扩大保乳治疗的适应证及避免不必要的乳房切除术（图 31-3）。

有一个更全面的分类方法将乳房肿瘤整形术分为两种类型，即容量移位法和容量替代法[22]。容量移位法利用局部腺体皮瓣、真皮腺体瓣或用肿瘤整形技术转移至缺损部位。容量替代法利用胸外侧皮瓣、胸腹皮瓣、双叶皮瓣和肌皮瓣等乳房范围外的皮瓣来修复象限切除术后的缺损（图 31-4）。

由于全球各个医生的创新，有很多不同的技术，本章节不会评论所用可行的肿瘤整形术。但是，我想评论一些我更常用的最有价值的技术。

二、容量移位技术

（一）乳头 – 乳晕复合体重新定位

传统的放射状切口肿物切除术因瘢痕牵拉导致乳头、乳晕移位。有些医生不顾象限切除术后组织平面的不同，搁置缺损区域，以至于在修补缺损部位出现血清肿和血肿。短期效果一般较好，但数月后液体逐渐会被吸收，较强的纤维化及皮肤与深部平面的贴合，导致较大的缺损、凹陷和不对称（图 31-5）。

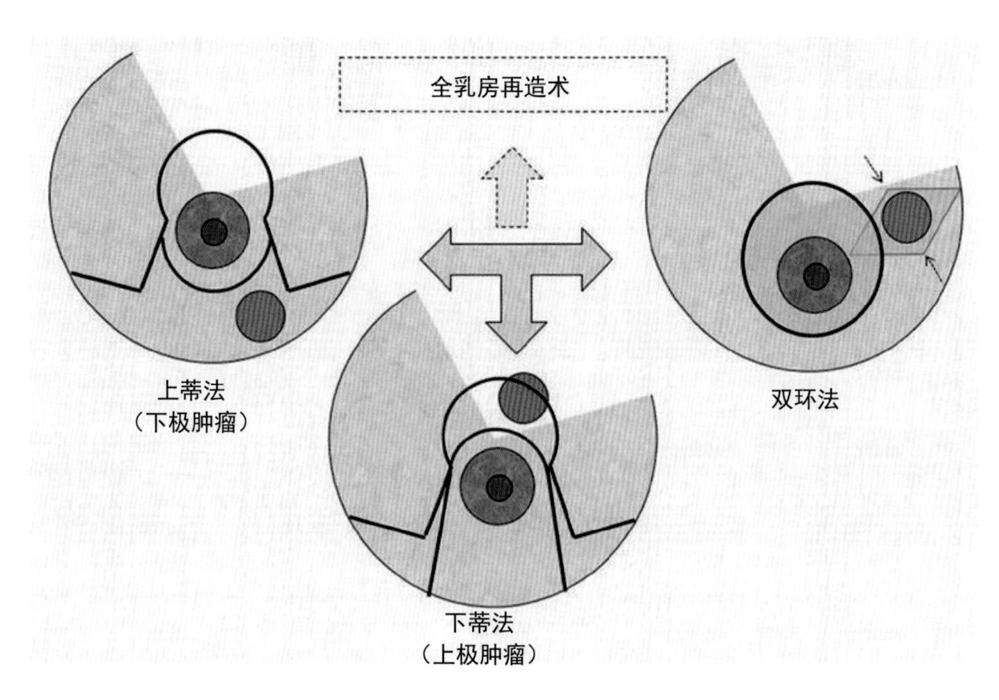

▲ 图 31-3　肿瘤整形术中常用手术方法是：对于下极肿瘤采用上蒂法，对于上极肿瘤采用下蒂法，对于乳房无下垂的患者采用双环法；如果肿瘤不适合上述几种方法时，通常采用乳房切除术和全乳房再造术

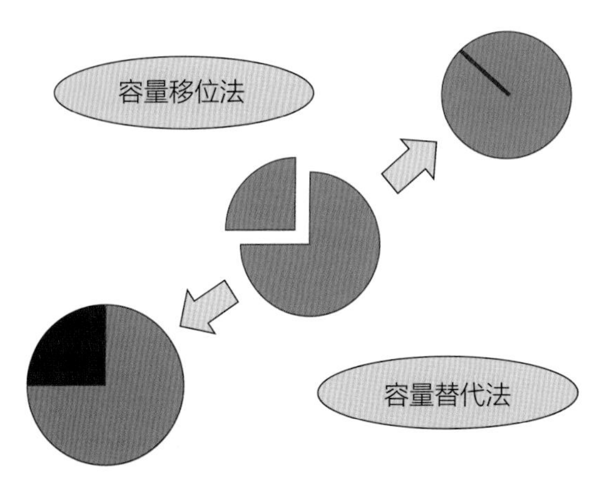

▲ 图 31-4　在容量移位法中，局部乳房皮瓣被移动以隐藏缺损，如腺体皮瓣、真皮岛状皮瓣和肿瘤性乳房成形术；在容量替代法中，由于象限切除，乳房外的皮瓣用于恢复容量损失，胸外侧皮瓣、胸上腹部皮瓣、双叶皮瓣和肌皮瓣也是如此

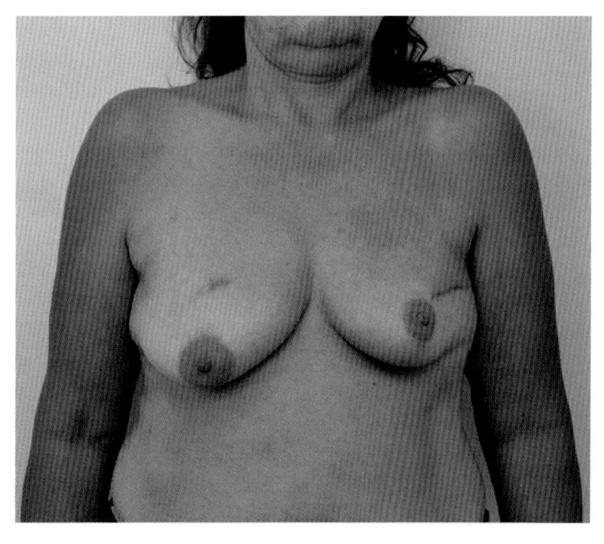

▲ 图 31-5　传统的象限切除术后表现出局部凹陷和乳房不对称。放射状切口牵拉乳晕至瘢痕一侧

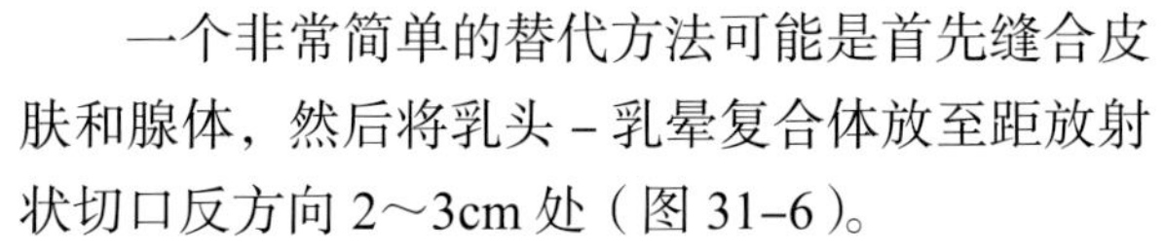

一个非常简单的替代方法可能是首先缝合皮肤和腺体，然后将乳头 - 乳晕复合体放至距放射状切口反方向 2～3cm 处（图 31-6）。

这个方法尤其适用于老年女性或脂肪型乳房患者中，在这些患者中，剥离大量腺体组织会有脂肪液化的风险，它更适合用于肿瘤在上极，且不希望做乳房缩小或乳房上提术及不要求对侧对称性手术的患者。

（二）腺体瓣

在腺体瓣的替代方案中，我更喜欢用一种称为腺体旋转的技术[22, 23]。切口沿着 Langer 线环

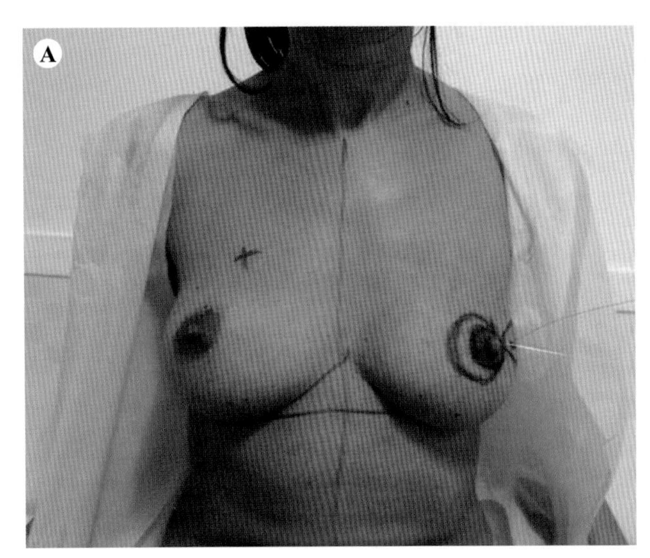
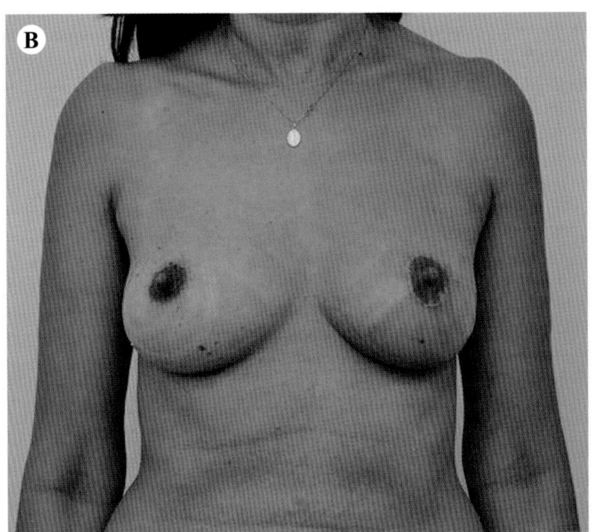

▲ 图 31–6 术前照（**A**）放疗 **1** 年后（**B**），逐层缝合肿瘤切除术后缺损及乳头 – 乳晕复合体重新定位

乳晕或旁乳晕切口，而不是放射状的。在接近肿瘤的区域，将皮肤与腺体组织分开。肿瘤通过与皮肤切口相反方向进行放射状切除，缺损用不可吸收线或慢吸收的线进行直接缝合（图 31–7）。尤其是在此类技术中，将金属夹放在乳房切缘，以指导加强放射治疗非常重要，因为皮肤的瘢痕并不与肿瘤区域相吻合。

对于深部肿瘤或有足够的手术切缘时，皮瓣厚度最好超过 1cm，以避免皮肤回缩，从而减少广泛的腺体剥离。

这是一项较为通用的技术，可适用于不同形状的乳房和不同部位的肿瘤，但最适用于位于上极的较小的肿瘤（根据乳房大小不超过 2～3cm）（图 31–8）。对于较大的肿瘤，最好使用另外一种技术，使其能填补缺损的容量或对对侧乳房进行缩小而达到对称。

脂肪为主的乳房会增加脂肪坏死的风险，但这不是该手术的绝对禁忌证。脂肪坏死在大多数情况下没有临床意义，并且与传统的象限切除术后形成的油脂性囊肿和结构不良并没有太大区别。

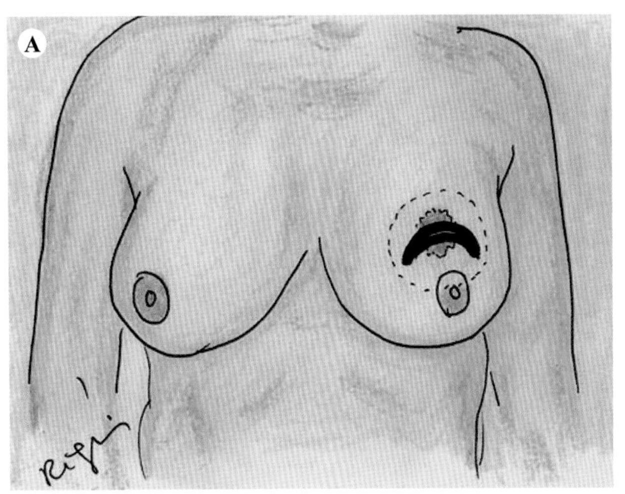
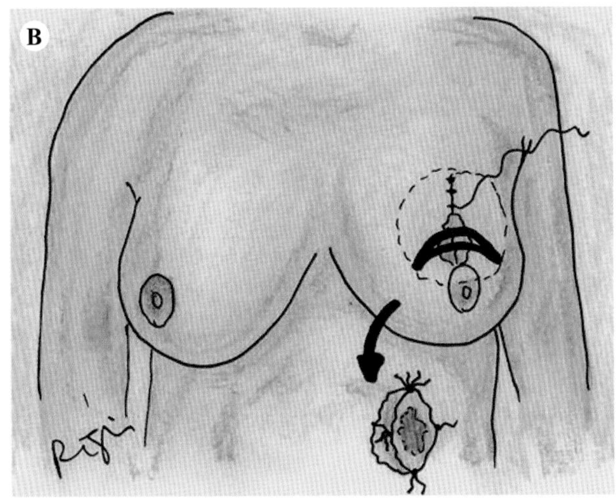

▲ 图 31–7 **A.** 皮肤切口平行于环乳晕切口，虚线以内黄色区域为剥离腺体的区域。**B.** 肿瘤被放射状切除，在肿瘤标本边缘做缝合标记，以指导病理学医生。缺损部位用 **4–0 nylon** 或 **PDS** 放射状内翻缝合

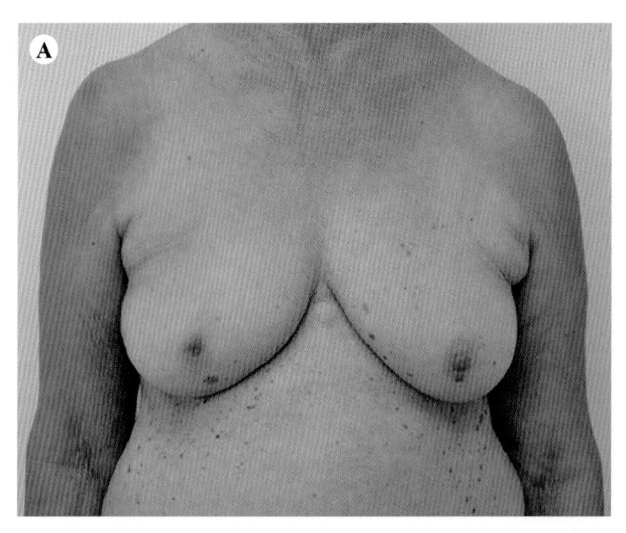

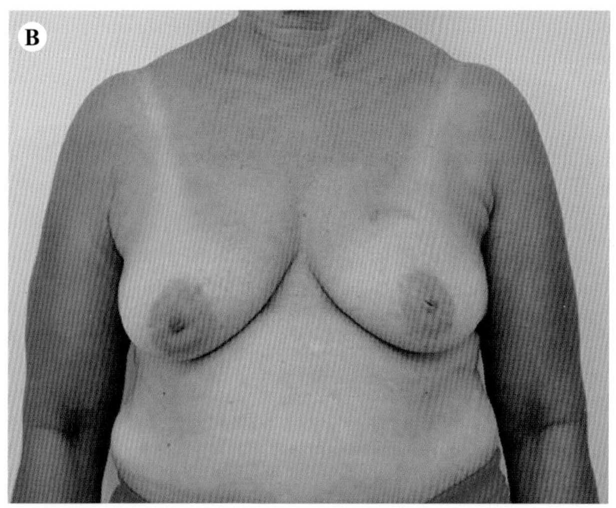

▲ 图 31-8　用腺体旋转技术行肿物切除术的案例

第一个案例切口是环乳晕切口（A），第二个案例切口是旁乳晕切口（B）。腺体切除术以放射状切开进行，伴随腺体组织的分离以及直接缝合，以此防止乳头向瘢痕方向回缩

（三）真皮腺体瓣

在一些情况下，最好重新塑形腺体组织以使其附着在皮肤上。当因为肿瘤的浸润或邻近皮肤而需要去除大量皮肤时，可能需要真皮腺体瓣。此法也适用于脂肪型乳房，因为可能存在因为广泛剥离而出现脂肪坏死的风险。一些较为有用的例子是 Burow 三角（也被称之为 matrix）、快门技术和乳房旋转[23-26]。由于在某些地方难以再造局部缺损，Grisotti 和 Calabrese 将部分上象限命名为"无人岛"[27]。乳房肿瘤整形术也可以被分为真皮腺体瓣，但将被作为分开的主题来讨论。

1. Burow 三角（matrix）

Burow 三角适用于肿瘤位于内上象限或上象限中央连接位置（图 31-9）。这项技术能在身体轮廓基本保持不变的情况下进行较大范围的切除，包括肿瘤周围的皮肤的切除（图 31-10 和图 31-11）。在此方法中，肿瘤以倒三角的形式被切除。在腋窝皱褶处将相似形状和宽度的三角瓣进行去表皮，以促进皮瓣旋转和使张力均匀分布[28, 29]。乳头 - 乳晕复合体的位置应在放射状瘢痕下方 2～3cm，否则乳头会随着瘢痕的回缩而上移。

2. 快门技术

此技术可用于肿物位于外上象限且需要切除大量组织和皮肤的患者[23]，该技术的名称来源于相机的快门旋转动作。同样的，在乳晕附近、皮瓣的末端也会有旋转（图 31-12 和图 31-13）。这也是一种真皮腺体瓣，象限切除术是以半月状进行切除。通过牵拉乳房的内侧部分来关闭缺损，这样在缺损区域与乳晕之间有真皮腺体瓣。该瓣被去表皮后环形嵌入，以增加乳房体积。乳晕被重新定位至内下方。当切除大于乳房体积的 20% 时，最好结合对侧乳房缩小术，以纠正体积差异。切除体积较小时，只进行患侧的手术（图 31-14）。

3. 乳房旋转

另一种掩盖肿瘤切除术后缺损的方法是三角状切除肿瘤及相关皮肤，并将乳房向缺损方向旋转。剥离区域至少比缺损区域宽 4 倍。对于上极的肿瘤，建议将乳头重新定位在放射状切口的后方，以避免牵拉（图 31-15）。对于下象限肿瘤，通常不需要乳头重新定位（图 31-16）。

（四）改良乳房肿瘤整形术

在特殊部位的肿瘤患者中，除了上蒂法、下蒂法、中央蒂法等最常见的技术之外，还有其他类型的乳房整形术，可以切除较大肿瘤。我在这强调一些技术，如内上蒂法（和外上蒂法）、双独立蒂法、塞状瓣和几何补偿。

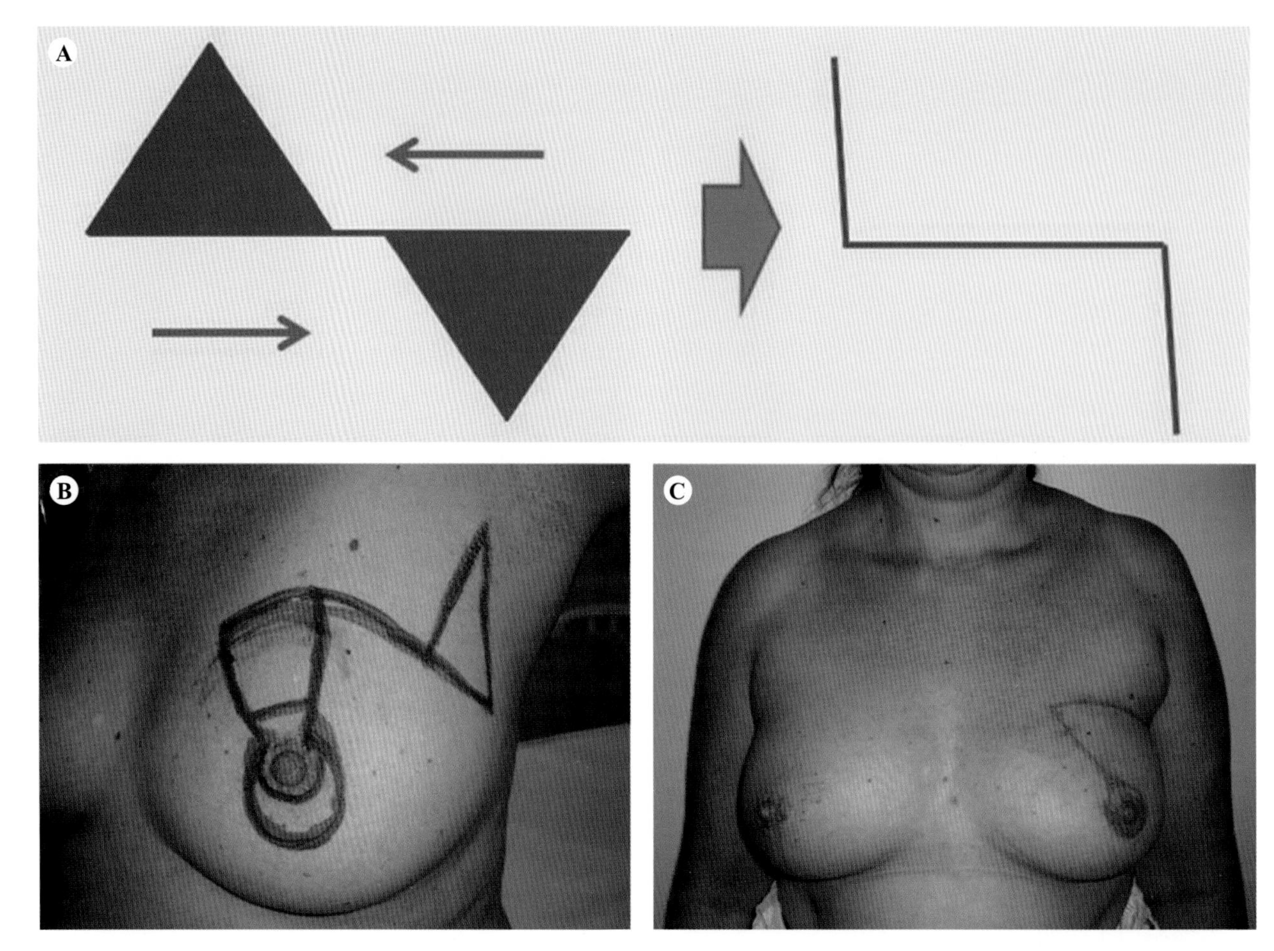

▲ 图 31-9 **A.** 真皮腺体旋转技术（**Burow** 三角）的示意图，用该技术可以切除距乳头较远处的大面积皮肤和腺体组织，并具有良好的对称性；**B.** 术后效果，即使在切除 **5cm** 肿瘤之后仍能保持乳房形状、乳头位置及切缘阴性

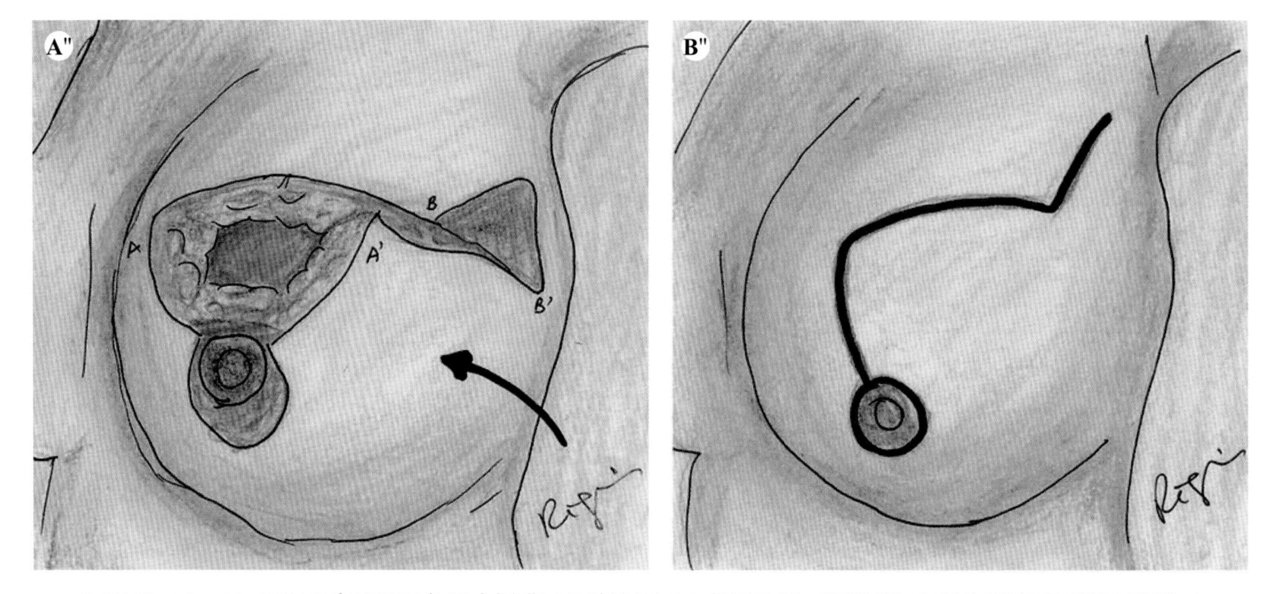

▲ 图 31-10 **A".** 垂直于皮肤以三角形或倒梯形切除乳房内上象限肿物，将腋窝的三角形组织及环乳晕部分去表皮之后进行对合。**B".** **A-A'** 点和 **B-B'** 点缝合后的形态

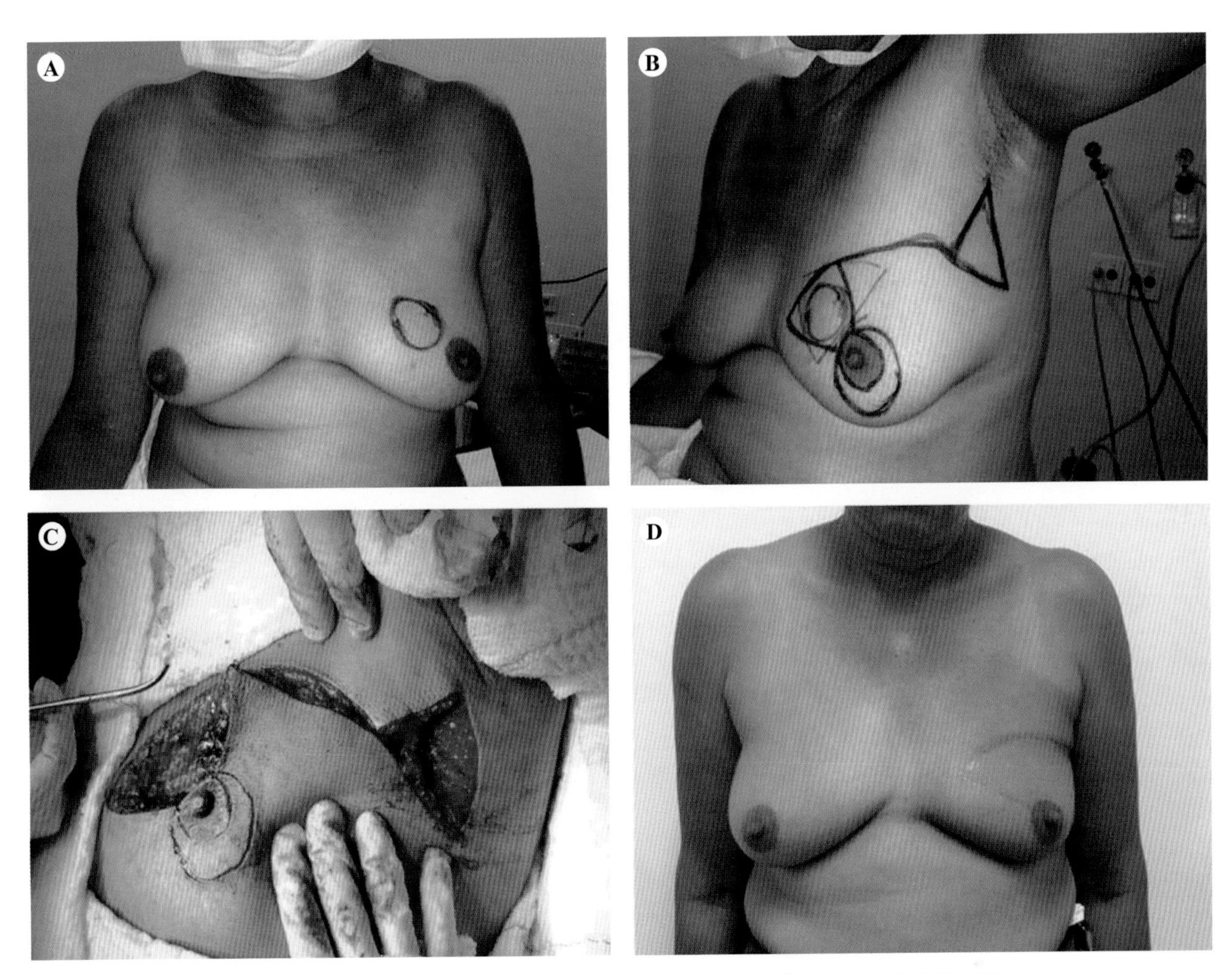

▲ 图 31-11 在无乳房下垂的小乳房中用 Burow 三角处理 3.5cm 肿瘤的案例

A. 术前照；B. 术前设计；C. 术中斜位照，显示腋下肿物切除区域和去表皮的三角；D. 术后照片，放疗 1 年后

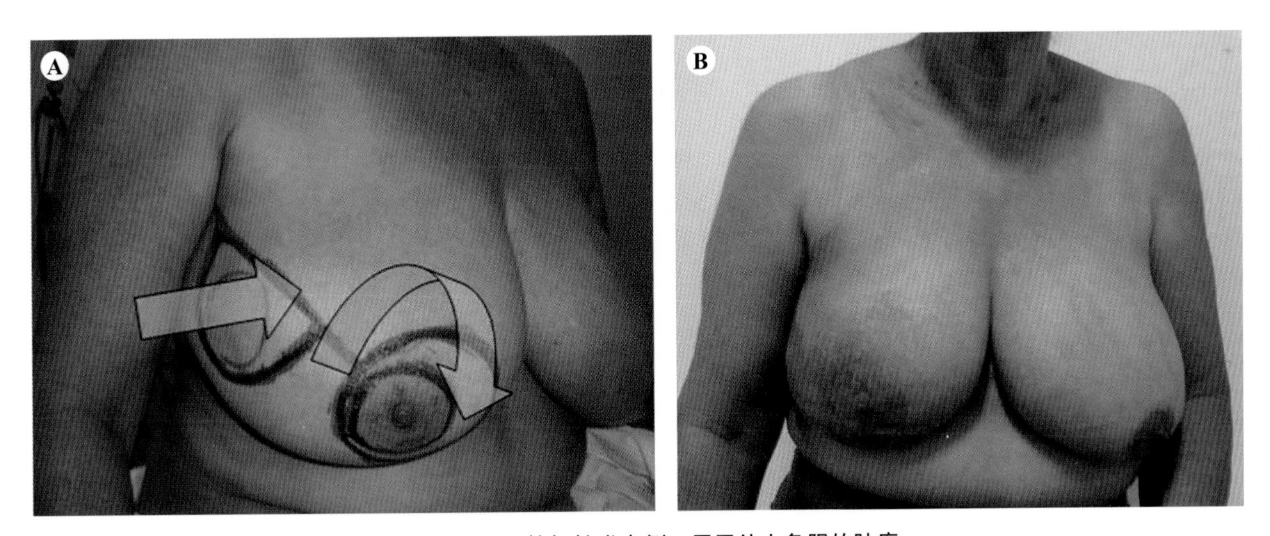

▲ 图 31-12 快门技术案例，用于外上象限的肿瘤

A. 箭指向皮肤缝合方向，内侧箭指示将要被去表皮以及旋转嵌入以增加乳房体积的区域；B. 在这个案例中，肿瘤大小 5cm，但患者仍拒绝行对侧乳房手术

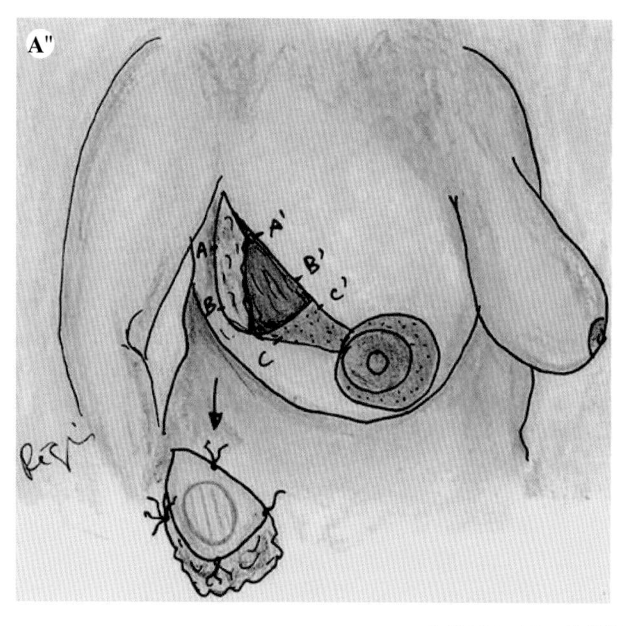

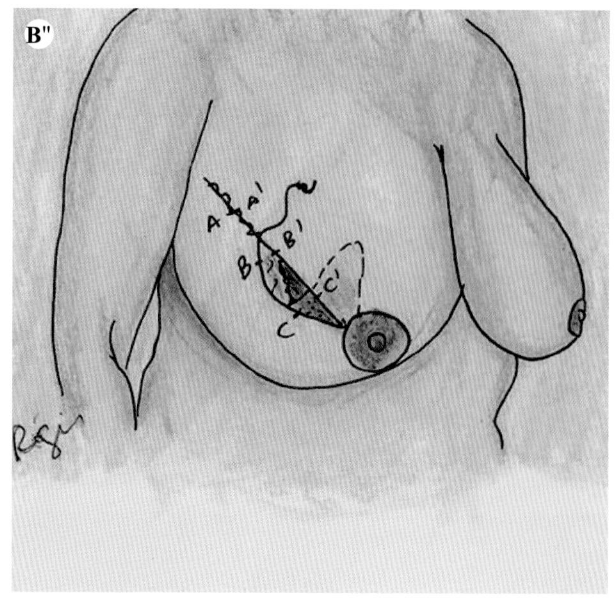

▲ 图 31-13　快门技术——术中示意图

A". 垂直于皮肤及胸大肌方向以半月状切除肿物，红色虚线区域被去表皮；B". 缝合 A-A' 点，B-B' 点和 C-C' 点。象限切除术与乳晕之间的区域被去表皮后嵌入，以增加新乳房的体积。缝合时，胸外侧的脂肪被牵拉以填充肿物切除的缺损部分

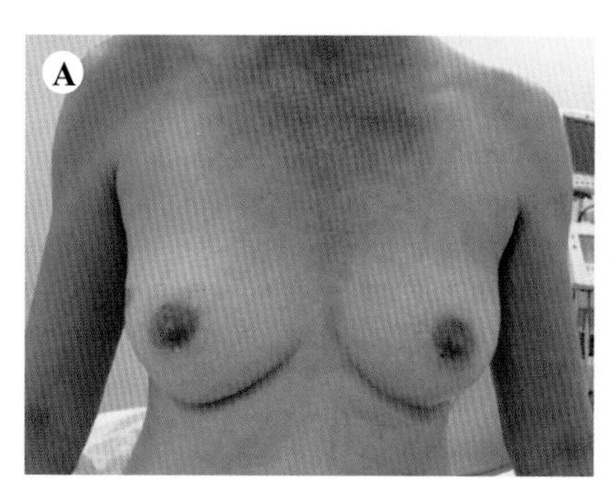

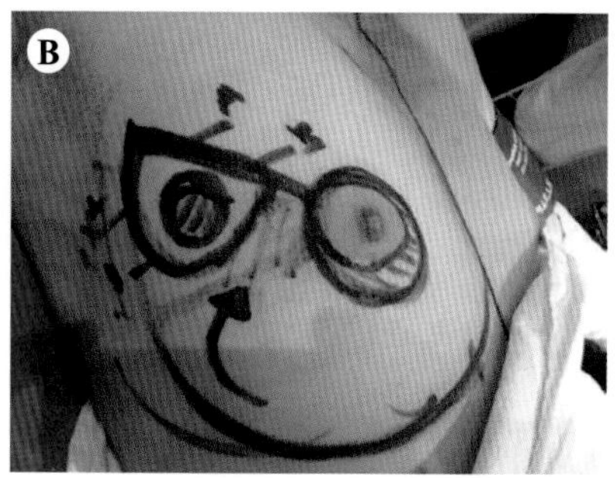

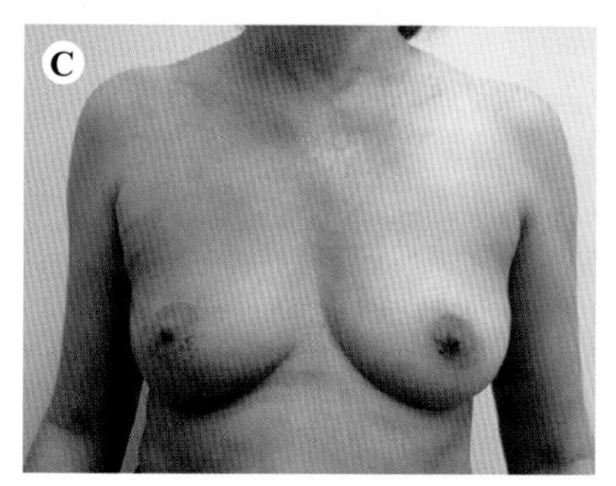

▲ 图 31-14　快门技术案例，用于肿瘤较接近皮肤，大小为 2cm，且乳房较小，无下垂的患者

A. 术前照；B. 设计；C. 放疗 6 个月后照片

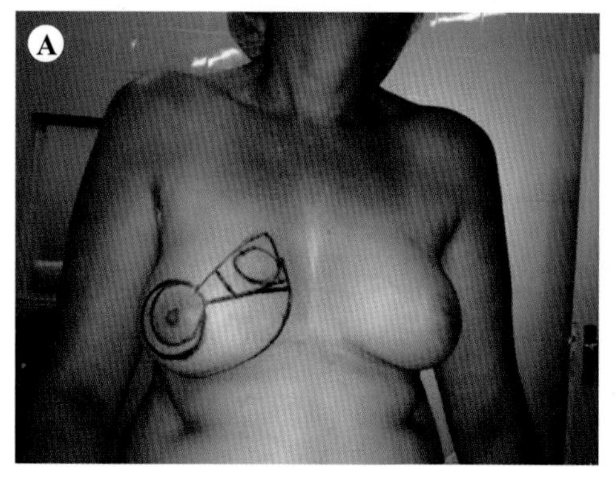

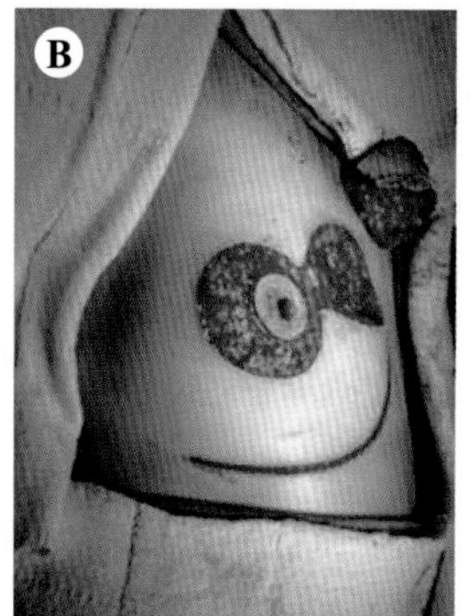

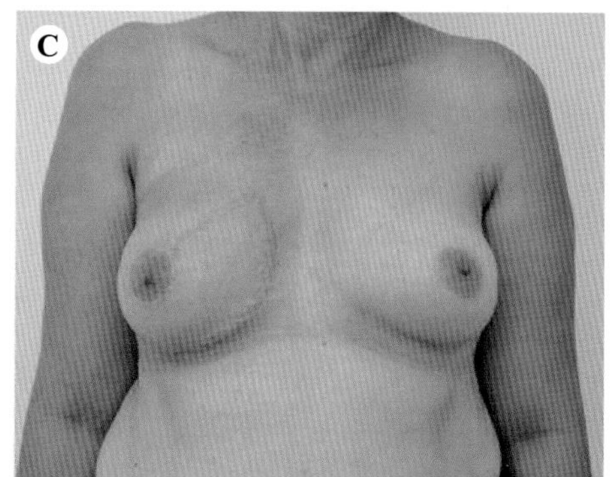

▲ 图 31-15　真皮腺体瓣的旋转矫正右侧乳房内上象限切除术的缺损案例

因为需要考虑后期瘢痕牵拉，乳晕重新定位至放射状切口的反方向。这个案例中较为特殊的是，需要用乳晕环缩缝合以减少张力及防止乳晕和瘢痕变宽

A. 术前照；B. 术中照；C. 放疗 1 年后照片

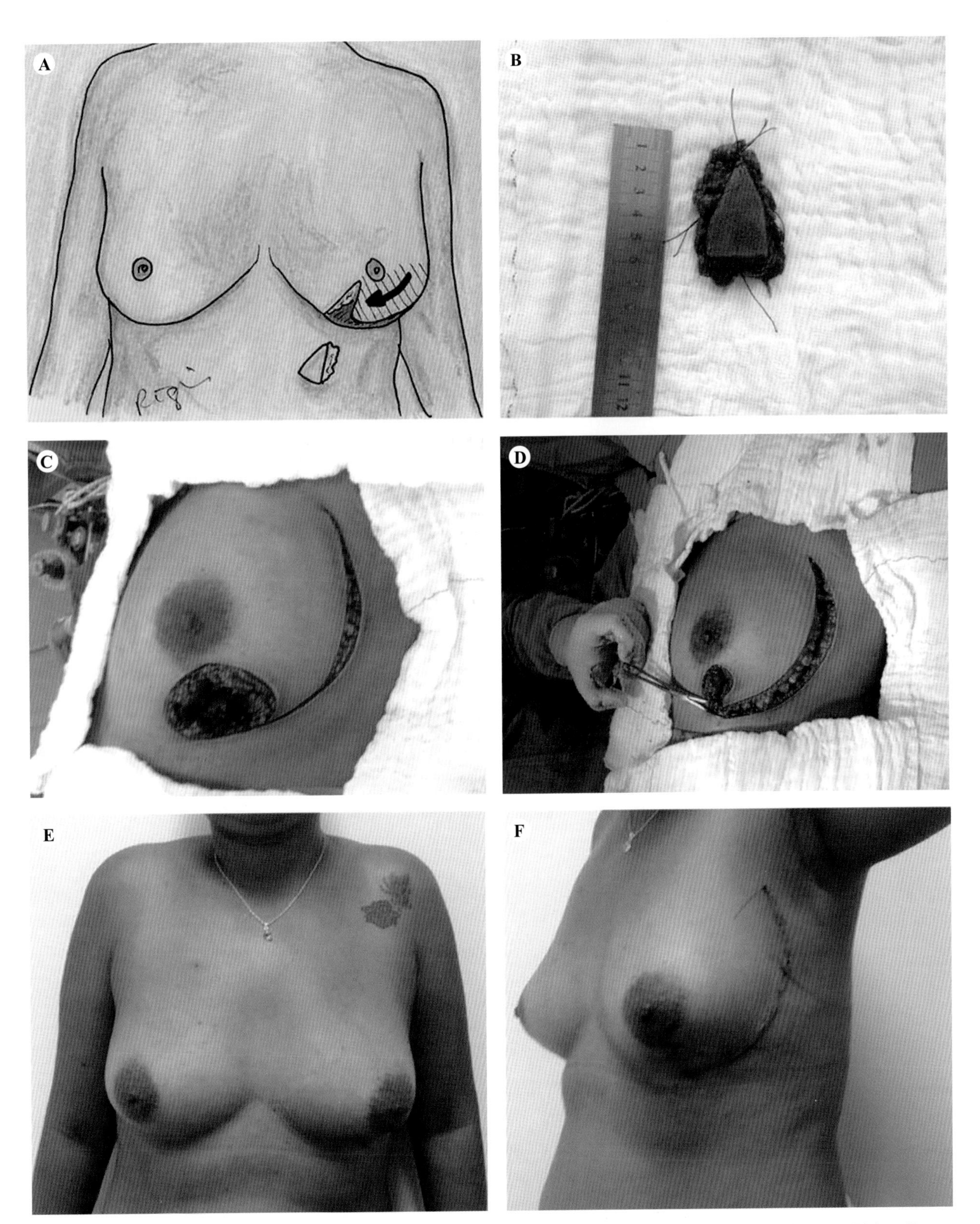

▲ 图 31-16　真皮腺体瓣旋转的示意图（**A**），以披萨饼三角状切除肿物（**B**），接下来在下皱襞处切开剥离 **4** 倍宽的区域，并进行皮瓣旋转修补缺损（**C** 和 **D**），旋转技术的术后效果提示较好的对称性，且不需要对侧手术（**E** 和 **F**）

1. 内上蒂（和外上蒂）法乳房整形术

上蒂法较适用于下极的肿瘤，下蒂法较适用于上极的肿瘤，但也存在一些局限性，在有明显的下垂的情况下较难通过上蒂法上提乳晕。下蒂法虽能较好地提升乳晕，但不适用于需要切除下极肿瘤的患者。此外，与上蒂法相比，下蒂法在美学方面，从长远角度上有时会形成凸度不够或较不圆的乳房，且有下垂复发的倾向，所以一些外科医生不使用下蒂法。

这种情况可使用内上蒂或外上蒂法[30, 31]（图31–17和图31–18），这些能允许切除上下象限的切除，并且能允许较多地上移乳头–乳晕复合体。内上蒂法美学效果与上帝相似。外上蒂法虽然能带来较好的效果，但有时因为无法填充内侧和外侧较为膨隆而引起不满意。虽然尚无科学证据证明，但内上蒂被认为能提供更好地血供，外上蒂可以较好地保留乳头感觉[32]。需要注意的是，在腋窝淋巴结清扫过程中，由于结扎胸外侧血管，可能会损伤外上蒂对乳晕的血供。

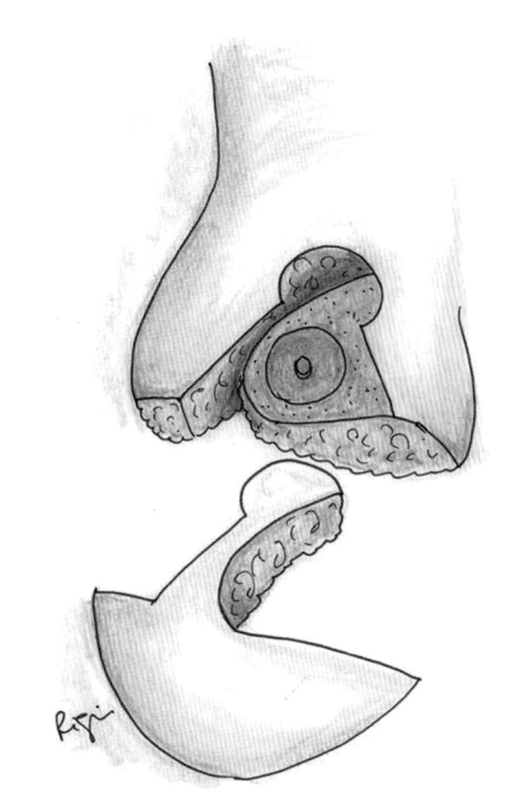

▲ 图 31–17　内上蒂法的腺体切除，外上蒂法也类似，呈镜像关系

图31–19显示了伴有乳房下垂的乳房下极肿瘤案例。因为乳头无法上移到所需位置，不建议使用上蒂法。由于肿瘤的切除损伤下蒂血供，所以也不能使用下蒂法手术。Torek或乳头–乳晕复合体移植虽然可行，但会导致乳晕的感觉缺失，此外还可能会有全部或部分坏死及色素减退的风险。在这种情况下，内上蒂法能使肿瘤的切除更为充分，并保证乳头–乳晕复合体较好的定位及良好的美学效果。

2. 双独立蒂法[33]

虽然下蒂法能矫正上极肿瘤的象限切除术后缺损，但如果切除范围过高或过大，矫正会更加困难。在这种情况下，会有局部凹陷或乳头移位的风险。如果不需要在病变部位进行皮肤切除，我们提出一种称为“双独立蒂”的技术。乳头位置的标记和皮肤的切除通过Wise法进行的，采用“倒T”法。在双独立蒂技术中，乳晕由比常规更薄的内上蒂或外上蒂供血，厚度通常小于1cm。同时我们做出与乳晕分离的范围较广的中央和下蒂，能够修补距乳晕较远的缺损（图31–20），这种改良的下蒂由肋间血管的下部穿支和后部穿支供血。

3. 塞状皮瓣（乳房皮岛）[34]

塞状皮瓣是由巴西整形外科医生提出的一种技术，在乳房整形术标记范围之外、肿瘤附近的受累皮肤，可以用下蒂皮瓣的皮肤取代。此技术尤其适用于中央肿瘤或位于上象限中间的肿瘤（图31–21和图31–22）。对于中央部肿瘤，它类似于Grisotti技术，但此技术可以更好地矫正下垂[27]。根据肿瘤的位置，塞状皮瓣可能会有一些坏死的风险，如果留下平行的瘢痕，可能会留下一些血运较差的区域（图31–23）。

4. 几何补偿[35]

我们提出了一种可以在乳房整形术不常见的位置切除大面积皮肤的技术，如塞状皮瓣，成为几何补偿。我们认为这种几何补偿在某些情况下具有一定的优势。除能较好地治疗上象限的肿瘤外，该技术还适用于在乳房缩小上提术中乳房下面两侧支柱处的肿瘤，安全性良好且瘢痕较少。该手术能保留下象限的皮肤，而这些皮肤在常规

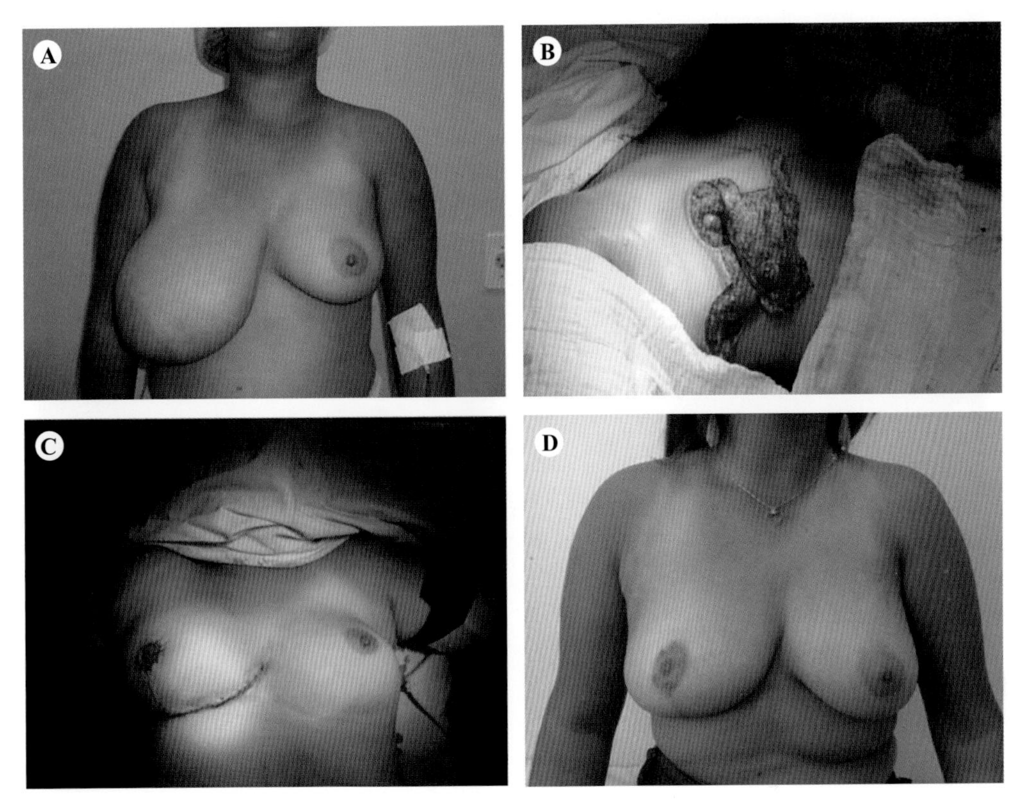

▲ 图 31-18 当需要将乳头 - 乳晕复合体上移超过 9cm或10cm 到“A 点”时，内上蒂和外上蒂可使乳头 - 乳晕复合体的上移更加容易和安全

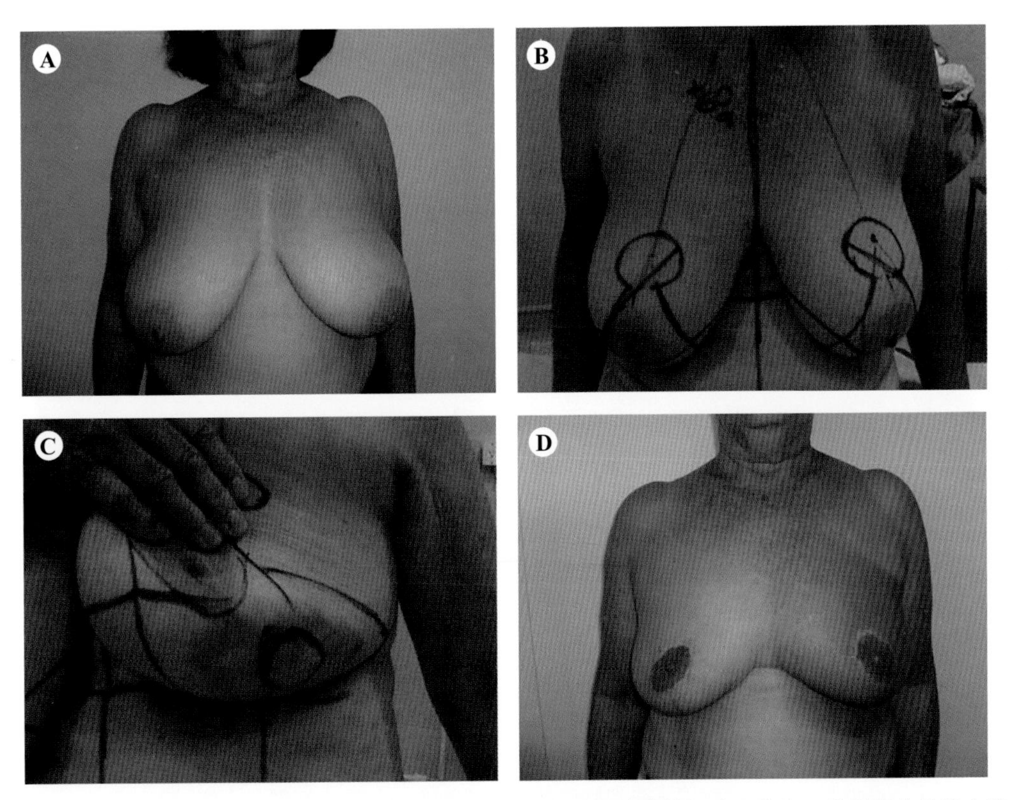

▲ 图 31-19 伴有重度下垂的下极肿瘤患者，内上蒂有助于肿瘤的切除及乳头 - 乳晕复合体的上移

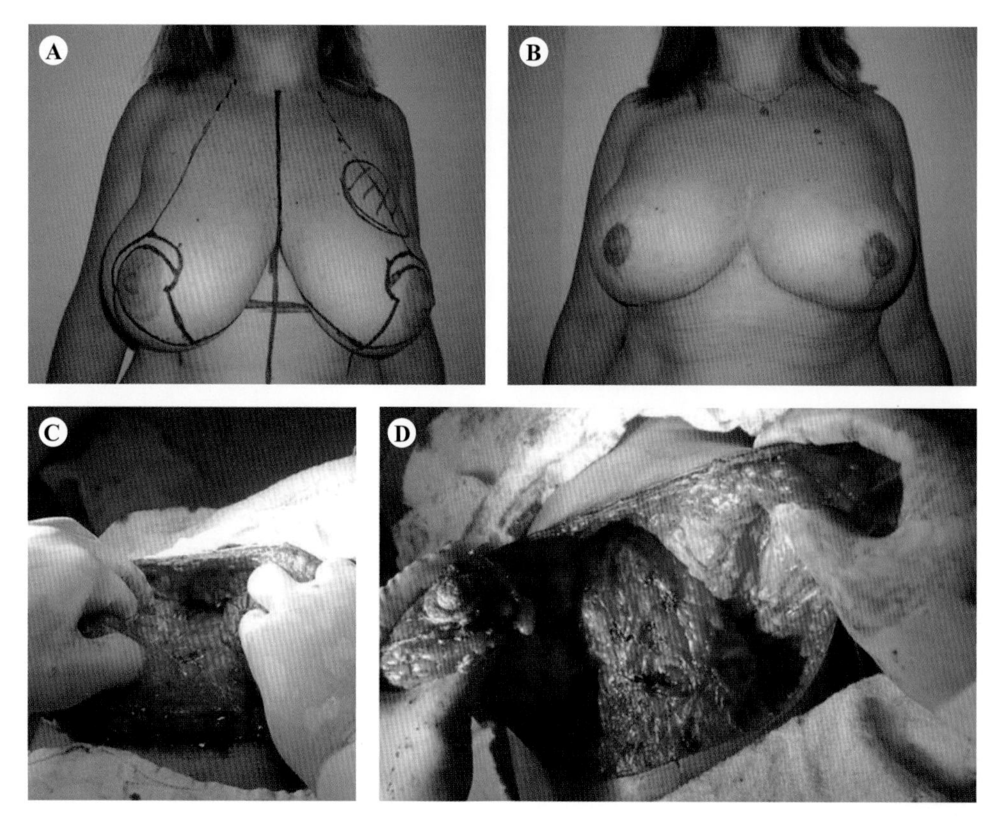

▲ 图 31-20　**双独立蒂乳房整形术用于切除上象限的 8cm 大小的恶性叶状肿瘤，因为肿瘤位置较高，且肿瘤较大，不适合使用传统的下蒂法**

A. 术前设计；B. 术后 6 个月照片；C. 术中照，肿瘤切除术后较好地进入上象限，扩大的下 – 中央蒂能填充缺损；D. 乳晕具有足够的活动性以及血管供应，以便重新定位

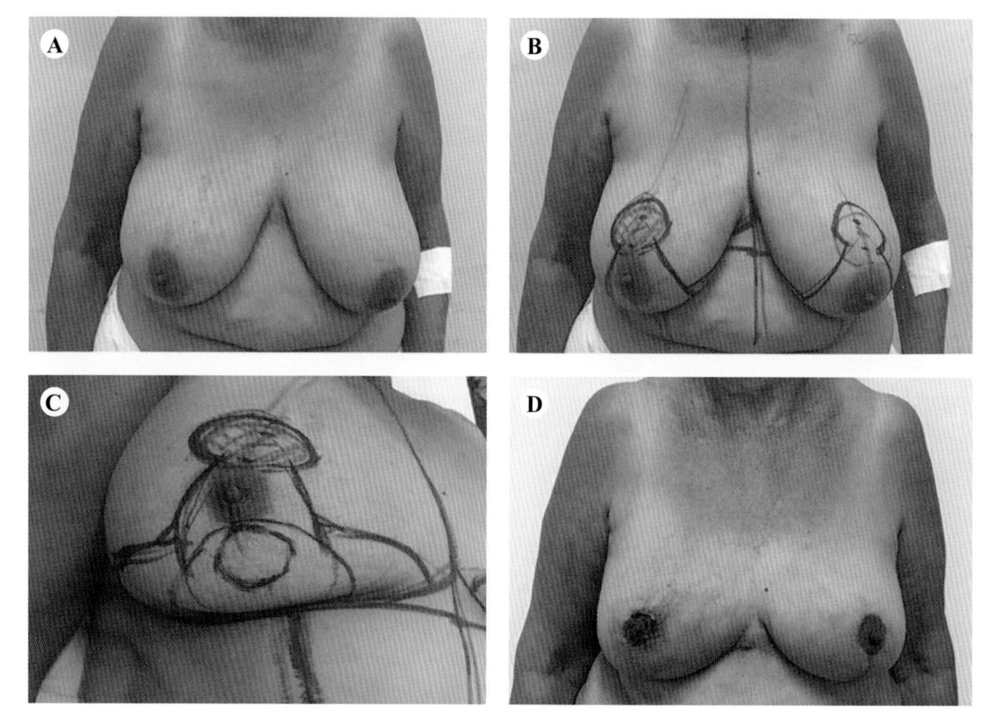

▲ 图 31-21　**一位乳房肥大且下垂的女性，肿瘤在上部，紧邻皮肤，且侵犯乳头（A 和 B）。用源于下蒂的塞状皮瓣替代了乳头和肿瘤表面的皮肤（C）。这个案例中，将对侧的乳头和乳晕部分移植到塞状皮瓣上，即刻再造乳头 – 乳晕复合体（D）**

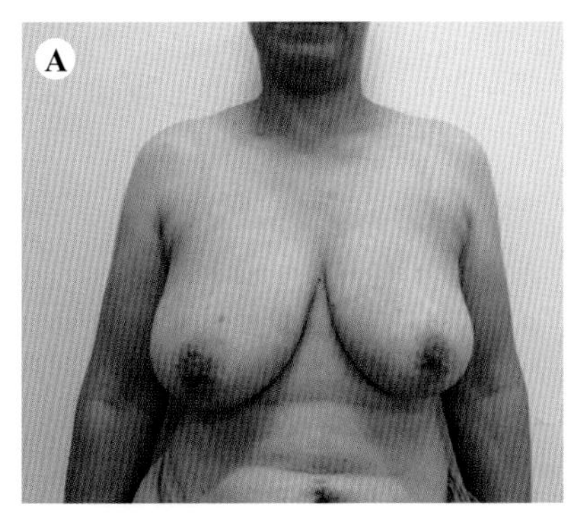

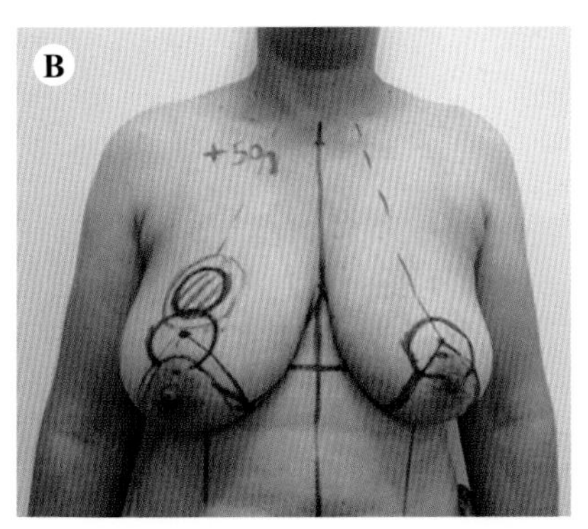

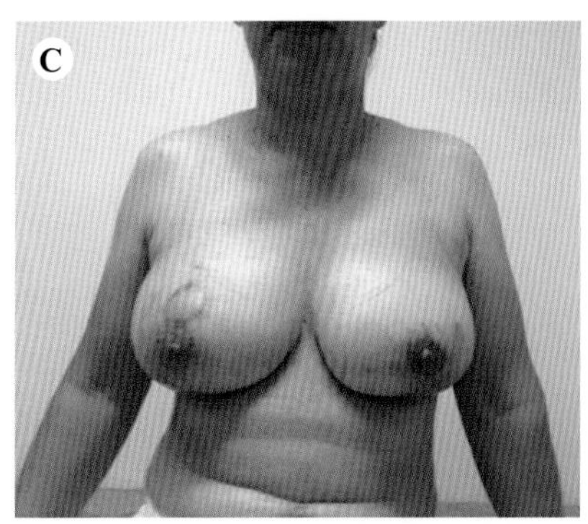

▲ 图 31-22　来自乳头 - 乳晕复合体上方的皮肤的塞状皮瓣案例，该皮瓣附着于下蒂，用于再造切除内上象限肿瘤后的缺损

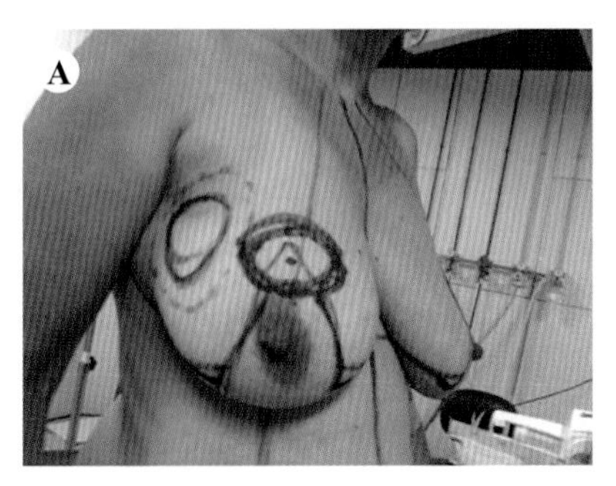

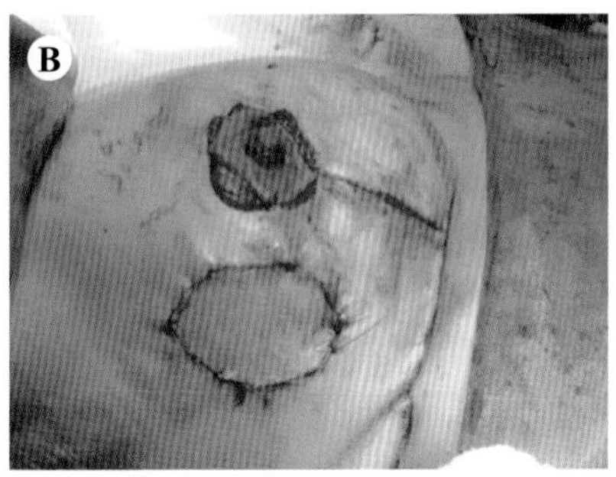

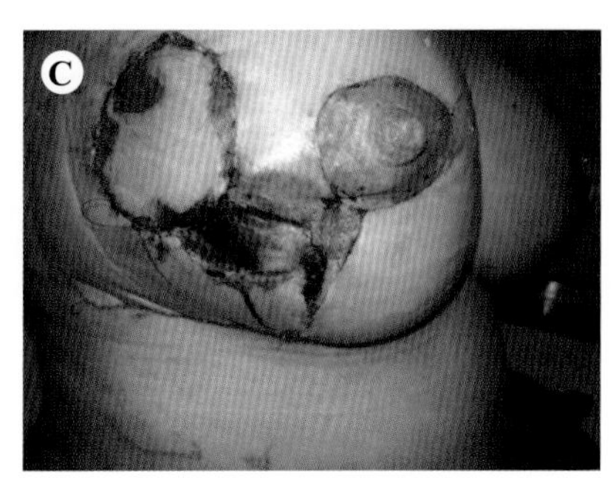

▲ 图 31-23　本病例中，因为互相平行的瘢痕会留下血运较差的区域，有坏死的风险，塞状皮瓣必须要谨慎设计

的乳房整形术中被三角状切除。这些测量以几何状，即以相同的高度和宽度，转移到需要切除的肿瘤区域。这是一种可以切除任何象限的肿瘤的折中的技术(图 31-24)。因此，尽管瘢痕不对称，但在两侧乳房中均切除了相同量的皮肤和腺体组织，从而提供了较好的对称性 (图 31-25)。该技术具有多功能性，可允许进行非常大的肿瘤切除，从而可实现切缘阴性和可能在局部进行较好的控制，因为可能会涉及放射治疗 (图 31-26)。就像将下象限的三角形皮瓣转移到肿物切除术后缺陷一样，也可将缺损区域转移到下象限，这样能在一些情况下使瘢痕更加隐蔽 (图 31-27)。

三、容量替代技术

容量替代技术通常用于不希望或不用减少乳房体积的患者，尤其适用于没有乳房下垂的患者中。此技术在非常规位置需要去除大量皮肤的情况下也很有用。此技术有时可在半侧乳房切除术后因复发而需要大量乳房切除时使用。一些较实用的例子有胸腹皮瓣、胸外侧皮瓣、双叶皮瓣和即刻脂肪填充和肌皮瓣。在过去的十年中，利用双显性扫描检查，基于动脉的穿支血管，行胸腹皮瓣，胸外侧皮瓣和背阔肌肌皮瓣的改良术式较为流行，其中一些选项是肋间动脉外侧支、内侧支和前支皮瓣，以及胸背动脉穿支皮瓣。就个人而言，我更喜欢之前的常规术式，因为它们较容易且可靠。

（一）胸腹皮瓣

胸腹皮瓣是矫正下极较好的选择，适用于乳房较小、无下垂且想保持乳房体积的患者[6, 36]，它是一种移位皮瓣。图 31-28 显示了胸腹皮瓣的术前设计，被标定的区域必须与要矫正的缺损有相同的尺寸。皮瓣宽度必须至少为其长度的 2/3，以满足充分的血供。皮瓣的尖端被去表皮，以增加容量。皮瓣旋转以覆盖象限切除术后缺损部位。上腹部部分被提拉后缝合至之前的下皱襞中。

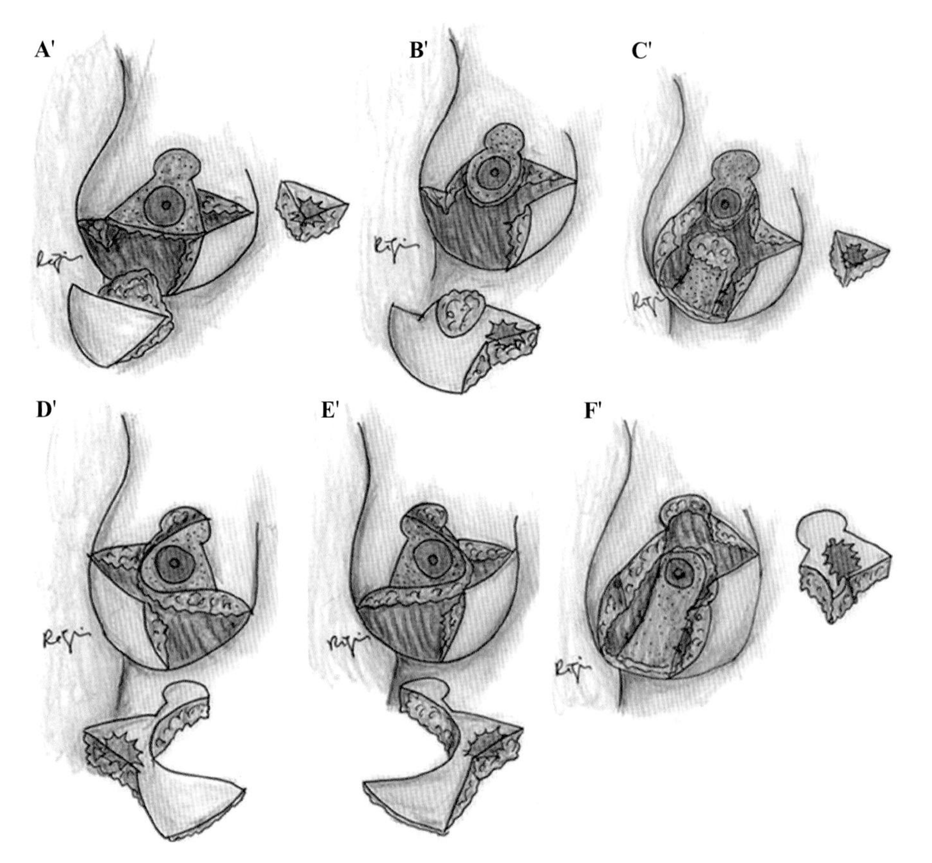

◀ 图 31-24 几何补偿乳房整形术后可发生的皮肤不对称切除

A' 和 B'. 为上蒂法，可在“A 点”和乳头的距离小于 10cm 时作为首选。C'. 显示在乳房较小时，用上蒂供血乳晕以及同时用去表皮的下蒂来保留乳房体积以及提供更好的乳房凸度。D' 至 F'. 分别显示根据乳晕的最佳血供来源和肿瘤的大小和位置来设计内上蒂，外上蒂和下蒂

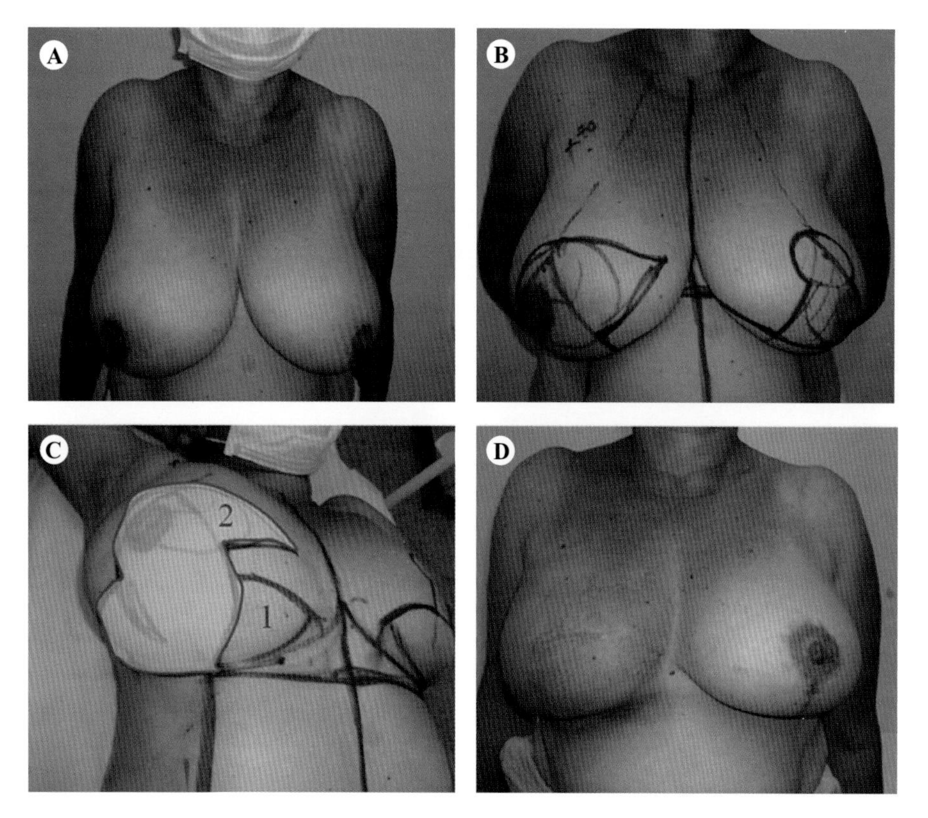

◀ 图 31-25 在这个案例中，能在新辅助化疗后切除残留的累及右侧乳头和内上象限的大小为 **6.5cm** 的肿瘤（**A** 和 **B**）。以绿色突出显示了切除区域。红色 **1** 号几何移位区域被转移到绿色 **2** 号区域（**C**）。显示放疗 **6** 个月后对称性良好（**D**）

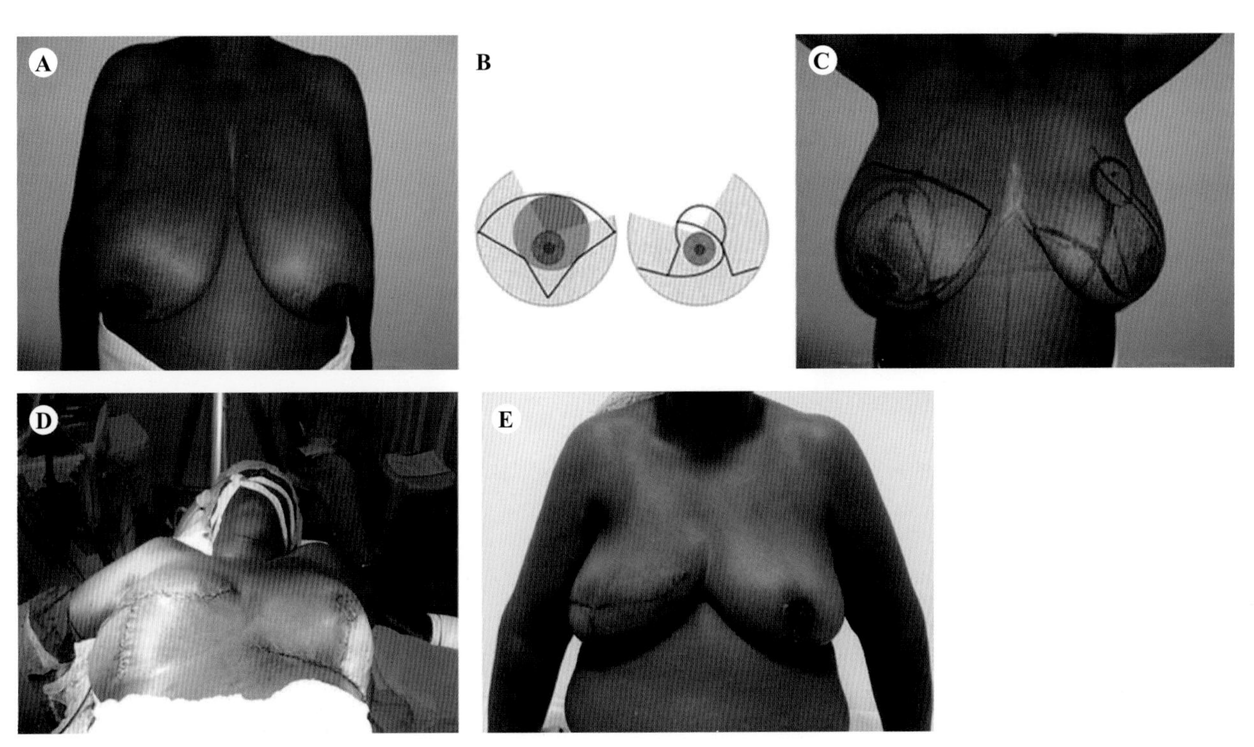

▲ 图 31-26　一个极端的肿瘤切除案例，切缘阴性，新辅助化疗期间进展至 **14cm**，占右侧乳房 **50%** 以上；它体现了几何补偿技术能矫正大量皮肤及腺体切除，且能保持较好的对称性；在该技术中，会保留在常规的乳房整形术中切除的皮肤和腺体组织，而其会被几何尺寸被转移到肿瘤区域；这个案例中瘢痕的最终形态为“**T**”

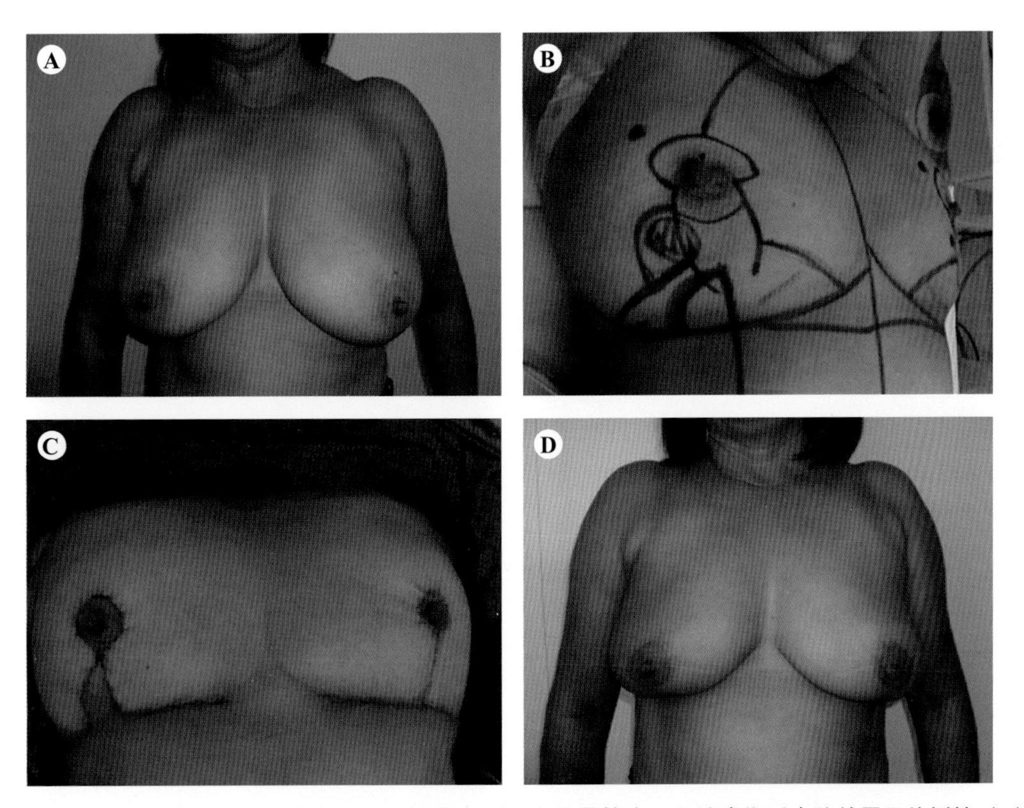

▲ 图 31-27　一名 **53** 岁的女性，患有 **2** 级，管腔 **A** 型浸润性导管癌，且肿瘤靠近皮肤并累及外侧柱（**A**）；此案例中，将缺损区域转移至下象限，而不是将下三角转移至缺损区域，从而使瘢痕较隐蔽（**B**）；几何补偿的原则：即使瘢痕不对称，两侧乳房仍保留同量的皮肤（**C**）；放疗 **6** 个月后的效果（**D**）

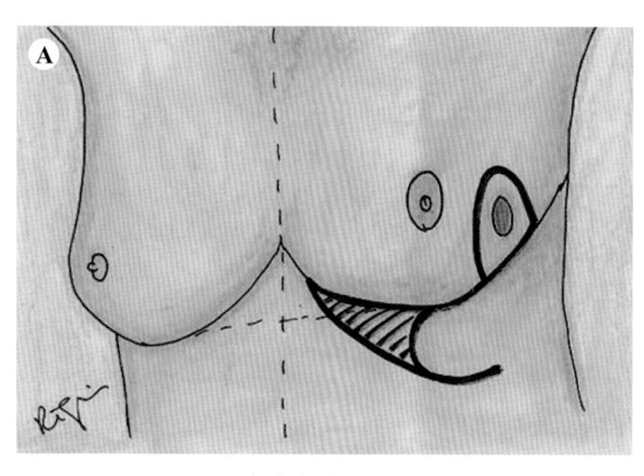

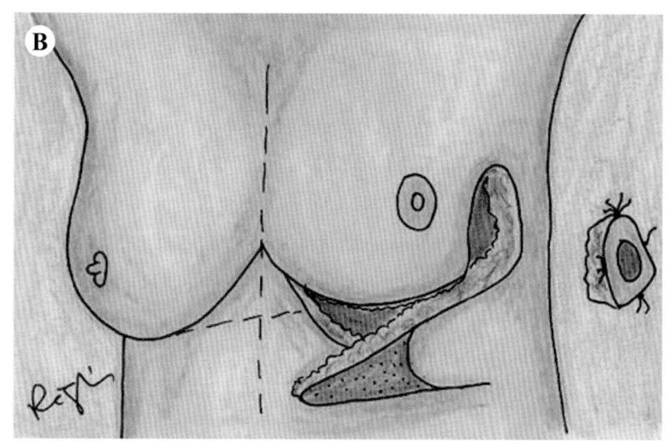

▲ 图 31–28 **A.** 胸腹皮瓣的标定区域，阴影线的尖端将被去表皮；**B.** 象限切除术的缺损及标记好边缘的手术标本。该组图中，皮瓣已经开始准备和转移

图 31–29 显示了胸腹皮瓣旋转数月后的效果，体积、乳房轮廓及乳头位置均被保留。这种皮瓣能覆盖下象限任何区域的缺损，即使是小乳房的大范围缺损也能覆盖（图 31–30）。相反，如果缺损在内下象限，则可以镜像翻转设计，从而获得相似的效果。如果肿物不邻近皮肤，则可以将皮瓣整体去表皮后仅用于保持体积。

（二）胸外侧皮瓣

胸外侧皮瓣通常利用外侧多余的脂肪来代替乳房组织 [36, 37]。

这项技术适用于外象限的肿瘤患者。在此情况下，它以移位皮瓣的形式转移到缺损处。图 31–31 和图 31–32 显示常规的胸外侧皮瓣转移的案例。图 31–33 显示在无须替代皮肤的情况下对皮瓣进行去表皮。对于其他象限，它也可以以推进皮瓣的形式使用。在这种情况下，可以用 V-Y 法进行胸部的缝合（图 31–34 和图 31–35）。

胸外侧皮瓣可在后期对外象限的保乳治疗后进行再造，如图 31–36 所示，对于一些有大面积牵拉或大范围组织缺失等较难的病例，可能需要多次脂肪移植术或使用肌皮瓣法进行矫正。

（三）双叶皮瓣

根据肿瘤的部位或大小，双叶皮瓣可能有助于进行矫正。

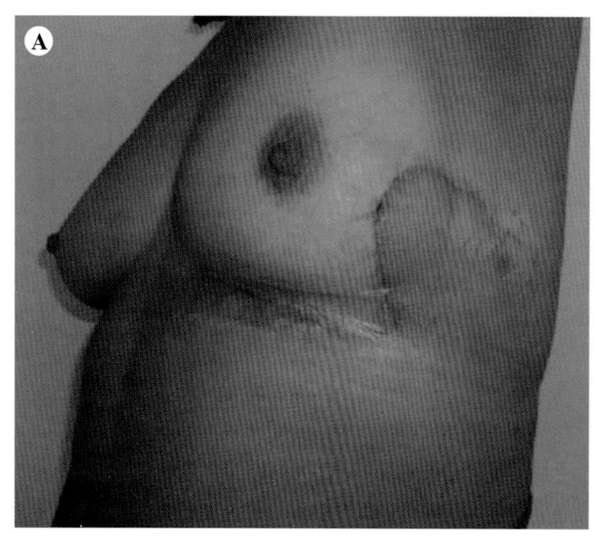

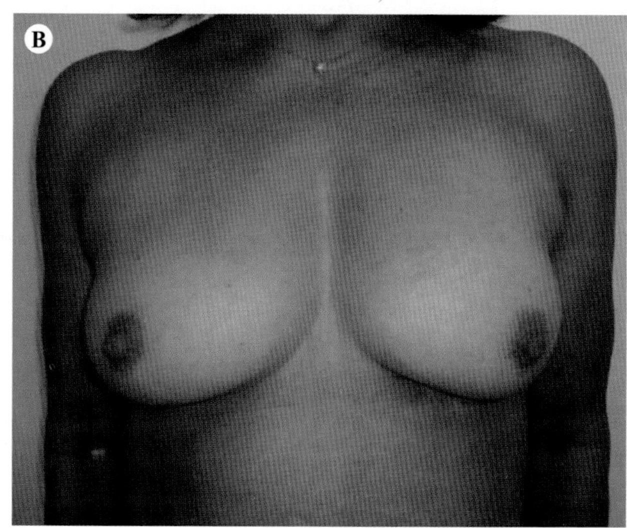

▲ 图 31–29 左乳房下象限切除术后效果，通过旋转胸腹皮瓣来再造缺损区域

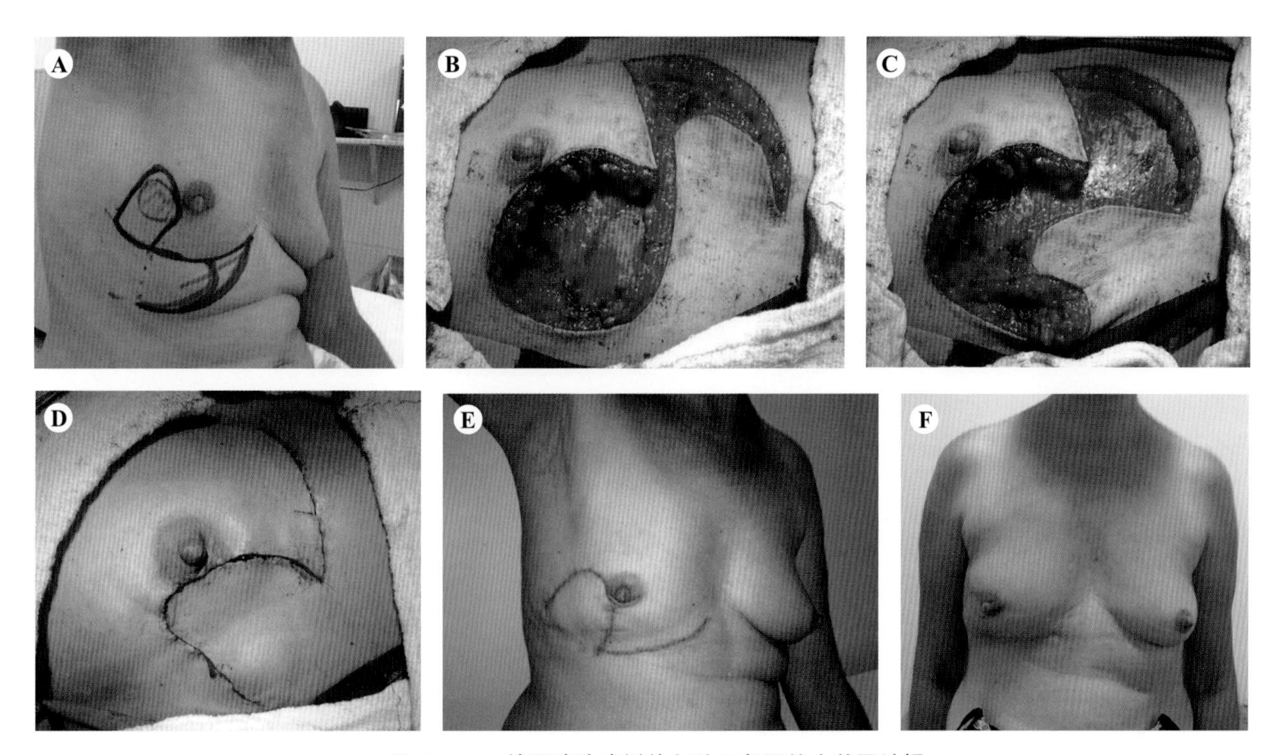

▲ 图 31-30 使用胸腹皮瓣修复外下象限的大范围缺损

A. 术前设计；B. 象限切除术后缺损及皮瓣的成型；C. 皮瓣旋转来覆盖缺损；D. 皮瓣摆放后的术中形态；E. 术后 3 个月后的效果；F. 乳房体积和形态保持良好

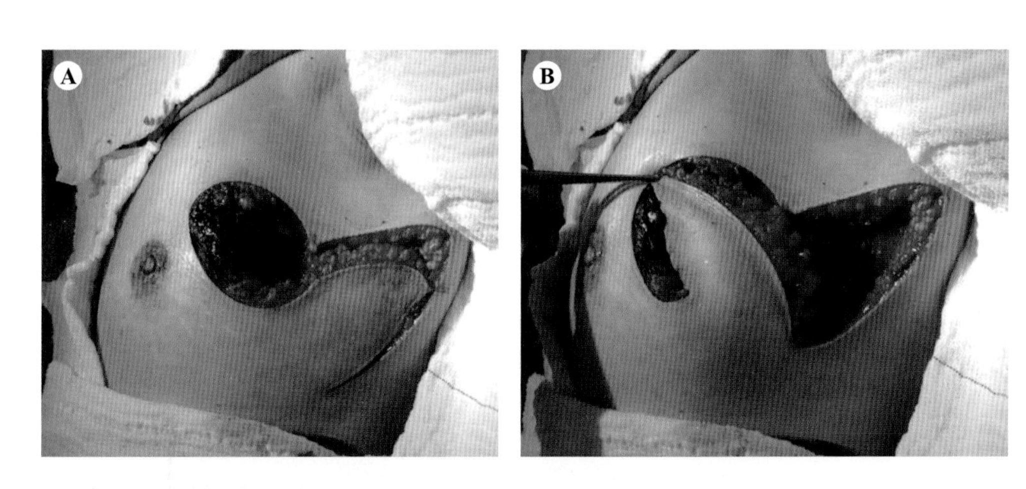

◀ 图 31-31 胸外侧皮瓣转移的术中照

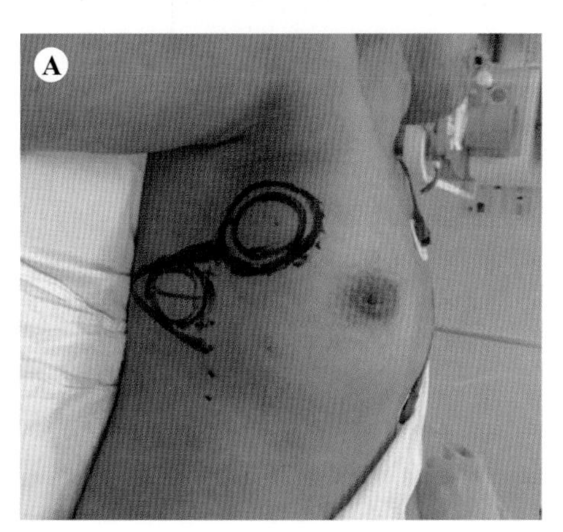

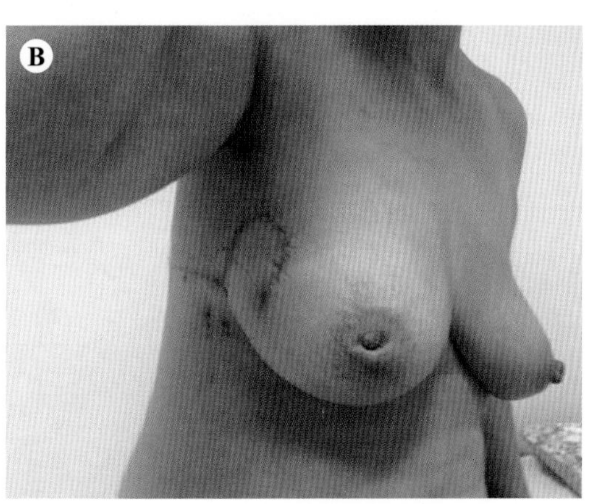

◀ 图 31-32 胸外侧皮瓣的术前照和术后照，显示较好的缺损修补

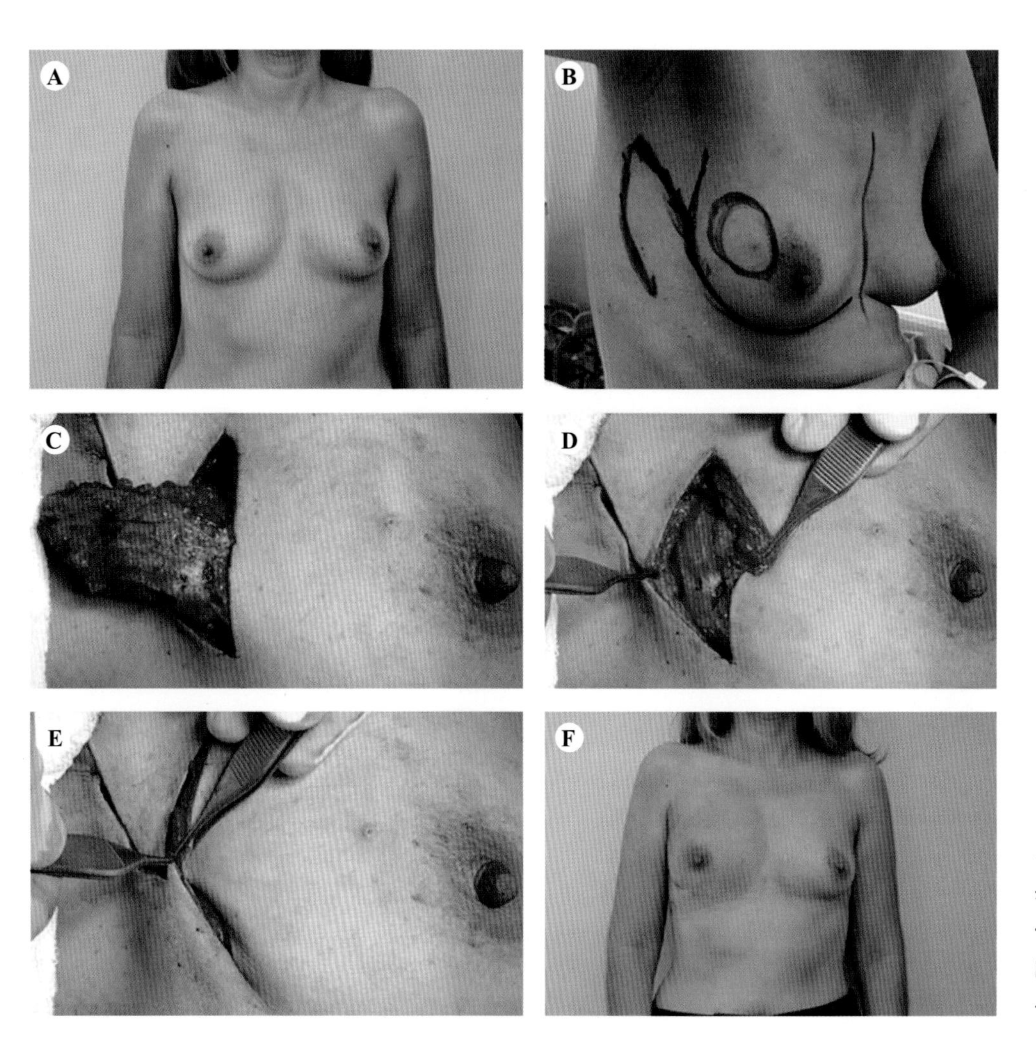

◀ 图 31-33 用去表皮的胸外侧皮瓣对一名小乳房且无下垂的患者进行容量替代手术的案例

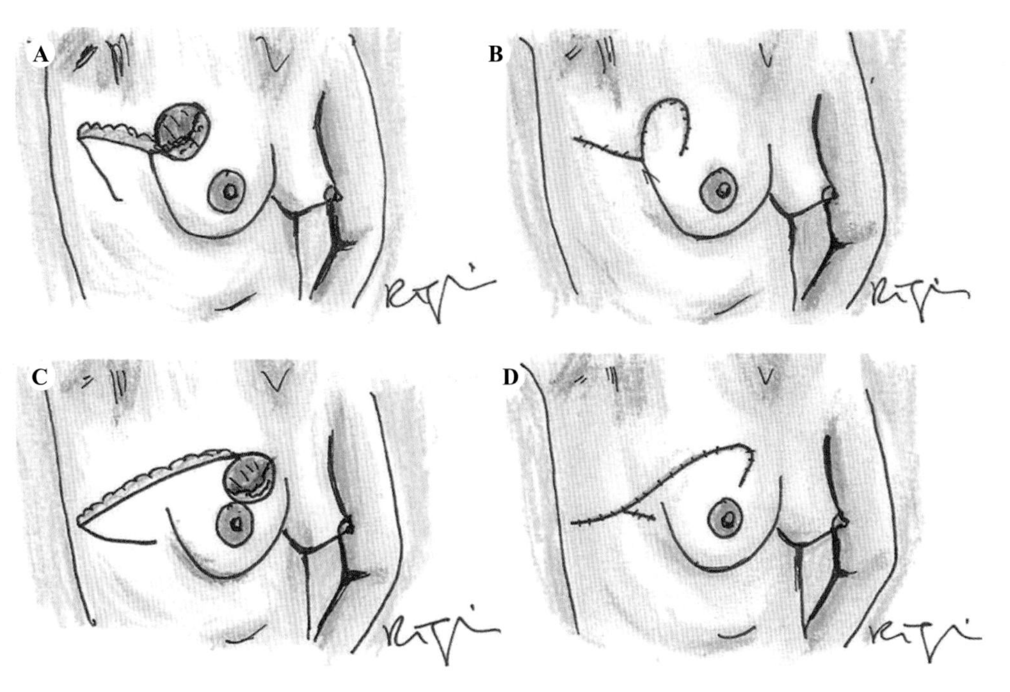

◀ 图 31-34 胸外侧皮瓣的术中细节，移位皮瓣（**A** 和 **B**），推进皮瓣和 **V-Y** 缝合（**C** 和 **D**）

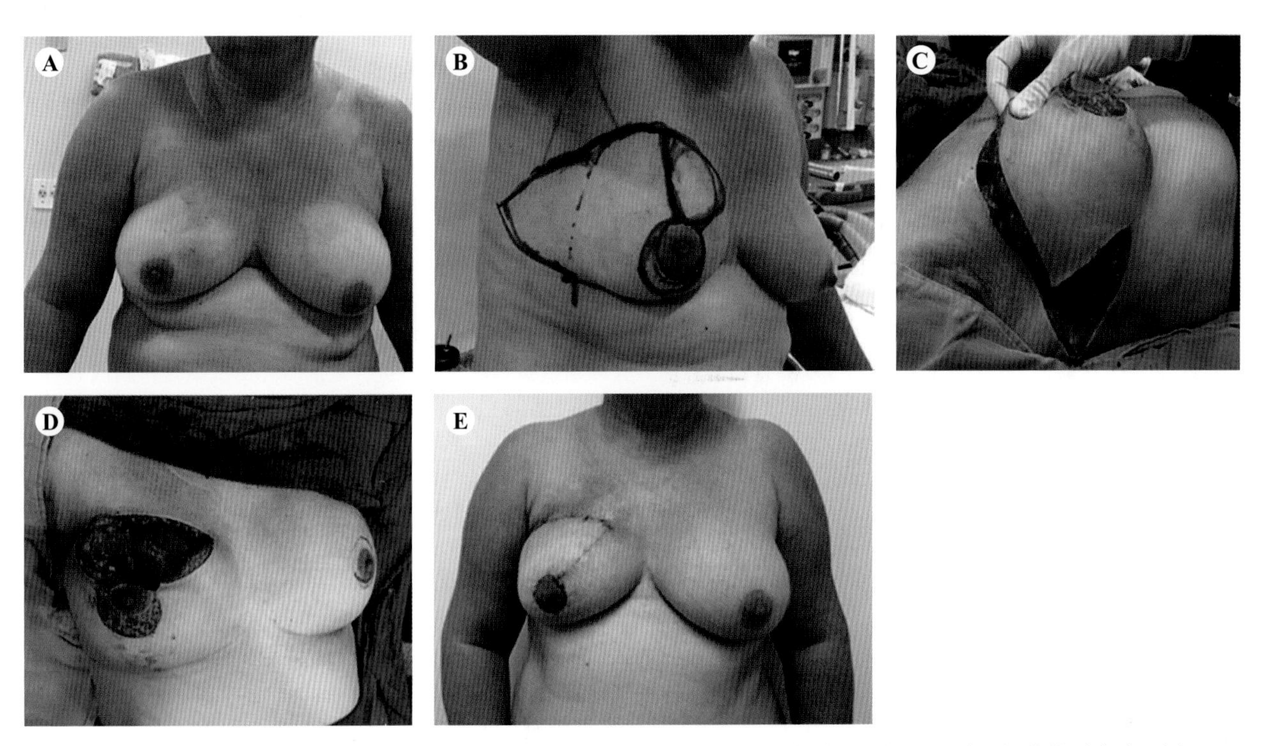

▲ 图 31-35 胸外侧皮瓣用 V-Y 法缝合的案例，在这个案例中需要调整乳晕的位置以防止其移位到瘢痕一侧

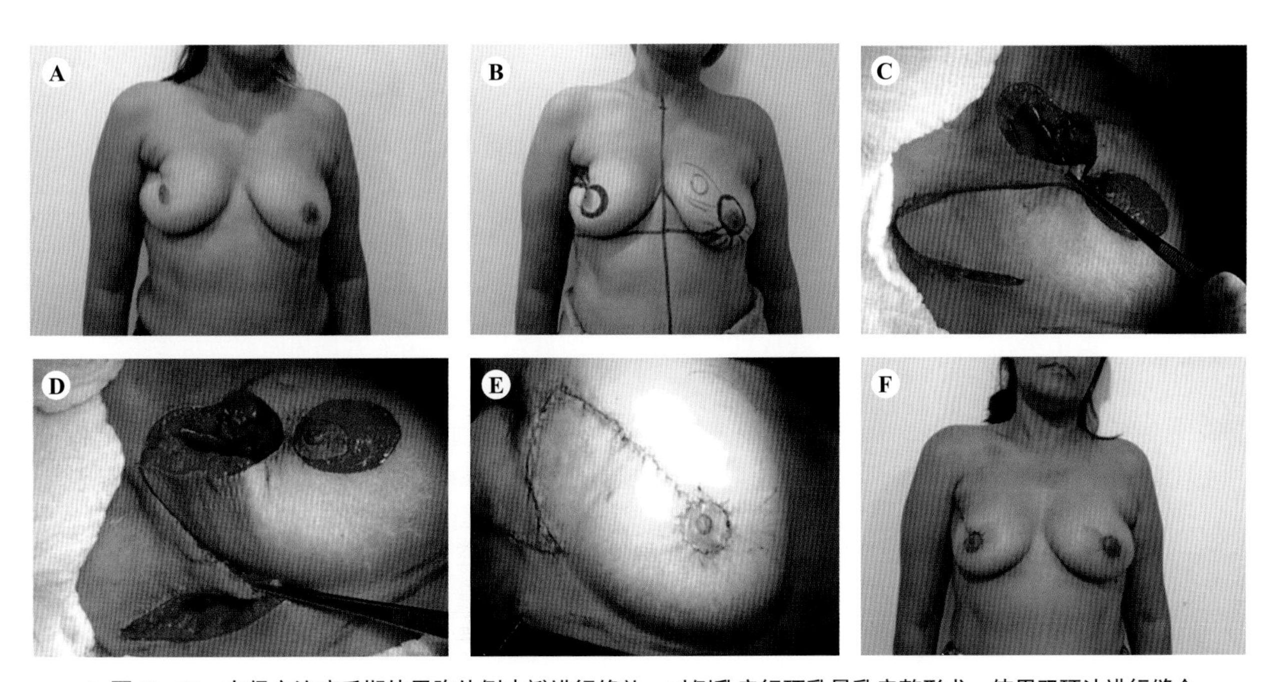

▲ 图 31-36 在保守治疗后期使用胸外侧皮瓣进行修补。对侧乳房行环乳晕乳房整形术，使用双环法进行缝合

双叶皮瓣最初是由一位德国作者在 1918 年作为鼻再造手术进行描述的，但从那时起，它已用于矫正许多部位[38]。此技术用于乳房再造最初是由一名叫 Tostes 的巴西整形外科医生首先提出并推广的，命名为“双叶皮瓣”。

在几种皮瓣设计方法中，我倾向于 Meadow 的术前设计方法[39]。腺体组织的乳房内部分转移至肿物切除术后缺损处，胸外侧皮瓣被转移至前一个皮瓣造成的缺损部位（图 31-37）。这种操作通常可以保持乳房的形状和体积。良好

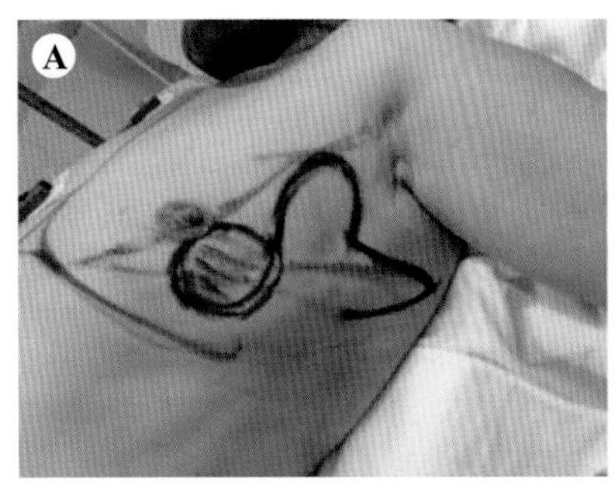
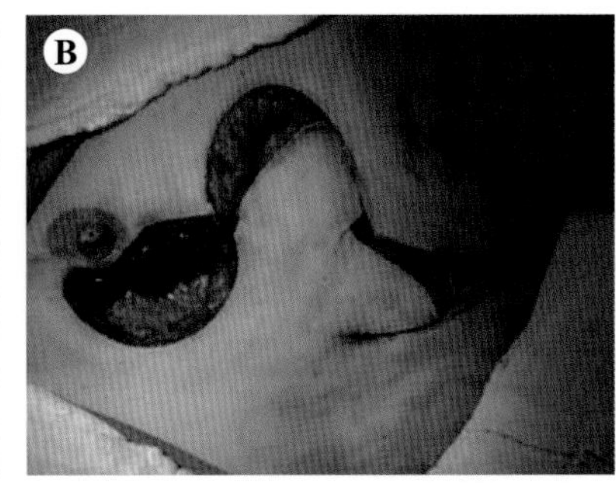
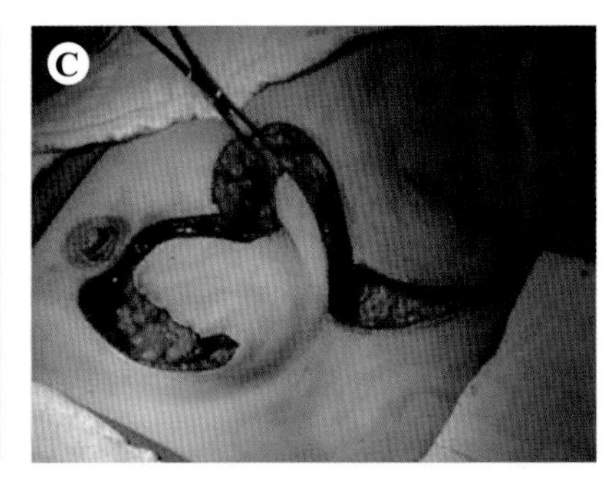

▲ 图 31-37 双叶皮瓣是一种双移位皮瓣，其中一部分腺体组织被转移到缺损处，之后胸外侧皮瓣转移到前一个皮瓣移位导致的缺损处。相比于 **Tostes** 的设计，我们更倾向于 **Meadow** 的设计方法

的美学预期效果证实了这种较少见的瘢痕构造（图 31-38）。

（四）即刻脂肪填充术

在过去的数十年中，利用脂肪填充的乳房再造术非常流行，并且从肿瘤学的角度来看，这种技术已经被证明是安全的[40]。最近，有人提出在进行肿物切除术的同时进行脂肪移植乳房部分再造术表现出良好的美学和肿瘤学效果（图 31-39）[41]。

利用 Coleman 技术，可以填充大量脂肪，以矫正部分组织缺失[42]。因为脂肪细胞需要受床，脂肪不会注射至肿瘤切除术后缺损部位，而是注射到剩余的乳房上。然后缺损部位直接缝合或行其他肿瘤整形手术。有必要对体积进行过度矫正，因为脂肪移植物可能会吸收 30%～50%[41]。数月后如有必要，可通过再次脂肪移植矫正某些可能出现的皮肤回缩或腺体凹陷。

（五）肌皮瓣

一些作者主张使用背阔肌或腹直肌等远端皮瓣，矫正部分乳房缺损。其他人则喜欢保留这些皮瓣以便在需要行全乳房再造的情况下使用[5, 6, 19, 43]（图 31-40）。

在部分乳房切除术中使用背阔肌的主要优势是对放射治疗的耐受性较好[44]。与全乳房再造术相比，乳房部分再造术通常会带来非常令人满意的美学效果，且并发症风险较低[45, 46]。

四、保乳治疗后期的缺损矫正

只要有可能，计划好保乳治疗并立即对局部缺损进行矫正。放射治疗后，乳房整形术或乳房重塑后发生严重并发症的风险要大得多[47]。

保乳治疗后用假体矫正有时可能会造成灾难性的后果，因为假体通常不能充分矫正局部缺陷，甚至会加重局部缺损。此外，包膜挛缩率较高[48]。

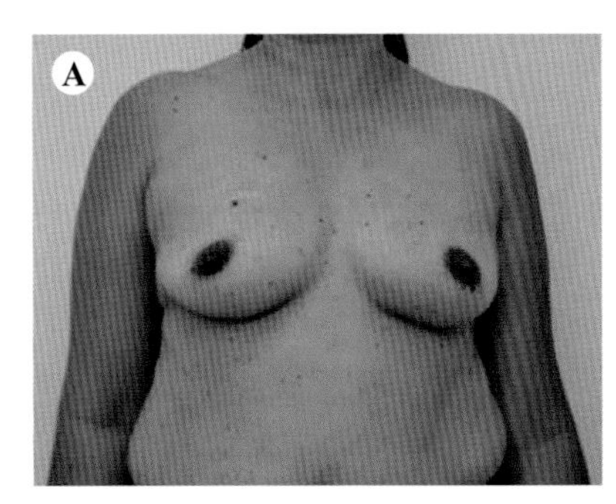
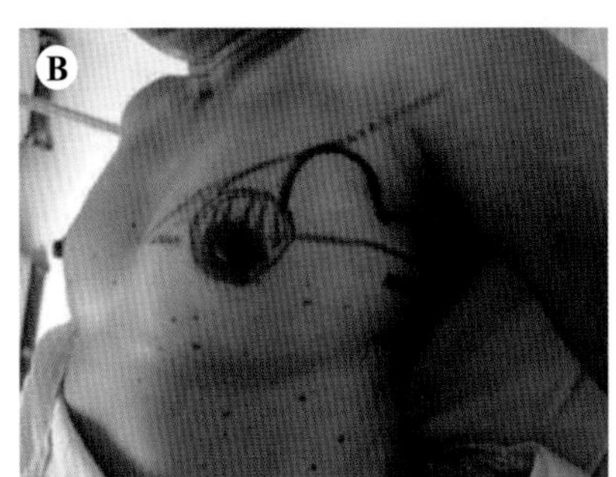
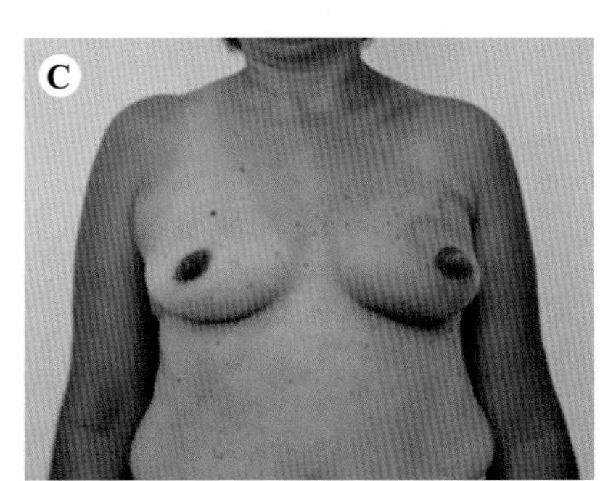

▲ 图 31-38 使用双叶皮瓣行乳房再造术的术前及术后照

尽管乳房较小且无明显下垂，仍然可以保留不同大小及形态的乳房。在这个案例中，可以保持乳房的体积和形状，避免不必要的乳房切除术

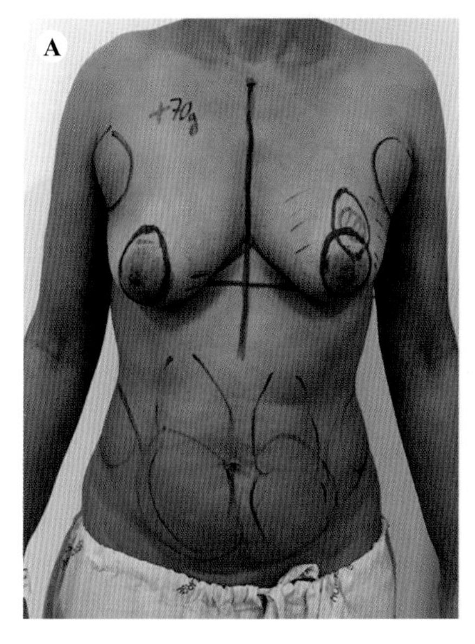

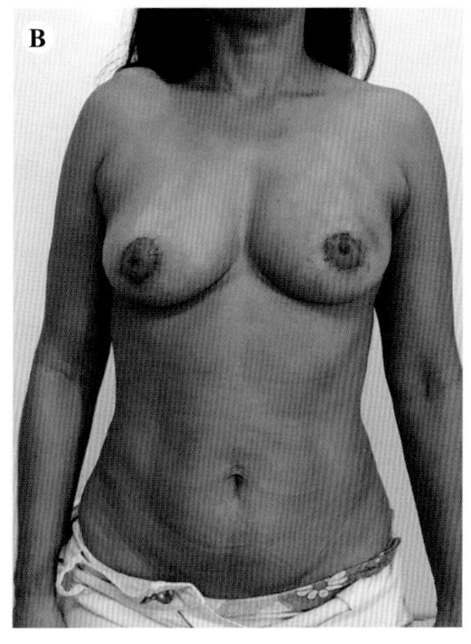

◀ 图 31–39　大小 **2.5cm** 的浸润性导管癌，位于左乳房上象限的交界处，肿物切除标本重 **48g**。行腹部和大腿外侧脂肪抽吸术，将处理过的 **240ml** 脂肪注射到左乳残余组织中，并行双侧乳房双环法乳房整形术

A. 术前设计；B. 术后 3 个月效果

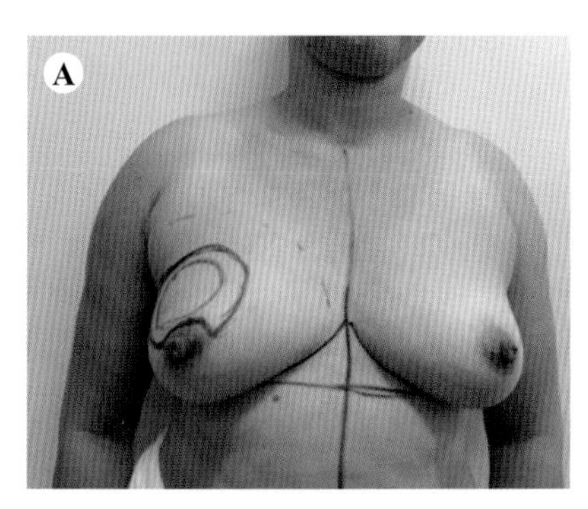

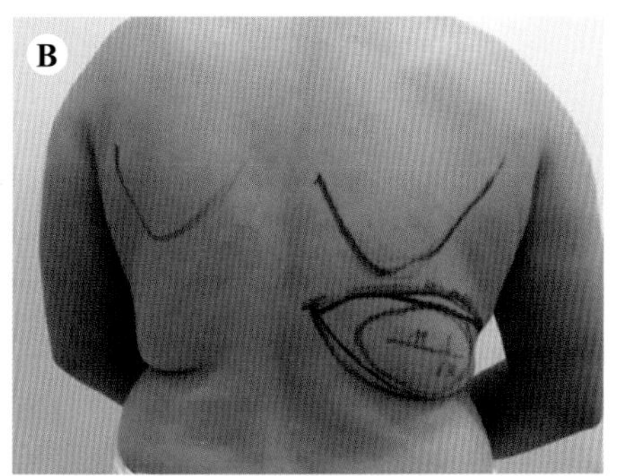

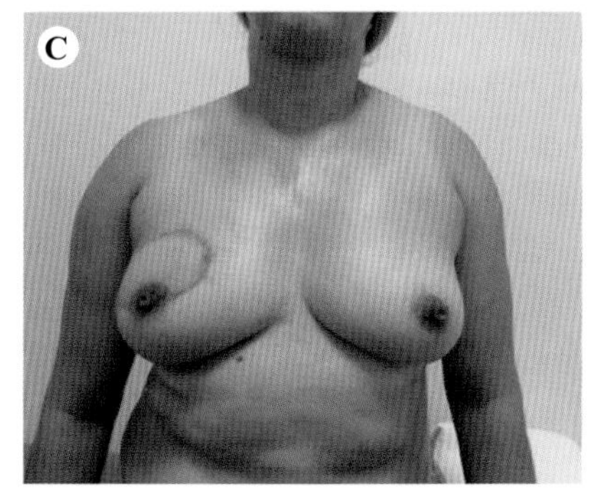

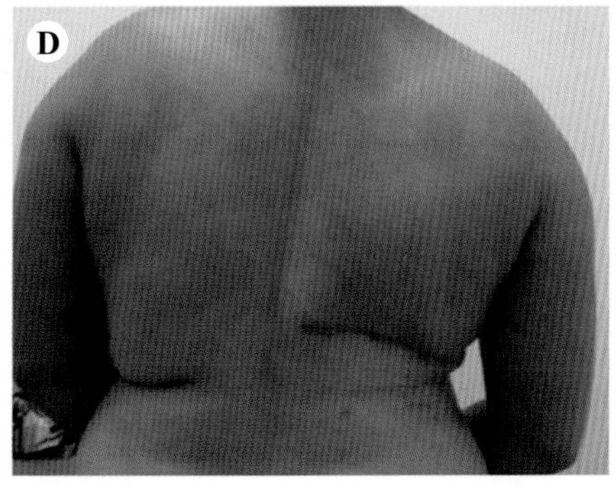

◀ 图 31–40　通过旋转背阔肌肌皮瓣矫正部分乳房切除术后缺损案例

与伴或不伴皮瓣的假体进行全乳房再造术相比，使用背阔肌肌皮瓣行乳房部分再造术对放疗的耐受性更高，且发病率较低。此外，部分再造术的外形比全乳房再造更加自然。我认为的缺点是背部的缺损和在复发时无法再利用背阔肌肌皮瓣进行全乳房再造术

放疗后的乳房应使用较少的组织动员进行矫正，如无腺体重塑的乳房上提术或仅重新定位乳头–乳晕复合体[49]。对侧乳房可以以改良的形式缩小，保持一定程度的下垂或较低的凸度，以便更好地模拟放疗后的乳房（图 31–41 和图 31–42）。

在过去十年中，游离脂肪移植经常用于矫正皮肤凹陷和局部体积缺失。尽管关于其肿瘤学安全性存在一些质疑，尤其是在原位癌的情况下，但最近的研究未证明该手术增加肿瘤复发风险[40, 50]。放疗后的乳房中可行脂肪移植，这样可以增加大小，避免假体的使用（图 31–43）。在较大的局部缺损中，矫正较为困难，有时甚至最好行乳房切除术和利用皮瓣进行全乳房再造术[49]。

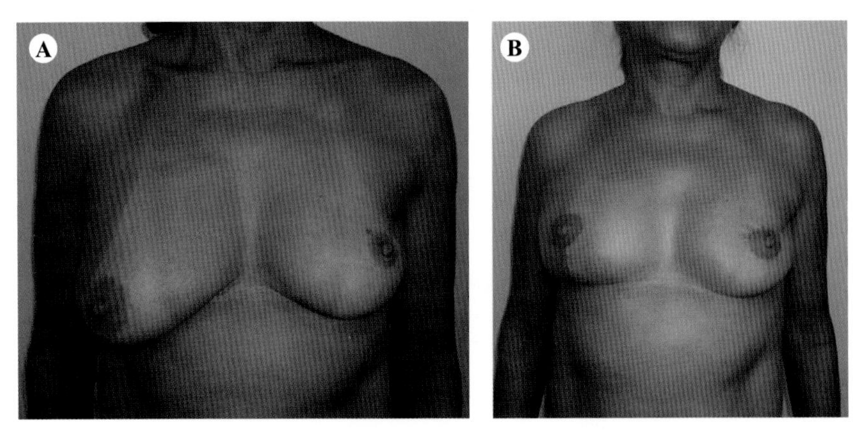

▲ 图 31-41　保乳治疗和放疗后不对称的后期矫正

由于存在并发症的风险，我们选择左侧放疗后的乳房仅行乳头位置的重新定位。右侧乳房为保持对称性进行重塑

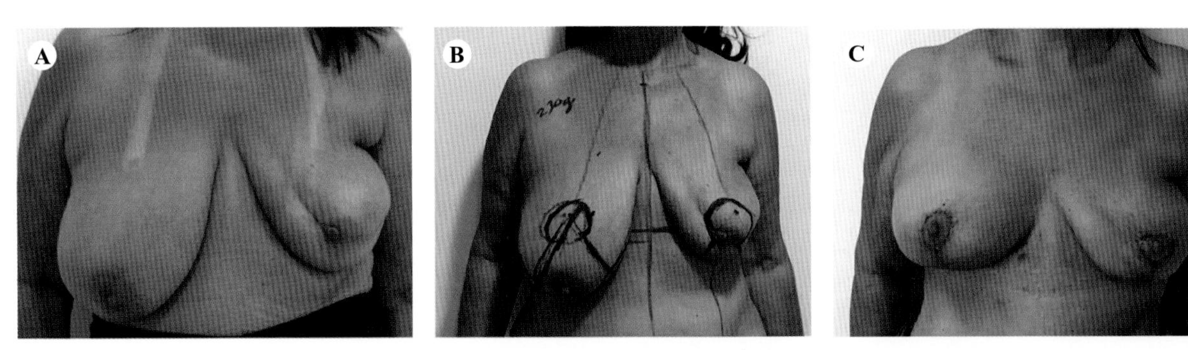

▲ 图 31-42　在行放射治疗的乳房中进行利用皮肤的乳房上提术，省去了常规的腺体重塑操作；放疗后的皮肤失去正常的弹性，可能避免大部分下垂的复发。此外，对侧乳房行改良乳房缩小术，保持一定程度的下垂，以便更好地模拟放疗后的乳房形态

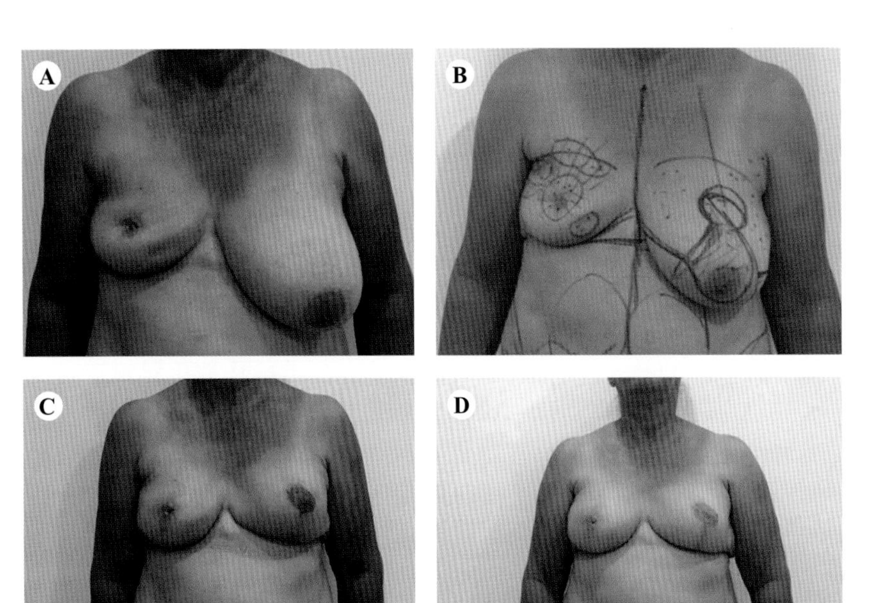

◀ 图 31-43　保乳治疗的较复杂的后遗症，体积明显减少及多部位凹陷；右侧乳房注射脂肪 **280ml**，对侧乳房行乳房缩小整形术（切除 **450g**）

A. 术前照；B. 术前设计；C. 术后 2 个月后效果；D. 术后 1 年后效果

参考文献

[1] Potter S, Brigic A, Whiting PF, Cawthorn SJ, Avery KN, Donovan JL et al (2011) Reporting clinical outcomes of breast reconstruction: a systematic review. J Natl Cancer Inst 103(1):31–46
[2] Pestana IA, Campbell DC, Bharti G, Thompson JT (2013) Factors affecting complications in radiated breast reconstruction. Ann Plast Surg 70(5):542–545
[3] Albornoz CR, Matros E, McCarthy CM, Klassen A, Cano SJ, Alderman AK et al (2014) Implant breast reconstruction and radiation: a multicenter analysis of long-term health-related quality of life and satisfaction. Ann Surg Oncol 21(7):2159–2164
[4] Hirsch EM, Seth AK, Dumanian GA, Kim JY, Mustoe TA, Galiano RD et al (2012) Outcomes of tissue expander/implant breast reconstruction in the setting of prereconstruction radiation. Plast Reconstr Surg 129(2):354–361
[5] Clough KB, Lewis JS, Couturaud B, Fitoussi A, Nos C, Falcou MC (2003) Oncoplastic techniques allow extensive resections for breastconserving therapy of breast carcinomas. Ann Surg 237(1):26–34
[6] Audretsch W, Andree C (2006) Is mastectomy still justified—and if, in which patients? Onkologie 29(6):243–245
[7] Fisher B, Anderson S, Bryant J, Margolese RG, Deutsch M, Fisher ER et al (2002) Twenty-year follow-up of a randomized trial comparing total mastectomy, lumpectomy, and lumpectomy plus irradiation for the treatment of invasive breast cancer. N Engl J Med 347(16):1233–1241
[8] Veronesi U, Cascinelli N, Mariani L, Greco M, Saccozzi R, Luini A et al (2002) Twenty-year follow-up of a randomized study comparing breast-conserving surgery with radical mastectomy for early breast cancer. N Engl J Med 347(16): 1227–1232
[9] Bleicher RJ, Ruth K, Sigurdson ER, Daly JM, Boraas M, Anderson PR et al (2016) Breast conservation versus mastectomy for patients with T3 primary tumors (>5 cm) a review of 5685 medicare patients. Cancer 122(1):42–49
[10] Silverman D, Ruth K, Sigurdson ER, Egleston BL, Goldstein LJ, Wong YN et al (2014) Skin involvement and breast cancer: are T4b lesions of all sizes created equal? J Am Coll Surg 219(3):534–544
[11] Ataseven B, Lederer B, Blohmer JU, Denkert C, Gerber B, Heil J et al (2015) Impact of multifocal or multicentric disease on surgery and locoregional, distant and overall survival of 6,134 breast cancer patients treated with neoadjuvant chemotherapy. Ann Surg Oncol 22(4):1118–1127
[12] Pilewskie M, Ho A, Orell E, Stempel M, Chen Y, Eaton A et al (2014) Effect of margin width on local recurrence in triple-negative breast cancer patients treated with breast-conserving therapy. Ann Surg Oncol 21(4):1209–1214
[13] Lowery AJ, Kell MR, Glynn RW, Kerin MJ, Sweeney KJ (2012) Locoregional recurrence after breast cancer surgery: a systematic review by receptor phenotype. Breast Cancer Res Treat 133(3):831–841
[14] Losken A, Dugal CS, Styblo TM, Carlson GW (2014) A metaanalysis comparing breast conservation therapy alone to the oncoplastic technique. Ann Plast Surg 72(2):145–149
[15] Houssami N, Macaskill P, von Minckwitz G, Marinovich ML, Mamounas E (2012) Meta-analysis of the association of breastcancer subtype and pathologic complete response to neoadjuvant chemotherapy. Eur J Cancer 48(18):3342–3354
[16] Boughey JC, Hunt KK (2015) Spotlight on neoadjuvant therapy for breast cancer. Ann Surg Oncol 22(5):1406–1407
[17] Houssami N, Macaskill P, Marinovich ML, Morrow M (2014) The association of surgical margins and local recurrence in women with early-stage invasive breast cancer treated with breast-conserving therapy: a meta-analysis. Ann Surg Oncol 21(3):717–730
[18] Morrow M, Van Zee KJ, Solin LJ, Houssami N, Chavez-MacGregor M, Harris JR et al (2016) Society of Surgical Oncology-American Society for Radiation Oncology-American Society of Clinical Oncology Consensus Guideline on margins for breast-conserving surgery with whole-breast irradiation in ductal carcinoma in situ. Pract Radiat Oncol 6(5):287–295
[19] Rietjens M, Urban CA, Rey PC, Mazzarol G, Maisonneuve P, Garusi C et al (2007) Long-term oncological results of breast conservative treatment with oncoplastic surgery. Breast 16(4):387–395
[20] De Lorenzi F, Hubner G, Rotmensz N, Bagnardi V, Loschi P, Maisonneuve P et al (2016) Oncological results of oncoplastic breast-conserving surgery: Long term follow-up of a large series at a single institution: a matched-cohort analysis. Eur J Surg Oncol 42(1):71–77
[21] Spear SL, Clemens MW, Dayan JH (2008) Considerations of previous augmentation in subsequent breast reconstruction. Aesthet Surg J 28(3):285–293
[22] Kramer S, Darsow M, Kummel S, Kimmig R, Rezai M (2008) Breast-conserving treatment of breast cancer—oncological and reconstructive aspects. Gynakol Geburtshilfliche Rundsch 48(2):56–62
[23] Rezai M, Knispel S, Kellersmann S, Lax H, Kimmig R, Kern P (2015) Systematization of oncoplastic surgery: selection of surgical techniques and patient-reported outcome in a cohort of 1,035 patients. Ann Surg Oncol 22(11): 3730–3737
[24] Petit JY, Rietjens M, Lohsiriwat V, Rey P, Garusi C, De Lorenzi F et al (2012) Update on breast reconstruction techniques and indications. World J Surg 36(7):1486–1497
[25] Santanelli F, Paolini G, Campanale A, Longo B, Amanti C (2009) Modified Wise-pattern reduction mammaplasty, a new tool for upper quadrantectomies: a preliminary report. Ann Surg Oncol 16(5):1122–1127
[26] Lanitis S, Hadjiminas DJ, Sgourakis G, Al Mufti R, Karaliotas C (2010) Modified Benelli approach for superior segmentectomy: a feasible oncoplastic approach. Plast Reconstr Surg 126(4):195e–197e
[27] Grisotti A, Calabrese C (2006) Conservative treatment of breast cancer: reconstructive issues. In: Spear SL (ed) Surgery of the breast: principles and Art. 1. Lippincott, Williams & Wilkins, Philadelphia, pp 147–178
[28] Fleetwood JR, Barrett SL, Day SV (1987) Skin flaps. The Burow advancement flap for closure of plantar defects. J Am Podiatr Med Assoc 77(5):246–249
[29] Krishnan R, Garman M, Nunez-Gussman J, Orengo I (2005) Advancement flaps: a basic theme with many variations. Dermatol Surg 31(8 Pt 2):986–994
[30] Orlando JC, Guthrie RH (1975) The superomedial dermal pedicle for nipple transposition. Br J Plast Surg 28(1):42–45
[31] Brown RH, Siy R, Khan K, Izaddoost S (2015) The

superomedial pedicle wise-pattern breast reduction: reproducible, reliable, and resilient. Semin Plast Surg 29(2): 94–101

[32] Garcia ES, Veiga DF, Sabino-Neto M, Beraldo Cardoso FN, Batista IO, Leme RM et al (2015) Sensitivity of the nipple-areola complex and sexual function following reduction mammaplasty. Aesthet Surg J 35(7):NP193–NP202

[33] Paulinelli RR, Marinho ER (2012) Double independent pedicle oncoplastic mammaplasty: a technique for breast preservation. Rev Bras Mastol 22(1):25–32

[34] Daher JC (1993) Breast island flaps. Ann Plast Surg 30(3):217–223

[35] Paulinelli RR, de Oliveira VM, Bagnoli F, Chade MC, Alves KL, Freitas-Junior R (2014) Oncoplastic mammaplasty with geometric compensation—a technique for breast conservation. J Surg Oncol 110(8):912–918

[36] Lee JW, Kim MC, Park HY, Yang JD (2014) Oncoplastic volume replacement techniques according to the excised volume and tumor location in small- to moderate-sized breasts. Gland Surg 3(1):14–21

[37] McCulley SJ, Schaverien MV, Tan VK, Macmillan RD (2015) Lateral thoracic artery perforator (LTAP) flap in partial breast reconstruction. J Plast Reconstr Aesthet Surg 68(5):686–691

[38] Zitelli JA (2008) Design aspect of the bilobed flap. Arch Facial Plast Surg 10(3):186

[39] Meadows AE, Rhatigan M, Manners RM (2005) Bilobed flap in ophthalmic plastic surgery: simple principles for flap construction. Ophthal Plast Reconstr Surg 21(6):441–444

[40] Petit JY, Maisonneuve P (2016) Lipofilling of the breast does not increase the risk of recurrence of breast cancer: a matched controlled study. Plast Reconstr Surg 137(2):385–393

[41] Biazus JV, Falcão CC, Parizotto AC, Stumpf CC, Cavalheiro JA, Schuh F et al (2015) Immediate reconstruction with autologous fat transfer following breast-conserving surgery. Breast J 21(3):268–275

[42] Coleman SR (1995) Long-term survival of fat transplants: controlled demonstrations. Aesthet Plast Surg 19(5):421–425

[43] Clough KB, Kroll SS, Audretsch W (1999) An approach to the repair of partial mastectomy defects. Plast Reconstr Surg 104(2):409–420

[44] Rainsbury RM (2002) Breast-sparing reconstruction with latissimus dorsi miniflaps. Eur J Surg Oncol 28(8):891–895

[45] Carlson GW, Page AL, Peters K, Ashinoff R, Schaefer T, Losken A (2008) Effects of radiation therapy on pedicled transverse rectus abdominis myocutaneous flap breast reconstruction. Ann Plast Surg 60(5):568–572

[46] Cordeiro PG (2012) Discussion: current status of implant-based breast reconstruction in patients receiving postmastectomy radiation therapy. Plast Reconstr Surg 130(4):525e–526e

[47] Parrett BM, Schook C, Morris D (2010) Breast reduction in the irradiated breast: evidence for the role of breast reduction at the time of lumpectomy. Breast J 16(5):498–502

[48] Rietjens M, De Lorenzi F, Veronesi P, Intra M, Venturino M, Gatti G et al (2006) Breast conservative treatment in association with implant augmentation and intraoperative radiotherapy. J Plast Reconstr Aesthet Surg 59(5):532–535

[49] Clough KB, Thomas SS, Fitoussi AD, Couturaud B, Reyal F, Falcou MC (2004) Reconstruction after conservative treatment for breast cancer: cosmetic sequelae classification revisited. Plast Reconstr Surg 114(7):1743–1753

[50] Petit JY, Rietjens M, Botteri E, Rotmensz N, Bertolini F, Curigliano G et al (2013) Evaluation of fat grafting safety in patients with intra epithelial neoplasia: a matched-cohort study. Ann Oncol 24(6):1479–1484

第32章 保乳术中带蒂皮瓣的容量替代术

Pedicled Flaps for Volume Replacement in Breast Conserving Surgery

Pankaj G.Roy　Jennifer Rusby　Richard M.Rainsbury　著
李尚善　译　刘春军　校

一、概述

保乳术中切除的乳房比例影响美观和患者的满意度[1-3]。由于以往的观点里标准的保乳手术后要求为达到切缘阴性而需要进行大量的切除，术后美学效果较差。肿瘤整形术扩大了保乳作用，使原本需要乳房切除术的患者保留乳房，可以通过用外侧胸壁穿支皮瓣进行容量替代，这样可以避免对中小乳房的女性进行全乳房切除术。

在2007年，英国有约19 500名女性因乳腺癌接受了保乳手术[4]，因此术后美容效果对许多女性来说非常重要。此外，随着乳腺癌患者生存率的提高[5]，术后长期效果与更长时间内更多患者相关。最后，由于患者意识到不需要在乳腺癌的治疗后看起来有残缺，患者的期待值增高，且好的美学效果显著改善了生活质量[6, 7]。近期的数据提示保乳手术与乳房切除术的生存率相当，这些信息对于指导被诊断为乳腺癌的女性做出决策有至关重要的作用（该数据在2015年圣安东尼奥乳腺癌研讨会上发表）。

保留乳房的肿瘤整形术可分为容量移位术和容量替代术。第27～34章介绍了乳腺癌肿物切除术后各种容量移位技术。全乳房切除术后容量替代（如乳房再造术）可通过假体植入，带蒂皮瓣或游离皮瓣单独使用或联合使用来实现。自体组织是乳房部分再造的首选方法。术后肿瘤监测的问题和放疗的需要阻碍了假体植入乳房部分再造术的使用，其效果通常较差[8]。假体的进一步讨论不在本章范围之内。乳房下极的缺损可通过局部皮瓣（如腹部脂肪筋膜瓣）[9, 10]或胸腹穿支皮瓣[11-13]。乳房外侧半的缺损可以用包含肋间动脉外侧穿支、胸外侧动脉穿支和胸背动脉穿支的胸壁外侧穿支皮瓣进行再造[14-18]，本章下面会介绍优点，这些方法目前越来越受欢迎。尽管一些小病例系列的乳腺部分切除术后游离皮瓣容量替代术已经发表[21, 22]，用于部分乳房再造术后容量替代的远端皮瓣（背阔肌、网膜）[19, 20]主要是带蒂皮瓣。它们有更好的适应性，可用于对任何乳房象限中的缺损进行再造术。

本章重点介绍使用带蒂皮瓣进行容量替代技术。供区的选择包括源于背阔肌小皮瓣（latissimus dorsi miniflap，LDm）、前侧 / 外侧胸壁和背部的皮肤，以及皮下组织的穿支皮瓣，如肋间动脉穿支（LICAP）皮瓣、胸背动脉穿支（TDAP）皮瓣，以及胸腹皮瓣（SEAP）。带蒂网膜瓣和LDm可用于再造下内侧缺损。腹壁上动脉穿支皮瓣导致供区部位明显瘢痕，之前提出过可用于补救的情况（复发性乳腺癌或 DIEP 皮瓣坏死后）。然而，根据作者的个人经验，可以将该技术用于可接受瘢痕的患者，以避免乳房切除术（图 32-1）。

Tansini 于 1897 年首次描述了与再造相关的背阔肌解剖，他使用原始的背阔肌肌皮瓣再造根治性乳房切除术的缺损。自 20 世纪 80 年代以来，这种可靠的皮瓣一直是乳房再造的主力军，对很多患者而言，该技术相对于仅采用假体的技术具有明显的优势。背阔肌与 1985 年首次用于再造象限切除术后较难看的缺损[24]。Noguchi 在 1990 年首次描述了在保乳手术后即刻使用背阔肌进行容量替代[25]。1994 年，Rainsbury 将背阔肌进行重新设计并引入英国，用于较大的切除后缺损的即刻再造[26, 27]。随着游离穿支皮瓣用于全乳房再造的经验不断增加，以及背阔肌转移的公认的损伤，在部分乳房切除术后考虑使用带蒂穿支皮瓣成为自然的扩展。

利用外侧胸壁皮瓣进行乳房再造的历史可以追溯到 1986 年。Holmstrom 和 Lossing 等描述了外侧胸背皮瓣，这是一种随机局部筋膜皮瓣，可用于辅助乳腺癌乳腺切除术后假体置入乳房再造术[28]。LTD 皮瓣是一种随机皮瓣，基底较宽附着于内侧，肋间血管外侧穿支不会在皮瓣的掀起过程中解剖出来。LTD 皮瓣还被用于因外上象限肿物进行保乳术后行部分乳房再造术的患者中（Munhoz，2006 年）。在 Munhoz 等的文章中，该皮瓣被用于无下垂的乳房较小或适中的患者中，并发症包括部分皮瓣坏死（9%）、供区伤口裂开（9%）和血清肿（15%）。患者满意度较高，且美容效果良好（90%）。

1995 年，Angrigiani 等对无肌肉的背阔肌肌皮瓣进行 40 具尸体解剖和 5 例临床案例的可行性研究[29]。该皮瓣已经被用作游离皮瓣，用于修复多种缺损（上肢和下肢，颈部等）。然而，直到 2004 年，Hamdi 等才发表了一系列用于再造部分乳房切除术缺损的肌肉保留皮瓣[30, 31]，并推广了带蒂穿支皮瓣，如 LICAP 皮瓣和 TDAP 皮

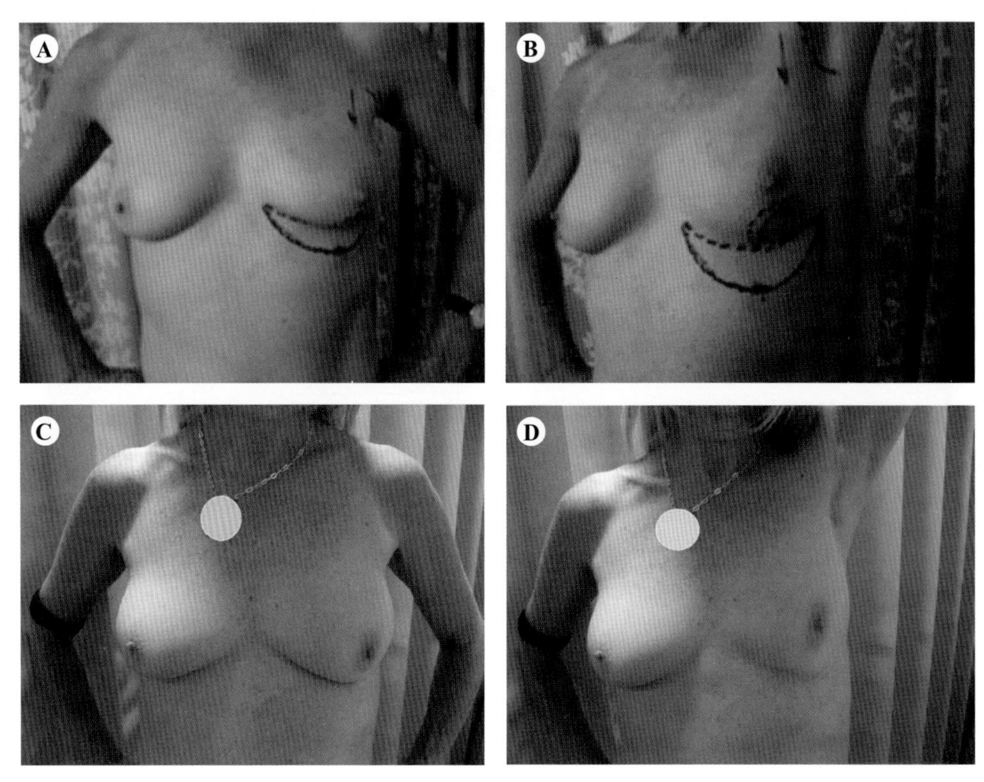

▲ **图 32-1　胸腹皮瓣（SEAP）**

A. 55 岁老年女性患有 20mm 乳腺癌，位于小 B 罩杯左乳的中下象限；B. 术前标记胸腹皮瓣和潜在缺损的大小（抬高上臂后）；C. 左侧乳房放疗 4 年后的形态和对称性；D. 手臂抬高后的瘢痕外观变淡（治疗 4 年后）

瓣[14, 15]。这些皮瓣扩大了保乳手术的适应证，手术相关并发症少，恢复快及美学效果好，因此在近几年逐渐受到青睐。

腹壁上皮瓣可用于再造乳房内象限中的缺损，可以通过隧道转移至内上象限，这也在美学效果方面构成较大的挑战，这种皮瓣的缺点是瘢痕的延伸，但仔细的设计可以将瘢痕藏到乳房下皱襞，因此对患者来说问题不大（图 32–1）。

二、穿支皮瓣的解剖

（一）TDAP 皮瓣

TDAP 皮瓣主要由胸背动脉降支的近端穿支供血。文献中通过尸体解剖描述了胸外侧皮瓣的血管解剖[31–36]，并证实了穿支的存在。直径＞ 0.5mm 且具有间断搏动被认为可以可靠地灌注皮瓣[32]。大多数研究报道背阔肌中至少有 3 支穿支，最恒定的穿支位于腋后皱襞下方 8～10cm 处的肌肉外侧边界 2～3cm，第 2 个穿支穿出点在第 1 个穿支穿出点远端 2～4cm 处。在尸体研究中，有 55%～60% 病例发现有直接向肌肉的外侧边界穿出的穿支血管。虽然这些使蒂的分离更加容易，但由于其不稳定的走形、直径和静脉口径，因此不被选为首选[37]。

保留肌肉的背阔肌肌皮瓣是 TDAP 皮瓣的另一种选择，其中在穿支前的一小块肌肉贴附在皮瓣上，而其余的肌肉则保持完整，并将神经从皮瓣中分离、并保留。因为有较高的撕脱风险[38]，这种方法在穿支直径＜ 0.5mm 时推荐使用。这种方法避免从肌肉中分离穿支，所以手术更加安全和容易[39]。

（二）外侧胸壁穿支皮瓣

这些穿支皮瓣基于肋间后血管外侧皮支（LICAP），因为它们穿过肋骨的肋沟，所以被认为是可作为游离或岛状皮瓣的穿支皮瓣[40]，此后主要用于部分乳房再造手术[31]，用于修复癌症切除术后的外侧缺损[31]及大量体重减轻后的利用自体组织的隆乳术[41–43]。在一项尸体解剖研究中，Hamdi 等[31]发现 92% 的患者中有多支肋间血管穿支，并有一根优势血管，它们平均距背阔肌前缘 3.5cm。

肋间后动脉穿过肋沟是分出几根肌皮穿支供应相应的肌肉和皮肤，也分出外侧皮支（出现在肋沟的远端）。外侧分支的直径约为 1mm，而主干的直径为 1.5mm，并伴有静脉和神经。外侧皮神经主要是感觉神经，伴有 10% 的运动纤维。外侧皮支束穿过肌肉，并从前锯肌起点下方穿出，直到皮肤和皮下组织深部[44]。这些神经束在前锯肌筋膜浅层走形一小段距离之后分为小的后支和大的前支。肋间外侧动脉穿支相对恒定（尸体解剖显示约 90%），通常位于第 5～8 肋间。这些位于腋前线和腋后线，平均距背阔肌的前缘 2.5～3.5cm[38]。

Hamdi 等在尸体解剖中发现 21% 的外侧穿支的前支与胸背动脉前锯肌支有血管连接，有助于获取更长蒂的皮瓣，同时保留胸背血管 [前锯肌动脉穿支（serratus anterior artery perforator，SAAP）皮瓣]。其他的皮瓣供血血管包括来源于胸外侧动脉（腋动脉的第 2 段分支）的皮穿支，然而，有 25% 的病例中胸外侧动脉发生变异或缺如[33, 45, 46]。这些血管可形成额外或单独对胸外侧皮瓣（LTAP 皮瓣）进行供血，所以在解剖穿支时应注意。胸外侧动脉（LTA）可以沿胸大肌外侧进行分离，垂直向下垂直于皮瓣的方向走形[17]。

（三）腹壁上动脉皮瓣（胸腹皮瓣）

腹壁上动脉（superior epigastric artery，SEA）是乳内动脉的终末支（肌膈动脉为另一分支），在第 6 肋软骨附近穿出。然后沿着腹直肌下降，并在剑突下穿出肌肉和筋膜至皮肤[47]。基于 CT 扫描的研究表明，主要的穿支位于距中线水平方向 1.5～6.5cm 处、剑突垂直向下方 3～16cm[13, 23]。近期报道的尸体研究也得出类似的结果[48]。在部分乳房再造中，这些穿支皮瓣水平放置，瘢痕会在乳房下皱襞处形成。皮瓣的设计可以沿着乳房的下半部进行，长度可以达到 15～20cm，跟患者的解剖结构相关。SEA 皮瓣通过旋转可以转移至内上象限，因此可以再造内上象限的缺损，前提是乳房下部能获取多余的脂肪。

三、适应证、患者及皮瓣选择

乳房大且下垂的患者可能会接受甚至会喜欢肿瘤切除术后乳房体积的缩小，并且可以通过容量移位技术和对侧的对称性手术较好地矫正局部缺损，但如果患者希望避免进行对侧手术或者乳房小且无下垂，容量替代技术是更适合的选择。希望避免局部缺损和整体乳房减小的患者更适合使用容量替代手术。通过这种方法，而不是全乳房切除和即刻乳房再造术，患者更容易保留乳房的正常形状、运动和感觉[49]，但必须接受辅助放疗。

背阔肌肌皮瓣因皮瓣量较为充足，且活动度大，可用于填充乳房外侧缺损，也可用于填充乳房中央、内侧或下极。为了充分利用皮瓣再造任何部位的广泛缺损，必须将皮瓣向下方分离至肋骨缘，向后方分离至肩胛骨上方，并将所有周围的连接彻底松解（见下文）。虽然TDAP皮瓣被用于替代任何象限的缺损，穿支皮瓣的范围往往较小[38]。ICAP皮瓣最适合于乳房的外侧，但如果蒂长度能达到3～5cm，可以进行180°旋转，而穿支不受扭曲，这时可以修复上极缺损[14, 30]。

所需要的组织体积也影响皮瓣的选择。Hamdi等[30]指出，如果需要用肌肉来增加体积，则使用保留肌肉的LD Ⅲ型（即大部分肌肉都包含在皮瓣中）。大多数的穿支皮瓣均未提供肿瘤手术的详细信息，但LDm（相当于MS-LD Ⅲ型）的标本重量中位数为207g[19]，而两个不同系列的LICAP皮瓣分别为164g和96g[15, 18]。

尽管保乳后防止乳房形态的破坏非常重要，但总会有一群患者在治疗中出现不理想的状况，他们需要在延期治疗中矫正缺损[50]。在这种情况下，容量替代的部分乳房再造术成为治疗的主要方式。患者必须被告知所有可用的选择即完成乳房切除术和即刻全乳房再造术，并进行详细的咨询，以使他们能够在可行的结果范围内做出明智的选择。

四、技术：基本原则

无论是由单个肿瘤整形团队或分开的肿瘤外科和整形外科团队进行乳房部分容量替代，都必须仔细地计划手术，尤其是肿瘤切除和皮瓣设计。如果涉及两个团队，术前紧密合作至关重要。

（一）术前设计和患者的体位

肿瘤手术设计包括仔细的临床和放射学评估肿瘤大小、位置及单发病灶还是多发病灶。肿瘤应标记在乳房上，并在需要时标记“进入通道”（图32–2），对于更加广泛，不易触及的多灶性病变，立体摆放的托金属丝有助于更加精确地引导肿瘤的切除。对于任何预期会获取背阔肌的情况，应标出背阔肌的边界。对于LICAP皮瓣和TDAP皮瓣，通过挤捏试验可以评估在不会导致缝合后皮肤张力过大的前提下可用的皮肤和皮下组织量（垂直于皮瓣的长轴约12cm[14]）。当用于部分乳房再造时，皮瓣通常水平对齐。这样可以将其放置在松弛的皮肤张力线中，并将供区瘢痕

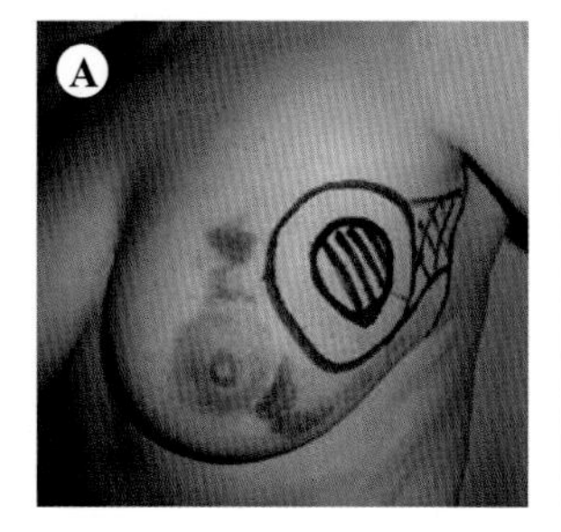

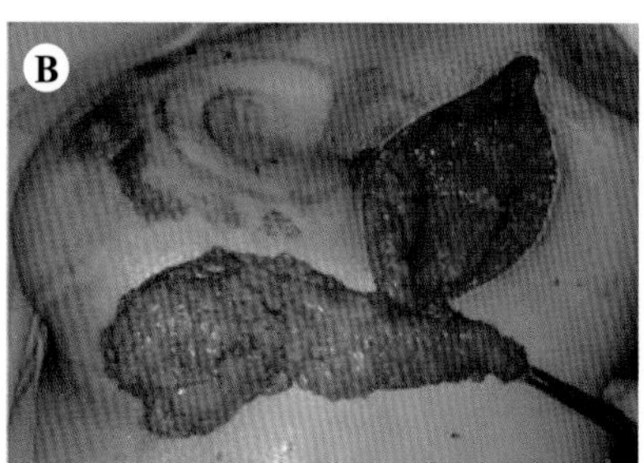

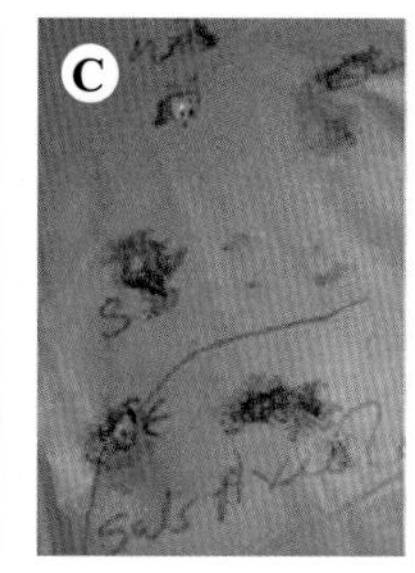

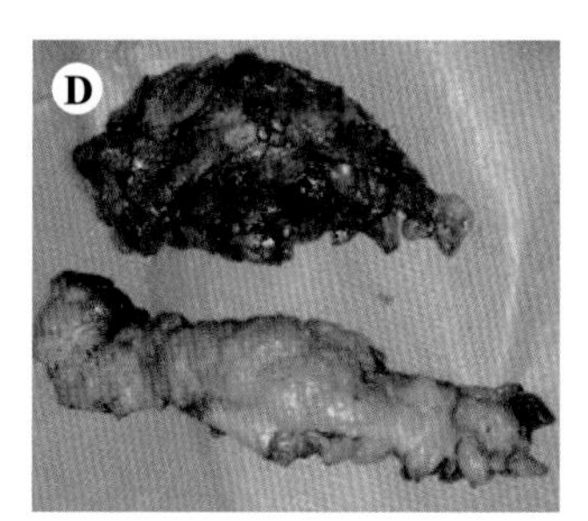

▲ 图32–2　肿瘤的切除

A. 术前乳房设计；B. 220g标本附着在“通道”组织上，显示了由此产生的切除缺损和外侧切口；C. 术中活检组织被送至术中冰冻切片；D. 用亚甲蓝染色再次切除的标本，以识别与腔隙相邻的表面

隐藏在胸罩中。如果患者可以在侧卧位的情况下安全切除肿瘤，这种方法对于获取 LDm 和胸外侧穿支皮瓣都是可行的。肩部应该外展 90°，肘部弯曲 90°。除了提供良好的通道外，这还使穿支走形更加垂直于皮肤，因此多普勒信号更加离散。必须注意避免肩部过度外展或过度伸展，因为这可能导致臂丛神经病变。

（二）切口和皮瓣的获取

切口取决于皮瓣是即刻放置还是延期放置，以及计划使用哪种皮瓣（LDm 或穿支皮瓣）。在延期放置的情况下，重新打开乳房之前的皮肤切口会发现皮肤量不足。伤口可能会裂开，提示需要皮肤置换以使剩余的乳房组织恢复到术前的位置。即使在保乳手术中未切除任何皮肤，情况也可能如此，尽管是由于瘢痕和放疗造成的“显著”的皮肤缺损而不是真正的缺损，但仍需要矫正以提高手术效果。

当在容量替代前即刻切除肿瘤时，肿瘤上方和周围的皮肤可在肿瘤整形平面中被动员。将乳房从胸大肌上分离，切除肿瘤时要留有足够的切缘，并与外侧组织一并切除，以形成所需的进入通道。可根据当地的多学科方法指南或术中担心切缘问题时进行术中活检。这些可以送去进行冰冻切片检查，并进行全腔隙再次切除，最大限度地增加切缘阴性的可能性（图 32–2）[19]。尽管这不是英国的常规做法，但在许多欧洲国家还是很普遍。冰冻切片是劳动密集型的，需要专门的病理学家和技术人员，有时会有假阴性结果。或者，可以在切除肿瘤后 2～3 周且有最终的组织病理学结果时进行“延期 – 即刻”（两阶段方法）再造术 [51]。这在新辅助化疗或切除小叶癌时，冷冻切片结果难以确诊时更加有用。如果保乳手术是边缘选择，并且术前存在明显的担忧时，即如果组织病理学阳性时患者可能需要进行全乳房切除术，这也是一种明智的选择 [18]。如果患者适合进行自体背阔肌再造术（如果需要进行乳房切除术），也可以考虑采用两阶段方案，外侧胸壁穿支皮瓣可能会干扰此选项。

对于需要清除腋窝淋巴结的患者，可以先在仰卧位进行腋窝手术，然后改变侧卧位进行皮瓣剥离和插入。这可能需要对腋窝手术作单独的切口，因为皮瓣标记通常比腋窝手术的常规切口低约 2.54cm（1 英寸）。LDm 再造过程中常规使用的另一种选择是在患者侧卧位进行腋窝手术，该技术需要定向培训。后一种方法的优点是瘢痕较少，因为整个手术包括肿瘤切除，腋窝切除，皮瓣获取和再造均通过单一外侧切口进行。仔细考虑肿瘤的安全性（以确保完全切除），并在术前对方法进行规划使其适合其患者案例非常重要。

五、特殊皮瓣

（一）背阔肌迷你瓣

即刻行 LDm 最好通过腋前线既不显眼又美观的“长 S”切口进行，可进入乳房并切除肿瘤，并获取背阔肌肌皮瓣 [52]。背阔肌肌皮瓣在深筋膜深面获取，保留皮下脂肪，但在肌肉表面留下一层脂肪，这有助于皮瓣的体积增大（图 32–3）。分离背阔肌与大圆肌的筋膜连接、前锯肌分支血管以及背阔肌肌腱能将皮瓣完全转移至切除的缺损区域中（图 32–4）。这在再造乳房内侧或下极等远端缺损时尤为重要。最后，在皮瓣重塑及缝合至缺损区域前，需要将肌腱固定在胸大肌上，以防止皮瓣无意中的扭转（图 32–5）。获取皮瓣时，考虑到后期肌肉的萎缩，最好高估所需的体积。因此，在手术结束时，再造乳房的体积应大于对侧乳房。如果做到了这些关键步骤，可以预期获得良好的美容效果（图 32–6）。

LDm 可以从不带皮岛的肌筋膜瓣或带有小皮岛的肌皮瓣处获取。肌筋膜瓣通常用于上极缺损，而肌皮瓣通常用于转移更多的体积或皮肤用来再造乳头 – 乳晕复合体或再造下极。然后，取决于是否需要皮肤来代替皮肤缺损、是否需要去表皮的皮岛来增加体积，可以对皮岛进行部分或全部去表皮。如果皮瓣完全在皮下，则不能用多普勒进行监测。

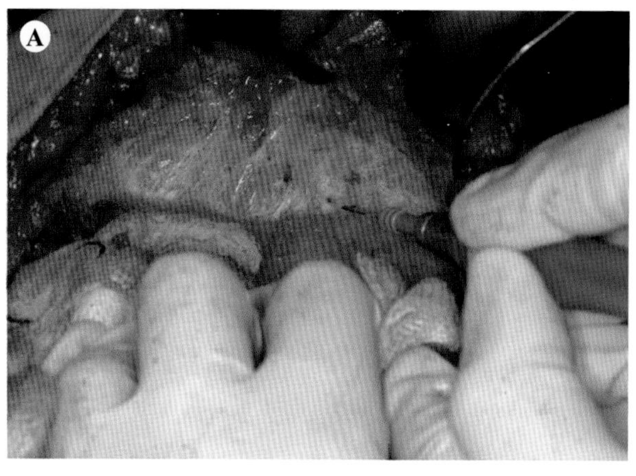

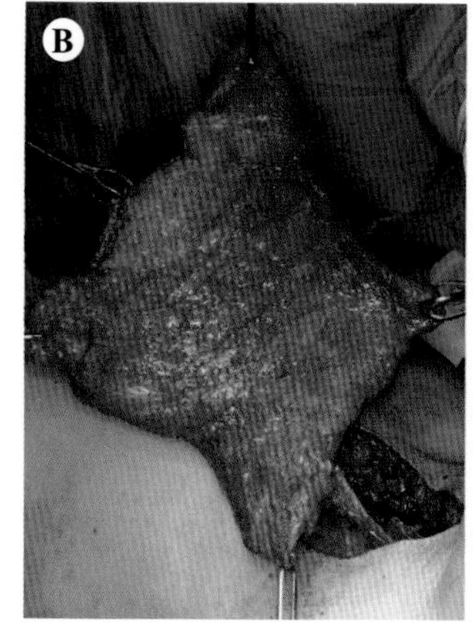

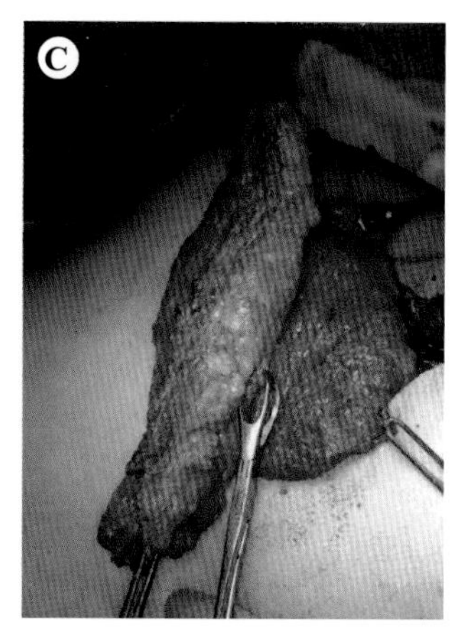

▲ 图 32-3 获取背阔肌小皮瓣

A. 在 Scarpa 筋膜（深筋膜）的下平面分离皮瓣浅层；B. 由于在该平面上分离，获取到皮瓣表面上的一层脂肪；C. 皮瓣远端的分离，显示了在该水平上浅层脂肪层较皮瓣本身更厚

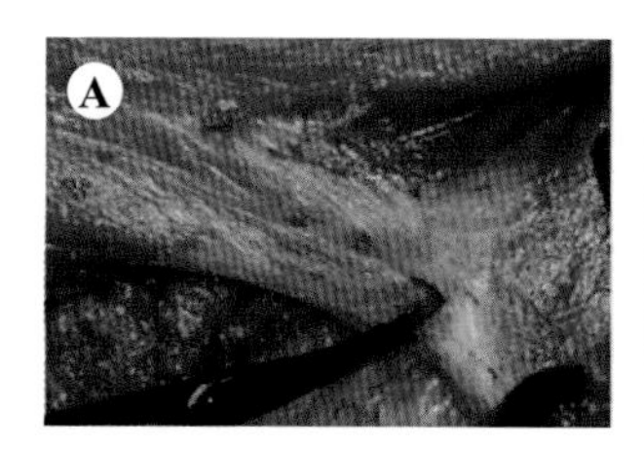

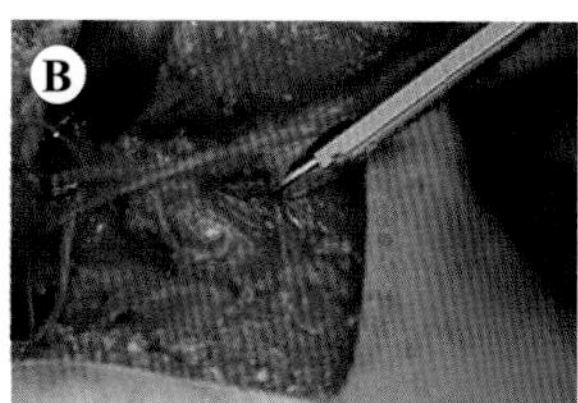

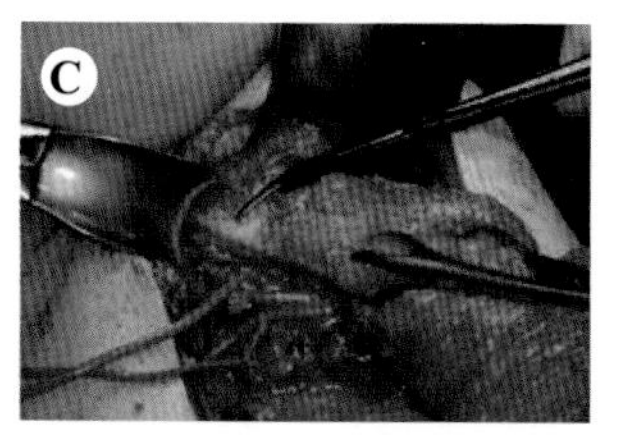

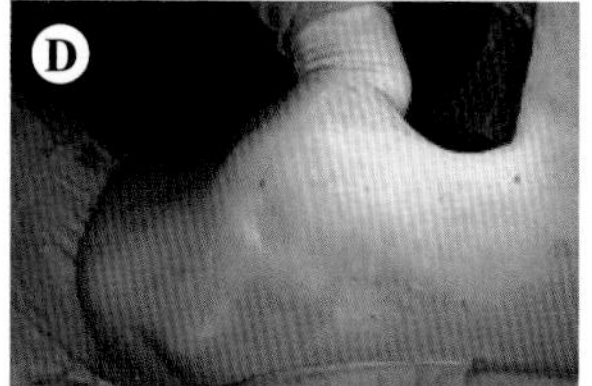

▲ 图 32-4 分离所有背阔肌小皮瓣附着处，并导致的供区缺损

A. 向头侧方向分离背阔肌（左上）和大圆肌（右下）的筋膜，胸背血管在这筋膜正下方走行；B. 分离血管时结扎前锯肌分支；C. 在分离背阔肌肌腱时用橡皮条保护肩胛下血管；D. 助手的手大致描述背阔肌肌皮瓣获取后供区缺损

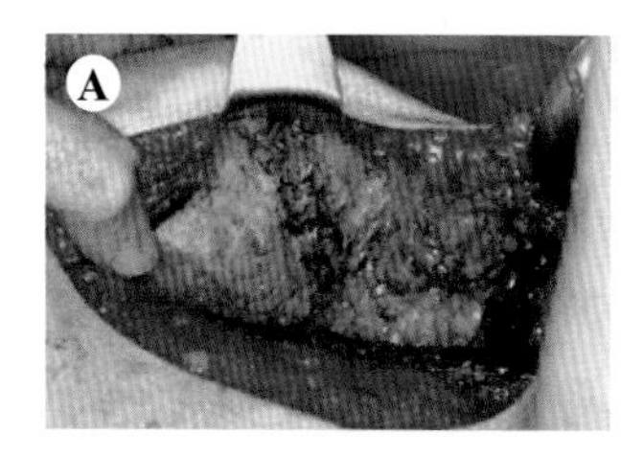

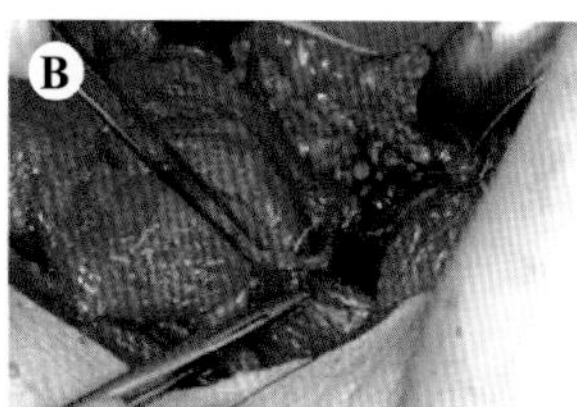

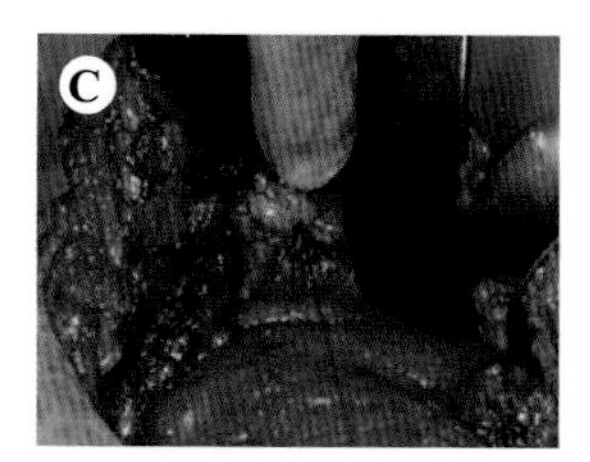

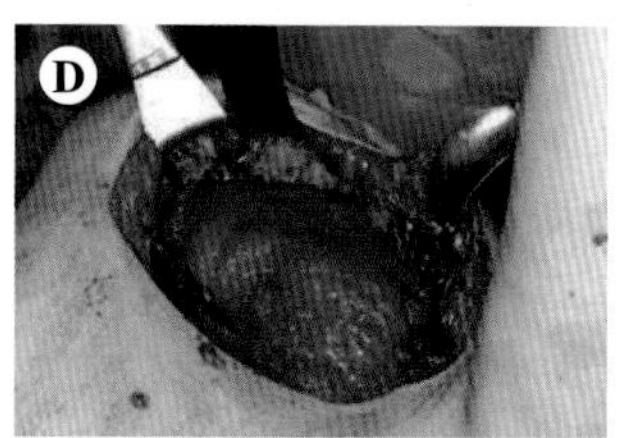

▲ 图 32-5 再造切除后缺损

A. 切除后缺损的侧位图；B. 将背阔肌小皮瓣的肌腱缝合至胸大肌的外侧缘；C. 将皮瓣的远端折叠边缘缝合至内侧腔壁上；D. 缝合到缺损处后的形态

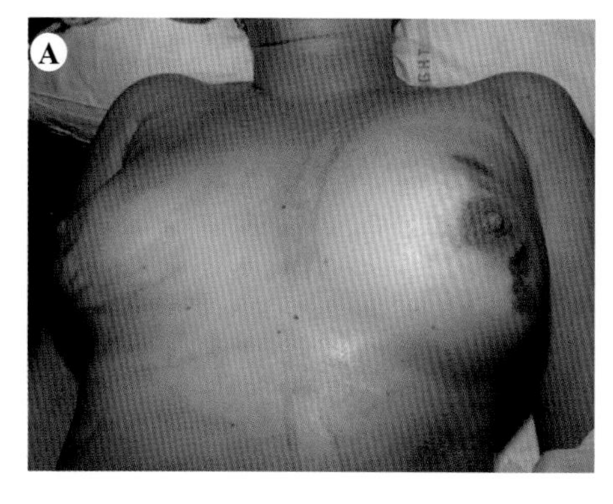

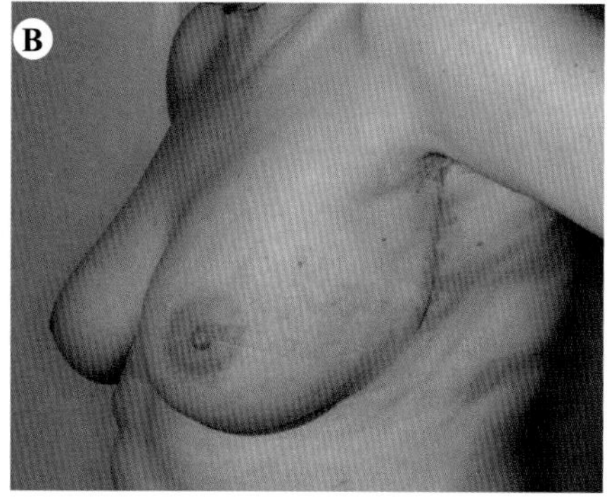

◀ 图 32-6 术后照

A. 拔管前的形态，考虑到后期的体积损失，置换的体积较大；B. 6 周后形态，显示出短的“长 S”外侧瘢痕和自然的乳房形状

（二）穿支皮瓣

设计皮瓣时，必须在术前评估穿支血管。单向（8Hz）手持多普勒评估通常足以确定合适的穿支血管，并应在术前进行以确保所设计的皮瓣包括穿支的体表定位（图 32–7B 和图 32–8B）。在疑难病例上可以使用双工超声，也可以使用多层螺旋 CT[30, 32, 53]。

1. 胸外侧穿支皮瓣设计

(1) LICAP 皮瓣和 LTAP 皮瓣（图 32–7 和图 32–8）：这些皮瓣是在外侧胸壁根据缺损处所需的组织，用不同张力夹捏背部周围多余的脂肪而设计的。皮瓣的方向平行于皮肤张力线，尖端向后弯曲，平行于下面的肋骨，并遵循血管体区描述[54]。在前部，可以根据乳癌切除术所需的切口来设计皮瓣，通常是一条沿着乳房下皱襞外侧到乳房外侧的曲线，并包含最佳的穿支血管。穿支血管最好在术前患者躺下以模拟术中位置时用手持式多普勒标记。LICAP 皮瓣在第 4～8 肋间隙中距 LD 前缘平均 3.5cm，最有可能在第 6～7 肋间隙中出现[31]。手术以侧卧位进行，上臂外展 90° 放置在沟板上（图 32–9）。

通过切口的前部进行乳房切除，注意不要损伤穿支血管。解剖所有之前标记的穿支血管，并在找到主要的搏动性穿支之前保留所有穿支（图 32–7D 和图 32–8D）。剥离是从前向后进行的，因为在没有找到合适的外侧穿支皮瓣的情况下，保留了 TDAP 皮瓣或 LD 皮瓣的可行性。解剖出穿支血管后，将皮瓣的其余部分分离，形成皮岛和去表皮（图 32–7C 和图 32–8C），然后通过将皮瓣翻转或旋转到乳房缺损处（图 32–8E）。如果蒂足够长，皮瓣可旋转 180°[15, 31]。如果穿支血管在皮瓣较偏的位置，这种旋转能达到更远的距离，LTAP 皮瓣血管通常会发生这种情况，因为这些血管通常足够长，可以使皮瓣更好地向上转移，从而在插入皮瓣时具有更大的灵活性[17, 18]。

皮瓣通常较为舒适地位于缺损处，不需要用缝线固定即可将其固定到位。供区分为两层缝合，期望患者在短期内恢复正常的肩部活动，且不会造成长期损伤。

(2) TDAP 皮瓣：在站立位设计皮瓣，上臂外展，双手叉腰。患者被要求主动收缩背部肌肉，这时背阔肌的前外侧边界在皮肤下清晰可见一条线。胸背动脉降支近端穿支在降支线上距腋窝 8cm 和距背阔肌前缘 5cm 以内的位置穿出肌肉（图 32–10）[55]。穿支的穿出点必须包含在皮瓣的设计中，皮肤标记类似于 LICAP 皮瓣[56]。

穿支的具体位置很难在术前预测，因此根据解剖标志使用手持式多普勒（8MHz）来标记穿支的潜在位置非常有用。虽然可能很难将穿支信号与深部胸背主干血管蒂进行区分，但可以在腋后线下 8cm，距背阔肌的游离前缘 2～3cm 寻找穿支[38]。为了解决这个问题，有人建议进行穿支压缩试验，即如果该信号来自穿支，则在探头上施加压力会减弱信号，因为与主干相比，穿支更易塌陷[57]。其他形式的成像，如双工超声和 CT 扫描，可用于疑难病例中[53]。

在深筋膜上或下平面分离胸背动脉穿支皮瓣，并通过肌肉分离胸背动脉，直至达到所需的血管蒂长度为止[30, 38]。胸背动脉降支、穿支比横支更为可取，但不稳定的穿支大小，数量和位置使分离更为艰难和乏味[38, 55, 58]。如果穿支直径＜ 0.5mm，则皮瓣有坏死风险，因此建议转为保留肌肉的背阔肌肌皮瓣。将皮瓣穿过肌肉并放置到缺损处，以使前缘位于内侧或旋转至下方。

2. 腹壁上动脉穿支（SEAP）皮瓣和胸腹（TE）皮瓣

这些皮瓣沿乳房的下方设计。可以通过夹捏乳房下皱襞下方脂肪来判断是否合适，并可用手持式多普勒仪绘制穿支位置[48]。这些皮瓣可用于填补乳房内下象限的肿物切除术后缺损。可以在绘制穿支的同时预估皮瓣所能达到的距离。大多数皮瓣可以形成岛状瓣，且弧形旋转可以实现良好的伸展度和灵活性[13]。内上象限中的缺损需要皮瓣通过隧道。因此，皮瓣不能太宽以避免体积过大，否则可能会影响美学效果。这种方法的缺点是广泛的瘢痕和乳房下皱襞（IMF）的破坏。如果皮瓣的设计不太宽，大部分瘢痕可藏在乳房下皱襞，但有时可能会需要设计宽的皮瓣，导致乳房下方可见瘢痕。

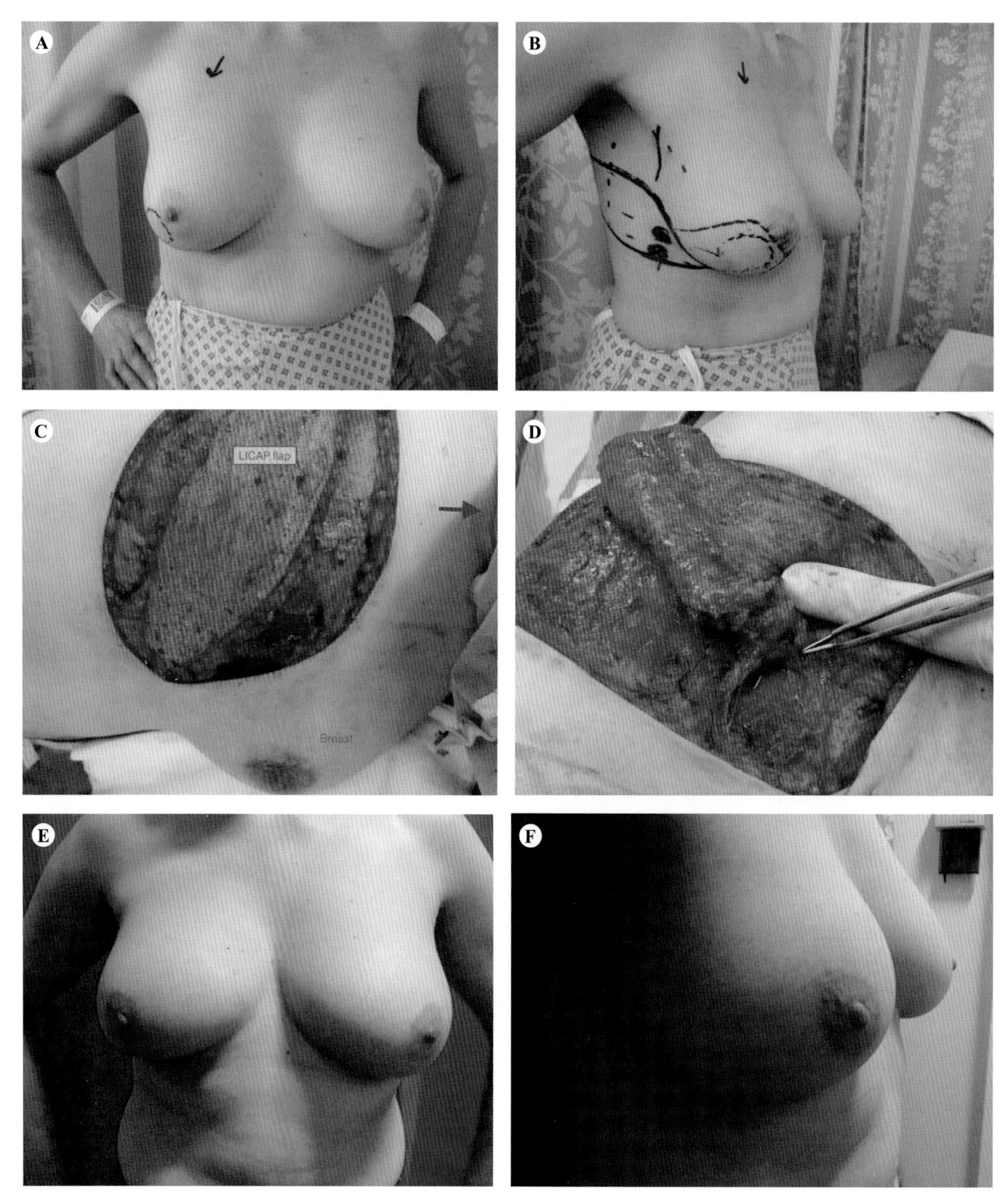

▲ 图 32-7 **LICAP 皮瓣再造**

A. 47 岁，右乳外下象限有 40mm 乳腺癌（术前）；B. LICAP 皮瓣的术前设计；C. 术中照片显示皮瓣已分离（箭指向头侧，患者处于侧卧位）；D. 术中显示 LICAP 皮瓣穿支；E. 放疗 2 年后的表现，患者在手术后行化疗；F. 手术和放疗后 2 年的外侧胸壁瘢痕

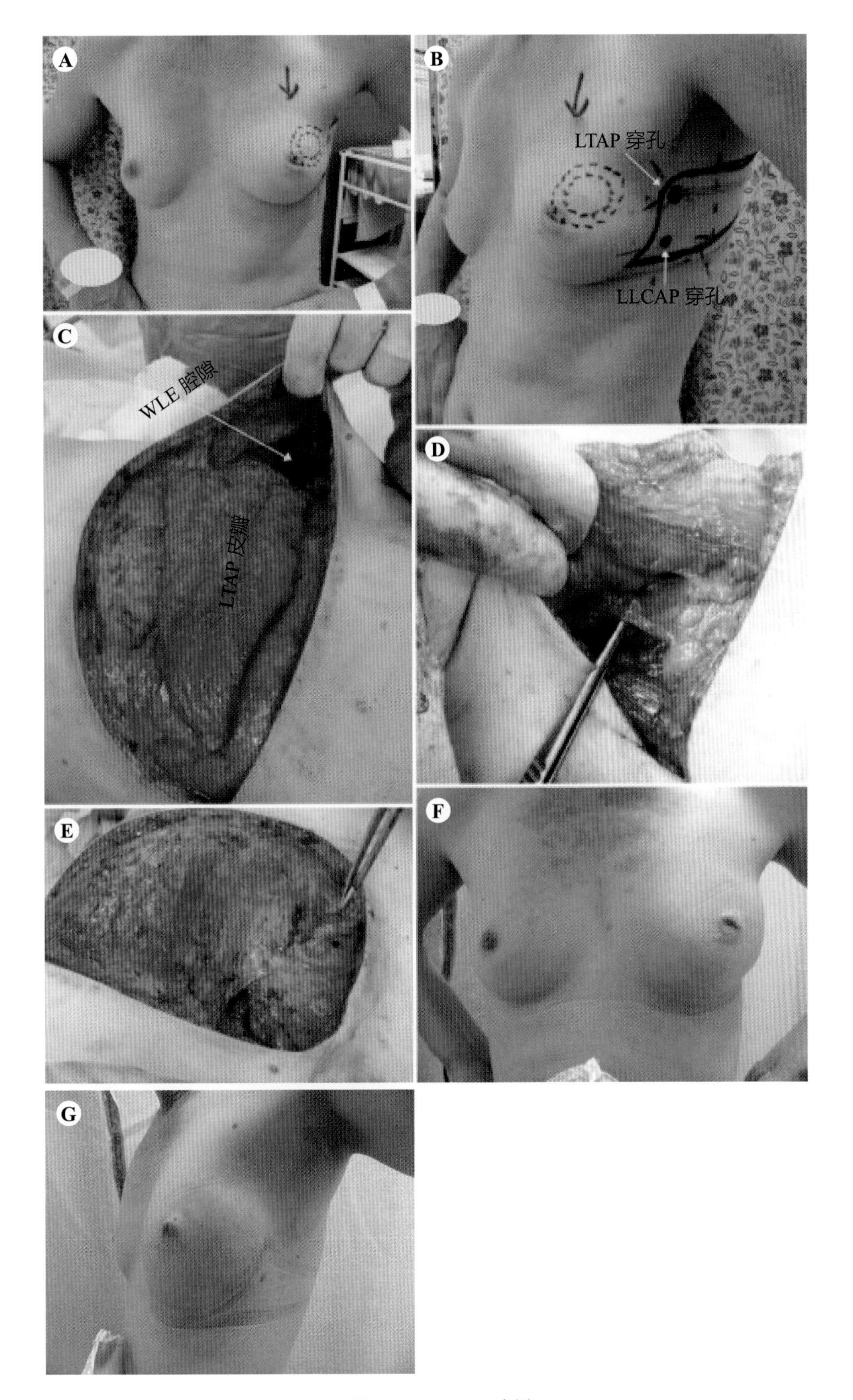

▲ 图 32-8　**LTAP 皮瓣**

A. 41 岁女性患者，在小“A 罩杯”乳房外上象限有 20mm 乳腺癌；B. 术前标记胸外侧穿支皮瓣，X 标记表示术前使用手持式多普勒标记的穿支位置，阴影线表示背阔肌外侧缘的体表标记；C. 术中照片描述了宽的局部切除腔隙和分离的 LTAP 皮瓣（患者侧卧位，头部在右侧）；D. 术中照聚焦在胸外侧血管上，从腋下向下走行至皮瓣（患者侧卧位，头部在左侧）；E. 皮瓣折叠并翻转到缺损处（患者侧卧位，头部在左侧）；F. 左侧乳房放疗 1 年后的外观和对称性；G. 1 年后的瘢痕形态

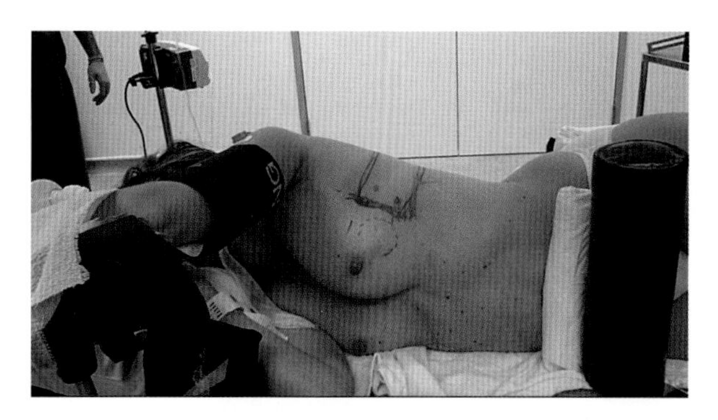

▲ 图 32-9　术中患者体位

在这种体位中可以完成所有的步骤包括广泛的局部切除，前哨淋巴结活检和皮瓣分离

皮瓣从中线沿 IMF 向外延伸设计（图 32-1）。可以根据最明显的穿支血管位置调整切口，建议将形成岛状瓣来防止由于中线剑突附近的皮瓣束缚导致的隆起。

尽管大多数沿着乳房下方（在胸腹区）设计的皮瓣均基于 SEA 穿支，但这种皮瓣设计也可基于胸外侧壁穿支血管（根据临床的适用性）或随机推进皮瓣来填充下中线的缺损 [10]。

六、结果

有关容量替代的文献主要包括单一机构系列，即 3 级证据。缺乏客观结果的报道，比较性研究少，且可能存在发表偏倚。除了 Hamdi、Rainsbury 和 Munhoz 等公认的专家外，目前还不清楚容量替代技术是否正在被外科医生广泛使用。那些效果不好的人也不太可能报道他们的结果。

（一）肿瘤学结果

尽管关于肿瘤整形手术的文献数量正在迅速增加，手术适应证、使用的技术和随访时间仍不清楚。总体而言，肿瘤整形保乳手术的局部复发率与标准乳房手术大致相当。这可能反映了允许对某些肿瘤进行更为广泛的切除和对有更为广泛疾病的患者使用该技术的平衡 [59–62]。最近的一项 Meta 分析比较了＞ 3000 例肿瘤整形修复术和＞ 5000 例常规保乳术后患者的结果 [63]。尽管该方法存在局限性，但与传统方法相比，采用肿瘤整

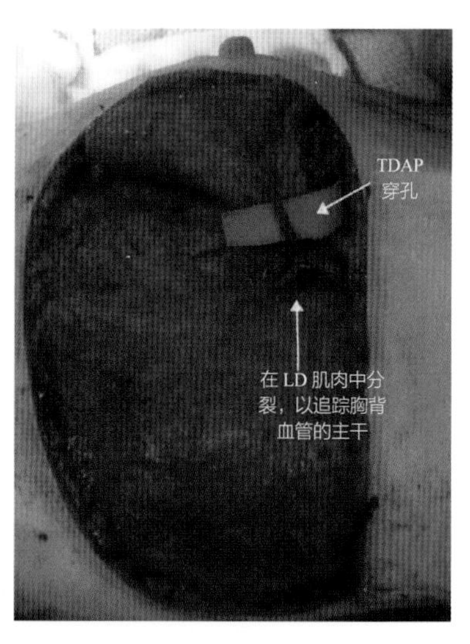

▲ 图 32-10　TDAP 分离的术中照

形技术的患者因出现阳性切缘而行再切除率明显较少，局部复发率也明显减少。

表 32-1 和表 32-2 总结了有关远端皮瓣容量替代术后局部复发的有限的文献。对于 LDm 系列，局部复发率为 0%～5%，随访时间为 24～54 个月。令人惊讶的是，大多数关于穿支皮瓣手术的报道都集中在再造手术上，而不在肿瘤手术方面。这可能反映了从事不同形式的再造外科医生群体的取向，乳腺外科和普通外科医生更多进行 LDm，整形外科医生更多进行穿支皮瓣手术。这可能只是因为较少患者使用穿支皮瓣，而且是近期才使用，所以随访数据现在才足以进行监测 [15, 17, 18]。最后，我们可以合理地假设肿瘤切除的肿瘤学决策与修补缺损的方法是互不相干的，所以局部的复发率不应因使用不同的再造技术而有所不同。然而，Rietjens 等 [62] 报道 LD 容量替代用于缺损较大且肿瘤越大复发率越高的病例。因此，随着时间的推移，会出现一种趋势。

（二）美学及其他结果

对美学效果的评估从表面到细节各不相同。再者，关于穿支皮瓣手术后美学效果数据的缺乏可能仅仅反映了迄今为止许多报道的原则性质。Hamdi 等给出了手术技术的细节，但没有评论美学效果 [38]。Munhoz 等报道了 13 例接受 LICAP 皮瓣治疗的患者，所有患者都获得了“令人满意

表 32-1　背阔肌小皮瓣容量替代术病例系列

作　者	皮　瓣	样本量	肿瘤大小	扩大局部切除	局部复发和随访时间	美学效果	并发症
Noguchi 1990[25]	LDm	5				4/5 莫尔条纹评价较好	
Raja 1997[52]	LDm	20	25mm	57% > 150g		形态失败不常见（10% vs. WLE 34%）	
Kat 1999[82]	LDm	30					2 例轻微切口感染，6 例血清肿
Dixon 2002[51]	LDm	25		中位数 94g		类似于 WLE	21 例血清肿，无其他主要并发症
Gendy 2003[49]	LDm	49	22mm		2 例在 53 个月后复发，但未曾行放疗	明显优于 SSM	6% 需要二次手术，1 例臂丛神经病变
Losken 2004[83]	LDm	39			5% 复发，44 个月后		
Nano 2004[84]	LDm	18	中位数 33mm	130g	24 个月后 0 复发	17/18 例表示满意（1 例需要进行乳房切除术）	14 例血清肿，无主要并发症
Munhoz 2005[85]	LDm	48	44% > 2cm				7 例皮瓣并发症，12 例供区并发症
Naguib 2006[86]	LDm	29	中位数 5.2cm	$219cm^3$		69% 美容满意	52% 有持续的血清肿，无败血症或皮瓣存活问题
Navin 2007[87]	LDm	51	20mm	217g	平均 33 个月后无复发	86% 的受访者满意	1 例皮瓣坏死
Rusby 2008[19]	LDm	110	34mm	207g	1 例，中位数 41.4 个月		3 例感染，切口问题
Hernanz 2011[65]	LDm	41	22mm	中位数 $167cm^3$	1/41（2.4%），54 个月	65% 满意	

表 32-2　其他带蒂皮瓣在乳房保留术后再造中的病例系列

作　者	皮　瓣	样本量	中位肿瘤大小	扩大局部切除量中位数	局部复发和随访	美学效果	并发症
Hamdi 2004[30]	TDAP ICAP	18 3					2 例部分皮瓣坏死
Hamdi 2008[38]	• TDAP 到不同区域 • 73 例即刻部分再造 • 5 例延期再造	99 73 5					• 90 例穿支皮瓣 • 10 例保留肌肉皮瓣 • 1 例皮瓣大部分坏死 • 3 例部分坏死
Zaha 2010[88]	大网膜瓣	24	32mm	180cm^3	无，未提及随访时间	93% 为极好或好	
Munhoz 2011[15]	LICAP AICAP	11 2	9 例 < 2cm	165g	在平均 32 个月之内无	92% 满意或非常满意	• 2 例切口裂开 • 1 例脂肪液化
McCulley 2015[17]	LTAP	31	—	—	—	—	无皮瓣坏死
Roy 2016[18]	LICAP 和 LTAP	40（11 例两期手术）	35mm	96g	在中位数 24 个月时无		• 1 例因血肿出现皮瓣部分坏死 • 2 例脂肪液化需要切除

的结果”，但没有描述评估方法。然而，最近的文献包括一项 Meta 分析报道，与更直接的保乳技术相比，容量替代和移位手术对美学效果的满意度显著提高[18, 63]。

不足为奇的是，当象限切除术与象限切除术加即刻容量替代术相比，容量替代术后的对称性（通过莫尔条纹评估）令人满意，但外侧象限切除后未进行再造会出现严重畸形[25]。Hernanz 等首先对 LD 容量替代后的美学效果进行了小组评估[64]，然后用乳腺癌保守治疗（BCCT）美学效果软件对包括 19 例相同的患者在内的重叠队列进行了随访[66]。这种标准化、客观地评估在将来可能会实现系列间的比较和长期比较，尽管在两项 Hernanz 研究中使用了不同的方法所以变得很难解释，他指出有 4 人（21%）从良好变为一般。

虽然对比性研究在手术研究中较为困难，“临床评估”往往导致患者被建议遵循某些行为，为了评估保乳术后容量替代手术的效果，需要与其他如保留皮肤乳房切除术加即刻乳房再造术进行比较。有三项这种比较性手术。Gendy 等通过小组评估[49]报道了术后并发症、进一步手术干预、乳头感觉丧失、活动受限和美容效果[49]。LDm 组在这些方面均优于乳房切除术后即刻乳房再造术组。两组患者对残留癌的焦虑程度和乳房自检的难易程度相似。类似地，Dixon 等将接受 LDm 再造的患者与行标准保乳手术或乳房切除术后即刻行全乳房再造的患者进行了比较。LDms 患者的形态和对称性较好，自我意识较差[51]。Bassiouny 等通过患者自我评估问卷和两名独立的使用 Harris 标准的照片观察者，比较了接受象限切除术后即刻容量替代术的患者和保留乳头乳房切除术后即刻用 LD 皮瓣再造的患者。他们发现两组患者的并发症发生率相似，但在美学效果上没有显著差异[67]。

胸壁穿支皮瓣需要的瘢痕是外侧的一个长瘢痕，建议事先告知患者，以达到预期的效果（图 32-7F 和 32-8G）。在美观和瘢痕之间有一个较好的权衡（图 32-7E 和 32-8F）。此外，放疗覆盖了 50% 以上长度的瘢痕，使瘢痕明显消退。同样地，对于 TE 皮瓣来说，瘢痕虽不美观，但在大多数女性中，因为瘢痕位于乳房小皱襞处，只有抬起手臂时才会被看到（图 32-1D）。

（三）并发症

并发症在所有容量替代皮瓣中较为常见。肿瘤学方面，这些包括切缘阳性的可能性，可在术后几天知晓。肿瘤整形技术允许大范围切除，因此切缘阳性的发生率低于接受标准保乳手术的患者[63]，但是仍有 3%～16% 的发生率[52, 60, 68]。当行即刻容量替代手术时会出现此类问题。预防措施包括手术时冰冻切片活检，并进行全腔隙再次切除，直到新边界被确认为阴性为止[19]。也有人主张行延期手术，在切除手术后等待 1～2 周至最终病理结果后再返回手术室进行再造[18, 51]。这种操作的缺点是二次手术，大多数情况下（如果提倡常规的手术）切缘是阴性的[51]，但对于一部分患者，这种操作是有用的[18]。

关于容量替代术后乳房 X 线的问题，皮瓣可能发生局部坏死，导致油囊或其他乳房 X 线改变。然而，一些报道指出，在大多数病例中能从影像学角度鉴别良性病变和局部复发[2, 69, 70]。

有学者研究用背阔肌加或不加假体行全乳房再造术后肩带功能障碍问题。Button 等[71]使用 DASH 评分（上臂、肩部和手的障碍）来记录术前至术后 3 年的功能变化，并发现采用自体 LD 进行全乳房再造的患者评分未见明显增加。Gendy 等[49]研究了 LDms 和全乳房再造术后的生理功能障碍。他们发现，两组中有 25% 的人存在相同程度的肩部功能障碍，影响工作，但只有不到 5% 的受访者需要定期行对症镇痛治疗。Hamdi 等[72]报道了 22 例行 TDAP 皮瓣置换术的患者，进行了肩部功能的研究。比较患侧和对侧的 LD 强度发现强度相对保持良好。肩部活动能力相似，但主动和可能的前举和被动外展功能明显减少。

LD 再造后形成血清肿也被广泛报道，预防策略包括使用引流、皮瓣与基底缝合、组织黏合剂和类固醇注射等[73-76]。有趣的是，Hamdi 等报道 TDAP 皮瓣转移后未形成血清肿[38]。

LDm 再造术后其他症状是肌肉活动和抽搐。

外科医生必须在初次手术时决定是否保留胸背神经。这可能减少与肌肉萎缩相关的容量损失，但确实使肌肉有神经支配，因此当患者强迫性加合上臂时容易收缩。较为少见的是肌肉抽搐是自发、重复、有力及可见的，这对患者而言较为痛苦，需要二次神经分离。

皮瓣坏死率难以计量，因为许多研究报道了TDAP和ICAP皮瓣（包括游离皮瓣和带蒂皮瓣）[38, 77]。在对TDAP和LICAP皮瓣用于乳房部分再造的描述中，有一个31例患者的系列中发现2例部分皮瓣坏死，另外的系列中皮瓣坏死患者为0[15, 18]。

部分乳房切除术后LDm再造术被批评为“烧断后路”，因为如果患者乳房复发，LD肌肉就不再可用于乳房切除术后的挽救性再造。然而，复发是小概率事件[19]，当它发生时，乳房切除术和游离皮瓣再造时治疗的选择。乳腺癌治疗后体重通常增加（平均1～5kg[78]），这可能会增加自体组织用于这种罕见情况下再造的可能性。

七、容量替代术的未来

随着越来越多的外科医生推崇肿瘤整形技术，对部分乳房切除术后缺损的矫正术的需求应该会减少。其他填充缺损的方法，如脂肪注射，已经被使用（见第61章）（Rietjens和Urban），但这种方法的长期美学效果和肿瘤学结果尚不清楚。切除术后缺损的即刻再造是一种安全和成熟的技术，它允许患者选择保留乳房而不是乳房切除，也不影响肿瘤或美学效果[63]。这种方法突破保留乳房手术的界限，能使≥50mm的肿瘤行保留乳房手术[79]。这种“极端的肿瘤整形术”很可能是通过皮瓣的支持，而皮瓣提供足够的体积来填充这些巨大的缺陷。对于乳腺癌大小接近性乳房切除术时，行两期手术时一种潜在的选择，即行肿瘤切除术后腔内先填满盐水以保持腔隙的形状和大小，同时等待病例结果确保切缘的阴性[18]。第一次手术后3～4周内，再用穿支皮瓣填补腔隙。这种方法有助于扩大乳房保留手术的适应证，否则原可能需要行乳房切除术，也可以避免因肿瘤的范围而需要乳房切除术的患者行不必要的部分乳房再造术。

LDm对于部分乳房再造术是一种有用的选择，并且可以被所有在全乳房切除术后常规性LD再造的外科医生所采用。有几篇已发表的样本量较为合理的系列文章表明这是一项较为可靠的技术（表32-1）。与穿支皮瓣不同的是，仔细分离LDm可以提供足够的体积来再造广泛的缺损。在最近的一系列研究中，LDm和治疗性乳房成形术被用于再造肿瘤切除术后的大缺损，平均为67mm（范围50～177mm），局部控制和患者报道结果良好[80]。

腹壁下动脉及其他穿支皮瓣在全乳房再造中广泛被应用，使得穿支皮瓣有较高的可用性和可靠性。LICAP皮瓣和TDAP皮瓣的使用方法类似于LDm，并具有保留肌肉功能的优点。LICAP皮瓣有一个优点就是它们不会耽误今后因全乳房再造术而需行LD皮瓣的可能性，虽然好的肿瘤清除和LDm再造术后局部控制使应用该皮瓣的可能性极低[81]。此外，因为在获取穿支皮瓣时损失了整个皮瓣的体积，所以在使用LD再造穿支皮瓣辅助的乳房保留术后乳房缺损时，可能需要额外的假体填充。由于放疗是使用假体辅助的LD再造术的相对禁忌证，在这种不常见的情况下，游离皮瓣技术可能是一个治疗选择。

穿支皮瓣确实需要特殊的技能和专业知识，似乎这些皮瓣的使用仅限于少数非常专业的中心[14, 15, 17, 18, 30]。这些皮瓣的使用经验逐渐增加，即使这样，发表的文章依旧很少。LICAP皮瓣（和LTAP皮瓣）由于穿支较短、活动性有限，因此仅适用于外侧象限的肿瘤，这也许能解释发表量少的原因。TDAP皮瓣与LDm具有相似的活动度，故具有更广泛的应用潜力，但在已发表的文献中，经验相当有限，可能与剥离穿支需要较高的技术有关。穿支皮瓣正逐渐获得青睐，希望随着更广泛的经验积累，能够获得更多的结果。

参考文献

[1] Bulstrode NW, Shrotria S (2001) Prediction of cosmetic outcome following conservative breast surgery using breast volume measurements. Breast 10(2):124–126
[2] Monticciolo DL et al (1996) Autologous breast reconstruction with endoscopic latissimus dorsi musculosubcutaneous flaps in patients choosing breast-conserving therapy: mammographic appearance. AJR Am J Roentgenol 167(2):385–389
[3] Cochrane RA et al (2003) Cosmesis and satisfaction after breastconserving surgery correlates with the percentage of breast volume excised. Br J Surg 90(12):1505–1509
[4] The Second All Breast Cancer Report (2011) UK National Cancer Intelligence Network
[5] Breast cancer—UK incidence statistics—Trends over time (2012) [cited 2012 April 1st]. http://info.cancerresearchuk.org/cancerstats/types/breast/incidence/-geog
[6] Kim MK et al (2015) Effect of cosmetic outcome on quality of life after breast cancer surgery. Eur J Surg Oncol 41(3):426–432
[7] Waljee JF et al (2008) Effect of esthetic outcome after breastconserving surgery on psychosocial functioning and quality of life. J Clin Oncol 26(20):3331–3337
[8] Thomas PR, Ford HT, Gazet JC (1993) Use of silicone implants after wide local excision of the breast. Br J Surg 80(7):868–870
[9] Ogawa T et al (2007) Usefulness of breast-volume replacement using an inframammary adipofascial flap after breast-conservation therapy. Am J Surg 193(4):514–518
[10] Kijima Y et al (2014) Oncoplastic surgery combining partial mastectomy and immediate volume replacement using a thoracodorsal adipofascial cutaneous flap with a crescent-shaped dermis. Surg Today 44(11):2098–2105
[11] Kijima Y et al (2011) Immediate reconstruction using a modified thoracodorsal adipofascial cutaneous flap after partial mastectomy. Breast 20(5):464–467
[12] Takeda M et al (2005) Breast conserving surgery with primary volume replacement using a lateral tissue flap. Breast Cancer 12(1):16–20
[13] Hamdi M et al (2014) Superior epigastric artery perforator flap: anatomy, clinical applications, and review of literature. J Reconstr Microsurg 30(7):475–482
[14] Hamdi M et al (2006) The versatility of the inter-costal artery perforator (ICAP) flaps. J Plast Reconstr Aesthet Surg 59(6):644–652
[15] Munhoz AM et al (2011) Immediate conservative breast surgery reconstruction with perforator flaps: new challenges in the era of partial mastectomy reconstruction? Breast 20(3):233–240
[16] Uppal RS, Stillaert FB, Hamdi M (2008) Antiphospholipid syndrome—a rare cause of free flap thrombosis in perforator flap breast reconstruction. J Plast Reconstr Aesthet Surg 61(3):347–348
[17] McCulley SJ et al (2015) Lateral thoracic artery perforator (LTAP) flap in partial breast reconstruction. J Plast Reconstr Aesthet Surg 68(5):686–691
[18] Roy P (2016) One-stage vs. two-stage approach for partial breast reconstruction with lateral chest wall perforator flaps. Cancer Treat Res Commun 9:56–61
[19] Rusby JE et al (2008) Immediate latissimus dorsi miniflap volume replacement for partial mastectomy: use of intra-operative frozen sections to confirm negative margins. Am J Surg 196(4):512–518
[20] Zaha H (2014) Partial breast reconstruction for the medial quadrants using the omental flap. Ann Surg Oncol 21(10): 3358
[21] McCulley SJ, Macmillan RD, Rasheed T (2011) Transverse Upper Gracilis (TUG) flap for volume replacement in breast conserving surgery for medial breast tumours in small to medium sized breasts. J Plast Reconstr Aesthet Surg 64(8):1056–1060
[22] Zaha H et al (2012) Free omental flap for partial breast reconstruction after breast-conserving surgery. Plast Reconstr Surg 129(3):583–587
[23] Hamdi M et al (2009) Clinical applications of the superior epigas-tric artery perforator (SEAP) flap: anatomical studies and preop-erative perforator mapping with multidetector CT. J Plast Reconstr Aesthet Surg 62(9):1127–1134
[24] Pearl RM, Wisnicki J (1985) Breast reconstruction following lumpectomy and irradiation. Plast Reconstr Surg 76(1):83–86
[25] Noguchi M, Taniya T, Miyasaki I, Saito Y (1990) Immediate trans-position of a latissumus dorsi muscle for correcting a postquadrantectomy breast deformity in japanese patients. Int Surg 75:166–170
[26] Rainsbury RM (2002) Breast-sparing reconstruction with latissimus dorsi miniflaps. Eur J Surg Oncol 28(8):891–895
[27] Rainsbury RM (2007) Surgery insight: Oncoplastic breast-conserving reconstruction—indications, benefits, choices and out-comes. Nat Clin Pract Oncol 4(11):657–664
[28] Holmstrom H, Lossing C (1986) The lateral thoracodorsal flap in breast reconstruction. Plast Reconstr Surg 77(6):933–943
[29] Angrigiani C, Grilli D, Siebert J (1995) Latissimus dorsi musculocu-taneous flap without muscle. Plast Reconstr Surg 96(7):1608–1614
[30] Hamdi M et al (2004) Pedicled perforator flaps in breast reconstruc-tion: a new concept. Br J Plast Surg 57(6):531–539
[31] Hamdi M et al (2008) The lateral intercostal artery perforators: anatomical study and clinical application in breast surgery. Plast Reconstr Surg 121(2):389–396
[32] Mun GH, Lee SJ, Jeon BJ (2008) Perforator topography of the thora-codorsal artery perforator flap. Plast Reconstr Surg 121(2):497–504
[33] Bhattacharya S et al (1990) The lateral thoracic region flap. Br J Plast Surg 43(2):162–168
[34] Levine JL, Soueid NE, Allen RJ (2005) Algorithm for autologous breast reconstruction for partial mastectomy defects. Plast Reconstr Surg 116(3):762–767
[35] Thomas BP et al (2005) The vascular basis of the thoracodorsal artery perforator flap. Plast Reconstr Surg 116(3):818–822
[36] Heitmann C et al (2003) The thoracodorsal artery perforator flap: anatomic basis and clinical application. Ann Plast Surg 51(1):23–29
[37] Kim JT (2005) Two options for perforator flaps in the flank donor site: latissimus dorsi and thoracodorsal perforator flaps. Plast Reconstr Surg 115(3):755–763
[38] Hamdi M et al (2008) Surgical technique in pedicled thoracodorsal artery perforator flaps: a clinical experience

with 99 patients. Plast Reconstr Surg 121(5):1632–1641
[39] Schwabegger AH, Harpf C, Rainer C (2003) Muscle-sparing latissimus dorsi myocutaneous flap with maintenance of muscle innervation, function, and aesthetic appearance of the donor site. Plast Reconstr Surg 111(4):1407–1411
[40] Badran HA, El-Helaly MS, Safe I (1984) The lateral intercostal neurovascular free flap. Plast Reconstr Surg 73(1):17–26
[41] De Frene B et al (2006) Free DIEAP and SGAP flap breast reconstruction after abdominal/gluteal liposuction. J Plast Reconstr Aesthet Surg 59(10):1031–1036
[42] Kwei S, Borud LJ, Lee BT (2006) Mastopexy with autologous augmentation after massive weight loss: the intercostal artery perforator (ICAP) flap. Ann Plast Surg 57(4):361–365
[43] Breuing KH, Colwell AS (2009) Immediate breast tissue expanderimplant reconstruction with inferolateral AlloDerm hammock and postoperative radiation: a preliminary report. Eplasty 9:e16
[44] Daniel RK, Kerrigan CL, Gard DA (1978) The great potential of the intercostal flap for torso reconstruction. Plast Reconstr Surg 61(5):653–665
[45] Taylor GI, Daniel RK (1975) The anatomy of several free flap donor sites. Plast Reconstr Surg 56(3):243–253
[46] Rowsell AR et al (1984) The anatomy of the subscapular-thoracodorsal arterial system: study of 100 cadaver dissections. Br J Plast Surg 37(4):574–576
[47] Uemura T (2007) Superior epigastric artery perforator flap: preliminary report. Plast Reconstr Surg 120(1):1e–5e
[48] Schmidt M et al (2014) Perforasomes of the upper abdomen: an anatomical study. J Plast Reconstr Aesthet Surg 67(1): 42–47
[49] Gendy RK, Able JA, Rainsbury RM (2003) Impact of skin-sparing mastectomy with immediate reconstruction and breast-sparing reconstruction with miniflaps on the outcomes of oncoplastic breast surgery. Br J Surg 90(4):433–439
[50] van Geel AN et al (2011) Partial mastectomy and m. latissimus dorsi reconstruction for radiation-induced fibrosis after breastconserving cancer therapy. World J Surg 35(3):568–572
[51] Dixon JM, Venizelos B, Chan P (2002) Latissimus dorsi miniflap: a technique for extending breast conservation. Breast 11(1): 58–65
[52] Raja MA, Straker VF, Rainsbury RM (1997) Extending the role of breast-conserving surgery by immediate volume replacement. Br J Surg 84(1):101–105
[53] Hamdi M et al (2007) Advances in autogenous breast reconstruction: the role of preoperative perforator mapping. Ann Plast Surg 58(1):18–26
[54] Taylor GI (2003) The angiosomes of the body and their supply to perforator flaps. Clin Plast Surg 30(3):331–342 v
[55] Lin CT et al (2006) Reliability of anatomical landmarks for skin perforators of the thoracodorsal artery perforator flap. Plast Reconstr Surg 118(6):1376–1386; discussion 1387
[56] Angrigiani C et al (2015) Extended thoracodorsal artery perforator flap for breast reconstruction. Gland Surg 4(6): 519–527
[57] Mun GH, Jeon BJ (2006) An efficient method to increase specificity of acoustic Doppler sonography for planning a perforator flap: perforator compression test. Plast Reconstr Surg 118(1):296–297
[58] Schwabegger AH et al (2002) Thoracodorsal artery perforator (TAP) flap: report of our experience and review of the literature. Br J Plast Surg 55(5):390–395
[59] Asgeirsson KS et al (2005) Oncological and cosmetic outcomes of oncoplastic breast conserving surgery. Eur J Surg Oncol 31(8):817–823
[60] Chakravorty A (2012) How safe is oncoplastic breast conservation?: comparative analysis with standard breast conserving surgery. Eur J Surg Oncol 38(5):395–398
[61] Clough KB et al (2003) Oncoplastic techniques allow extensive resections for breast-conserving therapy of breast carcinomas. Ann Surg 237(1):26–34
[62] Rietjens M et al (2007) Long-term oncological results of breast conservative treatment with oncoplastic surgery. Breast 16(4):387–395
[63] Losken A et al (2014) A meta-analysis comparing breast conservation therapy alone to the oncoplastic technique. Ann Plast Surg 72(2):145–149
[64] Hernanz F et al (2007) Oncoplastic breast-conserving surgery: analysis of quadrantectomy and immediate reconstruction with latissimus dorsi flap. World J Surg 31(10):1934–1940
[65] Hernanz F et al (2011) Long-term results of breast conservation and immediate volume replacement with myocutaneous latissimus dorsi flap. World J Surg Oncol 9:159
[66] Cardoso MJ et al (2007) Turning subjective into objective: the BCCT.core software for evaluation of cosmetic results in breast cancer conservative treatment. Breast 16(5):456–461
[67] Bassiouny M et al (2005) Quadrantectomy and nipple saving mastectomy in treatment of early breast cancer: feasibility and aesthetic results of adjunctive latissmus dorsi breast reconstruction. J Egypt Natl Canc Inst 17(3):149–157
[68] Kaur N et al (2005) Comparative study of surgical margins in oncoplastic surgery and quadrantectomy in breast cancer. Ann Surg Oncol 12(7):539–545
[69] Tan VK et al (2015) Qualitative mammographic findings and outcomes of surveillance mammography after partial breast reconstruction with an autologous flap. J Surg Oncol 111(4):377–381
[70] Laws SA, Cheetham J, Rainsbury RM (2001) Temporal changes in breast volume after surgery for breast cancer and the implications for volume replacement with the latissimus dorsi myosubcutaneous miniflap. Eur J Surg Oncol 27(11):790
[71] Button J et al (2010) Shoulder function following autologous latissimus dorsi breast reconstruction. A prospective three year observational study comparing quilting and non-quilting donor site techniques. J Plast Reconstr Aesthet Surg 63(9):1505–1512
[72] Hamdi M et al (2008) Shoulder function after harvesting a thoracodorsal artery perforator flap. Plast Reconstr Surg 122(4):1111–1117; discussion 1118–9.
[73] Ali SN et al (2010) The combination of fibrin glue and quilting reduces drainage in the extended latissimus dorsi flap donor site. Plast Reconstr Surg 125(6):1615–1619
[74] Carless PA, Henry DA (2006) Systematic review and meta-analysis of the use of fibrin sealant to prevent seroma formation after breast cancer surgery. Br J Surg 93(7):810–819
[75] Daltrey I et al (2006) Randomized clinical trial of the effect of quilting latissimus dorsi flap donor site on seroma formation. Br J Surg 93(7):825–830
[76] Taghizadeh R et al (2008) Triamcinolone reduces seroma re-accumulation in the extended latissimus dorsi donor site. J Plast Reconstr Aesthet Surg 61(6):636–642
[77] Guerra AB et al (2004) The thoracodorsal artery perforator

flap: clinical experience and anatomic study with emphasis on harvest techniques. Plast Reconstr Surg 114(1):32–41; discussion 42–3
[78] Howard-Anderson J et al (2012) Quality of life, fertility concerns, and behavioral health outcomes in younger breast cancer survivors: a systematic review. J Natl Cancer Inst 104(5):386–405
[79] Silverstein MJ et al (2015) Extreme oncoplasty: breast conservation for patients who need mastectomy. Breast J 21(1):52–59
[80] Fiddes R, Paramanathan N, Chand N, Laws S, Peiris L, Rainsbury R (2016) Extreme oncoplastic surgery: extending the boundaries of breast conservation. Eur J Surg Oncol 42:S1
[81] Rainsbury RM, Paramanathan N (1998) Recent progress with breast-conserving volume replacement using latissimus dorsi miniflaps in UK patients. Breast Cancer 5(2):139–147
[82] Kat CC et al (1999) The use of the latissimus dorsi musculocutaneous flap for immediate correction of the deformity resulting from breast conservation surgery. Br J Plast Surg 52(2):99–103
[83] Losken A et al (2004) Immediate endoscopic latissimus dorsi flap: risk or benefit in reconstructing partial mastectomy defects. Ann Plast Surg 53(1):1–5
[84] Nano MT et al (2004) Breast volume replacement using the latissimus dorsi miniflap. ANZ J Surg 74(3):98–104
[85] Munhoz AM et al (2005) Outcome analysis of breast-conservation surgery and immediate latissimus dorsi flap reconstruction in patients with T1 to T2 breast cancer. Plast Reconstr Surg 116(3):741–752
[86] Naguib SF (2006) Expanding the role of breast conservation surgery by immediate volume replacement with the latissimus dorsi flap. J Egypt Natl Canc Inst 18(3):216–226
[87] Navin C, Agrawal A, Kolar KM (2007) The use of latissimus dorsi miniflap for reconstruction following breast-conserving surgery: experience of a small breast unit in a district hospital. World J Surg 31(1):46–50
[88] Zaha H et al (2010) Partial breast reconstruction for an inferomedial breast carcinoma using an omental flap. World J Surg 34(8):1782–1787
[89] Papp C, Wechselberger G, Schoeller T (1998) Autologous breast reconstruction after breast-conserving cancer surgery. Plast Reconstr Surg 102(6):1932–1936; discussion 1937–8
[90] Petit JY et al (2002) One hundred and eleven cases of breast conservation treatment with simultaneous reconstruction at the European Institute of Oncology (Milan). Tumori 88(1):41–47

第33章 肿瘤整形外科的非常规技术

Nonconventional Techniques in Oncoplastic Surgery

Mario Rietjens　Cicero Urban　Visnu Lohsiriwat　著
马小睦　译　刘春军　校

一、概述

肿瘤整形外科的概念并没有那么复杂。掌握如何正确处理乳头－乳晕复合体上方（上蒂）[1–3]、下方/后方（下蒂）[4–7]、周围腺体（环乳晕）[8–9]的血供等乳房缩小术的基础技术，外科医生基本可以应对90%的肿瘤整形外科病例。本章节将讲述如何处理一些因解剖变异、肿瘤位置或患者期望而看起来非常复杂的特殊病例。

（一）假体相关的肿瘤整形外科

由于乳房区段切除后要进行放疗，影响美观度，因此用假体进行即刻部分再造的适应证存在一定争议。假体周围形成包膜的概率很大，会造成假体移位，降低美观度。近年来，随着放疗新技术的发展，以及最佳放疗靶向剂量的计算，基本可以认同的是乳房区段切除后假体部分再造技术可以用于乳房体积小、组织厚度小，仅需要宽基底低凸度假体来维持乳房体积的患者（图33–1和图33–2）。

（二）肿瘤整形外科＋术中放疗、双侧假体隆乳

术中放疗＋双侧假体隆乳常规在欧洲肿瘤学院（IEO）应用，针对的是小肿块、小乳房、希望行保乳手术同时增大乳房体积的患者[10–12]。术中放疗可以避免传统外放疗的并发症。所有人都在乳房区段切除后立即采用两个可移动线性加速器发射的电子光波（ELIOT）进行单剂量为21Gy的术中放疗，这个剂量在外放疗中近似于45Gy。年轻患者需要在肿瘤床上增加10Gy进行强化放疗，且术后需要补充外放疗[13]。

乳房区段切除可以采用环乳晕切口。肿块切除后潜行分离外侧的腺体瓣，使能置入两个金属盘架（铅和铝）用来在放疗时保护胸壁。之后置入可移动放疗设备，用计算好的剂量对被切除肿块周围的腺体进行放疗。之后在胸大肌后植入假体进行再造，并用腺体瓣覆盖乳房区段切除后的缺损。对侧乳房也植入相同大小的假体（图33–3至图33–6）。

（三）乳房整形的复合技术

具备乳房整形主要技术和经验的肿瘤整形外科医生可以根据乳房大小和肿瘤位置采取一些特殊操作，如复合两种或更多的技术来达到美观效果。前提是必须要熟知乳房血供，避免皮肤、腺体组织坏死。

若肿块很大、位于外上象限或乳房大且下垂，可以采用双蒂。其中一个蒂类似Skoog（译者注：Skoog医生提出了一种鼻背缩小术后进行自体移植的方法，故以此命名）技术，用来提高

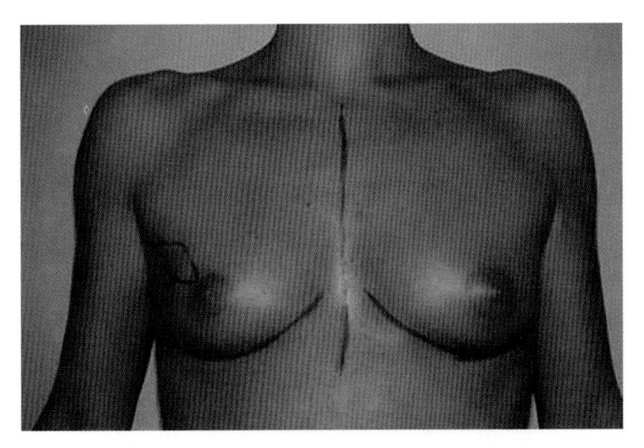

▲ 图 33-1 右乳外上象限肿瘤区段切除术前

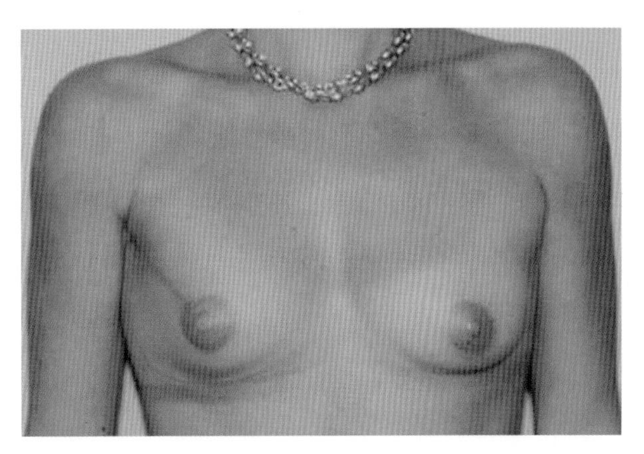

▲ 图 33-2 胸大肌后植入 $90cm^3$ 假体 + 放疗术后 6 个月

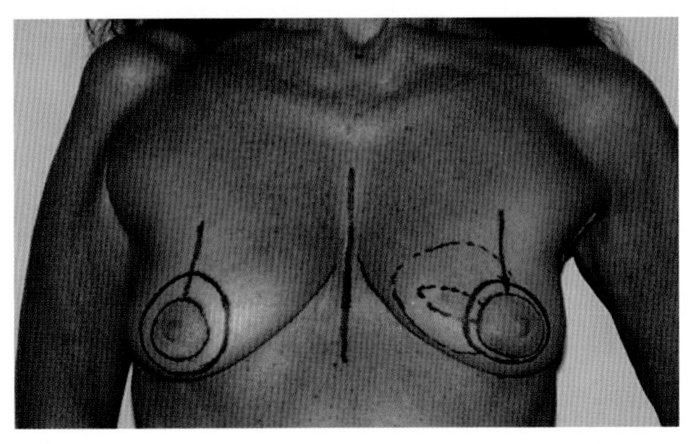

▲ 图 33-3 术前标记：左乳内侧象限的 T_1 期肿块

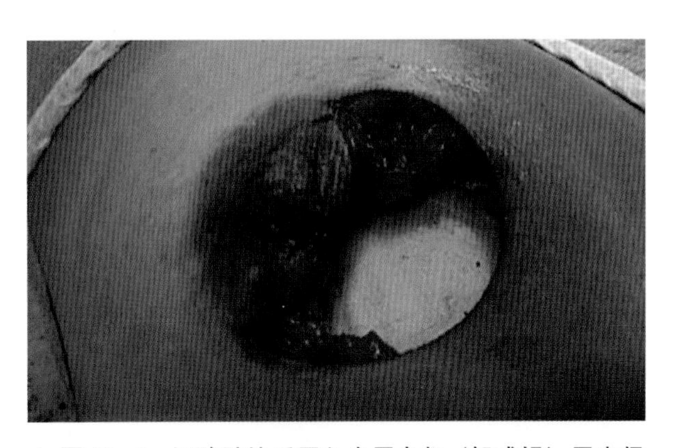

▲ 图 33-4 切除肿块后置入金属盘架（铅或铝）用来保护胸壁，之后用电子光波进行术中放疗

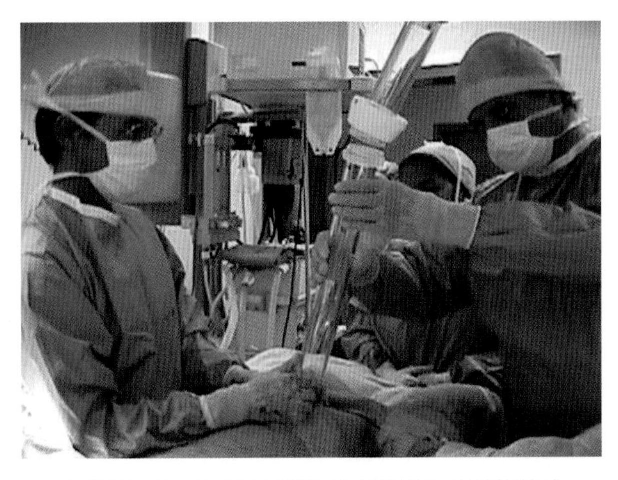

▲ 图 33-5 术中用无菌准直机发射光波进行放疗

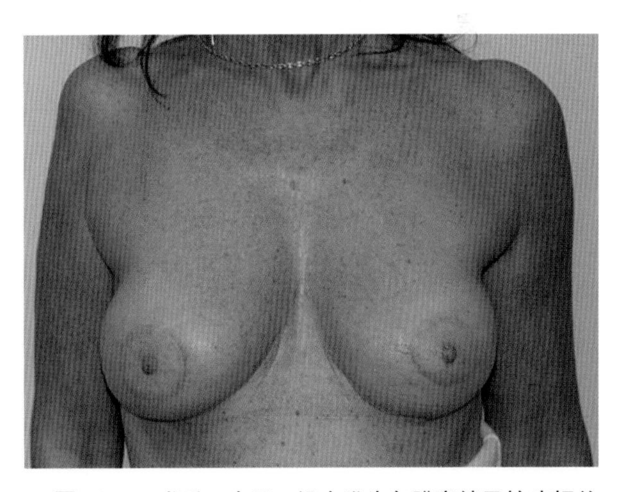

▲ 图 33-6 术后 6 个月：没有发生包膜挛缩及放疗相关肌萎缩

乳头乳晕复合物的位置并保证血供[14, 15]。另一个蒂是基于胸大肌外缘血管蒂的皮肤腺体蒂，用来覆盖外上象限的体积缺损。这个方法对于肿块表浅、需要切除皮肤的患者效果很好，唯一的缺点是瘢痕长（图 33-7 至图 33-10）。

若肿块在外上象限还可以选择与 Lejour 技巧类似的技术，但需要旋转乳房下极的三角形腺体瓣来覆盖体积缺损（图 33-11 至图 33-14）。这个

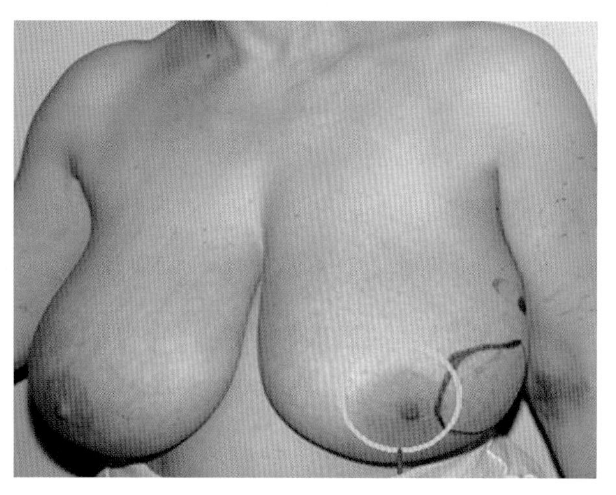

▲ 图 33-7　黑色标记的肿块边界

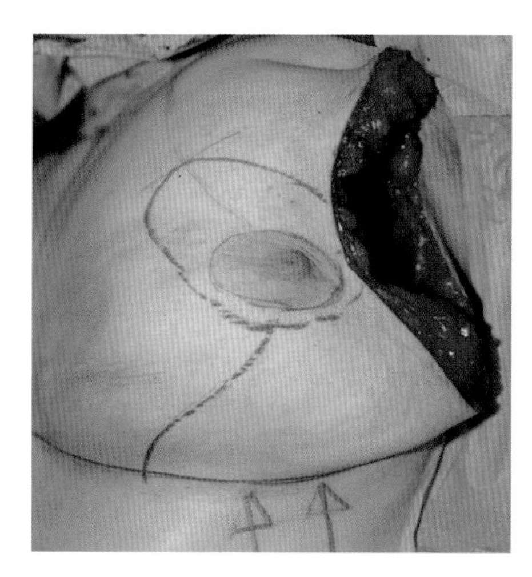

▲ 图 33-8　肿块（**420g**）切除后，**Skoog** 蒂和下外侧蒂的标记

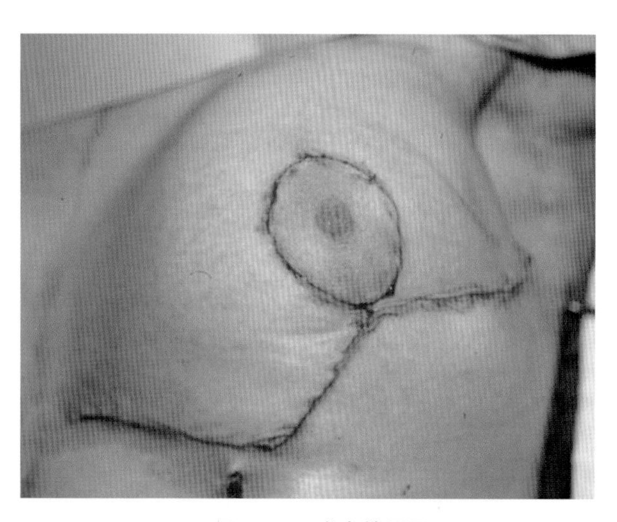

▲ 图 33-9　术中效果图

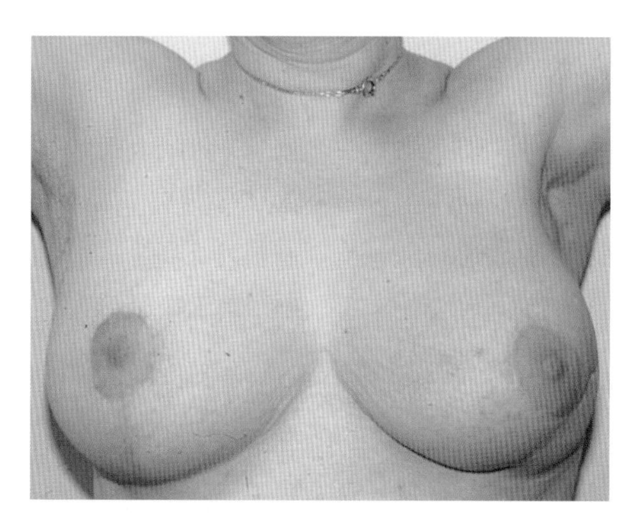

▲ 图 33-10　放疗 **3** 个月后的效果图

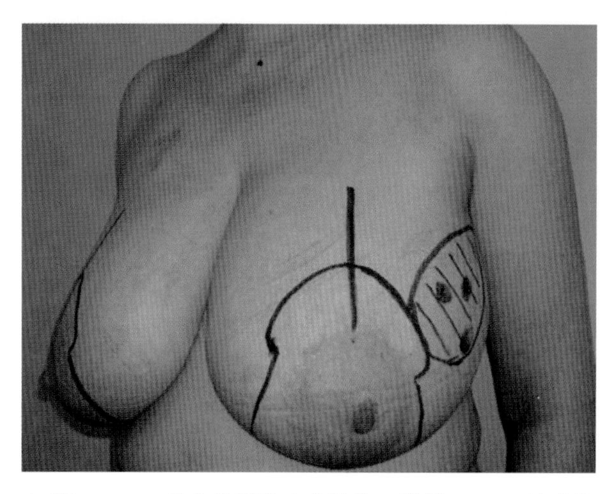

▲ 图 33-11　外上象限有 **3** 个肿物，类似 **Lejour** 技术的画线标记

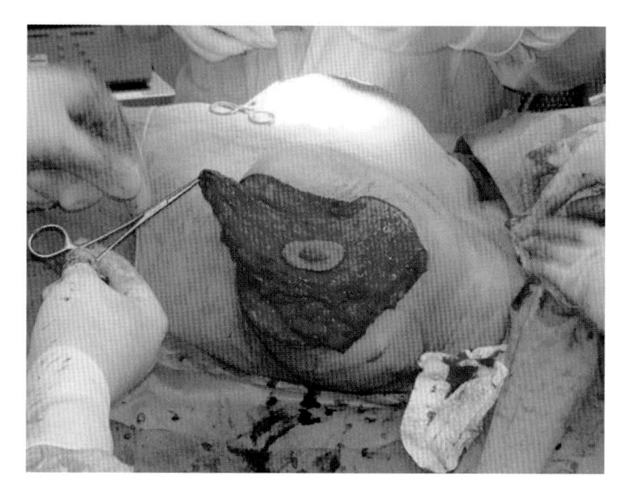

▲ 图 33-12　切除外上象限的肿块后，基于内上象限的腺体制作一个腺体瓣

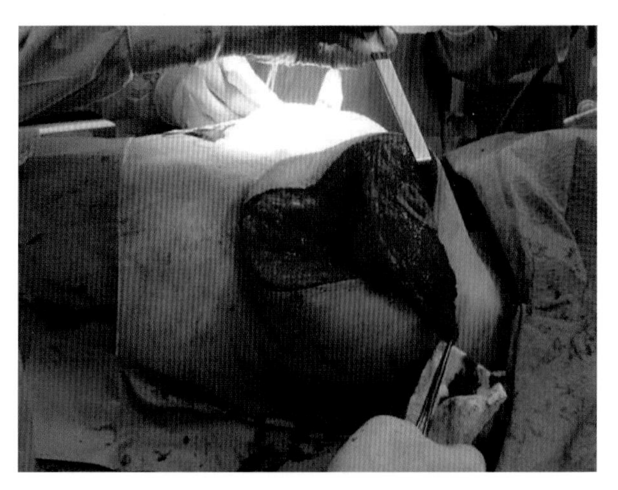

▲ 图 33-13　旋转乳房下极的三角形腺体瓣来覆盖外上象限缺损

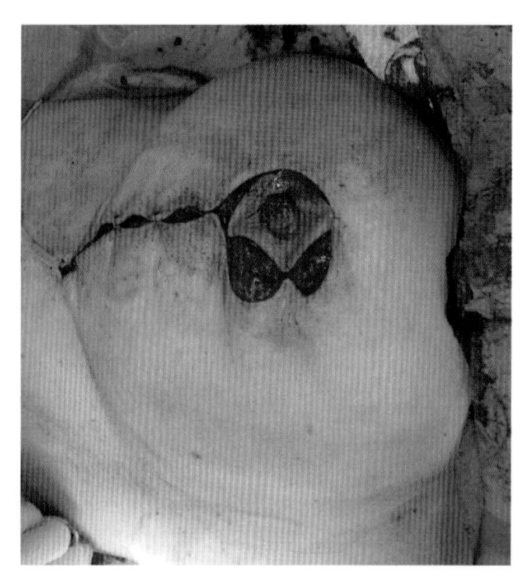

▲ 图 33-14　术中塑形后只留下环乳晕和垂直的瘢痕

技术可以用于体积大、中度下垂的乳房，优点是瘢痕短。

（四）腹部筋膜皮瓣

切除小乳房中的小肿块总是难以达到理想的美观效果。对于乳房小、不下垂的瘦人，或者乳房下极有小肿块的患者，适合在乳房下皱襞的位置设计筋膜皮瓣来旋转覆盖缺损。皮瓣应刚好设计在乳房下皱襞的上方，将蒂设计在内侧以保留从上腹直肌穿出的穿支血管。皮瓣的走行应沿着乳房下皱襞的方向，这样瘢痕会恰好位于下皱襞水平，比较隐蔽（图 33-15 和图 33-16）[16]。

（五）乳头 – 乳晕复合体游离移植

如果患者有需求，也可以实施一些复杂的保乳手术，这属于“特殊适应证”。对于乳房上极

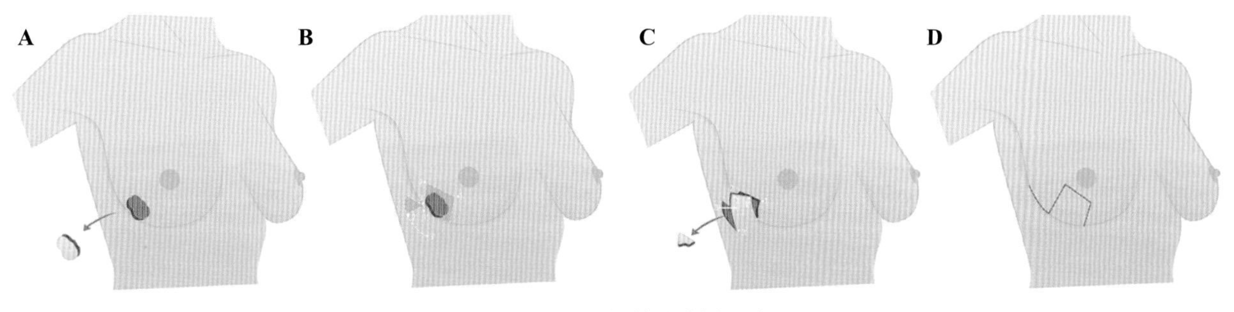

▲ 图 33-15　外侧筋膜皮瓣示意图

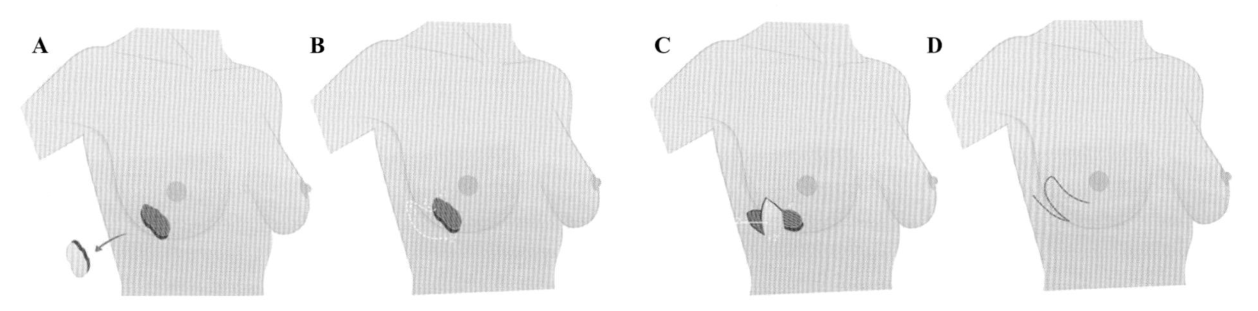

▲ 图 33-16　外下筋膜皮瓣示意图

的大的或多灶的肿块，可以采用大范围的包含皮肤的区段切除术。在这些病例中，可以将乳房下极进行完全移位以获得一个良好的乳房外形，但同时乳头 – 乳晕复合体也需要作为皮片移植进行移位[17]（图 33–17 至图 33–20）。

二、上腹部筋膜皮瓣

（一）适应证

上腹部筋膜皮瓣是基于 Holmstrom 皮瓣的[18, 19]、为假体乳房再造而提出的，适合于肿块在乳房下极，乳房体积小、不下垂，且不能行乳房缩小术的患者。

（二）技术

使患者处于站立姿态进行术前画线。皮瓣的上缘须刚好设计在乳房下皱襞的位置，下缘的设计须使关闭供区的切口隐藏在下皱襞处。筋膜皮瓣有利于保护血供，需要将其向上旋转来更好地重塑乳房（图 33–21 至图 33–23）。

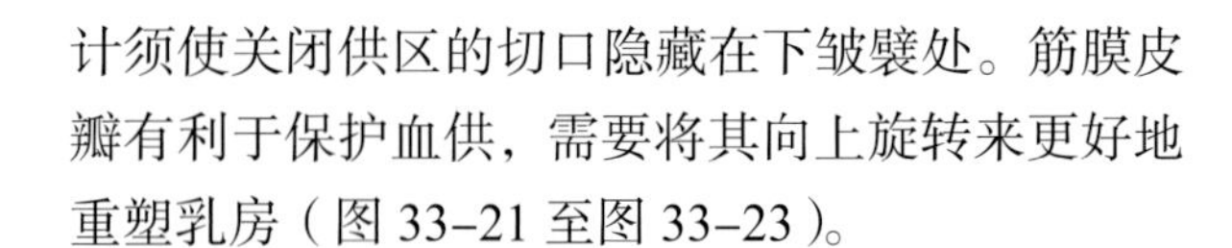

三、肌皮瓣

用肌皮瓣进行即刻再造会带来很多问题，主要是术后放疗的问题。不管是中度还是重度的放疗相关萎缩都会降低最终的美观度。

（一）背阔肌肌皮瓣

1. 适应证

用背阔肌肌皮瓣进行乳房再造的构想最早由 Olivari 提出[20]，如今也可以用于一些即刻部分乳房再造的患者。它的最佳适应证是乳房外侧的再造，内侧再造也可以使用[21–23]。

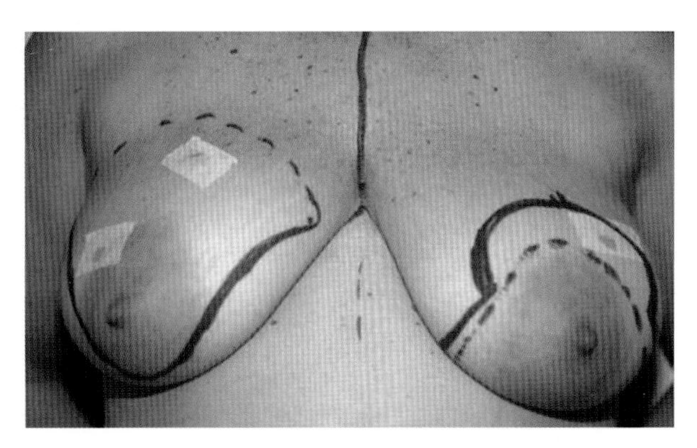

▲ 图 33–17　乳房上极的浅表、多灶肿块切除的术前设计

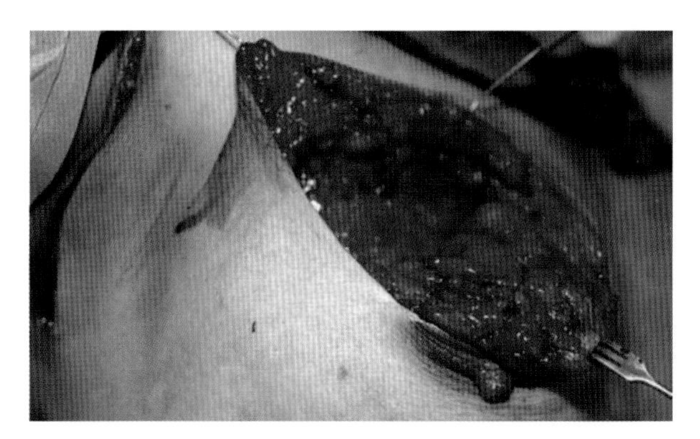

▲ 图 33–18　大量皮肤和腺体切除后的术中图像

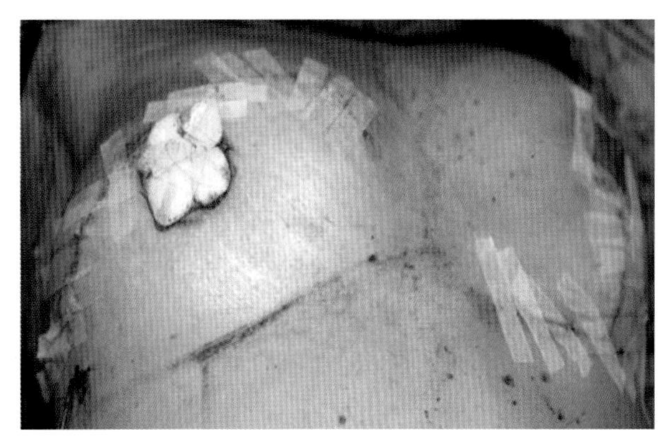

▲ 图 33–19　腺体重塑和乳头 – 乳晕复合体移植后的术中图像

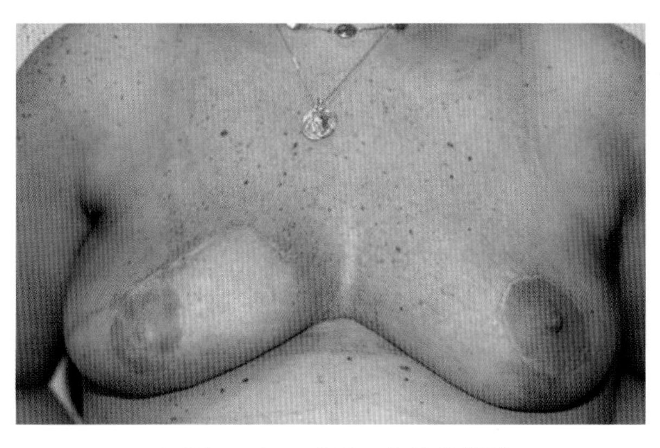

▲ 图 33–20　术后 6 个月的效果

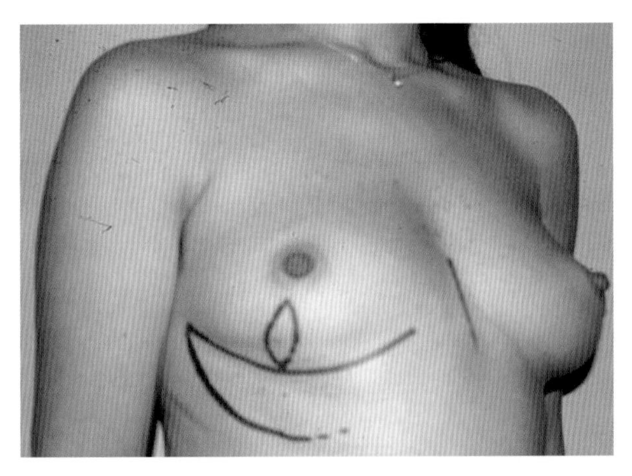

▲ 图 33-21 术前设计：乳房下极肿块包含皮肤的区段切除术，使瘢痕恰好在乳房下皱襞位置

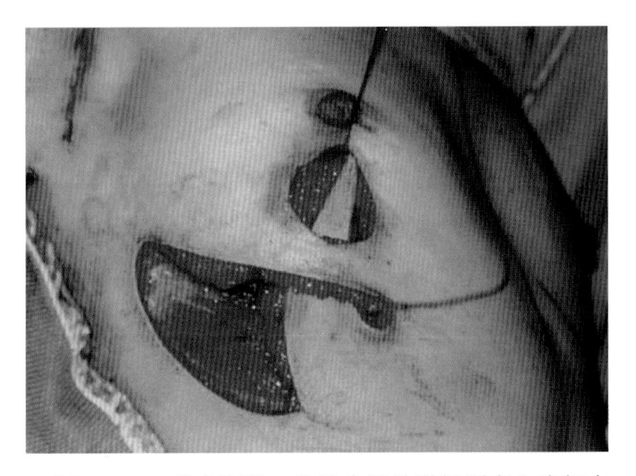

▲ 图 33-22 术中图像：旋转皮瓣并潜行剥离上腹部皮瓣，使最终的瘢痕位于乳房下皱襞位置

2. 技术

传统技术会在相关章节中详细阐述。在本章节中，我们将重点关注用背阔肌肌皮瓣（背部不留瘢痕）进行乳房即刻再造的技术。该皮瓣可用于乳房外上象限区段切除术后没有皮肤缺损或乳房体积小、无下垂的患者。

在区段切除和前哨淋巴结活检术（或腋窝淋巴结清扫术）后，可以通过同一个手术切口设计背阔肌肌皮瓣，将皮瓣放在胸廓前方修复乳房缺损（图 33-24 至图 33-28）。

（二）腹直肌肌皮瓣

根据经验，我们不建议在乳房区段切除术后用腹直肌肌皮瓣进行即刻部分再造。虽然这是乳房部分修复的重要方法，但皮瓣的美观度会受放疗影响。目前有用小 SIEA 皮瓣和小 DIEP 皮瓣进行部分再造并取得满意效果的报道[24]。

（三）其他皮瓣

乳房部分再造还可以用其他皮瓣，如横行股薄肌肌皮瓣[25]、大网膜皮瓣[26, 27]，或者采用复合皮瓣、腋窝皮肤转移皮瓣[28]（图 33-29），但目前这些技术应用的很少。

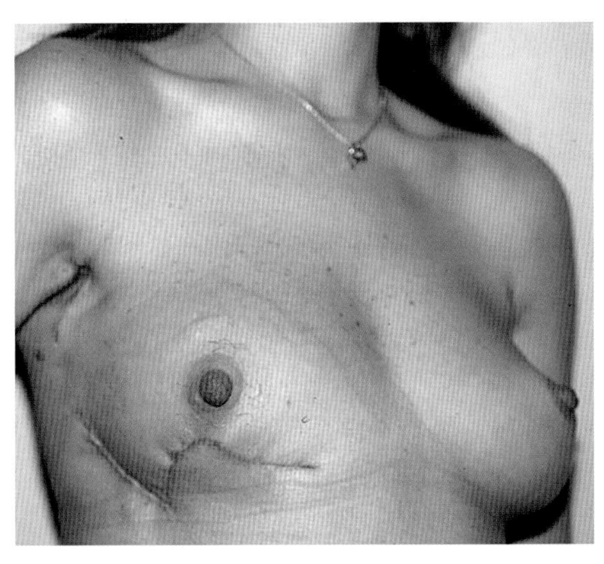

▲ 图 33-23 术后 1 个月的图像

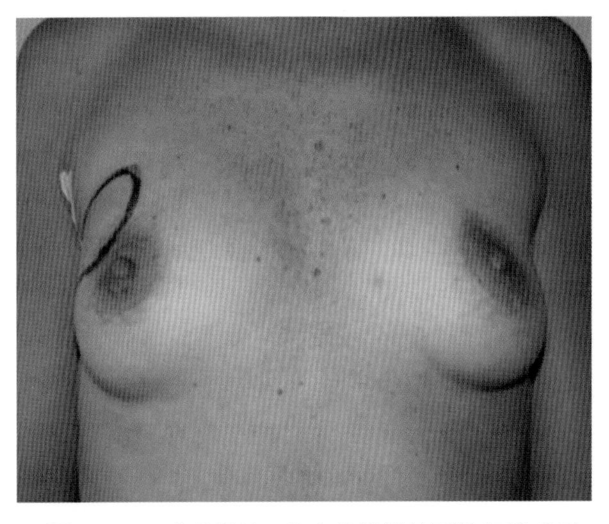

▲ 图 33-24 术前设计：外上象限肿块区段切除术后，乳房体积小并拒绝行乳房全切术的患者

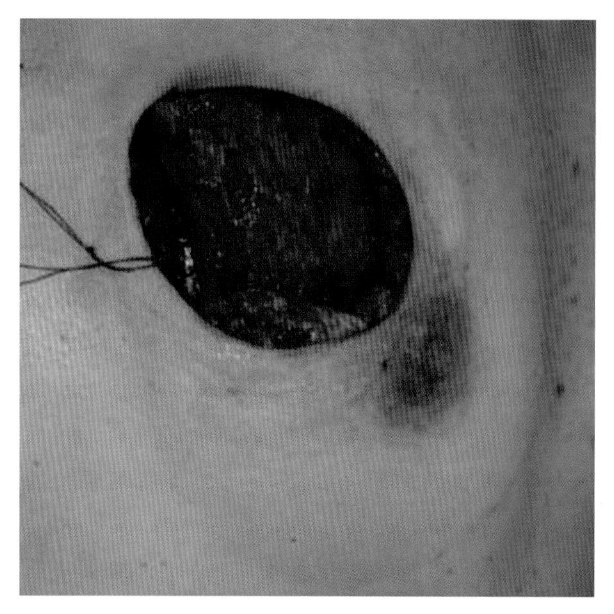

▲ 图 33-25 术中图像：乳房区段切除和腋窝清扫术后

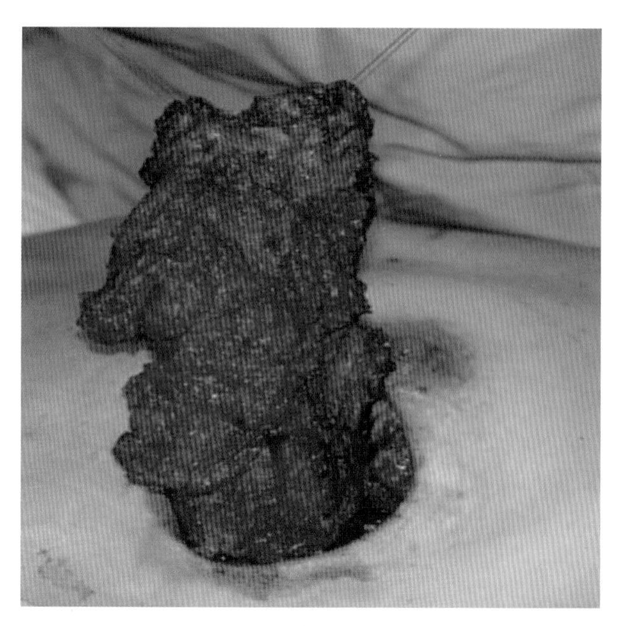

▲ 图 33-26 旋转背阔肌肌皮瓣

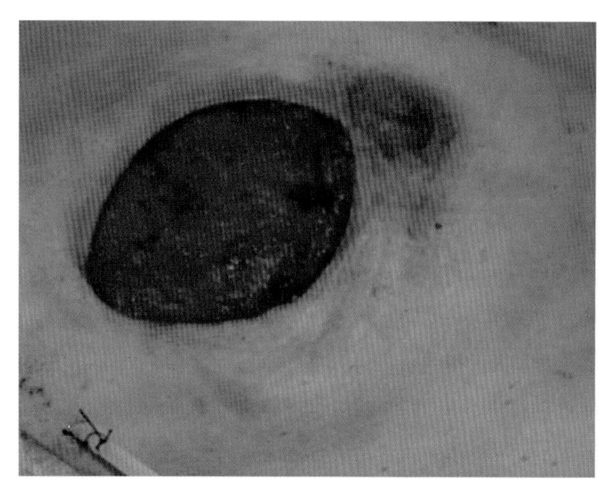

▲ 图 33-27 用背阔肌肌皮瓣来覆盖区段切除后的缺损

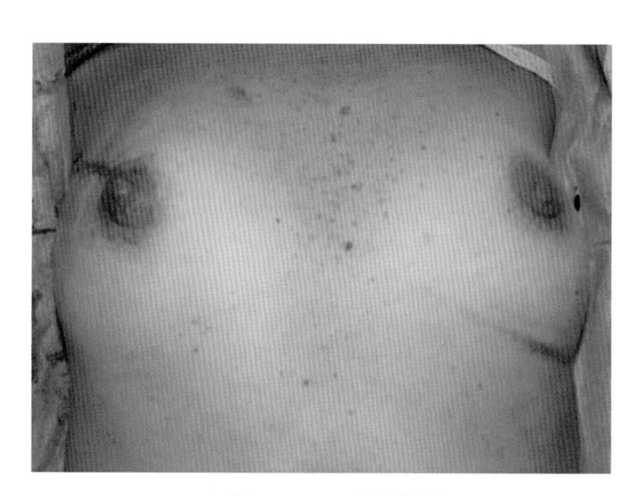

▲ 图 33-28 术后效果

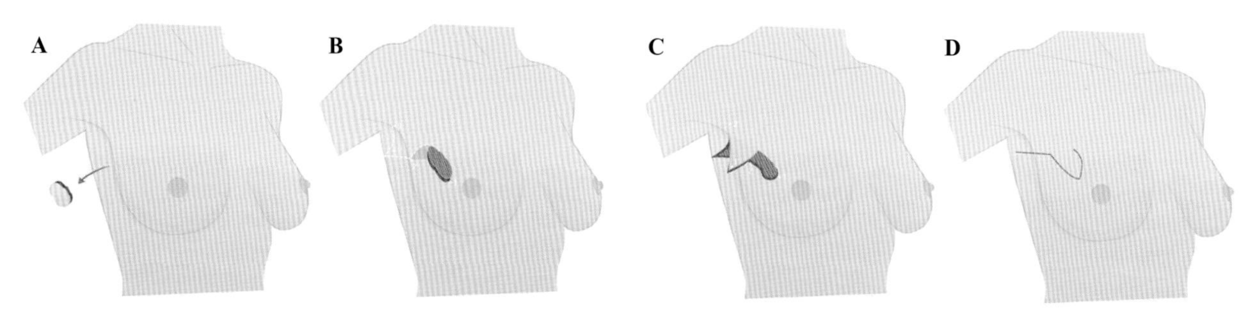

▲ 图 33-29 腋窝皮肤旋转皮瓣示意图

四、乳房部分再造的趋势和未来

- 乳房全切术的适应证在逐渐变窄，大部分针对的是肿瘤负荷大、新辅助化疗后仍存在肿瘤病变、全切意愿强烈的患者。相反，乳房区段切除术的接受度在上升。因此在未来，建立乳房部分再造的完整体系和完善多样化的技术显得十分重要。
- 供区损伤已逐渐成为肿瘤整形外科中乳房部分再造术的主要问题。为了避免这一问题，采用穿支皮瓣修复对于较小、较大的乳房再造都是适用的。穿支皮瓣可以是螺旋桨皮瓣或带蒂皮瓣，如胸背动脉（TDAP）皮瓣、外侧肋间动脉穿支（LICAP）皮瓣、胸外侧动脉穿支（LTAP）皮瓣。
- 随着医学组织工程技术的发展越来越快、接受度越来越高，尤其是体外及体内细胞扩增技术的发展，外科时代已进入新阶段。目前，间充质干细胞尤其是脂肪源性间充质干细胞（adipose-derived stem cell，ADSC）的临床地位尤为重要，因为样本获取变得便捷，患者对手术效果的期望值也更高。首次手术或术后二次修整都可以应用前体细胞相关知识和组织工程技术，许多转化医学研究也关注生物支架、合成支架，以及间充质干细胞和细胞外基质的应用（图 33–27 至图 33–29）。

五、结论

随着外科技术的不断提升和乳房区段切除术肿瘤学适应证的变宽，肿瘤整形外科的容量替代、移位技术越来越受到欢迎。总的来说，肿瘤整形手术可以采用乳房整形的技术，熟知乳房腺体和乳头–乳晕复合体的血供是手术成功的关键。当不能选择简单的乳房整形技术时，外科医生和患者还可以商议其他方案。当引入合理的术中放疗技术时，假体再造发生包膜挛缩的概率是很小的。其他的筋膜皮瓣和肌皮瓣也可以有很好的效果。医生需要记住肿瘤整形外科的原则，以同时达到最佳的肿瘤学和美学效益。脂肪筋膜穿支皮瓣可以降低大部分肿瘤整形容积替代手术的供区损伤。在未来的部分乳房再造术中，组织工程技术尤其是利用间充质干细胞和细胞外基质的技术将会拥有巨大前景[29, 30]。

参考文献

[1] Lejour M (1993) Vertical mammaplasty. Plast Reconstr Surg 92:985–986
[2] Lejour M (1999) Vertical mammaplasty: update and appraisal of late results. Plast Reconstr Surg 104:771–781; discussion 782–784.
[3] Pitanguy I (1967) Surgical treatment of breast hypertrophy. Br J Plast Surg 20:78–85
[4] Ribeiro L, Accorsi A Jr, Buss A, Marcal-Pessoa M (2002) Creation and evolution of 30 years of the inferior pedicle in reduction mammaplasties. Plast Reconstr Surg 110:960–970
[5] Ribeiro L (1975) A new technique for reduction mammaplasty. Plast Reconstr Surg 55:330–334
[6] Robbins TH (1984) Inferior pedicle breast reduction technique. Plast Reconstr Surg 73:325
[7] Robbins TH (1977) A reduction mammaplasty with the areolanipple based on an inferior dermal pedicle. Plast Reconstr Surg 59:64–67
[8] Benelli L (1990) A new periareolar mammaplasty: the “round block” technique. Aesthet Plast Surg 14:93–100
[9] Goes JC (1996) Periareolar mammaplasty: double skin technique with application of polyglactine or mixed mesh. Plast Reconstr Surg 97:959–968
[10] Rietjens M, De Lorenzi F, Veronesi P et al (2006) Breast conservative treatment in association with implant augmentation and intraoperative radiotherapy. J Plast Reconstr Aesthet Surg 59:532–535
[11] Orecchia R, Ciocca M, Lazzari R et al (2003) Intraoperative radiation therapy with electrons (ELIOT) in early-stage breast cancer. Breast 12:483–490
[12] Veronesi U, Orecchia R, Luini A et al (2010) Intraoperative radiotherapy during breast conserving surgery: a study on 1,822 cases treated with electrons. Breast Cancer Res Treat 124:141–151
[13] Aristei C, Amichetti M, Ciocca M et al (2008) Radiotherapy in Italy after conservative treatment of early breast cancer. A survey by the Italian Society of Radiation Oncology (AIRO). Tumori 94: 333–341
[14] Botta SA, Rifai R (1991) Personal refinements in the single pedicle Skoog technique for reduction mammaplasty. Aesthet Plast Surg 15:257–264
[15] Skoog T (1963) A technique of breast reduction; transposition of the nipple on a cutaneous vascular pedicle. Acta Chir

Scand 126:453–465
[16] Bohmert H (1980) Experience in breast reconstruction with thoracoepigastric and advancement flaps. Acta Chir Belg 79:105–110
[17] Spear SL, Hoffman S (1998) Relocation of the displaced nippleareola by reciprocal skin grafts. Plast Reconstr Surg 101: 1355–1358
[18] Holmstrom H (1979) The free abdominoplasty flap and its use in breast reconstruction. An experimental study and clinical case report. Scand J Plast Reconstr Surg 13:423–427
[19] Holmstrom H, Lossing C (1986) The lateral thoracodorsal flap in breast reconstruction. Plast Reconstr Surg 77:933–943
[20] Olivari N (1979) Use of thirty latissimus dorsi flaps. Plast Reconstr Surg 64:654–661
[21] De Lorenzi F, Rietjens M, Soresina M et al (2010) Immediate breast reconstruction in the elderly: can it be considered an integral step of breast cancer treatment? The experience of the European Institute of Oncology, Milan. J Plast Reconstr Aesthet Surg 63:511–515
[22] Munhoz AM, Montag E, Fels KW et al (2005) Outcome analysis of breast-conservation surgery and immediate latissimus dorsi flap reconstruction in patients with T1 to T2 breast cancer. Plast Reconstr Surg 116:741–752
[23] Bobin JY, Delay E, Rivoire M (1994) Reconstruction of severe breast deformities following conservative cancer surgery and radiation therapy with a latissimus dorsi myocutaneous flap. Surg Technol Int 3:523–528
[24] Spiegel AJ, Eldor L (2010) Partial breast reconstruction with mini superficial inferior epigastric artery and mini deep inferior epigastric perforator flaps. Ann Plast Surg 65:147–154
[25] Schoeller T, Huemer GM, Wechselberger G (2008) The transverse musculocutaneous gracilis flap for breast reconstruction: guidelines for flap and patient selection. Plast Reconstr Surg 122:29–38
[26] Zaha H, Sunagawa H, Kawakami K et al (2010) Partial breast reconstruction for an inferomedial breast carcinoma using an omental flap. World J Surg 34:1782–1787
[27] Cothier-Savey I, Tamtawi B, Dohnt F et al (2001) Immediate breast reconstruction using a laparoscopically harvested omental flap. Plast Reconstr Surg 107:1156–1163; discussion 1164–1165
[28] Lee J, Bae Y, Audretsch W (2012) Combination of two local flaps for large defects after breast conserving surgery. Breast 21(2):194–198
[29] McCulley SJ, Schaverien MV, Tan VK, Macmillan RD (2015) Lateral thoracic artery perforator (LTAP) flap in partial breast reconstruction. J Plast Reconstr Aesthet Surg 68:686–691
[30] Techanukul T, Lohsiriwat V (2014) Stem cell and tissue engineering in breast reconstruction. Gland Surg 3:55–61

第34章 保乳术后的延期再造

Delayed Reconstruction After Breast-Conserving Surgery

Eduardo G. González 著
马小睦 译 刘春军 校

一、概述

近年来，与“乳房肿瘤整形外科”相关的内容越来越多，但较少有人充分考虑其原始定义。这个概念是 Werner Audretsch 在 1994 年提出的[1]，根据他的说法，“乳房肿瘤整形外科”指所有旨在行肿瘤彻底切除、切缘阴性的保守手术治疗的同时，将外观畸形的概率降到最低、使术后效果更加美观的整形与再造外科方法。

后来，这个概念的定义随外科技术经历了众多改变，如“美容性区段切除术[2]”“下极肿瘤切除乳房整形术[3]”“乳房中心肿瘤切除术[4]”。在 1996 年，美国的 John Bostwick 将“乳房肿瘤整形外科”这个概念延伸到“肿瘤特定的即刻再造[5]”。他提出，“乳房肿瘤整形外科”包括降低保乳手术后遗症的技术、用于乳房区段或乳房全切后即刻再造的技术、通过延期再造修复即刻再造后遗症的技术和胸壁肿瘤局部进展或复发的即刻修复技术。

目前，关于“乳房肿瘤整形外科”有多种术语名词，医学界常采用 Bostwick 分类。

很多报道表明，乳腺癌保守手术治疗（保乳手术）在肿瘤控制的安全性上与肿块≤ 5cm 的乳房全切术是一样的[6, 7]。保乳手术包括切缘阴性的肿块完整切除、腋窝探查（前哨淋巴结活检或腋窝淋巴结清扫）和乳房放疗（包括或不包括肿瘤床加强放疗）。

从定义来看，保乳手术不仅要控制局部肿瘤，同样重要的是要维持乳房的美观度。

那么，外科医生如何能实现这个目标？

- 减少后遗症的不同方法及美观的切口设计（图 34–1）。乳房上极肿瘤应采用乳晕周围切口，乳头 – 乳晕复合体周围肿瘤应采用环乳晕切口，乳房下极肿瘤应采用放射状或经乳房下皱襞的切口。对于内上象限的肿瘤，环乳晕切口可避免留下明显瘢痕。
- 懂得腺体重塑的技巧，解决腺体切除后乳房体积缺损的问题。
- 懂得保乳术后放疗的基础知识和效果。已有一些研究根据乳房的体积和放疗剂量的均一性对放疗后乳腺腺体的变化进行了分析。Moody 等[8]通过一个前瞻性随机对照试验，比较了放疗在小、中、大体积腺体中产生的不良反应，发现 6% 的小体积乳房和高达 39% 的大体积乳房出现了中至重度的不美观效果。Gray 等[9]对 267 个保乳术后放疗的患者进行了研究，发现巨乳和治疗不当患者的术后美观度明显下降，其中 10%～15% 的患者因为乳房体积太大导致放射剂量分布不均，有的部位放疗过度，有的部位放疗不足。根据这些数据，我们可以得出约 70% 的

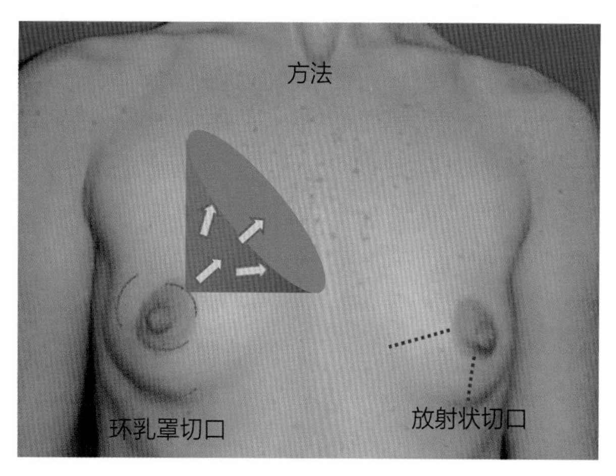

▲ 图 34-1 美观的保乳手术切口设计

根据切除的位置和乳房的 Langer 线设计切口。上极和内侧象限肿块可以采用环乳晕切口避免在 A. Grisotti 所说的“无人地带”留下瘢痕（蓝色部分）

患者可以获得美观效果，30% 的患者可能遗留畸形，需要二次手术修正[10]。肿瘤整形外科手术的初衷就是避免这 30% 不满意效果的发生。

发展和实施非手术治疗（化疗、放疗）促进了对手术安全性和手术效果更进一步的跨学科分析。保乳手术的相对禁忌证涉及乳房体积、肿瘤的体积和位置（比如中间部位肿瘤）等，这也是保乳手术的局限性。乳房肿瘤整形术可以在解剖条件不佳的情况下、确保无瘤原则的前提下，实现保留乳房和即刻再造。

此外，以下几种情况也适合用乳房的肿瘤整形手术，如肿块浅表需要同时切除皮肤、存在多个瘢痕的二次切除、切缘阳性的扩大切除、乳腺癌患者既往有隆乳史需保证切缘阴性并同时保留乳房。

总体而言，对于判断哪些患者需要在保乳术后行即刻再造（即需要肿瘤整形外科手术），我们可以列举以下三种基本情况。

- 肿瘤位置不合适（位于乳房中心、中线、内上象限等）或肿瘤、乳房体积不合适[4]。
- 已行诱导化疗及姑息手术的局部进展肿瘤，行扩大切除并取得肿瘤良好局部控制。
- 特殊情况如浅表肿物需要皮肤切除、陈旧瘢痕多、导管原位癌或继发于切缘阳性的大范围切除、乳腺癌合并既往隆乳史。

综上所述，我们认为具有增加后遗症发生率的高危因素患者在保乳术后适合用肿瘤整形术进行即刻再造（图 34-2 和图 34-3）。

二、后遗症的病因及分类

造成乳房术后畸形的因素有很多，其中最重要的就是腺体切除造成的乳房体积缺损。首先，在术前需要计算肿块大概体积及肿块周围需切除的健康组织范围，这十分重要。如肿块直径 2cm、切缘距肿块 1cm，那就会切除约 30g 的腺体。若扩大切缘至距肿块 2cm，那切除体积就会上升至 100g，这两种情况的结局是完全不同的。其次，肿块的位置也是一个影响因素。乳房上极和外侧体积缺损后较易修复，其他位置（如内侧或下极的缺损）会造成较大的结构改变，修复很困难。最后，很多时候乳房的大小对结果影响很大，乳房和肿瘤的体积比越大，相对缺损就越小。BMI ＞ 30 也可能与后遗症的发生有关[12]。

乳房挛缩和纤维化是常见的放疗后改变，有一些因素可以增加放疗后遗症的发生：① 66Gy 的放疗总剂量要比 55Gy 的总剂量造成更不美观的效果[13]；②腺体和脂肪组织的体积也会降低美观度[8, 9]；③化疗也会单独或与放疗一起降低美观度[14]。

当患者因为保乳手术的后遗症前来咨询时，医生需要综合一些解剖参数进行评估，如患侧乳房的特点、双侧乳房及乳头 – 乳晕复合体的对称性等。

修复这些缺损采用的延期乳房再造术受以下五个因素的限制，即皮肤缺损、腺体组织缺损、瘢痕收缩、放射性皮炎和纤维化。

后遗症的评估是非常主观的，如医生和患者、不同的医生都很难达成相同意见[15]。近几年，一些信息化模型（3dMD，BAT Software）逐渐问世，应用它们可以综合地、更好地设计乳房再造方案[16, 17]。目前，如表 34-1 所示，已经有很多关于缺损和修复方案的分类。在这其中，各

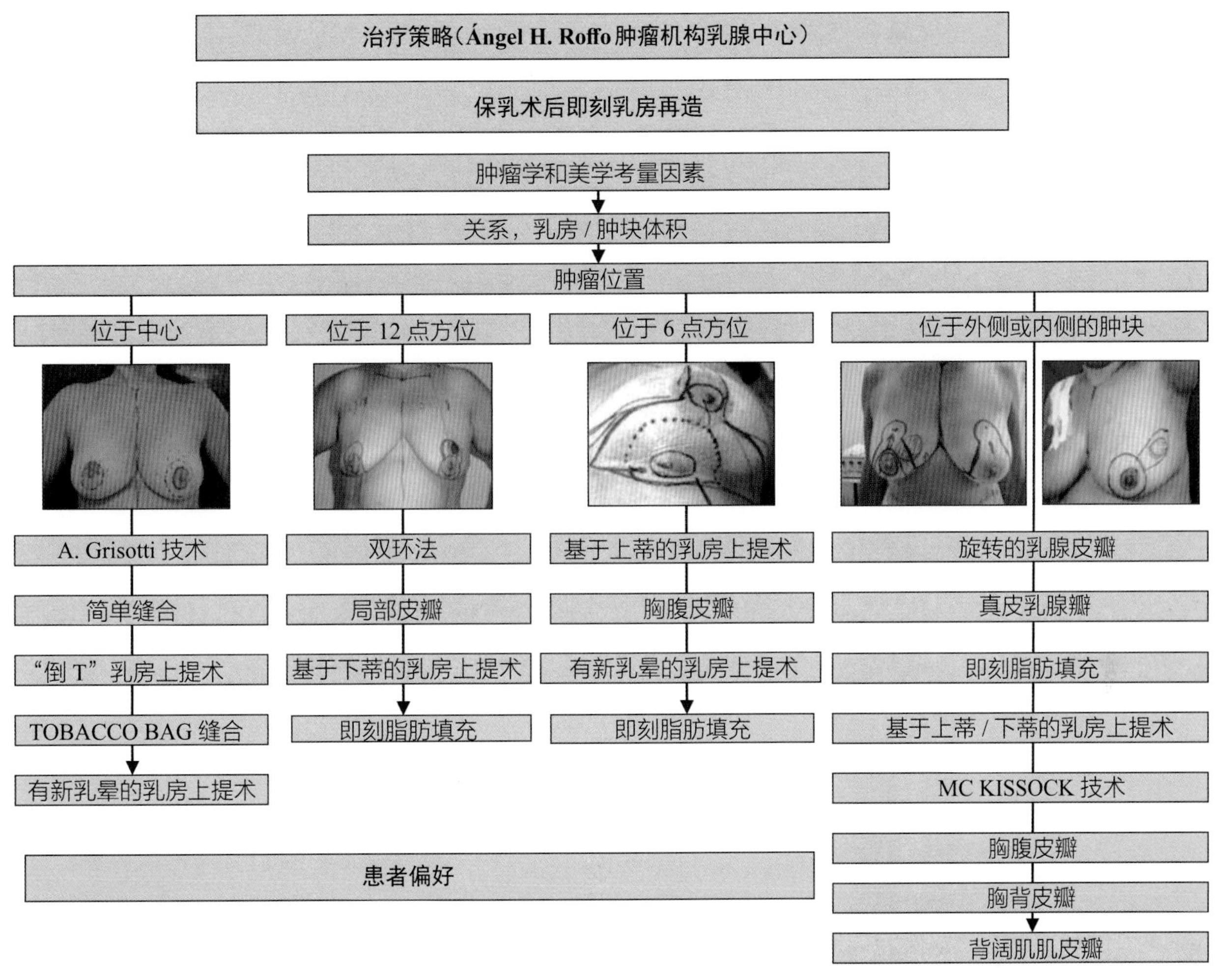

▲ 图 34-2 目前 Ángel H. Roffo 肿瘤机构乳腺中心正在使用的旨在避免乳腺癌保乳术后遗症的策略

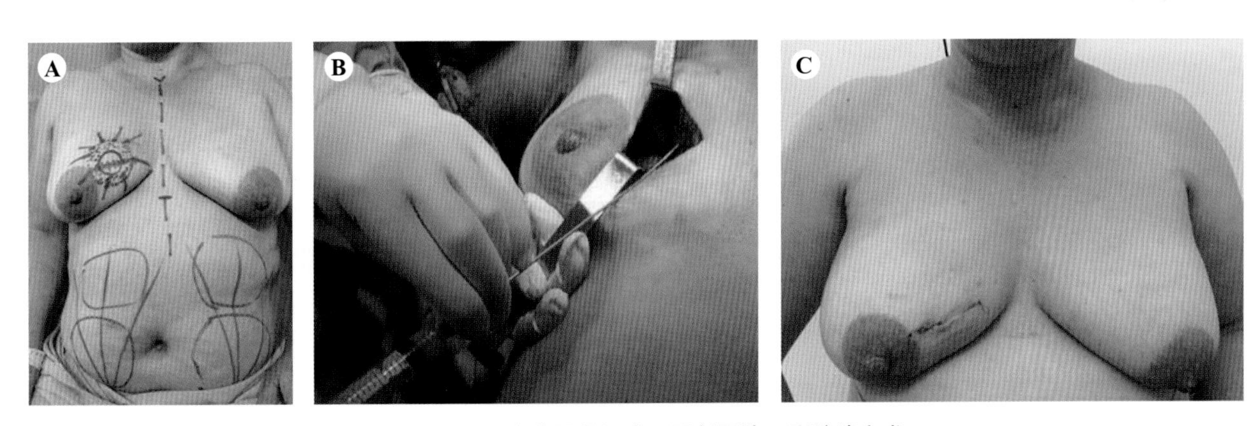

▲ 图 34-3 右乳区段切除 + 即刻再造 + 脂肪填充术

用弯的 Khouri 针在切除组织周围进行脂肪注射填充，并将后方腺体进行塑形，最终结果（Biazus 技术）[11]

种分类关于最轻度后遗症（Ⅰ或Ⅱ类）定义的意见最统一，Berrino 分类除了包括乳头 - 乳晕复合体的移位[18]（图 34-4），其余分类的定义都指仅有不对称、不伴或伴有轻微乳房形态改变。大多数出现严重后遗症的“有问题”患者是指存在中至重度畸形，如整个乳房硬化，甚至需要乳房切除术。关于这些后遗症的分类是令人迷惑的，修复方案也是简单与复杂都有，简单处理如脂肪填

表 34-1 乳腺癌保守治疗后外观后遗症的分类

	Berrino P-1987[17]	Clough K-1998[18]	Fitoussi A-2010[10]
Ⅰ类	主要由于术后纤维化和瘢痕收缩引起的乳头乳晕复合物移位、畸形	乳房不对称，患侧无畸形	同侧低位畸形，不影响乳房形态和体积
Ⅱ类	• Ⅱa：可能因皮肤量不足造成的局部组织量不足 • Ⅱb：皮下组织不足 • Ⅱa 和Ⅱb：两者均有	患侧畸形，行保乳 + 部分再造	形态和体积良好，但与健侧比有明显的不对称
Ⅲ类	主要由于放疗引起的乳房收缩	严重畸形，需要乳房切除	影响到形态和体积的乳房不对称，严重的乳头 – 乳晕复合体移位
Ⅳ类	严重的放疗引起的皮肤、乳头乳晕复合物、皮下组织和腺体组织损伤	—	严重畸形、缺乏原组织、瘢痕、放疗反应
Ⅴ类	—	—	手术和放疗引起的严重畸形，乳房小且完全硬化

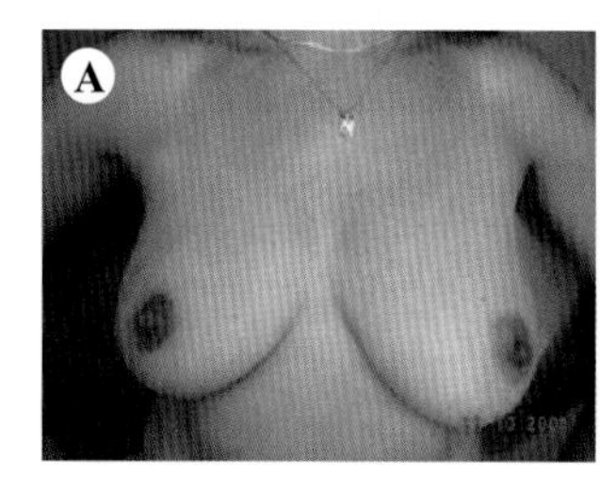

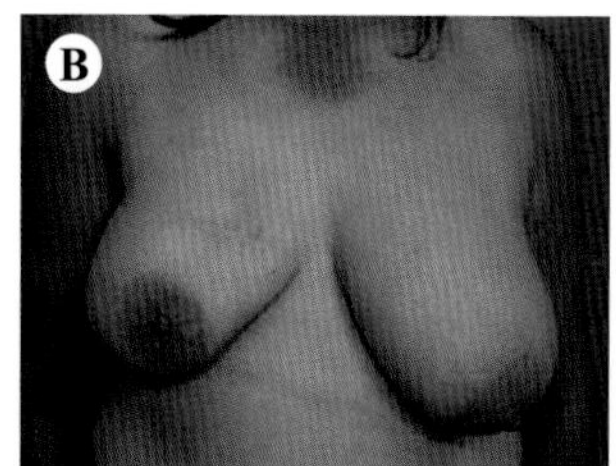

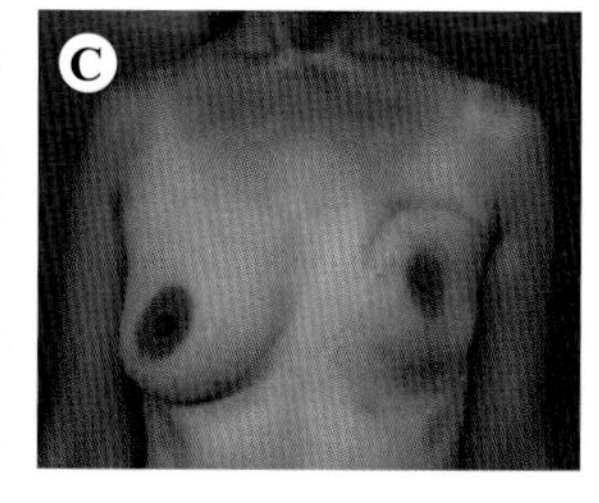

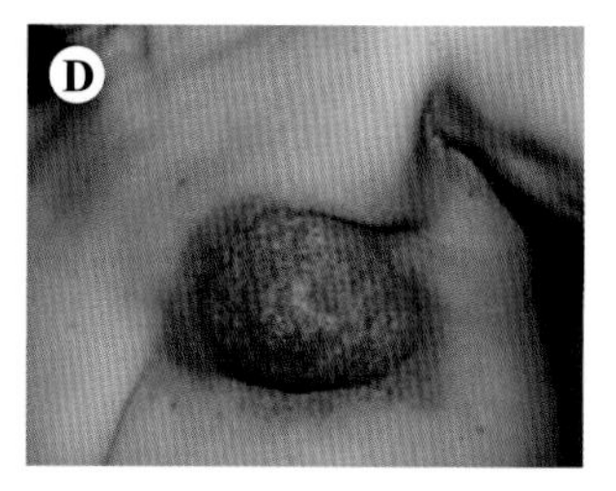

▲ 图 34-4 乳腺癌保乳术后的外观后遗症的分类

A. 不对称且不伴畸形（Ⅰ型 Clough-Ⅰ-Ⅱ Fitoussi）；B. 不对称伴中度畸形，乳头乳晕复合物严重移位（Ⅰ型和Ⅱ型 Berrino、Ⅱ型 Clough、Ⅲ型 Fitoussi）；C. 乳房、乳头 – 乳晕复合体畸形且不对称（Ⅲ型 Berrino、Clough-Ⅳ Fitoussi）；D. 纤维化和严重的光化性硬化症、乳头 – 乳晕复合体严重畸形（Ⅳ型 Berrino、Ⅲ、Clough-Ⅴ Fitoussi）

充，复杂的如乳房切除 + 微创或带（不带）假体的带蒂皮瓣即刻乳房再造 [10, 18, 19]。

三、乳房部分切除术后再造时机的经验

依据我们机构的经验，在使用前面提到的分类数年后，我们尝试用一个更有效的、有患者特异性的概念来简化后遗症的评估，并将再造技术进行系统化。

我们分析了以下参数，如年龄、乳腺癌生物型、初诊到手术和初次放疗的时间、后遗症的复杂程度、既往再造意愿、被放疗乳房中是否存在假体。一般来说，综合上述所有参数进行考虑，我们建议在放疗完成至少 1 年后进行再造，前提是乳房结构稳定、没有水肿或放射性皮炎、体检和影像学（钼靶、超声、MRI）证实没有局部复发。

根据后遗症的类型和再造技术的复杂程度，我们将患者分为两个大组，即 A 组（缺损小）、B 组（缺损大）。

A 组：乳房外形不需（仅需）做微小调整，伴（不伴）乳头 – 乳晕复合体不对称，可进一步分为三个亚组。

- 乳房双侧不对称，不需调整患侧乳房形态。
- 患侧术后有轻微后遗症，无乳头 – 乳晕复合体不对称，伴（不伴）由此引起的乳房不对称。

- 患侧术后有轻微后遗症，存在与（不与）乳房不对称相关的乳头－乳晕复合体不对称。

B 组：乳房中重度形态不佳，乳头－乳晕复合体不对称，其中包括光化性硬化和纤维化造成的损伤。已用假体再造但结果不满意，寻求二次手术的人群也包括在内。进一步分为三个亚组。

- 中重度乳房术后外形、体积不佳，有（无）中度光化性损伤。
- 中重度乳房术后外形、体积不佳，有（无）中度光化性损伤，既往有放（不放）假体的再造意愿。
- 严重的光化性损伤伴形态和体积不佳，显著的光硬化和纤维化损伤。

很重要的是，导致以上两组中乳房不对称的原因可能是多样的，不仅与初次手术有关，也与肿瘤的生物类型、患者体重改变、肿瘤辅助治疗、年龄等有关（表 34–2）。

根据这个分类进行分析，我们使用一个治疗

表 34–2　乳腺癌保乳术后外观后遗症的 IAR 功能性分类（IARfc）

	a. 轻度缺陷	b. 严重缺陷	举　例
a-Ⅰ	乳房不对称，术后乳房无形态改变	—	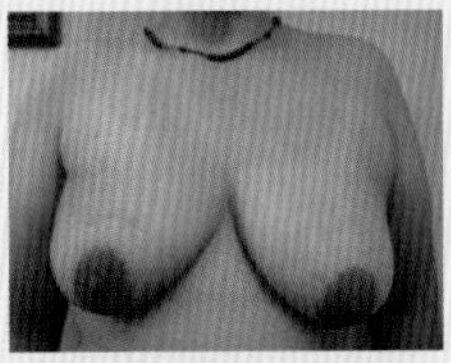
a-Ⅱ	患侧术后轻微形态不佳，无乳头乳晕复合物不对称。伴或不伴有乳房不对称	—	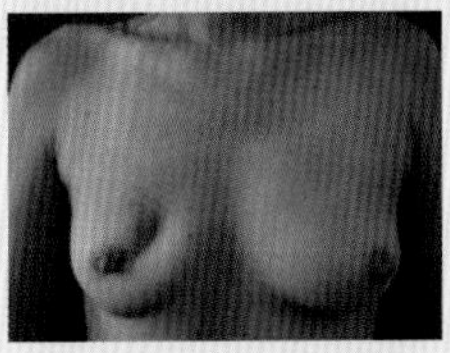
a-Ⅲ	患侧术后轻微形态不佳，有乳头乳晕复合物不对称。伴或不伴乳房不对称	—	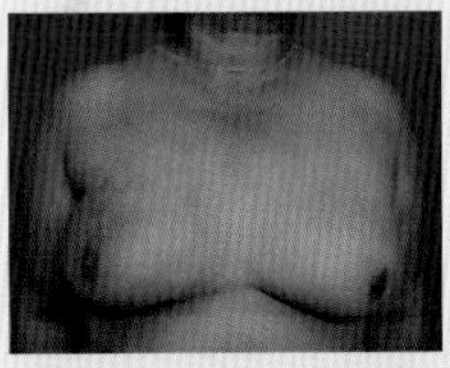
b-Ⅰ	—	中重度乳房术后外形、体积不佳，有 / 无中度光化性损伤	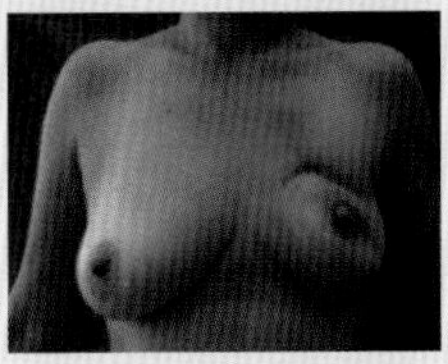
b-Ⅱ	—	中重度乳房术后外形、体积不佳，有 / 无中度光化性损伤，既往有放 / 不放假体的再造意愿	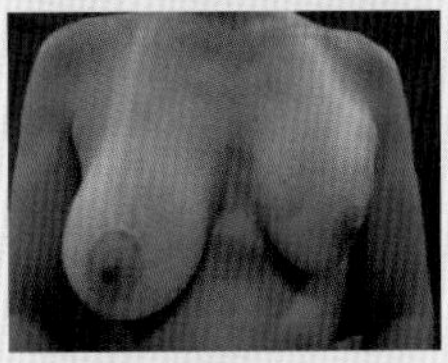
b-Ⅲ	—	严重的光化性损伤伴形态和体积不佳，显著的光硬化和纤维化损伤	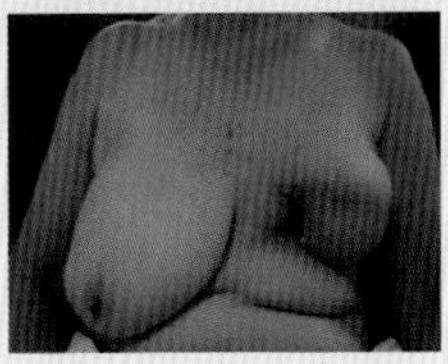

策略为患者选择最合适的手术策略（表 34–3 和表 34–4）。

选择何种方法不仅取决于策略，也取决于医生的经验和患者的意愿。如果可选的方法不止一个，通常选择创伤最小的方法，并要评估对患者生活质量的影响[20]。

随着外科新技术的报道和应用，这个策略也在发生改进，这也是十分有趣的。下面在描述我们使用的不同技术中，可看到脂肪填充在减小手术创伤、优化结果、降低并发症发生率中的作用。

四、乳房部分切除后的再造技术

近年来，乳房再造已经渗透到多个方面。新技术报道的重点在于如何降低发病率和后遗症，使患者得以早期回归正常生活。

根据上述提出的策略，特别是它的后续改进，我们可以应用的技术有很多，具体取决于患者乳房缺损的复杂程度、患者背景和意愿、既往疾病、可选的乳房再造技术及对生活质量的要求。

表 34–3　乳腺癌保乳术后的外观后遗症

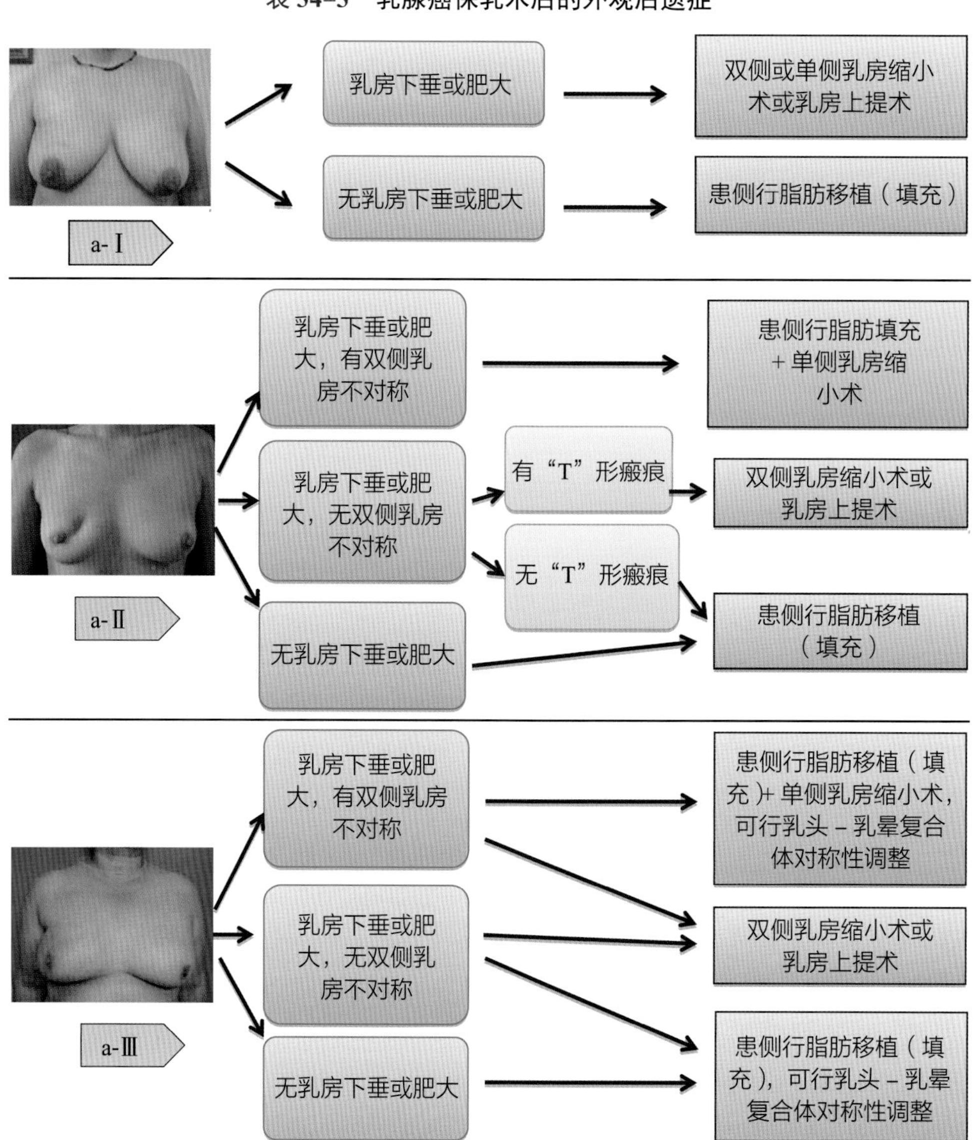

保乳术后缺损的修复策略。轻微缺损

表 34-4 乳腺癌保守治疗后外观方面后遗症

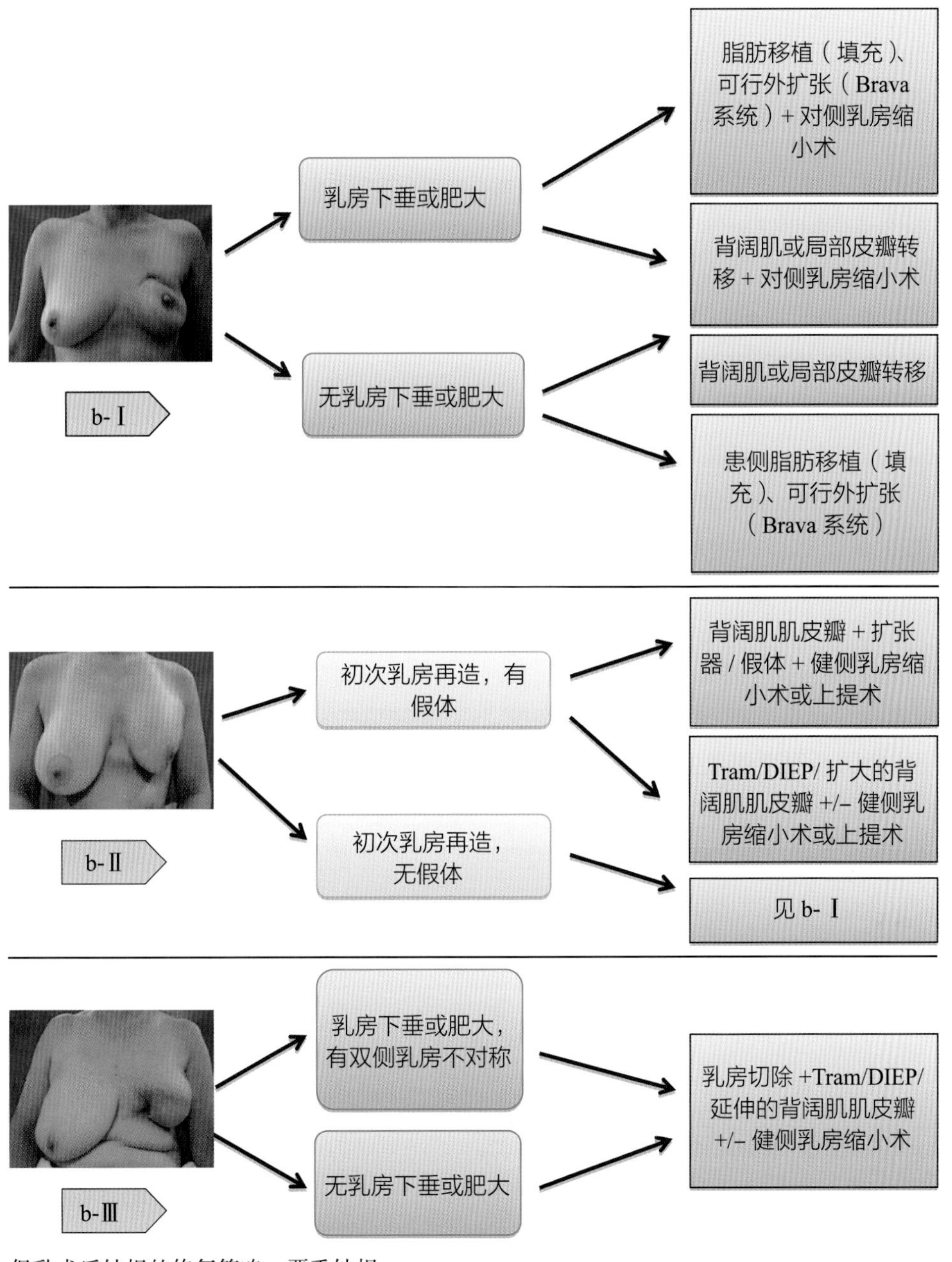

保乳术后缺损的修复策略。严重缺损

DIEP. 腹壁下深动脉穿支；Tram. 带蒂横行腹直肌肌皮瓣

很多研究报道了如何利用局部皮瓣、肌皮瓣或微创皮瓣、假体等来纠正乳房体积缺损[1, 3, 4]，并在数年前就建立了指南，但它们始终在强调这些技术与保乳术后即刻再造技术相比的复杂性、结果的不可预测性及更高的并发症发生率。

从我们的经验来讲，我们经历了不同的阶段。下面将描述我们目前可以使用的技术、不同病例如何基于上述策略进行处理、术后效果和并发症及在不同适应证中变化如何。

五、健侧乳房缩小术或上提术

一些患者在进行保乳 + 放疗治疗后可获得美观效果，如仅存在不对称，乳房形态无改变、乳

头 – 乳晕复合体无移位。对于这种情况，我们通常建议对健侧乳房行乳房缩小或上提术，可以获得满意效果（图 34–5）。

六、乳头 – 乳晕复合体移位的乳房上提或乳房缩小术

对于下垂或肥大的、患侧没有形态改变的、有伴或不伴乳头和乳晕不对称的微小形态改变（IAR 功能性分类，IARfc，a- Ⅰ- Ⅱ - Ⅲ）的不对称乳房，我们使用乳房缩小术或乳房上提术。

这个手术不适合存在中重度放疗所致营养障碍、存在对设计有影响的陈旧性手术瘢痕的患者，因为乳房缩小和上提术中皮瓣的存活会受上述因素影响。既往放疗会导致毛细血管变脆、组织纤维化，增加并发症发生率、影响伤口愈合、降低最终美观度。对存在中度或重度光化损伤的患者，可以使用脂肪注射而避免乳房缩小术。

手术的选择要考虑乳房的体积形态和瘢痕。切口位置的设计不仅要考虑术后的美观，也要考虑尽可能降低后续并发症，可以设计成“T”、垂直或环乳晕切口，要始终关注皮肤和皮下组织皮瓣的血运。我们通常根据 Kronowitz 提出的“区域设计”概念来处理灌注乳头 – 乳晕复合体的腺体蒂[21]（图 34–6）。

七、脂肪移植（脂肪填充）

脂肪填充对于纠正乳房体积缺损来说是一个里程碑式的实践。脂肪拥有一些特点（如获取简单、可持续获取、源源不断等）这使脂肪移植成为整形外科中一个非常重要的技术，可以单独或与其他技术结合使用。

由于对放疗和乳腺癌钼靶诊断会产生影响，1987 年美国整形外科协会（ASPS）禁止了脂肪注射填充的使用[22]。之后在 2007 年，Rigotti 发表了他们在“脂肪源性间充质干细胞（ADSC）”

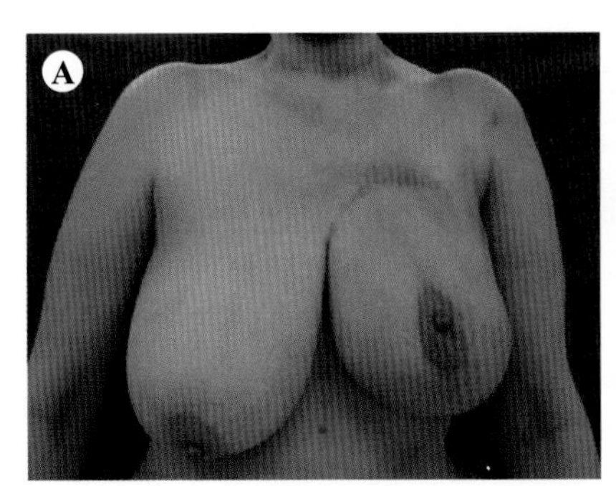

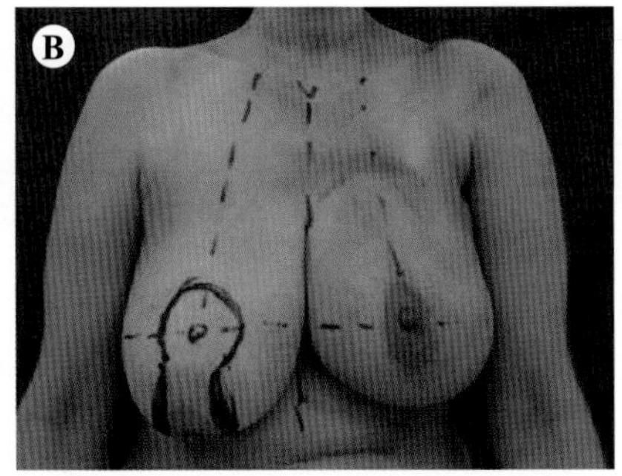

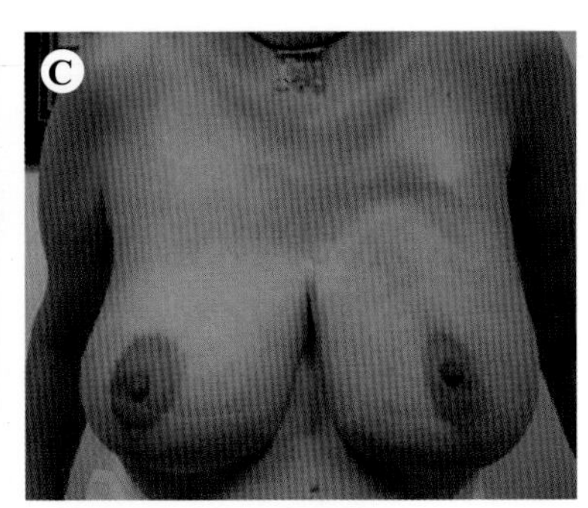

▲ 图 34–5 **A. 左上极乳腺癌区段切除后遗留乳房不对称；B. 仅行健侧乳房缩小术；C. 最终效果**

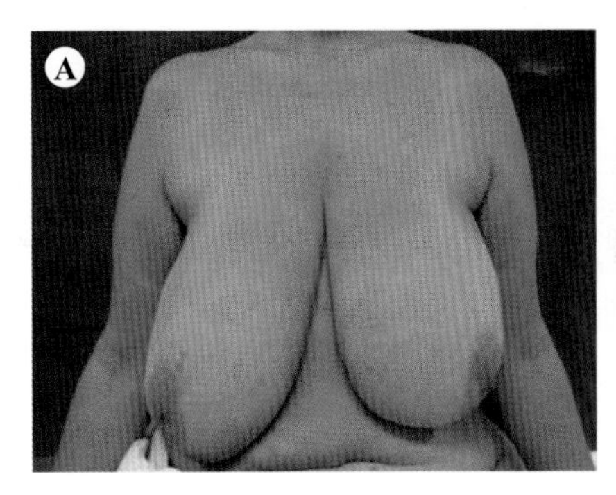

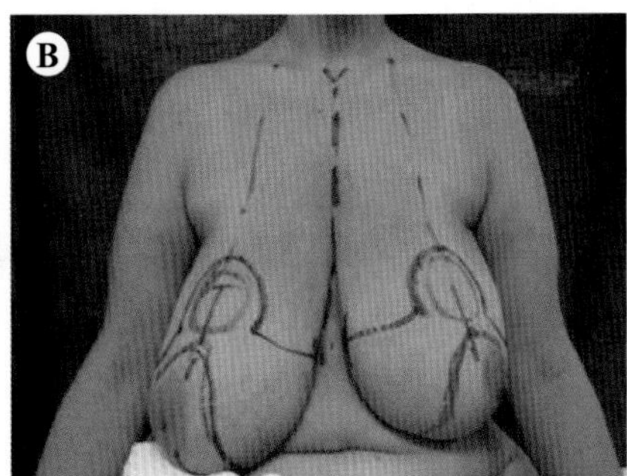

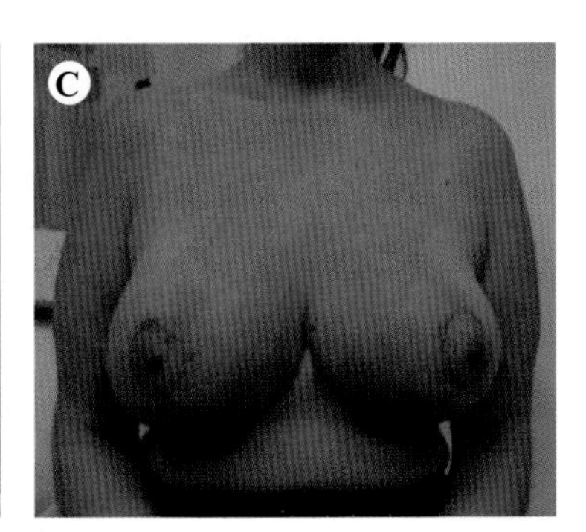

▲ 图 34–6 **左乳外下象限肿瘤保乳手术后的外观后遗症**

A. 轻微的没有临床表现的放射性皮炎；B. 乳房肥大、不对称、轻微的乳头 – 乳晕复合体不对称（IARfc：a-Ⅲ）；C. “倒 T”切口的乳房缩小术，采用下蒂技术

再生能力研究上的经验，他们讲到 ADSC 细胞在放疗后的“慢性缺血环境”中具有“促血管生成能力”，可用于保乳 + 放疗后乳房缺损的再造。

由于缺少脂肪填充方面的报道、其在首次报道后也没有被统一化，ASPS 在 2007 年成立了工作组（ASPS 脂肪移植任务中心）[24]，他们的工作是评估自体脂肪移植在乳房手术中的安全性和有效性，并为未来的研究提出了建议。他们通过随访观察到脂肪填充用于保乳手术没有任何问题，因为 5% 的患者后期出现的微钙化都是良性特征。

从数量有限的小规模研究来看，脂肪填充不会干扰乳腺癌的发现和诊断。ASPS 脂肪移植工作小组也评估了脂肪移植对肿瘤安全性的影响并在 2009 年得出结论，当时还没有报道称自体脂肪移植会增加疾病复发的风险。然而，他们也提出还需更多的研究来证实这些初步想法[24]。

对于一些保乳术后严重损伤的修复，我们需要对皮肤进行拉伸和负压吸引，以促进血管新生、利于脂肪注射，维持移植脂肪的活力并促进再生。这需要 Khouri 提出的外部组织扩张器（Brava 系统）来实现[25]，在几次脂肪填充手术之间每天放置约 10h，并维持较长一段时间。

如今，脂肪填充可以用于纠正大部分的保乳术后轻微后遗症（IARfc a-Ⅰ-Ⅱ-Ⅲ），并且在大部分病例中可能作为首选，尤其是中小体积、伴或不伴轻度下垂的患者，这是因为脂肪填充在门诊就可以做、创伤小、简单易行、效果良好、并发症发生率低。

对于严重损伤，脂肪填充仅限于 IARfc b-Ⅰ的小乳房患者、为了避免用肌皮瓣（CLD,TRAM 等）再造可以接受包括使用 Brava 系统的各种操作的患者。脂肪填充没有局部禁忌证，唯一缺点是部分病例需要多次手术来获得最佳效果，每次间隔大概 3 个月。对于血栓形成风险较高（脂肪抽吸禁忌证）或供区脂肪组织缺失的人，不建议使用脂肪填充。

很显然，选择正确的脂肪供区很重要，供区要能根据医生和患者的偏好提供足够的脂肪量。

最常用的位置是腹部、侧腹部和臀部。注射 Klein 溶液后，使用 2～4mm 的套管行脂肪抽吸，保证在不损伤神经血管的情况下收集尽可能多的脂肪，必须要精细操作以避免负压，以及尽可能减少其在空气的暴露。对脂肪的理想处理是能用尽可能小的创伤将血细胞、浸润液体、油脂、脂肪细胞分开。目前的主要共识是用 3000rpm 的转速离心样本 1～3min[23] 或每分钟低转数的人工离心[25]。优化结果和避免脂肪囊化很重要，受区要用 14G 的针经皮穿刺进行皮下松解分离（这个操作被称作 rigottomies），做成蜂窝状[23]。脂肪组织的注射过程对于获得良好且持久的结果来说是最重要的，不能增加脂肪坏死和并发症的风险。脂肪移植物要浸泡在血浆中，液面要在移植物上方 1.5mm。我们用一个弯的、只有一个前方开口（Khouri）的 duck-billed 套管，根据需要修复的缺损用 5ml 和 10ml 的注射器，在不同线性方向上做逆向浸润，不留空腔。不过度纠正缺损很重要，有时需要多次手术来获得最佳效果[23]。一些用脂肪填充进行再造的病例见图 34–7 至图 34–12。

八、筋膜皮瓣

筋膜皮瓣是通过表浅蒂（局部穿支血管）来灌注的皮肤 – 脂肪瓣，其适应证很有限。目前，最常用的筋膜皮瓣是胸腹壁和胸背部皮瓣。目前，在不能使用其他方法修复乳房下极或外象限缺损的特殊情况下，我们使用筋膜皮瓣（图 34–13）。

九、背阔肌肌皮瓣

背阔肌肌皮瓣是一个成熟、安全、容易获得的皮瓣，一般可以用来修复胸壁和乳房的缺损。修复缺损时将整个或部分的背阔肌肌肉、足够面积的皮下组织浆和皮肤转移至前胸壁。它有一些缺点，如对于全部乳房再造或需要假体、扩张器再造的巨大缺损，能提供的体积不够、背部留疤，且为了保证胸背动脉蒂完整性通常需要术中探查。

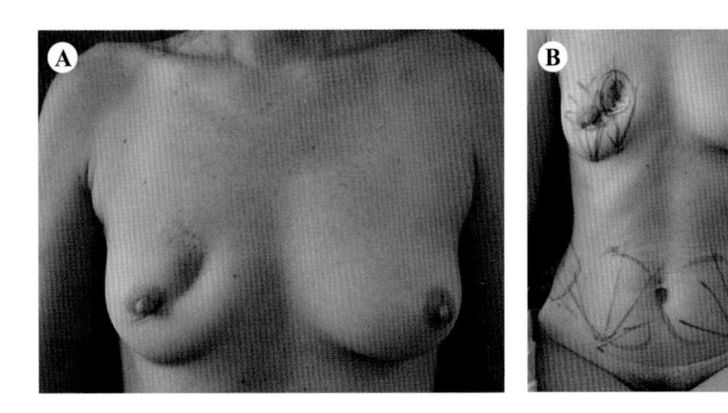
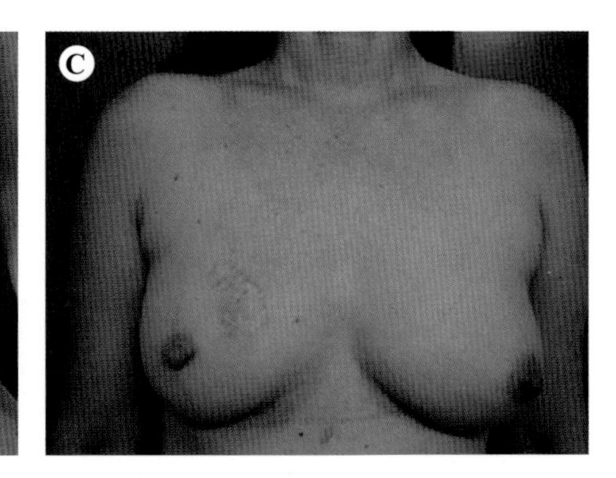

▲ 图 34–7　**A.** 右乳内上象限肿块保乳术后的外观后遗症；**B.** 体积缺损伴皮肤收缩和明显的不对称（**IARfc：a-Ⅱ**）；**C. 2** 次脂肪填充修复缺损（**60g** 和 **120g**）＋隆乳术的术后效果

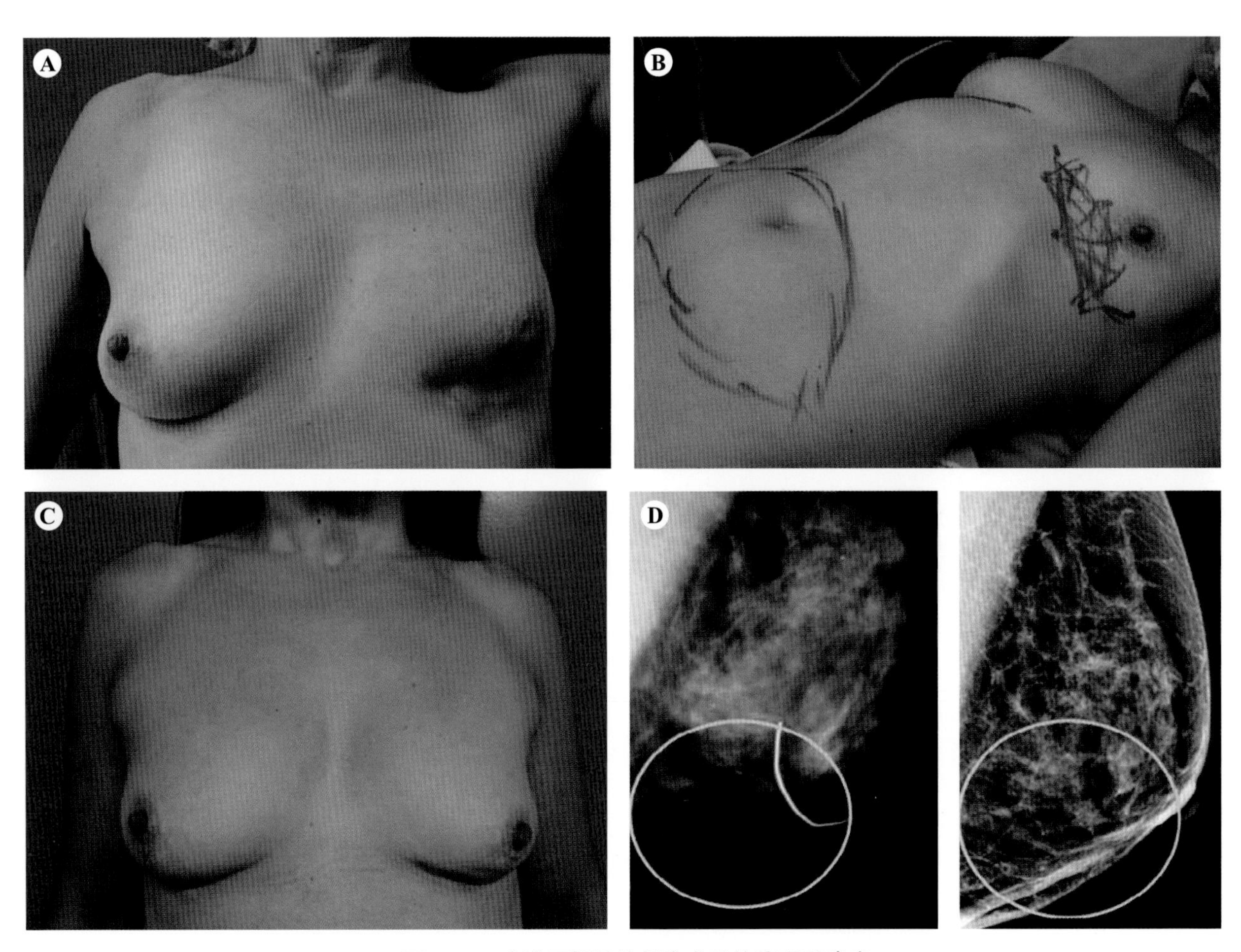

▲ 图 34–8　左乳下极肿块保乳术后的外观后遗症

A. 明显的体积缺损伴皮肤收缩，无双侧乳房不对称（IARfc：b-Ⅰ）；B. 腹部供区；C.1 次脂肪填充（110g）术后 2 年的效果；D. 术前和术后乳腺钼靶显示修复后 2 年无影像学上的不良结局

这个皮瓣可以用于修复保乳术后乳房任何部分的缺损。目前，我们仅在严重损伤或损伤不能通过微创技术（脂肪填充）修补的患者中使用该方法（IARfc b-Ⅰ-Ⅱ-Ⅲ）。如果单独使用皮瓣不足以修复体积，可以联合扩张器或假体。实际上，自从开始使用脂肪填充技术后，背阔肌肌皮瓣在轻微后遗症中的适应证正在被修改（图 34–14 至图 34–16）。

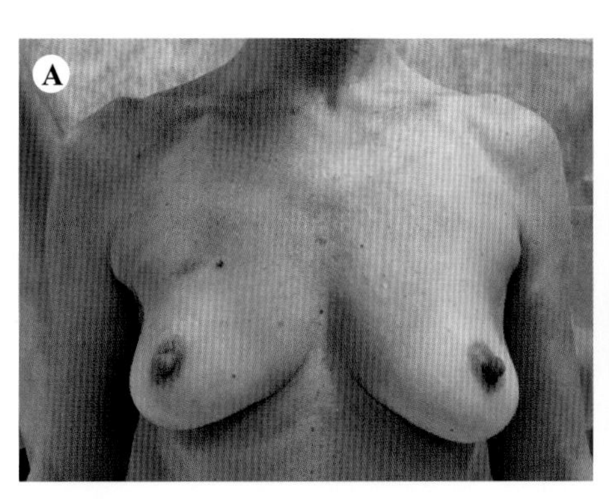
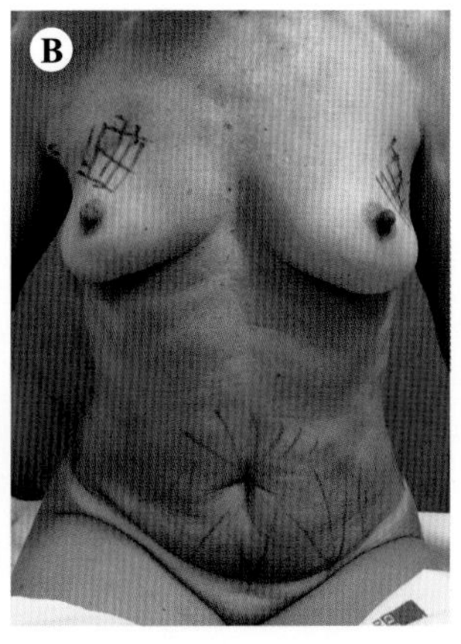
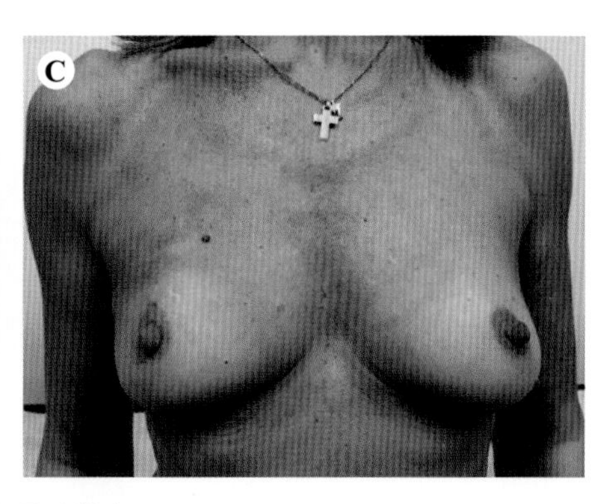

▲ 图 34-9 右乳上极肿块保乳术后的外观后遗症

A. 轻微乳房两侧不对称，明显的体积缺损伴皮肤收缩（IARfc：a-Ⅱ）；B. 腹部供区；C. 患侧 1 次脂肪填充修复缺损（150g）+ 健侧脂肪填充 2 年后效果

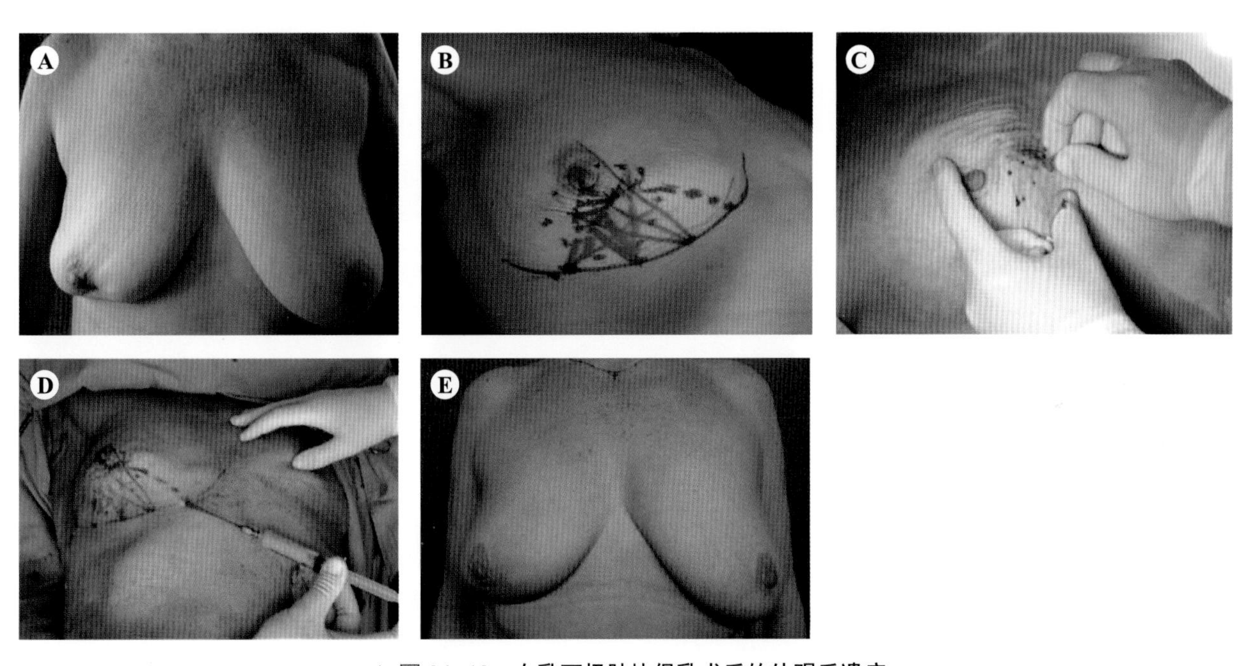

▲ 图 34-10 右乳下极肿块保乳术后的外观后遗症

A. 明显的乳房不对称、体积缺损伴皮肤收缩和乳头 - 乳晕复合体不对称（IARfc：b-Ⅰ）；B. 脂肪注射的注射点及注射方向设计；C. Rigottomies；D 和 E. 2 次脂肪填充修复缺损（130g 和 150g），在纠正对称性前可获得良好效果

利用背阔肌肌皮瓣进行再造是大家比较熟悉的技术，本章节只详细讲述一些用于修复部分缺损的重要步骤，具体有以下 3 点总结。

- 要精细设计用来覆盖缺损的背部皮瓣，其中包括分析皮瓣是否够用（皮肤、脂肪组织、肌肉）、是否需要假体或扩张器。在一些特殊情况下仅用肌肉瓣修复缺损即可，不需要带皮肤（小皮瓣）。
- 在获取皮瓣之前要对胸背蒂的完整性进行评估，以避免继发于初次手术或光硬化损伤的并发症。
- 要对皮瓣进行仔细塑形、优化最终结果。

十、TRAM 皮瓣及其衍生

在特殊情况下，TRAM 皮瓣及其衍生可以用来修补部分缺损。这个技术适合于一些特殊病例，如存在伴光硬化损伤的严重缺损、怀疑 / 不

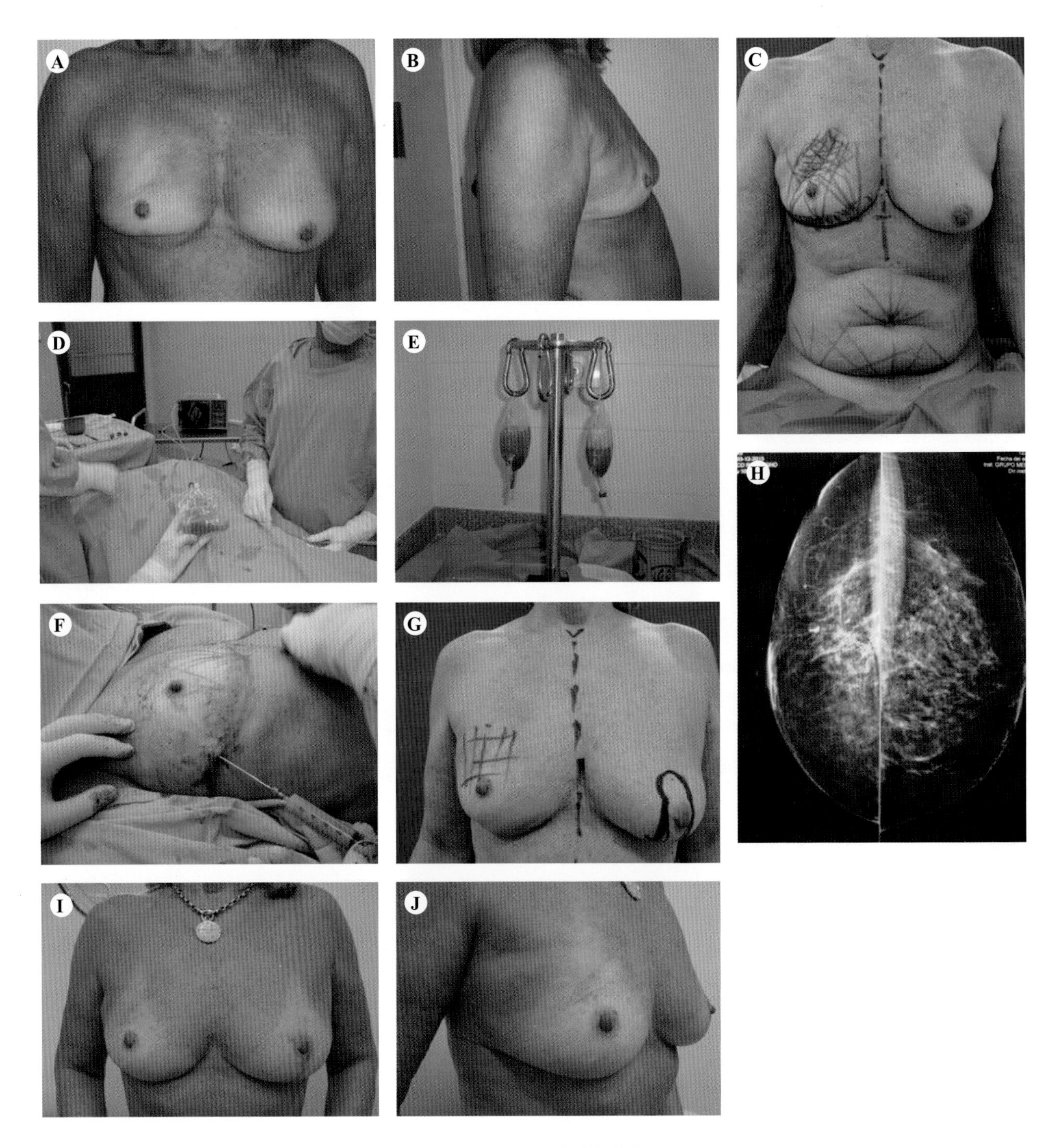

▲ 图 34-11 脂肪填充技术

A 和 B. 右乳 12 点钟方位肿块保乳术后的外观后遗症，明显的体积缺损伴严重的皮肤收缩和双侧不对称，乳房下皱襞上移，符合背阔肌肌皮瓣转移的旧适应证（IARfc：b-Ⅰ）；C. 脂肪注射的注射点及注射方向设计、腹部供区；D. 用低压泵抽吸获取脂肪；E. 人工离心显示分离的脂滴、脂肪和油脂；F. Rigottomies，用 Khouri 针行逆向脂肪注射；G. 患侧 2 次脂肪填充（150g 和 200g）+ 健侧乳房缩小术的术后效果；H. 术后乳腺钼靶显示乳房体积扩大，无影像学上的不良结局；I 和 J. 最终效果

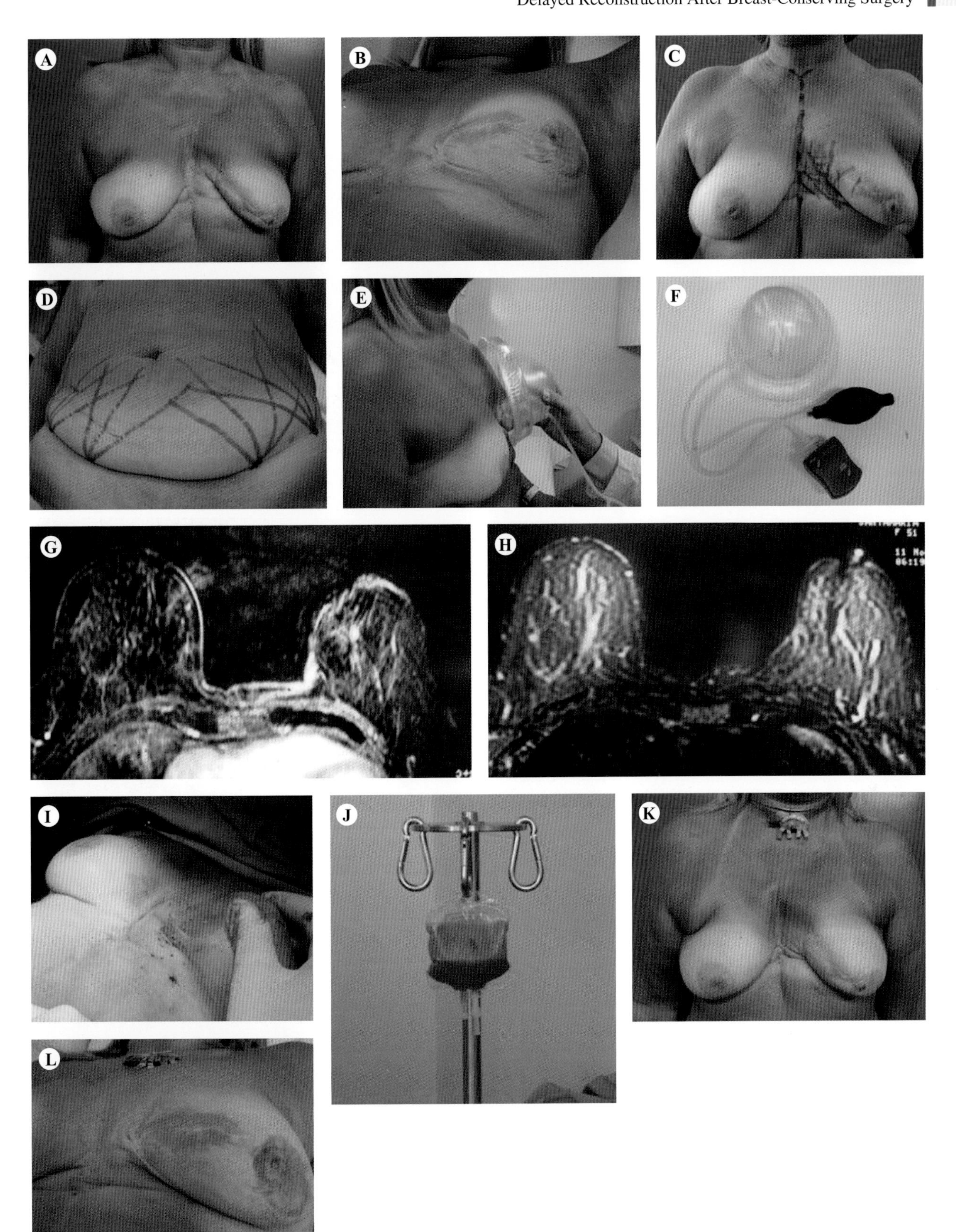

▲ 图 34-12　脂肪填充技术 +Brava 系统

A 和 B. 左乳内下象限肿块保乳术后的严重的外观后遗症，患者具有非假体再造意愿；明显的体积缺损伴严重的皮肤收缩和中度双侧不对称，符合背阔肌肌皮瓣转移的旧适应证（IARfc：b-Ⅱ）；C. 脂肪注射的注射点及注射方向设计；D. 腹部供区；E 和 F. 外扩张器及其放置，制造真空和扩张效果；G 和 H. 扩张前后 MRI 对照，评估体积的扩张和乳房血管化程度；I. "Rigottomies" 技术准备脂肪移植受区；J. 脂肪离心；K 和 L. 3 次脂肪填充（130g、120g 和 110g）后的最终效果，形态及对称性良好

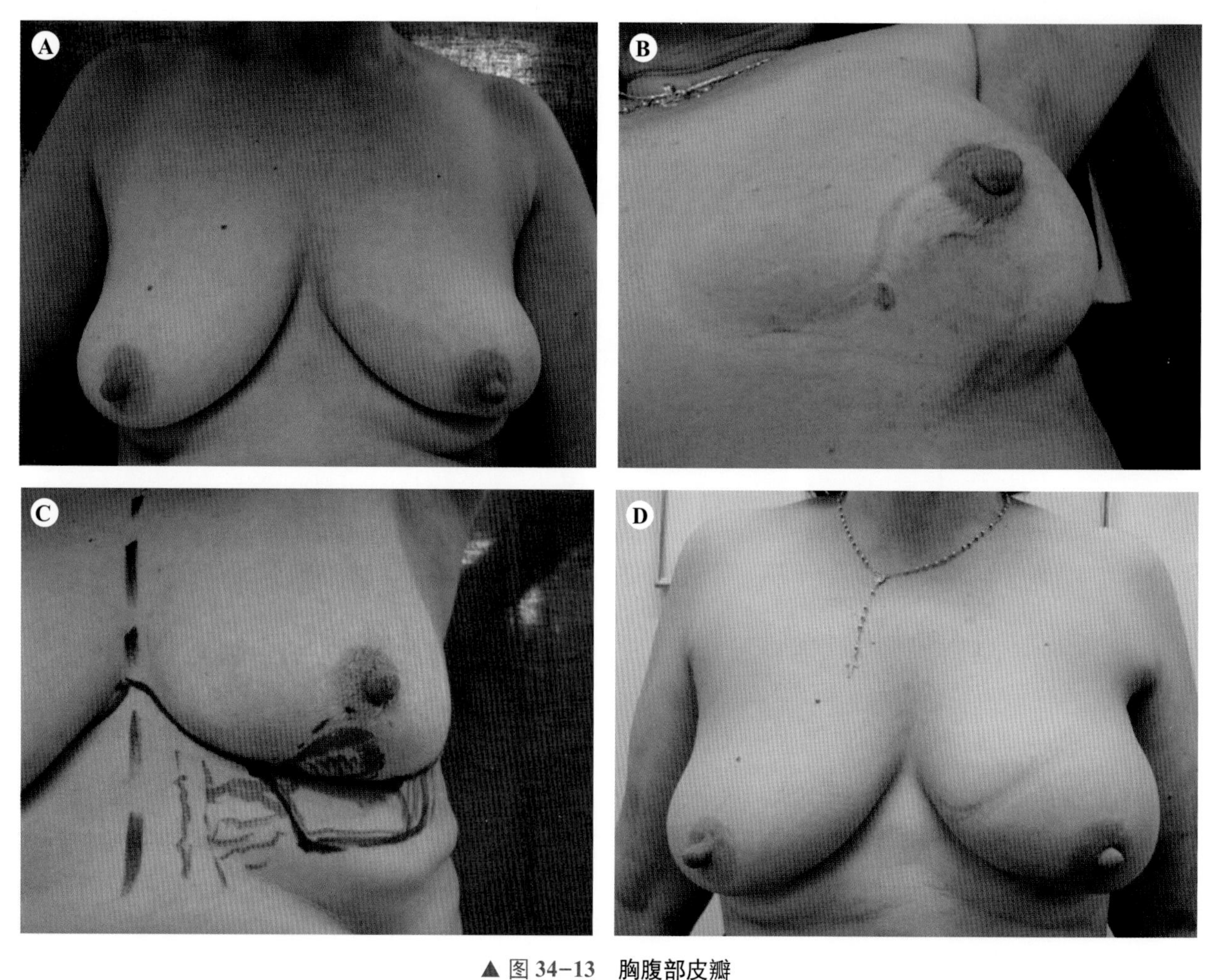

▲ 图 34-13 胸腹部皮瓣

A 和 B. 左乳内下象限肿块保乳术后外观后遗症，体积缺损、皮肤收缩、中度双侧不对称（IARfc：a-Ⅱ）；C. 术前设计；D. 最终效果

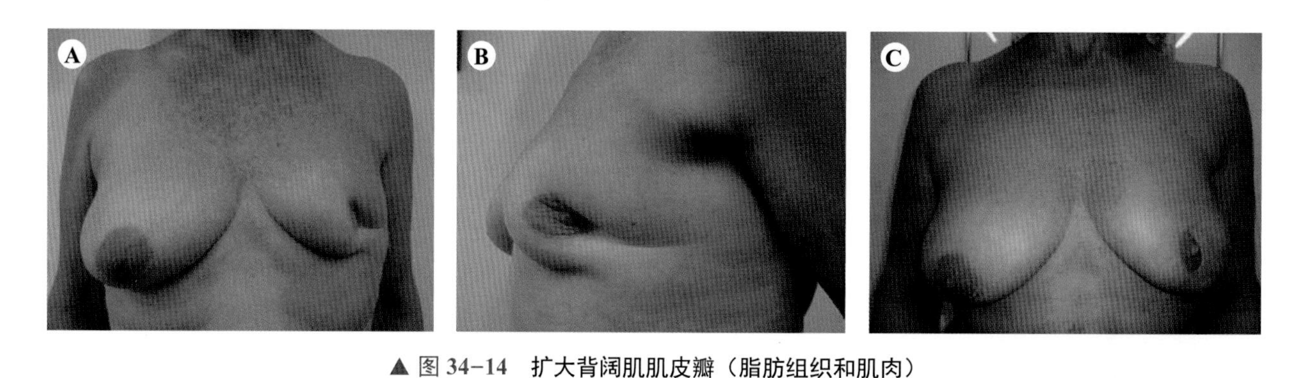

▲ 图 34-14 扩大背阔肌肌皮瓣（脂肪组织和肌肉）

A. 左乳外侧肿块保乳术后的外观后遗症；B. 明显的体积缺损伴，严重的皮肤收缩、乳房和乳头 - 乳晕复合体不对称（IARfc：b-Ⅰ），皮瓣设计：去上皮化的、只留一个小的环乳晕皮岛来保证皮瓣血供；C. 最终效果

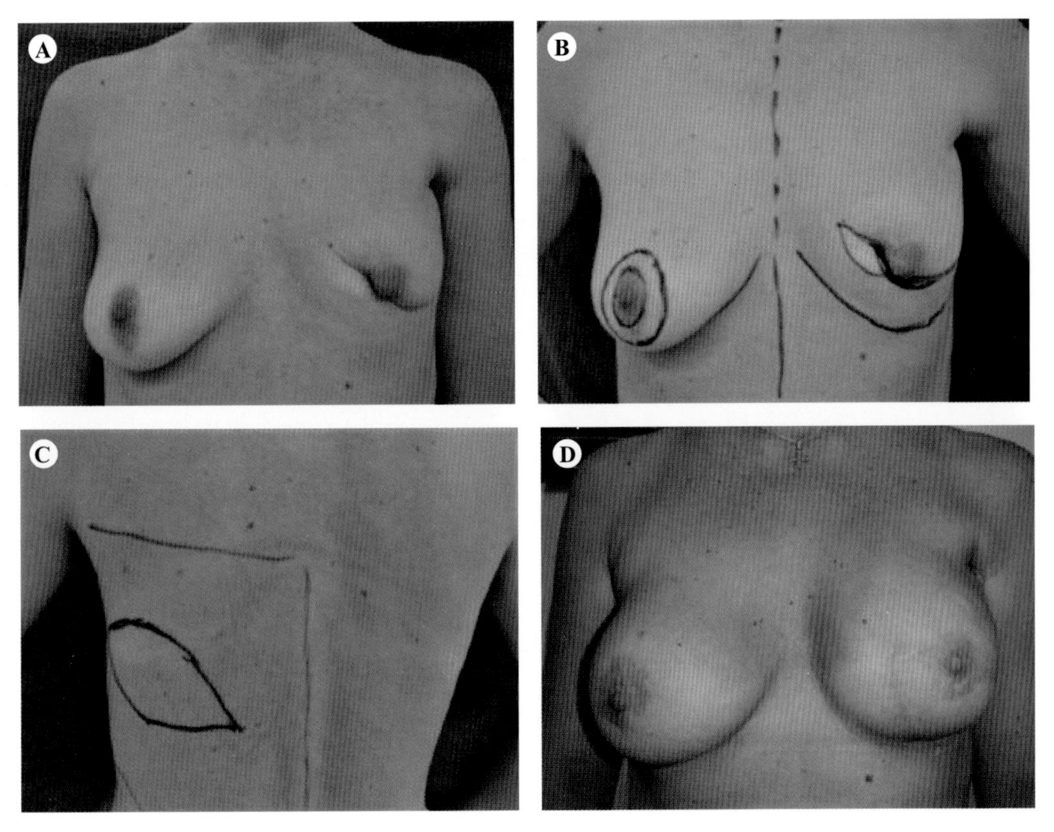

▲ 图 34-15　背阔肌肌皮瓣 + 永久性扩张器

A. 左乳外侧肿块保乳术后的外观后遗症，明显的体积缺损，伴严重的皮肤收缩、乳房和乳头 – 乳晕复合体不对称（IARfc：b-Ⅱ）；B 和 C. 皮瓣设计：能够提供皮肤覆盖，同时联合永久性扩张器获得体积并维持乳房形态，健侧乳房行乳房缩小术；D. 最终效果

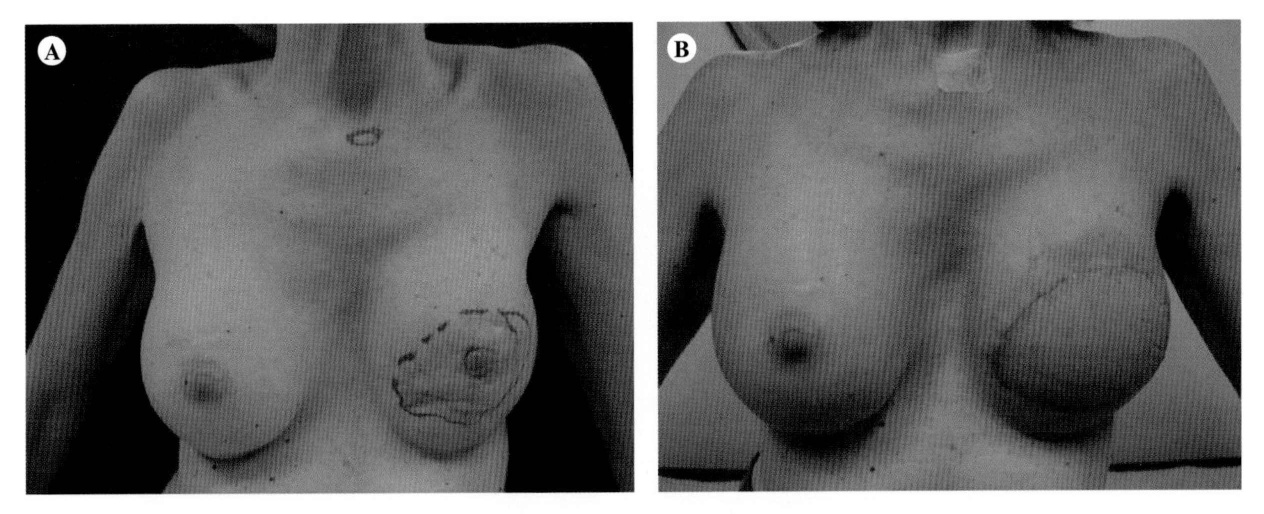

▲ 图 34-16　背阔肌肌皮瓣 + 假体

A. 左乳中部肿块保乳术后外观后遗症，欲行假体再造 + 对侧乳房隆乳；体积缺损，伴严重的光硬化损伤、皮肤收缩、乳房和乳头 – 乳晕复合体不对称（IARfc：b-Ⅱ）；切除坏死的部分，用背阔肌和假体修复；B. 最终效果

怀疑局部复发、需要全乳切除，其优点是能为再造的乳房提供很好的形状和体积，对称性更好[27]（图34–17）。

十一、假体

我们都知道当置入硅胶假体时，除了保乳手术带来的损伤，发生严重包膜挛缩和其他并发症的概率很大。尽管新技术已经改善了放疗剂量的均匀性、减少了对皮肤和腺体的损伤，但使用假体进行再造的适应证仍然存在疑问。该技术在皮肤质量好、没有不对称的轻微后遗症人群中或许可以例外使用（图34–18）。

十二、并发症

一些研究显示，保乳术后延期再造比即刻再造的并发症发生率高，事实也的确如此。高并发症发生率（40%～60%）很可能归咎于放疗造成的继发改变（瘢痕收缩、放射性皮炎和纤维化），它们加大手术难度，降低术后美观度[21-29]（图34–19）。在我们的经验中[28]并发症发生率也较高，为60%左右，并发症在近5年呈显著下降趋势，这是因为可选择的外科技术发生了改变，越来越多的人使用脂肪填充进行再造，它比传统方法更少发生并发症[30]。

十三、结论

肿瘤整形外科已经融入乳腺癌的基本治疗过程中，是为了预防乳腺癌手术造成的损伤、在不影响肿瘤安全性的同时改善患者乳房外观并带来心理上的获益。在保乳治疗中，尽管已有多种预防后遗症的再造技术，仍有很多患者会因各种原因出现被放疗加重的不满意效果。以往会使用创伤大的技术来修复这种缺损，这些技术并发症多、结果不稳定（自体组织和假体）。近年来，脂肪填充开启了一个崭新、充满前景的阶段，在一些病例中可以实现较高满意度和稳定的效果，发病率也更低。

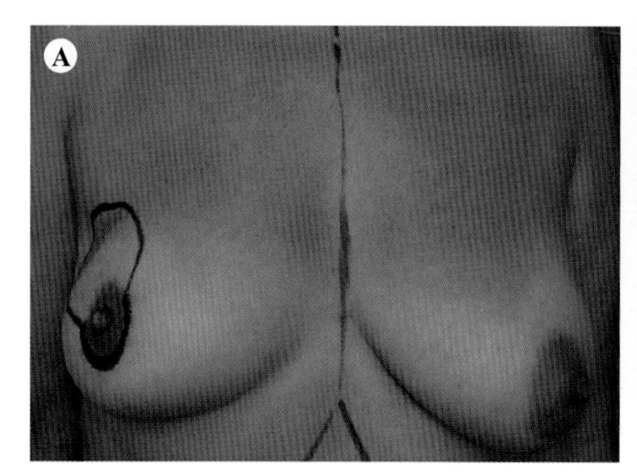

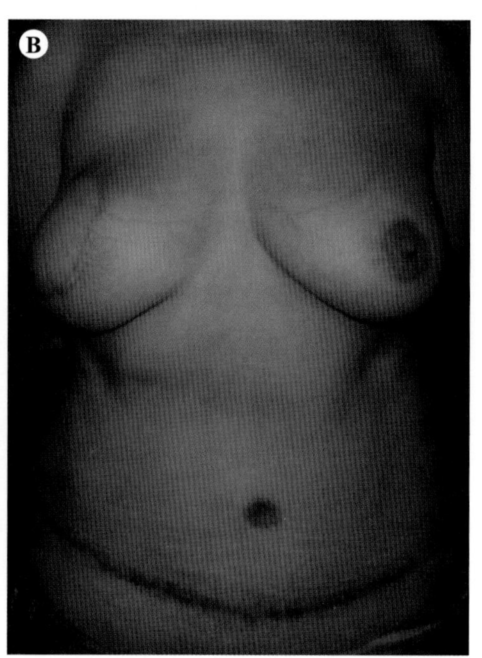

▲ 图34–17　带蒂TRAM皮瓣

A. 左乳外上象限肿物保乳术后外观后遗症；体积缺损，伴中度光硬化损伤、皮肤收缩、乳房和乳头–乳晕复合体不对称（IARfc：b-Ⅰ）；切除硬化和纤维化的区域，切除乳头–乳晕复合体，用TRAM皮瓣来修复缺损；B. 最终效果

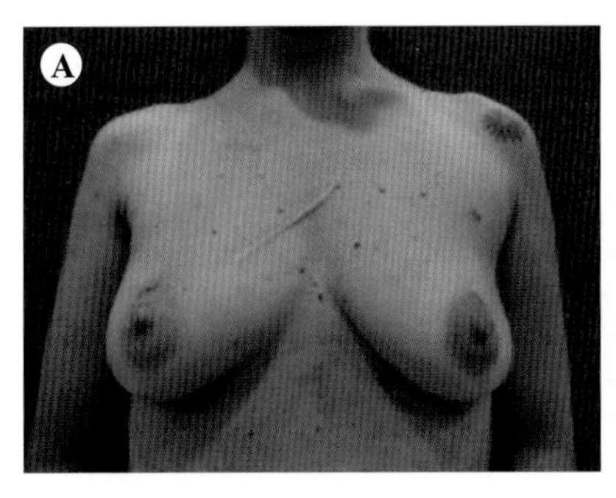
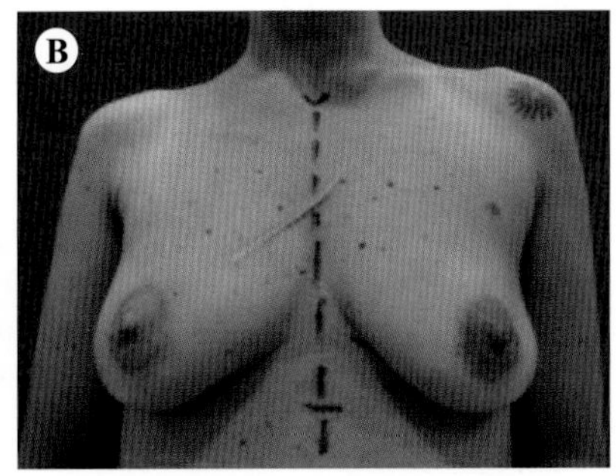
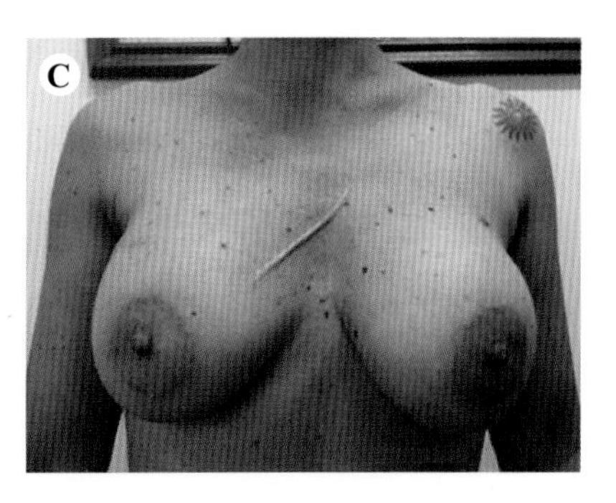

▲ 图 34-18　假体乳房再造

A. 右乳外上象限肿物保乳切除术后外观后遗症，体积少量缺失，伴轻度的光硬化损伤（IARfc：a-Ⅱ）；B. 双侧行假体隆乳 + 上提术；C. 乳房形态纠正效果良好，对称性良好

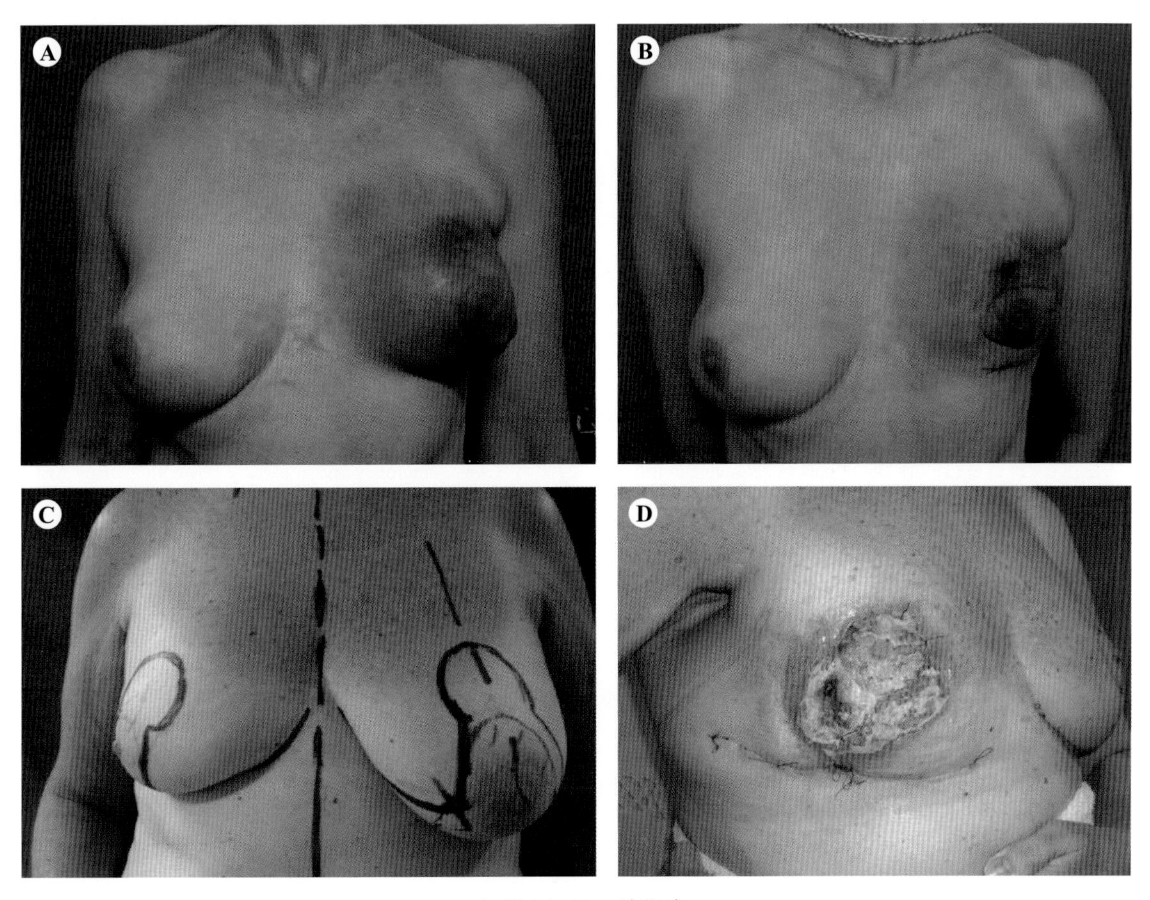

▲ 图 34-19　并发症

A 左乳保乳术后外观后遗症，用隆乳 + 上提手术进行再造；B. 晚期假体自发膨出；C. 右乳保乳术后外观后遗症，行乳房缩小术乳房再造；D. 感染和皮肤坏死

参考文献

[1] Audretsch W et al (1994) Oncoplastic surgery: “target” volume reduction, (BCT mastopexy) lumpectomy reconstruction (BCT reconstruction) and flap supported operability in breast cancer. In: Proceedings of the second European congress on senology, Vienna, Austria. Monduzzi, Bologna, pp 139–157

[2] Silverstein M (1993) Cosmetic quadrantectomy. Paper presented at the annual Miami breast cancer conference, Miami

[3] Clough K et al (1995) Conservative treatment of the breast cancer by mammaplasty and irradiation: a new approach to

lower quadrant tumors. Plast Reconstr Surg 96:363–370
[4] Grisotti A (1994) Immediate reconstruction after partial mastectomy. Oper Tech Plast Reconstr Surg 1:1–12
[5] Audretsch W et al (1998) Tumor-specific immediate reconstruction (TSIR) in breast cancer patients. Perspect Plast Surg 11:71–106
[6] Veronessi U et al (1995) Breast conservation is a safe method in patients with small cancer of the breast. Long term results of three randomized trials on 1973 patients. Eur J Cancer 31A(10):1574–1579
[7] Fisher B et al (1995) Reanalysis and results after 12 years of follow-up in a randomized clinical trial comparing total mastectomy with lumpectomy with or without irradiation in the 541 treatment of breast cancer. N Engl J Med 333:1456–1461
[8] Moody A et al (1994) The influence of breast size on late radiation effects and association with radiotherapy dose inhomogeneity. Radiother Oncol 33:106–112 545
[9] Gray J et al (1991) Primary breast irradiation in large breasted or heavy women: analysis of cosmetics outcome. Int J Radiat Oncol Biol Phys 21:347–354
[10] Clough K et al (1998) Cosmetic sequelae after conservative treatment for breast cancer: classification and results of surgical correction. Ann Plast Surg 41:471–481
[11] Biazus JV, Falcão CC, Parizotto AC et al (2015) Immediate reconstruction with autologous fat transfer following breast-conserving surgery. Breast J 21(3):268–275
[12] Cardoso M et al (2007) Factors determining esthetic outcome after breast cancer conservative treatment. Breast J 13(2):140–146
[13] Bartelink H et al (2001) Recurrence rates after treatment of breast cancer with standard radiotherapy with or without additional radiation. N Engl J Med 345(19):1378–1387
[14] Markiewicz D et al (1996) The effects of sequence and type of chemotherapy and radiation therapy on cosmesis and complications after breast conservation therapy. Int J Radiat Oncol Biol Phys 35(4):661–668
[15] Hoeller U (2003) Cosmesis from the patient's and the doctor's view. Int J Radiat Oncol Biol Phys 57(2):345–354
[16] Moyer HR et al (2008) Three-dimensional digital evaluation of breast symmetry after breast conservation therapy. J Am Coll Surg 207(2):227–232 565
[17] Fitzal F et al (2007) The use of a breast symmetry index for objective evaluation of breast cosmesis. Breast 16(4):429–435
[18] Berrino P (1987) Postquadrantectomy breast deformities: classification and techniques of surgical correction. Plast Reconstr Surg 79(4):567–572
[19] Fitoussi A et al (2010) Management of the post-breast-conserving therapy defect: extended follow-up and reclassification. Plast Reconstr Surg 125(3):783–791
[20] Winters Z et al (2010) A systematic review of the clinical evidence to guide treatment recommendations in breast reconstruction based on patient-reported outcome measures and health-related quality of life. Ann Surg 252:929–942
[21] Kronowitz S et al (2008) A management algorithm and practical oncoplastic surgical techniques for repairing partial mastectomy defects. Plast Reconstr Surg 122:1631 584
[22] ASPRS Ad-Hoc Committee on New Procedures Report on autologous fat transplantation. Plast Surg Nurs 7:140
[23] Rigotti G et al (2007) Clinical treatment of radiotherapy tissue damage by lipoaspirate transplant: a healing process mediated by adipose-derived adult stem cells. Plast Reconstr Surg 119(5):1409–1422; discussion 1423–1424
[24] Gutowski K et al (2009) Current applications and safety of autologous fat grafts: a report of the ASPS Fat Graft Task Force. Plast Reconstr Surg 124:272
[25] Khouri R (2000) Nonsurgical breast enlargement using an external soft-tissue expansion system. Plast Reconstr Surg 105:2500–2512
[26] Delay E (1998) Autologous latissimus breast reconstruction: a 3 year clinical experience with 100 patients. Plast Reconstr Surg 102:1461–1478
[27] Moran S et al (2000) Immediate free TRAM reconstruction in lumpectomy and radiation failure patients. Plast Reconstr Surg 106(7):1527–1531
[28] González E et al (2006) Utilidad y sistematización de las técnicas de cirugía oncoplástica en la prevención y corrección de las secuelas del tratamiento conservador. Consideraciones oncológicas y cosméticas. Rev Arg Mastol 25(86):49–69
[29] Clough K et al (2003) Oncoplastic techniques allow extensive resections for breast-conserving therapy of breast carcinomas. Ann Surg 237(1):26–34
[30] González E et al (2010) Evaluación clínica de la corrección de los defectos post tratamiento conservador y mastectomía con radioterapia con o sin reconstrucción mamaria con autotransferencia de tejido adiposo sin manipulación de stem cells. Revista XXVI Jornadas Nacionales de Oncología del Instituto "Ángel H. Roffo", 31 de agosto al 3 de septiembre de 2010

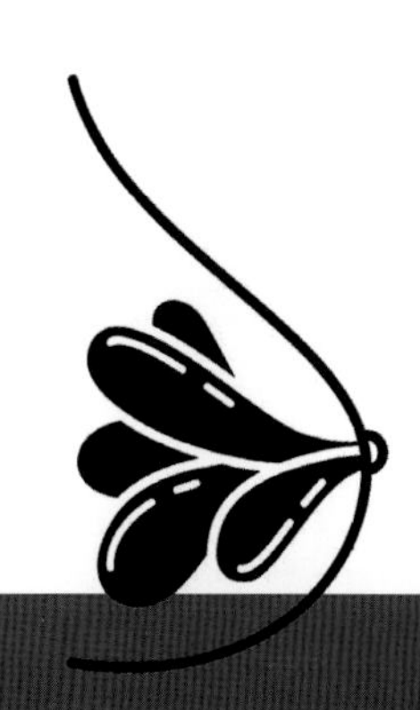

第四篇　乳房切除术后的乳房再造

Breast Reconstruction After Mastectomy

第35章 乳房假体的发展史

History and Development of Breast Implants

Mario Rietjens Marco Aurélio da Costa Vieira Cícero Urban Visnu Lohsiriwat 著

祁 珺 译 刘春军 校

一、概述

1962 年 Cronin[1] 发明了乳房假体，随后其发生了巨大的革新。最初人们关心假体的生物安全问题，认为应该选择人体组织相容性较好且惰性的材料。1958 年，Scales[2] 提出假体相关的生物相容性的评价标准。

- 无化学活性。
- 在体内不会发生物理变形。
- 不会引发炎症反应或异物。
- 无致癌性。
- 能够承受机械力。
- 易于生产，成本低廉。
- 可以消毒。

最初，液态硅胶符合以上特质，并被广泛用于注射美容领域，但当有证据表明液态硅胶颗粒可以通过区域淋巴结转移到其他器官时（肺和肝），液态硅胶的使用被立即叫停[3, 4]。

因此，硅胶材料的制造商最为关心的是如何制作一种可以避免硅胶颗粒转移的外膜，同时为了保证体内植入后乳房形态的连续性，硅胶外膜不能太厚。第一代假体的问题在于外膜的耐用性较差，常在一段时间后发生外膜破裂和硅胶渗漏，这使 FDA 在 1992[5] 年正式禁用乳房硅胶假体。正如在美国和世界各地一样，乳房硅胶假体的使用数量激增，但假体的完整性难以保证，患者也没有被告知一旦假体破裂就需要更换。从那时起，乳房假体的材质出现新的进展，不再使用硅胶材料，重新引入盐水袋假体。而盐水袋假体的阀门问题很难解决，也有渗漏率较高的风险。

乳房假体面临的第二个问题就是包膜挛缩，这是最常见的并发症之一。将假体植入的层次从皮下层更换为胸大肌后有助于降低包膜挛缩的发生率。有人认为在假体外层增加聚氨酯涂层可以减少包膜挛缩的发生率，但该假体却被 FDA 禁止，原因是有实验证明聚氨酯的降解物有引发膀胱肿瘤的风险[6]。这引发了假体外层材质的发展，是否有材料能像聚氨酯一样减少包膜挛缩的发生率呢？即使有随机对照研究发现光面和毛面假体植入后包膜挛缩的发生率没有统计学差异[7]。新一代硅胶的凝聚力更强，形状更近似于自然乳房的解剖形态，这也有望提高乳腺癌术后乳房再造的美学效果（表 35–1）。

二、假体类型

根据材料的性质特点，把乳房假体分为以下 4 类。

- 按面料分类：光面、毛面、聚氨酯面和钛外壳的微毛面。

- 按填充物材质分类：盐水袋假体、普通型硅胶、黏性硅胶、混合型硅胶和其他非同源性物质假体（大豆油、花生油、水凝胶等）。
- 按形状分类：圆形、解剖型或其他形状。
- 按容量分类：固定容量或可调节容量。

表 35-1　乳房假体的发展历史

1962：第一代假体——Sialastic® 型硅胶假体
1965：Simaplast 型盐水假体
1975：第二代假体——“低外渗”硅胶假体
1976：双腔假体
1976：解剖型假体
1986：聚氨酯涂层假体
1988：毛面假体
1990：水凝胶假体
1992：FDA 禁止使用硅胶假体
1993：三聚酯假体
1995：第三代假体——黏性硅胶解剖型假体
1997：乳房假体相关间变性大细胞淋巴瘤
2002：不同形状的解剖型硅胶假体（右侧和左侧）
2003：钛微结构涂层假体
2011：PIP 和 Rofill 假体危机

（一）盐水袋假体

这类假体由硅胶树脂外膜和阀门组成，操作过程中可以通过阀门注入生理溶液。盐水袋假体的外膜也有光面和毛面之分。盐水袋假体的外膜弹性较好，可以通过控制注射量来调节乳房的对称性。建议注射容量超出额定容量的 10%～20%，这样有利于撑开外膜，避免盐水袋假体出现折叠。一旦发生假体外膜的折叠，折叠部位会发生假体破裂、甚至组织溃疡，并最终导致假体外露，尤其在假体表面组织覆盖较薄或组织经受过化疗时更易发生。盐水袋假体也有圆形和解剖形之分，但由于缺乏硅胶填充物的连续性和聚集力，因此当注入盐水后解剖型盐水袋假体很难保证最终获得解剖型效果。体内植入时，盐水袋假体的阀门可以在前或在后，为了减小切口，也可以将空的盐水袋假体植入后再注射盐水。

技术上讲，乳晕切口适合用前阀门，腋窝切口更适合后阀门。阀门在整个盐水袋假体中起着至关重要的作用，即使小的生产缺陷也会导致生理盐水渗漏或泄漏。通常生理溶液会被身体吸收，并不会导致病理损害。因此，盐水袋假体渗漏导致的最大问题，是乳房形态不佳，以及为置换假体而增加手术次数（图 35-1）。有研究证明，盐水袋假体有不同程度的渗漏或破裂。法国有研究表明，650 个患者在随访 5 年期间有 15% 的患者发生了盐水袋假体渗漏 [8]。

（二）硅胶假体

硅胶假体有固定体积，外膜也是由硅胶制成。目前来说，为了让假体抗性更强，以及避免硅胶颗粒“外渗”，需要反复推敲外膜的厚度。硅胶是弹性体，其黏度取决于分子质量，现今已经制造出黏度更高的硅胶。这种高黏度凝胶有利于解剖型假体保持形状。解剖型假体的出现推动了乳房再造手术的美学效果，因为解剖型假体上极的突度较低，术后效果更为自然。

硅胶假体的优势之一是可以改善乳房再造后的即刻形态。当乳腺癌术后瘢痕在胸大肌上且皮瓣足够厚、血运良好时，可以用部分胸大肌覆盖假体，这样有利于保证乳房下极的饱满度。与完全被胸大肌和前锯肌覆盖的圆形假体相比，乳房下极的形态会更加自然 [9]。硅胶假体的另一大优势是材料的安全性。通过减少硅胶颗粒的“外渗”现象和增加硅胶的黏性，即使假体发生破裂，硅胶颗粒向淋巴结迁移的情况也会大大减少。解剖型假体的最大优点就是厂家可以根据三个参数（乳房基底的宽度和高度及假体的突度）制作不同形状和体积的假体，

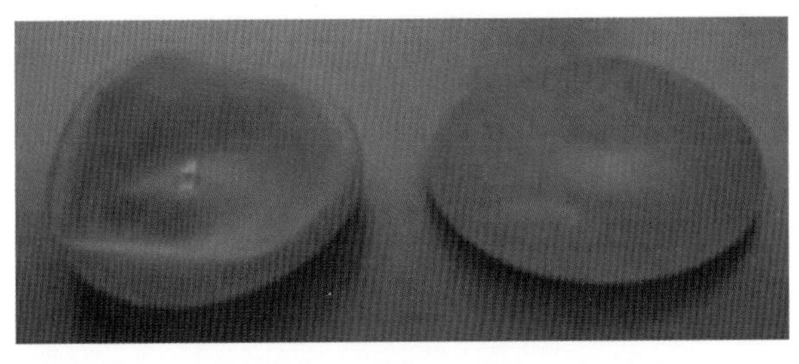

▲ 图 35-1　圆形假体：填充生理溶液（带注射阀）和硅胶假体

为患者提供个性化的选择方案（图35–2）。也有一些厂家提供了新型假体，如为单侧乳房设计的后壁有凹陷的假体，这样更有利于贴合胸壁的突度。尽管这是一个很有创意的想法，但是该厂家在2011年被怀疑在乳房假体中加入工业硅（非医疗用品且未批准用于人体）而陷入危机[10]。

以下为具有黏性硅胶解剖型假体的缺点。

- 假体触感相对较硬，有时与包膜挛缩难以区分。
- 需要较长的皮肤切口。美容患者对于皮肤切口的长度是十分在意的，圆形假体的硅胶弹性更大、变应性更强，通过较小的乳晕切口就可以植入。而解剖型假体的硅胶较硬，为了减少假体挤压变形，常使用下皱襞切口。

（三）双腔假体

双腔假体的内腔是硅胶涂层，外腔则填充20～50ml生理溶液。研发该类假体的初衷是利用外膜可在植入后3～4个月降解这一特性，在假体周围包膜形成稳定的同时减少假体容积20～50ml。但研究表明，这样的方式与普通假体相比，并未减少包膜挛缩的发生率，因此不再使用这类假体。

（四）聚氨酯涂层假体

聚氨酯涂层假体相对圆形假体来说，可以更有效地避免包膜挛缩。从物理学角度来说，聚氨酯涂层会使胶原纤维的方向变得混乱，而光面假体会使胶原纤维的方向变得一致[11]。有文献表明，聚氨酯的代谢来源于TDA，具有一定的致癌性[6, 12]。尽管目前没有报道聚氨酯涂层假体的包膜挛缩和其他并发症的发生率，但仍有外科医生坚持使用聚氨酯涂层的假体进行隆乳。需要注意的是，聚氨酯涂层假体一旦发生感染，必须立即取出，因此建议术后不留置引流管，降低感染风险。

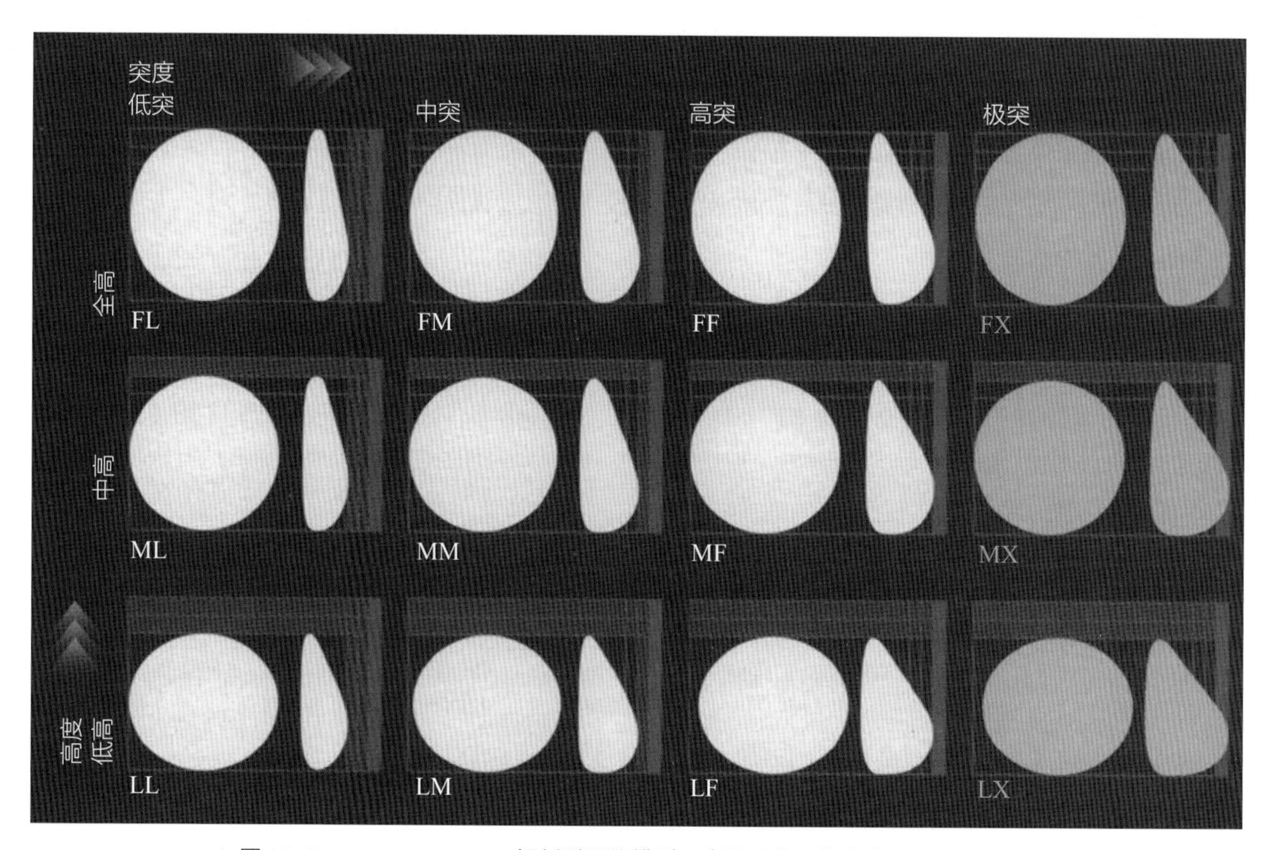

▲ 图35–2 **Allergan/Natrelle** 解剖型假体模型示意图（基于基底宽度、高度、突度）

（五）钛微结构假体

这是一种相对较新的假体，2003 年才进入市场，这种假体的特点为假体外膜由钛微结构构成，包裹着硅胶。研发该类假体的目的是减少异体反应，从而降低包膜挛缩的发生率，但目前尚无相关随机对照实验。

1. 永久扩张器

永久性扩张器的体积是可变的，由充满硅胶的外腔和可容纳生理溶液的内腔构成，通过调节内腔体积更好的实现乳房对称性。内腔位于假体下极，充满后假体呈现解剖型。内腔通过一根直径约 2mm 的细管与外部注水阀相连，该注水装置在 Becker 假体上，是可移除的，而在一些假体上是不可拆卸的（Allergan-150）。注水阀可放置在腋窝区皮下组织较薄的部位，不仅置入埋置难度较低。与胸骨旁放置相比，腋窝区埋置注水阀对患者造成的不适感较低[13]。永久扩张器的优势在于容量可调，尤其是乳腺癌术后即刻进行乳房再造的病例，假体表面组织覆盖菲薄、张力较大会导致表皮坏死。在这种情况下，永久扩张器可在内腔空虚时植入，待假体表面血管网稳定后，3～4 周再进行下极容量矫正。当乳腺癌术后化疗或激素治疗导致体重变化时，也可以通过微调下极容量改变乳房体积（图 35–3）。

永久扩张器存在以下 2 个缺点。

- 腋窝区埋置注水阀会引起不适。如果注水阀是可拆卸的，当注射到合适体积后，可在乳头再造手术同期取出注水阀。如果注水阀是不可拆卸的，则在达到满意体积后将注水阀隐藏到假体底面。
- 注水管与注水囊连接处是一个相对薄弱的区域。可拆卸注水管的假体存在通过阀门渗漏生理溶液的风险，而不可拆卸注水管的假体，注水管会对注水囊产生一个持续的机械牵拉力，导致术后早期假体破裂。

2. 临时扩张器

临时扩张器由弹性硅胶制成的扩张囊和注水阀构成，通过向注水阀注射生理盐水或其他溶液使扩张囊扩张，进一步扩张表面皮肤，从而达到

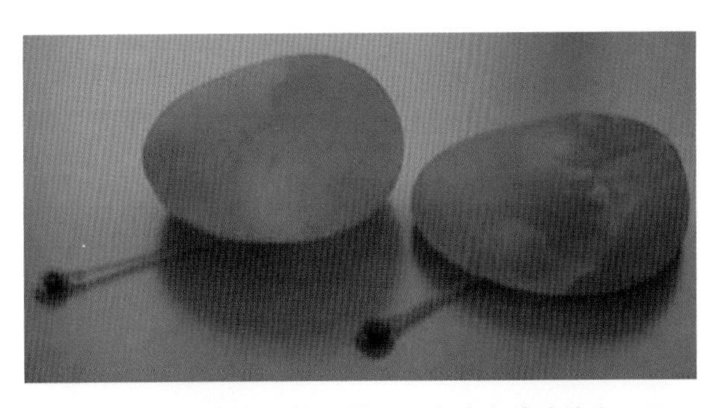

▲ 图 35–3　图为永久扩张器：一个腔由硅胶填充，另一个腔充满生理溶液；通过向注射阀内注射液体控制假体的容量；左侧已填充到最大容量，右侧尚未充满

与对侧乳房体积相似的效果。通常，用临时扩张器进行乳房再造至少需要 2 次手术，第一次手术植入扩张器，待达到合适体积后取出扩张器置换为假体。扩张器有圆形、解剖型、注水阀与扩张囊一体式和注水阀与扩张囊通过细管连接式。传统的扩张器型号为圆形且注水阀与注水囊通过直径约 2mm 硅胶细管连接。这种扩张器的第一个缺点是注水后呈现整个圆形体积的膨胀，尤其以乳房上极最为显著，从而造成胸大肌的扩张，这会引起患者的不适感、上肢活动的疼痛感，同时也并未起到扩张乳房下极皮肤的效果（图 35–4）。第二个缺点是注水阀通常埋置在腋窝区域。如果注水阀太大会导致疼痛或不适，如果注水阀较小或患者较为肥胖，则会导致注水困难。最常用的型号是毛面、带有注水阀，有多种突度可选的扩张器。解剖型扩张器仅适用于需要扩张乳房下极以达到双侧乳房对称的情况。因此不会引发扩张胸大肌的不适感（图 35–5）。对于较小的乳房而言，不同突度的扩张器只对下极的扩张程度有决定性的作用。毛面外膜可以减少假体移动，也有人认为毛面有助于减少包膜挛缩的发生率。目前机械假说理论认为，毛面外膜会使成纤维细胞产生异质性，从而降低假体周围包膜的张力。改良后的乳房扩张器将注射阀设置在扩张器上，不仅为患者带来了舒适感，也避免了在远距离或腋窝处放置注射阀所引起的并发症。

使用毛面解剖型自带注水阀的扩张器要特别注意放置位置，以下 4 点为具体要求。

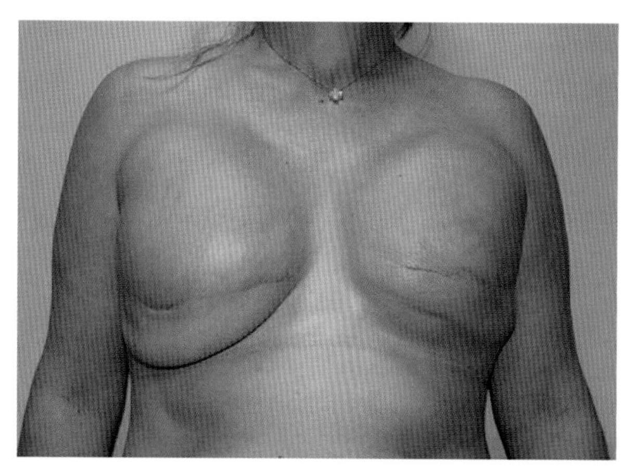

▲ 图 35-4 圆形扩张器（非解剖型）会导致乳房上极扩张伴有疼痛，同时影响美学效果

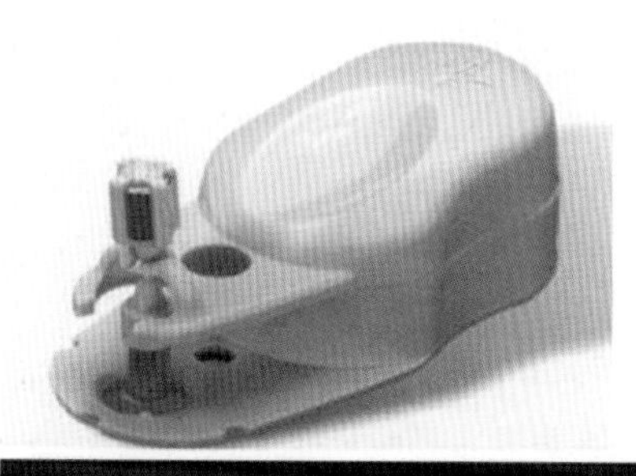

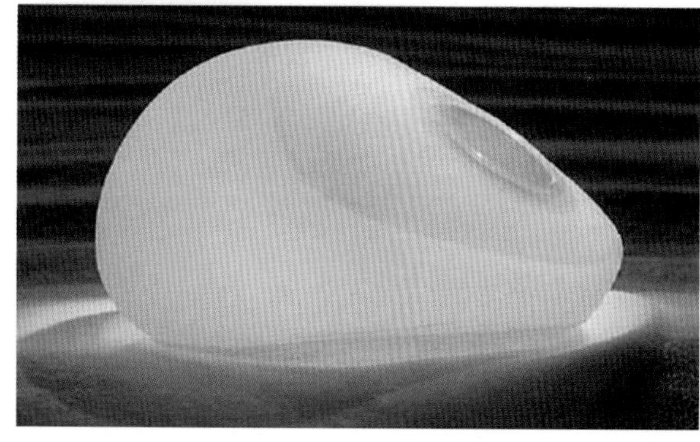

▲ 图 35-5 自带注水阀的临时扩张器：扩张器外部的磁铁用来确定进针的位置，以便注入生理溶液

- 确保注水阀在扩张器的前壁。
- 确保扩张器下极准确地放置在乳房下皱襞处，如果扩张器位置足够准确，在更换假体时不需要进行包膜切开和下皱襞固定术，有利于减少手术损伤。
- 在扩张器尚未完全充盈时，确保扩张器下极平整无褶皱，因为在扩张器注水过程中，存在针头刺破假体的风险。
- 为了保证扩张器均衡扩张，应将其水平放置于胸壁平面。

扩张器的注水时间和频率取决于组织愈合时间和组织弹性。我们认为快速扩张是一种高效且患者更易接受的扩张方式。在术中对扩张器进行注水，同时避免对手术切口缝线造成较大的张力。向注射液中加入少许亚甲蓝有助于术后扩张器注水时更容易找到注射壶。

如果乳腺癌术后皮瓣血管化良好，可以每周向扩张器内注入 60ml 生理溶液，直至达到目标体积。

三、关于硅胶的争议

据估计，仅需要通过一个小手术置换假体，而在过去数十年内，美国有数百万名女性接受了乳房硅胶假体植入手术。关于硅胶的争议主要存在于它与自身免疫性疾病（如类风湿关节炎、硬皮病、红斑狼疮等）和神经系统疾病 [14]，甚至肿瘤相关疾病的关系。在巨大的公众压力下，FDA（美国食品药品管理局）禁止使用硅胶假体 [5]，但临床研究中使用硅胶假体进行乳房再造或假体隆乳除外。有一些国家遵守这一规定，随之而来也涌现出大量关于硅胶假体相关疾病的研究。

美国神经病学会 [15] 发表的文献综述排除了硅胶假体与神经系统疾病的关系。一些主要的流行病学研究 [16–21] 表明，未发现硅胶与自身免疫性疾病的联系。也有临床 [22, 23] 和流行病学 [24–26] 研究指出，硅胶假体不会导致乳腺癌发病率增加。

目前，在硅胶假体使用方面，FDA 最为关注的就是假体亚临床破裂的诊断问题。假体的亚临床破裂是指假体外膜尚未破裂但极其菲薄，使得硅胶颗粒极易外渗或是假体外膜已严重破损，但临床尚未发现。Marotta[27] 通过对 10 000 例假体进行 Meta 分析，结果表明：自植入硅胶假体之日起，假体破裂的发生率随时间的增长而逐渐增加，植入 3.9 年时假体破裂的发生率为 26%，植入 10.3 年时为 47%，植入 17.8 年时增长到 69%（$P < 0.001$）。众所周知，已有文献就乳房相关

检查，如乳腺钼靶、超声和磁共振（MRI）在诊断硅胶假体破裂方面具有一定局限性的问题进行了相关阐述。乳腺钼靶可以诊断出晚期破裂，原因是假体周围包膜发生了钙化。乳腺超声在诊断假体破裂的灵敏度为 47%～74%，特异性为 55%～96%。乳腺超声具有较强的主观性，结果的准确率取决于超声医生的工作经验。MRI 是诊断乳房假体破裂相对较好的影像学方法[28]，因其灵敏度为 46%～100%，特异性为 92%～100%。但由于磁共振价格昂贵、使用条件有一定限制，很难列为常规的术后复查项目（肥胖患者、幽闭恐惧症患者和使用人工起搏器的患者不能进行磁共振检查）。如今，我们可以使用磁共振肝脏光谱学检查通过检测迁移到肝脏的硅胶分子，从而做出假体的破裂的诊断[29, 30]。2006 年，FDA 建议假体制造商进行上市后研究。数千名纳入 Mentor 和 Allergan 术后并发症相关研究的女性患者失访，Mentor 的失访率为 79%，Allergan 的失访率近 40%。

2011 年，Poly Implant Prosthèse（PIP）危机显示，目前有关乳房假体安全性的数据十分薄弱，需要可靠的售后监测独立研究[30]。

四、欧洲肿瘤生物力学研究所

基于硅胶假体亚临床破裂这一问题，笔者提出一项针对因可疑假体破裂或美学效果欠佳（如对称性、包膜挛缩和体重增加）而必须进行假体置换患者的“诊断 – 临床 – 生物力学”研究。

诊断阶段：所有患者均应接受术前 MRI 检查，以通过双盲实验设定亚临床破裂方法的敏感性和特异性。

临床阶段：必须进行术前评估。例如根据 Baker[31] 分级对包膜挛缩程度进行术前评估，通过查体确定假体破裂的临床体征（炎症部位或假体畸形）。

术中评估：对假体包膜腔内液体进行细菌培养，对包膜和胸大肌进行组织学检测，有助于根据假体植入时间和假体的状况判断硅胶颗粒在邻近组织中的扩散情况。

生物力学阶段：假体取出后，对其进行静态、动态力学分析（包膜的完整性、耐压性、弹性等）和化学分析（黏度、分子量、光谱学等）。将结果与每个假体的初始特征进行比较，为了获得商业授权，假体必须进行所有初始测试。该阶段会根据不同类型假体和不同品牌的假体的植入时间，对硅胶材料的降解性进行评估。

五、乳房假体相关间变性大细胞淋巴瘤

1997 年首次报道了这一罕见病例。随后病例数逐渐增加，目前文献中共计报道超过 600 例，但肯定低于实际发生例数。乳房假体外膜质地可能与该淋巴瘤的出现有关。Cochle-Wilkinson 等在澳大利亚和新西兰的研究表明，毛面假体相关的风险为 1/3817（Biocell，Allergan），聚氨酯微纹毛面假体相关风险为 1/7788（Sientra/Silimed），光面假体相关风险为 1/60 631（Mentor Siltex, Mentor Worldwide LLC）。产生这种现象的原因可能与毛面假体表面积相对较大，引发细菌感染和炎症反应的风险更高[32]。最近，荷兰的一项人口研究表明，在植入乳房假体的女性中，50 岁时发生 ALCL 的风险为 1/35 000，70 岁时为 1/12 000，75 岁时为 1/7000。总的来说，75 岁之前发生 ALCL 的风险为 1/6920[33]。Clemens 等指出患 ALCL 的风险为 1/30 000[34]。该肿瘤的行为模式与其他实体肿瘤，甚至淋巴瘤是相同的。因此，局部治疗尤为重要包括取出假体并完整去除包膜、组织边缘病理学检查阴性和前哨淋巴结活检阴性。PET-CT 判断肿瘤分期，系统性的全身治疗仅用于侵袭性较强的肿瘤，即具有实体肿瘤临床表现或系统转移的情况。

参考文献

[1] Cronin TD, Gerow FJ (1963) Augmentation mammaplasty: a new "natural feel" prosthesis. Excerpta Medica Foundation, Amsterdam, p 41
[2] Scales JT (2004) Biological and mechanical factors in prosthetic surgery. In: Gilles L (ed) Modern trends in surgical material. Butterworth, London
[3] Barnard JJ, Todd EL, Wilson WG, Mielcarek R, Rohrich RJ (1997) Distribution of organosilicon polymers in augmentation mammaplasties at autopsy. Plast Reconstr Surg 100:197–203
[4] Gaubitz M, Jackisch C, Domschke W, Heindel W, Pfleiderer B (2002) Silicone breast implants: correlation between implants ruptures, magnetic resonance spectroscopically estimated silicone presence in the liver, antibody status and clinical symptoms. Rheumatology (Oxford) 41:129–135
[5] Kessler DA (1992) The basis of FDA's decision on breast implants. N Engl J Med 326:1713–1715
[6] Chan SC, Birdsell DC, Gradeen CY (1991) Urinary excretion of free toluenediamines in a patient with polyurethane-covered breast implants. Clin Chem 37:2143–2145
[7] Fagrell D, Berggren A, Tarpila E (2001) Capsular contracture around saline-filled fine textured and smooth mammary implants: a prospective 7.5-year follow-up. Plast Reconstr Surg 108:2108–2112
[8] Soubirac L, Jougla E, Hezard L, Grolleu JL, Chavoin JP (2002) Deflation of breast implants, pre-filled with saline or hydrogel. Results and analysis of 650 treated patients. Ann Chir Plast Esthet 47:273–279
[9] Little JW, Golembe EV, Fisher JB (1981) The "living bra" in immediate and delayed reconstruction of the breast following mastectomy for malignant and nonmalignant disease. Plast Reconstr Surg 68:392
[10] Heneghan C (2012) The saga of Poly Implant Prothèse breast implants. BMJ 344:e306
[11] Smahel J (1978) Tissue reactions to breast implant coated with polyurethane. Plast Reconstr Surg 61:80–85
[12] Benoit FM (1993) Degradrations of polyurethane foams used in Meme breast implants. J Biomed Mater Res 27:1341
[13] Cordeiro PG, Pusic AL, Disa JJ, McCormick B, VanZee K (2004) Which is the best position for the remote injection dome using the adjustable expander/prosthesis in breast reconstruction. Plast Reconstr Surg 113:877–881
[14] Sergotti TJ, Limoli JP, Baldwin CM Jr, Laub DR (1986) Human adjuvant disease, possible autoimmune disease after silicone implantation: a review of the literature, case studies and speculation for the future. Plast Reconstr Surg 78:104–114
[15] Ferguson JH (1997) Silicone breast implants and neurologic disorders. Neurology 48:1504–1507
[16] Hochberg MC (1996) Lack of association between augmentation mammaplasty and systemic sclerosis (scleroderma). Arthritis Rheum 39:1125–1131
[17] Friis S, Mellemkjaer L, McLaughlin JK et al (1997) Connective tissue disease and other rheumatic conditions following breast implants in Denmark. Ann Plast Surg 39:1–8
[18] Sanchez-Guerrero J (1995) Silicone breast implants and the risk of connective tissue disease and symptoms. N Engl J Med 332:1667–1670
[19] Sherine G, O'Fallon WM, Kurland LT et al (1994) Risk of connective tissue diseases and other disorders after breast implantation. N Engl J Med 330:1697–1702
[20] Miller AS, Willard V, Kline K et al (1998) Absence of longitudinal changes in rheumatological parameters after silicone breast implantation: a prospective 13 year study. Plast Reconstr Surg 102:2299–2303
[21] Nyren O, Yin L, Josefsson S et al (1998) Risk of connective tissue disease and related disorders among women with breast implants: a nation-wide retrospective cohort study in Sweden. Br Med J 316:417–422
[22] Petit JY, Le MG, Mouriesse H, Rietjens M, Gill P, Contesso G, Lehmann A (1994) Can breast reconstruction with gel-filled silicone implants increase the risk of death and second primary cancer in patients treated by mastectomy for breast cancer? Plast Reconstr Surg 94:115–119
[23] Petit JY, Le MG, Rietjens M, Contesso G, Lehmann A, Mouriesse H (1998) Does long-term exposure to gel-filled silicone implants increase the risk of relapse after breast cancer? Tumori 84:525–528
[24] Berkel H, Birdsell DC, Jenkins H (1992) Breast augmentation: a risk factor for breast cancer? N Engl J Med 326:1649
[25] Deapen DM, Pike MC, Casagrande JT et al (1986) The relationship between breast cancer and augmentation mammaplasty: an epidemiologic study. Plast Reconstr Surg 77:548
[26] Deapen DM, Brody GS (1992) Augmentation mammaplasty and breast cancer: a 5-years update of the Los Angeles Study. Plast Reconstr Surg 89:660
[27] Marotta JS, Goldberg EP, Habal MB, Amery DP, Martin PJ, Urbaniak DJ, Widenhouse CW (2002) Silicone gel breast implant failure: evaluation of properties of shells and gels for explanted prostheses and meta-analysis of literature rupture data. Ann Plast Surg 49:227–247
[28] Ikeda DM, Borofsky HB, Herfkens RJ, Sawyer-glover AM, Birdwell RL, Glover GH (1999) Silicone breast implant rupture: pitfalls of magnetic resonance imaging and relative efficacies of magnetic resonance, mammography and ultrasounds. Plast Reconstr Surg 104:2054
[29] Pfleiderer B, Campbell T, Hulka CA et al (1996) Silicone gelfilled breast implants in women: findings at H-1 MR spectroscopy. Radiology 201:777–783
[30] Gaubitz M, Jackisch C, Domschke W, Heindel W, Pfleiderer B (2002) Silicone breast implants: correlation between implant ruptures, magnetic resonance spectroscopically estimated silicone presence in the liver, antibody status and clinical symptoms. Rheumatology 41:129–135
[31] Spear SL, Baker JL Jr (1995) Classification of capsular contracture after prosthetic breast reconstruction. Plast Reconstr Surg 96:1119–1123
[32] Loch-Wilkinson A, Beath KJ, Knight RJW et al (2017) Breast implant-associated anaplastic large cell lymphoma in Australia and New Zealand: high-surface-area textured implants are associated with increased risk. Plast Reconstr Surg 140(4):645–654
[33] De Boer M, van Leeuwen FE, Hauptmann M et al (2018) Breast implants and the risk of anaplastic large-cell lymphoma in the breast. JAMA Oncol 4(3):335–341
[34] Clemens MW, Medeiros LJ, Butler CE et al (2016) Complete surgical excision is essential for the management of patients with breast implant-associated anaplastic large-cell lymphoma. J Clin Oncol 34(2):160–168

第36章 临时和永久扩张器乳房再造[1]

Breast Reconstruction with Temporary and Definitive Tissue Expanders

Cicero Urban 著
祁 珺 译 刘春军 校

一、概述

尽管一步成形的假体乳房再造术得以推广且手术量持续增加，但一期或两期扩张器（永久或临时扩张器）植入乳房再造术因其手术操作相对简单，仍是乳房再造的首选方案。在我们乳房中心，更倾向于选择永久假体乳房再造术，而扩张器（长期或临时）植入乳房再造的例数不足10%。保留乳房的乳腺瘤切除术可以保留乳房下皱襞、乳房皮肤和乳头－乳晕复合体，更有利于解剖再造和较好的术后效果。此外，相较于20世纪60年代首次施行假体乳房再造的患者来说，现今患者对手术效果的期望值更高[1]。

Radovan[2]引进了可以逐渐扩张的组织扩张器，不仅避免了自体皮瓣乳房再造带来的供区损伤和畸形，也对乳癌患者产生了积极的心理作用。与此同时，乳癌的治疗方案也愈发趋向于个体化和保守化，这也提高了假体在乳房再造方面的应用。新一代硅胶假体在两期扩张器乳房再造中的重要性怎么强调都不为过，因为早期硅胶假体的局限性在一定程度上导致了术后初期的外观欠佳和柔软度问题。对于符合适应证的患者来说，一期可调式假体即刻乳房再造也不失为一种选择。但是，一期或两期乳房再造孰优孰劣的相关讨论仍在持续乳房再造的最终效果很大程度上取决于乳腺癌术后的组织状态（良好的乳房切除术是取得良好重建结果的更好方法）和患者的解剖结构。而且，两期乳房再造的术后效果是大多数整形外科医生可以预测的。应用永久或临时扩张器通过一期或两期进行乳房再造，获得最佳美学和功能结果的关键是合理的手术计划和手术操作中的细节，本章将以此进行阐述。

二、患者选择

选择符合适应证的患者是乳房再造成功的关键，充分了解患者乳房形态特点和肿瘤学特性十分必要，与此同时了解患者的手术预期并告知患者再造乳房与自然乳房并不完全一样也很关键[3-5]。外科医生对乳房再造技术的偏好取决于5个因素，即外科医生所受的相关培训、费用、肿瘤特征、患者解剖结构和手术预期（表36-1）。

仔细评估相关的医学和肿瘤学问题至关重要。大多数患者会在乳腺癌术后4～6周开始辅助化疗，通常认为这时已经完成了肿瘤的治疗疗

[1] 第36章配有视频，可自行登录 https://doi.org/10.1007/978-3-319-62927-8_36 在线观看。

表 36–1　两期临时扩张器、一期永久扩张器或一期假体植入乳房再造适合的患者

特　点	临时扩张器	永久扩张器	假体
乳房特点	小或中体积乳房，不伴下垂	小、中、大体积乳房，伴或不伴下垂	中或大体积乳房，伴或不伴下垂
医生的经验	比其他两种技术要求低，即使有问题也可以在第二次手术中纠正	中等要求，因为可以调整凸度	要求更高，因为必须在每个步骤中保持对称性
费用	更高（两次手术费用，通常临时扩张器比永久扩张器费用高）	居中（一次手术费用，但永久扩张器的价格通常较高）	较低（一次手术费用，永久假体的价格低于其他两种方法）
患者预期	第一次手术后患者预期较低，因为两期手术可在第二次手术时调整乳房对称性	预期高，因为在一次手术后就要实现对称性	预期高，因为在一次手术后就要实现对称性
同期行对侧乳房整形术	不需要第一次手术同期行对侧手术（通常在第二次手术时进行）	多数情况需要	多数情况需要
肿瘤特征	肿瘤体积较大；位置靠近皮肤；皮瓣质量较差	无论肿瘤大小及是否靠近皮肤（无须切除大量皮肤），皮瓣质量中等	无论肿瘤大小及是否靠近皮肤（无须切除大量皮肤），皮瓣质量较好
肿瘤切除术	非保留皮肤和保留皮肤的乳腺癌切除术	保留皮肤和乳头的乳腺癌切除术	保留皮肤和乳头的乳腺癌切除术

程。然而，有某些健康问题和严重吸烟史的患者可能不适合这种乳房再造。而新辅助化疗后的患者不会面临这样的问题，但是如果术前有放疗计划（见下文），则需要多学科的会诊，必要时可推迟乳房再造的时间。需要注意的是，乳腺癌术后放疗的患者（见下文）并不是扩张器植入法乳房再造的理想人选。炎性乳癌或对新辅助化疗无效的患者也是相对禁忌证（表 36–2）。2014 年 1 月至 9 月，笔者所在乳房中心进行了 121 例乳房再造，其中 104 例（86%）采用了永久乳房假体，而 17 例（14%）采用了临时扩张器。

三、扩张器选择

临时或永久扩张器哪个更好呢？首先他们代表不同的乳房再造理念和完全不同的两种扩张器，手术指征也不尽相同。但两者背后的原理是相同的，即扩张组织至所需的乳房体积、形状和轮廓。

表 36–2　使用临时和永久扩张器进行乳房再造的相对禁忌证

- 严重滥用烟草
- 糖尿病血糖控制不佳
- 皮瓣质量较差
- 放疗史
- 炎性乳癌
- 对新辅助化疗无效的局部晚期肿瘤
- 患者对乳房再造的预期不合实际

永久扩张器可用于乳腺癌切除术后对扩张皮肤量需求较少的病例。这种情况下，有必要做健侧乳房整形术，并可与扩张器植入术同期施行；或在第二期手术取出扩张壶的同时做健侧乳房整形术。临时扩张器与永久扩张器的形状、底盘和体积都相似，当需要皮肤量较多，尤其是患者希望乳房体积增加时，是临时扩张器的使用指征，并可与自体皮瓣（如背阔肌肌皮瓣）和某些极个别的

TRAM 皮瓣联合使用。临时扩张期的注射阀是最常用的管线选择高突或低突扩张器取决于患者的乳房特征和个人意愿。在组织扩张过程中，患者有机会提出自己的意愿和观点也是两期扩张器乳房再造的优势之一。

四、手术计划和技术

图 36–1 展示乳腺癌切除术和乳房再造术的进展。图 36–2 为母女两代乳瘤患者，即母亲（Halsted 乳腺癌切除术）和女儿（保留乳头和乳晕的乳腺癌切除术，并同期行永久扩张器植入乳房再造术），两者均患有乳腺癌，但时间间隔了 30 年。如今，乳腺癌切除术的皮肤保留情况主要依据肿瘤学需要，并提前与患者沟通。制订手术计划最重要的测量数据是乳房基底的宽度，然后是参照健侧测量乳房的形状和体积，以及理想的乳房宽度、形状和体积（图 36–3）。乳腺癌切除术的类型也与手术计划的制订有关，如保留乳头和乳晕的乳腺癌切除术，可选一期手术植入永久

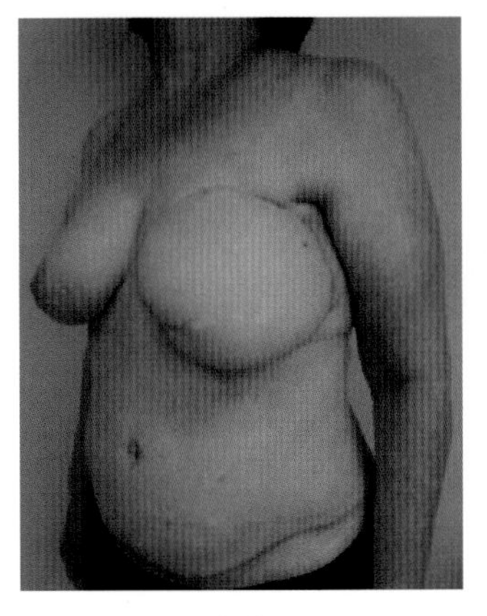
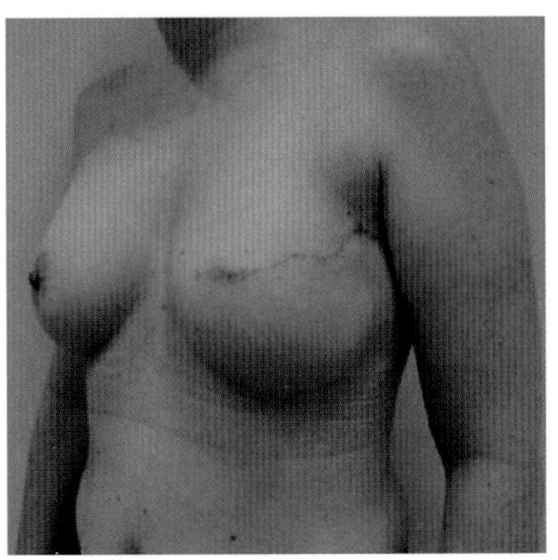
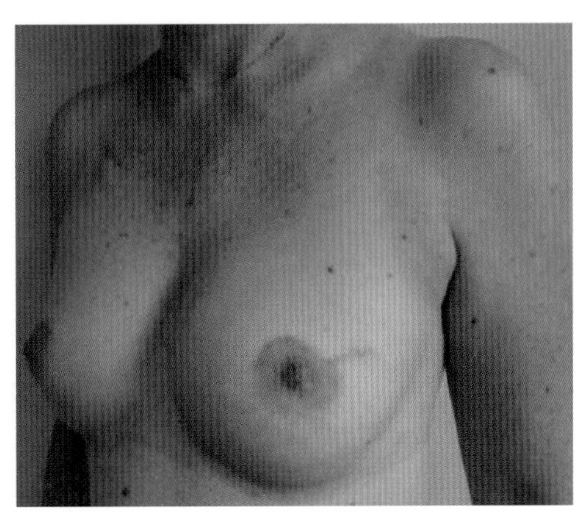

皮瓣　　临时扩张器　　永久假体

Non SS　　SSM　　NSM

▲ 图 36–1　乳腺癌切除术和乳房再造技术的进展

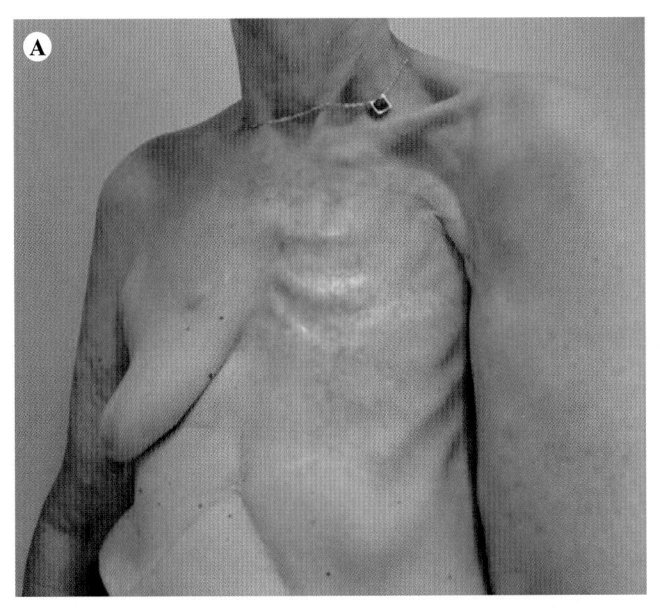

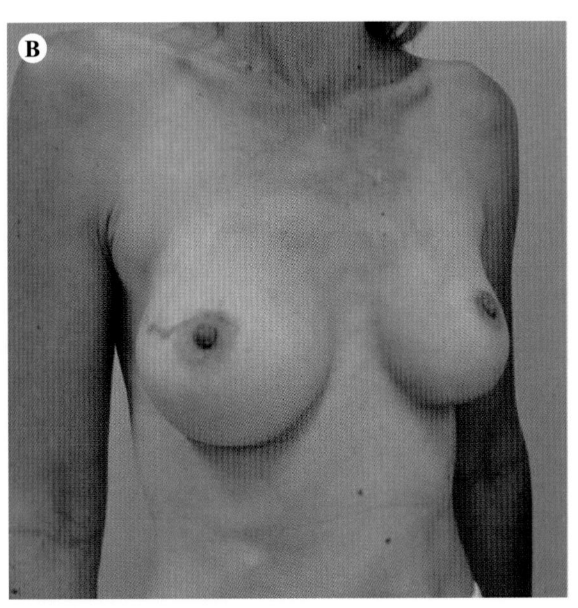

▲ 图 36–2　两代患者和三十多年乳房再造观念的演变

A. 母亲（Halsted 乳房切除术）；B. 女儿（保留乳头和乳晕的乳腺癌切除术并同期行永久扩张器植入乳房再造）

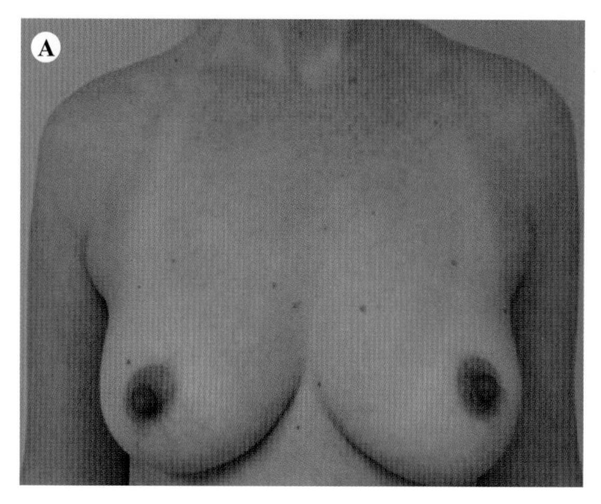
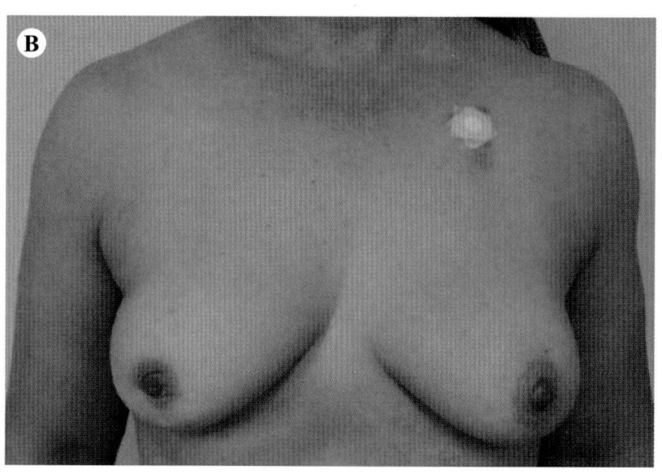

▲ 图 36-3　不同的乳房形态

A. 圆形乳房；B. 下垂乳房

扩张器或假体进行乳房再造，必要时可行健侧乳房进行乳房整形术。

术前标记胸骨中线、乳房下皱襞、乳房外侧边界、乳房范围和手术切口（图 36-4）。根据乳房基底亮度，理想乳房形态和所选永久假体选择扩张器（图 36-5）。乳腺癌切除术后假体的两个经典层次即全部或部分胸大肌下，也有医生在真皮下层次植入生物修复材料（见下文）。尽管最常用的假体放置层次为胸大肌下层，但由于双平面层次具有避免假体上移、减轻术后疼痛和缩短手术时长的优点，使得双平面技术越来越受欢迎。目前已成为笔者所在乳房中心进行假体乳房再造的首选方案。

术前预防性应用头孢类抗生素，术后患者休息 1 天。术后 4～6 周开始规律注水，通常每 3 周注入 50～100ml 生理盐水。化疗不影响注水，而放疗却要中止注水（通常放疗过程中扩张器会减小部分体积），直至放疗结束后一周再恢复注水。如图 36-6 至图 36-9 所示为临床经典案例，可见两期扩张器植入乳房再造术可在第二次手术时矫正乳房对称性。即使在较有难度的案例中，如哺乳后或皮瓣法乳房再造后，也可以使用临时扩张器进行二次矫正并获得良好的对称性（图 36-10 至图 36-15）。

五、并发症

术前必须与患者沟通并告知其手术并发症即

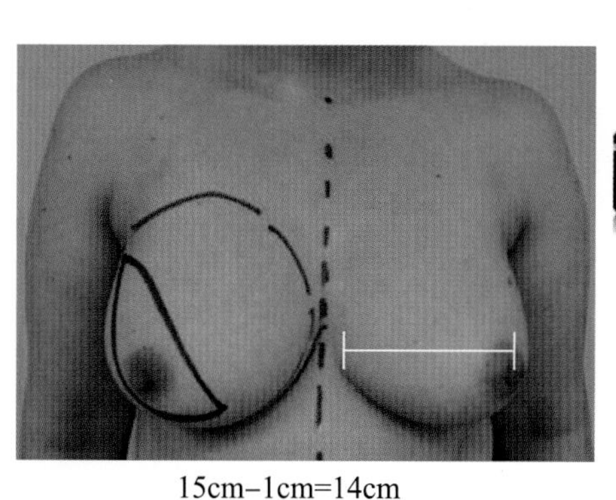

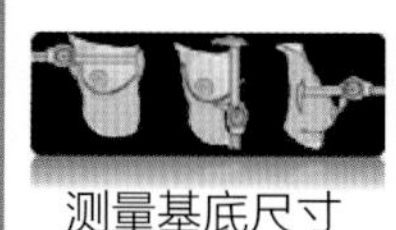

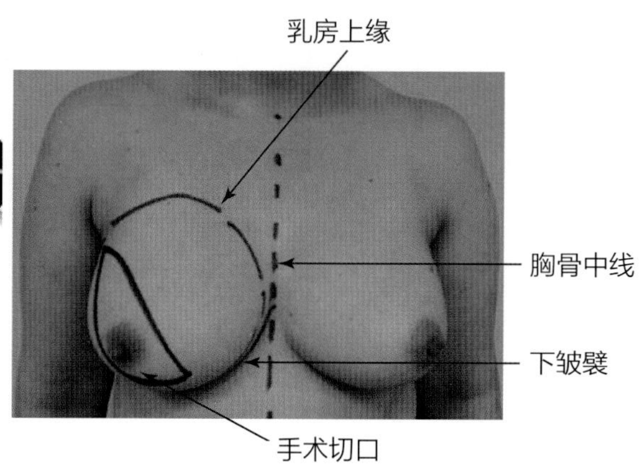

▲ 图 36-4　测量乳房基底和术前标记

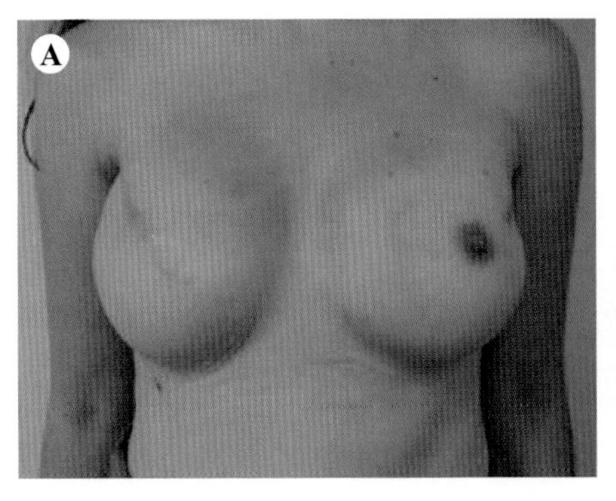
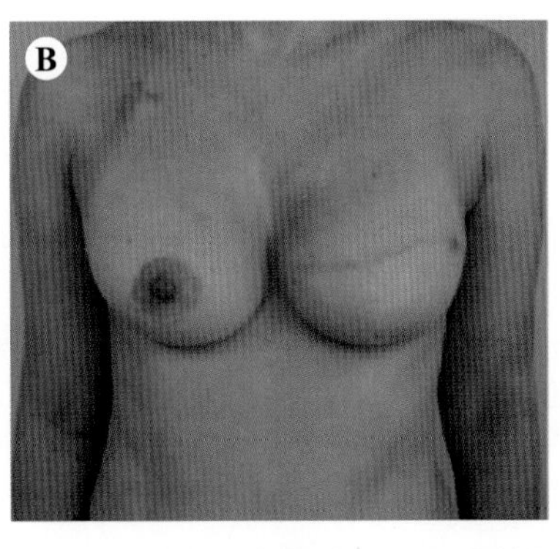
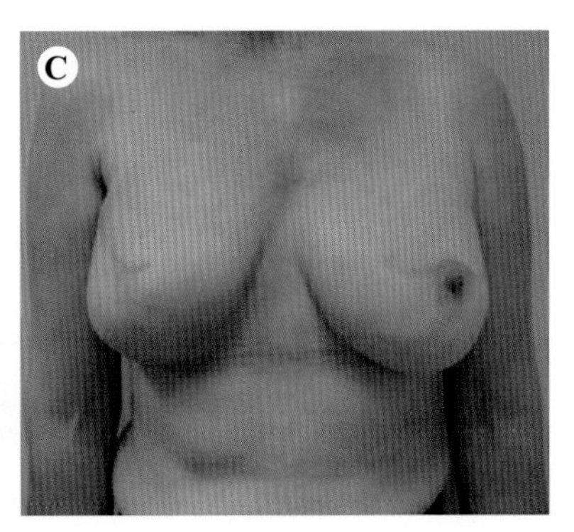

▲ 图 36-5 假体的形状影响最终手术效果

A. 全高型；B. 低高型；C. 中高型

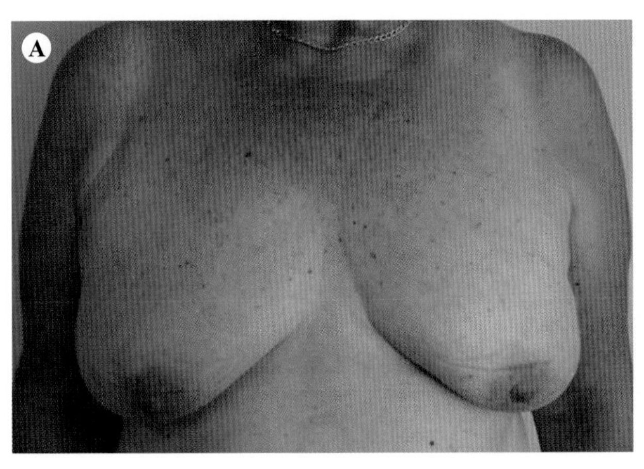
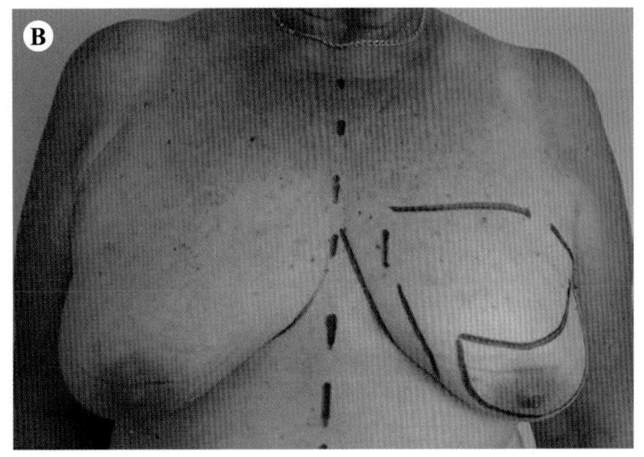

▲ 图 36-6 68 岁左乳 T1C 浸润性导管癌靠近乳头 - 乳晕复合体

A. 患者术前照；B. 患者术前标记

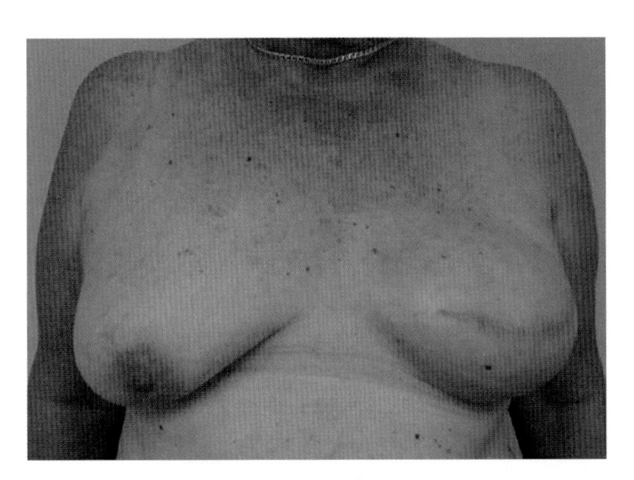

▲ 图 36-7 乳癌切除术同期行临时扩张器植入乳房再造

术后早期或晚期的并发症，主要包括出血、感染、挤压、瘢痕、表面凹凸不平、褶皱、包膜挛缩、扩张器不扩张、扩张器破裂、疼痛、血清肿形成、形状不佳和两侧不对称。以上情况均在文献中有详细论述，而风险则与医学和肿瘤学的问题有关。本书中也有关于并发症预防和治疗的论述。

六、结论

大多数乳房中心会优先选用临时或永久扩张器进行乳房再造，但是正确选择患者和假体更有利于获得预期的手术效果和保证手术安全。

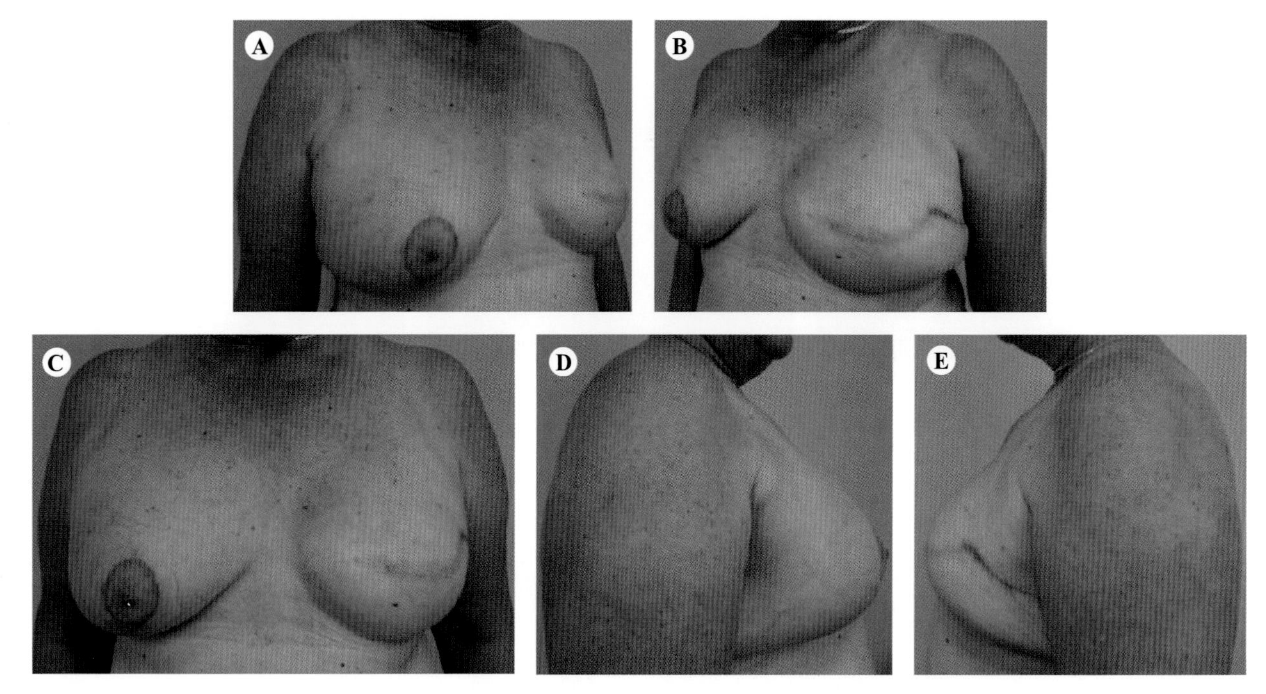

▲ 图 36-8　患侧扩张器取出、永久假体植入和健侧乳房整形术后

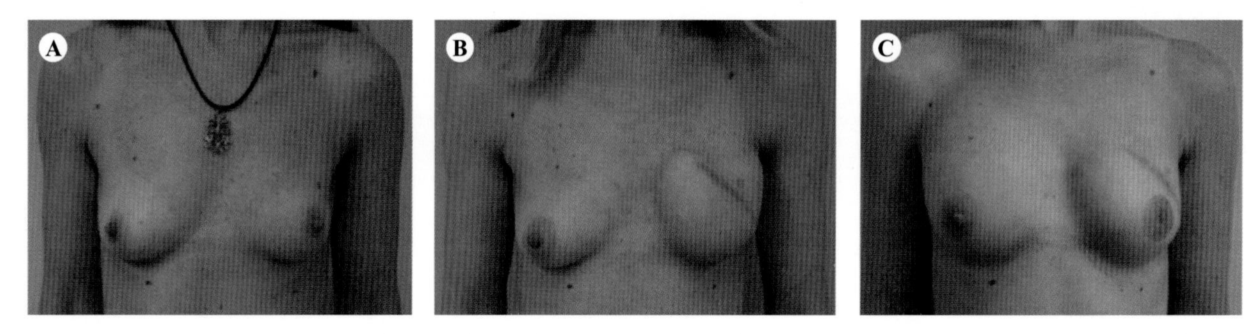

▲ 图 36-9　保留皮肤的乳腺癌切除术同期行临时扩张器植入乳房再造，以及临时扩张器取出、永久假体植入并同期行健侧乳房整形术

A. 术前观；B. 临时扩张器；C. 永久假体植入

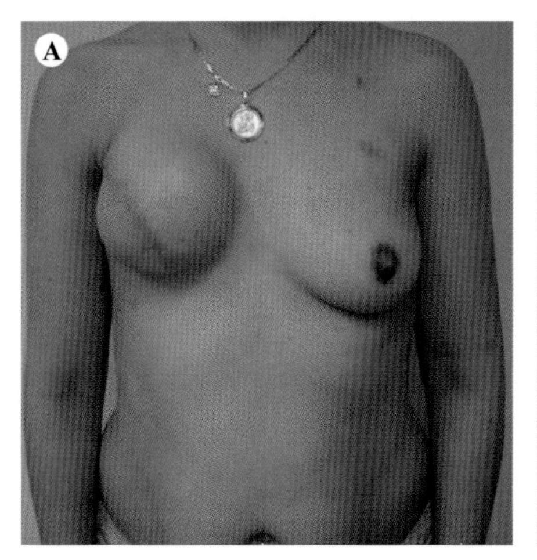

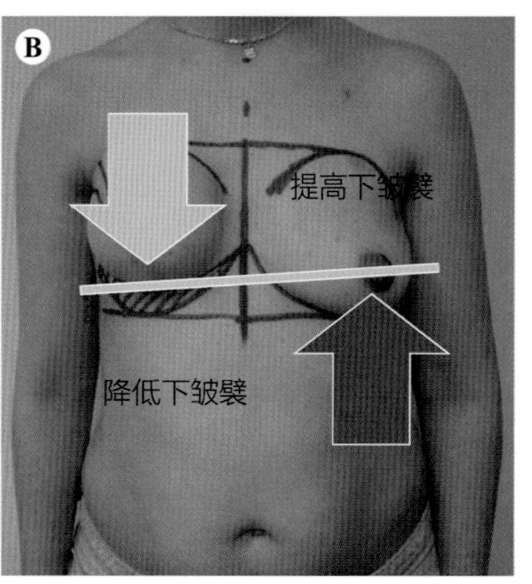

◀ 图 36-10　39 岁的 T_2N_2 浸润性导管癌患者

A. 术前观（ER/PgR+，HER2-，分娩后 6 个月）；B. 手术计划为放置临时扩张器并择期行扩张器取出、永久假体植入术和健侧隆乳术（手术后放疗）

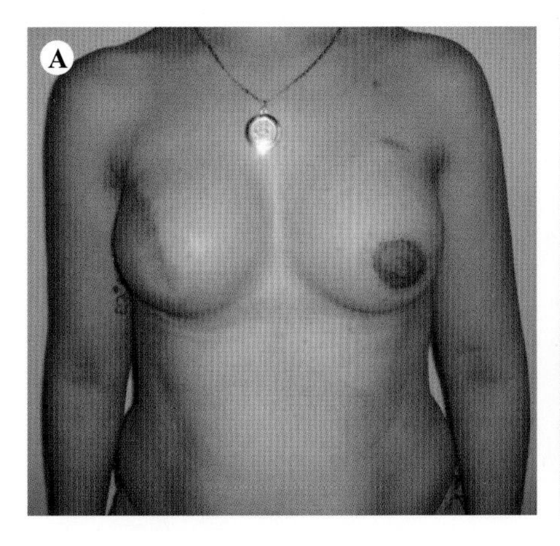
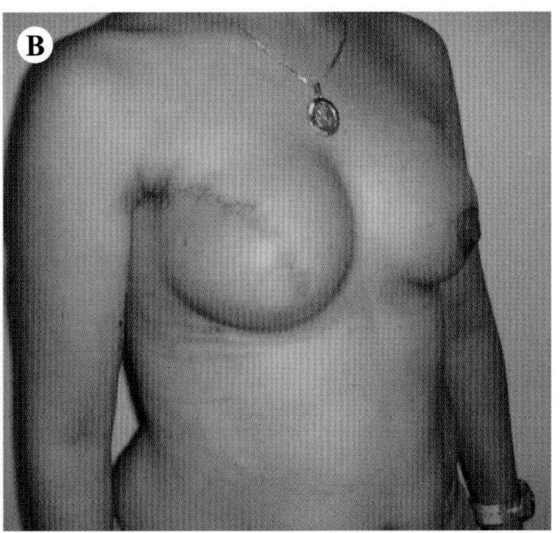

◀ 图 36-11　术后 2 个月观

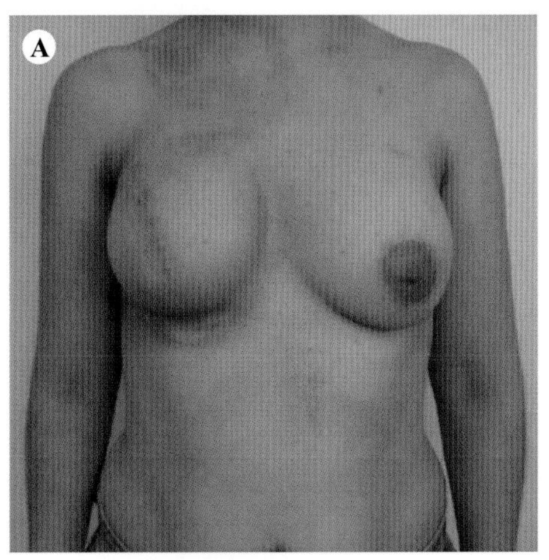
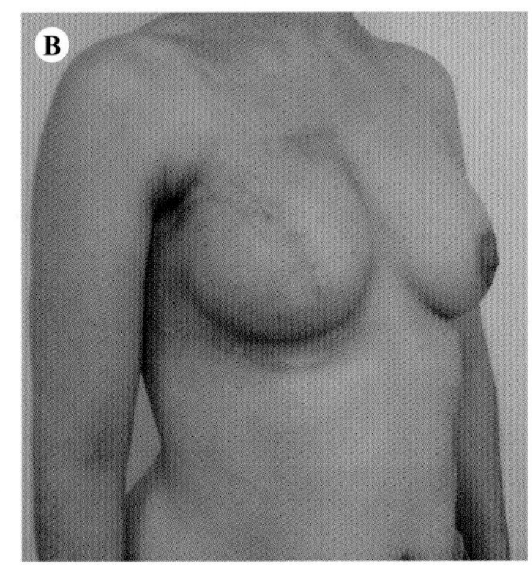

◀ 图 36-12　术后 4 个月观（完成放疗）

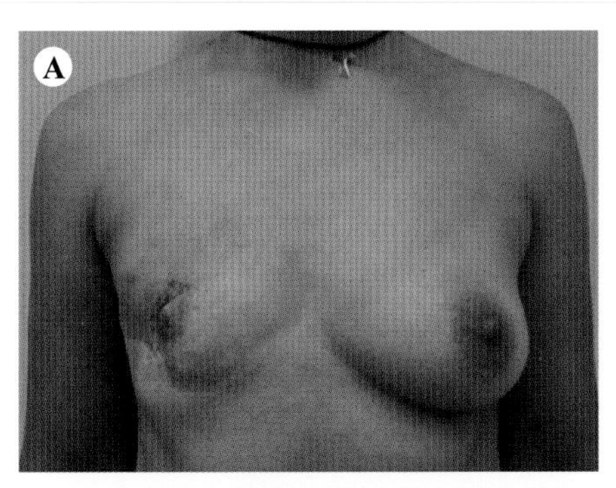
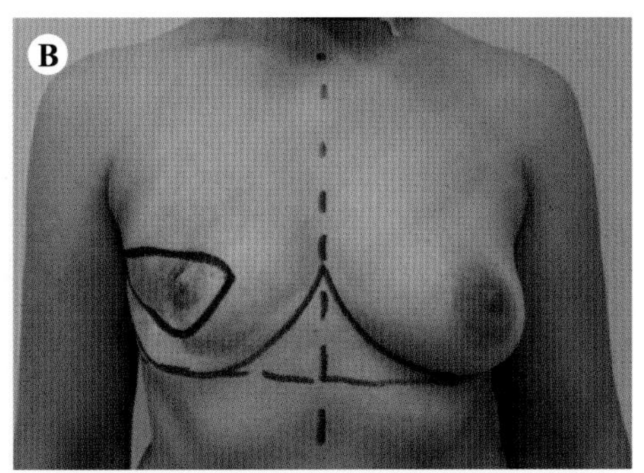
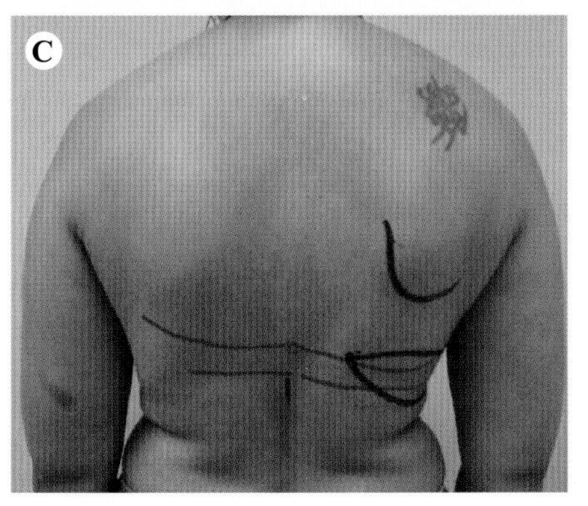
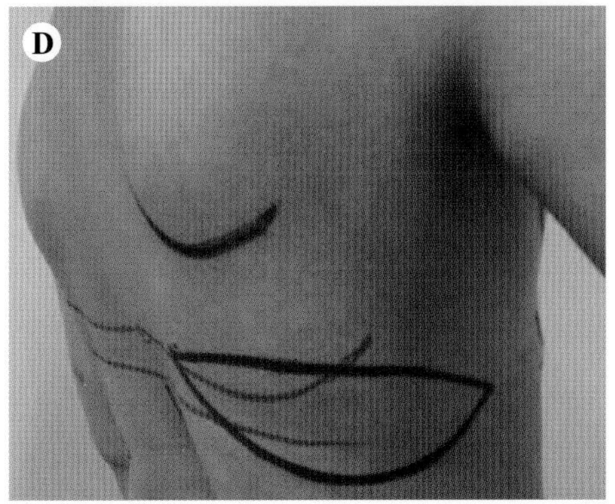

◀ 图 36-13　**39** 岁患有结肠和骨转移性疾病（$T_4N_1M_1$）患者的术前观和手术计划。已经完成系统性治疗和放疗 **1** 年，复查 **1** 年未见复发

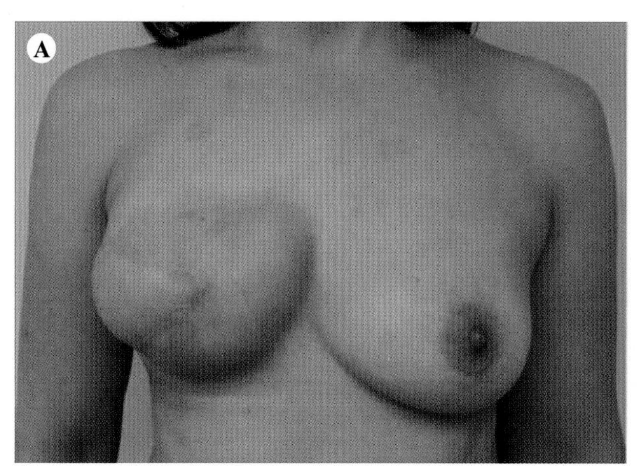
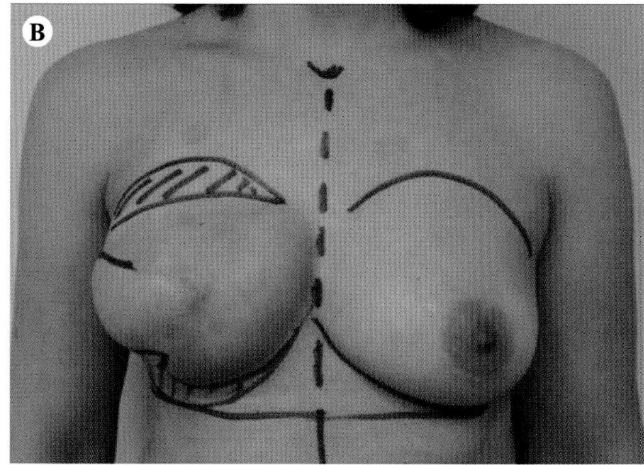

▲ 图 36-14　背阔肌肌皮瓣联合扩张器放置行即刻乳房再造的术后观，以及扩张器更换假体同时行健侧隆乳的术前标记

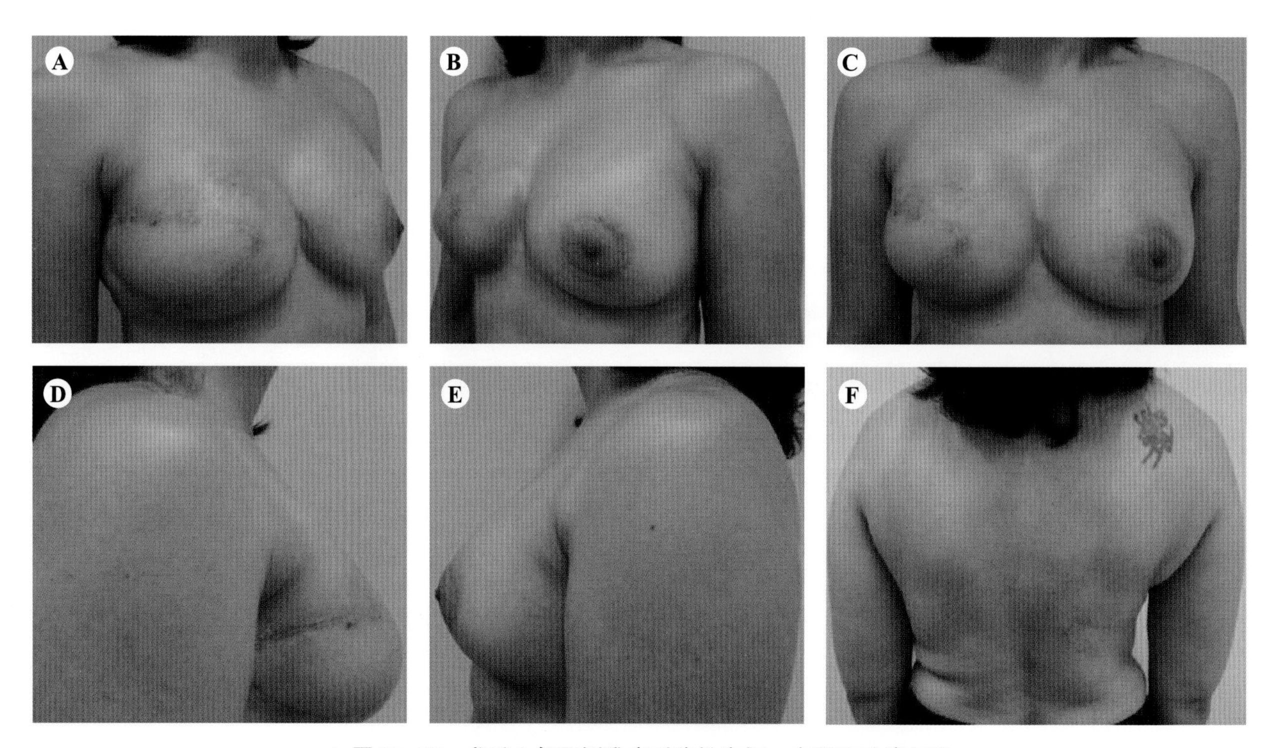

▲ 图 36-15　术后 1 年两侧乳房对称性良好，未发现肿瘤复发

参考文献

[1] Kuroda F, Urban C, Zucca-Matthes G et al (2016) Evaluation of aesthetic and quality of life results after breast reconstruction with definitive form-stable anatomical implants. Plast Reconstr Surg 137:278e–286e
[2] Radovan C (1982) Breast reconstruction after mastectomy using temporary expander. Plast Reconstr Surg 69:195–208
[3] Urban C (2017) Aesthetics or symmetry: which is the aim of breast reconstruction? Plast Reconstr Surg 139(3):739e–794e
[4] Cordeiro PG, McCarthy CM et al (2006) A single surgeon's 12-year experience with tissue expander/implant breast reconstruction—part I. Plast Reconstr Surg 118:825–831
[5] Cordeiro PG, McCarthy CM et al (2006) A single surgeon's 12-year experience with tissue expander/implant breast reconstruction—part II. Plast Reconstr Surg 118:832–839

形态稳定的假体进行一期乳房再造[1]

One-Stage Breast Reconstruction with Definitive Form-Stable Implants

第37章

Cicero Urban　Mario Rietjens　Flavia Kuroda　Marylin Sanford　著

祁　珺　译　刘春军　校

一、概述

20世纪初，乳腺癌的标准治疗方式不仅包括切除大量皮肤和肌肉组织，也包括积极的放射治疗，在治疗乳腺癌的同时也产生了较为严重的美学、功能和心理后果。在这个时期乳房再造的例数很少，尤其是植入假体的一期乳房再造。随着对乳腺癌生物学特征的不断深入研究，治疗方案也不断完善，也降低了手术创伤。同时，也发现乳腺癌治疗为患者带来积极的心理影响。如今乳腺癌治疗既要治疗肿瘤也要考虑到治疗过程中维持患者的生活质量。因此，一期乳房再造得以推广普及。

20世纪80年代，乳腺癌切除术后即刻进行假体植入乳房再造。当时，大型临床试验（Milan and NSABP）证明相对保守的手术方式同样可以获得治疗肿瘤的效果[1-3]。保乳手术通过保留乳房软组织覆盖、皮肤、胸大肌和乳房下皱襞，证明部分切除乳房也可以达到治疗乳腺癌的效果，从而引领了部分乳房切除术治疗乳腺癌的历史这，也同样影响了乳腺癌切除术式的选择。相对精细和保留更多组织的乳腺癌切除术（保留皮肤和乳头的乳腺癌切除术）与更好的设计和技术制作的新一代解剖型假体相结合，使植入解剖型假体成为即刻乳房再造的可行方案[4]。乳房假体植入进行乳房再造避免了多次手术，也降低了带蒂或游离皮瓣进行乳房再造的适应证；同时避免了扩张器注水扩张的步骤，有利于减少患者和医疗系统的经济负担；也可以改善患者的生活质量，减少了患者的残缺感，并使其更快地融入社会[5, 6]。

本章主旨在于什么条件下适合用假体植入法进行乳房再造，以及如何为患者选择合适的假体。本章回顾了一期乳房再造技术联合健侧乳房整形进行乳房再造的发展历史，并阐述了该技术优势、局限性和并发症。

二、患者选择

术后即刻进行假体植入乳房再造的最佳适应证，即自身乳房体积较小或中等、乳腺癌切除术后保留皮肤量较多，以及皮肤和胸壁肌肉无肿瘤浸润（图37–1和图37–2）。乳房体积较大或伴有乳房下垂的情况也可选择该手术方案，但达到乳房对称需要联合健侧乳房缩小整形术或乳房上提术[6, 7]，这类病例可能实现一定程度的下垂效果（图37–3）。

在决定即刻乳房再造的手术方式和评估肿瘤

[1] 第37章配有视频，可自行登录 https://doi.org/10.1007/978-3-319-62927-8_37 在线观看。

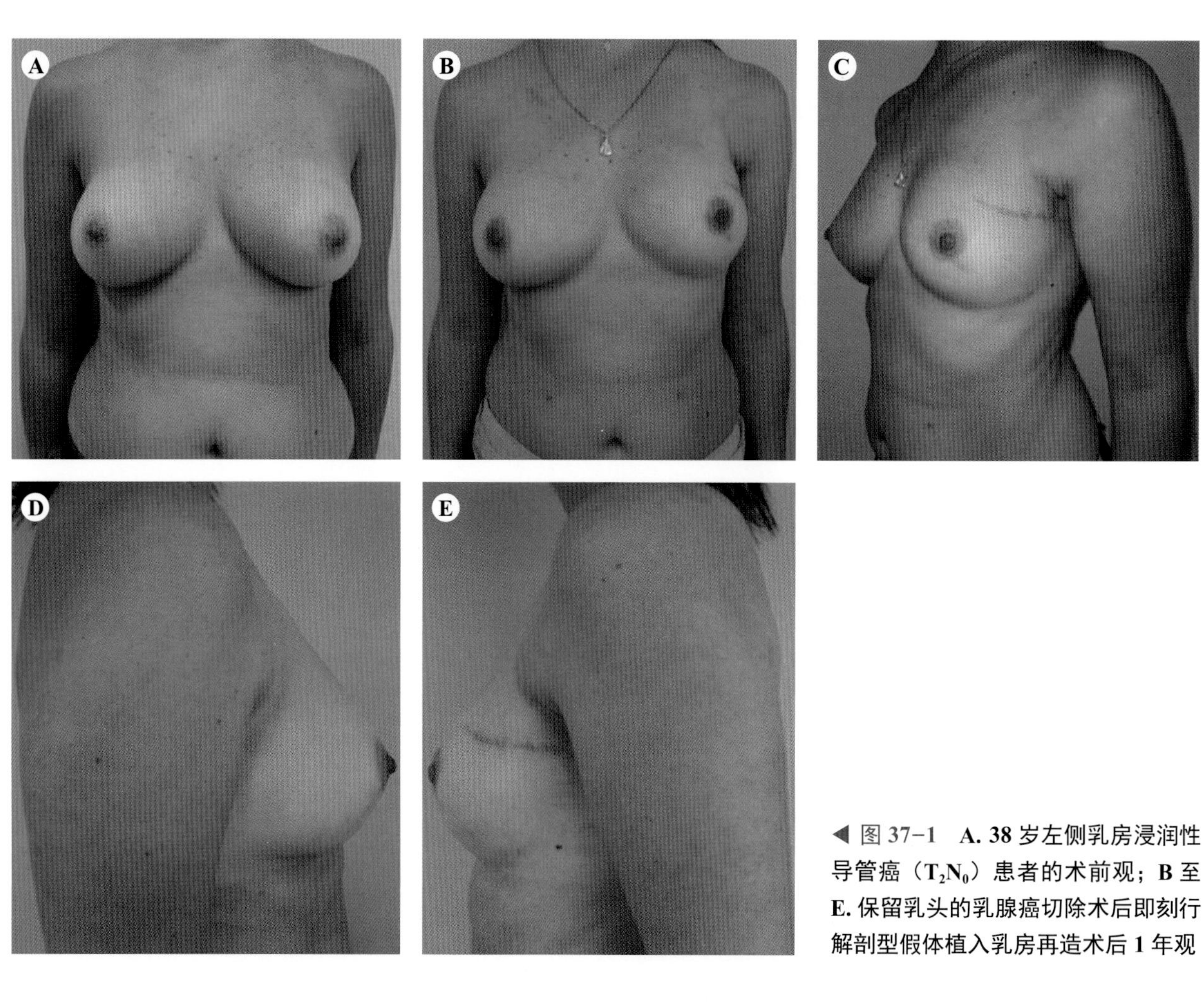

◀ 图 37-1 **A.** 38 岁左侧乳房浸润性导管癌（T_2N_0）患者的术前观；**B** 至 **E.** 保留乳头的乳腺癌切除术后即刻行解剖型假体植入乳房再造术后 **1** 年观

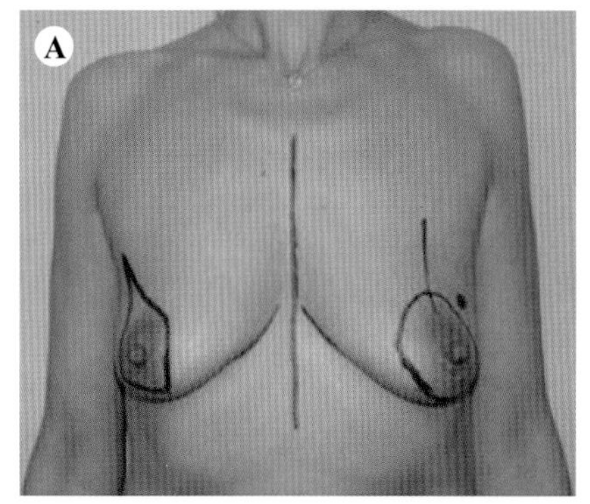

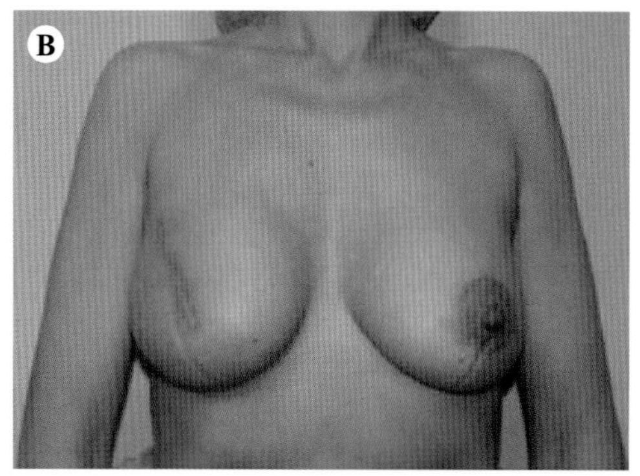

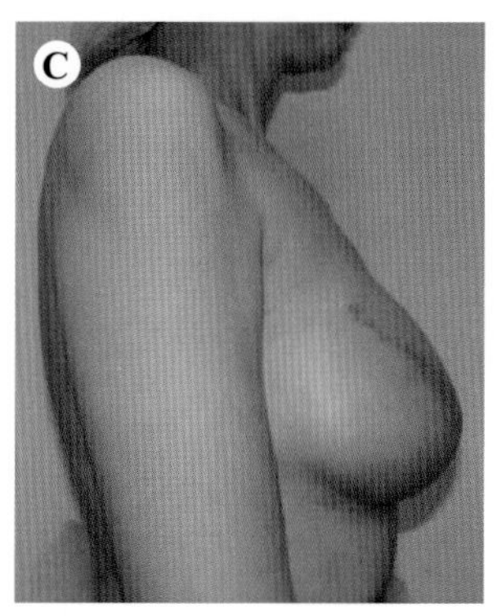

▲ 图 37-2 **A.** 保留皮肤的右侧乳腺癌切除术术前标记，拟乳腺癌切除后即刻行解剖型假体植入部分胸大肌后乳房再造，左乳行乳房上提和隆乳术；**B** 和 **C.** 术后 **3** 个月正面观和侧面观

禁忌证时，必须进行多学科术前评估，内容包括以下 7 点（表 37-1 和表 37-2）。

- 技术问题：肿瘤浸润到皮肤或肌肉层次既增加了乳房再造的难度，又是术后放疗的指征。
- 有推迟相关治疗的风险：侵袭性肿瘤患者（临床和组织病理学证据表明新辅助化疗后仍有肿瘤生长且腋窝淋巴结转移的年轻患者）。
- 心理问题：应该细心观察患者潜在的心理问题，这可能成为乳房再造成功的阻碍。曾因精神问题、不良影响和思维进程混乱而住院

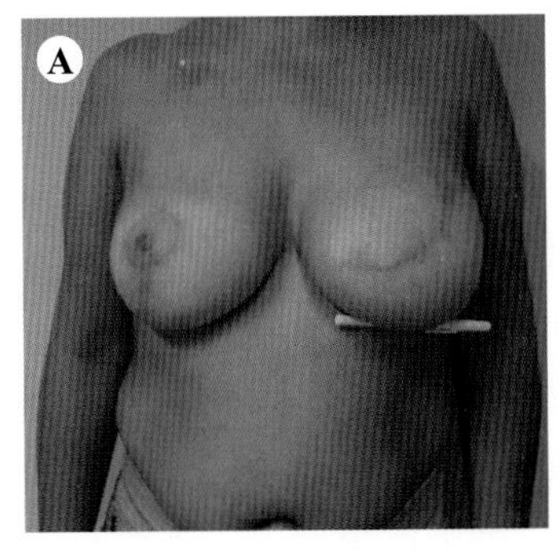

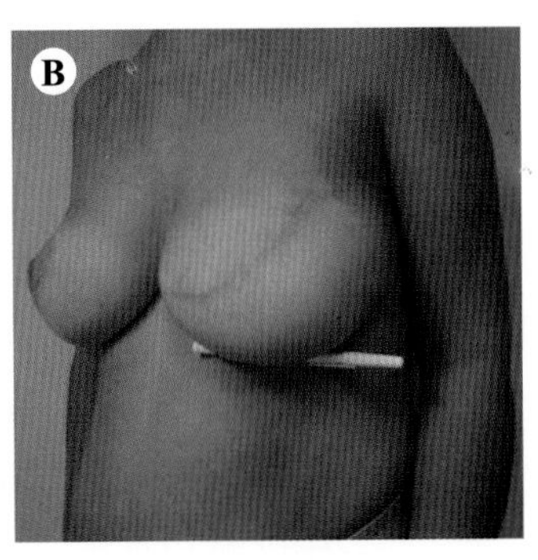

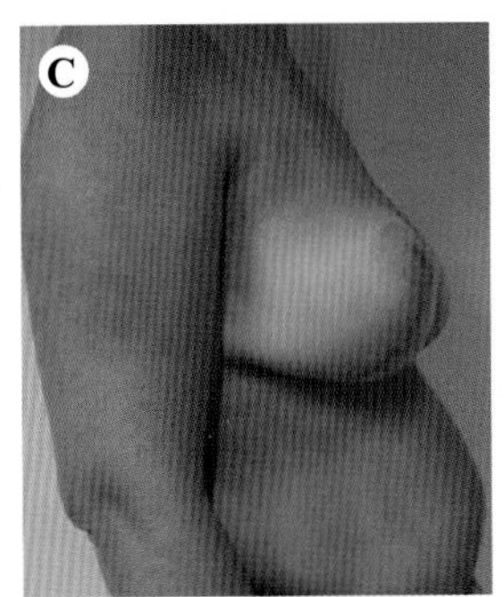

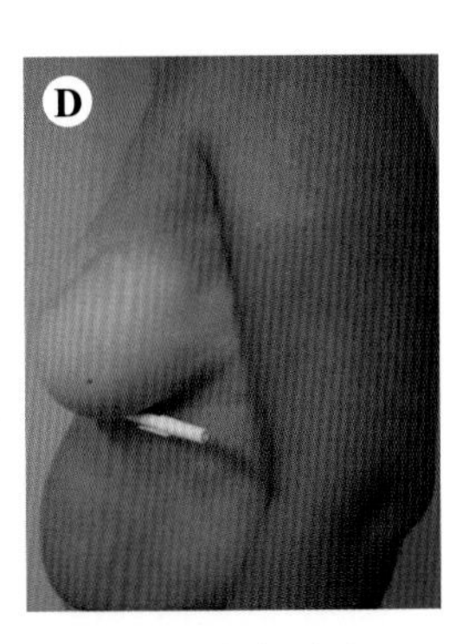

▲ **图 37-3 保留皮肤的乳腺癌切除术后即刻行解剖型假体植入乳房再造，健侧同期行乳房缩小术并保留部分自然垂度，此为术后 1 年图**

治疗都被看作是心理障碍的危险信号。心理评估有助于筛选患者，并确保现存的心理问题不会影响乳房再造，如对乳房再造的期望过高或术后依从性较差的患者，以及无法接受手术并发症和局限性的患者。

- 严重的乳房肥大：是相对禁忌证，即使减少乳腺体积，也很难获得令人满意的美学效果。病理性肥胖也会增加手术难度。
- 放疗史：保守切除联合放疗后发现肿瘤复发，复发后行乳腺癌切除术是乳房再造的相对禁忌证。此时，肌皮瓣乳房再造是一个不错的选择。当乳房体积较小或放疗的后遗症少时（即皮肤柔软性较好），可以尝试即刻再造。需要注意的是，任何手术方案都必须与患者进行详尽讨论，尤其是发生率较高的并发症（皮肤坏死、感染、假体的暴露或移位，以及假体周围包膜的挛缩[8]），见本书其他章节。
- 吸烟：吸烟与术后并发症的发生有显著关联。应告知乳腺癌切除术后行扩张器 / 假体乳房再造的吸烟患者有增加手术并发症的风险，并建议咨询戒烟门诊[9]。
- 曾用临时、永久扩张器和（或）假体进行乳房再造，但手术效果欠佳或失败，这种情况下组织回缩较为严重。

表 37-1 乳腺癌切除术同期行永久假体乳房再造

优 点
• 只需要一次手术，不需要做手术取出扩张器 • 无供区畸形 • 手术时间短、恢复快 • 对皮肤颜色、质地和局部感觉的影响较小

三、术前评估

入院前对拟行乳房再造的患者进行多学科

表 37-2 同期行假体乳房再造的相对禁忌证

表 现	困 难
胸壁或皮肤肿瘤浸润	辅助放疗
侵袭性肿瘤	更早开始的化疗和（或）放疗
心理问题	难以接受手术的局限性和并发症
乳房肥大和病理性肥胖	增加Ⅱ、Ⅶ、Ⅷ、Ⅸ、Ⅹ因子和纤维蛋白原
放疗史	感染风险高、美学效果差和植入物取出风险
吸烟	感染风险高、伤口愈合不良和植入物取出风险
假体植入乳房再造失败	组织回缩

评估，术前评估包括乳房再造方案，以及每种情况下可能选择的最佳手术方式。同时，向患者详细讲解围术期护理和手术效果。术前评估包括选择假体的类型、形状和大小。为了选出合适的假体，有必要对乳房进行测量并观察乳房形态。手术计划过程包括拍摄站立位照片和术前画线。并同时确定手术细节（如手术切口）和肿瘤学细节（如是否同期对健侧行干预治疗）。乳房的术前评估必须包括双侧乳房钼靶、乳房体格检查和乳房超声，MRI 主要用于年轻患者、乳房致密、家族遗传性乳腺癌和浸润性小叶癌（见乳房成像相关章节）。术前预防性应用头孢类抗生素，对于手术时间超过 4h 的病例中继续应用抗生素[10]。

四、技术

患者躺在手术台上，两臂平伸放置于手托板上，当同期行对侧手术时，该体位允许两组医生同时上台，有助于缩短手术时间。完成肿瘤切除后，再次用聚维酮碘或洗必泰（氯已定）清洁术区，更换切除肿瘤使用的手术器械。然后进行初步评估，手术台头侧升高 45°，并调整手臂外展的程度有助于放松胸大肌，并检查胸大肌完整性、乳腺癌术后皮瓣血管化情况和下皱襞位置。

最常用的即刻乳房再造方式有 3 种，手术技术在不断革新以获得更佳的美容效果。

（一）即刻乳房再造——全肌肉覆盖技术

Little[11] 最早提出这项技术，并称其为“肌肉胸罩”。在出现少量皮肤坏死的情况下，该技术能够为假体提供更多的保护。例如，局部皮肤坏死，同时该方法可以分隔腋窝腔隙，从而有助于限制移植物向腋窝移动，这是在形状稳定的假体面世之前，唯一可用的即刻乳房再造方法。早期只能选择圆形假体进行即刻乳房再造，从而限制了乳房再造的美学效果。此后，随着解剖型假体的面世，不再需要用前锯肌覆盖乳房侧面，使得再造乳房获得了更加美观的下极和突度，以及更为自然的形态，从而推动了即刻乳房再造的发展。这样可以获得更自然的乳房形态。然而，避免使用前锯肌作为肌肉覆盖与两个问题有关：①乳腺癌切除术的手术切口，特别是横行切口切除乳头－乳晕复合体，这样会把切缘的外侧部分直接缝合在假体上，一旦发生皮肤坏死或切口裂开，由于假体与切口之间没有多余组织覆盖假体，这就增加了假体外露和假体取出的风险；②在皮瓣和真皮血管网菲薄的情况下，需要在皮瓣深面用肌肉全部覆盖假体，有助于维持受损皮瓣的血运。同时，皮瓣较薄时肌肉层也有助于避免直接触及假体，提高再造乳房的手感。

（二）即刻乳房再造——部分肌肉覆盖技术

该技术最早在 2003 年和 2004 年由位于意大利米兰的欧洲肿瘤研究所整形外科和位于巴西库里蒂巴的格雷斯夫人医院乳房中心发明。随着解剖型假体的引进，以及乳腺癌切除术的不断革新，乳癌术后几乎可以保留所有皮肤，以上因素促使了该项乳房再造技术的问世。这项技术的目标是消除前锯肌对乳房形态的限制，从而提高假体乳房再造的美学效果。同时也有助于避免在皮肤切口下方直接放置假体。手术切口的位置至关重要，因为医生希望确保乳腺癌切除术后的手术瘢痕完全在胸大肌上方。同时，建议对乳腺癌切除术后皮瓣较厚且坏死风险较小的患者实施该技术，该技术有利于获得更为自然的乳房侧面观（图 37–4），但该方法最大的缺点在于容易在乳房的外下侧触及假体轮廓，这项技术与传统方法一样需要对胸大肌下缘和内侧缘进行分离（图 37–5）。植入假体之后，可吸收线将皮瓣向下缝合至胸壁肌肉组织，形成假体外侧的囊袋边界，防止假体向外侧和腋窝移位。当乳房基底过宽而假体底盘较窄时，也需要对外侧的皮肤和肌肉进行固定，以避免假体向外侧移位。这种情况下需要放置负压引流管。腋窝淋巴结清扫后假体取出的风险几乎是反行前哨淋巴结活检时的 3 倍（未发表数据，来自于格雷斯夫人医院乳腺外科），这可能与手术时间、引流和术后淋巴引流的改变有关。在这些情况下，胸小肌瓣可用

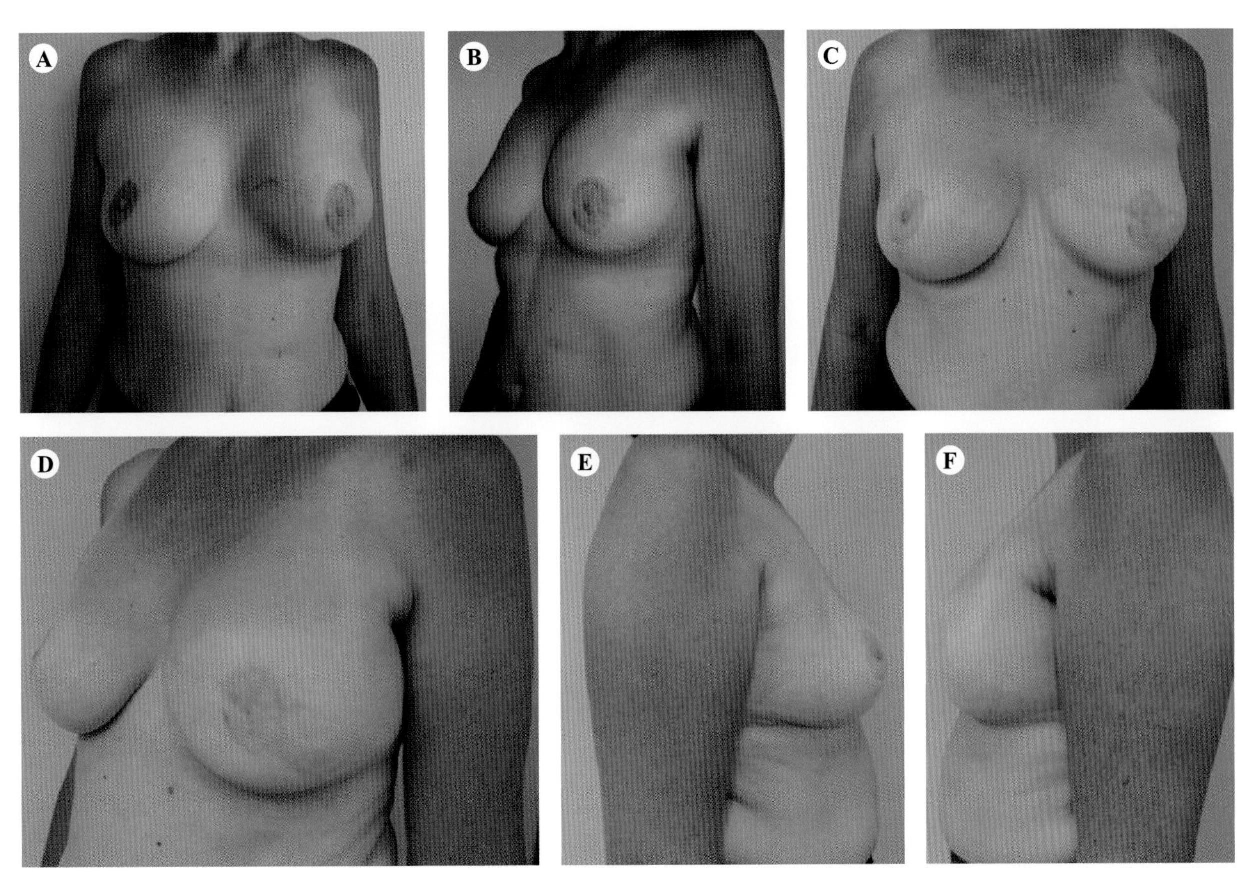

▲ 图 37–4 **A 和 B. 保留皮肤的乳腺癌切除术后即刻行解剖型假体乳房再造，联合对侧乳房缩小整形术，术后 2 年观；C 至 F. 术后 8 年观，乳房依然保持美观**

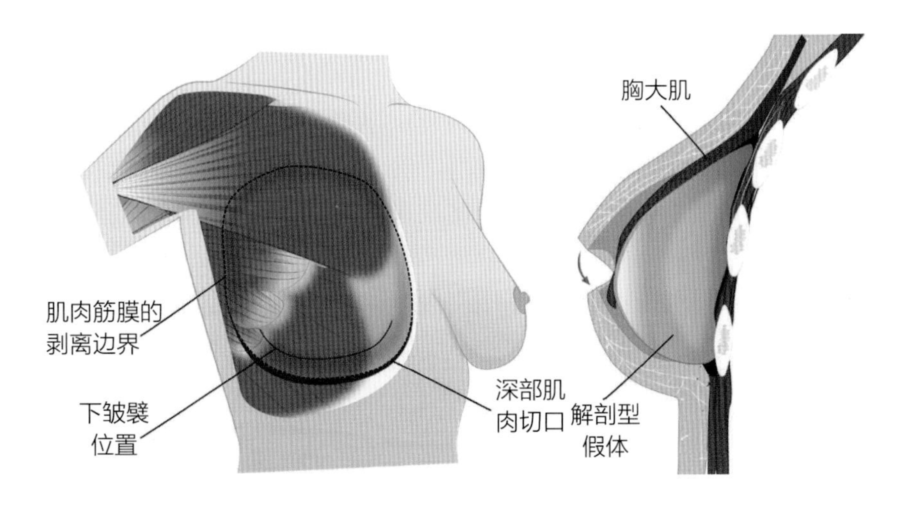

◀ 图 37–5 **假体在部分肌肉覆盖下的位置和范围**

于覆盖假体的外侧部分并防止假体向腋窝移位（图 37–6）。

（三）即刻乳房再造——皮下悬吊技术

这项技术由 Rietjens[12] 首先提出，该技术包括肌肉全部覆盖假体，同时还应用 Mersilene 网固定腹部皮下组织推进皮瓣，以形成更自然的乳房下皱襞，从而使乳房下极和侧面观更为美观，该方法适用于乳房较小且下垂程度较轻，同时不需要行对侧乳房整形术的患者。术前患者站立位时评估上腹部组织弹性和活动性，有助于外科医生计算所需皮下组织瓣的大小。然

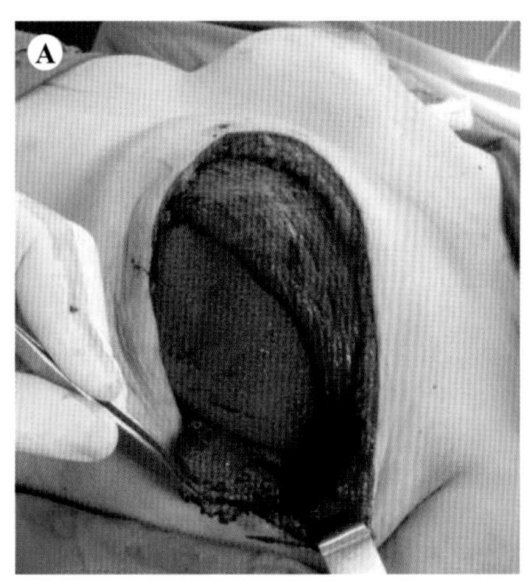

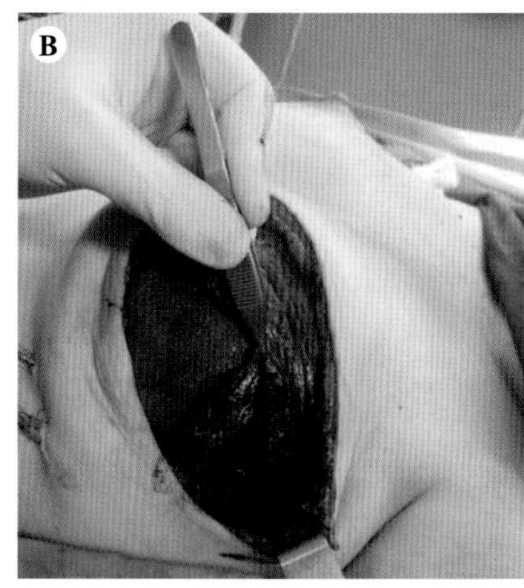

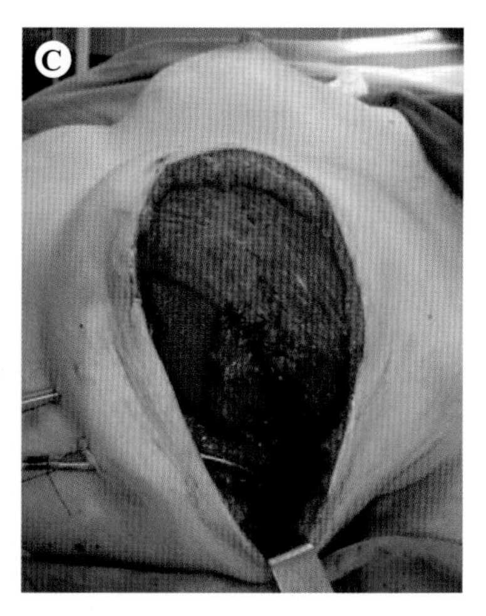

▲ 图 37-6　胸小肌覆盖假体外侧部分，防止假体向腋窝部位移位

后，标记术前和术后理想乳房下皱襞位置，术后下皱襞位置通常在当前乳房下皱襞下4～6cm。乳腺癌切除术完成后开始乳房再造，首先制备全肌肉覆盖腔隙：在胸大肌后向内侧分离，在前锯肌后向外侧分离。其次在原有乳房下皱襞位置皮下分离至超过新标记的乳房下皱襞处，这有助于皮瓣的活动度。使用不可吸收补片（通常用 Mersilene，耐用且延展性好）将皮瓣固定到理想位置。按照新乳房下皱襞的弧度修剪补片边缘，并用不可吸收缝线将其缝合至新乳房下皱襞的真皮和浅筋膜层，确认缝线确切在位以避免下皱襞移位。缝线固定位置会出现少量组织回缩，但根据笔者经验，随着皮肤愈合和假体周围包膜形成，皮肤回缩会逐渐变软甚至消失。将补片一端固定到新下皱襞后，将另一端向上提，直至与对侧下皱襞位置相同。用1～2针非吸收缝线将补片的游离断固定在第5或第6肋软骨上，然后去除多余皮肤。假体放置在补片和胸大肌之间，缝合胸大肌外侧缘和前锯肌前缘，形成一个完全封闭的肌肉囊袋。在囊袋内和皮下层各放置1根负压引流管。建议患者术后保持半坐位（45°），因为该体位有助于减少假体对缝线的压力，有助于减轻疼痛。对于乳腺癌术后保留了大量皮肤的情况，该技术可避免使用扩张器[13]，从而减少全麻手术的次数。该技术已用于67例即刻乳房再造和6例延期再造中，其中14例（19.2%）需要在全麻下行二次手术，包括假体包膜切除、假体置换和乳头－乳晕复合体再造；3例（4.1%）因假体外露或感染取出假体；33例在局麻下行乳头－乳晕复合体再造后，完成了乳房再造。在本研究中，使用 Baker 分级对包膜挛缩程度进行评估，其中Ⅰ级24例，Ⅱ级16例，Ⅲ级9例，Ⅳ级仅1例。对乳房对称性、患者满意度和外科医生的美学评分分别是7.56、7.75和7.60（等级1～10由最低至最高）（图37-7至图37-11）。

此外，仅需一次手术的即刻乳房再造还可以使用同种异体组织（Alloderm，LifeCell Corporation，Woodlands，TX），这是一种不含免疫原性的脱细胞真皮基质，用于减少排斥反应、降低假体外露的风险。人工真皮在并发症发生较少的同时有效增加皮肤和假体之间的组织厚度，不仅不需要植入扩张器/假体，也可以防止包膜挛缩和假体移位，同时提升了乳房的美学效果[14]。人工真皮的使用目的是形成胸大肌－人工真皮囊袋。人工真皮固定于乳房外下侧作为胸大肌下极的延伸，在乳房的下外侧与胸大肌一起形成囊袋，在假体的皮肤之间形成组织屏障，从而起到包裹和固定假体的作用[15-17]。目前巴西尚未批准使用人工真皮。最近有文章提出心血管外科手术中使用的牛脱细胞心脏包膜可用于覆盖乳房假体[18]（图37-12）。

大多数情况下，即刻乳房再造必须使用解剖型假体，很少使用圆形假体。有时永久扩张器的

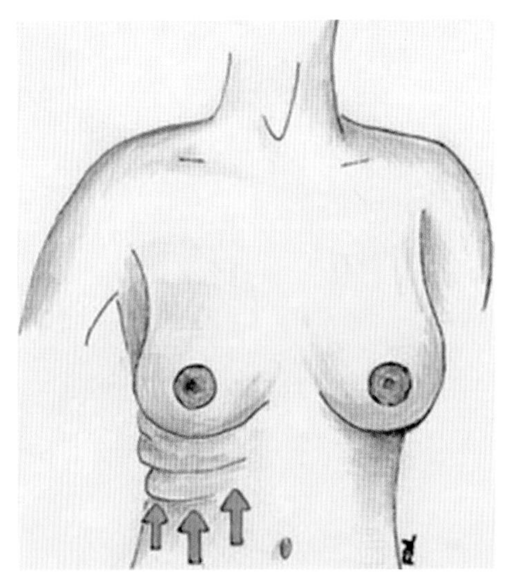

▲ 图 37-7　评估可用于上腹部皮瓣的皮肤量

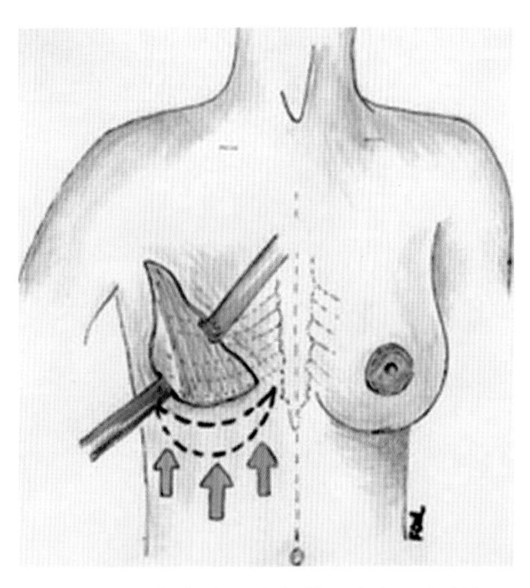

▲ 图 37-8　制备全肌肉囊袋：胸大肌和前锯肌

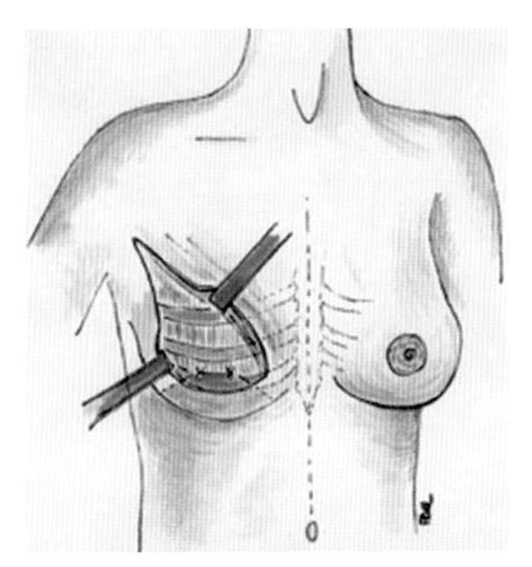

▲ 图 37-9　非吸收补片固定在下皱襞，并向上提拉至第 5 或第 6 肋软骨表面

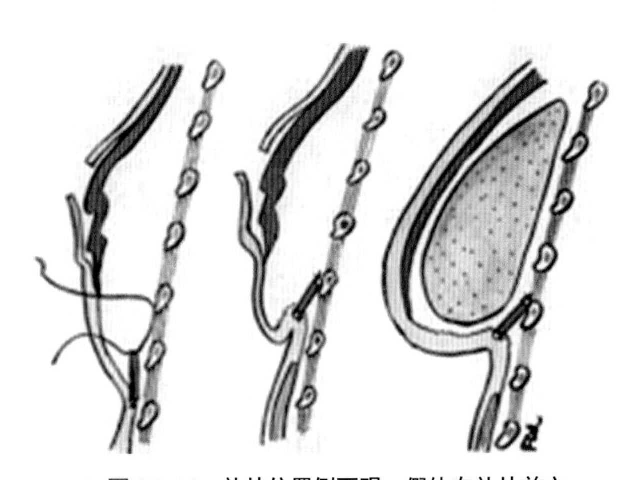

▲ 图 37-10　补片位置侧面观。假体在补片前方

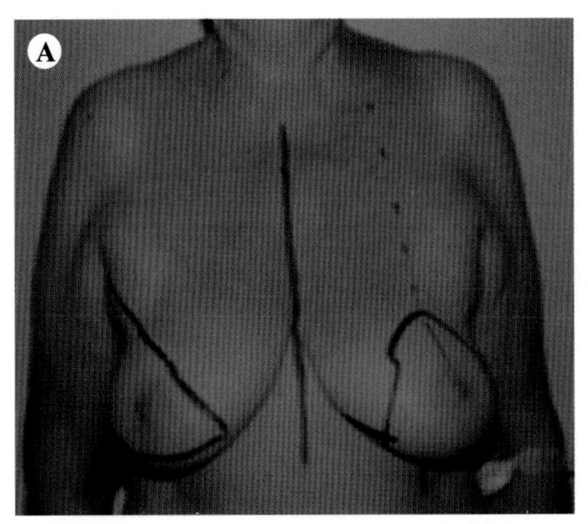

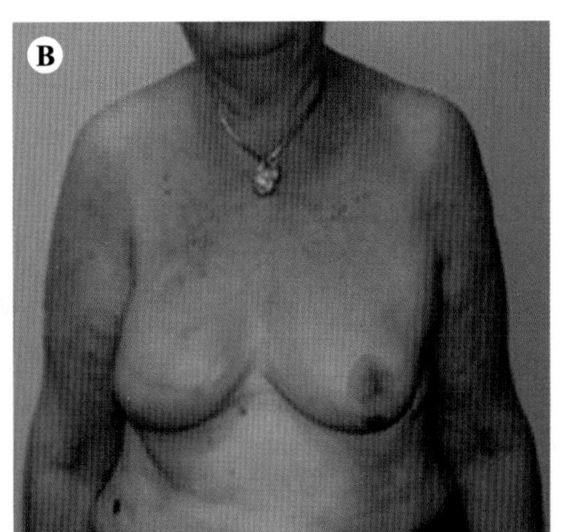

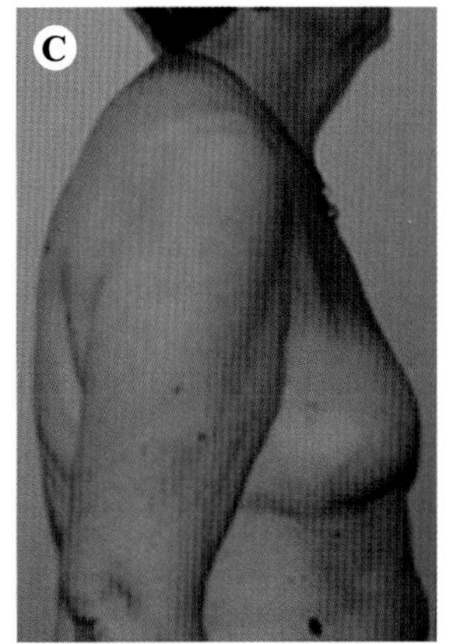

▲ 图 37-11　**A.** 术前画线：右侧乳腺癌切除术，需要切除大量皮肤。同时即刻行假体植入、补片植入乳房再造术，健侧行乳房缩小整形术。**B** 和 **C.** 术后 6 个月正面观、侧面观

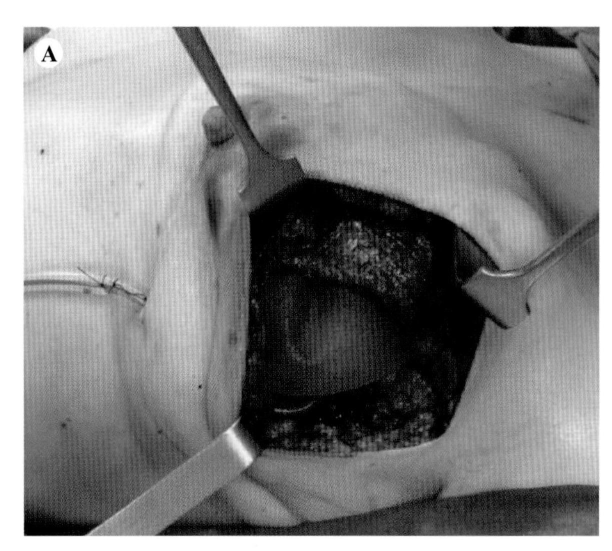

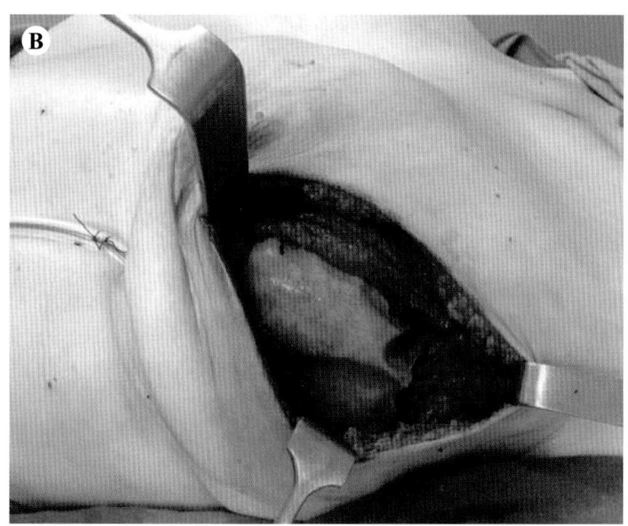

▲ 图 37–12　脱细胞牛心包膜覆盖假体

使用可避免缝线张力过大，并且肌肉囊袋不足以保持假体的安全性，而永久扩张器可以实现最佳的术后尺寸和形状、对称性[19]。永久扩张器的缺点是成本较高、注射壶疼痛和不适（必须取出）、注射壶移位、注射壶损坏、扩张时疼痛、注水管断裂和阀门阻塞[20]，且手感通常比硅胶假体更硬。

五、健侧乳房整形术

为了获得最佳对称性，通常要行健侧乳房整形术。超过 80% 的乳房再造患者进行了健侧的乳房整形手术，通常建议与乳房再造同时行健侧乳房整形，这样有助于减少麻醉次数、住院时间及手术费用。与利用皮瓣进行乳房再造相比，很多医生会在假体乳房再造的同期进行对侧乳房整形术[21]。

根据患者的意愿，以及健侧和再造乳房对称性而提出该项技术。需要注意的是，每种技术都有其局限性，如医生需要根据经验预估出再造乳房的下垂程度。假体植入乳房再造通常很难形成下垂的乳房，如果妥善挑选病例，对于乳腺癌术后皮肤量充足的患者而言，仍然可以获得自然的乳房下垂形态（图 37–2）。腹直肌肌皮瓣乳房再造后可以获得较为自然的外观。有时保乳手术和保留乳头、乳晕的乳腺癌切除术，同期行假体植入乳房再造也可以获得自然的乳房形态。当我们在做对侧乳房整形手术计划时，必须要考虑到这些细节，以下为最常用的 6 种技术。

- 基于环乳晕切除技术的乳房缩小整形术，采用内侧、外侧、中央蒂乳房缩小整形术[22, 23]：通常用于切除重量≤ 200g，乳房下垂程度较轻且皮肤弹性较好的年轻患者。
- 上蒂法乳房缩小整形术，由 Lejour[24] 和 Pitanguy[25] 最早提出：通常用于切除重量约 200～700g，同时下垂程度较轻的患者。
- 下后蒂乳房缩小整形术，由 Ribeiro[26] 和 Robbins[27] 提出：通常用于切除重量＞ 700g 的情况，同时伴有轻度下垂。
- 乳头 – 乳晕复合体移植联合乳房缩小整形术，如 Thorek[28] 所述：在临床中很少应用，只用于严重巨乳症伴有重度下垂的病例。
- 乳房上提术：环乳晕乳房上提术适用于轻度下垂，Lejour 方法适用于重度下垂，同时需要去除大量皮肤的病例。
- 隆乳术：大多数情况下，使用基底较宽、突度较小的圆形假体，可以实现两侧乳房的对称。如果乳房上极皮下组织厚度＞ 1cm，假体可置于腺体下层次。对于乳房体积较小和上极厚度＜ 1cm 的情况，假体植入层次为胸大肌下，超出胸大肌部分则位于腺体下。在某些情况下，患者同时需要增加容量和上提，这时使用双平面技术对胸大肌下极进行分离，同时使用交叉皮瓣矫正腺体下垂。切口可以选择乳晕下缘切口、环乳晕切口或垂直乳晕切口（Lejour 法）。切口的选择取决于乳房下垂程度和需要切除的皮肤量[29, 30]。

需要注意的是，必须完成健侧乳房的临床和影像学评估，再对其进行乳房整形。如果发现乳房结节、皮肤皱缩、病理性乳头溢液或影像学异常则需要合理评估，可以参考社区治疗指南，但是病理学仍然是诊断的金标准。乳腺 MRI 也具有较高的参考意义。此外，导线定位或 ROLL 程序可以完成局部活检。乳房缩小整形术中切除的组织需要进行病理学检查并标记标本方向，以便在发现肿瘤时进行切缘的评估。文献显示，健侧乳房发生病变的概率为 5%[31–33]。

六、二次修整手术

假体乳房再造术后，为改善对称性和美学效果，经常需二次手术修整。最常见的手术指征包括以下 8 项内容。

- Ⅲ级或Ⅳ级包膜挛缩。
- 假体移位。
- 两侧乳房不对称：可能由于体重变化（增肥、减肥或化疗、激素治疗所致）或者在前次手术中植入的假体的体积和（或）形状不理想。
- 解剖型假体旋转。

可使用的矫正技术包括以下内容。

- 包膜切除术：手术指征为假体周围包膜较厚，伴有疼痛且外观不佳。个别情况是患者对假体材料有反应。通常，放疗会增加包膜挛缩的风险。二次手术时尽量以现有的瘢痕为切口进行包膜切除术。理想的情况是把切口做在胸大肌上方，此时胸大肌为假体和缝线之间提供了保护层。切开皮肤后，在皮下层分离至胸大肌的外侧边缘。如果胸大肌的边缘距离太远而难以通过皮下分离到达，则沿与肌肉纤维相同的方向切断胸大肌。当下外侧皮瓣较厚时，可以切除全部包膜。然而，当皮瓣较薄或者术后放疗后，只能部分切除包膜，保留下外侧皮瓣附近的部分包膜以保证皮瓣血运。但是要注意不要去除假体后壁的包膜，有助于降低血肿和血清肿的发生率。包膜切除术在全麻下进行，术中放置负压引流管。
- 包膜切开术：手术指征为假体周围包膜粘连或挛缩，伴有假体移位或美学效果欠佳。如前所述，手术切口应选择上次手术的同一切口。然后通过沿皮下组织层分离至胸大肌边缘或直接分离胸大肌纤维至假体周围包膜，打开包膜取出假体。术前在患者站立位时决定假体周围包膜切开术的位置和类型。笔者最常用的方法是在包膜底面做一个圆形切口，然后放射状切开包膜，给再造的乳房创造足够空间，有利于植入新假体后的外观形态。通常这类手术需要全麻，只有在手术操作较为简单的病例中可以使用局麻镇静的麻醉方式。
- 乳房下皱襞重新定位术：正确定位乳房下皱襞位置是实现再造乳房对称性的重要里程碑。第一次手术放置假体后，随着包膜的形成，下皱襞位置也可能发生移位。下皱襞位置过高的矫正相对容易，切除乳房下极包膜后将下皱襞位置下移。但是下皱襞位置较低时，向上移位则比较有难度（图 37–13）。患者站立位进行术前画线，可能的话在患者躯干部位 90° 垂直于手术床时进行手术。下极弧形切口取出假体。下皱襞是通过将新下皱襞水平的假体包膜的前壁缝合于对应胸壁位置的筋膜层（胸壁肌肉的浅筋膜层）形成的。缝合的需要高于新下皱襞的位置。由于缝合张力过大或包膜菲薄，可能导致固定效果并不持久，出现下皱襞位置再次下移的情况。选用非吸收补片进行下皱襞成形也是一种选择（图 37–14）。通常这类手术在全麻下进行，术中放置引流管，术后患者保持半卧位 48h。
- 假体置换术：手术指征为两侧乳房不对称或

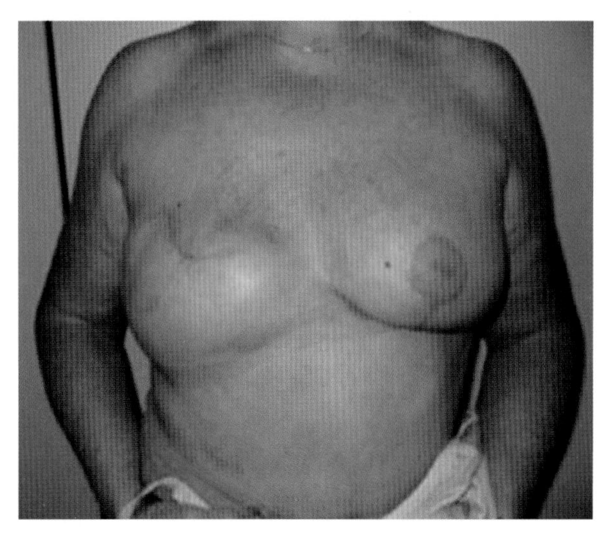

▲ 图 37-13 解剖型假体乳房再造后下皱襞移位 3 个月

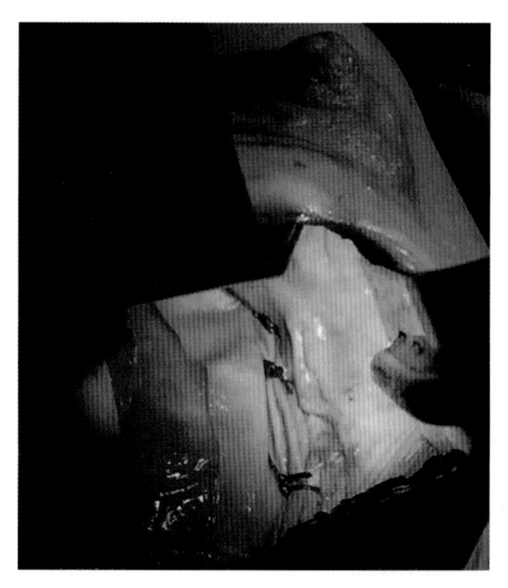

▲ 图 37-14 使用补片矫正下皱襞位置

假体破裂。根据手术方案决定具体的技术细节。例如，需要增加假体体积时，可切开假体周围包膜以增加囊袋空间。如果假体体积较小则不需要切开包膜。需要特别注意的是，因囊腔较大而选择用较小的解剖型假体置换圆形假体时，解剖型假体非常容易发生旋转。通常这类手术在局麻镇静下完成。

七、并发症

假体植入乳房再造的并发症分为早期（第一次手术后 2 个月）或远期并发症（术后 2 个月后）。以下 8 个症状为最常见的并发症。

- 血肿：乳房再造术后血肿的预期发生率为 1%～2%。血肿的发生风险与切口长度成反比。随着目前对美学效果的不断重视，手术切口变得越来越小且隐蔽，这也增加了血肿的发生风险。其他可能导致血肿发生的相关因素有术中预防性抗血栓治疗，以及手术过程中患者的体位。这两种情况下患者在手术过程中保持相对较低的血压，当术后动脉血压恢复正常时容易引起出血。发生大血肿时需要手术探查和血肿清除的原因有 2 个，①可以直接发现出血点并止血；②严重的血肿靠自身吸收恢复较慢，同时也会增加假体周围包膜挛缩的风险，常会导致Ⅲ级或Ⅳ级包膜挛缩。
- 血清肿：血清肿的病理生理学原因与创伤后组织释放炎症介质有关，也与创伤后血管和淋巴管损伤有关。即使术中常规放置负压引流管，也不能完全预防血清肿的发生。腋窝淋巴结清扫会增加乳房再造术后血清肿的发生率。几乎所有乳房假体相关手术后都会放置负压引流管，除了包膜切开术和（或）局麻下的假体置换术。当 24h 内引流液呈浆液性且量低于 70ml 时可以拔除引流管。如果引流液较多，患者可以带管回家，当引流液较少时再返回门诊拔除引流管。如果拔除引流管后发生血清肿，应立即由经验丰富的外科医生或为了避免疑问，可在超声下对血清肿的位置和量进行评估。为防止假体周围有局限的血清肿形成，通常在 4～7 天后再次评估血清肿的量。如果在腋窝部位形成血清肿，因腋窝距离假体较远，在保证假体安全的情况下，可以对血清肿进行抽吸。如果假体周围有较大的血清肿，则需要在超声引导下进行穿刺或将假体推离穿刺点，确保假体安全。如果发现脓性渗出液则必须送革兰染色、细菌培养和药敏试验。在培养结果回报之前，可以经验性应用抗生素。当血清肿体积较大时，患者体温会升高至 37.5℃或 38℃而没有感染表现。

- 感染和伤口裂开：这两项常同时发生，也可以同时处理。回顾相关文献，扩张器或假体进行乳房再造发生感染的概率为 1%～24%[34-36]。同样有研究分析感染的发生因素，腋窝淋巴结清扫、肥胖症和放疗对感染的发生有统计学意义[37-40]。

如何处理这一系列并发症是值得思考的问题。一项非常有趣的研究，将患者按照临床因素进行了分组，即按皮肤覆盖物的质量、切口裂开和感染程度（轻、中、重度）分组，根据所属分组给予相应治疗方法[39]。根据笔者经验，按照以上临床情况，笔者总结了更为简便的分类法。简化分组源于一项研究，该研究表明放疗不会增加感染和切口裂开的发生率[41]，分组及治疗有以下 3 种方案。

  – 切口裂开不伴感染：对于 48h 内发生的切口裂开，同时假体表面皮肤覆盖完好的情况，可以选择保守治疗。例如，培养假体包膜、用生理盐水和消毒液彻底冲洗伤口、放置负压引流管、重新植入同款假体并缝合伤口，经验性使用口服抗生素（直到细菌培养和药敏结果回报）。当细菌培养结果回报时，根据结果调整抗生素。对于切口裂开超过 48h 或假体表面皮肤覆盖不足时，虽然处理过程一致，但建议更换新的假体，避免发生严重感染，甚至可以更换较小的假体或扩张器。
  – 切口裂开同时伴有感染：对于皮肤覆盖良好的轻度感染病例，可以尝试保守的方法，但必须告知患者保守治疗有失败的风险。对于严重感染或者保守治疗无效的患者，有必要取出假体、彻底冲洗包膜、置引流管，抗生素治疗直到感染表现消失。6 个月后重新对患者情况进行评估，制定新的乳房再造策略。有时必须使用肌皮瓣。
  – 假体包膜腔隙内发生感染而不伴有切口裂开：笔者在欧洲肿瘤研究所进行的一项研究[31]表明，术后化疗（主要是在大剂量化疗）会增加假体包膜腔发生迟发性感染的风险，奇怪的是脓性分泌物的细菌培养为阴性。最初我们对假体包膜内的液体进行抽吸，并送细菌学检测（包括革兰染色、细菌培养和药敏试验），并根据感染程度和患者的一般情况口服或静脉应用抗生素。如果保守治疗无效或出现脓性分泌物，需要进行处理，即取出假体、彻底冲洗假体腔隙、放置负压引流，以及应用抗生素直至感染得到纠正。

- 假体外露：这是假体植入乳房再造术后最严重并发症，常发生在感染、皮瓣坏死或缝线裂开后。当未发生感染时可以缝合裂开部位或旋转小皮瓣修补裂开部位以保留假体（图 37-15）。
- 假体包膜挛缩和假体破裂：文献报道，Baker Ⅲ级和Ⅳ级包膜挛缩的发生率差异很大。如前所述，最新一代解剖型假体有望减少需要通过包膜切开术和包膜切除术才能矫正的包膜挛缩的发生率。迄今为止，包膜挛缩的发生原因尚未明确，相关研究仍然表明亚临床感染和术中污染是引发包膜挛缩的主要原因。假体破裂的机制与假体外膜的自然降解及假体周围包膜的质量有关。填充了黏性硅胶的假体即使发生破裂也不容易向周围组织内渗透，倾向于保持在原位。渗出的硅胶不会引起血管或神经系统疾病，也不会致癌或致畸。最新一代假体的使用寿命尚不明确，不过也不需要预防性更换假体（见乳房假体相关章节）。
- 假体旋转：解剖型假体很容易发生旋转。虽然并不常发生，但与包膜腔较大和（或）包膜形成不足有关，难以保持假体的正确位置。
- 波纹征：目前尚不知道其发生率和发生原因。但脂肪填充技术可以矫正波纹征（见相关章节）（图 37-16）。
- 局部复发：这不完全是乳房再造的并发症。这与切缘状态、患者年龄、治疗方案和肿瘤

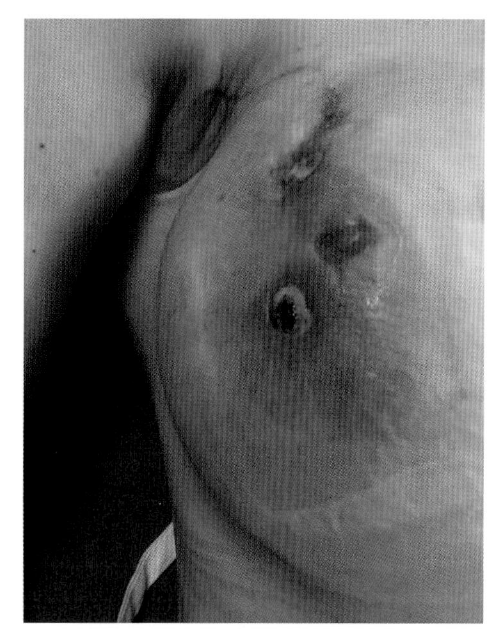

▲ 图 37-15　假体外露伴感染

生物学行为有关，而与再造手术本身无关。保留皮肤的乳腺癌切除术与传统的改良根治术的局部复发率相似。乳腺癌切除术后保留乳房下皱褶和乳房皮肤不会增加肿瘤学风险或影响患者的生存率。乳腺癌切除术后局部肿瘤复发需要考虑到全身情况，直到肿瘤分期表明并非如此。

八、美学效果

美学是哲学的分支，它涉及艺术、审美和品位的本质。对完美乳房形态进行描述或下定义显然是有难度，甚至是不可能的[42]。最近，巴西库里蒂巴的格雷斯夫人医院乳房中心的一项研究表明，对解剖型假体进行即刻乳房再造后的美学效

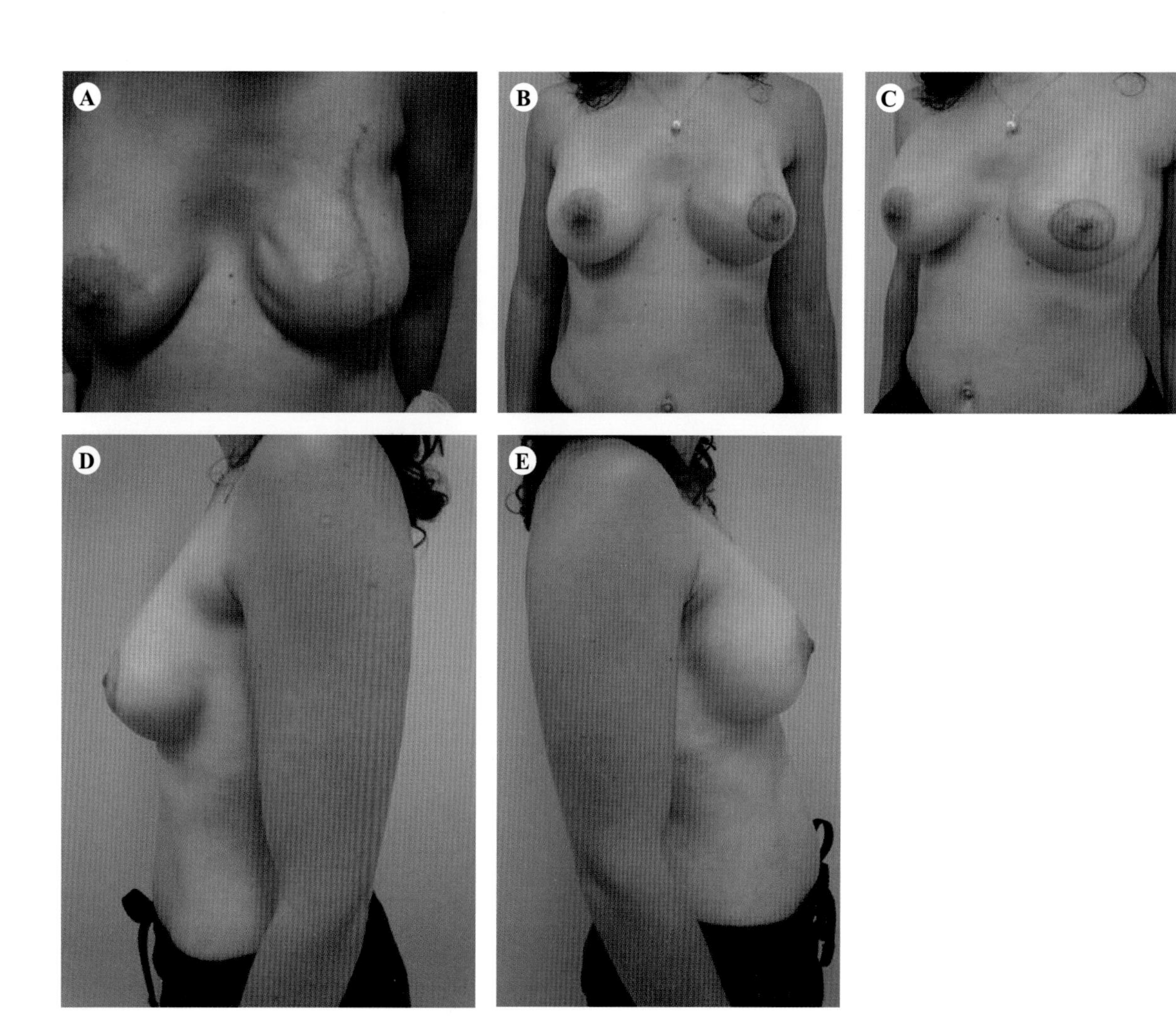

▲ 图 37-16　**A.** 解剖型假体乳房再造后局部出现波纹征；**B** 至 **E.** 脂肪填充矫正波纹征后 4 个月观

果和患者生活质量，以及乳房对称性进行主观和客观指标的评估，结果显示患者对生活质量和美学效果的评价要高于软件和专家评价[43]（见相关章节）。

九、结论

保留乳头、乳晕的乳腺癌切除术联合解剖型假体即刻乳房再造是过去数年乳房再造手术方案进步的代表作之一，该手术方式的优势在于并发症较少、手术时间较短，整个治疗周期中手术次数较少。虽然该方法仍有一定的局限性（如需要额外的手术修复），但修复手术风险相对较小，大多数可以在局麻下完成，目前该方案仍是笔者所在中心最常用的，与肌皮瓣转移或移植的乳房再造方案相比，此方案远期并发症少、实用性强，同时市场对解剖型假体的美学效果满意度较高。

参考文献

[1] Veronesi U, Saccozzi R, Del Vecchio M, Banfi A, Clemente C, De Lena M et al (1981) Comparing radical mastectomy with quadrantectomy, axillary dissection and radiotherapy in patients with small cancers of the breast. N Engl J Med 305(1): 6–11
[2] Sarrazin D, Le M, Rouëssé J, Contesso G, Petit JY, Lacour J et al (1984) Conservative treatment versus mastectomy in breast cancer tumors with microscopic diameter of 20 mm or less the experience of the institut gustave-roussy. Cancer 53(5):1209–1213
[3] Lacour J, Le M, Caceres E, Koszarowski T, Veronesi U, Hill C (1983) Radical mastectomy versus radical mastectomy plus internal mammary dissection. Ten-year results of an international cooperative trial in breast cancer. Cancer 51(10): 1941–1943
[4] Susarla SM, Ganske I, Helliwell L, Morris D, Eriksson E, Chun YS (2015) Comparison of clinical outcomes and patient satisfaction in immediate single-stage versus two stage implant-based breast reconstruction. Plast Reconstr Surg 135(1): 1e–8e
[5] Warren AG, Morris DJ, Houlihan MJ, Slavin SA (2008) Breast reconstruction in a changing breast cancer treatment paradigm. Plast Reconstr Surg 121(4):1116–1126
[6] Roostaeian J, Pavone L, Da Lio A, Lipa J, Festekjian J, Crisera C (2011) Immediate placement of implants in breast reconstruction: patient selection and outcomes. Plast Reconstr Surg 127(4):1407–1416
[7] Goodwin SJ, McCarthy CM, Pusic AL, Bui D, Howard M, Disa JJ et al (2005) Complications in smokers after postmastectomy tissue expander/implant breast reconstruction. Ann Plast Surg 55(1):16–20
[8] Sbitany H, Wang F, Peled AW, Lentz R, Alvarado M, Ewing CA, Esserman LJ, Fowble B, Foster R (2014) Immediate implant-based breast reconstruction following total skin-sparing mastectomy: defining the risk of preoperative and postoperative radiation therapy for surgical outcomes. Plast Reconstr Surg 134(3):396–404
[9] Disa JJ, McCarthy CM, Mehrara BJ, Pusic AL, Hu QY, Cordeiro PG (2009) Postmastectomy reconstruction: an approach to patient selection. Plast Reconstr Surg 124(1):43–52
[10] Lee BT, Duggan MM, Keenan MT et al (2011) Commonwealth of Massachusetts Board of Registration in Medicine Expert Panel on immediate implant-based breast reconstruction following mastectomy for cancer: executive summary, June 2011. J Am Coll Surg 213(6):800–805
[11] Little JW, Golembe EV, Fisher JB (1981) The "living bra" in immediate and delayed reconstruction of the breast following mastectomy for malignant and nonmalignant disease. Plast Reconstr Surg 68(3):392–403
[12] Rietjens M, Garusi C, Lanfrey E, Petit JY (1997) Cutaneous suspension: immediate breast reconstruction with abdominal cutaneous advancement using a non-resorptive mesh. Preliminary results and report of 28 cases. Ann Chir Plast Esthet 42(2):177–182
[13] Rietjens M, De Lorenzi F, Venturino M, Petit JY (2005) The suspension technique to avoid the use of tissue expanders in breast reconstruction. Ann Plast Surg 54(5):467–470
[14] Jansen LA, Macadam SA (2011) The use of AlloDerm in postmastectomy alloplastic breast reconstruction: part I. A systematic review. Plast Reconstr Surg 127(6):2232–2244
[15] Gamboa-Bobadilla GM (2006) Implant breast reconstruction using acellular dermal matrix. Ann Plast Surg 56(1):22–25
[16] Breuing KH, Colwell AS (2007) Inferolateral AlloDerm hammock for implant coverage in breast reconstruction. Ann Plast Surg 59(3):250–255
[17] Breuing KH, Warren SM (2005) Immediate bilateral breast reconstruction with implants and inferolateral alloderm slings. Ann Plast Surg 55(3):232–239
[18] Urban CA, Faccenda P, Veloso MLCP, Araújo Filho A, Mendes E, Lima RS (2016) The use of bovine pericardium in immediate breast reconstruction with definitive form-stable implant in a previously irradiated patient (paper in Portoguese). Rev Bras Mastologia 26(2):69–72
[19] Hsieh F, Shah A, Malata CM (2010) Experience with the Mentor Contour Profile Becker-35 expandable implant in reconstructive breast surgery. J Plast Reconstr Surg 64(3): 1124–1130
[20] Farace F, Faenza M, Sanna M, Campus GV, Rubino C (2012) Filling-port complications in Becker expanders. Plast Reconstr Surg 129(2):386e–387e
[21] Losken A, Carlson GW, Bostwick J 3rd, Jones GR, Culbertson JH, Schoemann M (2002) Trends in unilateral breast reconstruction and management of the contralateral breast: the Emory experience. Plast Reconstr Surg 110(1):89–97
[22] Benelli L (1990) A new periareolar mammoplasty: the "round block" technique. Aesthet Plast Surg 14(2):93–100
[23] Sampaio Goes JC (1991) Periareolar mammoplasty. Double

skin technique. Breast Dis 4:111–127
[24] Lejour M (1994) Vertical mammaplasty and liposuction. Quality Medical Publishing, Inc., St. Louis, MO
[25] Pitanguy I (1967) Surgical treatment of breast hypertrophy. Br J Plast Surg 20:78
[26] Ribeiro L (1975) A new technique for reduction mammoplasty. Plast Reconstr Surg 12:110
[27] Robbins TH (1977) A reduction mammaplasty with the areolanipple based on an inferior dermal pedicle. Plast Reconstr Surg 59:64–67
[28] Thorek M (1931) Histological verification of efficacy of free transplantation of the nipple. Med J Rec 134:474
[29] Tebbetts JB (2001) Dual plane breast augmentation: optimizing implant-soft-tissue relationships in a wide range of breast types. Plast Reconstr Surg 107:1255–1272
[30] Tebbetts JB (2002) A system for breast implant selection based on patient tissue characteristics and implant-soft tissue dynamics. Plast Reconstr Surg 109:1396–1409
[31] Petit JY, Rietjens M (1991) Deformities following tumorectomy and partial mastectomy. In: Noone B (ed) Plastic and reconstructive surgery of the breast. BC Decker Inc, Philadelphia
[32] Petit JY, Rietjens M, Contesso G, Bertin F, Gilles R (1997) Contralateral mastoplasty for breast reconstruction: a good opportunity for glandular exploration and occult carcinoma diagnosis. Ann Surg Oncol 4(6):511–515
[33] Rietjens M, Petit JY, Contesso G, Bertin F, Gilles R (1997) The role of reduction mammaplasty in oncology. Eur J Plast Surg 20:246–250
[34] Nahabedian MY, Tsangaris T, Momen B, Manson PN (2003) Infectious complications following breast reconstruction with expanders and implants. Plast Reconstr Surg 112(2): 467–476
[35] Saha D, Davilla AA, Ver Halen JP, Jain UK, Hanse N, Bethke K et al (2013) Post-mastectomy reconstruction: a risk-stratified comparative analysis of outcomes. Breast 22(6):1072–1080
[36] Washer LL, Gutowski K (2012) Breast implant infections. Infect Dis Clin N Am 26(1):111–125
[37] Pittet B, Montandon D, Pittet D (2005) Infection in breast implants. Lancet Infect Dis 5(2):94–106
[38] Rey P, Martinelli G, Petit JY, Youssef O, De Lorenzi F, Rietjens M et al (2005) Immediate breast reconstruction and high-dose chemotherapy. Ann Plast Surg 55(3):250–254
[39] Spear SL, Howard MA, Boehmler JH, Ducic I, Low M, Abbruzzesse MR (2004) The infected or exposed breast implant: management and treatment strategies. Plast Reconstr Surg 113(6):1634–1644
[40] Sinha I, Pusic AL, Wilkins EG, Hamill JB, Chen X, Kim HM et al (2017) Late surgical -site infection in immediate implant-based breast reconstruction. Plast Reconstr Surg 139(1):20–28
[41] Yii NW, Khoo CT (2003) Salvage of infected expander prostheses in breast reconstruction. Plast Reconstr Surg 111(3):1087–1092
[42] Urban C (2017) Aesthetics or symmetry. Plast Reconstr Surg 139:793e–794e
[43] Kuroda F, Urban C, Zucca-Matthes G, de Oliveira VM, Arana GH, Iera M, Rietjens M et al (2016) Evaluation of aesthetic and quality of life results after immediate breast reconstruction with definitive form-stable anatomical implants. Plast Reconstr Surg 137(2):278e–286e

第38章 脱细胞真皮基质在假体乳房再造中的使用[1]

The Use of Acellular Dermal Matrices in Implant-Based Breast Reconstruction

Glyn Jones 著
欧阳熠烨 译 刘春军 校

基于假体的技术是当今世界上使用最广泛的乳房再造方法。仅在美国，假体乳房再造技术的使用数量是所有自体组织乳房再造技术的6倍。分期的扩张器–假体乳房再造是最广泛使用的乳房再造方式之一，尽管即刻的直接假体植入再造正变得越来越受欢迎。虽然基于假体的技术很流行，但它仍然遇到许多问题，如包膜挛缩、组织覆盖较薄时的假体波纹及随时间推移乳房下极皮肤支撑减弱时的假体假性下垂。一些方法常常尝试来解决这些问题，但收效甚微。在过去的14年中，脱细胞真皮基质已越来越多地应用于基于假体的再造中，并似乎从一定程度上解决了某些此类棘手的问题。

此外近年来，胸大肌前技术的乳房再造重新引起了人们的兴趣，如分期的和一期的乳房再造，而这两种技术都严重依赖于使用ADM来获得成功。胸大肌前技术能获得特别好的乳房外形和功能。

虽然自体组织技术仍然是乳房再造的金标准，对于许多外科医生而言，时间的紧迫、资源的分配、手术时间的可用性及医疗报销的减少都使假体乳房再造技术持续流行，尽管它存在诸多问题。一些患者同样担心包括游离组织转移的自体组织方法的手术难度，而假体技术能迅速且相对容易地满足他们的再造需求。2015年在美国，基于假体乳房再造技术的使用数量是所有自体组织乳房再造技术的6倍。

> 基于假体的乳房再造问题。
> - 松解胸大肌后产生的窗帘征
> - 难以控制扩张器或假体植入腔隙的大小和位置
> - 可见的假体波纹
> - 可见的动态畸形
> - 上肢紧绷感和功能性的上肢活动受限
> - 术后感染
> - 乳房下极组织扩张不足
> - 长期的假体包膜挛缩率
> - 放疗对假体乳房再造的负面影响

熟悉所有这些方法的外科医生无耐地意识到这些与假体乳房再造相关的主要并发症。

手术时，使用胸大肌覆盖假体上极能减少下方假体长期的可见波纹。不幸的是，当胸大肌朝着头侧收缩形成窗帘征时，胸大肌内下方的松解变得复杂。为了解决这个问题，往往需要通过经

[1] 第38章配有视频，可自行登录 https://doi.org/10.1007/978-3-319-62927-8_38 在线观看。

皮缝合将肌肉固定在乳房切除术后的皮肤上。皮瓣边缘的缺血性坏死使这一方法变得复杂。胸大肌仅能覆盖假体上极，而假体下极仅有很薄的皮瓣覆盖。从外侧掀起腹直肌或其筋膜和前锯肌筋膜可以帮助解决这个难题，但这会紧紧地束缚再造乳房的底部，而这个部位在再造的乳房中是最需要丰满和柔软度的。在胸大肌尾端和乳房下皱襞之间使用生物材料能提供可随时间和组织扩张拉伸的充足可靠的组织覆盖。除了组织覆盖的问题，外科医生还面临的困难是如何在一个相对较大的乳房切除腔隙中维持扩张器或假体准确位置。如果无法控制假体或扩张器植入腔隙的大小，特别是外侧的腔隙、扩张器或假体可能移动或旋转，在术后会造成严重问题。使用生物补片来协助植入腔隙的大小控制和塑形可以能获得更好的乳房再造结果，尤其是在即刻的直接假体植入乳房再造中。带有可缝合突出的扩张器在这方面能起到显著作用，但使用某些种类的补片能进一步提高外科医生控制腔隙大小和形状的能力。

解决了术中的紧急问题，我们面临任务是成功地实现组织扩张并在随后将扩张器更换为假体。将假体设备和乳房切除腔隙隔离开来可能会降低感染和假体取出的发生。

一旦更换为永久植入的假体，我们面临的问题是皮肤下假体的可见波纹和褶皱。尽管高凝聚性硅胶大大减少了这个问题的发生，它仍然是一个值得人们关注的问题。任何增加皮肤和假体组织厚度的生物材料都旨在改善这个棘手的问题并提高美学效果。

在胸大肌后植入假体乳房再造后，我们遇到的另一个重要的问题是动态畸形。它几乎发生在所有我们胸大肌后植入假体乳房再造的患者中。这种情况令患者不适，同时伴随胸肌厚度的降低和胸肌力量的减弱，使得这成了一个影响患者的日常生活的非常痛苦的问题。使用胸肌前技术的乳房再造方法基本解决了这两个问题。

在所有的并发症中，处理最麻烦的仍是包膜挛缩。

对于所有这些并发症，脱细胞真皮基质已成为我们简单有效的辅助性外科医疗工具，它能显著改善临床结果。过去15年中，在放疗的指征扩大到所有早期乳腺癌后，接受术后放疗的患者数量急剧增加。放疗对假体乳房再造有负面影响，如使皮肤罩变得僵硬和增加包膜挛缩的发生率，导致乳房不对称和畸形日益恶化。脱细胞真皮基质似乎是一个重要的改善假体乳房再造结果的辅助工具。

此外，作者已经从分期的胸大肌后扩张器植入乳房再造转为使用即刻胸大肌前直接假体植入乳房再造，而ADM的使用这一改变提供了极大便利。

在过去的14年，乳房再造手术中引入了大量生物材料的使用。理论上相比使用合成材料，生物衍生材料应该使外科医生获得一个更好、更自然的临床结果。然而，对于大多数整形外科医生能选择的生物材料，很少有相关发表的数据，不同材料的区别也相当混乱。外科医生必须从根本上理解这些材料及它们是如何起作用的，因此在制定再造策略时能基于此做出决策。

一、当前可用的生物材料

一些异体和异种组织支架已商品化，表38-1显示了部分市场上最为常用的生物材料特性和组织来源。

在乳房再造中使用再生的基质材料的目的是创造能使患者组织再生的环境而不是形成类似自体组织的瘢痕或异物包膜，并帮助外科医生获得长期稳定的良好的美学和功能结果。

二、生物基质材料在乳房再造中的应用

生物基质材料在乳房再造中有以下5项应用。

- 假体乳房再造。
- 扩张器乳房再造。
- 再造乳头增大。
- 增强腹壁组织。
- 减轻放疗后的包膜挛缩。

本章节的主要内容是探讨脱细胞真皮基质在

表 38-1 可用于乳房再造的生物材料

名 称	公 司	组织来源	是否去除 α- 半乳糖
DermaMatrix	MTF（Synthes）	人体真皮	不适用
Flex HD	MTF（Ethicon）	人体真皮	不适用
Neoform/AlloMax	Tutogen（Mentor）	人体真皮	不适用
AlloDerm	LifeCell	人体真皮	不适用
Strattice/Artia	LifeCell	猪真皮	是
SurgiMend	TEI Biosciences	胎牛真皮	否
Veritas	Synovis	牛心包	否

扩张器 – 假体乳房再造中的应用。

（一）胸大肌后假体植入的乳房再造

接受保留皮肤的乳房切除术治疗的乳腺癌患者可进行即刻假体或扩张器植入乳房再造。由于有了更多可用的评价皮瓣存活能力的方法，即刻假体植入乳房再造技术变得越来越具吸引力。即刻假体植入乳房再造获得良好效果的前提是皮肤罩组织量充足、血运良好。吲哚菁绿荧光成像技术的使用彻底改变了我们在乳房切除术中评估皮肤血运情况的能力。如果皮肤罩可存活，可植入和原乳房体积近似的假体而不需担心术后皮肤的坏死。然而，为了获得患者和外科医生都可以接受术后的美学效果，这类假体植入需要精确地定位和维持假体腔隙。显然乳房切除腔隙会比假体所占的空间更大。假体倾向于朝胸壁外侧和下方移动，同时也可能从胸大肌后滑动到皮下。为了解决这些问题，使用脱细胞真皮基质能减少胸大肌窗帘征和控制假体腔隙的位置和大小。植入的假体越大，需要再造乳房的下垂程度越大，就需要使用更大面积的脱细胞真皮基质。我个人的偏好是在大多数扩张器植入乳房再造的患者中使用大小为 8cm × 16cm 的脱细胞真皮基质。对于植入假体较大（700～800cm^3）的患者，可能还需要额外使用 6cm × 16cm 的脱细胞真皮基质。此外，外科医生还可以应用 AlloDerm 来加强乳房下极的组织支撑，从而减少乳房下极假体的波纹感和长期包膜挛缩的发生。

1. 手术技术

在决定实施直接假体植入乳房再造之前，应该仔细评估乳房切除后皮肤的灌注情况和活性。作者偏好使用吲哚菁绿荧光造影来评估皮瓣活性，因为它是快速、简单并且异常准确的。用 Alice 组织钳夹胸大肌的外下缘（图 38–1），进入胸大肌后层次（图 38–2）。右侧 3～6 点钟方位游离胸大肌，左侧 6～9 点钟方位游离胸大肌（图 38–2A），这导致了肌肉的窗帘效应。使用生理盐水冲洗 AlloDerm 或 Strattice（LifeCell Corp., Branchburg, New Jersey）2min 来去除防腐剂（图 38–3）。用 2–0 的 PDO 缝线将脱细胞真皮基质的内上角固定在胸大肌的内下角（图 38–4）。沿着乳房的内侧缘继续缝合固定脱细胞真皮基质，接着沿乳房下皱襞的曲线继续缝合，最后将脱细胞真皮基质缝合在外侧前锯肌的筋膜袖上，这能在需要时为假体进一步提供外侧空间。这样在放置假体或扩张器的位置下方形成了 AlloDerm 悬吊（图 38–6）。假体的下方放置在 AlloDerm 后，假体上方放置在 Strattice 后。使用 2–0 的 PDS 线将胸大肌的尾端缝合在 AlloDerm 的头端（图 38–7）。这样通过补片材料形成了假体的完整组织覆盖（图 38–7）。至关重要的是，引流管应放置在皮肤和 AlloDerm 之间，以尽可能减少血清肿的形成。血清肿会阻碍补片和皮肤的接触，从而减少其血管的新生和交联。使用可吸收线分层缝合

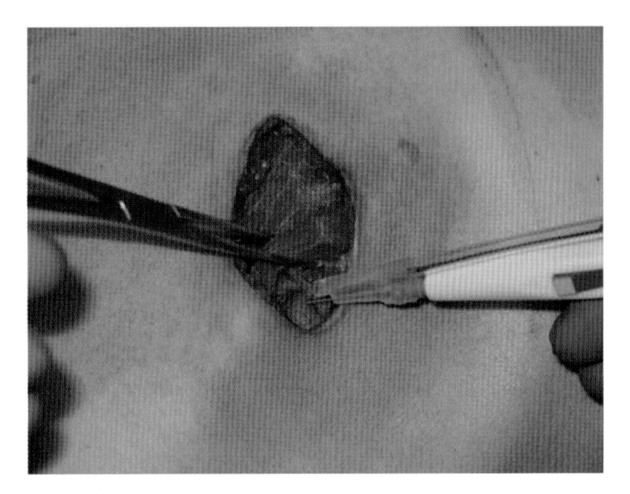

▲ 图 38-1　使用电刀掀起胸大肌外下缘

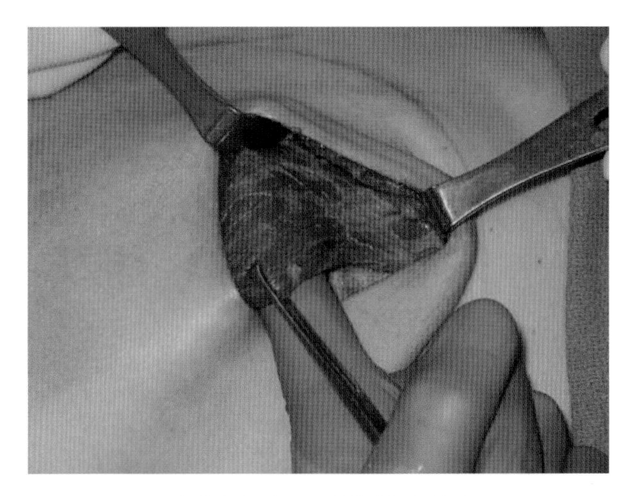

▲ 图 38-2　形成胸肌后平面

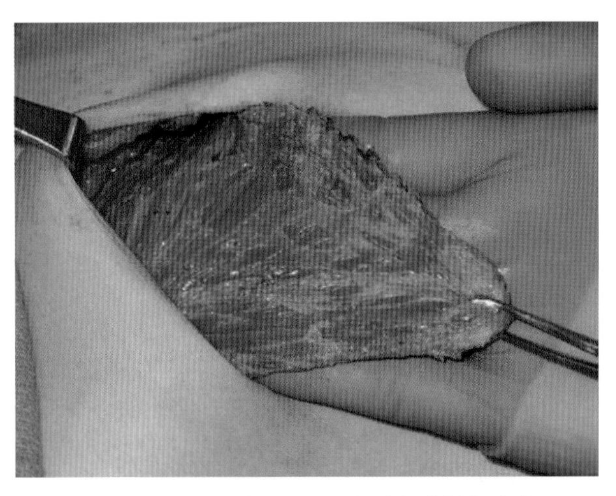

▲ 图 38-3　切断胸大肌内下侧的起点掀起胸大肌

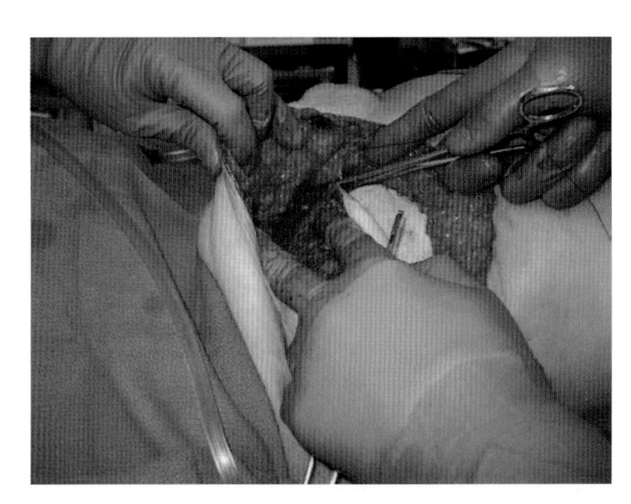

▲ 图 38-4　将脱细胞真皮基质片缝合在胸大肌内侧起点处

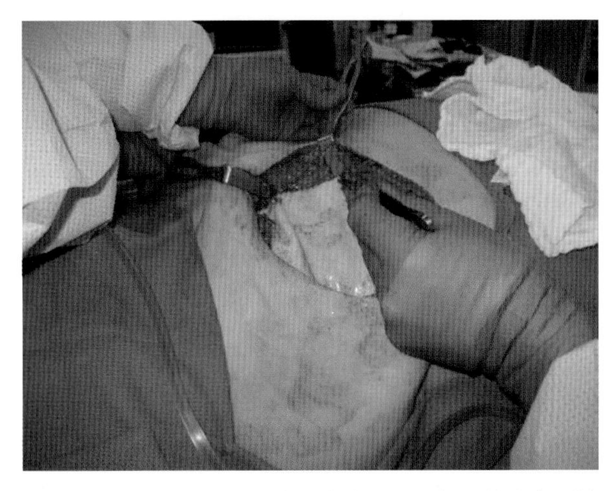

▲ 图 38-5　继续将脱细胞真皮基质的下极沿着乳房下皱襞缝合固定，将其外侧缝合固定在前锯肌筋膜上来形成乳房下极的脱细胞真皮基质悬吊

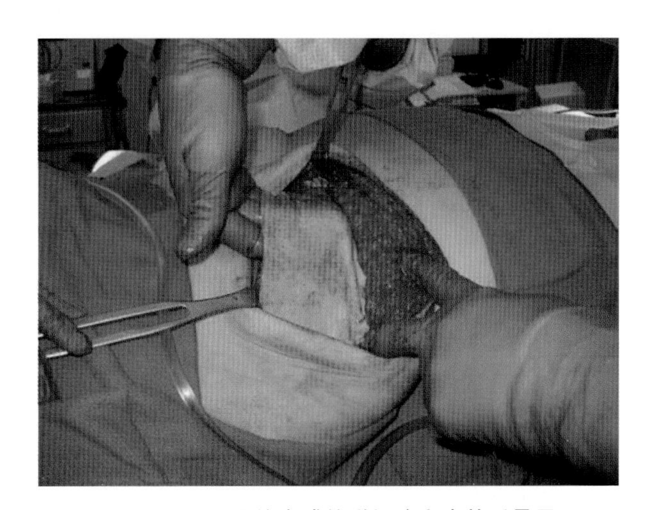

▲ 图 38-6　最终完成的脱细胞真皮基质悬吊

皮下组织和表皮并用皮肤胶和减张胶带覆盖，最后使用防水的封闭式辅料（如 Tegaderm）包扎（图 38-8）。

2. 直接假体植入乳房再造

这是一个 55 岁的女性，左侧乳房诊断为乳腺癌，出于对癌症的担忧，患者要求接受双侧的乳房切除和即刻假体植入乳房再造。患者无吸烟史，乳房切除后皮瓣血运良好。在双侧乳房下极放置 AlloDerm 并将 650cm^3 的高凸假体放置在胸大肌后。乳头再造术后 9 个月随访，再造乳房柔软形态稳定，双侧乳房对称（图 38-9）。

（二）扩张器植入乳房再造

当乳房切除术后扩张器的植入受限于许多潜在的问题（如乳房下极组织覆盖不足或扩张器移位、包膜挛缩）。使用 ADM 提供了乳房下极更厚的组织覆盖和支持并可能减少包膜挛缩的发生。此外，肌肉和 ADM 形成完整的组织覆盖使假体在乳房切除术后处于一个更不易发生污染的腔隙。这也许能减少与扩张器相关的急性感染的发生率并在术后发生皮瓣蜂窝织炎时增加扩张器抢救的成功率。扩张器植入的技术要点和假体植入

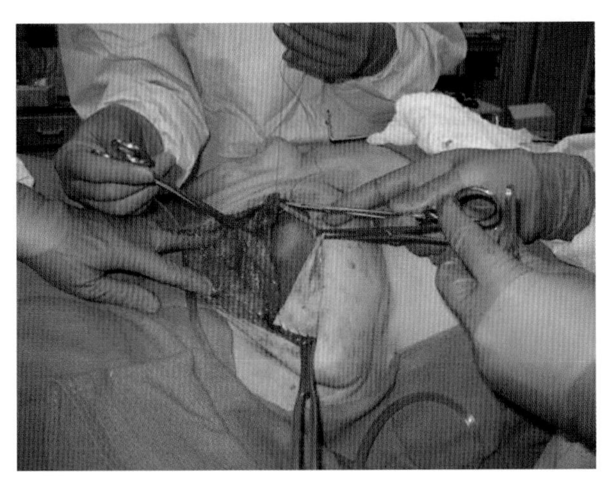

▲ 图 38-7 将假体装置（扩张器或假体）的下方放置在脱细胞真皮基质后，将基质的头侧缘缝合在胸大肌的上方

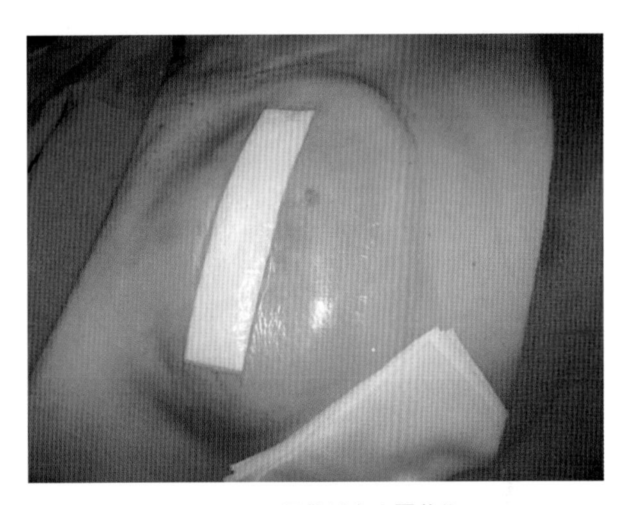

▲ 图 38-8 用敷料完全覆盖伤口

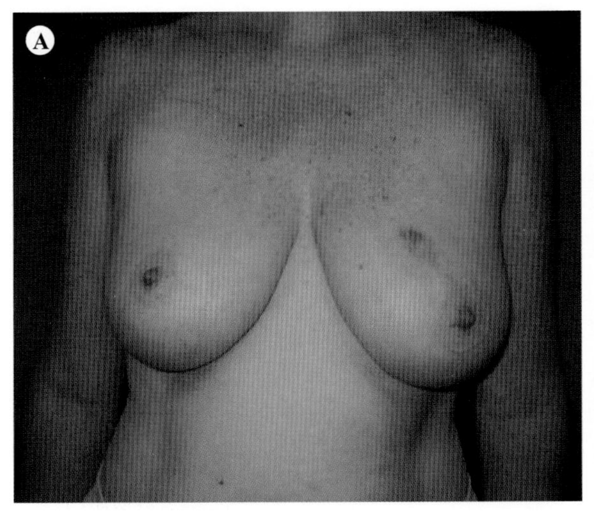

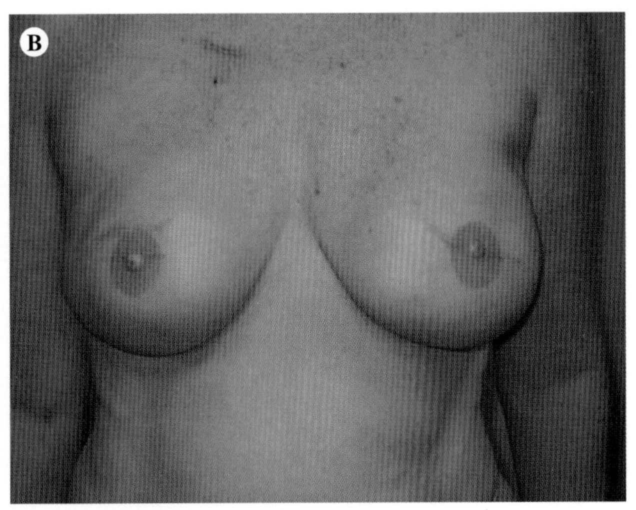

▲ 图 38-9 术前和术后的照片

55 岁患者，接受了双侧乳房切除和即刻假体植入乳房再造，术中在双侧乳房下极使用了 AlloDerm

相同。在保证皮肤灌注充足时，扩张器应该扩充到术中允许的最大体积，这能使基质材料受压后和乳房切除后的皮瓣紧密贴合，促进新生血管尽可能长入基质材料。为防止基质材料和皮肤之间形成血清肿，放置引流是必要的（图 38-10）。

（三）胸大肌前一期假体植入乳房再造

目前对于绝大多数的假体乳房再造，我都会选择这项技术。我已不再使用分期的扩张器植入乳房再造，除非患者在即刻手术时皮肤量严重缺乏或计划延期再造。在即刻再造中，我仅仅会在肿瘤的后缘非常靠近胸大肌而可能侵袭胸大肌时，才会使用胸大肌后直接植入的乳房再造技术。在这种情况下，使用传统的胸大肌后乳房再造胸大肌的前缘直接位于皮瓣下，能长期地监测肿瘤的复发。

对于其他所有的临床场景，我都使用胸大肌前直接植入的技术。这项技术彻底改变了作者的乳房再造结果，获得了更自然的乳房轮廓，减少了脂肪移植的需要并几乎完全解决了动态畸形的问题。由于胸大肌没有做任何的分离，术后的恢复更舒适，肩膀运动功能的恢复更迅速，对于上肢力量没有任何负面影响。

手术技术

当乳房切除术完成后，使用 ICG 灌注技术来评估皮肤的活性。这对于确定乳房切除术后的皮肤罩术是否能承受再造乳房的体积而不会对皮瓣活性产生负面影响非常重要。我通常会根据切除乳房的体积临时植入一个 sizer（译者注：与永久假体大小尺寸完全相同的临时假体，用于术中临时植入，观察大小形态腔隙后取出，然后植入永久假体）然后使用皮肤钉合器闭合假体筛选器上的皮肤罩。接着进行 ICG 灌注评估。如果现实皮肤活力和灌注良好，我将实施直接假体植入乳房再造。

冲洗大小 16cm × 20cm 的 ADM（AlloDerm、Strattice 或 Artia-LifeCell Corp.，Branchburg，NJ）2min 来去除 ADM 的保存液。当基质材料没有预打孔时，可使用 3mm 的皮肤打孔器在材料上打孔。完成冲洗后，我会修剪 ADM 的上边缘以获得水滴状的基质材料，这将有助于减少长期的假体旋转。使用这项技术后，在我超过 150 例使用胸大肌前技术乳房再造的患者中，仅有 1 例发生了假体旋转。

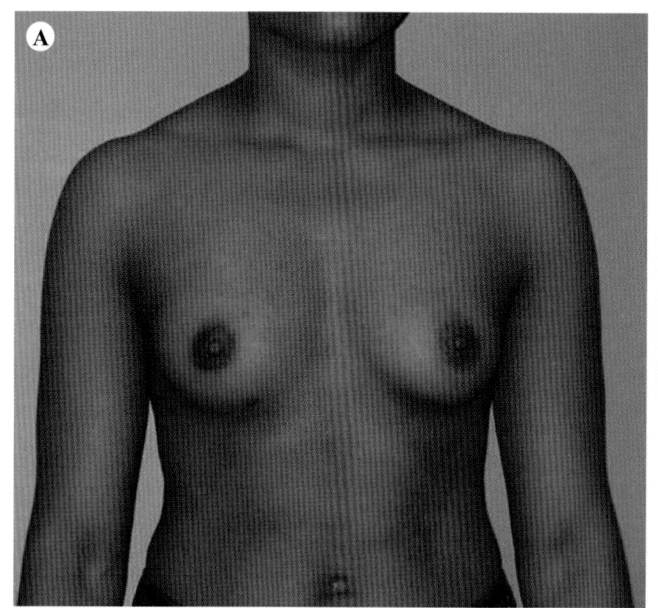

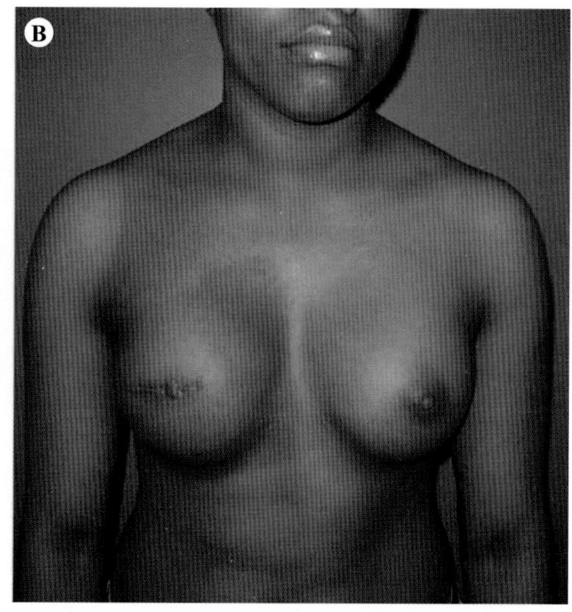

▲ 图 38-10　这个患者在右侧乳腺癌乳房切除术后接受了扩张器植入；在放疗后，患者更换扩张器为假体并进行了乳头再造，再造的乳头没有进行文身；尽管接受了放疗，她在治疗后 1 年（A）乳房依然保持柔软和对称（B），乳房形状和对称性的保持良好

接着将 ADM 放置于胸大肌前腔隙并在 12～7 点钟方位和 12～5 点钟方位用 2-0 的 PDS 线将其缝合固定于胸大肌前缘，留下下方通道用于假体植入。接着，用 1L 灌洗液充分冲洗假体腔。我通常先使用 50-50 稀释的聚维酮碘溶液冲洗，接着使用含 1g 头孢唑啉，80mg 庆大霉素，50 000 单位杆菌肽的三联抗生素溶液进行冲洗。最近几个月我在冲洗液中加入了聚维酮碘溶液的原因是在得克萨斯大学安德森癌症中心和 Clemens 讨论时提到发生假体相关间变性大细胞淋巴瘤的可能性。虽然这一罕见病例还没有确定性的病因，有数据表明皮氏罗尔斯顿菌（Ralstonia pickettii）的感染可能是其诱发因素。这类细菌对聚维酮碘溶液敏感但对氯己定不敏感，术后使用多西环素治疗后将进一步减少。目前我偏好于将多西环素作为术后抗生素的首选。

我在选择假体合适的大小后更换手套，我是手术团队中唯一接触假体的人。我常常使用假体导入袋 Keller 漏斗来放置假体从而避免假体接触皮肤，小心将假体放置在胸大肌前腔隙中心。接着拉紧假体表面的 ADM 并使用剩余 2-0 的 PDS 线将其缝合至乳房下皱襞。

在皮肤和 ADM 放置 1 根法式 15 号有凹槽的圆形无轮毂引流管。如果乳房切除范围特别大或进行了腋窝清扫，在手术区域增加第 2 根引流管（图 38-11 和图 38-12）。

（四）再造乳头增大术

乳头再造术后，乳头随时间推移有一定程度的萎缩。扩张后的真皮较薄，同时乳房切除后皮肤、皮下组织缺乏，使用这类皮肤再造的乳头更容易发生这种情况。多项技术都尝试来解决这一问题，其中包括在掀起皮瓣再造乳头前分期进行自体脂肪注射，额外植入自体真皮组织或使用商品化的 ADM，使用 ADM 不需要自身组织的供区。

Nahabedian 等在使用 C-V 皮瓣的延期乳头再造时应用了 AlloDerm，术后乳头长期保持了良好凸度。虽然目前还没有关于 AlloDerm 在乳头中使用的组织学评估，Silverman 实施的动物研究分析了 AlloDerm 缝合成卷植入兔皮瓣下后的细胞再生和 AlloDerm 的血管化情况。结果表明在保持乳头凸度的同时，各层基质材料均发生了再血管化。

1. 未放疗患者发生包膜挛缩的相关数据

尽管目前市场上存在很多 ADM，它们中的一些是既往成功或失败应用于疝修补的产品，只有少数经过了严格临床前测试和乳房手术的临床试验。由 LifeCell 公司研发和经销的 AlloDerm 和 Strattice 是目前最广泛被测试和使用的产品。本章并不是为了宣传任何公司或产品，而是反映作者使用这一特定系列产品的个人经验和既往数以

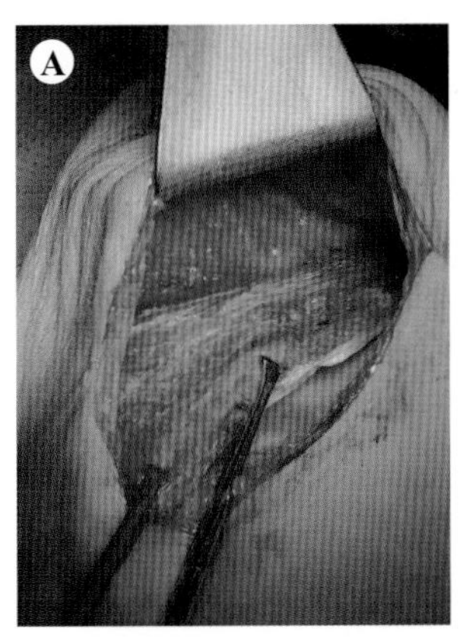

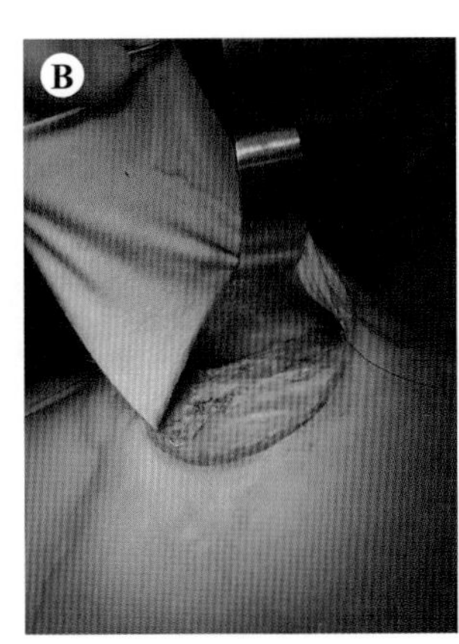

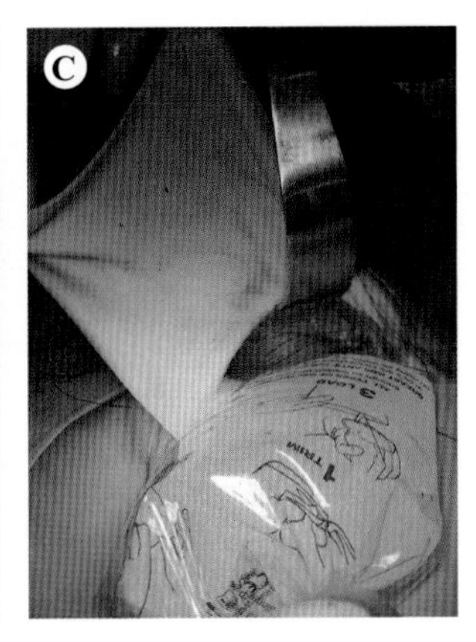

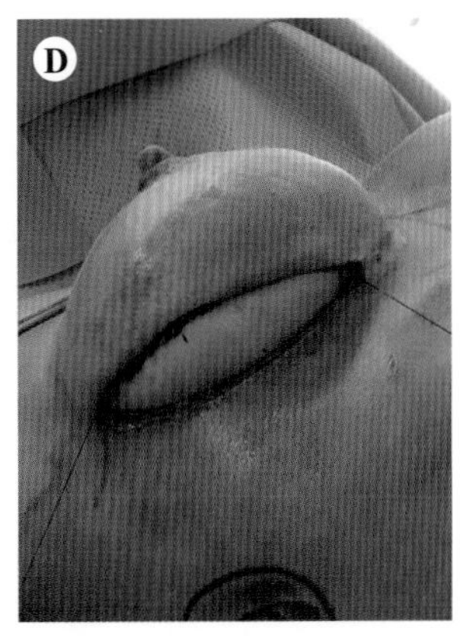

▲ 图 38-11　**A.** 当用拉钩拉起皮肤，**Allis** 组织钳夹起胸大肌时，可显示胸大肌前腔隙；**B.** 用 **2-0 PDS** 缝合线在 **12～7** 点钟方位和 **12～5** 点钟方位缝合固定 **ADM**，图中显示了和皮瓣一起被拉起的 **ADM** 和下方的胸大肌；**C.** 使用假体导入袋 **Keller** 漏斗来植入解剖型毛面黏性凝胶假体，确保假体和皮肤没有接触；**D. ADM** 覆盖在假体的下极，剩余的尾端用 **2-0** 的 **PDS** 线缝合在乳房下皱襞上

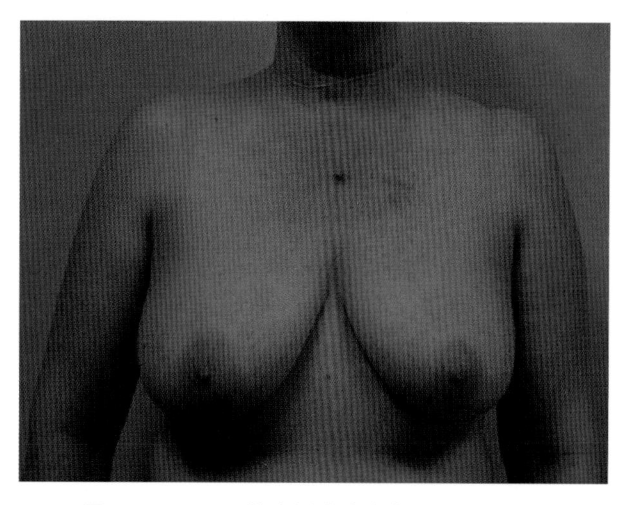
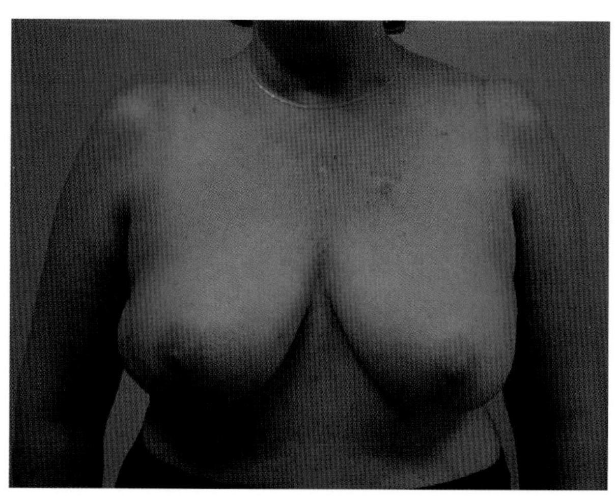

▲ 图 38-12 **A.** 一位右侧乳腺癌患者的术前照片；**B.** 术中显示了一位患者术后 **1** 年的情况，她接受了右侧即刻一期的胸大肌前直接假体植入乳房再造，使用了高凝硅胶填充的解剖型假体，并使用 **ADM** 覆盖假体。对侧正常的乳房无须进行对称性手术

百计论文中成功使用 AlloDerm 或 Strattice 进行乳房再造的事实。虽然验证其他产品长期成功的论文仍然很少，但在不远的将来可能能够得到其他产品的相关数据，仔细观察将得到和 AlloDerm 或 Strattice 有趣的对比结果。

AlloDerm 应用于乳房再造的经验约可追溯到 14 年前。随着包膜挛缩相关数据不断出现，越来越多的论文证明了这样一个事实：在即刻或延期乳房再造中使用 ADM 似乎能显著降低包膜挛缩的发生。Breuing 报道了一系列病例，其中包括 97 例即刻乳房再造及 4 例延期乳房再造，这些患者都未接受过放疗，并使用扩张器或假体进行再造，术后 3 年包膜挛缩发生率为 0%。而 Salzburg 报道胸肌后直接植入乳房再造术后 14 年的包膜挛缩率为 0.5%。最近 Sigalove 和 Maxwell 报道了多中心超过 300 例的病例系列，这些患者都接受了分期的胸肌前扩张器 - 假体植入乳房再造，术后包膜挛缩发生率为 0%。

尽管支持这种争论的数据仍在不断涌现，我们开始看到令人鼓舞的发展趋势。在针对我自己的胸大肌下假体植入乳房再造患者的研究中，未使用 ADM 的 79 只乳房中，22 只乳房发生了Ⅱ～Ⅲ级的包膜挛缩，而在使用 ADM 的 109 例患者中，仅有 14 例患者发生了Ⅱ级包膜挛缩，剩余的患者均为Ⅰ级包膜挛缩。两组患者的感染发生率相似，但使用 ADM 组的扩张器挽救成功率明显高于未使用 ADM 的一组。在作者 70 例即刻胸大肌前假体植入乳房再造的患者中，未经放疗的乳房中术后 2.5 年包膜挛缩的发生率为 0%，因假体周围感染而需要移除假体的概率是 3%。

Jansen 回顾了最近的文献并发现使用 AlloDerm 后包膜挛缩的发生率为 0%～8%，这均远低于既往报道的未使用 AlloDerm 后的平均包膜挛缩率。Basu 等发现在使用 AlloDerm 后再造的乳房更柔软，形成的包膜组织更有弹性，组织学上包膜结构和传统的纤维包膜呈现具有统计学意义的高度差异。根据作者自己的经验，与既往未使用 AlloDerm 的对照患者相比，使用 AlloDerm 后的包膜挛缩率降低（表 38-2）。

表 38-2　不同包膜挛缩分级对于是否使用 AlloDerm 的差异

包膜挛缩分级	未使用 AlloDerm 组（%）	使用 AlloDerm 组（%）
Ⅰ	72	87.1
Ⅱ	21.5	1.6
Ⅲ	6.3	0
Ⅳ	0	0

2. 关于减少放疗后包膜挛缩发生率的数据

相比未接受放疗的患者，在放疗前或后进行扩张器－假体的乳房再造患者临床结果更糟糕。Spear 证明，这类患者并发症发生率显著增加（如包膜挛缩、假体变形）、感染发生率增加，以及再造手术的失败。他报道并发症的发生率为 84%，39% 的患者需要更换为使用自体组织进行乳房再造。基于我们 5 年的临床实践观察，在扩张器－假体乳房再造中使 ADM 似乎有助于减少这些并发症。

促使我们使用 ADM 的原因是一些早期的动物研究提示在放疗后的患者中皮下植入 ADM 似乎不会对血管化、细胞密度或皮瓣厚度造成负面影响。在我们早期关于接受新辅助放疗患者的数据中，在使用 ADM 治疗的 8 个乳房中，仅有 2 个（25%）发生了Ⅱ级的包膜挛缩，在未接受 ADM 治疗的 8 个乳房中，6 个（85%）发生了Ⅱ到Ⅲ级的包膜挛缩（$p < 0.05$）。在这些接受放疗但未使用 ADM 的患者中，14% 患者的包膜挛缩为Ⅱ级，而 71% 患者的包膜挛缩为Ⅲ级，两组患者存在显著的统计学差异。在过去的 5 年中，这一趋势已被证实。令我们印象深刻的是，由于使用 ADM 能稳定地降低并发症的发生率，在我们的临床实践中，在接受放疗的假体再造患者中转换为自体组织乳房再造患者的数量至少下降了 50%。此外，在接受假体乳房再造后接受放疗的患者中，大部分的包膜为Ⅱ级挛缩，而不会进一步发展，在过去的患者中，包膜挛缩进一步发展为Ⅲ级或Ⅳ级是非常常见的。在这类重要的患者中，并发症发生率和医疗保健花费都有下降的趋势。

3. 医疗成本分析的相关数据

另一个关于在乳房再造中使用 ADM 的担心来源于费用问题。Jansen 等使用加拿大医疗系统回顾了 AlloDerm 使用的成本分析，结果发现 AlloDerm 的使用减少了手术时间和术后并发症的发生，因此术后返回手术室再次手术的情况更少，在即刻假体植入乳房再造的使用更多，因包膜挛缩而进行再次手术的情况更少。根据他们的判断，在即刻乳房再造中使用 AlloDerm 是节约医疗成本的。

4. 感染发生率相关的数据

扩张器－假体乳房再造后的感染是术后并发症发生的主要原因。Spear 的数据证明，放疗会加剧这一情况。ADM 的使用当然似乎并没有增加感染率，甚至可能因为胸大肌和 ADM 将乳房切除腔隙和假体植入腔隙隔离开来而减少感染的发生率，然而术者的经验和对这一产品的熟悉程度可能会影响感染的发生。Nahabedian 在他们的病例系列中发现，在扩张器－假体的乳房再造中，ADM 的使用既没有增加也没有降低感染的发生率，这与我们在临床实践中得到的结论是相似的。在我们现有的病例系列中，70 例患者接受了胸大肌前即刻假体植入的乳房再造，49 例患者因为动态畸形更换为胸大肌前假体植入，这两类患者术后感染的发生率分别为 3% 和 0%。

三、结论

脱细胞真皮基质已在预防使用扩张器－假体乳房再造的并发症中起到了重要作用。来自多个中心越来越多的数据证实了这一趋势。尽管在治疗的起始花费较多，这些材料在短期、中期和长期带来的获益远远超过其相关的负面影响。在未来它将有可能成为扩张器－假体乳房再造的标准治疗方式。

在即刻使用假体的乳房再造中，95% 的情况下作者会首选即刻直接假体胸大肌前植入乳房再造的方式。传统的分期扩张器－假体乳房再造现在仅在患者即刻乳房切除术后皮肤组织量非常少或患者需要行延期乳房再造时才会实施。

建议阅读

[1] Ashikari RH, Ashikari AY, Kelemen PR et al (2008) Subcutaneous mastectomy and immediate reconstruction for prevention of breast cancer for high-risk patients. Breast Cancer 15:185
[2] Basu CB, Leong M, Hicks MJ (2010) Acellular cadaveric dermis decreases the inflammatory response in capsule formation in reconstructive breast surgery. Plast Reconstr Surg 126(6):1842–1847
[3] Baxter RA (2003) Intracapsular allogenic dermal grafts for breast implant-related problems. Plast Reconstr Surg 112:1692.; discussion 1697
[4] Becker S, Saint-Cyr M, Wong C et al (2009) AlloDerm versus DermaMatrix in immediate expander-based breast reconstruction: a preliminary comparison of complication profiles and material compliance. Plast Reconstr Surg 123(1):1–6.; discussion 107
[5] Bindingnavele V, Gaon M, Ota KS et al (2007) Use of acellular cadaveric dermis and tissue expansion in postmastectomy breast reconstruction. J Plast Reconstr Aesthet Surg 60:1214
[6] Boehmler JH IV, Butler CE, Ensor J et al (2009) Outcomes of various techniques of abdominal fascia closure after TRAM flap breast reconstruction. Plast Reconstr Surg 123: 773
[7] Bökel C, Brown NH (2002) Integrins in development: moving on, responding to, and sticking to the extracellular matrix. Dev Cell 3:311
[8] Breuing KH, Colwell AS (2007) Inferolateral AlloDerm hammock for implant coverage in breast reconstruction. Ann Plast Surg 59:250
[9] Breuing KH, Warren SM (2005) Immediate bilateral breast reconstruction with implants and inferolateral AlloDerm slings. Ann Plast Surg 55:232
[10] Brigido SA (2006) The use of an acellular dermal regenerative tissue matrix in the treatment of lower extremity wounds: a prospective 16-week pilot study. Int Wound J 3:181
[11] Caplan AI (1991) Mesenchymal stem cells. J Orthop Res 9:641
[12] Colwell AS, Breuing KH (2008) improving shape and symmetry in mastopexy with autologous or cadaveric dermal slings. Ann Plast Surg 61:138
[13] Costantino PD, Govindaraj S, Hiltzik DH et al (2001) Acellular dermis for facial soft tissue augmentation: preliminary report. Arch Facial Plast Surg 3:38
[14] Cothren CC, Gallego K, Anderson ED et al (2004) Chest wall reconstruction with acellular dermal matrix (AlloDerm) and a latissimus muscle flap. Plast Reconstr Surg 114:1015
[15] Disa JJ, Chiaramonte MF, Girotto JA et al (2001) Advantages of autologous fascia versus synthetic patch abdominal reconstruction in experimental animal defects. Plast Reconstr Surg 108:2086
[16] Disa JJ, McCarthy CM, Mehrara BJ et al (2008) Histologic analysis of angiogenesis and lymphangiogenesis in acellular human dermis. Plast Reconstr Surg 121:159e
[17] Dubin MG, Feldman M, Ibrahim HZ et al (2000) Allograft dermal implant (AlloDerm) in a previously irradiated field. Laryngoscope 110:934
[18] Eppley BL (2001) Experimental assessment of the revascularization of acellular human dermis for soft-tissue augmentation. Plast Reconstr Surg 107(3):757–762
[19] Gamboa-Bobadilla GM (2006) Implant breast reconstruction using acellular dermal matrix. Ann Plast Surg 56:22
[20] Garramone CE, Lam B (2007a) Use of AlloDerm in primary nipple reconstruction to improve long-term nipple projection. Plast Reconstr Surg 119:1663
[21] Garramone CE, Lam B (2007b) Use of AlloDerm in primary nipple reconstruction to improve long-term nipple projection. Plast Reconstr Surg 119:1663
[22] Glasberg SB, D'Amico RA (2006) Use of regenerative human acellular tissue (AlloDerm) to reconstruct the abdominal wall following pedicle TRAM flap breast reconstruction surgery. Plast Reconstr Surg 118:8
[23] Harper JR, McQuillan DJ (2007) A novel regenerative tissue matrix (RTM) technology for connective tissue reconstruction. Wounds 19:163
[24] Holton LH, Haerian H, Silverman RP et al (2005) Improving longterm projection in nipple reconstruction using human acellular dermal matric: an animal model. Ann Plast Surg 55:304–309
[25] Holton LH III, Chung T, Silverman RP et al (2007) Comparison of acellular dermal matrix and synthetic mesh for lateral chest wall reconstruction in a rabbit model. Plast Reconstr Surg 119:1238
[26] Ibrahim HZ, Kwiatkowski TJ, Montone KT et al (2000) Effects of external beam radiation on the allograft dermal implant. Otolaryngol Head Neck Surg 122:189
[27] Jansen LA, Macadam SA (2011a) The use of AlloDerm in postmastectomy alloplastic breast reconstruction: part I. A systematic review. [Review]. Plast Reconstr Surg 127(6):2232–2244
[28] Jansen LA, Macadam SA (2011b) The use of AlloDerm in postmastectomy alloplastic breast reconstruction: part II. A cost analysis. [Review]. Plast Reconstr Surg 127(6):2245–2254
[29] Jin J, Rosen MJ, Blatnik J et al (2007) Use of acellular dermal matrix for complicated ventral hernia repair: does technique affect outcomes? J Am Coll Surg 205:654
[30] Jones GE, Harper A (2009) Technical advances in breast reconstruction in Bostwick's Plastic and Reconstructive Breast Surgery, 3rd edn. Quality Medical Publishing, St. Louis
[31] Liao EC, Breuing KH (2007) Breast mound salvage using vacuumassisted closure device as bridge to reconstruction with inferolateral AlloDerm hammock. Ann Plast Surg 59:218
[32] Livesey S, Herndon D, Hollyoak M et al (1995) Transplanted acellular allograft dermal matrix. Transplantation 60(1):1–9
[33] Margulies AG, Hochberg J, Kepple J et al (2005) Total skin-sparing mastectomy without preservation of the nipple-areola complex. Am J Surg 190:907–912
[34] Mofid MM, Singh NK (2009) Pocket conversion made easy: a simple technique using AlloDerm to convert subglandular breast implants to the dual-plane position. Aesthet Surg J 29:12
[35] Nahabedian MY (2007) Does AlloDerm stretch? Plast Reconstr Surg 120:1276
[36] Nahabedian MY (2005) Secondary nipple reconstruction using local flaps and AlloDerm. Plast Reconstr Surg 115:2056
[37] Nahabedian MY (2009) AlloDerm performance in the

setting of prosthetic breast surgery, infection and irradiation. Plast Reconstr Surg 124(6):1743–1753
[38] Otterburn D, Losken A (2009) The use of porcine acellular dermal material for TRAM flap donor-site closure. Plast Reconstr Surg 74e:123
[39] Prantl L, Schreml S, Fichtner-Feigl S et al (2007) Clinical and morphological conditions in capsular contracture formed around silicone breast implants. Plast Reconstr Surg 120:275
[40] Preminger BA, McCarthy CM, Hu QY, Mehrara BJ, Disa JJ (2008a) The influence of AlloDerm on expander dynamics and complications in the setting of immediate tissue expander/implant reconstruction: a matched-cohort study. Ann Plast Surg 60:510
[41] Preminger BA, McCarthy CM, Hu QY, Mehrara BJ, Disa JJ (2008b) The influence of AlloDerm on expander dynamics and complications in the setting of immediate tissue expander/implant reconstruction: a matched-cohort study. Ann Plast Surg 60:510
[42] Salzberg CA (2006) Nonexpansive immediate breast reconstruction using human acellular tissue matrix graft (AlloDerm). Ann Plast Surg 57(1):1–5
[43] Silverman RP, Singh NK, Li EN et al (2004) Restoring abdominal wall integrity in contaminated tissue-deficient wounds using autologous fascia grafts. Plast Reconstr Surg 113:673
[44] Spear SL, Bedford SM (2007) Discussion of Saulis AS, Mustoe TA, Fine NA. A retrospective analysis of patient satisfaction with immediate postmastectomy breast reconstruction: comparison of three common procedures. Plast Reconstr Surg 119:1677
[45] Spear SL, Parikh PM, Reisin E et al (2008) Acellular dermisassisted breast reconstruction. Aesthet Plast Surg 32:418
[46] Sigalove S, Maxwell GP, Sigalove NM, Storm-Dickerson TL, Pope N, Rice J, Gabriel A (2017) Prepectoral implant-based breast reconstruction: rationale, indications, and preliminary results. Plast Reconstr Surg 139(2):287–294
[47] Topol BM, Dalton EF, Ponn T et al (2008) Immediate single-stage breast reconstruction using implants and human acellular dermal tissue matrix with adjustment of the lower pole of the breast to reduce unwanted lift. Ann Plast Surg 61:494
[48] Zienowicz RJ, Karacaoglu E (2007) Implant-based breast reconstruction with allograft. Plast Reconstr Surg 120:373

第39章 即刻假体/脱细胞真皮基质乳房再造

Immediate Implant-/ADM-Based Breast Reconstruction

Michel Sheflan Iain Brown Tanir M. Allweis 著
欧阳熠烨 译 刘春军 校

概述

基于假体的乳房再造一直是乳房再造的主要方法，但它仍然具有挑战性。虽然使用假体似乎是最简单、最直接的选择，这个看上去简单的方法是精细和复杂的，如果想要获得一个可预测、自然和可靠的乳房再造结果，必须解决这些问题与意识到潜在并发症和术后长期并发症相关的危险因素对尽可能减少并发症至关重要。

成功的乳房再造结果需要以下11点。

（一）个性化的患者选择、分析和手术设计

与其他任何技术一样，基于假体的乳房再造需要仔细分析患者的一般健康和身体状态、肿瘤学情况、组织特征和尺寸测量并仔细考虑的患者个人需求和期望及放疗等术后治疗计划。

外科医生要做到以下3点。

- 能了解和鉴赏个体自然乳房形态的美学构成（逐渐过渡的乳房上极，相称的乳房下极曲率和内侧至外侧的起止点和清晰的乳房下皱襞和乳房外侧皱襞）。
- 认识到乳腺癌患者肿瘤的位置和程度，获得阴性切缘的需要和术后是否计划放疗。
- 如果能够适应于患者特定的软组织限制、容量和需求，选择合适的假体来获得自然的乳房形态。

（二）创造完美的皮肤覆盖

完美的乳房再造始于完美的乳房切除，良好的肿瘤学组织切除不能损害覆盖皮肤的存活。通过精细的术前设计和技术操作，通常可以保留充分灌注最佳厚度的皮肤，覆盖在假体、肌肉或ADM上。

当需要进行前哨淋巴结活检或腋窝淋巴结清扫时，通过单独的腋窝切口而不是使用拉钩来暴露腋窝术区通常更好，这样可以避免对上外象限皮肤真皮下血管丛的挤压。关于腋窝手术与乳房再造联合实施时，要考虑的是识别前哨淋巴结的淋巴造影。蓝色染料，即使注入乳房薄壁组织，经常渗入皮肤并形成持续数月的染色，可能会干扰评估术后皮瓣立即可行性。

此外，需要考虑的点对腋窝手术结合乳房再造是识别前哨淋巴结的淋巴映射，可联合或单独使用colloid-bound ^{99}Tc或蓝色染料（异硫蓝或专利蓝）来进行。蓝色染料，即使是注射到乳腺组织，经常渗入皮肤并持续染色数月，可能会干扰术后即刻评估皮瓣的活检。我们喜欢使用同位素进行前哨淋巴结识别，只在同位素吸收不明显时或需要双示踪剂（如新辅助化疗后），尤其是当淋巴结在诊断时已经记录的情况下使用添加蓝色染料。

（三）创造一个稳定的腔隙（内部区域）

在采用了 ADM 后，标准的完全胸大肌后假体腔隙在很大程度上被抛弃，因为它经常不能形成乳房自然下垂和凸度或无法形成清晰的乳房下皱襞。在完全胸大肌技术中，假体移位、包膜挛缩和不断增加的乳房不对称等问题常常发生。因此，针对再造乳房或健侧乳房或两者额外的修整手术也增加了。如果在首次手术中就能再造一个自然下垂的乳房，也许能避免再次手术。如果在首次手术中使用 ADM，包膜挛缩发生的概率将大大降低。

在特定的患者中，使用脱细胞真皮基质（ADM）或乳房下极去表皮的真皮悬吊（LPS）来增强乳房下极对胸大肌后腔隙上方空间的支撑可能克服这些挑战。创建一个精确、稳定的腔隙能改善自体组织和假体长期匹配的可能性，因此能获得更可靠的和可预见的长期结果。虽然有充分的证据表明 ADM 能减少包膜挛缩的发生率，但尚没有这样的数据来支持 LPS 的使用。

（四）加强乳房下极组织支撑

1. 更好地支撑假体

通过乳房下极真皮悬吊（LPS）或脱细胞真皮基质（ADM）来形成部分胸大肌后腔隙，并将假体下极植入离断的胸大肌边缘和乳房下皱襞之间，以这样一种方式，来减轻覆盖在假体上方软组织的张力。而这一部分的软组织是最影响乳房再造结果的最重要部分。胸肌前植入假体联合 ADM 植入这一最新技术进展，在过去的两年中已广受欢迎，并且一直是我们尽可能地选择。

2. 更清晰的乳房下皱襞

无论是否缝合乳房下皱襞，当使用 ADM 或乳房下极真皮悬吊（LPS）加强乳房下极时，假体位于乳房下皱襞的上方和前方。这能创造一个更自然下垂的乳房，同时使乳房下皱襞隐藏于乳房下极弧线内。

3. 更清晰和固定牢固的乳房外侧皱襞

平滑但固定的乳腺外侧皱襞（LMF）进一步确定了乳房的外侧轮廓和乳房整体的形状。通过准确的 ADM 外侧缝合或精准的外侧前锯肌后腔隙分离（按照 LPS 技术），可以实现一个平滑、自然，更可预测的 LMF，这能预防假体向外侧移位和内侧乳沟区域的凹陷。将 ADM 缝合至外侧能限制假体移动和当患者仰卧位时产生的乳沟区域阶梯感。在我们的所有患者中，都未掀起前锯肌来增加外侧的组织覆盖和明确外侧乳房边界。由于假体的基底通常比乳房的基底窄，为了防止形成无效腔、血清肿及感染的发生，通过缝合来闭合乳房外侧腔隙是必要的。

4. 更自然的乳房内侧至外侧的过渡

为了最佳的乳沟形态和过渡自然的乳房内侧起始位置，假体必须尽可能地放置在腔隙内侧。外科医生通过将 ADM 仔细固定在胸肌最内侧的肌纤维上来控制假体腔隙区域。选择合适的假体宽度和适当控制假体外侧位置对获得最佳的假体内侧位置至关重要。

5. 更可能使用固定容量的假体而不是双腔假体

即使皮肤罩组织量充足，没有张力，活力良好，一期手术中不能在传统完全胸大肌后腔隙直接植入永久性假体。尽管永久植入的可调节形状的假体（复合式扩张器、假体）可以改善乳房再造的结果[1-3]，ADM 的使用使得即刻乳房再造中能永久植入固定容量的假体。当乳房容量不足或担心皮肤罩存活能力时，相比标准的完全胸大肌后腔隙假体植入，使用扩张器联合 ADM 能得到一个更自然的乳房形态。手术切口初步愈合，皮肤舒张后就可以逐步进行注水扩张，这样有利于形成最终下垂的效果。第二期手术时可联合脂肪移植植入光面圆形假体或毛面解剖型假体。

6. 减少对侧乳房手术的需要

相比传统的完全胸大肌后乳房再造，使用 LPS 或 ADM 能创造最终更自然的乳房美学效果。因此，更有可能在术后初期实现再造乳房和对侧乳房的相似性，它可以获得稳定的长期效果，也将增加保持乳房对称性的可能性，因此在之后减少了对侧乳房手术的需要[4]。

通过加强乳房下极的组织支撑，过去那些因为不愿意接受对侧（健侧）乳房手术而拒绝假体植入乳房再造的患者有了使用假体乳房再造的可能。

7. 组织和假体更好的匹配性

从作者的经验来看，ADM 的使用创造了假体和患者组织更好的匹配性，因此形成了更稳定的假体腔隙，就像手跟手套一样匹配。ADM 和 LPS 都覆盖了假体下极的 2/3，导致假体对软组织（胸肌和下极的皮肤罩）的压迫力减少了。因此这样能创建一个压力更好地分布于假体上的更稳定的假体腔隙，使用 ADM 增强乳房下极的组织支撑导致包膜挛缩和再次手术的发生率减少。

更好的软组织微循环灌注可能有助于减少放疗所致的急性血管炎和长期不良组织纤维化，因此提供一些放疗所致并发症的防护。

（五）使用乳房下极悬吊（LPS）及脱细胞真皮基质（ADM）技术

1. 选择乳房下极悬吊技术

LPS 技术非常适合那些乳房大而下垂，希望最终能缩小乳房体积和提升乳房的患者，它也适用于熟悉这类手术并有相关经验的外科医生。这项技术包含使用乳房缩小手术的“倒 T”形（Wise 模式）切口设计来实施缩减皮肤的乳房切除术（SRM），结果是乳房下极多余的皮肤衔接于乳房下皱襞。当将“倒 T”形（Wise 模式）切口设计中两条垂直切口之间的区域去表皮化后，形成了乳房下极血运良好的自体真皮组织支持[5, 6]。

想要获得良好的即刻乳房再造结果，乳房切除术后一个灌注良好的没有损伤的皮肤覆盖是必不可少的[7–9]，在使用 LPS 技术时这一观点得到了最好的证明。皮肤罩灌注不足、缺血和皮瓣坏死等问题及随着发生感染和假体取出的风险也阻碍了许多外科医生使用这项技术（见第 1 章）。

在某些情况下，可能增加发生皮肤罩坏死或伤口愈合相关并发症。尽管不是绝对禁忌，应该告知肥胖及有吸烟史，既往乳房放疗史和小血管疾病史患者即刻乳房再造术后发生并发症的概率会增加，这可能导致乳房再造的失败。在 ADM 可使用和报销费用的国家，一些外科医生会因为乳房下极垂直切口周围皮肤罩坏死的并发症放弃使用 LPS 技术。

在由经验丰富的外科医生选定的患者中，这种技术可能仍然有效。

2. 选择脱细胞真皮基质技术

在过去的十年，在实施即刻基于假体的乳房再造时，无论是一期或两期手术，多数患者和外科医生通过使用 ADM 来加强乳房下极的组织支撑。

目前有多种不同种类的 ADM 可使用，其他新型材料也已经进入产品开发后期（表 39–1）。ADM 的选择必须考虑的因素有大小、花费、厚度、无缝隙还是网状的、是否有孔等。

- 其他的考虑因素有免疫反应性，如受体能接受 ADM 而不发生炎症反应。
- 操作性。
- 结构支撑和抗拉强度。
- 胶原基质特性（无化学交联）。
- 组织整合能力。
- 组织再生能力。
- 基质再血管化的能力。

ADM 由同种异体人类尸体、肥胖症患者真皮或异种组织（猪或牛，真皮、心包或肠黏膜下层）制成，它们的厚度不足 1～3mm。3mm 厚的 ADM 最适合用于需要增加体积的美容性手术或用于修补巨大的腹疝，在这些部分需更大的组织强度。

人源 ADM 通常是不同尺寸的长方形，而一些异种来源的 ADM 提供了相比平板状更适合随后放置在假体之上的三维构象。这样的塑形，以及预打孔处理，能帮助 ADM 顺应假体的轮廓而不会打褶或起皱。在过去的 3 年里，我们选择的是一个 2∶1 网状牛源 ADM。

本章的主要作者，已经使用人尸源性、猪源性和牛源性 AMD 十年，在大多数患者中，作者更偏好使用牛源性 ADM。

胎牛来源 ADM-SurgiMend 的优点为可预测

表 39-1　各种类型的 ADM

ADM	推出时间	供应厂商	生产地点	原　料	是否交联处理	是否灭菌（方法）	是否冻干处理	水合 / 浸泡时间	是否需冷藏	保质期
同种异体真皮										
AlloDerm	1994[a]	LifeCell	Branchburg，NJ	人真皮	否	否（无菌生产过程）	是	10～40min（分2步）	是	2 年[a]
AlloMax		Davol（CR Bard）（processed by RTI Biologics）	Warwick，RI	人真皮	否	是（伽马射线）	否（可提供脱水处理）	即刻	否	5 年
DermaMatrix	2005[a]	Synthes CMF（processed by MTF）	West Chester，PA	人真皮	否	否（无菌生产过程，通过USP〈71〉无菌检查）	是	3min	否	3 年
DermaSpan	2011[b]	Biomet	Warsaw, IN	人真皮	否[b]	是（伽马射线）	是	15～45min	否	
FlexHD	2007[a]	Ethicon（J&J）（processed by MTF）		人真皮	否[b]	否（无菌生产过程）[a]	否	不需要	否[a]	
Repriza	2010[b]	Specialty Surgical Products	Victor, MT	人真皮	否	是（放射线）	否	不需要	否	2 年
异种真皮										
Permacol	2000[b]	Covidien	Norwalk，CT	猪真皮	是（HMDI）	是（伽马射线）	否（可提供湿化）	不需要	否	
Strattice	2008[a]	Lifecell	Branchburg，NJ	猪真皮	否	是	否（可提供湿化）	＞ 2min	否	2 年[a]
SurgiMend	2006	TEI Biosciences	Boston，MA	牛真皮	否	是（环氧乙烷）	是	60s	否	3 年
Veritas	2001	Synovis	St. Paul，MN	牛心包	不，氧化丙烯胺技术	是（放射线）	否	不需要	否	2 年[a]
XenMatrix	2006	Davol（CR Bard）	Warwick，RI	猪真皮	否	是	否	不需要	否	

除外以下信息，所有产品信息均来源于产品列表

a. Maxwell，G.P. and A. Gabriel，Bioprosthetic materials for plastic surgery of the breast, in Surgery of the Breast: Principles and Art, S.L. Spear, et al.，Editors. 2010, Lippincott Williams & Wilkins.p. 1488–94

b. Moyer, H. R. and A. Losken, The science behind tissue biologics. Plastic Surgery News

的厚度、无菌、30% 的 3 型胶原构成、非交联的特性、良好的窗孔样结构或 2：1 网状结构、具有各类形状。

（六）技术和手术的注意事项

1. 完美的保留皮肤的乳房切除术

完美的乳房再造在很大程度上依赖于于完美的乳房切除术。尽管有术前设计，乳房再造中的决策和技术执行是重要的，一些即刻乳房再造短期和长期的并发症大部分与未达到最佳标准的乳房切除术有关，伴随不规则切除、受损和（或）缺血的皮瓣。

(1) 谁应该实施乳房切除术：由普通外科医师还是整形外科医师进行乳房切除术并不重要，只要他们有合适的技能和培训，能在切除平面内精巧地处理皮瓣，同时确保所有乳房组织（降低风险的乳房切除术）和所有的肿瘤（乳腺癌治疗）都被切除。

(2) 乳房切除术的平面在哪里：乳房切除平面位于皮下脂肪和乳腺浅筋膜之间，Cooper 韧带从皮下脂肪穿过这一平面固定于真皮。有传统观点认为浅筋膜平面不是可靠存在的，因此该平面可能不总是可辨别的。这个观点似乎是基于经常被引用的乳房缩小手术标本的小型观察性研究[10]。然而，胚胎学能令人信服地解释浅筋膜的稳定存在，即使由于患者因素（极大的 BMI）或手术因素（技术不熟练或非开放式手术）它并不总是可直视的。在胚胎发育的第 6 周，当主外胚层乳房芽渐渐进入下层间质并聚合时形成了浅筋膜[11]。

无论使用何种技术和手段，正确的解剖平面对于获得最佳的肿瘤学安全性和皮瓣存活至关重要。“薄”的或受创的皮瓣更容易灌注不足。“厚”皮瓣更容易残留乳房组织，不必要地增加了未来发生疾病或局部复发的风险。有几项设计良好的研究通过对乳房切除术后皮瓣进行组织活检发现，高达 50% 的皮瓣中仍然残留有乳腺组织[12–14]。对于没有证据说明乳房切除术中标本中浅筋膜完整的研究，其结论应该谨慎看待。

应该记住的是，皮下脂肪的厚度与患者的 BMI 和体型成正比，因此是存在个体差异的。而乳房切除术后保留皮瓣的厚度是取决于外科医生。乳腺外科医生应该尽可能将完整切除乳腺组织作为目标，并且同时争取最清晰的解剖层次。也就是说，在筋膜层之上，在分离 Cooper 韧带时，应该离皮下脂肪越近越好。

乳腺钼靶检查尤其是高分辨的乳腺断层摄影有助于术前识别皮下脂肪的厚度。显然皮下脂肪厚度和真皮下血管丛的深度因人而异（Malliniac 1943）。因此，在所有患者乳房切除术后均保留像纸一样薄的皮瓣是毫无意义的。

(3) 什么是保留皮肤乳房切除术的最佳技术：为了尽可能减少乳腺切除的创伤和最安全和准确地植入假体，规划乳房切除术时必须考虑皮肤罩的三维形状，皮肤可能存在的张力和手术的切口入路。

为了获得最佳的组织覆盖，一旦决定了能保留的最佳皮肤组织量（± 乳头）和再造方式，联合手术的目标。

- 获得最佳的肿瘤安全性：切除所有乳房组织同时遵循乳房切除术平面和皮肤罩标志。
- 获得最佳的皮肤罩的存活：不影响覆盖皮肤的灌注。

关于单独使用哪项技术实施保留皮肤的乳房切除术是最佳的，目前没有统一定论，也没有必要达成统一。一些外科医生发现使用浸润液（有或没有肾上腺素）有助于形成平面。也许使用直接可视化筋膜和韧带的干性分离方法可能是更好的。手术刀、剪刀、电热刀、超声波、激光和氩气都有人倡导使用。在选择乳房切除术的技术时，每个外科医生都必须决定如何简单快速地进行组织分离和止血同时避免血清肿、血肿和皮肤坏死等并发症的发生。一般而言，锋利的器械（刀和尖剪刀）应与皮下血管网保持一定距离，以避免可能无法挽回的损伤。

最后，针对特定乳房切除术的技术和选择适当器械时不应基于外科医生的常规偏好，而应该基于对患者个体软组织特征和相关皮肤坏死危险因素（肥胖、吸烟状况、既往放疗史、乳房大小等）的综合考虑。

2. 使用 ADM 保留皮肤的乳房切除术分类（策略 1）

(1) 非下垂乳房中保留皮肤的乳房切除术（SSM）：当要切除乳头时，我们倾向于使用包含乳头的短斜椭圆形切口设计、斜形切口的尺寸和方向时，应考虑乳房最终的三维形态和容量。切口必须足够大以便于安全地进行乳房切除术并准确地植入 ADM。切除多余的皮肤时应谨慎考虑到皮肤的特性（弹性、顺应性、可能的灌注问题）和如何实现假体和皮肤罩的合适匹配。如果皮肤组织量过多，重新覆盖在新建的乳房丘上时，可以随时修整和切除。乳头、乳晕再造后斜形瘢痕通常不明显（图 39–1）。

(2) 大或下垂乳房中保留皮肤的乳房切除术（SRM）：如果使用 ADM 而不是使用乳房下极真皮悬吊，那么我们更喜欢采用横 – 垂直的切口，它可以联合切除两个矢量方向的皮肤。较长的水平切口放置在乳头 – 乳晕复合体（NAC）的外侧或斜形方向。较短的垂直椭圆形切口放置在乳房前方的原 NAC 区域。相比更长更宽的斜椭圆或横椭圆切口，这样得到的皮肤罩最终形状更令人满意，位置也更合适。横 – 垂直切口的方法避免了潜在的缺血相关的伤口愈合问题，这些问题常发生在外科医生使用“倒 T”形（Wise 模式）切口的皮肤罩上（图 39–2 和 39–3）。

(3) 小或中等乳房中保留乳头的乳房切除术（NSM）：众多最好的医学中心已经证实，传统乳晕旁或环乳晕切口已被证明会增加乳头、乳晕坏死的风险 [15, 16]。尽管可以使用一个外上象限的斜切口，我们的偏好是尽可能使用下皱襞切口。虽然这在技术上更有挑战性，但发生乳头存活问题的风险更低。由此获得的下极手术入路能完美地实现 ADM 的准确植入和乳房下皱襞的精准控制和固定，它还产生了一个非常令人满意的隐蔽瘢痕（图 39–4 和图 39–5）。

正如前面提到的，在使用下皱襞切口的乳房

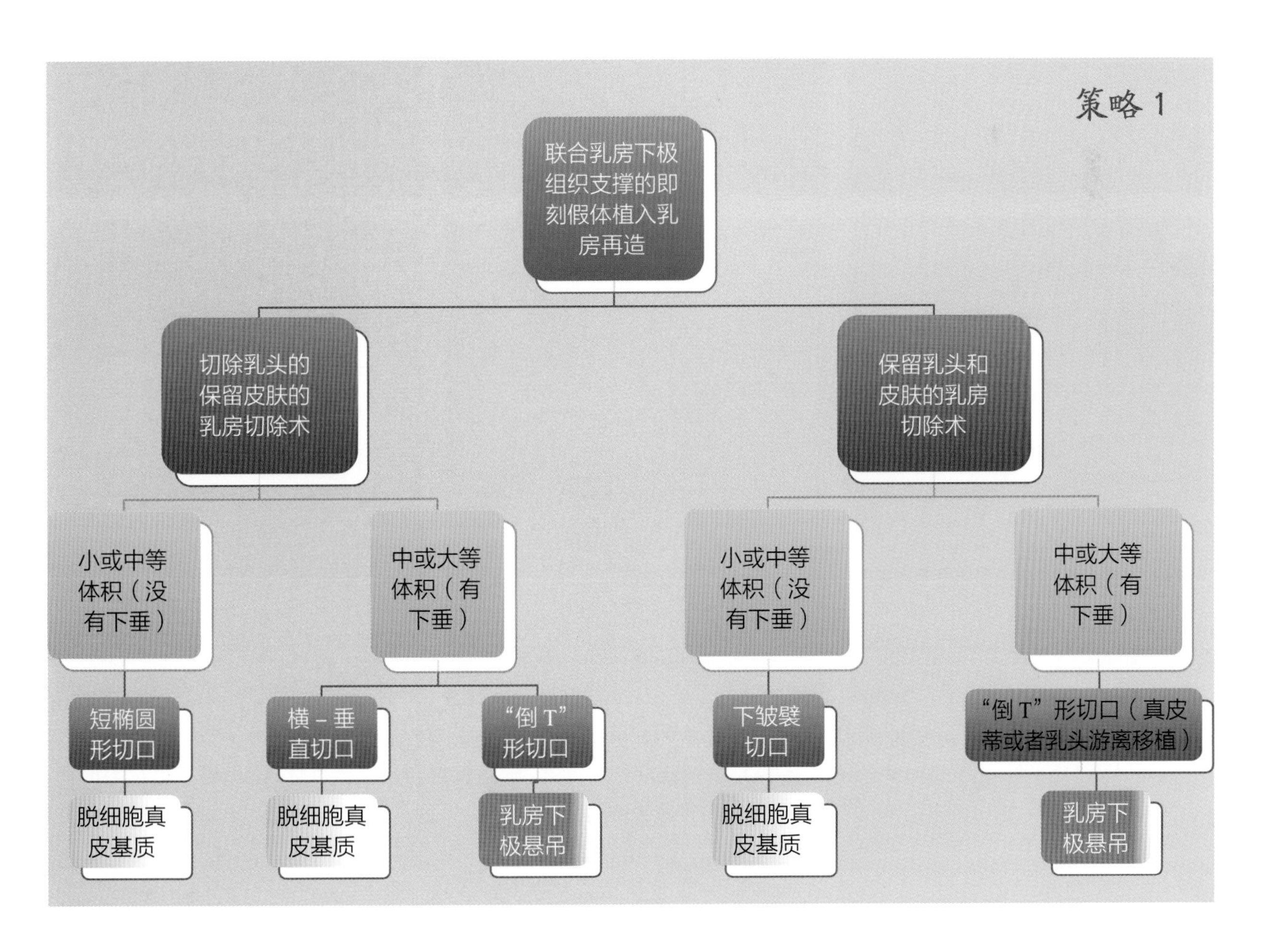

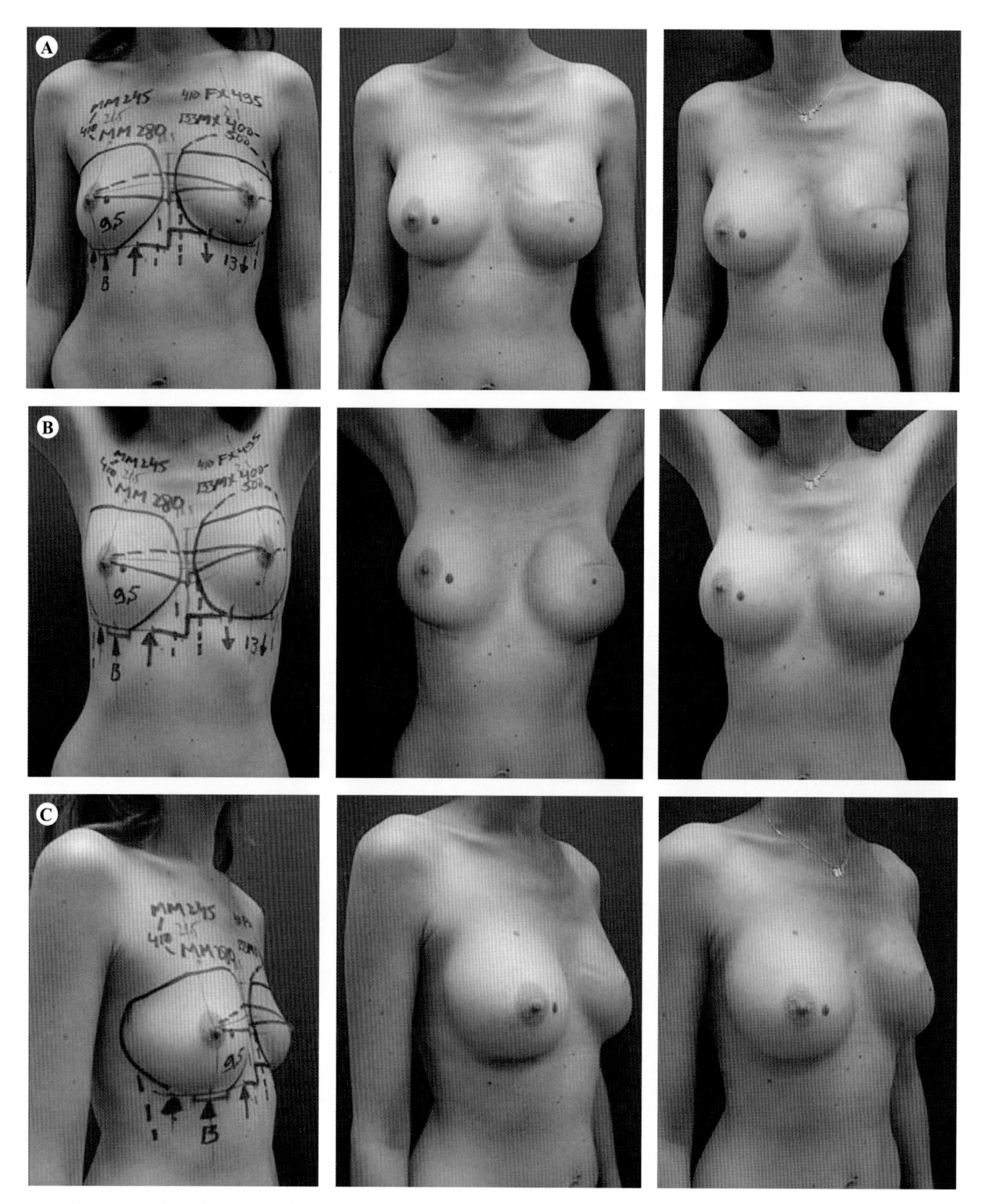

▲ 图 39-1 左侧使用短椭圆斜切口实施保留皮肤的乳房切除术（**270g**），接着使用扩张器和 **ADM**（**Natrelle Style 133 MX500**，**SurgiMend 10cm×15cm**）实施分期乳房再造，随后重换为永久性假体（**Natrelle Style 410 MX550**）。在第一期手术时，右（对）侧双平面假体隆乳术

术前和术后照片展示了乳房再造后和使用脂肪移植进一步改善后的最终结果（见上文，谁应该实施乳房切除术）

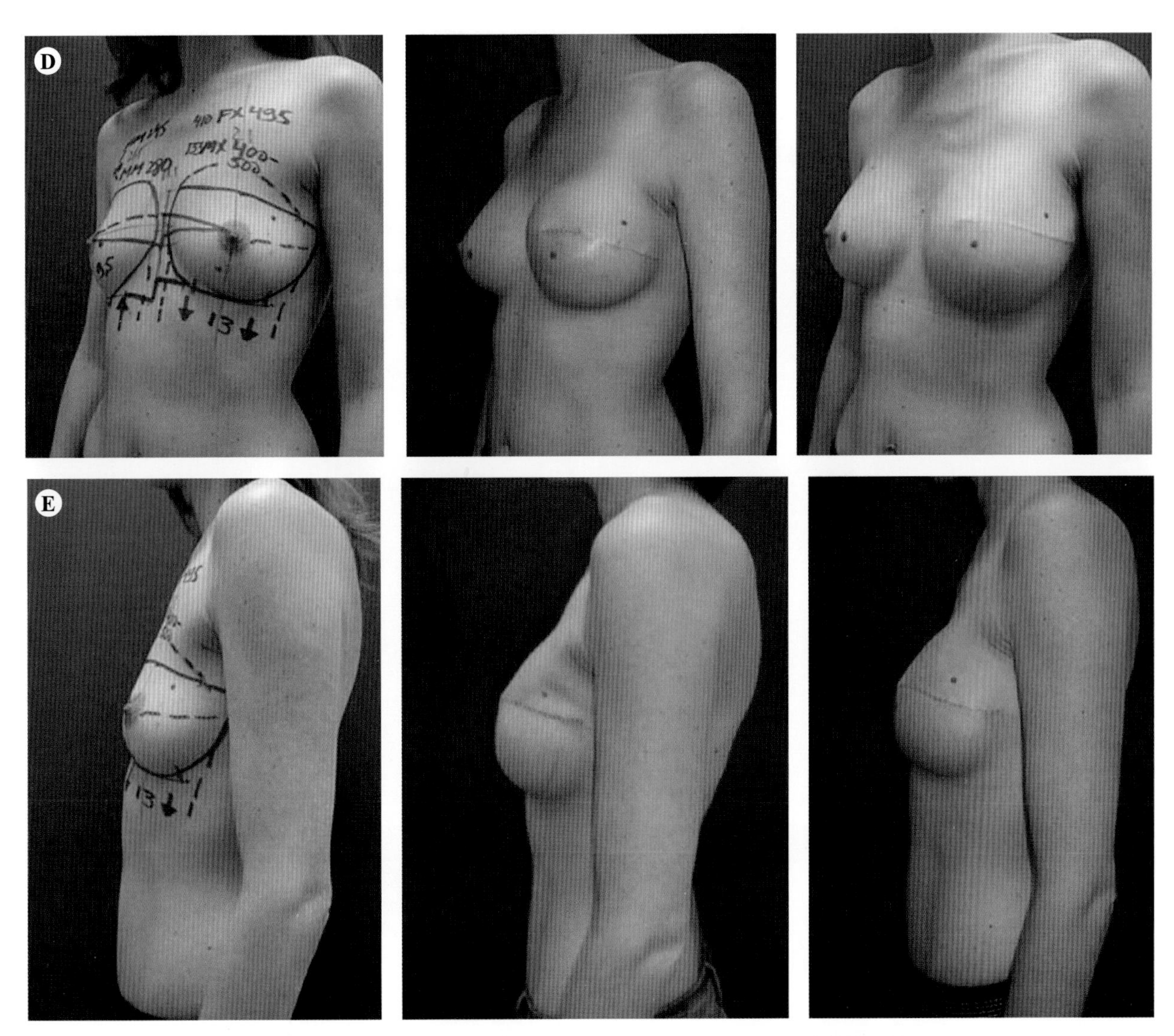

▲ 图 39–1（续）　**左侧使用短椭圆斜切口实施保留皮肤的乳房切除术（270g），接着使用扩张器和 ADM（Natrelle Style 133 MX500，SurgiMend 10cm×15cm）实施分期乳房再造，随后跟换为永久性假体（Natrelle Style 410 MX550）。在第一期手术时，右（对）侧双平面假体隆乳术**

术前和术后照片展示了乳房再造后和使用脂肪移植进一步改善后的最终结果（见上文，谁应该实施乳房切除术）

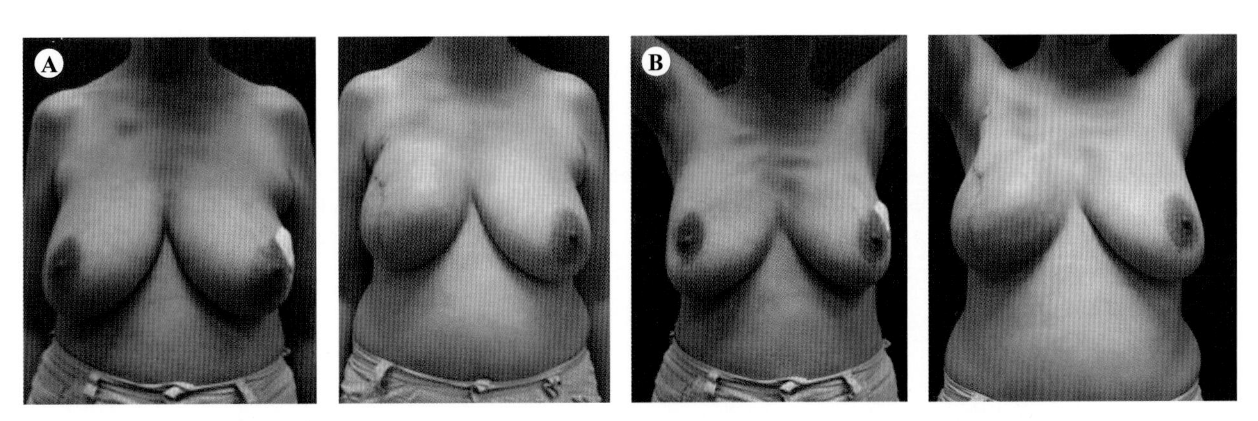

▲ 图 39–2　**使用横 – 垂直切口实施保留皮肤的乳房切除后使用假体和 ADM 即刻乳房再造（Natrelle Style 410 FX615, SurgiMend 10cm×20cm）**

术前和术后照片：一位 42 岁的患者，右侧乳房多发乳腺癌病灶（872g）[见上文，大或下垂乳房中保留皮肤的乳房切除术（SRM）]

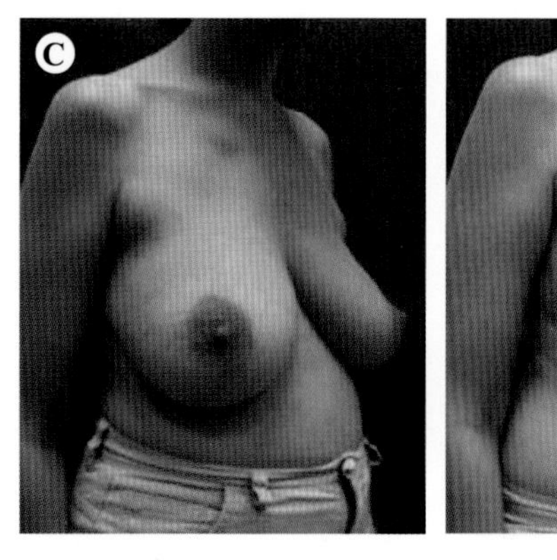
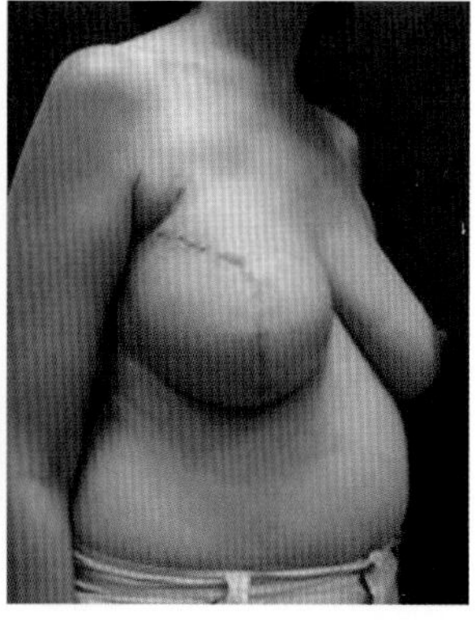

◀ 图 39-2（续） **使用横 – 垂直切口实施保留皮肤的乳房切除后使用假体和 ADM 即刻乳房再造（Natrelle Style 410 FX615, SurgiMend 10cm×20cm）**

术前和术后照片：一位 42 岁的患者，右侧乳房多发乳腺癌病灶（872g）[见上文，大或下垂乳房中保留皮肤的乳房切除术（SRM）]

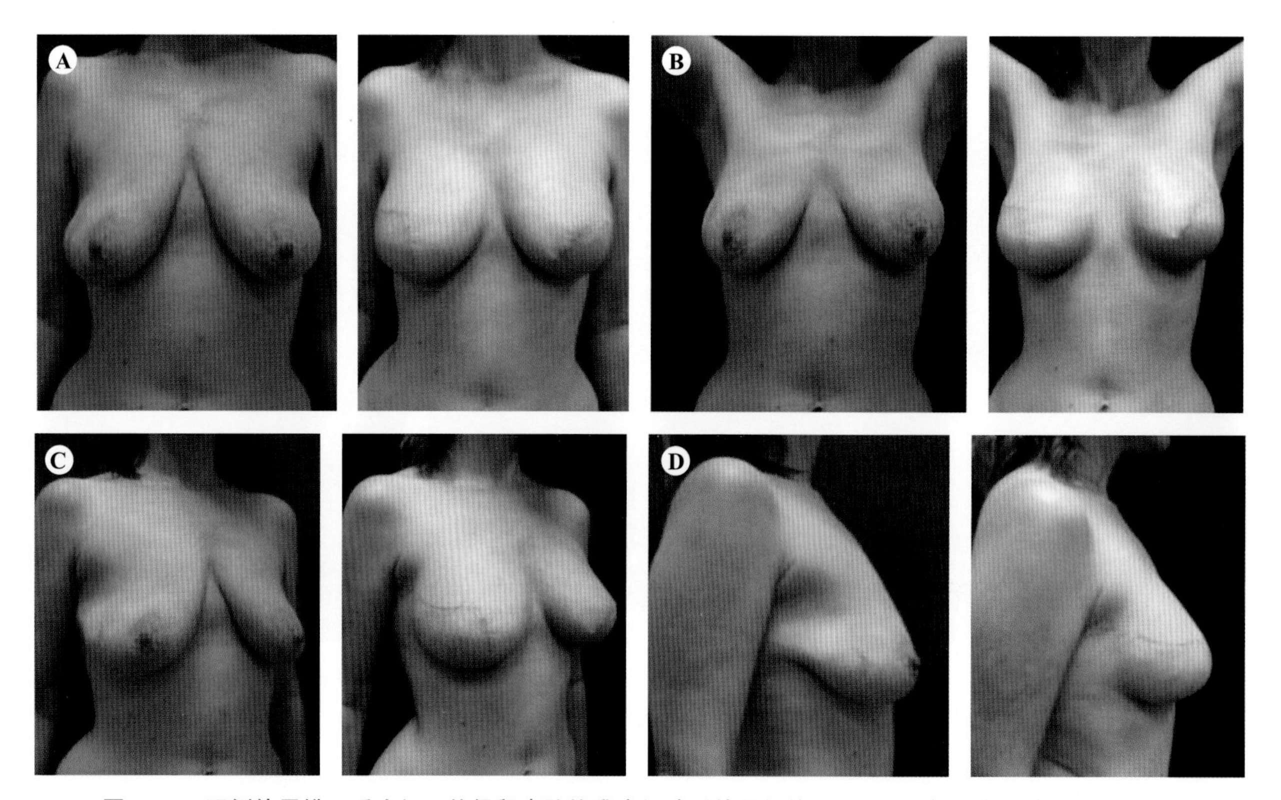

▲ 图 39-3 **双侧使用横 – 垂直切口的保留皮肤的乳房切除后使用假体和 ADM 即刻乳房再造（Natrelle Style 410 FF335, SurgiMend 10cm×15cm）**

术前和术后照片：一个 47 岁的患者，*BRCA1* 基因携带者（右乳房 295g, 左胸 315g）[见上文，大或下垂乳房中保留皮肤的乳房切除术（SRM）]

切除术中，为了获得一个健康没有损伤的皮肤罩和血运良好的乳头，相比手术方法和器械，医生的能力更为重要。如果手术入路的暴露很困难，头灯和拉钩的巧妙使用是必不可少的。外科医生和助手必须非常小心，以避免对下极皮肤的机械性挤压。在较大的乳房中，内窥镜（内窥镜辅助的乳房切除术）可能有助于皮肤罩内侧、上方和外侧边界的直接可视化，这能减小皮肤罩牵拉伤或损害重要的皮肤穿支血管。

虽然乳头存在隐匿性累及或将来出现疾病的风险处于可接受的低水平，乳头疾病低至可接受水平，如果有针对将来乳头疾病发生的预测标准 [17, 18]，我们将仍建议在所有保留乳头的患者中，通过术中冷冻切片进行乳晕下导管穿刺活检，这需要与经验丰富的组织病理学家密切合作，这样在冰冻切片中检测隐匿性病灶时假阴性

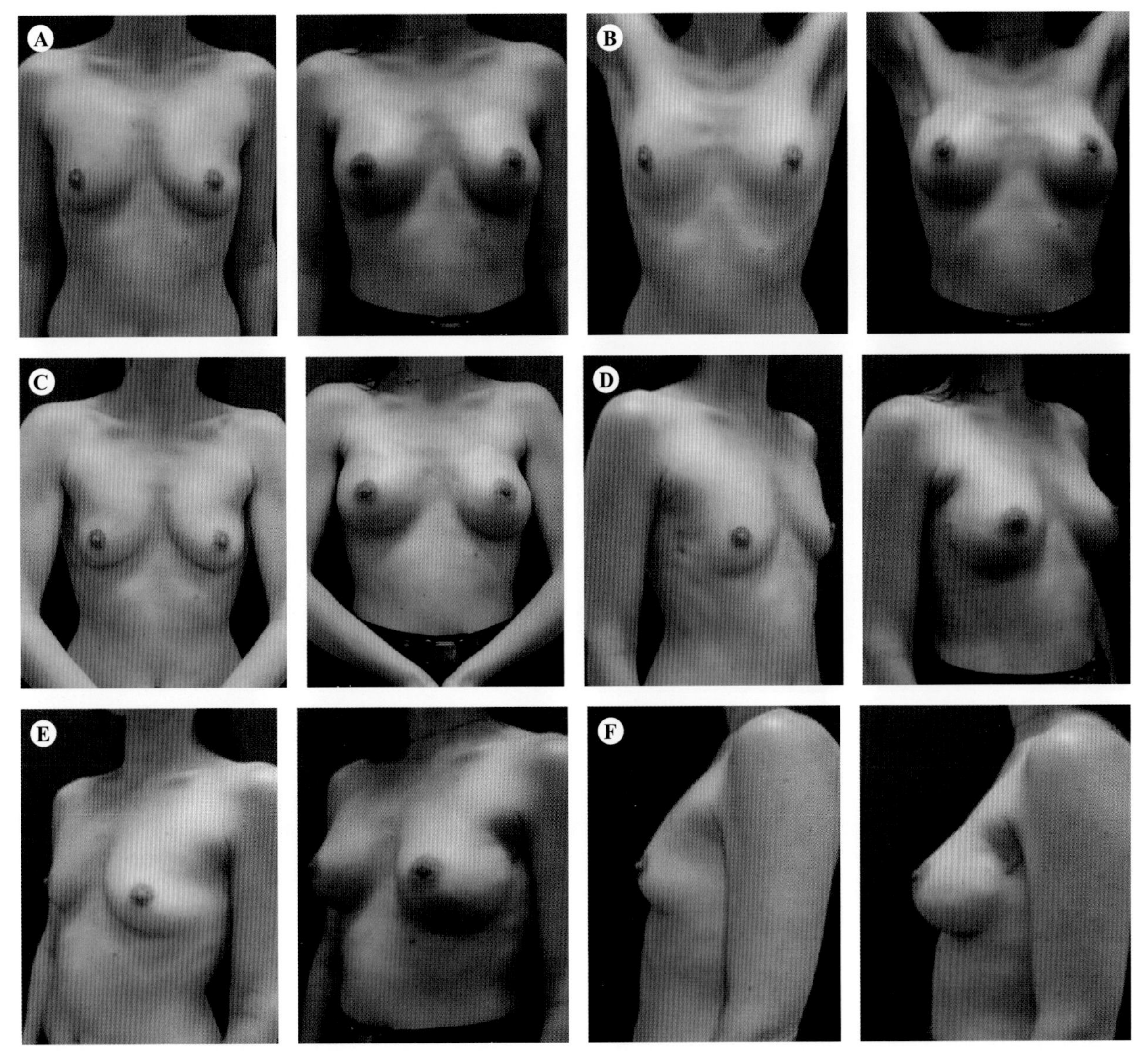

▲ **图 39-4　使用下皱襞切口实施双侧保留乳头的乳房切除后使用假体和 ADM 即刻乳房再造（Natrelle Style410 MX325，SurgiMend 10cm×15cm）**

术前和术后照片：一个 38 岁的患者，*BRCA1* 基因携带者，右侧乳房癌乳房切除（120g），左侧，降低风险的预防性乳房切除 133g）[见上文，小或中等乳房中保留乳头的乳房切除术（NSM）]

率会很低。在确定保留乳头的安全性之前，其他人可能更喜欢进行术前 MRI、分期切除乳晕下导管或真空辅助的乳晕下活检。如果冰冻切片（或者随后的病理报告）发现了隐匿性乳晕病灶，则必须在术中切除乳头（或者再次手术切除）。

既往对于保留乳头肿瘤安全性的考虑似乎是过于谨慎了，因为乳头是唯一一处肿瘤很少复发的部位。

3. 使用 LPS 技术保留皮肤的乳房切除术的分类（策略 1）

(1) 大或下垂乳房中缩减皮肤的乳房切除术（SRM）：“倒 T” 形（Wise 模式）的皮肤切口不仅为乳房切除术提供了良好的手术入路，同时也为去表皮的 LPS 和自然下垂的乳房提供了必需的乳房下极的多余皮肤。必须非常小心以避免因切除皮肤过多而导致的缝合张力，尤其是在“T”形连接处。为了防止这一问题，相比标准的“倒

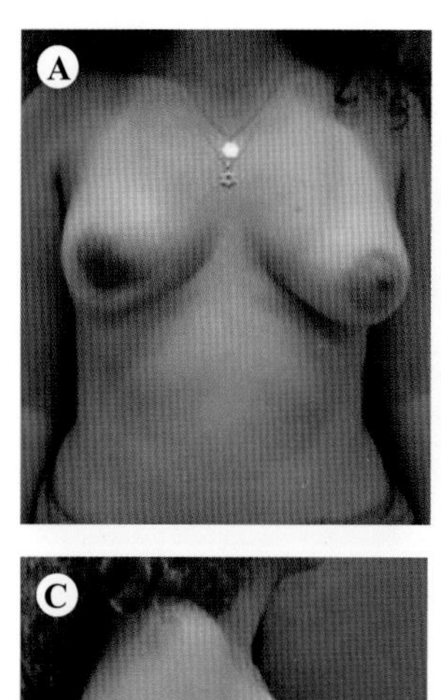
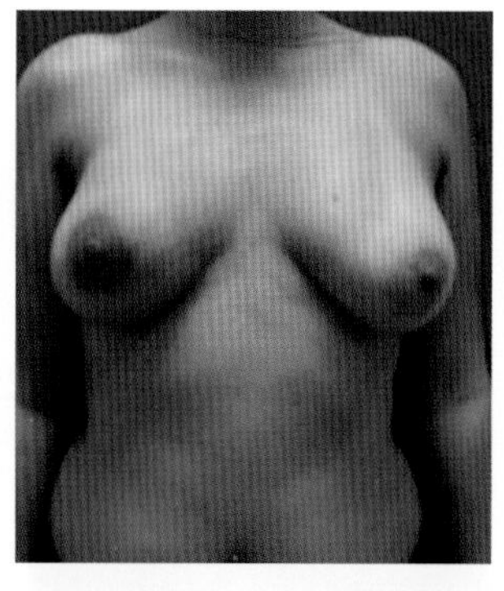
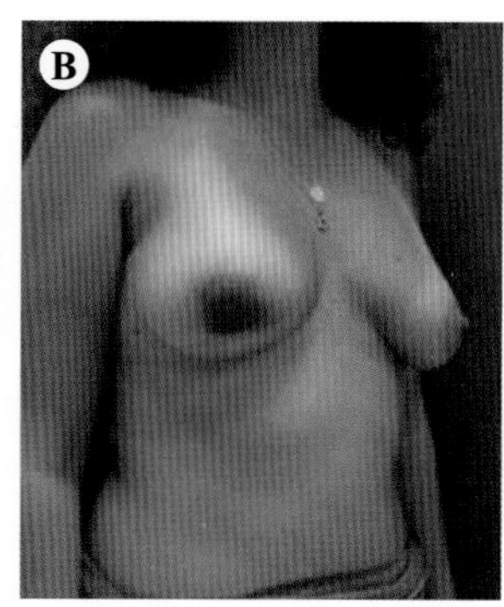
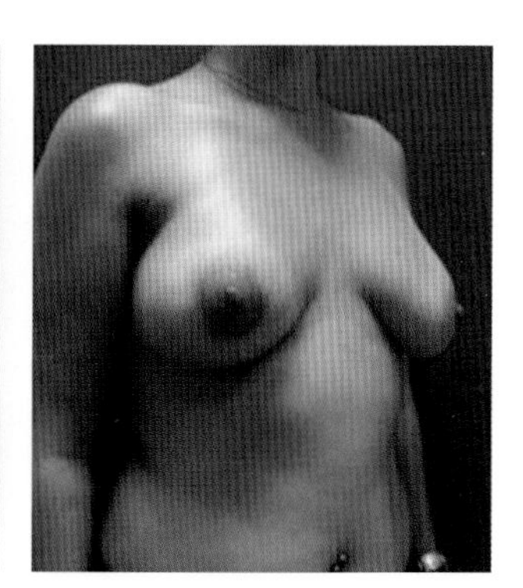
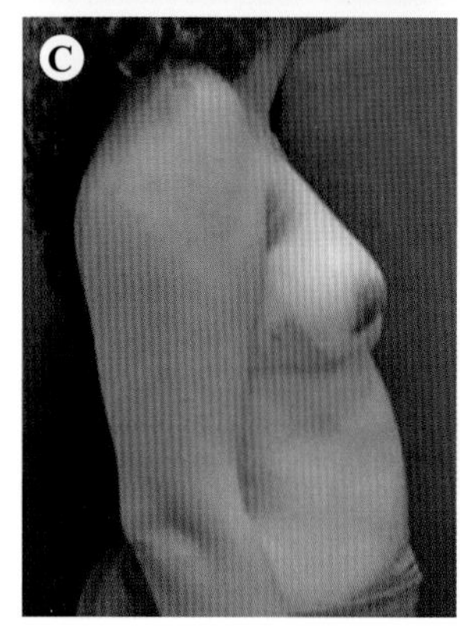
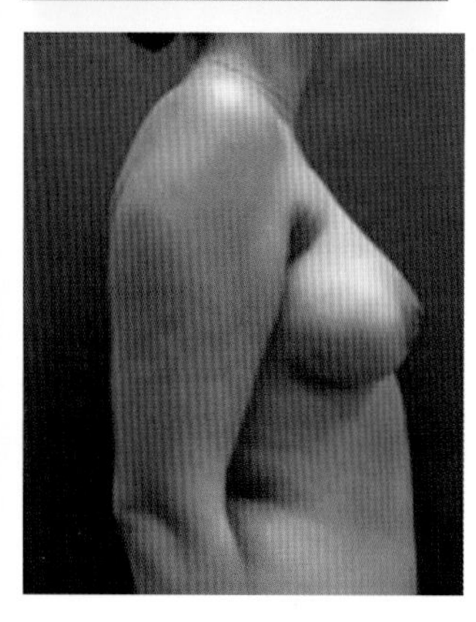

◀ **图 39-5 使用下皱襞切口实施的保留乳头乳房切除后使用假体和 ADM 即刻乳房再造（Natrelle Style410 FX410, SurgiMend 10cm×15cm）**

术前和术后照片：一个 35 岁的患者，在右侧乳房癌灶不完整切除（扩大切除 75g）后要求行右侧乳房完全切除（350g）[见上文，小或中等乳房中保留乳头的乳房切除术（NSM）]

T”形（Wise 模式）的切口设计，将垂直切口延长 1～2cm 或将皮肤褶缝合到“T”形连接内。随后将垂直切口折叠缝合在乳房堆的最大投影高度位置以下（在植入了确定体积的假体或已将扩张器临时填充至最大体积）。

在乳房内侧通过可吸收线间断缝合固定 LPS 来加强乳房下皱襞。这能防止 IMF 在位于已固定的 IMF 前方的真皮悬吊上假体重量的作用下下移。一个稳定的 IMF 能促进乳房逐渐形成可预见的自然下垂（图 39-6 和图 39-7）。

当使用 LPS 时，我们应该记住，与相对不可扩张的 ADM，自体 LPS 是可伸缩的。即使有一个固定的 IMF，应该避免使用过大的假体，这可能会导致过度扩张的下极和乳房下极膨出的外观。

(2) 下垂乳房中保留乳头的乳房切除术（NSM）：“倒 T”形（Wise 模式）的皮肤切除也许能通过上方或外上方的真皮蒂保留乳头 - 乳晕复合体。接着可能形成 LPS 将它按照标准方法缝合。皮肤罩的面积越大，新乳头的位置在乳房堆上需要的提升越高大，乳头存活就面临更大的风险。如果乳头位置的提升超过了 3～4cm 而患者想要保留乳头，那么我们将会选择将全厚的乳头游离移植于去表皮的乳晕受区。

（七）假体选择

1. 固定容量的假体 vs. 组织扩张器

在决定使用固定容量的假体还是容量变化的可调节假体时，外科医生必须同时考虑皮肤罩的组织量和质量。这些可能限制假体的初始容量。

(1) 皮肤罩的张力 / 存活能力限制了假体的容量：有 3 个原因可以解释为什么覆盖皮肤仍然可能阻碍最终固定体积植入的使用。

- 既往接受过放疗的皮肤（如乳房肿块切除术后接受放疗）最初可能不能容纳预期使用的假体容量。
- 如果为了肿瘤安全性，需要在乳房切除术中切除比原计划的 SRM 更多的皮肤。
- 皮肤的灌注也就是皮肤罩的存活情况在乳房切除术后是不确定的，通过术中使用全视野的激光多普勒成像技术或 SPY 荧光成像技术能更准确地评估。

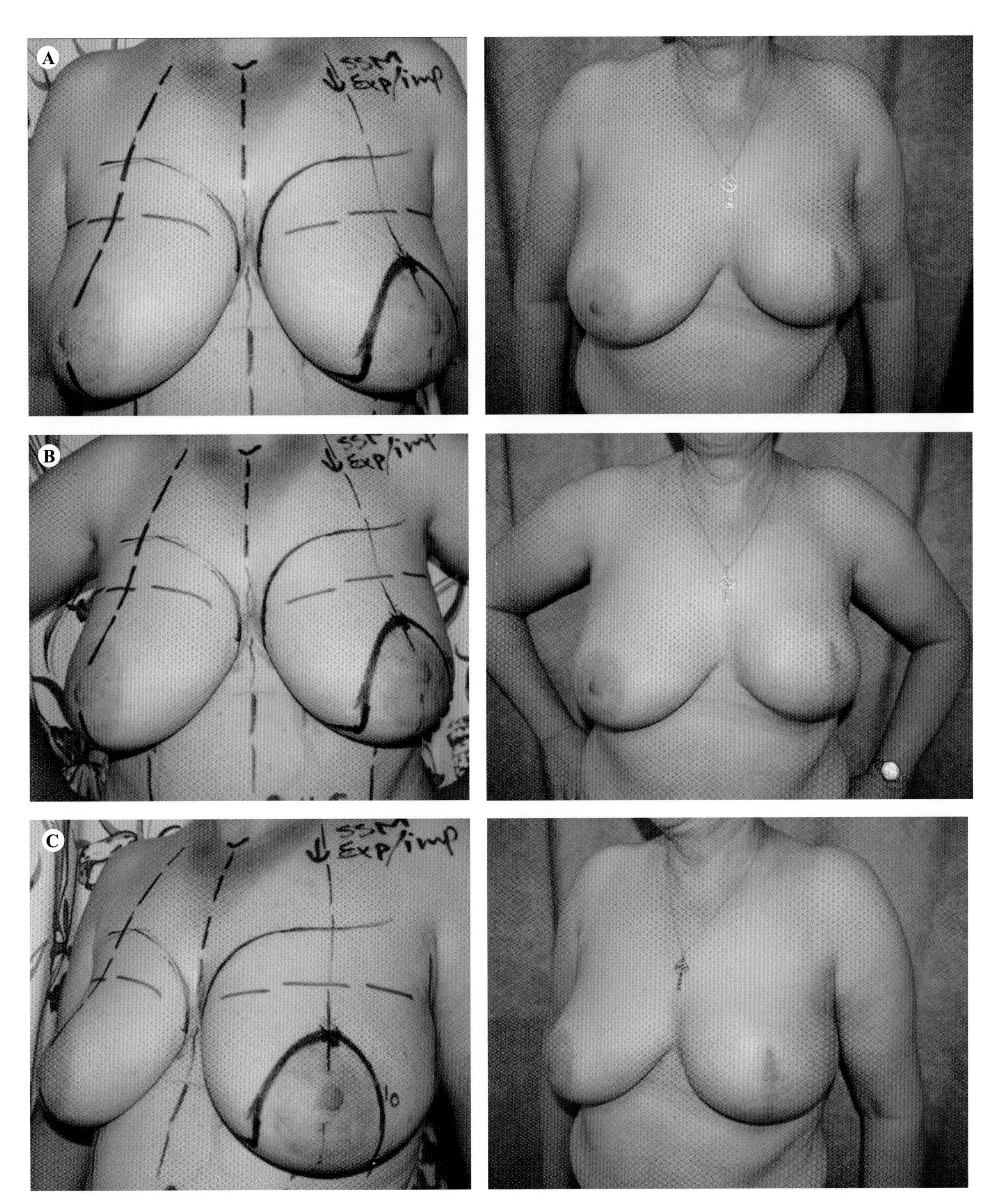

▲ 图 39-6 使用"倒 T"形（Wise 模式）切口实施双侧保留皮肤的乳房切除术后序贯实施乳房下极悬吊和植入可调节容量的扩张器、假体（Natrelle Style 150s-SH520）

术前和术后照片：一位 51 岁的患者，因多灶性的高级别导管原位癌实施了左侧乳房切除术（630g），1 年后为减少风险实施了右侧乳房切除术（675g）。手术结果的可靠性和可重复性 [见上文，大或下垂乳房中保留皮肤的乳房切除术（SRM）]

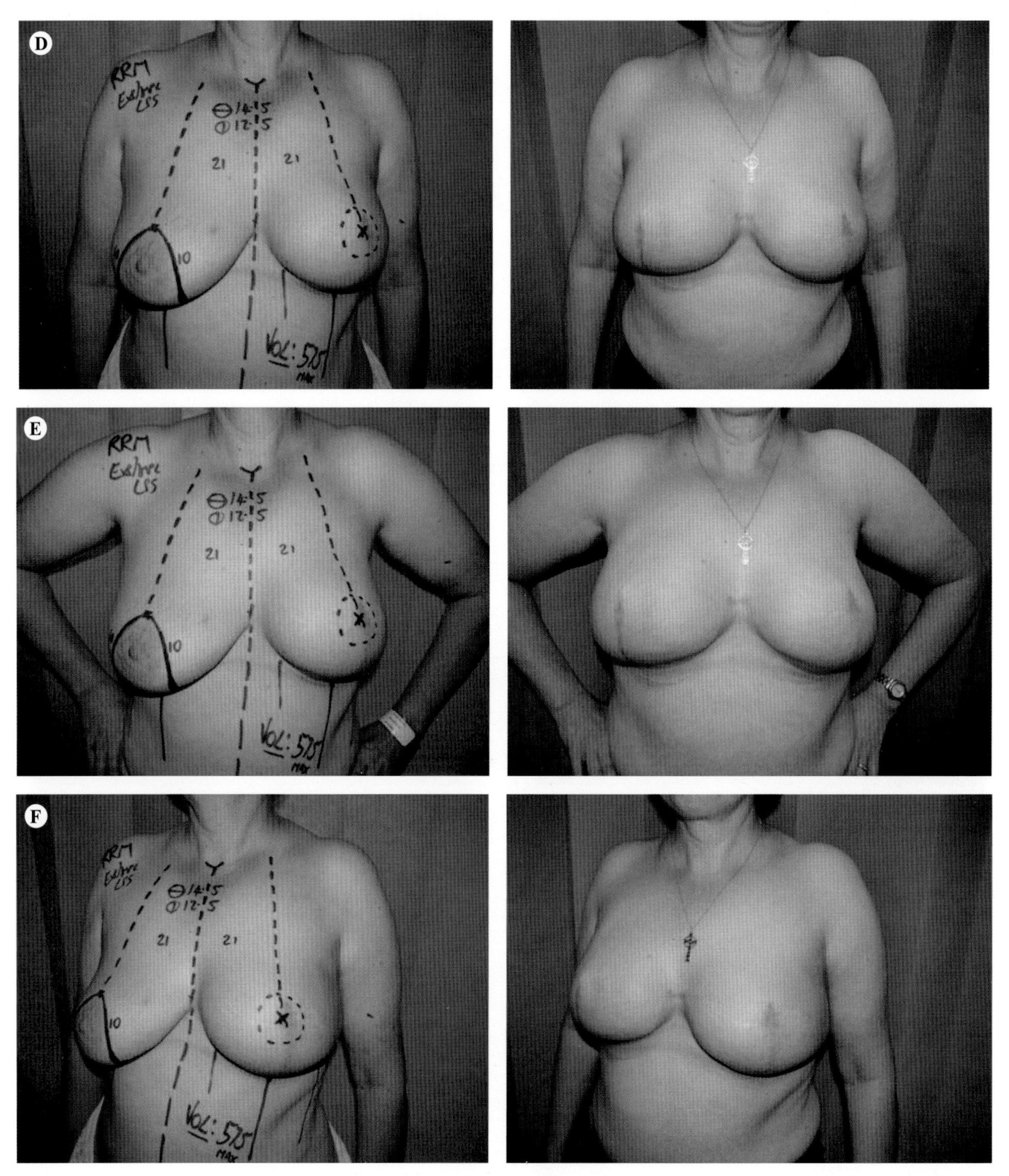

▲ 图 39-6（续） **使用“倒 T”形（Wise 模式）切口实施双侧保留皮肤的乳房切除术后序贯实施乳房下极悬吊和植入可调节容量的扩张器、假体（Natrelle Style 150s-SH520）**

术前和术后照片：一位 51 岁的患者，因多灶性的高级别导管原位癌实施了左侧乳房切除术（630g），1 年后为减少风险实施了右侧乳房切除术（675g）。手术结果的可靠性和可重复性 [见上文，大或下垂乳房中保留皮肤的乳房切除术（SRM）]

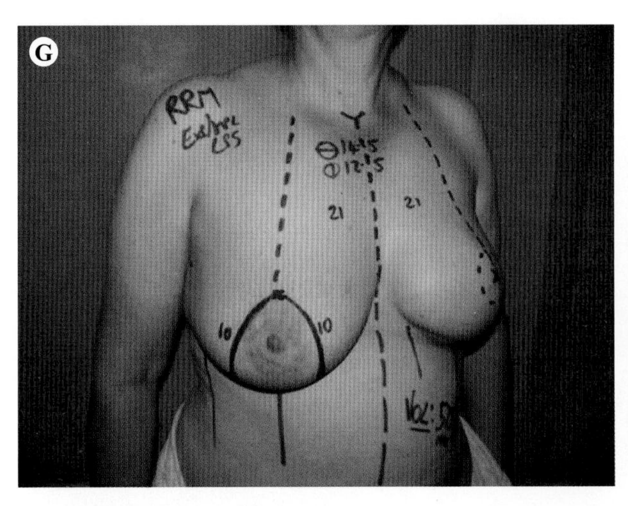

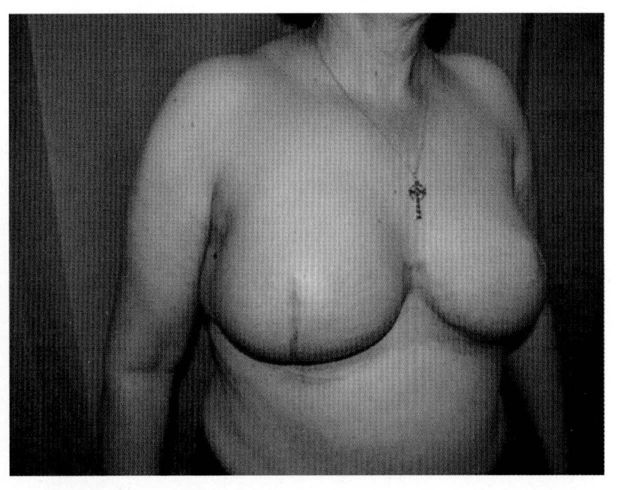

▲ 图 39-6（续） **使用"倒 T"形（Wise 模式）切口实施双侧保留皮肤的乳房切除术后序贯实施乳房下极悬吊和植入可调节容量的扩张器、假体（Natrelle Style 150s-SH520）**

术前和术后照片：一位 51 岁的患者，因多灶性的高级别导管原位癌实施了左侧乳房切除术（630g），1 年后为减少风险实施了右侧乳房切除术（675g）。手术结果的可靠性和可重复性 [见上文，大或下垂乳房中保留皮肤的乳房切除术（SRM）]

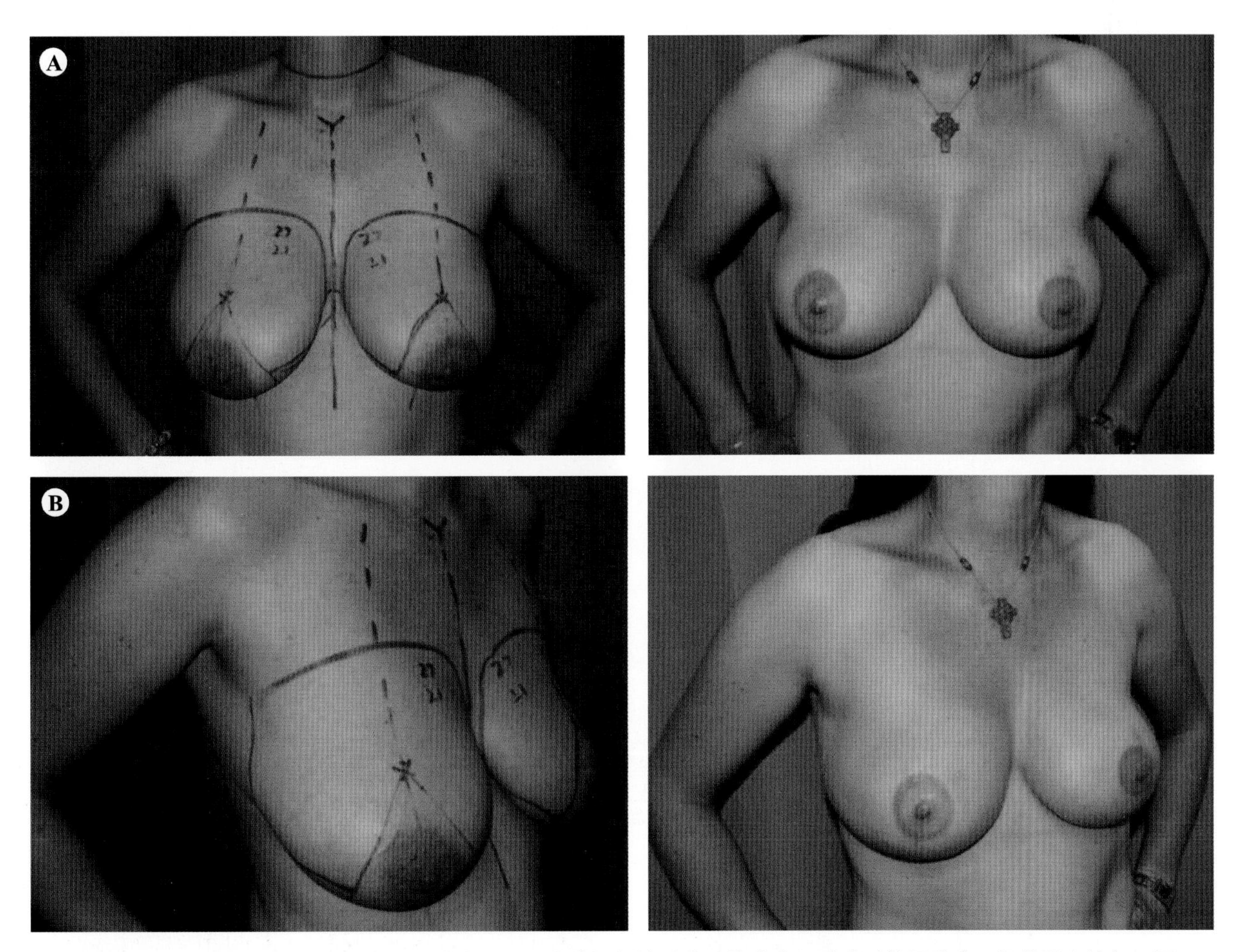

▲ 图 39-7　**使用"倒 T"形（Wise 模式）切口实施双侧缩减皮肤的乳房切除术后使用乳房下极悬吊和植入可调节容量的扩张器、假体（Natrelle Style 150s-SH520）**

术前和术后照片：一个 34 岁的患者，BRCA2 基因携带者（右侧乳房切除 610g，左侧乳房切除 595g）[见上文，大或下垂乳房中保留皮肤的乳房切除术（SRM）]

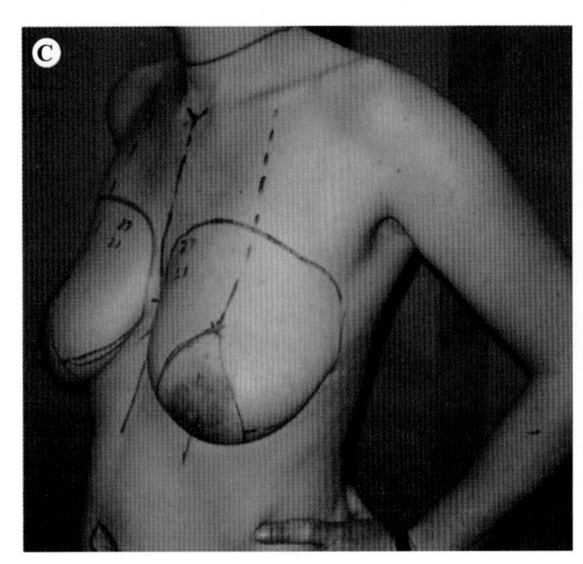
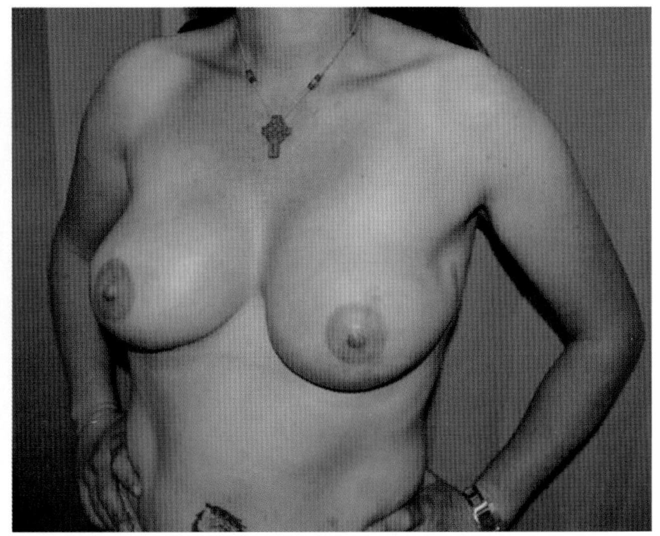

▲ 图 39-7（续） **使用“倒 T”形（Wise 模式）切口实施双侧缩减皮肤的乳房切除术后使用乳房下极悬吊和植入可调节容量的扩张器、假体（Natrelle Style 150s-SH520）**

术前和术后照片：一个 34 岁的患者，*BRCA2* 基因携带者（右侧乳房切除 610g，左侧乳房切除 595g）[见上文，大或下垂乳房中保留皮肤的乳房切除术（SRM）]

(2) 假体腔隙的特性限制了假体的容量：术中由胸肌和真皮支撑复合构成的假体腔隙也可能妨碍最终使用预期容量的假体。在术中这可能是可预测的，也可能是不可预测的，其原因有以下 3 点。

- 胸壁既往接受或放疗 – 渐进性的萎缩和纤维化可能导致胸大肌肌肉顺应性的降低。
- 肌肉组织质量差、组织量不足。
- 保留皮肤的乳房切除后胸肌受损或被切除。

使用容量可调节的假体可以部分地克服其中的一些问题。有了目前可使用的复合式扩张器植入 [（如 Natrelle Style150（Allergan），Becker 35（Mentor）]，仍有可能通过一期手术解决问题。经过术后早期的愈合期和恢复期，将在随后的几周通过门诊治疗逐步扩张组织。从长期来看，相比固定容量的假体，双腔假体的缺点是更容易看到假体波纹和发生手术失败。在这种情况下，当以最小的初始容量放置在假体腔隙时，它被认为是安全的（或者当皮肤罩的存活受到威胁时，它能完全去除皮肤软组织受到的所有张力），然后可以使用解剖型的组织扩张器，如 Natrelle style133（Allergan）。一旦完成了最后的组织扩张并确定了想要的乳房容量，将进行第二期手术置换成可永久植入的固定容量的假体。

2. 选择假体 / 尺寸评估

(1) 假体基底宽度：自然的乳房形状主要是由基底宽度决定的。在术前与患者的讨论中，可以评估预期的乳房宽度和演示内侧乳沟和外侧乳房轮廓的可能位置。考虑到覆盖在假体上的软组织，假体预计的基底宽度约小于所需乳房宽度的 1.0～1.5cm（平均的软组织捏起厚度）。

在术中，通过对形成假体腔隙的直接测量，可以更准确的估计最终假体的基底宽度。作者偏好于准备一系列基底宽度大于或小于术前预估宽度可用的假体。

(2) 假体高度：对于目前可使用的解剖型假体或圆形假体，对于任何给定的基底宽度，都有可选择的假体高度。假体高度的选择必须考虑术前患者胸壁的特点。在过于激进的乳房切除术中，在现有的乳房上极之外的大量胸壁皮下组织被切除。在这种情况下，使用比自然乳房基底高度更高的假体也许能预防乳房的阶梯状畸形。在选择最终的假体之前，可以在术中重新测量假体腔隙的高度。在过去的 3 年，对于双侧乳房再造作者会尽可能地使用圆形光面假体。

（八）使用 ADM 的乳房下极支撑：技术要点（图 39-8）

1. ADM 植入

乳房切除术后，从胸大肌下方和内侧的起点（分别为 3 点钟方位和 9 点钟方位）离断胸大肌。从后外侧将胸大肌从下方的胸小肌上游离起来。

根据选择的 ADM，它可能需要被适当地裁剪为弧形。我们的偏好是使用一张半椭圆形的 SurgiMend，它是最终灭菌处理的牛源性 ADM，窗孔结构，尺寸为 15cm × 10cm。对于大多数常用假体的基底宽度，它的大小足够提供乳房下极的组织支持；对于不同大小的假体和扩张器，可以使用更大或更小的尺寸。

常见的做法是将 ADM 浸泡在三联抗生素溶液中，作为预防来自患者皮肤或乳头感染的额外措施。ADM 应该浸泡在室温的液体内，来自保温箱的热盐水会使天然的真皮胶原蛋白变性，导致异物和排斥反应。一些 ADM 是无菌处理的，一些 ADM 的生产过程是无菌的，并用抗生素包装，使用 ADM 前必须使用生理盐水多次冲洗，这是为了避免可能发生的“红色乳房综合征”或对抗生素的过敏反应。我们发现，与用胎牛生产的 SurgiMend 相比，这一现象更常见于人源性或猪源性的 ADM。

将 ADM 的上边缘缝合从内侧到外侧缝合至肌肉切缘的上方，使用可吸收的编织线间断缝合。应该小心将 ADM 材料内侧牢牢固定，来确定内侧下皱襞、乳沟这一重要区域的界线。ADM 不能拉得太紧，而应该轻轻地拿着让它找到自己的没有张力的位置，这样能最好的匹配假体中下方的曲度。一旦固定了 ADM 内侧，在形成的腔隙中放置一个合适的解剖型假体筛选器，这可以更精确的定位和固定 ADM。因此 ADM 能密切地贴合所选的假体不会打褶。一旦将确定的假体筛选器或假体放置到位，胸大肌切缘外侧应楔形插入下方的 ADM 的开衩处。这能使胸大肌处于张力适中的状态，防止肌肉向上收缩时产生的窗帘征。

2. 确定乳房外侧皱襞边界

接着将 ADM 外侧固定在前锯肌表面的筋膜上，即使乳房切除范围已经超出预期新乳房的外侧边界和假体基底宽度，应该通过固定 ADM 时确定预期的内侧假体腔隙的外侧边界，使外

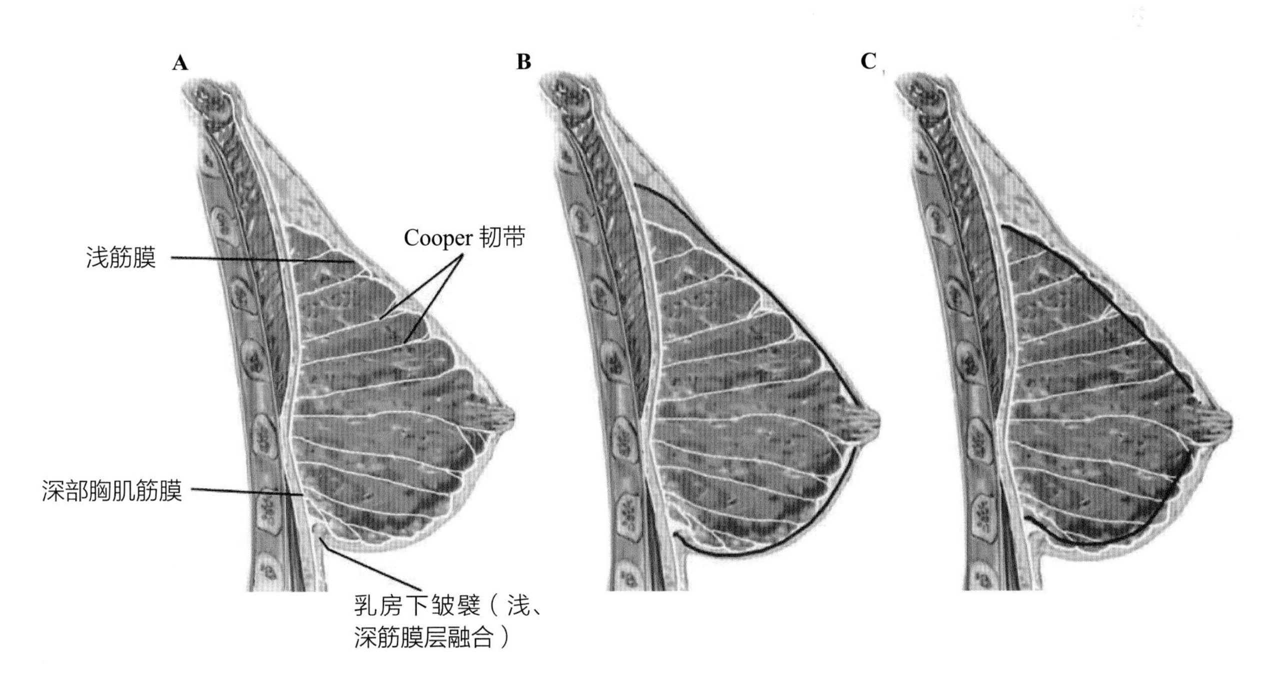

▲ 图 39-8 乳房的矢状照片展示

A. 筋膜平面和韧带解剖；B. 薄皮瓣（增加皮肤坏死的风险和不必要的乳房皮下脂肪切除）；C. 厚皮瓣（乳房组织残余，增加局部复发的风险）。理想的乳房切除平面在浅筋膜浅面（见上文，乳房切除术的平面在哪里）

侧皮肤罩能轻易地覆盖在其上；原乳房的基底宽度常常大于假体的基底宽度，因此新乳房的外侧边界应该和假体边界一致；将ADM分成条状紧充当乳房外侧的支撑，可以简单地获得良好的手术效果；缝合任何由于手术前后乳房基底宽度差异导致的死腔减少可能发生的血清肿。

3. 确定乳房下皱襞边界

将内外侧的ADM下缘和乳房下皱襞增厚的筋膜层准确缝合固定。如果在乳房切除术中下皱襞已经被破坏或拉伸，可以通过这些缝合再造下皱襞结构。

4. 植入容量固定的假体

借助乳房切除术的切口，通过最简便的入路将假体植入腔隙，假体可放置在ADM的上缘之上或ADM的外缘和下缘之下。在取出sizer和放置引流管之后，遵循无接触原则实施标准的尽可能减少接触的预防措施。

（九）乳房下极自体组织悬吊（LPS）：技术要点（图39-9）

1. 腔隙分离

为了准确定位乳房外侧界，我们将肌肉下腔隙延伸至前锯肌下外侧。腔隙分离从下方胸大肌的起始部开始，向外经过前锯肌筋膜和其肋骨附着部分，直到获得所需的腔隙宽度。从前锯肌的起点向上逐渐分离前锯肌后腔隙直至外侧和胸肌后腔隙相通。

在掀起前锯肌在外侧肋骨上的附着点时，必须非常小心，避免破坏下方的肋间肌或胸外侧缘

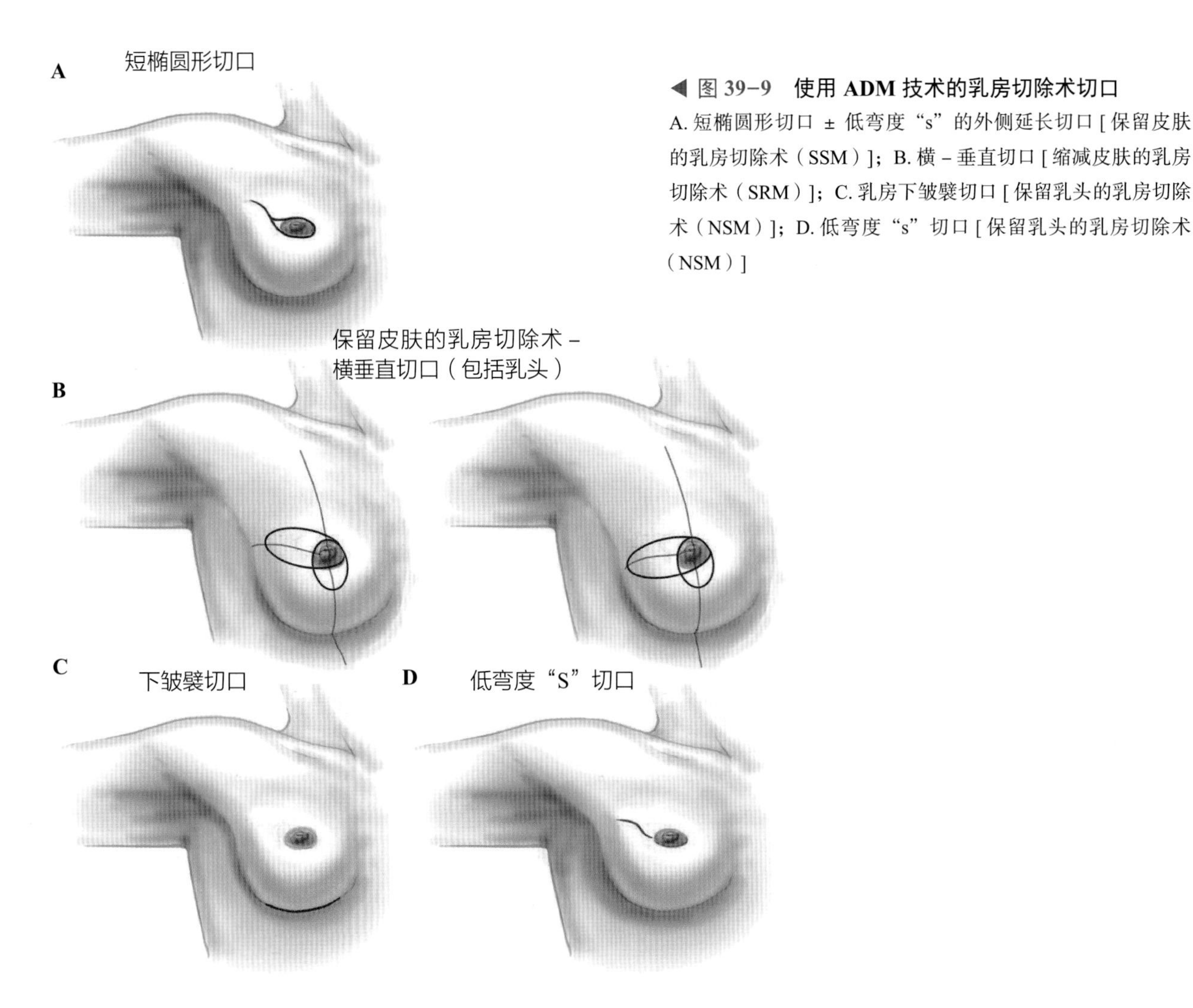

◀ 图39-9　使用ADM技术的乳房切除术切口

A. 短椭圆形切口 ± 低弯度“s”的外侧延长切口[保留皮肤的乳房切除术（SSM）]；B. 横–垂直切口[缩减皮肤的乳房切除术（SRM）]；C. 乳房下皱襞切口[保留乳头的乳房切除术（NSM）]；D. 低弯度“s”切口[保留乳头的乳房切除术（NSM）]

薄弱的前锯肌。如果前锯肌薄弱，可以游离并转移邻近的小部分外侧的胸小肌来增强前锯肌（见外侧胸肌移动策略）。细致的外侧组织解剖后能得到一个精确的肌肉后腔隙，从而能完整地容纳假体的上极并控制假体的外侧边界而无须缝合，然后肌肉腔隙的下缘可轻松缝合到覆盖在假体或假体筛选器的真皮悬吊带上。

2. 乳房下皱襞（IMF）

即使乳房切除术后 IMF 完好无损，它常常会被拉伸并在胸壁上发生移位。因此，应该在 IMF 的理想位置使用可吸收线剪断缝合加固。这样可以防止 IMF 在假体重量的作用下下移。当假体位于乳房下方的真皮悬带上，它就在新固定的 IMF 之前。在稳定的 IMF 上，更容易形成随时间自然下垂的乳房。

在此值得注意的是，在某些患者中，LPS 基本由去上皮化血运良好的真皮构成，可能伸展并加剧乳房下极膨出的情况，尤其是使用较大的假体时（图 39-10 至图 39-12）。

3. “内侧角”

使用 LPS 时，有时内侧的真皮悬吊不足。在使用 ADM 时，胸大肌的起点仍应以相同的方式分离，但在这种情况下，肌肉可能无法覆盖内侧假体腔隙上的真皮悬吊带。根据我们的经验，保留腔隙内侧开放并没有导致任何并发症，但是我们偏好如果存在任何假体直接位于伤口下方的风险，将仍使用 ADM 补片。

（十）减少并发症

随着 ADM 使用量的增加和新材料的出现，越来越多的文献支持在基于假体的即刻和延期乳房再造中使用 ADM 的安全性和可接受的并发症发生率[19-26]。

一些已发表的 Meta 分析显示与完全胸大肌下假体植入乳房再造相比，使用 ADM 后感染、血清肿和血肿的发生率上升[27, 28]。最近即将发表的临床试验证明使用 2∶1 网状的 ADM 后，血清肿和感染等并发症的发生率明显降低了[29]。我们使用 ADM 的经验表明，该技术能显著改善美学效果、减少组织扩张时间、减少包膜挛缩的发生、减少维护手术的数量和减少总的乳房再造时间[30, 31]。

在我们的经验中，使用 ADM 毫无疑问美学效果更好，同时血肿、皮瓣坏死、感染或假体损

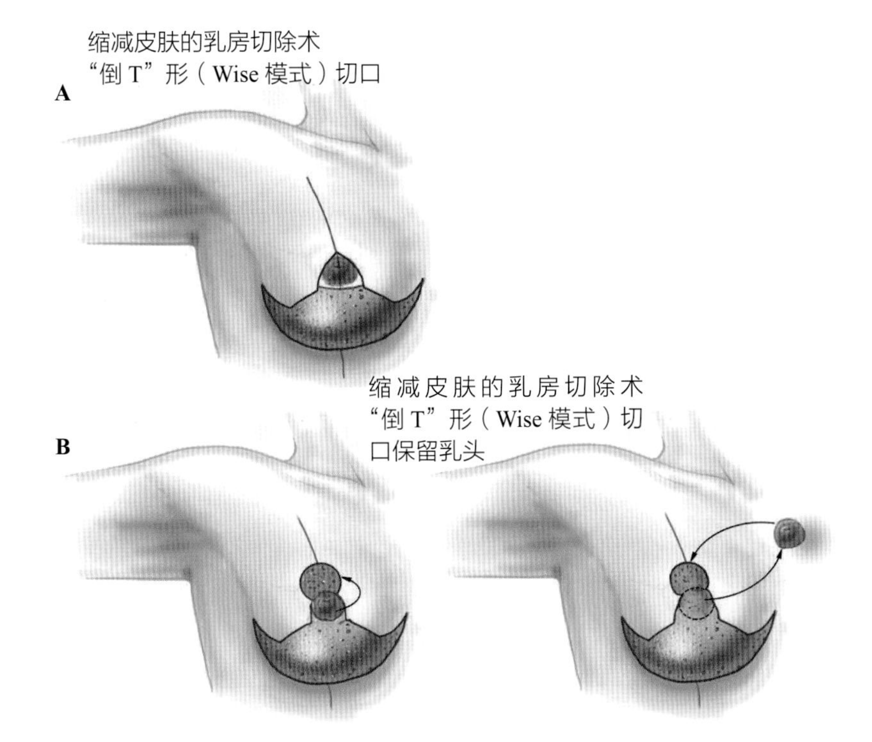

◀ **图 39-10 使用 LPS 技术的乳房切除术切口**

A. “倒 T”形（Wise 模式）切口 [缩减皮肤的乳房切除术（SRM）]；B. “倒 T”形（Wise 模式）切口，通过真皮瓣或游离移植保留乳头 [保留乳头（NSM），缩减皮肤的乳房切除术（SRM）]

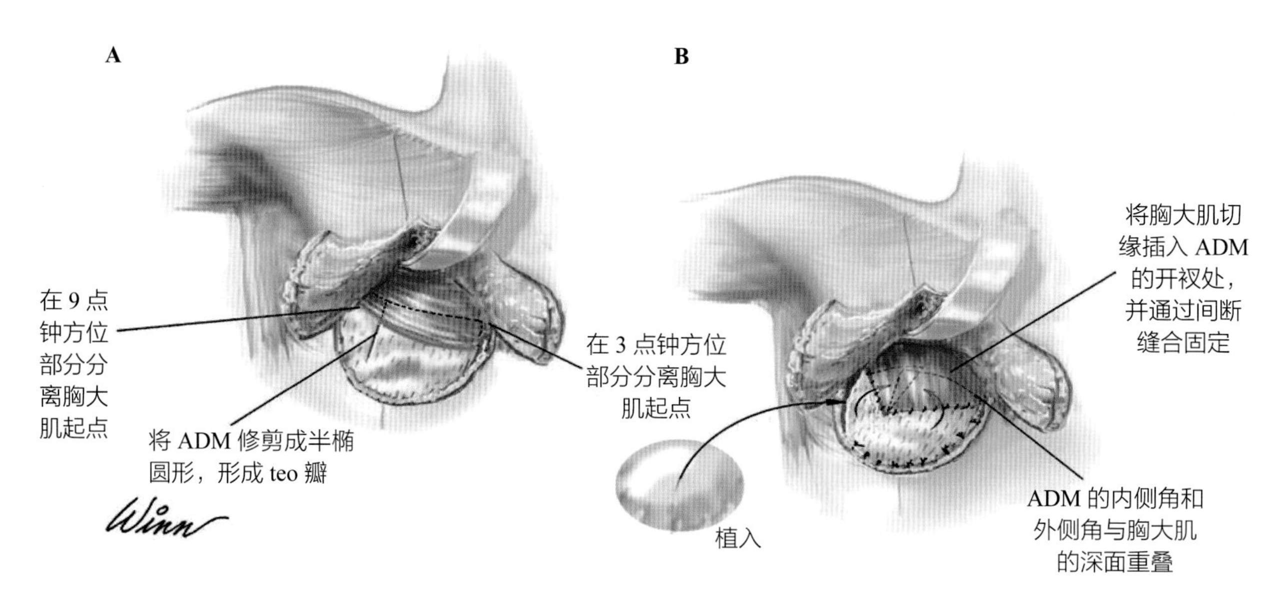

▲ 图 39-11　**ADM 技术要点**

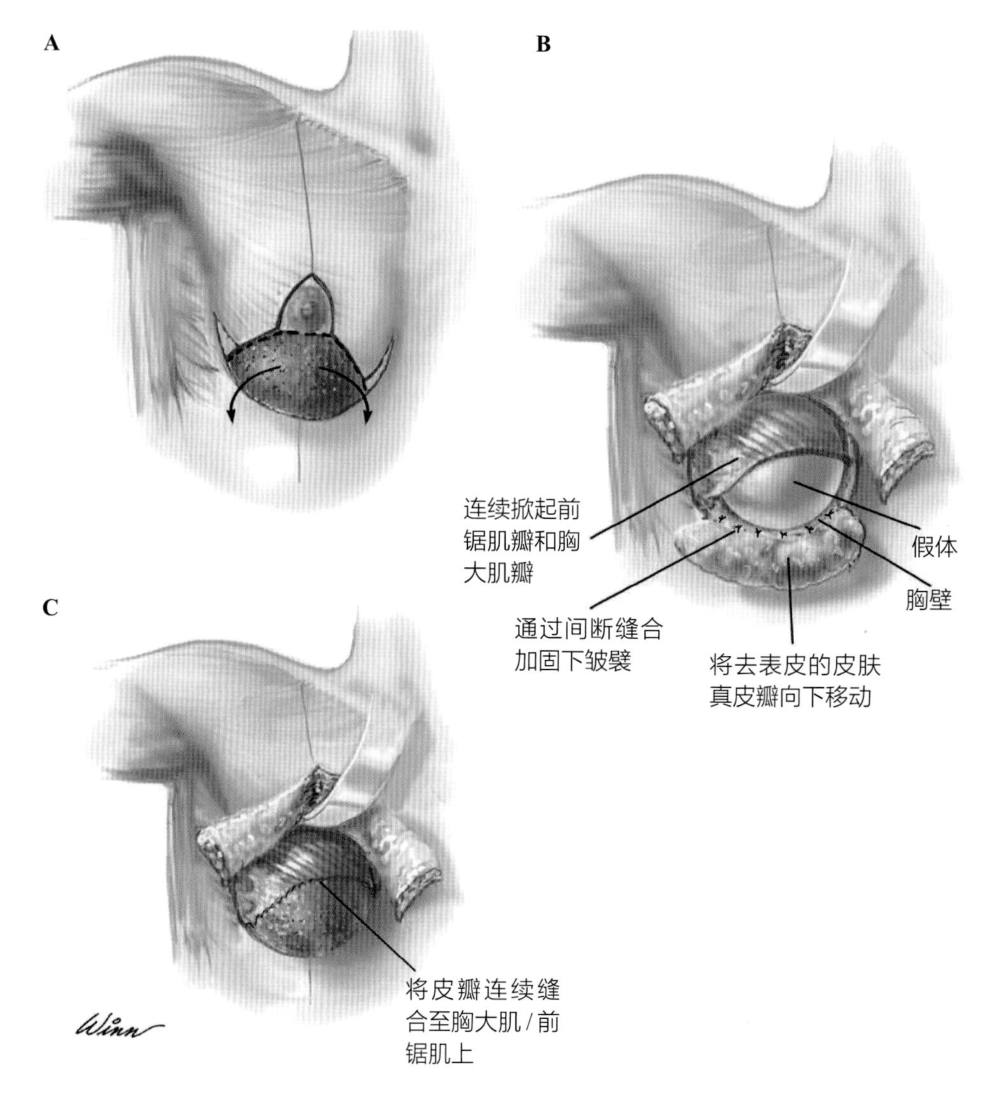

▲ 图 39-12　**LPS 技术要点**

失等并发症的发生率与标准胸大肌下腔隙假体植入乳房再造相当。感染性并发症和假体损失仅在发生了血清肿和皮肤坏死的情况下发生，并只在接受了放疗和（或）化疗的患者中发生（表 39-2 和表 39-3）。自从我们的实践中使用 2：1 网格 Surgimend 以来，这已经大大减少了。

通过 Meta 分析发现，相比未使用 ADM 的完全胸大肌后假体植入，使用 ADM 后唯一会增加的并发症是血清肿。我们通过用盐水冲洗假体植入腔隙来去除游离的脂肪颗粒，减少无效腔的形成，使得肌肉 /ADM/ 假体，以及假体 / 皮肤罩互相完美贴合，从而能降低血清肿的发生率。在乳房外侧腔隙和下皱襞放置两个 10mm 的引流管来有效引流。术后 2～3 天可移除 1 根引流管管口。通常在术后 7～11 天，当连续 2 天引流量 24h 内均＜ 30ml 时可将其移除。

1. 皮肤罩坏死

为了优化皮肤灌注，减少皮肤罩坏死的风险，需要遵守目前为止讨论的所有技术要点。精湛的乳房切除术技术需要仔细评估患者，准确的设计切口、仔细的组织处理和无张力的组织覆盖和缝合。

避免使用组织牵引器和锐性钩来掀起皮肤和保留乳房，能有助于减少由助手或外科医生非惯用手造成的皮下毛细血管网损伤。作为替代我们会使用手指轻柔牵拉皮肤。

如果乳房再造的手术团队包括了普通外科医生和单独的再造外科医生，那么密切合作、联合制定手术计划和统一手术策略是至关重要的。手术全程中与麻醉团队良好的沟通也很重要。为了获得最佳的皮肤灌注，确保充分的监控、血压稳定、正常的血流动力学，以及稳定的核心温度是至关重要的。

如果已尽最大努力，皮肤罩存活仍然不能确定，术中进一步的皮肤灌注检测能为手术决策提供信息（如是否需要切除更多皮肤或植入扩张器），可使用不同的技术来评估皮肤罩的灌注情况。术中的温度或血氧检测可能是不可靠或不实用的。我们偏好于在术中使用全视野的激光多谱勒成像（full-field laser Doppler imaging，FFLDI）

表 39-2　联合作者的经验（2007—2011 年）

		ADM 使用经验（SurgiMend） 341 例即刻乳房再造 2001 年 3 月至 2011 年 7 月 （Tel Aviv，Israel）	LPS 使用经验 102 例即刻乳房再造 2007 年 1 月至 2012 年 1 月 （Cornwall，UK）
保留皮肤的乳房切除术总数		341	102
双侧		262（131 例患者）	50（25 例患者）
单侧		79	52
直接假体植入（一期）		270	90
扩张器植入（两期）		71	12
放疗	术前	32	4
	术后	25	8
化疗	术前	43	0
	术后	19	10

表 39-3 并发症

	ADM 使用经验（SurgiMend） 341 例即刻乳房再造 2001 年 3 月至 2011 年 7 月 （Tel Aviv, Israel）	LPS 使用经验 102 例即刻乳房再造 2007 年 1 月至 2012 年 1 月 （Cornwall, UK）
坏死	18（5.2%）	10（9.8%）
坏死和感染	7（2.0%）	1（1.0%）
感染（没有坏死）	1（0.3%）	4（3.9%）全都发生在化疗后
血肿	7（2.0%）	5（4.9%）
血清肿	9（2.6%）	4（3.9%）
手术失败	6（1.75%）	4（3.9%）全都发生在化疗后
包膜挛缩（3～4 级）	7（2.0%）全都发生在放疗后（7/57=12.3% 的放疗患者）	4（3.9%）全都发生在放疗后（4/12=33.3% 的放疗患者）
假体旋转	1（0.3%）	1（1.0%）

技术来评估皮肤的灌注和存活能力。激光信号能照亮 7cm × 7cm 的皮肤罩区域和传送到最大 2mm 深度的组织。激光与循环中的红细胞相互作用产生的引起的频移（激光多普勒效应）用来计算浓度、速度和皮瓣的灌注，然后在监视器上显示实时的彩色灌注图。灌注差有的皮肤应该切除。吲哚菁绿扫描仪是另一个有用的评估术中皮瓣灌注的选择 [26]。只有在用于乳房软组织覆盖和减少出血的渗透液中不使用肾上腺素时，这些才是适用和可靠的，也只有在核心和皮肤温度保持接近正常值的情况下才是有效的。在这些条件下，设备敏感性和特异性不是很高，因此扫描仪和激光多普勒设备只在以下情况时使用：没有使用带有肾上腺素的皮下浸润麻醉液，当皮肤温度接近正常值，没有整形外科医生而由普通外科医生执行乳房切除术。

如果使用固定容量的假体后无法按计划缝合切口或张力过大，那么我们建议使用组织扩张器。

2. 包膜挛缩

在一定程度上，包膜形成是假体植入的必然结果。有症状和有问题的包膜挛缩（3 级和 4 级）需要手术干预，然而通过遵守被认可的预防措施有小心地处理组织和止血、严格的无菌操作和使用 ADM，是有可能减少包膜挛缩发生的。

ADM 的使用可减少炎症反应区域，降低包膜挛缩发生率。最近的 Meta 分析和对早期发表使用 ADM 的论文回顾性研究似乎证实了这一点 [32, 33]，我们的个人经验也支持同样的结论。

3. 放疗后的包膜挛缩

无论术后放疗是意料之外还是预先计划的，当患者选择基于假体的乳房再造时，必须告知她们放疗会不可避免地增加美学效果不佳的风险 [34–36]。

正是这一点促使一些人提倡在需要放疗的患者中避免使用假体乳房再造，而是赞成实施延期自体组织乳房再造或在放疗过程中暂时植入扩张器进行延期 – 即刻的乳房再造 [37, 38]。在放疗期间或放疗之后进行扩张，即使是延期乳房再造，也并不能有效地减少放疗带来的美学影响 [39]。

现代、个性化放疗规划可以减轻放疗对再造乳房不良影响，放疗管理有 2 点重要进展：①使用 3D 治疗规划系统来精确地剂量计算；②制订详细分级的剂量表和避免对特定的小块皮肤放疗。针对不同患者的特定治疗目标，注意距皮肤的剂量深度，最小化对假体、组织的辐射，这些都促进了基于假体的乳房再造结果的改善，即使在接受放疗的患者中也是如此。

在乳房下极使用真皮支持物似乎也可以改善放疗后乳房再造的结果。我们同样相信这与软组织和稳定的内部腔隙建立了更好的组织缓冲填充和灌注，以及细致优化皮肤罩的活力。乳房下极的真皮支撑使内部腔隙施加在皮肤罩上的张力最小化，这最大可能确保了准备接受放疗皮肤和软组织的灌注，有充分的证据表明在有假体的情况下进行放射治疗，会增强组织纤维增生并已经确定了一些重要的信号通路[40]。我们假设除此以外，ADM 和 LPS 维持了上方的软组织的血管系统不塌陷（由于皮肤、肌肉和包膜的形成），因此它们可能更不容易受到放疗引起的血管炎和其随后导致的纤维化影响。

4. 急性和慢性疼痛

相比完全胸大肌后腔隙或部分前锯肌后腔隙，联合 ADM 或 LPS 的胸大肌后假体腔器张力更小，也更稳定。因此术后即刻因为早期胸肌运动而导致的疼痛是减轻的。在分离胸大肌后腔隙和外侧的前锯肌后腔隙时，肋骨骨膜的损伤可能会加剧术后的不适感。肋间神经阻滞和其他局麻技术（胸肌间阻滞）的使用可以缓解术后初期的急性疼痛。

正如早前讨论过的，使用乳房下极组织支撑技术，特别使用 ADM 时，似乎能减少包膜挛缩的发生率。我们相信这可能反过来可能减少了慢性疼痛的发生。

（十一）长期结果的改善

脂肪移植

作为辅助手段，自体脂肪填充在改善乳房再造效果[41]特别是假体乳房再造结果[42]上可能是特别有效的。

- 创造更自然的乳沟和乳房上极起点。
- 填充抚平乳房切除术后皮肤罩局部过薄而不平坦的区域。
- 改善轮廓、形状和过渡区域的畸形。
- 覆盖组织较薄可能出现假体波纹或触及假体边缘的区域。
- 减少放疗引起的皮肤变化和纤维化包膜形成。

随之而来的对下方假体的风险很小，但是如果软组织薄，先初步使用生理盐水水分离，进一步使用微米、纳米脂肪颗粒进一步降低假体囊内脂肪注射和假体损伤的风险。

三维成像（如 Vectra 系统）将演示（量化）形态和体积的差异，更好的客观和定量的评估可以提高术前咨询的质量，并实现脂肪注射这一精细操作的精确规划。值得记住并提醒患者的是，脂肪移植有时会造成局部脂肪坏死，临床上常常表现为致密不规则的团块，临床上无法与乳腺癌区分。脂肪坏死的超声学表现类似于乳腺癌。然而，细针或组织活检通常可以明确诊断并使患者安心。

参考文献

[1] Salgrello M, Seccia A, Eugenio F (2004) Immediate breast reconstruction with anatomical permanent expandable implants after skin-sparing mastectomy: aesthetic and technical refinements. Ann Plast Surg 52:358
[2] Spear SL (1998) Editorial comment. Adjustable implant reconstruction. In: Spear SL (ed) Surgery of the breast: principles and art. Lippincott-Raven, Philadelphia, PA, pp 373–374
[3] Eskenazi LB (2007) New options for immediate reconstruction: achieving optimal results with adjustable implants in a single stage. Plast Reconstr Surg 119:28–37
[4] Gui GP, Tan SM, Faliakou EC et al (2003) Immediate breast reconstruction using biodimensional anatomical permanent expander implants: a prospective analysis of outcome and patient satisfaction. Plast Reconstr Surg 111:125–138 discussion 139–40
[5] Hudson DA, Skoll PJ (2002) Complete one-stage immediate breast reconstruction with prosthesis material in patients with large or ptotic breasts. Plast Reconstr Surg 110:487
[6] Bayram Y, Kulachi Y, Igril C et al (2010) Skin-reducing subcutaneous mastectomy using a dermal barrier flap and immediate breast reconstruction with an implant: a new surgical design for reconstruction of early-stage breast cancer. Aesthet Plast Surg 34:71–77

[7] Scott HC, Sumer D (2003) Skin-sparing mastectomy flap complications after breast reconstruction: review of incidence, management and outcome. Ann Plast Surg 50:249–255 discussion 255
[8] Carlson GW, Styblo TM, Lyles RH et al (2003) The use of skinsparing mastectomy in the treatment of breast cancer: the Emory experience. Surg Oncol 12:265–269
[9] Davies K, Allan L, Ross D et al (2010) Factors affecting postoperative complications following skin-sparing mastectomy with immediate breast reconstruction. Breast 20:21–25
[10] Beer GM, Varga Z, Budi S et al (2002) Incidence of superficial fascia and its relevance in skin-sparing mastectomy. Cancer 94:1619–1625
[11] Seltzer V (1994) The breast: embryology, development and anatomy. Clin Obstet Gynecol 37:879–880
[12] Ho CM, Mak CK, Lau Y et al (2003) Glandular excision in total glandular mastectomy and modified radical mastectomy: a comparison. Ann Surg Oncol 10:102–107
[13] Barton FE Jr, English JM, Kingsley WB et al (1991) Glandular excision in total glandular mastectomy and modified radical mastectomy: a comparison. Plast Reconstr Surg 88(3):389–392 discussion 393–4
[14] Carlson GW, Grossl N, Leweis MM et al (1996) Preservation of the inframammary fold: what are we leaving behind? Plast Reconstr Surg 98:447–450
[15] Algaithy ZK, Petit JY, Lohsiriwat V et al (2012) Nipple sparing mastectomy: can we predict the factors predisposing to necrosis? Eur J Surg Oncol 38:125–129
[16] Garwood ER, Moore D, Ewing C et al (2009) Total skin-sparing mastectomy: complications and local recurrence rates in 2 cohorts of patients. Ann Surg 249:26–32
[17] Garcia-Etienne CA, Cody HS III, Disa JJ et al (2009) Nipplesparing mastectomy: initial experience at Memorial Sloan-Kettering Cancer Center and a comprehensive review of the literature. Breast J 15:440–449
[18] Rusby JE, Smith BL, Gui GPH (2009) Nipple-sparing mastectomy. Br J Surg 97:305–316
[19] Antony AK, McCarthy CM, Cordeiro PG et al (2010) Human dermis implantation in 153 immediate two-stage tissue expander breast reconstructions: determining the incidence and significant predictors of complications. Plast Reconstr Surg 125:1606–1614
[20] Chun YS, Verma K, Rosen H et al (2010) Implant-based breast reconstruction using acellular dermal matrix and the risk of postoperative complications. Plast Reconstr Surg 125:429–436
[21] Lanier ST, Wang ED, Chen JJ et al (2010) The effect of acellular dermal matrix use on complication rates in tissue expander/implant breast reconstruction. Ann Plast Surg 64:674–678
[22] Liu AS, Kao H, Reish RG et al (2010) Post-operative complications in prosthesis-based breast reconstruction using acellular dermal matrix. Plast Surg Adv Online 127:1755–1762. https://doi. org/10.1097/PRS.0b013e31820cf233
[23] Nahabedian MY (2009) AlloDerm performance in the setting of prosthetic breast surgery, infection, and irradiation. Plast Reconstr Surg 124:1743–1753
[24] Rawlini V, Buck DW, Heyer K et al (2010) Tissue expander breast reconstruction using prehydrated human acellular dermis. Plast Reconstr Surg 125:1–10
[25] Spear SL, Parikh PM, Reisin E et al (2008) Acellular dermisassisted breast reconstruction. Aesthet Plast Surg 32:418–425
[26] Payette JR, Kohlenberg E, Leonardi L et al (2005) Assessment of skin flaps using optically based methods for measuring blood flow and oxygenation. Plast Reconstr Surg 115:539–546
[27] Hoppe IC, Yueh JH, Wei CH et al (2011) Complications following expander/implant breast reconstruction utilizing acellular dermal matrix: a systematic review and meta-analysis. E-plastycom 11:417–428
[28] Newman MI, Swartz KA, Samson MC et al (2011) The true incidence of near-term postoperative complications in prosthetic breast reconstruction utilizing human acellular dermal matrices: a metaanalysis. Aesthet Plast Surg 35:100–106
[29] Adetayo OA, Salcedo SE, Bahjri K et al (2011) A meta-analysis of outcomes using acellular dermal matrix in breast and abdominal wall reconstructions: event rates and risk factors predictive of complications. Ann Plast Surg 77:e31–e38
[30] Sbitany H, Serletti JM (2011) Acellular dermis-assisted prosthetic breast reconstruction: a systematic and critical review of efficacy and associated morbidity. Plast Reconstr Surg 128:1162–1169
[31] Sbitany H, Langstein HN (2011) Acellular dermal matrix in primary breast reconstruction. Aesthet Surg J 31:30S–37S
[32] Jansen LA, Macadam SA (2011) The use of alloderm in postmastectomy alloplastic breast reconstruction: part I. A systematic review. Plast Reconstr Surg 127:2232–2244
[33] Kim JYS, Davila AA, Persing S et al (2011) A meta-analysis of human acellular dermis and submuscular tissue expander breast reconstruction. Plast Reconstr Surg 129:28–41
[34] Evans GR, Schusterman MA, Kroll SS et al (1995) Reconstruction and the radiated breast: is there a role for implants? Plast Reconstr Surg 96:1111–1115 discussion 1116–8
[35] Behranwala KA, Dua RS, Ross GM et al (2006) The influence of radiotherapy on capsule formation and aesthetic outcome after immediate breast reconstruction using biodimensional anatomical expander implants. J Plast Reconstr Aesthet Surg 59:1043–1051
[36] Whitfield GA, Horan G, Irwin MS et al (2009) Incidence of severe capsular contracture following implant-based immediate breast reconstruction with or without postoperative chest wall radiotherapy using 40 Gray in 15 fractions. Radiother Oncol 90:141–147
[37] Kronowitz SJ, Robb GL (2009) Radiation therapy and breast reconstruction: a critical review of the literature. Plast Reconstr Surg 124:395–408 Review
[38] Kronowitz SJ (2010) Delayed-immediate breast reconstruction: technical and timing considerations. Plast Reconstr Surg 125:463–474
[39] Nava MB, Pennati AE, Lozza L et al (2011) Outcome of different timings of radiotherapy in implant-based breast reconstructions. Plast Reconstr Surg 128:353–359

[40] Lipa JE, Qiu W, Huang N et al (2010) Pathogenesis of radiationinduced capsular contracture in tissue expander and implant breast reconstruction. Plast Reconstr Surg 125:437–445
[41] Losken A, Pinelli XA, Sikoro K et al (2011) Autologous fat grafting in secondary breast reconstruction. Ann Plast Surg 66:518–522
[42] Serra-Renom JM, Munoz-Olmo JL, Serra-Mestre JM (2010) Fat grafting in postmastectomy breast reconstruction with expanders and prostheses in patients who have received radiotherapy: formation of new subcutaneous tissue. Plast Reconstr Surg 125:12–18

第40章 缩减皮肤的乳房切除术

Skin-Reducing Mastectomy

Gustavo Zucca-Matthes　Raphael Luis Haikel　Angelo Matthes　著
欧阳熠烨　著　刘春军　校

一、概述

乳腺癌手术已经从尽可能切除组织的根治性乳房切除术逐渐演变为尽可能保留组织的皮下乳房切除术（表 40-1）。值得注意的是，手术方式的选择取决于肿瘤的位置和分期。诊断性成像技术的发展加强了医学界对乳腺癌的认识，使得乳腺癌能在更早期被诊断。

目前肿瘤整形外科的原则被推广，并融合到即刻乳房再造中。Veronesi 等[1]提出了保守性乳房切除的概念，指的是在手术治疗肿瘤时切除乳腺组织，同时尽可能保留包括乳头－乳晕复合体的皮肤罩，也就是说切除乳房腺体组织而不影响乳房外观。它能实现即刻乳房再造和对侧乳房的对称性手术，同时改善患者的自尊和生活质量。联合整形外科技术的乳房切除后实施即刻乳房再造是治疗乳腺癌最好的方式之一，也改善了整体的美学效果并有利于实现对侧乳房的对称[2]。

因为更多的乳腺癌被早期诊断，保留皮肤的乳房切除术的需要也增加了[3]。

根据手术切口类型和切除皮肤的组织量可进一步将保留皮肤的乳房切除术（SSM）分为不同类型（表 40-2，图 40-1）。Ⅰ型 SSM 通常用于预防性乳房切除和通过穿刺活检诊断乳腺癌的患者。当需要进一步暴露乳房腋尾部时，可能需要向外侧延长切口。Ⅱ型 SSM 适用于肿瘤较表浅或既往组织活检位置靠近乳晕的患者。Ⅲ型 SSM 适用于肿瘤表浅或既往手术切口远离乳晕的患者[4]。Ⅲ型 SSM 适用于大而下垂的乳房，而对侧乳房计划实施乳房缩小术。

对于那些需要显著切除皮肤罩和对侧乳房缩小或上提固定的大乳房或筒状乳房患者，在使用假体的即刻乳房再造时，使用Ⅳ型“倒 T”形（Wise 模式）切口实施保留皮肤的乳房切除术（SSM）能获得良好的手术效果。但是，在进行保留皮肤的乳房切除术的一侧，皮肤瓣较薄、伤口愈合不良的问题很常见，特别是在“T”区皮肤坏死的发生率高达 27%，易于暴露假体，因此限制了它的使用[5]。因此，提出了称之为缩减皮肤的乳房切除术（Ⅴ型）的技术改良，用于使用局部组织保护容易出现问题的区域并支持假体[5-8]。

在这类乳房切除术后，可以通过完全肌肉后扩张器或假体植入来进行乳房再造而无须使用自体皮瓣，最终瘢痕与乳房美容手术（“倒 T”）瘢痕相似[5]。

二、简史

在不同类型使用“倒 T”形切口的乳房切除术中，并发症的发生率相对较高（最高达 27%），通常与“倒 T”形切口连接处的皮瓣成活有关[5]。

表 40-1 乳腺癌手术治疗方式的发展

作 者	年 份	手术方式	说 明
W Halsted	1894	根治性乳房切除术	切除乳房、胸大小肌和腋窝淋巴结
Stewart	1915	改良的根治性乳房手术	横行切口，美学效果更好
Urban	1956	Ultra- 根治性乳房手术	切除乳房、胸大小肌、腋窝淋巴结和乳内动脉周围淋巴环
Patey-Dyson	1948	改良的根治性乳房手术	切除乳房、胸小肌和腋窝内容物
Madden- Auchincloss	1965	改良的根治性乳房手术	切除乳房和全部腋窝内容物，保留胸肌
Fisher	1985	保乳手术	肿瘤切除（肿瘤切除和象限切除）、腋窝清扫术和放射治疗
Veronesi	1986	保乳手术	肿瘤切除（象限切除）、腋窝清扫术和放射治疗
Toth and Lappert	1991	保留皮肤的乳房切除术	为尽可能保留皮肤而便于后期乳房再造出现的乳房切除术
Audretsch	1994	肿瘤整形手术	联合整形外科技术的保乳治疗
Giuliano	1994	前哨淋巴结活检	先进行腋窝淋巴结活检，能够避免彻底的腋窝清扫术
Petit	2006	保留乳头的乳房切除术	为保留皮肤和乳头乳晕复合体而便于后期乳房再造出现的乳房切除术，联合术中的乳头乳晕复合体放疗
Nava	2006	缩减皮肤的乳房切除术	联合皮瓣技术使用永久植入的解剖型假体一期再造大或中等容量的下垂乳房

表 40-2 改良的保留皮肤乳房切除术分类

类 型	分型方法
Ⅰ	仅切除乳头、乳晕
Ⅱ	将浅层肿瘤上方的皮肤和既往活检切口瘢痕与乳头、乳晕一同切除
Ⅲ	将浅层肿瘤上方的皮肤和既往活检切口瘢痕与乳头、乳晕一同切除而不干扰皮肤血运
Ⅳ	通过“倒 T”形切口或乳房缩小术皮肤切口切除乳头、乳晕

因此，很多人尝试通过改良的“倒 T”形（Wise 模式）切口来克服皮瓣坏死和手术效果不佳的问题，而不是将假体直接放置在皮下腔隙。

1990 年，Bostwick[9] 尝试在实施“倒 T”形（Wise 模式）切口的乳房切除术时，保留乳房下方去表皮的真皮瓣为固定容量的永久性硅胶假体的植入创造一个肌肉真皮腔隙，为假体提供适当的组织覆盖。在当时的认知下，肿瘤学治疗时不能保留皮肤，因此这项技术只用于预防性乳房切除术。

Hammond 等[8] 在乳腺癌治疗中引进了 Bostwick 的方法，主要适用于分期乳房再造的患者，即第一期手术植入临时使用的扩张器，第二期手术更换为可永久植入的假体。

Nava 等[5] 在 2006 年描述了一种Ⅳ型保留皮肤的乳房切除术的改良技术，重新命名为缩减皮肤的乳房切除术。通过这种技术，在特定的患者中，可以通过一期手术将解剖型硅胶假体植入真皮 – 肌肉瓣形成的腔隙中实现乳房再造。

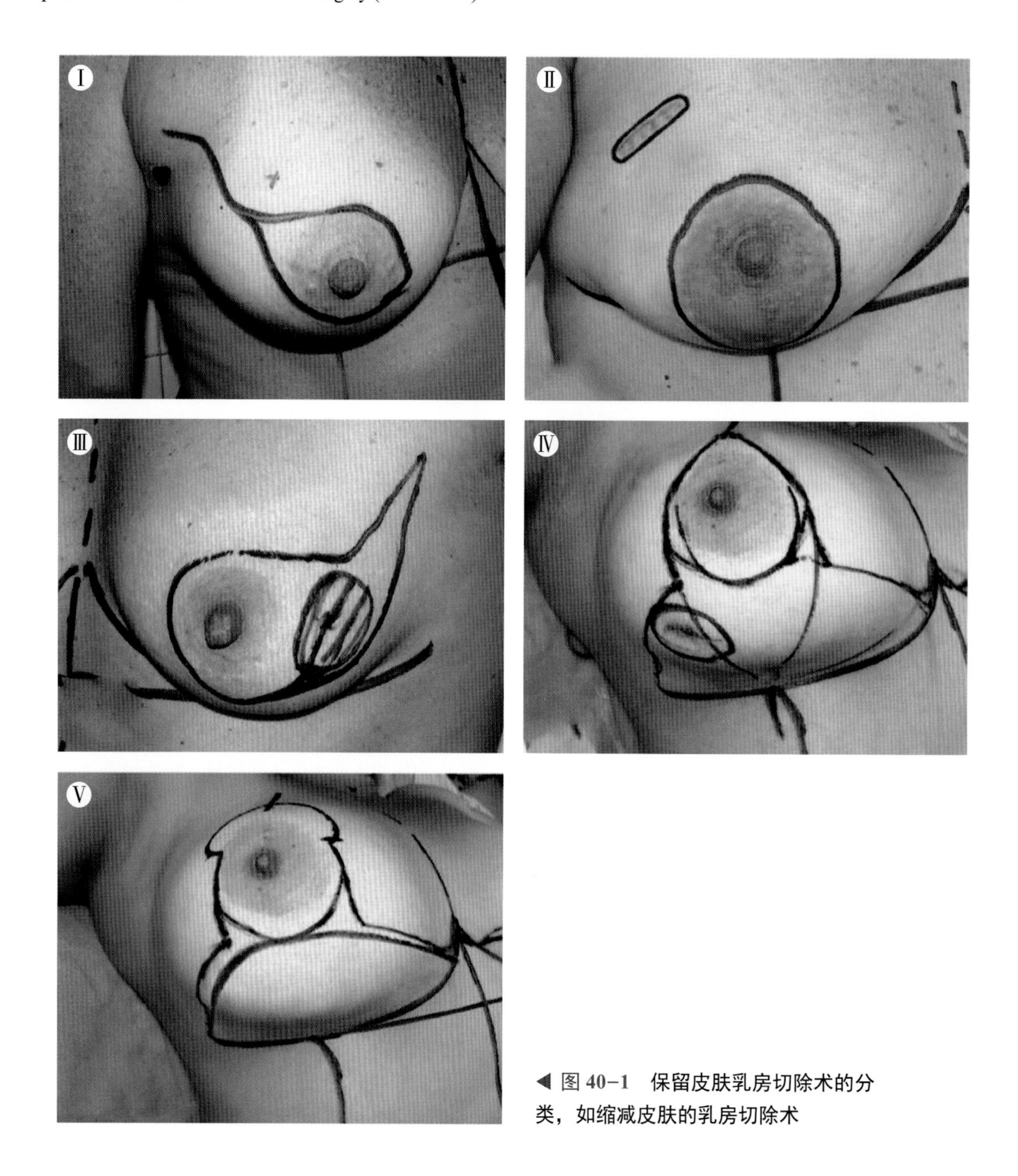

◀ 图 40-1 保留皮肤乳房切除术的分类，如缩减皮肤的乳房切除术

Nava 等想通过这项技术达到避免Ⅳ型保留皮肤的乳房切除术相关并发症的目的，如当胸肌后腔隙下方和内侧空间不足时，有时需要通过离断胸大肌下方的止点释放空间，这会使得放在皮下的假体发生外漏的风险很高，特别是当假体放置在较长的（还可能是缺血的）乳房切除后的皮瓣之上。

三、定义

缩减皮肤的乳房切除术（SRM）是一项能帮助我们通过一期手术填充乳房内下侧容量来克服在大乳房和筒状乳房中实施Ⅳ型 Wise 模式的保留皮肤的乳房切除术（最终瘢痕为“倒 T”形）时美学效果不佳的问题。

它的优势在于它通过使用肌肉瓣和去表皮的真皮瓣为假体提供了足够的组织覆盖，因此减少了假体露出的风险并塑造了良好的乳房下皱襞形态。

在 SRM 中，当完全释放胸肌下极，保留乳房下极的真皮瓣并将其塑形固定在乳房下皱襞时，能形成真皮肌肉的假体腔隙，实现假体的完全覆盖并克服Ⅳ型 SSM 的所有不足（乳房上极饱满和乳房凸度不足）。在增加了腔隙空间和乳房下极一层新的组织之后，相比传统“倒 T”形切口的乳房切除术，并发症减少同时美学效果改善。

四、使用指征

SRM 最初主要适用于中或大体积乳房的早期乳腺癌治疗和降低风险的预防性切除。然而，它的应用范围是可以扩展的。

目前存在的争论是关于保留皮肤的乳房切除术和保留乳头 – 乳晕复合体的乳房切除术的。这些争论集中在乳头 – 乳晕复合体的可存活性和这项技术在肿瘤学治疗角度的可靠性。许多已发表的报道描述了在特定指征下保留皮肤的乳房切除术的可靠性。在早期的乳腺癌中，在保留皮肤的乳房切除术后实施即刻乳房再造已经越来越普遍。

近些年，存在以下肿瘤危险因素的患者已经开始接受预防性的乳房切除术，这些危险因素有乳腺癌家族史、存在 *BRCA1* 和 *BRCA2* 基因的突变、非典型的导管上皮增生、皮肤癌病史、侵袭性小叶原位癌、导管原位癌或患者非常担心乳腺癌的发生。出于患者的要求或肿瘤外科医生的建议，预防性乳房切除术的实施越来越多。在早期乳腺癌患者或乳腺癌高危人群中，保留乳头 – 乳晕复合体对美学效果和患者的满意度都至关重要[10–12]。

Nair 等[6, 13]报道了他们实施 SRM 的经验。他们将 SRM 的适应证扩展至局部肿瘤病灶等级更高（T_3 和 T_4）的患者，通过新辅助化疗肿瘤降级的患者和乳房小、没有下垂，使用可扩张假体的患者。此外，他们还纳入了需要辅助性放疗的患者。

总的来说，SRM 适用于中或大体积的乳房，既往没有乳房缩小整形手术史、皮肤未受肿瘤侵袭、不包括吸烟（每天 5 根香烟）的患者和实施显微外科乳房再造有问题的患者（既往放疗史、糖尿病史）[11]。

五、术前规划

为了完美的术前规划，建议患者进行乳房超声检查和乳腺成像检查。

所有患者都应该被告知手术的步骤，他们乳房肿瘤的详细情况和手术方案的优缺点。

在患者处于站立位时进行手术设计。首先，在皮肤上标记肿块的附近区域和下皱襞位置。下皱襞和乳头在胸骨上的投影距离应至少为 4cm（4～6cm）。这两者在乳房上的曲面距离则为 5～7cm。接着按照正常乳房缩小术或上提固定术中传统“倒 T”形（Wise 模式）切口的设计逐步进行画线。然而，在进行乳房切除的一侧，一些外科医生[5]会延长 2 条垂直的切口设计线至新乳头、乳晕的位置，而不是使用半圆形线来代表乳头的位置。这一侧两条垂直切口的长度取决于我们想实现的乳房缩小程度，通常为 5cm 和 7cm，此外乳头 – 乳晕复合体的直径通常为 2cm。接着在患者仰卧位时，将垂直切口的远端分别向内侧和外侧延伸，最终与已标记的乳房下皱襞相交。

在术前设计的开始，标记乳房下皱襞在胸骨上的投影位置可以反映胸廓在垂直方向上是否存在不对称。通常来说，下皱襞和胸廓存在 1～2cm 的不对称是正常的。术前展现不对称的情况有助于通过手术设计实现术后的对称。标记新乳房的位置于下皱襞之上，两者在胸骨方向的投影距离为 4cm。在标记的新乳头位置画一条水平线来确定新乳头的位置。使用这项技术可以切除更多的皮肤，最终的瘢痕位于下皱襞位置。

示例说明的病例如下图 40–2 所示。

六、手术步骤

将包括乳头 – 乳晕复合体（直径 4～4.5cm）在内的已标记的切口之内的区域去表皮化。预处理最终需游离移植的乳头 – 乳晕复合体。通过外侧垂直的全层切口进行皮下乳腺切除术。

在开始乳房切除术前，将乳房下极皮瓣向下分离至乳房下皱襞，小心辨认和保护下皱襞的解

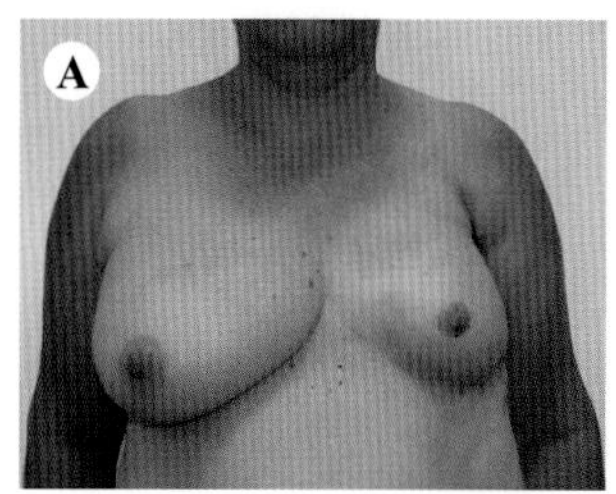

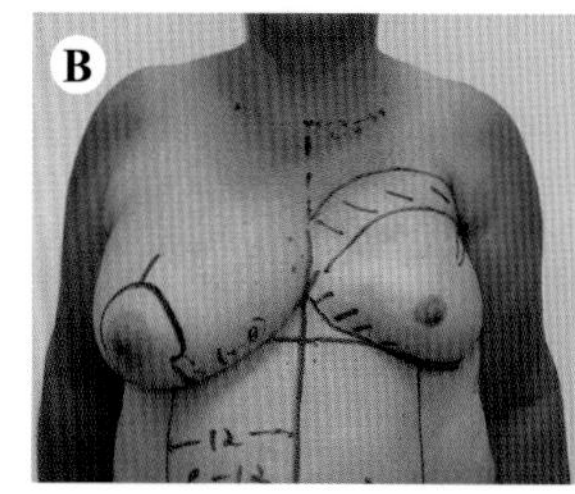

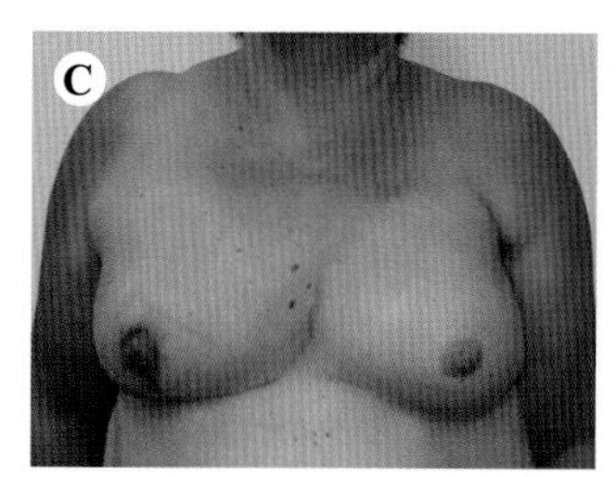

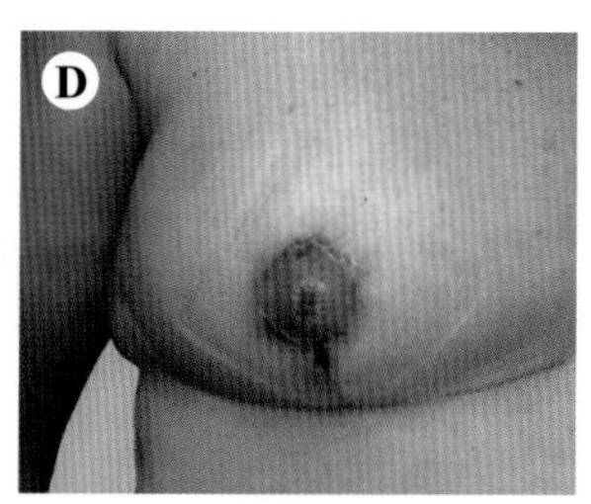

▲ 图 40-2 **A.** 术前照片，双侧乳腺癌；左侧，既往乳房再造结果不佳。右侧，中等大小的乳房，4cm×4cm 肿瘤在上外象限，腋窝淋巴结结果阳性；**B.** 术前画线。左侧，更换假体，重塑腺体形态；右侧，缩减皮肤的乳房切除术；**C.** 术后1个月的最终结果；**D.** 1个月后的最终结果，右乳近景照片

剖结构。切除腺体时必须精确地保留乳房上极皮瓣的皮下血管网。接着按照乳房切除术的计划步骤离断库珀韧带，这在肿瘤学治疗时是可靠的，不会损伤真皮下血管网。在肿瘤学治疗安全的前提下，这能尽量减皮瓣缺血的发生和完整地切除乳房组织。

这种手术入路能容易地进行腋窝淋巴清扫或前哨淋巴结的辨认和活检。标记乳头－乳晕复合体下方的病理标本。目前仍有关于在乳腺癌患者中保留乳头的肿瘤安全性的担心。在这种情况下，我们通常对乳晕旁的乳腺导管进行冰冻切片分析。

我们建议在乳房再造中使用中－高凸的高黏凝胶填充的解剖型假体。在肿瘤学治疗完成后，我们开始沿着胸大肌后侧缘切入，开始进行乳房再造。分离胸大肌下方和内侧偏下位置的止点，将其缝合至真皮瓣的上缘。将真皮瓣，也就是乳房中下部分的去表皮区域向外侧移动而不需折叠，将内外侧的皮肤切口缝合在一起，这样就形成了一个可容纳解剖型永久性假体的大腔隙。

在我们的观点中，选择部分还是完全胸大肌后假体植入取决于切口的位置。如果切口位于胸肌表面，需要将假体植入到完全胸大肌腔隙。此外，如果切口很长并且位于假体表面，使用前锯肌覆盖假体是非常重要的。

手术步骤可参照下方的图解图 40-3。

七、并发症

尽管皮下乳房切除术为小乳房患者提供了很好美容效果，在中等或较大体积的乳房中，想要获得最佳效果是更具挑战性的，需要重新定位的乳晕和切除乳房表面皮肤。

在不切除皮肤的皮下乳房切除术中，伤口愈合问题通常不会出现。在使用乳房缩小技术的乳房切除术中，皮肤的血液灌注受损，有两种机制可以解释这些伤口愈合、皮肤灌注问题：切除皮肤后形成了长皮瓣或激进的手术策略导致保留的皮肤很薄，损伤了皮肤真皮下血管丛。

在 SRM 中，只有外侧的全层皮肤切口，其余皮肤切口用去表皮化处理替代，这减少了缝合部分的伤口愈合问题。乳房下极真皮瓣的使用为伤口缝合位置提供了双层的组织保护，即使当伤口裂开发生时仍可以避免假体外露。即使肌肉后腔隙能更好地保护假体，对于较大的假体它不是最适合的。施加压力于假体后会导致乳房凸度较低。此外，分离胸大肌后区域增加了手术的平均用时。

如果有必要，可在女性接受乳腺癌的乳房切除术后使用放疗来降低局部肿瘤复发的风险。事实证明，乳房再造使用的假体在放疗后会随之发生包膜挛缩、感染和美学效果不佳，这是很棘手的。

尽管如此，患者们也应该获得关于辅助治疗对假体相关并发症发生的建议。为了获得最终想要的美学效果，虽然风险很小，但一定存在一些风险需要进行修复性手术。仔细的患者选择和学习曲线的改善都可能能减少并发症的发生率。吸烟的患者（每天吸烟量＞5根）和有和显微外科手术相关的患者（既往放疗、糖尿病）应该特别被注意[11]。

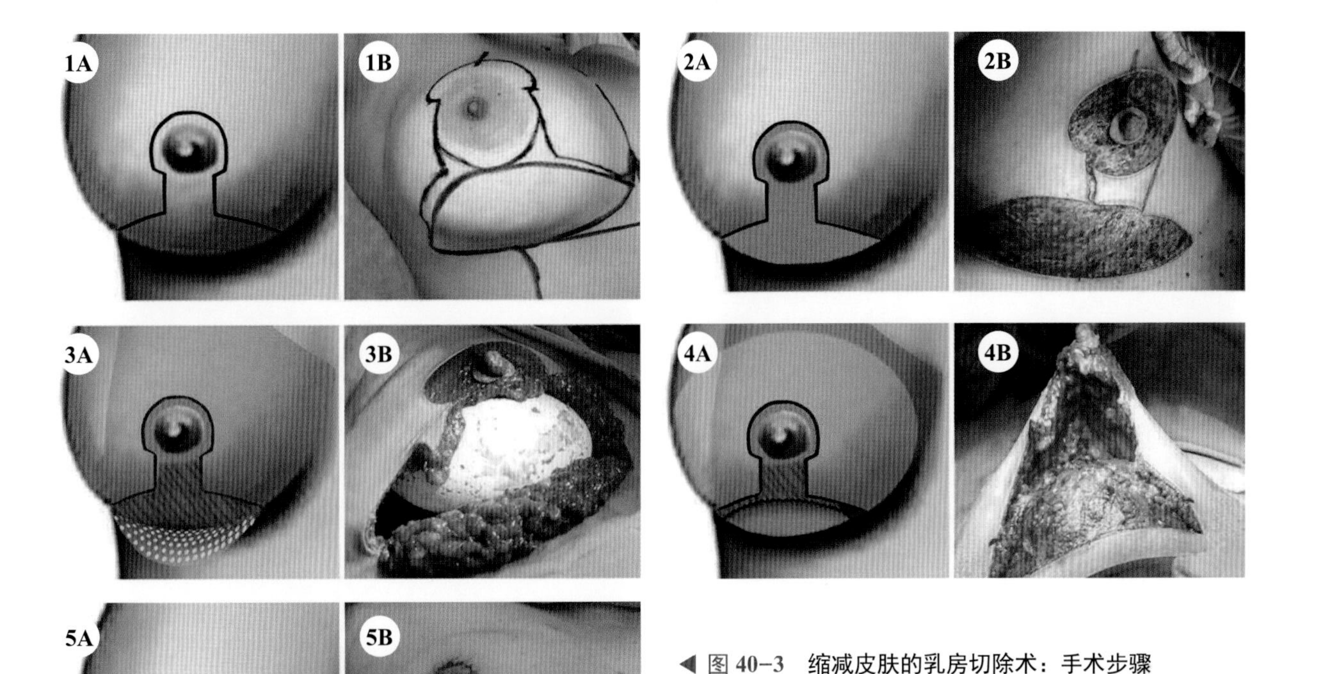

◀ **图 40-3　缩减皮肤的乳房切除术：手术步骤**

1A 和 1B.“倒 T”形（Wise 模式）切口设计；2A 和 2B. 真皮瓣（去表皮区域）的障碍；3A. 通过外侧垂直全层切口实施皮下乳房切除术；3B. 放置于缩减皮肤的乳房切除术后皮瓣下的假体筛选器；4A 和 4B. 将真皮瓣缝合至胸大肌上覆盖假体；5A 和 5B. 最终的“倒 T”形瘢痕

最终，假体外露和乳房再造的失败常常是不可避免的[3]。

八、避免并发症的建议

SRM 有很高的并发症发生率。Barretos 肿瘤医院在 2105 年连续实施了 187 例乳房切除术，6 例（11.22%）接受了 SRM 的患者，其中 1 例（16.6%）因为血清肿复发取出了假体。为了减少 Barretos 肿瘤医院的并发症发生，我们改变了手术技术。

现在我们实施 SRM 技术有一些变化。

- 乳头 – 乳晕复合体游离移植（图 40–4）。
- 永久植入的扩张器（Becker or Style 150）（图 40–5）。
- 脱细胞真皮基质或补片，即 ADM（图 40–6）。

这些变化是有充分理由的。SRM 技术对 NAC 的血液供应有潜在损害。NAC 的游离移植一定能解决这个问题。在手术的最后，将乳头 – 乳晕复合体游离移植到计划的位置。

此外，SRM 发生皮瓣坏死的概率很高。Beker 假体[14]是一种可永久植入的扩张器，是盐水扩张器和硅胶假体的结合。换而言之，它具有两种假体的优点。当皮瓣存活受到影响，如果有必要，外科医生能够通过调整生理盐水量来适应皮肤和完成乳房再造手术。当肿瘤位于乳房下极时，不可避免地需要切除乳房下极的真皮层，使用 ADM 可能是一种解决方案。

使用 ADM 可能可以实现假体的完全覆盖或在因为肿瘤需要切除时替代真皮。我们首选的是 BIO 补片 [67% 聚乙醇酸（PGA），33% 的碳酸三亚甲基酯（TMC）] 由 GORE 公司生产[15]。在手术后的前几个月，这一合成补片能够支撑假体，在发生伤口裂开时保护假体并突出乳房下皱襞。6 个月后补片将完全吸收，与局部自体组织融合，提供一个自然的形状和柔软的触感（图 40–7 术前和 SRM 联合使用 NAC 游离移植，ADM 和永久植入的扩张器的术后即刻结果）。

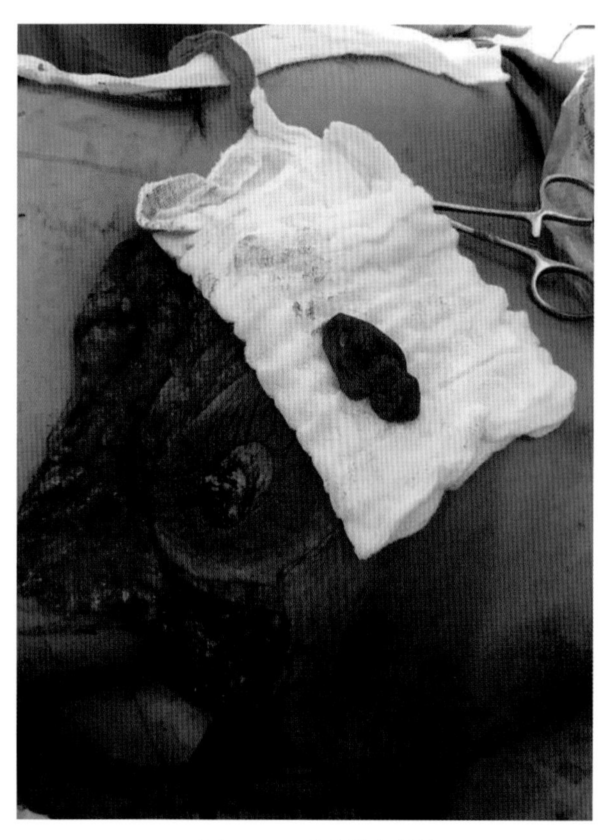

▲ 图 40-4　乳头游离移植

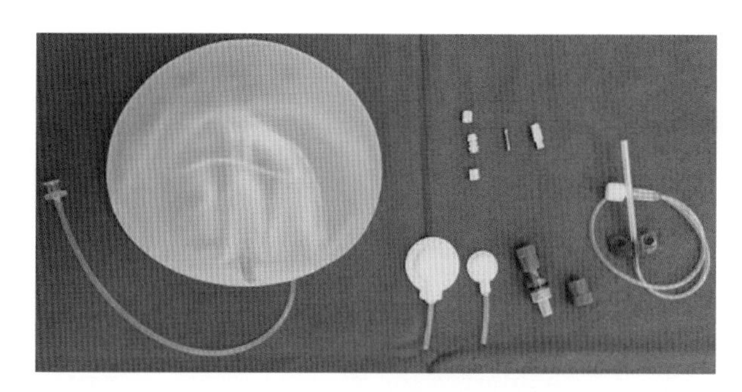

▲ 图 40-5　可永久植入的扩张器

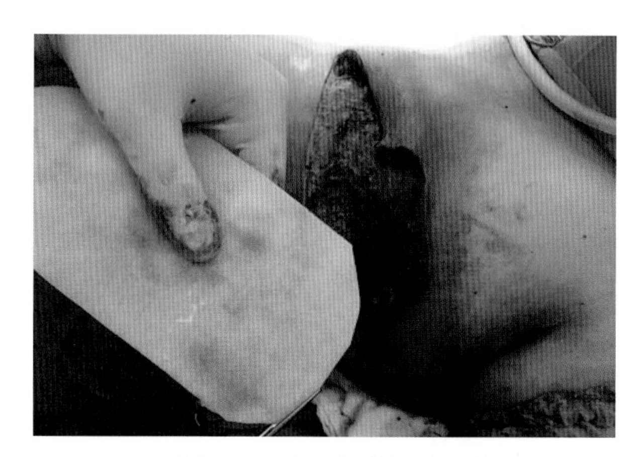

▲ 图 40-6　人工合成的网状补片

置入引流管并放置 5～10 天，使用加压绷带包扎或特殊胸罩 4～6 周。

九、心理方面

乳房切除术后的即刻乳房再造也许能将与乳房切除相关的心理创伤最小化。随着人们了解到这些手术不会影响复发性乳腺癌的发生率和病灶检测，近些年来即刻乳房再造的适应证被扩大了。此外，即刻乳房再造没有明显延期辅助性治疗的进行。现有的即刻假体乳房再造技术和保留皮肤的乳房切除技术围绕着假体植入层次这一问题，其中包括皮下层次和胸大肌后层次。

在这种情况下，因为此时 Wise 锁眼切口或“倒 T”形切口能同时应用于双侧乳房，以形成对称的乳房，同时由肌肉和皮肤组织形成假体植入腔隙来防止乳房切除区域的伤口裂开和假体暴露，这些患者需要联合保留皮肤的乳房切除术和部分皮肤罩的切除术 [15]。

因此，这项技术能为患者带来更大的安全感和自信心，对患者的康复及辅助治疗有着积极影响。

十、结论

缩减皮肤的乳房切除术（SRM）是一种乳房肿瘤整形外科为了即刻乳房再造实施的手术方式。它源自 Wise 切口模式的乳房缩小术，能够实现乳房切除术后即刻胸大肌后植入假体进行乳房再造，在必要时同时实现对侧乳房的对称。作为一项美容性手术，它也能隐藏瘢痕，同时为假体提供满意和安全的组织覆盖。在经选择的患者中，SRM 能提供了良好的手术效果，即使是肿瘤晚期的患者。尽管如此，患者也应该被告知，尽管风险较小，但仍存在一定概率的并发症。乳头 – 乳晕复合体游离移植的辅助作用和联合使用可永久植入的扩张器和脱细胞真皮有助于避免或解决最终的并发症。

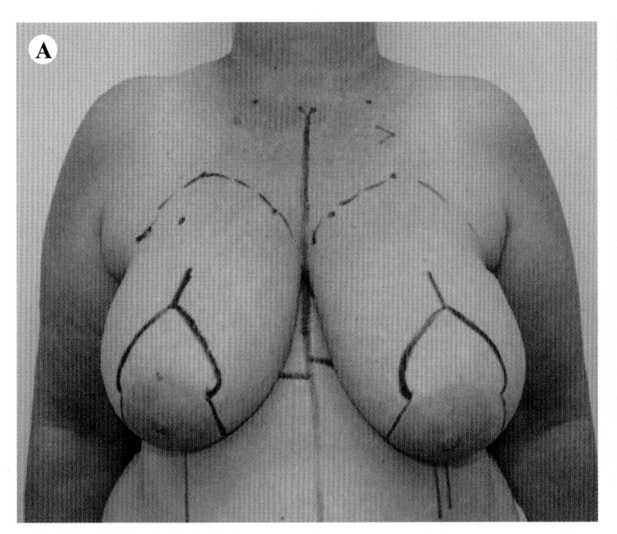

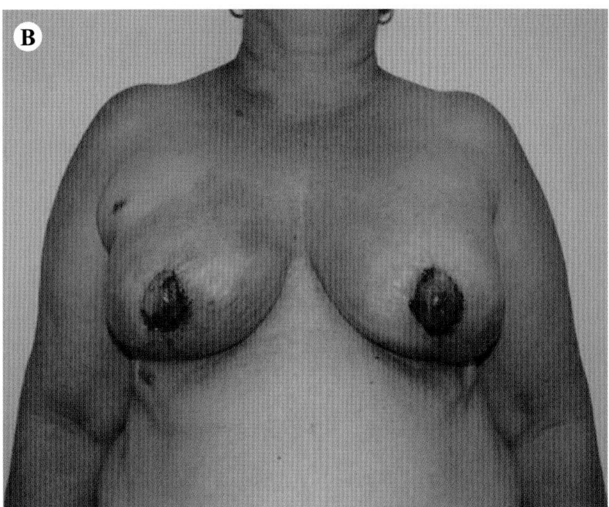

▲ 图 40-7　缩减皮肤的乳房切除术病例

参考文献

[1] Veronesi U, Stafyla V, Petit JY, Veronesi P (2012) Conservative mastectomy: extending the idea of breast conservation. Lancet Oncol 13(7):e311–e317
[2] Zucca-Matthes GMA, Viera RAC, Michelli RAD, Matthes ACS (2013) The evolution of mastectomies in the oncoplastic breast surgery era. Gland Surg 2(2):102–106
[3] Bayram Y, Kulahci Y, Irgil C, Calikapan M, Noyan N (2010) Skinreducing subcutaneous mastectomy using a dermal barrier flap and immediate breast reconstruction with an implant: a new surgical design for reconstruction of early-stage breast cancer. Aesthet Plast Surg 34(1):71–77
[4] Carlson GW, Bostwick J 3rd, Styblo TM, Moore B, Bried JT, Murray DR et al (1997) Skin-sparing mastectomy. Oncologic and reconstructive considerations. Ann Surg 225(5):570–575 discussion 75–78
[5] Nava MB, Cortinovis U, Ottolenghi J, Riggio E, Pennati A, Catanuto G et al (2006) Skin-reducing mastectomy. Plast Reconstr Surg 118(3):603–610 discussion 11–13
[6] Nair A, Jaleel S, Abbott N, Buxton P, Matey P (2010) Skin-reducing mastectomy with immediate implant reconstruction as an indispensable tool in the provision of oncoplastic breast services. Ann Surg Oncol 17(9):2480–2485
[7] Losken A, Collins BA, Carlson GW (2010) Dual-plane prosthetic reconstruction using the modified wise pattern mastectomy and fasciocutaneous flap in women with macromastia. Plast Reconstr Surg 126(3):731–738
[8] Hammond DC, Capraro PA, Ozolins EB, Arnold JF (2002) Use of a skin-sparing reduction pattern to create a combination skin-muscle flap pocket in immediate breast reconstruction. Plast Reconstr Surg 110(1):206–211
[9] Bostwick J (1990) Total mastectomy with breast skin and volume reduction using an inverted ‘T’ incision. Plastic and reconstructive breast surgery. Quality Medical Publisher Inc, St Louis, pp 1048–1054
[10] Colizzi L, Lazzeri D, Agostini T, Giannotti G, Ghilli M, Gandini D et al (2010) Skin-reducing mastectomy: new refinements. J Plast Surg Hand Surg 44(6):296–301
[11] Colizzi L, Agostini T, Lazzeri D (2011) Should indications for skin-reducing mastectomy be expanded? Ann Surg Oncol 18(Suppl 3):S254–S255
[12] Edlich RF, Winters KL, Faulkner BC, Lin KY (2006) Risk-reducing mastectomy. J Long-Term Eff Med Implants 16(4):301–314
[13] Nair A, Matey P (2011) Authors reply to “Should indications for skin-reducing mastectomy be expanded?”. Ann Surg Oncol 18(Suppl 3):256
[14] Chiummariello S, Arleo S, Pataia E, Iera M, Alfano C (2012) “Skin reducing mastectomy” and immediate breast reconstruction with Becker 35 contour profile breast implant: our experience. Minerva Chir 67(1):59–66
[15] Antonino A, Giorgio R, Giuseppe F, Giovanni de V, Silvia DG, Daniela C et al (2014) Hiatal hernia repair with gore bio-a tissue reinforcement: our experience. Case Rep Surg 2014:851278
[16] Colizzi L, Lazzeri D, Agostini T, Ghilli M, Roncella M, Pantaloni M (2011) The favorable psychological approach of single-stage curative and prophylactic skin-reducing mastectomy in patients with macromastia. Plast Reconstr Surg 127(3):1389–1390 author reply 90–91

第41章 自体背阔肌肌皮瓣乳房再造 ❶

Autologous Latissimus Dorsi Breast Reconstruction

Emmanuel Delay　Oanna Meyer Ganz　Christophe Ho Quoc　著

杜星仪　译　刘春军　校

一、概述

乳房再造是乳腺癌治疗中基本的一环。从即刻和延期乳房再造中获益的患者数量不断上升。自体组织乳房再造可以从形状、持久性、敏感性和对身体形象的完整性方面提供优越的远期效果，是目前乳房再造的金标准[1, 2]。

Tansini 于 1906 年首次提出使用背阔肌肌皮瓣行乳房切除后的胸壁再造[3]。因为受 Halsted 对整形外科敌意的影响，使用这一皮瓣进行组织覆盖及再造的技术逐步废弃不用。Olivari 于 1976 年重新使用后，背阔肌肌皮瓣逐渐成为乳房再造的主要选项[4]。自 20 世纪 80 年代起，多位作者将背阔肌描述为自体皮瓣[5, 6]，但其结果通常不太满意，同时认为使用该皮瓣带来的背部后遗症过于严重。我们自 1993 年开始运用自体背阔肌肌皮瓣乳房再造，相应文章发表于 1998 年 Plastic and Reconstructive Surgery Journal 上[7]。随着大量乳房再造手术的开展（第一作者每年操作超过 100 台手术），我们关于该皮瓣的经验不断增加，现在自体背阔肌乳房再造已经成为我们的首选技术。

对于部分非常苗条或皮瓣萎缩的患者来说，使用该皮瓣再造的乳房容量可能有所欠缺。对此，传统的解决办法是行后续的皮瓣下假体植入。因此，皮瓣将不再是单纯的自体组织，并进而有假体植入带来的相应劣势，如包膜挛缩和不自然的外观。我们中心自 1998 年开始开展乳房脂肪移植，这一技术成为解决再造乳房容量不足的理想解决措施，并促进了背阔肌肌皮瓣的使用。

在后续的章节中，我们将描述关于自体背阔肌肌皮瓣乳房再造的技术经验及其近年来的发展、获取自体组织行再造手术的技术、手术指征、禁忌证、并发症、预期效果和该技术的优缺点。

二、背阔肌肌皮瓣的手术解剖

（一）背阔肌

背阔肌是一宽薄的肌肉，它在下 4 肋前方走行，4 个附着点和腹外斜肌的指状突起融合。肌肉的中下部分插入延展附着于下 6 胸椎、5 个腰椎及骶椎的棘突和骶髂后 1/3 的胸腰筋膜。肌肉的上部覆盖肩胛下角，此处常能看到大圆肌一肌束。两者一起构成了它们行于胸大肌和大圆肌肌腱间，插入肱部肱二头肌沟前的腋窝后壁，它的深面是背阔肌和前锯肌的附着点。

---

❶ 第 41 章配有视频，可自行登录 https://doi.org/10.1007/978-3-319-62927-8_41 在线观看。

根据 Mathes 和 Nahai 分型，背阔肌的血供模式为Ⅴ型，也就是由一个主要的胸背血管蒂和多个从肋间和腰动脉发出的副节段分支血管蒂组成。当胸背血管蒂穿行入背阔肌深面的时候，它分出两个同样重要的分支，即降至和横支。运动功能由胸背神经控制，它起源自 C_6～C_8 的二级后神经干，神经的发出点约在血管蒂靠中心侧 3cm 处，然后同血管蒂在穿行入肌肉前汇合。部分特殊情况中，动脉的发出点偏近端，这种情况下神经多行于动脉和静脉中间。

背阔肌控制上肢的内收、后伸和内旋。

因此背阔肌可在负重运动中涉及，如杵拐行走和将手举过头顶。背阔肌取出后对日常活动及一些业余运动影响较小，但对越野滑雪和攀岩运动影响巨大。

（二）背阔肌的脂肪延展区域

自体背阔肌肌皮瓣移植通过涵盖背阔肌周边延展的脂肪区域来增大皮瓣容量（图 41-1A～C），在肌肉移植后失用性萎缩时，这部分组织格外重要。我们描述了取皮瓣时一起切取的 6 块脂肪组织[1]。

- 区域一为背部皮岛的新月形脂肪区域。
- 区域二为肌肉和 Scarpa 筋膜（浅筋膜）间的脂肪层，它覆盖于所取皮瓣的表面。
- 区域三为肌肉上缘的肩胛折皮瓣。
- 区域四为肌肉的外缘，构成一前折皮瓣。
- 区域五为髂上脂肪，亦称“爱的把手”。
- 区域六为肌肉深层的脂肪组织。

所得脂肪总量根据患者自身脂肪储量而定。

这些区域的脂肪可由肌肉血管穿支提供可靠的血供。区域三的优势是它有多个皮支血管（旋肩胛动脉的竖支，肋间穿支和外侧胸动脉穿支）和两个胸背动脉穿支形成的血管丛供血。

三、乳房再造目标

乳房再造的两个明确目标。

- 重塑再造乳房的皮肤、形状、容量和持久性。
- 再造双侧乳房的对称性和和谐性。

从技术的角度来看，乳房再造需要再造它的容器，即它的皮肤包容结构，以及它的内容物（即容量）。在行第一期自体背阔肌乳房再造 2 个月后肌肉萎缩，因此可考虑行再次手术重塑乳房对称性，同时完成乳头 - 乳晕复合体的再造。

四、手术指征和禁忌证

因其安全性和可靠性，背阔肌肌皮瓣是乳房再造的理想选择。在大多数临床情境中均可应用。不管患者是苗条还是超重，她的体型不是使用这项技术的禁忌证。它可以应用于即刻或延期乳房再造，也可以在需要时应用于接受新辅助放疗的病例。

禁忌证非常少见，如背阔肌血管蒂和前锯肌血管的同时损伤或是先天性背阔肌的缺失（图 41-2）。通过内收对抗实验，检测肌肉收缩，以此确定背阔肌是否有功能，是否有运动神经支配。神经的完整基本可以保证胸背血管蒂通畅。相对禁忌证包括背部病变（脊柱侧凸、慢性脊柱创伤）或患者拒绝背部瘢痕。

五、手术技术

（一）术前规划

术前评估需要考虑术前咨询所采集到的所有数据。特别需要关注背阔肌的功能[1]，这通常意味着胸背血管蒂是否完整。其他重要的指标有背部外侧可获得的皮肤和脂肪量，通过捏肤实验可衡量背部脂肪量。预估可获取的组织量同乳房需要量做对比，如果预估组织量在肌肉萎缩后小于健侧乳房，需要将下一次脂肪移植纳入手术计划中。需要告知患者，术后其背部将形成一横弯形瘢痕。在延期再造中，为缩短瘢痕长度，乳房切除术的瘢痕常同背部伤痕连续（短瘢痕背阔肌肌皮瓣）。

（二）设计

患者站立位时进行再造设计[1]（图 41-1A）。要求患者侧倾以暴露皮肤及脂肪的天然褶皱。背部皮岛顺这些线条形成一新月形向下凹的曲线

（图 41–1B 和 C）。小心谨慎地通过捏肤实验确定可切取的皮肤量以保证伤口无张力的缝合（图 41–1C）。皮瓣内侧缘在肩胛下角和脊柱中间，外侧缘根据患者体型而定，稍微超过肌肉的前缘数厘米。在延期再造中，乳房切除术的瘢痕会形成一道腋窝下的猫耳畸形，将该部分涵盖在皮瓣中可以避免腹部推进皮瓣形成一更大的猫耳畸形。

（三）手术技巧

患者侧卧位（图 41–1D），手臂外展暴露腋窝，背部区域使用稀释过的肾上腺素盐水浸润。这可以帮助术中 Scarpa 筋膜（浅筋膜）的分离。皮瓣切开至浅筋膜层（图 41–1E 和 F）。分离从浅筋膜深面开始，注意将深层脂肪保留在肌肉上。分离的上界至肩胛下角下缘，内界至三角肌。介于背阔肌上缘、三角肌和分离上界间的脂肪即为肩胛折皮瓣，也就是区域三（图 41–1G）。随后，沿三角肌、大圆肌和菱形肌继续剥离皮瓣。旋肩胛动脉蒂的皮支延伸部分需要小心的灼烧凝断。在皮瓣下部，分离部分应较背阔肌宽一些，方便后续肌肉的离断。分离的下界为髂嵴，这样可以方便“爱的把手”区域（区域五）的脂肪的分离。另一种选择方案是使用脂肪塑形的技术，将其注射入胸大肌以提升下颌曲线，在这种情况下，分离的下界在腰部以上。肋间后动脉的皮穿支横向走行，标志着分离的内侧边界。外侧的分离稍微超出背阔肌前缘前侧数厘米，以此可获取区域四的脂肪。在这之后，从距离腋窝约 12cm 前锯肌处开始深层平面的分离，此处分离肌肉较容易[1]。肌肉下的分离涵盖深层脂肪（区域六），分离时应注意血管分支的凝断（图 41–1H）。当背阔肌被彻底分离时，它的远端离断，从深至浅，应尽可能保持水平，以此保证有尽可能多的脂肪量。区域五的脂肪现多通过吸脂方式获取。血管蒂在腋窝区域进行游离，需保证转位时没有张力或扭转，背阔肌肌腱在此离断。于深面分离大圆肌和背阔肌，并从此处开始由远端向近端逆行游离血管蒂（图 41–1I）。背阔肌肌蒂可顺着前锯肌肌蒂至“Y”形分岔口寻得。前锯肌的血管分支应小心地保留，这样可以为部分胸背动脉蒂分岔口以上损伤的病例保证血供。肩胛下角动脉需进行凝断以使皮瓣获得更好的活动度。当血管蒂明确后，使用手指探入肌腱下（放置于血管蒂和肌腱间），保护血管蒂不在离断部分肌腱时受到损伤，约要离断 95% 的肌腱。此时，皮瓣已准备好行转位放置于乳房位置（图 41–1J），转移方式可为经皮下隧道转移或使用与背侧伤口连续的胸壁伤口进行直接转移，供区彻底清洗止血[3]，供区伤口使用倒刺线，使用针距 3cm 的褥式缝合进行关闭，同时放置一根引流。

（四）皮瓣的摆放和塑形

在即刻再造、延期再造，以及由假体为主的再造改为自体组织再造的病例中，皮瓣的摆放和塑形均有所不同。

1. 延期再造

我们尽量避免胸部使用背部皮肤，乳房皮肤通常来源于胸部推进皮瓣[9]。背阔肌肌皮瓣放置于新的胸部皮肤囊袋中。当确定能完全无张力的关闭伤口，并使皮瓣被皮肤包裹住后，我们会去掉背阔肌肌皮瓣的皮肤。在这之后，皮瓣进行简单塑形，将区域一的脂肪垂直乳腺轴线放入，不需要折叠或者皮瓣的塑形（皮肤结构可保证乳房的形状）。放入引流，分两层关闭伤口（图 41–1K 和 L）。

2. 即刻再造

虽然自体背阔肌乳房再造对放疗有良好的耐受性，但我们反对不需要做术后放疗的患者进行即刻乳房再造。

塑形的首个步骤是使用可吸收缝线重新界定乳房的各个界限。乳房下皱襞和它的腋窝延伸部分是重新界定中最重要的结构。皮瓣使用两根可吸收缝线固定在乳房切除术区域的上界。远端的肌肉和附着的脂肪，通过在乳房隆起部分的折叠来增加容量和凸度。当背阔肌肌皮瓣的位置确定后，皮肤通过乳房切除术的切口处漏出。过去我们常将其做成一个不对成的“U”形，但现在我们鲜少用此方法（图 41–2）。取而代之的是我们将皮瓣置入皮肤腔隙中使皮岛处于垂直方向。多个原因使我们更愿意在乳房再造的同期完成乳头

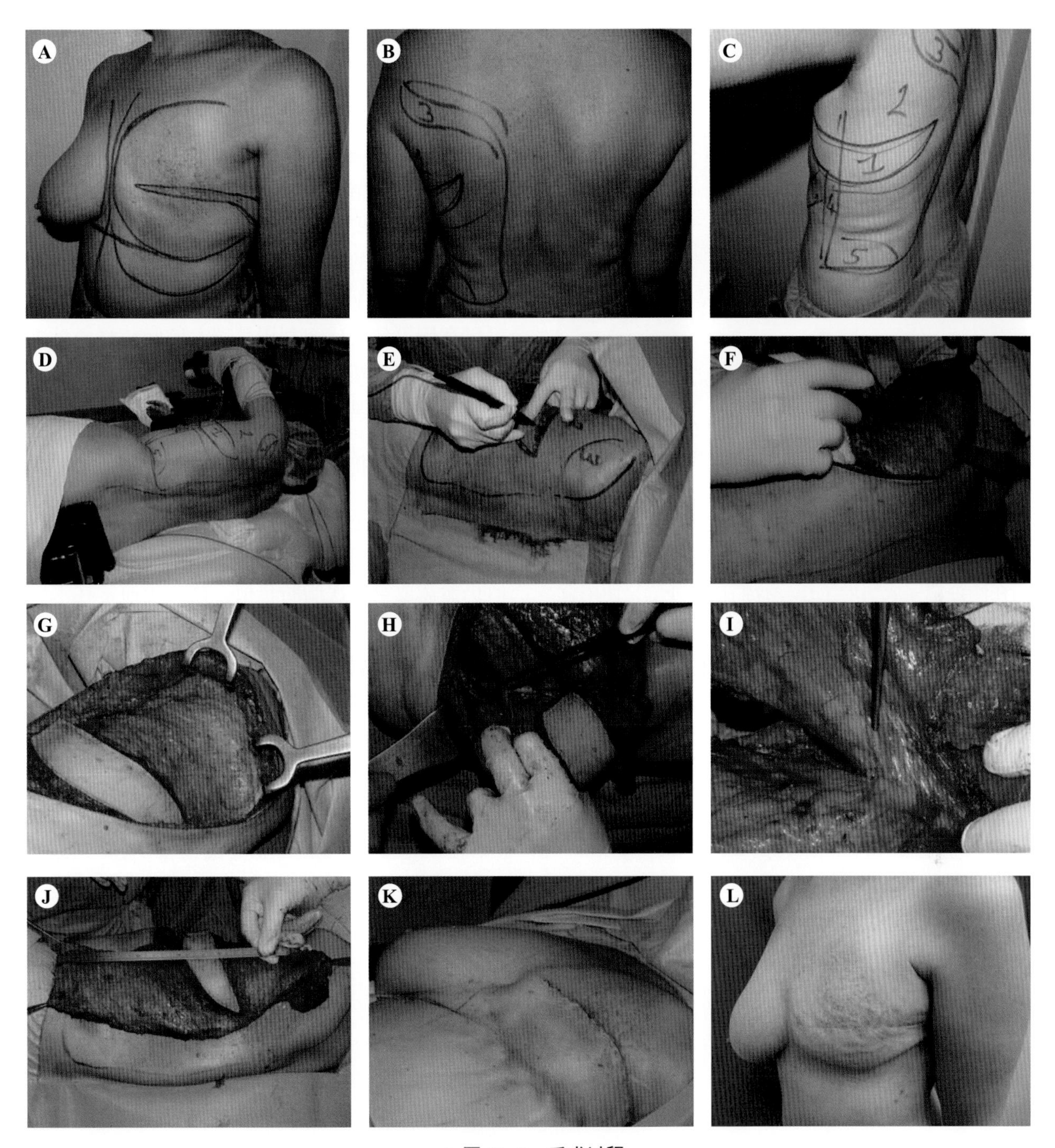

▲ 图 41-1　手术过程

术前胸壁画线（A），皮岛和脂肪延伸部分随自体背阔肌肌皮瓣游离下来（术前背部观）（B），皮岛和脂肪延伸部分随自体背阔肌肌皮瓣游离下来（术前斜侧面观）（C），患者于侧卧位进行背阔肌的采集（D），皮岛切口（E）沿浅筋膜层（Scarpa 筋膜）向上分离（F），掀起肩胛部脂肪皮瓣（区域三）（G），使用双极电凝凝断额外的血管蒂阶段分支（H），游离血管蒂（I）。自体背阔肌肌皮瓣（J）。手术快结束时，完全包埋皮瓣后的结果（术后斜侧面观）（K 和 L）

的再造，乳晕的位置也是前期就可确定的。第二期使用局部皮瓣或乳头移植可能出现扁平的缺乏凸度的乳头，结果欠满意。我们使用背阔肌肌皮瓣的皮岛进行乳头的再造（图 41-3D 和 E）。我们使用的是两双叶样设计的矩形真皮 - 脂肪皮瓣，皮瓣中心蒂部为 2cm × 1cm，将两皮瓣卷在一起来完成乳头的再造[10]；再造的乳头要比预计的最终结果更大，高度＞ 1cm[11]。自 2007 年始，

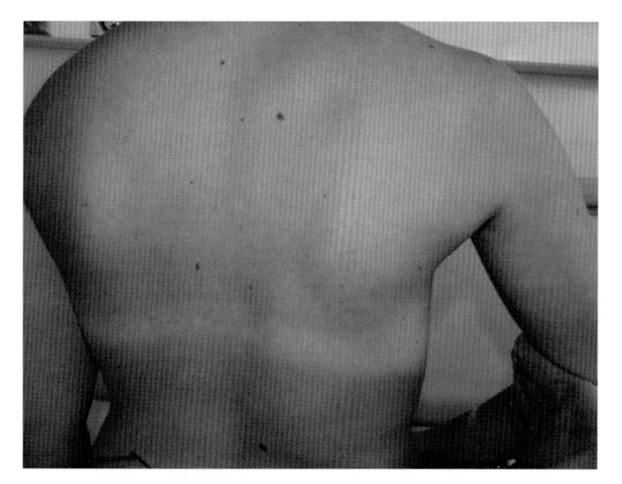

▲ 图 41-2 强迫内收位

此处背阔肌的先天缺失描述为“西洋斧状畸形”

为了缩短手术时间和避免手术中更换体位，我们试图在侧卧位完成塑形工作。我们在侧卧位只使用背部铺单，然后使患者背靠床坐位进行再造乳房形态的调整：对于形态不满意的病例，将打开伤口重新塑形。这个方法对于有经验的外科医生来说很有意义，并且可以减少约 0.5 小时的手术时间。

3. 由假体为主的再造改为自体组织再造

在假体为主的乳房再造后，患者有时会出现包膜挛缩或对再造效果不满意：不满异体组织的使用，感觉再造乳房冰冷或是对再造乳房外形不满意。在这种情况下，将假体乳房再造转为使用自体背阔肌肌皮瓣再造是一个很好的选择。

一个关键的点是标注好乳房下皱襞和乳房边界。如果乳房下皱襞已经设计完成，整个手术均可以在侧卧位完成。利用髂嵴上的脂肪移植可以进行肩背部的塑形，原假体由背阔肌替代，然后将皮瓣完全包埋住。

（五）脂肪塑形

脂肪塑形是自体背阔肌乳房再造重要的一部分，胸大肌部分的脂肪移植已于前期手术完成，但仍然需要第二次脂肪移植，这一步通常在术后 2 个月左右实施，目的是填充乳房的容量。如果患者希望拥有更加大的乳房，可以安排第三次脂肪移植。我们尽可能早的进行脂肪塑形的安排，这样的话，在肌肉萎缩以前进行移植，可以有尽

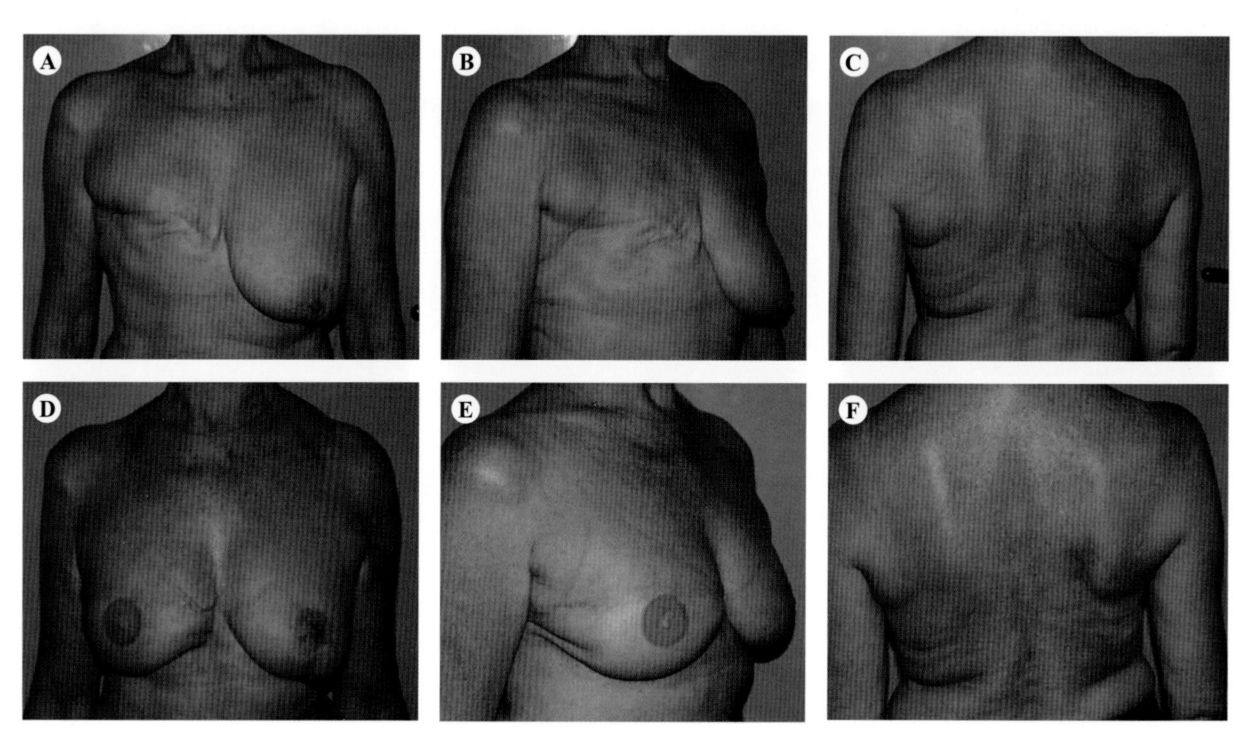

▲ 图 41-3 一个 61 岁女性在假体乳房再造失败后，延期行右乳自体背阔肌肌皮瓣和腹壁推进皮瓣乳房再造；左乳行上提术；12 个月后的结果

A～C. 术前观；D～F. 术后观

可能多的受区。这项技术安全有效，不仅成为了乳房切除术后的标准乳房再造手术，也可以用于乳房保守治疗和乳房及胸壁发育异常的治疗[12–16]。

1. 画线

需要矫正的乳房部位在站立位完成画线，明确身体各处的脂肪累积位置。在再造手术中，腹部脂肪最受患者推崇，所以通常是最先使用的，同时该部位不需要体位的改变就能完成脂肪采集，其他侧卧位可以采集的供区部位包括大腿内外侧和膝内侧。

2. 麻醉

因对大部分患者来说，需要采集大量脂肪，故脂肪塑形在全麻下完成。麻醉诱导时预防性使用静脉抗生素。

3. 脂肪采集

0.5mg 肾上腺素配入 0.5L 盐水中，使用浸润针管完成脂肪浸润。然后使用 5 孔，直径为 3.5mm 的钝头吸脂针连接 10ml 注射器，手工进行吸脂。使用适当的吸引负压以减小对脂肪细胞的损伤。应抽取足够的脂肪以弥补离心过程中损失的脂肪和预期会被吸收的脂肪。最后，在关闭前，供区应使用罗哌卡因盐水进行浸润，减少术后疼痛。

4. 脂肪制备

助手在脂肪采集过程中完成脂肪的制备。将脂肪在 3200r/min 的速度下离心 20s，弃去表层浮油及底部血清残留物，保存中层提纯的脂肪。使用三通阀，将 10ml 的注射器填充满提纯后的脂肪。

5. 脂肪注射（图 41–4）

使用 18G 的针头在乳房扎出点状切口。使用 2mm 直径的长 13cm 或 20cm 的导管连接 10ml 注射器进行脂肪的注射。应使用多个切口以达到多方向多隧道的脂肪移植，但必须注意，隧道应平行于胸壁以避免气胸的出现。导管一边退出一边将 2ml 脂肪移植在隧道中，形成意面状脂肪线。为形成一个三维矩阵，空间可视化是必需的，这也可以避免移植脂肪的聚集和聚集可能导致的脂肪坏死。附着部位使用拉钩拉起，然后通过 18G 针头进行筋膜切开以完成松解。

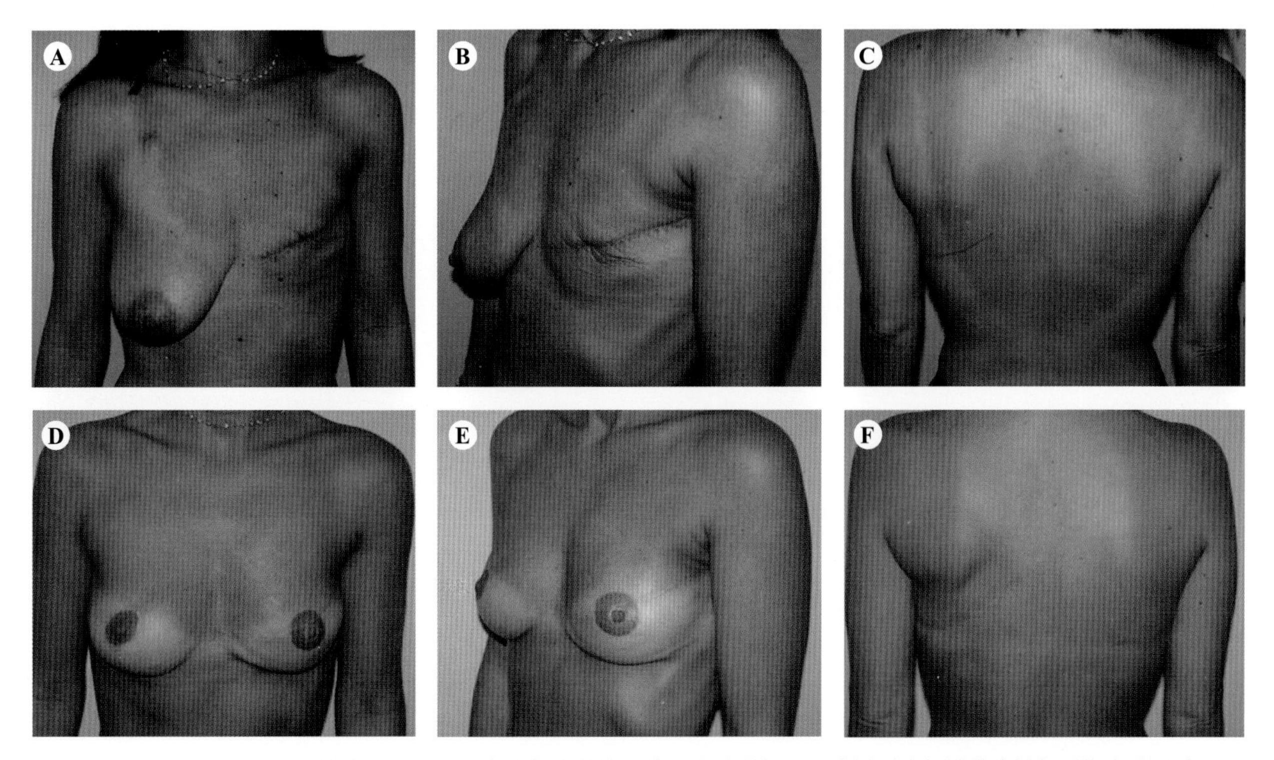

▲ 图 41–4　一个 45 岁放疗后女性。一个苗条的女性，使用自体背阔肌肌皮瓣和腹部推进皮瓣行延期左乳再造

右侧行乳房上提术，术后 5 个月行脂肪塑形（251ml），术后 12 个月的结果。A～C. 术前观；D～F. 术后观

六、结果

1998 年第一次出现了自体背阔肌乳房再造的结果评估，之后是 2001 年一项含 400 例病例的研究。97% 的案例中，医患双方皆表现了对手术极高的满意率（87% 的案例被外科医生评为“非常好”，患者给出同样评价的案例有 85%，有 10% 的案例被外科大夫评为“好”，患者给出同样评价的案例有 12%）。没有被认为是“失败”的案例。96% 的背部瘢痕被评为是“小”，4% 的被评价为“中等”。除了满意的整形效果，自体背阔肌乳房再造自然的柔软度，温度和感觉使患者感到自身身体形象更加完整，重获女性特征[17]。脂肪塑形也能增加皮瓣的接受度，它能使皮瓣更加的柔软，接近于自然乳房的程度。

我们展示了一些临床病例的远期效果（图 41-3 至图 41-7）。

七、并发症

我们描述了术中可能出现的各种并发症（由资深作者完成的 1290 例病例）和预防并发症出现的策略，以及解决并发症的方法。

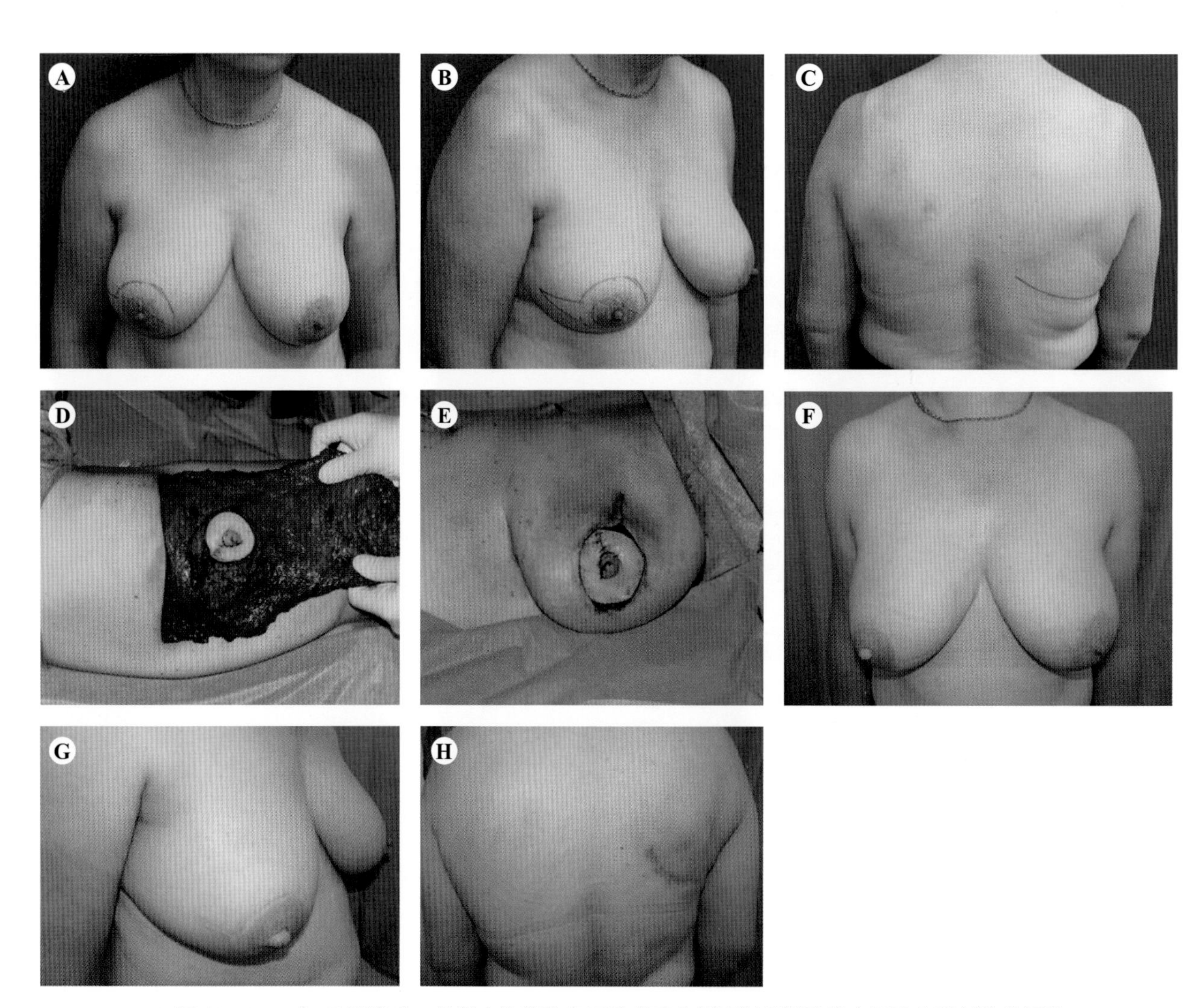

▲ 图 41-5　一个 43 岁患者。保留皮肤的乳房切除术后右侧即刻背阔肌乳房再造和即刻乳头再造

右侧乳房行脂肪塑形（231ml）。术后 12 个月的结果。A 和 B. 术前观；C. 术前背阔肌肌皮瓣；D. 术前乳头 – 乳晕复合体再造；E～H. 术后观

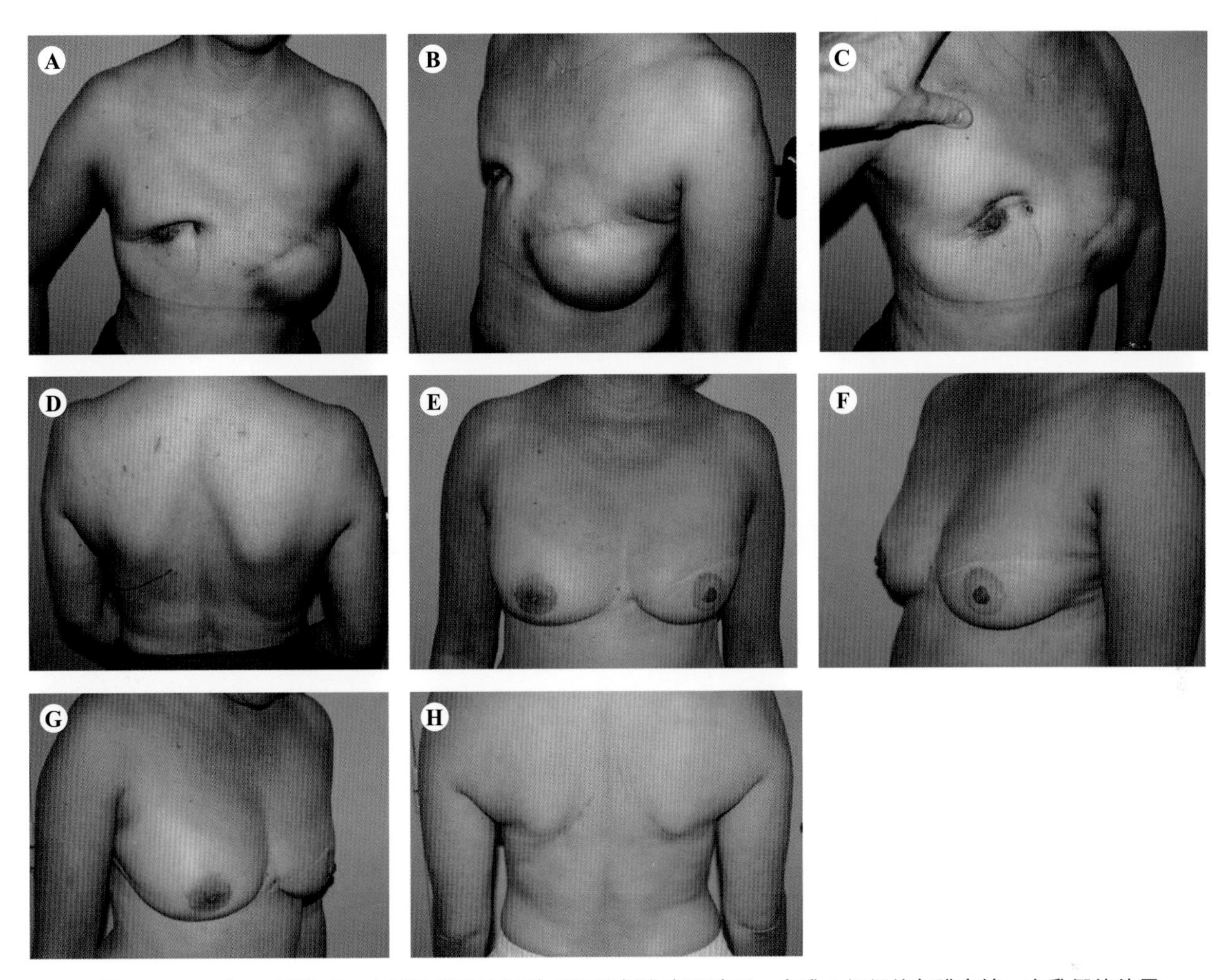

▲ **图 41-6 一个 43 岁患者，在预防性乳房切除术及即刻乳房再造后，左乳 3 级假体包膜挛缩，右乳假体外露；左乳转为自体组织背阔肌再造之后，右乳接受了第二期的自体背阔肌再造；2 个皮瓣都完全包埋在腹部皮肤中；补充脂肪塑形手术后 3 年的结果**

（一）即刻并发症

1. *背阔肌肌皮瓣坏死*

有 1 例病例出现了皮瓣完全坏死，2 例皮瓣出现了局部坏死。在第一个案例中，术后第 6 天就需要早期手术介入完成清创，去除背阔肌肌皮瓣，以防感染的出现。后续的乳房再造通过一个小的腹部推进皮瓣覆盖胸肌下假体完成[1]。在两个局部坏死的病例，因为后续的脂肪移植，我们可以保证一个单纯的自体乳房再造。

2. *术后背部血肿*

背部血肿的发生和激进的皮瓣分离有关，发生率类似于接受传统背阔肌肌皮瓣的患者（＜ 1%）。良好的止血有赖于对二级分支血管仔细的结扎凝断和背部加压包扎，但自从我们开始使用倒刺线进行褥式缝合关闭背部无效腔以后，我们再无血肿情况出现。

3. *感染*

因为自体组织的本质和肌肉良好的血运，感染的风险非常的低（＜ 1%）。背部血清肿的感染见于约 1% 的病例，通常为接受了引流穿刺的患者发生的继发感染。

（二）早期并发症

1. *供区皮肤病变*

采集背阔肌肌皮瓣及其附着的脂肪时所需要的广泛背部分离会损伤皮肤。危险性相对较低（出现在我们 1% 的患者中）。皮肤坏死出现在所

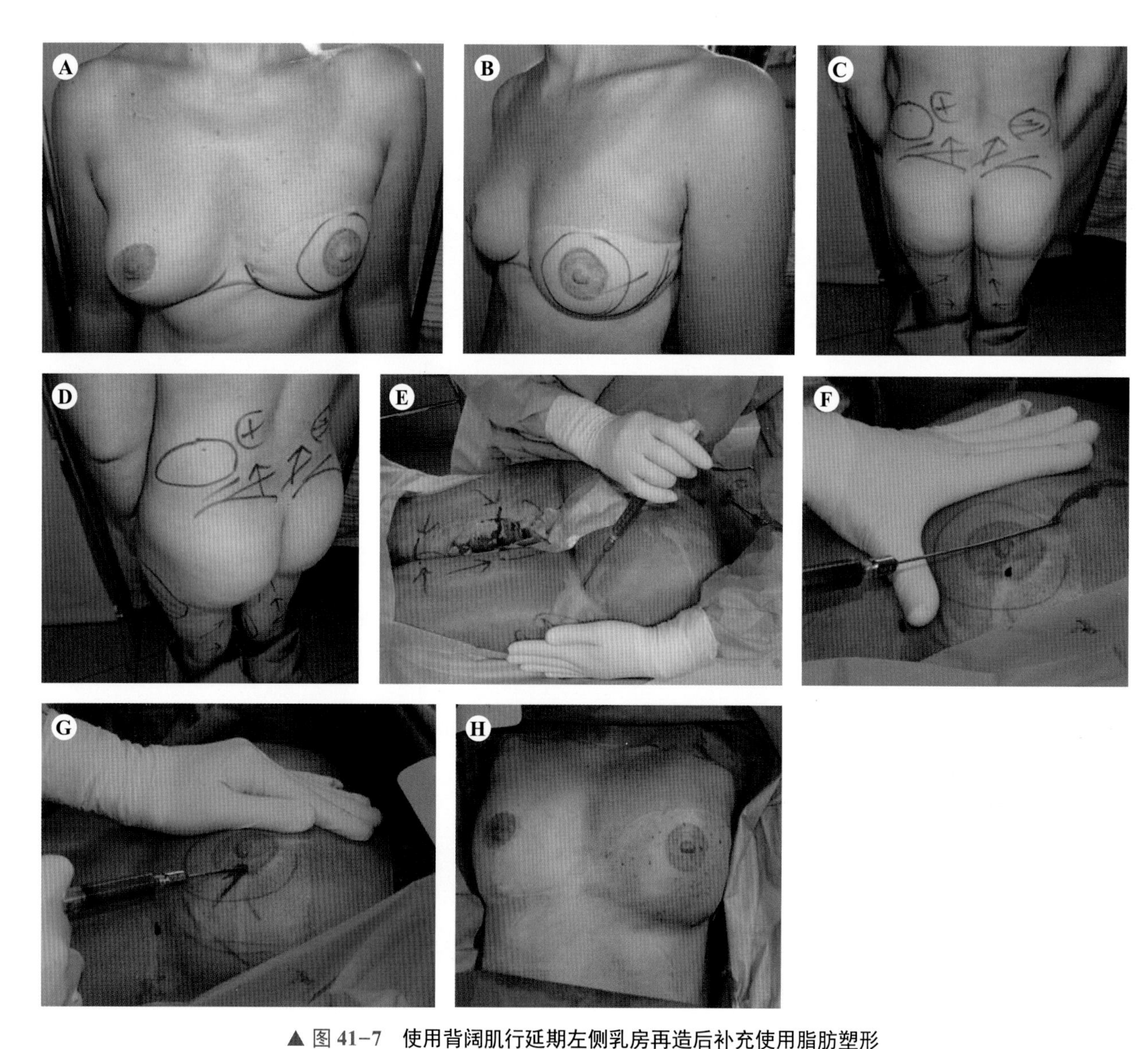

▲ 图 41-7 使用背阔肌行延期左侧乳房再造后补充使用脂肪塑形

A 和 B. 术前观；C 和 D. 术前画线；E. 使用 3.5mm 吸脂针采集脂肪；F. “意面”原则；G. 脂肪注射入乳房；H. 术后效果，轻微过矫正

采集的皮瓣过厚，分离携带了超过浅筋膜的情况中[1]。皮瓣坏死也可以出现在背部皮岛采集过大的病例中。我们的病例研究中无供区皮肤坏死的报道。

2. 受区皮肤病变

在即刻乳房再造中，乳房皮肤通常是保存的。对于这部分患者，皮肤的病变和再造手术的技术没有关系[10]。在使用胸部推进皮瓣行延期乳房再造的病例中，皮缘局部坏死的概率约 5%。皮缘局部坏死（0.5～1cm）可以在局麻下行切除和伤口关闭，也可以用局部皮瓣行二期缝合。

3. 供区血清肿的产生

在使用褥式缝合前，这是背阔肌肌皮瓣最常见也最轻微的并发症。以我们的经验来说，血清肿的出现虽然麻烦但并不算是并发症，它也并没有妨碍我机构对于这项技术的研究和发展。在 2006 年，我们开始在收治患者中使用褥式缝合。这项技术[8]包括了在浅筋膜和胸壁间的多针缝合（约 10 针在背部皮瓣的上部，16 针在背部皮瓣的下部），因此患者血清肿的发生率从 21% 降到 9%。自从我们使用倒刺线进行褥式缝合（走“之”字形完成无效腔的关闭），患者的血清肿的发生率进一步降低，并再未见过慢性血清肿的发生。

4. 肩胛后遗症

背阔肌的缺失可能会给肩部带来长期的功能损伤，但其他肌肉可以良好的代偿背阔肌的缺失。少部分病例中（1%），患者可能出现短暂的肩部僵硬，甚至可能出现肩周炎，这种损伤更常见于即刻乳房再造的病例中。这种情况下，患者受到了再造手术和乳房切除及腋窝淋巴结清扫的叠加影响，它也可以出现在仅进行乳房切除的患者中，后续的适应和精神方面的随诊对减少肩背部疼痛非常重要。

（三）远期并发症

1. 乳房容量丢失或不足

乳房容量的减少通常在术后 3 个月肌肉萎缩时可看到[12]。实施这项手术的整形外科医生应该对自体背阔肌乳房再造后续脂肪移植有充分的认知。脂肪塑形[2, 12]应作为第二阶段再造，常规提供给患者。如果再造乳房的容量在几个月后降低，利用脂肪塑形[13]使再造侧和健侧乳房对称可能可以产生良好的长期结果。短暂的容量过度矫正对于获得满意的长期效果是必须的[13, 14]。如果需要大体积的隆乳，可以实施反复多次的脂肪塑形手术[15, 16]。

2. 背部疼痛

疼痛的强度根据患者不同的精神躯体状态可能有所不同，从“毫无不舒服的感觉”到“背部疼痛”。联合理疗是获得早期和彻底肩背部康复的基础工具。

3. 背部血肿

在我们早期的 400 例病例中，远期血清肿－血肿的发生率为 2%。血肿是血液聚集在供区产生的并发症，可能和剧烈运动中静脉的破裂有关。同背部血清肿类似，随着我们使用褥式缝合关闭背部伤口，这项并发症的发生率极大地降低了，在我们使用倒刺线进行褥式缝合后，这项并发症彻底消失。

八、结论

自体背阔肌肌皮瓣已经成为完善的单纯自体乳房再造手术。在多次技术改进后，它使用的便捷性、可变性、可靠性、可接受的约束性，以及它并发症的低发生率都使这项技术成为我们自体乳房再造的主要选择。因为它良好的血供，它可以用于放疗后遗症的复杂病例。第二期的脂肪移植可以使再造乳房在容量，形态和持久性上更加接近正常乳房。我们认为，自体背阔肌是脂肪移植的理想基质。

这项手术有一定学习曲线，需要特殊的训练才能获得良好的结果。以我们的经验来说，这项技术可以提供良好的长期自体组织乳房再造效果。随着新的短瘢痕背阔肌肌皮瓣出现，这项技术可成为自体乳房再造的“金标准”。

参考文献

[1] Delay E, Ho Quoc C, Garson S, Toussoun G, Sinna R (2010) Reconstruction mammaire autologue par lambeau musculocutanéo-graisseux de grand dorsal pédiculé. In: EMC (Elsevier Masson SAS, Paris), Techniques chirurgicales—Chirurgie plastique reconstructrice et esthétique, 45-665-C
[2] Delay E, Moutran M, Toussoun G, Ho Quoc C, Garson S, Sinna R (2011) Apport des transferts graisseux en reconstruction mammaire. In : EMC (Elsevier Masson SAS, Paris), Techniques chirurgicales—Chirurgie plastique reconstructrice et esthétique, 45-665-D
[3] Tansini I (1906) Sopra il moi nuovo processo di amputazione della mamella. Gazetta Med Italiana 57:141
[4] Olivari N (1979) Use of thirty latissimus dorsi flaps. Plast Reconstr Surg 64:654–661
[5] Hokin JA (1983) Mastectomy reconstruction without a prosthetic implant. Plast Reconstr Surg 72:810–818
[6] Marshall DR, Anstee EJ, Stapleton MJ (1984) Soft tissue reconstruction of the breast using an extended composite latissimus dorsi myocutaneous flap. Br J Plast Surg 37:361–368
[7] Delay E, Gounot N, Bouillot A, Zlatoff P, Rivoire M (1998) Autologous latissimus breast reconstruction. A 3-year clinical experience with 100 patients. Plast Reconstr Surg 102: 1461–1478
[8] Gisquet H, Delay E, Toussoun G et al (2010) Efficacité du capitonnage dans la prévention du sérome après lambeau de grand dorsal. Ann Chir Plast Esthet 55:97–103
[9] Delay E, Jorquera F, Pasi P, Gratadour AC (1999) Autologous latissimus breast reconstruction in association with the abdominal advancement flap: a new refinement in breast reconstruction. Ann Plast Surg 42:67–75
[10] Delbaere M, Delaporte T, Toussoun G, Delay E (2008)

Mastectomies avec conservation de l'étui cutané: comment éviter les souffrances cutanées ? Ann Chir Plast Esthét 53:208–225
[11] Delay E, Mojallal A, Vasseur C, Delaporte T (2006) Immediate nipple reconstruction during immediate autologous latissimus breast reconstruction. Plast Reconstr Surg 118:1303–1312
[12] Delay E (2006) Lipomodelling of the reconstructed breast. In: Spear SE (ed) Surgery of the breast: principles and art, 2nd edn. Lippincott Williams and Wilkins, Philadelphia, pp 930–946
[13] Delay E, Garson S, Tousson G, Sinna R (2009) Fat injection to the breast: technique, results, and indications based on 880 procedures over 10 years. Aesthet Surg J 29:360–376
[14] Delay E (2010) Fat injections to the breast: the lipomodelling technique. In: Hall-Findlay E, GRD E (eds) Aesthetic and reconstructive surgery of the breast. Elsevier, New York, pp 171–192
[15] Delay E (2009) Breast deformities. In: Coleman SR, Mazzola RF (eds) Fat injection: from filling to regeneration. Quality Medical Publishing (QMP), Saint Louis, pp 545–586
[16] Sinna R, Delay E, Garson S, Delaporte T, Toussoun G (2010) Breast fat grafting (lipomodelling) after extended latissimus dorsi flap breast reconstruction: a preliminary report of 200 consecutive cases. J Plast Reconstr Aesthet Surg 63:1769–1777
[17] Delay E, Jorquera F, Lucas R et al (2000) Sensitivity of breasts reconstructed with the autologous latissimus dorsi flap. Plast Reconstr Surg 106:302–309

第42章

单蒂横行腹直肌肌皮瓣❶

Monopedicled TRAM Flap

Andrea Manconi 著
杜星仪 译 刘春军 校

横行腹直肌肌皮瓣（TRAM）的出现改革了乳房再造手术，它允许外科医生可以再造一个柔软、温暖并且有良好远期效果的乳房[1]。尽管游离皮瓣乳房再造有其优势，带蒂 TRAM 皮瓣乳房再造仍然是单侧乳房再造的良好选择。同显微乳房再造不同，带蒂 TRAM 皮瓣不需要复杂的术后监护，可以有效地在各层医院完成。

一、历史

Robbins[2] 于 1979 年描述了使用竖形腹直肌皮瓣完成乳房再造。Drever[3]、Dinner[4] 及 Sakai[5] 进一步改良了竖形腹直肌肌皮瓣在乳房再造中的应用，但 Hartrampf 首先发现了腹壁整形手术中，下腹部组织在腹直肌保持完整时可以作为皮岛存活。1982 年，Hartrampf 及其同事[6-8] 大胆地挑战了将皮岛改为横行跨腹正中的皮瓣，使得乳房再造可以有一个更多组织量，更美观的供区，这个皮瓣称为 TRAM 皮瓣，它所使用的大量的皮肤和皮下脂肪在传统腹壁整形中是被丢弃的部分。从此之后，TRAM 皮瓣被描述为乳房再造的金标准，近年来，这仍不失为一个非常好的手术选项。随后，多个由带蒂皮瓣改进衍生来的游离皮瓣技术诞生，如游离 TRAM 皮瓣、不带肌肉的游离 TRAM 皮瓣和穿支皮瓣。

二、解剖

下腹部的皮肤和脂肪由下列五个主要血管供应。

- 乳内血管终点发出的腹壁上血管。
- 下腹部深血管。
- 下腹部浅血管。
- 肋间血管分支。
- 旋髂浅 / 深血管。

最主要的血供来源于腹壁下深血管系统[9-11]。腹壁的两套血管系统都在腹直肌深面穿入，然后以一根或两根血管在肌肉内向上或向下穿行，到达皮肤时呈现为两束，一束为中央束，一束为外侧束（图 42-1）。这个系统在近端和腹壁浅系统连接，这是掀起带蒂 TRAM 皮瓣时独特的血供模式，必要时，甚至可以将第 8 肋间血管涵盖在血管蒂中，以此增加血液供应。

腹直肌的血供可以有三种模式。

模式Ⅰ：单独的上动脉、下动脉供应（29%）。

模式Ⅱ：由各动脉起源发出的双分支血管系统供应（57%）。

模式Ⅲ：由个血管发出的三分支血管系统供应（14%）。

---

❶ 第 42 章配有视频，可自行登录 https://doi.org/10.1007/978-3-319-62927-8_42 在线观看。

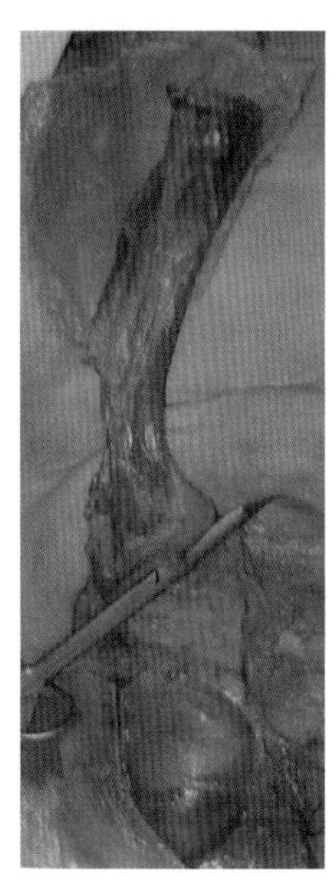

▲ 图 42-1　**TRAM 皮瓣的尸体解剖**

剪刀后方为上蒂，皮瓣旋转转向胸部，可以清楚地看到下蒂在腹直肌后方走行

对称性血管供应模式仅见于 2% 的患者。

Millory 发现有 40%～50% 的患者大体可见两套血管的连接，60% 的患者两套血管系统间的连接为 choke 血管或是显微镜下可见的小血管[12]。腹壁上血管在胸骨缘，肌肉深面穿入并向下走行。远端的供应在肋弓线下方自肌肉后外侧穿入，向上走行和腹壁上血管系统在脐周毛细吻合；主要的血管供应来自腹壁下深血管，其静脉回流由两条汇入髂静脉的伴行静脉构成。腹壁下和腹壁上静脉系统在脐水平形成一个毛细血管网。当掀起带蒂 TRAM 皮瓣的时候，远端的静脉血流逆流，顺着腹壁上静脉的回流方向，这需要克服 Taylor 及其同事所描述的 choke 系统内静脉瓣[11]，动脉穿支在白线旁穿出两束，外侧束约在腹直肌鞘的外缘 2～3cm 内，内侧束约在白线旁 1～2cm 内。这些血管在口径和数量上变异很大，它们的直径差值可以高达几毫米。

腹直肌前鞘在肌腱处紧紧地贴附于肌肉上。它的下部是由腹外斜肌和腹内斜肌构成的双层结构，上部为单层结构。在皮瓣掀起过程中，可以采集少量的在肌肉内部的筋膜条以使它更坚韧或是保留更多的筋膜来获得供区更加可靠牢固的关闭[13]。保留肌肉的技术可以使外侧和内侧的肌肉条保留下来，帮助保持腹壁力量，但有研究表明，任何保留的肌肉条都已失去了神经血管的供应[14, 15]。因为这些原因，保留肌肉的带蒂 TRAM 皮瓣已被考虑弃用。TRAM 皮瓣的血供模式有两套主要的分类方法。Hartrampf（图 42-2A）提供了最为经典的分类，他将血供分为了四个区域。

- Ⅰ区：紧贴肌肉蒂。
- Ⅱ区：跨正中线，紧靠区域Ⅰ。
- Ⅲ区：在区域Ⅰ同侧的外侧。
- Ⅳ区：在蒂的对侧，区域Ⅱ的外侧。

区域Ⅰ被认为是皮瓣血供最可靠的区域。靠近中间的Ⅲ区的内侧部分是皮瓣次可靠的区域，但它同侧尖端的血供是减少的。中间部分的Ⅱ区的内侧部分通常也是可靠的，但它的外侧区域就不一定了。最后，Ⅳ区通常被认为是无血供、需要常规丢弃的部分。Holm 及其同事[16]论证了，当Ⅰ区为皮瓣最可靠的区域的时候，通向对侧的血流较同侧血流要更困难。所以在 Hartrampf 分区中划为Ⅲ区的部分其实应重新命名为Ⅱ区，而 Hartrampf Ⅱ区应重新命名为Ⅲ区（图 42-2B）。

Moon 和 Taylor[11] 推荐在掀起 TRAM 皮瓣前先进行一个星期的手术延期。该手术重点在于门诊时结扎患者腹壁浅血管系统和腹壁深血管系统。这一手术可以增强动脉血供，但 TRAM 皮瓣的局部坏死通常和静脉瘀血有关而不是动脉血供不足。需要更大的皮瓣时，可使用双蒂皮瓣或游离皮瓣。

三、手术技术

合适的患者选择是获得预期结果的关键点。为取得成功的乳房再造，合适的患者应该有足够的下腹部组织量。临床中，可以通过使用示指和拇指捏起局部组织来评估下腹部的表层脂肪（“捏肤实验”）。有腹部手术病史的患者在进行 TRAM 皮瓣再造前应经过仔细筛查。横切口和麦氏切口可认为是安全的。切取皮瓣的手术过程在即刻再造和延期再造中可认为是基本相同的。术前画线标注包括中线的描绘（这一点对于关闭供区时获得良好的对称效果是非常有效的）和皮肤的描绘。

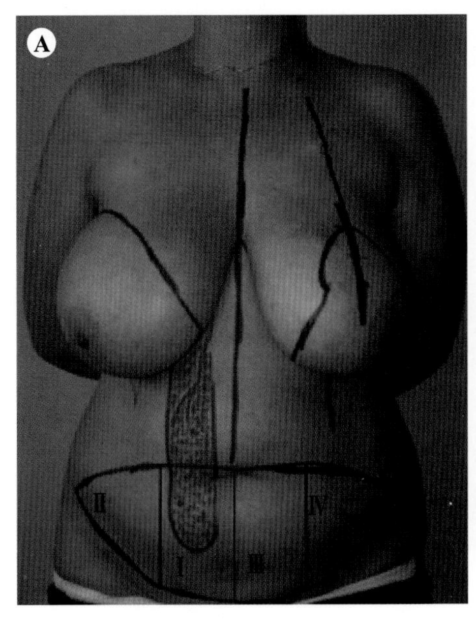

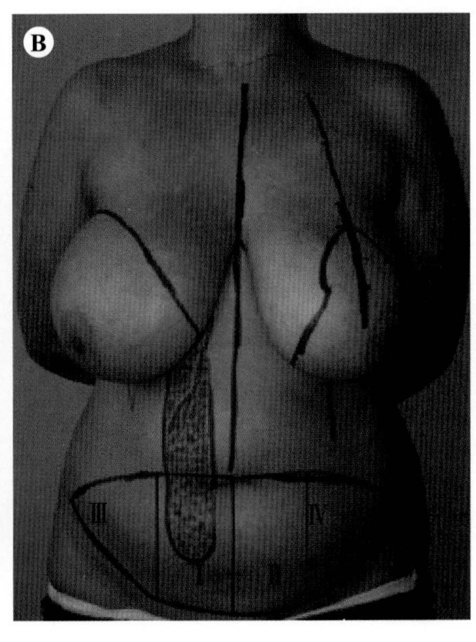

◀ **图 42-2　TRAM 皮瓣的 Holm 分区（A）和 Hartrampf 分区（B）**

这包括了在耻骨上横行画一直线或一弧线，由一侧腹股沟褶至另一侧。在外侧这条线顺着或平行于腹股沟褶向上，至上部横行标记处。这条线在脐上 1～2cm，侧面在髂前上棘外侧形成一个角。画线标记范围根据下腹部皮肤和脂肪的量有所不同。同样标记出的是乳房下皱襞。术前使用超声多普勒对于寻找穿支非常实用，但这并不是必需的。受区的画线标记在即刻再造和延期再造中有所不同。在即刻再造中，将要接受乳房切除术的乳房按照肿瘤学要求的模式进行画线，如 Patey 乳房切除术，保留皮肤的乳房切除术或是保留乳头的乳房切除术。

在延期再造的病例中，通常建议按照健侧乳房下皱襞的位置，在再造侧相同印记向上 2cm 左右再造乳房下皱襞；它会在关闭受区时收到受区缝线的拉力而向下移动。介于乳房切除术瘢痕和画线部分间的皮肤应该去除，进而再造一个自然的新的乳房下皱襞，如果周围皮肤有放疗后萎缩，也应该进行去除。如果乳房切除术的瘢痕很紧张，必要时可以通过“Z”形切开释放皮肤张力。

围术期的评估包括预防性肝素治疗及下肢压力泵。必要时可输血治疗，但应尽量避免。患者置于一个可折叠外科手术床上。

手术开始时，从筋膜上平面开始分离腹部皮瓣。向上 45° 切开皮肤至肌鞘以包含尽可能多的穿支，同时也使供区皮瓣保持相似的厚度（图 42-3）。

腹直肌分离至肋弓和剑突。腹直肌和腹外斜肌在筋膜上平面进行分离，保证筋膜表面有一薄层脂肪以保证筋膜上层血供尽量完整（图 42-4）。

在这之后，打通 1 个到乳房的隧道。隧道大小应能容外科医生一拳通过。在进一步的分离前，倾斜患者可以帮助判断供区的关闭情况（图 42-5）。

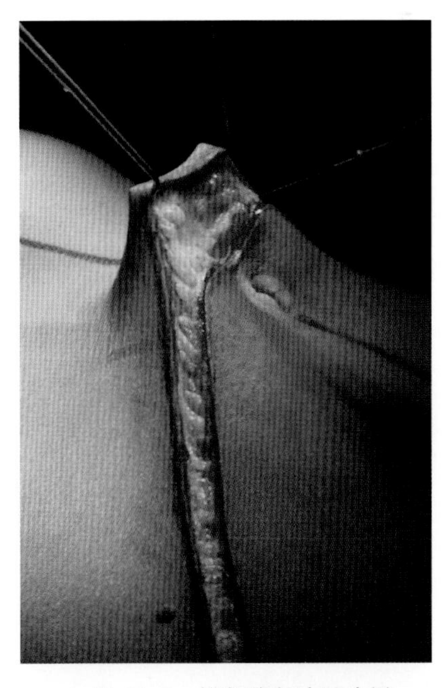

▲ **图 42-3　掀起腹部皮肤皮瓣**

斜行 45° 的切口可以获得几个优势，如更好的皮肤血供及美学效果，更好的供区缝合

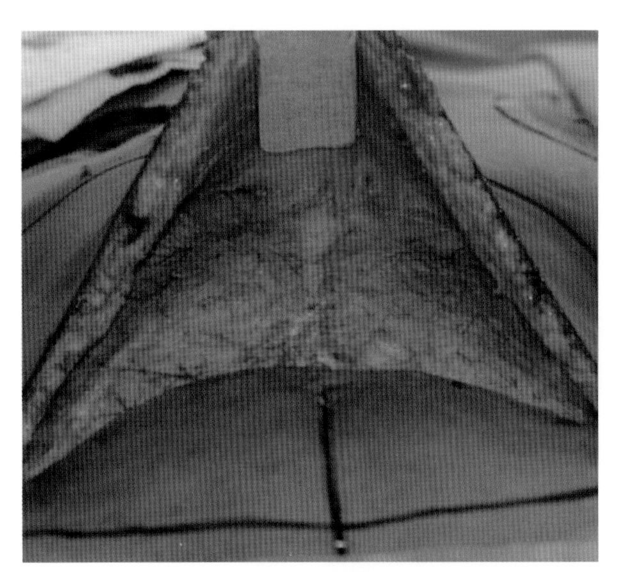

▲ 图 42-4　**腹壁皮肤皮瓣掀起状态**

两侧腹直肌都自肋弓处分离

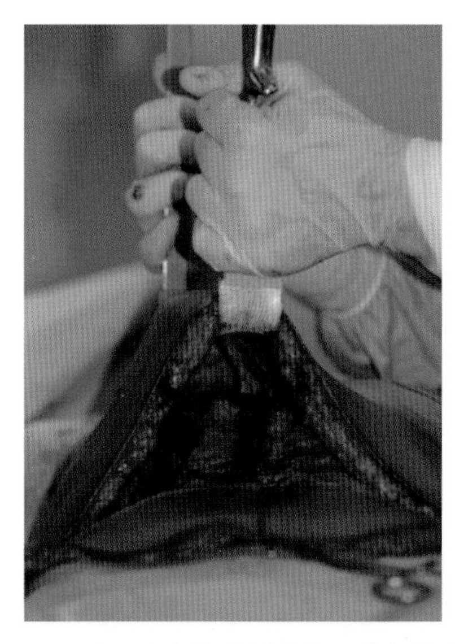

▲ 图 42-5　**一个可以允许皮瓣转位至胸部的皮下隧道；隧道需要足够大，但建议分离时不要超过中线，以此保证乳房下皱襞的完整**

在继续皮瓣分离前，应该再一次检查供区（图 42-6）。对于部分皮肤张力大的病例，可以调整术前描绘的下缘画线。

TRAM 皮瓣皮岛的分离继续沿着筋膜上层，由外向内分离，寻找并确认穿支（图 42-7），选择同侧血管蒂还是对侧血管蒂，取决于哪侧穿支更好。如果可以，建议选择同侧血管蒂因为这样可以有更好的灌注 [17]，同时这样在旋转时能有一个更好的曲度。此外，选择同侧血管蒂可以避免皮瓣旋转后在剑突下形成肌肉凸起。

一旦分离的边界被确定好，沿腹直肌外缘内侧，穿支外侧几毫米处切开。筋膜也沿皮岛深层肌肉内缘靠外侧 1cm 处切开（图 42-8）。

肌肉从筋膜上分离下来，离断肋间节段血管和神经（图 42-9）。主要血管在肌肉下走行，所以建议后筋膜在分离时应沿主要血管周围的脂肪进行。

离断下血管蒂，肌肉向下分离至血管蒂穿入肌肉的位置，如果可能的话向上分离至 Douglas 弓（图 42-10）。

腹直肌鞘此时可以从内侧于白线旁几毫米处左右打开，这样可以保留尽可能多的组织，方便修补筋膜的缺损。此时建议再次检查肌肉灌注，在灌注不良的病例中，仍可以进行双蒂 TRAM 皮瓣的获取。在灌注良好的情况下，游离脐并将皮岛分离。一旦皮瓣游离完毕，它可能看起来有

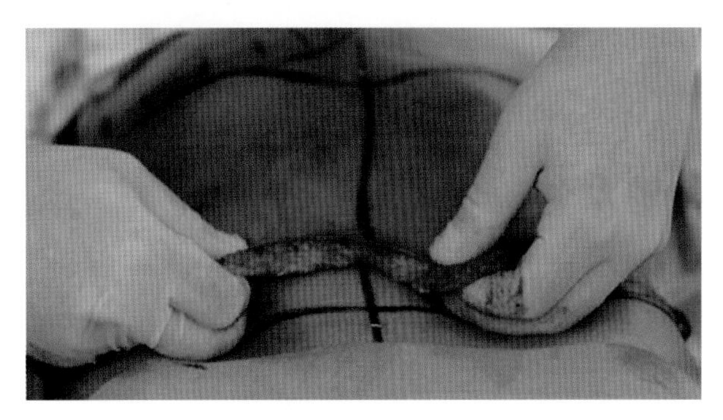

▲ 图 42-6　**确认供区的缝合情况，患者可移动至一个低坐位，避免皮肤张力的产生**

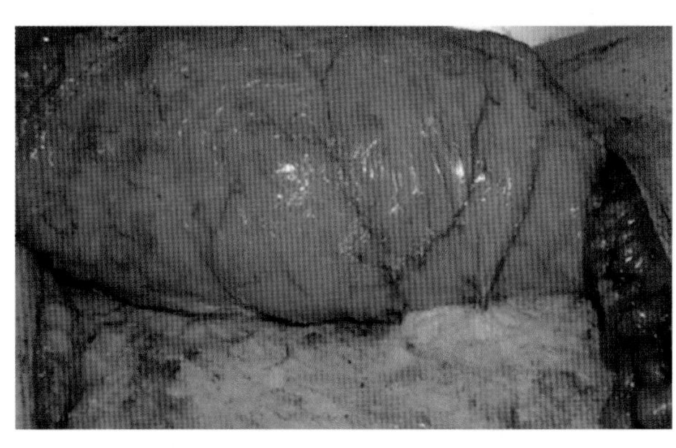

▲ 图 42-7　**皮岛分离后的侧面观，穿支通常在纵向上成列**

一些瘀血但很快就可以达到一个良好灌注的外观（图 42-11）。

这是一个很正常的现象，这是由于 choke 血管的逐步打开，增加静脉回流而形成的。Ⅳ区和部分Ⅲ区和Ⅱ区被裁掉，然后皮瓣就准备好进行转移了（图 42-12）。

为了避免再造后肌肉牵拉带来的不适感，在肋缘离断第 8 肋间神经非常重要（图 42-13）。

四、供区的修复和关闭

完善的腹直肌鞘关闭是 TRAM 皮瓣手术中非常重要的一个步骤，这可以避免疝的形成。在关闭肌鞘的时候，同时涵盖腹内斜肌和腹外斜肌的腱膜非常重要[18]。我们建议使用 Mersilene 补片或脱细胞基质[19]进行关闭，但部分外科医生建议非必要时不进行使用，因为使用它们有感染的风险[20]。首先，将补片缝至残余的腹直肌筋膜内侧缘（图 42-14A）；其次，使用单针向外修补腹外斜肌；最后，将残余腹直肌筋膜的外缘缝至补片的上方以加固关闭（图 42-14B）。

在最终的关闭前，将肚脐重新摆放至中线，腹壁褶皱水平，削薄腹部皮瓣。褥式缝合可以避免术后血清肿的形成，也能缓解腹部 3 层缝合的张力。Prineo 是一个自动缝合系统，它的使用有效且节省时间（图 42-15）。请注意供区的缝合关闭是手术非常重要的一个步骤，因为腹部结果对于有需求的患者来说是非常重要的。

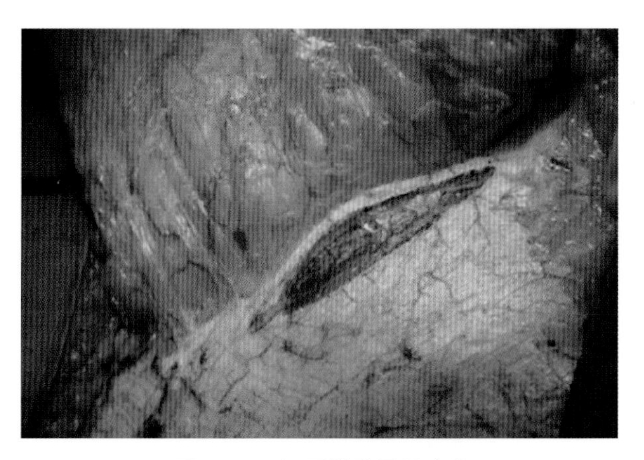

▲ 图 42-8 切开筋膜暴露腹直肌

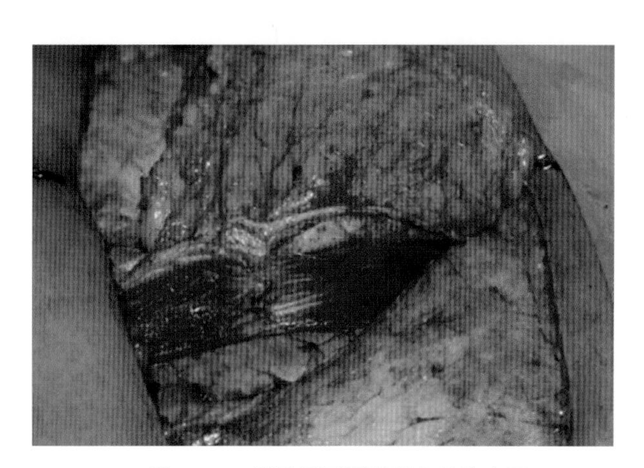

▲ 图 42-9 暴露于周围腱膜中的腹直肌

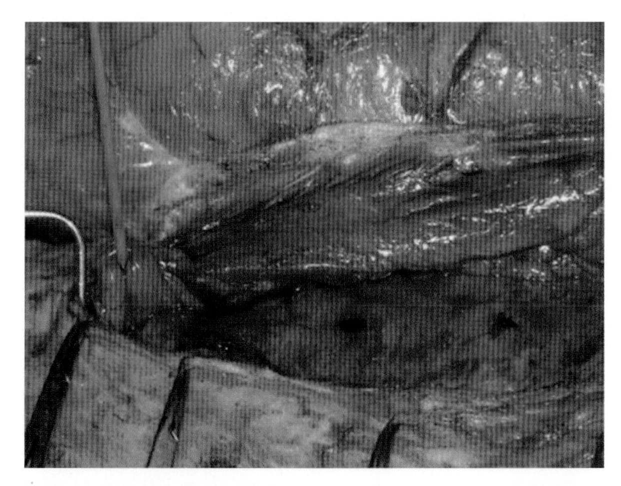

▲ 图 42-10 确认下蒂（蓝色弹力圈）并在从下方切取腹直肌前离断它

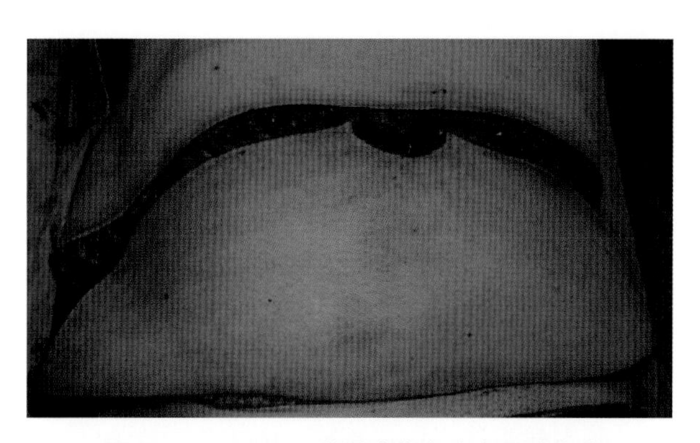

▲ 图 42-11 TRAM 皮瓣皮岛在分离后略有瘀血
皮肤颜色可以是红色或蓝色的，有可能可以辨别浅静脉网

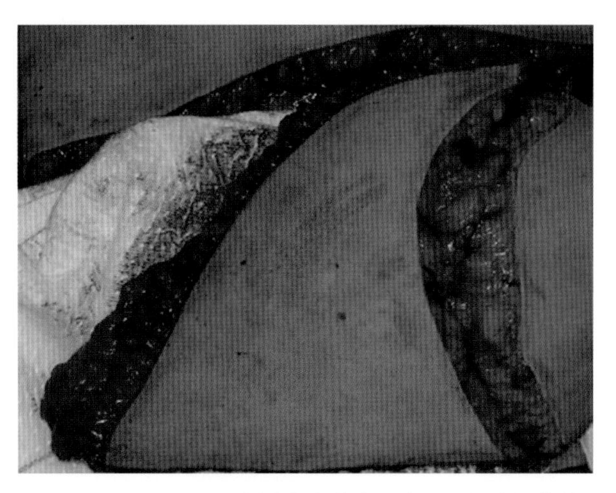

▲ 图 42-12　**TRAM** 皮瓣边缘灌注不良，最好将其裁掉，它此时很明显可以看到是一个静脉出血

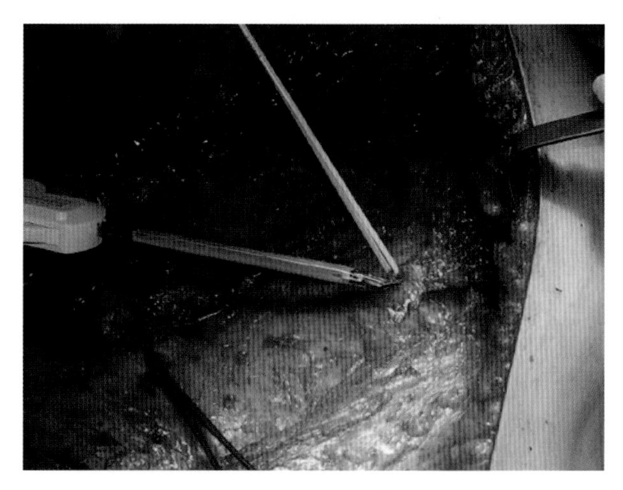

▲ 图 42-13　在肋缘离断第 **8** 肋间神经

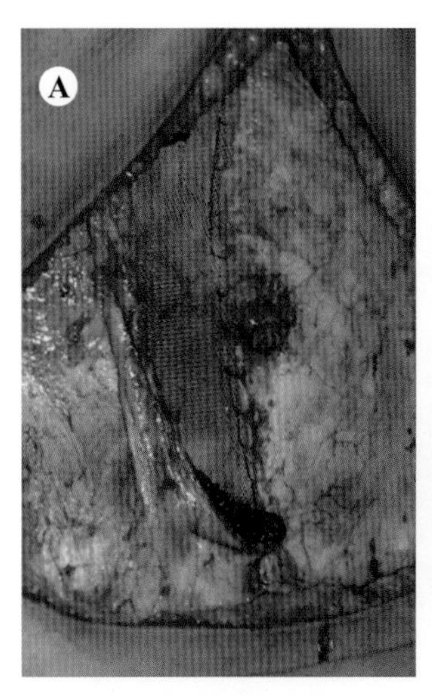

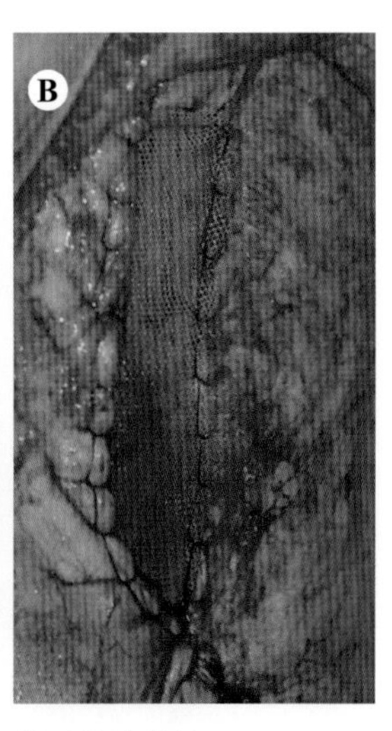

▲ 图 42-14　供区使用补片修补

使用补片修复周围肌肉间隙，并将补片分两层缝至腹直肌肌鞘边缘

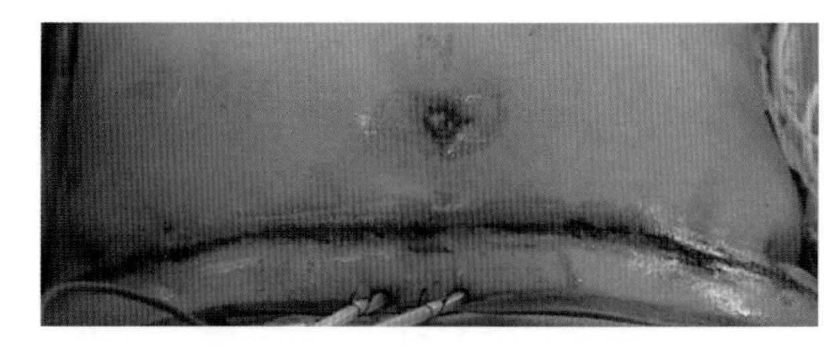

▲ 图 42-15　使用 **Prineo** 关闭供区

五、皮瓣塑形

皮瓣分离完成并转移至胸部后，工作仍未结束。接下来的步骤可能是对患者满意度最重要的，我们可以根据即刻再造和延期再造分别出不同的手术方式。在延期再造中，瘢痕应该切除，整个乳房印记部位的皮肤应进行游离。非常重要的是首先应进行新的乳房下皱襞的确定。可以完成供区关闭后平齐对侧进行确定或者是画一条高于对侧下皱襞 1～2cm 的线（因为供区关闭后皮肤张力的原因）。乳房切除术的瘢痕的处理是有挑战性的，因为它会向下将皮瓣推至胸壁形成一个牵拉样外观。大多数时候，解决方法是完全切除瘢痕及大部分乳房切除术的皮瓣。皮岛的摆放位置可以有多种，但指南推荐的两种摆放位置为 180° 或 90°。首先将皮岛固定于新的乳房下皱襞的位置，然后在确认皮肤及脂肪缘流血实验良好后，将皮瓣放置于乳房切除术皮瓣下。在皮肤及脂肪缘流血欠佳或流出深色静脉血时，建议裁去血供不好的区域以尽可能避免皮瓣局部坏死。通常要求同对侧达成对称，再造侧乳房容量应与对侧乳房进行比较。Wagner 及其同事 [21] 提出了一条公式可以进行皮瓣容量的计算。

L × W × T × 0.81=V，L 为 TRAM 皮瓣重量，W 为皮瓣宽度，T 为皮瓣厚度，V 为皮瓣容量。

一旦对称性达成，游离好的皮瓣皮肤将去表皮化，皮瓣将进行缝合。

在即刻乳房再造的病例中，乳房塑形与此类似，但在保留乳头或保留皮肤的乳房切除术中，塑形更加容易，此时 TRAM 皮瓣的皮岛将全部或几乎全部去表皮化，缝至胸壁，使塑形简单得如同将果冻置于模型中一般。一般建议保留原始的乳房下皱襞，这样可以保持原有的乳房下垂外观，达到良好的对称效果。

六、TRAM 皮瓣联合假体

有些人认为假体置于 TRAM 皮瓣深面进行乳房再造的方式是对纯粹自体组织乳房再造进行"掺假"，但这确实是部分病例一个很好的选择。以下 4 种情况就是良好的适应证。

- 没有使用背阔肌肌皮瓣的需要隆乳的患者。
- 拒绝行对侧乳房缩小手术的患者。
- 行大体积乳房切除术的患者或延期再造患者有大面积放疗后萎缩区域需要切除。
- 血供较差的皮瓣。

最后一种情况展示了一种革命性的处理血供不好的皮瓣的办法。实际上，如果分离过程中发现皮瓣血供不良，建议实施双蒂 TRAM 皮瓣，但如果皮瓣是在转位后才发现血供不良，此时最理想的办法按需要裁掉皮肤。此时损失的容量多少并不重要，因为这可以通过防止假体或扩张器来替换容量。在我们的病例报道中，使用 TRAM 皮瓣联合假体乳房再造的患者，对于欧洲肿瘤协会的标准来说，大部分病例都得到了很好的结局。延期的乳房容量增加可以依靠假体或脂肪移植来完成（图 42–16 至图 42–18）。

七、并发症

延期 TRAM 皮瓣乳房再造的主要并发症包括瘢痕、皮肤和脂肪坏死、皮瓣丢失、疝的形成、深静脉血栓、不对称、腹部紧张感，以及乳房再造相关的性心理学问题。一定程度的脂肪坏死对于任何 TRAM 皮瓣来说都是存在的，不管是游离 TRAM 皮瓣或者是带蒂 TRAM 皮瓣。在我们的病例研究中，我们观察到部分皮瓣坏死（需要外科清创）的发生率有所差异。完全的皮瓣坏死的发生率非常小（表 42–1）。

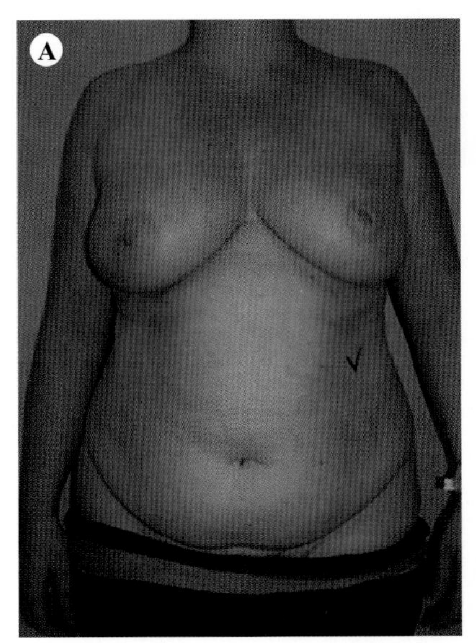

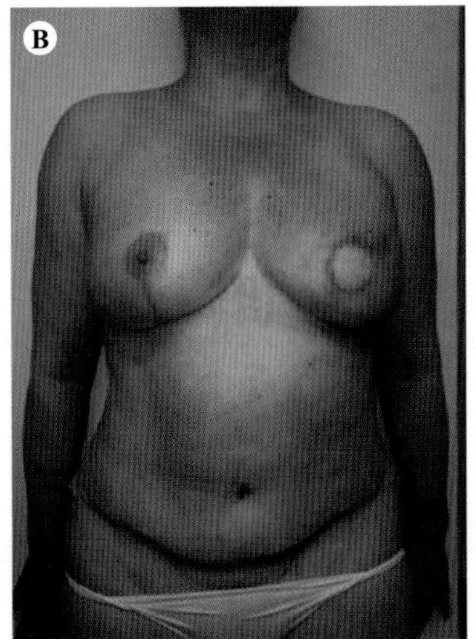

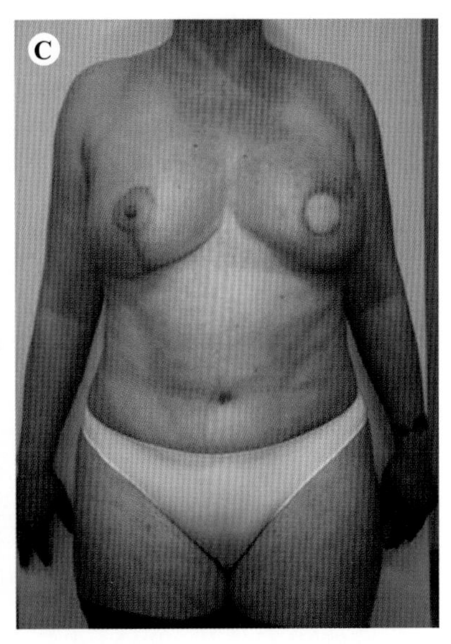

▲ 图 42–16　在保留皮肤的乳腺癌术后，使用同侧带蒂 TRAM 皮瓣进行即刻左侧乳房再造，术前观和术后观；请注意腹部瘢痕能够轻松地被裤子遮挡

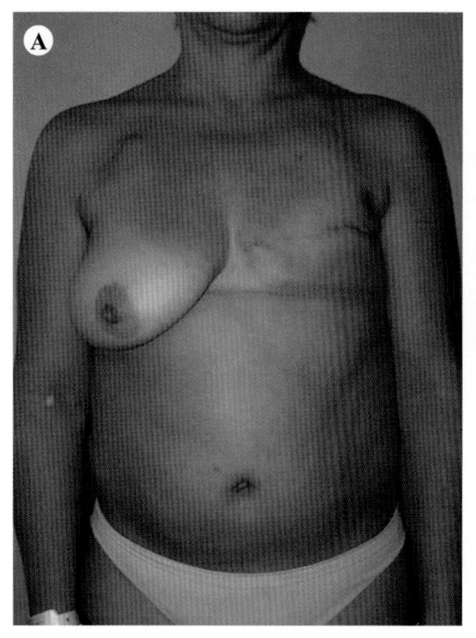

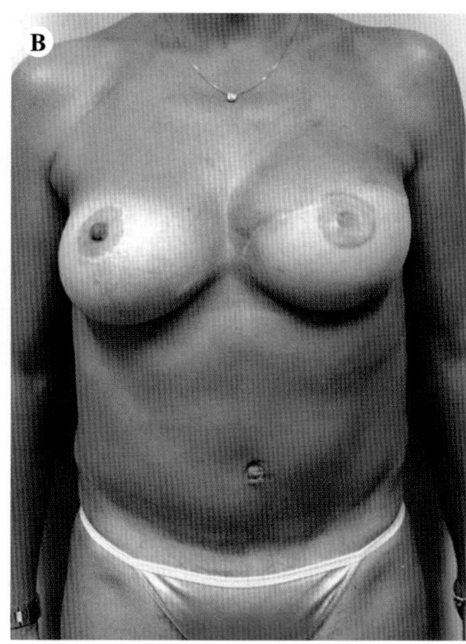

◀ 图 42-17 使用同侧 TRAM 皮瓣进行左乳延期乳房再造，术前观和术后观；请注意乳房良好的对称性，但肚脐略向外侧偏移，脐旁有轻微腹壁膨隆

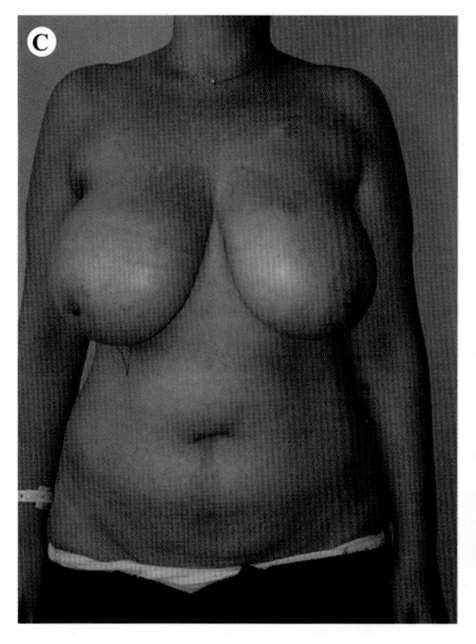

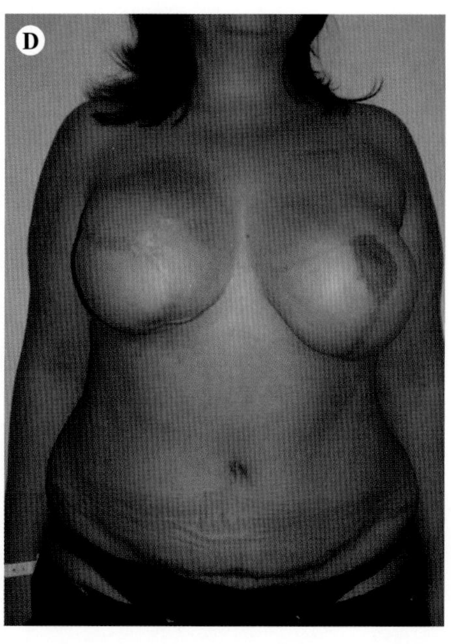

◀ 图 42-18 使用 TRAM 皮瓣做即刻乳房再造，术前观和术后观

表 42-1 TRAM 皮瓣坏死并发症（EIO 病例 1994—2007）

	同侧 TRAM 皮瓣	对侧 TRAM 皮瓣	双蒂 TRAM 皮瓣	TRAM 皮瓣和假体
部分坏死	12.22%	14%	3.26%	7.89%

八、TRAM 皮瓣和妊娠

虽然随着带蒂 TRAM 皮瓣的切除，肌肉功能有所损伤，但是对于患者来说，正常妊娠至妊娠终点并进行自然的阴道分娩仍然是可能的[21]。Johnson 及其同事[22]报道了一例双蒂 TRAM 皮瓣再造患者成功进行同卵双生子阴道自然分娩的案例。Parodi 及其同事[23]警示行 TRAM 皮瓣患者，反对其术后 12 个月内妊娠，他们报道了一患者在

术后 4 个月妊娠发生疝的案例，尽管她最终如期经阴道分娩。我们同样看到了一些 TRAM 皮瓣手术后成功妊娠无重大并发症的案例（图 42–19）。

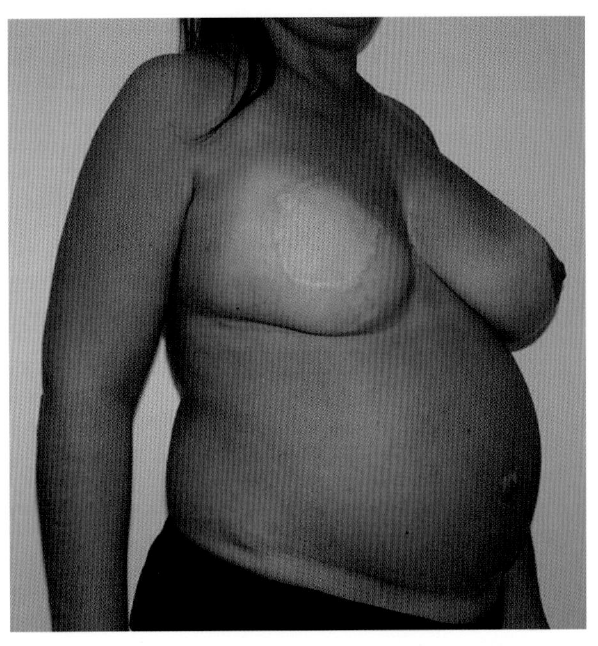

▲ 图 42–19　使用 TRAM 皮瓣进行即刻再造后妊娠

该患者使用剖宫产生产，孕妇及新生儿无并发症发生。生产 1 年后可见腹壁膨隆

九、TRAM 皮瓣修整再塑形

使用 TRAM 皮瓣获得一个自然且对称的结果的可能性非常高，但仍然可能通过修整再塑形对其进行提升。这并不是一个标准化的手术。手术的技巧包括把 TRAM 皮瓣和乳房切除术皮瓣进行分离，对于 TRAM 皮瓣进行缩小、移动、吸脂和基于下部血管蒂将皮瓣上移。皮肤应匹配乳房容量。在需要隆乳的案例中，假体腔隙可在皮瓣下轻松获得。脂肪移植也是一个很可靠的选择。Rietjens 等报道过一个特殊的案例，既往做过双蒂 TRAM 皮瓣一侧乳房再造，本次将前次手术的双蒂 TRAM 皮瓣一分为二，其中一半用于另一侧乳房切除同时即刻乳房再造 [24]（图 42–20）。

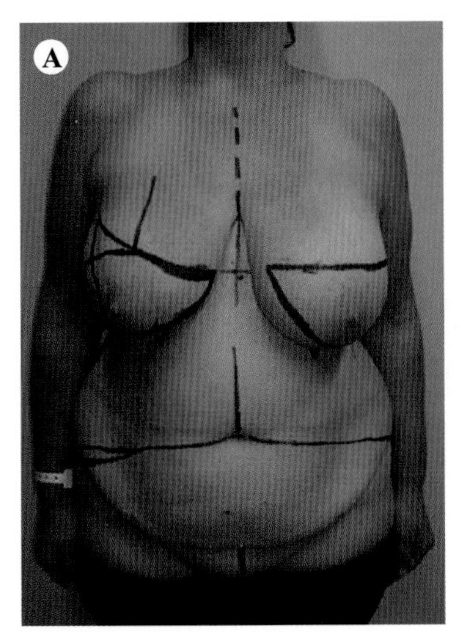

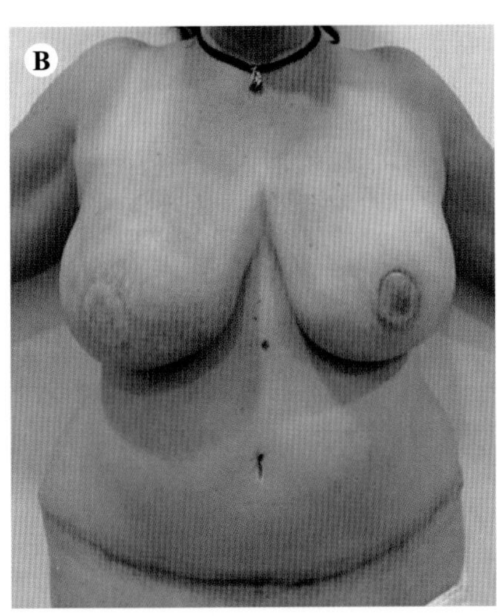

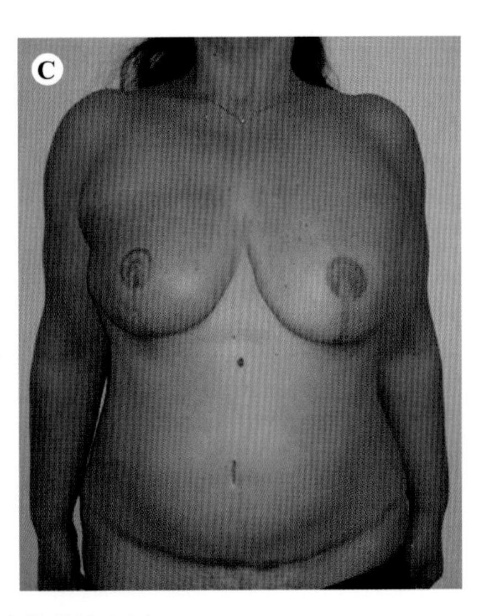

▲ 图 42–20　一例双侧 TRAM 皮瓣及后期乳房缩小修整的病例

A. 术前观和术前划线；B. 双侧 TRAM 皮瓣术后观；C. 双侧乳房使用倒 T 乳房缩小术及吸脂进行再塑形的术后观

参考文献

[1] Trabulsy PP, Anthony JP, Mathes SJ (1994) Changing trends in post mastectomy breast reconstruction: a 13 year experience. Plast Reconstr Surg 93(7):1418–1427 Full Text via CrossRef | View Record in Scopus | Cited By in Scopus (43)

[2] Robbins TH (1979) Rectus abdominis myocutaneous flap for breast reconstruction. Aust N Z J Surg 49(5):527–530 Full Text via CrossRef | View Record in Scopus | Cited By in Scopus (41)

[3] Drever JM (1977) Total breast reconstruction with either of two abdominal flaps. Plast Reconstr Surg 59(2):185–190 Full Text via CrossRef | View Record in Scopus | Cited By in Scopus (5)

[4] Dinner MI, Labandter HP, Dowden RV (1982) The role of the rectus abdominis myocutaneous flap in breast reconstruction. Plast Reconstr Surg 69(2):209–215 View Record in Scopus | Cited By in Scopus (11)
[5] Sakai S, Takahashi H, Tanabe H (1989) The extended vertical rectus abdominis myocutaneous flap for breast reconstruction. Plast Reconstr Surg 83(6):1061–1067 [discussion: 1068–9]. Full Text via CrossRef
[6] Hartrampf CR Jr (1988) The transverse abdominal island flap for breast reconstruction. A 7-year experience. Clin Plast Surg 15(4):703–716 View Record in Scopus | Cited By in Scopus (60)
[7] Hartrampf CR Jr, Bennett GK (1987) Autogenous tissue reconstruction in the mastectomy patient. A critical review of 300 patients. Ann Surg 205(5):508–519 Full Text via CrossRef | View Record in Scopus | Cited By in Scopus (142)
[8] Scheflan M, Hartrampf CR, Black PW (1982) Breast reconstruction with a transverse abdominal island flap. Plast Reconstr Surg 69(5):908–909 View Record in Scopus | Cited By in Scopus (88)
[9] Scheflan M, Dinner MI (1983) The transverse abdominal island flap: part I. Indications, contraindications, results, and complications. Ann Plast Surg 10(1):24–35 Full Text via CrossRef | View Record in Scopus | Cited By in Scopus (70)
[10] Taylor GI, Palmer JH (1987) The vascular territories (angiosomes) of the body: experimental study and clinical applications. Br J Plast Surg 40(2):113–141 Abstract | PDF (3518 K) | View Record in Scopus | Cited By in Scopus (418)
[11] Moon HK, Taylor GI (1988) The vascular anatomy of rectus abdominis musculocutaneous flaps based on the deep superior epigastric system. Plast Reconstr Surg 82(5):815–832
[12] Miller LB et al (1988) The superiorly based rectus abdominis flap: predicting and enhancing its blood supply based on an anatomic and clinical study. Plast Reconstr Surg 81(5):713–724 Full Text via CrossRef
[13] Dinner MI, Dowden RV (1983) The value of the anterior rectus sheath in the transverse abdominal island flap. Plast Reconstr Surg 72(5):724–726 Full Text via CrossRef | View Record in Scopus | Cited By in Scopus (3)
[14] Suominen S et al (1996) Sequelae in the abdominal wall after pedicled or free TRAM flap surgery. Ann Plast Surg 36(6):629–636 Full Text via CrossRef | View Record in Scopus | Cited By in Scopus (47)
[15] Suominen S et al (1997) Magnetic resonance imaging of the TRAM flap donor site. Ann Plast Surg 38(1):23–28 Full Text via CrossRef | View Record in Scopus | Cited By in Scopus (13)
[16] Holm C et al (2006) Perfusion zones of the DIEP flap revisited: a clinical study. Plast Reconstr Surg 117(1):37–43 Full Text via CrossRef | View Record in Scopus | Cited By in Scopus (60)
[17] Clugston PA, Lennox PA, Thompson RP (1998 Dec) Intraoperative vascular monitoring of ipsilateral vs. contralateral TRAM flaps. Ann Plast Surg 41(6):623–628
[18] Kroll SS, Schusterman MA, Mistry D (1995) The internal oblique repair of abdominal bulges secondary to TRAM flap breast reconstruction. Plast Reconstr Surg 96(1):100–104 Full Text via CrossRef | View Record in Scopus | Cited By in Scopus (17)
[19] Patel KM, Nahabedian MY, Gatti M, Bhanot P (2012) Indications and outcomes following complex abdominal reconstruction with component separation combined with porcine acellular dermal matrix reinforcement. Ann Plast Surg 69(4):394–398
[20] Petit JY, Rietjens M, Garusi C, Giraldo A, De Lorenzi F, Rey P, Millen EC, Pace da Silva B, Bosco R, Youssef O (2003) Abdominal complications and sequelae after breast reconstruction with pedicled TRAM flap: is there still an indication for pedicled TRAM in the year 2003? Plast Reconstr Surg 112(4):1063–1065
[21] Chen L, Hartrampf CR Jr, Bennett GK (1993) Successful pregnancies following TRAM flap surgery [comment]. Plast Reconstr Surg 91(1):69–71 Full Text via CrossRef | View Record in Scopus | Cited By in Scopus (25)
[22] Johnson RM, Barney LM, King JC (2002) Vaginal delivery of monozygotic twins after bilateral pedicle TRAM breast reconstruction. Plast Reconstr Surg 109(5):1653–1654 Full Text via CrossRef | View Record in Scopus | Cited By in Scopus (4)
[23] Parodi PC et al (2001) Pregnancy and tram-flap breast reconstruction after mastectomy: a case report. Scand J Plast Reconstr Surg Hand Surg 35(2):211–215 View Record in Scopus | Cited By in Scopus (7)
[24] Rietjens M, De Lorenzi F, Veronesi P, Youssef O, Petit JY (2003) Recycling spare tissues: splitting a bipedicled TRAM flap for reconstruction of the contralateral breast. Br J Plast Surg 56(7):715–717

第43章

双蒂横行腹直肌肌皮瓣❶

Bipedicled TRAM Flap

Paulo Roberto Leal 著
杜星仪 译 刘春军 校

一、概述

自 Hartrampf 等[1]1982 年的报道开始，30 余年间不断被多位作者推广，使用下腹部横行皮肤和脂肪，也就是横行腹直肌肌皮瓣进行乳房再造至今仍被许多人认为是乳房再造的“金标准”，它使外科医生有机会重塑一个体积理想形状可控的乳房。

有前驱者发表文章建议在使用这个皮瓣时进行延迟以获得更好的血液供应（作者在一开始的 3 个病例中使用了这个方法）。在第 4 个病例中，作者使用围术期选择性血管造影来确定胸壁内侧血管和腹壁深血管系统解剖上的连续性。因此，他们认识到，使用单蒂作为整个腹壁皮瓣的血供可会存在血供不足的可能性。

这一不足后来被 Moon 和 Taylor 关于腹壁上深动脉的放射影像学研究论证[2]，他们的文章被认为是乳房再造文献中的标志性研究，奠定了理解 TRAM 皮瓣复杂血液循环的基石。

研究显示超越中线的血供是不可预测的。这一潜在的不足一些外科医生都经历过。在获取全长皮瓣的时候，不同程度的脂肪和皮肤坏死非常常见。

为使整个皮瓣获得足够多的可靠的血供，大家给出了很多建议。手术延迟、增压、游离皮瓣移植，以及双蒂 TRAM 皮瓣是几种可以有效地增加血液灌注，进而可能提升腹部皮瓣长度的手术技术[3-7]。

使用双蒂皮瓣进行单侧乳房再造，是对传统单蒂 TRAM 皮瓣的一项简单的、可提升血供的改进。利用该方法，理论上可以获取超越安全区域的全皮瓣[8]（图 43-1）。

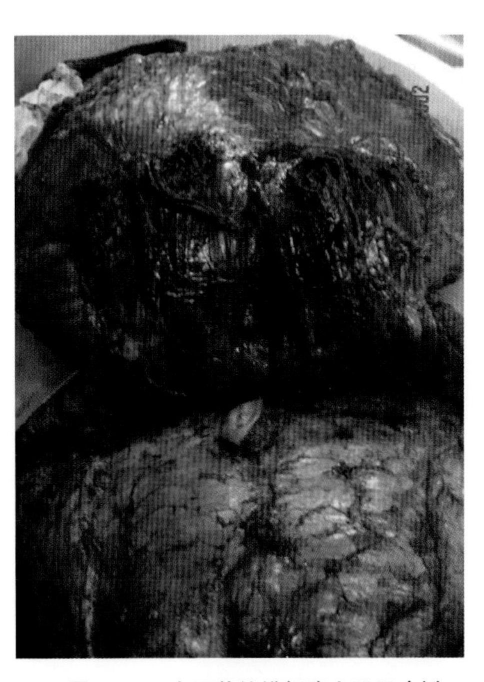

▲ 图 43-1 有双蒂的横行腹直肌肌皮瓣

---

❶ 第 43 章配有视频，可自行登录 https://doi.org/10.1007/978-3-319-62927-8_43 在线观看。

虽然目前我仅在少量经过挑选的病例中使用这项技术，但它能给外科医生提供同游离皮瓣相当的，有良好血供的腹部组织量。

二、手术指征

该技术的主要适应证是增加腹部皮瓣的血流，随着血流量的翻倍，如脂肪及表皮坏死这类并发症的发生率可以从根本上减少。

增加皮瓣灌注的手段用于存在可能损害其腹部完美血供的危险因素的患者。

主要相关的危险因素包括吸烟、肥胖、前期腹部手术史、放疗和系统性疾病（如糖尿病和高血压）[9]（图43-2）。

三、选游离皮瓣还是双蒂TRAM皮瓣

显微外科腹部皮瓣（如游离TRAM皮瓣、保留部分肌肉的TRAM皮瓣和DIEP皮瓣）乳房再造的支持者会特别强调它的优点。

首先考虑当皮瓣血供依靠腹壁下血管系统（它是下腹部皮肤和皮下脂肪的主要血供来源）提供时，皮瓣具有无可辩驳的更好的血供。其次考虑使用双蒂皮瓣时会对腹壁造成严重的伤害[10]。

然而，游离皮瓣要求外科医生和护士有特殊的专业训练。整个技术的掌控也需要经特殊训练的团队，紧密地监测患者术后情况。患者需要在有紧急情况时可以随时推入手术间进行紧急手术的医疗中心进行这项手术。

四、腹壁问题

目前已达成共识的是，使用单蒂或双蒂TRAM皮瓣后会在一定程度上削弱腹壁力量（图43-3）。过往有很多研究报道了这一并发症的发生。

一项由Hartrampf和Bennet[11]发表的早期回顾性研究显示，300名接受过双蒂皮瓣的患者术后表现出了显著的腹壁力量减弱，代表性的表现是坐起时有困难。

Petie[12]等评估了38名接受过单蒂或双蒂的TRAM皮瓣的女性，其中50%的单蒂皮瓣患者术后有严重的腹直肌和斜肌上部的功能损害，而在双蒂皮瓣病例中，这一比例为60%。

保留肌肉的手术技术（只转移中间部分的，含有血管的肌肉）发源于Mizgala等的研究[13]，这一技术并未被证实它可以改善传统带蒂TRAM皮瓣，无论是单蒂皮瓣还是双蒂皮瓣带来的腹壁损害。此外，将带蒂皮瓣中的肌肉进行分离仍然

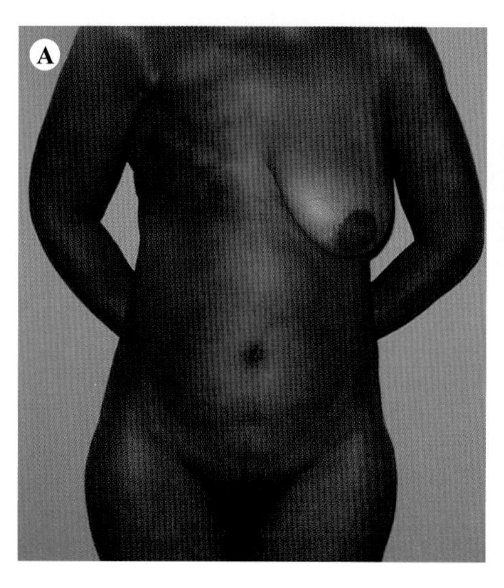

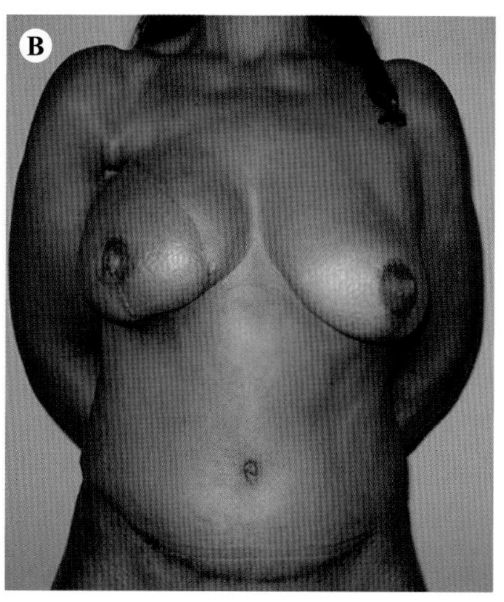

◀ **图43-2　一名有明显放疗后损伤的患者术前观（A）和术后观（B），双蒂TRAM皮瓣是良好的选择，有很好的结果**

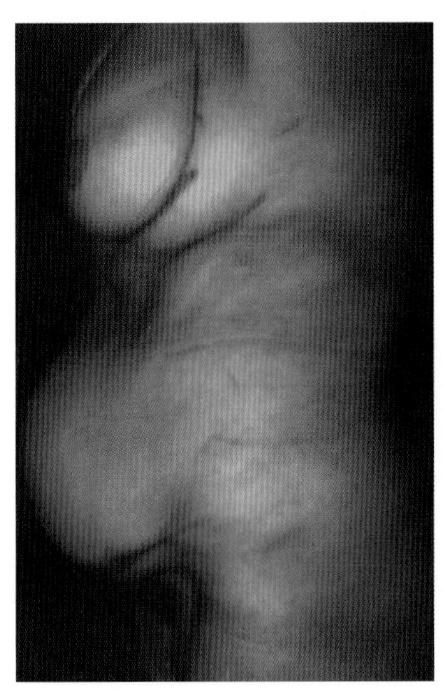

▲ 图 43-3 **双蒂 TRAM 皮瓣更常出现腹壁膨隆和疝**

存在争议，一部分外科医生强调[14]，因为腹壁血管系统（连接腹壁上和腹壁下血管的 choke 血管）走行于腹直肌表面的独特模式，分离肌肉时，可能会损伤到这一重要的动静脉网络。

最后，Chun等发布的一项的近期研究显示[15]，双蒂 TRAM 皮瓣和 DIEP 皮瓣乳房再造不存在供区并发症、功能和患者满意度上的显著性差异，这明确了该皮瓣仍然是一部分患者乳房切除术后乳房再造的良好自体组织选择。

五、患者选择

成功将下腹部组织转移，完成乳房再造主要依靠 2 个方面，即患者选择和正确的手术选择。

患者应进行危险因素的评估，增加患者 TRAM 皮瓣乳房再造后并发症发生率相关的危险因素有年龄（＞60 岁）、肥胖（超过标准 BMI 值 25%）、腹部瘢痕（原发瘢痕、Kocher 瘢痕、正中旁瘢痕或多种腹部手术瘢痕）、糖尿病、高血压、腹壁放疗史和吸烟史。

我也考虑到该手术在需要高强度运动人群或需要依赖强力肌肉运动来工作的人群中的应用。

解剖学的评估也同样重要，其中包括腹部轮廓和脂肪量（腹膨隆患者通常认为是 TRAM 皮瓣的禁忌证）。

身形苗条的患者，以及腹壁力量弱或是腹部肌肉松弛的患者不应考虑进行双蒂 TRAM 皮瓣移植。

术前体检包括坐起实验，它能轻松有效的评估腹部力量，不能进行这几个动作的患者也被认为是不合适的候选者。

为了选择合适的手术方式，需要考虑“患者需要什么？”这一简单问题。

双蒂 TRAM 皮瓣最重要的手术指征是需要一个大体积的腹部组织进行大容量的乳房再造（图 43-4），其次是需要增加皮瓣血供。有相应危险因素的患者可以从该手术中获益。以脂肪坏死这一血供不良的典型并发症来说，对于单蒂皮瓣，有两项或以上危险因素的患者出现并发症的概率是没有危险因素患者的 3 倍。而在双蒂 TRAM 皮瓣中，有两项及以上危险因素同并发症发生率无明显相关。相似的研究结果也出现在皮瓣坏死这一并发症研究中。

六、患者教育和围术期护理

应详细地告知患者手术情况。着重说明术后疼痛和 4～5 日的住院时长。此外，还应说明手术会放置 1 周的引流管，并且使用人工补片加强腹壁。

恢复时间约为 6 周，并需告知患者要注意休息长达 2 月。应同时告知患者术后腹壁薄弱的问题，尤其是对于实行双侧 TRAM 皮瓣再造的患者。

最后，应同患者讨论可能出现的并发症，应使患者相信她的外科医生有能力处理所有手术发生的意外情况。

我很少做即刻双侧再造或即刻游离 TRAM 皮瓣乳房再造，主要是因为这会在乳房切除术之上需要额外增加手术时长。也许对于一个拥有良好训练的团队的机构来说，这样的手术能使患者获益。

但是，我通常实施两期手术，最终手术是在初期同时行乳房切除术和扩张手术的基础上进行

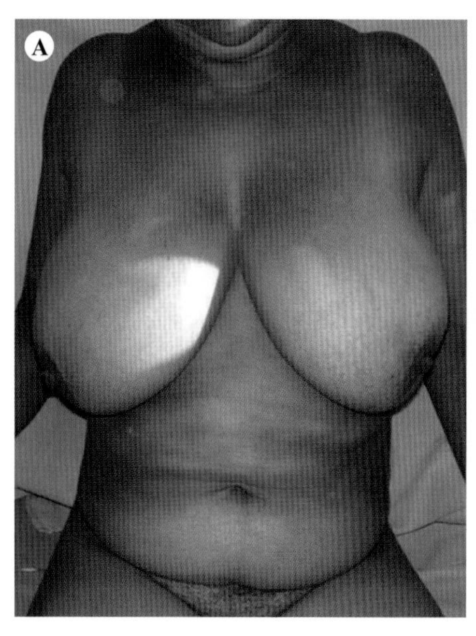

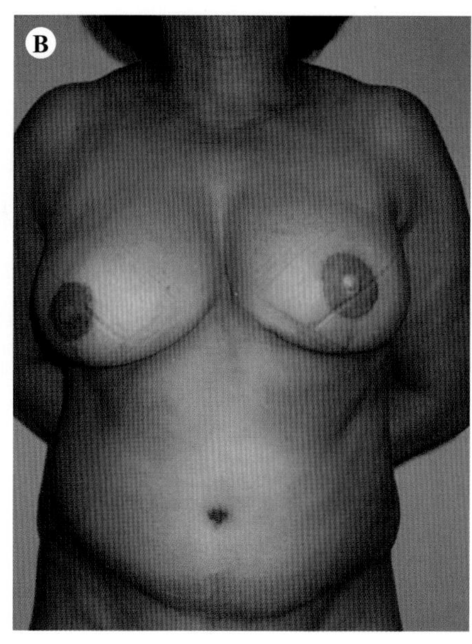

◀ 图 43-4 有大体积乳房的患者可以从双蒂皮瓣中获益，整块腹部皮瓣可以安全的掀起

的。因此，在我的经验中，输血和临床并发症非常罕见。

七、影像学对于安全切取皮瓣的重要性

自从我开始对穿支 TRAM 皮瓣感兴趣起，我发现了影像学证据的必要性，它不仅能给我维度上的数据，还能给我提供腹壁上及腹壁下血管和乳房的血流数据，还能明确穿支的位置。一开始，我觉得彩色超声多普勒可以说明很多。此后，我发现血管造影能清晰的描绘整个血管系统的细节和位置，以及下腹部皮肤 – 脂肪皮岛的穿支（图 43-5）。

这可能这对于评估带蒂皮瓣来说没有那么重要，但是由于它能够清晰地描绘乳房和下腹部血管，这对于接受过放疗的患者来说非常有帮助。

八、手术技术

经过明智地筛选双蒂 TRAM 皮瓣的手术方式和适应证后，在腹壁上标记皮瓣位置。两个团队同时进行工作：一组准备受区，另一组进行腹部皮瓣切取。

“乳房印记”（译者注：指的是乳房在胸壁上的底盘的轮廓线）这个概念是由 Blondeel 等推广的[16]，在此处它意味着创造一个适合腹部皮瓣大小的腔隙，达成和对侧匹配的外形和容量（图 43-6）。

所有瘢痕组织都应去除。在放疗过的患者中，应格外小心地处理乳房切除术的皮瓣，以此来保证它的良好血供，避免有创的操作。应注意乳房下皱襞，必须使其同对侧平齐于同一水平。

连接供受区的隧道应该足够大，使皮瓣能穿行于其中，这个操作应轻柔，严格避免挤压和牵拉。

腹部皮瓣于站立位和坐位时完成标记。要反复检查和确认供区提供皮瓣的可能性。遵循安全原则，切口位置应落在尽可能美观的位置，以此达到最理想的缝合（图 43-7）。

在腹部分离时，外科医生应避免外侧分离过远，以此保留可供皮瓣血供的肋间血管穿支。

在上腹部皮瓣掀起后，腹直肌部分脱肌鞘。使每个肌肉上都有一条筋膜。我倾向于掀起整个肌肉单元，这样对腹壁的损伤等同于那些保留肌肉的手术技术。

然后将肚脐自下腹部标记并分离出来，使其未来可提升至胸壁。

然后确认并离断腹壁下动静脉。并将下腹部皮瓣完全自腹壁游离。这部分分离是在放大镜

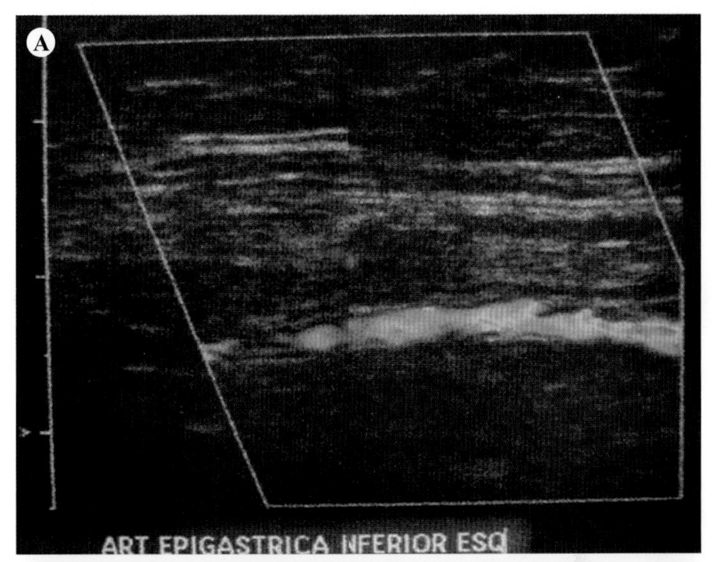

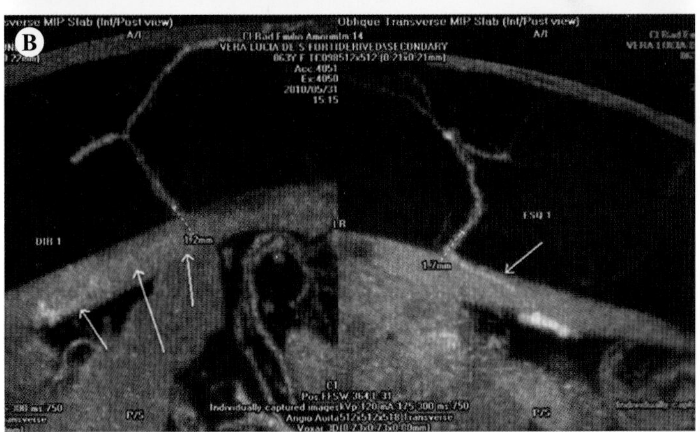

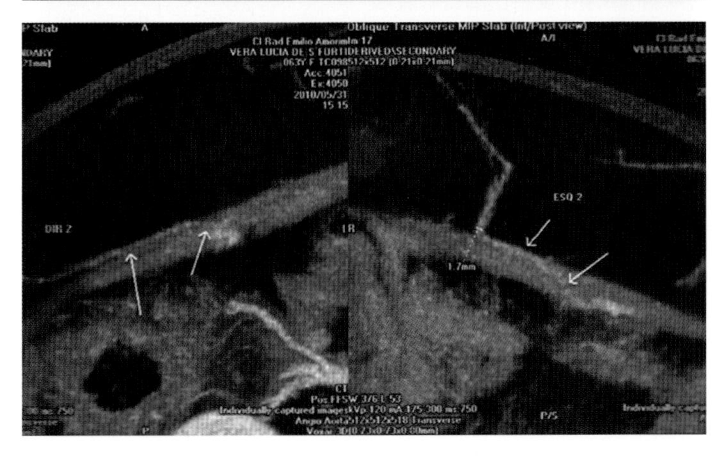

◀ 图 43-5 彩色多普勒扫描（A）和血管造影（B）使外科医生可以清楚的确定腹壁血管系统和其穿支的位置

（2.5×）下使用锋利的手术刀完成的，这样可以辨认出许多皮下小血管并将它们保留。观察到腹部血管蒂，并明确其进入肌肉的位置，将其作为截断位置的标记，这一点通常位于弓状韧带上。

两腹直肌均进行离断，然后将整块皮瓣掀起并轻柔的将其放置于新的位置。

下一步，使患者坐位，将上腹部皮瓣准备好并固定于新的位置。现在，新的乳房准备进行塑形。对于这个激动人心的时刻我没有明确的条条框框。皮瓣的皮肤和脂肪应适于皮下腔隙，按照健侧乳房的“乳房印记”，形状和大小，摆放在最合适的位置。

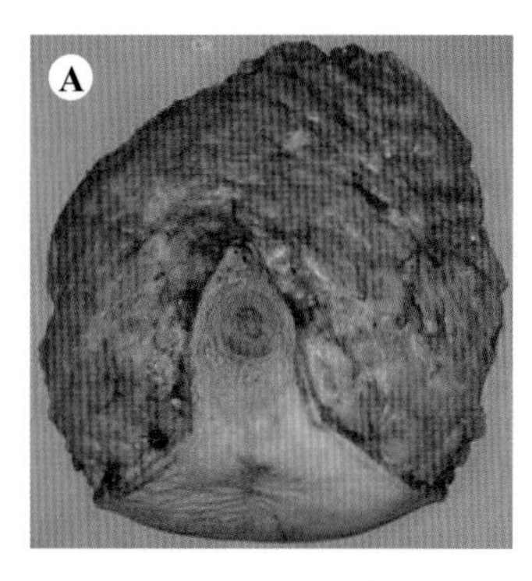
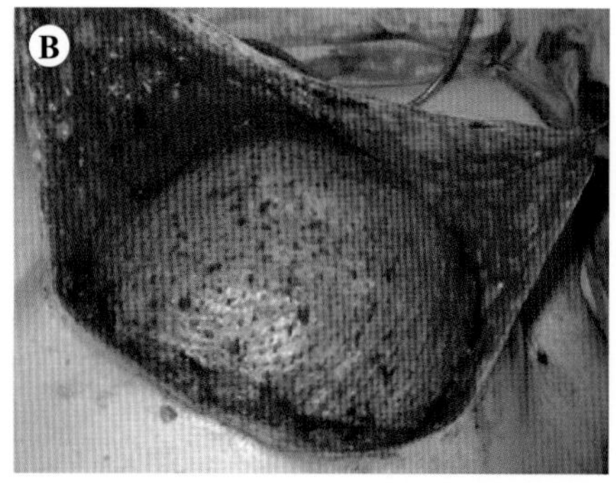
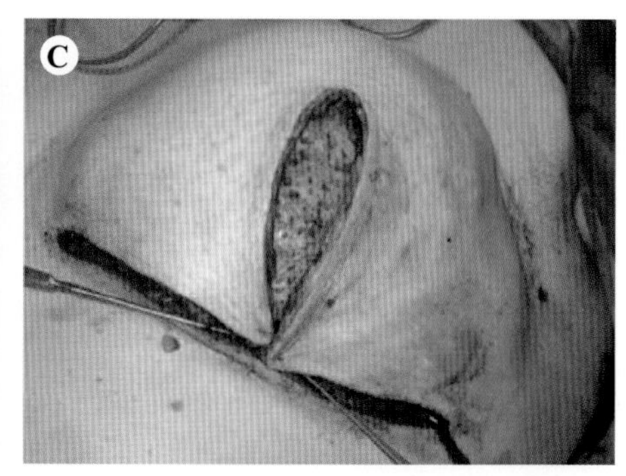

▲ 图 43-6 “乳房印记”这一概念可以清楚的通过上图看到，在 TRAM 皮瓣的脂肪瓣上设计了“倒 T”形乳房上提术切口

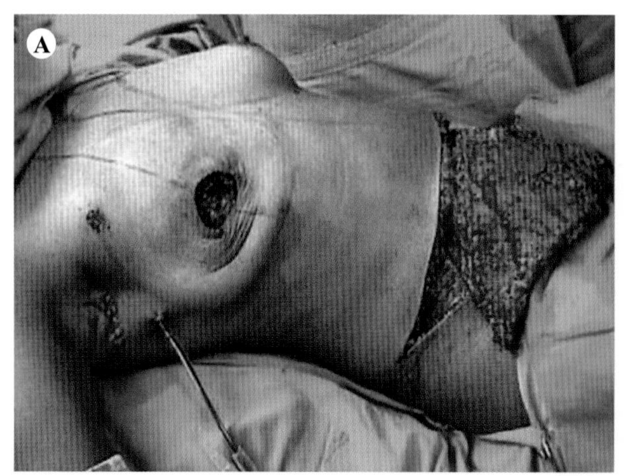
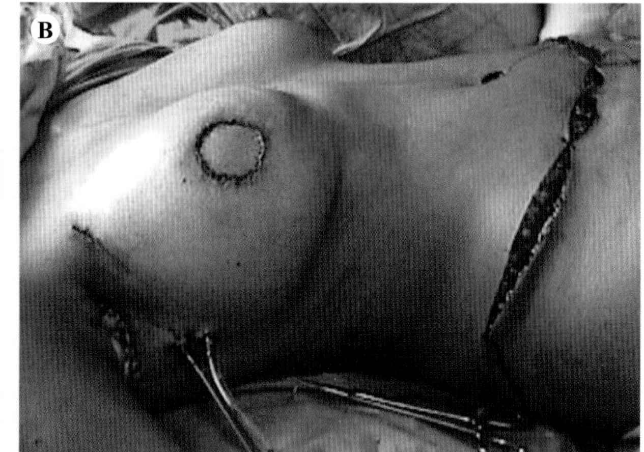

▲ 图 43-7 腹部的双蒂 TRAM 皮瓣已准备好转移

当外科医生认为乳房再造完毕时，患者回到侧卧位，在完成乳房缝合的时候完成腹壁的修复。

我通常使用 Prolene 补片来进行腹部肌肉缺损的修补。使用 2–0 的 PDS 缝线，将补片分两层缝于剩下的斜肌上。

新的乳房和腹部均放置负压引流至少 5 天。腹部采用腹壁整形的方式完成缝合。

术后穿戴外科胸罩，并在腹部进行中等力量的加压包扎 2 天。

九、并发症

以下内容是双蒂 TRAM 皮瓣特殊的并发症。

- **脂肪坏死**是一项远期并发症，它可以在术后 12 个月出现，一般和缺血机制有关。临床上，它表现为皮下硬结，有时会与恶性改变（复发或新发肿瘤）混淆。为明确诊断需要进行活检。广泛的脂肪坏死区域一定会影响外观。双蒂 TRAM 皮瓣和游离皮瓣移植已极大地降低了脂肪坏死的发生率。
- **部分皮瓣坏死**这一并发症在所有带蒂 TRAM 皮瓣中的发生率＞ 10%，它可分不同程度。轻微的边缘坏死是由静脉瘀血造成的，可以通过后期修建解决，不会影响美观。当使用双蒂 TRAM 皮瓣或游离皮瓣的时候，这一并发症的发生率显著降低（图 43–8）。
- **完全皮瓣损失**发生于游离皮瓣病例中，可能是由于动静脉栓塞且抢救方式失败造成的。对于带蒂皮瓣来说并不常见，尤其是双蒂皮瓣。总的来说，完全皮瓣损失意味着重大技术失误。

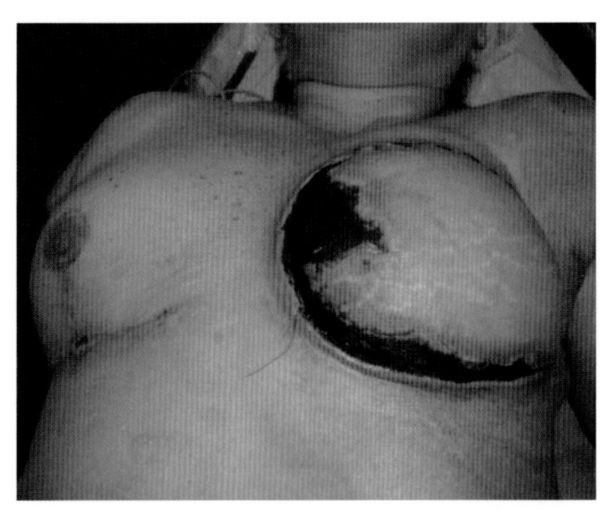

▲ 图 43-8 部分皮瓣坏死：边缘坏死通常源于静脉进展性的损伤

这些缺血相关并发症通常见于有超过两个危险因素的患者。疝和腹壁膨隆是双蒂皮瓣后发生的供区并发症。从轻微的坐起时力量不足到疝和背痛，这些是接受该手术患者最常见的主诉。

在我个人的病例中，有< 2% 的病例出现腹壁松弛。我将这一低发生率归功于保证弓状线界限和在每一例病例中都只使用 Prolene 补片。

- **血肿**是一轻微并发症。随着术后长期放置引流，用术前术后腿部间歇压迫治疗替代预防性静脉血栓的药物治疗，术后出血和血肿的发生率得到了进一步的降低，甚至到了零。
- **血清肿**这一腹部皮瓣并发症也极大地降低，主要是因为常规会将腹部皮瓣固定于筋膜上，增强了两者接触，避免产生由于滑动引起的血清肿。
- **腹部蜕皮和坏死**见于腹部分离范围过大的病例。有限的分离，保证肋间动脉穿支对预防该并发症非常重要。
- 至于**感染**，预防性抗生素需常规使用（根据医院规章制度）。

十、讨论

自 Hartrampf 等于 1982 年第一次提出后，TRAM 皮瓣就被许多人奉为乳房切除术后乳房再造的“金标准”。

随着手术技术不断进步，两个问题推动着技术的发展。

首先是血供。经典的单蒂 TRAM 皮瓣血供模式被证明是不可靠的，或者说至少在超越中线时它是不稳定的。

Moon 和 Taylor[2] 的研究明确且漂亮地证明了腹直肌动脉和静脉分布均遵循相同的模式。血液需要穿过多层静脉瓣系统才能汇入腹壁上深静脉区域。这些瓣结构经常会因梗阻而损害静脉回流，导致皮肤和脂肪坏死的出现。多项改良技术为减少这个问题而诞生，如皮瓣设计得更靠头侧、初次手术做延迟和游离 TRAM 皮瓣移植。

双蒂 TRAM 皮瓣通过双倍动脉流量，增加了皮瓣的血流灌注，静脉情况类似。需要大容量组织是该手术的适应证。该方法可稳定地减少部分皮瓣坏死和脂肪坏死地发生率。

对于有危险因素的患者，双蒂 TRAM 皮瓣手术更具吸引力，特别是有两项以上危险因素的患者，很多外科医生认为双蒂 TRAM 皮瓣手术就是必需的了。

其次一个很重要且有争议的事情，是使用带蒂 TRAM 皮瓣会对腹壁造成损伤。腹壁疝和腹壁膨隆主要出现在腹直肌双侧均被使用后。为了减少 TRAM 皮瓣获取中造成的解剖不足，保留肌肉的游离 TRAM 皮瓣及无肌肉转移，即穿支皮瓣（DIEP 皮瓣和 SIEA 皮瓣）由此被发明并报道，继而在全球范围内受到欢迎，尤其是在那些有娴熟显微外科技术的外科医生的医疗中心，该手术可以在短时间内平稳的进行。

不幸的是，这个原则对于很多医疗机构来说并不是通用的。在这些机构，乳房切除术被视为严重的创伤，需要尽快安全地进行修复。

然而，据一项对比双侧 TRAM 皮瓣和双侧 DIEP 皮瓣乳房再造患者术后长期结果的大型病例研究显示，双侧 TRAM 皮瓣和 DIEP 皮瓣乳房再造患者在供区并发症、功能，以及患者满意度上无明显差别。

作者的结论是虽然穿支皮瓣是一次技术的进阶，双蒂 TRAM 皮瓣乳房再造仍然是自体乳房再造的良好选择。

参考文献

[1] Hartrampf CR Jr, Scheflan M, Black PW (1982) Breast reconstruction with a transverse abdominal island flap. Plast Reconstr Surg 69:216
[2] Moon HK, Taylor GI (1988) The vascular anatomy of rectus abdominis musculocutaneous flaps based on the deep superior epigastric system. Plast Reconstr Surg 82:815
[3] Bostwick J, Nahai F, Watterson P et al (1993) TRAM flap delay for breast reconstruction in the right risk patient: definition of risk factors in 556 patients and evaluation of a 10 years experience with TRAM flap delay. Presented at the 72nd meeting of the American Association of Plastic Surgeons, Philadelphia
[4] Sano K, Hallock GG, Rice DC (2000) Venous supercharging augments survival of the delayed rat TRAM flap. Ann Plast Surg 44:486–490
[5] Grotting JC, Urist MM, Maddox WA, Vasconez LO (1989) Conventional TRAM versus free microvascular TRAM flap for immediate breast reconstruction. Plast Reconstr Surg 83:828
[6] Schusterman MA, Kroll SS, Weldon ME (1992) Immediate breast reconstruction: why the free over the conventional flap? Plast Reconstr Surg 90:255
[7] Ishii CH, Bostwick J, Raine TT et al (1985) Double pedicle transverse rectus abdominis myocutaneous flap for unilateral breast and chest wall reconstruction. Plast Reconstr Surg 76(6):901–907
[8] Watterson P, Bostwick J, Hester R, Bried JT, Tailor I (1995) TRAM flap anatomy correlated with a 10 year clinical experience with 556 patients. Plast Reconstr Surg 90:1191
[9] Bostwick J (1983) Aesthetic and reconstructive breast surgery. Mosby, Saint Louis
[10] Kroll SS, Marchi M (1992) Comparison of strategies for preventing abdominal weakness after TRAM flap breast reconstruction. Plast Reconstr Surg 889:1045–1053
[11] Hartrampf CR Jr, Bennet GK (1987) Autogenous tissue reconstruction in the mastectomy patient: a critical review of 300 patients. Ann Surg 295:508–518
[12] Petit JY, Rietjens M, Gatusi C et al (2003) Abdominal complications and sequelae after breast reconstruction with pedicled TRAM flap. Is there still an indication for pedicled TRAM in the year 2003. Plast Reconstr Surg 112:1063
[13] Mizgala C, Hartrampf CR, Bennet C (1994) Assessment of the abdominal wall after pedicle TRAM flap surgery. 5–7 year follow up of 150 patients. Plast Reconstr Surg 93:998–1002
[14] Miller M (2006) Surgery of the breast, vol 1, 2nd edn. Lippincott Williams and Wilkins, Philadelphia
[15] Chun Y, Sinha I, Turko A, Yuhen J, Lipsitz S, Pribaz J, Lee B (2010) Comparison on morbidity, functional outcome and satisfaction following bilateral TRAM or bilateral DIEP flap breast reconstruction. Plast Reconstr Surg 126(4):1133–1141
[16] Blondeel O, Depypere J, Roche N, Van der Lauduyt K, Plast R (2009) Shaping the breast in aesthetic and reconstructive breast surgery: an easy three-step principle. Plast Reconstr Surg 123:455–462

游离皮瓣乳房再造

Free Flap Breast Reconstruction

Peter W. Henderson　Colleen McCarthy　著
杜星仪　译　刘春军　校

第44章

一、自体组织乳房再造的历史

目前在自体乳房再造领域最新的技术发展是显微外科游离组织移植。同样的，它也被很多人认为是乳房切除术后乳房再造的“金标准”。

有记载的第一种现代自体组织乳房再造技术是由意大利的 Iginio Tansini 于 1896 年描述的背阔肌肌皮瓣[1]。不幸的是，该技术直到 1970 年才被主流外科医生注意到。约在同一时间，皮肤和皮下组织为竖形的带蒂腹直肌肌皮瓣被发明[2]，第一例游离皮瓣乳房再造使用的不是腹股沟皮瓣就是背阔肌肌皮瓣[3]。另一项重要的技术进展是 1982 年，Carl Hartrampf 发表的横行腹直肌肌皮瓣技术[4]。紧随其后 Roger Friedman 于 1985 年描述了游离 TRAM 皮瓣技术[5]。之后的腹部皮瓣乳房再造技术改革是全腹直肌保留游离皮瓣，如 Robert Allen 于 1994 年发表的腹壁下动脉穿支皮瓣[6]。

虽然因多种原因，同腹部皮瓣相比，大腿游离皮瓣（Fujino 等于 1975 年首先提出[7]）和臀部皮瓣（Yousif 等于 1992 年首先提出[8]）使用略少，但在过去 20 年里也在不断发展和改进。

二、优势和劣势

不管具体的手术技巧如何，乳房再造的一般目标是在最小创伤的同时达到最好的美学效果。显微外科游离组织移植被推荐，是因为它可以使供区组织最大限度上匹配原来的乳房组织，在构成乳房容量的皮下组织和移植皮肤方面均是如此。此外，对于此前曾被认为不适合行自体组织乳房再造的患者，它提供了一系列的供区选择（包括腹部、大腿和臀部，以及其他）。同样，通过扩展可用皮瓣的种类，显微外科皮瓣能够为初次乳房再造失败（不管是假体，还是带蒂自体组织或是游离自体组织再造）的患者提供更多的选择。在很多情况下，显微外科乳房再造能够将供区损伤最小化。

虽然它有很多优势，但是游离组织移植并非毫无缺点。最显著的是，同假体乳房再造和带蒂皮瓣自体组织移植相比，游离组织移植的手术时间更长（在一些病例中增加的时长格外长），这可能会增加术中和术后的各种并发症（如深静脉血栓和术区感染）。此外，同带蒂皮瓣移植相比，全皮瓣坏死的发生率会增加。

三、适应证和禁忌证

使用显微外科游离组织移植作为乳房再造的手段的适应证包括患者健康和预期值现实。患者需要对手术的风险由充分的了解，这包括全部或部分皮瓣坏死、感染、脂肪坏死、深静脉血栓形成或肺栓塞，以及伤口愈合并发症和可能需要紧急再次手术的可能。

禁忌证包括不允许接受长时间手术的合并症，以及不适合接受手术的解剖情况（可能是先天血管变异或者是因为之前手术造成的）。

四、手术相关解剖

（一）腹部供区

腹部包括了皮肤、皮下组织、筋膜、腱膜和肌肉。在腹壁内有动脉，静脉和神经。在皮下的是脂肪组织，它可以被一层中等强度的浅筋膜也就是 Scarpa 筋膜分为 Scarpa 筋膜上脂肪和 Scarpa 筋膜下脂肪。

在两腹直肌的外侧为腹外斜肌，腹内斜肌和腹横肌。这些肌肉结构在腹直肌外侧，其腱膜覆盖腹直肌。这 3 个肌肉的腱膜构成腹直肌鞘，具体的构成情况在弓状线（Douglas 线，也称为半月线）上下有所区别，弓状线的位置大概在脐至会阴的 1/3 处。在弓状线以上，腹直肌前鞘的构成包括了腹外斜肌腱膜和腹内斜肌的前小叶腱膜。在同一水平，腹直肌后鞘是由腹内斜肌腱膜后小叶和腹横肌腱膜构成。在弓状线以下，腹直肌前鞘由全部的 3 层腱膜构成，后鞘仅由薄弱的腹横筋膜构成。肋间神经血管束在这个平面穿行于腹内斜肌和腹横肌间。

成对的腹直肌自胸骨边缘和剑突走形至耻骨，接受腹壁上血管和腹壁下血管的血供（也就是 Mathes-Nahai Ⅲ型血供）。每块肌肉有 3～4 道腱划，并由多个肋间神经支配，它们通常从腹直肌后鞘深面穿入肌肉外侧。

表面的皮肤和筋膜的灌注是由①深层血管系统由腹壁下动、静脉（DIEA 和 DIEV）及腹壁上血管构成；②浅层血管系统由腹壁浅血管构成（SIEA 和 SIEV）。在几乎所有显微外科病例中，腹部供区组织都可以通过深层血管系统获得良好的血供。然而，它们接受相同浅层血供系统供应的可能性很小。

（二）臀部供区

臀部潜在有大量脂肪可以提供（虽然它们通常比腹部或大腿组织密度大，拥有更多纤维）。灌注该区域的穿支从臀大肌发出，是臀上血管或是臀下血管发出的分支。这两个血管都起源于髂内血管，从坐骨大孔穿出骨盆。坐骨大孔内有梨状肌，臀上血管从梨状肌头侧穿出（梨状肌上），臀下血管从梨状肌尾侧穿出（梨状肌下）。

（三）大腿供区

大腿中段的脂肪组织在容量上通常少于臀部，但它更柔软，比臀部组织更贴近原始乳房组织。大腿中段包括内收肌（大收肌、长收肌和短收肌）和股薄肌。该段血供来源是股深血管系统，供血的要么是直接起源于股深血管的穿支或旋股内侧血管系统。

大隐静脉在大腿内侧走行，直到它在隐静脉股静脉交汇点汇入深静脉系统。该血管应尽可能保留，但必要时也可以牺牲。

（四）胸部受区血管

乳内动脉（IMA）和乳内静脉（IMV）是胸部主要的受区血管。他们是锁骨下动脉和无名静脉第一段发出的血管，IMA 和 IMV 分别在胸骨两侧走行于壁层胸膜浅层的脂肪平面中。终末分支是腹壁上和肌膈血管。

每个真肋（第 1～7 肋）都有一段软骨部分连接肋骨骨质部分和肋软骨关节。在每条肋骨中间有肋间肌肉束，它包含了 3 层肌肉（肋间外肌、肋间内肌和肋间最内肌）。神经血管束（肋间动脉、静脉和血管）通常走行于肋间内肌和肋间最内肌间的平面（类似于腹部的肌肉结构）。

在壁层胸膜和肋软骨后表面、肋间最内侧肌深面之间有一层界限清晰的平面。这一平面主要包含脂肪组织，以及 IMA 和 IMV（通常在第 3 肋水平分为两支静脉）。这些血管通常有许多分支从内侧，外侧和前表面（很少从后表面）发出，它们可以在控制下进行离断，让这些血管可以安全的作为游离皮瓣受区血管使用。

（五）腋窝受区血管

腋窝在概念上被认为是一个金字塔型的构成，有一个底（底侧 - 外侧）和一个开放的顶端（内上侧）。外缘是肱骨，内缘是胸壁，前缘是胸大肌，后缘是背阔肌。

腋窝有很多动脉、静脉及神经。腋动脉和腋静脉和腋丛是明显的结构，无论怎样都需要保留。最相关的神经是胸长神经、胸背神经和肋间臂神经。胸长神经（支配前锯肌）在侧胸壁贴近腋窝中线的位置自头端至尾端走行。胸背神经（支配背阔肌）也是自头端至尾端走行，但行于胸长神经后侧，在背阔肌深面。肋间臂神经（或称为第 2 肋间神经的外侧皮支）垂直于前两个神经走行于腋窝上。

胸背动脉和静脉是常见的游离组织移植的受区血管，它们同胸背神经一共走行。需要记住的很重要的一点是，在接受过放疗或腋窝分离的患者中，神经血管束可以被扭曲和（或）紧紧贴附在侧胸壁上。

五、游离皮瓣的种类

（一）腹部皮瓣

腹部通常能提供大量皮肤和皮下组织进行移植。此外，手术后腹壁轮廓和瘢痕非常接近（但不完全一致）腹壁整形的效果，这使很多患者愿意接受该手术。哪怕是腹部组织量很少的患者也可以成功地使用这个供区完成乳房再造（尤其是单侧再造，这样超过 1/2 的组织可以用于单侧乳房再造）。

1. TRAM（横行腹直肌）肌皮瓣

TRAM 肌皮瓣是腹部皮瓣的原型，它依赖于腹壁下深动脉和深静脉，携带一些（对于一些“保留肌肉”的病例）或全部的同侧腹直肌，以及覆盖其表面的脂肪和皮肤。

在肌肉和皮肤及皮下组织深层，腹直肌前鞘表面，DIEA、DIEV 的血管连接以穿支的形式行于此，它们可以是小的（不足以提供及引流整个皮瓣的血液）或是大的（足够提供及引流整个皮瓣的血液）穿支。TRAM 手术并不仔细地单独地分离这些穿支，而是将他们一起游离。

可能存在牺牲腹直肌造成的功能损害，包括腹壁弯曲减弱（最显著的表现出现在做“核心”运动，如仰卧起坐、打高尔夫等）和腹壁膨隆（这可能也可能不表现为明显的疝）。这些后果的等级程度根据肌肉损伤和（或）移位的不同而有所区别，也和留在原位的肌肉有多少为失神经有关（腹直肌的神经支配来源于肋间神经，在肌肉外侧的深、后面进入肌肉，哪怕肌肉是留在原位，打断这些神经支配也会造成肌肉失去功能的结果，类似于将肌肉去掉）。

2. DIEP（腹壁下深动脉穿支）皮瓣

DIEP 技术又称为“完全保留肌肉的 TRAM”，它分离了穿入腹直肌的穿支血管，有效的使肌肉留在原位。它代表目前腹部皮瓣乳房再造的最先进技术，要求有极高的外科技巧，以及从容熟练地在极小的穿支血管周围操作的能力。哪怕是很小的血管损伤，都会使它们无法使用，逼迫外科医生寻找替代的再造组织。

3. SIEA（腹壁下浅动脉穿支）皮瓣

当经过判断，确定腹壁下浅血管系统的血流足够供给皮瓣，那么将有一块组织量类似于 DIEP、TRAM 皮瓣的腹壁下浅动脉穿支（SIEA）皮瓣可以使用。

SIEA 皮瓣最大的优势是它的血管起源于股动脉和股静脉，因此它不会穿入腹直肌或肌鞘，而是包裹腹直肌肌鞘走行。这一点的优势是它的分离会更容易和快捷，进而减少手术时间，不需要对腹直肌前鞘进行切开（也就是 DIEP 手术需要做的）或是移去腹直肌前鞘的一部分（也就是 TRAM 手术需要做的），所以出现切口疝的可能性被减小的几近于零。

SIEA 皮瓣的缺点是 SIEA 和 SIEV 并不总是可以可靠的供给整个皮瓣。目前尚无明确的客观评估手段，虽然有的作者认为当SIEA直径＞1.5mm的时候，就有理由期望它可以提供足够的血供。

（二）臀部皮瓣

臀部皮瓣包括臀上动脉穿支（SGAP）皮瓣和臀下动脉穿支（IGAP）皮瓣。两者都不需要牺牲任何肌肉，因此供区并发症非常小。当大多数病例中腹部皮瓣总是一线选择的时候，有一些病例臀部皮瓣才是最好的选择。首先，如果患者术前有腹部手术史或经历过吸脂手术，强烈建议考虑其他供区。其次，臀部皮瓣有很高的“脂肪皮肤”比（同腹部皮瓣拥有很高的“皮肤脂肪”比相比），这使它们对于需要容量超过需要皮肤的患者来说更适合。有说法认为，使用臀部皮瓣的理想对象是臀部有大量脂肪，希望再造乳房大小为“B”杯的患者。然而，一定要记住的是，在获取臀部皮瓣的时候需要术中将体位改变为俯卧位，这使得乳房分离和臀部皮瓣获取无法同时进行。

1. SGAP（臀上动脉穿支）皮瓣

SGAP皮瓣使用的是臀上动脉的穿支，臀上动脉是起源于髂内血管的分支，从骨盆经梨状肌上穿过坐骨大孔发出。理论上，SGAP皮瓣的优势包括可以通过游泳衣遮盖的瘢痕，以及潜在的臀部线条提升。然而，SGAP皮瓣的蒂较短（5～8cm），上臀部皮瓣设计可能导致“Scooped-out”（挖掉一勺后的凹陷畸形）状外观。

2. IGAP（臀下动脉穿支）皮瓣

IGAP皮瓣使用的臀下动脉的穿支，臀下动脉从骨盆经梨状肌下穿过坐骨大孔发出，同它一起自孔内穿出的还有坐骨神经。IGAP皮瓣的优势包括皮瓣瘢痕基本可以被臀部褶皱遮盖，它可以纠正“沙袋”样臀部外观，而且同SGAP皮瓣相比，它的蒂更长（7～10cm）。它最显著的缺点是紧贴坐骨神经，相对来说较难解剖分离，此外，它会造成术后早期坐位时有紧张感。

（三）大腿皮瓣

当腹部不适合作为供区的时候，下一级的乳房再造供区选择包括臀部和大腿。大腿中段的脂肪依赖于股薄肌或者临近的穿支血管，同臀部致密、纤维化的脂肪相比，很多人认为它更近似于柔软的乳房脂肪组织。此外，因为分离和获取都是在仰卧位完成的，术中不需要更换体位，故此乳房团队和再造团队可以同时进行工作。

1. 股薄肌肌皮瓣

股薄肌肌皮瓣可以设计出不同方向的皮岛，这在血供可靠性、组织容量，以及潜在的供区并发症上有相对优势也有相对劣势。

横行上股薄肌（TUG）肌皮瓣通过涵盖一个宽列的组织来尽可能多的捕捉到穿支，增进血供，不涵盖远端大腿皮肤，皮瓣表面的皮肤组织量很少（因此对于需要大量皮肤的病例来说可能不够）。此外，横行皮瓣走向可能造成一个非常难治疗的并发症，即阴唇扩大[10]。

竖形上股薄肌（VUG）肌皮瓣会造成大腿内侧一竖形瘢痕，这减少了阴唇扩大出现的可能性，但是减少了穿短裤时瘢痕的隐蔽性。同时，更小的皮下组织使其较TUG更不可靠，但这个劣势可以通过适当的手段缓解，包括斜切以获取最多的股薄肌周围脂肪和筋膜，很多时候可延伸至长收肌筋膜。

2. PAP（股深动脉穿支）皮瓣

最新描述的大腿皮瓣是保留肌肉的股深动脉穿支（PAP）皮瓣，它由Robert Allen于2012年提出，PAP皮瓣基于股深动脉穿支构成，该穿支穿过大收肌，然后进入股薄肌后的皮下组织和真皮（通常在半膜肌内侧）[11]。这一组织的优势是有较长的蒂（7～13cm）、脂肪柔软易塑形、供区位置在大腿后侧的高位、容易遮蔽；缺点包括有限的容量（虽然给乳房体积大的患者使用复合双侧皮瓣行单侧再造是一种方法），以及可能需要用到俯卧位，但许多人现在描述了“青蛙腿”体位，这使的皮瓣可以在仰卧位成功获取[11]。

六、受区血管

显微外科乳房再造中，有两组血管在作为受区血管时使用频率最高，它们是乳内（胸廓）血管和胸背血管。

（一）乳内动脉和静脉

IMA 和 IMV 是目前最常被选做受区血管的。通过移除第 3 肋的一部分软骨（虽然也有完全保留肋骨的方法描述），IMA 和 IMV（可以是一根或两根静脉）可以供显微外科端 – 端吻合。

使用 IMA/IMV 的优势是它们的位置在乳房印记的内侧，这使得很大一部分皮瓣位于内侧（通常是期望有乳沟的位置）而不是外侧（这使得转移的组织被向外侧和尾端拉）。此外，血管的位置和口径很可靠（尤其是患者右侧），外科医师和显微镜的位置摆放简单且恒定。

外科医生必须小心的分离 IMA/IMV，因为它们行于一不定的、紧贴壁层胸膜表面的脂肪层面，哪怕是微小的失误都可以损伤到血管或侵犯胸膜。

心脏病史在考虑使用这些血管时非常重要，传统的冠状动脉搭桥手术（coronary artery bypass grafting，CABG）使用同侧 IMA，这阻止了它作为受区血管的使用。同时，对于有心脏病史但尚未行 CABG 手术，未来有可能需要做这个手术的患者，外科医生应强烈考虑使用另外的受区血管。此外，对于上述患有严重心脏病的患者，应考虑此时不进行复杂、长时间的微血管乳房再造或任何乳房再造。

在切除了部分第 3 肋软骨后大多数患者没有反映有任何功能损伤，但有的患者（特别是那些很瘦的患者）存在表面覆盖组织可见的美学缺陷。

（二）胸背动脉和静脉

当显微外科游离组织移植第一次报道应用于乳房再造的时候，胸背动脉是主要的受区血管。这可能是应为外科医生通常对腋窝及其内容物非常了解。

这个蒂通常可以在背阔肌头侧外侧缘找到，然后顺着它游离至肌肉深面，直到找到胸背血管。需要避免损伤的结构包括胸背神经、腋静脉和腋窝淋巴结（损伤它可造成上肢淋巴水肿）。

使用胸背血管的优势在于它的解剖非常容易（尤其是如果同期行腋窝探查手术）并减少了类似于 IMA、IMV 的重要并发症。

相对的，劣势是它使得转移组织的位置靠外侧（因为受区血管位于腋窝），以及一个尴尬和可能不太舒服的显微镜摆放朝向。同时，这些血管有可能在前期腋窝探查或放疗的时候已经损伤了，并且理论上，使用这些血管会有失去背阔肌肌皮瓣作为显微外科游离组织移植失败的补救措施（虽然哪怕是胸背血管主分支不可用时，背阔肌肌皮瓣仍然可以使用胸背动脉前锯肌分支作为血管蒂）的担心。

（三）其他（胸外侧血管、胸肩峰血管和头静脉）

文献报道了一系列的其他受区血管[12]，其中包括胸外侧血管、胸肩峰血管的分支和头静脉，但它们各自有其缺点使他们不如 IMA、IMV 或胸背血管。最值得注意的是骨骼化头静脉时可能损伤淋巴系统（造成淋巴水肿）。

七、护理要点

乳房术后游离皮瓣乳房再造是一项复杂的任务，这不仅是在技术层面上的要求，也是在设备层面上的要求，更是在团队和系统上，要求各项准备就位，可以最优化术后的成功护理。

在手术室内，成功的游离皮瓣乳房再造要求包括手术显微镜（虽然有些外科医生推崇使用放大镜），显微外科器械（包括状态良好的精细的显微外科镊、血管撑开器、针持、剪刀和血管夹），精细的尼龙缝线（8–0、9–0 和 10–0），以及可以在腰部弯曲的手术床（来辅助腹部区域的关闭）。

恢复室和病房有接受过良好训练的护士，对于早期发现皮瓣危象非常必要（颜色改变、温度改变、多普勒信号等）。同样受过良好训练的住院医和进修医生也是非常有用的，但不如护士护理那么重要。

一旦皮瓣危象被确定，可靠有效的团队应急系统激活，使患者能尽可能迅速地进入手术室，这对于是否能成功挽救皮瓣来说非常重要。

八、长期预后

显微外科游离组织移植行乳房再造的长期满意度非常的高。这可能是因为患者使用“她自己的”组织进行再造，组织随她身体其他组织一起同步改变。这同使用乳房假体形成了鲜明的对比，移植组织随着患者一起衰老，并且会随着患者体重改变而波动。此外，因为再造过程没有异体组织，长期感染率非常低，如果有感染发生可以轻松地通过抗生素进行治疗（与此相反，假体再造的感染通常需要移除假体）。

九、结论

随着乳房再造的发展，显微外科游离组织移植技术不断更新迭代。通过增加潜在的供区数量，可以前所未有的为患者进行量身打造的乳房再造。

参考文献

[1] Tansini I (1896) Nuovo processo per l’amputazione della mammaella per cancer. Reforma Med 12:3
[2] Mathes SJ, Bostwick J (1977) A rectus abdominis myocutaneous flap to reconstruct abdominal wall defects. Br J Plast Surg 30:282–283
[3] Serafin D, Georgiade NG, Given KS (1978) Transfer of free flaps to provide well-vascularized, thick cover for breast reconstructions after radical mastectomy. Plast Reconstr Surg 62(4):527–536
[4] Hartrampf CR, Scheflan M, Black PW (1982) Breast reconstruction with a transverse abdominal island flap. Plast Reconstr Surg 69(2):216–224
[5] Friedman RJ, Argenta LC, Anderson R (1985) Deep inferior epigastric free flap for breast reconstruction after radical mastectomy. Plast Reconstr Surg 76(3):455–458
[6] Allen RJ, Treece P (1994) The deep inferior epigastric artery perforator flap for breast reconstruction. Ann Plast Surg 32:32–38
[7] Fujino T, Harasina T, Aoyagi F (1975) Reconstruction for aplasia of the breast and pectoral region by microvascular transfer of a free flap from the buttock. Plast Reconstr Surg 56:178–181
[8] Yousif NJ, Matloub HS, Kolachalam R, Grunert BK, Sanger JR (1992) The transverse gracilis musculocutaneous flap. Ann Plast Surg 29(6):482–490
[9] Lotempio MM, Allen RJ (2010) Breast reconstruction with SGAP and IGAP flaps. Plast Reconstr Surg 126:393–401
[10] Park JE, Alkureishi LWT, Song DH (2015) TUGs into VUGs and friendly BUGs: transforming the gracilis territory into the best secondary breast reconstruction option. Plast Reconstr Surg 136:447–454
[11] Allen RJ, Haddock NT, Ahn CY, Sadeghi A (2012) Breast reconstruction with the profunda artery perforator flap. Plast Reconstr Surg 129:16e–23e
[12] Holmstrom HH (1979) The free abdominoplasty flap and its use in breast reconstruction. An experimental study and clinical case report. Scan J Plast Reconstr Surg 13(3):423

第45章

乳房切除术后延期乳房再造

Delayed Breast Reconstruction After Mastectomy

Cicero Urban　Flavia Kuroda　Mario Rietjens　著
杜星仪　译　刘春军　校

一、概述

延期乳房再造被认为是乳腺癌术后恢复躯体完整的第一种技术。一直到数十年前，乳房再造还是一项必须要在肿瘤治疗结束后2～5年才能进行的手术[1, 2]。今天，即刻乳房再造可用于大部分乳腺癌患者，但不幸的是，她们大部人仍是乳房缺失的状态。这一情况有很多证据已充分证实，如种族相关的不平等、社会人口学因素，以及经济和一些文化的壁垒。所以，延期乳房再造是很多患者的一个选择[3, 4]。

假体和自体组织再造是最常见的重要选择。根据患者的解剖、放疗史和偏好选择各自的适应证。两者在具体的案例中的侵入性、并发症量化是需要重点考虑的问题。假体为主的乳房再造因其简单、易实施和较短的恢复期而著名，但它并不适用于所有的案例中[5]。尽管如此，该方法也有一些限制，如放疗史和Halsted乳房切除术。为了更好决定个体方案，还要重点考虑患者自身的期望值。

因此，这一章的目的是揭示延期乳房再造的适应证、术前评估、手术技巧和术后并发症。

二、适应证和患者选择

（一）再造的时机选择

只要患者伤口已经愈合，放疗已经结束，延期乳房再造可以在任何时候进行，但放疗后的皮肤破损和化疗造成的血液学的影响需要完全的消除[6]。在Curitiba的（巴西）Nossa Senhora das Gracas医院乳房中心，常规是在放疗后6个月或化疗后30～40天进行手术。同即刻再造不同，延期再造允许乳房切除术皮瓣灌注受损的患者进行手术[7]。这对于那些诸如有抽烟、糖尿病、肺心病等可造成额外危险倾向的合并症患者来说非常有用。

延期乳房再造同即刻再造相比有一些额外的条件，因为放疗此时已经结束了。一些病例研究证明延期再造并发症更少[8]，但是这项技术同即刻再造相比美学结果较差，可能需要涉及同其他手术的联合运用以改善美观，因此增加了总的治疗时长[7]。此外，放疗后的延期再造选择会有所受限。

（二）假体还是自体组织的手术技术

延期乳房再造可以是假体为主的乳房再造也

可以是自体皮瓣为主的乳房再造。前者是使用硅胶或盐水假体和永久或短期的扩张器置于乳房切除术皮瓣和胸大肌间深面，后者放置的是肌皮瓣，肌皮瓣包括了一段血管化的肌肉和附着于表面的脂肪和皮肤，它们都依靠肌肉下的穿支供给血液。皮瓣可以是带蒂皮瓣也可以是游离皮瓣，有时候也必须联合使用假体以获得一个更好的容量和凸度，如使用背阔肌的病例。当一些患者更满意肌皮瓣的总体效果的同时[3, 4, 7]，它也存在一些缺点，如以假体为主的乳房再造更长的手术时长和术后恢复期。图 45-1 是一个很好的示例，她有乳腺癌病史、胸壁放疗史和神经纤维瘤。此外，假体再造不存在供区并发症，同自体组织相比减少了手术时间，术后恢复时间短[9, 10]。随着新一代乳房假体的出现，尤其是解剖型假体的出现，它可能可以获得更好的美学效果及更高的患者满意度。

（三）永久的假体还是临时的扩张器

对于未进行过放疗的患者，选择最合适的手术方式需要特定的术前临床评估，如乳房切除术皮瓣皮肤和肌皮的情况、大小、健侧乳房的下垂程度和患者对乳房再造的期望值。例如，实施 Halsted 乳房切除术后胸肌的完全缺失是该手术的禁忌证[11, 12]，使用永久的形状固定的假体而不是临时的扩张器在延期再造中并不常见。该方法的理想患者应有不紧张的皮肤皮瓣、良好的胸大肌和较小的健侧乳房。

在无放疗史的延期乳房再造患者中，先使用组织扩张器进行临时扩张，然后替换为一个永久的形状固定的假体是最常见的手术方式，即两期手术技术。组织扩张器用于扩张皮肤皮瓣并以此来辅助永久的形态固定的假体的第二期置入。临时扩张器的选择同永久假体相似，需要考虑底盘、高度和预期的容量值。对于年长的患者，有重大的医疗合并症和腹部组织量小而不适于使用自体组织移植的女性来说，她们也可以通过该手术获益。此外，扩张器、假体手术也适用于那些乳房切除术后皮瓣缺乏足够皮肤和皮下组织的患者。这主要发生在那些乳房切除术皮肤皮瓣弹性较差或健侧乳房容量较大的患者中。对于这些病例，两期假体乳房再造可以提供更好的美学效果。

两期手术方法也有一些手术禁忌证，它们同使用永久假体的禁忌证类似，并且更加强调放疗后使用扩张器的风险[13]。因为放疗会减少皮肤的

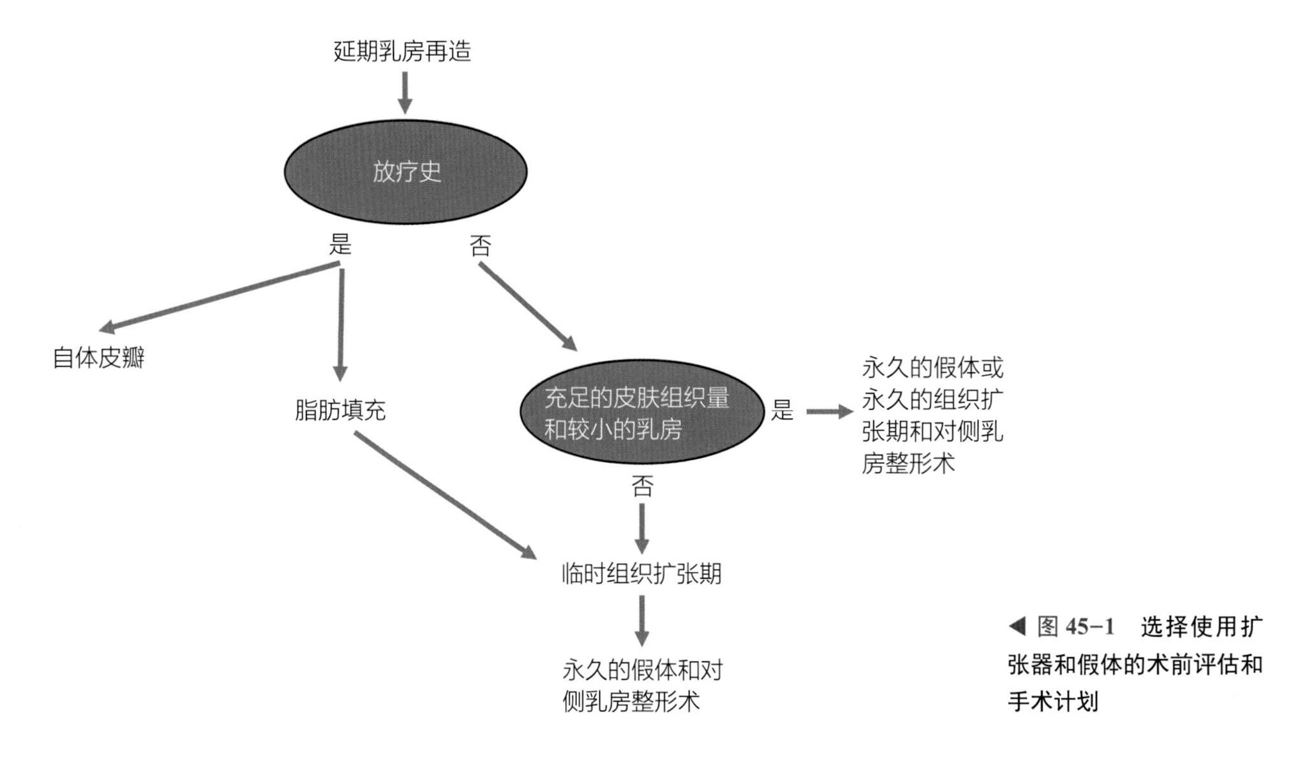

◀ 图 45-1 选择使用扩张器和假体的术前评估和手术计划

弹性，一些作者阐述了在扩张放疗后皮肤可能出现的术后并发症[13-16]。在这些病例中，最常见的并发症是扩张的艰难和带来的痛苦，并且有扩张器或包膜外露的可能。即便患者达到了最终阶段的扩张，假体表面的皮肤覆盖也会因为太薄太脆弱而不够保护永久假体。最近，脂肪移植的乳房再造设备允许特定放疗后病例行组织扩张，但该特定手术技术还需要更多的数据去支持。

图 45-2 是一个实用的手术决策流程图。

三、术前评估

乳房再造的目标是达到对称[17, 18]。因此，术前规划中应涵盖具体的健侧乳房特点分析，这可以帮助我们做出正确选择，选取最合适的手术方法再造患侧乳房[19]。需要记住的是，大多时候，患侧乳房上级凸度小且没有下垂。考虑到这些因素后，健侧乳房需要同时或下一次（在将临时扩张器替换为永久假体后）行手术干预以使得双侧对称。

临床评估和影像学评估对于明确患者手术危险性非常重要。糖尿病、高血压、肥胖和烟草上瘾患者发生扩张器外露及获得较差的美学效果的可能性更高。还应进行具体的肿瘤学评估，调查以下一些重要的治疗史：肿瘤种类、位置、大小，阳性淋巴结数量，实施的外科手术种类，化疗史，放疗史，激素治疗史，随访时间，近期的影像学结果及血检结果。此外，对对侧乳房的评估也是必需的，这可以排除双侧肿瘤发生的可能，评估应包括钼靶和乳腺超声检查。对于有遗传性乳腺癌病史的高危患者，如 *BRCA1/2* 变异的患者，还应额外增加乳腺 MRI 的检查。这些检查非常重要，因为对侧乳房的手术，如乳房缩小术、乳房上提术和隆乳手术，是达到良好对称性所必需的。

四、术前一天

在术前一天，应再次给患者解释整个手术流程，然后获得患者的知情同意，然后使患者站立位，完成照片的拍摄即局部照片的拍摄和正面位置的拍摄。在这个情况下，准确评估对侧乳房非常有用，评估内容包括乳房基底宽度，以及皮下脂肪厚度、高度和前凸度（图 45-3）。

（一）选择合适的扩张器和假体

当考虑决定使用什么样的假体的时候，将假体的一些维度同健侧乳房相比非常重要，这些维度包括基底、高度和前凸度。这些都应在术前阶段完成，选出两个或更多术中可能使用的型号和大小的乳房假体。最终的选择是术中决定的，有时需要 Sizer（译者注：与永久假体大小尺寸完全相同的临时假体，用于术中临时植入，观察大小形态腔隙后取出，然后植入永久假体）的帮助。外科医生需要关注在他们所在的区域，Sizer 是否被禁止使用。在巴西，有相应的特定规定；在欧盟国家，再消毒的假体 Sizer 是被严格禁止使用的。尽管如此，非无菌假体可以通过完整的包裹一层高贴附性的抗菌塑料外膜，以此来获得反复的使用。通过上述

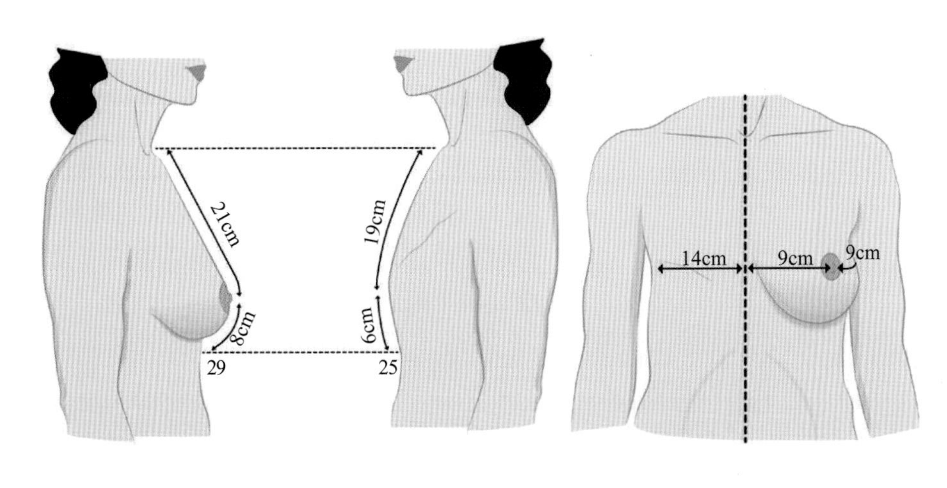

◀ 图 45-2 接受过乳房切除术的年轻患者，胸壁接受过放疗，同时有神经纤维瘤

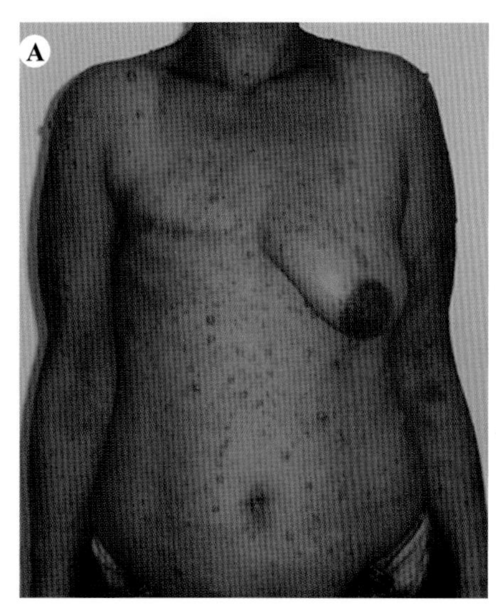

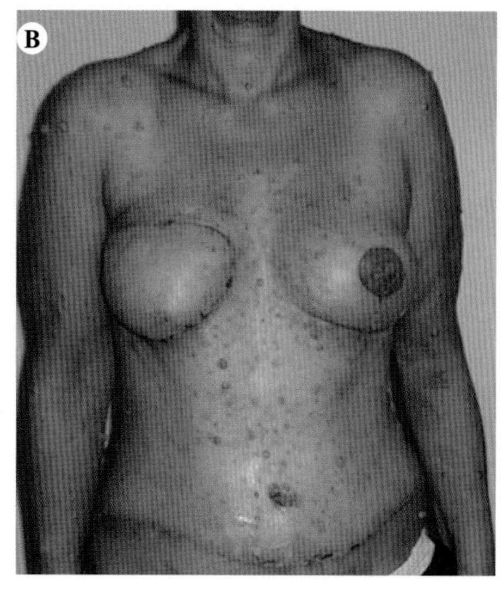

◀ 图 45-3 指导延期乳房再造的流程图和决策指南
A. 术前观；B. 术后观

方法选择假体，对于必须使用扩张器 / 假体，并随后进行对侧隆乳的病例来说准确有效[20-22]。对于健侧进行缩小术或上提术的永久假体置入病例，选择假体型号和容量的时候，必须要考虑对侧手术减少的容量、形状的改变，以及乳房基底的改变。这些计算可以通过隆乳计算纸来完成[20, 23]，它通过 Sizer，外科医生的个人经验，计算了假体容量和形状对乳房美学效果的提升。

（二）术前标记

随后，患者胸部进行画线标记，以此来确定准确的解剖情况。应画一条由胸骨切迹至剑突的延长线作为中线，乳房下皱襞的高度和形状应同对侧相同（图 45-4 至图 45-6）。

五、手术技巧

（一）切开皮肤之前

在手术室内，患者仰卧位，保持手臂平行于身体，手术床应设置在一个可以使患者手术结束时成 90° 的姿势，如坐位的位置。

（二）皮肤切开和瘢痕去除

在自体皮瓣延期乳房再造中，可以去除部分乳房切除术皮瓣，替换皮瓣皮肤，塑形新乳房；但对于假体乳房再造来说，切口通常应沿原乳房

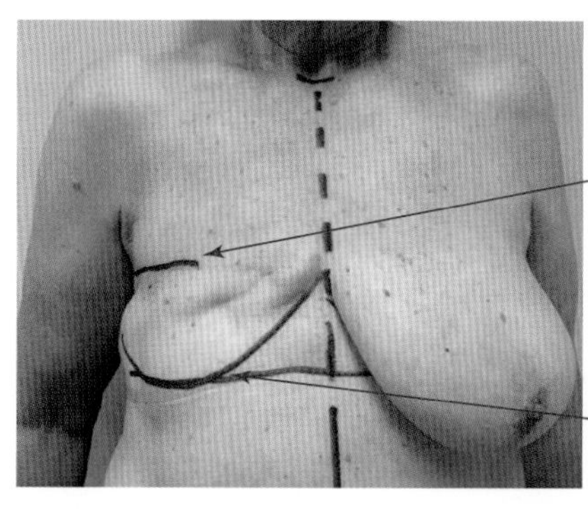

▲ 图 45-4 一名 70 岁患者使用临时扩张器进行延期乳房再造的术前观

切除术瘢痕，如果可行，切口做在胸大肌位置。这样可以使得假体腔隙的两层缝合更安全，这两层分别为肌肉层和皮肤层，是否部分切除或完全切除瘢痕依据以下 3 种临床情况进行选择。

- 瘢痕宽，乳房切除术皮瓣有大量的皮肤——建议切除瘢痕。
- 瘢痕窄，皮瓣略有张力——不一定要去除瘢痕。
- 瘢痕宽，皮肤量不够，已决定使用扩张器——可以基本完全切除或完全切除瘢痕，但应格外注意组织的扩张，太突然的扩张可能会增宽瘢痕。

（三）手术技巧

自体组织乳房再造已在本书其他章节进行过

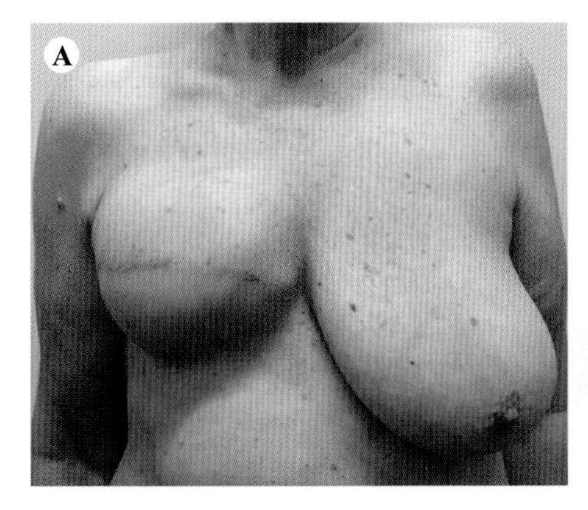
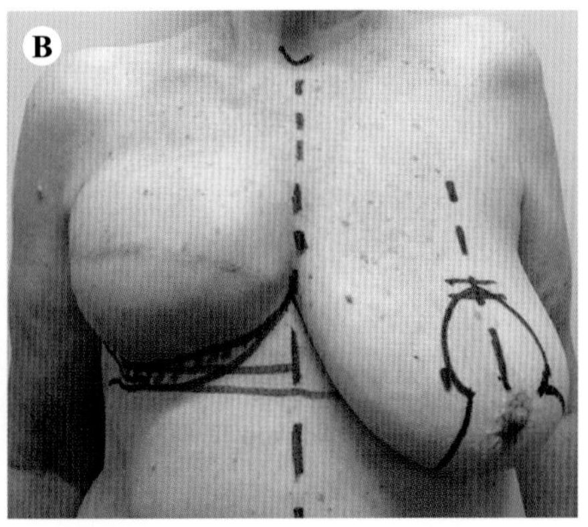

◀ 图 45-5 **患侧乳房将临时扩张器转为永久假体，对侧乳房行减容手术，术前观**
A. 行临时扩张期植入后的最终效果；B. 行假体置及对侧乳房减容术前画线

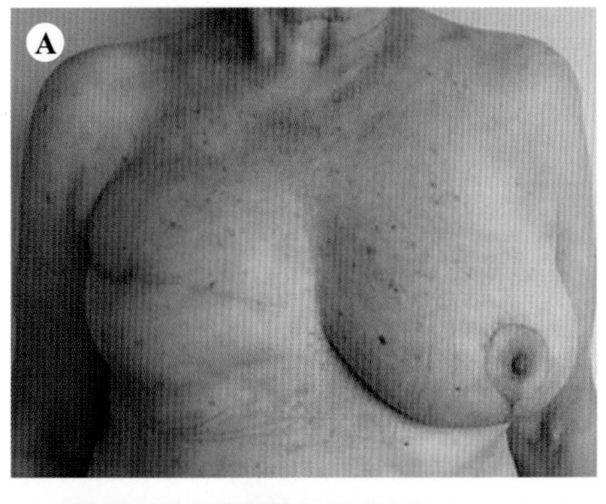
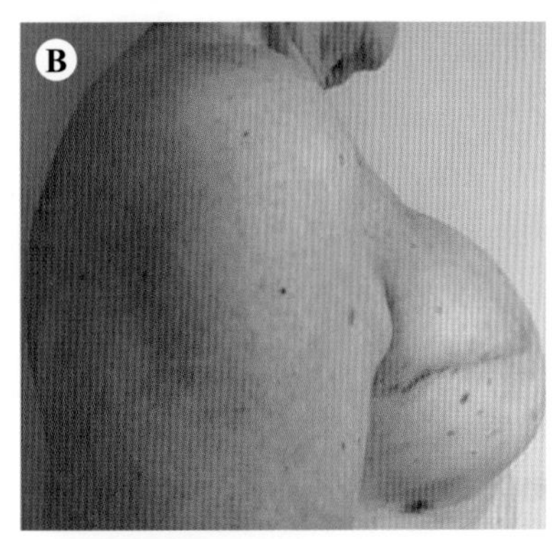
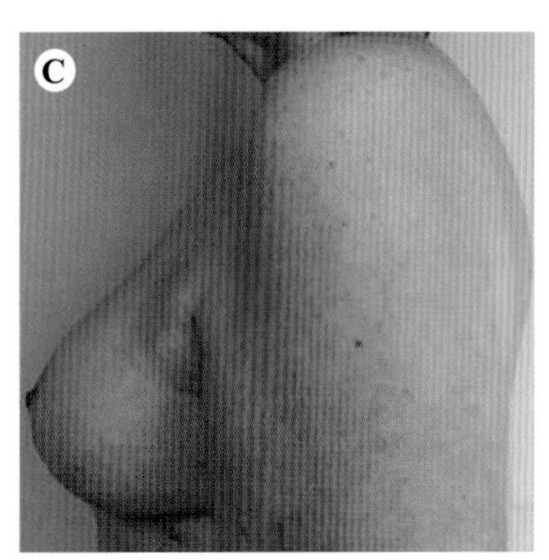
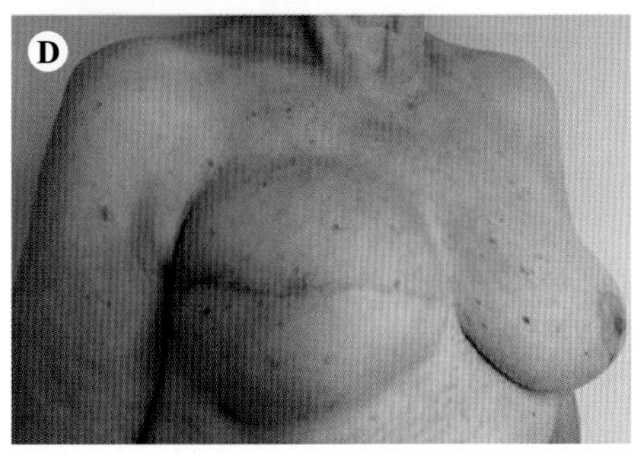
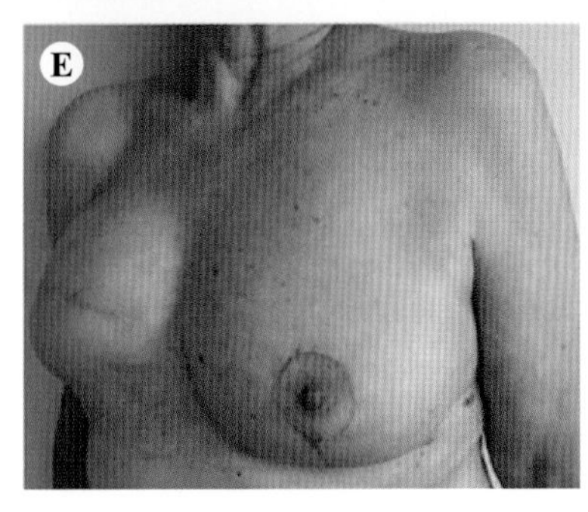

◀ 图 45-6 **在右侧乳房行永久解剖型假体置入和对侧乳房整形后的结果**

阐述。在切开皮肤后，向下和向外分离皮下组织，以此来建立乳房下皱襞的轮廓。要求分离出放置假体的腔隙，它可以在该区域的皮下层面，对于有些下外侧皮下脂肪组织和皮肤太薄，太脆弱的病例，可以放置于前锯肌深面。在这一方法中，医生术中可以看到胸大肌的外侧缘，并将其提起创造肌肉下腔隙。这一腔隙可以通过手指分离上半部分得到，这一块没有血管穿支。在下极和内侧部分，需要小拉钩来帮助完成该区域内大的乳内血管蒂的止血。此后，胸大肌于乳房下皱襞内侧边缘 4～5cm 处自肋骨表面完全掀起。这一分离是强制的，这样可以避免胸大肌收缩时出现不美观的动态畸形。乳房下皱襞是远期美学指标的重要解剖标志，它的准备需要高度注意 [5]，有两种可能的变异情况。

- 没有使用上腹部皮肤皮瓣：适用于皮肤有很好的弹性，可以允许直接置入永久假体的病例，或者是已决定好行两期再造，先置入扩张器的病例。在这些病例中，胸肌下分离不可以超过乳房下皱襞水平，并且需要在腹直肌腱膜上划开一道切口来达到更好的乳房下极凸度。不需要分离乳房下皱襞以下的部分，否则可能会使假体位置错误摆放至乳房下皱襞以下的部分，产生不对称。

- 使用上腹部皮瓣（自体组织乳房再造技术）：适用于那些置入永久假体但皮肤皮瓣弹性不够的病例。腹直肌腱膜（可参照乳房下皱襞投射）在上腹部区域皮肤弹性良好时可以使用（刚好在乳房下皱襞以下）。胸肌下层面的分离至乳房下皱襞，并顺切口继续分离至腱膜上乳房下皱襞下 2～3cm 处。患者半坐位时，可以轻松地建立一个皮肤推进皮瓣。使用不可吸收缝线，将浅层腱膜在腹直肌腱膜上界，前锯肌内侧和外侧进行缝合，重塑乳房下皱襞。

在假体腔隙设计完毕后，使用纯盐水或抗生素盐水进行内部冲洗。在这个时候，要进行严格的皮肤清洁并更换整个团队的手套，然后才能接触假体。这样可以帮助减少假体的微污染继而减少术后感染或包膜形成的危险性[24]。不管是永久假体还是临时扩张器，都要小心地插入假体腔隙中。

最后，多孔负压引流管置入假体腔隙作为安全保证。然后分两平面完成缝合，第一层是皮下组织，使用 3-0 单丝缝线缝合，第二层是皮内缝合，使用 4-0 单丝缝合。

六、术后护理

一些外科医生使用弹力绷带放置辅料，对其施加 3 日的中等压力。其他一些人选择不加压包扎，嘱咐患者术后第一天穿戴可提供中等压力的运动内衣。第 2 种方法提供了更加简单的控制术后可能出现的血肿的方法，并避免了过敏和皮肤损伤等弹力绷带带来的损伤。引流管在连续 24h 引流血浆量低于 50ml 后可移除。如果使用的是临时扩张器，盐水容量调节通常建议每 3 周 1 次。合适的容量调节要求不带来紧绷感、皮肤红疹、患者不适感或皮肤质量改变。鉴于扩张的目的是提升直接置入永久假体的质量，在理想的皮肤覆盖和回弹下，至少需要提升 25% 的体积才能达到这个目标[5]。

七、联合胸背筋膜皮瓣使用

这项技术最初由 Holmstrom 发明[10]，他致力于使用旋转胸背筋膜皮瓣来提升再造乳房下极的凸度。这项技术可以在那些有斜行乳房切除术伤疤的病例中使用，移植基于腹壁血管蒂进行，该血管蒂穿过腹直肌前腱膜。这个皮瓣设计时，2/3 的部分高于乳房下皱襞，1/3 的部分低于乳房下皱襞。在准备好这个筋膜皮瓣后，皮瓣进行上方旋转，供区下部通过下方旋转的外侧三角皮瓣以及腹部上方皮瓣的推进来完成关闭。假体插入后在上内侧区域居胸大肌以下，下外侧区域居皮瓣以下。这项技术因为皮瓣血供的脆弱性并不常规实施。它适用于不能使用更加复杂的技术手段，如背阔肌肌皮瓣或横行腹直肌肌皮瓣的病例。

八、并发症

乳房再造相关的并发症可以分为两类即短期并发症（至术后 2 个月）和远期并发症（超出上述时间）[5]。最常见的并发症包括血肿、血清肿、感染、皮瓣坏死和包膜挛缩；包膜挛缩的发生率可通过使用毛面假体而不是光面假体，将假体置于肌肉下而不是皮下，以及避免对要接受放疗的女性实施该手术来降低[25, 26]。肥胖、糖尿病、年龄＞ 65 岁、抽烟和高血压等都是乳房再造并发症的危险因素[27, 28]。

九、结论

延期乳房再造可以在拥有低并发症发生率的同时达到良好的美学效果。临时扩张器和假体是风险极低的手术操作，有时甚至可以在日间手术室完成。总的来说，因其易操作性，同肌皮瓣相比的低风险性，随着解剖假体选择增多而带来的满意的美学效果，这是最常实施的手术技术。有放疗病史的患者最好接受自体皮瓣移植或脂肪移植乳房再造。

参考文献

[1] Petit JY, Le MG, Mouriesse H et al (1994) Can breast reconstruction with gel-filled silicone implants increase the risk of death and second primary cancer in patients treated by mastectomy for breast cancer? Plast Reconstr Surg 94:115–119
[2] Petit JY, Le MG, Rietjens M et al (1998) Does long-term exposure to gel-filled silicone implants increase the risk of relapse after breast cancer? Tumori 84:525–528
[3] Lee M, Reinerstein E, McClure E et al (2015) Surgeon motivations behind the timing of breast reconstruction in patients requiring postmastectomy radiation therapy. J Plast Reconstr Aesthet Surg 68:1536–1542
[4] Lardi AM, Myrick ME, Haug M et al (2013) The option of delayed reconstructive surgery following mastectomy for invasive breast cancer: why do so few patients embrace this offer? Eur J Surg Oncol 39:36–43
[5] Disa JJ, Mccarthy CM (2005) Breast reconstruction: a comparison of autogenous and prosthetic techniques. In: Advances in surgery, vol 39. Mosby, New York, pp 97–119
[6] Hvilsom GB, Hölmich LR, Steding-Jessen M (2011) Delayed breast implant reconstruction: a 10-year prospective study. J Plast Reconstr Aesthet Surg 64:1466–1474
[7] Berbers J, van Bardwijk A, Houben R et al (2014) 'Reconstruction: before or after postmastectomy radiotherapy?' A systematic review of the literature. Eur J Cancer 50:2752–2762
[8] Alderman AK, Wilkins E, Kim M et al (2002) Complications in post-mastectomy breast reconstruction: two year results of the Michigan breast reconstruction outcome study. Plast Reconstr Surg 109:2265–2274
[9] Bezuhly M, Wang Y, Williams JG, Sigurdson LF (2015) Timing of postmastectomy reconstruction does not impair breast cancerspecific survival: a population-based study. Clin Breast Cancer 15:519–526
[10] Beasley ME (2006) In: Spear SL (ed) Delayed two-stage expander/implant reconstruction. Surgery of the breast: principles and art. Lippincott, Williams and Wilkins, Philadelphia, p 489
[11] Halsted WS (1907) The results of radical operations for the cure on carcinoma of the breast. Ann Surg 46:1
[12] Alderman AK, Hawley ST, Morrow M et al (2011) Receipt of delayed breast reconstruction after mastectomy: do women revisit the decision? Ann Surg Oncol 18:1748–1756
[13] Chawla A, Kachnic L, Taghian A et al (2002) Radiotherapy and breast reconstruction: complications and cosmesis with TRAM versus tissue expander/implant. Int J Radiat Oncol Biol Phys 54(2):520–526
[14] Cordeiro PG, Pusic AL, Disa JJ, McCormick B, VanZee K (2004) Irradiation after immediate tissue expander / implant breast reconstruction: outcomes, complications, esthetic results and satisfaction among 156 patients. Plast Reconstr Surg 113:877–891
[15] Berry T, Brooks S, Sydow N, Djohan R, Nutter B, Lyons J et al (2010) Complication rates of radiation on tissue expander and autologous tissue breast reconstruction. Ann Surg Oncol 17S3:202–210
[16] Momoh AO, Colakoglu S, de Baclam C et al (2012) Delayed autologous breast reconstruction after postmastectomy radiation therapy: is there an optimal time? Ann Plast Surg 69:14–18
[17] Clough KB, O'Donoghue JM, Fitoussi AD, Nos C, Falcou MC (2001) Prospective evaluation of late cosmetic results following breast reconstruction: I. implant Reconstruction. Plast Reconstr Surg 107:1702
[18] Cordeiro PG, McCarthy CM (2006) A single surgeon's 12-year experience with tissue expander/implant breast reconstruction: part II. An analysis of long-term complications, esthetic outcomes, and patient satisfaction. Plast Reconstr Surg 118:832–839
[19] Mayo F, Vecino MG (2009) Esthetic remodeling of the healthy breast in breast reconstruction using expanders and implants. Aesthet Plast Surg 33:220–227. https://doi.org/10.1007/s00266-008-9300-1
[20] Heden P, Jernbeck J, Hober M (2001) Breast augmentation with anatomical cohesive gel implants: the world's largest current experience. Clin Plast Reconstr Surg 28:531
[21] Tebbetts JB (2002) Breast implant selection based on patient's tissue characteristics and dynamics: the TEPID approach. Plast Reconstr Surg 190:1396
[22] Tebbets JB (2001) Dual-plane (DP) breast augmentation: optimizing implant–soft tissue relationships in a wide range of breast types. Plast Reconstr Surg 107:1255–1272
[23] Tebbetts JB (2002) A system for breast implant selection based on patient tissue characteristics and implant-soft tissue dynamics. Plast Reconstr Surg 109:1396–1409
[24] Pajkos A, Deva AK, Vickery K et al (2003) Detection of subclinical infection in significant breast implant capsules. Plast Reconstr Surg 111:1605–1611
[25] Spear SL, Onyewu C (2000) Staged breast reconstruction with saline-filled implants in the irradiated breast: recent trends and therapeutic implications. Plast Reconstr Surg 105:930
[26] Krueger EA, Wilkins EG, Strawderman M et al (2001) Complications and patient satisfaction following expander/implant breast reconstruction with and without radiotherapy. Int J Radiat Oncol Biol Phys 49:713
[27] McCarthy CM, Mehrara BJ, Riedel E et al (2008) Predicting complications following expander/implant breast reconstruction: an outcomes analysis based on preoperative clinical risk. Plast Reconstr Surg 121:1889–1892
[28] Gart MS, Smetona JT, Hanwright PJ et al (2013) Autologous options for postmastectomy breast reconstruction: a comparison of outcomes based on the American College of Surgeons National Surgical Quality Improvement Program. J Am Coll Surg 216:229–238

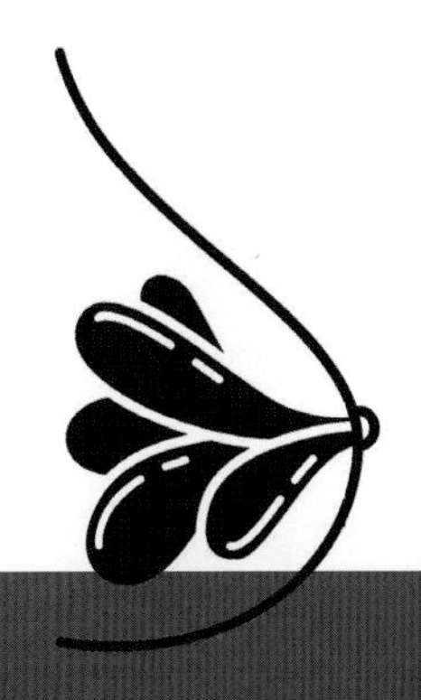

第五篇　并发症管理

Management of Complications

第46章 假体乳房再造中感染的预防和治疗

Prevention and Treatment of Infections in Breast Reconstruction with Implants

Emannuel Filizola Cavalcante　Douglas de Miranda Pires　Régis Resende Paulinelli
Carolina Lamac Figueiredo　Carolina Nazareth Valadares　Mariana dos Santos Nascimento　著
刘温悦　译　刘春军　校

乳腺癌是全球女性主要致死原因之一。过去几十年间，其治疗的标准策略发生了巨大改变，从过去的乳房切除术转变为如今的保乳手术与放疗联合治疗方案[1, 2]。尽管如此，保乳手术也可能会导致乳房畸形，需要为获得更好的美学形态制订更好的治疗策略[3]。肿瘤整形手术是在该问题上能获得更大收益的治疗选择，能在兼顾良好美学效果的同时，更好地局部控制癌肿切缘和获得更高的医患双方满意度[4]。乳腺外科医生的保乳技术和乳房切除病例的再造技术均得到了提高，并发症发生率为15%～25%[5, 6]。

1963年，硅胶假体首次被使用，自此也成了乳房再造的一个很好的选择。不少研究都在继续探寻更好更贴近自然乳房的材料，可具有较好生物相容性、抵抗力和耐久性，也不易形变、形状理想且触感光滑的特性[7]。

目前大多数乳房再造是通过置入假体或组织扩张器完成的[8]。手术中使用这些耗材可能会带来诸如感染、包膜破裂或挛缩、形变、纤维化和慢性炎症等并发症[9]。

在基于假体的乳房再造中，最严重的并发症之一是感染。对某些病例而言，取出假体是必要操作，可能因此延长患者住院时间[10]，并可能因此给患者带来心理创伤、昂贵的医疗费用并延误癌症相关的辅助治疗。

在美国，乳房手术后的术区感染治疗需要花费大约4000美元[11]，乳房假体置入腔隙的感染可能花费更多；感染和包膜挛缩是再次手术的主因[12]。

本文作者利用公共医学文献分析与检索系统在线（Pubmed）和Cochrane图书馆的数据，分7步进行了文献综述（表46–1），使用的检索条件有：感染、并发症、再造、危险因素、抗生素预防性使用/冲洗、假体、乳房、抢救和包膜挛缩。

初步检索出1436篇在2015年前发表的文献，其中40篇文献（39篇来自Pubmed，1篇来自Cochrane图书馆）与以下主题相关被纳入，即乳房再造手术并发症的危险因素、乳房手术中的术区感染、乳房手术中的抗生素预防性使用、乳房假体置入腔隙的冲洗、生物膜和包膜挛缩。主题为自体组织再造和非人体手术并发症的文章及病例报道未纳入该研究。

表 46-1 文献综述步骤

步 骤	条 件	检索文献	纳入文献
1	Infection and implant and breast	583	8
2	Complications and reconstructive and implant and breast	494	10
3	Risk factors and Infection and implant and breast	90	7
4	Capsular contracture and implant and breast	104	5
5	Antibiotic prophylaxis and implant and breast	29	4
6	Irrigation and implant and breast	46	3
7	Salvage and implant and breast	90	3
总计		1436	40

一、乳房手术中是否置入假体的感染发生率

根据术口分类，乳腺手术被归类为清洁手术，感染率通常小于 2%。乳房切除术与美容手术的感染率分别为 4% 和 1.1%[13]。

乳房再造手术对患者来说是疲累的，因为它需要更多的治疗干预，如假体的使用、即刻和延期的双侧乳房对称调整、并发症的治疗和乳头再造。2014 年，乳房手术中位数为 2.37[14]。

不同机构的并发症发生率差别很大。在 134 项对共计 42 146 名患者的研究中（8.2% 的研究是随机试验），发现不到 20% 的并发症。作者建议使用更准确的方法学纳入标准以确定准确的并发症发生率[15]。

在基于假体或组织扩张器的乳房再造中，感染率在 1%~30% 浮动，浮动主要取决于以下因素：如何定义术区感染、手术类型、患者基础疾病、随访、术前 / 术后评估和治疗，以及患者数据的合理登记[16]。

二、使用乳房假体的危险因素

术区感染（surgical site infection，SSI）的发生率与多个复杂变量有关，假体外露是其严重后果。美国疾病控制与预防中心（CDC）对 SSI 的定义基于以下 4 项标准[17]。

- 从浅表切口获得的有或没有实验室确诊的脓性引流。
- 从浅表切口通过无菌操作获取的液体或组织培养物中分离出的生物体。
- 至少一个如下所示的感染迹象或症状，如疼痛或压痛、局部肿胀、发红或发热。
- 外科或内科医生诊断的浅表切口术区感染。

2009 年，有研究发现感染与这些变量有很强的关联性，如大乳房（$P < 0.001$）、既往放疗史（$P=0.007$）和反复置入（$P=0.008$）。更重要的是，该模型中的协变量包括一名肿瘤外科学家（$P=0.003$）[11]。2012 年，另一项针对 195 名女性的研究显示，蜂窝织炎是一个独立因素，其导致感染发病率提升 200 多倍[18]。

2012 年，一项纳入 8 项随机试验的 Meta 分析描述的危险因素有年龄增加（OR=1.73）、高血压（OR=1.69）、较高的体重指数（BMI）（OR=1.96）、糖尿病（OR=1.88）、美国麻醉师协会分级（ASA）3 或 4（OR=2.06）、既往乳腺活检或手术（OR=1.84）、术前放化疗（OR=2.97）、血肿（OR=2.45）、血清肿（OR=1.65）、术中出血（OR=1.38）、术后引流（OR=2.84）、引流时间较长（OR=2.95）和二次引流管放置（OR=3.35）[16]。

另一项针对 981 名日本女性通过使用组

织扩张器或假体乳房再造的研究显示，糖尿病（OR=4.22）、反复使用扩张器（OR=2.81）、扩张器＞400cm^3（OR=2.52）、术后内分泌治疗（OR=2.50）、术前化疗（OR=2.36）、保留乳头的乳房切除术（OR=2.30）和延期再造（OR=1.21）[19]。

在一项对14 585例患者的回顾型分析中，年龄＞55岁（OR=1.66，P=0.013）、Ⅱ型肥胖（OR=3.17，P＜0.001）、吸烟（OR=2.95，P＜0.001）、双侧乳房再造（OR=1.69，P=0.007）和直接使用假体进行再造（OR=1.69，P=0.024）为危险因素[20]。

纳入ACS-NSQIP计划的来自250家机构的即刻扩张器再造的12 163名患者中，研究人员确定的危险因素有年龄＞55岁（OR=1.4）、BMI＞30（OR=3.4）、手术时间＞4h（OR=1.9）、脱细胞异体真皮（ADM）(4.5%，相较于未使用ADM的患者3.2%）[21]。

近期发表的一份文献有关并发症的预测因素为放疗（增加感染和包膜挛缩风险5%～48%）、吸烟（37.9%）、BMI＞30（再造失败率为正常患者7倍）、高血压（2倍以上），以及既往保守性乳房切除与放疗联合。假体的材料、即刻再造及脂肪移植可以提高再造的美学效果[22]。

综上，表46–2显示了本综述中发现的感染的危险因素。

三、包膜挛缩和感染

包膜挛缩（capsular contracture，CC）是隆乳术中最常见的并发症。通常美容手术的包膜挛缩率小于再造术（11%/37.5%），使用假体的乳房再造中CC发生率为2%～80%[23, 24]。

假体材料和放置腔隙可影响CC发生率。光面假体CC的发生率高于毛面假体（SS=3.10，95%CI，2.23～4.33），仅乳腺后间隙组的结果有统计学意义，为3.59（95%CI，2.43～5.30）[25]。放疗对包膜挛缩有不良影响，在文献及综述中均有很好的描述。放疗患者CC可达21.6%，而非放疗患者CC为3.3%[26]。

包膜挛缩评分基于Baker分级（1975年），包括临床上对乳房硬度的评价。

- Ⅰ级：乳房通常是柔软的，大小和形态自然。
- Ⅱ级：乳房稍硬，但外观基本正常。
- Ⅲ级：乳房硬且外观异常。
- Ⅳ级：乳房坚硬，触之疼痛且外观异常。

包膜挛缩可发生在术后数天、数月或数年时，确切病因尚不清楚，但有其炎症和感染相关的病因学理论。在CC患者中发现了强烈的炎性反应，与巨噬细胞和肌成纤维细胞关联的一定数

表46–2　使用假体的乳房手术中增加感染风险的危险因素

患者特点	手　术	临床治疗
糖尿病（OR=4.22）	反复假体置入（OR=2.81）	术前化疗
BMI＞30（OR=3.1～3.4）	扩张器大于400cm^3（OR=2.52）	放射治疗
吸烟（OR=2.95）	保留乳头的乳房切除术（OR=2.3）	术后内分泌治疗
年龄＞55岁（OR=1.4～1.66）	手术时间＞4h（OR=1.9）	
其他：高血压、乳房体积大、既往乳房活检或手术	双侧乳房再造（OR=1.69）	
	直接使用假体进行再造（OR=1.69）	
	延期再造（OR=1.21）	
	其他：引流、外科医生的经验、缺乏抗生素预防性使用、ADM、术中出血、血肿、血清肿和蜂窝织炎	

量硅颗粒产生了一种收缩力，可能对挛缩的严重程度产生影响[27]。

感染理论是基于细菌刺激至炎症和纤维化产生的生物膜。一些研究描述了有生物膜的病例CC的发生率高4倍。在达66.7%的Baker Ⅲ级和Baker Ⅳ级CC患者中发现了亚临床的细菌定殖。在这些病例中发现的微生物通常是凝固酶阴性葡萄球菌和痤疮丙酸杆菌，包膜感染与表皮葡萄球菌更为相关[9]。

除来自其他部位的细菌入侵外，污染可能发生于受污染的生理盐水溶液或假体、手术室、皮肤微生物群和乳腺导管[26]。

一些预防方法可用于降低感染和CC概率，如毛面假体、胸大肌后腔隙、乳腺下切口、充分止血和预防性使用抗生素[28]。

四、乳房假体中抗生素的预防性使用

尽管外科医生在乳房再造中会预防性使用抗生素，但术区感染率仍然很高，可达35%[29]。

在乳房手术中预防性使用抗生素并不是一个共识。部分外科医生在病例中选择性使用抗生素，如感染高危的患者[30]，而另一些对每位假体患者使用抗生素7天或在放置引流期间使用。国家外科感染预防项目根据假体整形手术而非乳房再造的研究提示：抗生素预防性使用不应＞24h[31]。

关于抗生素的最佳选择和外科医生应该维持预防性使用抗生素多久的讨论仍然存在。在一些机构中，开具的是头孢氨苄；在另一些机构中，万古霉素、阿奇霉素、克林霉素、安匹克舒巴坦或喹诺酮类药物也在被使用。*Craft* 在其研究中提议术前使用莫匹罗星鼻膏鼻拭子评估使用万古霉素治疗甲氧西林敏感和甲氧西林耐药的金黄色葡萄球菌，氯己定擦洗术区，聚维酮碘及三联抗生素稀释溶液冲洗乳房假体[29]。

该综述中纳入了3篇相关文献来展示预防性使用抗生素在乳房美容和再造手术中的影响（表46-3）。

五、乳房假体腔腺的冲洗

1986年、1994年及1995年发表的研究已经证明了聚维酮碘冲洗假体腔腺有利于减少包膜挛缩。一项针对1244名隆乳术患者的总结研究中，医生在手术过程中予患者静脉注射头孢呋辛，并用头孢呋辛750mg+庆大霉素80mg+10%聚维酮碘混合溶液灌洗假体，结果发现仅10例发生Baker Ⅲ级和Baker Ⅳ级CC，占患者人数的0.6%（*P*=0.006）[35]。

在一项针对335例接受乳房美容及再造手术的患者为期6年的前瞻性研究中，患者术中均接受了聚维酮碘50ml+头孢唑林1g+庆大霉素80mg共计500ml生理盐水稀释液的假体冲洗。研究随访时间为14个月，其中1.8%的患者在美容手术中有Baker Ⅲ级和Baker Ⅳ级CC，在隆乳术和乳房上提术患者中未发现CC，Baker乳房再造患者中CC率占9.5%。研究者推荐于隆乳术和乳房再造中使用三联溶液假体冲洗[36]。

一项针对33例隆乳患者的回顾性队列研究中，研究者设计比较了两个分组：A组，术中单剂量静脉注射头孢拉定1.5g+口服头孢氨苄750mg 7天；B组，术中单剂量静脉注射头孢呋辛750mg，10%聚维酮碘25ml+头孢呋辛750mg+庆大霉素80mg稀释于150ml生理盐水溶液后进行假体冲洗+口服左氧氟沙星500mg 5天。两组感染率分别为1.8%和1.2%，CC发生率分别为6%和0.6%[37]。

一项近期针对隆乳术的系统回顾纳入分析了3项回顾性研究和一项前瞻性研究，它比较了进行过假体冲洗的一组与未进行假体冲洗的另一组（对照组）的CC发生率，两组CC发生率中位数分别为4.86%和6.81%。冲洗组CC（OR=0.472，95%CI，0.316～0.707，*P*＜0.001）[34]。

2015年，一项针对5153名接受隆乳术女性患者的Meta分析评估了9项研究，其中仅3项比较研究方法学质量高。这项Meta分析包括4项研究，其中1191例接受聚维酮碘假体冲洗，595例接受生理盐水假体冲洗。分析结果表明聚维酮

表 46-3　预防性使用抗生素在乳房美容和再造手术中的影响

文　章	研究类型	发表时间	研究目标	结　果
Once Is Not Enough: Withholding Postoperative Prophylactic Antibiotics in Prosthetic Breast Reconstruction Is Associated with an Increased Risk of Infection [32]	回顾性	2012	• 确定抗生素预防性使用方案的改变是否会影响术区感染发生率 • 比较术前和术后预防性使用抗生素与术前单次预防性使用抗生素的区别 • 根据外科医生的喜好使用乳房外壳冲洗	• SSI 的总发生率从 18.1% 增加到 34.3%（P=0.004） • 术前抗生素组拥有 4.74 倍概率更有可能发展为术区感染，并需要二次手术 • 需要二次手术的感染从 4.3% 增加到 16.4%（P=0.002）
Prophylactic Antibiotics to Prevent Surgical Site Infection After Breast Cancer Surgery [33]	系统综述	2014	• 2867 名患者 • 确定预防性使用（术前或围术期）抗生素对乳腺癌手术后术区感染的影响	• 术前预防性使用抗生素可降低乳腺癌手术患者术区感染风险 • 对即刻乳房再造患者的进一步研究是必需的
Antibiotic Prophylaxis in Prosthesis-Based Mammoplasty: A Systematic Review [34]	系统综述	2015	• 比较术后系统预防性使用抗生素 24h 以上与使用抗生素 24h 以内 • 2438 名患者 • 头孢菌素是最常用抗生素，头孢过敏患者用万古霉素或克林霉素	• 术后 24h 以上的系统预防性使用抗生素可显著降低感染风险 • 延期预防性使用抗生素可显著降低假体乳房再造手术中术区感染风险，但在美容手术中无法得到该结果

碘假体冲洗或降低 Baker Ⅲ级和 Baker Ⅳ级 CC（2.7% vs. 8.9%，OR=0.30，95%CI 0.18～0.50，$P < 0.00001$，$I=0\%$）。报道的硅胶及生理盐水假体破裂率均＜ 1%[35]。

假体感染中最常见的病原菌是表皮葡萄球菌、甲氧西林敏感的金黄色葡萄球菌、沙雷氏菌、铜绿假单胞菌、肠球菌、大肠埃希菌、肠杆菌属、B 族链球菌和莫根氏菌。在本分析中，70% 的细菌对头孢唑啉耐药，对庆大霉素（86%）、左氧氟沙星（80%）和环丙沙星敏感。在皮肤坏死的病例中，外科医生应考虑铜绿假单胞菌感染对环丙沙星耐药，左氧氟沙星是更好的选择。在这组中 70% 的再造病例使用了 ADM[38]。

假体周围感染的严重程度和皮肤坏死的出现是考虑修复时评估的重要因素。部分方案可达到 76.7% 的抢救率，另有文献描述了如下干预措施达到 37.3% 的抢救率，即包膜培养、用抗生素溶液彻底冲洗腔隙和假体、包膜切除术和包膜切开术，以及去除坏死组织和置入一个新植入物[39, 40]。

六、结论

乳房再造的感染率要高于美容手术。许多因素可以影响感染率，如患者自身因素、手术本身因素和疾病的治疗因素。在假体感染及其病理中包括炎症反应和生物膜形成。抗生素预防性使用、假体外膜冲洗和术中小心操作是预防感染的必要步骤。

（本文无利益相关冲突。）

参考文献

[1] Hasteld WS (1907) The results of radical operations for cure of cancer of the breast. Ann Surg 46:1–19
[2] Veronessi U et al (1995) Breast conservation is safe method in patients with small cancer of the breast. Long-term results of three randomized trial son 1.973 patients. Eur J Cancer 31(10):1574–1579
[3] Clough KB et al (1998) Cosmetic sequelae after conservative treatment for breast cancer: classification and results of surgical correction. Ann Plast Surg 41(5):471–481
[4] Piper M, Peled AW, Sbitany H (2015) Oncoplastic breast surgery: current strategies. Gland Surg 4(2):154–163
[5] Losken A et al (2009) Oncoplastic breast surgery: past, present, and future directions in the United States. Plast Reconstr Surg 124(3):969–972
[6] Gulcelik MA et al (2011) Early complications of reduction mammoplasty technique in the treatment of macromastia with or without breast cancer. Clin Breast Cancer 11:395–399
[7] Cronin TD, Gerow FJ (1964) Augmentation mammoplasty: a new "natural feel" prostheses. In: Transactions of the third international congress of plastic surgery (no. 66). Amsterdam: Excerpta Medica International Congress Series. p 41
[8] Gurunluoglu R et al (2010) Current trends in breast reconstruction: survey of the American Society of Plastic Surgeons. Ann Plast Surg 70:103–110
[9] Steiert AE, Boyce M, Sorg H (2013) Capsular contracture by silicone breast implants: possible causes, biocompatibility, and prophylactic strategies. Med Devices (Auckl) 6:211–218
[10] Franchelli S et al (2012) Breast implant infections after surgical reconstruction in patients with breast cancer: assessment of risk factors and pathogens over extended post-operative observation. Surg Infect 13(3):154–158
[11] Francis SH et al (2009) Independent risk factors for infection in tissue expander breast reconstruction. Plast Reconstr Surg 124(6):1790–1796
[12] Mcgrath MH, Burkhardt BR (1984) The safety and efficacy of breast implants for augmentation mammoplasty. Plast Reconstr Surg 74:550–560
[13] Nezhadhoseini SE, Fotohi K, Vejdani M (2015) Risk factors associated with surgical site infection after breast surgery. Rev Clin Med 2(1):45–48
[14] Eom JS et al (2014) The number of operations required for completing breast reconstruction. Plast Reconstr Surg Glob Open 2(10):242
[15] Potter S et al (2011) Reporting clinical outcomes of breast reconstruction: a systematic review. JNCI J Natl Cancer Inst 31(46):10–1093
[16] Xue DQ, Qian C, Yang L, Wang XF (2012) Risk factors for surgical site infections after breast surgery: a systematic review and meta-analysis. Eur J Surg Oncol 38(5):375–381
[17] Degnim AC et al (2012) Surgical site infection after breast surgery: impact of 2010 CDC reporting guidelines. Ann Surg Oncol 19(13):4099–4103
[18] Leyngold MM et al (2012) Contributing variables to post mastectomy tissue expander infection. Breast J 18(4):351–356
[19] Kato H et al (2013) Risk factors and risk scoring tool for infection during tissue expansion in tissue expander and implant breast reconstruction. Breast J 19(6):618–626
[20] Fischer JP et al (2013) Risk analysis of early loss after immediate breast reconstruction: a review of 14,585 patients. J Am Coll Surg 217(6):983–990
[21] Winocour S et al (2015) Early surgical site infection following tissue expander breast reconstruction with or without acellular dermal matrix: national benchmarking using national surgical quality improvement program. Arch Plast Surg 42(2):194–200
[22] Voineskos SH, Frank SG, Cordeiro PG (2015) Breast reconstruction following conservative mastectomies: predictors

of complications and outcomes. Gland Surg 4(6):484–496
[23] Cordeiro PG, Mc Carthy CM (2006) A single surgeon's 12-year experience with tissue expander/implant breast reconstruction: part II. Analysis of long-term complications, aesthetic outcomes, and patient satisfaction. Plast Reconstr Surg 118:832–839
[24] Berry MG, Cucchiara V, Davies DM (2010) Breast augmentation: part II. Adverse capsular contracture. J Plast Reconstr Aesthet Surg 63(12):2098–2107
[25] Liu X et al (2015) Comparison of the postoperative incidence rate of capsular contracture among different breast implants: a cumulative meta-analysis. PLoS One 10(2): e0116071. https://doi.org/10.1371/journal.pone. 0116071
[26] Leite LP, Sá IC, Marques M (2013) Etiopatogenia e Tratamento da Contractura Capsular Mamária. Acta Med Port 26(6):737–745
[27] Headon H, Kasem A, Mokbel K (2015) Capsular contracture after breast augmentation: an update for clinical practice. Arch Plast Surg 42:532–543
[28] Stevens WG et al (2013) Risk factor analysis for capsular contracture: a 5-year sientra study analysis using round, smooth, and textured implants for breast augmentation. Plast Reconstr Surg 132:1115–1123
[29] Craft RO, Damjanovic B, Colwell AS (2012) Evidence-based protocol for infection control in immediate implant-based breast reconstruction. Ann Plast Surg 69(4):446–450
[30] Eroglu A, Karasoy D, Kurt H, Baskan S (2014) National practice in antibiotic prophylactic in breast cancer surgery. J Clin Med Res 6(1):30–35
[31] Olsen MA, Lefta M, Dietz JR et al (2008) Risk factors for surgical site infection after major breast operation. J Am Coll Surg 207:326–335
[32] Clayton JL et al (2012) Once is not enough: with holding postoperative prophylactic antibiotics in prosthetic breast reconstruction is associated with an increased risk of infection. Plast Reconstr Surg 130(3):495–502
[33] Jones DJ, Bunn F, Bell-Syer S (2014) Prophylactic antibiotics to prevent surgical site infection after breast cancer surgery. Cochrane Database Syst Rev 3:CD005360
[34] Huang N, Liu M, Yu P, Wu J (2015) Antibiotic prophylaxis in prosthesis-based mammoplasty: a systematic review. Int J Surg 15:31–37
[35] Yalanis GC, Liu EW, Cheng HT (2015) Efficacy and safety of povidone-iodine irrigation in reducing the risk of capsular contracture in aesthetic breast augmentation: a systematic review and meta-analysis. Plast Reconstr Surg 136:687–698
[36] Adams WP Jr, Rios JL, Smith SJ (2006) Enhancing patient outcomes in aesthetic and reconstructive breast surgery using triple antibiotic breast irrigation: six-year prospective clinical study. Plast Reconstr Surg 117:30–36
[37] Giordano S et al (2013) Povidone-iodine combined with antibiotic topical irrigation to reduce capsular contracture in cosmetic breast augmentation: a comparative study. Aesthet Surg J 33:675–680
[38] Weichman KE, Levine SM, Wilson SC, Choi M, Karp NS (2013) Antibiotic selection for the treatment of infectious complications of implant-based breast reconstruction. Ann Plast Surg 71(2):140–143
[39] Prince MD, Suber JS, Aya-Ay ML, Cone JD Jr, Greene JN, Smith DJ Jr, Smith PD (2012) Prosthesis salvage in breast reconstruction patients with periprosthetic infection and exposure. Plast Reconstr Surg 129(1):42–48
[40] Reish RG, Damjanovic B, Austen WG Jr, Winograd J, Liao EC, Cetrulo CL, Balkin DM, Colwell AS (2013) Infection following implant-based reconstruction in 1952 consecutive breast reconstructions: salvage rates and predictors of success. Plast Reconstr Surg 131(6):1223–1230

第47章 假体外露

Implant Exposure and Extrusion

Christina Garusi　Visnu Lohsiriwat　著
刘温悦　译　刘春军　校

一、概述

乳房假体外露是由于软组织或肌肉覆盖不足导致。作为一种外来材料，乳房假体一旦外露就容易受到感染，且会因此移除，有以下 3 种情况。

- 假体外露但未感染。
- 假体外露且已被感染。
- 假体疝出。

上述情况既可能发生于乳房切除术后的乳房再造患者身上，也可能发生于接受过假体相关美容手术的患者。

二、隆乳术与假体外露

此类情况很罕见且难以完全解释，原因可能由感染或组织覆盖非常薄导致。大多数情况下需要暂时移除乳房假体和第二期植入乳房假体进行再造。

与使用乳房假体相关的潜在并发症包括假体感染和假体外露的风险，隆乳后的感染率为 1%～2%[1, 2]。目前，一些文献报道了乳房假体植入后感染和假体外露救治策略，如 Gatti 等[3]在一例美容手术植入乳房假体后感染的病例中通过静脉注射抗生素、局部抗生素冲洗、高压氧疗以及后续的包膜切开和假体置换后救治成功的报道。Fodor 等[4]报道了他们治疗 6 名隆乳术后硅胶假体外露患者（8 只乳房假体）的经验：这些病例初次手术均通过乳腺下切口将假体放置于乳腺后平面，假体于术后 10～14 天通过术口外露，外露区域大小在 0.5～3cm。发生外露后，医生给这些女性两种医疗方案选择：第一，立即取出假体，后期再重新植入假体；第二，通过抗生素治疗尝试使外露区域闭合直至出院。所有患者均选择第二种方案。抗生素于外露当天开始使用，直至关闭后两周停药，其间每天清洗创面 3 次，并用无菌敷料覆盖创面，出院时应用无菌条使创面闭合。运用上述方法，8 个假体中有 4 个被成功挽救，其余 4 个则被迫取出。这个系列研究中 50% 的外露假体可以通过保守治疗成功挽救。

虽然在假体隆乳术中感染和假体外露的病例很少，但最近一些外科医生在使用 ADM 特别是二次手术的病例中经历了这些并发症[5, 6]。不管怎样，我们仍然需要评估使用乳房假体的相关优势与并发症，以及医生的最佳操作规范。

三、乳房再造与假体外露

乳房再造中假体外露原因各有不同[7]。

- 乳房切除术后皮肤坏死及部分肌肉腔隙再造的即刻乳房再造。

- 既往放射性组织的即刻乳房再造。
- 乳房切除术后皮瓣包膜挛缩严重的存在假体外露风险。
- 假体上覆皮肤分离导致的假体外露。

Yii 和 Khoo[8] 提出了一种包膜切除术和持续性生理盐水冲洗加间歇性抗生素灌洗的联合疗法来挽救在乳房再造中感染的扩张器。Spear 等[9] 为假体感染、可能假体外露和假体已外露等情况制定了治疗指南。他们提议重度假体感染和假体外露的患者（无论是乳房再造或乳房塑形）均取出假体，达到 0% 挽救率。Chun 和 Schulman[10] 报道了 9 例乳房切除术后行乳房再造并继发乳房假体严重感染的成功抢救案例，主要采用的技术为早期假体置换后即刻静脉注射抗生素及术后长期抗生素维持。

据报道，隆乳术中的假体外露率为 0%～0.29%，基于假体的乳房再造中的假体外露率为 0.25%～8.3%[11–14]。

既往处理感染和外露假体的普遍做法是立即取出假体。然而，更多近期整形外科文献已开始探索假体抢救的方法。抢救已感染假体的方法包括系统使用抗生素联合创面保守引流、抗生素灌洗、包膜切开术和假体置换，以及包膜切除术和假体置换后行抗生素灌洗。

尽管不少报道侧重于感染或外露乳房假体的管理，但在假体抢救是否是明智的治疗策略和其适应证、理想时机、模式及使用技术上仍存在分歧。假体取出是一种创伤性手段且会导致事实上的乳房缺失。相较于失去一个假体，为合理选择的拥有较大成功概率的患者提供成功的假体抢救将是一个十分理想的选择。

Spear 和 Seruya 介绍了一位外科医生针对 69 例患者的 87 个乳房假体感染和（或）外露的 15 年治疗经验[11]。34 例患者涉及乳房假体轻度感染，均采取保守治疗，成功率达 100%；26 例患者被考虑为严重感染，其中 8 名患者（30.8%）的假体被抢救。

此外，在一组 6 例患者中，假体外露但尚未感染，其假体得以保留；在另一组 3 例患者中，假体外露伴轻度感染，其中 2 例患者的假体得以保留。还有一组假体外露伴重度感染的 5 例患者中，假体挽救率为 40%；更有一组假体外露伴轻度感染的 6 例患者中，4 例患者的假体得以挽留。

将乳房切除术后即刻假体植入乳房再造和使用组织扩张器、假体的延期 – 即刻乳房再造这两种治疗策略进行并发症方面对比，发现两者在术后 18 个月时并发症发生率是相当的，但这些方法仍应在控制变量的临床研究中得到更严格的评估[15]。

放疗对基于假体的乳房再造产生不利影响的观点已被广泛认同。外科医生应该意识到这个问题，特别是在保留皮肤的乳房切除术、保留乳头的乳房切除术和放疗日益增加的时代，应该为部分患者提供基于皮瓣的乳房再造治疗方案。如果既往手术是基于假体的乳房再造，那么患者目前可以转换为接受自体组织皮瓣进行乳房再造，以减少假体相关并发症的发生数量[16, 17]。然而，一项队列研究表明，先前进行过乳房保守治疗后需要行补救性乳房切除术，其后再成功实施组织扩张器、假体乳房再造的患者，早期并发症发生率尚可接受[18]。又一研究表明：BMI ＜ 30，年龄＜ 50 岁是对放疗患者而言最大限度提高组织扩张器、假体乳房再造成功率的条件[19]。

在组织扩张器、假体乳房再造手术中，ADM 越来越多地被用于增强乳房下极，一些外科医生在进行薄皮瓣获取或二次手术时倾向于使用 ADM。据称，在即刻一期假体乳房再造中使用 ADM 可获得一个较低的并发症发生率[20–22]。然而，一篇近期的 Meta 分析表明使用人源性 ADM 可能会增加并发症发生率，该分析还建议在增加美学效果和改善挛缩方面对 ADM 的优缺点进行权衡[23]。

四、临床病例

病例 1：局部放疗后的即刻乳房再造

在先前行保乳手术并需要行保留乳头的乳房切除术的患者中，进行即刻乳房再造的需求是非常强烈的。因此，完整的肌肉覆盖是必要的。

放疗后的组织具有皮肤灌注差、皮肤萎缩和纤维化的特点[24–26]，会增加伤口裂开和假体外露的风险。一旦假体外露，我们就可以认为假体被感染需要取出，可给患者提供同期行皮瓣乳房再造的医疗方案。

该病例是一个在取出外露假体同时为保留乳房切除术后皮瓣而行扩大背阔肌肌皮瓣乳房再造的案例。扩大背阔肌肌皮瓣是一个切取范围：肌肉上覆脂肪筋膜层且切取面积比经典背阔肌肌皮瓣更大的皮瓣（图 47–1 至图 47–6）。

这并不是一个常规手术，但使用血运丰沛的组织可以改善放疗组织本身质量[13]。

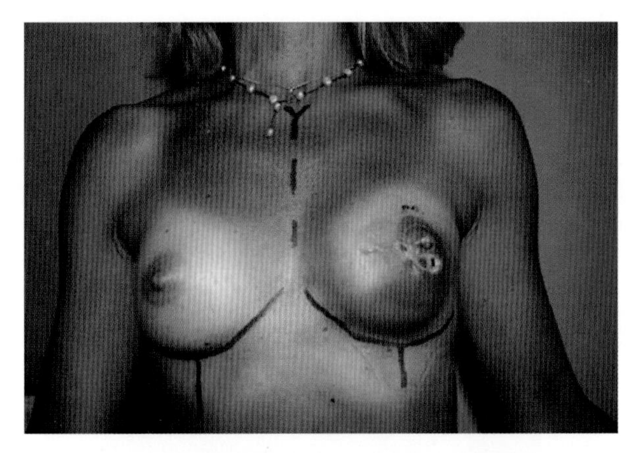

▲ 图 47–1 患侧乳房放疗后行保留乳头的乳房切除术并同期做即刻假体乳房再造后假体外露，健侧行隆乳术治疗

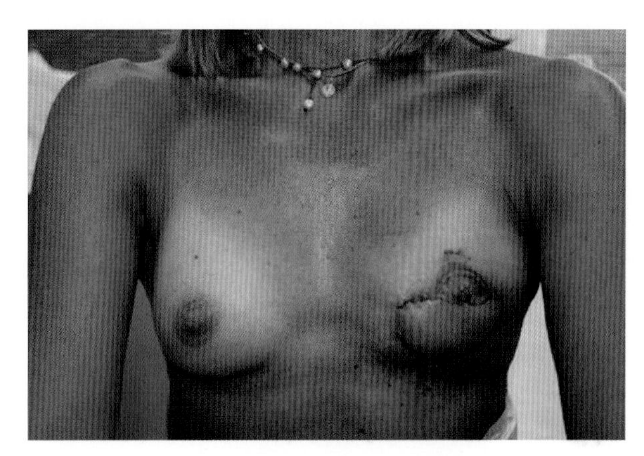

▲ 图 47–2 术后 15 天效果

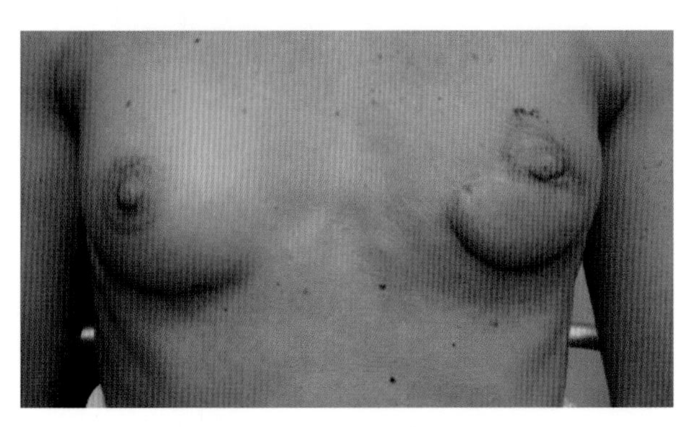

▲ 图 47–3 术后 4 个月效果

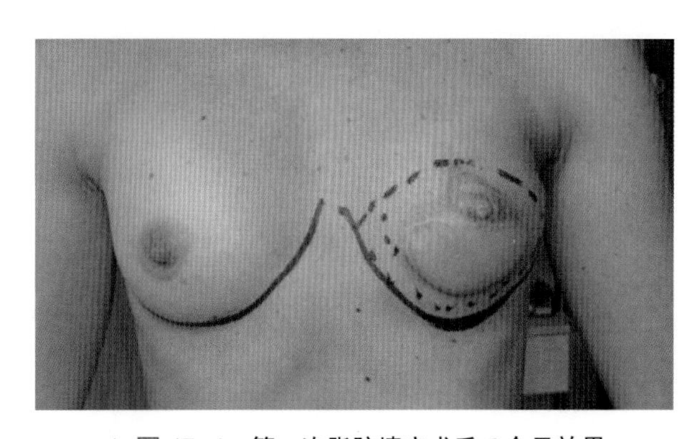

▲ 图 47–4 第一次脂肪填充术后 6 个月效果

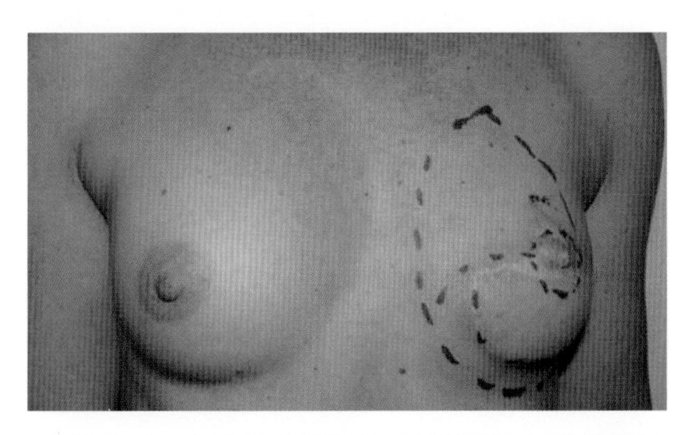

▲ 图 47–5 术后 10 个月效果，计划行第二次脂肪填充

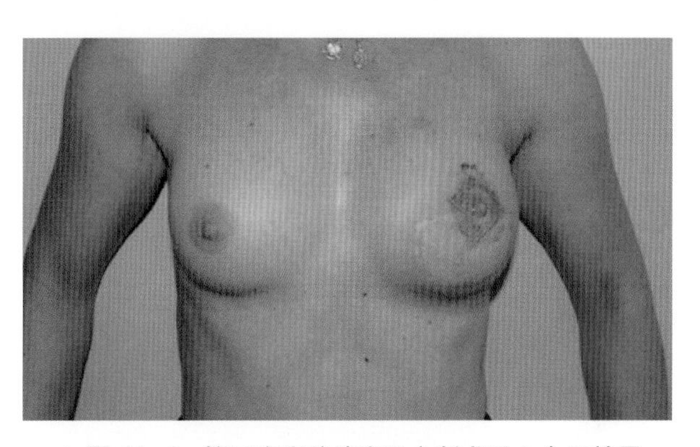

▲ 图 47–6 第三次脂肪填充及文刺术后 2 个月效果

病例2：乳房切除术后较薄皮瓣中发生高评分包膜挛缩

该状况需要紧急解决，为给患者提供一个针对包膜挛缩合并组织覆盖菲薄的即刻解决方案，通常需要使用皮瓣。

该病例通过使用腹壁下动脉穿支皮瓣解决了包膜挛缩的问题，并同期对对侧乳房进行了缩小整形术（图47-7至图47-10）。除胸骨旁残留部分既往假体周围挛缩包膜组织外，最后的美学效果尚可接受。因此，脂肪注射被认为是一种可行的改善方法。

病例3：扩张器压力性皮瓣溃破

这是最初接受了扩张器即刻再造的病例，使用扩张器的原因是因为当时该病例切除乳房后皮肤组织覆盖非常菲薄，这可视为一种应急再造方法。

扩张期间出现了压力性皮瓣溃破，手术方案改为应用自体组织腹壁下动脉穿支皮瓣乳房再造（图47-11）。

行乳头-乳晕复合体再造时的最终效果如图47-12所示。

五、结论

挽救受感染和（或）外露的乳房假体对一部分患者来说仍然是一个具有挑战性但可行的医疗选择。

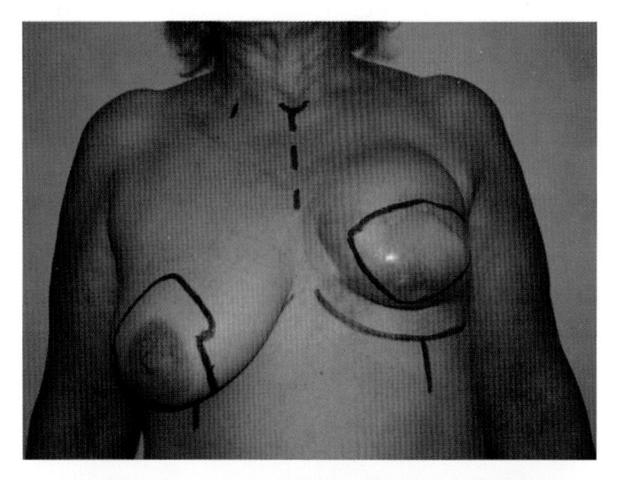

▲ 图47-7　患者表现出较高评分的包膜挛缩

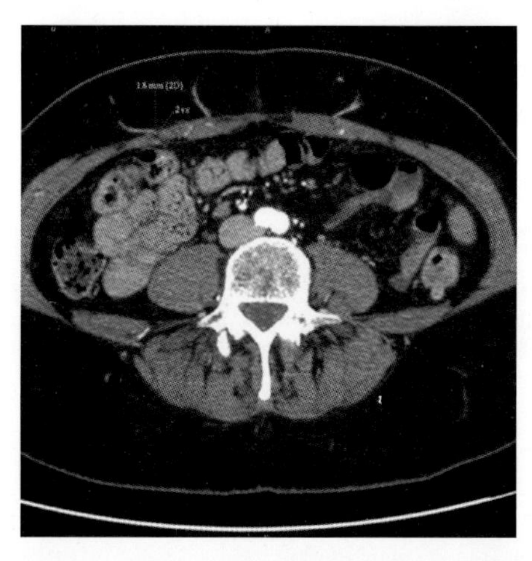

▲ 图47-8　使用DIEP皮瓣乳房再造的术前计划

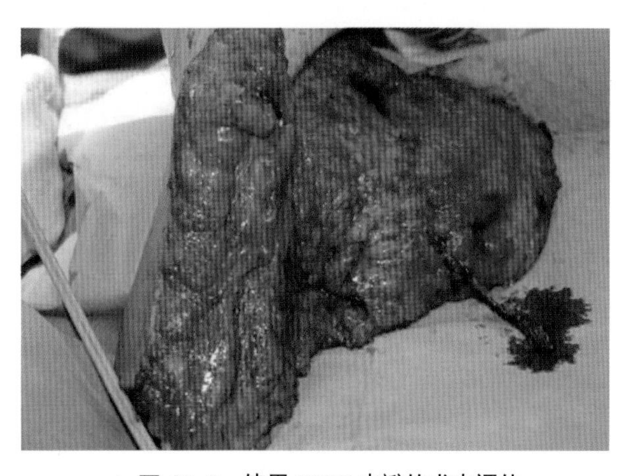

▲ 图47-9　使用DIEP皮瓣的术中评估

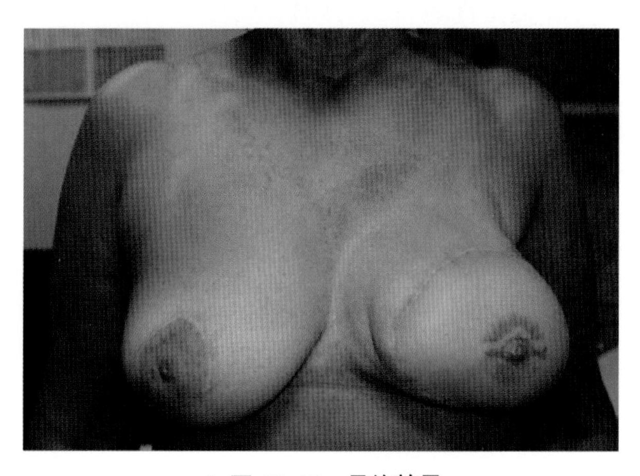

▲ 图47-10　最终效果

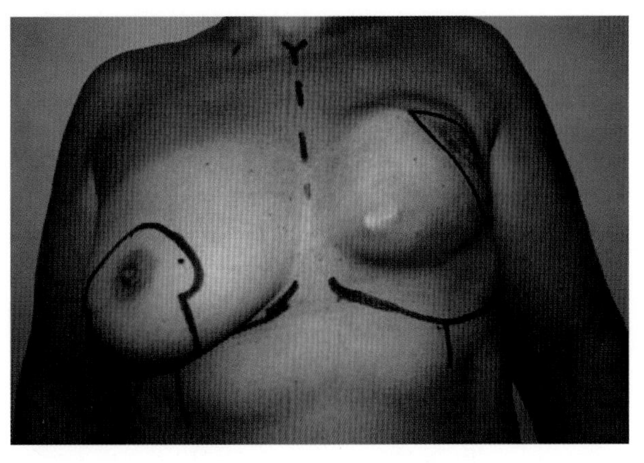

▲ 图 47-11 出现压力性扩张皮瓣溃破的患者，拟行 DIEP 皮瓣乳房再造

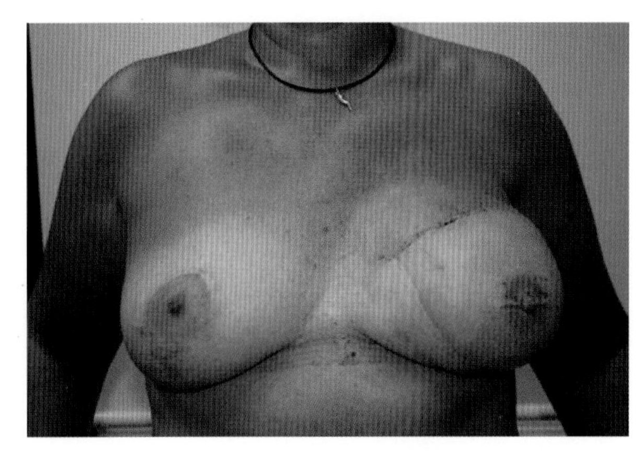

▲ 图 47-12 最终效果

成功挽救的关键因素包括针对细菌培养结果合理使用抗生素、包膜切除术、假体置换和充分的软组织覆盖。乳房假体挽救的相对禁忌证包括伤口细菌培养可见非典型病原体，如革兰阴性杆菌、耐甲氧西林的金黄色葡萄球菌和光滑念珠菌。

先前有乳房假体感染和暴露史的患者，以及既往放疗或伤口细菌培养出金黄色葡萄球菌的患者均应密切监测乳房假体感染、外露的复发迹象，并在选择性行乳房手术的过程中谨慎管理。

参考文献

[1] Handel N, Jensen JA, Black Q et al (1995) The fate of breast implants: a critical analysis of complications and outcomes. Plast Reconstr Surg 96:1521–1533
[2] Araco A, Gravante G, Araco F et al (2007) A retrospective analysis of 3,000 primary aesthetic breast augmentations: postoperative complications and associated factors. Aesthet Plast Surg 31:532–539
[3] Gatti GL, Lazzeri D, Stabile M et al (2010) Salvage of an infected and exposed breast device with implant retention and delayed exchange. Plast Reconstr Surg 125:19e–20e
[4] Fodor L, Ramon Y, Ullmann Y et al (2003) Fate of exposed breast implants in augmentation mammoplasty. Ann Plast Surg 50:447–449
[5] Gabriel A, Maxwell GP (2011) Evolving role of alloderm in breast surgery. Plast Surg Nurs 31:141–150
[6] Maxwell GP, Gabriel A (2011) Acellular dermal matrix in aesthetic revisionary breast surgery. Aesthet Surg J 31:65S–76S
[7] Cordeiro PG, McCarthy CM (2006) A single surgeon's 12-year experience with tissue expander/implant breast reconstruction: part I. A prospective analysis of early complications. Plast Reconstr Surg 118:825–831
[8] Yii NW, Khoo CT (2003) Salvage of infected expander prostheses in breast reconstruction. Plast Reconstr Surg 111:1087–1092
[9] Spear SL, Howard MA, Boehmler JH et al (2004) The infected or exposed breast implant: management and treatment strategies. Plast Reconstr Surg 113:1634–1644
[10] Chun JK, Schulman MR (2007) The infected breast prosthesis after mastectomy reconstruction: successful salvage of nine implants in eight consecutive patients. Plast Reconstr Surg 120:581–589
[11] Spear SL, Seruya M (2010) Management of the infected or exposed breast prosthesis: a single surgeon's 15-year experience with 69 patients. Plast Reconstr Surg 125:1074–1084
[12] Nahabedian MY, Tsangaris T, Momen B, Manson PN (2003) Infectious complications following breast reconstruction with expanders and implants. Plast Reconstr Surg 112:467–476
[13] Rempel JH (1978) Treatment of an exposed breast implant by muscle flap and by fascia graft. Ann Plast Surg 1:229–232
[14] Perras C (1965) The prevention and treatment of infections following breast implants. Plast Reconstr Surg 35:649–656
[15] Singh N, Reaven NL, Funk SE (2012) Immediate 1-stage vs. tissue expander postmastectomy implant breast reconstructions: A retrospective real-world comparison over 18 months. J Plast Reconstr Aesthet Surg 65(7):917–923
[16] Hughes K, Brown C, Perez V et al (2012) The effect of radiotherapy on implant-based breast reconstruction in the setting of skinsparing mastectomy: clinical series and review of complications. Anticancer Res 32:553–557
[17] Hirsch EM, Seth AK, Dumanian GA et al (2012) Outcomes of tissue expander/implant breast reconstruction in the setting of prereconstruction radiation. Plast Reconstr Surg 129:354–361
[18] Cordeiro PG, Snell L, Heerdt A, McCarthy C (2012) Immediate tissue expander/implast breast reconstruction after salvage mastectomy for cancer recurrence following lumpectomy/irradiation. Plast Reconstr Surg 129:341–350

[19] Brooks S, Djohan R, Tendulkar R et al (2012) Risk factors for complications of radiation therapy on tissue expander breast reconstructions. Breast J 18:28–34
[20] Glasberg SB, Light D (2012) AlloDerm and Strattice in breast reconstruction: a comparison and techniques for optimizing outcomes. Plast Reconstr Surg 129(6):1223–1233
[21] Colwell AS, Damjanovic B, Zahedi B et al (2011) Retrospective review of 331 consecutive immediate single-stage implant reconstructions with acellular dermal matrix: indications, complications, trends, and costs. Plast Reconstr Surg 128:1170–1178
[22] Shestak KC (2011) Acellular dermal matrix inlays to correct significant implant malposition in patients with compromised local tissues. Aesthet Surg J 31:85S–94S
[23] Kim JY, Davila AA, Persing S et al (2012) A meta-analysis of human acellular dermis and submuscular tissue expander breast reconstruction. Plast Reconstr Surg 129:28–41
[24] Wang J, Boerma M, Fu Q, Hauer-Jensen M (2006) Radiation responses in skin and connective tissues: effect on wound healing and surgical outcome. Hernia 10:502–506
[25] Tokarek R, Bernstein EF, Sullivan F et al (1994) Effect of therapeutic radiation on wound healing. Clin Dermatol 12:57–70
[26] Gieringer M, Gosepath J, Naim R (2011) Radiotherapy and wound healing: principles, management and prospects (review). Oncol Rep 26:299–307

第48章 包膜挛缩的病理生理、预防及治疗

Physiopathology, Prevention, and Treatment of Capsular Contracture

Alessia M. Lardi　Jian Farhadi　著
刘温悦　译　刘春军　校

一、概述

包膜挛缩是指假体周围因异物反应形成纤维性壳层。包膜有三层结构，即内层由滑膜样化生的纤维细胞和组织细胞组成、中间层由血管网丰富的较小纤维组成、外层由密集填充的胶原纤维组成。肌成纤维细胞位于外层，包膜可收缩并引起疼痛和假体形变。尽管手术技术和乳房假体工艺均有了进展，但包膜挛缩仍是一个乳房再造后常见的并发症（2.8%～15.9%）[1, 2]。据报道，放疗作为公认的危险因素，联合其使用，包膜挛缩率为 15%～50%[3–8]。有 20%～30% 的二次手术均由包膜挛缩引起[9–12]。由于包膜挛缩成因复杂，尚未探明，但因其易导致生活质量受损且具有显著经济效应，故是整形修复外科的一个热点议题。

二、诊断

包膜挛缩的存在与否和严重程度是通过临床评估来实现的。Baker 分级已被广泛用于包膜挛缩的评估和分级。Baker 分级目前已改良成ⅠA 级、ⅠB 级、Ⅱ级、Ⅲ级和Ⅳ级，用以更准确地描述乳房再造（表 48–1）[13, 14]。

上述评价对个体检查者而言是主观的，各种临床工作概述了成像技术在评估包膜挛缩严重程度中的重要性。为达到评估目的，测试了包括乳房 X 线检查、超声、CT 扫描和磁共振成像（MRI）在内的一系列成像方式。其中，MRI 和超声被证明是可供选择的检测方法[15, 16]。

临床实践中并未形成通过成像确诊包膜挛缩的共识，许多整形外科医生目前仍然依靠临床经验来评估并规划下一步治疗方案。磁共振和超声也许有助于发现假体破裂，并将其与肿瘤或肉瘤等其他原因引起的疼痛、症状加以区分，且因法律原因作为重要备选。

三、生理学

包膜挛缩的病因学已被研究多年，潜在的病因学理论包括增生性瘢痕假说、肌成纤维细胞、硅胶渗出、血肿学说、年龄及感染学说。这些理论中的大多数均无可靠的数据来支持，其中感染学说积累了大量的支持数据，是目前认为导致包膜挛缩的主流理论。然而，大多数专家认为包膜挛缩的病因学是多因素的。我们目前知道的是，在细胞水平上，包膜挛缩最有可能由假体周围腔隙和形成中的包膜附近能产生炎症的任何因素导致下游胶原或肌成纤维细胞异常沉积引起[17–25]。

表 48-1　Baker 分级

ⅠA 级	绝对自然；无法分辨乳房是被再造的
ⅠB 级	柔软，但因乳房全切除术，可通过查体和观察检测出假体
Ⅱ级	再造乳房稍硬，可以通过查体观察和检测到假体
ⅡB 级	再造乳房硬，假体易于检测到，但效果尚可接受，不需要手术干预
Ⅲ级	再造乳房硬，假体易于检测到，需要手术干预
Ⅳ级	严重包膜挛缩，具有不可接受的美学效果和（或）需要手术干预的明显不适症状

除了几项包膜挛缩相关研究探究了转化生长因子 -β（TGF-β）[18] 介导的信号通路，肿瘤坏死因子刺激基因 -6（TSG-6）[20] 或白细胞新拮抗药介导的免疫调节 [23, 26, 27] 外，其他研究主要关注亚临床感染或生物膜的影响 [28–35]。细菌和包膜挛缩之间的相关性获得了一项研究支持，该研究通过复杂培养技术 [34] 及电镜、共聚焦微显微镜和分子生物学相关检测方法实现了相关检测 [28, 29, 31, 33]。"减少假体周围细菌污染的技术降低了包膜挛缩率"支持了这一关联 [29, 36, 37]。一项前瞻性的盲法研究显示表皮葡萄球菌与包膜挛缩显著相关。在因 Baker Ⅲ级或 Baker Ⅳ级而取出假体的病例中 90% 检测出了表皮葡萄球菌，而在非包膜挛缩原因移除假体的病例中仅 12% 检测出表皮葡萄球菌 [30]。另有数据表明，包膜挛缩的感染理论是一个多微生物相关事件，因多种细菌被认为与包膜挛缩形成有关联 [38]（表 48-2）。生物膜相关研究和其倾向于附着在硅橡胶体上的特性进一步支持了包膜挛缩的感染理论，多个细菌菌株被认为是可疑菌株，生物膜和非生物膜均可导致此种情况 [30]。然而，包膜挛缩在病因学上仍然缺乏准确结论。包膜挛缩并不会影响每一位假体置入的患者，且从手术到临床确诊包膜挛缩发生的间隔时长在人群中差异也较大。在一项以猪为实验对象的研究中，置入假体并同时接种表皮葡萄球菌相较不接种表皮葡萄球菌显示出更高的包膜挛缩发生率，但未接种组仍有包膜挛缩发生 [31]。因此，部分学者怀疑感染及其继发的炎性反应可能加快包膜挛缩的形成速率而实际上并不是其成因，生物膜的形成可能是偶然发现，而不是包膜挛缩进程的成因和作用结果 [39]。

表 48-2　包膜挛缩形成的微生物因素 [38]

- 表皮葡萄球菌
- 类白喉菌
- 痤疮丙酸杆菌
- 阴沟肠杆菌
- 嗜二氧化碳嗜细胞菌
- D 组肠球菌
- 颗粒丙酸杆菌
- 金黄色葡萄球菌
- 肽球菌
- γ－链球菌
- 贪婪丙酸杆菌
- 微球菌
- 梭状芽孢杆菌
- 蜡样芽孢杆菌
- 尸毒梭菌
- 肠球菌
- 大肠埃希菌
- 奇异变形杆菌
- 假单胞菌

Adams 描述了最终导致包膜挛缩这一病理状态的促进因素和炎症抑制因素的净和。促进因素是细菌、组织创伤、血液和放疗；炎症的抑制因素是抗生素冲洗、良好的手术技术和假体类型 [38]。

四、预防

目前观察到预防包膜挛缩的各种方法。

- 填充材料：历史上，填充剂类型被认为可影响挛缩包膜的形成，硅胶假体较盐水假体的包膜挛缩发生率更高。老一代硅胶假体比目前使用的硅胶假体具有更高的流动性并且表现出更高的包膜挛缩发生率[1, 40–46]。目前的硅胶假体似乎与盐水假体包膜挛缩发生率相当。

- 放置层次：多项研究表明，胸大肌下放置可减少包膜挛缩的发生风险[47]。之所以可能会防止包膜挛缩，是因为胸大肌日常活动时会移动腔隙中的假体。另一种假设是胸大肌作为保护性屏障，可隔绝来自乳头的细菌污染，其相较皮瓣对感染的抵抗力更强。肌肉可能单纯起到了包膜的作用因为它相当于假体上多一层的组织覆盖。
- 纹理化：假体表面的纹理化与乳腺后和胸大肌下放置盐水和硅胶假体后减少包膜挛缩发生有关[48–50]。这项发现得到了最近的一项风险分析结论支持，该分析认为光面假体可致包膜挛缩的发生概率增加[51]。相较于光面和毛面假体，大多数作者描述聚氨酯泡沫外壳的假体更能降低包膜挛缩的发生风险[9, 52, 53]。组织学检测已发现相较于毛面假体，聚氨酯泡沫外壳的假体包膜中纤维组织和Ⅲ型胶原含量更少。毛面和聚氨酯面外壳对乳房假体相关的间变性大细胞淋巴瘤（anaplastic large cell lymphoma，ALCL）发病机制尚未阐明[54–56]；相反，另有学者报道胸大肌下放置毛面假体哪怕在术后 10 年间[9] 也并无益处[49, 57]。当前，仍缺乏精准数据支持假体表面纹理化在应对包膜挛缩问题上的优势。
- 预防性使用抗生素：全身性预防性使用抗生素在包膜挛缩发展中的作用未知。它确实减少了术中伤口微生物数量[58] 并可以降低术后早期和晚期并发症的发生风险[59, 60]。根据现有证据，建议在乳房再造手术中常规预防性使用抗生素以减少手术部位感染[61, 62]。最近的一项研究表明：在应用假体的乳房即刻再造手术中，术前单剂量静脉注射抗生素足以预防术区的术后即刻感染[63]。我们遵循这些建议因为感染是众所周知的包膜挛缩危险因素，预防感染一定程度上意味着预防包膜挛缩。
- 灌洗：过去，使用三联抗生素进行乳房假体置入腔隙灌洗被强调为防止包膜形成的方法[36, 64]。最近研究得出结论：围术期使用抗生素在防止细菌播种方面可能效果不够理想，因乳腺导管内很可能携带细菌并散播于假体上而抗生素冲洗液仅可冲洗因手术解剖暴露的细胞而不太可能进入乳腺导管内[65]。50% 络合碘灌洗的包膜挛缩发生率明显低于仅用盐水冲洗腔隙的发生率[66]。
- 手术切口：在乳腺肿瘤切除术后再造手术中的切口由肿瘤的位置和大小决定。在美容手术中，下皱襞切口的包膜挛缩发生率低，其次是乳晕切口[67, 68]。在预防性乳腺切除术中，尚无明确数据比较保留乳头和保留皮肤的乳房切除术在切口和包膜挛缩发生率方面的差异。
- 引流：大量临床数据显示不放置引流管时包膜挛缩率低[1, 36, 40, 41, 43]。放置引流管的感染风险比不放置高出 5 倍[69]。
- 脱细胞真皮：据报道，应用脱细胞真皮的乳房再造相关包膜挛缩率低于 5%，尽管随访时间较短，仅为 0.6～2.4 年[70–77]。基于动物模型的机械研究及人类组织病理学研究均提示脱细胞真皮的存在会导致包膜形成的减少和延期[78–82]。一项近期的长期研究观察了 127 例应用猪来源脱细胞真皮辅助行乳房再造的患者，包膜挛缩发生率仅为 0.6%，其平均随访时间为 19.6 个月，提示了这可能是预防或延期包膜挛缩发生发展的有效方法[83]。同样，与其他提出的管理策略一样，需要在患者人群中进行一项长期研究用以确定脱细胞真皮是否可以确切地防止包膜挛缩或只是单纯延期其发生。
- 脂肪移植：建议在初次手术中注射脂肪同时放置一半体积大小的乳房假体或放疗后注射脂肪，将其作为预防、减少假体乳房再造中包膜挛缩发生的策略[84, 85]。
- 制药：Ruth Graf 最近提出了将白三烯拮抗药

作为乳房美容整形手术中包膜挛缩的预防方式[86]（见治疗）。

我们建议可采取以下措施预防包膜挛缩如术前检查潜在感染、0.5% 氯己定备皮（Cochrane 综述 2015 推荐[87, 88]）、精准计划、高度关注术中无菌、乳头罩、乳腺下切口、胸大肌下植入假体、精确的手术操作 – 非钝性分离且不过度分离假体腔隙 – 冲洗、假体植入前更换手套、植入过程中的“无接触”操作、不放置引流、乳房再造中使用脱细胞真皮、使用高黏性且毛面或聚氨酯泡沫外壳的硅胶假体。

五、包膜挛缩的治疗

我们建议将对包膜挛缩的治疗区分为接受放疗和未接受放疗的乳房再造，因两者的治疗方法不同。

在未接受放疗的乳房再造中，大多数包膜挛缩发生于术后第一年。早期未接受放疗的乳房再造挛缩的治疗时机应该留出足够的时间使其进程持续发展至达到动态平衡。对早期包膜挛缩而言，从诊断开始算起 6～9 个月时间是充足的[38]。对未放疗的假体再造患者 Baker Ⅲ级和 Baker Ⅳ级包膜挛缩通常会行全包膜切开术，将受影响的全部包膜和假体去除。虽然二次手术假体置换是最明确的治疗非放疗术后乳房再造包膜挛缩的方法，成功率约 79%，但其复发率高达 54%[47]。由于很难从假体的硅胶中完全清除可疑的生物膜，所以在治疗包膜挛缩的患侧时，必须更换新的假体。

完全脱细胞真皮覆盖作为确实的包膜挛缩治疗方法，被描述为一种针对 Baker Ⅲ～Ⅳ级包膜挛缩的治疗选择。在一项研究中，随访 9.2 个月的时间内未发现复发。相比之下，早期研究中使用部分脱细胞真皮覆盖，复发率为 6.3%[77]。有待长期研究证实上述发现。

自体脂肪移植，通过促进假体周围组织血运的方式被讨论将其作为治疗包膜挛缩的方法。在一项以猪为模型的动物研究中发现：尽管没有组织学或 Baker 分级上的显著差异，治疗组中脂肪注射确实导致包膜软化，这可能是由邻位组织血管新生引起[89]。这是唯一一项发表的自体脂肪移植治疗包膜挛缩的研究，但这些结果在进行推广普及前必须先验证其可重复性。尽管如此，它确实有望成为一项新颖的手术治疗方法。

放疗后的包膜挛缩是众所周知的再造中经常遇到的问题，对修复再造外科医生来说也是一种挑战。Cordeiro 最近发布了一项长期数据：与放疗后 Baker Ⅲ级和 Baker Ⅳ级包膜挛缩 40.6% 的发生率相比，非放疗的高分级挛缩发生率为 0.4%。放疗后发生严重包膜挛缩的病例复发风险是巨大的，辐射可致成纤维细胞和成纤维干细胞永久性损害，同时会对皮肤产生不可逆的损伤，增加了伤口破裂并最终导致再造失败的风险[16, 88]。我们认为，放疗后发生严重包膜挛缩的患者可通过自体组织乳房再造这一手术机会获益。自体组织再造将灌注良好的健康组织和皮肤带入放疗后的挛缩和瘢痕区域，将患者从大量返修手术中解放出来。根据患者的身材和喜好，自体组织可取自于腹部，大腿或臀部。

在有经验的医生的临床实践中，根据患者在初次手术后最早 6～9 个月时间内的症状，仅在发生 Baker Ⅲ级和 Baker Ⅳ级包膜挛缩的未接受放疗病例中选择重新手术。患者有关高复发率的信息是重要的，我们将采取如前所述的预防措施。我们将把假体及其包膜一并完全取出，根据个体条件差异，在新的再造手术中辅以自体脂肪注射和（或）ADM。

在放疗后的假体乳房再造术中，如果发现进展型包膜挛缩，无论发生时机如何，均建议将术式改为自体组织乳房再造。

业内同样关注非手术治疗包膜挛缩的方法，多种不同方式已考虑在内，包括机械假体置换、抗生素、维生素 E、外部超声、类固醇、非甾体抗炎药（nonsteroidal anti-inflammatory drug，NSAID）、化疗药和白三烯拮抗药。没有各种轶事的确切数据被报道，隆乳术的几项研究提示白三烯受体拮抗药（leukotriene receptor antagonist，LTRA），特别是 Accolate（扎鲁司特）和 Singulair（孟鲁司特）可能作为包膜挛缩的一种潜在治疗方法[90–92]。

在再造手术中暂无包膜挛缩相关数据。用于哮喘的部分药物相关药理学效应通路被认为与包膜挛缩的相关发病机理有关，这些药物有一些重大（主要与肝毒性有关）的不良反应且没有很好的功效相关科学依据，其相关标签外的用途是不被推荐的。

在乳房美容手术和乳房对称性手术中，对挛缩的外科手术治疗包括考虑置入腔隙变更，尤其是如果假体原本位于乳腺后，可以考虑将其置换于胸大肌后或双平面位置，或者更极端的情况下，有时将假体置换入一个全新的腔隙：甚至考虑从胸大肌后到乳腺后位置[93]。一种涉及植入假体的新腔隙形成的较新式手术管理技术已被提出，它涉及一个新的胸肌下平面的创建，该平面位于胸大肌深面、前包膜浅面，保留前包膜完整性避免进一步的组织损伤。该技术使用了原有包膜且通常可以通过乳房下皱襞切口完成[94]。一项针对 198 例患者的回顾性研究显示，69.7% 包膜挛缩患者接受了这种手术治疗，发现挛缩减轻的成功率很高[95]。这可能成为潜在的治疗包膜挛缩的新治疗标准，因为它使用了现有包膜但挖掘了一个新的血管化腔隙置入新的毛面假体。然而，目前该技术仅在肌下放置时可行，因为该层次有足够组织用于创建新平面。

六、总结

包膜挛缩是基于假体的乳房再造中的常见并发症（2.8%～15.9%），放疗后包膜挛缩率增加到 15%～50%。包膜挛缩对患者的生活质量和经济方面具有重大影响，其诊断基于临床评估，Baker 分级被广泛接受用于量化其严重程度。超声或 MRI 可能有助于发现假体破裂并将其区别于其他引起疼痛、症状的原因。包膜挛缩的病因尚无定论，目前感染理论仍是主流理论，但其病因很可能是多因素的。亚当斯描述了促进因素和抑制因素的净和最终导致包膜挛缩的病理状态。促进因素是细菌、组织创伤、血液和放疗；炎症的抑制因素是灌洗、可靠的手术技术和假体类型。为预防包膜挛缩各学者均做出了很多努力，目前推荐毛面假体、胸肌下放置、术前单剂量预防性使用抗生素、使用碘伏或盐水冲洗，以及不放置引流。此外，ADM 和脂肪移植被报道了可以降低包膜挛缩的风险。

对高级别（Baker Ⅲ级和 Baker Ⅳ级）包膜挛缩的未接受放疗的假体乳房再造术患者的治疗方法是包膜完全切除术和假体置换，并且最早于术后 6～9 个月进行。在放疗后高级别的包囊挛缩中，由于持续的组织损伤和高复发率，通常推荐改做应用自体组织乳房再造术。

参考文献

[1] Cunningham B (2007) The mentor core study on silicone memory gel breast implants. Plast Reconstr Surg 120:19S–29S discussion 30S–32S
[2] Spear SL et al (2007) Inamed silicone breast implant core study results at 6 years. Plast Reconstr Surg 120:8S–16S discussion 7S–8S
[3] Spear SL, Onyewu C (2000) Staged breast reconstruction with saline-filled implants in the irradiated breast: recent trends and therapeutic implications. Plast Reconstr Surg 105:930–942
[4] Cordeiro PG, McCarthy CM (2006) A single surgeon's 12-year experience with tissue expander/implant breast reconstruction: part II. An analysis of long-term complications, aesthetic outcomes, and patient satisfaction. Plast Reconstr Surg 118:832–839
[5] Percec I, Bucky LP (2008) Successful prosthetic breast reconstruction after radiation therapy. Ann Plast Surg 60:527–531
[6] Persichetti P et al (2009) Implant breast reconstruction after salvage mastectomy in previously irradiated patients. Ann Plast Surg 62:350–354
[7] Nava MB et al (2011) Outcome of different timings of radiotherapy in implant-based breast reconstructions. Plast Reconstr Surg 128:353–359
[8] Ho AL et al (2014) Postmastectomy radiation therapy after immediate two-stage tissue expander/implant breast reconstruction: a University of British Columbia perspective. Plast Reconstr Surg 134:1e–10e
[9] Handel N et al (2006) A long-term study of outcomes, complications, and patient satisfaction with breast implants. Plast Reconstr Surg 117:757–767 discussion 68–72
[10] Jansen LA, Macadam SA (2011) The use of AlloDerm in postmastectomy alloplastic breast reconstruction: part I. A systematic review. Plast Reconstr Surg 127:2232–2244

[11] Jansen LA, Macadam SA (2011) The use of AlloDerm in postmastectomy alloplastic breast reconstruction: part II. A cost analysis. Plast Reconstr Surg 127:2245–2254
[12] Tadiparthi S et al (2013) An analysis of the motivating and risk factors for conversion from implant-based to total autologous breast reconstruction. Plast Reconstr Surg 132:23–33
[13] Spear SL, Baker JL Jr (1995) Classification of capsular contracture after prosthetic breast reconstruction. Plast Reconstr Surg 96:1119–1123 discussion 24
[14] Spear SL et al (2012) Two-stage prosthetic breast reconstruction using AlloDerm including outcomes of different timings of radiotherapy. Plast Reconstr Surg 130:1–9
[15] Leibman AJ (1994) Imaging of complications of augmentation mammaplasty. Plast Reconstr Surg 93:1134–1140
[16] Nachbar JM, Orrison WW Jr (1991) Validation of quantification of breast implant capsule surface area and volume using magnetic resonance imaging. Ann Plast Surg 27:321–326
[17] Moyer KE, Ehrlich HP (2013) Capsular contracture after breast reconstruction: collagen fiber orientation and organization. Plast Reconstr Surg 131:680–685
[18] Katzel EB et al (2011) The impact of Smad3 loss of function on TGF-beta signaling and radiation-induced capsular contracture. Plast Reconstr Surg 127:2263–2269
[19] Marques M et al (2011) Effects of fibrin, thrombin, and blood on breast capsule formation in a preclinical model. Aesthet Surg J 31:302–309
[20] Tan KT et al (2011) Hyaluronan, TSG-6, and inter-alpha-inhibitor in periprosthetic breast capsules: reduced levels of free hyaluronan and TSG-6 expression in contracted capsules. Aesthet Surg J 31:47–55
[21] San-Martin A et al (2010) Effect of the inhibitor peptide of the transforming growth factor beta (p144) in a new silicone pericapsular fibrotic model in pigs. Aesthet Plast Surg 34:430–437
[22] Zimman OA et al (2007) The effects of angiotensin-converting- enzyme inhibitors on the fibrous envelope around mammary implants. Plast Reconstr Surg 120:2025–2033
[23] D'Andrea F et al (2007) Modification of cysteinyl leukotriene receptor expression in capsular contracture: Preliminary results. Ann Plast Surg 58:212–214
[24] Wolfram D et al (2004) Cellular and molecular composition of fibrous capsules formed around silicone breast implants with special focus on local immune reactions. J Autoimmun 23:81–91
[25] Siggelkow W et al (2003) Histological analysis of silicone breast implant capsules and correlation with capsular contracture. Biomaterials 24:1101–1109
[26] Bastos EM et al (2007) Histologic analysis of zafirlukast's effect on capsule formation around silicone implants. Aesthet Plast Surg 31:559–565
[27] Grella E et al (2009) Modification of cysteinyl leukotriene receptors expression in capsular contracture: follow-up study and definitive results. Ann Plast Surg 63:206–208
[28] Allan JM et al (2012) Detection of bacterial biofilm in double capsule surrounding mammary implants: findings in human and porcine breast augmentation. Plast Reconstr Surg 129:578e–580e
[29] Jacombs A et al (2012) Prevention of biofilm-induced capsular contracture with antibiotic-impregnated mesh in a porcine model. Aesthet Surg J 32:886–891
[30] Pajkos A et al (2003) Detection of subclinical infection in significant breast implant capsules. Plast Reconstr Surg 111:1605–1611
[31] Tamboto H et al (2010) Subclinical (biofilm) infection causes capsular contracture in a porcine model following augmentation mammaplasty. Plast Reconstr Surg 126:835–842
[32] Deva AK et al (2013) The role of bacterial biofilms in device-associated infection. Plast Reconstr Surg 132:1319–1328
[33] Jacombs A et al (2014) In vitro and in vivo investigation of the influence of implant surface on the formation of bacterial biofilm in mammary implants. Plast Reconstr Surg 133:471e–480e
[34] Rieger UM et al (2013) Bacterial biofilms and capsular contracture in patients with breast implants. Br J Surg 100:768–774
[35] van Heerden J et al (2009) Antimicrobial coating agents: can biofilm formation on a breast implant be prevented? J Plast Reconstr Aesthet Surg 62:610–617
[36] Adams WP Jr et al (2006) Enhancing patient outcomes in aesthetic and reconstructive breast surgery using triple antibiotic breast irrigation: six-year prospective clinical study. Plast Reconstr Surg 118:46S–52S
[37] Marques M et al (2011) Animal model of implant capsular contracture: effects of chitosan. Aesthet Surg J 31:540–550
[38] Adams WP Jr (2009) Capsular contracture: what is it? What causes it? How can it be prevented and managed? Clin Plast Surg 36:119– 126 vii
[39] Headon H et al (2015) Capsular contracture after breast augmentation: an update for clinical practice. Arch Plast Surg 42:532–543
[40] Chang L et al (1992) A comparison of conventional and low-bleed implants in augmentation mammaplasty. Plast Reconstr Surg 89:79–82
[41] Bengtson BP et al (2007) Style 410 highly cohesive silicone breast implant core study results at 3 years. Plast Reconstr Surg 120:40S–48S
[42] Bogetti P et al (2000) Augmentation mammaplasty with a new cohesive gel prosthesis. Aesthet Plast Surg 24:440–444
[43] Heden P et al (2001) Breast augmentation with anatomical cohesive gel implants: the world's largest current experience. Clin Plast Surg 28:531–552
[44] Drever JM (2003) Cohesive gel implants for breast augmentation. Aesthet Surg J 23:405–409
[45] Brown MH et al (2005) Cohesive silicone gel breast implants in aesthetic and reconstructive breast surgery. Plast Reconstr Surg 116:768–779 discussion 80–81
[46] Henriksen TF et al (2005) Reconstructive breast implantation after mastectomy for breast cancer: clinical outcomes in a nationwide prospective cohort study. Arch Surg 140:1152–1159 discussion 60–61
[47] Embrey M et al (1999) A review of the literature on the etiology of capsular contracture and a pilot study to determine the outcome of capsular contracture interventions. Aesthet Plast Surg 23:197–206
[48] Pollock H (1993) Breast capsular contracture: a retrospective study of textured versus smooth silicone implants. Plast Reconstr Surg 91:404–407
[49] Barnsley GP et al (2006) Textured surface breast implants in the prevention of capsular contracture among breast

augmentation patients: a meta-analysis of randomized controlled trials. Plast Reconstr Surg 117:2182–2190
[50] Poeppl N et al (2007) Does the surface structure of implants have an impact on the formation of a capsular contracture? Aesthet Plast Surg 31:133–139
[51] Stevens WG et al (2013) Risk factor analysis for capsular contracture: a 5-year Sientra study analysis using round, smooth, and textured implants for breast augmentation. Plast Reconstr Surg 132:1115–1123
[52] Hester TR Jr et al (1988) A 5-year experience with polyurethane-covered mammary prostheses for treatment of capsular contracture, primary augmentation mammoplasty, and breast reconstruction. Clin Plast Surg 15:569–585
[53] Handel N et al (1991) Comparative experience with smooth and polyurethane breast implants using the Kaplan-Meier method of survival analysis. Plast Reconstr Surg 88:475–481
[54] Santanelli di Pompeo F et al (2015) Breast implant-associated anaplastic large cell lymphoma: proposal for a monitoring protocol. Plast Reconstr Surg 136:144e–151e
[55] Keech JA Jr, Creech BJ (1997) Anaplastic T-cell lymphoma in proximity to a saline-filled breast implant. Plast Reconstr Surg 100:554–555
[56] Thompson PA, Prince HM (2013) Breast implant-associated anaplastic large cell lymphoma: a systematic review of the literature and mini-meta analysis. Curr Hematol Malig Rep 8:196–210
[57] Collis N et al (2000) Ten-year review of a prospective randomized controlled trial of textured versus smooth subglandular silicone gel breast implants. Plast Reconstr Surg 106:786–791
[58] Gylbert L et al (1990) Preoperative antibiotics and capsular contracture in augmentation mammaplasty. Plast Reconstr Surg 86:260–267 discussion 8–9
[59] Dancey A et al (2012) Capsular contracture—what are the risk factors? A 14 year series of 1400 consecutive augmentations. J Plast Reconstr Aesthet Surg 65:213–218
[60] Shah Z et al (1981) Does infection play a role in breast capsular contracture? Plast Reconstr Surg 68:34–42
[61] Bunn F et al (2012) Prophylactic antibiotics to prevent surgical site infection after breast cancer surgery. Cochrane Database Syst Rev 1:CD005360
[62] Sajid MS et al (2012) An updated meta-analysis on the effectiveness of preoperative prophylactic antibiotics in patients undergoing breast surgical procedures. Breast J 18:312–317
[63] Townley WA et al (2015) A single pre-operative antibiotic dose is as effective as continued antibiotic prophylaxis in implant-based breast reconstruction: a matched cohort study. J Plast Reconstr Aesthet Surg 68:673–678
[64] Adams WP Jr et al (2001) Optimizing breast-pocket irrigation: the post-betadine era. Plast Reconstr Surg 107:1596–1601
[65] Bartsich S et al (2011) The breast: a clean-contaminated surgical site. Aesthet Surg J 31:802–806
[66] Wiener TC (2007) The role of betadine irrigation in breast augmentation. Plast Reconstr Surg 119:12–5; discussion 6-7
[67] Henriksen TF et al (2005) Surgical intervention and capsular contracture after breast augmentation: a prospective study of risk factors. Ann Plast Surg 54:343–351
[68] Wiener TC (2008) Relationship of incision choice to capsular contracture. Aesthet Plast Surg 32:303–306
[69] Araco A et al (2007) Infections of breast implants in aesthetic breast augmentations: a single-center review of 3,002 patients. Aesthet Plast Surg 31:325–329
[70] Spear SL et al (2008) Acellular dermis-assisted breast reconstruction. Aesthet Plast Surg 32:418–425
[71] Becker S et al (2009) AlloDerm versus DermaMatrix in immediate expander-based breast reconstruction: a preliminary comparison of complication profiles and material compliance. Plast Reconstr Surg 123:1–6 discussion 107–108
[72] Vardanian AJ et al (2011) Comparison of implant-based immediate breast reconstruction with and without acellular dermal matrix. Plast Reconstr Surg 128:403e–410e
[73] Salzberg CA et al (2011) An 8-year experience of direct-to-implant immediate breast reconstruction using human acellular dermal matrix (AlloDerm). Plast Reconstr Surg 127:514–524
[74] Israeli R, Feingold RS (2011) Acellular dermal matrix in breast reconstruction in the setting of radiotherapy. Aesthet Surg J 31:51S–64S
[75] Cassileth L et al (2012) One-stage immediate breast reconstruction with implants: a new option for immediate reconstruction. Ann Plast Surg 69:134–138
[76] Hanna KR et al (2013) Comparison study of two types of expanderbased breast reconstruction: acellular dermal matrix-assisted versus total submuscular placement. Ann Plast Surg 70:10–15
[77] Cheng A et al (2013) Treatment of capsular contracture using complete implant coverage by acellular dermal matrix: a novel technique. Plast Reconstr Surg 132:519–529
[78] Basu CB et al (2010) Acellular cadaveric dermis decreases the inflammatory response in capsule formation in reconstructive breast surgery. Plast Reconstr Surg 126:1842–1847
[79] Komorowska-Timek E et al (2009) The effect of AlloDerm envelopes on periprosthetic capsule formation with and without radiation. Plast Reconstr Surg 123:807–816
[80] Stump A et al (2009) The use of acellular dermal matrix to prevent capsule formation around implants in a primate model. Plast Reconstr Surg 124:82–91
[81] Moyer HR et al (2014) The effect of radiation on acellular dermal matrix and capsule formation in breast reconstruction: clinical outcomes and histologic analysis. Plast Reconstr Surg 133:214–221
[82] Hester TR Jr et al (2012) Use of dermal matrix to prevent capsular contracture in aesthetic breast surgery. Plast Reconstr Surg 130:126S–136S
[83] Hille-Betz U et al (2015) Breast reconstruction and revision surgery for implant-associated breast deformities using porcine acellular dermal matrix: a multicenter study of 156 cases. Ann Surg Oncol 22:1146–1152
[84] Salgarello M et al (2010) Autologous fat graft in radiated tissue prior to alloplastic reconstruction of the breast: report of two cases. Aesthet Plast Surg 34:5–10
[85] Sarfati I et al (2011) Adipose-tissue grafting to the post-mastectomy irradiated chest wall: preparing the ground for implant reconstruction. J Plast Reconstr Aesthet Surg 64:1161–1166
[86] Graf R et al (2015) Prevention of capsular contracture using leukotriene antagonists. Plast Reconstr Surg 136:592e–596e
[87] Dumville JC et al (2015) Preoperative skin antiseptics for preventing surgical wound infections after clean surgery.

Cochrane Database Syst Rev 4:CD003949
[88] Berry AR et al (1982) A comparison of the use of povidone-iodine and chlorhexidine in the prophylaxis of post-operative wound infection. J Hosp Infect 3:402
[89] Roca GB et al (2014) Autologous fat grafting for treatment of breast implant capsular contracture: a study in pigs. Aesthet Surg J 34:769–775
[90] Scuderi N et al (2006) The effects of zafirlukast on capsular contracture: preliminary report. Aesthet Plast Surg 30:513–520
[91] Reid RR et al (2005) The effect of zafirlukast (Accolate) on early capsular contracture in the primary augmentation patient: a pilot study. Aesthet Surg J 25:26–30
[92] Huang CK, Handel N (2010) Effects of Singulair (montelukast) treatment for capsular contracture. Aesthet Surg J 30:404–408
[93] Adams WP Jr (2010) Discussion: subclinical (biofilm) infection causes capsular contracture in a porcine model following augmentation mammaplasty. Plast Reconstr Surg 126:843–844
[94] Maxwell GP, Gabriel A (2008) The neopectoral pocket in revisionary breast surgery. Aesthet Surg J 28:463–467
[95] Maxwell GP et al (2009) Efficacy of neopectoral pocket in revisionary breast surgery. Aesthet Surg J 29:379–38548

第49章 假体破裂

Implant Rupture

Cicero Urban　Mauricio Resende　Fabio Postiglione Mansani　Mario Rietjens　著
刘温悦　译　刘春军　校

一、概述

乳房假体植入失败意味着盐水假体渗漏或硅胶假体破裂。虽然破裂是假体取出的主要原因之一，但其实际发生比例很难量化，尤其是在乳房再造中[1]。报道的假体破裂机制包括医源性损害，这是最常见的原因。此外，外伤、安全带挫伤、钝器外伤、乳腺显影中的压缩、严重的包膜挛缩以及假体外壳退化均是导致假体破裂的原因，患者的年龄、合并症、吸烟史、用药史、当前症状、假体植入时间和体积与假体破裂关系不大[2, 3]。

医源性损害在假体破裂各类原因中所占比例提示假体破裂更可能与手术操作相关而不是与假体本身相关[2]。放疗似乎不会引起植入乳房假体的患者并发症发生率显著增加，这也提示在假体乳房再造的患者治疗管理中使用放疗也许是可行的[4]。假体破裂大部分并没有明显创伤来源且无明显包膜内症状，常规检查（乳腺钼靶和超声检查）诊断困难[1–4]。

在临床上，破裂被定义为假体外壳上任意大小的缺口。所有假体都易发生硅胶渗出，但由于硅胶分子量大，所以除非假体外壳破裂，否则硅胶难以扩散出外壳并于假体外部出现。假体破裂被猜想是由硅酮的生化降解、植入假体时对其造成的物理伤害，折叠缺陷，或者由于乳房X线检查期间的机械伤害、包膜囊切开术或意外事故等造成的。当硅胶在假体外但在完整的纤维囊内时，即可诊断为假体外壳完整性丧失（囊内破裂）。囊外破裂较少见但也可能发生，其定义为假体外壳和纤维包膜都破裂后，硅胶泄漏到周围组织和远距离栓塞组织。以上两种情况都需要取出假体和尽可能多地去除硅胶[5–8]（图49–1和图49–2）。

据美国整形外科医师协会称：2010年，全美境内共计开展了超过93 000例乳房再造[9]。随着FDA在2006年重新批准了使用硅胶假体并引入各种新型假体，其美学效果得到改善。黏性硅胶乳房假体由毛面硅橡胶外壳及其内黏性硅胶填充物组成。黏性硅胶通过增加凝胶分子交联量而成，它可使假体更好地保持形态，不易折叠或塌陷，尤其是假体上极处。因此，基于假体的乳房再造（implant-based breat reconstruction，IBBR）目前仍是乳房再造的主要技术[10]。

填充物中低分子量硅氧烷的浓度可能在假体破裂中起作用；这些化合物会导致硅橡胶外壳膨胀，从而最终可能导致机械强度减弱和破裂。目前，第三代（或更新）的乳房假体中低分子量有机硅含量明显低于第二代假体[3]。

不幸的是，2012年代表了法国Poly Implant Prosthèse（PIP）假体全球危机的一年，也暴露了这些假体在相关有效性及安全性问题上需要更好的证据来支持[11]。作为手术知情同意的一部

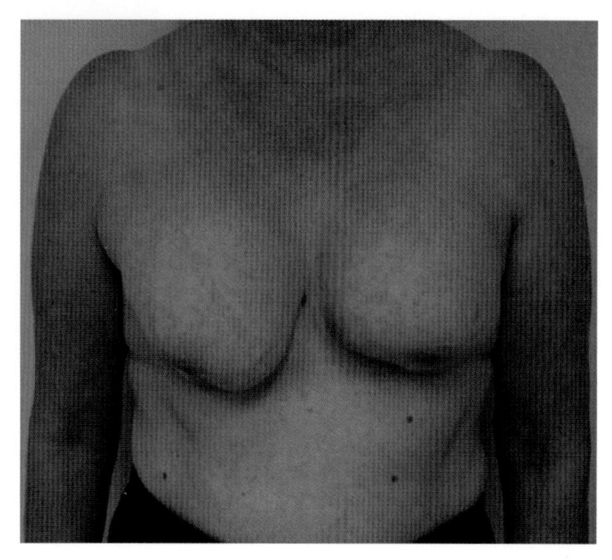

▲ **图 49-1　患者过失致假体破裂的长期临床后果，显示双侧乳房畸形**

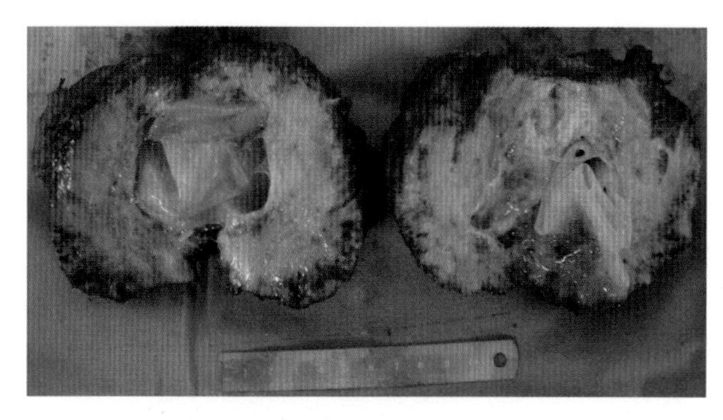

▲ **图 49-2　双侧硅胶浸润乳腺组织（从图 49-1 所示患者身上取出）**

分，其质保条款必须被仔细研究并让患者充分知晓 [12]。

因此，本章的目的是提出其发生率并评估和管理乳房再造中的假体破裂事件。

二、发生率

假体破裂的发生率为 0.3%～77% 且仍是一个争议性话题。评估和诊断破裂的方法不同可以解释这种差异 [13-18]。Marotta 对植入的乳房硅胶假体（35 个研究，共计 8000 个假体）进行了大型队列 Meta 分析，发现假体放置时间和其外壳失效之间的相关性具有统计学意义（3.9 年内为 25%，18.9 年时为 71.6%）。一个更新的再次分析（42 个研究，共计 9774 个假体）显示，在 3.9 年时失效率为 26%、在 10.3 年时为 47%、在 17.8 年时为 69%[11, 18]。

假体破裂发生率随时间累积而增加的事实并不奇怪，因为患病率是在一个给定的时间点计算的。但是，这并不能说明随着假体植入时间增加，在特定时间段内发生破裂的可能性（发生率）增加，该结论无法从选定的横截面数据中得出。此外，在假体植入过程中对假体的损坏还会导致我们对假体体内破裂发生率的高估。根据斯拉文（Slavin）和戈德温（Goldwyn）的观点，多达 24% 在取出时确定的假体破裂是由取出手术直接导致的 [19]。

出于多种原因，很难比较破裂发生率相关横断面研究的结果。研究通常涉及植入第一代、第二代以及第三代假体的女性，假体可为盐水或硅胶假体，且为不同制造商制造。此外，研究显示的数据随访时间不同，确定破裂是基于不同的检测方法，如取出、超声、乳腺钼靶、MRI 和患者队列的临床调查等。IBBR 的针对性研究少见，亨里克森（Henriksen）在使用硅胶假体乳房再造（*n*=1610）两年后发现了 3 例假体破裂（IR，每 1000 个假体每月发生率 0.4 例）[20]。尽管数据有限，但新一代乳房假体被认为发生破裂和包膜挛缩概率更低，破裂率可能为 12%～15%[9-20]。IBBR 及放疗的影响均没有长期的结论性数据。

三、诊断

仅凭非特异性症状 [如可触及的结节（硅胶肉芽肿）、不对称或压痛] 为依据的临床诊断很困难。大多数破裂是无症状的，据估计资深外科医生对假体破裂的诊断敏感性约为 30%[3]。游离硅胶在极少数情况下会扩散到身体远处部位，引发症状。如果假体破裂伴有乳房形态丧失，凭借查体得出诊断是可行的。乳房疼痛是假体破裂的一大症状，但是没有疼痛并不能排除假体破裂。轮廓畸形（44%）是假体破裂最常见的症状，其次是移位（20%）和肿块形成（1%）。单纯体格检查诊断率＜ 50%，对于大多数女性来说，硅胶假体破裂是一个似乎无进展或不会引发明显临床症状的无害状态[9-24]。

假体破裂的早期诊断很重要，因为乳腺实质和淋巴管中包膜囊外硅胶的手术去除是困难的[25]。

超声对硅胶假体破裂检出的敏感度较低，约41%假体破裂的女性患者并无超声可检测到的变化。提示囊内破裂的可考虑特征是高回声“弯曲”和腋窝硅胶结节，其假阳性率约为40%[21, 26]。囊外破裂最可靠的征象是乳房组织回声性普遍增高的局灶性结节、因超声束离散而丧失正常实质交界的高回声和低回声区域（由于假体内容物泄漏，导致假体周围组织炎性反应）、不连续的乳房假体包膜、硅瘤和包含大片硅酮区域的肉芽肿（导致与流体内传输相似的超声波束，具有最小的纤维反应和复合囊肿的出现）等一系列征象[22, 26]（图 49-3）。

乳腺钼靶对评估假体周围乳房组织可能有用，但其对评估假体完整性价值不大。既往有报道在乳腺钼靶检查期间由于压迫导致假体破裂的病例，这很可能是发生于先前已有假体囊内破裂的患者身上[6]。

磁共振成像（MRI）是评估假体的完整性最准确的技术。它对假体破裂敏感性为80%～90%，特异性为90%～97%。在行 MRI 评估乳房假体完整性时是不建议使用对比剂的。硅胶泄漏、包膜囊内硅胶疝出、硅胶从囊内至周围乳腺组织或包膜囊外的硅胶均可通过 MRI 观察到。囊内或囊外假体破裂的征象已有文献报道，如“宽面条”征、“泪珠”征、“锁孔”征、硅胶瘤和游离硅胶。患者自身抗体水平不会增加，且没有增加乳房硬度的相关报道。通常情况下，女性没有相关的乳房变化且不会有明显的临床症状。因此，MRI 是检测和随访假体破裂的“金标准”。当超声检查存在阳性结果时，需要在手术前再行 MRI 检查，以避免不必要的手术并控制成本[4, 23, 24, 26, 27]（图 49-4 和 49-5）。

根据 Glazebrook 等研究所示，使用双能计算机断层扫描进行单次无增强的屏气扫描有望评估囊外破裂的程度和淋巴结受累情况[28]。

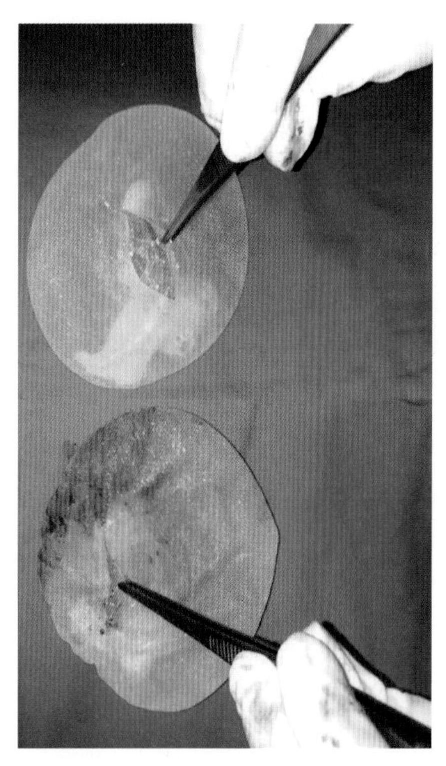

▲ 图 49-3 使用形状稳定的解剖型乳房假体即刻乳房再造术后双侧假体破裂

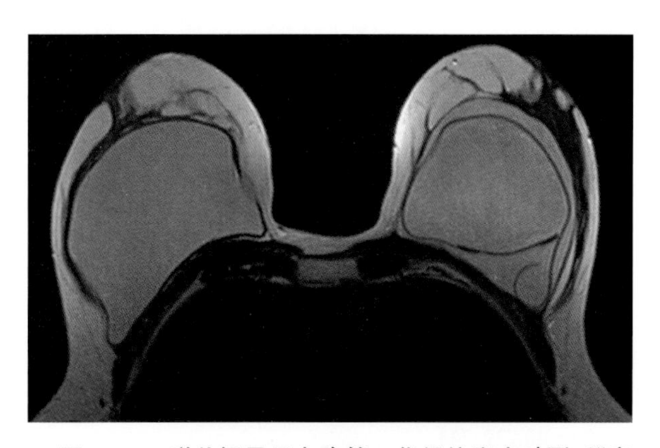

▲ 图 49-4 磁共振显示左胸第二代假体囊内破裂（“宽面条”征）

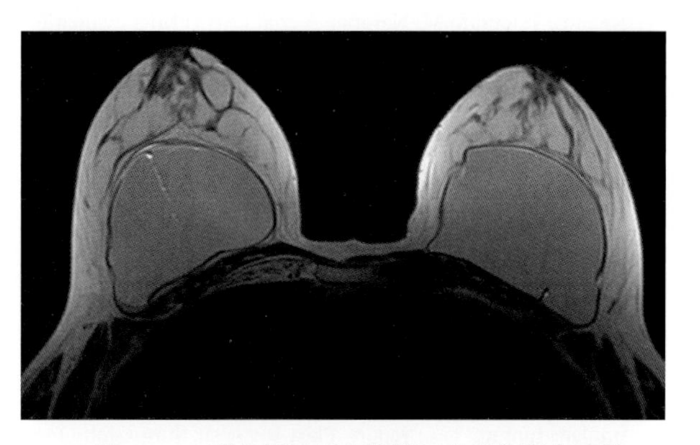

▲ 图 49-5 磁共振显示右胸第三代假体囊内破裂

美国FDA建议假体患者应在术后3年进行MRI检测并于此后每2年检测1次。但是，这些建议的相关科学依据已成为一些辩论的焦点：有学者认为对无症状女性进行磁共振筛查可减少患者的发病率，其潜在收益大过其风险和成本；另有学者进行了磁共振筛查假阳性的无症状患者进行过不必要手术的报道。上述信息导致最近的美国FDA咨询小组的个别成员建议于标签上去除目前的筛选推荐[3]。

四、治疗

假体取出并尽可能多地去除硅胶是治疗硅胶假体破裂的“金标准”。在包膜挛缩患者中，建议将新假体植入全新的腔隙中以减少挛缩复发的风险。在不能完全清除硅胶材料时，建议将新假体放置在全新的腔隙中以使其与先前凝胶污染的区域隔离[3]。

手术并不是唯一的治疗选择。Hölmich研究了64名MRI显示至少1次破裂的患者，11%的硅胶渗漏从囊内破裂进展或转变为囊外破裂[15]，研究过程中患者均无自身抗体水平增加。由于硅胶存在小概率播散风险，女性如果没有（最好）进行手术，则可以临床随访假体破裂情况。乳腺癌患者乳房内残留硅胶等同于存在形成肿块的风险，这会增加与乳腺癌复发相鉴别的难度。

部分作者提示了假体破裂与纤维肌痛间的相关性，但这仍是一个尚待解决的问题。没有证据表明硅胶乳房假体破裂会导致如乳腺癌或结缔组织疾病等的长期重大疾病[9, 17]。

五、结论

IBBR是乳腺癌乳房再造的主要技术。尽管这些再造病例的假体破裂率不甚明朗，但早诊断和及时手术治疗被认为有望避免重大局部问题，且有机硅被认为不会给患者带来任何系统性后果。现代假体由更耐用的弹性外壳构成，结合了防凝胶渗出屏障，并含有较前几代假体更具黏性的硅胶[3]。

MRI是诊断假体破裂最精准的方法，但仍需要长期的队列研究评估假体的完整率，以更好地支持其在乳房再造中的适应证、随访情况及限制，并使患者在治疗决策中能成为积极参与者。

参考文献

[1] Shestak KC (ed) (2006) Reoperative plastic surgery of the breast. Lippincott Williams & Wilkins, Philadelphia
[2] Lotan AM, Retchkiman M, Tuchman I et al (2016) Analysis of 109 consecutive explanted breast implants: correlation between suspected implant rupture and surgical findings. Aesthet Plast Surg 40:739–744
[3] Handel N, Garcia ME, Wixtrom R (2013) Breast implant rupture: causes, incidence, clinical impact, and management. Plast Reconstr Surg 132(5):1128–1137
[4] Rella L, Telegrafo M, Nardone A et al (2015) MRI evaluation of post-mastectomy irradiated breast implants: prevalence and analysis of complications. Clin Radiol 70:948–953
[5] Hölmich LR, Vejborg IM, Conrad C et al (2004) Untreated silicone breast implant rupture. Plast Reconstr Surg 114(1): 204–214
[6] Juanpere S, Perez E, Huc O et al (2011) Imaging breast implants— a pictorial review. Insights Imaging 2(6):653–670
[7] Hernandes MJG, Milena GL, Carazo ER (2016) Subacute silicone pneumonitis after silent rupture of breast implant. Arch Bronconeumol 52(7):397–398
[8] Oh JH, Song SY, Lew DH et al (2016) Distant migration of multiple siliconomas in lower extremities following breast implant rupture: case report. Plast Reconstr Surg Glob Open 4:e1011
[9] Lee BT, Duggan MM, Keenan MT et al (2011) Commonwealth of Massachusetts Board of Registration in medicine expert panel on immediate implant-based breast reconstruction following mastectomy for cancer: executive summary, June 2011. J Am Coll Surg 213(6):800–805
[10] Brown MH, Shenker R, Silver SA (2005) Cohesive silicone gel breast implants in aesthetic and reconstructive breast surgery. Plast Reconstr Surg 116:768–779
[11] Heneghan C (2012) The saga of Poly Implant Prosthèse breast implants. BMJ 344:e306
[12] Nathan B, Meleagros L, Mashhadi S et al (2015) The breast implant rupture warranty: what is it really worth? Aesthet Plast Surg 39:826
[13] Hedén P, Nava MB, van Tetering JPB et al (2006) Prevalence of rupture in Inamed silicone breast implants. Plast Reconstr Surg 118:303–308
[14] Haws MJ, Alizadeh K, Kaufaman DL (2015) Sientra primary and revision augmentation rupture trending and analysis with magnetic resonance imaging. Aesthet Surg J 35(S1): S33–S42
[15] Hölmich LR, Friis S, Fryzek JP et al (2003) Incidence of silicone breast implant rupture. Arch Surg 138:801–806

[16] McLaughlin JK, Lipworth L, Murphy DK, Walker PS (2007) The safety of silicone gel-filled breast implants. Ann Plast Surg 59:569–580
[17] Puskas JE, Luebbers MT (2012) Breast implants: the good, the bad and the ugly. Can nanotechnology improve implants? WIREs Nanomed Natobiotechnol 4:153–168. https://doi.org/10.1002/wnan.164
[18] Marotta JS, Goldberg EP, Habal MB et al (2002) Silicone gel breast implant failure: evaluation of properties of shells and gels for explanted prostheses and meta-analyses of literature rupture data. Ann Plast Surg 49:227–242
[19] Slavin SA, Goldwyn RM (1995) Silicone gel implant explantation: reasons, results and admonitions. Plast Reconstr Surg 95:63–66
[20] Henriksen TF, Frysek JP, Hölmich LB et al (2005) Reconstructive breast implantation after mastectomy for breast cancer. Arch Surg 140:1152–1159
[21] Rochira D, Cavalcanti P, Ottaviani A et al (2016) Longitudinal ultrasound study of breast implant rupture over a six-year interval. Ann Plast Surg 76(2):150–154
[22] Venta LA, Salomon CG, Flisak ME, Venta ER, Izquierdo R, Angelats J (1996) Sonographic signs of breast implant rupture. Am J Roentgeno 166:1413–1419
[23] Monticciolo DL, Nelson RC, Dixon WT, Bostwick III, Mukudan S, Hester TR (1994) MR detection of leakage from silicone breast implants: value of a silicone-selective pulse sequence. AJR 163:51–56
[24] Gorczyca DP, Gorczyca SM, Gorczyca KL (2007) The diagnosis of silicone breast implant rupture. Plast Reconstr Surg 120:49S–61S
[25] Seiler SJ, Sharma PB, Hayes JC et al (2017) Multimodality imagingbased evaluation of single lumen silicone breast implants for rupture. Radiographics 37(2):366–382
[26] Rietjens M, Villa G, Toesca A et al (2014) Appropriate use of magnetic resonance imaging and ultrasound to detect early silicone gel breast implant rupture in postmastectomy reconstruction. Plast Reconstr Surg 134:13e–20e
[27] Nahabedian MY (2014) Discussion: appropriate use of magnetic resonance imaging and ultrasound to detect early silicone gel breast implant rupture in postmastectomy reconstruction. Plast Reconstr Surg 134:21e–23e
[28] Glazebrook KN, Leng S, Jacobson SR et al (2016) Dual-energy CT for evaluation of intra- and extracapsular silicone implant rupture. Case Rep Radiol 2016:6323709 4 pages

第50章 乳房下皱襞再造

Inframammary Fold Reconstruction

Rodrigo Cericatto　Gabriela Dinnebier Tomazzoni　Fernando Schuh
Jorge Villanova Biazús　José Antônio Cavalheiro　著
刘温悦　译　刘春军　校

乳房下皱襞（inframammary fold，IMF）是乳房和胸壁间的下极，通常位于第五或第六肋间隙。小到中等体积的乳房从乳晕到下皱襞的距离为5～7cm，该距离在大体积乳房中为7～9cm[1-6]。

在乳房下皱襞解剖的问题上，外科医生和解剖学家存在争议。解剖学家认为下皱襞不是一个特定的解剖结构，而只是乳房浅筋膜的一部分；但外科医生认为其确有一条真实的乳房下韧带存在。

乳房最重要的可视化定位标志就是下皱襞。除了应用相应的外科技术外，成功完成一台乳房再造手术至关重要的一点是塑造一条界限清晰的乳房下皱襞。

评价乳房美学的其他重要因素还包括乳头－乳晕复合体的位置、乳房轮廓及相应投影。

对侧乳房的对称性不仅与乳房形态、体积、下垂程度有关，还由一条定位良好清晰的皱襞决定。

在允许的前提下，乳腺肿瘤手术中无论何时保留乳房下皱襞都是重要的。在一些特定情况下，该皱襞可向低位或高位移动。因此，在乳房全切术中，为防形成一条不确定的皱襞，医生应避免在乳房下皱襞上延伸分离。基于此，需特别留意乳房全切术后乳房再造的再造乳房垂度和下皱襞位置（图50-1）。

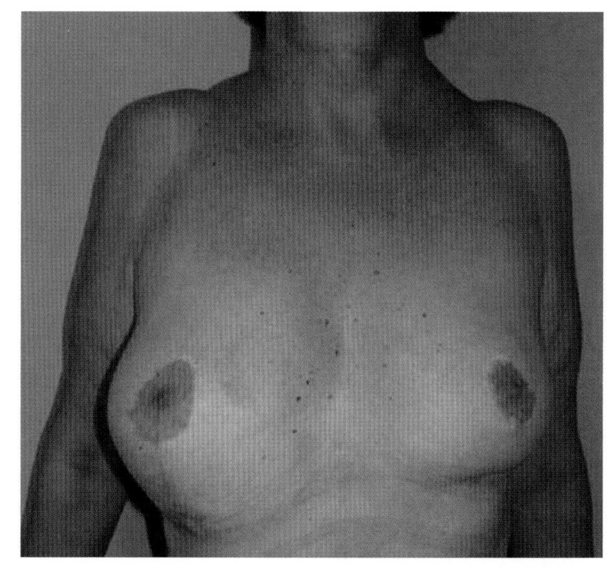

▲ **图50-1　乳房不对称：一位既往接受乳房整形术的60岁患者，2003年左侧乳房因诊断“乳腺导管原位癌”行保乳手术及放疗。经年的体重增加及下垂导致了乳房形态及体积的差异，尤其是左侧乳房体现了放疗对局部的限制作用。2012年的随访照片展示了双侧乳房容量及下皱襞的不对称**

引自 Dr.Cericatto

一、乳房再造的手术时机

总体上，下皱襞成形应仅在皮肤覆盖胸壁且移动性较好的情况下施行。在最初使用组织扩张器的手术中，只有当扩张器被假体替换后才能进行下皱襞成形。在乳房切除术后接受放疗并即刻行假体（组织扩张器或假体）为基础的乳房再造患者中，当有必要行下皱襞修整时，二次手术至少安排在放疗后 4～6 个月后。

二、乳房下皱襞再造的适应证

乳房下皱襞再造主要是在乳房切除术后的远期乳房再造情况下进行。通常情况下，原始下皱襞位置的解剖标志因为更大面积皮肤切除和关闭创面时原有下皱襞向上错位而无法保存。辅助放疗的远期效果也可能干扰乳房下皱襞的位置和定义。值得一提的是，乳房再造的主要目标应是实现与对侧乳房对称。

三、手术计划

在确定用于乳房下皱襞再造的技术后，应让患者术前在坐位或站位下进行皮肤标记。乳房下皱襞位于乳房经线第 6 肋上或紧临第 6 肋下方，对侧 IMF 投影可用于做出本侧的正确设计（图 50–2）。

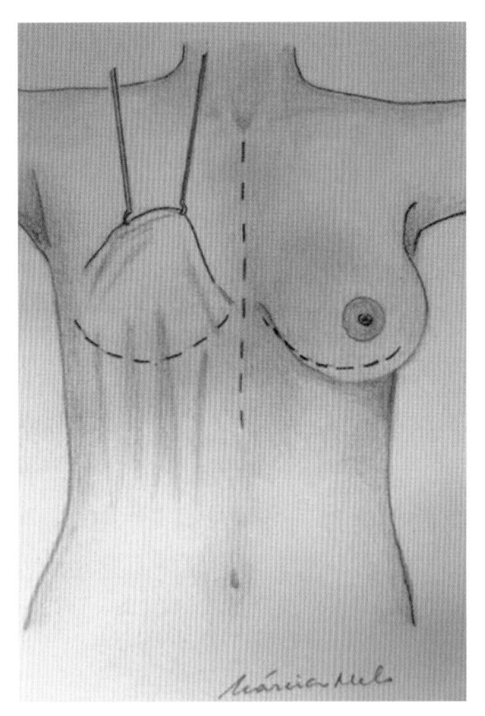

▲ 图 50–2　设计后期乳房再造及乳房下皱襞投影
引自 Biazús JV et al. Cirurgia da Mama, 2011

四、手术技术

目前已阐述了几种用于设计、纠正或更好地定义乳房下皱襞的外科技术。最近，脂肪填充还被用于纠正定位不明确的乳房下皱襞。

（一）外入路

这项技术是由 Ryan 在 1982 年描述的，它为使用一部分上腹部皮肤来覆盖假体，同时定位和稳定乳房下皱襞提供了可能性。这一技术会在乳房下皱襞的特定部位产生一个新瘢痕。在涉及直接放置假体的再造方案中，应在先前标记的新 IMF 定位下方进行二次标记，目的是将皮瓣上拉以覆盖假体下极。通常在新标记 IMF 下沿乳房经线每 100ml 假体体积就向下移 1cm 定点，一个新的 1cm 宽新月形标记作在这个较低的定点上。手术过程中，这个新月形标记需要去表皮，在新月形标记的中心作一切口（到达皮下组织），随后分离皮肤以获取皮瓣并将皮瓣下缘固定在明确的皱襞位置且缝合于胸壁上。假体植入后，将上皮瓣固定在下皮瓣边缘。这项技术被非议主要因为其会产生除了乳房切除术瘢痕外的新瘢痕，且很难准确地量化需要上移的组织量。在瘦削患者或皮下组织较厚的患者身上实施这项技术也更为困难。

（二）内入路

该技术特别适用于分期乳房再造，有些学者认为乳房下皱襞再造是假体–扩张器置换过程中的主要步骤。在新下皱襞定位位置进行包膜切开并通过该切口取出扩张器。扩张器取出后，用缝线固定真皮深层至前胸壁。根据 Cordeiro 等的说法，为获得良好的效果将缝线挂至骨膜层的必要性不大，但缝合于胸壁上的缝线应挂至覆盖于胸壁和肋骨的软组织中，并穿过包膜囊壁，避免挂于骨膜上造成疼痛。用于塑造乳房下皱襞的这一技术同样也被用于塑造乳房外下极的美学曲线，通过有效缝合定位精确再造下皱襞的形态并使乳房假体植入腔隙开始成形，随后再植入假体。

使用该技术，可将乳房下皱襞再造至相对高位，使假体植入后达到一定程度的垂感，从而免于在矫正乳房下皱襞位置时作二次内部或皮肤切口。长期经验表明：使用该技术后相当长时间内，乳房下皱襞位置固定。

（三）锚定法

与内入路方法类似，这项技术中 IMF 的校正是通过精确放置假体的相同切口进行的。胸大肌下缘被锚定，通过缝合到下皱襞定位区域的皮肤来实现部分覆盖乳房假体。缝合线外部锚定在皮肤上，随后用纱布覆盖保护（图 50-3 和图 50-4）。

（四）同种异体移植方法

在过去 10 年中，经常使用同种异体移植补片进行即刻或延期乳房再造，特别是在覆盖乳房假体外下象限和定位乳房下皱襞时。同种异体移植补片的延展性使其在不需要前锯肌参与的情况下，将更好地塑造和定位乳房轮廓和立体投影变成可能[7-12]。

（五）肌皮瓣再造

在延期乳房再造或假体乳房再造失败时，肌皮瓣是恢复乳房体积和立体投影的一种治疗选择，且可获得经年的一致性及自然感，甚至可以获得一个自然下垂的外观。肌皮瓣技术中的一个关注点是优先将皮瓣摆放于 IMF 位置，以避免不同皮肤色调转变产生的“拼接”效应（图 50-5 和图 50-6）。

（六）脂肪注射

脂肪填充可与外入路、内入路或锚定法技术相结合，再造 IMF 是一种乳房再造的新选择。一般来说，这些技术可用于既往基于假体乳房再造失败的患者。下面是一些全乳再造联合脂肪填充相关乳房下皱襞定位技术的一些精选病例（图 50-7 和图 50-8）。

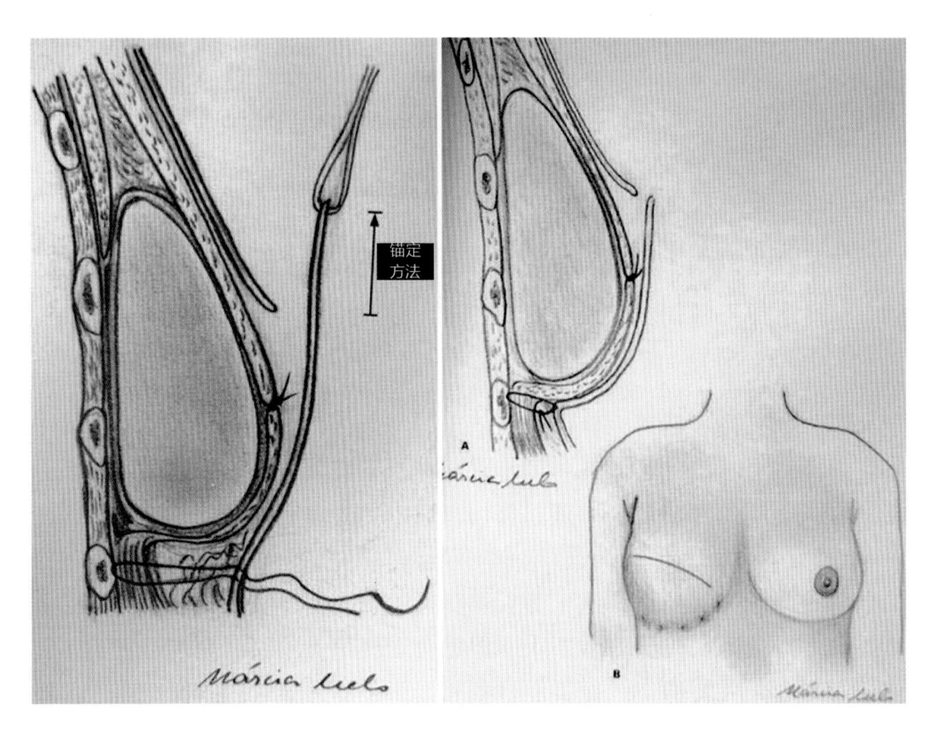

◀ **图 50-3 腹部皮瓣推进并锚定**
引自 Biazús JV et al. Cirurgia da Mama 2011

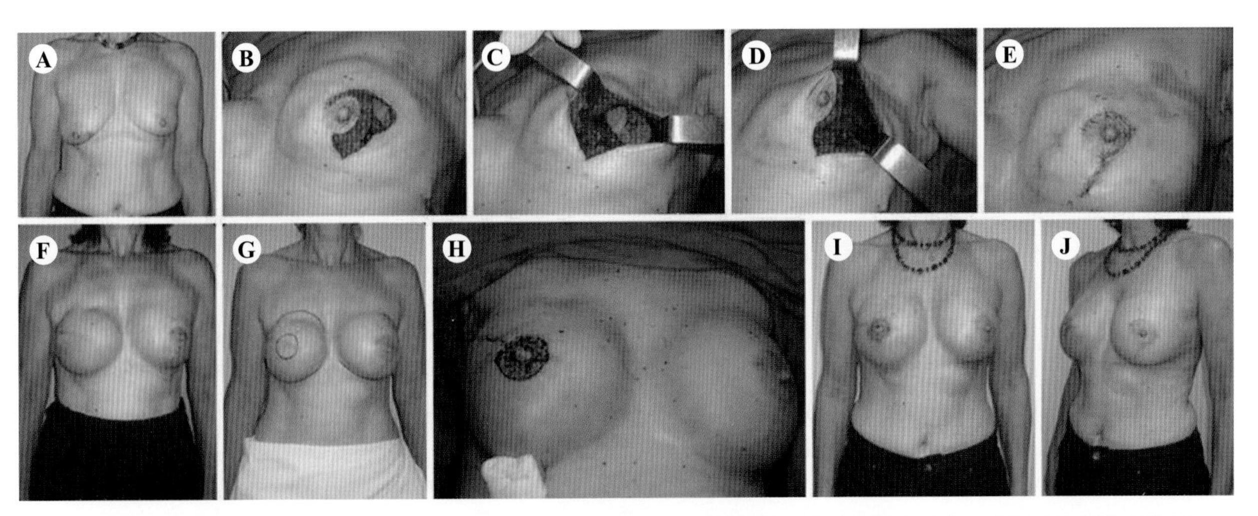

▲ **图 50-4**　锚定点 - 双侧乳房切除并使用组织扩张器再造，双侧乳房下皱襞位置不对称；当用硅胶假体置换扩张器时，从外部锚定重新定位新皱襞并将其固定于第 **6** 肋骨膜上

引自 Dr.Cericatto

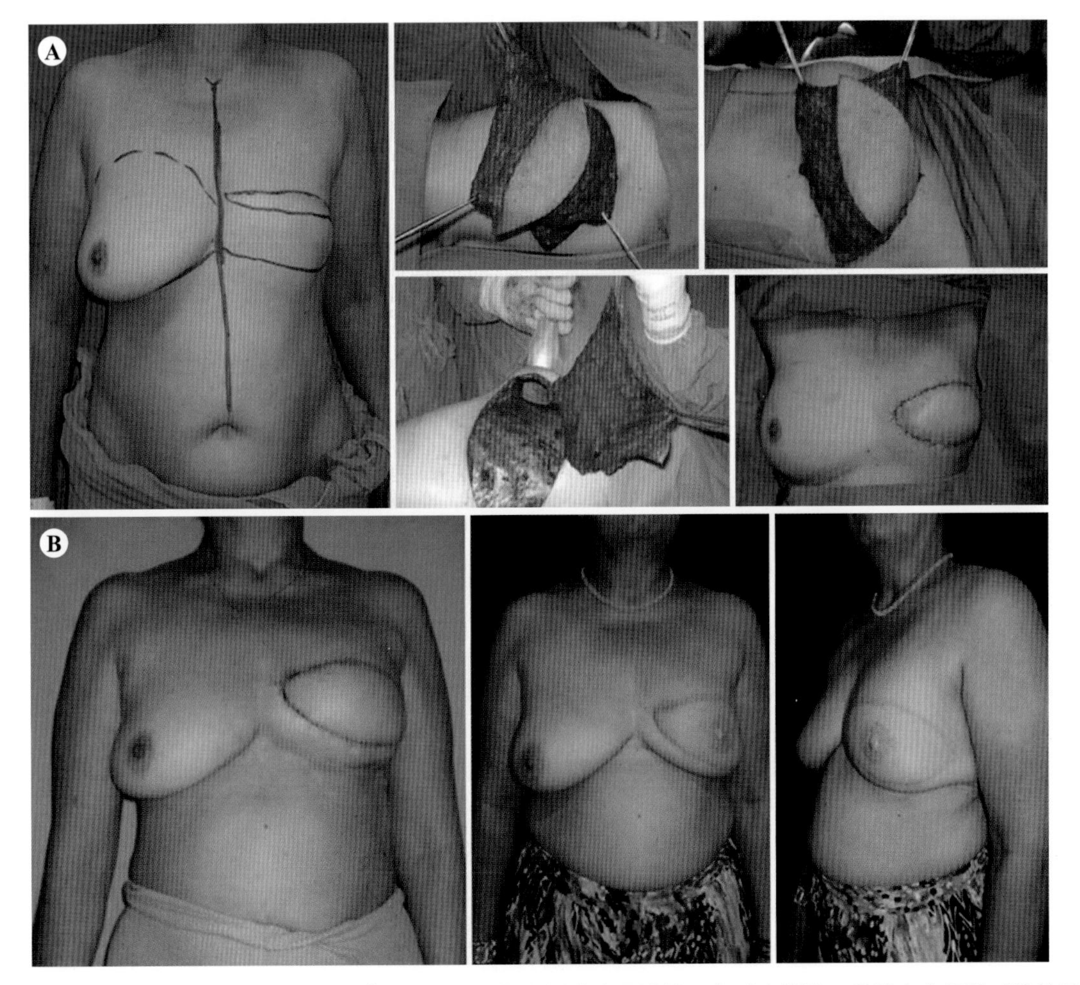

▲ **图 50-5**　背阔肌肌皮瓣联合 **280cm³** 假体植入延期左侧乳房再造的 **4** 年动态随访；虽然有良好的对称性及自然下垂的外观，但随时间推移，理想的皮瓣位置将位于新的乳房下皱襞上方；介于乳房美学亚单位的概念，皮瓣摆放于 **IMF** 上可避免“拼接”的视觉效果出现

引自 Dr.Cericatto

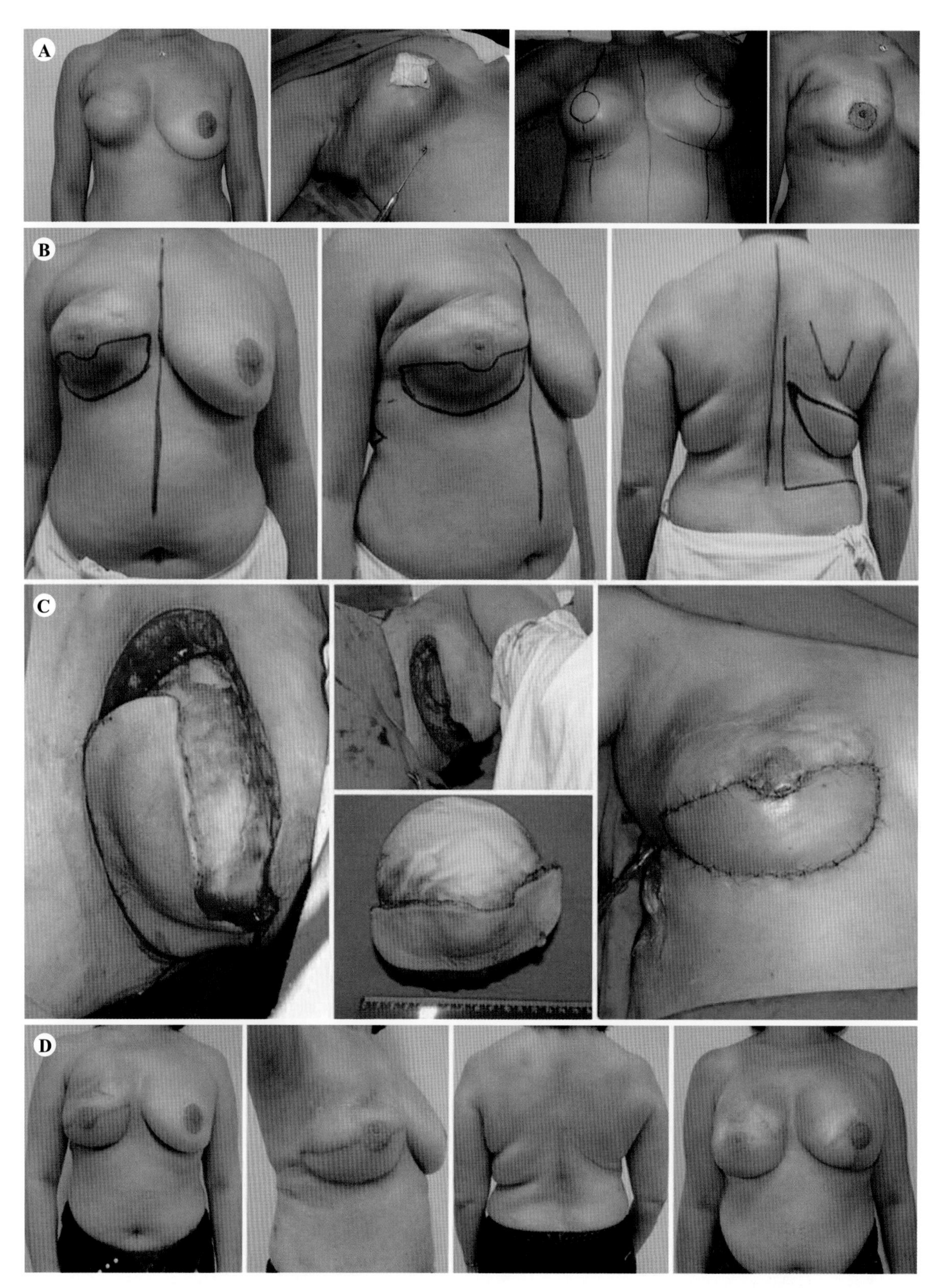

▲ 图 50-6　背阔肌肌皮瓣乳房下皱襞再造：根治性乳房全切术（右侧）+ 组织扩张器再造同时合并辅助放疗；用硅胶假体置换扩张器后发生明显的包膜挛缩、下皱襞回缩以及下象限的皮肤和肌肉变薄；脂肪填充后效果不佳，采用背阔肌肌皮瓣 + 全新硅胶假体植入乳房再造合并左侧乳房成形术；根据乳房美学亚单位的概念，将皮瓣摆放于新 **IMF** 上

引自 Dr.Cericatto

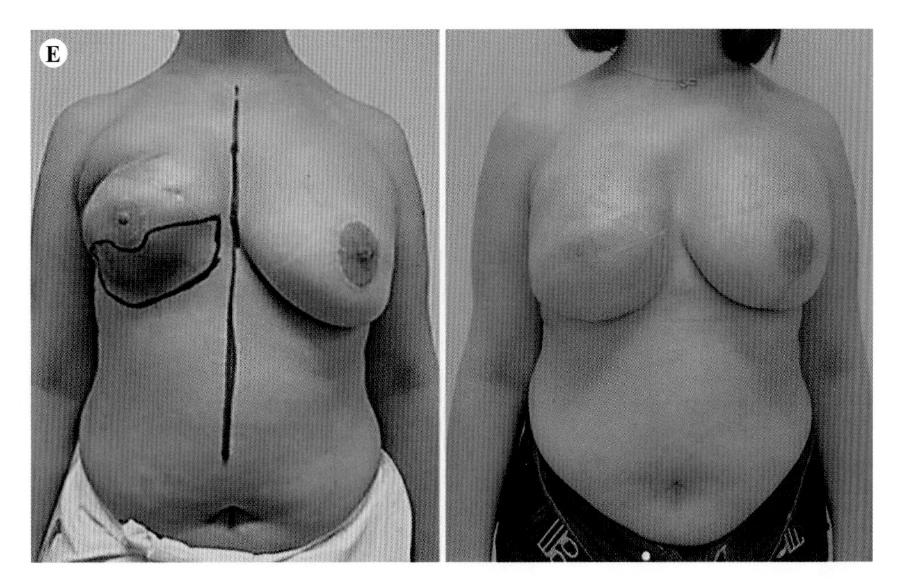

▲ 图 50-6（续）　背阔肌肌皮瓣乳房下皱襞再造：根治性乳房全切术（右侧）+ 组织扩张器再造同时合并辅助放疗；用硅胶假体置换扩张器后发生明显的包膜挛缩、下皱襞回缩以及下象限的皮肤和肌肉变薄；脂肪填充后效果不佳，采用背阔肌肌皮瓣 + 全新硅胶假体植入乳房再造合并左侧乳房成形术；根据乳房美学亚单位的概念，将皮瓣摆放于新 **IMF** 上

引自 Dr.Cericatto

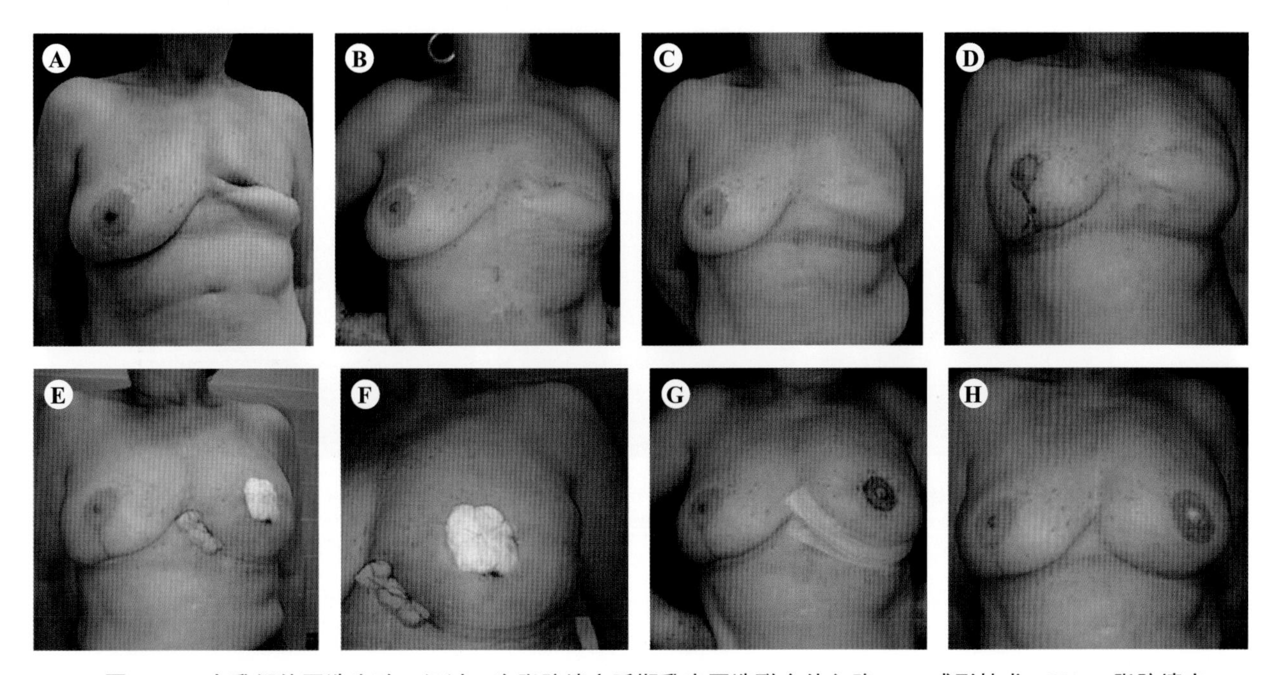

▲ 图 50-7　左乳假体再造失败；经过 **4** 次脂肪填充延期乳房再造联合外入路 **IMF** 成形技术，**900ml** 脂肪填充效果显著，具有自然乳房的协调性、温度和立体投影

A. 假体乳房再造失败；B. 第一次脂肪注射；C. 第二次脂肪注射；D. 第三次脂肪注射；E 和 F. 第四次脂肪注射及外入路锚定下皱襞位置；G 和 H. 900ml 脂肪注射联合下皱襞成形术后的远期效果（引自 Dr.Biazús）

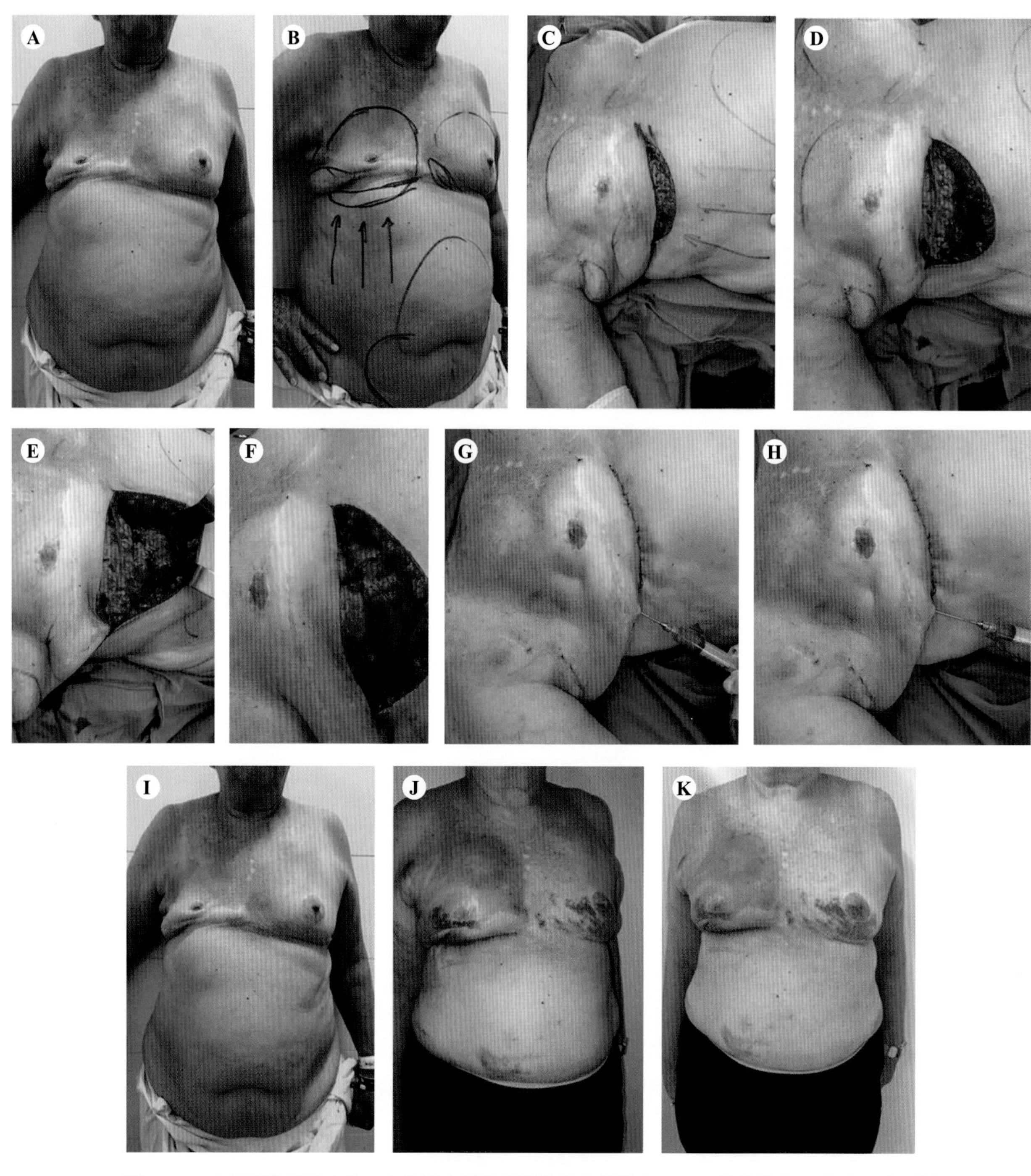

▲ 图 50-8 右乳假体再造失败，上腹部皮瓣推进再造乳房并联合 300ml 脂肪填充，术后 15 天随访
引自 Dr.Cericatto

参考文献

[1] Cavalcante Ribeiro R, Saltz R (2001) Cirurgia da Mama: Estética e Reconstrutiva. Revinter, Rio de Janeiro
[2] Ryan JJ (2006) Recreating the inframammary fold: the external approach. In: Spear SL, Willey SC, Robb GL, Hammond DC, Nahabedian MY (eds) Surgery of the breast. principles and art. Lippincott Williams & Wilkins, Philadelphia, pp 492–496
[3] Spear SL, Mesbahi AN, Beckenstein M (2006) Recreating the inframammary fold: the internal approach. In: Spear SL, Willey SC, Robb GL, Hammond DC, Nahabedian MY (eds) Surgery of the breast: principles and art. Lippincott Williams & Wilkins, Philadelphia, pp 497–511

[4] Nava M, Quattrone P, Riggio E (1998) Focus on the breast fascial system: a new approach for inframammary fold reconstruction. Plast Reconstr Surg 102:1034–1045
[5] Chun YS, Pribaz JJ (2005) A simple guide to inframammary-fold reconstruction. Ann Plast Surg 55:8–11
[6] Biazús JV, Zucatto AE, Melo MP (2011) Cirurgia Reconstrutora da Mama com Utilização de Próteses. In: Cirurgia da Mama, 2nd edn. Artmed, Porto Alegre, pp 332–333
[7] Becker S, Saint-Cyr M, Wong C, Dauwe P et al (2009) AlloDerm versus DermaMatrix in immediate expander-based breast reconstruction: a preliminary comparison of complication profiles and material compliance. Plast Reconstr Surg. 123:1–6
[8] Bogetti P, Cravero L, Spagnoli G, Devalle L, Boriani F, Bocchiotti MA, Renditore S, Baglioni E (2007) Aesthetic role of the surgically rebuilt inframammary fold for implant-based breast reconstruction after mastectomy. J Plast Reconstr Aesthet Surg. 60(11):1225–1232
[9] Akhavani M, Sadri A, Ovens L, Floyd D (2011) The use of a template to accurately position the inframammary fold in breast reconstruction. J Plast Reconstr Aesthet Surg 64:e259–e261
[10] Dowden RV (1987) Achieving a natural inframammary fold and ptotic effect in the reconstructed breast. Ann Plast Surg 19(6):524–529
[11] Spear SL, Davison SP (2003) Aesthetic subunits of the breast. Plast Reconstr Surg 112:440
[12] Cordeiro PG, Jazayeri L (2016) Two-stage implant-based breast reconstruction: an evolution of the conceptual and technical approach over a two-decade period. Plast Reconstr Surg 138(1):1–11

第51章 供区并发症

Donor-Site Complications

Andrea Manconi　Jean-Yves Petit　Dario Ribero　著

刘温悦　译　刘春军　校

一、概述

供区发病率是术前需考虑，并与原发病一同权衡利弊的主要话题。乳房再造最常见的供区是下腹部和背部。并发症可以分为创伤愈合性并发症和功能性并发症。

二、腹部皮瓣

（一）功能性并发症

下腹部是一个最初作为肌皮瓣（带蒂 TRAM 皮瓣）供区使用的知名供区[1]，双蒂皮瓣是为了改善血供而采用，其术后并发症的发生风险较高[2]；随后，应用显微外科技术的游离 TRAM 皮瓣也被采用，其主要利用了优势侧下腹部深面的血供[3]。降低腹壁发病率的目的推进术式向保留肌肉技术和腹壁下深动脉穿支（DIEP）皮瓣转变[4]。相对于带蒂 TRAM 皮瓣而言，DIEP 皮瓣的优势主要是腹直肌功能的保存与腹直肌鞘的保留，这可以减少腹部疾病的发生；其他优点还包括更好的腹部轮廓[5]和术后疼痛的缓解[6]。对 DIEP 皮瓣的批评主要由于该皮瓣需要进行十分细致的解剖，也因此增加了皮瓣手术失败的概率和手术时间的延长[7]。此外，增加 DIEP 皮瓣手术时间的理由也正是为了降低供区发病率[8]。Knox 的大型回顾性研究提示，带蒂 TRAM 皮瓣先前描述的优势可能会与其需要手术矫正腹壁并发症的特点相抵消。他发现这些病例中疝气或膨出风险率高达 20%，其中 60% 需要手术[9]。虽然 DIEP 需要较长手术时间，但其功能性发病率低，这可能有助于改善患者满意度和提高健康相关生活质量。但是，另有争议质疑在皮瓣切取过程中保留肌肉的必要性，因用网加强腹壁可降低带蒂 TRAM 皮瓣和游离 TRAM 皮瓣切取后的疝气发生率。基于腹部自体组织乳房再造后继发需要修复的腹部疝的情况并不少见，其发生可能性与皮瓣切取时携带的腹直肌量相关（图 51–1 和图 51–2）。一项回顾性队列研究对 2008–2012 年行带蒂 TRAM 皮瓣、游离 TRAM 皮瓣和 DIEP 皮瓣手术的病例进行了分析，发现基于腹部自体组织乳房再造后继发需要修复的腹部疝的情况并不少见，其发生可能性与皮瓣切取时携带的腹直肌量相关。

目前，带蒂 TRAM 皮瓣仍在大量应用。Rietjens 描述了最大限度致使腹部膨出和疝形成进行性减少的 EIO 经验。该技术基于两个原理，即带网的双层缝合修复和弓状线上方的腹直肌解剖。后直肌鞘未显示在弓状线下，且前鞘修复的任何间隙都可能使腹膜暴露，从而使疝形成[10, 11]。应用双蒂带蒂 TRAM 皮瓣时如使用网合并双层缝合的方法行腹壁修复关闭，似乎也可致低发病率[12]。相比之下，肌肉超声研究提供了

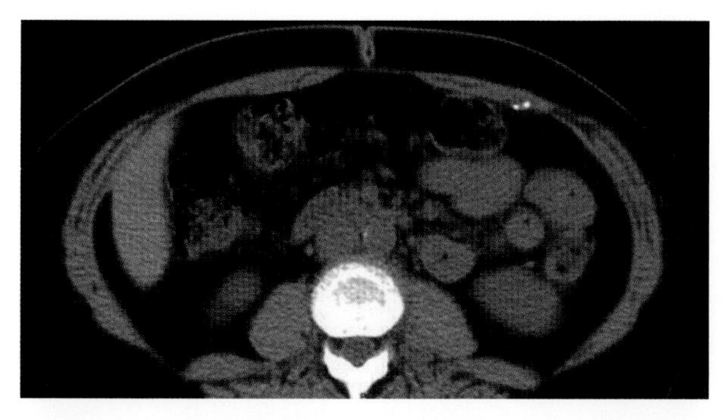

▲ 图 51-1 **DIEP 术后腹部 CT 扫描，原本的解剖结构被保留，可见血管夹**

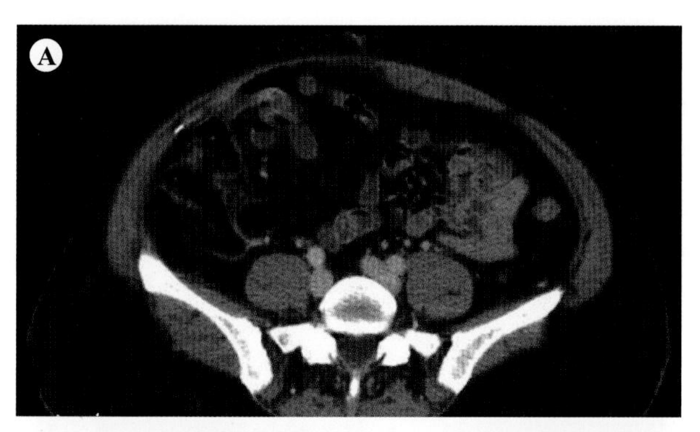

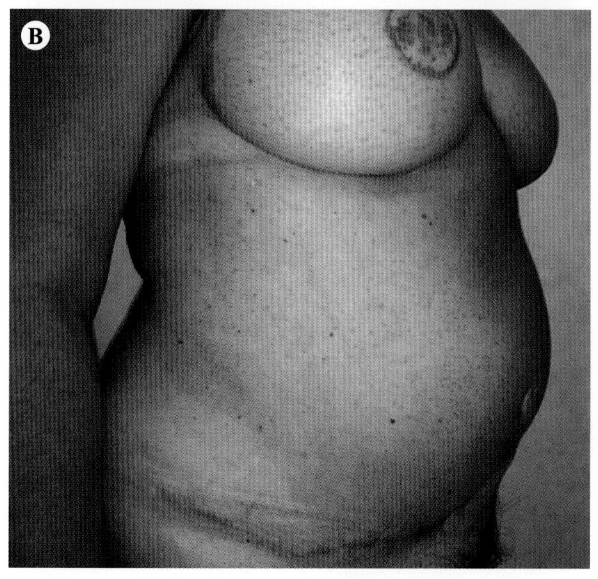

▲ 图 51-2 **单蒂 TRAM 皮瓣和网修复腹壁术后照及 CT 扫描可见腹部中度膨出，请留意侧腹壁鞘膨大与腹直肌缺失有关；周围肌肉及脐根部有移位但腹壁是连贯的，并非严格需要手术**

证据支持以下观点：在年轻患者中，DIEP 皮瓣切取相较于 TRAM 皮瓣再造在统计学上能更好地保留腹直肌功能。手术后完全恢复及肌肉功能的良好恢复在年轻女性中可见，但是疝形成 / 膨出尽管非常罕见仍可能发生[13]。为了避免再次发生，应认真进行疝修补。文献中少有提及这一主题，基于文献和 EIO 经验，筋膜上、肌肉上和腹腔镜入路均是可行的，其使用的网类型也是变化的。我中心最常使用的是 Mersilene 网。使用筋膜上和肌肉上技术沿原腹部瘢痕切开，皮下分离后膨出或疝被显露。单纯膨出可通过筋膜上网固定及肌筋膜缝合缓解。疝则应充分暴露并降低腹内粘连，周围肌鞘应切开并与肌肉分离，应尽可能靠近肌肉边缘，随后网被埋置于肌鞘下并行双层缝合。腹腔镜入路基于标准三角剖分原理。腹腔镜中的端口放置修复技术因人而异，具体取决于基于临床评估和 CT 扫描所示的疝的位置和入路位置。在皮肤上做一个长 1.5cm 切口，随后用电刀切开软组织至前筋膜。前筋膜及后筋膜层均在直视下切开以进入腹腔并放置套管针，注入 CO_2 并放置相机。腹腔内粘连应充分松解，一旦乏血管层次建立，疝内容物便相应减少，疝入口随后被网放置和有效缝合关闭（图 51-3）。

（二）伤口愈合并发症

腹壁闭合也面临切口裂开风险，主要危险因素是张力、肥胖、吸烟、糖尿病和既往手术史。皮肤坏死和血清肿形成可能是切口裂开的潜在原因。褥式缝合的使用是有争议的，并且有文献报道了其针对血清肿预防方面的相反研究发现。在 EIO 研究中报道了一种罕见的脓性皮肤坏疽，被认为是供区和皮瓣相关并发症的原因[14]，其可能会导致进行性坏死等严重的全身感染样疾病，且难以诊断和治疗。网状补片感染是乳房再造并发症最严重的感染之一。晚期和慢性感染可导致瘘管形成（图 51-4）。

在该类病例中，治疗主要依靠抗生素使用、手术清创、VAC 疗法和必要时的网状补片取出（图 51-5）。

污染疝修复不推荐网状补片的同期置换修补，这些病例被发现有高复发率。直接闭合可能使疝形成概率增加。所以这使 DIEP 皮瓣展现了另一个优势，因为供区尽管可能发生感染，但很少用网状补片修复（图 51-6）。

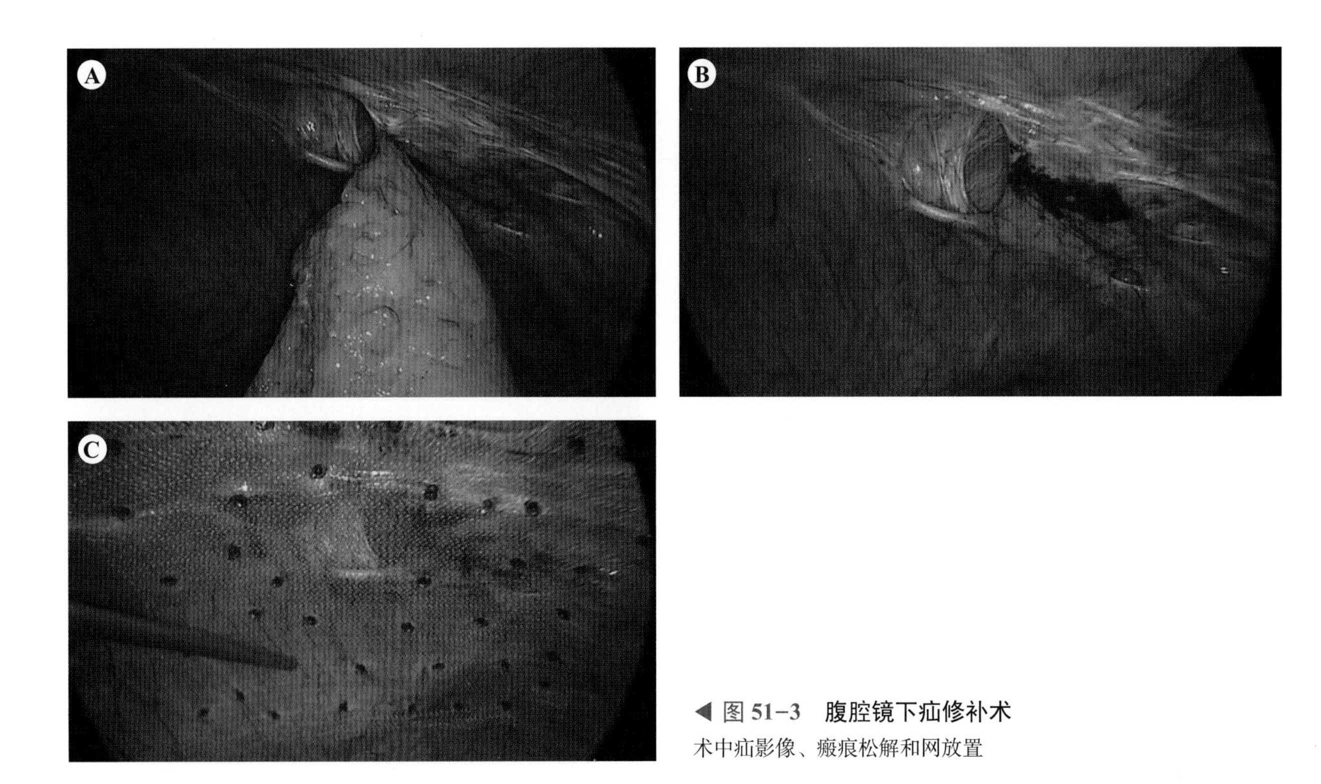

◀ 图 51-3 腹腔镜下疝修补术

术中疝影像、瘢痕松解和网放置

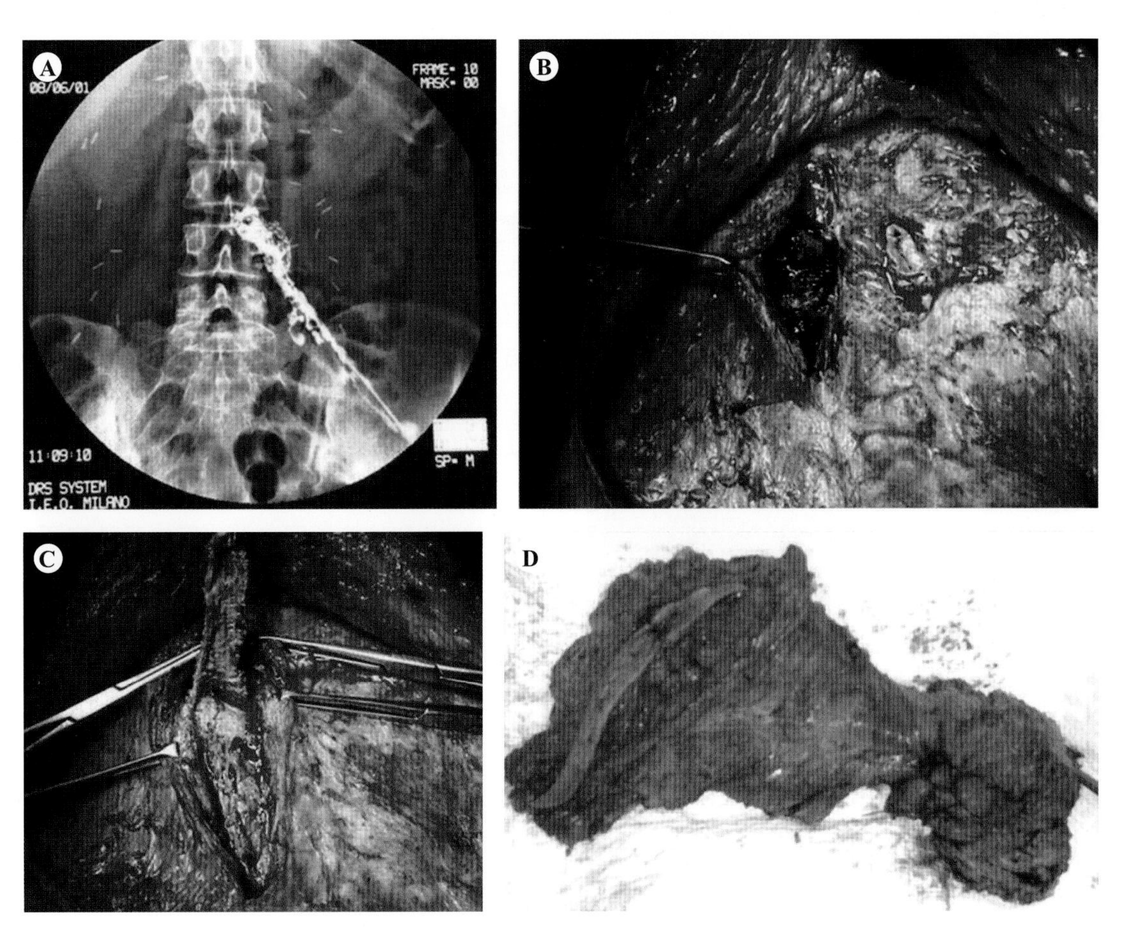

▲ 图 51-4 感染网状补片与皮肤瘘管切除

术前瘘管造影、术中视图和标本；瘘管染为蓝色，便于完全移除网

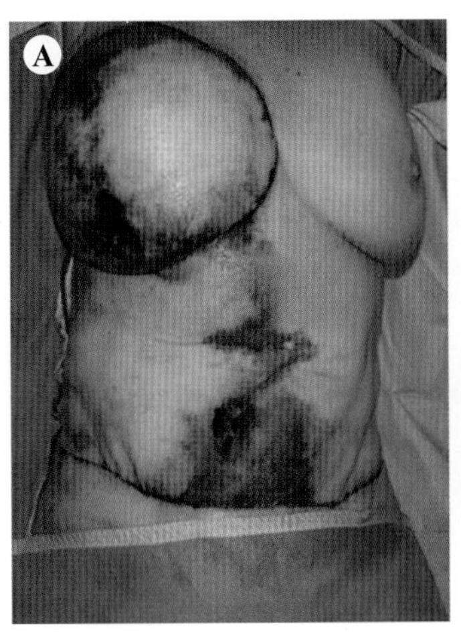
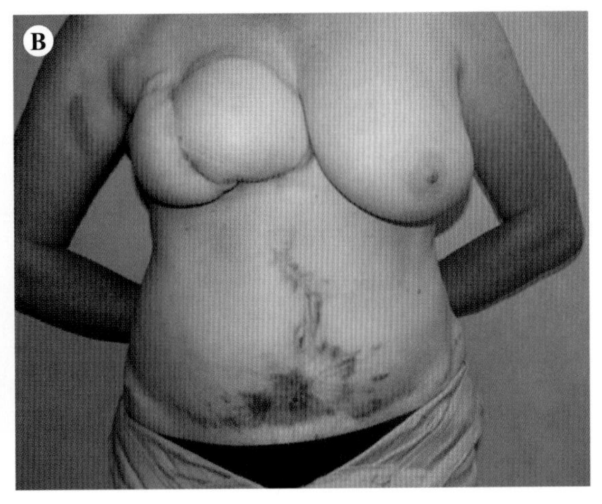

◀ **图 51-5 双蒂 TRAM 皮瓣大面积坏死，供区及皮瓣数次手术后效果图**

三、背阔肌肌皮瓣

（一）功能性并发症

背阔肌（LD）肌皮瓣在乳房再造中具有较好的兼容性，既可联合假体置入也可作为扩大的自体组织皮瓣（扩大背阔肌肌皮瓣，ELD）[3, 13]。一些既往研究表明背阔肌转移可致同侧肩部后遗症，但确切的功能损伤一直是争议点。多数文献持有肌肉有消耗性的观点，且肩关节周围的其他肌肉会代偿它[25, 26]。该话题虽有争议，但皮瓣转移后的日常生活中，其功能损害和变化可能不像先前考虑的那样可忍受。不过，这些研究中多数患者样本是局限的，且部分研究中使用的评估方法尚未标准化。在相关文献里[15]，13 篇中有 9 篇报道了皮瓣转移后肩膀活动度相关类型的限制。在大多数情况下，限制程度并不严重，且另有 4 篇文献没有报道相关限制（Clough 等）[16]。研究表明，46% 的患者在手上举时有限制，70% 的患者在肌肉功能方面无客观限制，而 37% 的患者有一定程度的功能限制，但并未明显影响肩部力量和活动性。如文献所述，进行任意类型肩部运动时其力量的一些缺陷均已被检测[15]。肩部伸展动作受限是最常见的，这也与我们的数据显示一致。腰疝很特殊且临床上难以检测，但 CT 扫描的广泛使用使其可能被检测。两个自发变体被充分表述，即上腰疝和下腰疝[16]。前者是通过下方，第二个是通过上方较大的腰三角。外斜肌和背阔肌在该区域形成“屋顶”。因此，该肌肉的移动易导致局部薄弱和疝形成，这种并发症之所以较少可能是由于漏报或主诉缺失导致。文献中甚至充分描述了腰疝的治疗方法，这些腔镜或剖腹手术流程均很少被描述的背阔肌肌皮瓣切取后的病例均有呈现。其手术技术原则与标准腰疝类似。当然，预防这类并发症尤为重要。我们认为应该小心操作，避免在肋缘下方进行广泛肌肉分

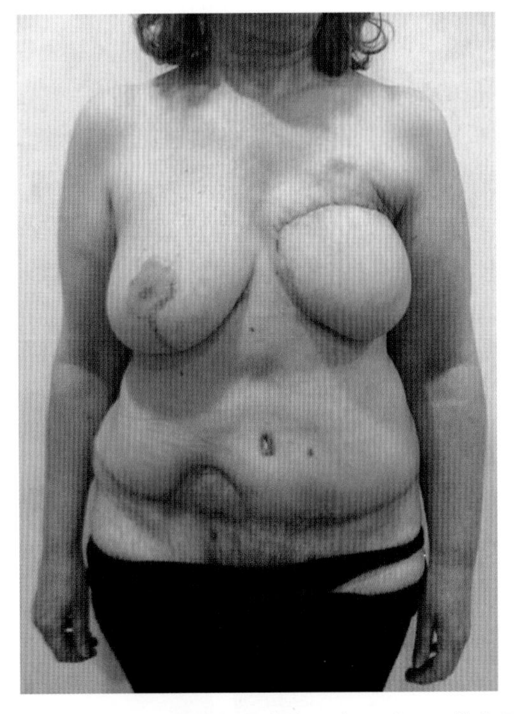

▲ **图 51-6 DIEP 皮瓣供区感染 6 个月后，可能由于术区网状补片缺失，局部可自行愈合**

离，以保留其保护功能。在EIO中，1000例病例中仅1例发生这类并发症，腰疝已通过背部切口进行疝囊暴露、切开，并用腹膜内网成功修复。

（二）伤口愈合并发症

血清肿是公认且并不少见的LD转移后并发症。据报道，LD切取后血清肿的发生率较高，会发生于近80%的患者[17]。虽然尚未清晰阐明，但可能的血清肿形成机制包括皮瓣获取后死腔形成，可能引发炎性反应的剪切作用。此外，外科手术导致血管和淋巴管破裂后液体持续渗漏入无效腔[16]。LD转移术后的供区血清肿发生可致患者不适和焦虑，还可能造成创面问题包括由于反复呼吸运动引起的术口感染、术口愈合不良和皮肤上覆的皮瓣坏死。为了减少LD转移术后血清肿形成的发生，相关方法包括避免透热剥离、内镜或机器人剥离、敷料加压包扎、应用褥式缝合，以及滴注纤维蛋白密封剂均被使用[18]，后两种方法是近年常用的治疗策略[19]。为确定上述策略在LD转移后预防血清形成的有效性，已经开展了一些研究，但这些研究的结果是互相矛盾的[20]，且并未就这些技术的有效性达成共识。在我中心，这些技术均很少使用，但引流放置时间长达术后15天，且术中避免大量不必要的剥离以预防血清肿形成[21]。无论如何，临床上经常会发生血清肿，而治疗方法主要是每周1次的经皮抽吸（图51-7）。当然，患者的随访信息是关键的，ELD皮瓣的使用率增加，但背部皮肤坏死却不常见。

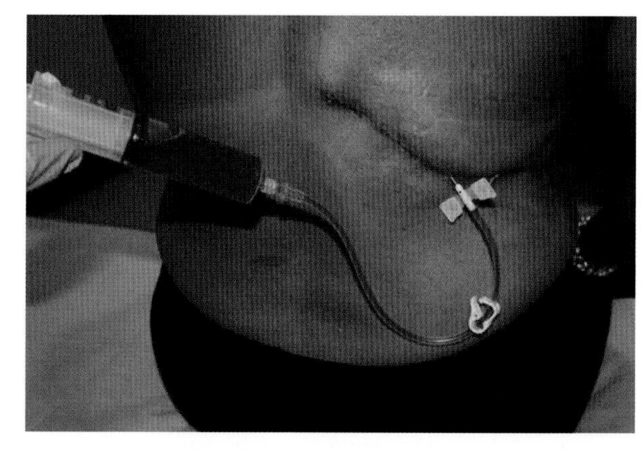

▲ **图51-7 背阔肌供区血清肿可以使用带鲁尔锁的15g蝶形针头系统连接50ml注射器抽吸出来**

其余危险因素与皮肤厚度相关，在实际ELD皮瓣获取时，皮下分离非常浅表[22]。血清肿、感染和坏死均是切口裂开的潜在原因。在这种情况下，保守治疗通常是可行的，并且大多数情况中，当创面准备妥当后，可轻松在办公室缝合创面（图51-8）。

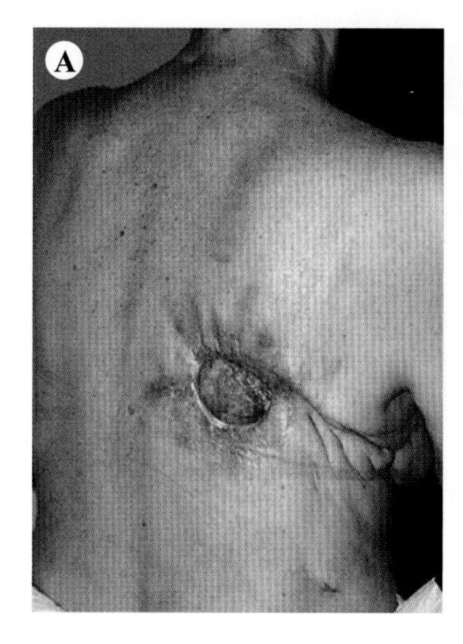

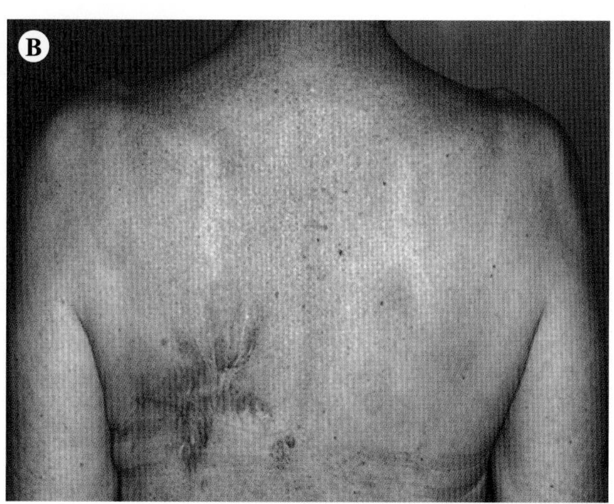

◀ **图51-8 背阔肌供区皮肤坏死和术口裂开**

数月后完全自行愈合

参考文献

[1] Hartrampf CR, Scheflan M, Black PW (1982) Breast reconstruction with a transverse abdominal island flap. Plast Reconstr Surg 69(2):216–225
[2] Atisha D, Alderman AK (2009) A systematic review of abdominal wall function following abdominal flaps for postmastectomy breast reconstruction. Ann Plast Surg. 63(2):222–230
[3] Arnez ZM, Smith RW, Eder E, Solinc M, Kersnic M (1988) Breast reconstruction by the free lower transverse rectus abdominis musculocutaneous flap. Br J Plast Surg. 41(5):500–505
[4] Allen RJ, Treece P (1994) Deep inferior epigastric perforator flap for breast reconstruction. Ann Plast Surg. 32:32–38
[5] Nahabedian MY, Momen B, Galdino G, Manson PN (2002) Breast reconstruction with the free TRAM or DIEP flap: patient selection, choice of flap, and outcome. Plast Reconstr Surg. 110:466–475
[6] Kroll SS, Reece GP, Miller MJ et al (2001) Comparison of cost for DIEP and free TRAM flap breast reconstructions. Plast Reconstr Surg. 107:1413–1416
[7] Feingold RS (2009) Improving surgeon confidence in the DIEP flap: a strategy for reducing operative time with minimally invasive donor site. Ann Plast Surg. 62:533–537
[8] Uda H, Tomioka YK, Sarukawa S, Sunaga A, Kamochi H, Sugawara Y, Yoshimura K (2016) Abdominal morbidity after single-versus double-pedicled deep inferior epigastric perforator flap use. J Plast Reconstr Aesthet Surg. 69:1178–1183
[9] Knox AD, Ho AL, Leung L, Tashakkor AY, Lennox PA, Van Laeken N, Macadam SA (2016) Comparison of outcomes following autologous breast reconstruction using the DIEP and pedicled TRAM flaps: a 12-year clinical retrospective study and literature review. Plast Reconstr Surg. 138(1):16–28
[10] Mennie JC, Mohanna PN, O'Donoghue JM, Rainsbury R, Cromwell DA (2015) Donor-site hernia repair in abdominal flap breast reconstruction: a population-based cohort study of 7929 patients. Plast Reconstr Surg. 136(1):1–9
[11] Rietjens M, De Lorenzi F, Manconi A, Petit JY, Chirappapha P, Hamza A, Martella S, Barbieri B, Gottardi A, Giuseppe L (2015) Technique for minimizing donor-site morbidity after pedicled TRAM-flap breast reconstruction: outcomes by a single surgeon's experience. Plast Reconstr Surg Glob Open. 3(8):e476
[12] Bharti G, Groves L, Sanger C, Thompson J, David L, Marks M (2013) Minimizing donor-site morbidity following bilateral pedicled TRAM breast reconstruction with the double mesh fold over technique. Ann Plast Surg. 70(5):484–487
[13] Seidenstuecker K, Legler U, Munder B, Andree C, Mahajan A, Witzel C (2016) Myosonographic study of abdominal wall dynamics to assess donor site morbidity after microsurgical breast reconstruction with a DIEP or an ms-2 TRAM flap. J Plast Reconstr Aesthet Surg. 69(5):598–603. https://doi.org/10.1016/j.bjps.2015.11.007 Epub 2015 Nov 25
[14] Rietjens M, Cuccia G, Brenelli F, Manconi A, Martella S, De Lorenzi F (2010) A pyoderma gangrenosum following breast reconstruction: a rare cause of skin necrosis. Breast J. 16(2):200–202
[15] Lee KT, Mun GH (2014) A systematic review of functional donorsite morbidity after latissimus dorsi muscle transfer. Plast Reconstr Surg 134:303–314
[16] Clough KB, Louis-Sylvestre C, Fitoussi A, Couturaud B, Nos C (2002) Donor site sequelae after autologous breast reconstruction with an extended latissimus dorsi flap. Plast Reconstr Surg 109:1904–1911
[17] Delay E, Gounot N, Bouillot A, Zlatoff P, Rivoire M (1998) Autologous latissimus breast reconstruction: a 3-year clinical experience with 100 patients. Plast Reconstr Surg 102:1461–1478
[18] Dancey AL, Cheema M, Thomas SS (2010) A prospective randomized trial of the efficacy of marginal quilting sutures and fibrin sealant in reducing the incidence of seromas in the extended latissimus dorsi donor site. Plast Reconstr Surg 125:1309–1317
[19] Kulber DA, Bacilious N, Peters ED, Gayle LB, Hoffman L (1997) The use of fibrin sealant in the prevention of seromas. Plast Reconstr Surg 99:842–849
[20] Button J, Scott J, Taghizadeh R, Weiler-Mithoff E, Hart AM (2010) Shoulder function following autologous latissimus dorsi breast reconstruction. A prospective three year observational study comparing quilting and non-quilting donor site techniques. J Plast Reconstr Aesthet Surg 63:1505–1512
[21] Lee K-T, Mun G-H (2015) Fibrin sealants and quilting suture for prevention of seroma formation following latissimus dorsi muscle harvest: a systematic review and meta-analysis. Aesth Plast Surg 39:399–409
[22] Kim H, Wiraatmadja ES, Lim SY, Pyon JK, Bang SI, Oh KS, Lee JE, Nam SJ, Mun GH (2013) Comparison of morbidity of donor site following pedicled muscle-sparing latissimus dorsi flap versus extended latissimus dorsi flap breast reconstruction. J Plast Reconstr Aesthet Surg. 66(5):640–646. https://doi.org/10.1016/j. bjps.2013.01.026 Epub 2013 Feb 18

第52章 单蒂腹直肌肌皮瓣乳房再造并发症的治疗、预防及其对再造方法选择的影响

Complications of Unipedicled TRAM Flap Reconstruction: Treatment and Prevention (and Their Influence on the Choice of the Reconstruction)

Jean-Marc Piat 著
刘温悦 译 刘春军 校

一、概述

1982年该技术被Carl Hartrampf阐述后[1]，他成了单蒂横行腹直肌肌（TRAM）皮瓣乳房再造的开拓者和推动者。迅速提出了下述情形下，带蒂TRAM皮瓣（单蒂或双蒂）再造的手术原则，即结扎腹壁下血管做皮瓣准备（延期TRAM皮瓣）和通过吻合下腹壁微血管增加皮瓣血运（超灌流TRAM皮瓣），以及吻合腹壁下深部微血管的游离TRAM皮瓣手术原则[2, 3]。

为保留腹部筋膜，TRAM皮瓣的微血管吻合再造新技术随后被研发。腹壁下深动脉穿支（DIEP）皮瓣可完整将腹直肌保留在原位[4]，腹壁下浅动脉穿支（SIEA）皮瓣再造可避免筋膜切开[5]。这些技术让在接受显微外科培训的转诊中心外科医生取得了很好的手术效果。

TRAM皮瓣因其可提供一种不依赖假体的技术而作为乳房再造的备选手术方案，其再造乳房具有自然外观，易于通过脂肪注射或抽吸进行进一步形态改善且无论何时、患者体重如何变化，其效果维持都非常稳定[6]，它的特异性并发症主要是皮瓣坏死和可致疝形成或腹部膨出的腹壁薄弱。还有一些如感染等非特异性并发症，在选择再造方案时也应该进行考虑（是否在腹壁使用网）。

TRAM皮瓣技术在世界范围内被许多医生常规使用。该技术的选择（单蒂，双蒂或微血管吻合）很大程度上取决于个人经验，也一定程度上与在显微外科方面经验丰富的外科医生很少有关。每项TRAM技术都有其优缺点，有皮瓣部分或全部坏死的风险，也或多或少存在重要的侧壁并发症发生风险，主要的并发症风险为带蒂TRAM皮瓣的侧壁并发症及应用微血管吻合的TRAM皮瓣的全部坏死[7, 8]。

自从1989年在布鲁塞尔接受过Madeleine Lejour的TRAM皮瓣再造手术技术培训后，我完成了680多例这类再造手术。在起初60例TRAM皮瓣再造中，我们手术的皮瓣部分坏死率高达8%，该情况发生的原因被我们清晰分析并解释为手术技术问题或患者相关的特定危险因素的存在。此后我们更为仔细挑选合适患者并进一步改进技术使其更为可靠。正如一项研究报道，

对 2003—2009 年持续进行的 192 例单蒂 TRAM 皮瓣再造的研究结果显示，使用延期 TRAM 皮瓣再造使皮瓣部分坏死率显著降低至 3%。类似地，由于患者腹壁再造技术的差异，侧壁并发症的发生率从最初的 10% 左右降低至 4.6%；皮瓣部分坏死率降至 1.4%（144 例 TRAM 中发生 2 例）。在一项于 2012 年 11 月至 2016 年 6 月进行的前瞻性研究中，作者系统地对供区行延期准备后（手术或栓塞）进行了 CTA 检查，11 名患者由于延期后上腹部血运重新建立不佳，而无法使用 TRAM 皮瓣这一手术方案。

二、单蒂 TRAM 皮瓣乳房再造相关并发症及其治疗

（一）坏死

坏死与动脉性缺血后血液供应不足有关。对皮瓣局部而言，可致周围静脉充血，继而形成血栓。在我的经验中，在同侧腹直肌下段切断腹壁下动脉血流后，一支重要的动脉血流来源于腹壁上动脉。虽然血流供应是脉冲式的，但它仍是一个未来皮瓣血管化的象征。

手术后和术后早期，毛细血管再充盈是皮瓣血管化的最佳间接证据。如果在皮瓣周边区域再充盈时间＜ 2s，则至少证明良好皮瓣血运已形成，可预期一个良好效果；若＞ 2s，皮瓣应严密观测；若＞ 3s，需要考虑到发生坏死可能性。很少观察到皮瓣问题与静脉瘀血有关，这可能发生于静脉回流通过皮肤而不是腹壁血管的情况下。这种情况下，皮瓣会在 48h 内通过失血来积极代偿，可能需要输血。

有学者提议术中于术区暂时放置引流。当皮瓣静脉瘀血程度很高时，可将血管导管置入其中一根腹壁下静脉中用以加强皮瓣回流 [9]。

1. *皮瓣大面积损失（占皮瓣面积＞ 25%）*

皮瓣的完全坏死是单蒂 TRAM 皮瓣乳房再造病例中不常见的并发症，它可能与充分告知与知悉相关问题有关，因为在我们的经验中仅发生过一次。这个病例是一位 65 岁女性，她有两个 Pfannenstiel 切口（译者注：下腹部弧形切口，常用于剖宫产术）（一个用于子宫切除，一个用于脱垂），这对穿支血管造成的创伤远大于剖宫产的 Pfannenstiel 切口。由于患者腹部组织冗余十分适合于 TRAM 皮瓣再造术式，而且本人手术意愿坚决，因此在充分知悉与其年龄和既往手术史相关的风险后，仍选择了 TRAM 皮瓣再造。术后皮瓣外观满意，但随后皮瓣进行性血栓形成导致其广泛坏死面积达 50% 以上，并于术后第 15 天发生肺栓塞，并在术后第 21 天需要进行皮瓣切除术（图 52–1）。该患者告知了她女儿凝血因子Ⅴ基因 *Leiden* 突变相关自发性血栓形成病史。其他测试表明，她存在凝血因子Ⅴ基因 *Leiden* 突变，这也是众所周知的可导致 TRAM 皮瓣坏死的一个危险因素。

除了动脉血供应不足的高危因素（吸烟、肥胖或糖尿病患者、雷诺综合征）可作为单蒂 TRAM 皮瓣再造的相对禁忌证外，皮瓣严重坏死还可能出现在皮瓣切取过程中因技术性失误损伤腹壁上血管的以下情况：这是一例 52 岁 BMI 为 31 的肥胖患者，选择了 TRAM 皮瓣再造技术以纠正即刻用扩张器再造的错误（感染），这例患者是腹壁上血管分支的两蒂之一进入右侧腹直肌后侧前发生自然完全的撕裂，这是由于该患者的皮瓣过于沉重，向上转移后拉拽摩擦蒂部导致（附于肋骨上）。损伤蒂进行了显微外科修复（动脉和静脉）。尽管如此，仍发生了坏死。48h 后进一步手术以切除约 25% 发生坏死的皮肤组织（图

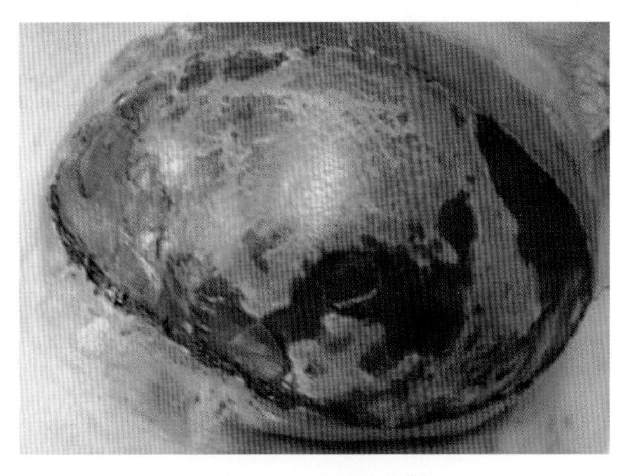

▲ 图 52–1　皮瓣全部损失

52–2A），1 个月后进展良好（图 52–2B），但随后发生了脂肪液化（图 52–2C）。

2. *皮瓣中度损失（占皮瓣面积 5%～25%）*

这种并发症发生频率更高，文献报道为 3%～15%[11, 12]。早期治疗是为了尽可能多地保留皮瓣，后期治疗建议以纠正坏死相关后遗症为目的。缺血导致皮瓣外观呈大理石状，其随后是静脉血栓形成的一个原因，在 48h 后被清楚标记，将发展为坏死。

术后第二天，当皮肤静脉血栓的界限被清晰标记，且血栓尚未扩散到皮瓣更大部分前，可安排进一步手术。它通常发生于术中患者的皮瓣血供被高估时，特别是在其边缘和蒂部肌肉的对侧。在这个病例去除中，去除栓塞组织需要皮瓣完全重塑，通常在术后第二天瘢痕组织纤维化发生之前易于进行该手术，如图 52–3 中所示。

最好及早干预，而非让坏死自然演变，原因有以下 4 点。

- 早期干预可保留更大体积的皮瓣（在坏死扩散前）。
- 坏死的自然演变可持续几个月并伴随重要的局部复健治疗，这会降低患者士气。
- 在某些情况下，坏死组织的感染可能蔓延到整个皮瓣。
- 相比早期干预后最终结果是余下皮瓣相对更光滑而言，收缩性纤维化和位于皮瓣边缘的缺损更难以纠正。

从长远看，必要的修正方法是脂肪填充（图 52–4）。

3. *皮瓣轻度损失（占皮瓣面积＜5%）*

此类情况无须早期再次手术。它的边界很难在术后头几天评估，可以暂时允许病灶自行发展。因为其术后护理简单，可由患者自行完成且没有过多麻烦，会遗留一部分皮下脂肪坏死区。它通常与腹部瘢痕的小部分皮肤坏死有关，反映了患者的整体血管状态不是最佳状态。

（二）脂肪坏死

脂肪坏死与皮肤坏死有关，但也可不伴皮肤坏死。由一系列文献可知它的发生概率为 4%～35%[7, 13, 14]。如果它较大且引起了可被患者感知的大硬结则会十分麻烦。它可以通过切除手术矫正，随后结合乳晕再造进行皮瓣重塑，如图 52–5 所示。

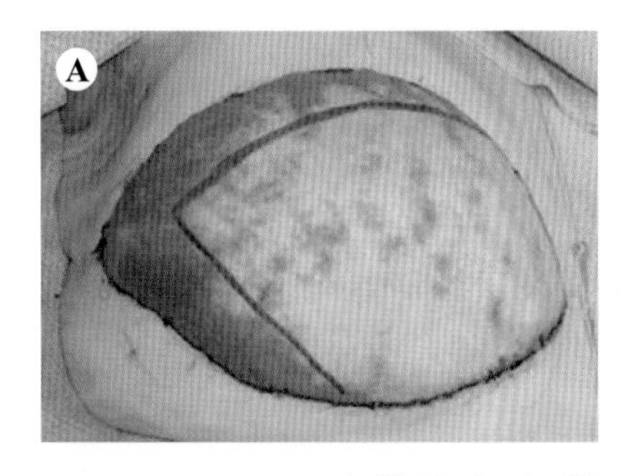
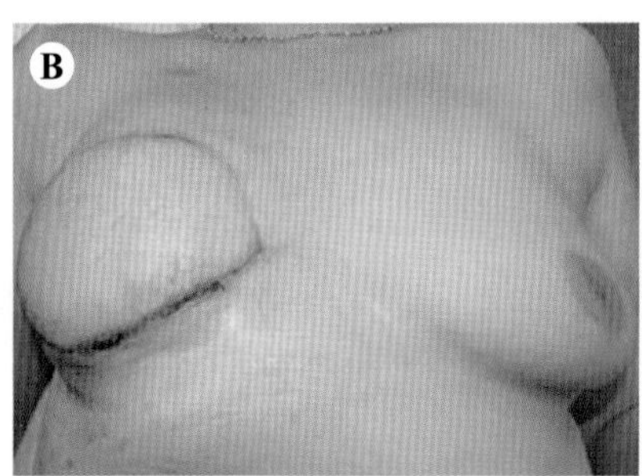
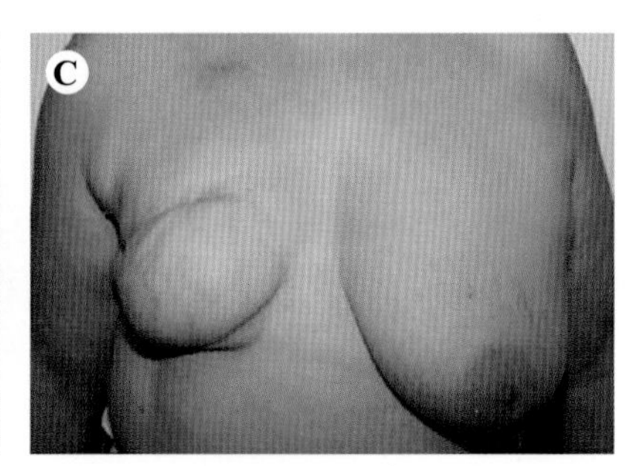

▲ 图 52–2 **A. 48h 后栓塞组织的切除；B. 术后 1 个月；C. 术后 1 年，脂肪液化**

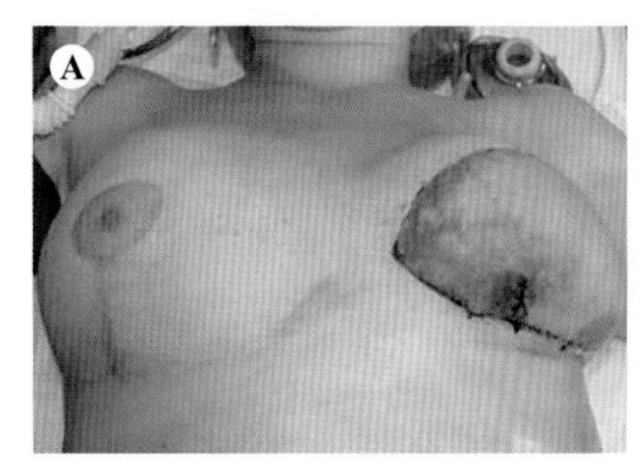
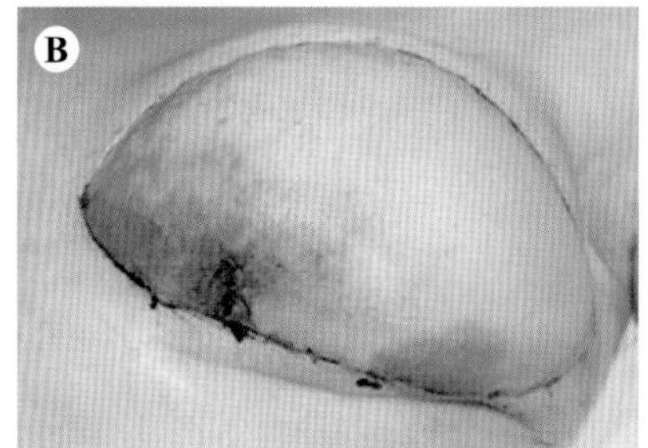
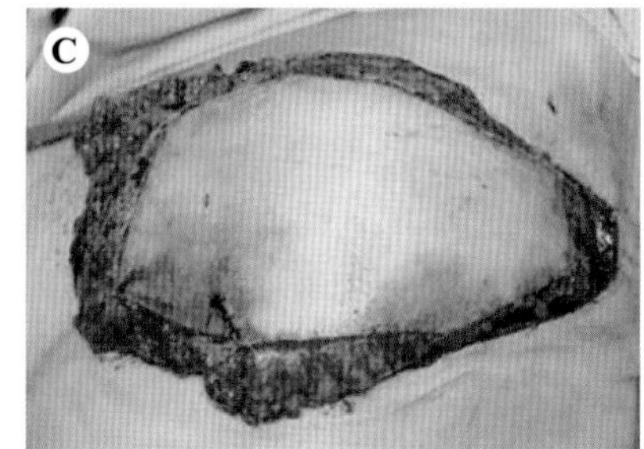

▲ 图 52–3 **A 和 B. 48h 后栓塞组织照片；C. 切除栓塞组织并重塑皮瓣**

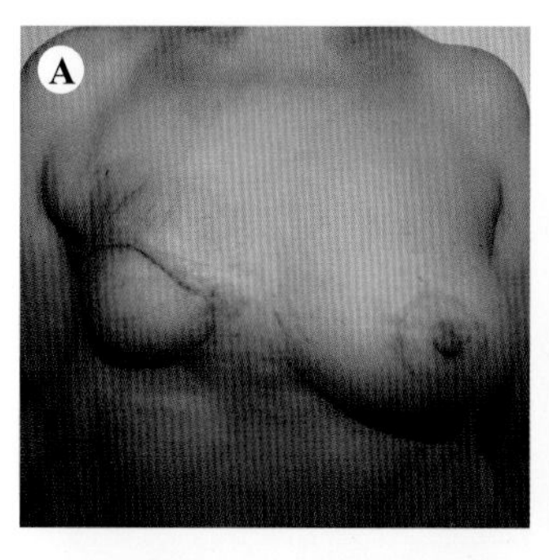
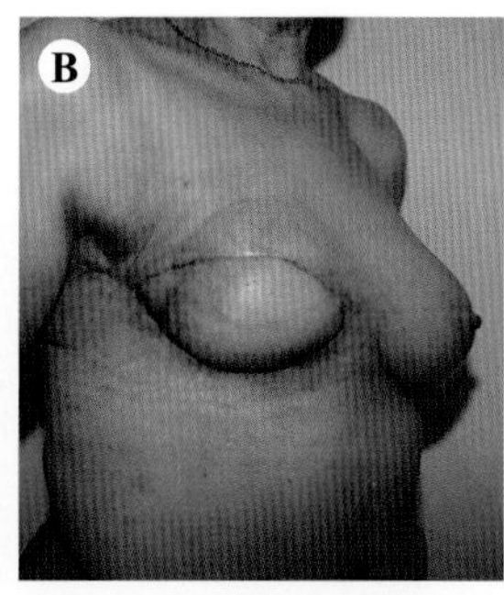
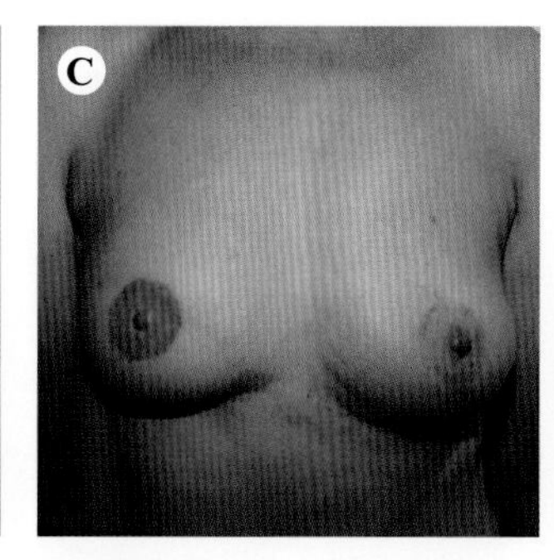
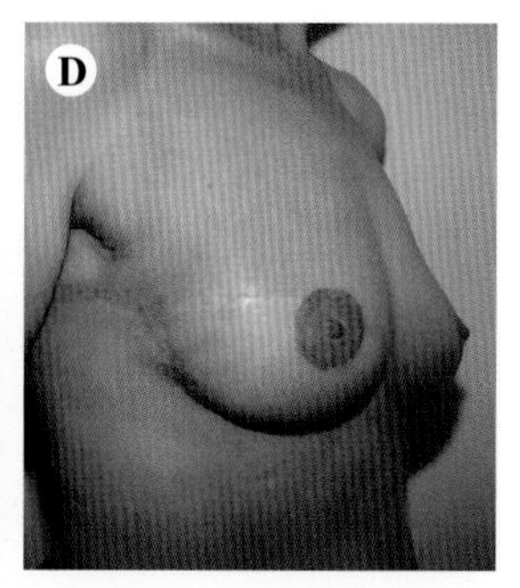

▲ **图 52-4　TRAM 皮瓣乳房再造 3 个月后正位观（A）和侧位观（B），伴皮瓣坏死；4 次脂肪填充、乳头 - 乳晕复合体再造及对侧乳房缩小整形术后正位观（C）和侧位观（D）**

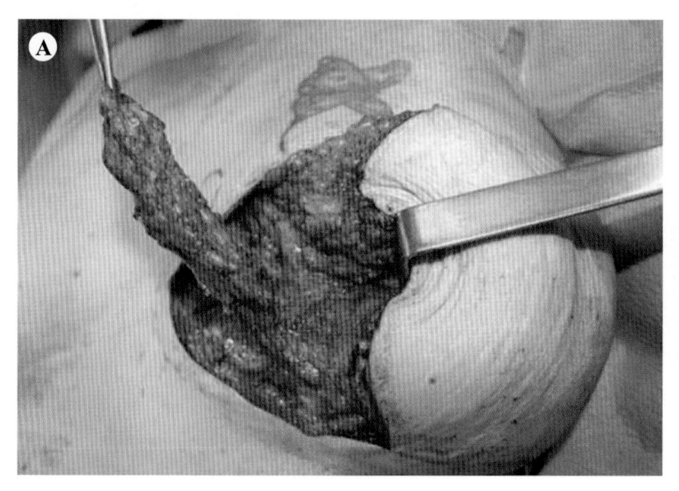
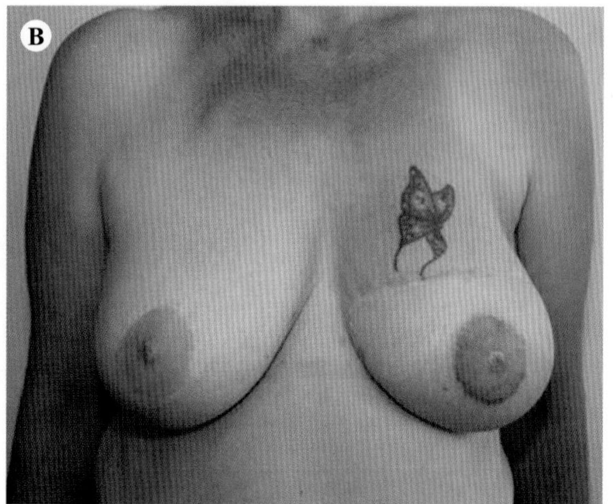

▲ **图 52-5　A. TRAM 皮瓣再造术后 8 个月，内部坏死脂肪切除（10cm×2cm×1.5cm），皮瓣重塑和乳晕再造；B. 术后 8 个月**

如果脂肪坏死在不破坏再造形态的情况下不能切除，如果它是体积很小，可将其留在原位并用单纯脂肪抽吸治疗。

（三）腹壁并发症

1. 机械力

根据文献报道的病例，其中 4%～29% 所有类型的并发症都发生在筋膜缝合变松弛后 [15-17]。

腹部疝是最棘手的，它可以位于上腹部区域（皮瓣的转移区）或脐部以下（弓状线以下的薄弱区）。若有症状需治疗，腹腔镜下放置网状补片是最简洁的治疗方法（图 52-6）。

最常见的并发症是脐下区筋膜薄弱（松弛或膨出），如果患者有意愿，可后期通过完全剥离腹壁并折叠筋膜（用于增加张力）和建立一个强化的腱膜前网状补片来纠正。

2. 感染

除坏死病例外，皮瓣感染并不常见。

急性和重大腹壁术后感染需要去除筋膜前网，随后监测伤口愈合并进行美容治疗来避免腹部瘢痕（图 52-7）。

腹壁感染与切口边缘血供缺乏导致的腹部瘢痕裂开有关，通过局部治疗可控，无须去除腹壁内假体。

某些诸如发生在远离腹壁的血肿或血清肿等的感染，可能导致慢性皮肤瘘管的问题。如果位于使用侧腹直肌鞘深处的假体受到病菌影响，伤口的浅表清创即使联合适当的抗生素治疗，也是不够的。最终治疗感染需要移除潜在污染假体，这可能会使腹壁薄弱，并有继发性疝出的风险。使用真皮基质假体可以大大助力取得适当愈合且在感染环境下保持一个坚实的腹壁。

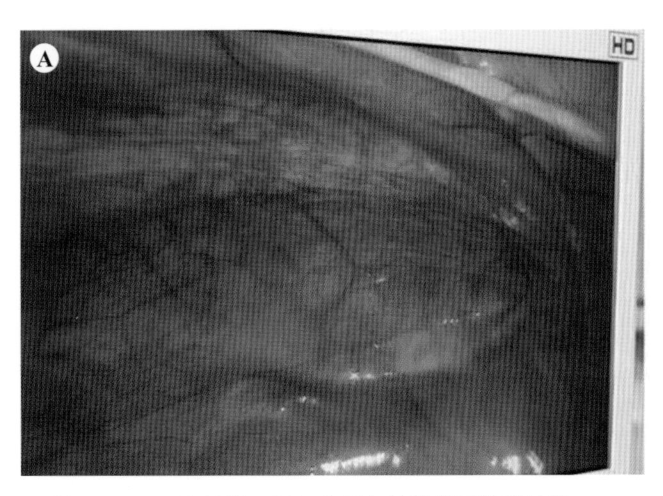
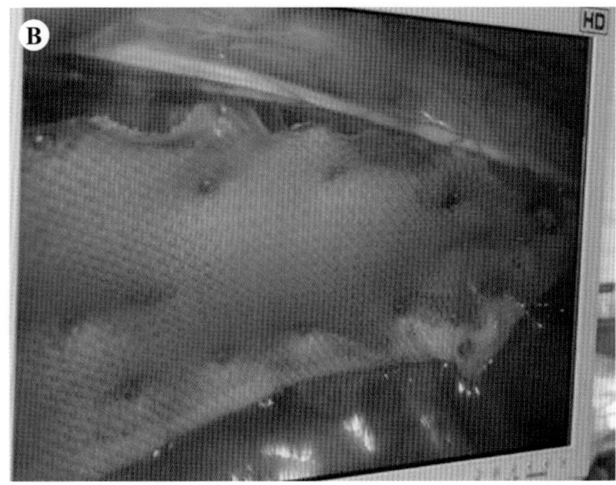

▲ 图 52–6　**A.** 腹腔镜下显示未置入筋膜前网状补片的 **TRAM** 皮瓣再造 **2** 年后出现脐下疝；**B.** 使用腹腔内网状补片修复

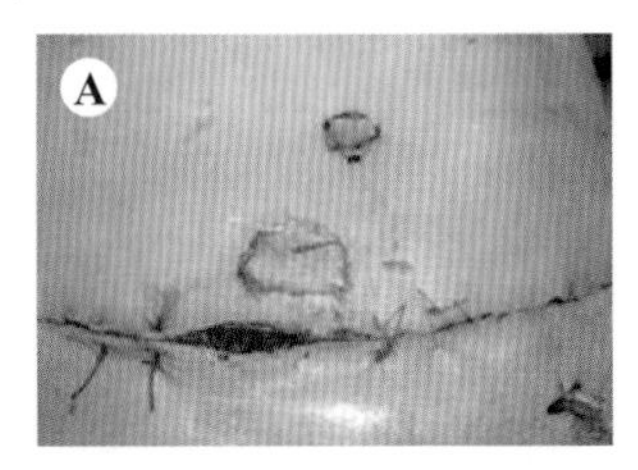
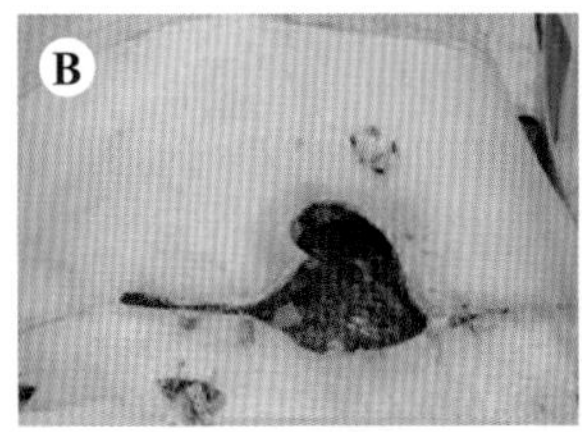
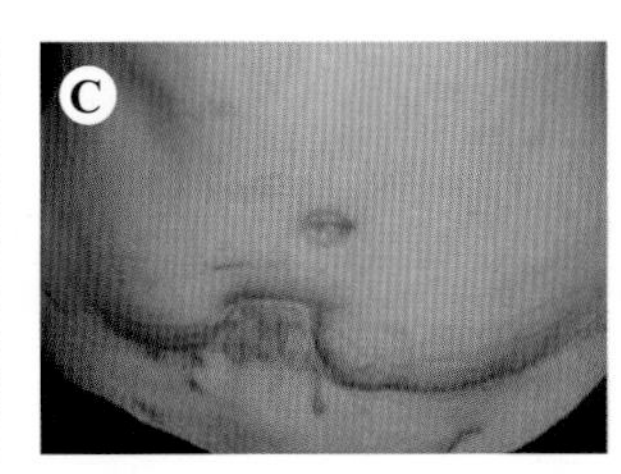
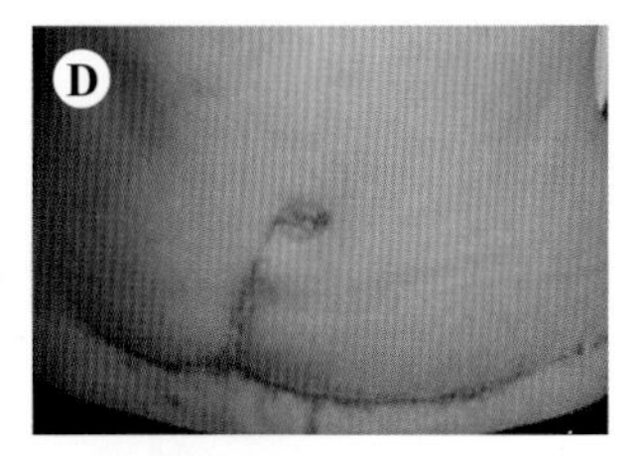

▲ 图 52–7　**A. TRAM** 皮瓣再造 **8** 天后腹部脐下皮肤厌氧菌急性感染引流；**B. TRAM** 皮瓣再造 **15** 天后切除感染组织和筋膜前网状补片；**C.** 术后 **6** 个月，重要的局部保健治疗后；**D.** 矫正瘢痕后遗症 **1** 年后

三、我们的系列研究

使用超过 680 例单蒂 TRAM 皮瓣再造个人手术经验的外科医生的两项研究已经进行。

在 2003 年 10 月至 2009 年 10 月，在我病区进行了 192 例单蒂 TRAM 皮瓣再造。该研究来自病历（住院和门诊）和发送给患者的问卷（随访率 77%）。当时，我们使用取对侧腹直肌的单蒂 TRAM 皮瓣。在 TRAM 皮瓣再造手术前至少 3 个月常规行腹壁下血管结扎术。

在该系列病例中，特异性并发症发生率低。如表 52–1 所示，有 6 例皮瓣坏死（3%），其中 3 例坏死面积＞ 5%，需要进一步手术：1 例为已描述的术中问题（图 52–2）；另 2 例与术中过高估计皮瓣血管化程度有关，在术后 48h 切除坏死区域，随后再行两侧不对称纠正。

如表 52–2 所示，有 9 例腹壁机械力并发症（4.5%），其中 6 例为腹壁膨出，3 例为需要进一步腹腔镜手术的腹部疝（1.5%）。

表 52–1　观察到的坏死病例（192 例患者）

＞ 25% 皮瓣损失	1 例
5%～25% 皮瓣损失	2 例
＜ 5% 皮瓣损失	3 例
＜ 10% 皮瓣坏死	17 例

表 52–2　观察到的机械力并发症病例（192 例患者）

腹部疝	3 例
腹部松弛	6 例

5 例腹壁感染，其中两例更严重的需要移除腹膜前网状补片，必需予以治疗。

血红蛋白的丢失为平均 2.5g 每 100ml（在术前采集样本和术后第 3 天采集的样本间比较）。4 例患者必须输血，比例为 2%。

3 个原因导致低并发症发生。

- 患者的谨慎选择。
- TRAM 皮瓣的血管化准备。
- 腹壁的精心处理。

2012 年 11 月至 2016 年 6 月，我们对 147 名患者进行了第二次前瞻性研究（表 52-3），在血管准备后系统地对其进行了 CTA 检查（33% 病例进行了手术，66% 病例进行了栓塞），这 2 种血管准备方式都显示了相同的结果。栓塞相对更易操作，因为可在放射科以门诊手术形式进行。

表 52-3　血管准备后的 CTA 前瞻性研究（147 例患者中）

- 手术准备 49 例，栓塞 98 例
- 双侧血管化程度不佳 11 例，单侧 15 例
- 腹直肌获取：58 例同侧、76 例对侧及 2 例双侧
- 坏死：皮肤 2 例，脂肪 19 例

在最少延期 2 周后，通过 CTA 进行系统检查。这一过程显示上腹部血管再造变化较大，其他检测方法难以显示上述差异（图 52-8）。

事实上，在血管准备前的 CTA 检查中通常只显示下腹部血管，血管准备后发现了上腹部血管化。这一发现可能存在较大个体差异，当血管蒂缺乏时则不能使用该方案，以免出现高坏死风险（图 52-9）。

如表 52-3 所示，我们观察到一个重要的不对称性：15 例单侧血管化程度不佳，11 例双侧再血管化程度不佳。根据血管 CT 采集的数据，选取肌肉切取侧，同侧（43% 的病例）或对侧（56% 的病例），6 例上腹部血管化程度不佳未使用 TRAM 皮瓣再造。这一过程能够提高皮瓣血运安全性。皮肤坏死率下降到 1.4%（138 例 TRAM 中发生 2 例），脂肪坏死率下降到 13%（138 例 TRAM 中发生 18 例）。

（一）患者的选择

除 TRAM 皮瓣再造的经典禁忌证外，还应根据与之相关的并发症风险讨论三个因素。

1. 年龄

患者平均年龄为 48 岁。在较年轻患者中，当患者后续有怀孕诉求时，不考虑使用带蒂 TRAM 皮瓣再造[18]。对于年长患者，理论上该术式年龄上限设定为 60 岁，但可以根据每位患者的一般情况个性化决定。我们最年长的手术患者（73 岁）有非常简明的随访记录。

2. 吸烟史

我们在早期的经验中发现，正如所有文献[19]报道的那样，烟草中毒是并发症的主要危险因素，它会因动脉血供减少导致皮瓣坏死且在腹壁整形瘢痕方面也造成更多并发症。这些坏死物会引发感染。因此，我们严格要求需在不吸烟患者或既往吸烟但已停止吸烟至少 6 个月以上患者的身上方可开展 TRAM 皮瓣再造。在大多数情况

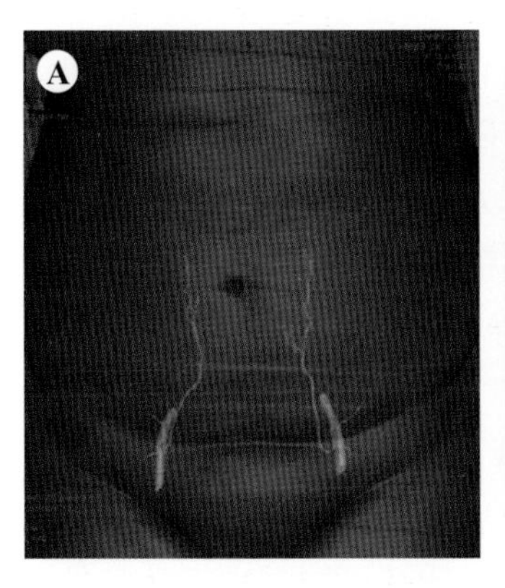

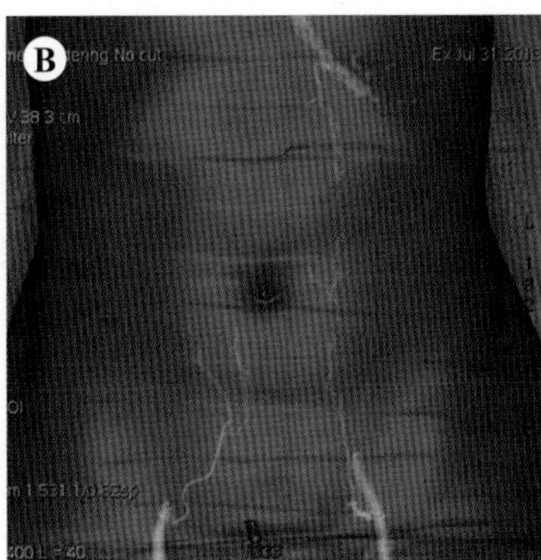

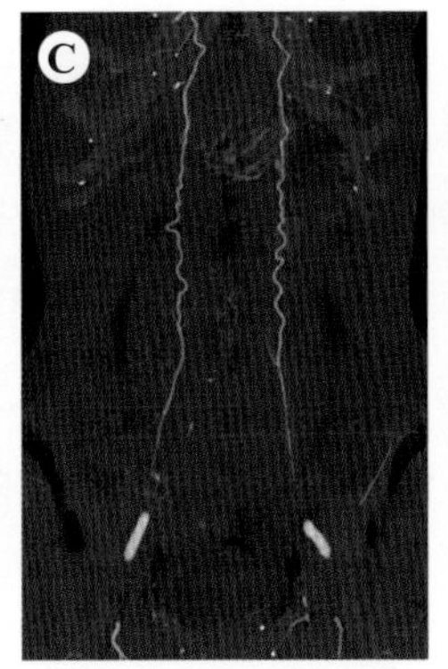

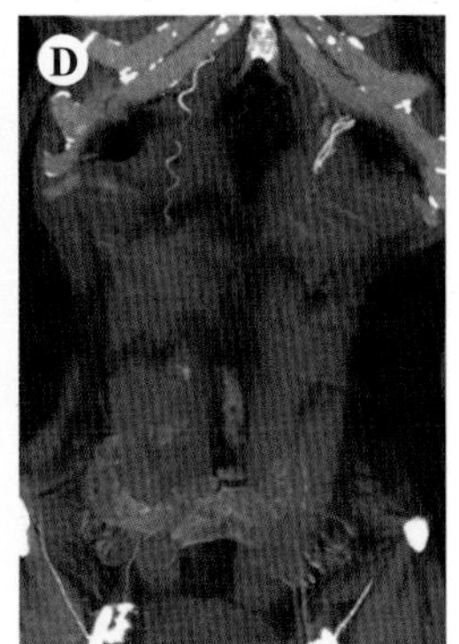

▲ 图 52-8　CTA 检查

A. 血管化准备前 CTA 影像；B. 仅左侧血管化准备后 CTA 影像；C. 双侧血管化准备后 CTA 影像显示结果理想；D. 双侧血管化准备后 CTA 影像显示结果不佳

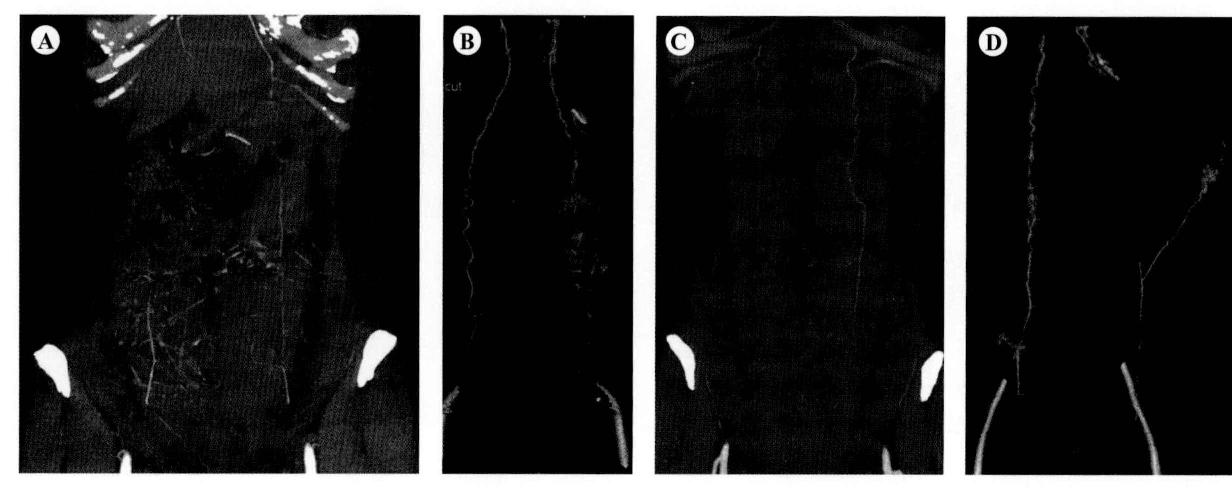

▲ 图 52-9 根据 CTA 显影提示的 TRAM 皮瓣再造禁忌证

A. 双侧：血管化准备后双侧腹壁上动脉血运恢复不佳；B. 单侧：单侧腹壁上动脉血运恢复不佳；C. 又一病例显示单侧腹壁上动脉血运恢复不佳；D. 通过肋间动脉再血管化

下，这种正式条款会让希望接受 TRAM 皮瓣再造的患者更多地意识到烟草的危害性，大多数患者会戒烟且从长远来看也很感激这类做法。但如果患者不戒烟，我们也提供了另一种比背阔肌肌皮瓣更安全的再造方法。

3. 肥胖

肥胖也是导致皮瓣坏死、腹壁机械并发症和感染的一个复杂因素[20]。

肥胖本身就是血管并发症的危险因素。过大的皮瓣厚度导致皮肤血管化程度较低，增加了术后坏死的风险，也常与血管化不良（高胆固醇水平、糖尿病等）的代谢风险有关。促进关节炎，从而进一步增加坏死风险。肥胖也会增加机械并发症导致腹部疝或腹壁松弛发生。

由于以上各种原因，我们对 BMI ＞ 30 的患者不采用 TRAM 皮瓣再造方式。通过合理解释上述风险，并在营养师的帮助下，大多数患者可减肥至 BMI ＜ 30。在我们的患者中，BMI 范围为 20～31，均值为 24。

（二）血管化准备（延迟的 TRAM 皮瓣再造）

在我们的早期经验中，我们观察到和其他学者[21]一样的没有任何危险因素的不明原因皮瓣坏死发生。随着首批关于延迟的 TRAM 皮瓣再造的出版物面世[22, 23]，其研究了一种减少结果随机性的方法，我们逐渐开始在我们的患者身上进行血管化准备。面对临床上皮瓣血管化的明显改善，该准备已成为一种常规，并在所研究的系列患者身上以同样的方式进行准备。该准备的目的是改善未来皮瓣的血液供应，特别是在 Ninkovic[24] 分类中与蒂肌相对的Ⅲ和Ⅳ区，Ⅱ区毗邻Ⅰ区外侧，在保留的蒂肌前仍属于皮瓣血运动最好的部分。

直到 2012 年 6 月底，该手术都是在全麻下于患者两侧进行的，双侧技术均一致。在腰腹皱褶处作一切口后，留下一微小瘢痕，滋养皮瓣的部分Ⅱ区和Ⅳ区的腹壁浅血管容易在其起源处被找到并在结扎后被切断。这些血管是不恒定的（特别是动脉），但当它们存在时，很容易在切口的底部或外部找到。随后，我们在腹股沟外环处沿腹外斜肌纤维走行方向打开腹外斜肌腱膜，到达腹股沟内环。在腹横筋膜作一短切口后可发现腹壁下血管相连（静脉总是出现在动脉下方和底部）。

TRAM 皮瓣血管化准备获得良好愈合至少需要 3 个月时间，随后可进行 TRAM 皮瓣再造。在 19% 的病例中与该干预还可同时进行乳房全切术，15% 的病例可同时行对侧乳房缩小整形术，从而避免了额外手术。

自 2012 年以来，我们为患者提供了通过栓塞进行血管化准备的可能性。该治疗在局麻下进行，作为门诊手术，患者接受度良好。目前我们大部分血管化准备都是这样完成的。CTA 在至少延期 15 天后进行，这使我们能够减少延期时间，并提供更及时的 TRAM 皮瓣再造。

（三）腹壁修复

腹壁修复须细致，尽量保留腹直肌浅筋膜，以减少侧壁张力，这解释了许多术后疼痛来源。我们在需完整移除的腹直肌中间脐上方区域保留一条 5mm 宽的条带。在脐下区，穿支血管质量已预先用 CTA 评估，也于初次皮瓣解剖时，在移除肌肉的对侧中线下进行再次评估。如果这些穿支血管数目众多且恒定，特别是脐周和中央区的穿支血管，则样本最外侧的穿支血管是可连接的，从而可保留更多筋膜；否则，这些血管必须被保留，不然会导致脐下区域筋膜继发性张力增高。

一张柔韧的 Parietex 聚酯网状补片，被锚定在腹直肌鞘上，以改善纵向的腹壁张力（以加强随后的躯干屈曲运动），随后用长周期可吸收线缝合腹直肌浅筋膜。为改善腹壁对称性可折叠对侧腹壁，使脐处于更中心的位置。根据筋膜缝合的强度（患者之间差异主要取决于组织质量和从筋膜皮瓣取出的标本大小），可于筋膜前再放置一网状补片，以减少疝出和腹壁膨隆的发生风险。在我们的病例中，59% 是必要的，78% 的病例将网状补片置于整个腹壁表面，只有 19% 的病例放置于上腹部区域，仅 3% 病例放置于脐下区域。

四、讨论

（一）延迟的 TRAM 皮瓣再造

准备工作的有效性是一个值得讨论的问题。它因其涉及补充干预，并可能导致局部并发症，使后期再造更复杂而被质疑。对一些人而言，获得类似于游离 TRAM 皮瓣 [25] 的血管化质量的皮瓣是非常有效的。

在我们的系列研究中，血管化准备使皮瓣部分坏死率由之前的 8% 降低至 3%，后来因准备后用 CTA 检测降至 1.4%。有一个很好的迹象表明该准备的间接贡献，在手术期间切取腹壁下血管蒂后，发现腹壁下血管蒂随来自腹壁上血管的血流而搏动的现象存在。

除通过前瞻性研究的方法以外，很难证明血管化准备的价值，因为其作用标准主要是来自临床。然而，当设计者确信准备工作有效时，这样的研究往往很难进行，因为当其确信有效时，便不想因为研究框架设定而使患者遭受惩罚，不为其作血管化准备。当进行经典带蒂 TRAM 皮瓣再造时，Ⅰ区有很好的血液供应，Ⅱ区有相当不错的血液供应，Ⅲ区有足够的血液供应。准备后，Ⅰ区和Ⅱ区血供非常好，Ⅲ区血供相当好，Ⅳ区的血供不稳定 [26]。在我们的系列研究中，包括Ⅳ区在内的整个 TRAM 皮瓣已经或可能在约 20% 的病例中部分或完全保留（而不是必要的），有趣的是，其主要是在中等体积的皮瓣中，从而能够增加单蒂 TRAM 皮瓣的适应证。当 TRAM 皮瓣的体积不够时，可以通过脂肪注射补充 [27]。

我们使用的手术方法的优点是它对任何外科医生来说都是简单的，且与直接腹股沟切口相比瘢痕很小。所做切口的位置相对于未来下方皮瓣切口位置较远，避免了局部并发症发生，这也是未来皮瓣产生纤维瘢痕的原因，同时也增加了术后腹壁感染的风险。这也是我们没有像其他人那样选择相应的皮肤延期的原因 [28]。

延迟的 TRAM 皮瓣再造的一个缺点是需要额外的干预。这可以通过在行乳房全切术或对侧乳房整形手术时同时进行来避免。鉴于我们在血管化准备和皮瓣再造之间需延期 3 个月，所以在除了预防性乳房切除术外的 TRAM 皮瓣即刻再造时，这是不可行的。

有些医生通过腹腔镜入路行延期 TRAM 皮瓣再造 [29]。在尝试了这种方法后，我们没有采用它，因为使用这种方法时腹壁下血管较难达到，有出血风险，这可能是造成特异性并发症的原因，且这项技术无法结扎腹壁浅血管。

我们目前使用的栓塞方法因其更简便且未留下额外瘢痕而使患者受益 [30, 31]。虽然栓塞只涉及腹壁下动脉，但我们过往经验没有显示出栓塞结果与额外结合了腹壁上静脉和腹壁浅血管的手术准备的结果之间存在任何差异。

（二）腹壁

无论采用何种技术，TRAM 皮瓣可改善腹部美观。在我们的系列研究中，相比于以前的腹壁状态，75% 的患者对腹壁整形术的美容效果满意。单蒂 TRAM 皮瓣对腹壁在机械上和功能上均产生影响。

与文献报道的风险相比，我们的系列病例机械并发症的发生风险小。这种较低的腹壁并发症发生率可以部分解释为研究时间周期相对较短和特别是当筋膜闭合较脆弱时使用网状补片。在手术中，有明显张力的缝合以及缝合有撕裂组织的可能性是很容易被发现的，这种腱膜前网状补片的缺点是有可能使该治疗导致术后腹壁感染。在边缘病例中，在腹部皮肤紧张伴有裂开风险或如果发现腹部皮肤血运不佳时，则必须考虑到这一风险，如有可能，必须避免放置腱膜前网状补片。

与强制性使用腱膜前网状补片的双蒂 TRAM 皮瓣相比，单蒂 TRAM 皮瓣的腹壁并发症发生概率要低得多[16]。腹腔脏器突出及功能性后果（回到正常活动和残留不适）的发生风险也低得多。然而，双蒂 TRAM 皮瓣的血供更好，这使得这项技术对一些人而言更可靠，特别是对边缘病例（中度吸烟者或肥胖患者或大体积再造患者）而言。由于患者的严格挑选和血管化准备，在我们的系列研究中，缺乏血供的有害影响仅发生于 3 例（1.5%），其坏死部分＞ 5%，这使双蒂 TRAM 皮瓣在双侧乳房再造以外变得不在必要。

与游离 TRAM 皮瓣再造相比，血管化准备似乎带来了相同水平的血管化结果。单蒂 TRAM 皮瓣再造[2]后的腹壁并发症的发生风险基本相同。延迟的 TRAM 皮瓣再造是一种比显微手术简单得多的技术，所有外科医生均可进行。在我看来，考虑到干预的持续时间与游离 TRAM 皮瓣完全失败的风险，我更倾向于血管化准备，因为它似乎确保了相同质量的血管化。

使用 DIEP 皮瓣和 SIEA 皮瓣，在不取肌肉的情况下，完全坏死的风险高于单蒂 TRAM 皮瓣，为 2%～7%，这取决于外科医生和其工作中心的经验，而这种风险在单蒂 TRAM 皮瓣中接近于零。虽然对于 DIEP 皮瓣再造，部分坏死的风险似乎与延期 TRAM 皮瓣再造后没有 CTA 检查相同，但在某些系列研究[12, 13]中，DIEP 皮瓣再造脂肪坏死的发生风险更高且其部分皮肤坏死的风险似乎高于配合 CTA 的延迟的 TRAM 皮瓣再造。相反，在腹壁中功能性后果显然不那么重要[5]。

在我们的系列研究中，功能性方面的研究通过调查问卷的回答开展。

- 单蒂 TRAM 皮瓣再造患者恢复职业生活（如果不是体力劳动）发生在平均 2 个月后。
- 术后 5 个月后，70% 在手术前进行运动的患者恢复了运动，其余 30% 患者没有进行运动。
- 仅两例患者（即 1%），后悔接受单蒂 TRAM 皮瓣再造，因为她们无法恢复以前练习的运动。
- 对 40% 患者来说，在手术完成后，部分体力活动已不再可行。
- 残留不适对 16% 的患者有显著影响。但 95% 的患者对再造感到满意或非常满意，从而忽略残留的功能性不适。

五、结论

如果要在单蒂 TRAM 皮瓣再造的任意并发症发生前实施一项适当的治疗，那最好的治疗则是预防。

皮肤或脂肪坏死是主要并发症。血管化准备后行 CTA 检查为单蒂 TRAM 皮瓣再造带来很大安全性，部分皮肤坏死风险降至 1.4%，脂肪坏死风险降至 y%。在这种情况下，血管化准备及 CTA 检查后行单蒂 TRAM 皮瓣于我们而言似乎比 DIEP 皮瓣安全，较 SIEP 皮瓣更甚。

手术血管化准备的劣势是需要额外手术，可通过做手术准备同时行乳房全切术或必要时联合对侧乳房整形手术来避免。通过栓塞做血管化准备简化了流程，且可在局麻下进行，不留瘢痕，其有效性相当于手术准备。

脂肪注射是纠正坏死后续并发症的理想解决方案。虽然仔细关闭腹壁最大限度地减少了带蒂 TRAM 皮瓣再造后发生腹壁并发症的风险，但仍需要优先向需要腹壁完整性的患者提供 DIEP 皮瓣和 SIEA 皮瓣方案，如后续需怀孕的年轻女性、运动女性，以及那些在职业活动中必须负重的人。在这种情况下，最好把患者转介到一个常规使用该技术的中心，而不是偶尔使用的中心。

总之，单蒂 TRAM 皮瓣再造经过严格的患者选择、常规的血管准备后行 CTA 检查，以及用许多肿瘤外科医生可掌握的技术妥善再造腹壁，使 TRAM 皮瓣成为非常可靠且适合多数患者寻求乳房再造的一种方法。

参考文献

[1] Hartrampf CR Jr, Scheflan M, Black PW (1982) Breast reconstruction with a transverse abdominal island flap. Plast Reconstr Surg 69:216–225
[2] Grotting JC, Urist MM, Maddox WA et al (1989) Conventional TRAM flap versus free microsurgical TRAM flap for immediate breast reconstruction. Plast Reconstr Surg 83:828–839
[3] Schusterman MA, Kroll SS, Miller MJ et al (1994) The free transverse rectus abdominis musculocutaneous flap for breast reconstruction: one center's experience with 211 consecutive cases. Ann Plast Surg 32:234–241
[4] Blondeel PN (1999) One hundred free DIEP flap breast reconstructions: a personal experience. Br J Plast Surg 52:104–111
[5] Chevray PM (2004) Breast reconstruction with superficial inferior epigastric artery flaps: a prospective comparison with TRAM and DIEP flaps. Plast Reconstr Surg 114:1077–1083
[6] Clough K, O'Donoghue J, Fitoussi A et al (2001) Prospective evaluation of late cosmetic results following breast reconstruction. Plast Reconstr Surg 107:1710–1716
[7] Jones G (2007) The pedicled TRAM Flap in breast reconstruction. Clin Plast Surg 34:83–104
[8] Granzowa JW, Levineb JL, Chiub ES, Allen RJ (2006) Breast reconstruction with the deep inferior epigastric perforator flap: history and an update on current technique. J Plast Reconstr Aesthet Surg 59:571–579
[9] Caplin DA, Nathan CR, Couper SG (2000) Salvage of TRAM flaps with compromised venous outflow. Plast Reconstr Surg 106:400–401
[10] Olsson E, Höijer P (2005) Activated protein C resistance due to factor V Leiden, elevated coagulation factor VIII and postoperative deep vein thrombosis in late breast reconstruction with a free TRAM flap: a report of two cases. Br J Plast Surg 58:720–723
[11] Kroll SS, Gherardini G, Martin JE et al (1998) Flap necroses in free and pedicled TRAM flaps. Plast Reconstr Surg 102:1502–1507
[12] Garvey PB, Buchel EW et al (2006) DIEP and pedicled TRAMflaps: a comparison of outcomes. Plast Reconstr Surg 117:1711–1719
[13] Kroll SS (2000) Fat necrosis in free transverse rectus abdominis myocutaneous and deep inferior epigastric perforator flaps. Plast Reconstr Surg 106:576–583
[14] Bozikov K, Arnez T, Hertl K et al (2009) Fat necrosis in free DIEP flaps: incidence, risk, and predictor factors. Ann Plast Surg 63:138–142
[15] Petit JY, Rietgens M, Garusi C et al (2003) Abdominal complications with pedicled TRAM flap: is there still an indication for pedicled TRAM in the year 2003? Plast Reconstr Surg 112:1063–1065
[16] Ascherman JA, Seruya M et al (2008) Abdominal wall morbidity following unilateral and bilateral breast reconstruction with pedicled TRAM flaps: an outcome analysis of 117 consecutive patients. Plast Reconstr Surg 121:1–8
[17] Man LX, Selber JC, Serletti JM (2009) Abdominal wall following free TRAM or DIEP flap reconstruction: a meta-analysis and critical review. Plast Reconstr Surg 124:752–764
[18] Bhat W, Akhtar S, Akali A (2010) Pregnancy in the early stages following DIEP flap breast reconstruction: a review and case report. J Plast Reconstr Aesthet Surg 63:782–784
[19] Padubidri AN, Yetman R, Browne E et al (2001) Complications of postmastectomy breast reconstructions in smokers, ex-smokers, and nonsmokers. Plast Reconstr Surg 107:342–349
[20] Spear SL, Ducic I, Cuoco F, Taylor N (2007) Effect of obesity on flap and donor-site complications in pedicled TRAM flap breast reconstruction. Plast Reconstr Surg 119:788–795
[21] Wallace AM, Evans GRD, Goldberg DP et al (1996) Unexpected vascular compromise in transverse rectus abdominis musculocutaneous (TRAM) flap reconstruction. A report of two patients. Ann Plast Surg 36:246–250
[22] Codner MA, Bostwick J, Nahai F et al (1995) TRAM flap vascular delay for high risk breast reconstruction. Plast Reconstr Surg 96:1615–1622
[23] Taylor GI, Corlett RJ, Caddy CM, Zelt RG (1992) An anatomic review of the delay phenomenon: II. Clinical applications. Plast Reconstr Surg 89:408–417
[24] Holm C, Mayr M, Hofter E, Ninkovic M (2006) Perfusion zones of the DIEP flap revisited: a clinical study. Plast Reconstr Surg 117:37–43
[25] Taylor GI (1999) The delayed TRAM flap for breast reconstruction: why, when, and how? Operat Tech Plast Reconstr Surg 6:74–82
[26] O'Shaugnessy K, Mustoe T (2008) The surgical TRAM flap delay: reliability of zone III using a simplified technique under local anesthesia. Plast Reconstr Surg 122:1627–1633
[27] Spear SL, Wilson HB, Lockwood MD (2005) Fat injection to correct contour deformities in the reconstructed breast. Plast Reconstr Surg 116(5):1300–1305
[28] Restifo RJ, Ward BA, Scoutt LM, Brown JM, Taylor KJW (1997) Timing, magnitude, and utility of surgical delay in the TRAM flap: II. Clinical studies. Plast Reconstr Surg

99:1217–1223
[29] Restifo RJ, Ahmed SS, Rosser J et al (1998) TRAM flap perforator ligation and the delay phenomenon: development of an endoscopic/laparoscopic delay procedure. Plast Reconstr Surg 101:1503–1511
[30] Scheufler O, Andresen R, Kirsch A et al (2000) Clinical results of TRAM Flap delay by selective embolization of the deep inferior epigastric arteries. Plast Reconstr Surg 105:1320
[31] Skoll PJ (2000) TRAM delay by embolization of the deep inferior epigastric arteries. Plast Reconstr Surg 106:1660–1661

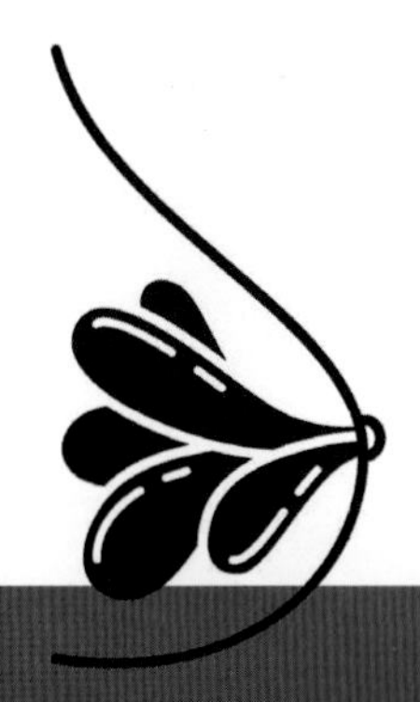

第六篇　乳房再造后的改善

Refinements After Breast Reconstruction

第53章 乳房再造瘢痕的治疗与处理

Treatment and Care of the Scars in Breast Reconstruction

Christina Garusi　Visnu Lohsiriwat　著
陈　琳　译　刘春军　校

一、概述

即刻乳房再造或肿瘤整形外科技术作为构成乳腺癌手术不可或缺的步骤，已得到广泛应用[1, 2]。对侧乳房因追求对称性或组织病理诊断亦可接受手术[3]。除了对瘢痕的一般考虑与处理外，乳腺癌手术相关瘢痕与瘢痕位置（乳房或供区自体组织）、瘢痕产生的时间（即刻再造或延期再造）、乳腺癌的辅助治疗（放疗或化疗）及肿瘤的预后尤为相关。在这一章，我们将讨论各种瘢痕的具体特点和问题。我们将根据手术的主要切口位置来对瘢痕进行分类。

二、位置

（一）乳房

因为对侧瘢痕可与患侧瘢痕归为相同形式的瘢痕，所以本部分乳房瘢痕分为患侧瘢痕与对侧瘢痕。切口通常可分为保乳术切口与乳腺全切切口。

1. 保乳术

(1) 不应用肿瘤整形外科技术：指的是一般肿瘤切除、肿物切除或广泛切除应用的切口。切口通常与原发肿瘤的位置和象限相对应。上覆的皮肤可能会被切除，也可能不会被切除，这取决于肿瘤到皮肤的距离和外科医生的技术。切口可为放射状、曲线状或环乳晕切口。切口的位置应遵从乳房美学单位[4]。

(2) 应用肿瘤整形外科技术：应用肿瘤整形外科技术的保乳术切口通常与乳房上提术或乳房缩小术切口相似，最常用的切口有乳晕周围切口、垂直切口和“倒 T”形切口。这些瘢痕的处理通常受放疗影响，而放疗通常为保乳术治疗的一部分。然而，放射可能对瘢痕的重塑和形成起到积极作用[5]。尽管肿瘤整形术会造成更多的瘢痕，但它能使患者获得更对称和更好的美学效果。此外，如果肿瘤整形术的切口设计得当，可以将其隐藏在不太显眼的区域。保乳术瘢痕需要特殊考虑的因素是瘢痕收缩，尤其当乳房组织本身发生收缩时，可能导致乳头移位，以及整个乳房外形不佳。

2. 乳腺全切术

(1) 保留皮肤的乳腺切除术（SSM）：保留皮肤的乳腺切除术（SSM）切口通常为椭圆形、球拍形或环乳晕切口。乳房的形状由扩张器假体或自身组织即刻再造形成。SSM 的手术瘢痕可在第二期行乳头 – 乳晕复合体（NAC）再造时进行修复。

(2) 保留乳头的乳腺切除术（NSM）：作者推荐的切口位置有外上放射状切口、外下放射状切口、乳晕上缘切口及乳晕旁切口[6]。无论何种切口，唯一要关注的是 NAC 的位置。放射状切口可使 NAC 位置向瘢痕收缩方向移动。

(3) 传统乳腺切除手术或延期愈合的乳腺切除手术后瘢痕：这类瘢痕的美学效果往往最差。瘢痕通常附着在胸壁上，缺乏邻近的健康皮肤和皮下组织，尤其是在外放射治疗后。

3. NAC 区域

我们应特别注意 NAC 区域的瘢痕因为它会影响再造的最终效果。这个区域的瘢痕可使圆盘形的乳晕和乳头突起变形。

（二）自体组织供区处瘢痕

这一章内容将涉及乳房以外其他部位瘢痕，这些部位通常为乳房再造术的供区部位。

1. 腹部皮瓣

这个部位的瘢痕通常在比基尼线以下，瘢痕相对较长，可能因为腹部局部隆起或较差的脐再造技术引起外形不佳。

2. 背阔肌肌皮瓣

即使背阔肌肌皮瓣瘢痕隐藏在背部，它仍可能引起肩部活动受限。如有可能，这个区域的切口瘢痕应尽量设计成水平位置，并隐藏在胸罩区域内[7]。

3. 其他

臀肌肌皮瓣和股薄肌肌皮瓣也可用于乳房再造。股薄肌肌皮瓣瘢痕位置较隐蔽，但是这个部位的瘢痕会导致阴唇和大腿上部畸形。臀肌肌皮瓣瘢痕并发症也可引起坐卧位姿势不适，切口应首先置于臀皱襞处。

三、瘢痕改善方法

（一）手术

手术治疗包括瘢痕修复、部分切除或广泛切除。有时瘢痕修复术可以与其他改良手术同时进行，如假体置换、NAC 再造或脂肪填充，也可以选择将手术与其他方法相结合，如皮质类固醇注射、硅酮敷贴或术后加压。

（二）皮质类固醇注射

皮质醇类固醇可在乳房和供区任何部位注射，治疗效果可观但需进行多次注射。如果注射过量，瘢痕可能会变成萎缩性瘢痕，并导致诸如毛细血管扩张或色素脱失困难等后遗症。这种方法的缺点包括类固醇的全身效应，尤其是月经和内分泌情况。局部类固醇乳膏有临床试验，但吸收有限，疗效比注射（图 53–1 至图 53–4）。

（三）硅酮敷贴

应用硅酮敷贴是一种简便易行的方法，受到部分患者的青睐，适用于乳房、腹部、背部等加压治疗困难的部位。然而，要达到这一目的需要

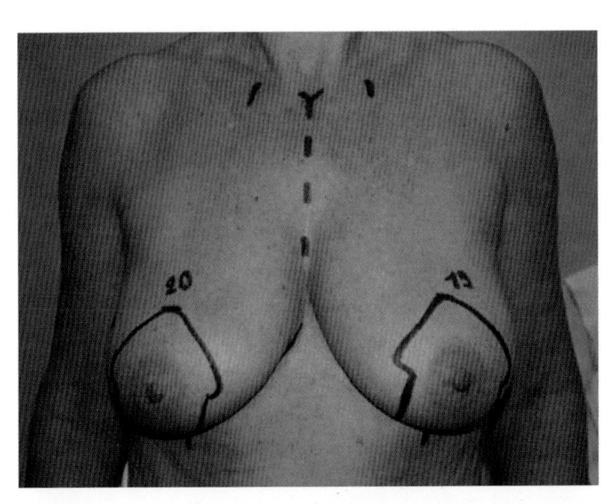

▲ 图 53–1 右下乳腺象限切除患者术前图，术中放疗（IORT）+ 双侧塑形

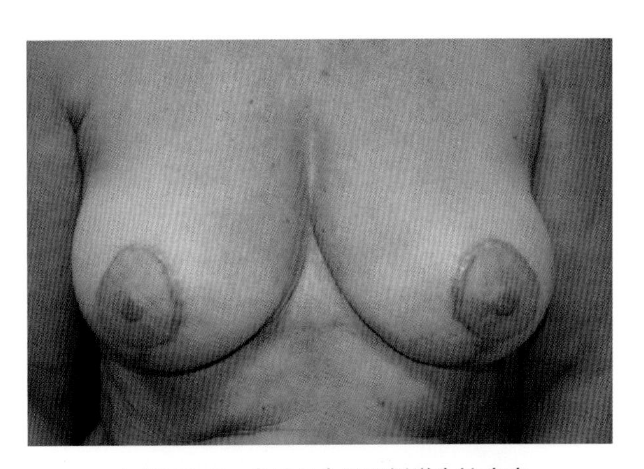

▲ 图 53–2 术后 7 个月双侧增生性瘢痕

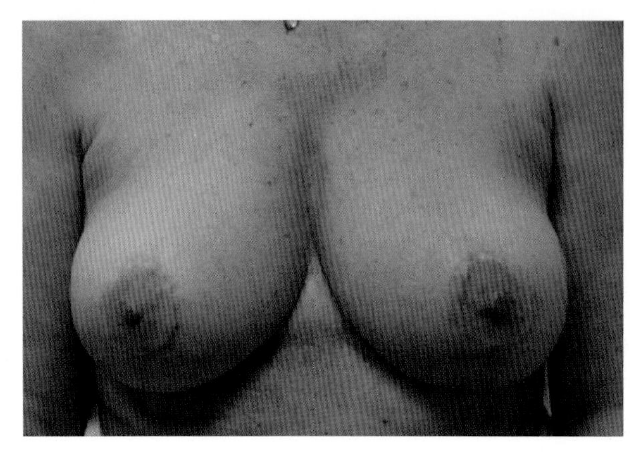

▲ 图 53-3　术后2年可的松瘢痕内注射3个疗程后

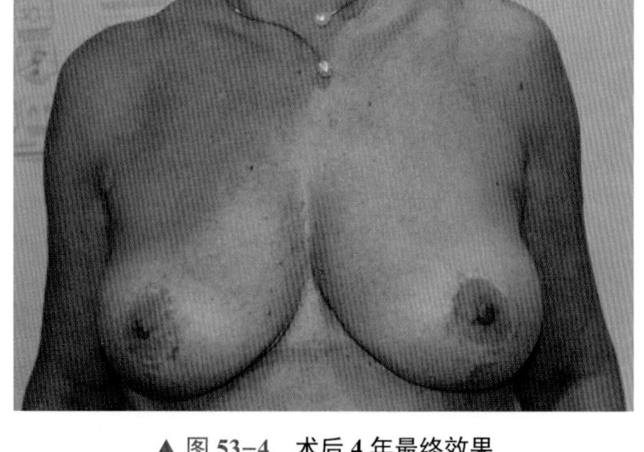

▲ 图 53-4　术后4年最终效果

很长时间，而且大多是为了防止瘢痕的产生，所以可能不能满足所有患者的期望。有一些试验比较了各种类型的硅酮片的配方和硅油凝胶的配方，但这些试验的证据有限且太弱，无法得出结论。

（四）加压治疗

加压治疗用于瘢痕已长达数十年。然而，其局限性之一是如何在治疗部位保持恒定的最佳压力。对于烧伤和瘢痕挛缩的患者，压力衣或医用弹力衣是最好的选择，但对于乳腺癌手术瘢痕患者则很少推荐。

（五）其他技术

瘢痕的治疗和预防还有其他数种方法，如放射治疗、激光治疗、冷冻治疗、5-氟尿嘧啶注射、抗肿瘤药、免疫抑制药[8, 9]。然而，由于对机器或仪器的需求、干扰癌症辅助治疗的可能性以及外科医生的偏好，后面所述的方法在本机构应用较少。

四、IEO的经验

增生性瘢痕手术治疗后，可根据两种不同的技术进行浅层放射放疗。

共有51例乳腺瘢痕患者被纳入数据库，在第一阶段，31例患者使用了LDR（患者隔离）治疗，而最近一组20例患者接受了HRD治疗（基于DH基础，不进行隔离）。

复发为8例（15.7%），58%的病例整体美学效果良好（图53-5和图53-6）。

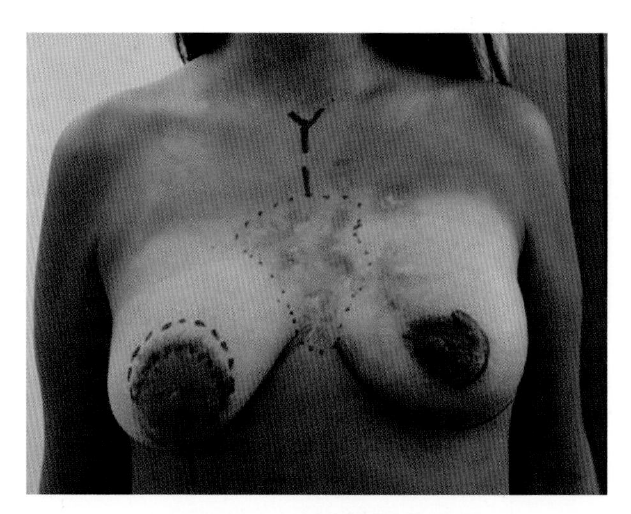

▲ 图 53-5　双侧瘢痕疙瘩术前

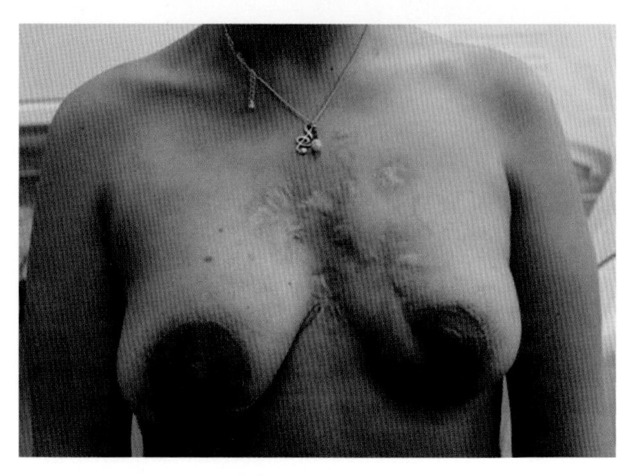

▲ 图 53-6　瘢痕修复及浅层放射治疗后3个月

五、结论与未来趋势

综上所述，瘢痕的治疗和预防可以采用单一或联合的多种方法。在选择切口之前，应事先计划好瘢痕形成的位置和风险。在进行瘢痕治疗时，必须考虑癌症生物学和与乳腺癌治疗相关的术后辅助治疗。在未来，基因治疗和组织工程可能会在原发性瘢痕的管理、治疗和预防中发挥作用，将使临床医生和患者获得最大的满意度。

参考文献

[1] Petit JY, Gentilini O, Rotmensz N, Rey P, Rietjens M, Garusi C et al (2008) Oncological results of immediate breast reconstruction: long term follow-up of a large series at a single institution. Breast Cancer Res Treat 112(3):545–549
[2] Petit JY, De Lorenzi F, Rietjens M, Intra M, Martella S, Garusi C et al (2007) Technical tricks to improve the cosmetic results of breast-conserving treatment. Breast 16(1):13–16
[3] Petit JY, Rietjens M, Contesso G, Bertin F, Gilles R (1997) Contralateral mastoplasty for breast reconstruction: a good opportunity for glandular exploration and occult carcinomas diagnosis. Ann Surg Oncol 4(6):511–515
[4] Pulzl P, Schoeller T, Wechselberger G (2006) Respecting the aesthetic unit in autologous breast reconstruction improves the outcome. Plast Reconstr Surg 117(6):1685–1691 discussion 92–93
[5] Olascoaga A, Vilar-Compte D, Poitevin-Chacon A, Contreras-Ruiz J (2008) Wound healing in radiated skin: pathophysiology and treatment options. Int Wound J 5(2):246–257
[6] Petit JY, Veronesi U, Lohsiriwat V, Rey P, Curigliano G, Martella S et al (2011) Nipple-sparing mastectomy—is it worth the risk? Nat Rev Clin Oncol 8(12):742–747
[7] Garusi C, Lohsiriwat V, Brenelli F, Galimberti VE, De Lorenzi F, Rietjens M et al (2011) The value of latissimus dorsi flap with implant reconstruction for total mastectomy after conservative breast cancer surgery recurrence. Breast 20(2):141–144
[8] Ogawa R (2010) The most current algorithms for the treatment and prevention of hypertrophic scars and keloids. Plast Reconstr Surg 125(2):557–568
[9] Mustoe TA, Cooter RD, Gold MH, Hobbs FD, Ramelet AA, Shakespeare PG et al (2002) International clinical recommendations on scar management. Plast Reconstr Surg 110(2):560–571

建议阅读

[1] Araco A, Gravante G, Araco F, Delogu D, Cervelli V, Walgenback K (2007) A retrospective analysis of 3000 primary aesthetic breast augmentation: postoperative complications and associated factors. Aesthetic Plast Surg 31:532–539
[2] Chun JK, Schulman MR (2007) The infected breast prosthesis after mastectomy reconstruction: successful salvage of nine implants in eight consecutive patients. Plast Reconstr Surg 120:581–589
[3] Gatti GL, Lazzeri D, Stabile M, Romeo G, Massei A (2010) Salvage of an infected and exposed breast device with implant retention and delayed exchange. Plast Reconstr Surg 125(1):19e–20e
[4] Handel N, Jensen JJ, Black Q, Waisman JR, Silverstein MJ (1995) The fate of breast implant: a critical analysis of complications and outcomes. Plast Reconstr Surg 96:1521–1533
[5] Spear SL, Howard MA, Boehmler JH, Ducic I, Low M, Abruzzese MR (2004) The infected or exposed breast implant: management and treatment strategies. Plast Reconstr Surg 113:1634–1644
[6] Yii NW, Khoo CT (2003) Salvage of infected expander prostheses in breast reconstruction. Plast Reconstr Surg 111:1087–1092

第54章 乳房再造中的脂肪移植❶

Fat Grafting in Breast Reconstruction

Mario Rietjens　Visnu Lohsiriwat　Cicero Urban　Andrea Manconi　著

陈　琳　译　刘春军　校

一、概述

脂肪填充是一种应用自体组织的乳房再造技术，它也被称为"脂肪移植""脂肪注射"等。该手术包括两个主要步骤，即吸脂及将患者自身脂肪组织和其他组织进行注射，这个过程可以采用或不采用特定的脂肪注射前准备过程，它被认为是一种微创手术，可以在局部或全身麻醉下有效地进行。

这项技术最初用于美容和瘢痕矫正，尤其是面部和手部[1-6]。最近，它也被广泛应用于乳房手术，如小乳症、隆乳后畸形、管状乳、Poland综合征、肿块切除术后畸形、手术后畸形、保乳术治疗或假体和（或）皮瓣再造造成的缺陷、放疗后受损组织、乳头再造术等[7]。

尽管与乳腺癌治疗后的乳房再造相关的适应证多种多样，但在不同的国家，实施脂肪填充手术的策略各不相同，没有国际共识[8]。到目前为止，文献只提供了专家经验和临床序列研究的证据，试图证明脂肪填充对乳腺癌患者的肿瘤安全性和有效性[9-12]。因此，本章将介绍这一程序的技术、适应证和限制。

二、吸脂组织的生物学特性

当吸脂所得组织被注射到乳房中时，它不仅仅是一个物理填充物或骨架，而是含有大量能够存活和发挥功能的细胞。在吸脂标本中可以发现存活和死亡的脂肪细胞、脂肪源性基质细胞（ASC）、血管内皮细胞、成纤维细胞、造血细胞、血细胞和其他细胞[13, 14]。米兰欧洲肿瘤研究所的实验室研究也发现脂肪组织是血管祖细胞非常丰富的储存库。目前的文献提供了移植脂肪组织的内分泌、旁分泌和自分泌活动的数据。值得注意的是，在未来的医学生物工程中，干细胞培养和扩增可能会改变脂肪注射组织的成分和生物学特性。本书中有一章将专门介绍干细胞生物学特性。

三、脂肪移植与肿瘤学担忧

当脂肪填充用于瘢痕矫正和美学适应证时，很少有癌症风险或癌症发生率的问题。然而，当对乳腺癌患者进行脂肪填充时，对肿瘤安全性的关注变得尤为重要。从理论上讲，"肿瘤－基质相互作用"可以通过"给"肿瘤床中休眠的乳腺癌

---

❶ 第54章配有视频，可自行登录 https://doi.org/10.1007/978-3-319-62927-8_54 在线观看。

细胞“提供燃料”来诱导癌症复发。米兰欧洲肿瘤研究所先前的实验结果也表明，从吸脂标本中纯化的祖细胞可以刺激血管生成、细胞生长和转移。尚无体内实验研究证实脂肪移植对人乳腺癌细胞的影响 [10]。

我们的临床经验 [8, 9, 11, 12] 证明了接受脂肪填充治疗的浸润性乳腺癌患者的局部复发风险没有增加。然而，我们建议对这一特定的人群（特别是原位癌患者），应进行密切的肿瘤随访。随访中如发现异常临床或影像学征象，应及时进行病理检查。到目前为止，我们建议进行脂肪填充的外科医生进行完整的术前肿瘤检查，并建立脂肪移植患者的数据库登记。在库里蒂巴，在我们的格雷斯夫人医院乳腺科，我们例行地在所有患者进行脂肪填充前进行核磁共振成像检查，本书中有专门的章节对其进行描述。

四、手术技术

（一）供区部位

根据患者的临床情况和风险，可以进行全身麻醉或局部麻醉。局部麻醉是我们的首选，而全身麻醉则推荐在大量脂肪组织或联合多个手术的情况使选用。首选的供区是腹部和侧腹部、大腿外侧、臀部、大腿内侧和膝部。供区部位的选择是基于该部位多余的脂肪组织，且去除一定量的脂肪后不会影响该部位的美观。供区部位用 Klein 溶液浸润麻醉，Klein 溶液由 1ml 肾上腺素稀释在 500ml 的 0.001% 乳酸林格液中。如果需要进行局部麻醉下的脂肪填充，则在溶液中添加 2% 的甲哌卡因（图 54–1）。

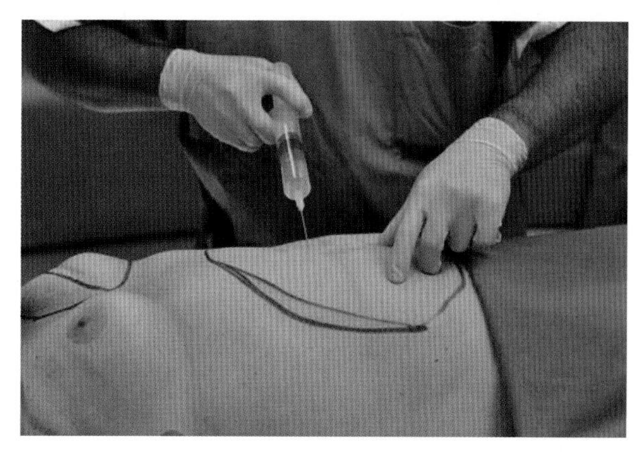

▲ 图 54–1　Klein 溶液浸润供区

注射的溶液量是预先估计脂肪组织需要量的 2 倍。脂肪采集和“脂肪填充”的整个过程都是根据 Coleman 的技术 [15] 进行的。注射稀释后的溶液后，通过小切口插入一个直径为 3mm 的双孔 Coleman 吸脂针，后端连接到 10ml Luer 锁式注射器上。通过轻微的负压和吸脂针对组织的刮除作用相结合，可以获得脂肪 [2]（图 54–2）。不同机型或手动注射器吸脂、不同大小和数量的插管孔并不能影响脂肪细胞的存活。然而，“无创”钝头吸脂针比锐头吸脂针更为可取 [16–19]。其他吸脂技术，如 body-jet 水动力辅助吸脂系统 [20]、Cytori Therapeutics 的 Celution 系统 [21] 和 Adivve Lipokit 系统，也被许多公司提供。关于开放系统技术和封闭系统技术之间各组的脂肪细胞存活率和临床结果的差异还没有明确的结论。吸脂术结束后，用可吸收的细材料缝合吸脂针的入口，并应用压力敷料包扎。

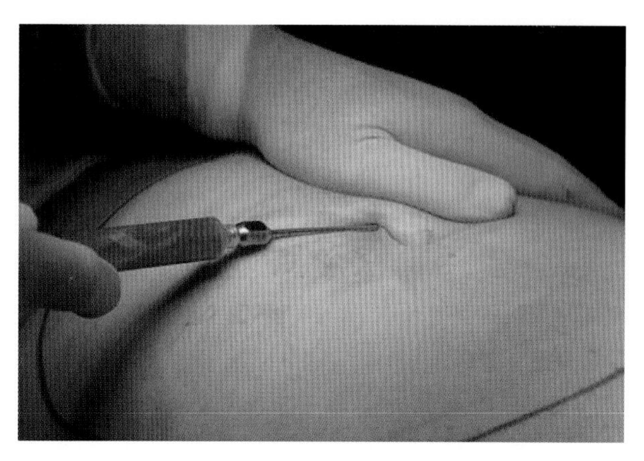

▲ 图 54–2　使用 Coleman 吸脂针收集脂肪组织

（二）脂肪处理技术

在移植前有不同的方法来处理和纯化脂肪。选择取决于几个因素，如外科医生的偏好、成本、高浓度的脂肪细胞源性干细胞、体积需求和注射情况。可以使用以下不同的技术。

(1) 无处理：这种非接触技术允许外科医生在没有任何处理的情况下将吸脂脂肪注射到受区

部位[22]。其优点是，与其他技术相比，组织保持在封闭系统中，操作时间更短。然而，它只适用于对小体积的需求进行脂肪注射，如几立方厘米，以再造乳头突度或小的线性瘢痕矫正。缺点是钙化和囊肿形成的风险增加，因为油脂没有被去除。

(2) 机械制备（离心、倾析或洗涤技术）：该技术的目的是去除脂肪细胞及其衍生细胞中的细胞碎片、血清、肿胀液和油性成分。离心分离是作者目前使用的技术[11, 12]。在我们的设置中，脂肪以3000r/min的速度离心3min，直到油和液体成分从脂肪组织中分离出来（图54-3）。离心的速度和持续时间对脂肪细胞的存活没有影响，但是更高的离心力似乎比较低的离心力更能清除油脂和细胞碎片，正如一些作者所证明的[23]。其他作者更倾向于降低速度和持续时间来避免脂肪细胞损伤[24]（图54-4和图54-5）。去除顶部（油）层和底部（液体）层后，包含脂肪细胞、内皮细胞和间充质干细胞的中间（细胞）层立即转移到1ml注射器中，用于注射[11, 12, 25]。

(3) 其他制备方法（酶制备和生物制备）：一些科学家试图用β成纤维细胞生长因子提高脂肪移植的存活率[26]。一些外科医生把吸脂标本分成两半，分别准备好，然后再把它们放在一起进行脂肪注射。这种技术的一个例子称为细胞辅助脂肪转移（CAL）。这一过程在脂肪注射前增加脂肪源性基质细胞（ASC）[27, 28]。Cytori Therapeutics公司的Celution系统还通过分离吸脂标本的两个相等部分来制备脂肪，然后再将它们混合在一起[21]。

（三）受区部位

受区部位的准备工作包括术前标记和估计脂肪注射所需面积。如果手术是在局部麻醉下进行的，在注射纯化脂肪之前，应在缺损周围行局部麻醉。制备好的细胞成分然后通过钝的Coleman注脂针注入缺损区域。采用薄层、多隧道、扇形或圆柱形技术进行反注入（图54-6）。应避免将脂肪过量注射，这可能导致脂肪坏死和移植物损失。我们根据组织质量、缺损的形状和大小来判断每个病例需要移植的脂肪量。如果解剖部位允许，我们尽量避免乳腺内注射。如遇到手术或辐照瘢痕组织造成的紧密纤维化，则应插入一根锋利的针头，以打破纤维化瘢痕，并为脂肪注射创造空间（图54-7）。一般来说，根据再造适应证和受区组织质量，我们会将体积不足的过矫正30%～40%。注射结束后，以常规方式缝合注射入口部位。

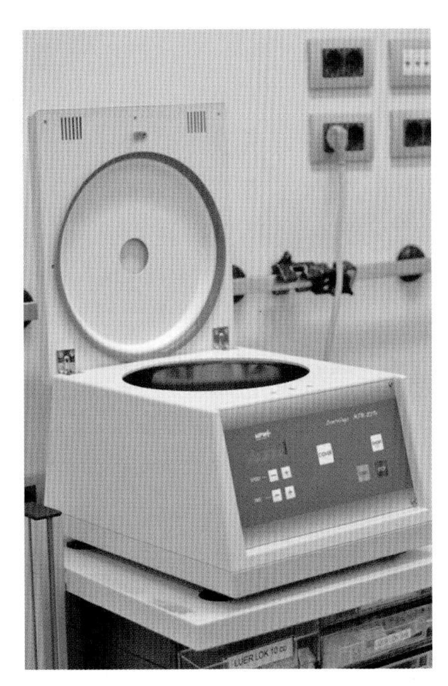

▲ 图 54-3　医用脂肪离心机

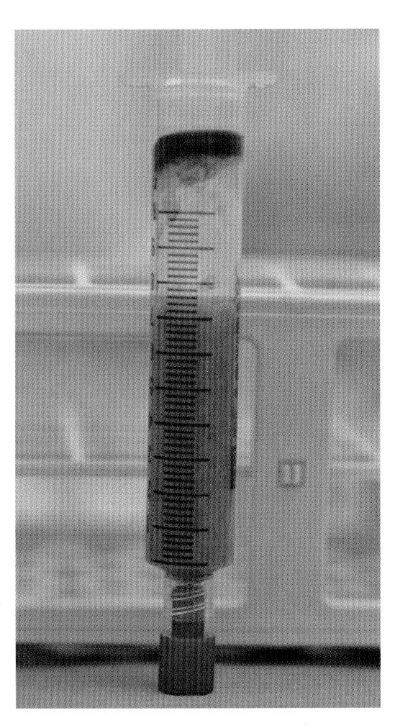

▲ 图 54-4　离心前脂肪

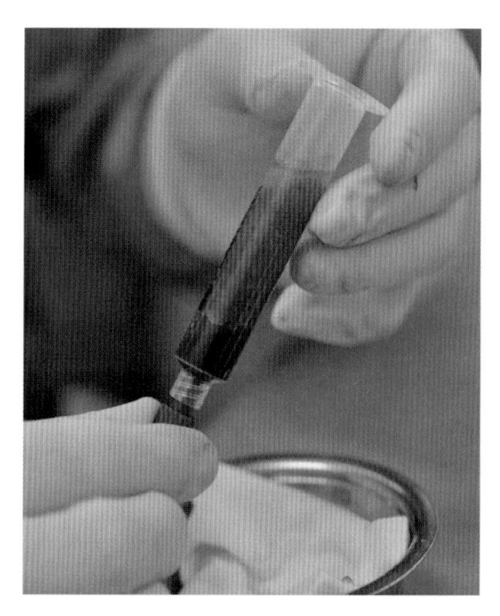

▲ 图 54-5 离心后脂肪

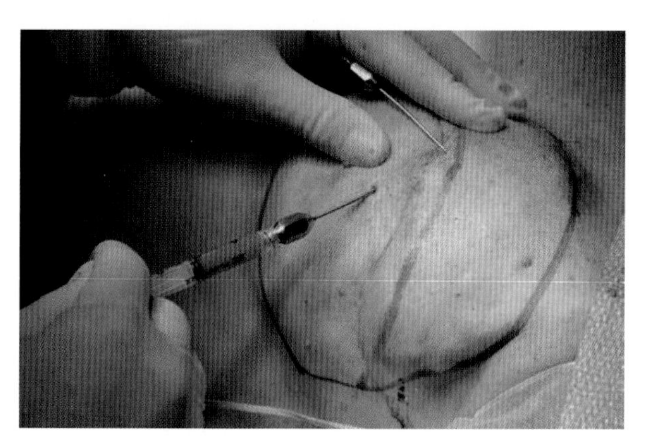

▲ 图 54-6 受区脂肪注射

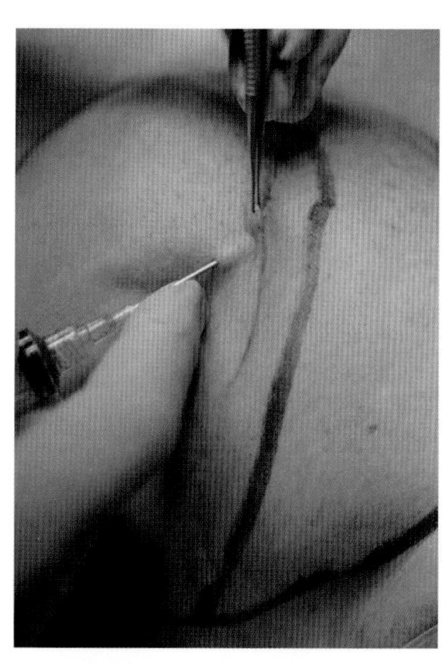

▲ 图 54-7 锐针松解纤维瘢痕

一些作者建议在供区部位使用一个外部负压吸引器来产生皮下组织扩张，使受区可注射更大体积的脂肪。这种机器（Brava 系统）舒适感较差，需要在手术前、后 1 个月的夜间使用[29]。

五、适应证

（一）保乳术后缺损

BCT 患者通常接受常规放疗，因此难以选择再造手术。然而，脂肪填充提供了一种简单可靠的方法，不会增加 BCT 患者的并发症发生率。

- BCT 术后即刻再造：脂肪填充可作为重塑乳房外形的唯一方法或与其他肿瘤整形术联合的方法。特别适用于小乳房和上方象限肿瘤切除。象限切除术后，缝拢腺体修复缺损，缝合造成的缺损可以通过皮下脂肪移植修复[30]。建议在腔隙周围进行注射，避免腔内注射。
- BCT 术后延期再造：这是脂肪填充的主要适应证之一。它可以纠正放疗损伤后缺陷，提高皮肤质量。根据缺陷尺寸，可进行一次或多次手术进行矫正。单侧手术可在局部麻醉下进行，在需要对侧手术的情况下，如乳房缩小术时，需在全麻下进行（图 54-8 和图 54-9）。

（二）乳腺切除术后缺损

脂肪填充是乳腺切除术后乳房再造的主要技术之一，在以下情况下可以使用。

- 即刻乳房再造：由于缺乏脂肪植入手术平面，脂肪填充在即刻再造中非常困难。在小乳房和侧腹部脂肪堆积的特殊情况下，可以在乳房切除术的同时植入假体。完全扩张后，再造步骤从扩张器放水和脂肪移植开始，脂肪移植量是扩张器放水量的 2 倍。2～3 次脂肪移植手术后，可以取出扩张器，再造乳头－乳晕复合体，以达到无须假体的最终效果（图 54-10 至图 54-12）。
- 使用脂肪填充作为主要再造手段的延期乳房再造：这在一些中心仍处于初步探索阶段，

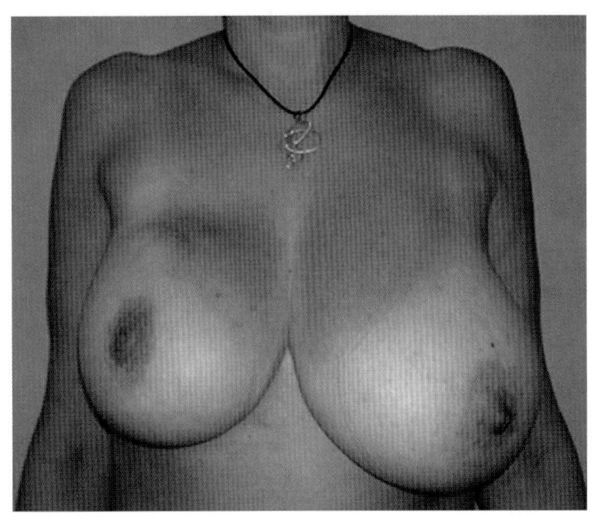

▲ 图 54-8　右乳保乳术及放疗后双侧乳房明显不对称

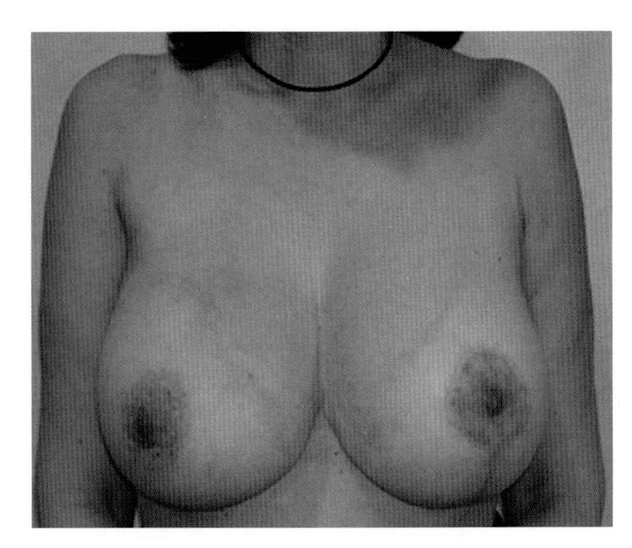

▲ 图 54-9　右乳 250ml 脂肪移植及左乳缩小术后

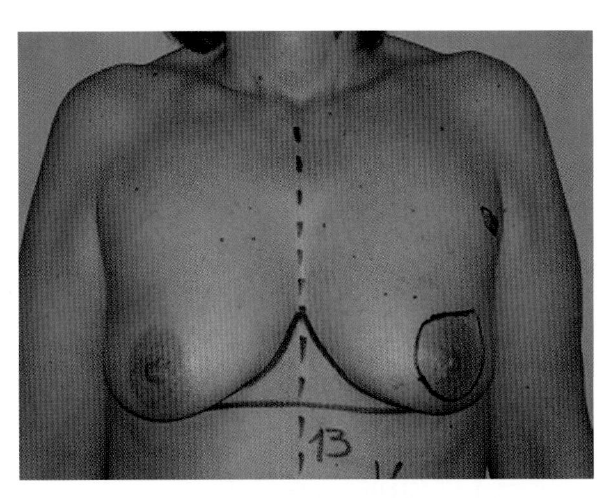

▲ 图 54-10　乳腺切除术及即刻扩张器置入乳房再造术前

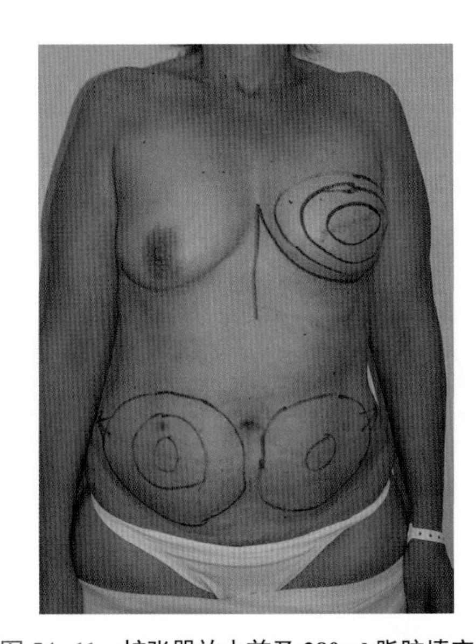

▲ 图 54-11　扩张器放水前及 280ml 脂肪填充术前

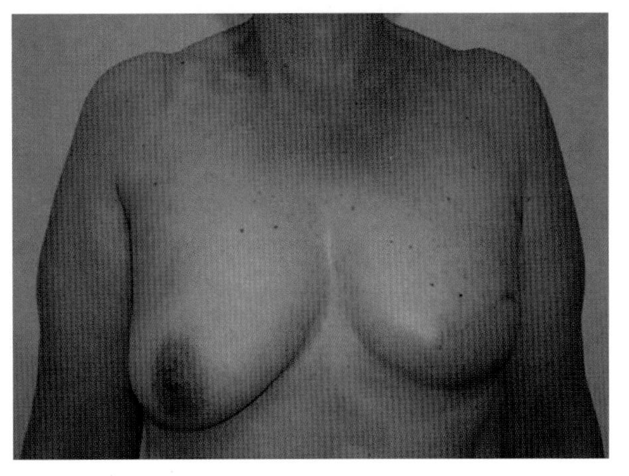

▲ 图 54-12　扩张器取出及第二期 250ml 脂肪移植术后，体内无假体

通常使用预扩张或负压装置辅助进行[29, 31-33]。这使自体脂肪组织延期全乳房再造成为可能。然而，这个过程很少能一期完成。也很难获得良好充足的皮肤量、清晰的乳房下皱襞及乳房突起。

- 假体或自体皮瓣乳房再造后缺陷再次手术矫正：脂肪填充可用于矫正解剖型假体植入后后乳房上极饱满度缺陷，也可用于矫正下极丰满度（图 54-13 和图 54-14）。它也可用于自体皮瓣再造术后的继发性缺损[34]。当自体皮瓣再造出现早期或延期性并发症时，如部分皮瓣坏死或延期性皮瓣萎缩，特

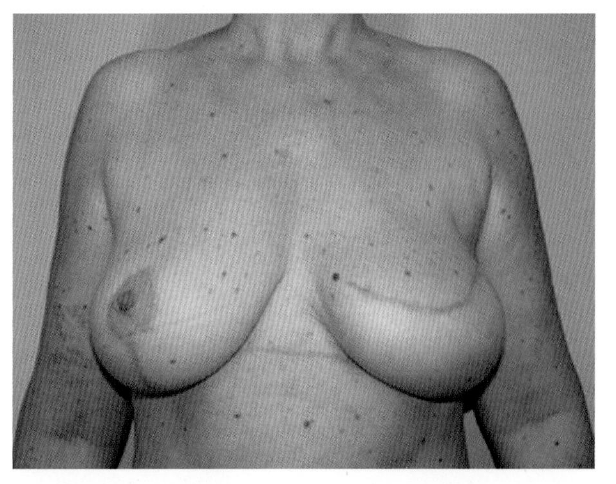

▲ 图 54-13　左乳解剖型假体植入乳房再造术后上极饱满度

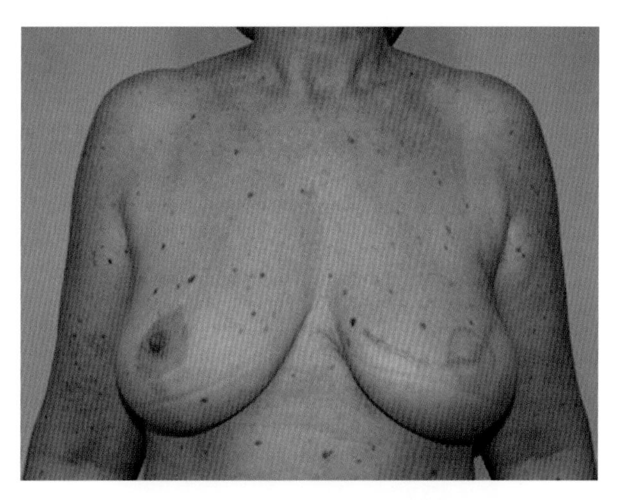

▲ 图 54-14　左乳上极 80ml 脂肪填充术后

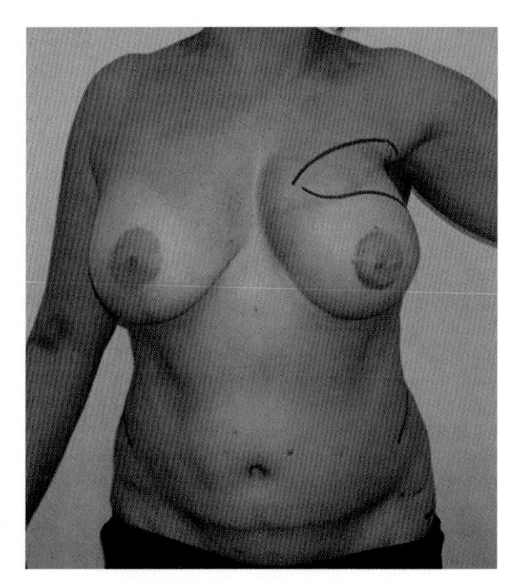

▲ 图 54-15　单蒂 TRAM 皮瓣延期乳房再造术后外上方缺损

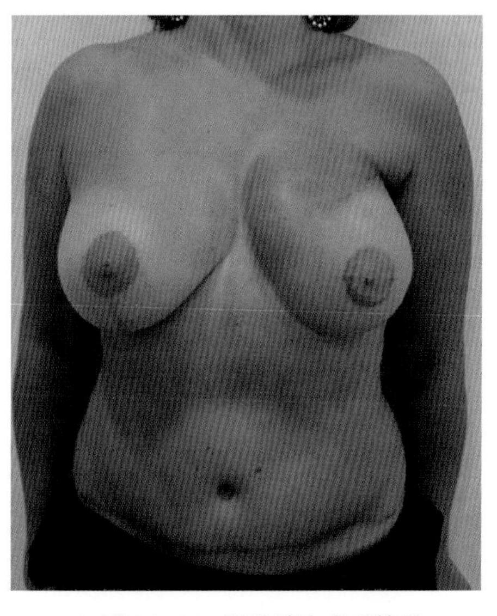

▲ 图 54-16　脂肪填充术后效果

别是对于扩大的背阔肌肌皮瓣再造，脂肪填充可弥补容量不足而不需要皮瓣或显微血管吻合手术（图 54-15 至图 54-18）。

（三）不常见的适应证

- 波纹矫正：矫正假体再造后的可见波纹（图 54-19 和图 54-20）。
- 包膜挛缩：假体周围，特别是包膜周围脂肪移植可以通过增加包膜周围厚度来纠正可见的波纹状外观。此外，脂肪注射的细胞成分中 ASC 的作用可能导致挛缩的包膜中细胞结构的生物组织重构（图 54-21 和图 54-22）。
- 非特异性疼痛治疗：对于这种作用机制仍然没有明确的解释。脂肪组织是多种祖细胞、内皮细胞和间充质干细胞的丰富来源。其中一些具有血管生成潜能，可以解决非特异性疼痛通路。
- 改善放疗后局部组织损伤（如放疗后溃疡）：脂肪填充组织中的细胞成分具有

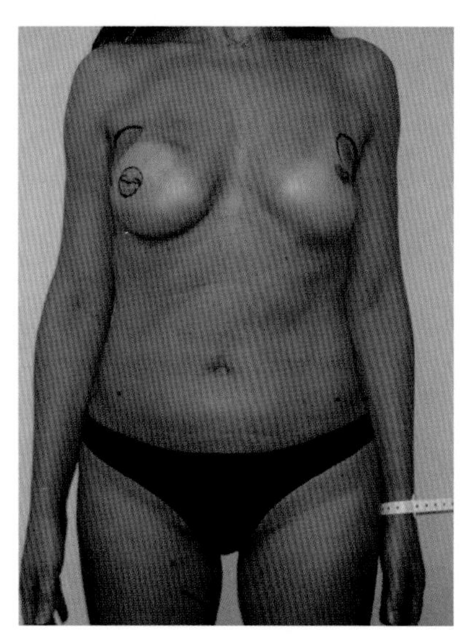

▲ 图 54-17　右乳背阔肌肌皮瓣加假体植入乳房再造，左乳预防性切除假体植入再造术后 **6** 个月，大腿内侧吸脂，乳房外上方脂肪填充术前

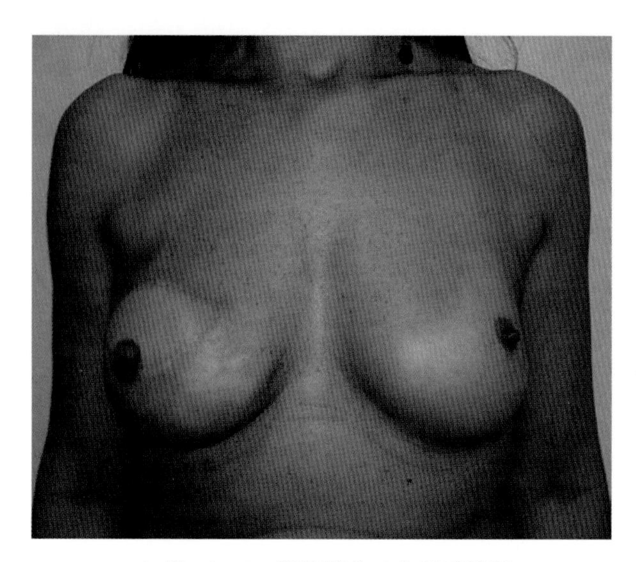

▲ 图 54-18　脂肪填充 **6** 个月后效果

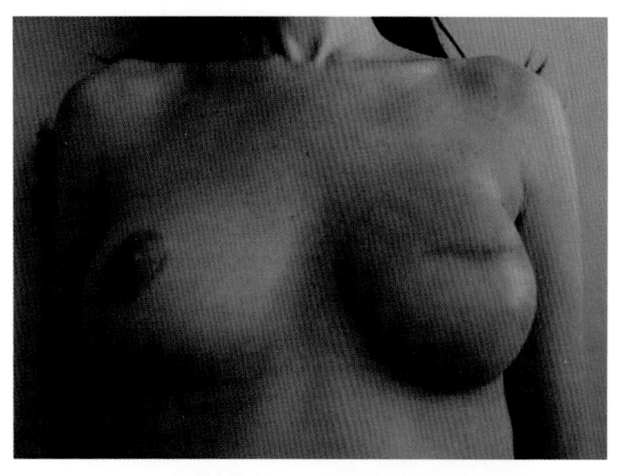

▲ 图 54-19　左乳假体植入即刻乳房再造术后乳房上极波纹

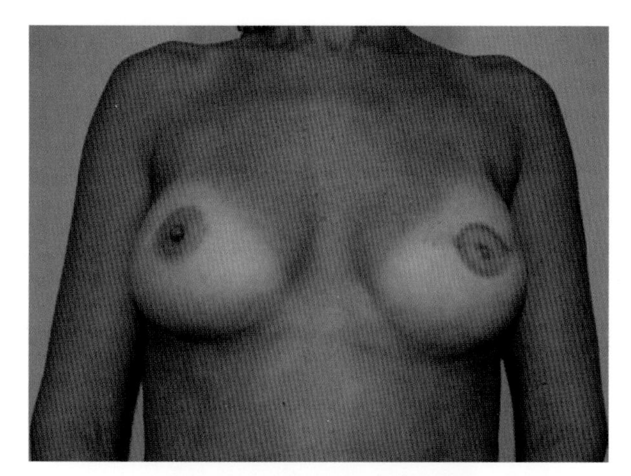

▲ 图 54-20　左乳上极 **50ml** 脂肪注射术后 **6** 个月效果

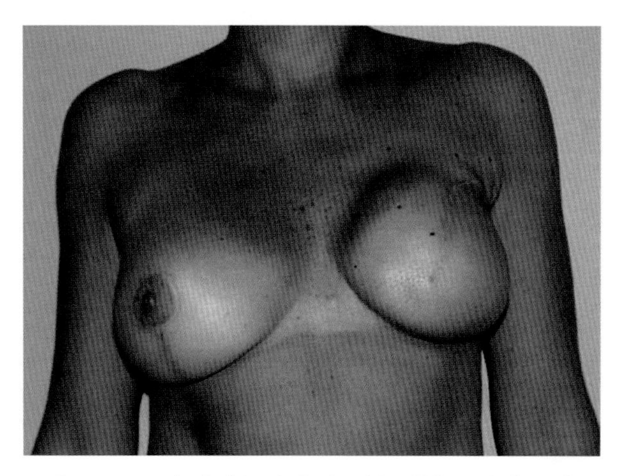

▲ 图 54-21　左乳腺切除术后即刻假体植入乳房再造术后包膜挛缩，**Baker** Ⅳ级，假体轮廓清晰

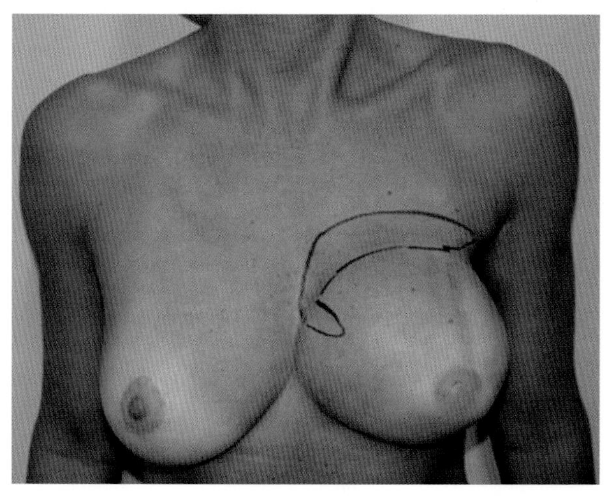

▲ 图 54-22　乳房脂肪填充 **4** 次后效果

血管生成潜能，能够生成新的细胞基质，对慢性创面愈合过程和放疗后组织有益处。

- 矫正对侧对称性：脂肪填充术也可用于对侧，可在肿瘤手术后即刻或延期再造时建立对称性。

六、并发症和后遗症

（一）早期并发症

早期并发症包括血清肿、血肿、蜂窝织炎、脓肿和脂肪坏死。在米兰欧洲肿瘤研究所之前发表的数据中，我们报道了 2.8%～3.6% 的并发症发生率[11, 12]。肿瘤切除的类型、再造的类型和放疗的类型不影响早期并发症的发生。

（二）晚期并发症

晚期并发症包括脂肪吸收、瘢痕收缩和供区畸形。通过选择合适的供体部位，获得最佳的吸脂量，避免过浅的吸脂平面，可以避免供体部位畸形。脂肪吸收是脂肪注射后的一个必然发生的现象，估计在第一年会达到 30%～60%[35]。然而，在 6 个月时可以得到稳定的结果。脂肪吸收也取决于注射技术、供区组织条件、注射量和脂肪制备方法。我们更推荐进行多次的脂肪填充，以防避免过多的脂肪体积损失。

七、结论

许多外科医生对脂肪填充非常关注，希望提高乳腺癌治疗后的美容效果。脂肪填充并发症发生率很低，有许多临床研究证明了它的安全性[36]。尤其是在组织工程时代，脂肪组织正被世界上许多科学家和公司所试验和利用。一些新产品和机器需要批准和良好的临床研究，才能在外科实践中使用。

参考文献

[1] Vallejo A, Urban C, Zucca-Matthes G, Rietjens M (2013) Is there enough evidence to use lipofilling in breast cancer reconstruction? Plast Reconstr Surg 132(4):447–454
[2] Coleman SR (2002) Hand rejuvenation with structural fat grafting. Plast Reconstr Surg 110(7):1731–1744 discussion 45–47
[3] Coleman SR (2006) Facial augmentation with structural fat grafting. Clin Plast Surg 33(4):567–577
[4] von Heimburg D, Pallua N (2001) Two-year histological outcome of facial lipofilling. Ann Plast Surg 46(6):644–646
[5] Andre P (2002) Facial lipoatrophy secondary to a new synthetic filler device (Profill) treated by lipofilling. J Cosmet Dermatol 1(2):59–61
[6] Bertossi D, Zancanaro C, Trevisiol L, Albanese M, Ferrari F, Nocini PF (2003) Lipofilling of the lips: ultrastructural evaluation by transmission electron microscopy of injected adipose tissue. Arch Facial Plast Surg 5(5):392–398
[7] Gutowski KA (2009) Current applications and safety of autologous fat grafts: a report of the ASPS fat graft task force. Plast Reconstr Surg 124(1):272–280
[8] Petit JY, Clough K, Sarfati I, Lohsiriwat V, de Lorenzi F, Rietjens M (2010) Lipofilling in breast cancer patients: from surgical technique to oncologic point of view. Plast Reconstr Surg 126(5):262e–263e
[9] Petit JY, Botteri E, Lohsiriwat V, Rietjens M, De Lorenzi F, Garusi C et al (2012) Locoregional recurrence risk after lipofilling in breast cancer patients. Ann Oncol 23(3):582–588
[10] Lohsiriwat V, Curigliano G, Rietjens M, Goldhirsch A, Petit JY (2011) Autologous fat transplantation in patients with breast cancer: "silencing" or "fueling" cancer recurrence? Breast 20(4):351–357
[11] Petit JY, Lohsiriwat V, Clough KB, Sarfati I, Ihrai T, Rietjens M et al (2011) The oncologic outcome and immediate surgical complications of lipofilling in breast cancer patients: a multicenter study-milan-paris-lyon experience of 646 lipofilling procedures. Plast Reconstr Surg 128(2):341–346
[12] Rietjens M, De Lorenzi F, Rossetto F, Brenelli F, Manconi A, Martella S et al (2011) Safety of fat grafting in secondary breast reconstruction after cancer. J Plast Reconstr Aesthet Surg 64(4):477–483
[13] Eto H, Suga H, Matsumoto D, Inoue K, Aoi N, Kato H et al (2009) Characterization of structure and cellular components of aspirated and excised adipose tissue. Plast Reconstr Surg 124(4):1087–1097
[14] Suga H, Matsumoto D, Inoue K, Shigeura T, Eto H, Aoi N et al (2008) Numerical measurement of viable and nonviable adipocytes and other cellular components in aspirated fat tissue. Plast Reconstr Surg 122(1):103–114
[15] Coleman SR (1995) Long-term survival of fat transplants: controlled demonstrations. Aesthet Plast Surg 19(5):421–425
[16] Sommer B, Sattler G (2000) Current concepts of fat graft survival: histology of aspirated adipose tissue and review of the literature. Dermatol Surg 26(12):1159–1166
[17] Kaufman MR, Miller TA, Huang C, Roostaeian J, Wasson KL, Ashley RK et al (2007) Autologous fat transfer for facial recontouring: is there science behind the art? Plast Reconstr Surg 119(7):2287–2296

[18] Gonzalez AM, Lobocki C, Kelly CP, Jackson IT (2007) An alternative method for harvest and processing fat grafts: an in vitro study of cell viability and survival. Plast Reconstr Surg 120(1):285–294
[19] Erdim M, Tezel E, Numanoglu A, Sav A (2009) The effects of the size of liposuction cannula on adipocyte survival and the optimum temperature for fat graft storage: an experimental study. J Plast Reconstr Aesthet Surg 62(9):1210–1214
[20] Sasaki GH (2011) Water-assisted liposuction for body contouring and lipoharvesting: safety and efficacy in 41 consecutive patients. Aesthet Surg J 31(1):76–88
[21] Fraser JK, Zhu M, Wulur I, Alfonso Z (2008) Adipose-derived stem cells. Methods Mol Biol 449:59–67
[22] Karacalar A, Orak I, Kaplan S, Yildirim S (2004) No-touch technique for autologous fat harvesting. Aesthet Plast Surg 28(3):158–164
[23] Pulsfort AK, Wolter TP, Pallua N (2011) The effect of centrifugal forces on viability of adipocytes in centrifuged lipoaspirates. Ann Plast Surg 66(3):292–295
[24] Kim IH, Yang JD, Lee DG, Chung HY, Cho BC (2009) Evaluation of centrifugation technique and effect of epinephrine on fat cell viability in autologous fat injection. Aesthet Surg J 29(1):35–39
[25] Conde-Green A, Baptista LS, de Amorin NF, de Oliveira ED, da Silva KR, Pedrosa Cda S et al (2010) Effects of centrifugation on cell composition and viability of aspirated adipose tissue processed for transplantation. Aesthet Surg J 30(2):249–255
[26] Hong SJ, Lee JH, Hong SM, Park CH (2010) Enhancing the viability of fat grafts using new transfer medium containing insulin and beta-fibroblast growth factor in autologous fat transplantation. J Plast Reconstr Aesthet Surg 63(7):1202–1208
[27] Yoshimura K, Sato K, Aoi N, Kurita M, Hirohi T, Harii K (2008) Cell-assisted lipotransfer for cosmetic breast augmentation: supportive use of adipose-derived stem/stromal cells. Aesthet Plast Surg 32(1):48–55 discussion 6–7
[28] Matsumoto D, Sato K, Gonda K, Takaki Y, Shigeura T, Sato T et al (2006) Cell-assisted lipotransfer: supportive use of human adiposederived cells for soft tissue augmentation with lipoinjection. Tissue Eng 12(12):3375–3382
[29] Babovic S (2010) Complete breast reconstruction with autologous fat graft—a case report. J Plast Reconstr Aesthet Surg 63(7):e561–e563
[30] Biazus JV, Falcão CC, Parizotto AC, Stumpf CC, Cavalheiro JAC, Schuh F, Cericatto R, Zucatto ÂE, Melo MP (2015) Immediate reconstruction with autologous fat transfer following breastconserving surgery. Breast J 21:268–275. https://doi.org/10.1111/tbj.12397
[31] Alexander Del Vecchio D, Bucky LP (2011) Breast augmentation using pre-expansion and autologous fat transplantation—a clinical radiological study. Plast Reconstr Surg 127:2441–2450
[32] Del Vecchio D (2009) Breast reconstruction for breast asymmetry using recipient site pre-expansion and autologous fat grafting: a case report. Ann Plast Surg 62(5):523–527
[33] Khouri R, Del Vecchio D (2009) Breast reconstruction and augmentation using pre-expansion and autologous fat transplantation. Clin Plast Surg 36(2):269–280 viii
[34] Hamdi M, Andrades P, Thiessen F, Stillaert F, Roche N, Van Landuyt K et al (2010) Is a second free flap still an option in a failed free flap breast reconstruction? Plast Reconstr Surg 126(2):375–384
[35] Zocchi ML, Zuliani F (2008) Bicompartmental breast lipostructuring. Aesthet Plast Surg 32(2):313–328
[36] Brenelli F, Rietjens M, De Lorenzi F, Pinto-Neto A, Rossetto F, Martella S, Rodrigues JRP, Barbalho D (2014) Oncological safety of autologous fat grafting after breast conservative treatment: a prospective evaluation. Breast J 20:159–165. https://doi.org/10.1111/tbj.12225

第55章

乳头－乳晕复合体再造

Nipple-Areola Complex Reconstruction

Francesca De Lorenzi　Benedetta Barbieri　V. Lohsiriwat　著
陈　琳　译　刘春军　校

一、概述

乳头－乳晕复合体（NAC）的再造是乳腺切除术或中心象限切除术后乳腺癌治疗的一个重要组成部分，它将再造的突起真正变为乳房。最终的结果变得令人愉快和自然。NAC再造对乳腺癌患者的心理有积极的影响，它可以覆盖部分乳腺切除术后的瘢痕[1]。然而，并不是所有的女性都希望完成再造，一般老年患者也不愿意。

二、什么时候再造NAC

NAC再造通常计划在乳房再造后至少3～6个月，无论是使用确定的假体或皮瓣，还是在对侧对称手术后（如果不与再造同时进行）。事实上，手术应该推迟到再造乳房达到最终形状和位置之后。在早期，可能无法确定新乳晕的正确位置，这时再造会导致不对称。

三、NAC的位置在哪

新NAC的设计应在患者直立的情况下进行，并以相对健康的乳房作为指导。特定的解剖标志有助于确定正确的位置，如胸骨切迹、中线或穿过健康乳头的假想交叉线。可以测量健侧乳晕与胸骨切迹、乳下皱襞和中线之间的距离，以再造理想位置。更多的时候，新的乳晕仅仅看起来是正确的，这取决于所谓的一瞥视觉。正确的外观优先于测量，测量只能确认视觉定位的准确性。

其他建议，注意两个乳头的距离平均保持在18～22cm，可避免乳晕内侧位置不佳。此外，NAC应位于再造乳房的最大突度上。

四、怎样再造NAC

在过去的30年中，已有几种再造NAC的方法被提出。新的NAC组织可以从局部或远处组织中获取。也有不同方法的组合，甚至可以与异种材料或注射相结合。每一种方法都有其自身的优点和局限性；大多数方法都能获得良好的短期结果，但极少能保证远期的乳头轮廓和突度。由于这些原因，没有一种方法是普适的。不同方法的选择取决于局部解剖条件，以及外科医生和患者的喜好。

我们将对乳头、乳晕再造分别进行阐述。

（一）乳晕再造

1. 移植法

植皮术作为“文身”出现之前的方法已经有很长一段时间了，目前文身技术比传统的植皮术更受欢迎。

根据健康乳晕的自然颜色，可从腹股沟区、耳后区和外阴区切取全厚皮片进行移植。手术过程包括从供区到受区的皮肤采集。直径和形状取决于对侧乳晕的大小和特征。如果再造乳房的皮肤处于紧张状态，我们必须考虑到，由于缺乏表皮，当对新乳晕进行去上皮化时，其直径将比原定的乳晕平面增大 5%～10%。

如果健康的乳晕足够大，我们可以用同心圆的方法进行“乳晕共享”[2]，即移除乳晕外部的一条带并转移到受区部位。这种方法产生对称的小乳晕（图 55–1）。通常，乳晕移植带相当薄，必须以螺旋形放置。

大多数情况下，大腿上部被选为供区，这个区域的皮片移植到受区后颜色会变为浅棕色。从大阴唇切取的皮片色素较多。如果是淡粉色的乳晕，最好从耳后区取皮。

这种方法的缺点包括供区并发症（感染、伤口裂开、瘢痕等）和皮片部分或全部坏死的风险。临床上，这种方法再造的乳晕区是完全平坦的，乳头凸出量不足。

最近，使用荷包线缝合再造乳晕突度的方法被提出。在拟定乳晕外 5mm 做均匀间隔切口形成环形，利用这些切口，用不可吸收缝线在真皮深层行荷包缝合，荷包直径收缩到拟定乳晕直径，为乳晕提供突度[3]。

2. 文身法

这种方法的操作简单、适应证广、没有供体部位瘢痕，并且有多种颜色的颜料可以选择，与天然乳晕颜色相似[4-8]。

文身所需的基本设备包括文身机，一般运行 10 000r/min，无菌颜料和针头。我们建议使用可消毒的 9 个点的针组件来加速颜文刺过程。通过旋转针组件的盖，可以调节针穿透的深度（图 55–2）。

可使用永久性和半永久性的无菌颜料，混合颜料以达到所需的色调。选择的颜色通常比自身乳晕深 1～2 度，因为它会随着时间的推移而褪色和变色。将针头浸入颜料中，以放射状和圆形的方式文刺。

文身术后的护理包括使用凡士林油和纱布敷

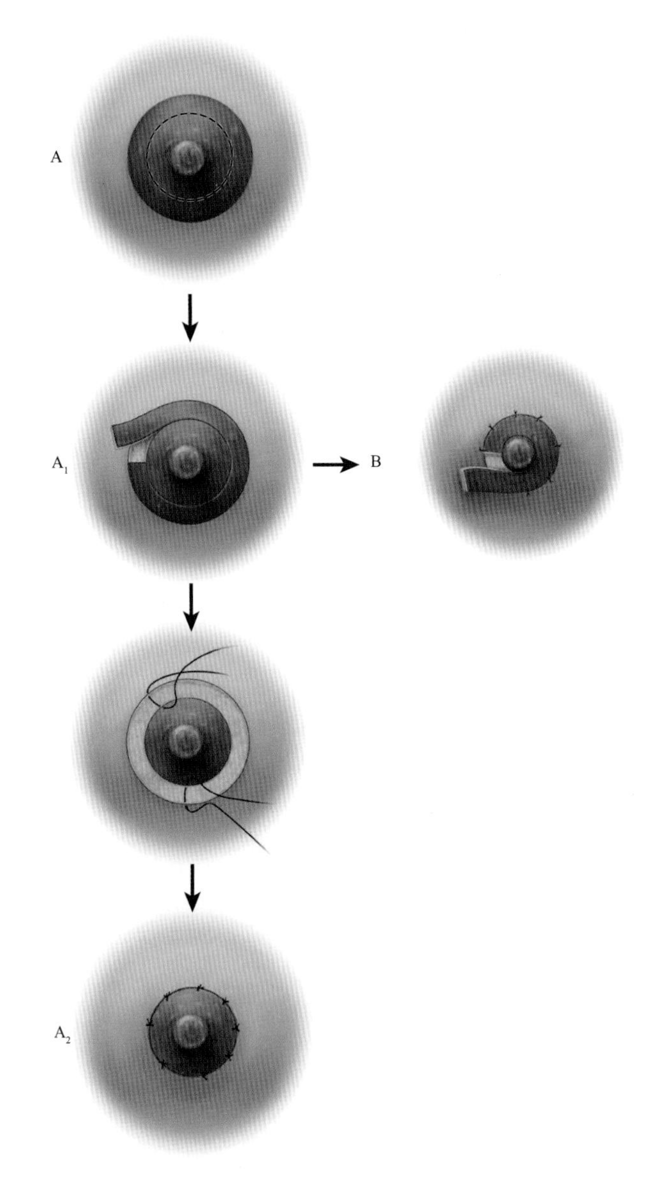

▲ 图 55–1 用同心圆（A_1）技术移植乳晕，得到两个大小相等的乳晕（B 和 A_2）

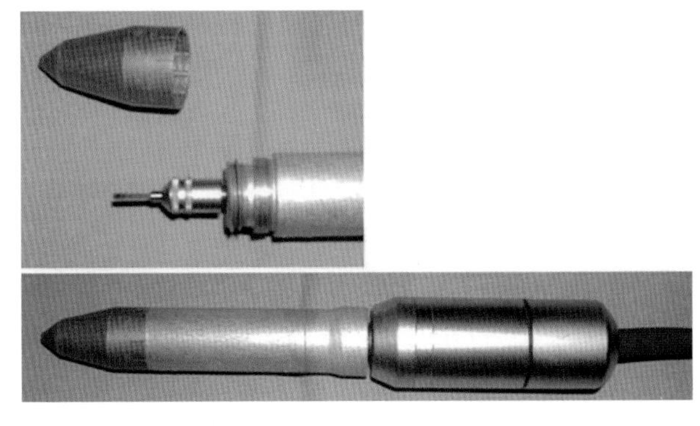

▲ 图 55–2 9 点集成文身针组件

料。患者可在 1 周到 10 天内取下敷料并淋浴。需告知患者要小心揭掉敷料，不要剥痂，因为这样会去除文身色素。建议在文身后 6 个月使用防晒霜。

最近提出的文身前的磨皮术可在减少完成时间的同时提高皮纹质量[9]。磨皮术可以使色素更好地渗透到真皮内，因此随着时间的推移，可以提供更持久的效果，并通过减少机器文身的次数减少操作时间。

最后，三维乳头乳晕文身的方法被提出[10]，文刺一个较浅的内环，并有一个暗边界，向内逐渐增厚，以产生阴影效果和模仿乳头投影。标准的医疗文身设备可以达到满意的效果，而专业的文身艺术家只要有专门的设备和油墨就可以做出很好的效果，如蒙氏结节的文身。

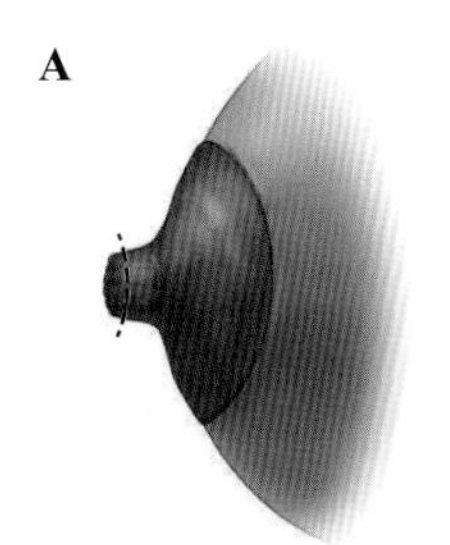

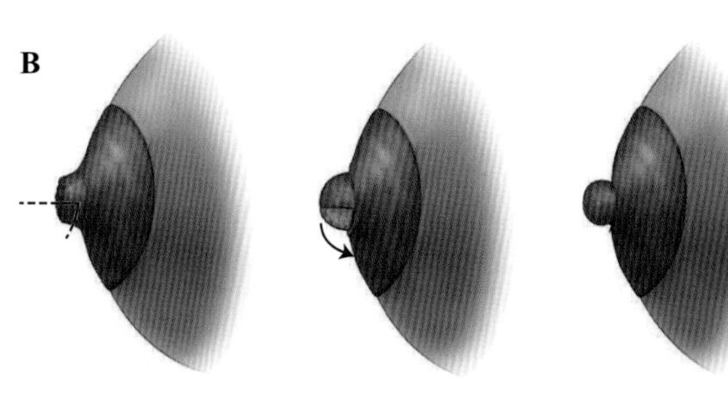

▲ **图 55-3　“断头法”（A）和“垂直二分法”（B）的健侧乳头和再造乳头**

（二）乳头再造

乳头再造有多重方法，如使用外部假体、简单的文身或外科再造。现在，外部假体因为胶水黏附和过敏问题已经完全被放弃[11-13]。文身本身没有突度，因此效果不理想。外科再造无疑是最常用的方法，其中包括使用移植法局部皮瓣法。

1. 移植法

如果对侧乳房的乳头足够大，可选择“乳头共享”的方法，在再造的乳房上转移一部分相对健康的乳头。它有理想的颜色和体积，但只有当健侧乳头较大时才可以使用。可通过“断头法”进行共享（图 55-3A）。断头法也可采用“星状切除法”（图 55-4）。此外，可选的方法是“垂直二分法”，尤其是当乳头直径超过其高度时。所有病例均用间断缝合线直接闭合供体乳头（图 55-3B）。

两个乳头的组织颜色和质地完美组织匹配无疑是乳头移植的主要优势[14-17]。缺点包括任何复合移植都有不完全血管再造的固有风险，这可能导致组织和突度的损失。乳头变形和感觉异常也是较不常见的并发症[18]。

如果患者不愿意对健康的对侧乳头进行手术或健侧乳头不够大，可进行其他部位的复合组织移植，供区可为趾腹或耳郭组织[19-21]。在这两个区域，均有类似乳头纤维脂肪组织的骨骼部分，但颜色要浅得多。过去也曾使用过小阴唇作为供

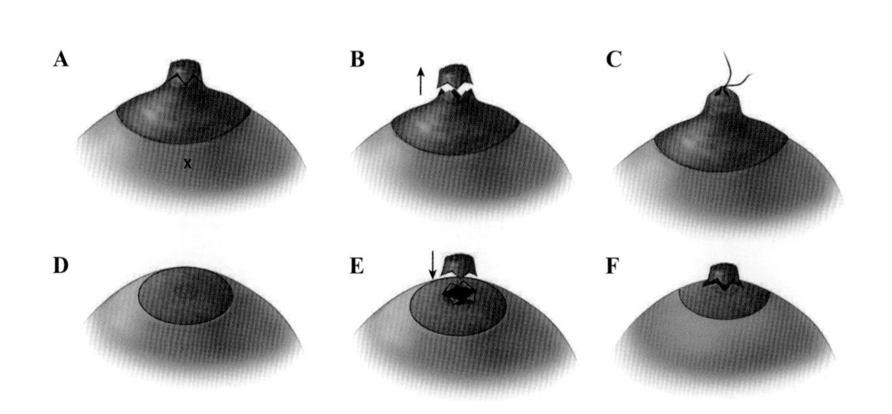

◀ **图 55-4　星状法切除的健侧乳头（A 和 B），关闭供区（C），移植至受区（D 至 F）**

区的皮肤移植，但由于供区并发症和再造后满意度问题，现已完全弃用了[22]。

软骨移植也被用于获得乳头突出度[23]。软骨可同期或在之后的手术中放置于移植的植皮片下。然而，覆盖在软骨上的皮片存活率无法保证，而且由于移植的皮片持续收缩，软骨移植物的突度会逐渐减小[24–26]。

2. *局部皮瓣法*

再造乳头更常见的方法是局部皮瓣法。已有多种技术被提出，但这些方法再造的乳头术后 1 年内均有＞ 50% 的突度损失。因此，设计的新乳头应比期望得到的乳头更大、突度更高[27–38]。

再造乳头扁平是缺乏正常乳头天然的解剖基础及再造隆起表面存在向外的牵扯力所致。突度也受局部组织条件的影响，如真皮的厚度和局部瘢痕的数量。在原先的瘢痕上形成的乳头突度损失最小，而在经过扩张的紧致乳房、真皮较薄的乳房上再造的乳头突度损失最大。

用局部皮瓣再造乳头取决于软组织的局部条件，以获得理想大小的乳头。原先的局部瘢痕（如乳房切除术或中央象限瘢痕）会影响皮瓣的设计，并可能干扰皮瓣的血管化。

手术技术可分为两大类，即基于深层真皮和脂肪皮瓣的“上拉技术”[39–41]和基于局部皮肤推进皮瓣的“牵引技术”[42–44]。

基于中心皮下核的“上拉技术”需要将真皮深层和脂肪组织分离，产生一个不可回缩的中心核皮瓣疝，这种方法更适用于自体组织再造的乳房，也有人强烈建议在皮下组织较薄的乳房，如假体再造乳房，使用这种方法。这些技术的衍生包括三叶和蘑菇形皮瓣，十字瓣、四叶瓣和“H”形皮瓣。

对偶皮瓣、钟形皮瓣和星形皮瓣属于基于真皮下蒂皮瓣的“牵引技术”。

(1) 四叶瓣：四叶瓣中央皮下核蒂技术之一，由 Dipirrp 提出，后来被 Little 改进[45, 46]。在设计乳头的位置和乳晕的直径后，剥离 4 个相对的皮瓣，保留中心脂肪核（图 55–5）。皮瓣的径向长度根据新乳头高度确定。剥离方向从外部向中心核。中央脂肪核被 4 个相对的皮瓣提起并覆盖。但是，新乳头的颜色与对侧乳头的颜色不匹配，所以需要进行二次文身，并且周围乳晕区域需植皮。尽管结果立竿见影令人鼓舞，但后期仍有突度的损失。

(2)“H”形皮瓣：“H”形皮瓣是由 Hallock 描述的圆柱形乳头再造，其原理与中央皮下核蒂技术相似[47]。设计的目的是通过对圆柱形皮瓣的包裹来维持中心核的突度。皮瓣设计成乳晕直径的圆形。横向矩形形状设计为“H”形（图 55–6）。每条腿的宽度根据新乳头突出设计，腿长度与新乳头的半周长相匹配。如果有瘢痕，皮瓣可以设计成不同的方向。剥离时保留真皮下血管。然而，由于瘢痕挛缩、需二次乳头文身，以及需乳晕区植皮，远期效果仍不能令人满意。

(3) 改良的星形皮瓣：改良的星形皮瓣属于第二类皮瓣，以真皮下血管网为基础，应用非常广泛[48]。它的演变是 C-V 皮瓣和其改良方法[49, 50]。尽管皮瓣置于上方可以获得自然的突度和外形，但仍可以根据瘢痕位置，将皮瓣置于上方、向外侧或下方。皮瓣的“翼”决定乳头高度（图 55–7）。它们的高度应该大于最终期望的高度，允许随着时间的推移突度减少。乳头皮瓣在皮瓣剥离前文身。剥离起的“翼”包含真皮和皮下脂肪，越靠基底部越厚。供区切口直接围绕乳头底部缝

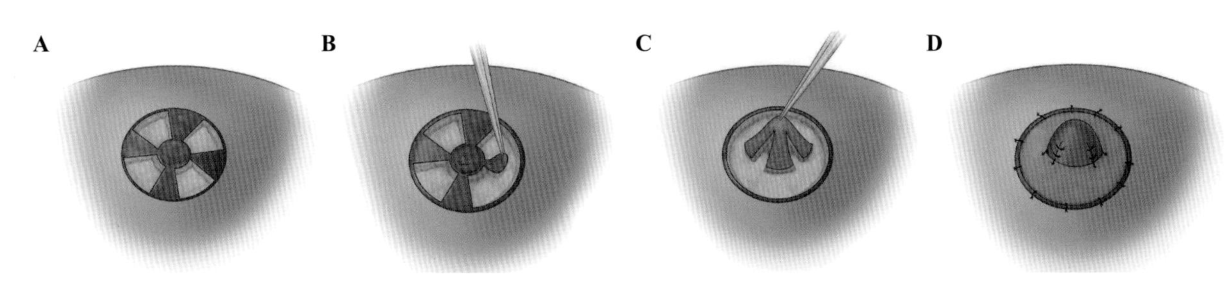

▲ 图 55–5　四叶瓣乳头再造示意图

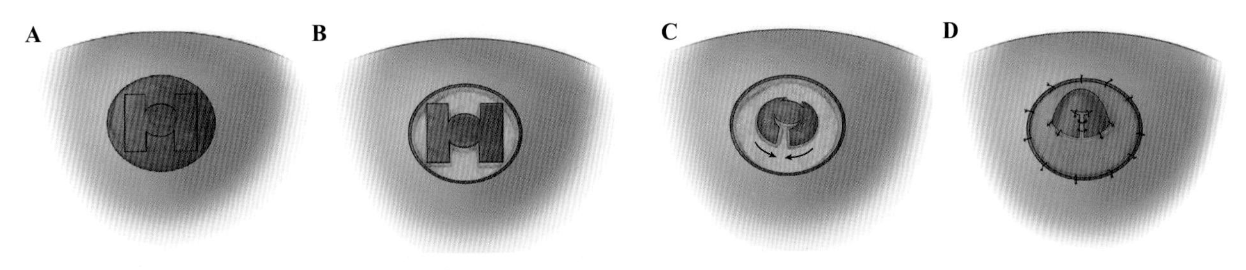

▲ 图 55-6　"H"形皮瓣乳头再造示意图

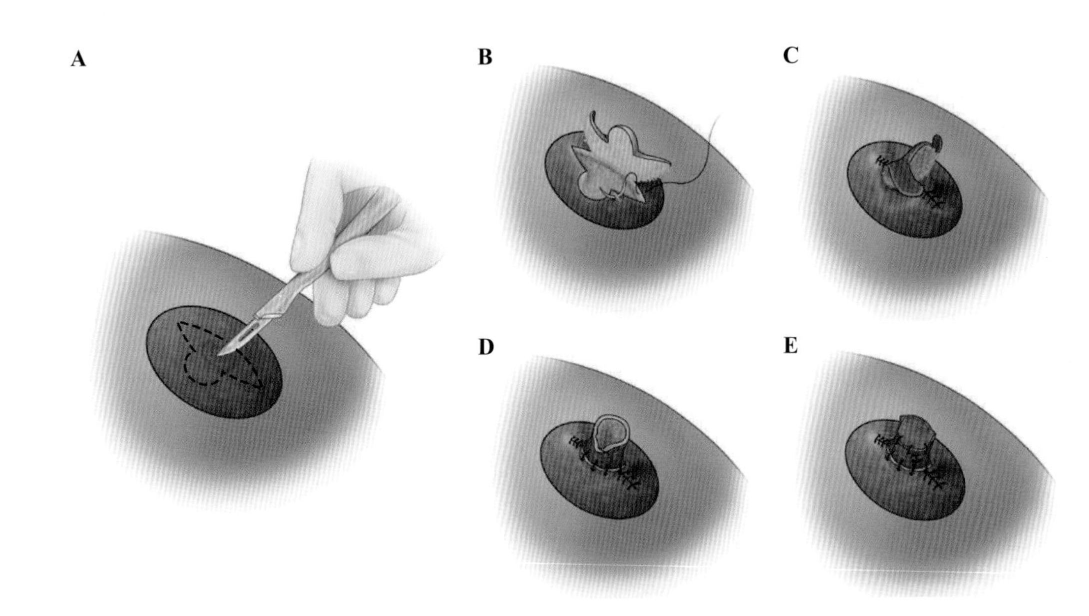

▲ 图 55-7　改良的星形皮瓣乳头再造示意图

合。两侧翼包裹在一起，一只置于乳头的底部，另一只部分重叠。然后，对乳晕直径进行标记和文身（图 55-8）。最常见的问题是随着时间的推移乳头突度的变化。

(4) 作者经验：改良的"箭形皮瓣"同时即刻文身[51, 52]。通过 Rubino 等以前的技术[52]，我们赞同通过增加皮瓣内真皮的数量而不包围任何多余的皮下脂肪来获得乳头突出和体积的原则。在保留真皮血管丛的情况下，皮瓣可被有效地剥离。然而，必须植皮是原始技术的一个缺点。因此，我们建议文身的同时行箭形皮瓣再造乳头。

皮瓣可以设计在任何位置，上、下、外侧、内侧，取决于以前的瘢痕的位置。翼的宽度与乳头的新突度相匹配。我们建议将其设计得更宽，因为 6 个月后最终突度会缩小。建议在切开皮瓣前进行文身。最后，需要额外的文身来调整乳晕的形状，使之与对侧健康的乳晕形状一致。合并两种手术方式，局部并发症发生率无明显增加。

预文身有 4 项优点。

- 再造的乳头与乳晕的色素沉着更相似，而且不比天然乳头浅。
- 在平坦的表面上比在突出的乳头上更容易进行文身，从而使颜色更加均匀。
- 没有供区的损失。
- 无须再进行二次操作。

五、结论和未来趋势

综上所述，乳头、乳晕再造术有许多选择和技术。这些技术各有优缺点。没有一种方法适用

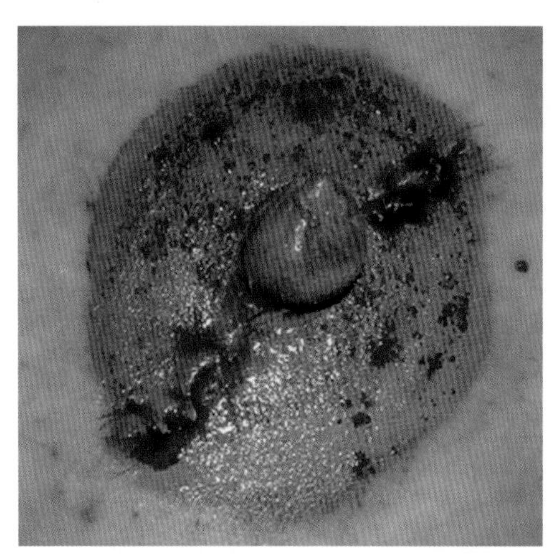
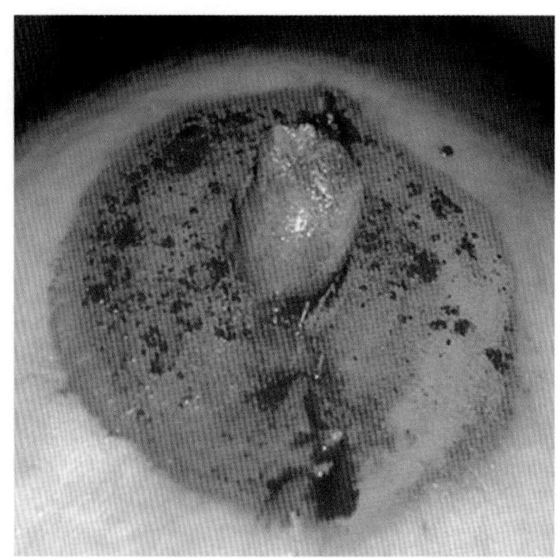

▲ 图 55-8　改良的星形皮瓣乳头再造及文身后早期效果

于所有患者，我们必须因人而异，对每个患者区别对待。应严格遵循细致的手术方法，以达到最好的美学效果。在未来，可能会有不同类型的组织和材料用于 NAC 再造。组织工程、组织库和遗传组织培养已经进行了动物实验，它们可能在未来的 NAC 再造中发挥作用 [53]。

参考文献

[1] Wellisch DK, Schain WS, Noone RB, Little JW 3rd (1987) The psychological contribution of nipple addition in breast reconstruction. Plast Reconstr Surg 80(5):699–704
[2] Jung Y, Lee J, Lee S, Bae Y (2016) Immediate nipple reconstruction with a C-V flap and areolar reconstruction with an autograft of the ipsilateral areola. ANZ J Surg 87(12):1–5
[3] Caterson SA, Singh M, Talbot SG, Eriksson E (2015) Reconstruction of areolar projection using a purse-string suture technique. Plast Reconstr Surg Glob Open 3(7):e453
[4] Masser MR, Di Meo L, Hobby JA (1989) Tattooing in reconstruction of the nipple and areola: a new method. Plast Reconstr Surg 84(4):677–681
[5] Rees TD (1975) Reconstruction of the breast areola by intradermal tattooing and transfer. Case report. Plast Reconstr Surg 55(5):620–621
[6] Becker H (1988) Nipple-areola reconstruction using intradermal tattoo. Plast Reconstr Surg 81(3):450–453
[7] Becker H (1986) The use of intradermal tattoo to enhance the final result of nipple-areola reconstruction. Plast Reconstr Surg 77(4):673–676
[8] Spear SL, Convit R, Little JW 3rd (1989) Intradermal tattoo as an adjunct to nipple-areola reconstruction. Plast Reconstr Surg 83(5):907–911
[9] Riot S, Devinck F, Aljudaibi N, Duquennoy-Martinot V, Guerreschi P (2016) Tattooing of the nipple-areola complex in breast reconstruction: technical note. Ann Chir Plast Esthet 61(2):141–144
[10] Halvorson EG, Cormican M, West ME, Myers V (2014) Three-dimensional nipple-areola tattooing: a new technique with superior results. Plast Reconstr Surg 133(5):1073–1075
[11] Ward CM (1985) The uses of external nipple-areola prostheses following reconstruction of a breast mound after mastectomy. Br J Plast Surg 38(1):51–54
[12] Roberts AC, Coleman DJ, Sharpe DT (1988) Custom-made nipple-areola prostheses in breast reconstruction. Br J Plast Surg 41(6):586–587
[13] Hallock GG (1990) Polyurethane nipple prosthesis. Ann Plast Surg 24(1):80–85
[14] Millard DR Jr (1972) Nipple and areola reconstruction by split-skin graft from the normal side. Plast Reconstr Surg 50(4):350–353
[15] Bhatty MA, Berry RB (1997) Nipple-areola reconstruction by tattooing and nipple sharing. Br J Plast Surg 50(5):331–334
[16] Muruci A, Dantas JJ, Noguerira LR (1978) Reconstruction of the nipple-areola complex. Plast Reconstr Surg 61(4):558–560
[17] Wexler MR, Oneal RM (1973) Areolar sharing to reconstruct the absent nipple. Plast Reconstr Surg 51(2):176–178
[18] Edsander-Nord A, Wickman M, Hansson P (2002) Threshold of tactile perception after nipple-sharing: a prospective study. Scand J Plast Reconstr Surg Hand Surg 36(4):216–220
[19] Brent B, Bostwick J (1977) Nipple-areola reconstruction with auricular tissues. Plast Reconstr Surg 60(3):353–361
[20] Rose EH (1985) Nipple reconstruction with four-lobe composite auricular graft. Ann Plast Surg 15(1):78–81
[21] Klatsky SA, Manson PN (1981) Toe pulp free grafts in nipple reconstruction. Plast Reconstr Surg 68(2):245–248
[22] Amarante JT, Santa-Comba A, Reis J, Malheiro E (1994) Halux pulp composite graft in nipple reconstruction. Aesthet Plast Surg 18(3):299–300
[23] Adams WM (1949) Labial transplant for correction of loss of the nipple. Plast Reconstr Surg (1946) 4(3):295–298

[24] Tanabe HY, Tai Y, Kiyokawa K, Yamauchi T (1997) Nipple-areola reconstruction with a dermal-fat flap and rolled auricular cartilage. Plast Reconstr Surg 100(2):431–438
[25] Yanaga H (2003) Nipple-areola reconstruction with a dermalfat flap: technical improvement from rolled auricular cartilage to artificial bone. Plast Reconstr Surg 112(7):1863–1869
[26] Cheng MH, Ho-Asjoe M, Wei FC, Chuang DC (2003) Nipple reconstruction in Asian females using banked cartilage graft and modified top hat flap. Br J Plast Surg 56(7):692–694
[27] Gruber RP (1979) Nipple-areola reconstruction: a review of techniques. Clin Plast Surg 6(1):71–83
[28] Chang BW, Slezak S, Goldberg NH (1992) Technical modifications for on-site nipple-areola reconstruction. Ann Plast Surg 28(3):277–280
[29] Kroll SS, Reece GP, Miller MJ, Evans GR, Robb GL, Baldwin BJ et al (1997) Comparison of nipple projection with the modified double-opposing tab and star flaps. Plast Reconstr Surg 99(6):1602–1605
[30] Little JW 3rd (1984) Nipple-areola reconstruction. Clin Plast Surg 11(2):351–364
[31] Eng JS (1996) Bell flap nipple reconstruction – a new wrinkle. Ann Plast Surg 36(5):485–488
[32] Ramakrishnan VV, Mohan D, Villafane O, Krishna A (1997) Twin flap technique for nipple reconstruction. Ann Plast Surg 39(3):241–244
[33] Kroll SS, Hamilton S (1989) Nipple reconstruction with the double-opposing-tab flap. Plast Reconstr Surg 84(3):520–525
[34] Puckett CL, Concannon MJ, Croll GH, Welsh CF (1992) Nipple reconstruction using the “inchworm” flap. Aesthet Plast Surg 16(2):117–122
[35] Shestak KC, Gabriel A, Landecker A, Peters S, Shestak A, Kim J (2002) Assessment of long-term nipple projection: a comparison of three techniques. Plast Reconstr Surg 110(3):780–786
[36] Jabor MA, Shayani P, Collins DR Jr, Karas T, Cohen BE (2002) Nipple-areola reconstruction: satisfaction and clinical determinants. Plast Reconstr Surg 110(2):457–463; discussion 64-5
[37] Few JW, Marcus JR, Casas LA, Aitken ME, Redding J (1999) Long-term predictable nipple projection following reconstruction. Plast Reconstr Surg 104(5):1321–1324
[38] Sisti A, Grimaldi L, Tassinari J, Cuomo R, Fortezza L, Bocchiotti MA, Roviello F, D’Aniello C, Nisi G (2016) Nipple-areola complex reconstruction techniques: a literature review. Eur J Surg Oncol 42(4):441–465
[39] Hartrampf CR Jr, Culbertson JH (1984) A dermal-fat flap for nipple reconstruction. Plast Reconstr Surg 73(6):982–986
[40] Bosch G, Ramirez M (1984) Reconstruction of the nipple: a new technique. Plast Reconstr Surg 73(6):977–981
[41] Barton FE Jr (1982) Latissimus dermal-epidermal nipple reconstruction. Plast Reconstr Surg 70(2):234–237
[42] Cronin ED, Humphreys DH, Ruiz-Razura A (1988) Nipple reconstruction: the S flap. Plast Reconstr Surg 81(5):783–787
[43] Weiss J, Herman O, Rosenberg L, Shafir R (1989) The S nippleareola reconstruction. Plast Reconstr Surg 83(5):904–906
[44] Lossing C, Brongo S, Holmstrom H (1998) Nipple reconstruction with a modified S-flap technique. Scand J Plast Reconstr Surg Hand Surg 32(3):275–279
[45] Mandrekas AD, Zambacos GJ (1997) Modified quadrapod flap. Ann Plast Surg 38(2):195
[46] DiPirro ME (1970) Reconstruction of the nipple and areola after a burn. Case report. Plast Reconstr Surg 46(3):299–300
[47] Hallock GG, Altobelli JA (1993) Cylindrical nipple reconstruction using an H flap. Ann Plast Surg 30(1):23–26
[48] Eskenazi L (1993) A one-stage nipple reconstruction with the “modified star” flap and immediate tattoo: a review of 100 cases. Plast Reconstr Surg 92(4):671–680
[49] Losken A, Mackay GJ, Bostwick J 3rd (2001) Nipple reconstruction using the C-V flap technique: a long-term evaluation. Plast Reconstr Surg 108(2):361–369
[50] El-Ali K, Dalal M, Kat CC (2009) Modified C-V flap for nipple reconstruction: our results in 50 patients. J Plast Reconstr Aesthet Surg 62(8):991–996
[51] de Lorenzi F, Manconi A, Rietjens M, Petit JY (2007) In response to: Rubino C, Dessy LA, Posadinu A. A modified technique for nipple reconstruction: the “arrow flap”. Br J Plast Surg 2003;56:247. J Plast Reconstr Aesthet Surg 60(8):971–972
[52] Rubino C, Dessy LA, Posadinu A (2003) A modified technique for nipple reconstruction: the ‘arrow flap’. Br J Plast Surg 56(3):247–251
[53] Cao YL, Lach E, Kim TH, Rodriguez A, Arevalo CA, Vacanti CA (1998) Tissue-engineered nipple reconstruction. Plast Reconstr Surg 102(7):2293–2298

第 56 章 乳房再造术后修整

Revisions After Breast Reconstruction

Eduardo Gonzalez　Gastón Berman　著
陈　琳　译　刘春军　校

乳房再造（breast reconstruction，BR）目前被认为是乳腺癌治疗的一个组成部分。各种肿瘤因素，如肿瘤大小和淋巴结状况及手术后遗症类型，决定了再造该采取的方法和技术，在这之前应准备好完善的手术报告并充分考虑患者的意愿。

疾病可能带来的身体变化会对心理产生影响，女性对减少这种影响的需求，以及她们保持或改善身体形象的意愿，对外科医生提出了挑战。生活质量不再被视为次要目标，它目前是一个关键问题，它的改变可以通过结果评估工具如 BREAST-Q[1] 来衡量。许多患者决定通过改进的技术对外观进行优化，无论使用何种技术（带蒂皮瓣、显微外科皮瓣、扩张器、假体或多种技术的组合）。脂肪填充术（lipofilling，LF）是一种简单、可反复使用的技术，并发症发生率低，美容效果好，在乳房再造阶段有突出的作用。

由于各种原因，近年来修复手术在乳房再造中越来越常见。一方面，随着时间的推移，患者对结果的期望发生了变化，患者目前对再造乳房的“要求”；或实际上，一般的再造结果达到与美容性乳房整形手术（增大、缩小和乳房上提术）中乳房相似的结果。在这一点上，我们必须提到“对称性”和产生长期稳定结果的复杂问题。正如我们所知，目前有几种技术可以优化这些结果，但完美的乌托邦无法实现，即使是最好的外科医生也不行。为了平衡这些因素，外科医生在给患者提供信息时应该非常小心，不应该许诺不切实际的结果。这一点很重要，不仅是指初次乳房结构，而且尤其是在修复手术中如果预期值不满足，可能会因为术前讨论中的解释与最终结果之间的差异而导致失望[2]。

另一方面，我们应该对“修整手术”的概念进行界定，目前还没有太多的共识。在我们的经验中，术语“修整”不仅包括治疗的“不良结果”或继发于其他治疗（特别是放疗）后的再造手术后遗症，以及患者身体结构的变化（体重变化、再造乳房和健康乳房的皮肤弹性差异等），它也需要纠正由于不了解技术或由于外科医生超适应证而选择错误的技术，由于缺乏专业知识或标准而导致的执行不佳伴或不伴并发症的结果。

本章不包括使用任何已知技术导致再造乳房完全丧失的并发症的修复方法和程序，我们认为这些病例不是修整手术，实际上是二次再造，其复杂程度高于一次手术，需另行处理。

根据我们的思路，乳房再造术后修复可分为 3 种不同的情况。

- 矫正在有或没有肿瘤整形手术的情况下保乳手术后遗症。
- 矫正使用扩张器或假体乳房再造术后的缺陷。
- 矫正使用自体组织乳房再造术后的缺陷。

一、矫正有或没有肿瘤整形手术时的保乳手术后遗症

保乳手术现在被认为是乳腺癌患者的一种治疗选择，因为各种研究表明，与乳腺切除术相比，长期生存率相当[3, 4]。虽然这是保留身体形象的理想技术，但 20%～30% 的患者美容效果不理想，在某些情况下，他们不得不通过手术进行矫正[5]。腺体塑形基本技术和更复杂的肿瘤整形技术方面的专业知识可以防止这些不良结果，避免对患者的“生活质量”产生不利影响[6]。

保乳术术后后遗症的严重程度差异很大，从体积不对称（形状基本保留）到严重的形状改变（乳头 – 乳晕复合体移位）、放射性纤维化和皮肤回缩[7]。

根据畸形程度、乳房皮肤质量和对称性改变，选择合适的修复手术类型。

本书第 19 章详细介绍了我们对这些并发症的分类以相应采取的方法。

二、矫正乳房再造术后缺陷

目前乳腺癌治疗的趋势包括双侧乳腺切除术和预防性乳房切除术的增加，皮肤和乳头 – 乳晕复合体的保留，以及放疗适应证的扩展[8]。

这种扩展在外科医生在治疗的决策过程和技术考虑中产生了一系列的影响。

一般来说，对于接受术后放疗的患者来说，自体组织优于假体[9, 10]。从长期来看，它的并发症较少，美容效果满意率较高。

然而，假体质量的改良、脱细胞真皮基质（ADM）[11] 和脂肪填充的应用优化了异种材料的技术获得的美容效果。

尽管接受过乳房再造培训的专业人员和团队越来越多，但上述考虑表明，有一些一般因素和外科医生相关的技术因素可能导致结果不符合预期，如表 56–1 和表 56–2 所示。

了解在这些情况下如何处理非常重要。因为手术策略和技术上的难度，再造外科医生较难在即刻手术中取得良好的效果，所以修整手术通常是一种挑战。虽然外科医生的评估基于患者的美学期望，但最好告诉患者可能出现的并发症，可能的解决方案，以及在绝大多数情况下为了优化美容效果需要多次手术。

三、患者评估，系统化流程的尝试及处理法则

对于有修复手术适应证的患者，即使没有一个模型来确定理想的再造方式，但最好尝试统一的评估标准。

在与患者的面谈中，分析他们的手术史、接受的任何肿瘤相关治疗、自治疗以来的时间及患者的期望值是非常重要的。评估他们的身体质量指数（BMI）、吸烟史及其他慢性疾病也是很重要的。

体格检查是必不可少的，必须始终在患者坐位和在良好的光线下进行，观察者应坐在患者的

表 56–1　可能导致不良效果和需要修复手术的一般因素

因　素	后　果
由于对其他技术的经验不足或因对其他手术的知识储备不足而某一手术进行过度使用	结构和对称性相关的不良结果
• 低估既往并发症 • 肥胖、吸烟、糖尿病等病史	并发症更多，效果差
• 辅助治疗或复发 • 放疗、化疗	并发症更多，效果差

表 56-2 外科相关的个体因素可能导致不良结果和需要矫正手术

BR 技术	因 素
所有技术都通用	临床或解剖评估的错误，以及术前设计和标记错误
扩张器、假体（BR-EP）	• 腔隙剥离不足或过多，导致假体位置有误 • 不当的包膜切除术或切开术 • 下皱襞的处理不当 • 不必要的离断，不正确的高度 • 部分或完全不当的肌肉腔隙或生物或合成补片放置技术（Alloderm、Stratice、Seri、Vicryl 等） • 扩张器尺寸和（或）形状选择错误 • 假体尺寸和（或）形状选择错误 • 缝合前对再造乳房的错误评估，无法在坐位时评估 • 对矫正对称性技术的错误评估和选择
皮瓣——TRAM-DIEP-CLD	• 错误的蒂选择而导致的旋转不充分（带蒂皮瓣） • 显微外科吻合的供区血管选择错误，限制皮瓣的合理定位 • 不正确的皮瓣塑形，塑形未在坐位时进行以评估对称性 • 在手术设计中没有考虑乳房下皱襞的高度
脂肪填充［（BR-EP）塑形］	因技术不佳或器械使用不当导致扩张器或假体意外破裂
NAC 再造	术前设计不当导致的定位错误

对面齐胸部高度。患者的上臂必须放松地垂在身体的两侧，然后必须以 180° 抬起，以暴露任何可能得收缩或改变。首先，应结合乳房解剖的分析（再造乳房的皮肤质地，放疗的后遗症，胸大肌的存在，瘢痕的类型、位置和弹性），以评估可能的皮瓣或脂肪移植供区。其次，再造的效果必须通过分析所使用的技术、任何缺损，以及这些缺损在再造乳房、健侧乳房和对称性中可能的病因来评估。必须根据从手术计划中获得的信息做出假设，如达到良好效果所需要的步骤和次数，并将这些信息告知患者，让患者参与决策和后续治疗。患者的图像检查应始终在不做标记的情况下进行，并应在计划确定后进行标记（图 56-1 和图 56-2）。

由于我们曾评估过许多病例，不同的再造技术都不能达到令人满意的结果，经过多年的经验，我们又可能将不同类型的后遗症分类为亚组，并简化修整和二次再造手术的适应证。

在布宜诺斯艾利斯大学肿瘤研究所“Angel H. Roffo”的乳腺学系，我们发明了一种简单的指导法则来处理这些情况。该算法首先分析了后遗症的类型和主要再造技术。然后，最常用的技术分为三类［扩张器、假体，背阔肌肌皮瓣（LDF），TRAM 皮瓣及其变异形式］，评估每个患者的放射治疗病史及无论放疗与否都评估皮肤质地。我们优先考虑此临床评估，并按照图 56-3 的算法给出修复手术策略。该算法中的技术按其使用频率递减的方式罗列。然而，在许多情况下，对同一患者有几种选择，在这种情况下，我们会选择能够提供良好结果的方案，其可能的发病率最低，手术干预次数最少。出乎意料的是，与人们的普遍看法相反，许多使用扩张器或假体效果不好的患者，无论是否辅助脂肪移植术，都可以用同样的技术成功地进行再造。此外，对于假体修复再造，随后的放疗和包膜挛缩造成的缺损，LF 可能是一种简单又保守的方法[12, 13]。自体组织，尤其是带蒂的 TRAM 皮瓣、DIEP 皮瓣，以及较小范围 LDF，适用于不良组织的严重后遗症，这些不好的组织很难用保守的技术获得好的结果。

对称性矫正在所有情况下无一例外地必须要

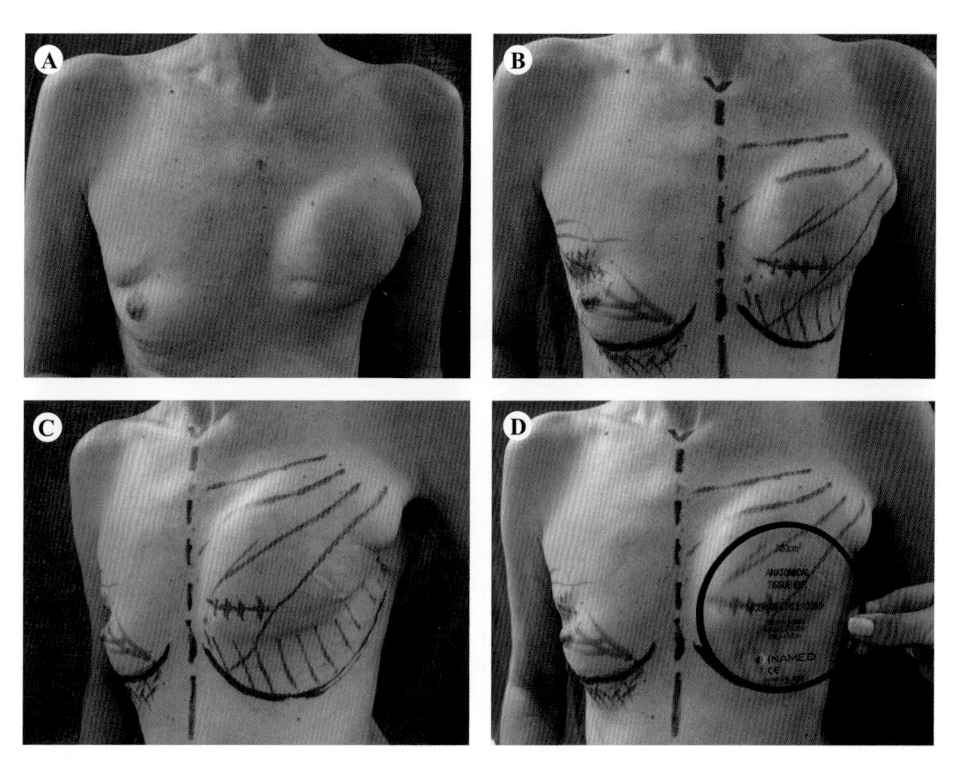

▲ 图 56-1　患者的评估

即刻临时扩张器置入左乳房再造术和放射治疗；假体移位、旋转、移位到腋窝和严重的包膜挛缩；右乳行保乳手术和放疗后 12 点钟方位出现后遗症（A）；分两阶段进行双侧手术，再造的第一阶段，右乳行脂肪填充术，乳房下皱襞矫正吸脂术；在左侧乳房用另一个适合患者解剖情况的临时扩张器来替换原扩张器，并降低乳房下皱襞，下极再造和外侧乳房扩张；胸大肌纤维覆盖保证切口入路安全（B 至 D）

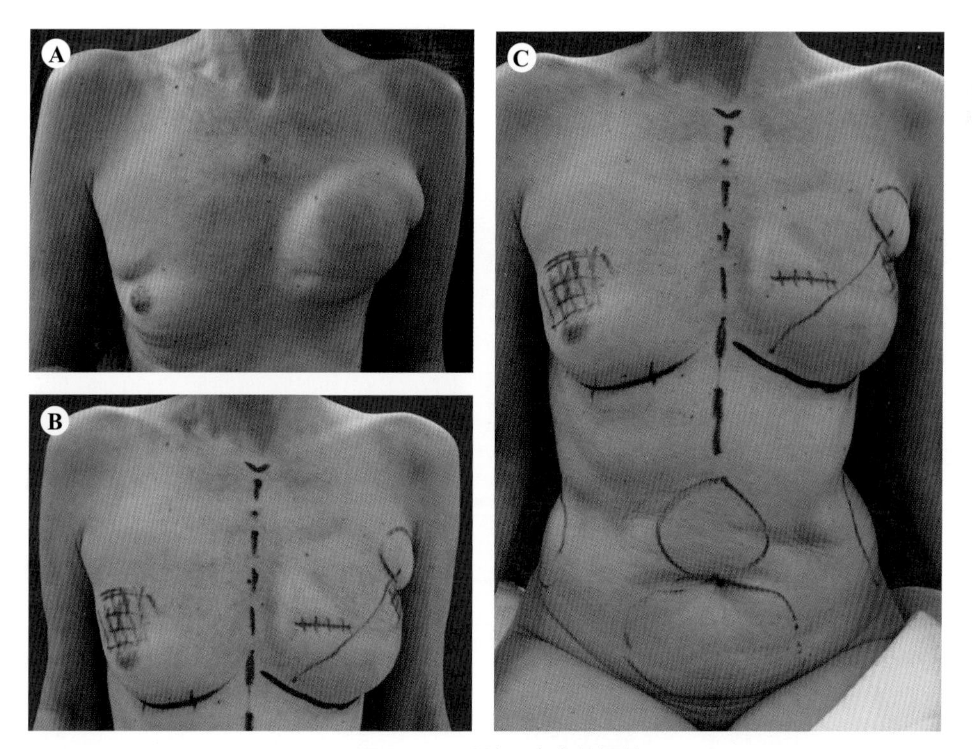

▲ 图 56-2　继续，患者的评估

再造的第二阶段（8 个月后）（A）：右乳第二次脂肪填充，左乳用假体替换扩张器，左侧腋下进行吸脂术；上极和内上象限的脂肪填充。标记腹部和侧腰部供区脂肪组织（B 和 C）

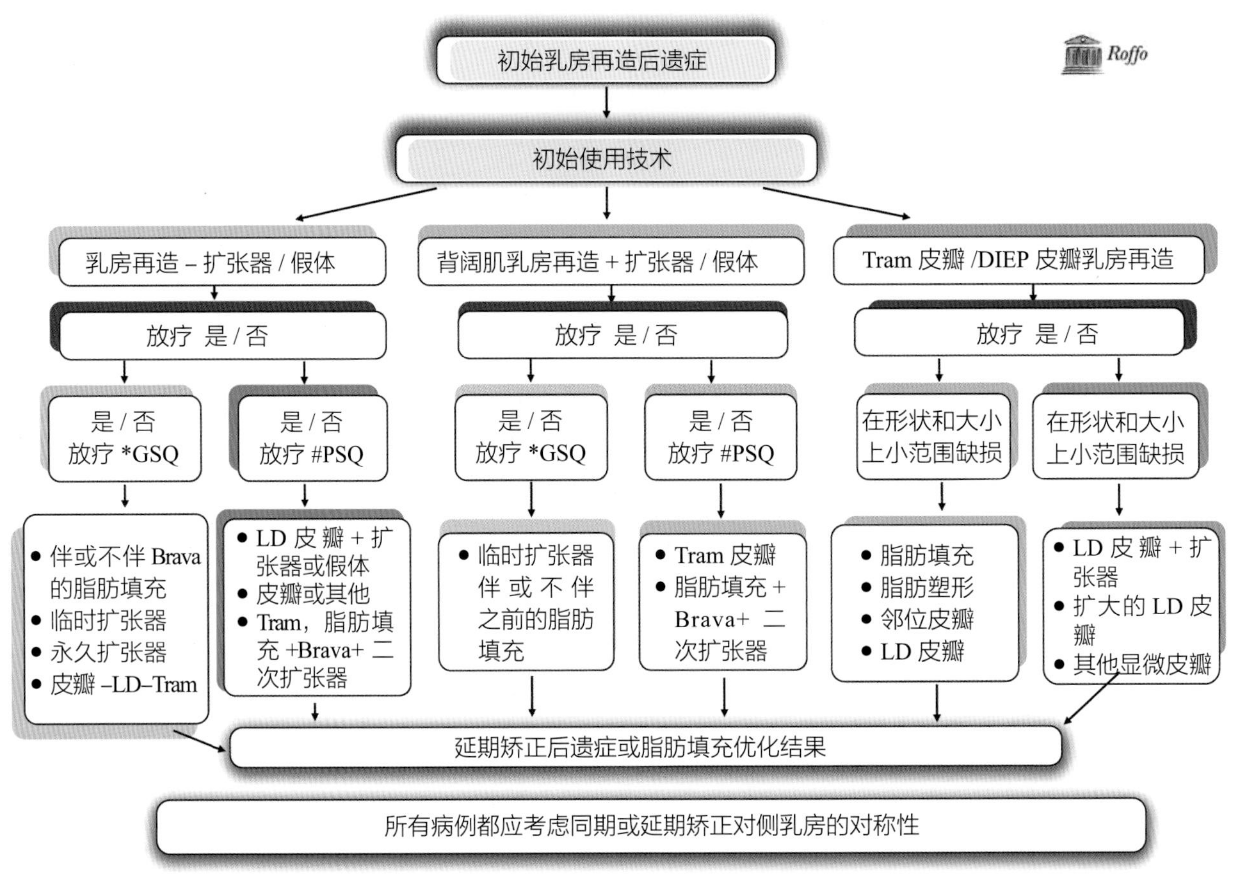

▲ 图 56–3　修复手术法则——乳房再造

考虑，在一般情况下，健侧乳房必须调整至再造的乳房，因为后者有更多再造的限制（图 56–3）。

最后，如本算法所示，LF 的添加被认为对于小的后遗症矫正和结果的优化非常有用，不论是否伴有其他手术 [13]（图 56–3）。

四、用扩张器和假体行乳房再造术后矫正术

当我们看到患者在使用扩张器或假体进行再造后出现不良结果时，我们必须评估和分析后遗症以及可能导致这些结果的原因。这种评估指导要采取的方法和要使用的技术。表 56–3 总结了最常见的缺损，而表 56–4 显示了可以使用的技术。

很明显，每位患者都面临着个人的问题，不仅从技术上，而且从心理和情感的角度，也与他们的期望有关。因此，尽管使用了算法，但很难在本章中准确地系统化其步骤或包含所有可能的选项。下面，我们将介绍一些临床病例，展示我们在实践中观察到的后遗症的最具说明性的例子以及如何解决。

第一个病例是进行保留乳头 – 乳晕复合体的去皮乳房切除术（SRM）后即刻行解剖型假体乳房再造术的患者。术后感染导致假体的挤压和假体丢失。她行二次再造手术，分期使用扩张器加解剖型假体，随后出现旋转、向下和向外侧移位，以及出现乳房下皱襞的降低（图 56–4）。

图 56–5 显示了再造手术腔隙的矫正设计，使其调整至假体的大小，并没有替换假体以防止旋转，使用环乳晕切口和垂直切口的方法和通过

表 56-3　利用扩张器、假体的乳房再造术

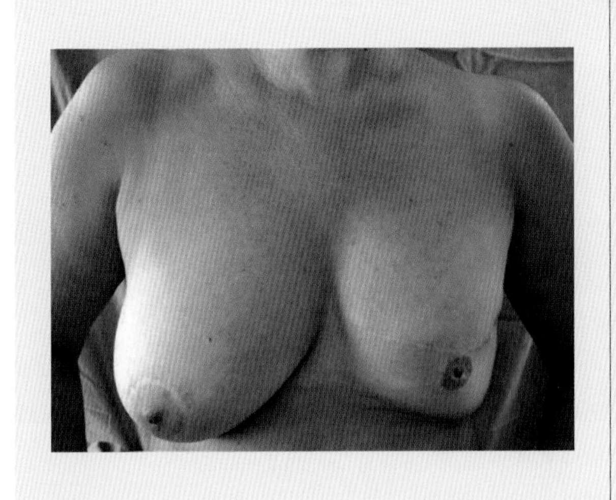	• 假体或扩张器旋转 • 下极的扩张较差 • 上极的过度填充 • 假体外扩或内聚 • 凸度不足 • 乳房基底宽度缺陷，过宽或过窄 • 相对于健侧乳房的高、低或不对称的乳房下皱襞 • 下皱襞不明显 • 较差的瘢痕扩张，表现为“猫耳” • 下极或上极组织萎缩，伴或不伴波纹 • 不同程度的包膜挛缩，伴或不伴之前的放疗 • 因再造乳房或健侧乳房或双侧乳房效果不加导致的不对称 • 乳头－乳晕复合体的不正确摆放

最常见的后遗症分析

表 56-4　利用扩张器、假体乳房再造术的技术

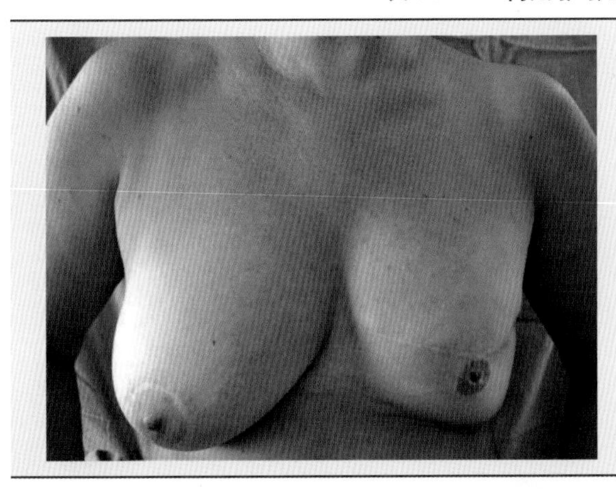	• 腔隙和下皱襞的矫正 • 再次的利用扩张器、假体的分期乳房再造术 • 利用永久性假体的再次乳房再造术 • 利用自体组织的乳房再造术 • 脂肪填充术 • 健侧乳房的后期矫正 • 假体旋转的矫正 • 后期乳头－乳晕复合体的再造

之前的瘢痕用缓慢的可吸收线将真皮脂肪瓣缝合至肋骨提高下皱襞水平。

第二例患者接受了乳房切除术并即刻使用临时解剖型扩张器进行了再造，她未行辅助放疗。18 个月后，因个人原因未能完成适合的扩张，出现了严重的包膜挛缩，明显不对称，乳房下皱襞升高，体积形状的改变（图 56-6）。图 56-7 显示了通过在胸肌上的原切口和上、下、前和放射状包膜囊切开进行腔隙的矫正的设计。解剖型假体被放入和调整至胸腔和健侧乳房的结构。对称性矫正同时进行左乳房上提术，最终获得良好的效果。

第三例患者采用分期行扩张器和假体再造术，乳头再造术和健侧乳房的缩小术。结果呈现了不理想的效果，如包膜挛缩、假体内上侧移位、乳头外偏和明显的不对称（图 56-8）。

利用扩张器和解剖型假体进行分期再造，并进行了同心圆状、下方和前方的囊切开术，并切除了再造乳头。健侧乳房的后期缩小和用星形皮瓣进行乳头再造（图 56-9）。

第四例患者行一期假体再造，未对健侧乳房进行矫正。结果效果不理想，出现了包膜挛缩，假体内侧和头侧移位，下极瘢痕明显回缩，出现了明显的不对称（图 56-10）。

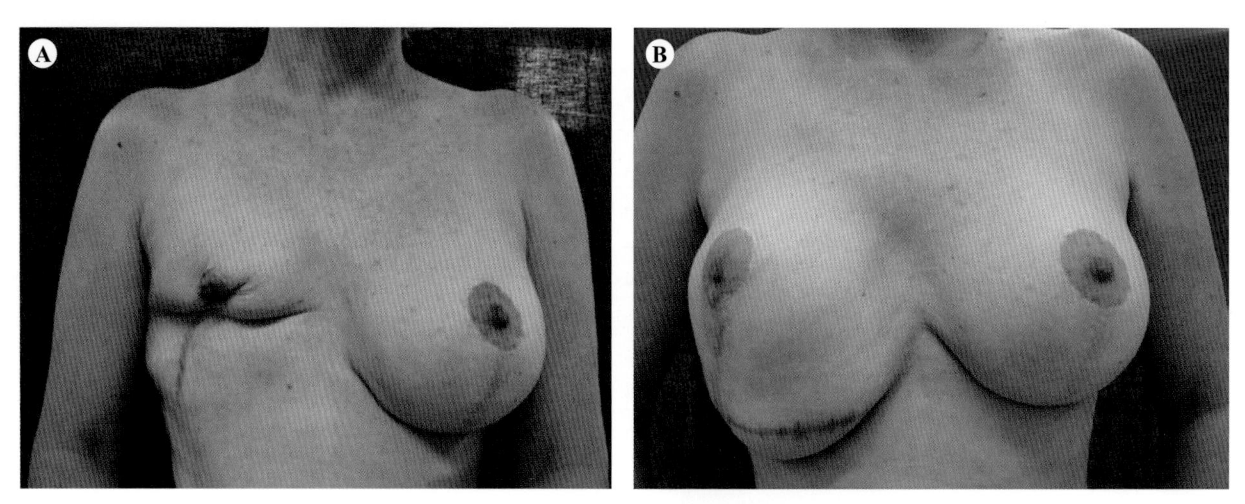

▲ 图 56-4 扩张器 / 假体乳房再造术

延期乳房再造术，患侧乳房相关的假体旋转，假体偏向外侧和下极不对称

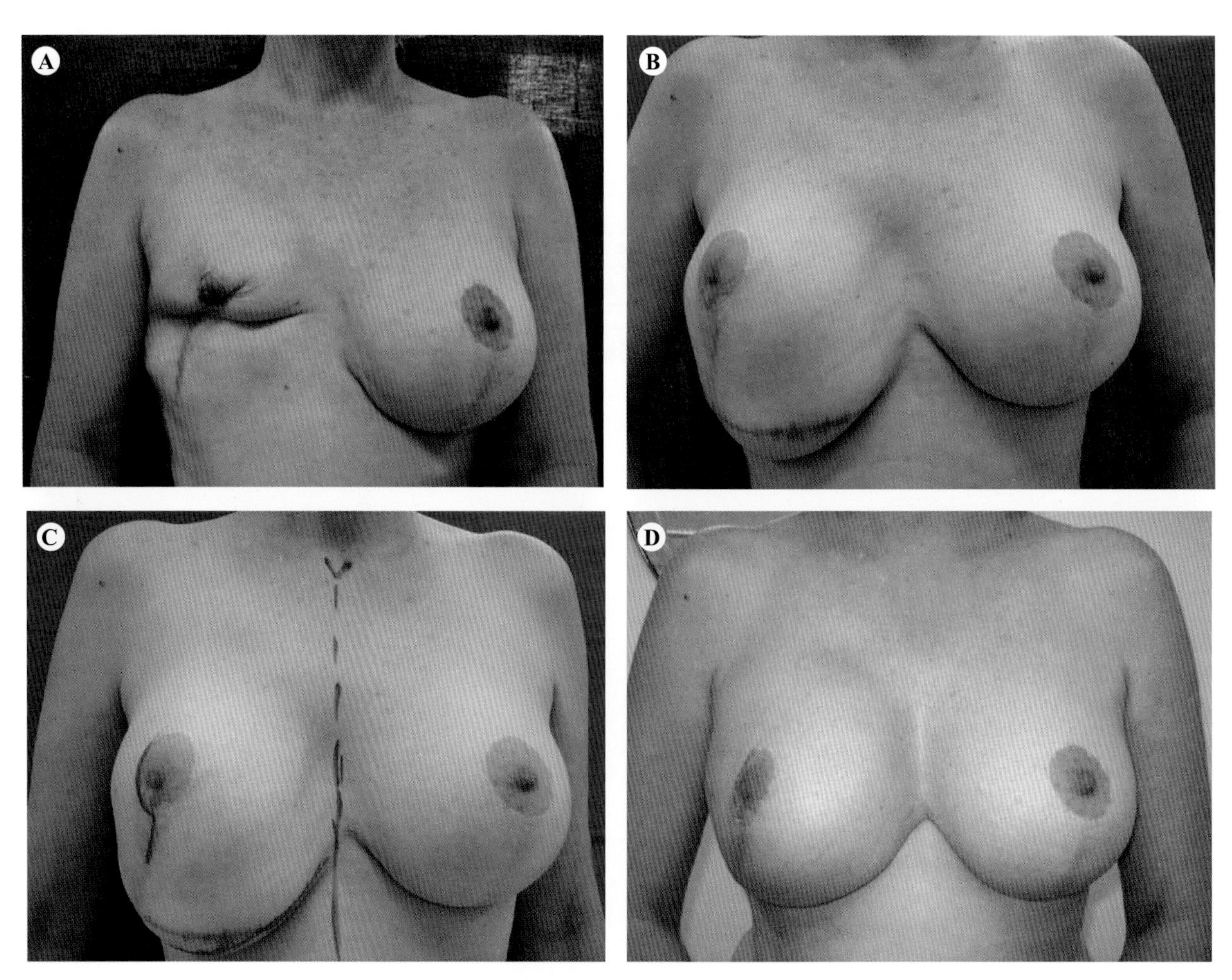

▲ 图 56-5 扩张器 / 假体乳房再造术（图 56-4 续）

延期乳房再造术；与再造侧乳房相关的假体旋转，假体偏向外侧和下移（A 和 B）；经乳晕周围和垂直切口进行腔隙矫正（缩小）和通过缝合至肋骨而抬高乳房下皱襞的设计（C）；最终效果（D）

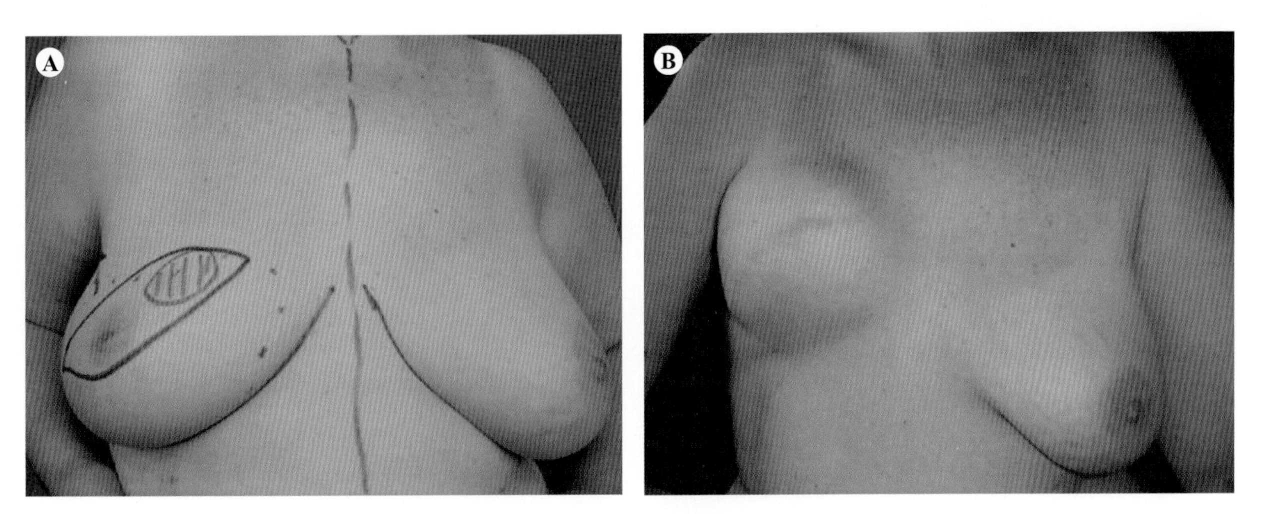

▲ 图 56-6　**扩张器 / 假体乳房再造术**

利用临时扩张器的即刻乳房再造，未行放疗的严重的包膜挛缩，伴有较高的下皱襞，形状和大小的变化的明显不对称

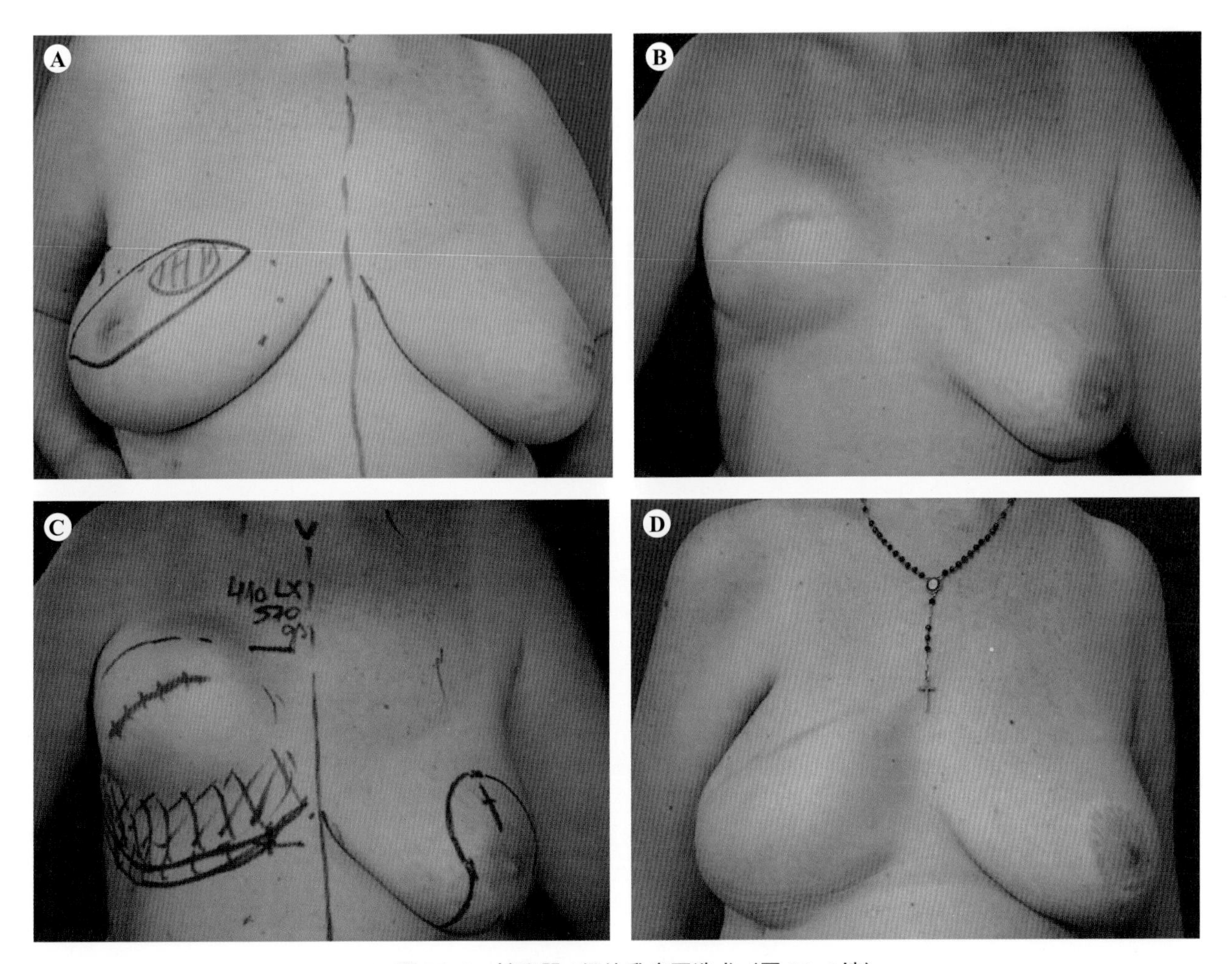

▲ 图 56-7　**扩张器 / 假体乳房再造术（图 56-6 续）**

利用临时扩张器的即刻乳房再造术；未行放疗出现严重的包膜挛缩；伴有较高的下皱襞，形状和大小的变化的明显不对称（A 和 B）；通过胸肌的原切口和包膜囊切开术进行腔隙矫正术的设计；将解剖型假体置入并调整至胸腔和健侧乳房；对称性矫正手术同时行左侧乳房上提术；长期最终效果（C 和 D）

第一阶段手术包括用临时扩张器代替假体，并进行囊切开术和降低乳房下皱襞。扩张器被永久性假体取代，并对健侧乳房进行后期缩小。在最终结果中，仍未使用脂肪填充对右侧乳房下极进行矫正（图 56–11）。

第五例患者既往行右侧乳房切除术、乳房假体再造术、NAC 再造术，并有放疗史。后期发展为伴有囊内和囊外的假体破裂的严重的包膜挛缩和明显的不对称。右侧乳房皮肤弹性好，无明显硬化（图 56–12）。

第一阶段手术包括用临时扩张器替换假体，并进行包膜切开术，降低乳房下皱襞。将扩张器替换为假体，后行脂肪填充术（图 56–13）。

第六例患者既往行右侧乳房切除术，乳房假

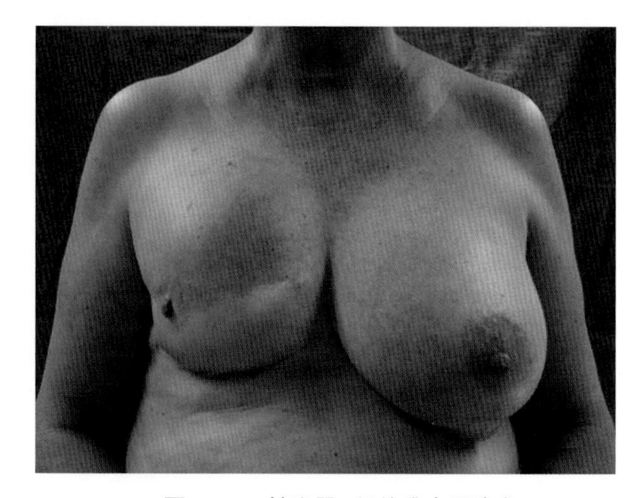

▲ 图 56–8　扩张器 / 假体乳房再造术

患者行扩张器和假体置入两阶段乳房再造术，乳头再造和对侧乳房缩小术；包膜挛缩和假体内上移位，乳头外偏和明显的不对称等不良结果出现

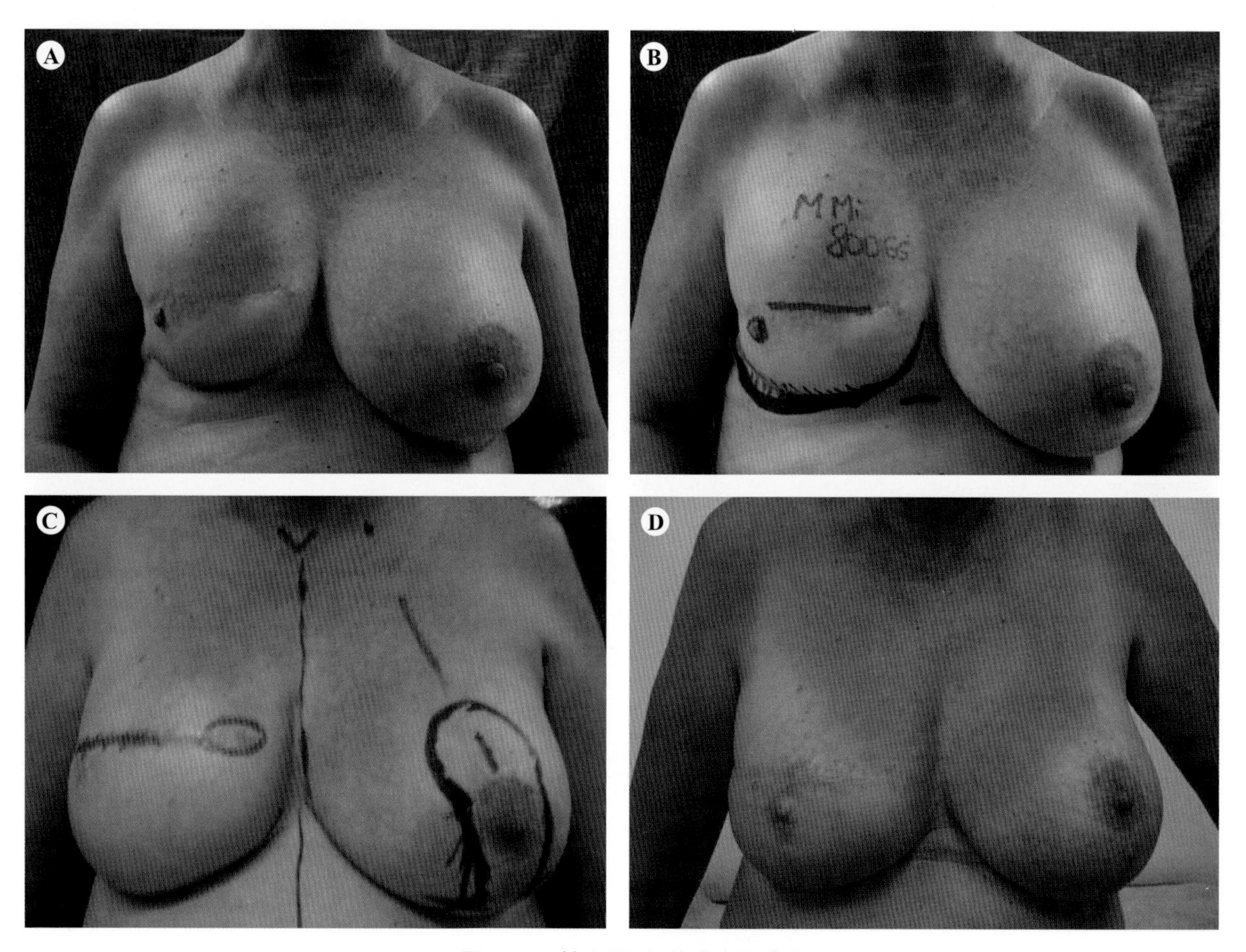

▲ 图 56–9　扩张器 / 假体乳房再造术

患者行扩张器、假体两阶段乳房再造术，乳头再造和对侧乳房缩小术；包膜挛缩和假体内上移位，乳头外偏和明显的不对称等不良结果（A）；第一阶段手术涉及乳头切除术和用临时扩张器替换假体，并行包膜切开术，并降低乳房下皱襞水平（B）；用假体置换扩张器，对侧行乳房缩小术（C）；二次乳头再造术后文身前的结果（D）

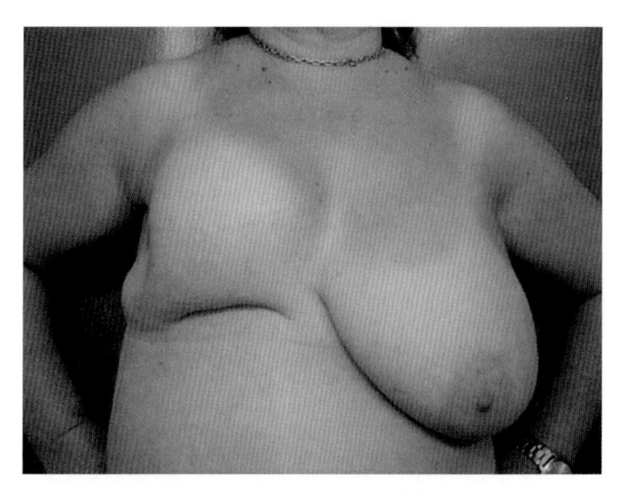

▲ 图 56-10　扩张器 / 假体乳房再造术

患者行即刻假体置入乳房再造术，出现包膜挛缩，假体内上移位，乳房下极瘢痕回缩和明显的不对称

体再造术，并有放疗史。她的皮肤具有弹性，有轻度的光化性硬化和明显的不对称（图 56-14）。

用双腔永久性扩张器替换假体，并行多重包膜切开术，以修复缺损，对侧乳房同时行乳房上提术（图 56-15）。

第七例患者为左侧乳房肿瘤患者，行乳房切除术，前哨淋巴结活检，即刻用临时解剖型扩张器再造。她在辅助化疗期间发生感染和残余包膜挛缩（图 56-16）。

我们对后遗症进行了评估，因为未进行放疗，皮肤弹性良好，因此可以放置双腔解剖型扩张器，同时进行同心圆、下腔和前腔包膜切开术并同时行对侧乳房缩小术（图 56-17）。

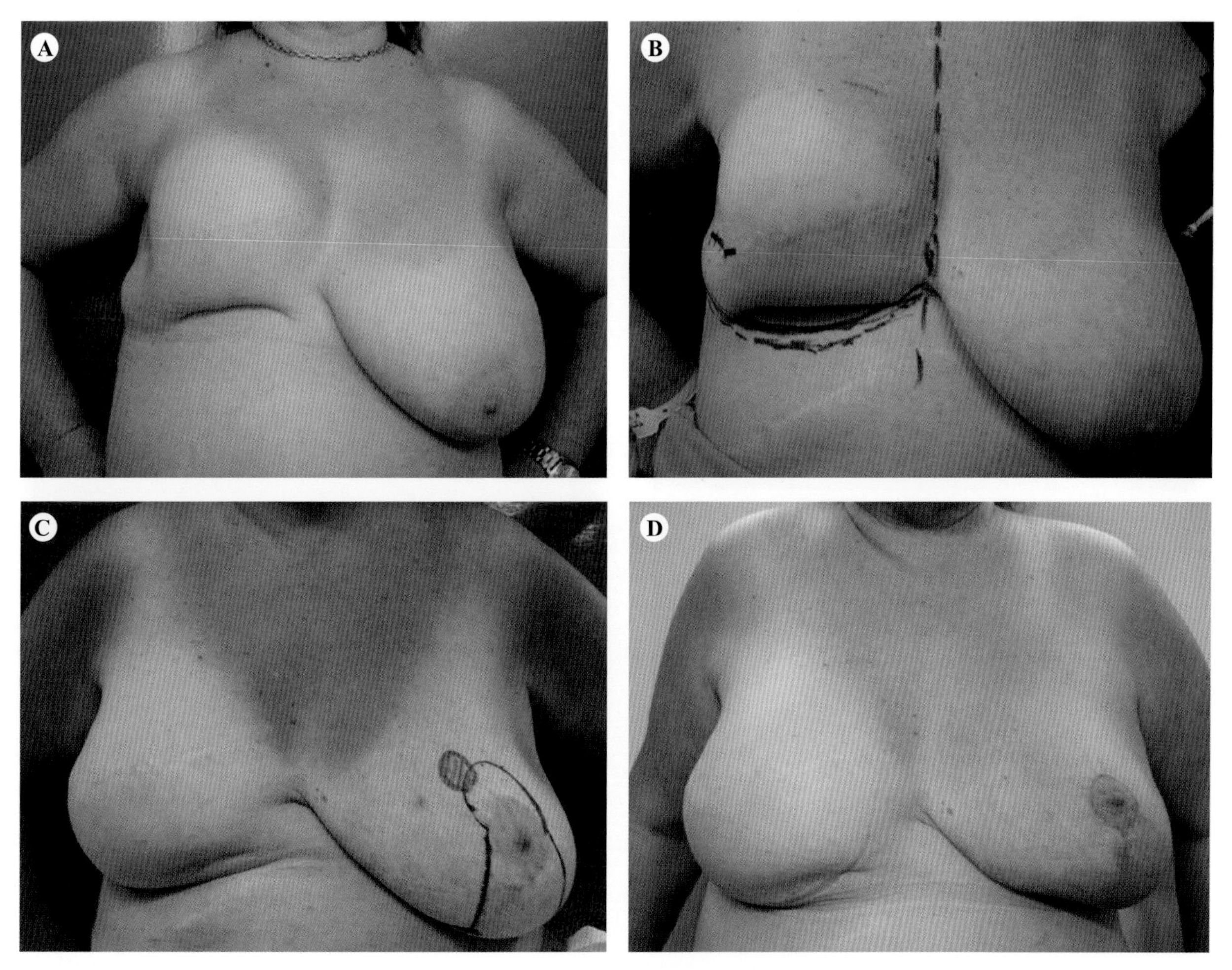

▲ 图 56-11　扩张器 / 假体乳房再造术

患者行一期假体再造术，包膜挛缩，假体内、上移位，下极瘢痕回缩，明显不对称等不良结果；第一次手术包括用临时扩张器替换，行包膜切除术，并降低乳房下皱襞（B）；用假体替换扩张器并对健侧乳房进行第二期手术缩小（C）；最后，未行右侧乳房下极脂肪填充术（D）

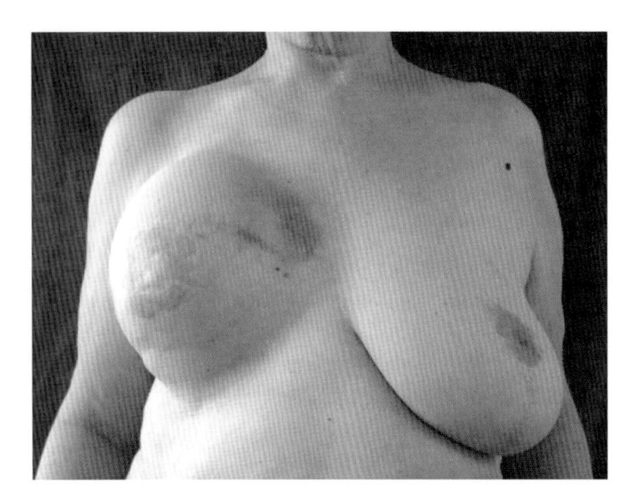

▲ 图 56-12 扩张器 / 假体乳房再造术

患者既往有右侧乳房切除术，乳房假体再造术，NAC 再造术，对侧乳房缩小术史，并有放疗史。伴有囊内和囊外假体破裂的严重的包膜挛缩，和明显的不对称。右侧乳房皮肤弹性良好，无明显硬化

在一些情况下，根据后遗症和患者的生物型，不能行后期的假体再造术，而是必须选择皮瓣。第八例患者就是这种情况。这是一个肥胖的患者，行乳房切除术并行放射治疗，并接受了一期假体再造术，同时行对侧乳房缩小术。左乳出现严重包膜挛缩，瓣中度至重度光化性硬化和明显的不对称（图 56-18）。

后期的再造手术包括取出假体，用 DIEP 皮瓣吻合乳内动脉，并随后行右侧乳房缩小术（图 56-19）。

脂肪填充适应证：第九例为右侧乳房肿瘤患者，她行乳房切除术，前哨淋巴结活检和即刻行乳房再造术，置入了临时解剖型扩张器，后期植入假体。她接受了辅助放射治疗，并出现了皮肤

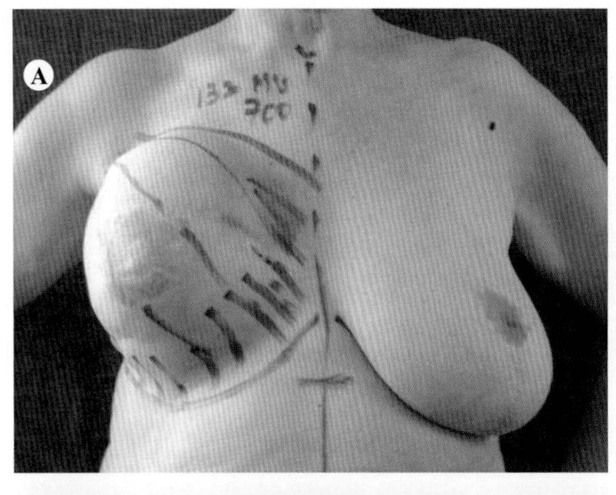

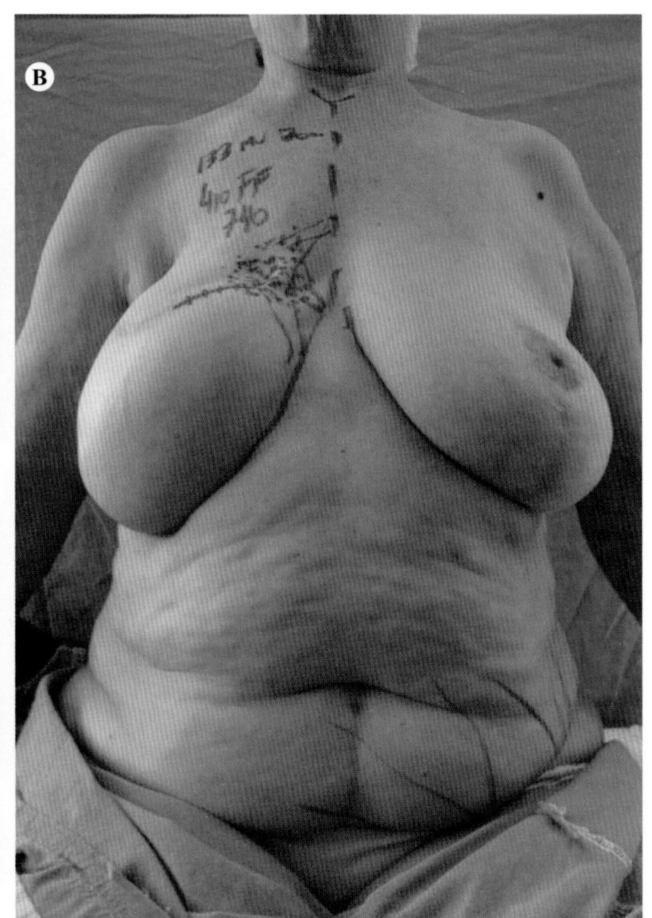

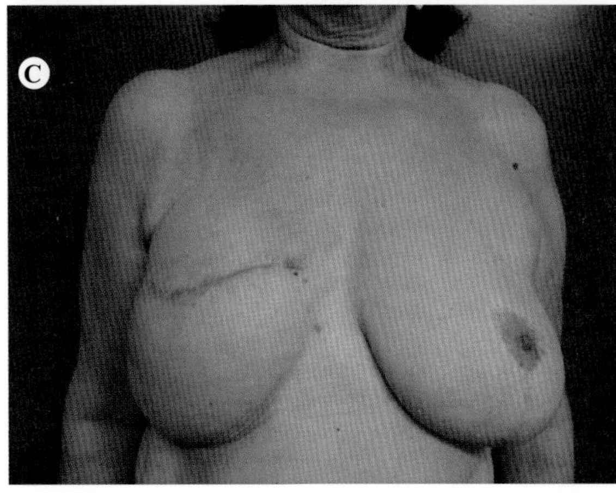

▲ 图 56-13 扩张器 / 假体乳房再造术

患者既往有右侧乳房切除术，乳房假体再造术，NAC 再造术，对侧乳房缩小术史，并有放疗史；伴有囊内和囊外的假体破裂的严重包膜挛缩和明显的不对称；右侧乳房皮肤弹性良好，无明显硬化；第一阶段手术包括用临时扩张器替换假体，行囊膜切除术和降低乳房下褶皱（A）；用假体更换扩张器，并随后进行脂肪填充（B）；最终结果（C）

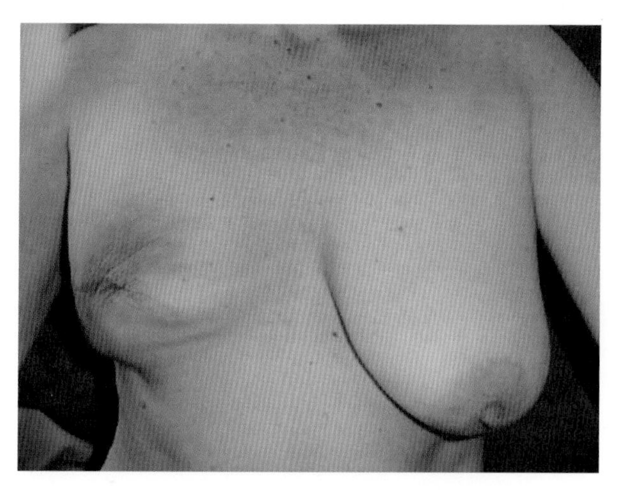

▲ 图 56-14 扩张器 / 假体乳房再造术

患者既往行右侧乳房切除术，乳房假体再造术，并有放疗史；皮肤具有弹性，有轻度的光化性硬化和明显的不对称

回缩，乳房大小和形状的变化，中度包膜挛缩和乳房的不对称（图 56-20）。这种用脂肪填充术和 Rigottomies（经皮皮下松解术），最后用星型皮瓣再造乳头，并对对侧乳房行乳房上提术（图 56-21）。

五、自体组织乳房再造术后修复

当患者出现自体组织再造的不良结果时，我们必须像对待其他技术一样，评估和分析后遗症以及其可能的原因。这种评估指导所采用的方法和选择的技术。表 56-5 总结了最常见的缺损，表 56-6 显示了可以使用的技术。

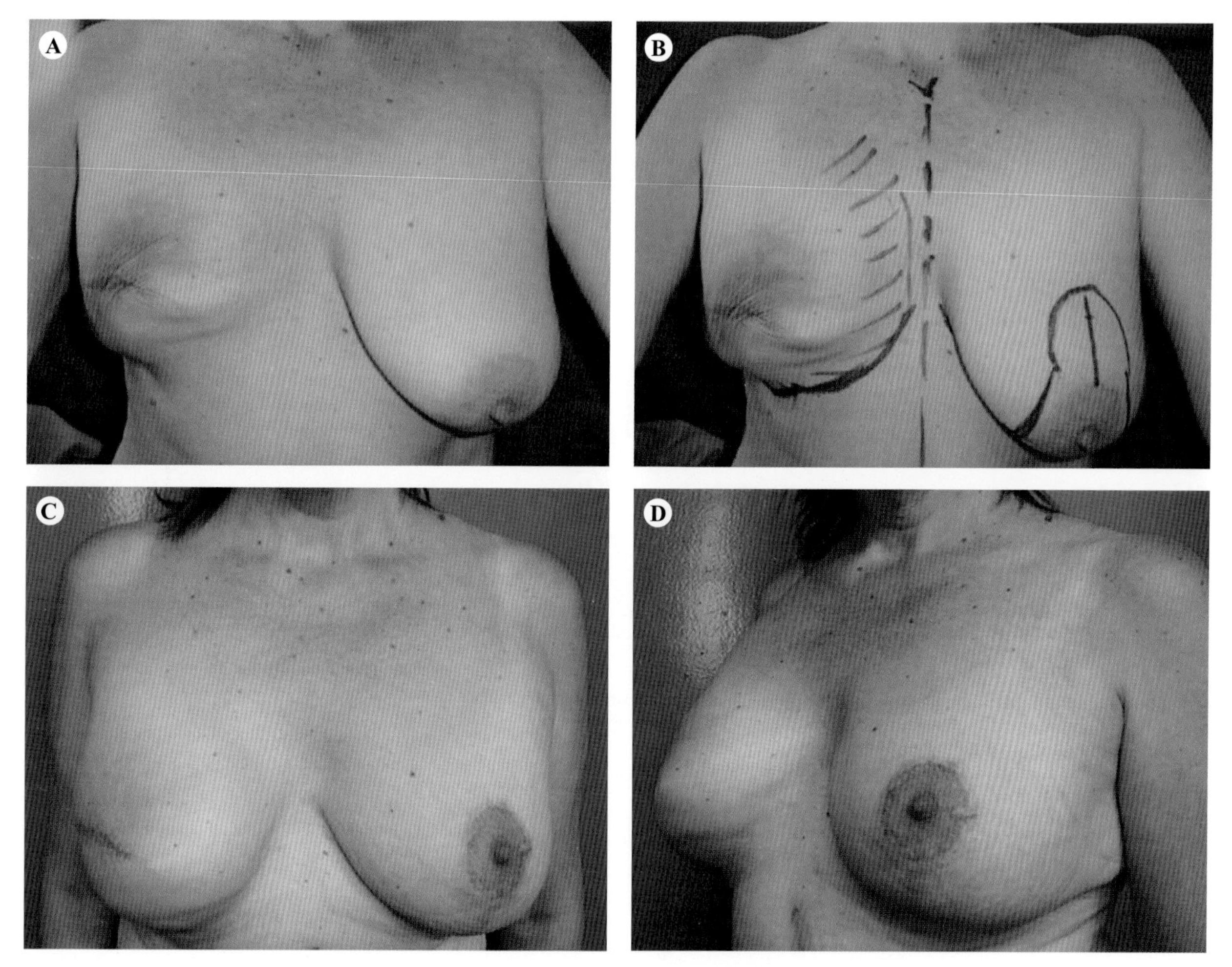

▲ 图 56-15 扩张器 / 假体乳房再造术

用双腔永久性扩张器替换假体，并行多重包膜切开术，以修复缺损，对侧乳房同时行乳房上提术

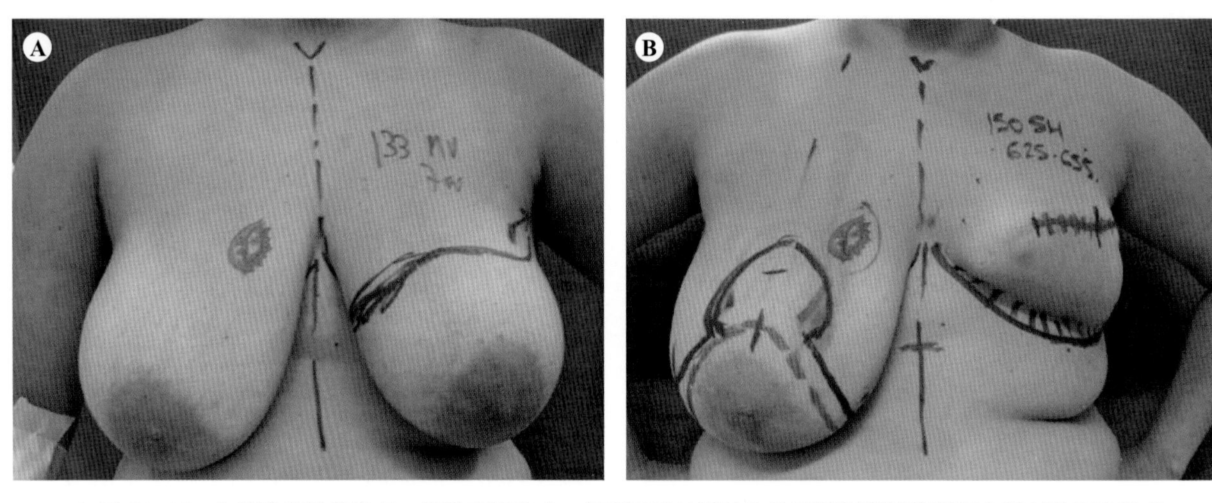

▲ 图 56-16　左侧乳房肿瘤患者，行乳房切除术，前哨淋巴结活检和临时解剖型扩张器置入即刻乳房再造术

她在辅助化疗期间发生感染和残余包膜挛缩，伴有乳房下皱襞抬高，明显的不对称

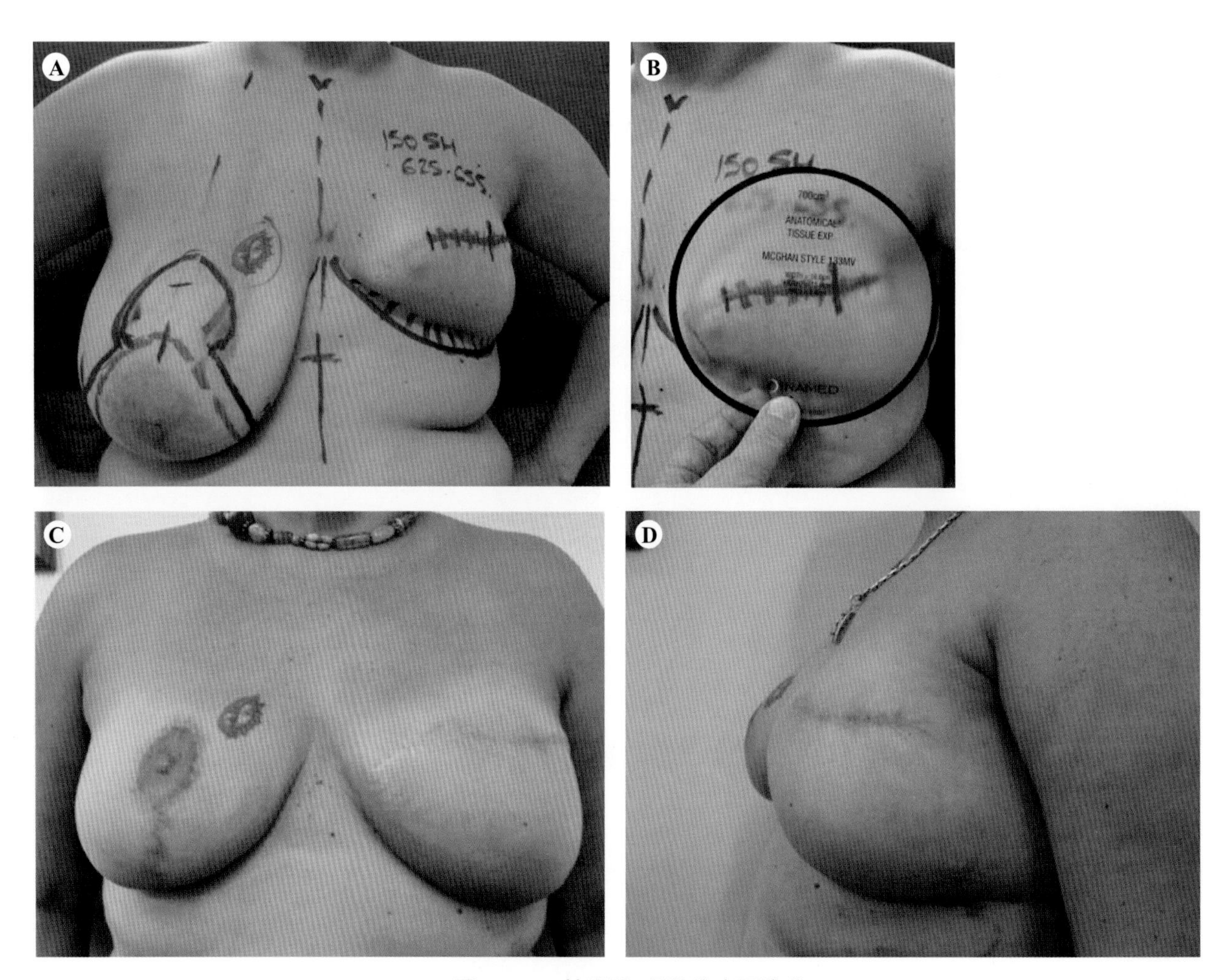

▲ 图 56-17　扩张器 / 假体乳房再造术

评估后遗症，因为未行放疗，皮肤弹性良好，放置双腔解剖型扩张器，同时进行同心圆、下腔和前腔包膜切开术并同时行对侧乳房缩小术

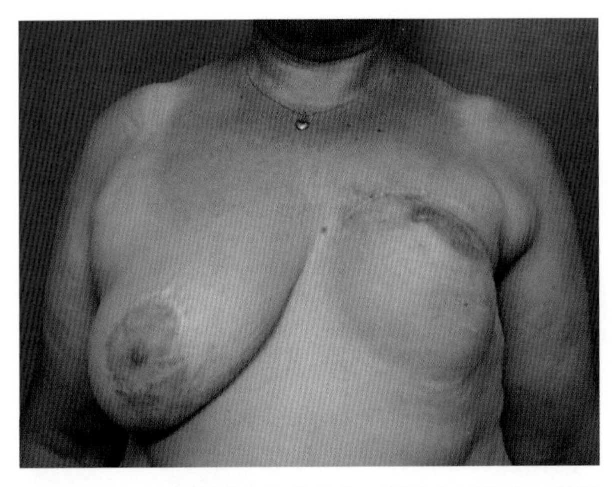

▲ **图 56-18　左侧乳房肿瘤患者，行乳房切除术，放射治疗，圆形假体即刻乳房再造术**

她出现了包膜挛缩，伴有下皱襞上移，明显的不对称

与使用扩张器和假体的患者的修复手术一样，很难准确地系统化手术或提出所有可能的替代方案。上述算法（图 56-3）显示了各种技术的可用性，以及我们根据要修复的缺损大小（主要或次要）的偏好。我们提出一些我们观察到的最能说明问题的临床病例的后遗症及阐述如何解决这些问题。

第十例患者表现为右侧乳房肿物，行乳房切除术，放射治疗，用带蒂的 TRAM 皮瓣行延期的乳房再造术，行对侧乳房上提术。皮瓣下极无凸度，乳房下皱襞低且不明显，上极体积缺损（图 56-22）。

再造术采用聚丙烯补片抬高乳房下皱襞，脂

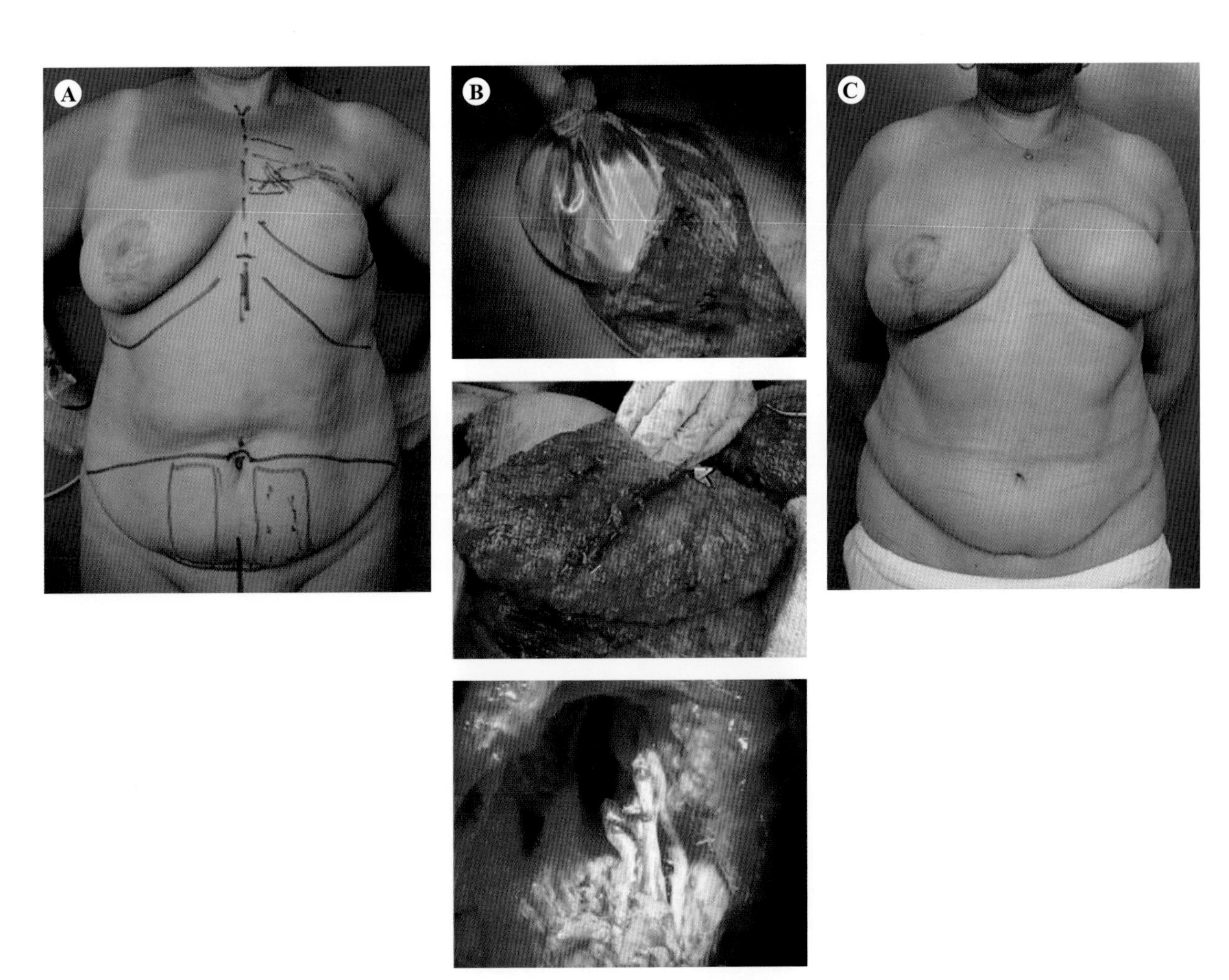

▲ **图 56-19　假体乳房再造术**

后期的再造手术包括取出假体，用 DIEP 皮瓣吻合乳内动脉，并随后行右侧乳房缩小术

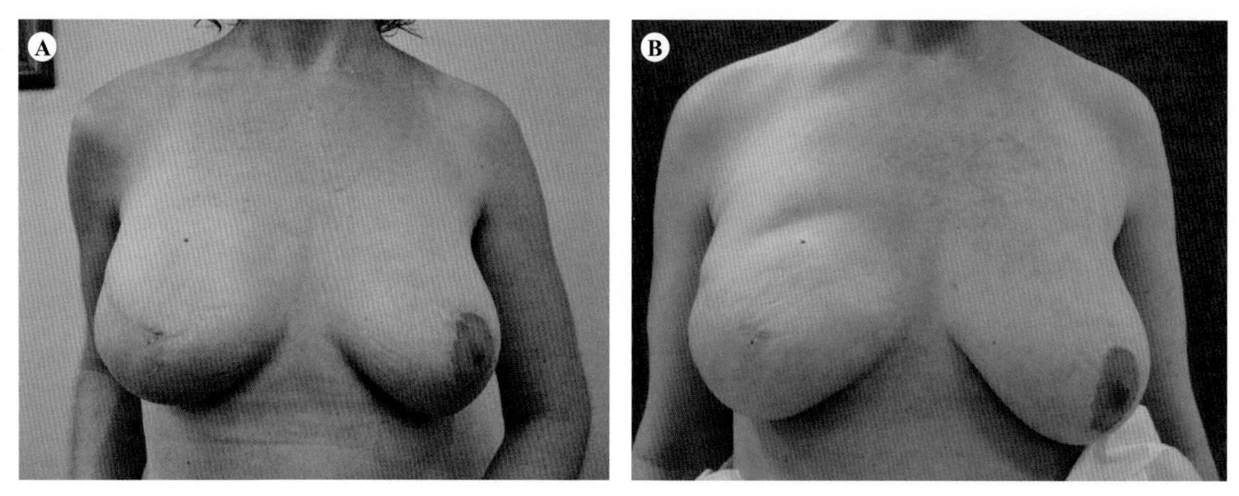

▲ 图 56-20 右侧乳房肿物患者行乳房切除术，前哨淋巴结活检术和即刻临时解剖型扩张器乳房再造术，然后换成假体；接受了辅助放疗，并出现了皮肤回缩，乳房的体积和形状发生改变。中度包膜挛缩，乳房不对称

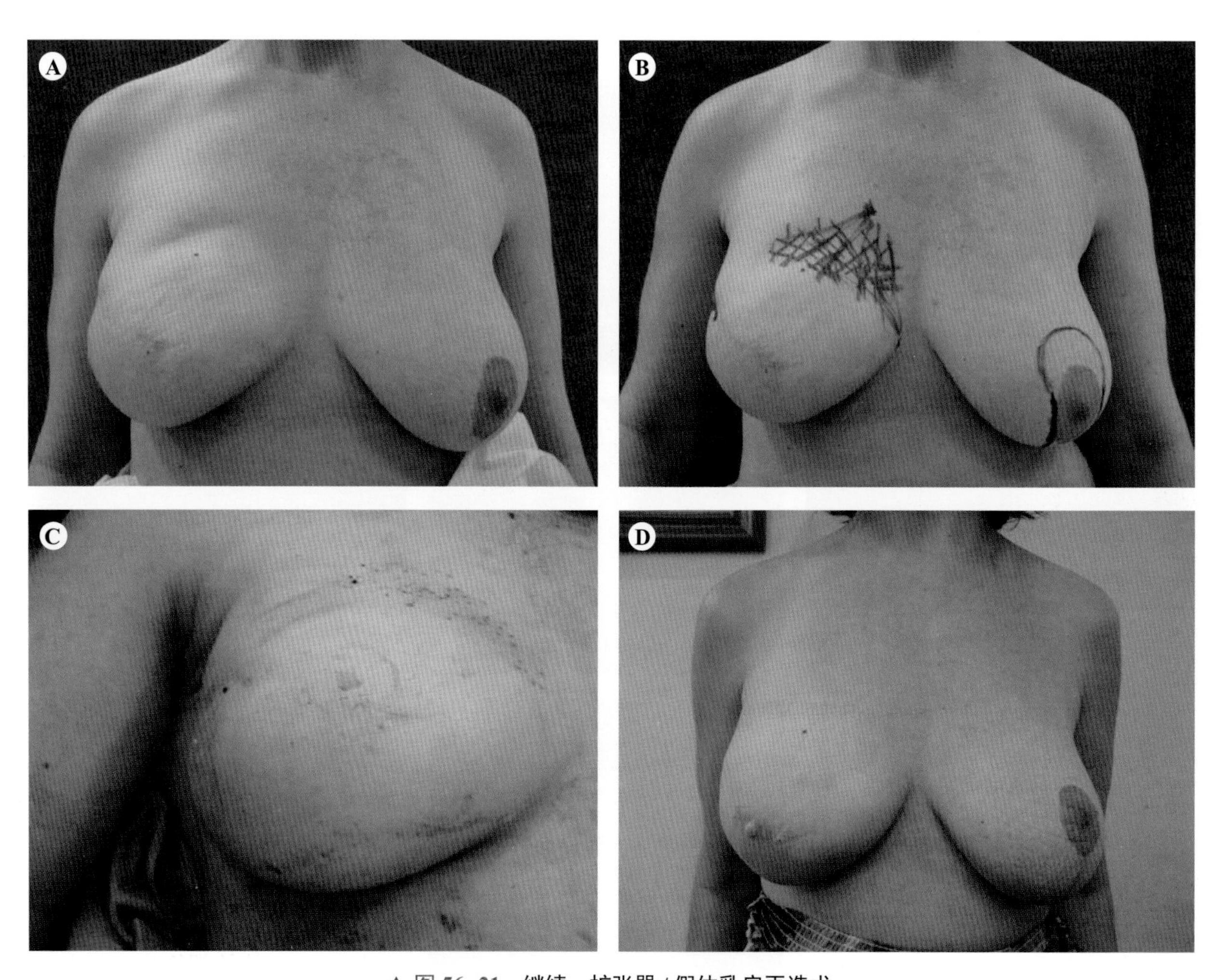

▲ 图 56-21 继续，扩张器 / 假体乳房再造术

右侧乳房放疗后的形状和体积变化，中度包膜挛缩；用脂肪填充和 Rigottomies 进行修复；星型皮瓣再造乳头，对侧乳房行乳房上提术

表 56-5　自体组织乳房再造术

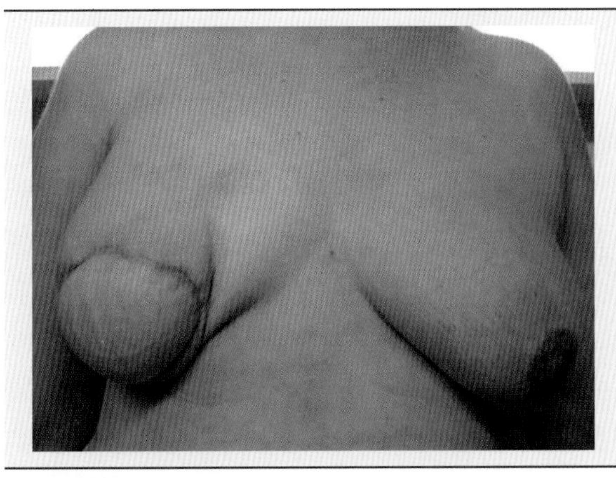

- 形状变化
- 大小变化（过量或缺陷）
- 相对于对侧乳房高、低或不对称的下皱襞
- 不明显的下皱襞
- 由于再造乳房或对侧乳房或双侧乳房效果不佳导致的不对称
- 乳头 – 乳晕复合体位置不正确

分析最常见的后遗症

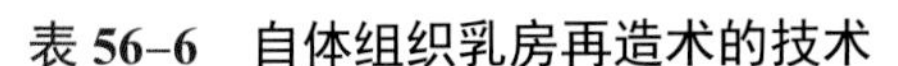

表 56-6　自体组织乳房再造术的技术

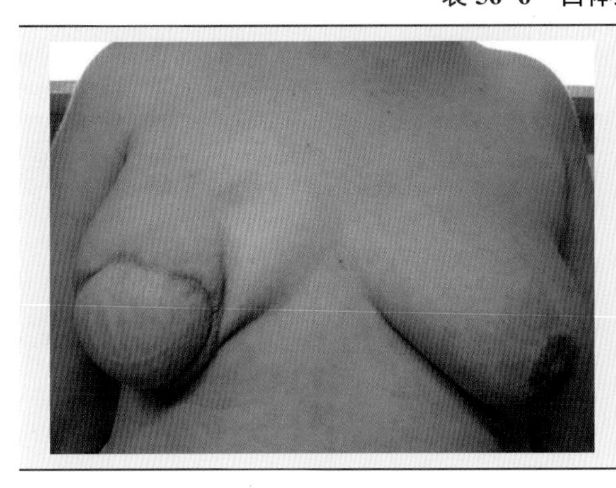

- 皮瓣塑形
- 下皱襞再造或塑形
- 邻位皮瓣再次乳房再造术
- 自体组织再次乳房再造术
- 脂肪填充术
- 对侧乳房后期修整
- NAC 后期再造

肪填充矫正乳房上极缺损，以及进行乳头 – 乳晕复合体再造（图 56–23）。

第十一例为左乳肿物患者，该患者有吸烟史以及接受过放疗。她曾行保留皮肤乳房切除术，并即刻用显微游离 TRAM 皮瓣乳房再造术。出现了广泛的皮肤坏死等并发症（图 56–24）。

我们采用了保守观察治疗，定期更换敷料，观察缺损的愈合情况。然后，通过切除瘢痕和纤维化组织进行皮瓣的矫正，NAC 再造后效果良好（图 56–25）。

第十二例为左乳肿物患者，行乳房切除术，辅助放疗。用带蒂的 TRAM 皮瓣行延期的乳房再造术。结果皮瓣超过了乳房边界，体积大于对侧乳房，乳房下皱襞较低，出现不对称（图 56–26）。

缺损的修复通过对皮瓣进行塑形，切除瘢痕和多余外部组织，翻转横行腹直肌肌皮瓣来进行塑形，以显示乳房下皱襞，取得良好的再造效果（图 56–27）。

第十三例为右侧乳房肿物患者，行乳房切除术，放射治疗。患者行带蒂 TRAM 皮瓣延期乳房再造术。皮瓣向外、向下超过乳房边缘，乳房下皱襞降低，不对称（图 56–28）[14]。

用对侧乳房用外科胶带模具（S Kroll）[15] 对皮瓣进行塑形，并切除多余的外部组织，以矫正右侧乳房缺陷。NAC 再造后的效果（图 56–29）。

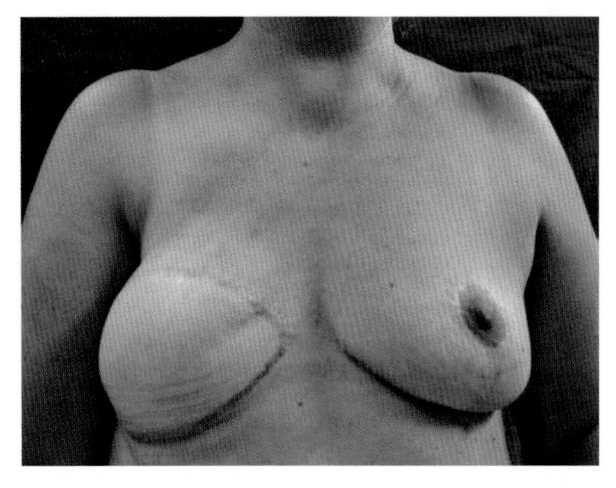

▲ 图 56-22　右乳肿物患者，行乳房切除术，放射治疗，带蒂 **TRAM** 皮瓣延期乳房再造术，并行对侧乳房上提术；皮瓣无凸出，乳房下皱襞下降和不清晰，上极有缺损

六、结论

修整手术的成功是在初始结果不理想的情况下获得一个解剖外形正常、动态且对称的乳房。

为了达到这一目标，专业人员必须在所有乳房再造技术方面有丰富的经验，进行关键的分析，评估缺损及可能的病因，以便制订每一例手术。除了为实现这些需求所需要的经验，指导方法的使用和令人满意的结果虽然较难实现，但如果我们也考虑 Steve Kroll 多年前所提出的基本概念，指出乳房再造是一个有趣的工程和艺术的结合，这也是有可能的。也许，为了实现这些目标，艺术在这里是最重要的。

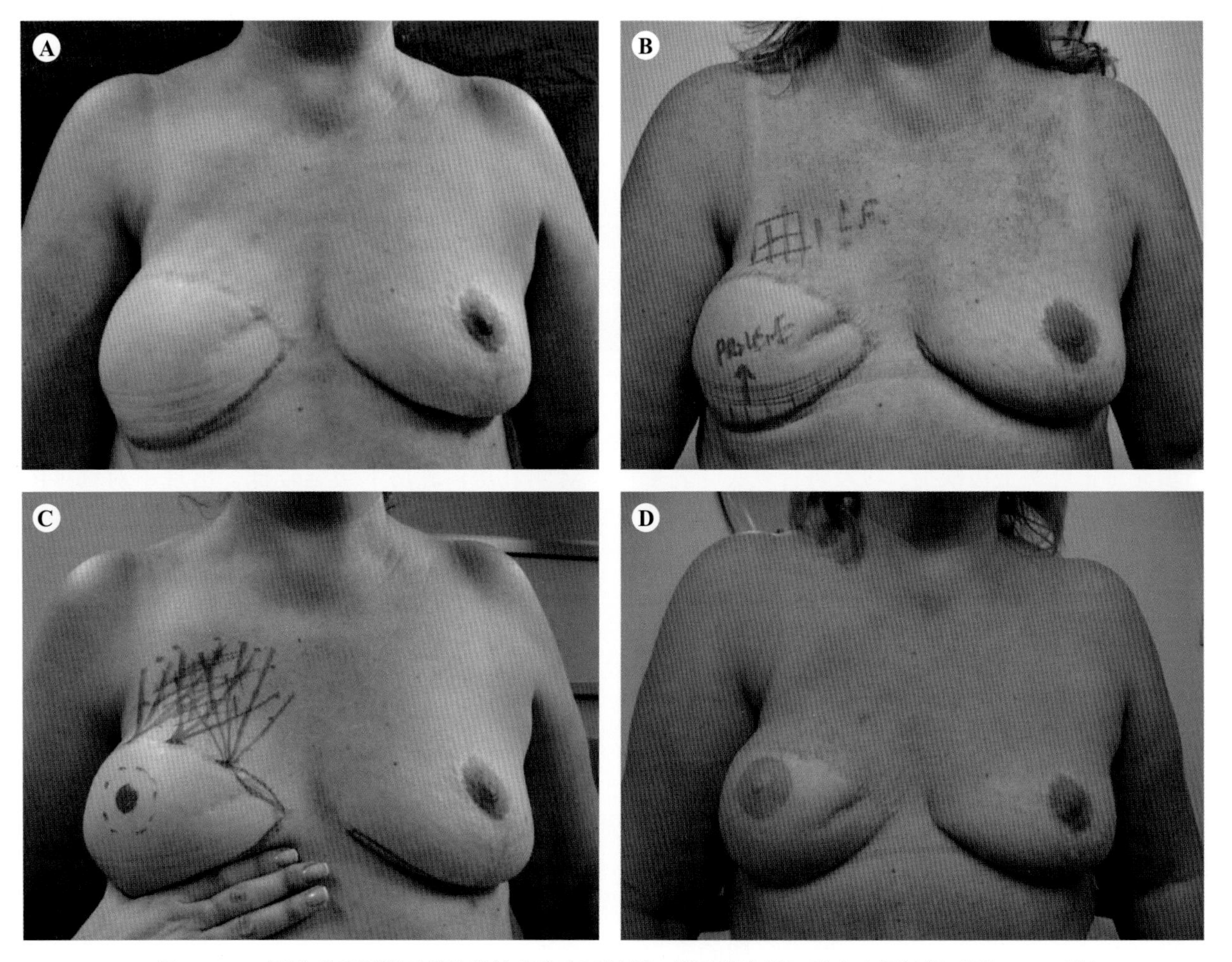

▲ 图 56-23　再造术采用聚丙烯补片抬高乳房下皱襞，脂肪填充矫正乳房上极缺损（图 **56-22** 续）

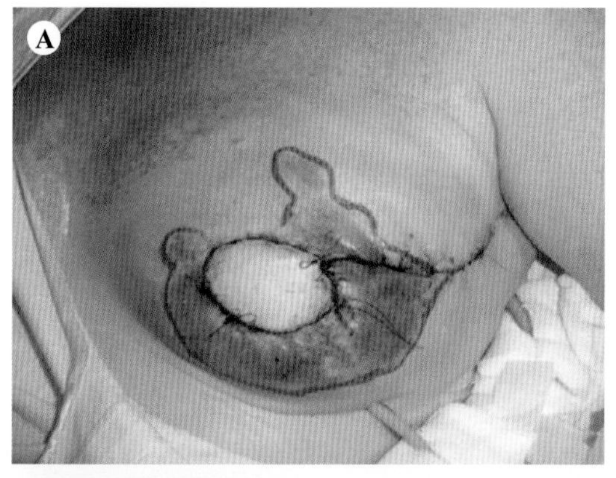

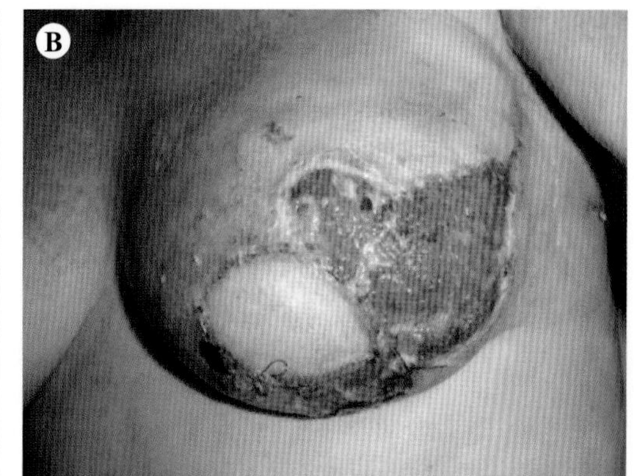

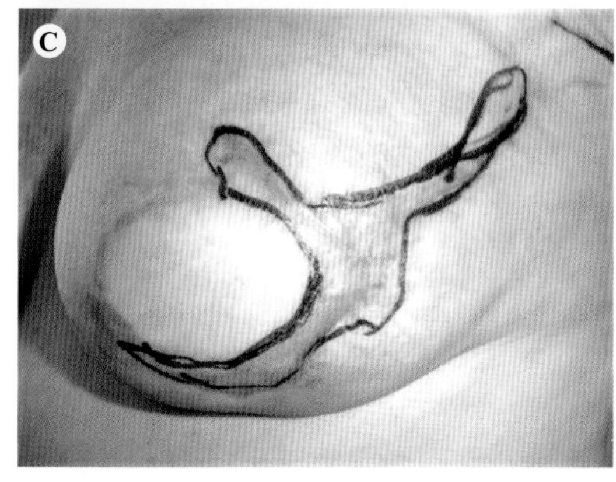

◀ **图 56-24　左侧乳房肿物患者，患者行放射治疗**

患者接受了保留皮肤乳房切除术和即刻显微游离 TRAM 皮瓣乳房再造术。广泛的皮肤坏死

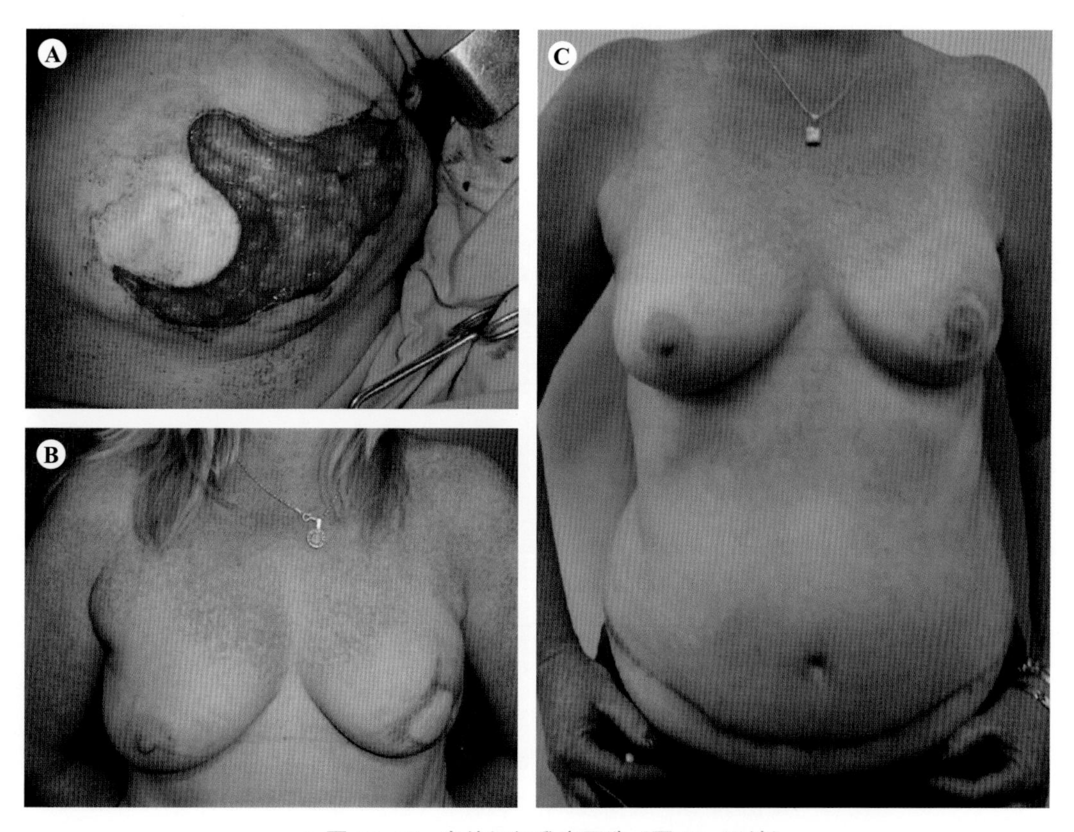

▲ **图 56-25　自体组织乳房再造（图 56-24 续）**

通过切除瘢痕和纤维化组织行皮瓣的塑形以矫正左侧乳房缺损（A）。即刻效果（B）；NAC 再造后的效果（C）

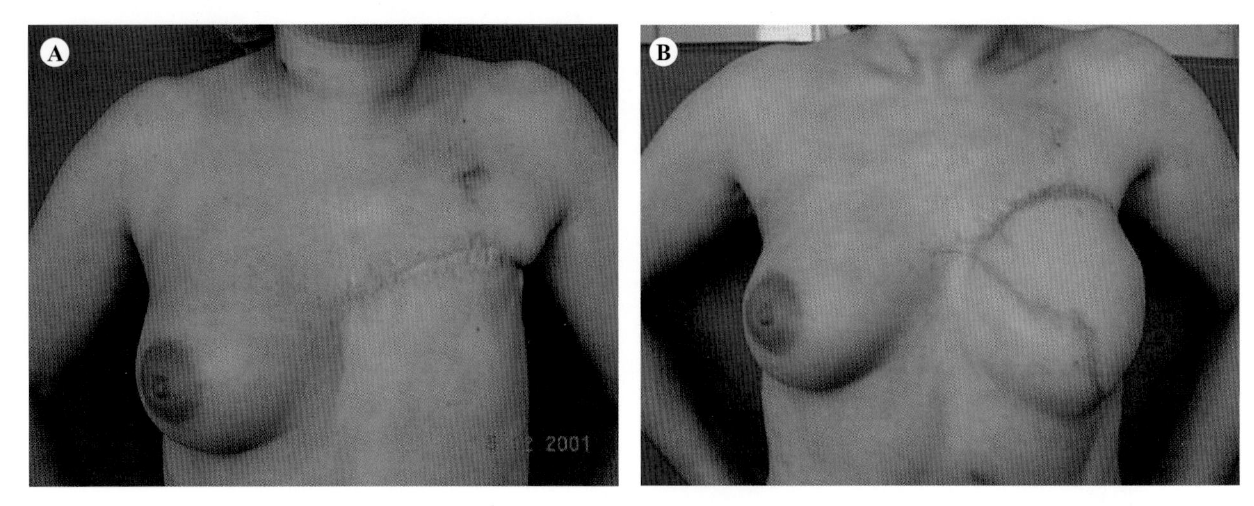

▲ 图 56-26　左侧乳房肿物，行乳房切除术，放射治疗；带蒂 **TRAM** 皮瓣行延期乳房再造术；皮瓣超过了乳房边界，体积大于对侧乳房，乳房下皱襞较低，出现不对称

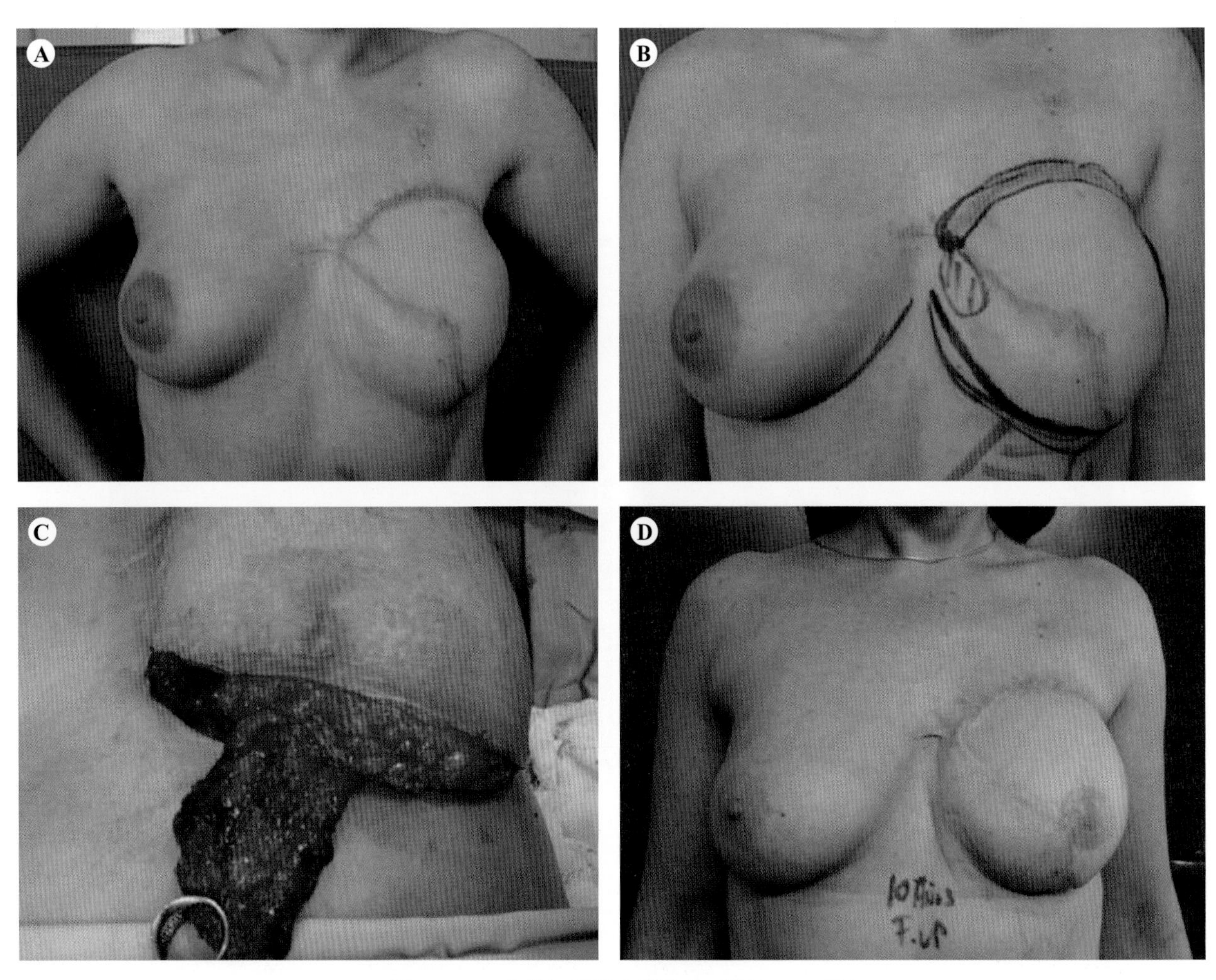

▲ 图 56-27　自体组织乳房再造术（图 **56-26** 续）

缺损的修复通过对皮瓣进行塑形，切除瘢痕和多余外部组织，翻转横行腹直肌肌皮瓣来进行塑形，以显示乳房下皱襞（C）。NAC 再造后的效果（D）

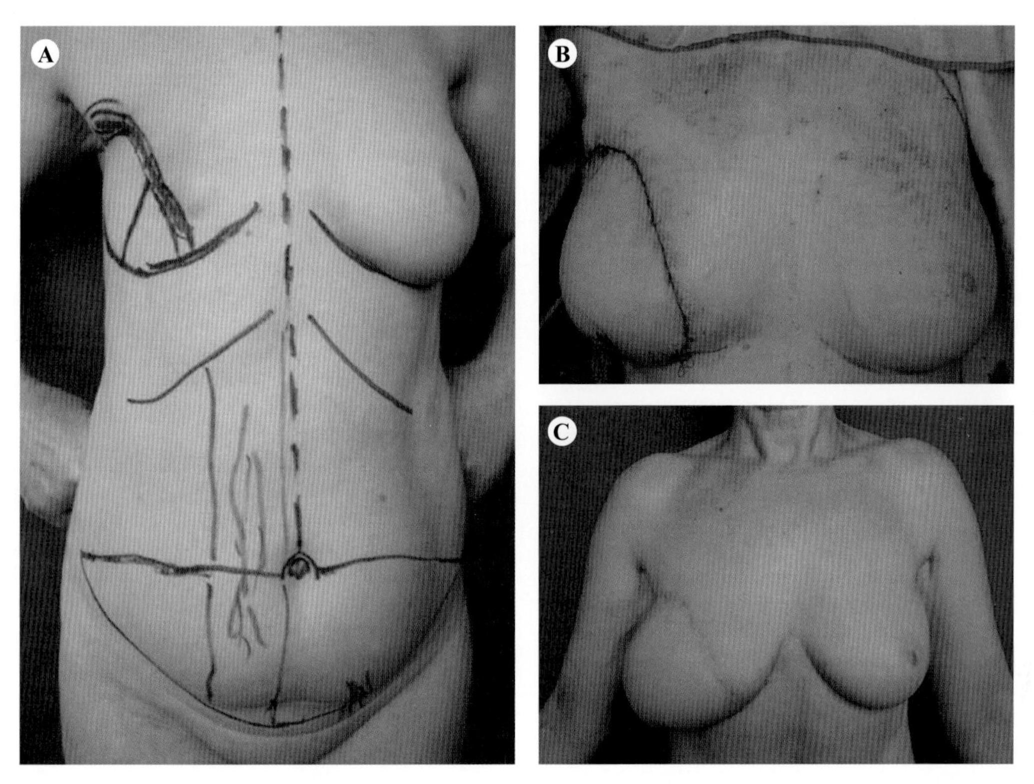

▲ 图 56-28　右乳肿物患者，行乳房切除术，放射治疗；带蒂 **TRAM** 皮瓣延期乳房再造术；皮瓣向外、向下超过乳房边缘，乳房下皱襞降低，不对称

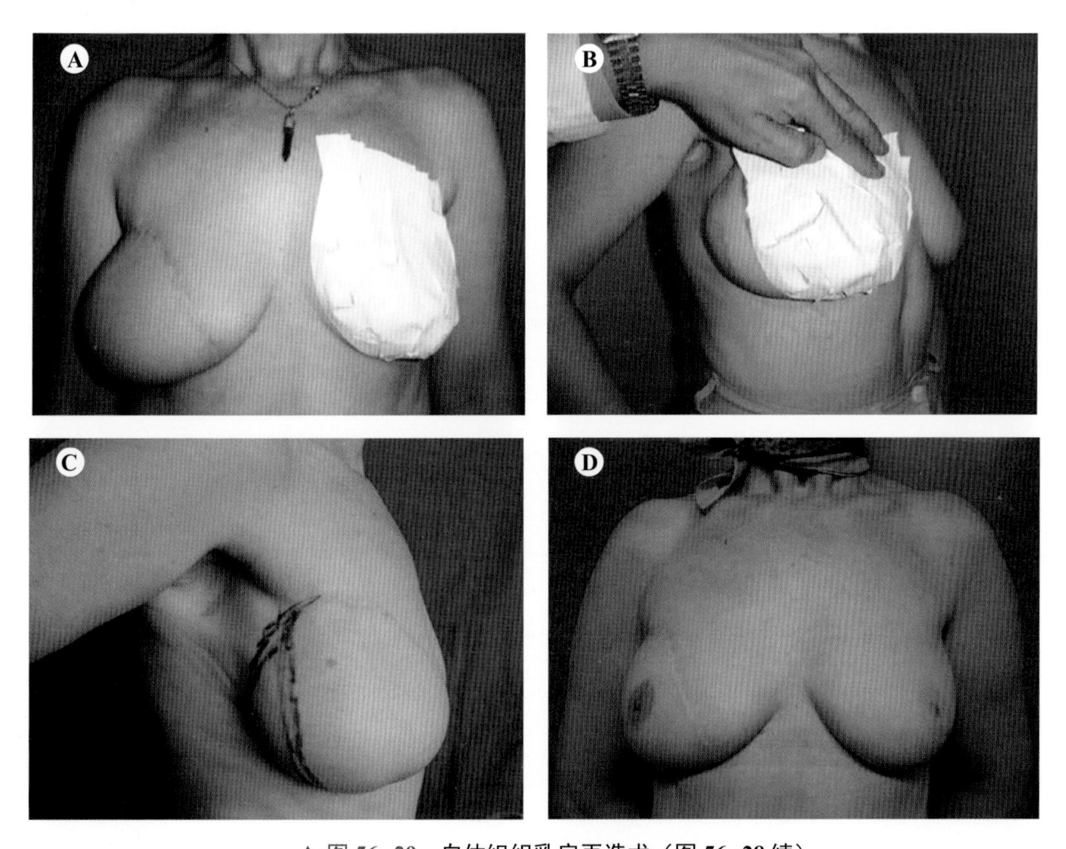

▲ 图 56-29　自体组织乳房再造术（图 **56-28** 续）

用对侧乳房用外科胶带模具对皮瓣进行塑形，并切除多余的外部组织，以矫正右侧乳房缺陷（A～C）；NAC 再造后的效果（D）

参考文献

[1] Pusic AL, Klassen AF, Scott AM, Klok JA, Cordeiro PG, Cano SJ (2009) Development of a new patient-reported outcome measure for breast surgery: the BREAST-Q. Plast Reconstr Surg 124:345–353
[2] Spear S (2016) Underpromise. Plast Reconstr Surg 137(6): 1961–1962
[3] Veronesi U, Cascinelli N, Mariani L et al (2002) Twenty-year follow up of a randomized study comparing breast-conserving surgery with radical mastectomy for early breast cancer. N Engl J Med 347:1227–1232
[4] Fisher B, Anderson S, Bryant J et al (2002) Twenty-year follow up of a randomized trial comparing total mastectomy, lumpectomy, and lumpectomy plus irradiation for the treatment of invasive breast cancer. N Engl J Med 347:1233–1241
[5] Clough KB, Cuminet J, Fitoussi A et al (1998) Cosmetic sequalae after conservative treatment for breast cancer: classification and results of surgical correction. Ann Plast Surg 41:471–481
[6] Losken A, Dugal CS, Styblo TM et al (2014) A meta-analysis comparing breast conservation therapy alone to the oncoplastic technique. Ann Plast Surg 72(2):145–149
[7] Fitoussi AD, Berry MG, Couturaud B et al (2010) Management of the post breast conservation therapy defect: extended follow-up and reclassification. Plast Reconstr Surg 125:783–791
[8] Spear SL, Shuck J, Hannan L et al (2014) Evaluating longterm outcomes following nipple-sparing mastectomy and reconstruction in the irradiated breast. Plast Reconstr Surg 133:605e–614e
[9] Kronowitz SJ, Robb GL (2009) Radiation therapy and breast reconstruction: a critical review of the literature. Plast Reconstr Surg 124:395–408
[10] Barry M, Kell MR (2011) Radiotherapy and breast reconstruction: a meta-analysis. Breast Cancer Res Treat 127:15–22
[11] Spear SL, Seruya M, Rao SS et al (2012) Two-stage prosthetic breast reconstruction using AlloDerm including outcomes of different timings of radiotherapy. Plast Reconstr Surg 130:1–9
[12] Rancati A, Pestalardo C, González E., Vidal L. Fat transfer in the delayed breast reconstruction after radiated mastectomy. IPRAS Journal. April 2012, P. 30. www.ipras.org
[13] González E (2012) Utilidad de la lipotransferencia autóloga para corregir los defectos de la cirugía oncológica y oncoplástica mamaria y radioterapia. Rev Venez Oncol 24(3):256–269
[14] Amir A, Silfen R, Hauben DJ (2000) "Apron" flap and re-creation of the inframammary fold following TRAM flap breast reconstruction. Plast Reconstr Surg 105(3):1024–1030
[15] Kroll S (2000) Breast reconstruction with autologous tissue. Art and artistry. Chapter 20. Breast mound revision surgery. Springer-Verlag, Berlin, pp 293–311

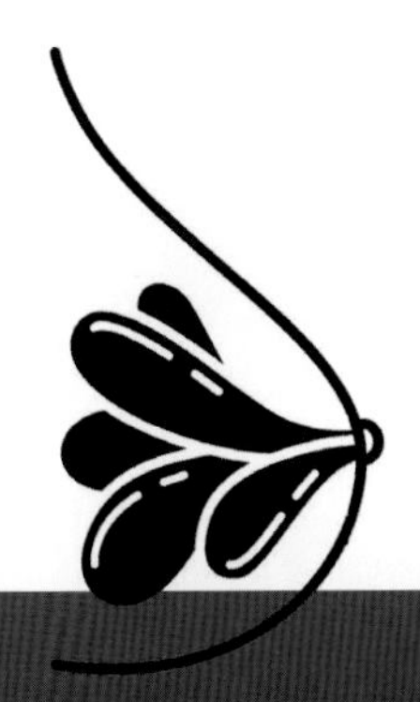

第七篇　特殊人群的乳房再造

Breast Reconstruction in Special Populations

第57章 妊娠和哺乳期间的即刻乳房再造

Immediate Breast Reconstruction in Pregnancy and Lactation

Cicero Urban　Cléverton Spautz　Rubens Lima　Eduardo Schünemann Jr
Vanessa Amoroso　著
付　傲　译　刘春军　校

一、概述

妊娠相关乳腺癌（pregnancy-associated breast cancer，PABC）包括了妊娠期间，以及生产一年内或者任何哺乳期间诊断的乳腺癌[1-3]。虽然PABC的发生率相对较低（3000∶1次生产），但是PABC对医生来说是非常棘手的疾病，因为在诊治过程中，医生要同时考虑到母亲以及未出世婴儿的情况。据估计，3%的乳腺癌在女性妊娠时被诊断，而且随着全球晚婚晚育的趋势，这个比例很有可能继续上升[4-6]。或者换句话说，至少有10%的＜40岁的乳腺癌患者在诊断时处于怀孕的状态[7, 8]，PABC约占＜45岁女性所有乳腺癌的7%[9]。随着妊娠期乳腺癌将继续增加，我们需要制订标准化的治疗策略[10]。

在怀孕期间，乳房的密度和硬度增加，因此对乳房进行检查绝非易事。约80%出现在怀孕期间且可触摸到的无痛肿块为良性。任何可触及的持续超过两周的肿块都应该引起注意，并在专科医生指导下进一步检查。乳头溢液和“拒乳”症状并不常见[11-14]。妊娠期间乳腺癌通常被延期诊断2个月甚至更长时间。患者对自身症状的否认，以及医生在怀孕期间不愿意干预也可能导致延期诊断[14]。这样的延期诊断可能不利于乳房肿瘤的治疗，因为即使诊断延期1个月，淋巴结受累的风险也会增加1%～2%[15-18]，且延期诊断导致乳腺癌生长到的更晚期阶段（$T_{3\sim4}$肿瘤占PABC肿瘤的31%，而对照组肿瘤仅占13%，P=0.006）[9]。大多数妊娠相关乳腺癌是浸润程度高的浸润性导管癌伴淋巴管侵犯，70%左右的病例雌激素和孕酮受体阴性，Her2/neu高表达[7, 13, 19]。

对这些年轻女性的诊治是医护人员的挑战。与乳腺肿瘤学的其他领域相比，目前还没有大规模的随机试验来指导此类患者的手术和临床实践。大多数治疗建议是基于病例报告和回顾性研究。因此，到目前为止，PABC还没有标准化的治疗方案。但是选择治疗方案时应该始终坚持对母亲进行最佳治疗，同时尽量减少对胎儿的风险[19-22]。

PABC的预后和潜在的治疗策略是目前争论的主题[9]。与对照组相比，PABC患者的局部复发率更高，而且这是在较小的早期肿瘤中观察到的结果，而这样的肿瘤在非PABC女性中通常具有良好的预后[9]。由于患有T_0～T_2肿瘤的PABC患者预后较差，因此医疗人员需要考虑到其局部复发的高风险，且必须进行适当的治疗[9]。

Hartman等的Meta分析表明，与那些非PABC的女性相比，罹患PABC的女性有着更高的死亡和复发的风险。此外，与没有怀孕的女性相比，乳腺癌治疗后怀孕的女性的存活率提高了[23]。此外，也有几项研究表明，乳腺癌治疗后怀孕的女性的生存率得到了提高。然而，这些发现可能是“健康母亲”效应的结果，这是一种选择偏差，即有良好结局的女性比那些复发的女性更有可能怀孕，从而干扰了真正的结果[23]。

胎龄是影响治疗的最重要因素。肿瘤患者的治疗需要咨询多学科的意见，如产科和儿科，而且最终的治疗策略需要得到患者的知情同意[6, 10]。

麻醉在怀孕的任何阶段都是安全的[10]。妊娠期前哨淋巴结活检的关注点是辐射和（或）蓝色染料对胎儿的影响[14]。通常被避免使用淋巴球蛋白蓝，因其具有过敏反应和过敏休克的高风险，而亚甲基蓝也应避免在怀孕的前 3 个月使用，因为它与胎儿的空肠闭锁有关，但根据 Gropper 等描述的有关 47 名妊娠期淋巴结阴性乳腺癌队列的结果，使用亚甲基蓝是可行的，且看起来很安全[14]。

与治疗非 PABC 患者类似，外科医生在诊治 PABC 女性过程中也需要在保乳手术和乳房切除术之间做出决策[10]。但是，PABC 女性乳房的解剖结构完全改变，没有关于解剖结构改变如何影响 PABC 乳房再造的最佳技术的数据。因此，一些作者认为乳房再造应该推迟到分娩后和肿瘤治疗结束后，那时现阶段所有的再造方案都可以使用[20]。

乳房切除术有时更适合妊娠期乳腺癌，因为术后通常不需要后续放疗[24]。

在某些情况下，新辅助化疗可以推迟手术到分娩后进行，同时肿瘤整形手术有助于避免这些患者的乳房切除术[19, 25]。

在乳房切除术的情况下，即刻乳房再造必须权衡整体情况。PABC 乳房切除术后的再造通常推迟到分娩后，因为妊娠期间乳房体积增大，此时进行再造实现对称比较困难，而且要照顾到母亲和胎儿的安全[14]。鉴于延期再造（自体或异体）仍然是一个简单的选择，所以应该考虑此种方案。如果需要即刻再造乳房，推荐使用乳房假体[10]。

Lohsiriwat 等描述了 78 例妊娠期的乳房再造，22 例接受了单侧乳房切除术，其中有 13 例进行了即刻乳房再造（12 位患者使用组织扩张器、1 例应用假体）。在这 22 例中，无感染、血肿、包膜挛缩、皮瓣坏死，75% 的患者在生产时完成扩张。12 例患者中有 11 例继续妊娠，1 例在 9 周时终止妊娠。平均随访时间为产后 32 个月，1 例患者在放疗后发生扩张器渗漏，1 例患者在术后 19 个月局部复发。这项研究表明产时进行乳房再造是一个可行的选择，值得进一步研究[14, 26]。Meisel 等对 74 位患者的回顾性研究也得到了相似的结果，即刻乳房再造并没带来明显的并发症[22]。

我们不建议在妊娠早期进行化疗，因为所有抗癌药物都有很高的致畸潜力，特别是在器官发生期（第 4～12 周）。由于长期数据仍在缓慢积累中，关于中期和晚期妊娠患者进行全身化疗的数据仍然有限[10, 14]。使用他莫昔芬进行激素治疗在怀孕期间并不适用，因为它与许多严重的胎儿不良反应有关。开始治疗可以推迟到分娩。上述描述也适用于抗 HER2 治疗，因为现有证据表明其具有严重的胎儿不良反应，如羊水过少和肾功能衰竭，这与新生儿预后不良有关。抗 HER2 疗法在预后差的亚组中占比更高，但关于妊娠期抗 HER2 治疗的数据非常有限。确切地说，怀孕期间不应推荐抗 HER2 疗法[10]。

末次化疗到分娩，间隔 2～3 周对母亲和孩子都是有利的。我们不建议在治疗期间进行母乳喂养[10]。

因此，本章的目的是提出一种方案，既不影响肿瘤治疗和胎儿发育，也能同时对这一复杂的患者群体进行即刻乳房再造。

二、手术决策模型

绝大多数 PABC 患者需要做乳房切除术。乳房再造可以按照 2008 年以来在我们的乳腺中心设计的特定模型进行，其中这些患者分为 3 个不同的组（图 57–1）。

- 孕早期：采用一期即刻假体乳房再造，对侧乳房进行乳房缩小术或者乳房上提术；或者

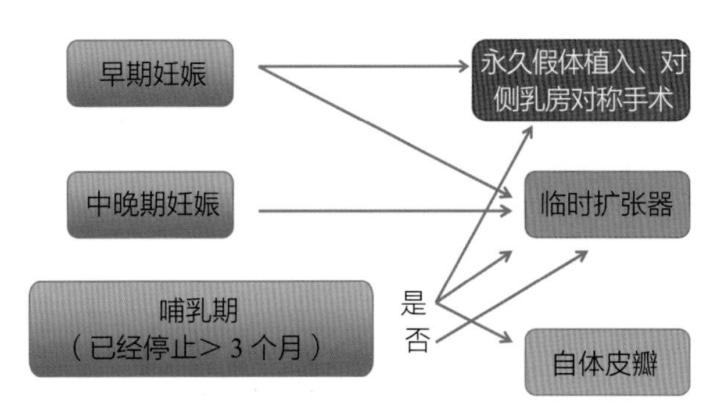

▲ 图 57–1　妊娠和哺乳期间即刻乳房再造的决策策略

应用扩张器的两期乳房再造（图 57–2）。

- 孕中期和孕晚期：临时扩张器乳房再造。
- 哺乳期：临时扩张器、自体皮瓣或保乳治疗均可行。哺乳停止＞3 个月，可以应用一期假体乳房再造，对侧乳房对称手术（图 57–3）。在这种情况下，保乳手术也是可行的。

三、该决策模型的原理

虽然对于少数 PABC 患者，BCT 是一种很好的选择，但与非妊娠患者相比，PABC 的肿瘤处于更晚期，同时分娩前患者应避免放射治疗的事实，使得 PABC 患者进行 BCT 的比例较低[21]。在我们的乳腺中心，由于主要肿瘤是 pT_2 和 pT_3，所以在怀孕患者中没有应用 BCT。因此，前哨淋巴结活检直到几年前才在 PABC 患者中施行，并且所有患者都接受了腋窝清扫。

怀孕影响了全身生理活动。孕期间，心输出量增加、外周血管阻力降低、血容量增加、生理性稀释性贫血、耗氧量增加、肾血浆流量增加、凝血能力增强、肺活量减少、仰卧位体位性低血压，胃排空缓慢[19, 20]，这些都要求麻醉医师和外科团队给予特别护理（表 57–1）。因此，在延长妊娠期手术的范围时要考虑到一些限制。

在乳房再造方面，妊娠导致腺体增生和肥大（怀孕时平均乳房重量通常增加一倍），乳房下垂、乳晕增大、乳头肥大，乳头和乳晕色素沉着增加。最后带来的结果是完全改变的乳房结构（图 57–4）。不幸的是，目前还没有关于妊娠期间乳房结构、体积和形状的变化，以及

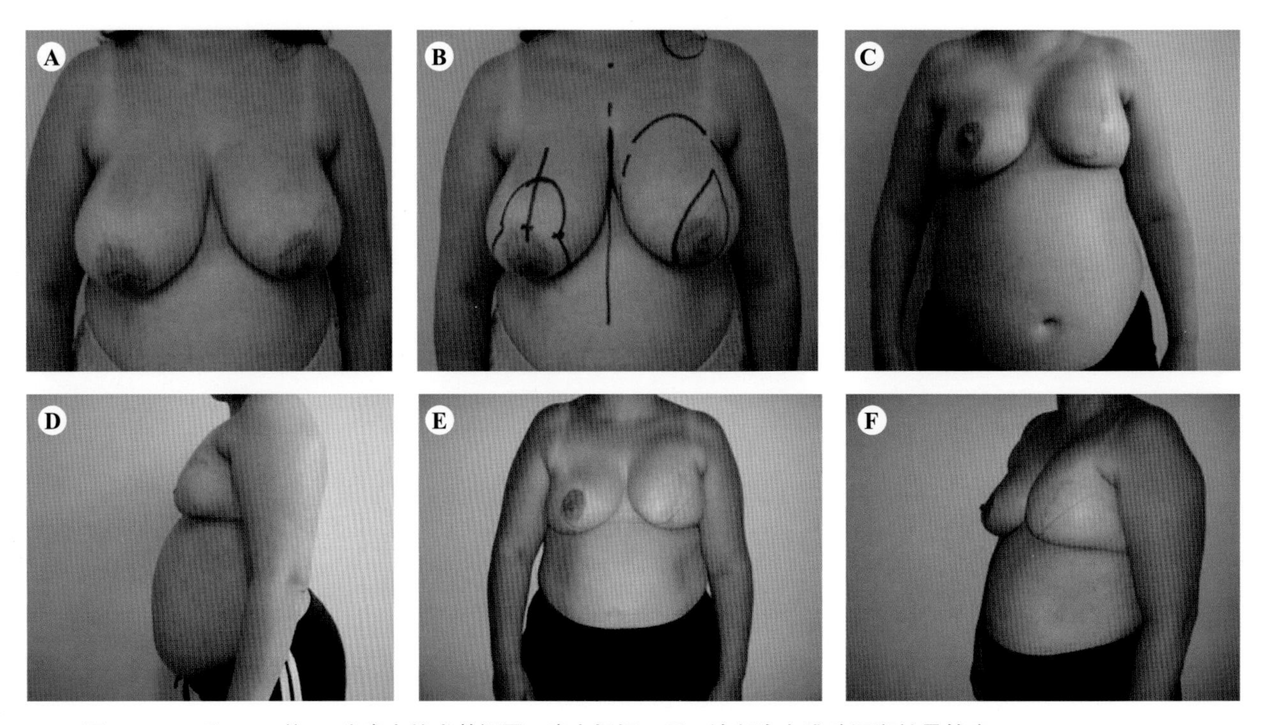

▲ 图 57–2　**A 和 B.** 一位 **32** 岁患者的术前视图，患者妊娠 **8** 周，诊断为左乳腺浸润性导管癌，G_2，T_2N_1，**ER/PgR** 阳性，**HER2** 阳性；**C 和 D.** 保留皮肤的乳房切除术、腋窝清扫、即刻假体乳房再造术、对侧乳房缩小术后 **8** 个月（**E 和 F**）分娩后 **4** 个月的结果

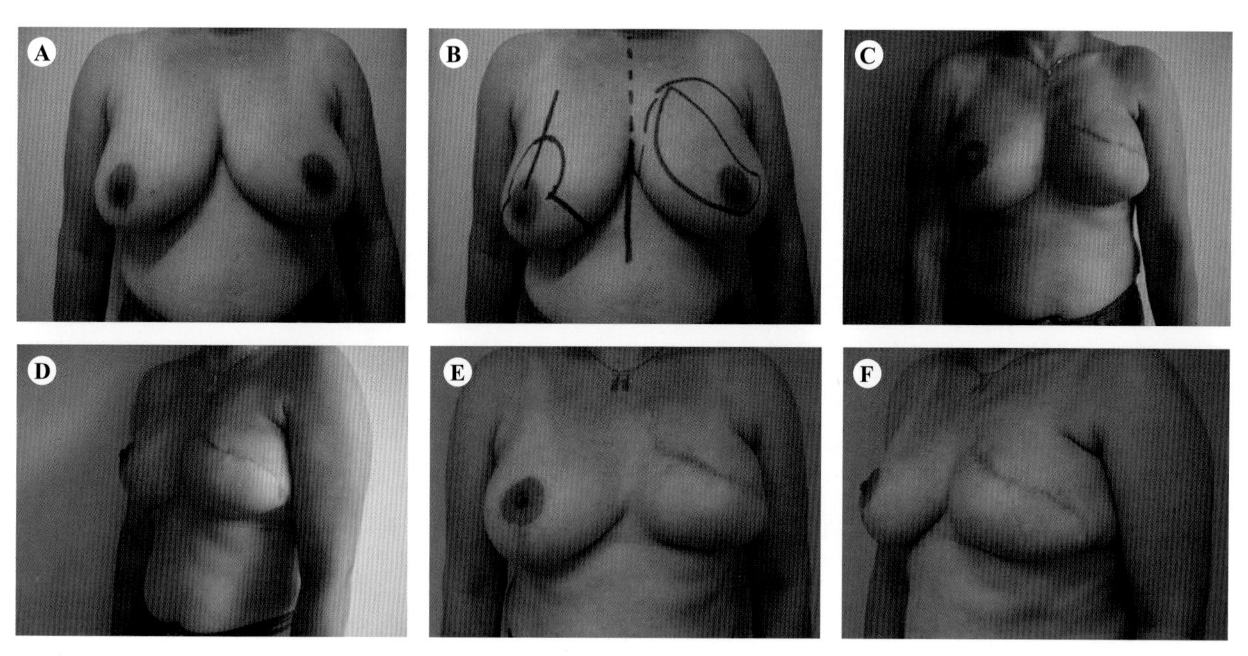

▲ 图 57-3 **A 和 B.** 一例 37 岁左乳腺多中心浸润性导管癌患者的术前观；患者肿瘤 T_2N_0, **ER/PgR** 阴性, **HER2** 阴性, **3** 个月前停止泌乳；**C 和 D.** 保留左侧皮肤的乳房切除术、前哨淋巴结活检、即刻假体乳房再造术、对侧乳房缩小术术后 **3** 个月；**E 和 F.** 远期结果：术后 **2** 年

表 75-1 妊娠期可能会影响乳房再造决定和结果的生理变化

生理变化	妊娠期
血容量	增加 30%～50%
红细胞比容	正常值的 30%～50%
心率	每分钟增加 10～15 次
凝血因子	凝血因子Ⅱ、Ⅶ、Ⅷ、Ⅸ、Ⅹ增加
白细胞	10 000～14 000
血小板	正常水平或低于正常水平

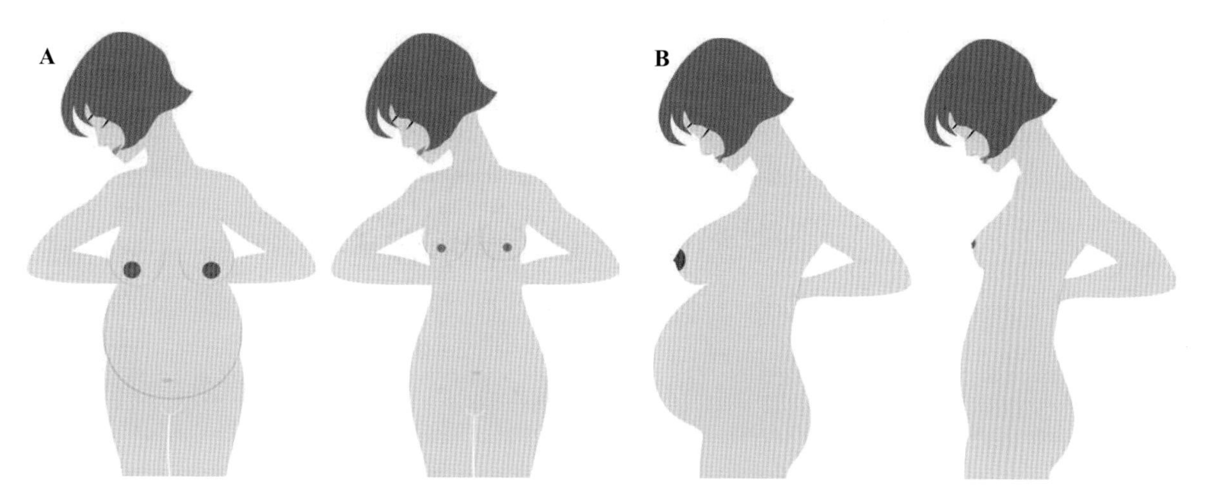

▲ 图 57-4 怀孕期间乳房和身体的美学改变

它如何影响在 PABC 中再造乳房的最佳技术的决定的数据。因此，一些作者认为乳房再造应该推迟到分娩后，那时所有的再造方案都可以使用（尤其是自体组织瓣），而且对称性更容易实现。

然而，目前即刻乳房再造是首选，并没有给乳腺癌存活率或复发率带来负面影响。尤其对于年轻女性，与延期乳房再造相比，即刻手术在改善患者生活质量和提升乳房美学效果方面具有先天优势[27]。所以根据妊娠时乳房和身体的变化，我们将患者分为 3 组。

- 孕早期：怀孕对乳房和身体的影响较小。再造乳房的结果比其他两个阶段更容易预测。故对于孕早期患者，可以进行即刻假体乳房再造，在一期手术中同期完成假体的植入及对侧乳房的对称手术，如乳房缩小或乳房上提手术，或应用假体扩张器进行乳房再造，后期置换扩张器（图 57–2）。对于此类患者，我们禁止使用自体组织瓣，尤其是腹壁皮瓣（带蒂或游离 TRAM 皮瓣）。背阔肌肌皮瓣可用于少数合适的病例，但它增加了手术时间和临床并发症。在孕早期，有两个患者接受了一步手术即刻乳房再造，同期植入假体和对侧对称手术，术后收到了良好的美学效果。随着时间的推移，他们的乳房没有明显的变化（图 57–5 和图 57–6）。
- 孕中期和晚期：在这两个阶段，乳房和身体的改变更明显，再造乳房的最终结果更不可预测。所以临时扩张器是这个群体的最佳选择。第二次手术应至少在分娩后 3 个月内进行（考虑到大多数患者由于肿瘤治疗而无法哺乳）或在哺乳后 3 个月，当乳房达到正常形状、下垂和体积时进行。
- 哺乳期：乳房的改变更明显，身体的改变逐渐地没有分娩前明显。临时扩张器仍然是最好的选择。第二次手术应在哺乳停止后至少 3 个月进行，此时乳房将达到其最终确切的体积、形状和下垂度。考虑到泌乳期 PABC 患者与非哺乳期和非妊娠期患者有相同的风险，在某些选定的病例中，自体皮瓣可作为首选手术。但在决策过程中，有必要考虑到哺乳后乳房变化的不可预测性。这可能对乳房对称性有不利影响。事实上，我们中心的大多数患者都属于这一类。所有患者均接受临时扩张器治疗，远期效果良好。哺乳期结束后，通过置换临时扩张器进行最终植入和对侧乳房成形术更容易达到对称。没有因哺乳引起的其他并发症。在哺乳结束至少 3 个月的情况下，可以使用乳房假体（图 57–3）进行即刻乳房再造手术或采用肿瘤整形术的 BCT。

由于 PABC 通常更具有侵袭性（表 57–1），

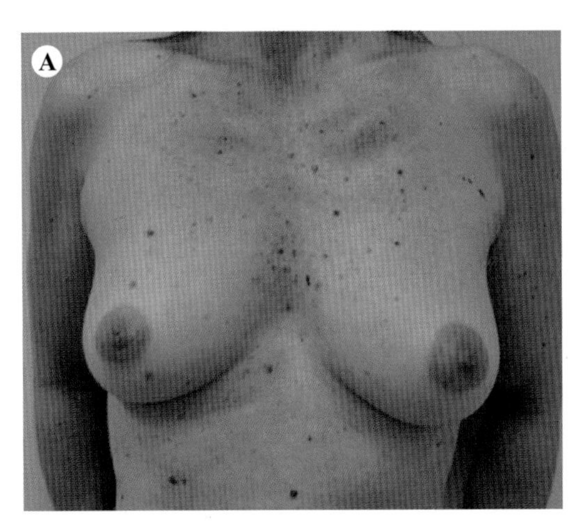

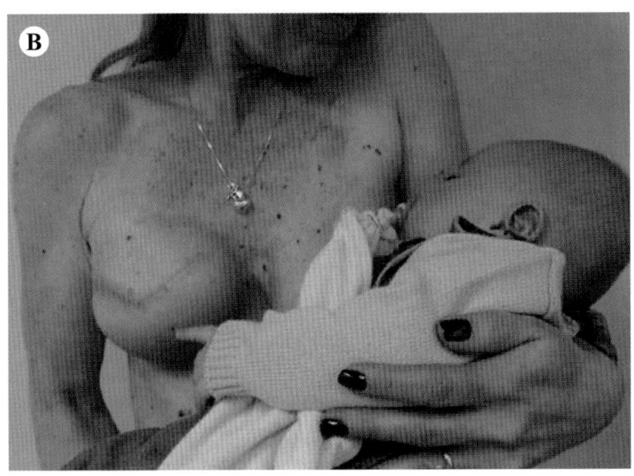

▲ 图 57–5　29 岁患右乳腺癌的妊娠 6 周患者：术前图与术后图

A. 2012 年；B. 2014 年

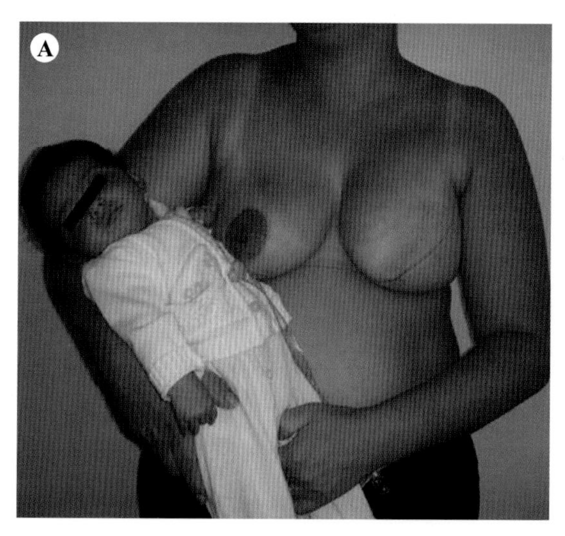
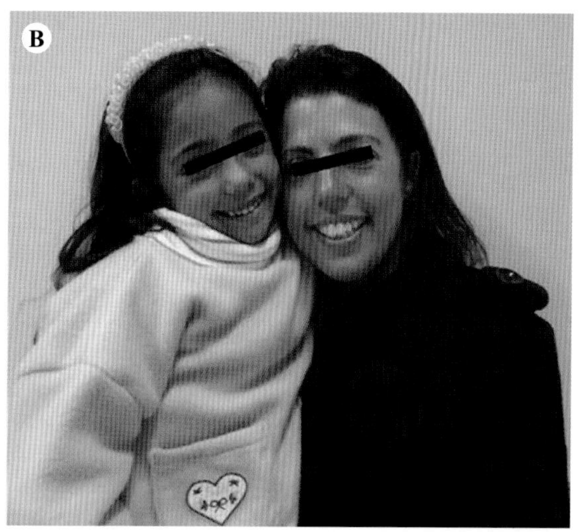

▲ 图 57-6 图 57-2 患者分娩后 4 个月和随访 5 年后
A. 2008；B. 2013

所以我们可以预计其中一些患者将接受术后放疗和更积极的辅助治疗[28]。这些因素都有必要在决策过程中加以考虑。因此，在这组患者中，化疗不会因乳房再造而延期。在之前的一项研究中，我们对 2004 年 3 月至 2008 年 7 月在我们的乳腺中心接受乳房切除术、腋窝清扫和即刻乳房再造术的 PABC 患者进行了回顾性和前瞻性分析。在总共 598 例浸润性乳腺癌中，选择了 10 例（1.7%）PABC 病例（表 57-2）。这些患者比非妊娠患者年轻，肿瘤侵袭性也更强。乳房再造均是按照本章提出的决策模型进行的。早期妊娠患者（n=2）接受了一期手术进行即刻假体乳房再造和对侧对称。孕中期和晚期患者（n=2）接受临时扩张术。哺乳期患者（n=5）接受了临时扩张器，或在哺乳结束 3 个月以上患者中进行一期即刻假体乳房再造（n=1）。在这组患者中，未出现手术并发症或因乳房再造延期辅助治疗。仅 1 例患者术后需要放疗，导致 Baker Ⅱ级包膜挛缩。所有患者均无肿瘤生存，胎儿发育未受手术影响[29]。同时有一个患者怀孕 20 周后接受化疗。

因此，如果患者没有进行即刻乳房再造的肿瘤学禁忌证，在这个模型中，决定最佳即刻乳房再造技术的关键是哺乳期。早期妊娠患者和停止哺乳 3 个月以上的患者在乳房的形状、体积和下

表 57-2 2004—2010 年间巴西库里蒂巴 Nossa Senhora das Graças 医院乳腺科妊娠和非妊娠浸润性乳腺癌患者的比较

项 目	非妊娠期（n=598）	妊娠期（n=10）	数据分析
年龄	56.6	33	
T_2 和 T_3	20.1%	90%	P=0.0001
ER/PgR+	78.7%	30%	P=0.0008
HER2+++	22.4%	20%	P=0.456
腋窝淋巴结（+）	15.1%	80%	P=0.001
乳房切除	45.8%	100%	P=0.0002

修改自 Urban 等[22]

垂方面更容易预测，因此即刻假体乳房再造可能是一个不错的选择。在乳房泌乳的影响下，临时扩张器可能是最好的选择，因为泌乳导致乳房的变化使得手术很难实现乳房的对称。当需要新辅助化疗时，可将手术推迟至分娩或哺乳后。在这种情况下，即刻假体乳房再造或肿瘤整形手术都是可能的适应证。

最后，按照此模型对PABC患者进行乳房再造，很有可能将乳房切除术的影响降至最低。该决策模型是横向的，综合考虑了肿瘤、产科和再造的各个方面，在决策中一直以患者和胎儿为中心。

参考文献

[1] Anderson BO, Petrek JA, Byrd DR et al (1996) Pregnancy influences breast cancer stage at diagnosis in women 30 years of age and younger. Ann Surg Oncol 3:204
[2] García-Manero M, Royo MP, Espinos J, Pina L, Alcazar JL, López G (2009) Pregnancy associated breast cancer. EJSO 35:215–218
[3] Gentilini O, Masullo M, Rotmennsz N, Peccatori F, Mazzarol G, Smeets A, Simsek S, De Dosso S, Veronesi P, Intra M, Zurrida S, Viale G, Goldhirsch A, Veronesi U (2005) Breast cancer diagnosed during pregnancy and lactation: biological features and treatment options. EJSO 31:232–236
[4] Litton JK, Theriault RL (2010) Breast cancer and pregnancy: current concepts in diagnosis and treatment. Oncologist 15:1238–1247
[5] Martínez MCS, Simóm AR (2010) Breast cancer during pregnancy. Breast Cancer Res Treat 123:55–58
[6] Hammarberg K, Sullivan E, Javid N, Duncombe G, Halliday L, Boyle F et al (2017) Health care experiences among women diagnosed with gestational breast cancer. Eur J Cancer Care 27:e12682
[7] Navrozoglou I, Vrekoussis T, Kontostolis E, Dousias V, Zervoudis S, Stathopoulos EN, Zoras O, Paraskevaidis E (2008) Breast cancer during pregnancy: a mini-review. EJSO 34:837–843
[8] Ring A (2007) Breast cancer and pregnancy. Breast 16:S155–S158
[9] Genin AS, Rycke Y, Stevens D, Donnadieu A, Langer A, Rouzier R et al (2016) Association with pregnancy increases the risk of local recurrence but does not impact overall survival in breast cancer: a case-control study of 87 cases. Breast 30:222–227
[10] Becker S (2016) Breast cancer in pregnancy: a brief clinical review. Best Pract Res Clin Obstet Gynaecol 33:79–850
[11] Rovera F, Frattini F, Coglitore A, Marelli M, Rausei S, Dionigi G, Boni L, DIonigi R (2010) Breast cancer in pregnancy. Breast J 16:S22–S25
[12] Sukunvanich P (2011) Review of current treatment options for pregnancy- associated breast cancer. Clin Obstet Gynecol 54:164–172
[13] Halaska MJ, Pentheroudakis G, Stnard P, Stankusova H, Chod J, Robova H, Petruzelka L, Rob L, Pavlidis N (2009) Presentation,management and outcome of 32 patients with pregnancy-associated breast cancer: a matched controlled study. Breast J 15:461–467
[14] Cordeiro CN, Gemignani ML (2017) Breast cancer in pregnancy: avoiding fetal harm when maternal treatment is necessary. Breast J 23(2):200–205
[15] Bunker ML, Peters MV (1963) Breast cancer associated with pregnancy or lactation. Am J Obstet Gynecol 85:312
[16] Lethaby AE, O'Neill MA, Mason BH et al (1996) Overall survival from breast cancer in women pregnant or lactating at or after diagnosis. Auckland Breast Cancer Study Group. Int J Cancer 67:751
[17] Nettleton J, Long J, Kuban D et al (1996) Breast cancer during pregnancy: quantifying the risk of treatment delay. Obstet Gynecol 87:414
[18] Stensheim H, Møller B, van Dijk T, Fosså SD (2009) Cause-specific survival for women diagnosed with cancer during pregnancy or lactation: a registry-based cohort study. J Clin Oncol 27:45
[19] Amant F, Deckers S, Van Calsteren K et al (2010) Breast cancer in pregnancy: recommendations of an international consensus meeting. Eur J Cancer 46(18):3158
[20] Guidroz JA, Scott-conner CEH, Weigel RJ (2011) Management of pregnant women with breast cancer. J Surg Oncol 103:337–340
[21] Jones AL (2006) Management of pregnancy-associated breast cancer. Breast 15:S47–S52
[22] Meisel JL, Economy KE, Calvillo KZ, Shapira L, Tung NM, Gelber S et al (2013) Contemporary multidisciplinary treatment of pregnancy- associated breast cancer, vol 2. Springer, New York, p 29727
[23] Hartman EK, Eslick GD (2016) The prognosis of women diagnosed with breast cancer before, during and after pregnancy: a metaanalysis. Breast Cancer Res Treat 160:347–360
[24] Dziadek O, Singh P (2014) Breast cancer in pregnancy. Womens Health 3(4):7–9
[25] Hahn KM, Johnson PH, Gordon N et al (2006) Treatment of pregnant breast cancer patients and outcomes of children exposed to chemotherapy in utero. Cancer 107:1219–1226
[26] Lohsiriwat V, Peccatori FA, Martella S et al (2013) Immediate breast reconstruction with expander in pregnant breast cancer patients. Breast 22:657–660
[27] Zanetti-Dällenbach R, Tschudin S, Lapaire O, Holzgreve W, Wight E, Bitzer J (2006) Psychological management of pregnancy-related breast cancer. Breast 15:S53–S59
[28] Recht A, Edge SB, Solin LJ, Robinson DS, Estrabook A, Fine RE et al (2001) Postmastectomy radiotherapy: clinical practice guidelines of the American Society of Clinical Oncology. JCO 19:1539–1569
[29] Urban CA, Lima R, Schunemann E Jr, Spautz C, Rabinovich I (2010) Immediate breast reconstruction in pregnancy and lactation. Rev Bras Mastologia 20:115–120

第58章 老年人乳房再造

Breast Reconstruction in Elderly

Francesca De Lorenzi　Benedetta Barbieri　V. Lohsiriwat　著
付　傲　译　刘春军　著

一、概述

近 2/3 的实体瘤发生于老年患者[1]，其中乳腺癌占很大比例，＞ 70 岁的女性乳腺癌发病率和死亡率在所有年龄组居于最高。不幸的是，在过去出于对手术后严重并发症的担忧，临床医生并不愿意为老年人再造乳房。由于对手术风险估计不准确，老年人常被认为不适合进行乳房再造。此外，对老年癌症患者的治疗还没有达成共识。治疗方案不明确，医生通常在手术和医疗选择上都不那么积极。最后，有研究表明，许多患有乳腺癌的老年女性正在接受通常不恰当的治疗[2]。如今人们活得越来越长，生活方式和行为也越来越健康。老年人仍在工作，老年人越来越重视照顾孙子、孩子和伴侣，人们对婚姻和性行为的态度也正在调整。手术技术和麻醉越来越安全。此外，乳腺癌的生存率在老年患者中也在提高，因此有更大比例的患者在肿瘤治疗后存活。因此，应考虑对老年患者进行乳房再造，以提高其生活质量。

二、老年人的定义与特征

传统上意义上"老年人"被定义为年龄≥ 65 岁的人。65—74 岁的人被称为"早期老年人"，年龄＞ 75 岁的人被称为"晚期老年人"[3]。

衰老过程中，中枢神经系统，心血管系统，呼吸系统和许多其他系统的生理过程均发生了变化。根据 ASA 分级（从Ⅰ～Ⅳ评分）量化麻醉的一般风险，大多数老年患者属于 ASA Ⅱ级或Ⅲ级。老年患者的 Karnofsky 评分表现也较差[4, 5]。老年人术前和术后需要进行更仔细的评估，可能需要更多的重症监护以降低手术风险。由于身体调节能力下降，它们也容易受到麻醉的不良影响。急慢性疾病、营养状况和活动水平也需要考虑在内（图 58–1 至图 58–4）。

三、心理获益与生活质量

总的来说，无论在哪个年龄组，乳房再造都可明显提高心理健康和生活质量。然而，关注生活质量评估的报告屈指可数，且大多采用一般健康问卷而非针对老年人的特定问卷[6, 7]。Girotto 等回顾了 316 名年龄＞ 65 岁的乳癌切除术后乳房再造的患者（400 次再造）。他们使用一个自我报道的问卷来评估与健康相关的生活质量，身体形象和身体功能。关于乳房再造后的总体生活质量问题，与年龄匹配的普通人群和之前报道的仅行乳腺切除术的患者相比，老年乳房再造患者的预后更好（＞ 55 岁）。特别是，老年患者在与心理健康相关的子量表中有更好的结果。然而，与先前接受乳房切除术和再造的年轻患者的数据相

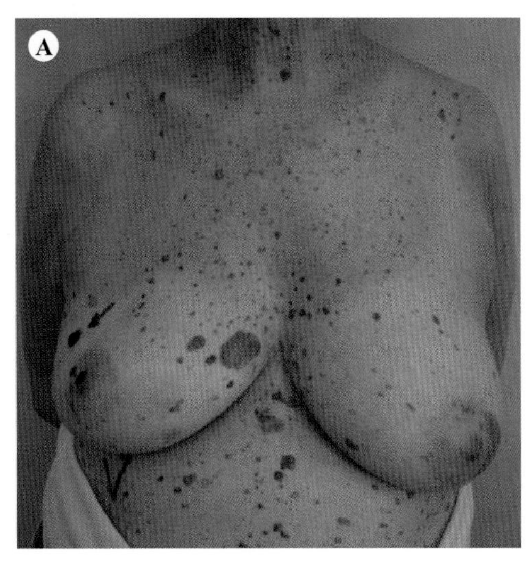
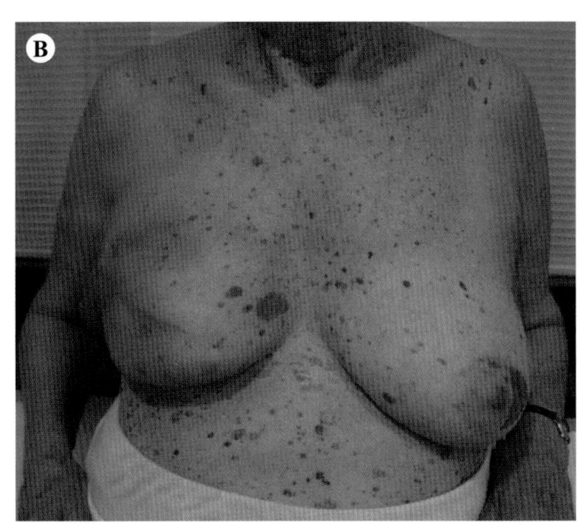

▲ 图 58-1　**A.** 一个患多局灶乳腺肿瘤的 **86** 岁患者，术前视图；**B.** 保留右侧皮肤的乳房切除术、即刻假体再造的术后结果

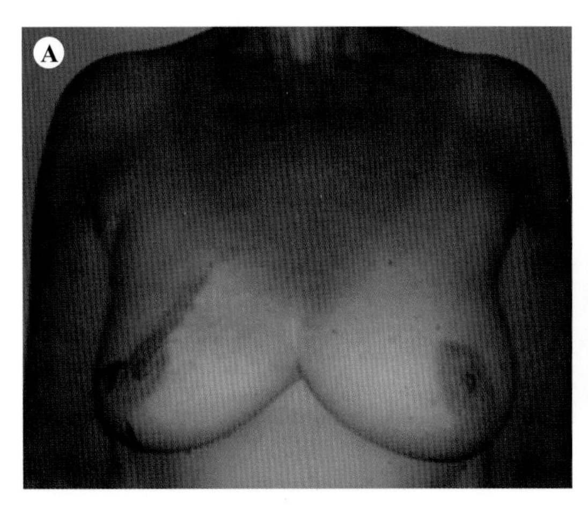
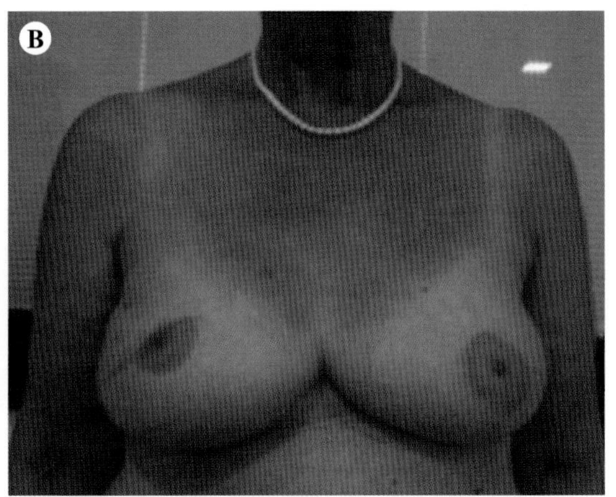

▲ 图 58-2　**A.** 一位 **67** 岁女性既往因右乳腺原位癌接受保乳治疗；最后的组织学结果显示边缘呈阳性，需要行乳房切除术；上象限的外科手术瘢痕；**B.** 右侧保留乳头 – 乳晕复合体的乳房切除术后、即刻假体乳房再造、同期左侧乳房上提术的术后结果

比，老年患者在与身体功能相关的方面的预后较差。

Aneja 等专门调查了接受乳房再造的老年乳腺癌患者的生活质量 [8]。他们观察到，尽管乳腺切除术 + 乳房再造术与保乳手术 + 放疗相比，与两年内的短暂的心理健康相关的生活质量益处相关，但在治疗的前 2 年和更长时间的随访中，它也与身体健康相关的生活质量下降有关。

最近，一项研究旨在寻找一种基于证据的老年人乳房再造算法 [9]。结论是，如果乳房再造在肿瘤学上是合理的，并且可能的合并症和身体机能下降得到正式评估，老年女性应积极了解乳房再造，接受心理支持，并参与“共同决策”。

四、肿瘤学评估

与难度更大和手术时间更长的手术相比，乳腺肿瘤手术发生并发症及致死的风险较低。在可行的情况下，具有合理预期寿命的老年女性应采用适用于年轻患者的标准手术程序进行治疗，包括在适当的情况下选择保乳或乳房切除术，以及选择乳房再造或肿瘤整形手术。

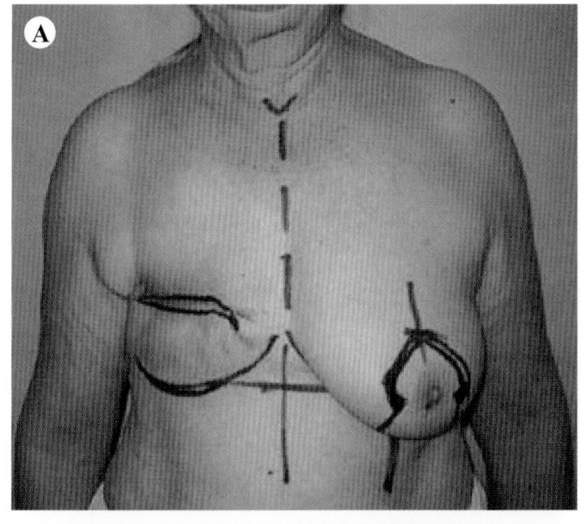

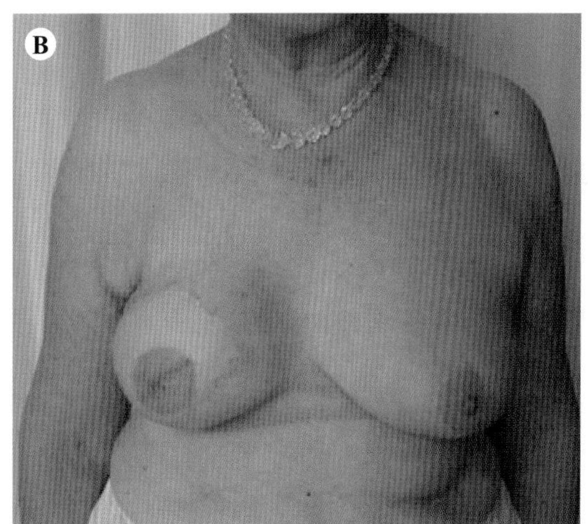

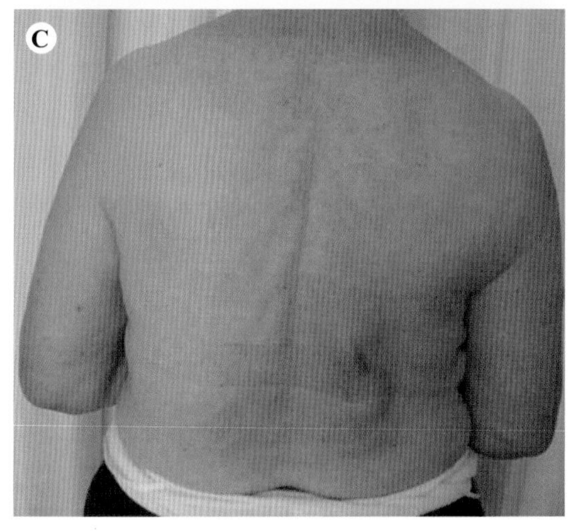

◀ 图 58-3 **A.** 一位 **73** 岁女性接受右侧乳房改良切除术及局部放射治疗的术前视图；**B.** 右乳延期再造术后随访结果，右乳头 - 乳晕复合体用文身和局部皮瓣再造；**C.** 供区术后结果

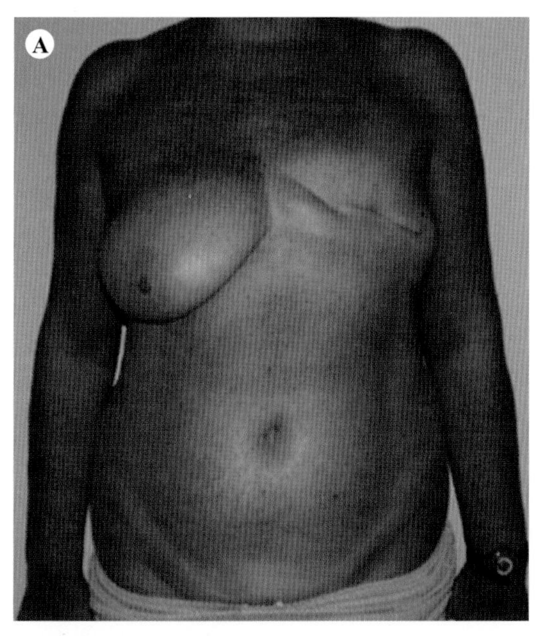

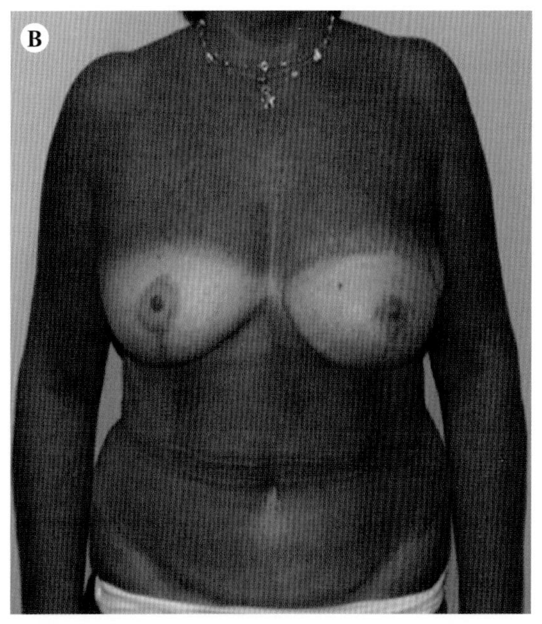

▲ 图 58-4 **A.** 一位 **66** 岁女性，左乳腺改良根治术后无再造，术前视图；**B.** 带蒂 **TRAM** 皮瓣延期左乳再造及同期右乳上提术的术后结果；左侧乳头 - 乳晕复合体已通过文身和对侧乳头再造

不幸的是，Kiderlen 等[10]的回顾性研究指出，在所有国家，接受保乳＋放疗的老年患者的比例随着年龄的增长而下降。此外，在所有国家，不接受腋窝淋巴结清扫手术的患者比例随着年龄的增长而增加。他们观察到在老年早期乳腺癌患者的治疗上存在很大的国际差异，其中最令人惊讶的结果是大部分老年人根本没有接受手术。

Smith 等[11]证明了年龄＜75岁的女性患乳腺癌后预后不断得到提高。需要有针对性的研究来改善老年女性乳腺癌的结果。然而，这一结论可能是老年人治疗不足导致生存率降低的结果。更好的筛选工具和程序，以及毒性更低的更有效的辅助化疗和靶向治疗，应在老年人中进行研究，以显著提高生存率[12]。

五、乳房再造的方式

（一）保留乳房的治疗方式

BCT 主要用于老年患者，因为老年人群中良好的肿瘤生物组织学特征使局部复发率低于普通人群。尽管绝大多数象限切除术不需要任何肿瘤整形方法，但10%～15%的病例需要手术改善美容效果[13, 14]。事实上，广泛的腺体切除会导致乳房畸形和双侧乳房在体积、形状的不对称，如腺体缺损或瘢痕退缩以及乳头－乳晕复合体（NAC）移位。肿瘤外科手术可以避免这些不对称性和乳腺放疗后腺体重塑的困难，因此证明了即刻部分乳房再造的合理性。大多数畸形可以仅用简单的方法避免，而不需要专门整形外科训练：比如最佳的瘢痕定位，使得 NAC 转位以避免移位，以及更好地评估对称性。在其他情况下，医师必须知道再造乳房的技术。系统地说，有两种不同的方法，即容量移位和容量替代。

容积移位术根据肿瘤的位置，结合了各种不同的乳房缩小和整形技术。容量替代术结合了乳房切除术和利用局部皮瓣（如腺体瓣、筋膜和微型肌肉皮瓣）即刻再造乳房。对于乳腺腺体非常密集的乳房，腺体皮瓣是可行和安全的，但老年人的乳房通常是影像学密度较低的脂肪性乳房，因此必须进行认真的评估，而且脂肪破坏和移动后有很高的坏死风险，因此腺体瓣通常被禁用。假体置换术仅在术中需要放疗的少数病例中应用[15]。对于脂肪性乳房和大面积切除术，如果单纯闭合肿块切除后的残留腔不可行，则应首选乳房成形术。老年患者可在广泛腺体切除术后进行肿瘤整形[16, 17]。肿瘤整形手术增加了保乳治疗的肿瘤安全性，因为可以切除更大体积的肿瘤，并且可以获得更宽的手术边缘[18]。

在保乳治疗后效果不佳的情况下，一种简单易行的纠正和替换缺陷的技术是脂肪移植。脂肪移植也可用于老年人群，它可以在放疗后的第二次手术中进行，且通常在局部麻醉下进行，产生的瘢痕最少。各种不同的研究正在证明癌症患者中脂肪移植的安全性[19–21]。

Chirappaha 等[22]专门研究了老年患者的脂肪移植。他们在153个患者中没有观察到供体区有任何手术并发症。8%的患者在受区发生并发症，以脂肪坏死最常见（7%）。33%的患者接受了不止一次的脂肪移植手术。因此作者的结论是，相对较低的早期并发症率证实了脂肪移植用于矫正保乳术后小缺损是一个很好的选择，即使是在老年患者。

（二）老年患者的乳房切除术

对老年患者而言，许多类型的乳房切除术都是安全有效的，如全乳房切除术后即刻或延期乳房再造，保留皮肤的乳房切除术或保留乳头和乳晕的乳房切除术即刻再造[23]。乳房再造包括基于假体的乳房再造术和基于皮瓣的乳房再造术。

基于假体的乳房再造较易，手术时间短，没有供区的并发症及术后快速恢复。为了防止边缘皮瓣坏死、伤口裂开、二次愈合和假体暴露，必须立即观察和评估乳房切除术后皮瓣的血流供应。由于美容效果会随着时间的推移而下降，因此在初次手术后进行额外的手术通常是必要的，但大多数情况下，这些手术可以在局部麻醉下进行，其中包括假体置换和取出，以及乳头和乳晕再造术。

根据我们的经验，基于皮瓣的乳房再造术通常只限于那些术前接受过放疗的患者，因为放疗会对有假体的乳房再造产生不利影响，并且那些进行广泛乳房切除术的患者需要皮瓣乳房再造。未来，需要穿支皮瓣乳房再造的老年患者的数量可能会增加。

不应将年龄单独作为选择再造方式的唯一因素，合并症、患者的情况及伴随的因素、患者的意见和肿瘤分期，都会影响再造的类型。此外，并不是所有的乳腺癌患者都需要再造。一些手术风险高的老年患者拒绝接受再造手术，有限的社会生活可能使她们更喜欢外部义乳来应对乳腺切除术的残缺。

Girotto 等 [6] 报道说，与年轻女性相比，老年女性完成乳头 – 乳晕复合体再造的可能性更小。我们的研究表明，只有 15.5% 的老年患者完成了乳头乳晕复合体的再造。

六、并发症

研究表明，虽然老年人由于合并症数量多（如高血压、冠状动脉疾病、脑血管疾病、慢性肺疾病、糖尿病和充血性心脏病）而导致老年人围术期出现并发症的风险增加，并且老年人群发生严重并发症和死亡的相对风险明显高于年轻人群，但是老年患者乳房再造是安全的 [24]。在考虑再造方案时，必须解决老年患者的整体身体状况。当然，老年患者的整体生活状况、并发症、患者预期以及患者动机、肿瘤分期都明显影响了乳房再造手术。

在我们发表的病例系列中 [24]，大多数老年患者进行了基于假体的乳房再造术，术后并发症发生率较低，术后未观察到不良事件。感染发生率为 6.34%，乳房切除术皮瓣部分坏死率为 5.5%，假体移除率为 12.24%（感染 5.8%、假体外露 1.9%、包膜挛缩 4.2%）。

与此相反，Lipa 等 [25] 报道了一系列老年女性的乳房再造，其中大部分是自体皮瓣乳房再造。他们描述了基于假体的乳房再造有着非常高的并发症发生率。自体组织乳房再造术后并发症少于基于假体的乳房再造术。

Howard-McNatt 等报道了 89 名＞ 60 岁的女性接受乳房切除术和乳房再造（包括假体和皮瓣）。他们的结论是，年龄不应成为老年女性乳房再造的禁忌证 [26]。

七、结论

高龄本身并不是乳房再造的禁忌证，我们可以成功地为高度选择的患者再造乳房。再造手术的安全性和预期寿命的提高激励着老年乳腺癌患者在没有年龄、功能状态和社会支持等主要障碍的情况下进行乳房再造手术。未来应该多进行有关老年人的肿瘤研究，以提高其对癌症治疗的信心，缓解老年人治疗不足的情况。

参考文献

[1] Audisio RA, Bozzetti F, Gennari R, Jaklitsch MT, Koperna T, Longo WE et al (2004) The surgical management of elderly cancer patients; recommendations of the SIOG surgical task force. Eur J Cancer 40(7):926–938

[2] Gennari R, Curigliano G, Rotmensz N, Robertson C, Colleoni M, Zurrida S et al (2004) Breast carcinoma in elderly women: features of disease presentation, choice of local and systemic treatments compared with younger postmenopasual patients. Cancer 101(6):1302–1310

[3] Orimo H (2006) Reviewing the definition of elderly. Nihon Ronen Igakkai Zasshi 43(1):27–34

[4] Woodfield JC, Beshay NM, Pettigrew RA, Plank LD, van Rij AM (2007) American Society of Anesthesiologists classification of physical status as a predictor of wound infection. ANZ J Surg 77(9):738–741

[5] Mak PH, Campbell RC, Irwin MG (2002) The ASA physical status classification: inter-observer consistency. American Society of Anesthesiologists. Anaesth Intensive Care 30(5):633–640

[6] Girotto JA, Schreiber J, Nahabedian MY (2003) Breast reconstruction in the elderly: preserving excellent quality of life. Ann Plast Surg 50(6):572–578

[7] Bowman CC, Lennox PA, Clugston PA, Courtemanche DJ (2006) Breast reconstruction in older women: should age be an exclusion criterion? Plast Reconstr Surg 118(1):16–22

[8] Aneja S, Yu JB (2016) Health-related quality of life in elderly breast cancer patients undergoing breast reconstruction. Int J Rad Oncol Biol Physics 96(2):S206

[9] Hamnett KE, Subramanian A (2016) Breast reconstruction in older patients: a literature review of the decision-making process. J Plast Reconstr Surg 69:1325–1334

[10] Kiderlen M, Bastiaannet E, Walsh PM, Keating NL, Schrodi

S, Engel J et al (2011) Surgical treatment of early stage breast cancer in elderly: an international comparison. Breast Cancer Res Treat 132(2):675–682
[11] Smith BD, Jiang J, McLaughlin SS, Hurria A, Smith GL, Giordano SH et al (2011) Improvement in breast cancer outcomes over time: are older women missing out? J Clin Oncol 29(35):4647–4653
[12] Muss HB, Busby-Whitehead J (2011) Older women with breast cancer: slow progress, great opportunity, now is the time. J Clin Oncol 29(35):4608–4610
[13] Rietjens M, Urban CA, Rey PC, Mazzarol G, Maisonneuve P, Garusi C et al (2007) Long-term oncological results of breast conservative treatment with oncoplastic surgery. Breast 16(4):387–395
[14] Petit JY, De Lorenzi F, Rietjens M, Intra M, Martella S, Garusi C et al (2007) Technical tricks to improve the cosmetic results of breast-conserving treatment. Breast 16(1):13–16
[15] Rietjens M, De Lorenzi F, Veronesi P, Intra M, Venturino M, Gatti G et al (2006) Breast conservative treatment in association with implant augmentation and intraoperative radiotherapy. J Plast Reconstr Aesthet Surg 59(5):532–535
[16] Clough KB, Kaufman GJ, Nos C, Buccimazza I, Sarfati IM (2010) Improving breast cancer surgery: a classification and quadrant per quadrant atlas for oncoplastic surgery. Ann Surg Oncol 17(5):1375–1391
[17] Clough KB, Lewis JS, Couturaud B, Fitoussi A, Nos C, Falcou MC (2003) Oncoplastic techniques allow extensive resections for breast-conserving therapy of breast carcinomas. Ann Surg 237(1):26–34
[18] Kaur N, Petit JY, Rietjens M, Maffini F, Luini A, Gatti G et al (2005) Comparative study of surgical margins in oncoplastic surgery and quadrantectomy in breast cancer. Ann Surg Oncol 12(7):539–545
[19] Petit JY, Botteri E, Lohsiriwat V, Rietjens M, De Lorenzi F, Garusi C et al (2011) Locoregional recurrence risk after lipofilling in breast cancer patients. Ann Oncol 23(3):582–588
[20] Petit JY, Lohsiriwat V, Clough KB, Sarfati I, Ihrai T, Rietjens M et al (2011) The oncologic outcome and immediate surgical complications of lipofilling in breast cancer patients: a multicenter study-Milan-Paris-Lyon experience of 646 lipofilling procedures. Plast Reconstr Surg 128(2):341–346
[21] Lohsiriwat V, Curigliano G, Rietjens M, Goldhirsch A, Petit JY (2011) Autologous fat transplantation in patients with breast cancer: "silencing" or "fueling" cancer recurrence? Breast 20(4):351–357
[22] Chirappapha P, Rietjens M, De Lorenzi F, Manconi A, Hamza A, Petit JY, Garusi C, Martella S, Barbieri B, Gottardi A (2015) Evaluation of lipofilling safety in elderly patients with breast cancer. PRS Global Open 3(7):e441
[23] Petit JY, Gentilini O, Rotmensz N, Rey P, Rietjens M, Garusi C et al (2008) Oncological results of immediate breast reconstruction: long term follow-up of a large series at a single institution. Breast Cancer Res Treat 112(3):545
[24] De Lorenzi F, Rietjens M, Soresina M, Rossetto F, Bosco R, Vento AR et al (2010) Immediate breast reconstruction in the elderly: can it be considered an integral step of breast cancer treatment? The experience of the European Institute of Oncology, Milan. J Plast Reconstr Aesthet Surg 63(3):511–515
[25] Lipa JE, Youssef AA, Kuerer HM, Robb GL, Chang DW (2003) Breast reconstruction in older women: advantages of autogenous tissue. Plast Reconstr Surg 111(3):1110–1121
[26] Howard-McNatt M, Forsberg C, Levine EA, Defranzo A, Marks M, David L (2011) Breast cancer reconstruction in the elderly. Am Surg 77(12):1640–1643

第59章

乳房再造与放疗

Breast Reconstruction and Radiotherapy

Sophocles H. Voineskos　Christopher J. Coroneos　Peter G. Cordeiro　著
付　傲　译　刘春军　校

一、概述

乳房切除术后的放射治疗（PMRT）已经成为浸润性乳腺癌患者治疗过程的重要组成部分。自 Ragaz 和 Overgaard 在 1997 年首次描述放疗指征后，现有相当数量的患者接受 PMRT 治疗。随着乳房再造手术越来越流行，整形再造外科医生面临着为即将接受 PMRT 或者已经接受 PMRT 的患者再造乳房的巨大挑战。对晚期乳腺癌患者而言，化疗、乳房切除、乳房再造、放疗的时机及先后顺序并未正式确定。这里，我们推荐一种能够指导复杂的乳房再造决策过程的算法，如图 59-1 所示。如果患者预计需要术后放疗，我们提倡即刻 - 两阶段假体乳房再造，此种方法给患者提供了乳房的形状，同时保留了应用自体皮瓣再造乳房的可能。

二、放疗

电离辐射或放射治疗是治疗乳腺癌的多学科方法的基本组成部分。在晚期乳腺癌患者中，放疗可降低局部复发率，延长乳腺癌生存期[5]。此外，它已经被证明可以降低保乳治疗后的总死亡率[2]。放射治疗通过外照射到胸壁，并在需要时，照射到锁骨上、锁骨下和腋窝顶部淋巴结。

（一）放疗指征

2001 年由美国临床肿瘤协会发布的乳房切除后放疗指南推荐以下患者接受 PMRT 治疗。

- ≥ 4 个腋窝淋巴结阳性。
- 腋窝淋巴结阳性的 T_3 肿瘤（即直径＞5cm）。
- 可手术的Ⅲ期肿瘤患者。

虽然传统上认为 PMRT 对＜ 4 个阳性淋巴结的患者的益处不太确定[7]，早期乳腺癌试验协作小组（EBCTCG）证明放疗可将腋窝淋巴结清扫患者（有 1～3 个阳性淋巴结）的复发率和乳腺癌死亡率降低到至少Ⅱ级[8]。ASCO 指南目前正在更新，因此相关的建议可能会改变。

（二）放疗对细胞的影响

放射治疗通过两种机制控制或破坏恶性肿瘤细胞。放疗使得 DNA 分子直接或间接电离，从而损伤 DNA 分子，产生组织毒性。直接电离会破坏蛋白质和 DNA 分子。一般认为，间接电离是更加重要的，在这个过程中，周围的水分子被电离，产生自由基，对 DNA 造成二次损伤。辐射损伤引发多种应激和凋亡途径，诱导 DNA 修复、衰老或细胞死亡。

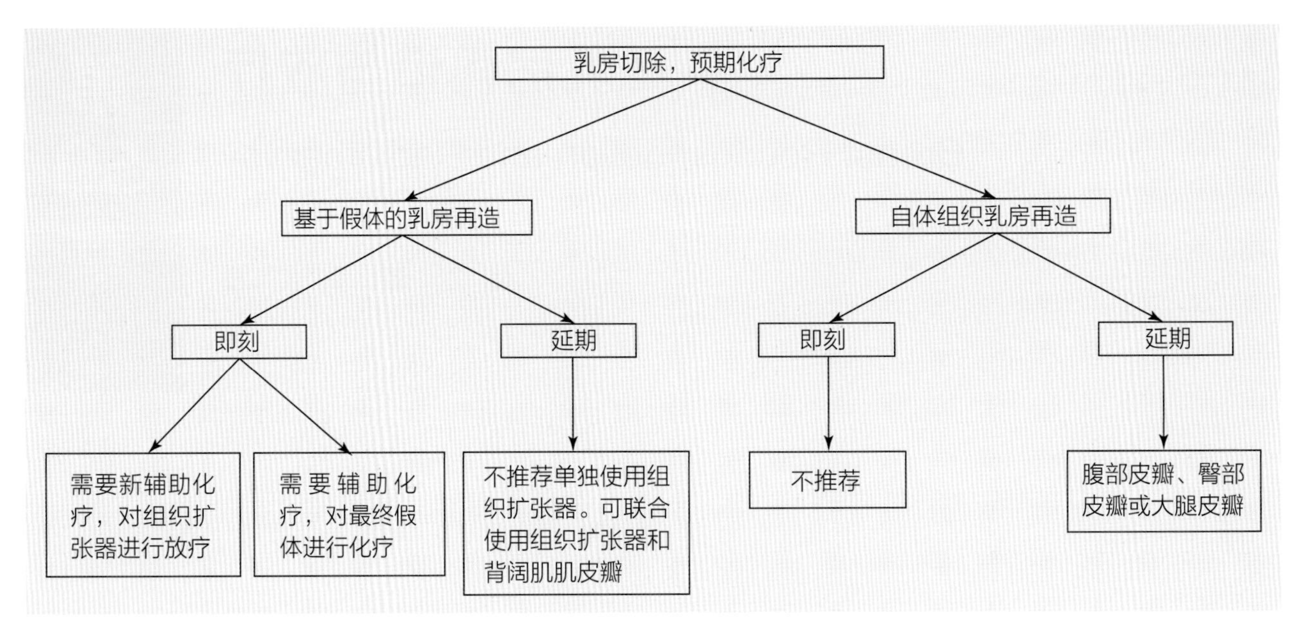

▲ 图 59-1 乳房切除术与预期放疗的决策算法

（三）放疗的病理生理学

放射治疗后的组织损伤通常被认为是由于实质和血管内皮细胞的耗竭而引起的微血管阻塞。在微血管阻塞和干细胞死亡的反应中，可能会出现一个次级反应过程，具体的细胞机制尚不清楚，但它们被认为是由于干细胞的丢失和炎症介质导致的纤维化过程[9]。持久的成纤维细胞变化可能通过抑制血管生成、胶原生成和干细胞活性降低来抑制伤口愈合[9, 10]。

（四）放疗的时机

放射损伤的病理过程在照射后立即发生，但由此导致的临床和组织学特征可能在数周或数月后才出现[11]。放疗损伤可分为急性，慢性，在暴露后几周内或几个月后至数年内都可以出现。急性放疗损伤常出现在迅速增殖的组织中，如唾液腺或皮肤组织。皮肤最初变红，随后色素沉着和干燥脱皮，可能进展为潮湿脱皮。迟发性改变可能逐渐或突然发生，并倾向于发生在细胞更新缓慢的组织中，如神经组织。PMRT 的潜在长期风险包括淋巴水肿、臂丛神经病变、放射性肺炎、肋骨骨折、心脏毒性和放射诱发的第二肿瘤[6]。ASCO 指南中说明这些长期毒性的风险足够低，当疾病符合放疗指征时，不应因长期风险而放弃使用放射治疗[6]。

（五）再造的乳房对放疗效果的影响

乳房对有效进行放疗以及随后的肿瘤结果确切影响并没有定论。用组织扩张器、硅胶假体或自体皮瓣的形式进行即刻乳房再造，均可制造出乳房轮廓（乳房丘），这可能会妨碍 PMRT[12, 13]。有效辐射场的改变可能导致总辐射剂量的增加或干扰可能存在乳腺癌的区域的辐射。包含在大多数型号组织扩张器中的金属接口，是一个特别值得关注的问题[14]，因为其可以散射或阻挡辐射束。另外，假体的存在似乎并不影响放疗对胸壁和淋巴结区域的疗效[15]。如果精心计划和实施放疗方案，对于接受即刻乳房再造的患者而言，可以用不损伤心肺的适量放射线达到极好的局部控制[15, 16]。

三、放疗前乳房再造

（一）放疗对异体组织乳房的影响

最常见的乳房再造技术是两期假体乳房再造[3]。两期假体乳房再造术的长期再造失败率在没有接受过 PMRT 的患者中明显较低[17]。在迄今为止最大的前瞻性研究中，Cordeiro 等报道经过放疗的假体失败率为 9.1% 而未经过放疗的假体失败率仅为 0.5%[18]。同样，高级别的包膜挛缩（Ⅳ级）在放疗后假体中比未放射的假体中更常见，分别为 6.9% 和 0.5%[18]。与接受组织扩张器或假体放疗的患者相比，未接受放疗的患者的健康相关生活质量和满意度也显著提高。此外，PMRT 在晚期乳腺癌患者中越来越普遍。如果这些患者需要扩张器、假体再造乳房和无法耐受自体组织再造时，他们将接受组织扩张器的放射治疗，甚至在假体置换扩张器后接受永久性假体的放射治疗。

（二）适用于乳房切除术后即刻假体乳房再造与预期放疗的 Memorial Sloan Kettering 方案

放疗时机取决于是否需要新辅助化疗。当需要新辅助化疗时，放疗是在假体置换扩张器之前进行的。当患者需要辅助化疗时，放射治疗在假体置换扩张器之后进行。放疗的时机如图 59-2 所示。

对于接受组织扩张器放射治疗的患者，化疗完成后 3～4 周进行全乳切除术，术后即刻放置扩张器的层次为肌下并完全由肌筋膜覆盖。必要时进行前哨淋巴结活检和（或）腋窝淋巴结清扫。术中进行约 50% 的组织扩张。随后在术后 10～14 天开始每周进行 1 次扩张。通过快速扩张，在术后 6 周最终达到最终体积。当组织扩张器扩张完全后，在术后 8 周开始对胸壁和区域淋巴结进行放疗。推荐对再造的胸部施加 15MV 的光子，以尽量减少具有磁性的组织扩张阀的“散射”。每天在胸壁区域放置 1cm 的剂量，以确保皮肤表面和乳房切除术瘢痕有足够的放射量。放射治疗完成 6 个月后，进行包膜切开并植入永久性假体（图 59-3）。

对于接受假体放疗的患者，组织器扩张皮肤在术后 10～14 天开始每周进行，且化疗期间继续进行。化疗结束后 4 周，进行永久性假体的置换。永久性假体的放射治疗在置换术后 4 周开始。锁骨旁淋巴结区域需要包含在放疗靶区中。根据术前影像学或病理学评估决定是否对胸廓内血管周围和腋窝的淋巴结进行照射。除非患者乳房非常大，否则假体乳房患者放射治疗的规定能量为 6MV 光子。每日胸壁野照射剂量为 0.5cm。对假体进行放疗可导致乳房外观的急性变化（图 59-4）和晚期变化（图 59-5）。

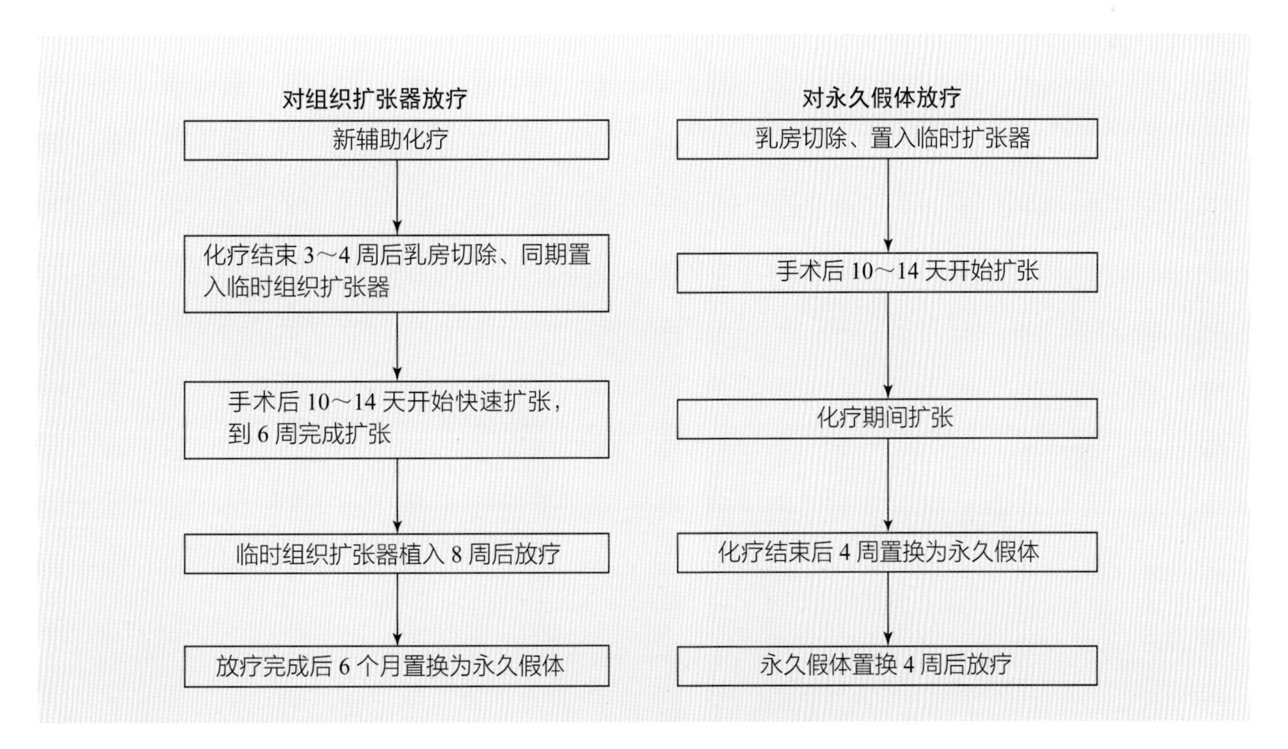

▲ 图 59-2 适用于预期放疗患者的乳房切除术后即刻假体乳房再造的 Memorial Sloan Kettering 方案

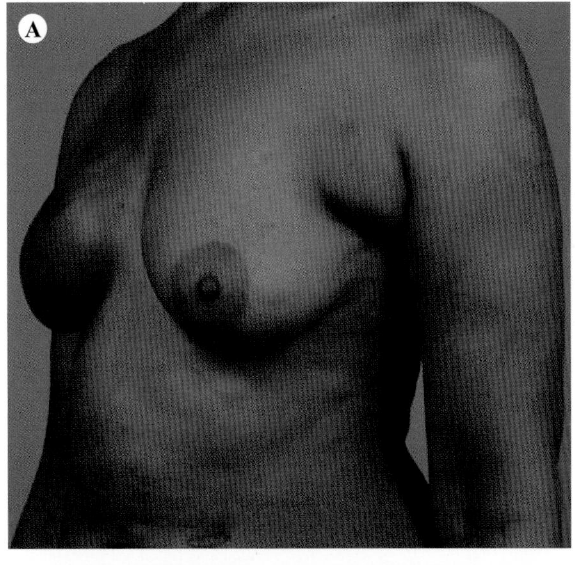

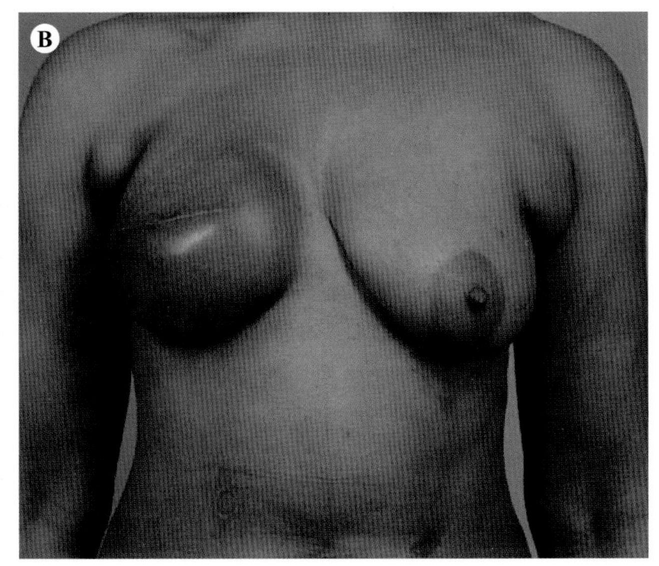

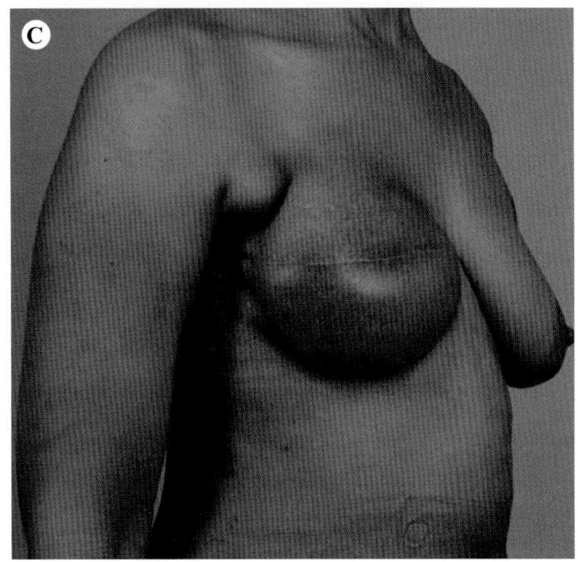

◀ 图 59-3 组织扩张器乳房再造术后放疗的患者，术后早期结果侧面观（A）、正面观（B）和斜面观（C）

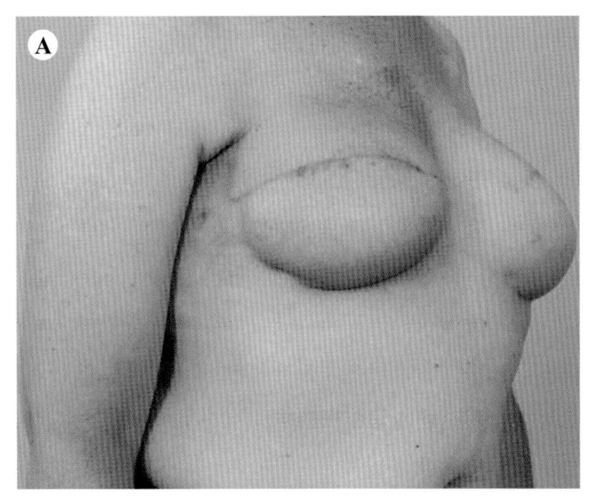

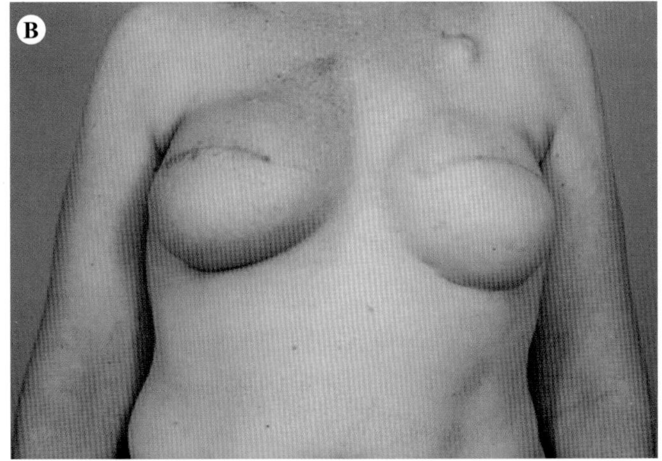

▲ 图 59-4 假体乳房再造术后放疗的患者，术后结果图侧面观（A）、正面观（B）

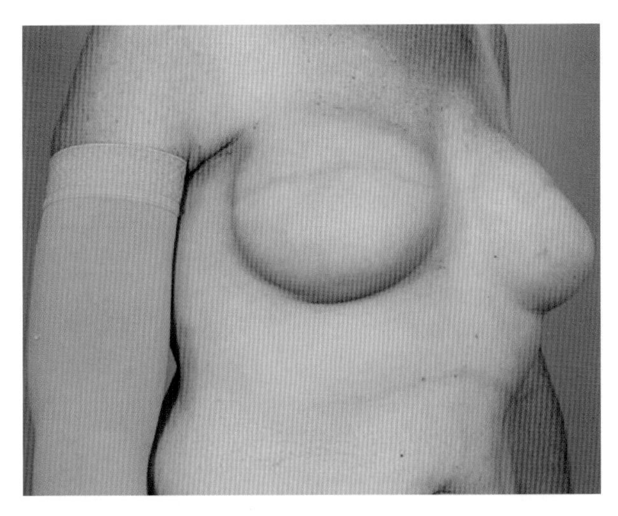

▲ 图 59-5 假体乳房再造术后放疗的患者，晚期结果图

（三）放疗对组织扩张器、永久假体的影响

对于两期假体乳房再造术，经历组织扩张器放疗之后进行置换手术患者的 6 年预期失败率是那些置换手术后对假体放疗患者的 2 倍，分别为 32% 和 16%[17]。对组织扩张器进行放疗的患者比对假体进行放疗的患者更容易失去扩张器[19]。因此，为了尽量减少再造失败，建议对乳房假体进行放疗而不是扩张器。

目前，我们对于放疗患者所使用的两期扩张器、假体乳房再造术后的远期美学数据所知甚少。Nava 等的研究结果显示，外科医师评估的乳房形状和对称性的主观评估数据，以及患者对于再造效果的评价数据倾向于对假体进行放疗[19]。然而，Cordeiro 等发表的数据表明，与对假体进行放疗相比，对组织扩张器进行放疗之后的再造乳房具有更好的美学效果，且重度包膜挛缩（Ⅲ级和Ⅳ级）的发生率更低[17]。扩张器、假体乳房再造能够获得良好效果，瘢痕、包膜挛缩均不明显（图 59-6），也可获得较差的结果，如乳房变形、Ⅳ级包膜挛缩（图 59-7）。对组织扩张器进行放疗的患者在假体置换扩张器的手术中会被广泛地切除包膜，这使得皮肤囊重新覆盖在假体上，可能有助于获得更好的美学效果。使用 Breast-Q 量表进行患者满意度的调查结果显示，不同放疗时机相关的患者满意度似乎是相同的。

当一个选择两期假体乳房再造的患者同时需要放疗时，乳房再造医生就会面对着一个巨大的困境。外科医生是否应该推荐患者接受组织扩张器放疗、劝说患者接受更高的再造失败率，以达到更好的美学效果呢？还是应该推荐患者对乳房假体进行放疗、说服患者接受较差的美学效果，以期更高的成功率呢？不仅医生需要熟知此种判断决策的过程，患者亦要知晓目前的方案和患者进行此问题的讨论，并照顾她们的目标和期待。在此情景下，有关患者满意度的信息似乎更有价值。

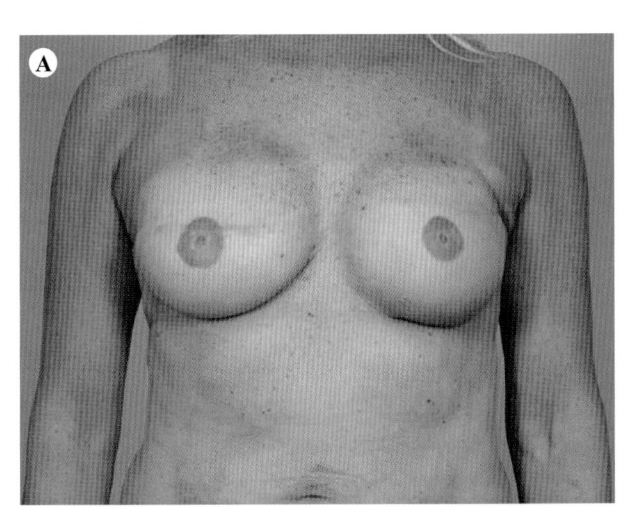

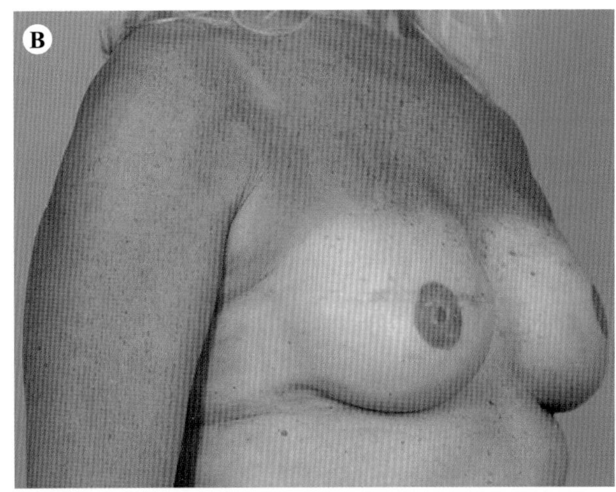

▲ 图 59-6 扩张器 / 假体乳房再造术后放疗出现Ⅰ级包膜挛缩（好的结果）正面观（A）、侧面观（B）

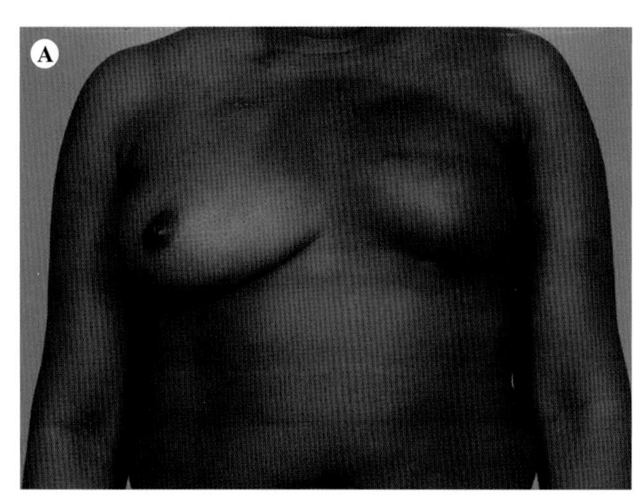

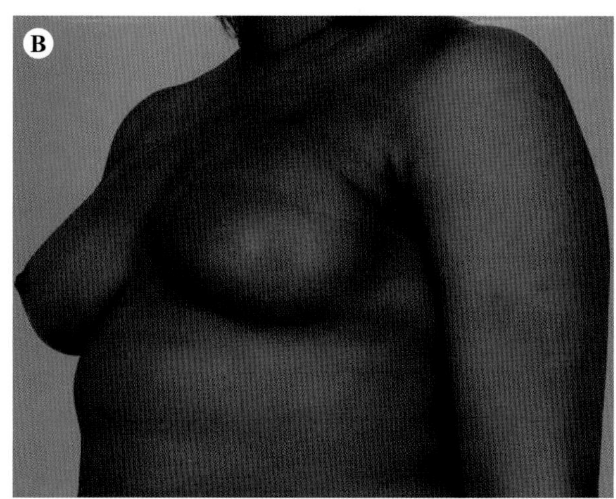

▲ 图 59-7 扩张器 / 假体乳房再造术后放疗出现Ⅳ级包膜挛缩（差的结果）正面观（A）、侧面观（B）

（四）放疗对自体再造乳房的影响

为计划接受 PMRT 的患者施行即刻自体乳房再造是有争议的，传统并不推荐[20-22]。传统上认为，PMRT 对皮瓣产生不利影响的风险太大，患者长期并发症、脂肪坏死、体积损失、皮瓣挛缩和美学效果较差的风险较高[20、21、23]（图 59-8）。尽管游离皮瓣能够成功移植，但很难保证在放疗后乳房的体积和对称性能达到一致水平。这些并发症可能需要翻修手术。不幸的是，后期的手术可能并不能充分解决这些由放疗引起的问题。

常见的自体皮瓣包括腹部皮瓣 [横行腹直肌（TRAM）肌皮瓣、腹壁下深动脉穿支（DIEP）皮瓣和腹壁下浅动脉穿支（SIEA）皮瓣] 和股部或臀部皮瓣 [横上股薄肌（TUG）皮瓣、臀上动脉穿支（SGAP）皮瓣、臀下动脉穿支（IGAP）皮瓣和股深动脉穿支(PAP)皮瓣]。TRAM 皮瓣，无论是带蒂 TRAM 皮瓣还是游离 TRAM 皮瓣，是最常见的自体乳房再造使用的皮瓣[24, 25]。有蒂 TRAM 皮瓣自然不如游离 TRAM 皮瓣血供丰富，因为 TRAM 皮瓣的主要血液供应是腹壁下深动脉穿支。因此不难理解，带蒂 TRAM 受放疗的影响更大，并发症也更多[26]。

渐渐地，开始有研究关注各种游离皮瓣对放疗变化的敏感性。游离肌皮瓣（如游离 TRAM 皮瓣，保留肌肉的 TRAM 皮瓣）包含大量的肌肉组织和多个穿支血管，从理论上讲可以最大限度地减少放射治疗带来的不良后果。DIEP 皮瓣使用较少的穿支血管，是对保留自由肌肉的 TRAM 皮瓣改进。在未接受放疗的患者中，DIEP 皮瓣可降低腹壁并发症发病率，但会增加脂肪坏死和皮瓣丢失的风险[27]。有趣的是，在接受放射治疗的患者中，保留肌肉的 TRAM 皮瓣带来的充足血供似乎不能保护再造的乳腺不受灌注相关并发症的影响，也不会导致脂肪坏死的发生率低于 DIEP 皮瓣[28, 29]。

最近，评估 PRMT 对游离皮瓣乳房再造的结果和并发症的研究认为，不提供患者自体乳房再造的选择会使得越来越多的女性否认即刻再造的好处[23, 30, 31]。据报道，在自体组织乳房再造前后接受放射治疗的患者在皮瓣纤维化，皮瓣挛缩和美学效果的结果互相矛盾，并不统一。两组的总皮瓣丢失、伤口愈合并发症、感染、血肿、血清肿和脂肪坏死的发生率相似[31]。支持这种方法的人建议，对于可能需要进行乳房切除术后放疗的患者，立即自体再造不失为可行的选择，因为不告知患者自体乳房再造这一方案将使他们否认即刻再造的益处。然而，对于晚期肿瘤患者进行即刻自体组织乳房再造的实用性仍存在争议，指南中并未常规推荐[32]。对于不确定需要 PRMT 的患者，一些外科医生能够提供自体再造，且再造的乳房具有良好的美学效果[33]，以及可接受的并发症和再次手术率[23, 29]。通常，对于已知需要 PMRT 且希望自体乳房再造的患者，考虑到放射线对再

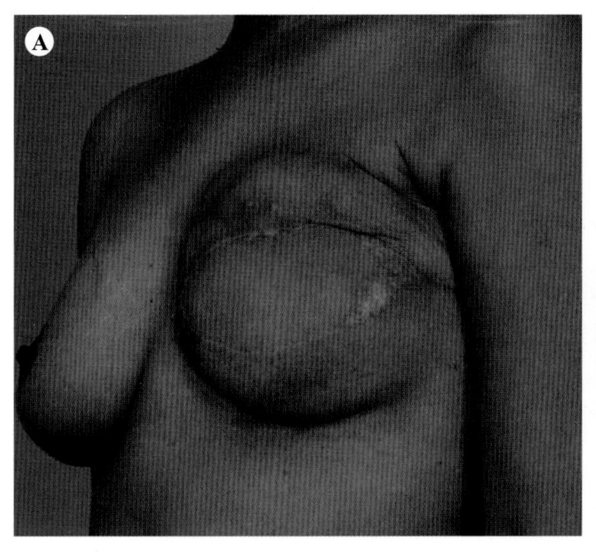

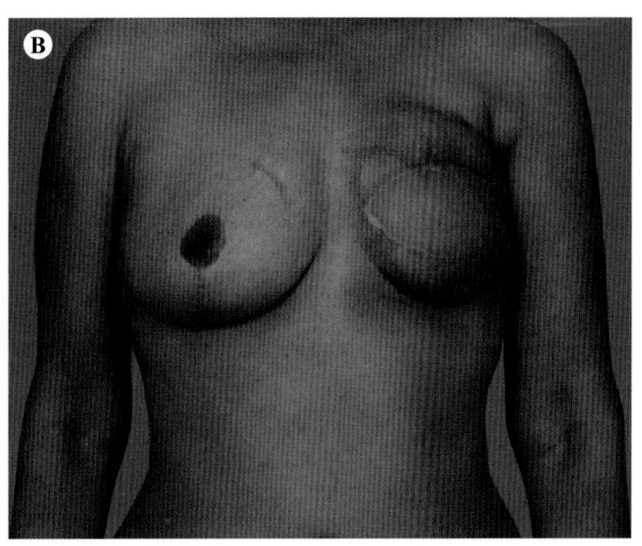

▲ 图 59-8　放疗后接受 TRAM 皮瓣乳房再造的患者，术后效果侧面观（A）和正面观（B）

造后的乳房存在有害影响，我们不建议进行即刻乳房再造。此外，应告知这些患者即刻乳房再造术后的并发症可能会推迟启动 PMRT 的时间。

四、延期 – 即刻乳房再造技术

延期 – 即刻乳房再造技术适用于那些预期接受术后放疗，以及期待乳房再造的进展期乳腺癌患者[34]。具体而言，在得克萨斯大学安德森癌症中心，术前 T_2 期肿瘤，广泛导管癌的进展期或小叶原位癌，多中心病灶，腋窝淋巴结转移的患者被认为适合延期 – 即刻乳房再造技术[35]。如前所述，在乳房切除后、病理揭示患者不需要 PMRT 之时或直到 PMRT 完成后再进行延期乳房再造的话，患者会失去即刻乳房再造的美学、心理学获益。因此，延期 – 即刻乳房再造被视为一种可能的解决办法。

第一阶段，乳房切除术时放置组织扩张器、并填充到乳房切除术皮瓣血管安全允许的最大体积[35]。这能够防止乳房皮肤回缩，有利于保持乳房形态。在此期间，乳房肿瘤的病理得以知晓，是否放疗得到充分评估。在第二阶段，如果不需要术后放疗，在初次手术后 2 周即可完成最终乳房再造手术，以及使用自体组织皮瓣或者使用假体，抑或是联合假体及背阔肌。如果患者需要术后放疗，医生可以将扩张器中的水抽出，进而患者可接受放疗；之后在放疗结束＜ 2 周时再度填充扩张器。延期乳房再造或是使用皮瓣，甚至是使用假体，均应在放疗结束＜ 3 个月时完成[35]。

对于不需要 PMRT 的患者，第二个手术阶段提供了清除不能存活的乳房切除术皮肤（如有）的机会，并在必要时修整乳房下皱襞。但是，这些修整手术的长期益处是不确定的，患者不一定会从第二阶段手术获益。

对于需要 PRMT 的患者而言，此种方案的优势在于维持乳房形状[36]和保留自体组织乳房再造所需的皮肤。保存的乳房皮肤罩（breast skin envelope）大大减少了自体再造所需的皮肤面积[35]。保留皮肤的延期 – 即刻乳房再造患者可能只需要一半的腹部皮瓣就可以形成一个具有自然外观的乳房。如果患者希望进行对侧预防性乳房切除术，这就提供了使用另一半腹部组织再造对侧乳房的机会，因此可带来更对称的结果[35]。相反，在放疗结束后进行标准的延期乳房再造手术时，外科医生可能需要使用大部分可用的腹部组织来再造下垂的乳房。

对于需要术后放疗的患者而言在“完成 PMRT 后不超过 3 个月”的时机进行延期 – 即刻乳房再造[35]实际上可能比标准延期自体再造在围术期有更大的并发症风险。有近期放疗史的接受游离皮瓣再造的患者可能有较高的术中血管并发症发生率、整体皮瓣丢失率和额外的技术风险[23, 37]。

五、放疗后乳房再造

（一）在先前放疗的区域进行假体乳房再造

恢复时间短，无供区并发症，以及相对简单的技术，都使得许多患者选择假体乳房再造。过去，有研究报道，先前接受过放疗的区域中进行基于组织扩张器、假体的再造的患者，术后并发症的发生率很高，因此建议在这种情况下避免使用假体再造乳房。在放疗的区域进行组织扩张与扩张不足，感染，挤压和疼痛等并发症相关[10]。放射的组织通常顺应性很差，不可预测且易于破裂。与没有放疗史的患者相比，假体再造乳房的美学效果较差[38]。特别是由于包膜挛缩的发生率和严重性增加[10]，再造的乳房可能是不对称的，挺拔度不够，并且需要更多的修复手术（图59-9）。再造前或再造后假体乳房再造的Meta分析显示，轻微并发症、主要并发症、包膜挛缩和再造失败（即需要皮瓣）的发生率无显著差异[39]。但是，此项Meta研究纳入的研究结果差异很大，合并估计的置信区间也很宽。在此综述中，Momoh等指出最近研究的并发症和失败率低于较早的报道[39]。结果的不确定性可能是由于扩张器技术的进步，不同机构间手术技术的差异，放射剂量方案和放疗时间的改变所致[39, 40]。

对于保留乳房疗法（保乳+放疗）后接受挽救性乳房切除术的患者，使用即刻组织扩张器、假体再造乳房也可在少数高度选择的患者中取得成功的结果。Cordeiro等根据患者的组织质量、先前瘢痕的位置、放疗的时间和患者的期望来选择患者[40]。在评估皮肤和软组织的质量时，作者建议选择皮肤仍然具有一定弹性并且受照射后变色极少甚至没有变色的患者[40]。大型或多处瘢痕通常是该手术的禁忌证，并且乳房组织必须柔软或仅略微变硬[40]。掀起乳房切除皮瓣应小心处理，以最大限度减少并发症。放疗术后患者的早期并发症发生率要高于未接受放疗的患者，并且最常见的并发症为乳房切除术后皮瓣坏死[40]。另外，放疗组患者与未放疗组患者具有类似的Ⅲ级或Ⅳ级包膜挛缩发生率，且两组患者均满意最终再造乳房结果（图59-10）。作者承认，放疗组总体美学效果通常不如未放疗组，但在高度选择的患者人群中，这不失为一种安全可靠的选择[40]。

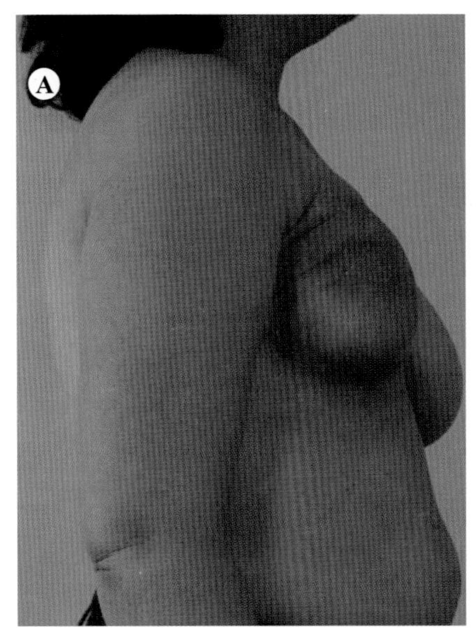

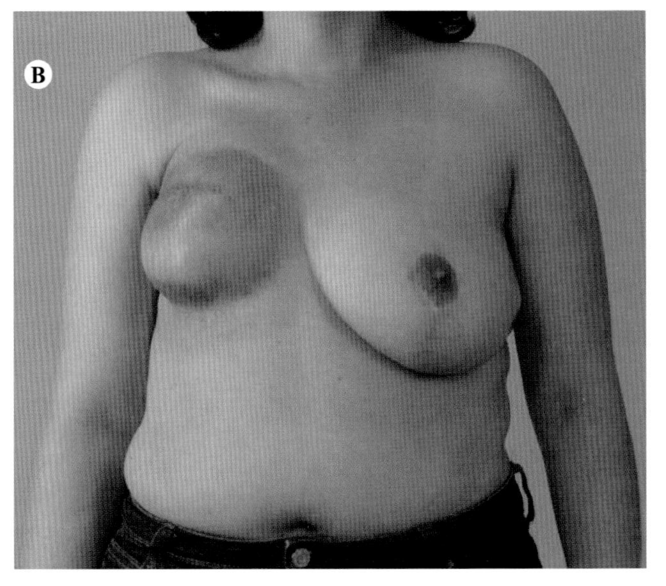

▲ 图59-9　放疗后延期扩张器/假体乳房再造术的患者，术后包膜挛缩、美学效果差，术后效果侧面观（A）和正面观（B）

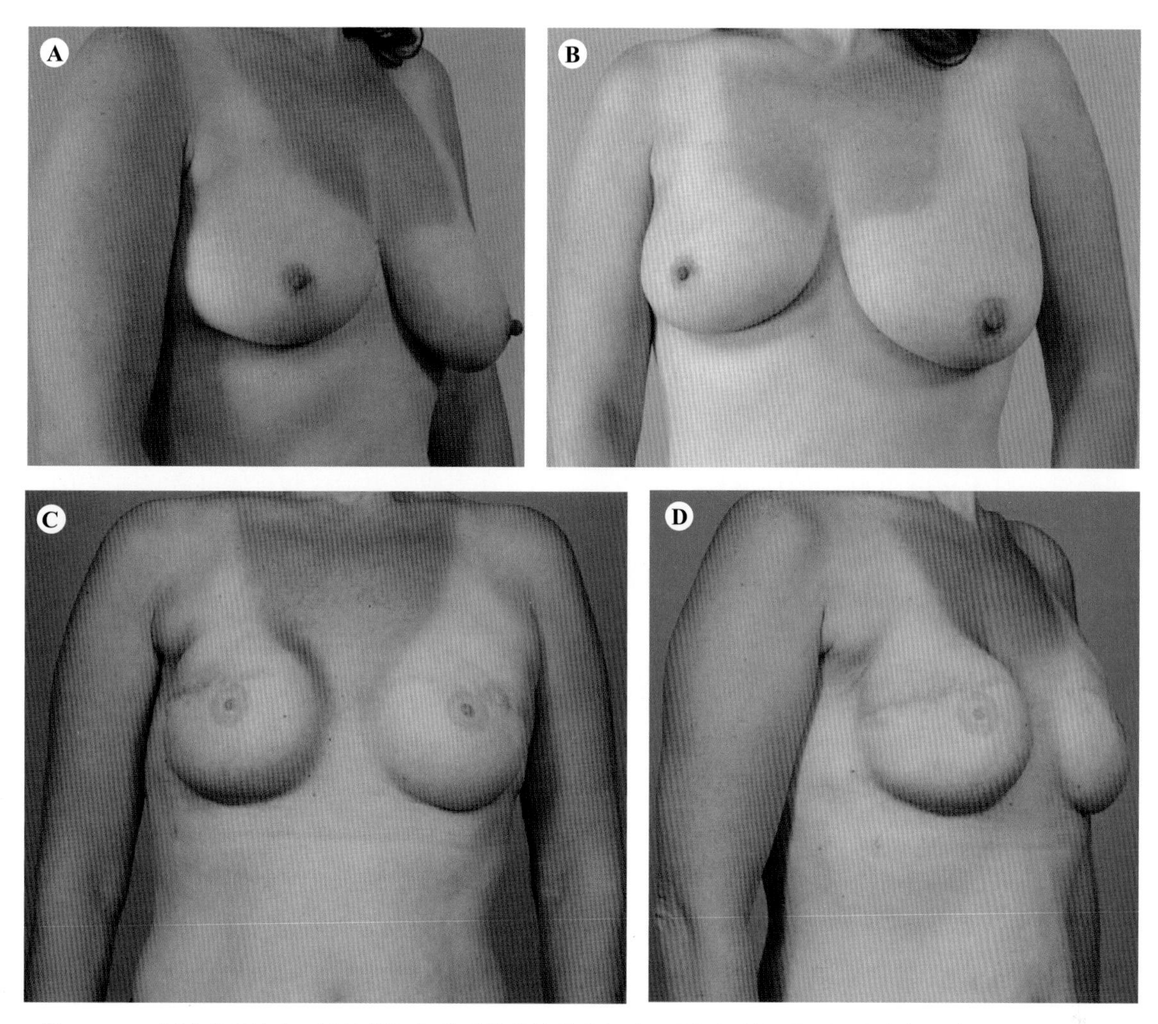

▲ 图 59-10　保乳术后放疗，肿瘤局部复发后挽救性乳房切除即刻组织扩张器 / 假体乳房再造，术后效果好；术前效果侧面观（A）和正面观（B）；术后效果正面观（C）和侧面观（D）

我们很少建议在先前受照射的组织中单独使用组织扩张器。尽管在技术上可行，但它会带来更高的并发症发生率。对于皮肤和软组织质量不佳，瘢痕位置不当或两年内放疗的患者，仅靠组织扩张器不可能成功地再造乳房。对于这些患者，使用背阔肌肌皮瓣为组织扩张器提供良好血管化的软组织覆盖，是达到非常好乃至极佳美学效果的一种手段，且术后包膜挛缩的发生率可以接受[41]。背阔肌能够覆盖扩张器，并且其是顺应性好的非辐射组织，将更容易扩张。在保证供区安全和皮瓣存活的情况下，背阔肌肌皮瓣上的皮肤岛可以替换尽可能多的损伤区域的皮肤[10]。

（二）在先前放疗的区域使用自体组织再造乳房

很重要的一点是，自体组织乳房再造的时机与放疗有关，并且会极大地影响最终结果。Tran 等比较了放疗在即刻以及延期游离 TRAM 皮瓣再造乳房中的作用[21]。他们发现，放疗后乳房再造时，脂肪坏死，体积减小和皮瓣挛缩等晚期并发症显著减少[21]。当评估再造前或再造后放疗对带蒂 TRAM 皮瓣的影响时，Spear 等建议对于预期术后放射治疗的患者应推迟 TRAM 再造[22]。他们发现两组之间发生严重皮瓣和（或）供区并发症的风险相似。但是，放疗后进行乳房再造的患者在色素过度沉着，对称度，挛缩和美学效果等方面均取得更优效果[22]。由于 PMRT 对胸壁组织和自体皮瓣的有害影响，我们更偏向于对需要或预期需要放疗的女性进行延期而不是立即进行自体组织乳房再造。

先前提到的自体组织，如腹部皮瓣（TRAM 皮瓣、TRAM 肌皮瓣、DIEP 皮瓣和 SIEA 皮瓣），股部皮瓣（TUG 皮瓣、PAP 皮瓣）和基于臀部的皮瓣（SGAP 皮瓣、IGAP 皮瓣），都是可在放疗区域中再造乳房的潜在选择。通常我们更倾向于腹部皮瓣，这种组织最能模仿自然乳房的下垂度，形状和感觉。对于接受过放疗的前胸壁，游离 TRAM 皮瓣比带蒂 TRAM 皮瓣更受青睐[10, 42]。由于臀部皮肤和皮下组织的性质，由臀部皮瓣再造的乳房通常更硬，更不柔软[24]。

尽管放疗后组织愈合能力受损而降低了乳房再造成功的可能性，但总体上皮瓣的存活不受胸部纤维化皮肤和胸部软组织的影响。重要的技术细节包括完全切除先前的乳房切除术产生的瘢痕[24]，并使用来自腹部、大腿或臀部的新的、健康的软组织来替换原有的瘢痕以及顺应性很差的乳房切除皮瓣。即使在先前放疗的区域，自体组织也可以再造出天然乳房形状、下垂感，以及下褶皱（图 59–11）。

在完成放射治疗和自体再造之间等待的最佳时间是有争议的。许多再造外科医师建议在延期乳房再造之前等待 6 个月，以使受到放疗而损

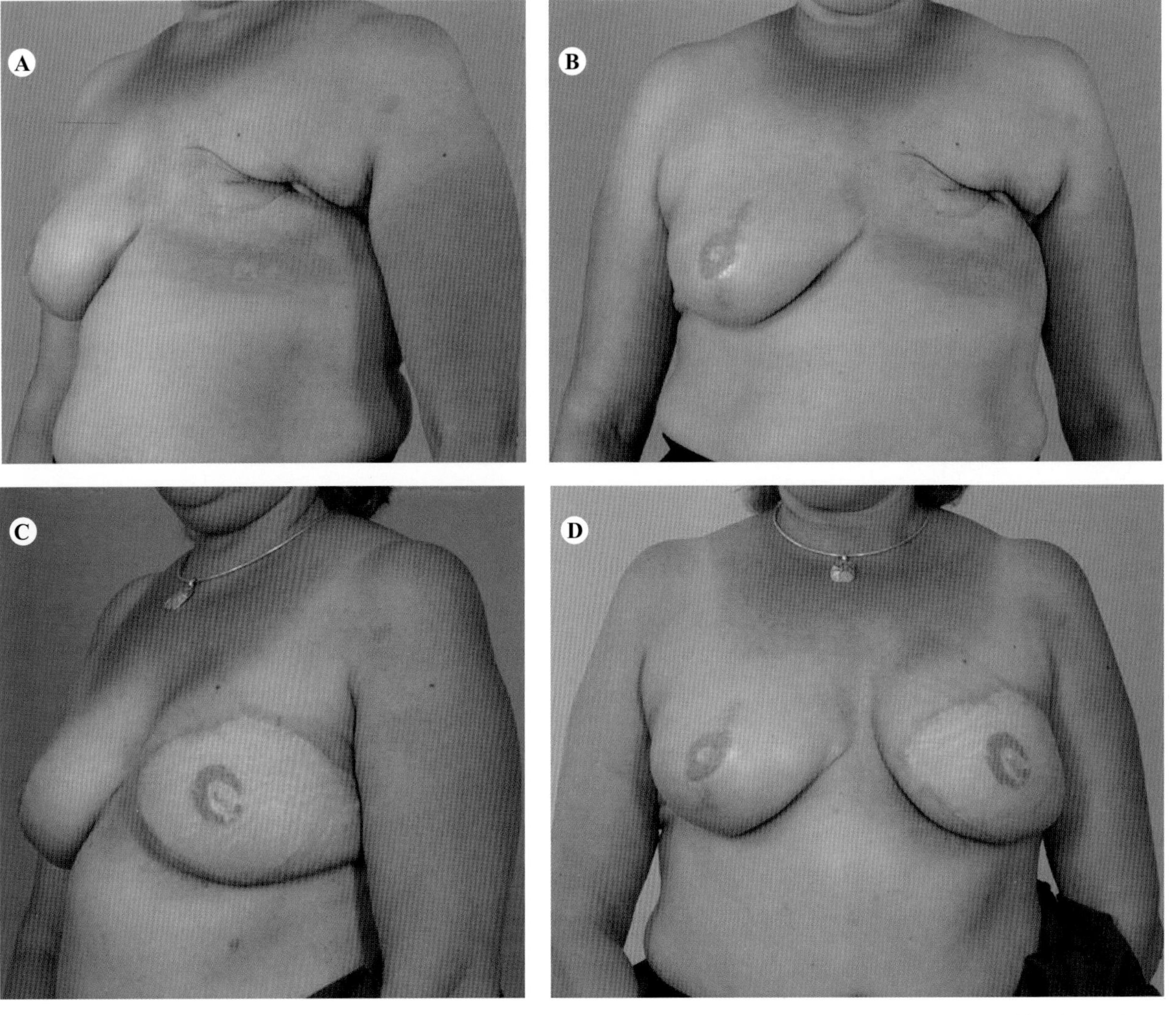

▲ **图 59–11** 在先前放疗的区域进行延期 **TRAM** 乳房再造的患者，术前侧面观（**A**）和正面观（**B**），术后效果侧面观（**C**）和正面观（**D**）

坏的组织得以愈合。一些医生则建议至少等待 1 年[37]，而另一些人认为等待 6 个月以上没有明显的好处[43]。总的来说，如果患者不需要放疗且需要延期自体组织乳房的话，建议再造手术要在乳房切除术至少 6 个月后进行，因为小于 6 个月的瘢痕并不成熟[24]。

（三）在放疗后进行游离自体皮瓣乳房再造

先前对于放疗大鼠股血管进行吻合的实验显示动脉吻合通畅率不受影响，但静脉吻合通畅率显著下降[44, 45]。对于放疗区域的血管，动脉内膜和中膜的纤维化实际上要求更高的吻合能力，放疗后静脉也变得更加脆弱[10]。在头颈部再造中，放疗史作为游离组织移植中血管并发症的独立危险因素存在争议[46]。在乳房再造中，临床研究也开始量化放疗后微血管吻合的结果和并发症，如显微外科特有的吻合口失败[37, 46, 47]。虽然已知放疗会损害受区血管的质量，但相关的临床效应可能与血管周围纤维化有关，这在胸背血管的吻合失败及皮瓣坏死中更为常见[47]。在一项大多数受区血管（＞ 95%）为乳内动脉的回顾性研究中，Fosnot 等将先前的放疗作为游离自体乳房再造中血管并发症的独立危险因素[46]。大多数血管并发症发生在手术中[46]，这可能是由于吻合难度的增加或是额外分离操作变多。短期内放疗会影响自体组织乳房再造手术的效果。Baumann 等的研究显示，放疗后 12 个月以上再进行乳房再造手术会降低血栓发生率及皮瓣丢失率[37]。

在即刻乳房再造中，由于在腋窝解剖后胸背血管通常暴露良好，走行恒定，胸背血管曾经是大多数再造外科医生进行 TRAM 皮瓣再造乳房的标准受区血管[48]。然而，在放疗后延期乳房再造的情景中，医生需要在瘢痕累累、纤维化的腋窝区进行相当困难的解剖。在腋窝进行微血管吻合所需的体位往往是不利的，有时在技术上也颇有挑战。相比之下，乳内血管现在通常是首选的受体部位，尤其是在延期自体组织乳房再造的情况下[48]。乳内血管走行稳定、口径大，很少位于瘢痕累累的受体床上，因此在放疗后延期再造中，使用乳内血管作为受区血管可以带来更高的吻合通畅率[49, 50]。在这种情况下，当乳内血管被视为“无法使用”时，更常见的原因是静脉或动脉长度不够，而胸背血管“无法使用”常常是因为过度瘢痕形成[50]。当然，不同医生在选择受区血管时有自己的偏好，无论选择哪种血管进行吻合都能够获得成功[50]。最终，显微外科医生应保持足够的能力和舒适度，无论是吻合乳内血管还是胸背血管。

六、放疗与乳头 – 乳晕复合体乳房再造

通常认为，对于没有接受放疗的病患，乳头 – 乳晕复合体（NAC）再造术是乳房丘再造之后的安全手术。但相反的是，某些人认为在经过扩张及放疗后的皮肤上进行 NAC 再造是禁忌。放疗后 NAC 再造的术后并发症发生率为 41%，显著高于非放疗组的 6%[51]。这些并发症中的一些可能具有毁灭性，需要再次手术甚至导致假体丢失。

我们认为对于经过放疗的由假体再造的乳房，NAC 再造仅可在仔细选择的情况下进行。不建议对乳房切除皮瓣较薄，手术部位有感染史或乳房切除皮瓣延期愈合、坏死的病患进行乳头和乳晕再造[52]。乳房切除术皮瓣皮肤出现中度至重度晚期放疗变化是不良的预后指标[52]。在 Memorial Sloan Kettering 医院，乳头和乳晕再造的合适患者有以下特征：①急性放疗改变已经恢复；②没有放疗晚期改变；③乳房切除皮瓣厚度足够[52]。应该根据具体情况对每个患者都进行评估，并且由外科医生的个人舒适度决定什么是“足够的厚度”。在自体或假体再造的乳房中都可以使用各种局部皮瓣来再造乳头。最好避免尝试用全厚皮片进行乳晕再造，特别是在假体再造乳房中，因为这样可能导致假体丢失。因此，对于基于假体再造的乳房，我们建议进行文刺以再造乳晕。我们强调，应仔细选择有放疗史的患者进行 NAC 再造，这是恢复自然乳房的最后关键一步。

七、作者的观点

接受PMRT治疗的患者通常罹患2期或3期乳房肿瘤，此类患者的预后往往不佳，且可能不适合或可能不愿意做自体组织乳房再造。对于接受新辅助化疗、辅助化疗或PMRT的患者，即刻假体乳房再造是最简单的手术方法。我们认为，积极主动的患者可以取得良好的结果，特别是当遵循了我们陈述的方法的时候。从患者的角度看，在这种情况下进行乳房再造是非常有价值的。虽然在放疗的背景下再造乳房有着更高的并发症和更差的美学效果，但是这并不意味着放疗是假体乳房再造的绝对禁忌证。大多数患者往往对再造的乳房感到满意，对再造的手术医生表示感激，即使再造的乳房在美学效果上可能稍差[53]。如果患者更希望自体组织乳房再造，我们推荐在放疗结束后再进行延期的乳房再造。尽管肿瘤治疗方法给再造手术设置了重大阻碍，但是整形修复医生必须努力为患者提供解决方法，并且做好准备迎接肿瘤治疗方式进展所带来的挑战。

参考文献

[1] Ragaz J, Jackson SM, Le N, Plenderleith IH, Spinelli JJ, Basco VE et al (1997) Adjuvant radiotherapy and chemotherapy in nodepositive premenopausal women with breast cancer. N Engl J Med 337(14):956–962
[2] Overgaard M, Hansen PS, Overgaard J, Rose C, Andersson M, Bach F et al (1997) Postoperative radiotherapy in high-risk premenopausal women with breast cancer who receive adjuvant chemotherapy. Danish Breast Cancer Cooperative Group 82b Trial. N Engl J Med 337(14):949–955
[3] Albornoz CR, Bach PB, Mehrara BJ, Disa JJ, Pusic AL, McCarthy CM et al (2013) A paradigm shift in U.S. breast reconstruction: increasing implant rates. Plast Reconstr Surg 131(1):15–23
[4] Albornoz CR, Cordeiro PG, Farias-Eisner G, Mehrara BJ, Pusic AL, McCarthy CM et al (2014) Diminishing relative contraindications for immediate breast reconstruction. Plast Reconstr Surg 134(3):363e–369e
[5] Kronowitz SJ, Robb GL (2009) Radiation therapy and breast reconstruction: a critical review of the literature. Plast Reconstr Surg 124(2):395–408
[6] Recht A, Edge SB, Solin LJ, Robinson DS, Estabrook A, Fine RE et al (2001) Postmastectomy radiotherapy: clinical practice guidelines of the American Society of Clinical Oncology. J Clin Oncol 19(5):1539–1569
[7] Nordenskjold AE, Fohlin H, Albertsson P, Arnesson LG, Chamalidou C, Einbeigi Z et al (2015) No clear effect of postoperative radiotherapy on survival of breast cancer patients with one to three positive nodes: a population-based study. Ann Oncol 26(6):1149–1154
[8] McGale P, Taylor C, Correa C, Cutter D, Duane F, Ewertz M et al (2014) Effect of radiotherapy after mastectomy and axillary surgery on 10-year recurrence and 20-year breast cancer mortality: meta-analysis of individual patient data for 8135 women in 22 randomised trials. Lancet 383(9935):2127–2135
[9] Kim JH, Jenrow KA, Brown SL (2014) Mechanisms of radiationinduced normal tissue toxicity and implications for future clinical trials. Radiat Oncol J 32(3):103–115
[10] Jugenburg M, Disa JJ, Pusic AL, Cordeiro PG (2007) Impact of radiotherapy on breast reconstruction. Clin Plast Surg 34(1):29–37; abstract v-vi
[11] Stone HB, Coleman CN, Anscher MS, McBride WH (2003) Effects of radiation on normal tissue: consequences and mechanisms. Lancet Oncol 4(9):529–536
[12] Motwani SB, Strom EA, Schechter NR, Butler CE, Lee GK, Langstein HN et al (2006) The impact of immediate breast reconstruction on the technical delivery of postmastectomy radiotherapy. Int J Radiat Oncol Biol Phys 66(1):76–82
[13] Schechter NR, Strom EA, Perkins GH, Arzu I, McNeese MD, Langstein HN et al (2005) Immediate breast reconstruction can impact postmastectomy irradiation. Am J Clin Oncol 28(5):485–494
[14] Clemens MW, Kronowitz SJ (2015) Current perspectives on radiation therapy in autologous and prosthetic breast reconstruction. Gland Surg 4(3):222–231
[15] McCormick B, Wright J, Cordiero P (2008) Breast reconstruction combined with radiation therapy: long-term risks and factors related to decision making. Cancer J 14(4):264–268
[16] Koutcher L, Ballangrud A, Cordeiro PG, McCormick B, Hunt M, Van Zee KJ et al (2010) Postmastectomy intensity modulated radiation therapy following immediate expander-implant reconstruction. Radiother Oncol 94(3):319–323
[17] Cordeiro PG, Albornoz CR, McCormick B, Hudis CA, Hu Q, Heerdt A et al (2015) What is the optimum timing of post-mastectomy radiotherapy in two-stage prosthetic reconstruction: radiation to the tissue expander or permanent implant? Plast Reconstr Surg 135(6):1509–1517
[18] Cordeiro PG, Albornoz CR, McCormick B, Hu Q, Van Zee K (2014) The impact of postmastectomy radiotherapy on two-stage implant breast reconstruction: an analysis of long-term surgical outcomes, aesthetic results, and satisfaction over 13 years. Plast Reconstr Surg 134(4):588–595
[19] Nava MB, Pennati AE, Lozza L, Spano A, Zambetti M, Catanuto G (2011) Outcome of different timings of radiotherapy in implantbased breast reconstructions. Plast Reconstr Surg 128(2):353–359
[20] Rogers NE, Allen RJ (2002) Radiation effects on breast reconstruction with the deep inferior epigastric perforator flap. Plast Reconstr Surg 109(6):1919–1924; discussion 25-6
[21] Tran NV, Chang DW, Gupta A, Kroll SS, Robb GL (2001) Comparison of immediate and delayed free TRAM flap breast reconstruction in patients receiving postmastectomy radiation therapy. Plast Reconstr Surg 108(1):78–82

[22] Spear SL, Ducic I, Low M, Cuoco F (2005) The effect of radiation on pedicled TRAM flap breast reconstruction: outcomes and implications. Plast Reconstr Surg 115(1):84–95
[23] Mirzabeigi MN, Smartt JM, Nelson JA, Fosnot J, Serletti JM, Wu LC (2013) An assessment of the risks and benefits of immediate autologous breast reconstruction in patients undergoing postmastectomy radiation therapy. Ann Plast Surg 71(2):149–155
[24] Serletti JM, Fosnot J, Nelson JA, Disa JJ, Bucky LP (2011) Breast reconstruction after breast cancer. Plast Reconstr Surg 127(6):124e–135e
[25] Kulkarni AR, Sears ED, Atisha DM, Alderman AK (2013) Use of autologous and microsurgical breast reconstruction by U.S. plastic surgeons. Plast Reconstr Surg 132(3):534–541
[26] Hunt KK, Baldwin BJ, Strom EA, Ames FC, McNeese MD, Kroll SS et al (1997) Feasibility of postmastectomy radiation therapy after TRAM flap breast reconstruction. Ann Surg Oncol 4(5):377–384
[27] Man LX, Selber JC, Serletti JM (2009) Abdominal wall following free TRAM or DIEP flap reconstruction: a meta-analysis and critical review. Plast Reconstr Surg 124(3):752–764
[28] Garvey PB, Clemens MW, Hoy AE, Smith B, Zhang H, Kronowitz SJ et al (2014) Muscle-sparing TRAM flap does not protect breast reconstruction from postmastectomy radiation damage compared with the DIEP flap. Plast Reconstr Surg 133(2):223–233
[29] Chang EI, Liu TS, Festekjian JH, Da Lio AL, Crisera CA (2013) Effects of radiation therapy for breast cancer based on type of free flap reconstruction. Plast Reconstr Surg 131(1):1e–8e
[30] Taghizadeh R, Moustaki M, Harris S, Roblin P, Farhadi J (2015) Does post-mastectomy radiotherapy affect the outcome and prevalence of complications in immediate DIEP breast reconstruction? A prospective cohort study. J Plast Reconstr Aesthet Surg 68(10):1379–1385
[31] Kelley BP, Ahmed R, Kidwell KM, Kozlow JH, Chung KC, Momoh AO (2014) A systematic review of morbidity associated with autologous breast reconstruction before and after exposure to radiotherapy: are current practices ideal? Ann Surg Oncol 21(5):1732–1738
[32] Gradishar WJ, Anderson BO, Balassanian R, Blair SL, Burstein HJ, Cyr A et al (2015) Breast cancer version 2.2015. J Natl Compr Cancer Netw 13(4):448–475
[33] Carlson GW, Page AL, Peters K, Ashinoff R, Schaefer T, Losken A (2008) Effects of radiation therapy on pedicled transverse rectus abdominis myocutaneous flap breast reconstruction. Ann Plast Surg 60(5):568–572
[34] Kronowitz SJ, Hunt KK, Kuerer HM, Babiera G, McNeese MD, Buchholz TA et al (2004) Delayed-immediate breast reconstruction. Plast Reconstr Surg 113(6):1617–1628
[35] Kronowitz SJ (2010) Delayed-immediate breast reconstruction: technical and timing considerations. Plast Reconstr Surg 125(2):463–474
[36] Kronowitz SJ (2007) Immediate versus delayed reconstruction. Clin Plast Surg 34(1):39–50; abstract vi
[37] Baumann DP, Crosby MA, Selber JC, Garvey PB, Sacks JM, Adelman DM et al (2011) Optimal timing of delayed free lower abdominal flap breast reconstruction after postmastectomy radiation therapy. Plast Reconstr Surg 127(3):1100–1106
[38] Spear SL, Onyewu C (2000) Staged breast reconstruction with saline-filled implants in the irradiated breast: recent trends and therapeutic implications. Plast Reconstr Surg 105(3):930–942
[39] Momoh AO, Ahmed R, Kelley BP, Aliu O, Kidwell KM, Kozlow JH et al (2014) A systematic review of complications of implantbased breast reconstruction with prereconstruction and postreconstruction radiotherapy. Ann Surg Oncol 21(1):118–124
[40] Cordeiro PG, Snell L, Heerdt A, McCarthy C (2012) Immediate tissue expander/implast breast reconstruction after salvage mastectomy for cancer recurrence following lumpectomy/irradiation. Plast Reconstr Surg 129(2):341–350
[41] Disa JJ, McCarthy CM, Mehrara BJ, Pusic AL, Cordeiro PG (2008) Immediate latissimus dorsi/prosthetic breast reconstruction following salvage mastectomy after failed lumpectomy/irradiation. Plast Reconstr Surg 121(4):159e–164e
[42] Moran SL, Serletti JM, Fox I (2000) Immediate free TRAM reconstruction in lumpectomy and radiation failure patients. Plast Reconstr Surg 106(7):1527–1531
[43] Momoh AO, Colakoglu S, de Blacam C, Gautam S, Tobias AM, Lee BT (2012) Delayed autologous breast reconstruction after postmastectomy radiation therapy: is there an optimal time? Ann Plast Surg 69(1):14–18
[44] Baker SR, Krause CJ, Panje WR (1978) Radiation effects on microvascular anastomosis. Arch Otolaryngol 104(2):103–107
[45] Watson JS (1979) Experimental microvascular anastomoses in radiated vessels: a study of the patency rate and the histopathology of healing. Plast Reconstr Surg 63(4):525–533
[46] Fosnot J, Fischer JP, Smartt JM Jr, Low DW, Kovach SJ 3rd, Wu LC et al (2011) Does previous chest wall irradiation increase vascular complications in free autologous breast reconstruction? Plast Reconstr Surg 127(2):496–504
[47] Nahabedian MY, Momen B, Manson PN (2004) Factors associated with anastomotic failure after microvascular reconstruction of the breast. Plast Reconstr Surg 114(1):74–82
[48] Moran SL, Nava G, Behnam AB, Serletti JM (2003) An outcome analysis comparing the thoracodorsal and internal mammary vessels as recipient sites for microvascular breast reconstruction: a prospective study of 100 patients. Plast Reconstr Surg 111(6):1876–1882
[49] Feng LJ (1997) Recipient vessels in free-flap breast reconstruction: a study of the internal mammary and thoracodorsal vessels. Plast Reconstr Surg 99(2):405–416
[50] Temple CL, Strom EA, Youssef A, Langstein HN (2005) Choice of recipient vessels in delayed TRAM flap breast reconstruction after radiotherapy. Plast Reconstr Surg 115(1):105–113
[51] Momeni A, Ghaly M, Gupta D, Gurtner G, Kahn DM, Karanas YL et al (2013) Nipple reconstruction after implant-based breast reconstruction: a "matched-pair" outcome analysis focusing on the effects of radiotherapy. J Plast Reconstr Aesthet Surg 66(9):1202–1205
[52] Draper LB, Bui DT, Chiu ES, Mehrara BJ, Pusic AL, Cordeiro PG et al (2005) Nipple-areola reconstruction following chest-wall irradiation for breast cancer: is it safe? Ann Plast Surg 55(1):12–15; discussion 15
[53] McCarthy CM, Klassen AF, Cano SJ, Scott A, Vanlaeken N, Lennox PA et al (2010) Patient satisfaction with postmastectomy breast reconstruction: a comparison of saline and silicone implants. Cancer 116(24):5584–5591

第60章 既往接受过放疗患者的即刻乳房再造

Immediate Breast Reconstruction in Previously Irradiated Patients

Cicero Urban　Gustavo Zucca-Matthes　Rene Vieira　Mario Rietjens　Iris Rabinovich **著**

付　傲 **译** 刘春军 **校**

一、概述

放疗的肿瘤学益处在保乳疗法（breast-conserving therapy，BCT）中已经确立，并且放疗已经成为乳腺癌治疗的重要基石，这不仅是由于局部复发率降低，而且死亡率也显著下降[1]。尽管放射对肿瘤治疗有好处，但众所周知的是，由于直接暴露于放射线或所谓的旁观者效应（由于受放射细胞的信号分子导致非放射细胞损伤），放射线不仅会诱导靶细胞受损，还会诱导邻近的正常组织受损。且放疗改变了乳腺组织的正常结构，这导致随后的任何再造手术都存在额外的风险，特别是在发生局部复发并且必须进行挽救性乳房切除术的情况下[2]。放疗也会引起动脉内膜炎，从而导致血管床减少。血管床减少导致局部组织对感染的抵抗力下降，再次进行手术出现并发症的可能性就会增加。此外，光化性淋巴管炎引起淋巴液引流减少，这使得术后积液的可能性增加。最后，许多患者在放疗结束后的数月内会出现一定程度的乳房纤维化，这会妨碍临时或定型扩张器进行组织扩张。鉴于以上因素，先前接受过放射治疗的乳腺癌患者通常需要自体组织乳房再造。

虽然采用肌皮瓣进行自体乳房再造通常是放疗乳房的首选，但近年来，使用假体的情况也已大大增加。在2015年，Agarwal等评估了2000—2010年来自SEER数据库中的5481名女性接受放疗及乳房再造的患者。作者表示，在美国，仅使用假体进行乳房再造的患者从2000年的29%增加到2010年的52%（$P < 0.001$），而在同一时期，自体组织乳房再造的患者从55%下降到32%。自体组织与假体相结合的乳房再造方式稳定地占据13%[3]。

BCT术后，考虑到放疗对软组织的破坏作用，假体的使用仍有争议。先前的研究报道了放疗联合乳房再造时再造失败，伤口并发症和严重包膜挛缩的风险增加[4, 5]。本章的目的是建立BCT和放疗后局部复发患者乳房再造的算法。

二、假体

据报道，放疗后假体乳房再造患者出现包膜挛缩和术后并发症的比例很高。由于放疗后炎症反应更重，在长期随访期间约有30%的患者出现疼痛，假体变形和包膜挛缩。也有研究报道放疗后假体乳房再造的患者更可能出现假体移位、假体暴露、美学效果差和假体取出[6-12]。

随着关于放疗患者假体乳房再造的良好报道越多，先前“对放疗或预期放疗的患者不使用假体”的方案已经受到挑战[7, 13]。且为先前接受放疗的患者使用假体再造乳房术的情况已经大大增加[3]。然而，就算有些作者描述了放疗后使用假体再造乳房也可收到良好的美学效果，但由于其并发症较多，其他人还是反对该手术。

针对接受过照射的乳房进行挽救性乳房切除术后的患者，Cagli 等研究了十年间此患者群体乳房再造的手术结果、并发症、满意度和幸福感。研究者将患者分为两组：A 组（研究组）包括 30 例放疗乳房局部复发后接受挽救性乳房切除术的患者；B 组（对照组）包括 53 例行原发性乳房切除术的患者。中位随访时间为 36 个月（12～144 个月）。在 A 组中，从 RT 到再造的中位时间为 24 个月（9～192 个月）。两组间总并发症发生率无差异（66.6% vs. 58.5%）。但是，A 组患者发生主要并发症的概率明显增加（53.3% vs. 32%，*P*=0.07）。A 组患者发生Ⅲ～Ⅳ级包膜挛缩（RR=3.75，*P*=0.02）和挽救性自体组织乳房再造（RR=10.4，*P*=0.02）的风险明显更高。用 BREAST-Q 进行术后满意度分析，结果显示对照组的社会心理健康、性健康、身体健康、对乳房的满意、对结局的满意度和总满意度均达到较高的分数。A 组的总满意度为 65 ± 9，B 组的总满意度为 83 ± 10[14]。

2014 年，一项系统评价纳入了 26 项关于假体乳房再造并发症的研究，以比较假体再造前放疗组（主要针对保乳手术）的患者与假体再造后放疗组（组织扩张器放置后或假体置放后对乳房实施放射）的患者的效果。再造前后接受放疗的患者之间的并发症发生率没有显著差异。当假体必须被取出替换为皮瓣或者需要重新添加皮瓣进行修复手术时，则考虑为假体再造失败，并且假体再造失败率在再造前放疗组（19%）和再造后放疗组（20%）没有差异。两组间发生严重包膜挛缩的率均很高，且两组率无显著差异（再造前放疗组为 25%，再造后放疗组为 32%）。因此，尽管两组的并发症发生率明显升高，但放疗在乳房再造之前或之后进行并不能对并发症发生产生影响[15]。

在先前来自库里蒂巴（巴西）的格雷斯夫人医院乳房中心的系列文章中，报道了 3 例先前接受象限切除后放疗并局部复发的患者的一期乳房再造病例。他们都接受了保留皮肤的乳房切除术，然后进行一期解剖型假体的即刻乳房再造术。平均随访 16 个月后，未发现包膜挛缩的迹象，美学结果稳定，患者未出现早期或晚期并发症。作者认为，这些患者的成功可能归因于放射治疗后选择了一些无乳腺纤维化的患者，以及使用了比原始乳房体积小的解剖型假体。在选择性的患者中进行即刻假体乳房再造的初步结果，需要在大样本病例研究中测试才能够得到证实[12]（图 60–1）。

为了提高放疗后假体乳房再造的效果，对假体进行良好的肌肉覆盖是很重要的。在两期假体乳房再造过程中已使用脱细胞真皮基质（ADM）为组织扩张器创建下面的腔隙，且它能够在良好覆盖扩张期的情况下允许更快的组织扩张，且确定乳房下极，但是这种材料的高成本限制了它的使用[16, 17]。ADM 的使用缩短了第二阶段的再造时间，减少了必要的扩展次数，并增加了初始运行时的扩张器总体积。其他好处包括减少炎症，减少包膜挛缩。

2016 年，格雷斯夫人医院乳房科首次在 82 岁的患者中使用牛心包。该患者放疗后又接受了保留皮肤的乳房切除术，后来被推荐来做假体乳房再造。但是在手术过程中没有合适的胸肌可以覆盖假体，于是外科医生使用 Braile Biomedica 公司的牛心包膜保护假体[18]。先前的一项回顾性研究在 54 个患者中（93 次乳房再造）使用 Veritas® 牛心包进行即刻乳房再造，其并发症发生率为 21.5%[19]。Braile Biomedica 的牛心包通常用于心脏手术，但之前从未用于乳房再造。在对这些患者的 18 个月随访中未观察到并发症或包膜挛缩。

三、皮瓣

背阔肌肌皮瓣由 1977 年被提出可用于再造乳房，后成为乳房切除术后自体组织再造的另一个重要选择[20]。直到 1982 年提出横行腹直肌肌（TRAM）皮瓣之前，自体组织的再造与乳房假体的使用都紧密相连。TRAM 皮瓣为修复再造手

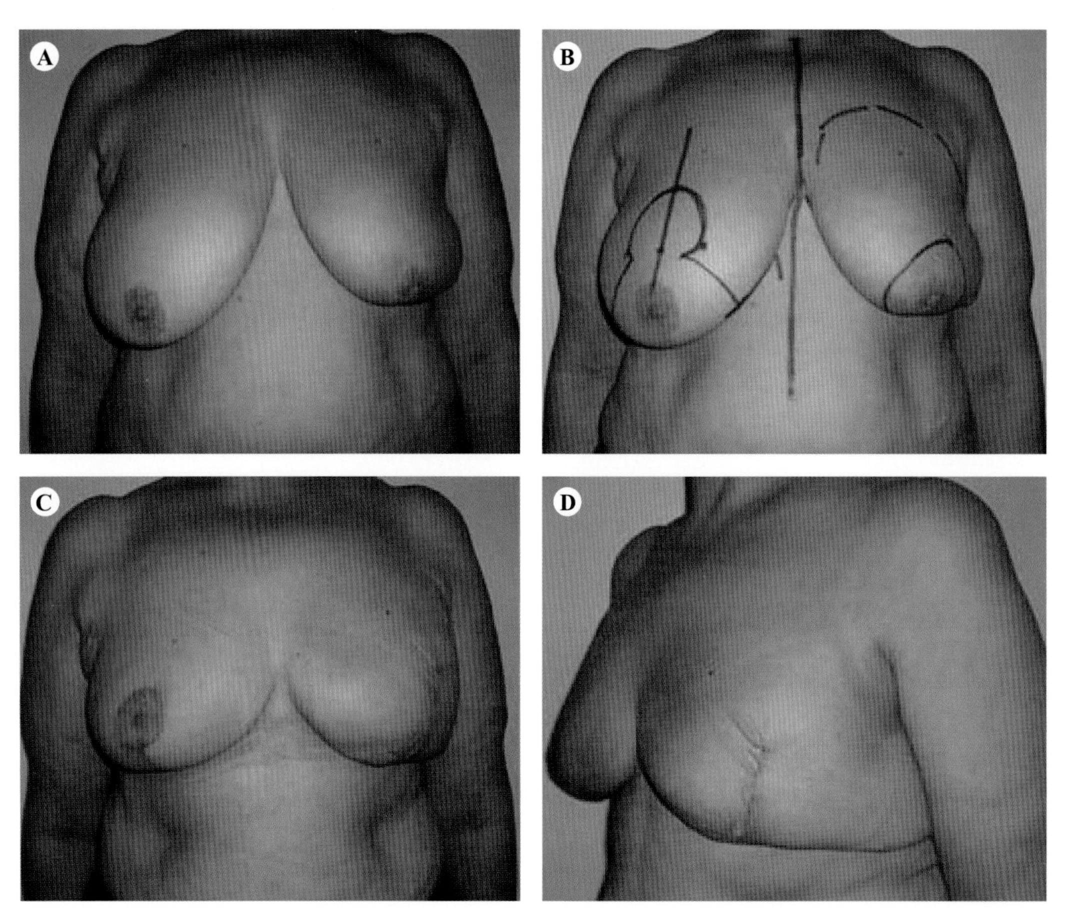

▲ **图 60-1 62 岁女性，左乳保乳术后 8 年局部复发，行一期假体乳房再造术、对侧对称性乳房缩小术后 12 个月，术前图（A 和 B）以及术后图（C 和 D）**

术提供了一种可以简易获取足够的组织来塑形和覆盖皮肤的技术。当需要大量皮肤时，TRAM 皮瓣是首选技术。

先前接受过放疗的患者可能出现很小的放疗并发症，也可能出现大面积皮肤坏死。覆盖是后者的主要目的，而再造手术在前者中成为一种美学过程。对于再造外科医师而言，放射治疗后主要关注以下两个方面。

- 受区的条件。
- 皮瓣的血管蒂。

尽管多变量逻辑回归分析显示肥胖和放疗都增加了脂肪坏死的风险[22]，但 TRAM 皮瓣仍然是放疗后乳房再造的首选方案，且应该作为大多数患者的首选。

在可能的情况下应使用双蒂 TRAM 皮瓣，以便在切除放疗部位组织后能有足够的组织进行再造，并为血管贫乏的受体床提供较好的血液供应[22]。然而，在放疗患者中使用双蒂皮瓣并不能防止脂肪坏死的发生。脂肪坏死提示皮下脂肪的血流受到影响，可能是由于内乳动脉部分阻塞所致。

对放疗后使用 TRAM 皮瓣再造的患者进行回顾，结果支持了先前的组织学研究，即放射引起的大血管损伤是罕见的，并且放疗不是使用皮瓣移植的禁忌证[22]。此外，Kroll 等利用 4 名独立观察者，将 82 名有胸壁照射史的患者与 202 名未受照射的患者进行比较，以确定既往放疗是否与更常见的并发症相关。两组均行背阔肌肌皮瓣和 TRAM 皮瓣乳房再造术。放疗组并发症发生率为 39%，非放疗组为 25%（P=0.03）。在放疗组，背阔肌肌皮瓣组的并发症发生率（63%）高于 TRAM 皮瓣组（33%，P=0.063），但无统计学意义[23]。

尽管只对受照组进行了评估，但 Schuster 等在一项针对患者问卷的研究中发现，在既往放疗的患者中，TRAM 皮瓣乳房再造的满意度高于背阔肌肌皮瓣组或假体组的满意度[24]（图 60–2）。

四、放疗对即刻乳房再造决策的影响

已经或可能需要放疗的患者进行乳房再造有关的问题包括以下 3 方面。

- 放疗对软组织的影响。
- 乳腺癌患者的放疗时机。
- 选择可以带来最佳长期美容效果的乳房再造方案。

放疗对伤口愈合的影响是广泛而众所周知的，尽管具体原因尚待推测。早期反应的特点是干燥或潮湿脱皮，这取决于宿主的剂量反应。慢性反应的特征是纤维化、组织弹性丧失，并且在某些情况下易于组织坏死和产生溃疡[25]。

最近发表的一项分析报告包含了 243 例患者的 277 例背阔肌肌皮瓣乳房再造，其中 1/3 是即刻乳房再造。再造时的平均年龄为 50.4 岁，平均随访时间为 47 个月，并且 3.6% 的患者发生了需要进行包膜切开的 Baker Ⅲ级包膜挛缩。化疗对包膜挛缩的形成具有保护作用（P=0.0197）。先前的放疗对症状性包膜形成没有显著影响。因此他们得出结论，不管是否放疗，使用毛面的，有黏性的硅胶假体，再结合标准化的手术方法，可以减少术后短期和长期术后的并发症[26]。

此外，Garusi 等[27]评估了放疗后背阔肌肌皮瓣在乳房再造中的应用。2001—2007 年间，他们进行了 63 例背阔肌肌皮瓣辅助假体乳房再造。所有病例均为保乳治疗后复发的乳腺癌患者，复发后行全乳切除术。2 例患者（3.1%）出现 Baker Ⅲ级包膜挛缩。其余为 Baker Ⅰ级至 Baker Ⅱ级包膜挛缩，未出现 Baker Ⅳ级包膜挛缩。他们提出，带假体的背阔肌肌皮瓣可以在放疗乳房区域进行，同时出现包膜挛缩的概率低。

来自同一欧洲肿瘤学研究所的小组[28]进行了

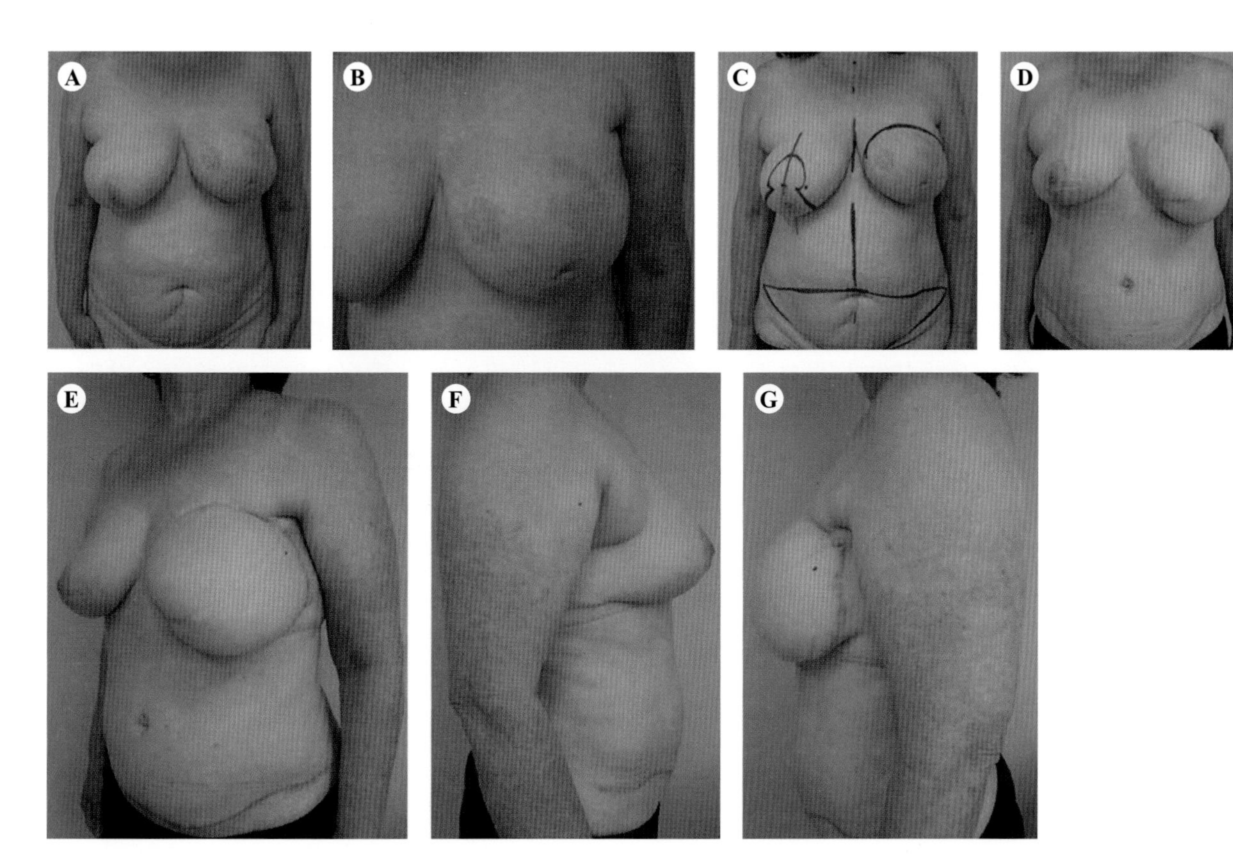

▲ 图 60–2　**59 岁女性，左乳保乳术后 4 年局部广泛复发，行一期双蒂 TRAM 皮瓣乳房再造术，术后 12 个月；术前图（A～C），术后图（D～G）**

一项有趣的研究，他们探讨了不同性别和专业性的观察者对美学效果的评价是否存在任何差异。52 例乳腺癌后 TRAM 皮瓣乳房再造患者按治疗方法分为单纯 TRAM 皮瓣组、TRAM → RT 组、RT → TRAM 组，分别由放射治疗组、乳腺外科组、整形外科组各 21 名专家进行评价，男 10 名，女 11 名。TRAM → RT 组的得分明显低于其他组。

在过去几年里，在巴雷托斯癌症医院的乳腺科和乳房再造科，对 45 例自体皮瓣进行了再造（放疗或不放疗）。其中 29 例应用背阔肌肌皮瓣，10% 在放疗前使用背阔肌肌皮瓣乳房再造，目的是修复大面积象限切除后的缺损。放射治疗前后进行乳房再造病例的比较显示，第一组 66% 的病例不满意。45 例患者中 16 例行 TRAM 皮瓣修复。26.66% 的病例采用皮瓣和假体乳房再造治疗效果不佳，放疗后包膜挛缩发生率为 52.2%，而非放疗组包膜挛缩发生率为 16%。

对于自体皮瓣乳房再造，受区的皮肤质量是影响再造决策的重要因素，这必须向患者说明。使用皮瓣再造的乳房会在放疗后因为纤维化而逐渐丧失美感，故建议避免在放疗前使用皮瓣乳房再造。先前放疗的患者接受 TRAM 皮瓣和背阔肌肌皮瓣术后并发症比未接受放疗的患者更为常见，这可能是由于放疗对胸壁皮肤造成了损伤。这些差异不足以说明既往放疗是乳房再造的禁忌证，而是在大多数情况下，自体组织皮瓣移植是既往放疗患者的首选。

2011 年的一项 Meta 分析共纳入了 11 项研究和 1105 名患者，汇总分析了即刻或延期乳房再造联合放疗后的术后发病率。自体组织乳房再造的并发症发生率低于假体乳房再造。尽管他们没有涉及保乳手术中先前放疗的具体情况，但在乳腺切除术后放疗患者中，比较自体皮瓣即刻乳房再造和延期再造，结果显示发病率没有统计学差异[29]。

来自斯隆 – 凯特琳癌症纪念中心的 Cordeiro 等[30]，回顾性地描述了他们在 121 名放疗后接受保乳治疗的患者中，进行即刻两阶段假体乳房再造的经验。他们将这些患者的并发症、美学效果和患者满意度与 1578 名接受相同手术但未接受放射治疗的患者进行对比。结果报道，放疗组术后早期并发症（29% vs. 15%，$P \leqslant 0.001$）和晚期并发症的发生率明显较高，而且美学效果较差。两组最常见的早期并发症为乳房切除皮瓣坏死（18% vs. 7.7%，$P < 0.01$）。但是他们得出的结论是，尽管术后并发症的发生率较高，在仔细选择患者的情况下，基于假体的乳房再造是可以接受的，Baker Ⅲ级和 Baker Ⅳ级包膜挛缩的发生率略高（10.6% vs. 6.3，P=0.2）。两组患者的满意度无差异，大多数放疗患者乳房再造的效果为良好或非常好，而大多数未放疗乳房再造的效果为极好（P=0.04）。

2016 年，一项系统评价与 Meta 分析证明了在放疗后乳房再造中使用背阔肌肌皮瓣覆盖假体的好处。该 Meta 分析纳入 31 项研究，涉及 1275 例乳房再造。其中 6 项研究比较了背阔肌肌皮瓣辅助假体乳房再造组与仅假体乳房再造组手术后假体丢失率。背阔肌肌皮瓣辅助乳房再造组的假体丢失率最低（5%），而肌肉下假体乳房再造的假体丢失率为 15%（$P < 0.001$）。亚组通过不同的再造技术合并并发症的发生率表明，与仅假体乳房再造组（6%，P=0.007）相比，背阔肌肌皮瓣辅助乳房再造组（4%）的伤口感染率也较低（差异具有统计学意义）。与仅假体乳房再造组相比，背阔肌肌皮瓣辅助乳房再造组的再手术率也明显降低（15% vs. 33%，$P < 0.001$）[31]。

2017 年，Chetta 等比较了 4781 名接受放疗和乳房再造的患者中假体乳房再造和自体组织乳房再造相关的发病率。每位患者随访时间均达 15 个月，随访时间足够确定并发症和再造失败。80% 的参与者（3846 个）接受了假体乳房再造，20%（935 个）进行了自体组织乳房再造。假体乳房再造组的总并发症发生率较高（45.3%，$P < 0.001$），29.4% 的患者再造失败，而自体组织乳房再造组总并发症发生率为 30.8%，仅 4.3% 的患者再造失败。再造失败概率最高的组是放疗后延期假体乳房再造组（37.2%）。再造失败率最低的是在即刻自体组织乳房再造患者（再造后放疗）（3.5%）。这项研究表明，尽管放疗后假体乳房再造术已经变得更加普遍，但它仍然与显著的并发症发病率相关，并且这种技术的再造失败率

仍然很高，短期内接近 30%[32]。因此，并发症的发生与假体乳房再造术相关，尽管其数据在不同的研究中差异很大，但在放疗后应用此技术仍然存在。关键在于进一步确定从这项技术中受益患者的最佳情况。

图 60–3 所示为 Nossa Senhora das Graças 医院乳腺科对先前接受过放疗的患者所采用的乳房再造决策流程图。

五、结论

放疗增加了乳房再造的并发症及失败率，给整形外科医生增加了巨大的挑战，尤其是放疗后应用假体再造乳房。尽管对于少数精心挑选的患者来说，假体乳房再造可以获得良好的效果，出现短期及长期并发症的概率也较小，但皮瓣依旧是放疗后患者乳房再造的首选。

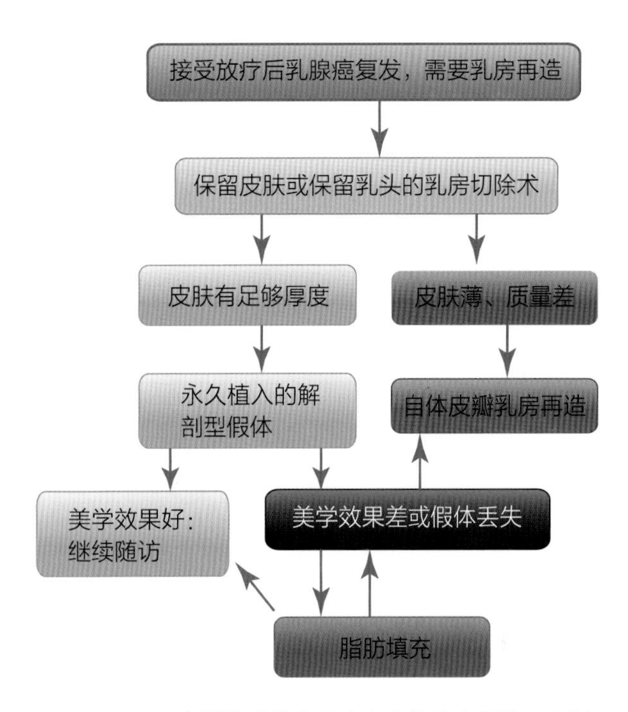

▲ 图 60–3 先前接受乳房放疗患者的乳房再造示意图

参考文献

[1] Clarke M, Collins R, Darby S, Davies C, Elphinstone P, Evans V et al (2005) Effects of radiotherapy and of differences in the extent of surgery for early breast cancer on local recurrence and 15-year survival: an overview of the randomised trials. Lancet 366(9503):2087–2106

[2] Hubenak JR, Zhang Q, Branch CD, Kronowitz SJ (2014) Mechanisms of injury to normal tissue after radiotherapy: a review. Plast Reconstr Surg 133(1):49e–56e

[3] Agarwal S, Kidwell KM, Farberg A, Kozlow JH, Chung KC, Momoh AO (2015) Immediate reconstruction of the radiated breast: recent trends contrary to traditional standards. Ann Surg Oncol 22(8):2551–2559

[4] Kronowitz SJ (2012) Current status of implant-based breast reconstruction in patients receiving postmastectomy radiation therapy. Plast Reconstr Surg 130(4):513e–523e

[5] Lee KT, Mun GH (2015) Prosthetic breast reconstruction in previously irradiated breasts: a meta-analysis. J Surg Oncol 112(5):468–475

[6] Evans GR, Schusterman MA, Kroll SS, Miller MJ, Reece GP, Robb GL et al (1995) Reconstruction and the radiated breast: is there a role for implants? Plast Reconstr Surg 96(5):1111–1115; discussion 6–8

[7] Percec I, Bucky LP (2008) Successful prosthetic breast reconstruction after radiation therapy. Ann Plast Surg 60(5): 527–531

[8] Behranwala KA, Dua RS, Ross GM, Ward A, A'Hern R, Gui GP (2006) The influence of radiotherapy on capsule formation and aesthetic outcome after immediate breast reconstruction using biodimensional anatomical expander implants. J Plast Reconstr Aesthet Surg 59(10):1043–1051

[9] Ascherman JA, Hanasono MM, Newman MI, Hughes DB (2006) Implant reconstruction in breast cancer patients treated with radiation therapy. Plast Reconstr Surg 117(2):359–365

[10] Benediktsson K, Perbeck L (2006) Capsular contracture around saline-filled and textured subcutaneously-placed implants in irradiated and non-irradiated breast cancer patients: five years of monitoring of a prospective trial. J Plast Reconstr Aesthet Surg 59(1):27–34

[11] Tallet AV, Salem N, Moutardier V, Ananian P, Braud AC, Zalta R et al (2003) Radiotherapy and immediate two-stage breast reconstruction with a tissue expander and implant: complications and esthetic results. Int J Radiat Oncol Biol Phys 57(1):136–142

[12] Urban C, Blaszkowski D, e Silva JL, Maia T, Eduardo S, Lima RR (2011) One-stage breast reconstruction with implants in previously irradiated patients. Rev Bras Mastologia 20(4):183–186

[13] McCormick B, Wright J, Cordiero P (2008) Breast reconstruction combined with radiation therapy: long-term risks and factors related to decision making. Cancer J 14(4):264–268

[14] Cagli B, Barone M, Ippolito E, Cogliandro A, Silipigni S, Ramella S et al (2016) Ten years experience with breast reconstruction after salvage mastectomy in previously irradiated patients: analysis of outcomes, satisfaction and well-being. Eur Rev Med Pharmacol Sci 20(22):4635–4641

[15] Momoh AO, Ahmed R, Kelley BP, Aliu O, Kidwell KM, Kozlow JH et al (2014) A systematic review of complications of implantbased breast reconstruction with prereconstruction and postreconstruction radiotherapy. Ann Surg Oncol 21(1):118–124

[16] Sbitany H, Serletti JM (2011) Acellular dermis-assisted prosthetic breast reconstruction: a systematic and critical review of

efficacy and associated morbidity. Plast Reconstr Surg 128(6):1162–1169

[17] Krishnan NM, Chatterjee A, Rosenkranz KM, Powell SG, Nigriny JF, Vidal DC (2014) The cost effectiveness of acellular dermal matrix in expander-implant immediate breast reconstruction. J Plast Reconstr Aesthet Surg 67(4): 468–476

[18] Urban C, Faccenda PH, Veloso MLCPB, de Araújo FA, Mendes E, Lima RSL (2016) Uso do pericárdio bovino na reconstrução mamária imediata com prótese definitiva em paciente previamente irradiada. Rev Bras Mastologia 26(2):83–86

[19] Mofid MM, Meininger MS, Lacey MS (2012) Veritas(R) bovine pericardium for immediate breast reconstruction: a xenograft alternative to acellular dermal matrix products. Eur J Plast Surg 35(10):717–722

[20] Schneider WJ, Hill HL Jr, Brown RG (1977) Latissimus dorsi myocutaneous flap for breast reconstruction. Br J Plast Surg 30(4):277–281

[21] Scheflan M, Hartrampf CR, Black PW (1982) Breast reconstruction with a transverse abdominal island flap. Plast Reconstr Surg 69(5):908–909

[22] Williams JK, Bostwick J 3rd, Bried JT, Mackay G, Landry J, Benton J (1995) TRAM flap breast reconstruction after radiation treatment. Ann Surg 221(6):756–764; discussion 64–6

[23] Kroll SS, Schusterman MA, Reece GP, Miller MJ, Smith B (1994) Breast reconstruction with myocutaneous flaps in previously irradiated patients. Plast Reconstr Surg 93(3):460–469; discussion 70–1

[24] Schuster RH, Kuske RR, Young VL, Fineberg B (1992) Breast reconstruction in women treated with radiation therapy for breast cancer: cosmesis, complications, and tumor control. Plast Reconstr Surg 90(3):445–452; discussion 53–4

[25] Schuster RH (1993) Breast reconstruction in women treated with radiation therapy for breast cancer. Plast Reconstr Surg 91(5):967

[26] Hardwicke JT, Prinsloo DJ (2011) An analysis of 277 consecutive latissimus dorsi breast reconstructions: a focus on capsular contracture. Plast Reconstr Surg 128(1):63–70

[27] Garusi C, Lohsiriwat V, Brenelli F, Galimberti VE, De Lorenzi F, Rietjens M et al (2011) The value of latissimus dorsi flap with implant reconstruction for total mastectomy after conservative breast cancer surgery recurrence. Breast 20(2):141–144

[28] Leonardi MC, Garusi C, Santoro L, Dell'Acqua V, Rossetto F, Didier F et al (2010) Impact of medical discipline and observer gender on cosmetic outcome evaluation in breast reconstruction using transverse rectus abdominis myocutaneous (TRAM) flap and radiotherapy. J Plast Reconstr Aesthet Surg 63(12):2091–2097

[29] Barry M, Kell MR (2011) Radiotherapy and breast reconstruction: a meta-analysis. Breast Cancer Res Treat 127(1): 15–22

[30] Cordeiro PG, Snell L, Heerdt A, McCarthy C (2012) Immediate tissue expander/implant breast reconstruction after salvage mastectomy for cancer recurrence following lumpectomy/ irradiation. Plast Reconstr Surg 129(2):341–350

[31] Fischer JP, Basta MN, Shubinets V, Serletti JM, Fosnot J (2016) A systematic meta-analysis of prosthetic-based breast reconstruction in irradiated fields with or without autologous muscle flap coverage. Ann Plast Surg 77(1):129–134

[32] Chetta MD, Aliu O, Zhong L, Sears ED, Waljee JF, Chung KC et al (2017) Reconstruction of the irradiated breast: a national claimsbased assessment of postoperative morbidity. Plast Reconstr Surg 139(4):783–792

第61章

乳房美容术后的乳房再造

Breast Reconstruction After Aesthetic Surgery

Fabricio Palermo Brenelli　Natalie Rios Almeida　著
付　傲　译　刘春军　校

乳腺癌是世界上最常见的影响女性身体健康的恶性肿瘤，据世界卫生组织（World Health Organization）统计，2012 年全球估计有 167 万新确诊乳腺癌病例，占所有癌症的 25%，在欠发达国家（88.3 万人）造成的死亡人数略高于较发达国家（79.4 万人）[1]。美国国家癌症研究所（US National Cancer Institute）的监测、流行病学和最终结果（SEER）计划估计，2016 年美国新增乳腺癌病例 246 660 例，占全部新发乳腺癌病例的 14.6%，死亡 40 450 例；2006—2012 年，存活患者的比例为 89.7%[2]。

此外，乳房美容手术是美国最受欢迎的整容手术，在 2015 年占全世界乳房手术的 19.6%（546 260 例），可能在许多其他国家也是如此[3]。根据美国整形外科学会（American Society of Plastic Surgeons）的数据，假体隆乳术是美国前 5 大整容手术之一（290 467 例），与 2015 年相比增长了 4%，与 2000 年相比增长了 27%[4]。

数据显示 12.4% 的女性会在一生中某个时刻被诊断为乳腺癌[2]。以前做乳房美容手术的女性显然有患乳腺癌的风险。据估计，每年有 45 000 例既往接受隆乳手术的女性，以及少数既往接受过乳房缩小成形术的女性将患乳腺癌[5]。

乳房美容手术后的乳房再造成为人们讨论的焦点，这对整形外科和肿瘤外科医生来说都是一个挑战。然而，人们对这个话题知之甚少，文献中也缺乏足够的优质证据。目前的知识大多来自作者的经验，而不是从前瞻性研究中获得的。

隆乳手术和缩乳术虽然都被称为乳房美容手术。然而，这些手术在乳腺组织操作（皮肤和腺体）方面有很大的不同。因此，这两种类型的手术对乳腺癌和乳房再造手术有着不同的影响，评估应该分开进行。

鉴于此，本章内容分为两部分：隆乳术后的乳房再造和缩乳术后的乳房再造，每部分分别评估和讨论。

一、隆乳术后乳房再造

如前所述，自从美国食品药品管理局（FDA）批准硅胶假体以来，隆乳术迅速成为最常见的整容手术。在美国，自 2006 年以来，隆乳是最重要的美容手术，2015 年 80% 的隆乳手术都使用了硅胶假体[4]。

一些接受隆乳手术的女性也会发生乳腺癌，但隆乳术并不增加患乳腺癌的风险[6]。尽管在啮齿类动物身上的一些研究已经将硅胶假体的存在与肉瘤联系在一起，但随后的研究驳斥了这种联系。事实上，许多研究证实了硅胶假体与乳腺癌并不相关。在许多出版物证明了假体在隆乳手术中的安全性后，假体的使用变得更加清楚明白了[7-10]。

在几个回顾性队列研究中，标准化发病率（用观察到的乳腺癌事件数除以预期事件数计算）小于 1，表明隆乳患者的患癌风险没有增加[11]。除此之外，既往隆乳和非隆乳患者的肿瘤特征无明显差异，并且隆乳后患者发生的乳房肿瘤更常被触诊到[12]。

2012 年，加拿大的一个大型队列研究表明，与其他外科手术女性相比，接受隆乳的女性患乳腺癌的概率降低。这可能是因为隆乳女性的低癌风险和术前筛查，也可能是因为高风险女性不是美容手术的首选人群。其他研究表明，隆乳患者中可触及肿瘤的增加是由于该组患者对乳房、身体的认识更高，如乳房体积减小，与未隆乳患者相比，可触及性并不影响整体分期和结果[13, 14]。

因此，许多先前隆乳的乳腺癌患者会在门诊就诊，手术治疗的决定应该与非隆乳患者有所不同，可以根据患者的需要进行再造。如果需要保乳治疗，则需要进行部分再造。如有必要，可行全乳切除术。

（一）部分乳房再造术

考虑到新近研究表明增大乳房中结节的检出率较低，保乳手术治疗是早期乳腺癌患者以及乳腺和肿瘤大小比例良好患者的金标准，医生有必要从美学的角度评估哪些患者会从保乳手术中获益[11]。

保乳手术包括需要放疗的象限切除术。尽管有一些研究报道了少数隆乳患者美容效果良好[15, 16]，但在许多研究者中，保乳手术与不良结果相关，其导致疼痛、假体外露，甚至假体破裂。Guenther 等[16]的文章认为，85% 的隆乳术后患者接受象限切除和放疗后有良好的美容效果。作者认为当假体位于胸大肌后间隙时，包膜挛缩不太常见。

此外，根据许多作者的说法，包膜挛缩是常见的并发症，导致美容效果不佳。超过 1/2 的患者需要第二次或第三次手术矫正，甚至全乳房切除术。这些并发症通常由放疗引起。肿瘤的大小和位置，加上稀少的残留乳腺腺体组织外，可能是导致非自然结果的原因[15–17]。并发症如图 61–1 和图 61–2 所示。

可以接受部分乳房照射（partial breast irradiation，PBI）的患者，尤其是可以进行术中放射治疗（intraoperative radiation therapy，IORT）的患者，在保乳手术后可以收到良好的假体维持效果[18]。尽管缺乏证据，这可能是单独切除和局部腺体瓣局部再造的一个很好的选择（图 61–3）。

在单中心（欧洲肿瘤研究所）中，如果是隆乳术后女性，则在象限切除术时去除所有的腺体下假体，并在 IORT 之后在胸大肌后平面将其植入。当在肿瘤外科手术的同时进行隆乳术时，假

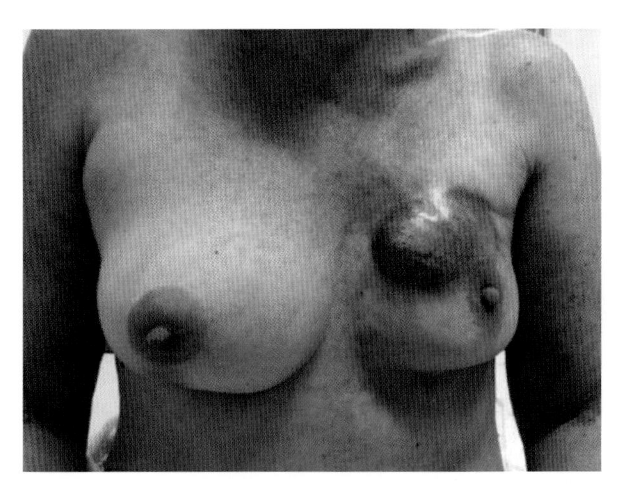

▲ 图 61–1　既往隆乳患者肿物切除、放疗后出现包膜挛缩及皮肤改变

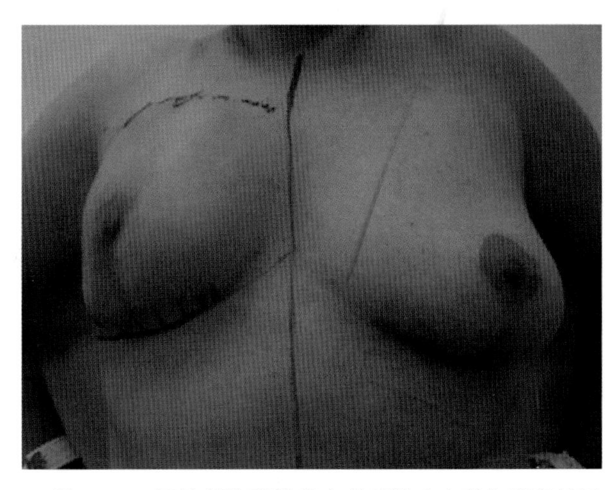

▲ 图 61–2　既往假体隆乳患者术后放疗出现包膜挛缩及乳房不对称

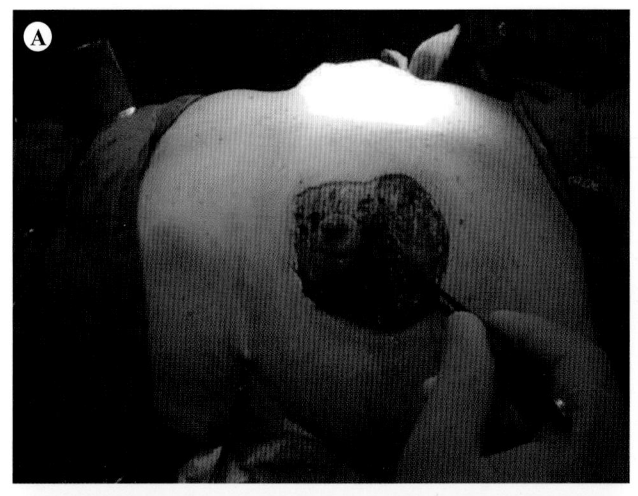

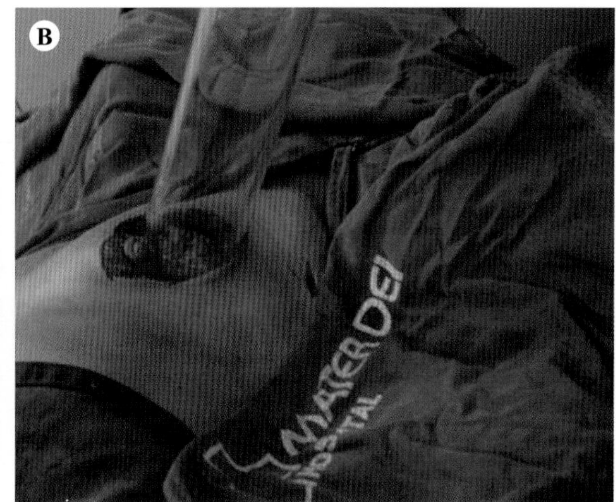

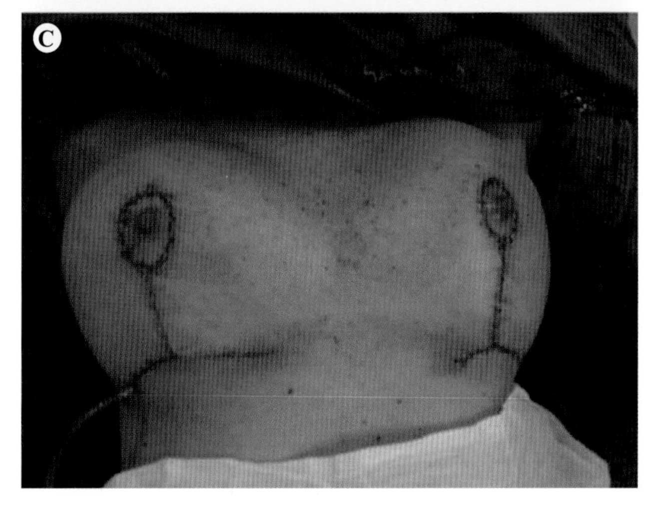

◀ 图 61–3 **A.** 假体取出后肿块切除，下蒂乳房成形术；**B.** 肿瘤床上术中放疗；**C.** 肿块切除、植入新假体后的效果

体则直接放在胸大肌后平面。比较假体替换后进行放疗的乳房和对侧仅有假体植入后无放疗的乳房，靶向放疗后包膜挛缩没有显著增加，局部复发率和死亡率只有 0.76%，表明在某些患者中使用 IORT 的肿瘤学安全性 [11]。

保乳手术同期取出假体是一个不太理想的选择。接受隆乳手术的女性通常乳房组织较稀少，这就是为什么许多人要接受这种手术。此外，有研究表明，随着时间的推移，假体的存在会使得覆盖在乳房上的组织变薄。一项研究表明天然乳腺组织占整个乳房体积的 50%[19, 20]。因此，此种方式仅适用于极少数拥有相当数量剩余乳腺组织的患者。在这些情况下，应使用乳房成形术技术，如“T”形或垂直瘢痕技术（Lejour 技术），以便在必要时调整多余的皮肤。图 61–4 显示了有关隆乳手术和肿瘤手术的决策流程图。

（二）全乳房再造术

如前所述，乳房切除术和即刻乳房再造似乎是既往隆乳的乳腺癌患者的最佳治疗方法 [21–23]。应根据乳房切除术后的局部情况和患者的体形来决定乳房再造手术的方式。如果需要去除大量皮肤，则使用自体组织再造更为合适，如 TRAM 皮瓣或 DIEP 皮瓣。假体辅助的背阔肌（LD）肌皮瓣对于这些情况也是一个不错的选择。没有假体的扩大 LD 可能不是一个好的选择，因为患者通常希望再造乳房的大小与以前相同。故采用无假体扩大的 LD 再造的乳房很难获得期望的结果。然而，技术的选择可能具有挑战性，因为大多数隆乳的女性的 BMI 较低，并且可能没有再造乳房的必需组织 [24]。

相反，如果天然皮肤可以保留的话，则应进

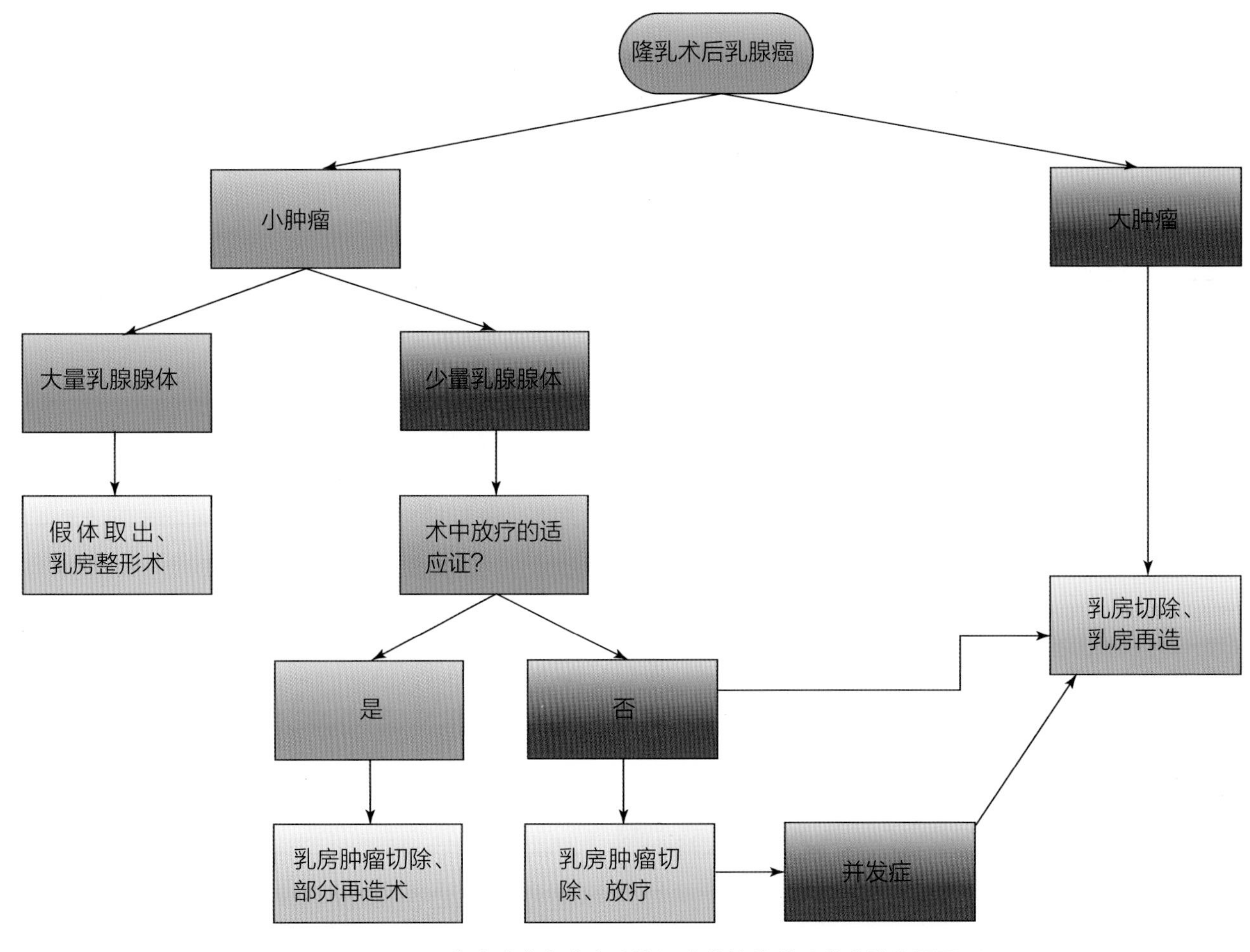

▲ 图 61-4 既往隆乳患者乳房肿块切除术的外科手术决策流程图

行保留皮肤的乳房切除术（SSM）或保留乳头的乳房切除术（NSM）。使用假体一期（假体或定型的乳房扩张器）或假体两期（组织扩张器加假体置换）可以轻松地进行乳房再造。当选择基于假体的乳房再造法时，评估皮肤和肌肉（胸大肌和前锯肌）两者的质量是非常重要的。

如前几章所示，适宜的假体乳房再造要求一个良好的肌肉囊袋来部分或完全覆盖假体。在皮肤受损的情况下，被肌肉部分覆盖的假体可能暴露出来并应去除。既往乳房假体形成的包膜下极覆盖囊袋（如胸大肌延伸）可以更好地容纳新的假体。最近，使用脱细胞真皮（ADM）还可以为假体提供更好的覆盖，并降低包膜挛缩等级，从而获得更好的结果[24, 25]。

永久的假体乳房再造在需要大量皮肤切除的患者中是理想的。原因是它是一种更快的技术，没有供体部位并发症[26, 27]。在先前接受隆乳的乳房中，皮肤覆盖率很少成为问题。

是否辅助放疗对乳房再造的方式选择起到重要作用。尽管有些作者因为高并发症发生率（高达 70%～90%）而强烈不建议再造术[28]，但也有其他术者也取得了良好的效果，患者满意度高达 80%[29]。的确，即使在放疗后，我们仍建议在可行的情况下置入假体再造乳房。图 61-5 至图 61-7 显示了有无放射治疗的乳房再造结果。

肿瘤的位置和皮肤切口对手术效果至关重要。如果假体暴露，则皮肤或乳头 - 乳晕复合体（NAC）坏死可导致再造手术失败。尚无研究探讨使用既有的隆乳术切口来进行乳房切除术。选择切口时，外科医生必须考虑肿瘤的结局和已有的可能导致皮肤异常或 NAC 坏死的瘢痕。图 61-8 和图 61-9 显示了乳晕旁入路，其中使用

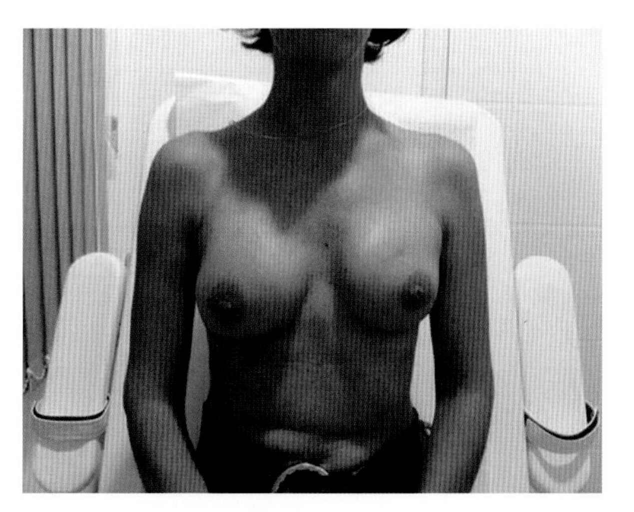

▲ **图 61-5 既往隆乳患者放疗后乳房切除、假体乳房再造术后出现左侧乳房包膜挛缩**

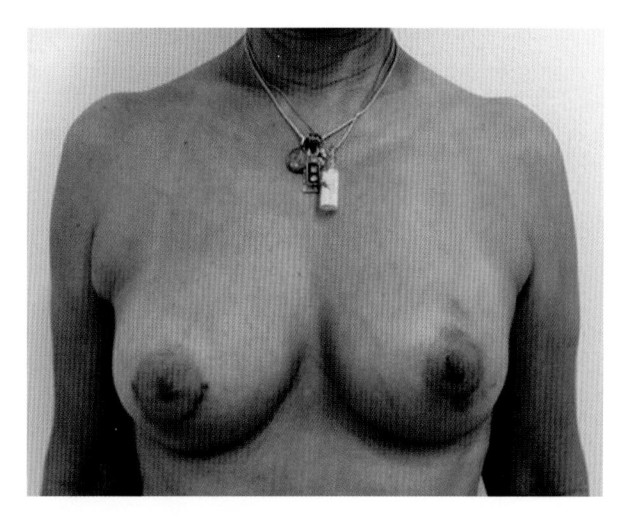

▲ **图 61-6 既往隆乳患者行左乳房 NSM（放疗）、左侧假体乳房再造术**

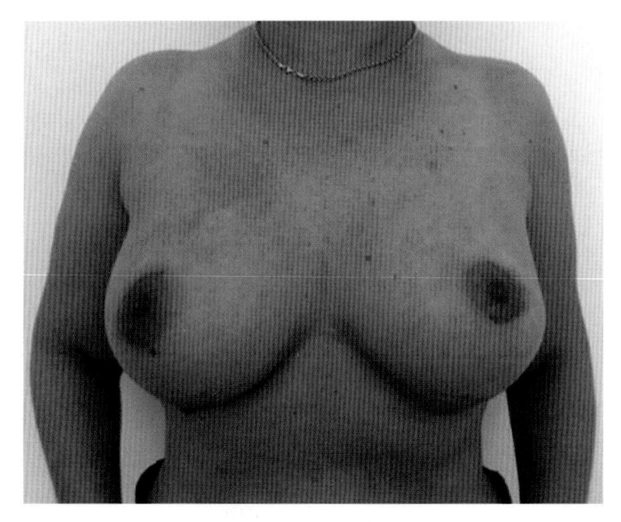

▲ **图 61-7 既往隆乳患者行双侧 NSM（不放疗）、双侧假体乳房再造术**

了隆乳手术后已有的瘢痕。

众所周知，既往乳房手术与术后并发症相关。只要隆乳术没有联合乳房上提手术（垂直或倒“T”形切口）同时进行，隆乳术的皮肤切口即为乳腺下皱襞或腋窝线中的乳晕周（完全或部分）。因为保留皮肤的乳房切除术（SSM）是在去除 NAC 的情况下执行的，所以该手术必须在乳房的中央部位进行切口。但是，NSM 则可以在乳房的任何部位（乳晕周围、乳房下皱襞等）进行切口。因此，外科医生可以尝试使用预先存在的瘢痕来进行 NSM。

为了预测不同乳房再造术手术入路的手术结局，我们可以类比 NSM 不同切口术后效果的研究。Wijayanayagam 等的研究表明，放射状切口和乳房下褶皱切口（在不太大的乳房中）是很好的选择，其 NAC 或皮肤坏死的风险很低[30]。Algaithy 等证实外侧放射状切口出现皮肤坏死的概率低，而环乳晕切口和乳晕周围切口的并发症风险高[31]。图 61-10 显示了乳晕周围隆乳患者的放射状乳房切除术和再造术。

因此，笔者不建议采用完整乳晕周围切口或大的环乳晕切口。乳房下皱襞切口仅适合于特定情况下的小乳房患者。也可采用乳晕周围的 180° 切口，尽管由于在手术过程中直接牵拉皮肤，伤口裂开和皮肤坏死的风险更高。表 61-1 显示了根据切口和乳房大小造成的皮肤和 NAC 坏死的风险。

既往隆乳患者的乳房切除术后皮肤皮瓣坏死的风险可能较低，这可能时因为先前手术破坏了胸膜和乳房组织中的一些穿支血管，从而皮瓣的血管条件得以改善[24]。

值得讨论的另一个问题是在手术中应该更换假体还是应修复旧假体。许多作者认为，当假体位于乳腺下层时，必须更换假体，因为唯有移除假体才能彻底清除肿瘤。当然，倾向于更换假体的其他因素包括假体破裂、包膜挛缩、假体感染和美容效果差[21, 22]。当新假体能够放在胸大肌后

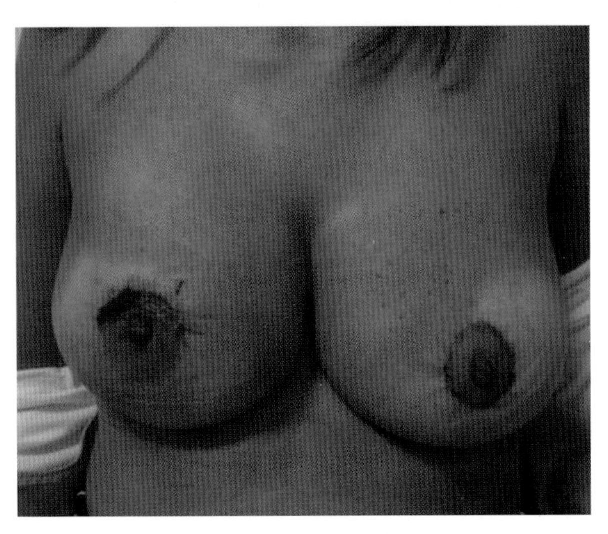

▲ 图 61-8　既往隆乳患者，沿环乳晕切口乳房切除并再造，术后 NAC 部分受损

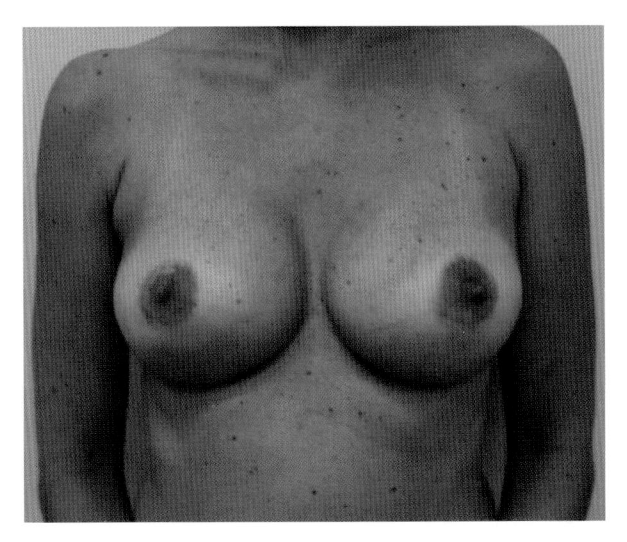

▲ 图 61-9　既往隆乳的患者，沿乳晕切口双侧乳房切除并再造，术后无并发症

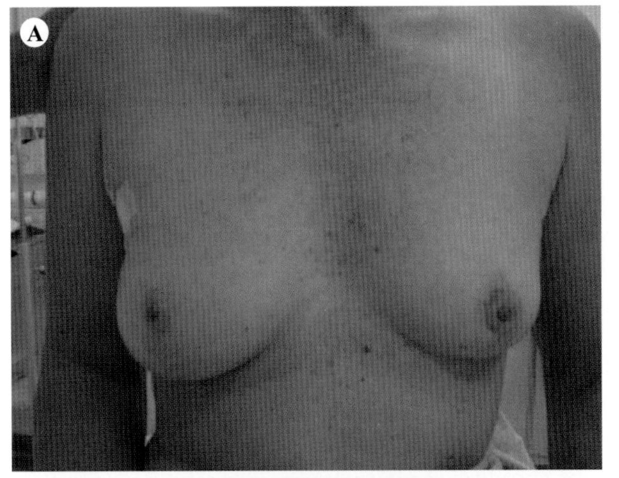

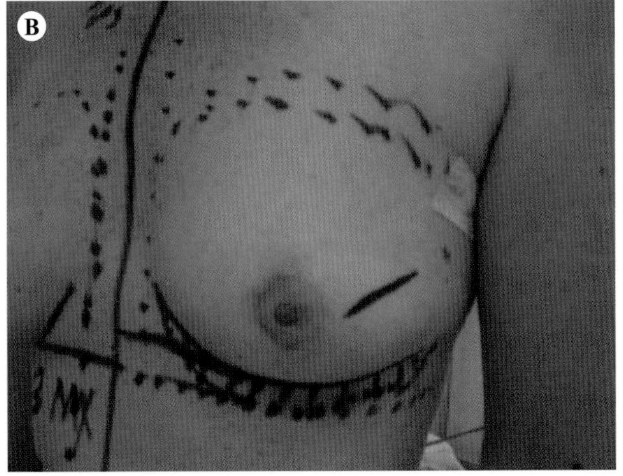

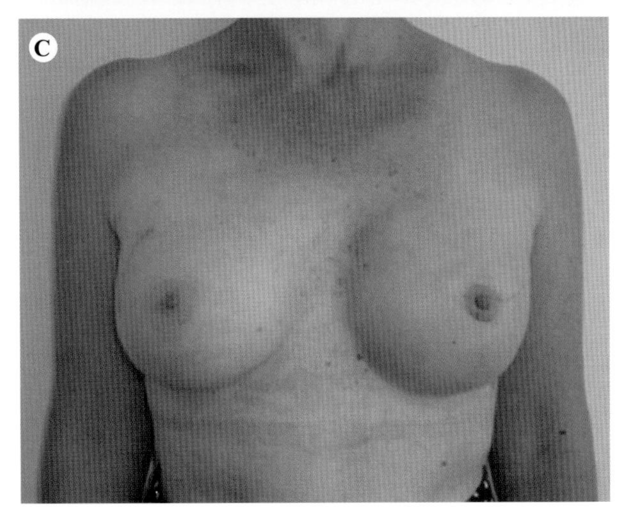

◀ 图 61-10　乳晕周围隆乳术后包膜挛缩患者行左乳切除再造术前、使用手术瘢痕进行左乳切除及乳房再造、右乳假体置换术后效果

表 61-1　根据已发表的数据[30, 31]，乳房切除术中不同的皮肤切口、不同的乳房体积所对应皮肤和乳头 - 乳晕复合体（NAC）坏死的风险

切　口	大乳房	中 / 小乳房
完全乳晕周围切口	高危	高危
180° 乳晕周围切口	中危	中危
环乳晕切口	高危	高危
放射状切口	低危	低危
乳房下皱襞	高危	低危

间隙时，很少有文献主张维持原有假体[32]。实际上，这是例外情况，而不是规则，仅适用于严格选择的病例。图 61-11 显示了隆乳术后乳房再造的决策流程图。

二、缩乳整形术后乳房再造

如前所述，乳房缩小成形术是美国第 5 常见的美容手术，相当数量的患者在一生中的某个时候会患上乳腺癌。缩乳术本身已经降低了患乳腺癌的风险。一些研究表明巨乳缩小术使得乳腺癌的风险降低了 50%[33]。

随着巨乳缩小手术越来越流行，肿瘤整形外科医生很可能遇到巨乳缩小术后的患者。这些患者的乳腺腺体实质发生许多变化，皮肤瘢痕可能会导致血管分布异常。尽管关于这些异常的具体资料还很缺乏，但有充分证据表明，先前的乳房成形术与术后的主要和次要并发症相关，如伤口破裂、脂肪和腺体坏死、皮肤坏死和 NAC 丢失[34, 35]。虽然乳房成形术是一种被广泛接受的手术，但在某些病例中，它与高达 42%～50% 的并发症有关。主要并发症包括皮肤和 NAC 坏死，导致再次手术的发生率从 5% 上升到 15%[35]。

因此，医生应特别认真地评估先前有乳房成形术和因癌症而接受大部分切除或乳房切除术且要求乳房再造的患者，并向患者解释并发症的问题。

（一）部分乳房再造

部分乳房再造术即是基于局部腺体重塑或大面积腺体重塑的技术，如使用乳房成形技术的真皮腺瓣。通过局部腺体重塑进行乳房再造发生并发症的概率较低，除非出现大的损伤并且脂肪组织有可能坏死（图 61-12）。因此，对于脂肪性乳房，尤其是先前经历过乳房缩小成形术的乳房，医生应以最细微的破坏来矫正缺陷。

如果需要大面积切除乳房或者肿瘤位于切除后美容效果不自然的象限，即内部或下方象限，则需要进行乳房成形术。与乳房整形术相关的肿瘤整形技术研究缺乏大量的证据。然而，众所周知，保乳手术可能会增加并发症的风险。因此，我们利用评估乳房成形术危险因素的研究数据来评估部分乳房再造术并发症的风险。表 61-2 显示了乳房成形术的危险因素。在这些患者中，乳房缩小术增加了并发症的风险。累积的危险因素会增加这些并发症的发生率。

不管矫正乳房缺损首选乳房缩小术还是乳房上提术，至关重要的是先前使用过何种技术。尽管缺乏证据，我们强烈反对在肿瘤整形再造中使用不同的乳房整形模式，即在上血管蒂乳房整形术后利用下血管蒂进行乳房再造。尽管上血管蒂恢复自主血流的现象可能发生，但是当使用不同的血管蒂进行再造时（上蒂后用下蒂），乳头 - 乳晕复合体的血供会受损。乳房组织坏死是一种公认可以影响美学及肿瘤学治疗效果的并发症。延期愈合会延期辅助治疗。

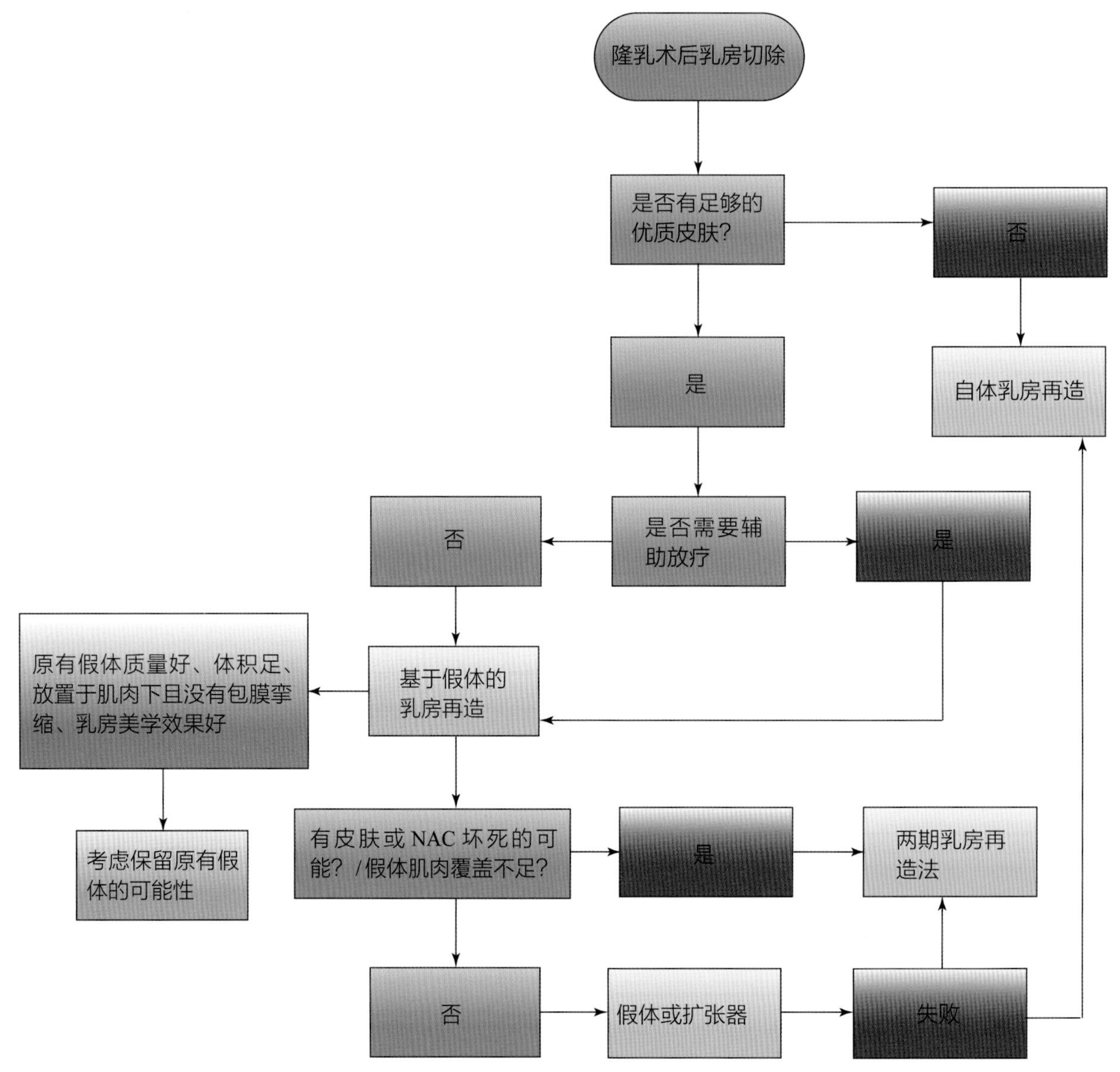

▲ 图 61-11　隆乳术后接受乳房切除患者的乳房再造指征流程图

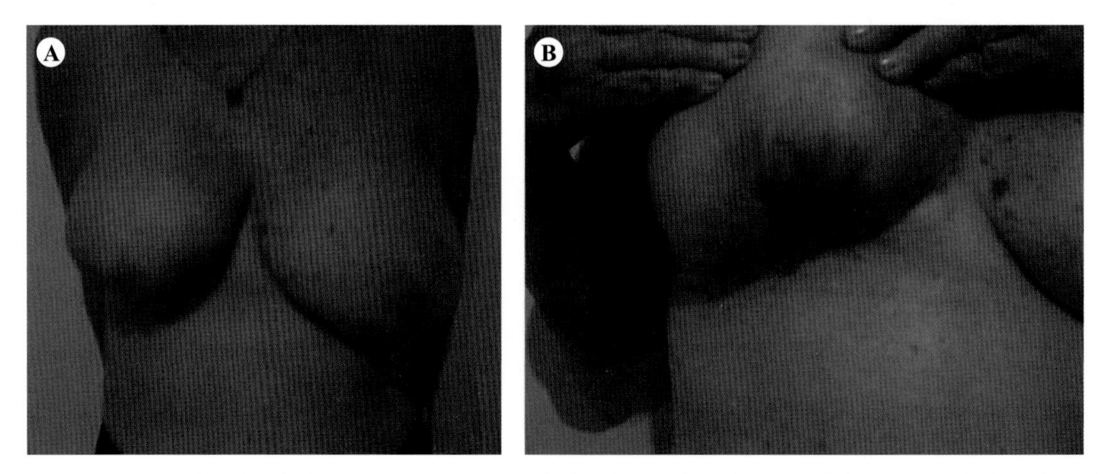

▲ 图 61-12　一位曾接受过乳房成形术且下外侧象限有肿瘤的患者，在肿瘤成形乳房部分再造过程中，乳腺腺体广泛破坏后出现脂肪坏死

表 61–2 乳房成形术后出现并发症的危险因素

危险因素	并发症风险
既往手术史	中 / 高
重度吸烟者	高
肥胖（BMI ＞ 35）	高
切除体积过大（＞ 1000g）	高
2 型糖尿病（未控制）	高
年龄（＞ 50 岁）	低 / 中

图 61–13 显示了一例乳房缩小术后使用新的乳房整形技术进行乳房部分再造的患者，手术效果满意。

图 61–14 显示了一位因美观原因接受了 3 次乳房整形术的患者，该患者因乳癌而进行乳房整形术后出现 NAC 坏死。

因此，良好的病史询问和与患者仔细沟通对预后的评估至关重要。外科医生的职责是选择最适合肿瘤整形手术的技术。如果术后预计有较高的并发症风险（表 61–2），且病变位于 NAC 血管蒂之前所在的象限或者如果先前使用过的乳房整形手术未知，则应进行小手术或应用其他技术。在这些病例中，应考虑游离 NAC 移植，甚至是乳房切除术。图 61–15 显示了乳房成形术后部分乳房再造的关键步骤。

（二）完全乳房再造

既往乳房缩小整形术患者的全乳房再造原则与本章所述隆乳术后的全乳房再造非常相似。

此外，乳房切除术再造技术的选择应根据以往乳房缩小术的特殊性。如前所述，以前的瘢痕会导致更高的并发症风险，尤其是在保留乳头、乳晕的乳房切除术后乳房再造过程中[26, 28, 31]。因此，NSM 和 SSM 可能会给这些患者带来更高的风险，因为巨乳缩小术可能造成更大和更多的皮肤瘢痕。

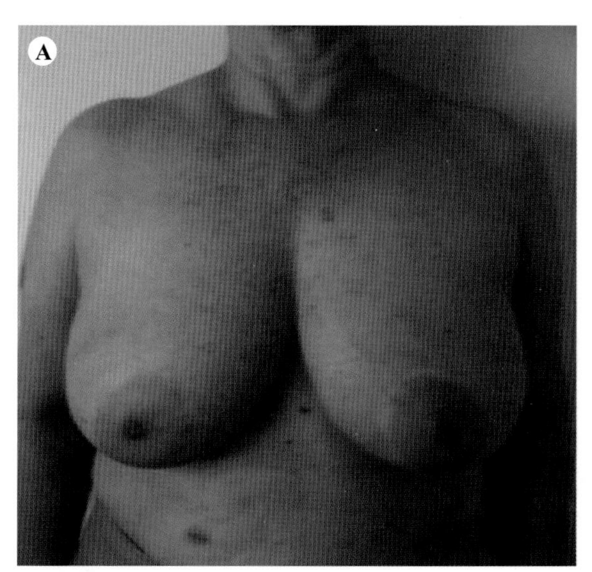

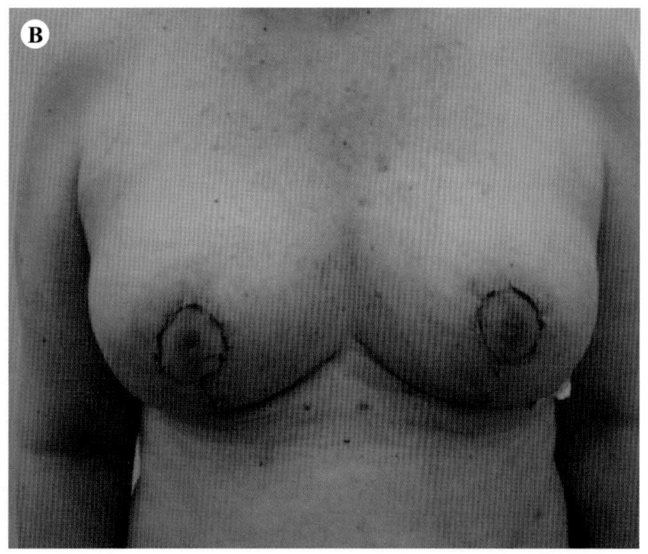

▲ 图 61–13 一位曾接受过乳房缩小整形术的患者的肿瘤成形术（上蒂乳房缩小术、切除下象限肿瘤和前哨淋巴结活检）

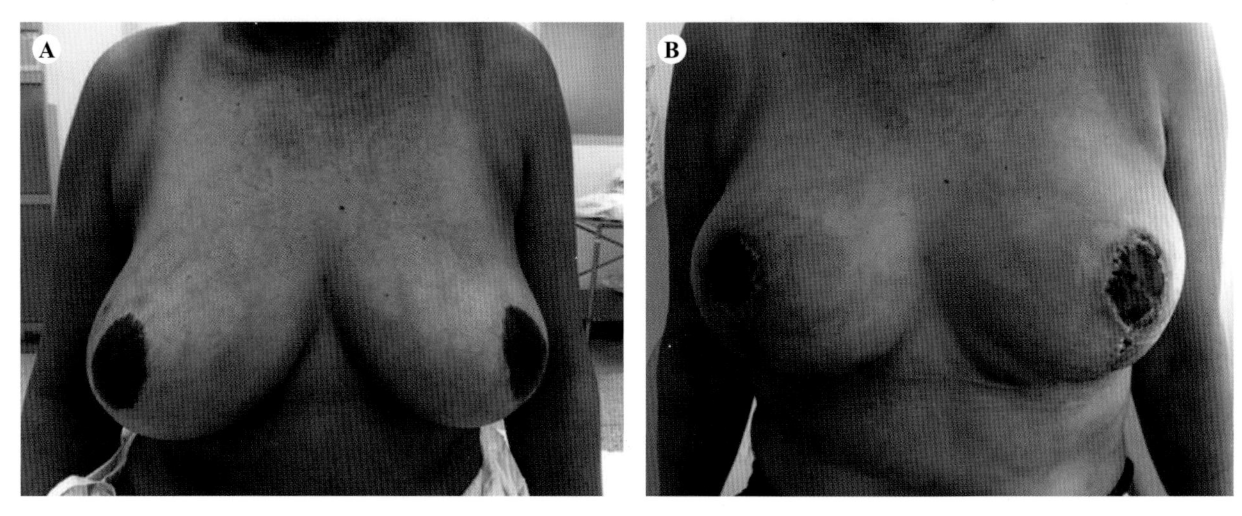

▲ 图 61-14 左乳上象限肿瘤行肿瘤整形术后双侧 NAC 坏死，患者在此之前接受了三次乳房整形手术

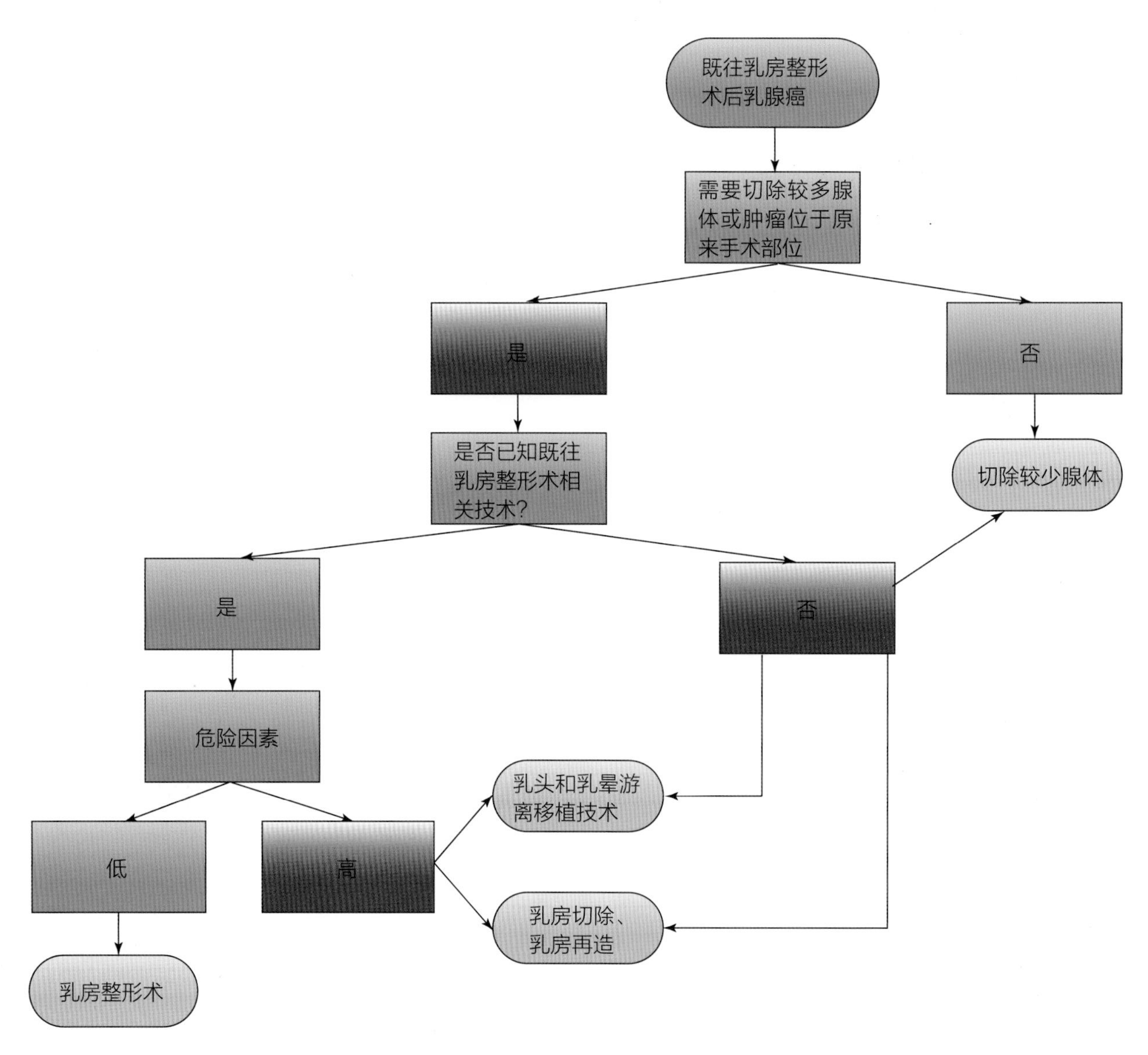

▲ 图 61-15 乳房整形术后 - 部分乳房再造的手术决策流程图

尽管缺乏相关证据，但当涉及低风险患者的保留乳头、乳晕的乳房切除术时，我们建议详细询问病史（表 61–2）。切口最好与在先前存在的瘢痕重叠，如乳晕周围、乳晕周围延伸至垂直瘢痕或乳房下皱襞中的水平瘢痕。术前瘢痕位置的危险性，如图 61–11。

乳房再造技术的选择取决于患者意愿，可用的皮肤量，胸大肌和前锯肌是否保存。此外，辅助治疗也会影响乳房再造方式的决策。如果需要放射治疗，可以选择延期乳房再造或自体组织乳房再造，而不选择基于假体的乳房再造（最终或临时扩张器）。

对于这类患者，一个不错的选择是由 Nava，MB[36] 最初描述的皮肤缩小乳房切除术联合解剖型假体再造术。由于许多接受乳房缩小成形术的患者术后仍有较大的乳房，乳房下垂程度随时间也逐渐加重，这种技术可以减除多余的皮肤，纠正乳房下垂。因此，此类乳房有可能植入一个解剖型假体。通过精巧的切除设计，既往乳房成形术瘢痕也可被去除。

图 61–16 和图 61–17 分别显示了利用先前存在的乳房整形瘢痕，在有或没有受损乳晕的情况下，在乳房成形术后使用假体再造乳房。图 61–18 和图 61–19 显示一例缩小乳房成形术后

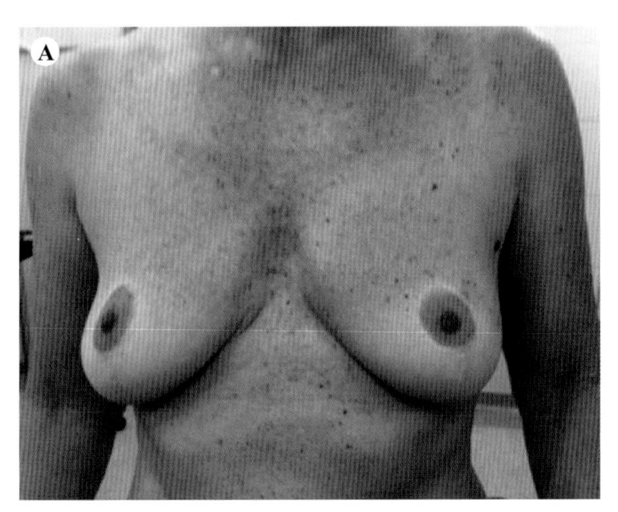

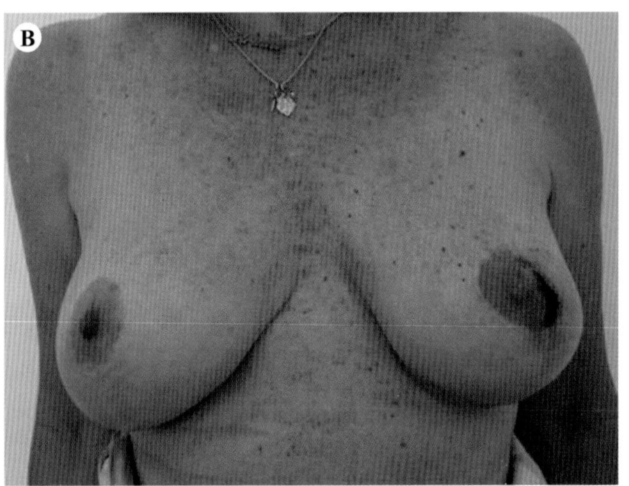

▲ 图 61–16 既往乳房缩小术的患者，使用环乳晕缩乳术切口进行左侧 NSM 及假体乳房再造，注意部分乳晕坏死

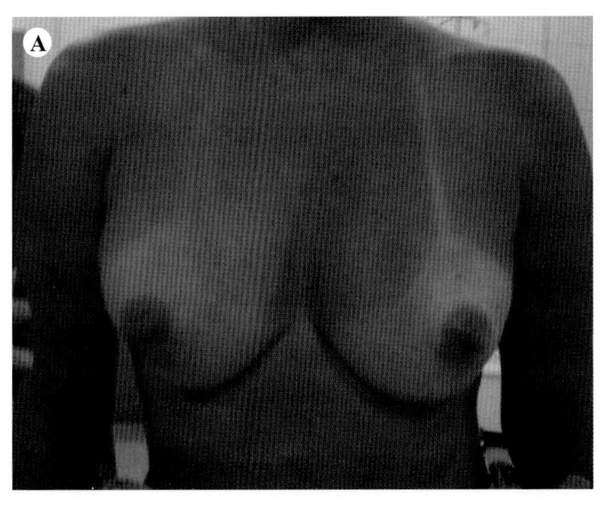

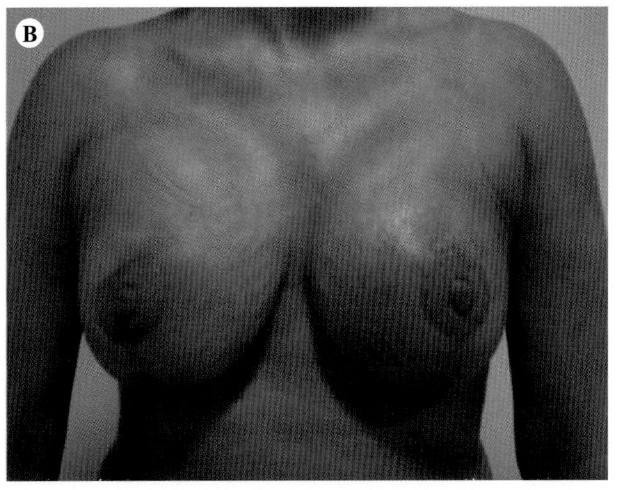

▲ 图 61–17 使用先前乳房缩小整形术切口进行双侧 NSM 与乳房再造。患者既往乳房缩小术和胸大肌后假体植入

皮肤缩小的乳房切除术，该患者效果良好，还有一例具有术后并发症的患者。

三、结论

乳房美容手术是美国最受欢迎的整形手术，可能在许多其他国家也是如此。随着乳房整形技术变得越来越简单，新科技也被用来传播整形技术，外科医生可以更熟练地为患者提供这种治疗。同时随着费用的减少，越来越多的女性将能够负担起此手术。

乳房、整形和肿瘤整形外科医师将越来越重视隆乳手术或乳房缩小术后患乳癌的患者。如前所述，这类患者不同于普通患者，值得密切关注。除了最佳的肿瘤学控制，这些患者期望肿瘤团队和再造外科团队提供良好的美容效果。外科医生和患者必须彻底讨论适应证、结果和并发症。

患者也应该获得更多的关于手术选择和如何处理不同手术效果的知识。

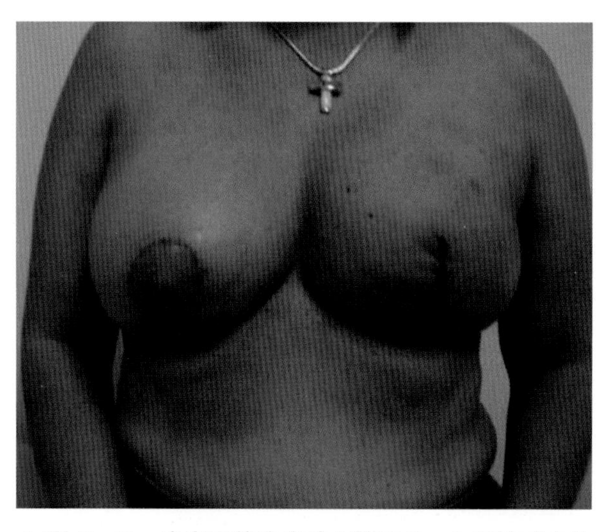

▲ 图 61-18 患者既往乳房缩小整形术，左侧缩减皮肤乳房切除术、假体乳房再造后的效果

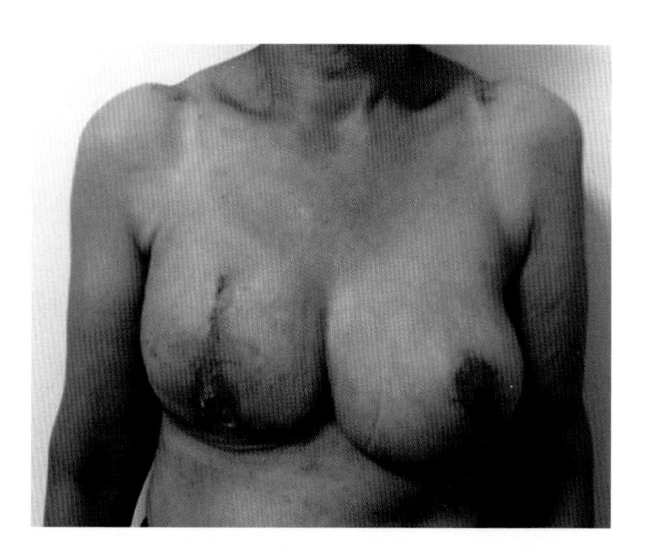

▲ 图 61-19 患者既往乳房缩小整形术，右侧缩减皮肤乳房切除术、即刻假体再造乳房术后出现皮肤坏死

参考文献

[1] Ferlay J, Soerjomataram I, Dikshit R, Eser S, Mathers C, Rebelo M et al (2014) Cancer incidence and mortality worldwide: sources, methods and major patterns in GLOBOCAN 2012. Int J Cancer 136(5):E359–EE86
[2] The Surveillance Epidemiology and End Results (SEER) Program of the US National Cancer Institute. https://seer.cancer.gov/statfacts/html/breast.html. Accessed 3 Apr 2017
[3] The International Survey on Aesthetic/Cosmetic Procedures Performed in 2015. https://www.isaps.org/Media/Default/globalstatistics/2016%20ISAPS%20Results.pdf. Accessed 3 Apr 2017
[4] American Society of Plastic Surgeons (ASPS). https://d2wirczt3b6wjm.cloudfront.net/News/Statistics/2016/2016-plastic-surgery-statistics-report.pdf. Accessed 3 Apr 2017
[5] DeSantis C, Ma J, Bryan L, Jemal A (2014) Breast cancer statistics. CA Cancer J Clin 64:52–62
[6] Tuli R, Flynn RA, Brill KL, Sabol JL, Usuki KY, Rosenberg AL (2006) Diagnosis, treatment, and management of breast cancer in previously augmented women. Breast J 12(4):343–348
[7] Hoshaw SJ et al (2001) Breast implants and cancer: causation, delayed detection and survival. Plast Reconstr Surg 107:1393
[8] Deapen MD et al (1986) The relationship between breast cancer and augmentation mammoplasty: an epidemiologic study. Plast Reconstr Surg 77:361
[9] Deapen D et al (2000) Breast cancer stage at diagnosis and survival among patients with prior breast implant. Plast Reconstr Surg 105:535
[10] Muzaffar AR, Rohrich RJ (2001) The silicone gel-filled breast implant controversy: an update. Plast Reconstr Surg 109:742
[11] Paolo V, De Lorenzi F, Pietro L, Mario R, Umberto V (2016) Current trends in the oncologic and surgical managements of breast cancer in women with implants: incidence, diagnosis, and treatment. Aesthet Plast Surg 40(2):256–265
[12] Stivala A, Libra M, Stivala F, Perrota R (2012) Breast cancer risk in women treated with augmentation mammoplasty (review). Oncol Rep 28:3–7

[13] Pan SY, Lavigne E, Holowaty EJ, Villeneuve PJ, Xie L, Morrison H et al (2012) Canadian breast implant cohort: extended follow-up of cancer incidence. Int J Cancer 131(7): E1148–E1E57
[14] Tuli R et al (2006) Diagnosis treatment and management of BC in previously augmented women 2006. Breast J 12(4):343–348
[15] Gray RJ, Forstner-Barthell AW, Pockaj BA, Schild SE, Halyard MY (2004) Breast-conserving therapy and sentinel lymph node biopsy are feasible in cancer patients with previous implant breast augmentation. Am J Surg 188:122–125
[16] Guenther JM, Tokita KM, Giuliano AE (1994) Breast-conserving surgery and radiation after augmentation mammoplasty. Cancer 73(10):2613–2618
[17] Evans GR, Schusterman MA, Kroll SS et al (1995) Reconstruction and the radiated breast: is there a role for implants? Plast Reconstr Surg 96:1111–1115; discussion 1116–1118
[18] Rietjens M, De Lorenzi F, Veronesi P, Intra M, Venturino M, Gatti G, Petit JY (2006) Breast conservative treatment in association with implant augmentation and intraoperative radiotherapy. J Plast Reconstr Aesthet Surg 59(5):532–535
[19] Karanas YL, Leong DS, Da Lio A et al (2003) Surgical treatment of breast cancer in previously augmented patients. Plast Reconstr Surg 111:1078–1083; discussion 1084–1086
[20] Sarah SK, Tang MBBS, Gerald PH, Gui MBBS (2011) A review of the oncologic and surgical management of breast cancer in the augmented breast: diagnostic, surgical and surveillance challenges. Ann Surg Oncol 18:2173–2181
[21] Spear SL, Slack C, Howard MA (2001) Postmastectomy reconstruction of the previously augmented breast: diagnosis, staging, methodology, and outcome. Plast Reconstr Surg 107:1167–1176
[22] Carlson GW, Moore B, Thornton JF et al (2001) Breast cancer after augmentation mammoplasty: treatment by skin-sparing mastectomy and immediate reconstruction. Plast Reconstr Surg 107:687–692
[23] Colwell AS, Damjanovic B, Zahedi B, Medford-Davis L, Hertl C, Austen WG Jr (2011) Retrospective review of 331 consecutive immediate single-stage implant reconstructions with acellular dermal matrix: indications, complications, trends, and costs. Plast Reconstr Surg 128(6):1170–1178
[24] Roostaeian J, Yoon AP, Rahgozar P, Tanna N, Crisera CA, Da Lio AL et al (2015) Implant-based immediate breast reconstruction in the previously augmented patient. J Plast Reconstr Aesthet Surg 68(4):e71–ee9
[25] Barnea Y et al (2017) An oncoplastic breast augmentation technique for immediate partial breast reconstruction following breast conservation. Plast Reconstr Surg 139(2): 348e–357e
[26] Petit JY, Veronesi U, Orecchia R, Rey P, Martella S, Didier F, Viale G, Veronesi P, Luini A, Galimberti V, Bedolis R, Rietjens M, Garusi C, De Lorenzi F, Bosco R, Manconi A, Ivaldi GB, Youssef O (2009) Nipple sparing mastectomy with nipple areola intraoperative radiotherapy: one thousand and one cases of a five-year experience at the European institute of oncology of Milan (EIO). Breast Cancer Res Treat 117(2): 333–338
[27] Garcia-Etienne CA, Cody Iii HS 3rd, Disa JJ, Cordeiro P, Sacchini V (2009) Nipple-sparing mastectomy: initial experience at the Memorial Sloan-Kettering Cancer Center and a comprehensive review of literature. Breast J 15(4):440–449
[28] Pomahac B, Recht A, May JW, Hergrueter CA, Slavin SA (2006) New trends in breast cancer management: is the era of immediate breast reconstruction changing? Ann Surg 244(2):282–288. Review. Erratum in: Ann Surg. 2007 Mar; 245(3):table of contents
[29] Cordeiro PG (2008) Breast reconstruction after surgery for breast cancer. N Engl J Med 359(15):1590–1601
[30] Wijayanayagam A, Kumar AS, Foster RD, Esserman LJ (2008) Optimizing the total skin-sparing mastectomy. Arch Surg 143(1):38–45
[31] Algaithy ZK, Petit JY, Lohsiriwat V, Maisonneuve P, Rey PC, Baros N, Lai H, Mulas P, Barbalho DM, Veronesi P, Rietjens M (2012) Nipple sparing mastectomy: can we predict the factors predisposing to necrosis? Eur J Surg Oncol 38(2):125–129
[32] Robbins CM, Long JN, Fix RJ, de la Torre JI, Vasconez LO (2008) Mastectomy with breast reconstruction in previously augmented patients: indications for implant removal. Ann Plast Surg 61(5):500–505
[33] Muir TM, Tresham J, Fritschi L, Wylie E (2010) Screening for breast cancer post reduction mammoplasty. Clin Radiol 65(3):198–205
[34] Shermak MA, Chang D, Buretta K, Mithani S, Mallalieu J, Manahan M (2011) Increasing age impairs outcomes in breast reduction surgery. Plast Reconstr Surg 128(6):1182–1187
[35] Henry SL, Crawford JL, Puckett CL (2009) Risk factors and complications in reduction mammaplasty: novel associations and preoperative assessment. Plast Reconstr Surg 124(4):1040–1046
[36] Nava MB, Cortinovis U, Ottolenghi J, Riggio E, Pennati A, Catanuto G, Greco M, Rovere GQ (2006) Skin-reducing mastectomy. Plast Reconstr Surg 118(3):603–610; discussion 611–3

第62章 局部复发和晚期乳腺癌患者的胸壁再造

Thoracic Wall Reconstruction in Local Recurrences and Advanced Cases

Lorenzo Spaggiari　Francesco Petrella　Alessandro Pardolesi　Piergiorgio Solli　著

付　傲　译　刘春军　校

一、概述

根据不同的危险因素以及初次治疗手段，乳腺癌切除术后和保乳手术后患者的局部复发率为5%～40%[1]。

复发性乳腺癌的一线治疗方法包括针对雌激素或孕激素受体阳性癌症患者的内分泌治疗和受体阴性癌症患者的化疗[2-4]。

在特定病例中，为了控制局部症状和缓解疼痛、出血、溃疡、恶臭分泌物、感染和真菌病变等致残症状，可能需要局部治疗，如放疗或手术[5, 6]。

一方面，乳腺癌术后局部复发可能是一种全身性疾病，且在许多患者中，它往往与远处转移同时发生，这使得手术切除的适应证值得怀疑[7, 8]。另一方面，虽然胸壁切除术的主要目的是实现局部肿瘤控制，但对于少部分多种治疗无效的孤立性胸壁复发患者，胸壁切除术可能导致疾病长期姑息，甚至治愈[9]。

我们认为虽然胸壁切除术的主要目的是实现肿瘤的局部控制，但可能导致长期姑息，还可能治愈乳腺癌孤立性胸壁复发的少部分患者[10]。

二、肿瘤学层面

尽管肿瘤治疗已经取得重大进展，但对绝大多数患者来说，复发性乳腺癌仍然是致命的疾病。孤立性局部复发约占所有复发的20%，而局部复发与局部或远处复发相结合则占3%[11]。大多数局部复发是孤立性胸壁疾病，只有小部分患者并发全身性疾病或远处转移[12, 13]。

虽然胸壁切除术的主要目的通常是缓解症状而不是延长生存期，一些研究发现少部分患者在胸壁切除再造术后可以长期无病生存甚至可能痊愈[14, 15]。

我们的结果证实了现有的推断，即手术适用于孤立性乳腺癌复发的患者，即使手术意味着胸壁切除[16]。此外，雌激素受体阳性肿瘤的辅助放疗和激素治疗也很重要[17]。

对于乳腺癌局部复发后接受胸壁切除术的患者而言，不管疾病的进展如何，治疗的首要目标是缓解局部症状。因为实际上，其中一些患者会出现疼痛、感染、溃疡或真菌感染，给患者带来巨大痛苦[18]。放射治疗、全身治疗和手术，单独或联合治疗，均可以帮助实现局部控制[10]。

基于现有文献，我们认为完全切除游离边缘是治疗复发性乳腺癌的首选方法。事实上，局部复发必须被视为一种转移风险逐渐增加疾病的反复发作，反之亦然[10]（表62-1）。

通过带有足够安全边界的根治性切除术，肿瘤转移率曲线可能变得平坦或显著降低[18]。

影响长期生存率的危险因素主要包括局部复

表 62-1 **Literature review 文献综述**

作 者	发表年份	患者数量	五年生存率（%）	国 家
Miyauchi 等 [20]	1992	23	48	日本
Dahlstrøm 等 [21]	1993	98	56	丹麦
Mora 等 [22]	1996	69	72	美国
Faneyte 等 [14]	1997	44	45	荷兰
Downey 等 [23]	2000	38	18	美国
Henderson 等 [24]	2001	61	24	澳大利亚
Moran 等 [25]	2002	53	55	美国
Friedel 等 [26]	2005	51	41	德国
Veronesi 等 [5]	2007	15	19	意大利
Friedel 等 [18]	2008	63	46	德国
Santillan 等 [9]	2008	28	18	美国
Petrella 等 [16]	2014	40（26）	68[a]	意大利

a. 仅考虑局部根治性切除的患者（*n*·26）

发肿物的直径＞ 1.5cm，无病生存期＜ 2 年，皮肤切口，初始肿瘤级别，以及阳性淋巴结 [19]。

三、技术层面

这里，笔者报道了一位 77 岁的患者，她在 35 年前接受左侧乳房根治性切除术和放疗，最近于左侧胸骨旁出现了感染和溃疡的病变（图 62-1）。尽管术前活检未获得清晰的肿瘤组织，术前 CT 证实该部位软组织受累以及累及胸骨平面深度（图 62-2）。

手术方案考虑软组织广泛切除和胸骨深部组织活检：如有肿瘤性疾病，应行胸骨全切除和假体再造；如果感染和坏死没有肿瘤累及，患者可以进行胸骨刮除而不需要再造；在这两种情况下，我们都可以进行肌肉再造以闭合胸壁缺损。

环形切口包括所有感染组织，到达胸肋平面（图 62-3 至图 62-5）。

在没有发现任何肿瘤组织的情况下，我们对胸骨的外切面和中切面进行了刮除，因此没有施行胸骨全层切除术（图 62-6 和图 62-7）。左胸膜腔在手术中开放后放置引流（图 62-8）。采用腹部旋转皮瓣修复缺损（图 62-9）。

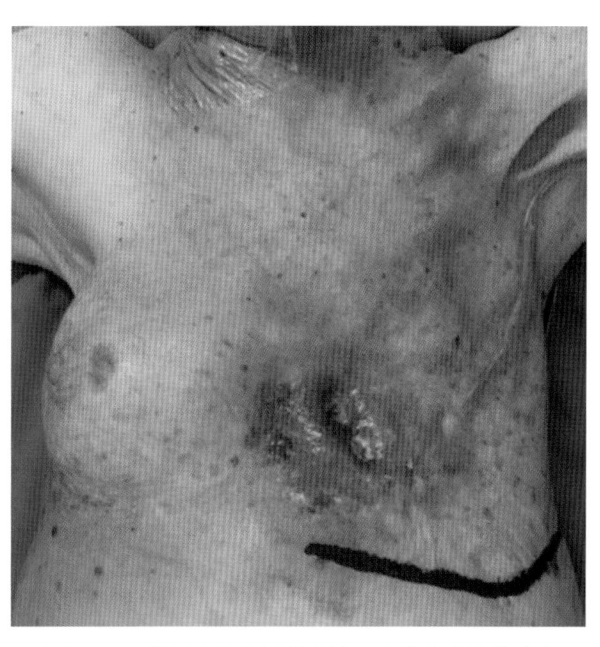

▲ **图 62-1** 左侧胸骨旁新发感染、溃疡病变的临床表现

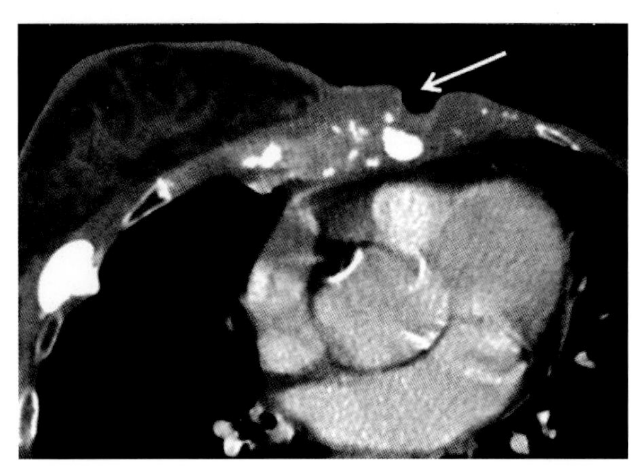

▲ 图 62-2　CT 显示软组织受累及胸骨平面深度受累

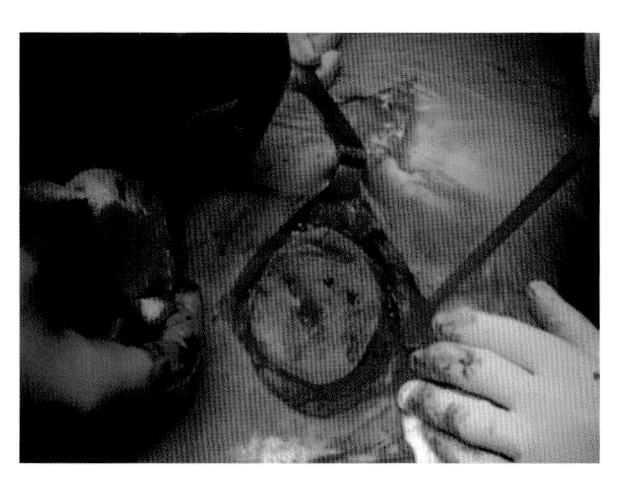

▲ 图 62-3　囊括所有感染组织、深达胸肋平面的环形切口

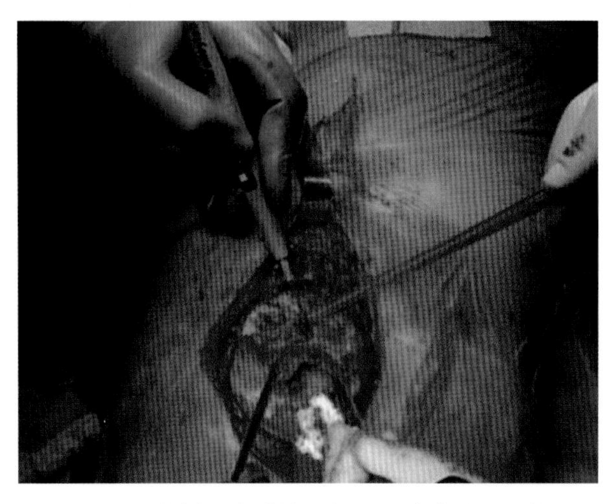

▲ 图 62-4　囊括所有感染组织、深达胸肋平面的环形切口

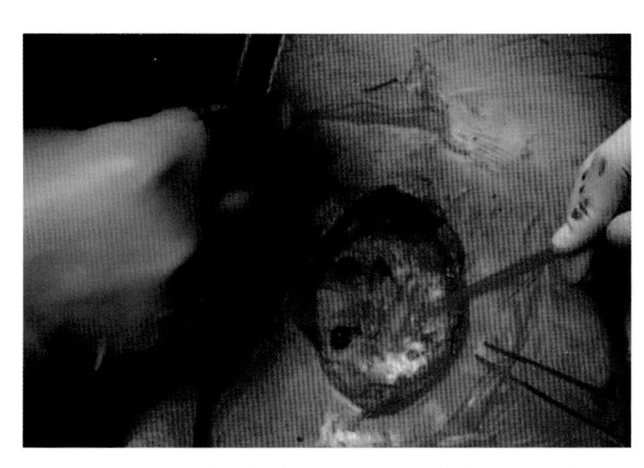

▲ 图 62-5　囊括所有感染组织、深达胸肋平面的环形切口

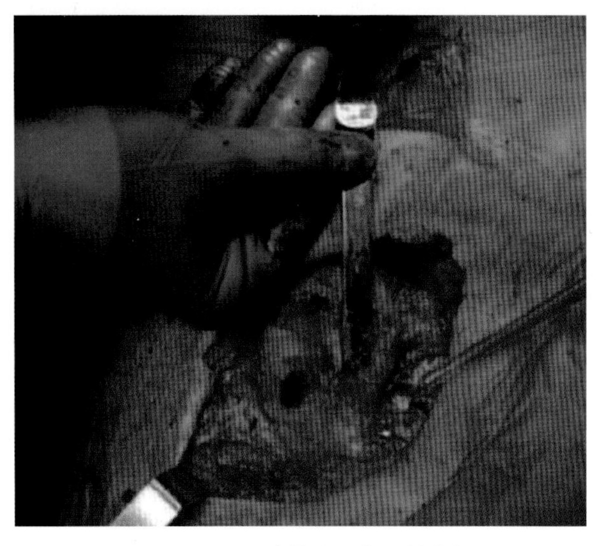

▲ 图 62-6　胸骨外、中面刮除术

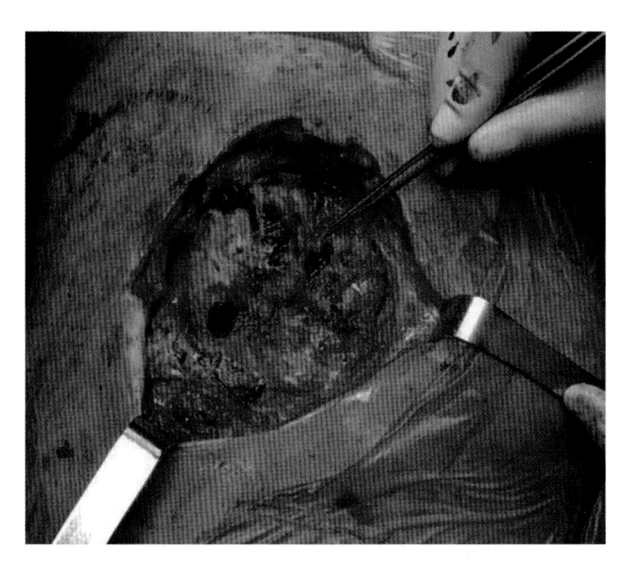

▲ 图 62-7　胸骨外、中面刮除术

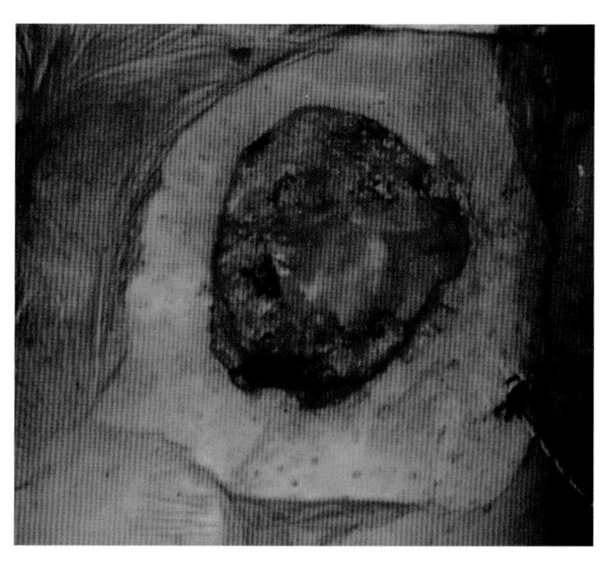

▲ 图 62-8 左胸膜腔开放后放置引流

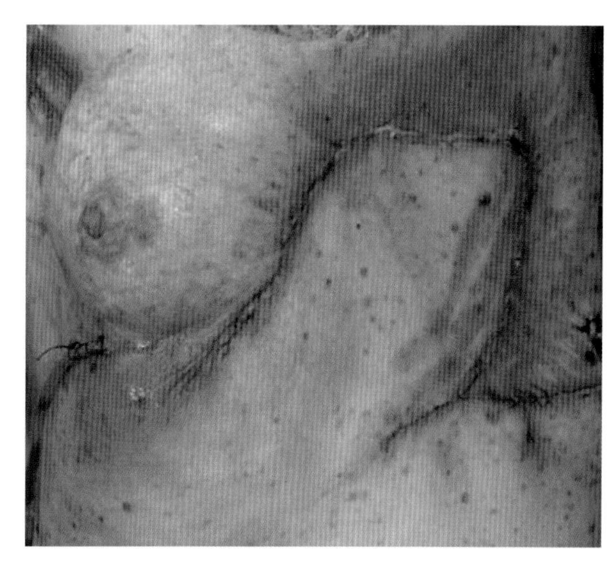

▲ 图 62-9 采用腹部旋转皮瓣修复缺损

四、结论

胸壁切除再造术治疗局部复发性乳腺癌是一种可行和安全的方法，可有效控制局部疾病，并能极好地缓解非常严重的致残症状。对于适宜患者，这种方法可推广为一种有效的姑息治疗方法[16]。对于局部复发的乳腺癌，如果能有足够的无瘤安全边缘（2～5cm），全胸壁切除术可以根治性地控制肿瘤。实际上，这种方法能够治愈相当一部分孤立性胸壁复发的患者[10]。外科治疗的理想对象是初次治疗后无病生存时间长、临床进展缓慢的患者。胸外科和整形外科医生的合作在大面积胸壁缺损的修复过程中起着基础性的作用[10]。

参考文献

[1] Bedwinek J (1994) Natural history and management of isolated loco-regional recurrence following mastectomy. Semin Radiat Oncol 4:260–269
[2] Buzdar AU (2004) Phase III study of letrozole versus tamoxifen as first-line therapy of advanced breast cancer in postmenopausal women: analysis of survival and update of efficacy from the interna-tional letrozole breast cancer group. J Clin Oncol 22:3199–3200
[3] Robertson JF, Come SE, Jones SE, Beex L, Kaufmann M, Makris A et al (2005) Endocrine treatment options for advanced breast cancer – the role of fulvestrant. Eur J Cancer 41:346–356
[4] Sledge GW, Neuberg D, Bernardo P, Ingle JN, Martino S, Rowinsky EK et al (2003) Phase III trial of doxorubicin, paclitaxel and the combination of doxorubicin and paclitaxel as frontline chemotherapy for metastatic breast cancer: an intergroup trial. J Clin Oncol 21:588–592
[5] Veronesi G, Scanagatta P, Goldhirsch Rietjens M, Colleoni M, Pelosi G et al (2007) Results of chest wall resection for recurrent or locally advanced breast malignancies. Breast 16:297–302
[6] Hanagiri T, Nozoe T, Yoshimatsu T, Mizukami M, Ichiki Y, Sugaya M et al (2008) Surgical treatment for chest wall invasion due to the local recurrence of breast cancer. Breast Cancer 15:298–302
[7] Buchanan CL, Dorn PL, Fey J, Giron G, Naik A, Mendez J et al (2006) Locoregional recurrence after mastectomy: incidence and outcomes. J Am Coll Surg 203:469–474
[8] Jagsi R, Raad RA, Goldberg S, Sullivan T, Michaelson J, Powell SN et al (2005) Locoregional recurrence rates and prognostic factors for failure in node-negative patients treated with mastectomy: implications for postmastectomy radiation. Int J Radiat Oncol Biol Phys 62:1035–1039
[9] Santillan AA, Kiluk JV, Cox JM et al (2008) Outcomes of locoregional recurrence after surgical chest wall resection and reconstruction for breast cancer. Ann Surg Oncol 15(5):1322–1329
[10] Spaggiari L, Petrella F, Solli P Thoracic wall reconstruction in local recurrences and advanced cases in C Urban and M Rietjens (eds.) Oncoplastic and reconstructive breast surgery 1st ed., SpringerVerlag Italia, Italy2013
[11] Crowe JP Jr, Gordon NH, Antunez AR, Shenk RR, Hubay CA, Shuck JM (1991) Local-regional breast cancer recurrence following mastectomy. Arch Surg 126:429–432
[12] Clemos M, Danson S, Hamilton T, Goss P (2001) Locoregionally recurrent breast cancer: incidence, risk factors and survival. Cancer Treat Rev 27:67–82
[13] Taghian A, Jeong JH, Mamounas E, Anderson S, Bryant J, Deutsch M et al (2004) Patterns of loco-regional failure in patients with operable breast cancer treated by mastectomy and adjuvant chemotherapy with or without tamoxifen and without radiotherapy: results from five National Surgical Adjuvant Breast and Bowel Project randomized clinical

trials. J Clin Oncol 22:4247–4254
[14] Faneyte IF, Rutgers EJ, Zoetmuller FA (1997) Chest wall resection in the treatment of locally recurrent breast carcinoma: indications and outcome for 44 patients. Cancer 80:886–891
[15] Pameijer CR, Smith D, McCahill LE, Bimston DN, Wagman LD, Ellenhorn JD (2005) Full-thickness chest wall resection for recurrent breast carcinoma: an institutional review and meta-analysis. Am Surg 71:711–715
[16] Petrella F, Radice D, Borri A, Galetta D, Gasparri R, Casiraghi M, Tessitore A, Pardolesi A, Solli P, Veronesi G, Rizzo S, Martella S, Rietjens M, Spaggiari L (2014) Chest wall resection and reconstruction for locally recurrent breast cancer: From technical aspects to biological assessment. Surgeon 14(1):26–32. pii: S1479- 666X(14)00037-7. https://doi.org/10.1016/j.surge.2014.03.001
[17] van der Pol CC, van Geel AN, Menke-Pluymers MB, Schmitz PI, Lans TE (2009) Prognostic factors in 77 curative chest wall resections for isolated breast cancer recurrence. Ann Surg Oncol 16:3414–3421
[18] Friedel G, Kuipers T, Dippon J, Al-Kammash F, Walles T, Kyriss T, Veit S, Greulich M, Steger V (2008) Full-thickness resection with myocutaneous flap reconstruction for locally recurrent breast cancer. Ann Thorac Surg 85:1894–1900
[19] Fortin A, Larochelle M, Laverdiere J, Lavertu S, Tremblay D (1999) Local failure is responsible for the decrease in survival for patients with breast cancer treated with conservative surgery and postoperative radiotherapy. J Clin Oncol 17(1):101–109
[20] Miyauchi K, Koyama H, Noguchi S, Inaji H, Yamamoto H, Kodama K, Iwanaga T (1992) Surgical treatment for chest wall recurrence of breast cancer. Eur J Cancer 28:1059–1062
[21] Dahlstrøm KK, Andersson AP, Andersen M, Krag C (1993) Wide local excision of recurrent breast cancer in the thoracic wall. Cancer 72(3):774–777
[22] Mora EM, Singletary SE, Buzdar AU, Johnston DA (1996) Aggressive therapy for locoregional recurrence after mastectomy in stage II and III breast cancer patients. Ann Surg Oncol 3(2):162–168
[23] Downey RJ, Risch V, Hsu FI, Leon L, Venkatraman E, Linehan D, Bains M, van Zee K, Korst R, Ginsberg R (2000) Chest wall resection for locally recurrent breast cancer: is it worthwhile? J Thorac Cardiovasc Surg 119(3):420–428
[24] Henderson MA, Burt JD, Jenner D, Crookes P, Bennett RC (2001) Radical surgery with omental flap for uncontrolled locally recurrent breast cancer. ANZ J Surg 71(11):675–679
[25] Moran MS, Haffty BG (2002) Local-regional breast cancer recurrence: prognostic groups based on patterns of failure. Breast J 8(2):81–87
[26] Friedel G, Kuipers T, Engel C, Schopf C, Veit S, Zoller J, Kyriss T, Greulich M, Toomes H (2005) Full-thickness chest wall resection for locally recurrent breast cancer. GMS Thorac Surg Sci 2:Doc01

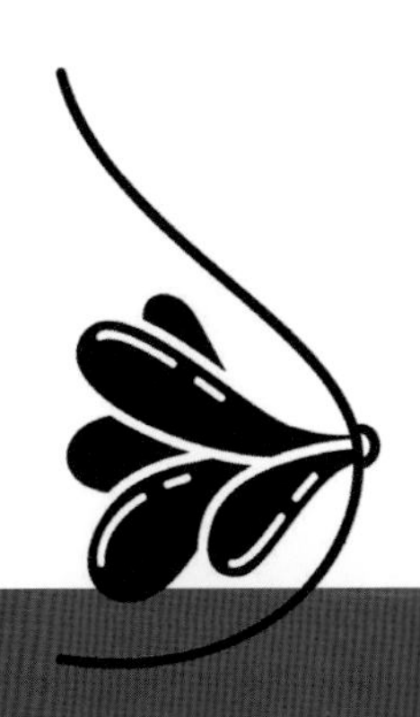

第八篇　特别注意事项

Other Special Considerations

第63章 干细胞与乳房肿瘤整形外科

Stem Cells in Oncoplastic Breast Surgery

Premrutai Thitilertdecha　Visnu Lohsiriwat　著
欧阳熠烨　译　刘春军　校

一、概述

干细胞有多种类型包括胚胎干细胞（embryonic stem cell，ESC）、诱导性多能干细胞（induced pluripotent stem cell iPSC）、间充质干细胞（mesenchymal stem cell，MSC）和组织特异性干细胞；然而，考虑到伦理问题和细胞调控机制，ESC 和 iPSC 的临床应用有限。组织特异性干细胞也不易获得，并且其治疗潜力仍存在争议。因此，MSC 成了干细胞治疗领域的研究热点。本章建立了 MSC 的基本知识体系，特别是脂肪来源干细胞（adipose-derived stem cell，ADSC）的基础知识，以及关于人类 ADSC 的分离方法，表面抗原分析的详尽信息和其多向分化能力在细胞治疗中的潜在用途。这些有科学支持的全面内容将帮助外科医生更好地了解 ADSC 和其功能的基础知识，然后将其应用到临床实践中。

二、基础知识

（一）MSC 的命名方法

间充质干细胞（mesenchymal stem cell，MSC）在多种疾病中都被广泛认为是一种很有前途的细胞治疗方法，主要用于组织修复和再生。大量研究已经致力于分离干细胞和研究它们的表型特征、分化能力和可适用于临床应用的功能。MSC 的来源多种多样，包括脂肪组织、骨髓、肌腱、外周血液、脐带血和胎儿。然而，从这些组织来源分离出来的任何塑料黏附细胞都被统称为 MSC，而不考虑其未分离时细胞群的生物学特性，导致了从科学角度上看不准确的命名和公众的混淆。因此，由国际细胞治疗学会（ISCT）的间充质和组织干细胞委员会定义了干细胞的关键特征。干细胞必须具有塑料黏附能力，并具有特定的内在功能即长期自我更新（即复制多代而不丧失原有特性）和多能性（即向多个细胞谱系分化的潜能，如成脂、成软骨、成肌和成骨细胞）[1]。

（二）骨髓间充质干细胞和脂肪间充质干细胞

在所有的干细胞中，由于其安全性和可获得性，骨髓和脂肪来源的干细胞（BMSC 和 ADSC），最常被视为实验性的治疗药物。虽然从骨髓中分离出的 MSC 已被大量研究，并被认为是成人干细胞的“金标准”，但由于细胞采集的问题，这些 MSC 在实际临床操作上的应用仍然受限。采集 BMSC 的过程是比较困难的，与 ADSC 的提取相比，从骨髓中提取间质干细胞的产量明显较低。来自骨髓的 MSC 只能产出 0.001%～0.01% 的游离细胞[2]，而来自脂肪组织的 MSC 每克组织能产出（0.5～1.25）$\times 10^6$ 个细胞[3, 4]。对于细胞治疗所需的干细胞数量，来自骨髓的干细胞体外扩增的数量是不够的。因此，ADSC 具有替代成体干细胞治疗的潜力，因为获取它侵入性更小，更便宜，获取程序更易于实施以及更大量的可用性。大量研究也证实了 ADSC 具有多分化能力[3-6]。

（三）脂肪组织的来源

脂肪组织可以从身体的多个部位（即腹部、臀部和大腿区、乳房）和通过不同的手术方法（即直接切取和由肿胀技术和超声辅助的吸脂）获得。通过对脂肪组织的机械性消化和酶消化可获得由血管内皮细胞、造血细胞谱系浸润细胞和脂肪间充质干细胞组成的间充质血管基质成分（stromal vascular fraction，SVF）。Oedayrajsingh-Varma 等发现体内不同部位的脂肪组织处理后获得的间质血管细胞数量没有差异（大约 0.7×10^6 个细胞每克脂肪组织）。同样，通过这 3 种手术获得的基质血管细胞的概率相似，约为 0.7×10^6 个细胞每克脂肪组织，细胞存活率相似，为 81%。手术方式的不同也没有影响扩增后的 ADSC 的细胞增殖能力[3]。然而，Cuevas-Diaz Duran 等研究了来自身体其他部位的 ADSC（包括大腿内侧、外侧、下背部和腹部），这些志愿者年龄 30—65 岁，身体质量指数处于相同区间（平均 BMI 为 23）。来自大腿内侧的单核细胞计数最高（1.3×10^4 个细胞每毫升初始脂肪样本），随后是背部、腹部和大腿外侧[7]。他们还注意到年龄对细胞的产量没有影响。

（四）白色和棕色脂肪组织

从形态学和生理学上看来，白色和棕色脂肪组织是不同的，可以被区别开来。白色脂肪组织（white adipose tissue，WAT）由单个脂滴组成，外观呈白色至黄色。褐色脂肪组织（brown adipose tissue，BAT）是由多个小液泡组成，内含大量含铁线粒体，因此外观呈褐色。BAT 的功能是燃烧脂质以产生热量，而 WAT 的功能是将获取过量的能量储存为脂质。BAT 在新生儿中含量丰富，随着年龄和 BMI 的增加而减少，而 WAT 相反。在成人中，BAT 位于颈部、锁骨上、腋窝、椎旁、纵隔和上腹部区域[8]。虽然 BAT 目前被认为是对抗与肥胖相关疾病的潜在药物靶点，由于数量较少且位于不便接触的身体区域（即至关重要的区域），成人的 BAT 几乎无法获取。在这种情况下，将主要储存在皮下和内脏的 WAT 作为获取 ADSC 的充足来源更合理。

三、人 ADSC 的分离、鉴定和分化

（一）细胞分离

脂肪组织由异质性的间质细胞群构成，目前有许多成熟的方法可用于人类 ADSC 的分离和特性描述。Zuk 等最初鉴定并描述了一种成纤维细胞样细胞群体或是由吸脂获得人类脂肪组织 SVF 分离加工后得到的吸脂细胞 [（processed lipoaspirate，PLA）细胞][5]。将吸脂的获得吸脂原液用磷酸盐缓冲生理盐水（phosphate-buffered saline，PBS）洗涤，用胶原酶消化然后离心获得 SVF 颗粒。然后用氯化铵（NH_4Cl）裂解处理 SVF 颗粒并去除其中的红细胞（red blood cell，RBC）。将选择的 SVF 滤除细胞碎片，在 37℃ /5% CO_2 的培养基中孵育一夜，然后用 PBS 洗涤以去除残留的非黏附的 RBC。剩余的贴壁细胞群被定义为 PLA 细胞（图 63-1）。PLA 细胞的产出率每毫升约为 $0.7 \sim 2 \times 10^6$ 个细胞。对 PLA 细胞的鉴定表明：细胞群中大部分为实验性间充质干细胞，还含有少量的周细胞、内皮细胞和平滑肌细胞。当在体外用谱系特异性分化培养基培养这些 PLA 细胞时，它们也能分化为脂肪细胞、软骨细胞、肌细胞和骨细胞。综上推测，这些 PLA 细胞与 MSC 具有可比性。Zuk 等随后证实与 MSC 相比，PLA 细胞在的表面标志物表达和基因谱是特有的，尽管 PLA 细胞的多种 CD 抗原表达类似于 MSC[9]。这些 PLA 细胞具有独特的特性，他们经克隆分离后能多向分化，表明存在被称为 ADSC 的多能干细胞。

此后，多项研究开发了分离和鉴定 ADSC 的技术[4, 6, 10]。即使使用相同数量的脂肪组织，每种分离方法也能产出不同量的 ADSC。例如，Aust

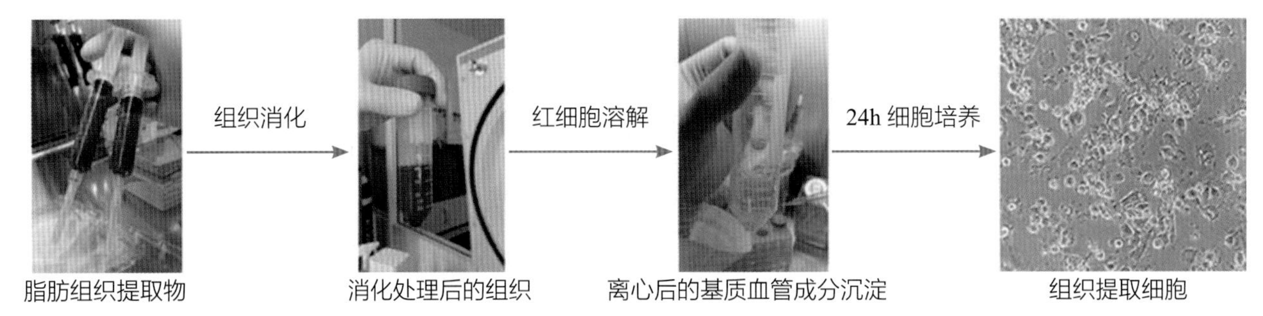

▲ 图 63-1 人源脂肪干细胞的分离

等报道了用 4×10^5 个细胞每毫升吸脂液产量的 ADSC[6]，而 Zhu 等声称通过改进方案 [4] 他们获得的 ADSC 数量是上述的 20 倍。结果的改进来源于：①联合使用胶原酶和胰蛋白酶的进行组织消化，而不是单独使用胶原酶或胰蛋白酶；②更换用于去除 RBC 的介质，而不是使用 NH_4Cl 或 Krebs-Ringer 碳酸氢盐（Krebs-Ringer bicarbonate，KRB）。

（二）表型特征

由于 PLA 细胞具有异质性，可采用流式细胞仪和免疫组化检测其表面特异性标志物的表达对 ADSC 进行定量和鉴别。Gronthos 等最先定义人类 ADSC 在未分化和分化状态下的表型。ADSC [11] 中表达的蛋白有 CD9、CD10、CD13、CD29、CD34、CD44、CD49d，CD49e、CD54、CD55、CD59、CD105、CD106、CD146 和 CD166。Yoshimura 等进一步研究了 SVF 中 ADSC 和其他细胞的表型，发现 SVF 是由 ADSC（$CD31^-CD34^+CD45^-CD90^+CD105^-CD146^-$）、血源性细胞（$CD45^+$）、内皮细胞（$CD31^+CD34^+CD45^-CD90^+CD105^{low}CD146^-$）、周细胞（$CD31^-CD34^-CD45^-CD90^+CD105^-CD146^+$）和其他未知的祖细胞组成 [12]。Martin-Padura 等研究了一个富含 WAT 的 $CD34^+CD45^-$ 细胞群，发现了两个 CD34 弱阳性及强阳性表达的细胞亚群（即 $CD34^{low}CD45^-$ 和 $CD34^{high}CD45^-$）[13]。这两个亚群分别进一步使用 CD13、CD44、CD90 和 CD140b 标记，结果表明 $CD34^{low}CD45^-$ 亚群是内皮细胞（或内皮祖细胞，EPCs），$CD34^{high}CD45^-$ 亚群是 ADSC。其中 ADSC 占多数，为 79%～96%。值得注意的是，虽然 ADSC 和 EPC 均表达 CD34，但表达强度不同。此外，为了将 ADSC 与其他细胞区分开来，人们在 ADSC 的表型谱研究上做了许多尝试，表 63-1 总结了最常见的表面标记。仅使用 CD31、CD34 和 CD47 对人类 ADSC 进行表型特征分析的例子见图 63-2。

（三）多向分化

ADSC 通常位于自己的生态位（即专门的环境），这将影响它们的增殖、分化和凋亡行为。为了证实人类脂肪干细胞的多向分化潜能，进行了大量体外和体内的研究，使用不同的添加剂和诱导培养基模拟这样的生态位，并控制脂肪干细胞向人们感兴趣的谱系的分化能力。通过这种策略，已证实 ADSC 具有多向分化为间充质细胞（如成脂肪细胞 [18, 22, 23]、成软骨细胞 [24–26]、成骨细胞 [27–30]、成肌细胞 [31, 32] 和成心肌细胞 [33]）、成神经细胞 [34–36]、成血管细胞 [37–40] 和肝细胞谱系 [41]。这些能力与临床应用有关。

虽然第 3～5 代培养的 ADSC 通常用于医学治疗，但在 ADSC 连续传代过程中，其生物学功能和分化特性的变化仍不明确。Wall 等研究了人类 ADSC 连续传代的效应，并指出 ADSC 可以通过 10 次传代实现成脂和成骨分化，但成骨分化在后期传代中占主导地位 [42]。因此，值得注意的是，早期培养的脂肪干细胞（保留成脂潜能）可能最适合进行自体软组织扩增。

在常规的再造手术中，用于软组织填充的自体脂肪移植的不可预测性和较差的长期移植保持率是需要解决的问题。因此，脂肪间充质干细胞的成脂分化能力非常有可能解决这一问题。Matsumoto 等使用人抽吸脂肪和新鲜分离的 SVF

表 63–1　基于人 ADSC 表面标记表达的表型图谱

标　记	表　达	参考文献
积极的表达		
CD13	+	Orecchioni 等[14], Martin-Padura 等[13], Zhu 等[4], Traktuev 等[15], Mitchell 等[16], Aust 等[6], Gronthos 等[11]
CD29	+	Francis 等[10], Zhu 等[4], Mitchell 等[16], Katz 等[17], Aust 等[6], Gronthos 等[11]
CD34	+	• Orecchioni 等[14], Martin-Padura 等[13], Francis 等[10], Zimmerlin 等[18], Zhu 等[4], Lin 等[19], Traktuev 等[15], • Oedayrajsingh-Varma 等[20], Oedayrajsingh-Varma 等[3], Yoshimura 等[12], Mitchell 等[16], Gronthos 等[11]
CD44	+	Martin-Padura 等[13], Zhu 等[4], Zannettino 等[21], Mitchell 等[16], Aust 等[6], Gronthos 等[11]
CD49d	+	Katz 等[17], Gronthos 等[11]
CD54	+	Oedayrajsingh-Varma 等[20], Gronthos 等[11]
CD73	+	Francis 等[10], Mitchell 等[16]
CD90	+	Cuevas-Diaz Duran 等[7], Martin-Padura 等[13], Zimmerlin 等[18], Zannettino 等[21], Traktuev 等[15], Oedayrajsingh-Varma 等[20], Oedayrajsingh-Varma 等[3], Yoshimura 等[12], Mitchell 等[16], Katz 等[17], Aust 等[6], Zuk 等[9]
CD140a	+	Traktuev 等[15], Katz 等[17]
HLA-ABC	+	Oedayrajsingh-Varma 等[20], Katz 等[17], Aust 等[6], Gronthos 等[11]
消极的表达		
CD11a	–	Katz 等[17], Gronthos 等[11]
CD11b	–	Katz 等[17], Aust 等[6], Gronthos 等[11]
CD11c	–	Katz 等[17], Gronthos 等[11]
CD14	–	Francis 等[10], Zannettino 等[21]
CD31	–	• Orecchioni 等[14], Martin-Padura 等[13], Francis 等[10], Zimmerlin 等[18], Zannettino 等[21], Lin 等[19], Traktuev 等[15], Oedayrajsingh-Varma 等[20], • Oedayrajsingh-Varma 等[3], Yoshimura 等[12], Gronthos 等[11]
CD45	–	• Cuevas-Diaz Duran 等[7], Orecchioni 等[14], Martin-Padura 等[13], Francis 等[10], Zimmerlin 等[18], Zhu 等[4], Zannettino 等[21], Traktuev 等[15], • Oedayrajsingh-Varma 等[20], Oedayrajsingh-Varma 等[3], Yoshimura 等[12], Aust 等[6], Gronthos 等[11]
CD144	–	Traktuev 等[15], Mitchell 等[16]
有争议的表达		
CD105	+	Cuevas-Diaz Duran 等[7], Zhu 等[4], Zannettino 等[21], Oedayrajsingh-Varma 等[20], Oedayrajsingh-Varma 等[3], Zuk 等[9], Gronthos 等[11]
	–	Martin-Padura 等[13], Yoshimura 等[12]
CD106	+	Zannettino 等[21]
	–	Oedayrajsingh-Varma 等[20], Katz 等[17], Zuk 等[9]

（续表）

标　记	表　达	参考文献
CD140b	+	Orecchioni 等[14], Martin-Padura 等[13], Traktuev 等[15]
	–	Lin 等[19]
CD146	+	Zannettino 等[21], Mitchell 等[16], Gronthos 等[11]
	–	Zimmerlin 等[18], Oedayrajsingh-Varma 等[20], Yoshimura 等[12]
CD166	+	Zhu 等[4], Zannettino 等[21], Oedayrajsingh-Varma 等[3], Mitchell 等[16], Gronthos 等[11]
	–	Oedayrajsingh-Varma 等[20]
SMA	+	Traktuev 等[15]
	–	Zimmerlin 等[18], Lin 等[19], Zuk 等[9]
HLA-DR	+	Oedayrajsingh-Varma 等[20]
	–	Zhu 等[4], Katz 等[17], Aust 等[6], Gronthos 等[11]

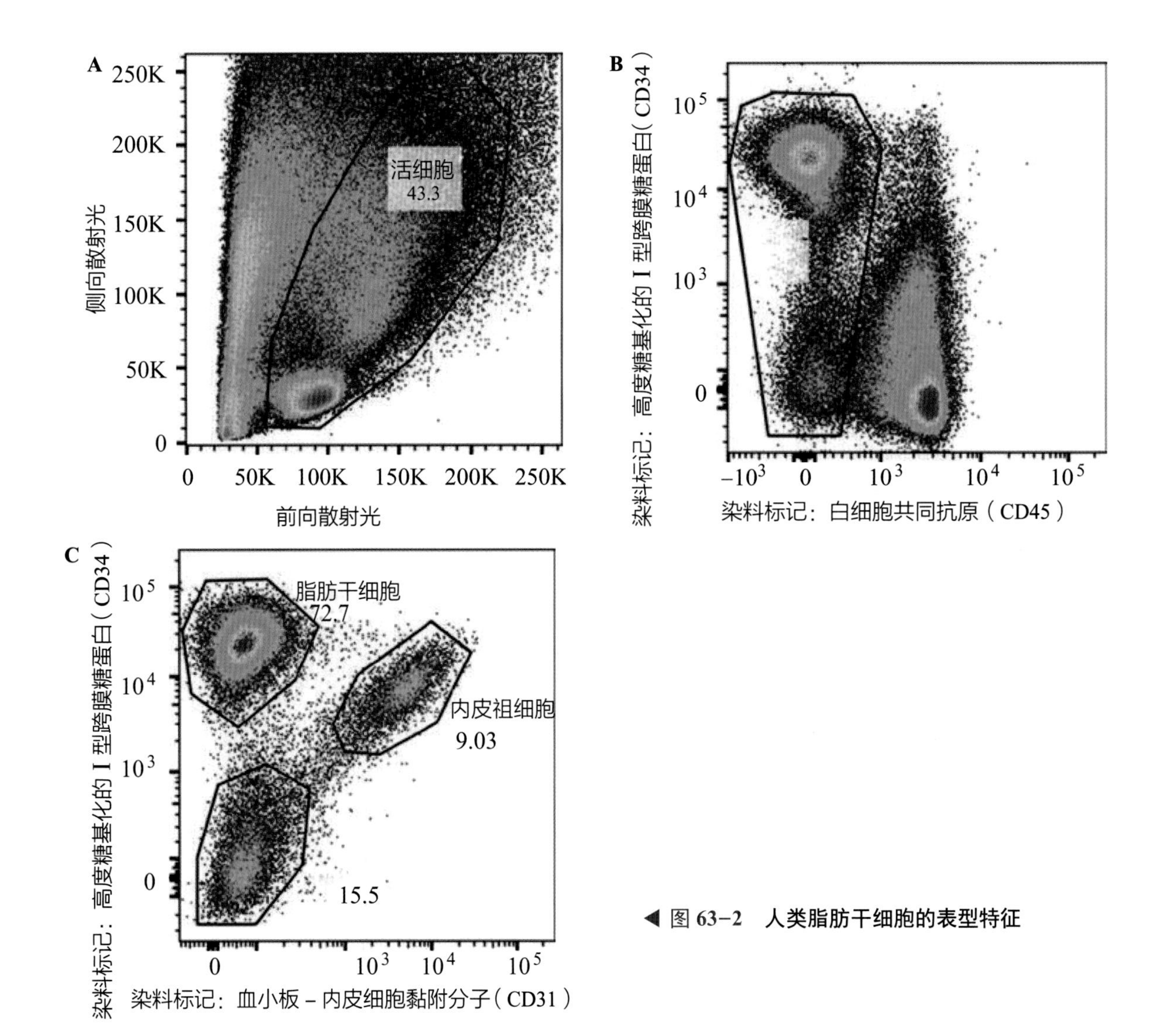

◀ 图 63-2　人类脂肪干细胞的表型特征

细胞（即富含 ADSC 的抽吸脂肪）的混合物进行了脂肪移植。这项新技术被称为细胞辅助的脂肪移植（cell-assisted lipotransfer，CAL）[43]。CAL 不仅能通过 ADSC 的成脂功能，还有能通过旁分泌促进移植物的体积维持和提高移植物的存活率。

脂肪干细胞除了能改善脂肪移植的效果，也在新生脂肪形成中发挥作用。Vermette 等改良的自组装方法培养人类脂肪干细胞并生成三维的脂肪组织用于软组织再造[44]。通过补充抗坏血酸诱导脂肪干细胞生成它们自己的生物 – 细胞外基质作为支持间质，从而形成类似于皮下脂肪的脂肪替代品。Naderi 等的进一步研究已经证明三维球形的 ADSC 培养通过多次传代能够形成漂浮的微组织球。ADSC 的成脂分化能够加速组织的三维球形培养[23]。在未来这可能可以成为一种新的制备脂肪间充质干细胞微组织方法用于软组织再生。

四、脂肪干细胞在乳房再造外科中的应用

1893 年，Gustav Adolf Neuber 医生首次报道了人体自体脂肪移植。从那时起，受限于细胞机制和实验模型，脂肪及其成分一直被谨慎地研究。2009 年，美国整形外科学会（American Society of Plastic Surgery）提出了五个宽泛的问题。

- 什么是脂肪移植目前和未来可能的应用方向（特别是乳房相关的适应证，如果有相关数据，可否应用于其他美容和再造方向）？
- 脂肪移植有哪些风险和并发症？
- 技术因素如何影响脂肪移植的结果，包括安全性和有效性？
- 在这种侵入性水平下，选择患者需要考虑哪些危险因素？
- 实验室研究、分子生物学的哪些进展对当前或未来的脂肪移植方法有潜在的影响？

Gutowski 等[45] 试图从科学证据的角度来解决这些问题。虽然并不是所有的问题都一定会遇到的，他们的工作引起了全世界整形外科学会对 ADSC 的注意。

ADSC 已被长期引入到再造外科手术中，它的应用在多器官中都得到了扩展。特别是在再造外科医生的主要治疗目标 – 软组织和皮肤。ADSC 的优势和益处如下。

- ADSC 含有大量的多能间充质细胞的祖细胞用于再生治疗。
- ADSC 在人体中大量存在。
- 由于技术简单，手术条件容易实现，ADSC 易于获取（图 63–3 和图 63–4）。
- 由于其供区并发症发生率最少，ADSC 是患者的首选。

ADSC 在乳腺手术中的应用主要分为以下五类[46–50]。

（一）乳房肿瘤整形手术

乳房再造是一个动态的过程，其中有多个因素可以影响最终结果，如辅助治疗、患者体重、重力和患者的满意度。因此，脂肪干细胞在部分和完全乳房切除术后的乳房再造中都发挥着作用。ADSC 的应用范围包括较小的乳房修整和翻修手术和乳房整体再造。

对于部分乳房切除术，在单纯的肿瘤切除术后，脂肪干细胞可以作为生物组织填充物，在肿瘤整形手术中填充部分乳房体积。肿瘤治疗后，当乳房存在轻度不对称或体积缺损时，在乳房整

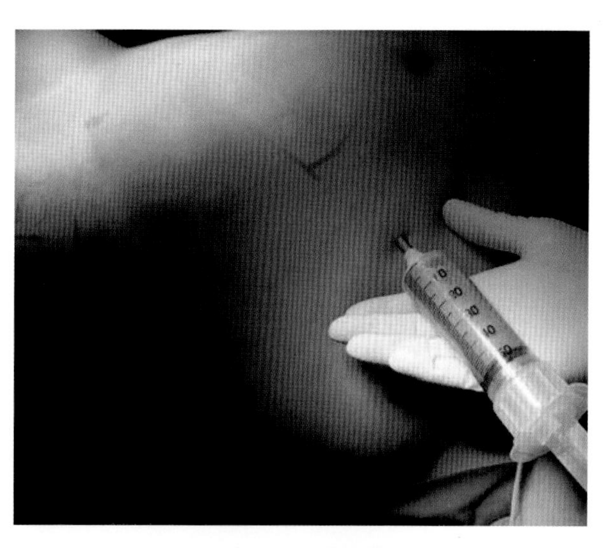

▲ 图 63–3 获取脂肪

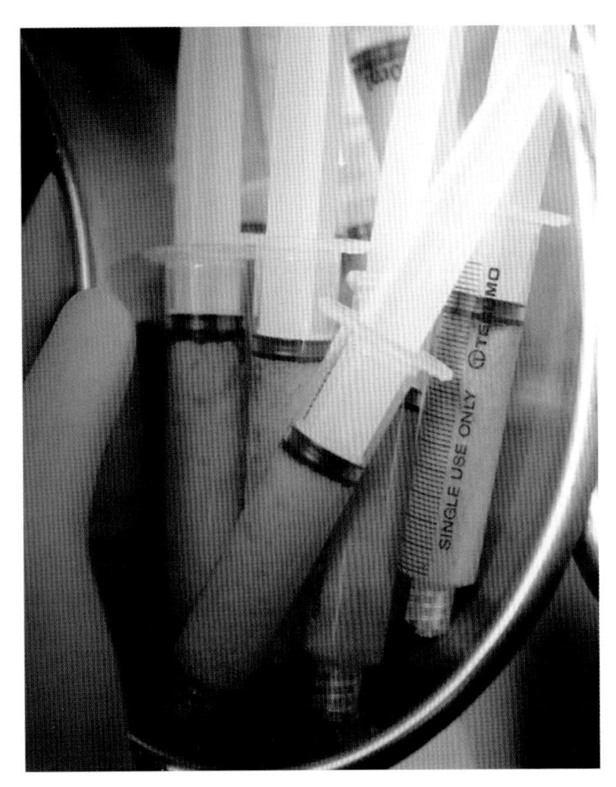

▲ 图 63-4　含有 ADSC 的脂肪标本

形术中也可应用脂肪干细胞来增加乳房体积。

对于全乳房切除术，在使用假体或自体组织乳房再造后，可使用 ADSC 进行乳房修整。ADSC 可以改善多种假体相关的并发症，如乳房上极不够丰满、包膜挛缩、假体波纹和乳房体积不足。ADSC 也能通过略微改善皮瓣移植后的萎缩性改变或皮瓣修整术后的坏死区域来帮助外科医生避免进行大的自体皮瓣修整手术。

（二）乳房美容手术（对侧）

对侧乳房对称性手术包括隆乳术，乳房缩小整形术或乳房上提术，可以与患侧乳房再造同时进行。然而，由于对侧乳房通常没有辅助治疗，因此对于外科医生来说，要达到完美的效果是非常具有挑战性的。作为单独的治疗方法或与其他外科矫正性手术共同实施，ADSC 在改善乳房对称性手术结果上取得了非常好的效果。

（三）先天性乳房和胸壁畸形矫正

不仅在癌症手术中，而且在许多其他导致乳房畸形的情况下，ADSC 的应用可能也会带来获益。Poland 综合征、漏斗胸和管状乳房是常见的先天性疾病，需要手术治疗。ADSC 可增加 Poland 综合征的上极丰满程度、纠正漏斗胸肋骨缺损的轮廓畸形和在管状乳房手术中的双泡畸形矫正术中改善乳房的下极丰满程度。此外，乳房发育不全和乳房下极狭窄也适合应用脂肪干细胞。

（四）治疗乳房切除术后疼痛综合征和改善放射后组织条件

这些情况不是乳房再造的绝对适应证，但 ADSC 可以作为全乳房再造的初步步骤，特别是植入假体的乳房再造。乳房切除术后疼痛综合征（postmastectomy pain syndrome，PMPS）通常在放射治疗后发生在外部胸壁。它可以在治疗完成后的几年内逐步进展。治疗方式相对无效，可能需要自体皮瓣手术或区域神经镇痛。

在各种祖细胞中，ADSC 已被广泛接受，临床报告证实了它们改善周围组织条件下的效果。基质和细胞的功能在转化性研究中得到证实。乳房切除术后疼痛综合征患者由于软组织软化，松解了放疗区域的组织，从而获得了症状的改善（图 63-5）。

（五）瘢痕修复

异常的伤口愈合导致美学效果不佳的瘢痕，

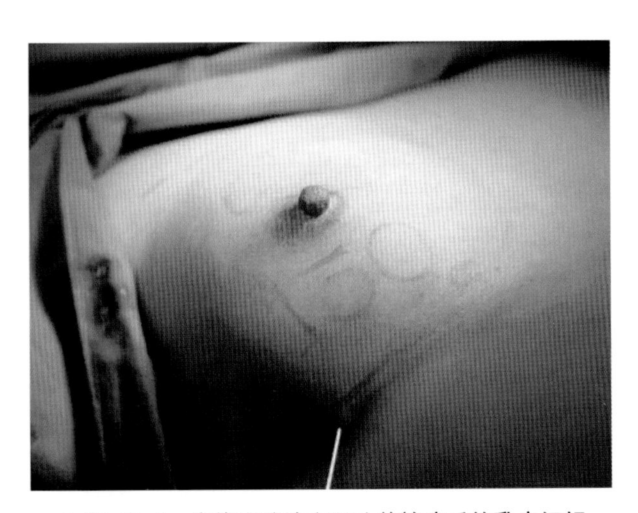

▲ 图 63-5　实施脂肪填充以改善放疗后的乳房组织

尤其是对于那些有发生瘢痕疙瘩、增生性瘢痕、瘢痕增宽或色素沉着瘢痕高危风险的患者。由于来源于吸脂标本的 ADSC 及其衍生物含有大量的生物活性细胞和功能性物质，它们可以在伤口愈合过程中发挥作用。因此，ADSC 不仅可作为静态的体积填充物，而且它们还可以通过生物动力学作用与周围组织相互作用。

五、未来趋势和研究

来自基础性和转化性研究的良好知识为 ADSC 的先进临床应用带来了光明[13, 51, 52]。目前，由于实验室工具和科学家的限制，体外的细胞操作和扩展仅在一些特定的机构进行。在一些国家，法律、医学协会和 FDA 仍然不批准体外的细胞操作，只限制其用于学术或研究目的。在不久的将来，当临床医生和科学家成功地证明了体外 ADSC 操作的结果和安全性，那么 ADSC 将在医学上更加广泛地应用。

六、总结

脂肪组织是一个富含 ADSC 的可选择的干细胞来源。随着多种分离方法的建立和对 ADSC 表型的研究，可获取纯化的 ADSC 用于检测其生物功能并为临床应用做准备。脂肪间充质干细胞的分化能力也表明了它对许多疾病（如骨、软骨缺损和心肌缺血）的治疗潜力，以及美容性用途（如隆乳和矫正面部畸形）。ADSC 的应用在乳腺肿瘤整形外科上具有广阔的应用前景，它不仅能增加静态体积，而且还具有改善放射组织和异常愈合伤口或瘢痕的动态积极作用。因此，ADSC 是很有前途的细胞治疗药物，尽管 ADSC 的疗效仍需要证明。良好生产规范（good manufacturing practice，GMP）下的细胞在生产时是值得关注的。

参考文献

[1] Horwitz EM, Le Blanc K, Dominici M, Mueller I, Slaper-Cortenbach I, Marini FC, Deans RJ, Krause DS, Keating A (2005) Clarification of the nomenclature for MSC: The International Society for Cellular Therapy position statement. Cytotherapy 7(5):393–395

[2] Pittenger MF, Mackay AM, Beck SC, Jaiswal RK, Douglas R, Mosca JD, Moorman MA, Simonetti DW, Craig S, Marshak DR (1999) Multilineage potential of adult human mesenchymal stem cells. Science 284(5411):143–147

[3] Oedayrajsingh-Varma MJ, van Ham SM, Knippenberg M, Helder MN, Klein-Nulend J, Schouten TE, Ritt MJ, van Milligen FJ (2006) Adipose tissue-derived mesenchymal stem cell yield and growth characteristics are affected by the tissue-harvesting procedure. Cytotherapy 8(2):166–177

[4] Zhu Y, Liu T, Song K, Fan X, Ma X, Cui Z (2008) Adipose-derived stem cell: a better stem cell than BMSC. Cell Biochem Funct 26(6):664–675

[5] Zuk PA, Zhu M, Mizuno H, Huang J, Futrell JW, Katz AJ, Benhaim P, Lorenz HP, Hedrick MH (2001) Multilineage cells from human adipose tissue: implications for cell-based therapies. Tissue Eng 7(2):211–228

[6] Aust L, Devlin B, Foster SJ, Halvorsen YD, Hicok K, du Laney T, Sen A, Willingmyre GD, Gimble JM (2004) Yield of human adipose-derived adult stem cells from liposuction aspirates. Cytotherapy 6(1):7–14

[7] Cuevas-Diaz Duran R, Gonzalez-Garza MT, Cardenas-Lopez A, Chavez-Castilla L, Cruz-Vega DE, Moreno-Cuevas JE (2013) Agerelated yield of adipose-derived stem cells bearing the low-affinity nerve growth factor receptor. Stem Cells Int 2013: 372164

[8] Wehrli NE, Bural G, Houseni M, Alkhawaldeh K, Alavi A, Torigian DA (2007) Determination of age-related changes in structure and function of skin, adipose tissue, and skeletal muscle with computed tomography, magnetic resonance imaging, and positron emission tomography. Semin Nucl Med 37(3): 195–205

[9] Zuk PA, Zhu M, Ashjian P, De Ugarte DA, Huang JI, Mizuno H, Alfonso ZC, Fraser JK, Benhaim P, Hedrick MH (2002) Human adipose tissue is a source of multipotent stem cells. Mol Biol Cell 13(12):4279–4295

[10] Francis MP, Sachs PC, Elmore LW, Holt SE (2010) Isolating adipose- derived mesenchymal stem cells from lipoaspirate blood and saline fraction. Organogenesis 6(1):11–14

[11] Gronthos S, Franklin DM, Leddy HA, Robey PG, Storms RW, Gimble JM (2001) Surface protein characterization of human adipose tissue-derived stromal cells. J Cell Physiol 189(1): 54–63

[12] Yoshimura K, Shigeura T, Matsumoto D, Sato T, Takaki Y, AibaKojima E, Sato K, Inoue K, Nagase T, Koshima I, Gonda K (2006) Characterization of freshly isolated and cultured cells derived from the fatty and fluid portions of liposuction aspirates. J Cell Physiol 208(1):64–76

[13] Martin-Padura I, Gregato G, Marighetti P, Mancuso P, Calleri A, Corsini C, Pruneri G, Manzotti M, Lohsiriwat V, Rietjens M, Petit JY, Bertolini F (2012) The white adipose tissue used in lipotransfer procedures is a rich reservoir of $CD34^+$ progenitors able to promote cancer progression. Cancer Res 72(1):325–334

[14] Orecchioni S, Gregato G, Martin-Padura I, Reggiani F, Braidotti P, Mancuso P, Calleri A, Quarna J, Marighetti P, Aldeni

C, Pruneri G, Martella S, Manconi A, Petit JY, Rietjens M, Bertolini F (2013) Complementary populations of human adipose CD34+ progenitor cells promote growth, angiogenesis, and metastasis of breast cancer. Cancer Res 73(19):5880–5891

[15] Traktuev DO, Merfeld-Clauss S, Li J, Kolonin M, Arap W, Pasqualini R, Johnstone BH, March KL (2008) A population of multipotent CD34-positive adipose stromal cells share pericyte and mesenchymal surface markers, reside in a periendothelial location, and stabilize endothelial networks. Circ Res 102(1):77–85

[16] Mitchell JB, McIntosh K, Zvonic S, Garrett S, Floyd ZE, Kloster A, Di Halvorsen Y, Storms RW, Goh B, Kilroy G, Wu X, Gimble JM (2006) Immunophenotype of human adipose-derived cells: temporal changes in stromal-associated and stem cell-associated markers. Stem Cells 24(2):376–385

[17] Katz AJ, Tholpady A, Tholpady SS, Shang H, Ogle RC (2005) Cell surface and transcriptional characterization of human adiposederived adherent stromal (hADAS) cells. Stem Cells 23(3):412–423

[18] Zimmerlin L, Donnenberg VS, Pfeifer ME, Meyer EM, Peault B, Rubin JP, Donnenberg AD (2010) Stromal vascular progenitors in adult human adipose tissue. Cytometry A 77(1):22–30

[19] Lin G, Garcia M, Ning H, Banie L, Guo YL, Lue TF, Lin CS (2008) Defining stem and progenitor cells within adipose tissue. Stem Cells Dev 17(6):1053–1063

[20] Oedayrajsingh Varma M, Breuls R, Schouten T, Jurgens W, Bontkes H, Schuurhuis G, Marieke Van Ham S, Van Milligen F (2007) Phenotypical and functional characterization of freshly isolated adipose tissue-derived stem cells. Stem Cells Dev 16(1):91–104

[21] Zannettino AC, Paton S, Arthur A, Khor F, Itescu S, Gimble JM, Gronthos S (2008) Multipotential human adipose-derived stromal stem cells exhibit a perivascular phenotype in vitro and in vivo. J Cell Physiol 214(2):413–421

[22] Mohammadi Z, Afshari JT, Keramati MR, Alamdari DH, Ganjibakhsh M, Zarmehri AM, Jangjoo A, Sadeghian MH, Ameri MA, Moinzadeh L (2015) Differentiation of adipocytes and osteocytes from human adipose and placental mesenchymal stem cells. Iran J Basic Med Sci 18(3):259–266

[23] Naderi N, Wilde C, Haque T, Francis W, Seifalian AM, Thornton CA, Xia Z, Whitaker IS (2014) Adipogenic differentiation of adipose- derived stem cells in 3-dimensional spheroid cultures (microtissue): implications for the reconstructive surgeon. J Plast Reconstr Aesthet Surg 67(12):1726–1734

[24] Awad HA, Halvorsen YD, Gimble JM, Guilak F (2003) Effects of transforming growth factor beta1 and dexamethasone on the growth and chondrogenic differentiation of adipose-derived stromal cells. Tissue Eng 9(6):1301–1312

[25] Erickson GR, Gimble JM, Franklin DM, Rice HE, Awad H, Guilak F (2002) Chondrogenic potential of adipose tissue-derived stromal cells in vitro and in vivo. Biochem Biophys Res Commun 290(2):763–769

[26] Huang JI, Zuk PA, Jones NF, Zhu M, Lorenz HP, Hedrick MH, Benhaim P (2004) Chondrogenic potential of multipotential cells from human adipose tissue. Plast Reconstr Surg 113(2):585–594

[27] Dragoo JL, Samimi B, Zhu M, Hame SL, Thomas BJ, Lieberman JR, Hedrick MH, Benhaim P (2003) Tissue-engineered cartilage and bone using stem cells from human infrapatellar fat pads. J Bone Joint Surg Br 85(5):740–747

[28] Halvorsen YC, Wilkison WO, Gimble JM (2000) Adipose-derived stromal cells-their utility and potential in bone formation. Int J Obes Relat Metab Disord 24(Suppl 4):S41–S44

[29] Hicok KC, Du Laney TV, Zhou YS, Halvorsen YD, Hitt DC, Cooper LF, Gimble JM (2004) Human adipose-derived adult stem cells produce osteoid in vivo. Tissue Eng 10(3-4):371–380

[30] Peterson B, Zhang J, Iglesias R, Kabo M, Hedrick M, Benhaim P, Lieberman JR (2005) Healing of critically sized femoral defects, using genetically modified mesenchymal stem cells from human adipose tissue. Tissue Eng 11(1–2):120–129

[31] Mizuno H, Zuk PA, Zhu M, Lorenz HP, Benhaim P, Hedrick MH (2002) Myogenic differentiation by human processed lipoaspirate cells. Plast Reconstr Surg 109(1):199–209; discussion 210-191

[32] Rodriguez AM, Pisani D, Dechesne CA, Turc-Carel C, Kurzenne JY, Wdziekonski B, Villageois A, Bagnis C, Breittmayer JP, Groux H, Ailhaud G, Dani C (2005) Transplantation of a multipotent cell population from human adipose tissue induces dystrophin expression in the immunocompetent mdx mouse. J Exp Med 201(9):1397–1405

[33] Planat-Benard V, Menard C, Andre M, Puceat M, Perez A, GarciaVerdugo JM, Penicaud L, Casteilla L (2004) Spontaneous cardiomyocyte differentiation from adipose tissue stroma cells. Circ Res 94(2):223–229

[34] Kang SK, Lee DH, Bae YC, Kim HK, Baik SY, Jung JS (2003) Improvement of neurological deficits by intracerebral transplantation of human adipose tissue-derived stromal cells after cerebral ischemia in rats. Exp Neurol 183(2):355–366

[35] Safford KM, Hicok KC, Safford SD, Halvorsen YD, Wilkison WO, Gimble JM, Rice HE (2002) Neurogenic differentiation of murine and human adipose-derived stromal cells. Biochem Biophys Res Commun 294(2):371–379

[36] Ashjian PH, Elbarbary AS, Edmonds B, DeUgarte D, Zhu M, Zuk PA, Lorenz HP, Benhaim P, Hedrick MH (2003) In vitro differentiation of human processed lipoaspirate cells into early neural progenitors. Plast Reconstr Surg 111(6):1922–1931

[37] Cao Y, Sun Z, Liao L, Meng Y, Han Q, Zhao RC (2005) Human adipose tissue-derived stem cells differentiate into endothelial cells in vitro and improve postnatal neovascularization in vivo. Biochem Biophys Res Commun 332(2):370–379

[38] Miranville A, Heeschen C, Sengenes C, Curat CA, Busse R, Bouloumie A (2004) Improvement of postnatal neovascularization by human adipose tissue-derived stem cells. Circulation 110(3):349–355

[39] Planat-Benard V, Silvestre JS, Cousin B, Andre M, Nibbelink M, Tamarat R, Clergue M, Manneville C, Saillan-Barreau C, Duriez M, Tedgui A, Levy B, Penicaud L, Casteilla L (2004) Plasticity of human adipose lineage cells toward endothelial cells: physiological and therapeutic perspectives. Circulation 109(5):656–663

[40] Rehman J, Traktuev D, Li J, Merfeld-Clauss S, Temm-Grove CJ, Bovenkerk JE, Pell CL, Johnstone BH, Considine RV, March KL (2004) Secretion of angiogenic and antiapoptotic factors by human adipose stromal cells. Circulation 109(10):1292–1298

[41] Seo MJ, Suh SY, Bae YC, Jung JS (2005) Differentiation of human adipose stromal cells into hepatic lineage in vitro and in vivo. Biochem Biophys Res Commun 328(1):258–264
[42] Wall ME, Bernacki SH, Loboa EG (2007) Effects of serial passaging on the adipogenic and osteogenic differentiation potential of adipose-derived human mesenchymal stem cells. Tissue Eng 13(6):1291–1298
[43] Matsumoto D, Sato K, Gonda K, Takaki Y, Shigeura T, Sato T,Aiba-Kojima E, Iizuka F, Inoue K, Suga H, Yoshimura K (2006) Cell-assisted lipotransfer: supportive use of human adipose-derived cells for soft tissue augmentation with lipoinjection. Tissue Eng 12(12):3375–3382
[44] Vermette M, Trottier V, Menard V, Saint-Pierre L, Roy A, Fradette J (2007) Production of a new tissue-engineered adipose substitute from human adipose-derived stromal cells. Biomaterials 28(18):2850–2860
[45] Gutowski KA, ASPS Fat Graft Task Force (2009) Current applications and safety of autologous fat grafts: a report of the ASPS fat graft task force. Plast Reconstr Surg 124(1):272–280
[46] Petit JY, Rietjens M, Lohsiriwat V, Rey P, Garusi C, De Lorenzi F, Martella S, Manconi A, Barbieri B, Clough KB (2012) Update on breast reconstruction techniques and indications. World J Surg 36(7):1486–1497
[47] Sarfati I, Ihrai T, Kaufman G, Nos C, Clough KB (2011) Adiposetissue grafting to the post-mastectomy irradiated chest wall: preparing the ground for implant reconstruction. J Plast Reconstr Aesthet Surg 64(9):1161–1166
[48] Delay E, Guerid S (2015) The role of fat grafting in breast reconstruction. Clin Plast Surg 42(3):315–323
[49] Vallejo A, Urban C, Zucca-Matthes G, Rietjens M (2013) Is there enough evidence to use lipofilling in breast cancer reconstruction? Plast Reconstr Surg 132(4):689e–691e
[50] Techanukul T, Lohsiriwat V (2014) Stem cell and tissue engineering in breast reconstruction. Gland Surg 3(1):55–61
[51] Lohsiriwat V, Curigliano G, Rietjens M, Goldhirsch A, Petit JY (2011) Autologous fat transplantation in patients with breast cancer: “silencing” or “fueling” cancer recurrence? Breast 20(4):351–357
[52] Bertolini F, Lohsiriwat V, Petit JY, Kolonin MG (2012) Adipose tissue cells, lipotransfer and cancer: a challenge for scientists, oncologists and surgeons. Biochim Biophys Acta 1826(1):209–214

第64章

乳腺癌的系统治疗和乳房再造

Systemic Treatment of Breast Cancer and Breast Reconstruction

Sergio D. Simon 著
李尚善 译 刘春军 校

乳腺癌是一种全身性疾病，所以需要全身系统治疗，自20世纪70年代初以来，这一概念在肿瘤学界得到了广泛的认可。Fisher[1]和Bonadonna[2]的开创性临床试验证实，乳腺癌的辅助治疗可提高无病生存率和总生存率。40年后，系统性治疗已成为侵袭性乳腺癌治疗的一个组成部分，在过去的25年里，它在很大程度上降低了死亡率。

近年来对乳腺癌分子生物学复杂性的认识为乳腺癌的全身治疗提供了新的思路。虽然自20世纪70年代以来，肿瘤标本的雌激素受体（ER）和孕激素受体（PR）一直被研究，且自20世纪90年代以来，HER2/neu蛋白质已经被检测，直到21世纪初期的开放性研究[3,4]，基因表达谱[基因签名（gene signatures）]被确定通过微阵列技术。从那时起，乳腺癌就被划分为所谓的分子亚型。研究表明，"乳腺癌"确实是一组异质性疾病，它们虽有共同的乳腺起源，但在生物学、临床表现、预后和治疗方面有很大的差异。目前公认的乳腺癌分为五种主要分子亚型，其中四种亚型具有临床关联性。

- Luminal A型：这些肿瘤高表达类固醇激素介导的信号通路，导致ER蛋白的高表达。Luminal A型肿瘤往往是低级别，有低增值标记物，通常有一个非常缓慢的临床病程，因此有良好的生存率。它们对内分泌调节（他莫昔芬、芳香化酶抑制药、卵巢功能抑制、氟维司群等）反应较好，而对常规化疗反应较差。约40%的乳腺癌病例属于这种亚型。对于这些肿瘤的辅助治疗，虽然化疗也可以用于更晚期，但通常只有激素治疗。
- Luminal B型：尽管存在ER，但由于基因表达和基因组改变的不明确，这些肿瘤与Luminal A型不同。它们往往级别较高，增殖基因和细胞周期相关基因表达相对较高。ER和PR的表达同城不像Luminal A型肿瘤那样丰富。p53的突变在这一组中并不罕见，许多肿瘤存在HER2蛋白的过表达。Luminal B型肿瘤的预后较Luminal A型明显较差，通常与一定程度的内分泌抵抗有关。他们占乳腺癌病例的25%，这些肿瘤的辅助治疗通常包括化疗和内分泌治疗，抗HER2单克隆抗体曲妥珠单抗专为HER2阳性患者使用。
- HER2富集型：约20%的乳腺肿瘤属于这一亚型，其特征是17q染色体*HER2/neu*基因扩增。该基因扩增导致细胞膜HER2蛋白过表达，可通过常规免疫组化（IHC）检测。在免疫组化结果有问题的情况下，荧光原位杂交（FISH）或类似的技术可以用来实际测量肿瘤细胞中的基因拷贝数。这些富含

HER2 的肿瘤往往是高级别的，其中很大一部分存在 p53 突变。富含 HER2 的肿瘤预后较差，初次诊断后无病间隔短，且在这些患者的临床病程中出现侵袭性内脏转移（肝、肺、脑）。随着抗 HER2 药物 [曲妥珠单抗，用于辅助治疗和转移性治疗，以及用于转移性疾病的抗体帕妥珠单抗和阿多曲妥珠单抗（T-DM1），口服酪氨酸激酶抑制药拉帕替尼] 的引入，这些患者的无病生存期和总生存期显著提高。通常，这些肿瘤的辅助治疗结合化疗和曲妥珠单抗。

- 基底细胞样肿瘤（“三阴性乳腺癌”或 TNBC）：约 15% 的乳腺肿瘤属于这一类。这些肿瘤高表达基底上皮标志物，如细胞角蛋白 5/6、c-KIT、层粘连蛋白和 p- 钙黏蛋白。一些表达 EGFR。这些肿瘤在免疫组化中不表达 ER、PR 或 HER2 蛋白（因此得名“三阴性”）。它们通常是高级别肿瘤，具有高增殖指数（由 Ki67 抗原测定）和频繁的 p53 突变。TNBC 通常是一种侵袭性疾病，内脏和脑转移的发生率较高，预后非常差。*BRCA1* 突变的家族性乳腺癌患者通常会出现这种亚型乳腺癌。TNBC 肿瘤对化疗，特别是对蒽环类药物和铂盐等 DNA 损伤的药物很敏感。这些肿瘤的辅助治疗通常是激进和强化的化疗。人们已经认识到，这些基底样肿瘤实际上是一组至少 6 种不同的亚型，具有不同的基因表达和不同的生物学[5]。

第 5 种被称为“正常乳房样”的分子亚型的特征还不太清楚，其临床相关性目前尚不清楚。

虽然最初是由 DNA 微阵列技术定义的，但病理学家通常通过常规免疫组化对乳腺癌的分子亚型进行分类，这在大多数病理学实验室是很容易获得的。已经证明 IHC 是一个合理的亚型分类的替代标记，大多数临床肿瘤学家通常使用雌激素受体、孕激素受体、HER2 和 Ki67 的结果进行分型。

基于这些考虑，乳腺癌的系统治疗已经根据每个患者的特定肿瘤的解剖 IHC 和（或）基因表达模式量身定制。因此，Luminal A 型和 Luminal B 型肿瘤将包括内分泌治疗作为其治疗的一部分，而 HER2 富含或 TNBC 将不接受激素治疗。通常，激素治疗持续 5 年，有些患者接受长达 10 年的内分泌治疗。抗 HER2 治疗（以单克隆抗体曲妥珠单抗、帕妥珠单抗和 T-DM1 以及口服抑制药拉帕替尼的形式）已保留给恶性细胞在细胞膜上过度表达该蛋白的患者。辅助剂曲妥珠单抗通常使用 1 年。此外，化疗已被应用于大多数乳腺癌病例，而不考虑其分子亚型，尽管如前所述，一些亚型更耐药，其他类型对这种治疗更敏感。通常，辅助化疗将持续 3～6 个月。

然而，在许多病例中，不能手术的、局部进展期的乳腺肿瘤在开始时采用新辅助（也称为“初级”）化疗。这种治疗的目的是使这些肿瘤可以手术治疗，或者在某些情况下（如在最初只能通过乳房根治性切除术治疗），使保乳手术成为可能。新辅助治疗的选择与指导辅助治疗选择的原则相同，根据肿瘤的分子亚型，可以使用化疗、曲妥珠单抗和激素治疗。

每一种形式的全身治疗，都会引起患者细胞周期和激素环境的变化，可能会影响整形手术的最终结果。此外，化疗可通过引起白细胞减少和免疫功能下降而增加发生感染的机会。因此，乳腺癌的全身治疗可能通过损伤创面的愈合、增加微血栓事件和促进局部感染对乳房再造有潜在的直接影响。

一、他莫昔芬和乳房再造

他莫昔芬是雌激素受体的非甾体选择性调节剂。其活性代谢物 4- 羟他莫昔芬和内啡肽与肿瘤细胞、正常乳腺和其他靶组织中的雌激素受体蛋白结合，阻断雌激素依赖基因的 DNA 合成。由于其强大的抗雌激素和抗肿瘤作用，他莫昔芬自 20 世纪 70 年代起就被用于治疗乳腺癌。

在辅助治疗方面，他莫昔芬主要用于绝经前患者，因为一些研究表明芳香化酶抑制药（阿那曲唑、来曲唑和依西美坦）对绝经后女性更有效。当辅助治疗 5 年或 10 年时，他莫昔芬显著降低了 Luminal A 型和 Luminal B 型肿瘤患者的复发风险，并提高了总生存期[6]。

他莫昔芬的不良反应包括潮热、闭经、性功能障碍、子宫内膜增生和增加子宫内膜癌的风险。此外，血栓栓塞的风险增加，特别是在重大手术中或术后即刻或在无法活动期间。既往有静脉曲张、深静脉血栓形成、肺栓塞、心肌梗死、脑血管意外病史的女性，给予他莫昔芬时应格外谨慎。

高凝病史也是使用他莫昔芬的禁忌证，尤其是在外科手术过程中。V因子莱顿（factor V Leiden）是一种V因子突变，影响美国约5%的白种人，是高凝的最常见原因。有报道过显微外科穿支皮瓣乳房再造后皮瓣丢失的病例，使用他莫昔芬的V因子莱顿患者在术中和术后均有动脉血栓复发的病例[7]。

他莫昔芬也与接受乳房再造的患者发生微血管皮瓣并发症的风险增加有关。临床前研究[8] Wistar鼠证明动物用他莫昔芬为2周后行股动脉的末端吻合后发现吻合的内膜和总动脉壁厚度明显高于未接受他莫昔芬组，但血栓性并发症无显著差异。Kelley等[9]回顾性比较了在乳房微血管再造时接受和未接受辅助他莫昔芬的患者微血管并发症和肺栓塞的发生率。在670例患者中，205例在乳房再造前服用他莫昔芬，465例未服用。值得注意的是，服用他莫昔芬的患者与未服用该药的患者相比明显更加年轻，身体质量指数更低，并发症更少。尽管如此，微血管皮瓣并发症在服用他莫昔芬的患者中明显更为常见（21.5 vs. 15%，P=0.04）。服用他莫昔芬的患者有更多的即刻和延期并发症，如心血管事件和手术皮瓣并发症。即刻全皮瓣丢失和较低的皮瓣救活率在他莫昔芬组显著多见。作者建议在显微外科乳房再造术前28天停止用药。

作为一个实际的考虑，似乎有必要筛选高凝病史的显微外科再造患者，考虑预防性抗凝，并在所有患者术前28天停用他莫昔芬。

二、化疗与手术效果

几位作者已经验证了化疗对再造手术结果的影响，以及源于即刻再造手术的开始化疗时间的延期。

Furey等[10]回顾性评估了112名接受辅助化疗的乳房切除术后即刻乳房再造（IBR）患者的伤口并发症发生率和严重程度。接受化疗的患者伤口并发症发生率（全组20.8%）与未接受系统治疗的患者相似。没有患者因继发于IBR的伤口并发症延期行辅助治疗。年龄、手术类型、肿瘤病理、分期、淋巴结获取数、假体类型或化疗及伤口并发症无相关性。在乳房切除术和IBR后接受辅助化疗的患者中，伤口并发症的发生率没有增加。作者的结论是，对于乳腺癌切除后即刻行乳房再造的患者，辅助化疗不需要延期。

Caffo等[11]研究了乳房切除术后同时进行辅助化疗和即刻乳房再造（IBR）加扩张器的情况以及这些治疗的急性毒性。连续评估52例接受乳房切除术和辅助化疗后伴有皮肤扩张器的IBR患者，并将其与未接受辅助化疗的IBR患者和另一组接受乳房切除术和化疗但未接受IBR的患者进行比较，这些作者的结论是，在接受或不接受化疗的组中，手术和扩张器开始注水的时间间隔是相似的（中位数为5天），接受或不接受化疗的组之间的并发症无显著的统计学差异。两组给予相同的化疗剂量。他们的结论是，同时进行乳房再造和化疗是安全可行的，不需要降低剂量。

Waren Peled等[12]研究了化疗和化疗时机对乳腺切除术及IBR患者术后预后的影响。本回顾性研究回顾了连续163例乳腺切除术后合并IBR患者的资料，其中57例接受新辅助化疗，41例接受术后辅助化疗，65例未接受化疗。虽然辅助化疗组术后感染率高于新辅助化疗组和未行化疗组，但三组患者的非计划性二次手术和扩张器、假体取出率是相同的。在接受扩张器、假体再造的患者中，假体取出在新辅助化疗队列、辅助化疗队列和无化疗队列中没有差异（26%、22%、18%，P=0.70）。

通过评估乳房再造手术延期开始辅助化疗的情况，Alderman等[13]对3642例Ⅰ～Ⅲ期乳腺癌患者进行了检查，他们在8个不同的国家综合癌症网络（NCCN）机构接受治疗，并遵循相似的治疗指南。研究涉及保乳手术、乳房切除术后即刻再造和乳房切除术后延期再造，并采用Cox

回归分析评价手术类型和化疗时机。在所有患者中，5.1% 的患者有明显的延期（＞术后 8 周）。有利于早期开始化疗的因素有年轻、低体重、无合并症和不是非裔美国人。对于＜ 60 岁的患者，乳房切除术和即刻乳房再造是有很大比例患者都有延期开始化疗＞ 8 周的唯一形式。与年轻患者相比，在＞ 60 岁的女性中更多比例的患者延期开始化疗，尤其是接受保乳手术的患者。总体来说，乳房切除术后即刻乳房再造对开始全身治疗有适度但有统计学意义的延期。这一发现的临床意义尚不清楚。

在一项前瞻性初步研究中，Giacalone 等 [14] 对新辅助化疗和放疗后保留皮肤乳房切除术后即刻背阔肌肌皮瓣乳房再造（IBR）（n=26）与标准乳房切除术后辅助化疗和放疗等全身治疗完成后延期行背阔肌肌皮瓣乳房再造术（DBR）（n=78）进行可行性，肿瘤安全和审美的结果比较。随访时间延长（中位数 4.1 年，范围 1～8 年），即刻再造的患者中有 61% 出现早期并发症，延期再造的患者中有 56% 出现早期并发症。早期假体丢失在 IBR 组为 0%，在 DBR 组为 12%。两组患者的包膜挛缩、再造失败、局部复发和美学效果相似，提示即使在新辅助化疗和放疗后行 IBR 也是安全有效的。

Monrigal 等 [15] 在一项回顾性研究中也报道了类似的结果。他们回顾了超过 18 年，期间在同一机构治疗的 210 例患者，这些患者在接受 IBR 乳房切除术前接受了新辅助化疗和放疗（107 例背阔肌肌皮瓣和假体，56 例横行腹直肌肌皮瓣，25 例自体背阔肌肌皮瓣，22 例胸大肌后平面假体）。46/210 例（20 例坏死，9 例手术部位感染，6 例血肿），23 例患者再次手术。TRAM 皮瓣技术的坏死尤为常见。23.6% 的患者出现了晚期并发症（包膜挛缩、感染、移位、假体破裂），导致 14 例进行干预。5 年总生存率和无病生存率均非常好（分别为 86.7% 和 75.6%），30.5% 的患者复发（5 例局部复发，9 例区域复发，54 例远处转移）。尽管这一系列患者的人数很少，且缺乏随机研究（不太可能能实施），但证据表明新辅助化疗和放疗后的即刻乳房再造的结果令人满意。

Azzawi 等 [16] 最近也报道了新辅助化疗后即刻乳房再造。这些作者研究了新辅助化疗对同一外科医生在 7 年内手术的患者的手术结果的影响，并与未接受新辅助化疗的乳房再造患者进行比较。共有 171 名患者接受了 198 次 IBR 手术，并行不同类型的再造术（游离组织移植、带蒂皮瓣和仅假体手术）。53 名患者接受新辅助治疗，118 例未接受化疗。每组有 2% 的 IBR 失败，主要并发症的再次手术率为 9%。轻度并发症无统计学差异，两组辅助放疗开始时间的延期是相同的。

Gouy 等 [17] 回顾了单机构经验，以确定新辅助化疗和乳房切除术后的再造是否会影响手术和辅助治疗的时间间隔，以及这种治疗顺序是否会以某种方式影响生存率。这些作者得出结论，即刻乳房再造术不会延期辅助治疗的开始，对局部或远处复发时间间隔没有显著影响，也不会延期放射治疗的开始。

Tanaka 等 [18] 评估了术前化疗对乳房再造结果的影响。他们回顾了 128 例患者，其中 29 例术前接受了化疗，99 例未接受化疗。术前化疗的患者中有 17% 出现伤口并发症，而未接受化疗的患者中 12% 出现伤口并发症。这些发现无统计学意义，作者认为化疗不会损伤愈合。

最后，Harmeling 等 [19] 对即刻乳房再造术导致的辅助化疗时间延期进行了系统回顾。14 项研究共涉及 5270 名患者，其中 1942 名接受了 IBR，3328 例仅接受了乳房切除术。其中一项研究显示 IBR 术后辅助化疗的平均时间更短（12.6 天），4 项研究显示延期 6.6～16.8 天，项研究显示术后辅助化疗的时间没有差异。本系统回顾表明，IBR 不会在任何程度上延期化疗的开始。

总之，在文献报道的几个系列患者中，化疗与乳房再造之间的关系并没有引起太大的关注。开始化疗的时间并没有因为再造手术而明显延期，没有关于新辅助化疗引起感染或增加并发症风险的报道，且生存终点似乎不受化疗和再造手术关联的影响。然而，当化疗和乳房主要手术间隔太短时需要注意，因为这两种治疗对乳腺癌患者都有潜在的危险并发症。

参考文献

[1] Fisher B, Carbone P, Economou SG et al (1975) L-phenylalanine mustard (L-PAM) in the management of primary breast cancer. A report of early findings. N Engl J Med 292(3):117–122
[2] Bonadonna G, Brusamolino E, Valagussa P et al (1976) Combination chemotherapy as an adjuvant treatment in operable breast cancer. N Engl J Med 294(8):405–410
[3] Perou CM, Sørlie T, Eisen MB et al (2000) Molecular portraits of human breast tumours. Nature 406(6797):747–752
[4] Sørlie T, Perou CM, Tibshirani R et al (2001) Gene expression patterns of breast carcinomas distinguish tumor subclasses with clinical implications. Proc Natl Acad Sci U S A 98(19):10869–10874
[5] Lehmann BD, Bauer JA, Chen X, Sanders ME, Chakravarthy AB, Shyr Y et al (2011) Identification of human triple-negative breast cancer subtypes and preclinical models for selection of targeted therapies. J Clin Invest 121:2750–2767
[6] Early Breast Cancer Trialists' Collaborative Group (EBCTCG) (2011) Relevance of breast cancer hormone receptors and other factors to the efficacy of adjuvant tamoxifen: patient-level metaanalysis of randomised trials. Lancet 378(9793): 771–784. Epub 2011 Jul 28
[7] Khansa I, Colakoglu S, Tomich DC et al (2011) Factor V Leiden associated with flap loss in microsurgical breast reconstruction. Microsurgery 31(5):409–412. https://doi.org/10.1002/micr.20879. Epub 2011 Apr 18
[8] De Pinho Pessoa BB, Menezes Cavalcante BB, Maia MP et al (2007) Effect of tamoxifen on arterial microvascular anastomosis. Microsurgery 27(4):286–288
[9] Kelley BP, Valero V, Yi M, Kronowitz SJ (2011) Tamoxifen increases the risk of microvascular flap complications in patients undergoing microvascular breast reconstruction. Plast Reconstr Surg 129(2):305–314. [Epub ahead of print]
[10] Furey PC, Macgillivray DC, Castiglione CL, Allen L (1994) Wound complications in patients receiving adjuvant chemotherapy after mastectomy and immediate breast reconstruction for breast cancer. J Surg Oncol 55(3):194–197
[11] Caffo O, Cazzolli D, Scalet A et al (2000) Concurrent adjuvant chemotherapy and immediate breast reconstruction with skin expanders after mastectomy for breast cancer. Breast Cancer Res Treat 60(3):267–275
[12] Warren Peled A, Itakura K, Foster RD et al (2010) Impact of chemotherapy on postoperative complications after mastectomy and immediate breast reconstruction. Arch Surg 145(9):880–885
[13] Alderman AK, Collins ED, Schott A et al (2010) The impact of breast reconstruction on the delivery of chemotherapy. Cancer 116(7):1791–1800
[14] Giacalone PL, Rathat G, Daures JP et al (2010) New concept for immediate breast reconstruction for invasive cancers: feasibility, oncological safety and esthetic outcome of post-neoadjuvant therapy immediate breast reconstruction versus delayed breast reconstruction: a prospective pilot study. Breast Cancer Res Treat 122(2):439–451. Epub 2010 May 26
[15] Monrigal E, Dauplat J, Gimbergues P et al (2011) Mastectomy with immediate breast reconstruction after neoadjuvant chemotherapy and radiation therapy. A new option for patients with operable invasive breast cancer. Results of a 20 years single institution study. Eur J Surg Oncol 37(10):864–870. Epub 2011 Aug 16
[16] Azzawi K, Ismail A, Earl H et al (2010) Influence of neoadjuvant chemotherapy on outcomes of immediate breast reconstruction. Plast Reconstr Surg 126(1):1–11
[17] Gouy S, Rouzier R, Missana MC et al (2005) Immediate reconstruction after neoadjuvant chemotherapy: effect on adjuvant treatment starting and survival. Ann Surg Oncol 12(2):161–166. Epub 2005 Feb 4
[18] Tanaka S, Hayek G, Jayapratap P et al (2016) The impact of chemotherapy on complications associated with mastectomy and immediate autologous tissue reconstruction. Am Surg 82(8):713–717
[19] Harmeling JX, Kouwenberg CAE, Bijlard E et al (2015) The effect of immediate breast reconstruction on the timing of adjuvant chemotherapy: a systematic review. Breast Cancer Res Treat 153:241–251

第65章 乳房再造对全身的影响

Systemic Impact of Breast Reconstruction

Dario Trapani　Giuseppe Curigliano　Janaina Brollo　Maximiliano Cassilha Kneubil　著
李尚善　译　刘春军　校

一、概述

早期乳腺癌的治疗通常包括手术、放疗、化疗、激素治疗和（或）靶向治疗。手术仍然是乳腺癌的主要治疗方式，可以被认为是一线和序贯的新辅助治疗。乳房切除术或乳房肿物切除术、象限切除术（保乳手术）后的乳房再造术（breast reconstruction，BR）代表了乳腺癌治疗的基本步骤，并在过去几十年得到了广泛的研究。据我们所知，再造技术可能会局部或系统性地改变正常的组织环境。手术的特点、范围和时间可通过释放促血管生成介质来影响全身效果[1-4]。血管生成在伤口愈合和肿瘤生存和生长中起着关键的作用。因此，对外科干预后血管生成反应的研究可能有助于指导手术方法[1]。正常的伤口修复过程产生血管生成反应，将营养物质和炎症细胞输送到损伤的组织。血管生成反应使碎片得以清除，并对肉芽组织框架的发展起核心作用，即伤口闭合下的网络[2]。创伤血管生成的介质包括可溶性因子，如血管内皮生长因子（VEGF）、肿瘤坏死因子（TNF）、转化生长因子-β（TGF-β）、b-成纤维细胞生长因子（bFGF）和血小板来源生长因子（PDGF），这些在几种创伤模型中被鉴定[3]。血管生成激动药（如VEGF）和拮抗药（如血栓反应素-1）已在修复的不同阶段被提及[4-6]，这表明刺激新的血管生成可能是血管生长或衰退的因素达到平衡的结果[7]。先前的研究表明，手术后数小时内收集的手术伤口液可以有效地生成血管。在一组早期乳腺癌患者中，在手术后3天，血液中的VEGFA水平出现短暂的升高[1]。同样地，bFGF水平在手术后立即达到峰值，然后在术后第二天下降[1, 8]。这种立即释放被认为是创面血管生成的启动剂。在创伤修复后期，VEGF是主要的血管生成介质[4]。VEGF在正常皮肤中的表达几乎可以忽略不计；然而，对组织损伤的反应诱导VEGF的上调，通过旁分泌细胞信号支持角化细胞的运动性，使伤口重新上皮化[9]。TGF家族参与了伤口愈合的几个步骤，即单核细胞化学性诱导、肉芽组织形成和成纤维细胞刺激、新生血管形成、伤口收缩和细胞外基质重组。

身体对癌症的反应不是单一机制，而是与验证和伤口愈合并行的，癌症是一个永不愈合的伤口。已有研究表明，肿瘤中发现的炎症浸润细胞和细胞因子更可能促进肿瘤的生长、进展和免疫抑制，而不是发挥有效的抗肿瘤宿主反应[10]。如果基因损伤是点燃癌症之火的火柴，那么某些类型的炎症可能是火上浇油。此外，癌症的易感性和严重程度可能与炎症细胞因子基因的功能多态性有关；相应地，某些炎症因子的缺失或抑制可能会抑制实验性癌症的发展。利用接受癌症手术患者的引流液，对早期人类伤口液中促血管生成细胞因子的产生进行了科学研究[4, 8]。这些研究是基于这样一个原则，即伤口液体一般能代表伤口的生长环境。研究手术的特点、范围、类型和时间是否影响乳腺癌患者围术期全身血管生成细胞因子水平是很重要的；更好地了解伤口愈合过程中的后遗症发生的时间间隔，可能是定义新的治疗策略的基础，可以干预肿瘤的生长，保留伤口愈合过程。肿瘤的手术切除后，创面的微环境与正常组织在几个方面有所不同。缺氧、成纤维细胞激活，以及手术后释放的各种生长因子使受伤部位与非受伤组织有所不同。主要的肿瘤切除术，特别是手术时间较长时，会引起细胞因子失调和术后免疫抑制。

此外，“自体脂肪移植”在BR中的应用也越来越广泛；有趣的是，已有大量研究报道称，脂肪细胞、前脂肪细胞和祖细胞在乳腺癌肿瘤发生过程中具有潜在的作用，从而定义了另一种有关BR和肿瘤生长促进的可能[11]。

二、促血管生成因子

肿瘤的生长依赖血管生成。围术期内源性刺激因子（bFGF、VEGF、PDGF、血管生成素组织蛋白酶、铜、白介素-1、白介素-6和白介素-8）、抑制药（血栓反应素、血管抑制素、内皮抑素、纤溶酶原激活物抑制物-1、金属蛋白酶组织抑制药、锌、白介素-10和白介素-12）和血管生成调节剂（TGF-β、肿瘤坏死因子α）可能表明肿瘤的血管生成表型转变，这取决于肿瘤释放的刺激和抑制血管生成因子之间的净平衡[1]。特别是，有证据表明在围术期急性期反应物的血液中的水平发生改变，可能增加恶性细胞释放到血液，增加了转移扩散的风险。血管内皮生长因子（VEGF）具有细胞分裂原的作用，是血管通透性的调节因子。一些回顾性研究报道，VEGF血浆水平与无复发生存期和总生存期显著相关。即使采用常规辅助治疗，早期乳腺癌患者肿瘤中VEGF、TGF-β或bFGF水平升高比低血管生成肿瘤患者复发的可能性更高[1]。根据我们的经验，术前VEGF、bFGF和TGF-β水平类似于之前的报道[12-14]。其他研究报道了疾病的临床病理特征与术前血管生成因子水平之间的相关性[15]。为了更好地理解创面血管生成的机制及其在肿瘤生物学和外科干预中的意义，我们发表了一项研究，评估了接受过小、中或大手术乳腺癌患者的血清VEGF、bFGF和TGF-β的时间分布[16]。我们前瞻性地连续收集了84例绝经前和绝经后的原发性（T_1～T_4）淋巴结阴性/阳性（N_0～N_2）或可接受根治性切除术的局部区域复发乳腺癌患者的血液样本。43例（52%）患者接受了小手术（肿物切除术，象限切除术）、18例（22%）中度手术（乳房切除术后不再造）、21例（26%）接受了大手术（乳房切除术后横行腹直肌肌皮瓣再造术）。对于每种类型的手术，术前血清VEGF、bFGF和TGF-β水平的中位数（n=82）分别为84.50pg/ml（14.97～573.66pg/ml）、10.21pg/ml（0.44～74.70pg/ml）和21.45pg/ml（6.34～135.94pg/ml）。在我们的研究中，没有观察到年龄、分期、生物学特征和术前血管生成因子水平之间的关系。VEGF、bFGF和TGF-β的中位数通常在术后24～48h出现下降。TGF-β水平的从术前到术后的下降具有统计学意义。

Kong等[14]的研究显示81%的患者术前血浆TGF-β水平升高。大多数乳腺癌患者的平均血浆TGF-β水平在术后恢复正常[（19.3±3.2）ng/ml vs.（5.5±1.0）ng/ml，P＜0.001]，在淋巴结转移或有明显残余肿瘤的情况下，TGF-β血清水平持续升高。尚无关于bFGF与乳腺癌患者手术时机或程度相关的数据报道。手术后VEGF减少23%。在之前的报道中[17]，血清VEGF水平与术前相比有显著的变化，在前3天开始下降，之后开始恢复。本研究还对伤口的局部反应进行了分析，结果显示，早在术后第一天，伤口环境中的VEGF水平就远高于血清当量。然后，VEGF水平在第二天达到高峰，并在此后的几天内保持较高的水平。这一观察结果与动物模型的创面血管机制非常吻合。

有趣的是，畸形创伤反应可作为血管生成因子的“分子陷阱”，因此在我们的患者中观察到血清VEGF、TGF-β和bFGF水平的降低可能是血管生成分子“陷阱”的结果。

此外，血管生成因子（尤其是 VEGF）减少的另一种解释可能与手术损伤后血小板计数下降有关。由于血小板是血清 VEGF 及 PDGF 等抗血管生成因子的主要来源，因此我们有理由认为，伤口愈合的陷阱可能是 VEGF 术后水平下降的原因。

事实上，手术伤口本身是一个独特的血管外腔室，血管通透性增加，表面积与体积比高。如果从手术创面自由地发生再吸收，则局部 VEGF 浓度的变化应反映在血液水平中。随后的血管内皮生长因子（VEGF）的增加（尤其是在接受了 TRAM 皮瓣手术的患者中）应该与局部伤口大量产生血管内皮生长因子有关。TRAM 皮瓣手术产生的伤口面积大于局部切除。这种作用可能标志着残留的肿瘤局部抑制剂之间的相互作用，导致最初被抑制的正常间质血管生成反应随时间逐渐恢复。这与肿瘤细胞分泌具有负“反馈”调节作用的因子，抑制血管生长，抑制激发肿瘤或转移的生长的证据相符合[18-20]。

外科清除癌症包括局部切除，残留组织可能仍在肿瘤衍生抑制剂的影响下，延期正常的血管生成创伤反应。这些结果背后的机制需要进一步研究，可能与血管生成刺激因子的半衰期有关，与移除促血管生成肿瘤刺激时对基质的局部影响有关或与手术损伤时血液流入和血小板释放反应的损害有关。癌症患者的沉默反应可能代表了一个完成手术治疗的机会，同时最大限度地减少转移性疾病的刺激，这是支持乳腺癌手术后即刻再造的生物学论据。实验证据表明，肿瘤切除区域或血液中残留的癌细胞（即术后残留的微小的肿瘤残余[18-20]）能够在富含生长因子的环境中存活。然而，随着伤口的老化，手术区域不利于肿瘤的植入，当愈合过程完成时，注射的肿瘤细胞并不定植在手术区域[19]。因此，伴随广泛转移性疾病的局部复发很可能是围术期播散所知，而不是晚期现象。此外，生长因子刺激的微环境可能会影响肿瘤术后残余物的生长，在体内和体外细胞中均表现出[21]。然而，我们的经验表明，高浓度的局部血管生成分子可能需要拮抗，以减少产生一个容易被肿瘤假体播散的环境的可能性。因此，组织损伤反应的体内定量可能有助于“伤口愈合”实验模型的设计，以代表对手术应激反应的范式。血管和淋巴引流系统可能提供了一个控制早期创伤环境，并在未来降低局部癌症复发率的机会。更好地理解伤口愈合事件的后遗症发生的时间间隔，可能是重新定义新的治疗策略的基础，可以干扰肿瘤生长，区分生理性伤口愈合过程和肿瘤促进的介质，从而保留正常的伤口愈合过程。

三、脂肪细胞和祖细胞

脂肪移植，一种将脂肪组织从身体一个区域转移到另一个身体区域的外科干预，可以被认为是整形外科的一场技术革命，并广泛用于美容目的。脂肪填充已经被应用于保乳治疗后的乳房再造和畸形矫正中。然而，肿瘤床和吸脂移植物之间可能的相互作用目前尚不清楚。科学文献强调了这项技术的有效性和安全性。然而，许多实验研究提供了移植脂肪组织的内分泌、旁分泌和自分泌活性的数据。脂肪细胞、前脂肪细胞和祖细胞的分泌可以刺激血管生成和细胞生长。“肿瘤 - 基质相互作用”可以通过对肿瘤床上休眠的乳腺癌细胞“供给燃料”潜在地增强癌症复发。目前还缺乏临床应用的转化研究来证明这一担忧。最近，一种细胞辅助脂肪移植技术被提出，在这项技术中，移植的脂肪组织中含有丰富的干细胞。这种方法引发了人们对移植物 - 肿瘤相互作用的一些关注，可能会促进肿瘤生长和移植物强化：的确，当移植物暴露于胰岛素和 VEGF 等血管生成和生长因子等被认为是促肿瘤分子中时，移植脂肪存活率增加[11]。大多数发表在文献上的研究集中在技术、并发症、脂肪移植存活和美容效果。一些研究集中在乳腺癌患者的安全性上。他们将重心主要放在处理随访中乳房 X 线检查上观察到的微钙化风险上。没有数据可以证实内分泌、旁分泌和自分泌脂肪活动导致的复发风险。2007 年，法国整形外科学会就乳腺癌患者脂肪填充技术的安全性问题进行了讨论。该协会向法国整形外科医生提出了建议，建议他们推迟有或没有乳腺癌病史的乳房脂肪填充术，除非是在前瞻性的控制方案下进行的。一年后，美国整形外科学会（ASPS）召集了8名重要的美国整形外科医生参加“ASPS脂肪移植工作小组”，对自体脂肪移植的适应证及安全性和有效性进行了评估[22]。5个主要的研究终点被确定：①脂肪移植目前和潜在的应用是什么？②脂肪移植有哪些风险和并发症？③技术如何影响脂肪移植结果？④在患者的选择上需要考虑哪些危险因素？⑤实验室研究、分子生物学的哪些进展会对当前或未来的脂肪移植方法产生潜在影响？工作小组还说，“根据数量有限的，案例很少的研究，没有观察到对乳腺癌检测的干扰，但还需要更多的研究。”尽管事实是乳房肿瘤切除术和乳房切除术明显包括在脂肪移植的适应证中，工作小组并没有讨论脂肪细胞－基质相互作用的问题和发生局部复发的风险。

将小鼠乳腺癌细胞皮下或腹腔共移植到脂肪组织丰富的环境区域可导致肿瘤生长和转移[23]。这是通过旁分泌、自分泌或“肿瘤－基质相互作用”途径产生局部效应的主要的有趣的概念，这些途径也可能发生在乳房的脂肪填充过程中。我们有证据表明，在实验研究中可以观察到刺激和抑制作用。有些研究试图验证一种细胞或一种脂肪因子可能对乳腺癌细胞系发展的某些特定的阶段起作用。但这些研究大多来自基础研究和体外研究，难以与临床模型联系起来。间接的数据支持脂肪移植的安全性是基于使用自体皮瓣再造的技术，如横行腹直肌肌皮瓣和腹壁下深动脉穿支（DIEP）皮瓣。尽管皮瓣转移了大量脂肪组织，但文献中并没有报道癌症复发的风险增加。然而，这两种技术应该加以区分。自体皮瓣是一种具有自身血管系统的复杂组织，皮瓣中的脂肪组织的组成或比例没有改变。脂肪移植的脂肪组成与原始供区部位不一样。保守治疗后，脂肪组织穿过腺体组织注射，这种脂肪细胞的注射能产生脂肪因子和多种分泌物，通过“肿瘤基质相互作用”，给处于休眠状态的乳腺癌细胞“供给燃料”，从而潜在地诱发癌症的复发。Illouz等回顾了个人系列的820例脂肪填充患者，只有381名患者是癌症患者，其他适应证是先天性乳房不对称和没有癌症史的美容手术[24]。然而，由于近一半的患者缺乏肿瘤数据和随访，他们无法从肿瘤安全性方面得出结论。Rietjens等报道了乳腺癌治疗和再造中脂肪移植治疗的最大系列之一。他们跟踪调查了158名患者，发现术后并发症发生率非常低，而且随访乳房X线检查几乎没有变化。尽管他们再18个月内只发现了一例复发，但他们得出局部“休眠”的肿瘤细胞被刺激诱发局部复发的潜在风险仍不清楚的结论[25]。Rigotti的另一项基于癌症进化的研究比较了同一组患者在脂肪填充前后的LRR数[26]。这种方法应该受到批评，因为局部复发（LRR）的风险随着时间的推移而降低，不能认为在填充脂肪前后是相等的。作者从整个研究人群中排除了104名接受乳房保守治疗的患者，这些患者可能是LRR的最大风险组。

Petit等在米兰的欧洲肿瘤研究所报道了一项配对队列研究（n=321），研究对象是接受了保乳手术或乳房切除术的原发性乳腺癌患者，并进行了脂肪填充再造术[27]。结果显示类似的累计LRR发生率，脂肪填充与非脂肪填充配对队列HR为1.11（P=0.792）。有趣的是，行脂肪填充再造手术对于行上皮内瘤变手术的患者[28]结果更为糟糕，脂肪填充组和非脂肪填充组的5年累计复发率分别为18%和3%（P=0.02）。在超过90%的病例中，复发发生在脂肪注射填充周围，支持了脂肪移植部位血管生成促进过程的概念，特别是年轻患者（＜50岁）和组织学分化较低的患者（高级别瘤变或Ki-67≥14）。

越来越多的证据表明基质在促进肿瘤生长中起重要作用。在进行脂肪移植过程中，我们应该考虑脂肪因子对乳腺癌肿瘤发生的潜在下游影响。脂肪因子可能会增加肿瘤和基质细胞之间的相互作用，而不是使肿瘤自给自足。脂肪细胞、前脂肪细胞和脂肪因子可以通过自分泌和旁分泌基质促进或抑制乳腺癌细胞的肿瘤生成，从而增加肿瘤－基质的相互作用，这代表了提出这种再造技术的主要关注点，特别是对于像DCIS（导管原位癌）这样的癌前病变的患者。

自2007年11月起，法国整形外科学会

（SOFCPRE）建议在乳房手术中不要使用脂肪组织，直到其安全性得到无可争议的证明。此外，作者强调乳房自体脂肪移植并不是一个简单的手术，应只由训练有素、技术熟练的外科医生进行操作。主要并发症可以观察到，当这种手术是由未经培训和教育的医生执行，教育在脂肪填充术的作用是至关重要的。

我们不能说脂肪填充手术时危险的或不应该在乳腺癌患者中进行，因为现有的数据在脂肪移植对乳腺癌进展的抑制或促进作用中较为平衡。因此，我们应该促进转化研究以评估脂肪移植在乳腺肿瘤的发展，评估脂肪移植是否可能诱发癌症的复发（尤其是在放疗后）和评估癌症诱导或复发与否取决于有脂肪填充相关的脂肪移植过程中生成的细胞因子诱导的血管生成。需要对接受脂肪移植的乳腺癌患者进行精确随访的临床研究，以明确解决所有相关问题。包括大容量多中心协作数据的前瞻性临床注册是有必要的。

四、结论

促血管生成细胞因子的血液中水平的改变可能在围术期发挥重要作用，可能导致全身转移扩散的风险。然而，局部高浓度生长因子可能需要拮抗。更好地在分子水平理解伤口在愈合过程中的后遗症，可能为新的治疗策略的定义提供基础，该策略可以干扰肿瘤生长，保留正常的伤口愈合过程。

此外，越来越多的证据表明，脂肪细胞、前脂肪细胞和祖细胞可以促进乳腺癌细胞的肿瘤生成。因此，需要在准确随访的基础上进行对照组临床研究，以证实脂肪移植在乳腺癌患者中的安全性。相应地，乳腺癌初期治疗后乳房再造的外科试验正在强调肿瘤的安全性问题（NCT02339779）。

参考文献

[1] Georgiou GK, Igglezou M, Sainis I, Vareli K, Batsis H, Briasoulis E, Fatouros M (2013) Impact of breast cancer surgery on angiogenesis circulating biomarkers: a prospective longitudinal study. World J Surg Oncol 11:213
[2] Battegay EJ (1995) Angiogenesis: mechanistic insights, neovascular diseases, and therapeutic prospects. J Mol Med 73:333–346
[3] Orredson SU, Knighton DR, Scheuenstuhl H, Hunt TK (1983) A quantitative in vitro study of fibroblast and endothelial cell migration in response to serum and wound fluid. J Surg Res 35: 249–258
[4] Nissen NN, Polverini PJ, Koch AE, Volin MV, Gamelli RL, DiPietro LA (1998) Vascular endothelial growth factor mediates angiogenic activity during the proliferative phase of wound healing. Am J Pathol 152:1445–1452
[5] Reed MJ, Puolakkainen P, Lane TF, Dickerson D, Bornstein P, Sage EH (1993) Differential expression of SPARC and thrombospondin-1 in wound repair: immunolocalization and in situ hybridization. J Histochem Cytochem 41:1467–1477
[6] Di Pietro LA, Nissen NN, Gamelli RL, Koch AE, Pyle JM, Polverini PJ (1996) Thrombospondin 1 synthesis and function in wound repair. Am J Pathol 148:1851–1860
[7] Martin P (1997) Wound healing–aiming for perfect skin regeneration. Science (Wash DC) 276:75–81
[8] Nissen NN, Polverini PJ, Gamelli RL, Di Pietro LA (1996) Basic fibroblast growth factor mediates angiogenic activity in early surgical wounds. Surgery (St Louis) 119:457–465
[9] Demidova-Rice TN, Hamblin MR, Herman IM (2012) Acute and impaired wound healing: pathophysiology and current methods for drug delivery, part 2: role of growth factors in normal and pathological wound healing: therapeutic potential and methods of delivery. Adv Skin Wound Care 25(8): 349–370
[10] Balkwill F, Mantovani A (2001) Inflammation and cancer: back to Virchow? Lancet 357:539–545
[11] Lohsiriwat V, Curigliano G, Rietjens M et al (2011) Autologous fat transplantation in patients with breast cancer: "silencing" or "fueling" cancer recurrence? Breast 20(4):351–357
[12] Heer K, Kumar H, Read JR, Fox JN, Monson JRT, Kerin MJ (2001) Serum vascular endothelial growth factor in breast cancer. Its relation with cancer type and estrogen receptor status. Clin Cancer Res 7:3491–3494
[13] Sliutz G, Tempfer C, Obermair A, Dadak C, Kainz C (1995) Serum evaluation of basic FGF in breast cancer patients. Anticancer Res 15(6B):2675–2677
[14] Kong FM, Anscher MS, Murase T, Abbott BD, Iglehart JD, Jirtle RL (1995) Elevated plasma transforming growth factor-beta 1 levels in breast cancer patients decrease after surgical removal of the tumor. Ann Surg 222(2):155–162
[15] Sancak B, Coskun U, Gunel N, Onuk E, Cihan A, Karamercan A, Yildirim Y, Ozkan S (2004) No association between serum levels ofinsulin-like growth factor-I, vascular endothelial growth factor, prolactin and clinicopathological characteristics of breast carcinoma after surgery. Intern Med J 34(6):310–315
[16] Curigliano G, Petit JY, Bertolini F, Colleoni M, Peruzzotti G, de Braud F, Gandini S, Giraldo A, Martella S, Orlando L, Munzone E, Pietri E, Luini A, Goldhirsch A (2005) Systemic effects of surgery: quantitative analysis of circulating basic fibroblast growth factor (bFGF), vascular endothelial growth

factor (VEGF) and transforming growth factor beta (TGF-b) in patients with breast cancer who underwent limited or extended surgery. Breast Cancer Res Treat 93:35–40
[17] Hormbrey E, Han C, Roberts A, McGrouther DA, Harris AL (2003) The relationship of human wound vascular endothelial growth factor (VEGF) after breast cancer surgery to circulating VEGF and angiogenesis. Clin Cancer Res 9:4332–4339
[18] Simpson-Herren L, Sanford AH, Holmquist JP (1976) Effects of surgery on the cell kinetics of residual tumor. Cancer Treat Rep 60:1749–1760
[19] Fisher B, Gunduz N, Coyle J, Rudock C, Saffer E (1989) Presence of a growth-stimulating factor in serum following primary tumor removal in mice. Cancer Res 49:1996–2001
[20] Blitstein-Willinger E (1991) The role of growth factors in wound healing. Skin Pharmacol 4:175–182
[21] Davies DE, Farmer S, White J, Senior PV, Warnes SL, Alexander P (1994) Contribution of host-derived growth factors to in vivo growth of a transplantable murine mammary carcinoma. Br J Cancer 70:263–269
[22] Gutowski KA, Baker SB, Coleman SR, Khoobehi K, Lorenz HP, Massey MF et al (2009) Current applications and safety of autologous fat grafts: a report of the ASPS fat graft task force. Plast Reconstr Surg 124(1):272–280
[23] Elliott BE, Tam SP, Dexter D, Chen ZQ (1992) Capacity of adipose tissue to promote growth and metastasis of a murine mammary carcinoma: effect of estrogen and progesterone. Int J Cancer 51:416–424
[24] Illouz YG, Sterodimas A (2009) Autologous fat transplantation to the breast: a personal technique with 25 years of experience. Aesthet Plast Surg 33(5):706–715
[25] Rietjens M, De Lorenzi F, Rossetto F, Brenelli F, Manconi A, Martella S et al (2011) Safety of fat grafting in secondary breast reconstruction after cancer. J Plast Reconstr Aesthet Surg 64(4):477–483
[26] Rigotti G, Marchi A, Stringhini P, Baroni G, Galiè M, Molino AM et al (2010) Determining the oncological risk of autologous lipoaspirate grafting for postmastectomy breast reconstruction. Aesth Plast Surg 34:475
[27] Petit JY, Botteri E, Lohsiriwat V, Rietjens M, De Lorenzi F, Garusi C, Rossetto F, Martella S, Manconi A, Bertolini F, Curigliano G, Veronesi P, Santillo B, Rotmensz N (2012) Locoregional recurrence risk after lipofilling in breast cancer patients. Ann Oncol 23:582–588
[28] Petit JY, Rietjens M, Botteri E, Rotmensz N, Bertolini F, Curigliano G, Rey P, Garusi C, De Lorenzi F, Martella S, Manconi A, Barbieri B, Veronesi P, Intra M, Brambullo T, Gottardi A, Sommario M, Lomeo G, Iera M, Giovinazzo V, Lohsiriwat V (2013) Evaluation of fat grafting safety in patients with intraepithelial neoplasia: a matched-cohort study. Ann Oncol 24:1479–1484

第66章 乳腺癌患者接受脂肪移植的安全性

Fat Transfer Safety in Breast Cancer Patients

Jean-Yves Petit 著
刘温悦 译 刘春军 校

虽然脂肪移植并不是一种新技术[1]，但它仍可被看作是整形外科的一场技术革命，并在全球广泛应用于美容手术中[2, 3]。近来，脂肪移植已被用于乳腺癌患者改良乳房再造手术效果和保守治疗后畸形修正[4–7]。目前的文献强调了该技术的有效性及在癌症患者中进行该手术的安全性，但实验研究提供了移植脂肪组织内分泌、旁分泌和自分泌活性的数据，发现脂肪细胞、脂肪前体细胞和祖细胞分泌的脂肪因子和其他几种分泌物可通过内分泌、旁分泌和自分泌途径刺激乳腺癌细胞相关的血管生成和生长。“肿瘤 – 基质相互作用”可能通过为瘤床上休眠的乳腺癌细胞“供能”来诱导肿瘤复发[7–10]。为证实乳腺癌患者中进行脂肪移植手术的安全性，需要使用相关统计学方法对接受脂肪移植组的乳腺癌患者进行精确临床随访研究，并表明其相比对照组并未增加局部复发率及其他任何癌症事件。

一、生物学考量

越来越多的证据表明：当热量摄入超过能量消耗时，作为哺乳动物脂肪组织过度积累的肥胖，与一些类型肿瘤疾病发生频率和发病率增加有关，包括绝经后能量平衡破坏导致的肥胖、炎症和脂肪因子信号的改变，均可能促进癌症的发生和进展[11–15]。其他近期研究，其中一些是基于内源性白色脂肪组织（WAT）表达转基因报告，显示脂肪细胞对肿瘤构成的作用显著。然而，WAT 含有几个不同的祖细胞群，这些数据是通过原始或混合细胞群获得的。因此，我们决定通过进行定量分类纯化 WAT 祖细胞的两个最相关群体（内皮细胞和脂肪基质细胞），并在体外和体内研究它们在几种局部和转移性乳腺原位癌模型中的作用。与颗粒细胞集落刺激因子（G-CSF）在血液中动员的骨髓来源 $CD34^+$ 细胞相比，纯化的人 WAT 源性 $CD34^+$ 细胞表达类似水平的干性相关基因，并显著增加血管生成及抗肿瘤免疫的关键抑制因子 FAP-α 相关基因的水平。在体外，WAT 源性 $CD34^+$ 细胞可生成成熟内皮细胞和内皮管。在体内，人 WAT 源性 $CD34^+$ 细胞和人源性乳腺癌细胞共注射在非肥胖、糖尿病合并严重免疫缺陷（NOD/SCID）、白介素 –2 受体γ（IL-2Rγ）– 缺失（NSG）小鼠的模型中，促进了原位肿瘤血管化并显著增加了肿瘤的生长及转移。

二、肿瘤安全性

脂肪转移不应被认为仅是一种能够重塑身体轮廓的中性生物材料[16]。一些研究强调了移植脂肪在放疗后皮肤疾病中使血供再生的能力[17]。这种组织的活性再生可解释为脂肪组织中含有高比例的祖细胞。最近几篇文章使白色脂肪组织（WAT）来源祖细胞在包括乳腺癌在内的多种疾病中用于软组织再造产生了新希望，这种方法在世界范围内日益广泛使用（在乳腺癌领域）。然而，最近大量临床前研究表明：WAT 来源祖细胞可能促进乳腺癌的生长和转移；基于此，我们认为应为 WAT 来源祖细胞移植和组织填充方面令人兴奋结果的相关炒作降温。在两项不同研究中，我们在 IEO 上显示：与随访中未接受脂肪移植的配对对照组相比，原位乳腺癌患者与脂肪移植相关的局部复发率是增加的[18, 19]。然而，对我们研究的统计结果回顾表明：随着随访时间的延长，局部复发率差异不再显著。

Gale 和其合作者发表了一项对 328 例先前治疗过并接受了脂肪移植术的恶性乳腺疾病患者的对照研究，与 2 倍患者量的未接受脂肪移植术的乳腺癌患者相匹配[20]。在患乳腺癌 88 个月和脂肪移植 32 个月后的平均随访期后，未观察到局部（0.95% vs. 1.90%，P=0.33）、区段（0.95% vs. 0%，P=0.16）和远处转移（3.32% vs. 2.61%，P=0.65）等显著过量肿瘤事件。

由于与乳房全切术相比，保乳治疗（BCT）使乳腺组织中存有更高的癌细胞残留风险。我们启动了一项新的针对 322 例 BCT 治疗后进行了脂肪移植的浸润性乳腺癌患者的配对对照研究。

我们连续收集了 322 名 1997—2008 年原发性浸润性乳腺癌手术后又接受脂肪移植乳房重塑的患者信息。脂肪移植前患者均无复发，我们为每一位入组患者都匹配了一名具有相似特征且未接受脂肪移植的患者。

结果：89% 的肿瘤是侵袭性的。在中位随访时间为 4.8 年后，我们认为脂肪移植对 BCT 治疗后的乳腺癌患者而言似乎是一种安全术式（《整形修复外科杂志》待刊出）。

局部复发无差异（14 例脂肪移植组 vs. 16 例对照组，P=0.49）；腋窝淋巴结转移（3 例脂肪移植组 vs. 6 例对照组，P=0.23）；远处转移（14 例脂肪移植组 vs. 15 例对照组，P=0.67）；对侧乳腺癌（4 例脂肪移植组 vs. 5 例对照组，P=0.51）。

最近，Kronowitz 等发表了一项关于乳腺癌治疗后进行脂肪填充的大型研究[21]。他们将研究组的 719 名患者与 670 名对照组进行了比较。与 Gale 或米兰的研究相比，其配对标准稍欠严格，但患者量更为重要。乳房切除术后平均随访时间为 60 个月，对照组为 44 个月，观察到 1.3% 研究组病例（9/719 例）和 2.4% 对照组病例（16/670 例）存在局部复发；研究组和对照组的 5 年局部复发率分别为 1.6% 和 4.1%。系统性复发率研究组为 2.4%，对照组为 3.6%（P=0.514）。Kronowitz 的结论是：脂肪填充不会增加乳腺癌患者局部或全身复发的风险。

三、结论

虽然一些临床研究并未显示乳腺癌患者的安全风险增加，但生物学分析和实验室研究均强调了脂肪组织对癌细胞的作用。对延期或即刻脂肪移植开展相关随机试验仍有必要，以提供让患者确信的证据。

参考文献

[1] Bircoll M, Novack BH (1987) Autologous fat transplantation employing liposuction techniques. Ann Plast Surg 18:327–329
[2] Coleman SR, Saboeiro AP (2007) Fat grafting to the breast revisited: safety and efficacy. Plast Reconstr Surg 119:775–785; discussion 786-7
[3] Coleman SR (2006) Facial augmentation with structural fat grafting. Clin Plast Surg 33:567–577
[4] Delay E, Garson S, Tousson G et al (2009) Fat injection to the breast: technique, results, and indications based on 880 procedures over 10 years. Aesthet Surg J 29:360–376
[5] Seth AK, Hirsch EM, Kim JY et al (2012) Long-term outcomes following fat grafting in prosthetic breast reconstruction: a comparative analysis. Plast Reconstr Surg 130:984–990
[6] Beck M, Ammar O, Bodin F et al (2012) Evaluation of breast lipofilling after sequelae of conservative treatment of cancer. Eur J Plast Surg 35:221–228
[7] Rietjens M, De Lorenzi F, Rossetto F et al (2011) Safety of fat grafting in secondary breast reconstruction after cancer. J Plast Reconstr Aesthet Surg 64:477–483
[8] Vona-Davis L, Rose DP (2007) Adipokines as endocrine, paracrine, and autocrine factors in breast cancer risk and progression. Endocr Relat Cancer 14:189–206

[9] Hou WK, Xu YX, Yu T et al (2007) Adipocytokines and breast cancer risk. Chin Med J 120:1592–1596
[10] Lohsiriwat V, Curigliano G, Rietjens M et al (2011) Autologous fat transplantation in patients with breast cancer: “silencing” or “fueling” cancer recurrence? Breast 20:351–357
[11] Petit JY, Maisonneuve P, Rotmensz N, Bertolini F, Clough KB, Sarfati I, Gale KL, Macmillan RD, Rey P, Benyahi D, Rietjens M (2015) Safety of lipofilling in patients with breast cancer. Clin Plast Surg 42(3):339–344
[12] Bertolini F, Petit JY, Kolonin MG (2015) Stem cells from adipose tissue and breast cancer: hype, risks and hope. Br J Cancer 112(3):419–423
[13] Zhang Y, Daquinag A, Traktuev DO, Amaya F, Simmons PJ, March KL, Pasqualini R, Arap W, Kolonin MG (2009) White adipose tissue cells are recruited by experimental tumors and promote cancer progression in mouse models. Cancer Res 69:5259–5526
[14] Trojahn Kølle SF, Oliveri RS, Glovinski PV et al (2012) Importance of mesenchymal stem cells in autologous fat grafting: a systematic review of existing studies. J Plast Surg Hand Surg 46:59–68
[15] Manzotti M, Lohsiriwat V, Rietjens M et al (2012) The white adipose tissue used in lipotransfer procedures is a rich reservoir of CD34+ progenitors able to promote cancer progression. Cancer Res 72:325–334
[16] Petit JY, Lohsiriwat V, Clough KB et al (2011) The oncologic outcome and immediate surgical complications of lipofilling in breast cancer patients: a multicenter study – Milan-Paris-Lyon experience of 646 lipofilling procedures. Plast Reconstr Surg 128:341–346
[17] Rigotti G, Marchi A, Galiè M et al (2007) Clinical treatment of radiotherapy tissue damage by lipoaspirate transplant: a healing process mediated by adipose-derived adult stem cells. Plast Reconstr Surg 119:1409–1422; discussion 1423-4
[18] Petit JY, Botteri E, Lohsiriwat V et al (2012) Loco regional recurrence risk after lipofilling in breast cancer patients. Ann Oncol 23:582–588
[19] Petit JY, Rietjens M, Botteri E, Rotmensz N, Bertolini F, Curigliano G, Rey P, Garusi C, De Lorenzi F, Martella S, Manconi A, Barbieri B, Veronesi P, Intra M, Brambullo T, Gottardi A, Sommario M, Lomeo G, Iera M, Giovinazzo V (2013) Evaluation of fat grafting safety in patients with intra epithelial neoplasia: a matched-cohort study. Ann Oncol 24(6):1479–1484
[20] Gale KL, Rakha EA, Ball G, Tan VK, McCulley SJ, Macmillan RD (2015) A case-controlled study of the oncologic safety of fat grafting. Plast Reconstr Surg 135(5):1263–1275
[21] Kronowitz SJ, Mandujano CC, Liu J, Kuerer HM, Smith B, Garvey P, Jagsi R, Hsu L, Hanson S, Valero V (2016) Lipofilling of the breast does not increase the risk of recurrence of breast cancer: a matched controlled study. Plast Reconstr Surg 137(2): 385–393

第67章 肿瘤整形外科手术的肿瘤安全性

Oncologic Safety of Oncoplastic Surgery

Siun M. Walsh　Mahmoud El-Tamer　著
刘温悦　译　刘春军　校

近年来，乳腺肿瘤整形手术的应用大幅增加，该类术式为患者带来了许多诸如外观美化、生活质量和避免乳房全切相关的好处。然而，肿瘤外科学者对该类手术的肿瘤安全性表示关切，人们因各种原因一直推测肿瘤整形手术可能会损害肿瘤学预后。与标准的保乳手术相比，肿瘤整形手术的并发症发生率更高，即该类患者辅助治疗的开始时间可能会延期，这引发了人们的担忧。肿瘤整形手术中腺体组织的动员导致瘤床移位，为切缘再切除和加量放疗的实施带来了挑战。本章将详细讨论这些话题。

一、肿瘤学预后

我们将在这章中讨论的几个话题引发了人们的关注，即接受肿瘤整形手术的患者可能未接受最优的癌症治疗。因此，肿瘤学预后更差。

关注这一话题最大型的分析是2016年发表的系统综述[1]。作者囊括了描述接受乳腺肿瘤整形手术患者肿瘤学效果的40项研究。纳入的大多数研究都专注于有容量移位的肿瘤整形手术的患者，其他研究关注了有容量替代的患者，余下研究纳入了接受各种肿瘤整形手术的患者。这项分析中纳入的研究质量非常差，只有两项研究的中位随访时间超过60个月，只有7项进行了100多名患者的队列分析。总体而言，这些研究的中位随访时间为10～74个月；0%～36%纳入病例报道了切缘，局部复发率为0%～10.8%，远处复发率为0%～18.9%。系统综述中有6项研究是随访时长≥48个月，纳入50多名患者的队列研究[2-7]。在这些研究中，局部复发率为1.6%～6.8%。仅在其中两项研究报道了远处复发，分别为10%和13%。

米兰的欧洲肿瘤研究所报道了他们在肿瘤整形手术方面的长期经验[8]。这项研究评估了454名在2000—2008年接受腺体动员、乳房上提术或双环法手术的患者。每位接受手术的患者都与两位接受标准保乳手术的患者依据患者年龄、手术年份、病理学上肿瘤大小进行配对。所有患者均接受了全乳放疗和瘤床加量。排除了接受术中放射的患者。中位随访时间为7.2年，研究中大多数患者（66%）年龄≤50岁。大多数为T_1期肿瘤（55%）伴有淋巴结活检阴性（54.4%为肿瘤整形手术组，56%为标准保乳手术组）。多灶性发生率在肿瘤整形手术队列中较高（25.8% vs. 13%，$P>0.001$）。切缘阴性肿瘤整形手术组88.3%，标准保乳手术组为90%。两组总体生存率相仿，无病生存率有差异（10年无病生存率肿瘤整形手术组69%与标准保乳手术组73.1%，P=0.049）。当分别核检局部复发、区域复发和远处复发时，两组无差异（10年局部复发6.7% vs. 4.2%，10年区域复发3.1% vs. 2.8%，10年远处复发12.7% vs. 11.6%）。

同研究组发表了一项类似的针对 T_2 肿瘤的研究，纳入了 193 名在 2000 — 2008 年接受肿瘤整形手术的患者，中位随访时间为 7.4 年[9]。根据患者的手术年份、年龄、肿瘤亚型和阳性淋巴结数量，与 386 例乳房全切术的 T_2 期肿瘤的患者进行比较配对。两组患者的 10 年总生存率为 87%。预测的 10 年无病生存率肿瘤整形手术组为 60.9%，乳房全切组为 56.3%（P=0.69）。如人们可能预期的那样，局部复发在肿瘤整形手术组（7.3% vs. 3%）更高，但结果没有统计学意义（P=0.082）。

乳房全切组区域复发率较高（8% vs. 2.2%，P=0.04），这可能是由于肿瘤整形手术组术后放疗率较高且乳房全切队列的肿瘤略大所致。远处复发率相当（肿瘤整形手术组 18.9%，乳房全切组 19.6%）。

总体而言，暂无确信证据支持肿瘤整形手术导致乳腺癌患者预后不良的担忧。

二、辅助治疗延期

根据定义，肿瘤整形手术比标准的保乳手术更为复杂，随着手术时长的增加和对侧乳房手术率的增加，导致了肿瘤整形手术的并发症发生率更高的这种假设。乳房手术并发症的发生可能导致辅助治疗开始的延期，这些延期已被证明对预后有负面影响。Klit 等对 2011 年至 2012 年在丹麦接受乳腺癌手术治疗的 1798 名女性进行了队列研究[10]，其中 445 人接受了肿瘤整形手术，529 人接受了乳房全切术，824 人接受了标准的保乳手术。乳房全切术组平均年龄和 BMI 最低，平均肿瘤大小乳房全切术组患者中最大，接受标准保乳手术的患者中最小。腋窝淋巴结清扫最常见的是乳房全切组（29%），其次是肿瘤整形手术组（14%），标准保乳手术组腋窝淋巴结清扫率最低（8%）。在保乳手术组患者中，无人进行对侧乳房手术，而做了对侧乳房手术的患者中 12% 接受了肿瘤整形手术，1% 接受了乳房全切术。从手术到开始辅助化疗的平均间隔时间没有差异（乳房全切术后 34.3 天，保乳手术后 34.9 天，肿瘤整形手术后 34.2 天）。在英国进行的一项纳入 169 名患者的类似研究，报道了在乳房肿瘤整形组术后 29 天（16～58 天）开始化疗（n=31），而标准保乳手术组为术后 29.5 天（15～105 天）（n=66），乳房全切未再造术后 29 天（15～57 天）（n=56），乳房全切伴即刻再造术后 31 天（15～58 天）开始化疗（n=16）[11]。

迄今为止，暂无证据表明乳腺肿瘤整形手术与辅助治疗开始时间的延期有关。

三、切缘

人们担心在肿瘤整形手术过程中组织重塑可能会降低准确识别需重新切除切缘的能力；然而，有令人信服的证据表明：肿瘤整形手术降低了再切除率。弗吉尼亚梅森医疗中心的一项研究观察了一个肿瘤整形项目在该机构实行的效果[12]。他们发现乳房全切率从 34% 下降到 15%（$P < 0.001$），再切除率从 32% 下降到 18%（$P < 0.001$）。并发症发生率维持低位，约为 5%。

Clough 等发表了他们肿瘤整形手术后阳性切缘的管理经验[13]。回顾性分析了 2004 — 2013 年收治的 277 例接受Ⅱ级肿瘤整形手术（去除组织达 20%～50%）的乳腺癌患者。外侧乳房成形术最为常见（42.6%），其次是上蒂乳房成形术（14.8%）和“J”形切口乳房成形术（9.4%）。阳性切缘的定义是“墨染切缘肿瘤”，有 11.9% 的患者切缘为阳性，在接受新辅助化疗的患者中这一比例略高（13.4%）。在 33 例切缘阳性的患者中，11 例进行了切缘再切除，22 例进行了乳房全切。在既往研究中，切缘阳性发生率很低；但在其中很多研究里，并没有接受了肿瘤整形手术却切缘阳性的患者选择切缘再切除，而都进行了乳房全切以获得安全阴性的切缘[6, 14–17]。值得注意的是，因肿瘤过大不适合接受标准保乳手术转而接受肿瘤整形手术的该类患者可能是未尝试切缘再切除的主要人群；另外也有外科医生对自身需要鉴定重新切除区域的能力没有足够信心的原因。

为解除肿瘤整形手术后切缘阳性患者选择重

新切除切缘这一术式的疑虑，学者们提出了数种解决方案。分期肿瘤整形手术的概念尚处于起步阶段，其具体数据尚未被支持公布；它涉及将再造部分术式推迟数日至最终病理报告可用，以防需重新切除边缘。该方法显而易见的缺陷是患者须再次麻醉，一项术中冰冻切片的小型病例系列研究报告了其阳性预测值为0.62，阴性预测值为0.97，但其最终准确率为0.94，上述数据尚未检验其可重复性[18]。

四、放疗

欧洲癌症研究与治疗组织（EORTC）22811-10882对5318例患者进行的随机对照试验发现：在接受保乳手术的患者中，接受全乳放疗并局部加量的患者较单纯接受全乳放疗的患者同侧乳腺肿瘤复发较少（16.4% vs. 12%）[19]，＜40岁的患者获益最大。接受乳房肿瘤整形手术的患者往往更年轻，肿瘤体积往往也较大，因此局部加量放疗对她们而言格外重要。通过肿瘤整形手术，乳腺及其间质组织的复杂重排可能导致瘤床远离皮肤切口，甚至与原发位置产生象限差异。因此，确定加量放疗区域的传统方法，如瘢痕或血清肿的识别、原发肿瘤象限的加量等，对这些患者是不可靠的。一篇论文对接受肿瘤整形手术的患者中使用的放射技术进行了系统性回顾，纳入了24项研究和1933名患者[20]。他们发现：仅11项研究中报道了加量放疗的使用。在其中两项研究中，仅对切缘不完整的患者进行了加量；仅8项研究中提到瘤腔钛夹标记。这表明：相较而言，医生们对已接受肿瘤整形手术的患者进行局部放疗加量积极性稍低，且钛夹标记瘤腔的方法在这些患者中可能也使用不足。

Thomas等在美国乳腺外科医生中开展了调查，他们中仅33.1%表明自己“总是”在肿瘤整形手术或复杂组织重排时放置钛夹。肿瘤放射医生也接受了调查，他们中38.7%回应仅在放置了钛夹的情况下才进行放疗加量。这强调了在乳腺肿瘤手术中放置钛夹标记瘤床的重要性，其可用以引导加量放疗的实施，同时也突出了肿瘤外科医生和肿瘤放疗医生间明确沟通的必要性。

五、结论

总体而言，尚无证据表明肿瘤整形手术与肿瘤学预后不良或辅助治疗起始时间延期有关。在这些患者中，使用有据可循的手术技巧重新切除切缘是可行的。瘤床钛夹标记和与多学科团队的清晰沟通是促进乳房肿瘤整形手术后的加量放疗必不可少的环节。

参考文献

[1] Yiannakopoulou EC, Mathelin C (2016) Oncoplastic breast conserving surgery and oncological outcome: systematic review. Eur J Surg Oncol 42(5):625–630

[2] Achard E, Salmon RJ (2007) Reduction mammoplasty in breast cancers of the lower quadrants. Bull Cancer 94(2):225–228

[3] Caruso F, Catanuto G, De Meo L, Ferrara M, Gallodoro A, Petrolito E, Trombetta G, Castiglione G (2008) Outcomes of bilateral mammoplasty for early stage breast cancer. Eur J Surg Oncol 34(10):1143–1147

[4] Fitoussi AD, Berry MG, Fama F, Falcou MC, Curnier A, Couturaud B, Reyal F, Salmon RJ (2010) Oncoplastic breast surgery for cancer: analysis of 540 consecutive cases [outcomes article]. Plast Reconstr Surg 125(2):454–462

[5] Grubnik A, Benn C, Edwards G (2013) Therapeutic mammaplasty for breast cancer: oncological and aesthetic outcomes. World J Surg 37(1):72–83

[6] Rietjens M, Urban CA, Rey PC, Mazzarol G, Maisonneuve P, Garusi C, Intra M, Yamaguchi S, Kaur N, De Lorenzi F, Matthes AG, Zurrida S, Petit JY (2007) Long-term oncological results of breast conservative treatment with oncoplastic surgery. Breast 16(4):387–395

[7] Takeda M, Ishida T, Ohnuki K, Suzuki A, Kiyohara H, Moriya T, Ohuchi N (2005) Breast conserving surgery with primary volume replacement using a lateral tissue flap. Breast Cancer 12(1):16–20

[8] De Lorenzi F, Hubner G, Rotmensz N, Bagnardi V, Loschi P, Maisonneuve P, Venturino M, Orecchia R, Galimberti V, Veronesi P, Rietjens M (2016) Oncological results of oncoplastic breastconserving surgery: long term follow-up of a large series at a single institution. A matched-cohort analysis. Eur J Surg Oncol 42(1):71–77

[9] De Lorenzi F, Loschi P, Bagnardi V, Rotmensz N, Hubner G, Mazzarol G, Orecchia R, Galimberti V, Veronesi P, Colleoni MA, Toesca A, Peradze N, Mario R (2016) Oncoplastic breastconserving surgery for tumors larger than 2 centimeters: is it oncologically safe? A matched-cohort analysis. Ann Surg Oncol 23(6):1852–1859

[10] Klit A, Tvedskov TF, Kroman N, Elberg JJ, Ejlertsen B, Henriksen TF (2017) Oncoplastic breast surgery does not delay the onset of adjuvant chemotherapy: a population-based study. Acta Oncol 56:1–5
[11] Khan J, Barrett S, Forte C, Stallard S, Weiler-Mithoff E, Doughty JC, Romics L Jr (2013) Oncoplastic breast conservation does not lead to a delay in the commencement of adjuvant chemotherapy in breast cancer patients. Eur J Surg Oncol 39(8):887–891
[12] Crown A, Wechter DG, Grumley JW (2015) Oncoplastic breastconserving surgery reduces mastectomy and postoperative re-excision rates. Ann Surg Oncol 22(10):3363–3368
[13] Clough KB, Gouveia PF, Benyahi D, Massey EJ, Russ E, Sarfati I, Nos C (2015) Positive margins after oncoplastic surgery for breast cancer. Ann Surg Oncol 22(13):4247–4253
[14] Asgeirsson KS, Rasheed T, McCulley SJ, Macmillan RD (2005) Oncological and cosmetic outcomes of oncoplastic breast conserving surgery. Eur J Surg Oncol 31(8):817–823
[15] Clough KB, Lewis JS, Couturaud B, Fitoussi A, Nos C, Falcou MC (2003) Oncoplastic techniques allow extensive resections for breastconserving therapy of breast carcinomas. Ann Surg 237(1):26–34
[16] Giacalone PL, Roger P, Dubon O, El Gareh N, Rihaoui S, Taourel P, Daures JP (2007) Comparative study of the accuracy of breast resection in oncoplastic surgery and quadrantectomy in breast cancer. Ann Surg Oncol 14(2):605–614
[17] Meretoja TJ, Svarvar C, Jahkola TA (2010) Outcome of oncoplastic breast surgery in 90 prospective patients. Am J Surg 200(2):224–228
[18] Caruso F, Ferrara M, Castiglione G, Cannata I, Marziani A, Polino C, Caruso M, Girlando A, Nuciforo G, Catanuto G (2011) Therapeutic mammaplasties: full local control of breast cancer in one surgical stage with frozen section. Eur J Surg Oncol 37(10):871–875
[19] Bartelink H, Maingon P, Poortmans P, Weltens C, Fourquet A, Jager J, Schinagl D, Oei B, Rodenhuis C, Horiot JC, Struikmans H, Van Limbergen E, Kirova Y, Elkhuizen P, Bongartz R, Miralbell R, Morgan D, Dubois JB, Remouchamps V, Mirimanoff RO, Collette S, Collette L (2015) Whole-breast irradiation with or without a boost for patients treated with breast-conserving surgery for early breast cancer: 20-year follow-up of a randomised phase 3 trial. Lancet Oncol 16(1):47–56
[20] Schaverien MV, Stallard S, Dodwell D, Doughty JC (2013) Use of boost radiotherapy in oncoplastic breast-conserving surgery—a systematic review. Eur J Surg Oncol 39(11):1179–1185

第68章 乳房肿瘤整形与再造患者的术前和术后护理

Preoperative and Postoperative Nursing Considerations for the Oncoplastic and Reconstructive Patient

Liza L. Lagdamen　Maeve O. Benitez　Jennifer Fox　Marian Fitzpatrick　著
马小睦　译　刘春军　校

对于患者来说，被诊断为乳腺癌同时是一个身体上和心理上的挑战。护理关怀必须全方位覆盖到患者的方方面面[1]。护士需要根据每个患者的认知特点有针对性地教导患者。被诊断为乳腺癌会给患者带来压力、愤怒、恐惧、否定和沮丧。因此，护士有必要识别这些情绪，并以一种有利于患者和疾病整体结局的方式对其进行教导。

Kessels[2] 理论认为，在医疗专业人员提供给患者的医疗信息中，有40%～80%会被立即遗忘，而且提供的信息越多，患者保留的信息就越少；他还提出，被记住的部分中有一半是错误的。造成这种情况的原因包括使用晦涩的医学术语、提供信息的方式不同（书面或口头）、与患者有关的因素（如文化程度）。此外，年龄和焦虑也会影响记忆[2]。评估和解决每个患者的需求可以培养一种良好的关怀关系，发展护士和患者的信任。在这种情况下，护士、实习护士、临床护理专家是患者的重要伙伴，通过术前和术后教导进行有意义的沟通，成为患者的有力支持。

一、肿瘤整形外科

采用肿瘤整形方法的保乳治疗（BCT）美观效果良好、具有可当日手术的便利性，因此受到广泛关注。当日手术是指在同一天完成入院、手术和出院。一个门诊手术成功的关键因素之一是术前教育。在许多情况下，患者似乎理解护士关于门诊诊治流程、疼痛管理和术后护理的解释，但由于他们处于焦虑状态，又不能完全理解这些讲解[3]。用于乳房再造的肿瘤整形手术有很多类型。这些手术分为两大类：腺体移位术、伴或不伴乳房缩小的乳房上提术。腺体移位术是将局部的乳腺组织进行转移，尽可能填补局部扩大切除术造成的缺损。大多的肿瘤整形手术通过乳房上提术或乳房缩小术来移动乳房组织、填补体积缺损。

二、再造外科

乳房再造可以帮助患者恢复身体和心理的完整[4]。在乳腺癌切除术后立即进行乳房再造可以提高患者的满意度及健康相关生活质量[5]。选择乳房切除术后进行乳房再造的女性可以得到很多心理方面的改善，其中包括改善身体形象和自尊、减少焦虑和抑郁、提高性吸引力和性满足感[6-8]。乳房切除术后有多种立即或延期乳房再造的方法，如置入组织扩张器、即刻假体植入再造、带蒂皮瓣自体再造、带肌肉的自体组织转移、皮肤和肌肉转移联合扩张器或假体重建[9]。围术期精心的护理和正确的患者教育对预防并发症和保证术后良好预后来说至关重要。

来源于美国整形外科学会的数据表明，2014年共进行了 102 215 例乳房再造手术，组织扩张器和假体再造占 73%。使用组织扩张器或假体再造是最常见的选择，与自体组织移植相比，手术时间短、恢复容易[9]。扩张器和假体再造需要两种不同的外科技术，具有操作简单、无远端供区并发症、无附加瘢痕、手术时间短、术后恢复快等优点[10]。需要向扩张器内打入无菌生理盐水，其既可以在手术中进行，也可以在患者皮肤开始充分愈合时（通常在乳房切除术后 10～14 天）在门诊进行。扩张的次数不是固定的，取决于手术时注入的量、患者在扩张过程中能够承受的量，以及最终所需的体积[9]。虽然这种手术是最常见的再造选择之一，但患者往往不完全了解这两步过程，尤其是要向她们强调第二步对于完成再造的必要性。在置入组织扩张器后，只有将临时扩张器移除才能进行 MRI 检查[9]。

乳房切除术后再造的目的是恢复乳房自然的锥形外观。异体（假体）乳房再造的局限性包括形态过圆、下垂更少，需要调整对侧乳房来保持对称[11]。在自体乳房再造中，患者利用自身可用组织来再造乳房，从而提供更自然的形状、与天然乳房更一致性的柔软质感和持久的美学结果[12]。

组织瓣再造是指将身体某一部位的皮肤、脂肪、肌肉和血管进行移位来再造另一部位[13]。自体乳房皮瓣可分为带蒂皮瓣和游离皮瓣两种。带蒂皮瓣在旋转、穿过皮肤隧道和与胸壁血管再造血管连接的过程中仍然保持原先血供。游离组织移植指完全切断原先血供的组织瓣，通过显微技术将血管重新连接到胸壁的血管上，继而恢复血供[13]。基于皮瓣的再造类型、天然乳房的大小有很多种，整形外科医生在选择时要考虑多个方面，包括患者希望的乳房大小、生活方式（如是否运动）、病史、手术史、希望进行单侧或双侧乳房再造、与癌症相关的治疗时机、供体组织的数量和质量等[14]。一些外科医生术前需要参考磁共振或计算机断层血管造影检查结果，根据穿支情况判断该患者是否适合使用腹壁下深动脉穿支（DIEP）皮瓣进行再造。

1982 年 Hartrampf 等介绍了使用带蒂横行腹直肌肌（TRAM）皮瓣进行乳房再造的方法[11, 15]。TRAM 皮瓣不需要假体，不需要对供区进行二次美学修复，能实现更自然的乳房外观，是整形外科医生的热门选择[11, 15]。社区医疗中心没有密集的围术期监测和显微手术所需的高度专业化设备，带蒂皮瓣仍然是首选[11]。

三、术前教育

护士将在术前对患者进行常规教学。大多数机构都会要求患者使用抗菌肥皂洗澡。Hibiclens（洗必泰）（氯己定）是我们机构使用的一种局部皮肤清洗剂，防止可能由手术、注射或皮肤损伤引起的感染。按照医嘱，患者可在当地药房购买，并在术前一晚和手术当天早晨使用。在资源有限的地区可以使用普通的抗菌肥皂（如 Dial）。Rao 等[16]进行的一项临床研究表明，术前洗浴[包括莫匹罗星和洗必泰（氯已定）]是一种安全的方法，可以显著减少全关节置换术患者手术部位的金黄色葡萄球菌感染。

四、有支撑力的胸罩

提醒患者在保乳手术后佩戴良好的支撑文胸如运动文胸，是很重要的。如果患者进行了腋窝淋巴结清扫，需要佩戴能放置引流管的外科文胸。在术后前两周，鼓励患者日夜穿戴这种文胸，以减少任何可能引起疼痛的动作。Laura 等[17]进行了一项随机对照研究，比较了乳房肿瘤切除术和全乳房切除术患者术后使用乳房裹带和文胸的情况。这项研究很好地证明了与传统的乳房裹带相比，佩戴合身的文胸可以减少术后不适。合身的棉质文胸更透气、刺激性更小，在术后的前 24h 和之后都更加舒适。大多数女性认为这种文胸更容易使用，也更有吸引力。

用组织扩张器或假体进行乳房再造，以及接

受大的肿瘤整形手术的患者，应在出手术室前就佩戴文胸。在手术后的前 10～14 天内，应始终佩戴文胸用以加压，胸罩需要能同时容纳引流管。保留乳头的乳房切除术可能会使乳头血供受到影响，是否要佩戴文胸由医生决定。

建议接受自体组织移植的患者不要穿戴任何衣物，以免压迫皮瓣从而影响灌注。大多数皮瓣再造患者在手术后的前 2～4 周内都禁止穿文胸。

五、术后注意事项

（一）疼痛 / 上臂感觉

患者通常能很好地耐受乳房手术，术后疼痛较小，尤其是创伤较小的手术如前哨淋巴结活检（SLNB）的保乳切除手术。像重酒石酸氢可酮和对乙酰氨基酚（Norco®）这样的药物通常可在术后立即生效。创伤性较大的手术，如腋窝淋巴结清扫术（ALND）或乳房切除术后即刻行乳房再造，患者可能会有更严重的疼痛，除了非甾体抗炎药（NSAIDS）外，可能还需要更强的镇痛药。术后最常见的症状之一是腋窝疼痛和麻木，这些感觉通常是由肋间臂神经损伤引起的。患者也可能出现上臂、乳房或胸壁的内部感受异常。常见的感觉还包括压痛、紧绷、拉扯、刺痛和过敏。这些感觉通常持续几个月然后开始减弱。Baron 等[18]进行了一项研究，评估基线（3～15 天）和乳腺癌手术后 5 年的 18 种感觉异常的发生率、严重程度和对患者的困扰程度，并比较了 SLNB 与 SLNB 加立即或延期 ALND 的感觉异常。他们的结论是，与 ALND 相比，SLNB 的发生率、严重程度和困扰程度都较低，但有些感觉异常在 SLNB 后持续存在。在两组患者中，某些感觉异常在长达 5 年后仍普遍存在，如 SLNB 后的压痛和刺痛，ALND 后的紧张和麻木。为了减少患者的焦虑、管理患者的预期，在手术前教育患者进行正确的术后预期是很重要的。此外，术前应告知患者这些感觉异常可能无法通过镇痛药物来控制，特别是与肋间 – 臂神经的横断或损伤相关的感觉。再造手术中的扩张器是通过在皮肤下注射一个自密封的磁性的港来填充的。对于女性来说，组织扩张后出现紧绷和充盈感是很常见的。治疗方法包括服用非处方镇痛药（如对乙酰氨基酚或布洛芬）、洗热水澡、进行适当强度的运动练习。扩张 48～72h 后症状会改善。

（二）监测自体再造的组织灌注

自体组织再造手术时间一般在 4～10h，与众多因素有关，如皮瓣类型、单侧还是双侧、患者解剖结构的复杂性等。一旦手术结束，患者将被转移到重症监护室，对皮瓣灌注进行密切监测。观察带蒂组织瓣和游离组织瓣的要求不同。在重症监护室里可以每隔 30～60min 对皮瓣进行 1 次监测。

皮瓣的临床监测包括评估皮肤的颜色、充盈程度、毛细血管再充盈、针刺反应和温度。除了临床监测外，外科医生还可以利用某些技术，如多普勒超声或表面温度探头来监测皮瓣灌注。Bui 等在对 11 年多的微血管并发症的回顾综述中发现，大多数微血管并发症发生在手术后 48h 内，因此他们建议住院患者需监测 3～4 天[19]。

游离皮瓣存活率约为 95%～99%[20]。导致皮瓣失败的原因包括血栓形成、出血、血肿和血清肿形成。Cervenka 等报道约 17% 的游离皮瓣会出现血管损伤，挽救率为 70%～80%[20]。出现皮瓣灌注下降必须立即报告外科医生，因为这可能表明血管受压或血栓形成，需要紧急再次探查、尽可能挽救皮瓣[20, 21]。如果没有在早期发现灌注减少，可能挽救的机会就会下降。皮瓣失败对患者来说是一种生理上和心理上的严重打击。皮瓣修复失败的患者可能需要住院，进行二次手术再造乳房，恢复时间更长。皮瓣失败也会延期化疗和放疗，影响最终治疗效果。Haddock 等通过对 26 家微血管中心的一项研究发现，90.9% 的护理人员是皮瓣监测的主要责任人[1]，这就突出了护士在术后早期阶段的关键作用。

出院后，要对有可见皮岛的患者进行教育，教他们如何观察皮瓣的温度、颜色和尺寸变化。如果皮瓣或皮岛摸起来温度异常低，颜色变蓝，或者肿胀，必须及时就诊并接受现场评估。

（三）其他自体组织再造的术后注意事项

Motakef 等[22] 进行了一项系统回顾，对接受显微外科游离组织移植术的患者进行管理。他们建议，应维持患者体液平衡和水化，以确保能向移植组织输送足够的血液和氧分。护士应按照医嘱给患者静脉输液，直到患者能够口服[23]。必须注意控制患者的出入量。口服必须缓慢进行，以防止恶心和呕吐。严重的呕吐可引起伤口裂开[13]，并可使吻合口张力增大。最后，为防止吻合口血栓形成，患者可能需要进行抗凝治疗。Motakef 等建议口服阿司匹林 325mg 或皮下注射肝素 5000U。护理显微外科移植术患者的护士应该了解医院的抗凝治疗方案，以便能够最好地预测患者的需要。

（四）引流管护理

在签署知情同意书时尽管已跟患者交代引流管相关注意事项，但在出院时患者往往仍然感到不舒服，需要进行再次教育。对护理人员来说，向患者和家庭护理员进行示范和演示是很重要的，这样他们就可以熟悉引流过程。应提前提供宣教手册或视频链接，以帮助患者减少焦虑，引导正确的对引流护理的预期。

乳房再造后，皮下引流管要放置 1～2 周。对于接受自体再造的患者，供区如腹部也要放置引流管。检查引流管保持其引流畅通，防止阻塞。拔除引流管后，应教导患者如何监测血清肿的形成。

（五）血清肿

血清肿是乳腺癌手术后可能出现的一种浆液性积液。它可发生在乳房切除术后的皮瓣，或腋窝淋巴结清扫后的腋窝游离区域。其通常仅被认为是一种不良反应，而不是术后并发症。然而，在组织扩张器或假体附近形成的血清肿若不处理也会导致感染。患者会感到不适，经常需要多次门诊治疗，经皮细针抽吸排出血清。

用于治疗血清肿的方法有很多，如压迫、使用纤维蛋白密封胶、限制肩部活动、使用引流设备。Pogson 等[23] 对这些方法进行了系统回顾，发现没有一种方法能够解决问题。相反，Kontos 等[24] 得出结论，压力敷料是一种有效、廉价、易于操作的方法，可以减少 MRM 后原位引流的时间、患者数量和抽吸数量。应教患者熟悉血清肿的体征和症状，以及何时向医生反映这些情况。这将减少患者的焦虑，有助于促进术后恢复。

（六）再造术后术区评估和蜂窝织炎的监测

保乳手术后，外科医生会应用 Steri-Strips 和透明不透水敷料，如 Opsite™ 或 Tegaderm™ 来覆盖切口。术后第一天患者可以洗澡。建议 72～96h 后移除敷料，在术后复查前保留 Steri-Strips。重要的是要向患者强调用肥皂和水洗澡对愈合过程是有益的。通常患者不愿意触摸切口或将其沾水。术后，部分接受保乳手术的患者会有乳房感觉丧失、覆盖扩张器皮肤的整体感觉丧失。为了避免皮肤烫伤，应先在感觉完好的皮肤表面测试热源（如热水、热敷等），再将其用于术区。

扩张器再造后的假体周围感染是一个严重问题，会使术后恢复过程变得复杂[25]。蜂窝织炎的影响广泛，感染会延期辅助治疗的进行、需要取出假体、并对患者产生的情绪和心理产生影响。也可能需要再次手术、再次住院从而增加花费。乳腺癌术后感染的发生率为 3%～15%[26]。

护理团队对于患者的持续教育、患者及其家庭的支持是必不可少的。护士或高级执业护士必须提供个性化的护理，考虑患者的个体差异、需求和预期结果[9]。监测切口的变化或感染迹象对于适当的术后护理至关重要。术后首次摘除手术敷料时，护士应协助患者观察切口、给予情感支持，并开始教导如何进行切口护理和日常评估。应教导她们立即报告提示感染的体征和症状，如发烧、发冷、乏力、红斑、硬结或切口裂开，以及早发现和治疗感染。此外，在进行扩张器相关手术时，护士必须严格无菌操作、备皮，以防止感染。在持续的扩张注水过程中，护士可以反复探访患者、与患者建立良好关系，并利用充足的时间为患者进行宣教。持续的宣教十分有必要，利于预防和治疗并发症。

特定的危险因素可增加术后并发症的发生率。McCarthy 等发现吸烟、肥胖、高血压、年龄＞65 岁是乳房切除术后组织扩张器、假体再造出现并发症的危险因素 [27]。

Jones 等发现术前预防性使用抗生素可显著降低手术部位感染的风险 [26]。患者可以在术后短时间内使用抗生素，以减少感染的风险。护士必须对抗生素的使用、可能的不良反应与已经发生的不良反应进行宣教。

（七）淋巴水肿

尽管前哨淋巴结活检术（SLNB）的数量在增加，淋巴水肿仍然是乳腺癌手术的一个潜在并发症。淋巴水肿的体征和症状包括乳房、手臂、手或手指的沉重、僵硬或肿胀。接受 SLNB 的患者发生淋巴水肿的风险为 0%～7%，而接受腋窝淋巴结清扫的患者发生淋巴水肿的风险为 15%～25%[28]。在一项 Meta 分析研究中，Kell 等 [29] 比较了腋窝淋巴结清扫和 SLNB 两种手术的短期和长期并发症。他们发现 SLNB 的术后并发症发生率明显降低（表 68–1）[29, 30]。体重大、BMI 大、感染和同侧有损伤是发生淋巴水肿的重要危险因素。教育患者淋巴水肿的体征和症状，以及自我护理措施是很重要的。2011 年，Armer 等研究了患者对减少乳腺癌术后淋巴水肿风险的自我护理措施的局限性的看法 [31]。他们的发现表明，护士需要认识到患者在个人支持方面的需求，如肯定、安慰、有形的帮助、同情、解释和提供信息。仅针对减少淋巴水肿风险的自我护理措施进行宣教，可能不足以满足所有患者的需要。应评估患者对自我护理措施（包括人工淋巴引流和深呼吸）的了解，评估锻炼、健康饮食和适当皮肤护理的重要性。Lee 等 [32] 的一项研究得出结论，一些患者在术后得到一些不同的手臂使用程度的宣教，一些建议避免剧烈手臂活动，另一些则鼓励。这可能会让患者非常困惑、沮丧。医疗保健专业人员应该根据最新的指南对患者进行教育，使患者获得术后手臂使用方面准确和一致的信息。

（八）索条形成

索条形成（cording），也被称为腋窝网综合征（axillary web syndrome，AWS），是乳房手术后可能发生的并发症。索是主要位于腋窝下的绳样结构，也可延伸至同侧手臂内侧直至肘前窝 [33]。据报道，乳腺癌手术后 AWS 的发生率为 6%～72%[34, 35]。会导致疼痛、限制肩部运动。Moskovitz 等研究发现 [35]，74% 的 AWS 患者肩外展被限制在 90° 以下。治疗通常采用运动限制法；然而也有人建议采用干预措施包括限定范围内的运动练习、非甾体药物和热压缩治疗 [36]。重要的是教育 AWS 患者识别有关症状和体征，防止活动范围受限和肩膀冻结。早期干预和有效治疗对长期活动至关重要。

表 68–1　腋窝淋巴结切除与前哨淋巴结活检的短期和长期并发症

	数　量	前哨淋巴结活检	腋窝淋巴结切除	OR（95%CI）	*P*
淋巴结阳性	8928	27.6%	28.8%	1.0（0.86～1.17）	0.916
切口感染	2781	低	更高	0.58（0.42～0.8）	0.0011
血清肿	2125	低	更高	0.40（0.31～0.51）	0.0071
手臂肿胀	2154	前哨淋巴结活检低于 70%		0.30（0.14～0.66）	0.0028
麻木	3265	低	更高	0.25（0.1～0.59）	0.0018

NSABP B-32 通过 3 年的随访报道了前哨淋巴结活检与腋窝淋巴结切除相比在术后并发症方面的优越性

OR. 比值比；CI. 置信区间

六、身体活动

（一）保乳切除术 / 肿瘤整形

建议患者在术后一段时间内不要对术侧的乳房施加过大压力，6～8 周内不要进行会导致乳房剧烈跳动的体育活动（如慢跑和剧烈的心血管运动），以免影响手术效果[37]。建议在进行轻微活动时穿上运动胸衣，帮助减轻疼痛和减少肿胀。强烈鼓励其他形式的身体活动，特别是与恢复术侧肩部活动有关的活动。在不对术侧乳房施加压力、影响手术效果的前提下，鼓励肩部充分运动如手臂伸展、瑜伽、普拉提和举重。

（二）再造

乳房再造之后，外科医生需详细指导患者如何进行身体活动。术后至少 6 周内，患者应避免举超过 5～10 磅（2.27～4.54kg）的物体，避免剧烈运动，避免涉及推拉的活动。外科医生在住院期间应建议患者进行限定范围内的活动，并在出院后继续进行[13]。异体再造术后的练习起于术后第 1 天，但至最后一根引流拔除之前，活动范围可能仅限于 90° 以内。自体再造术后的练习起于术后至少 2 周，避免吻合口张力过大。当进行限定范围内的活动是安全的时候，就应该开始这种练习。如果患者的活动范围受到限制、效果也有限，可以接受物理治疗。护士应评估患者每次就诊时的活动范围，并教导患者慢慢伸展受累手臂至不适但不疼痛的程度。每个姿势应尽可能长时间保持[13]。当术后活动范围受到限制时，建议穿可以从前面穿脱的衣服，如带扣的衬衫。在扩张器注水扩张的过程中，选择合适的服饰也可以保护及提高患者的自尊。宽松的印花衬衫、上衣、毛衣和围巾可以掩盖单侧再造时及达到最佳扩张尺寸前的不对称。指导患者术后避免将切口浸入浴缸、游泳池或按摩浴缸，避免感染。有时，在 Jackson Pratt 引流管被移除之前，患者禁止进行腰部以上部位洗浴。此外，乳房切除术后感觉减退是很常见的，必须告诉患者术后禁止热敷或冷敷，以避免皮瓣皮肤破裂和烧伤。

为防止其他并发症如血栓或肺炎，应鼓励患者术后进行走动。在以自体为基础的再造中，建议患者避免可能拉伸或压迫供体部位的活动。例如，在基于腹部皮瓣的自体再造中，患者可能需要微微前倾以降低腹部切口的张力。

七、结论

癌症的诊断对患者的生活来说是一个转变，可能是毁灭性的。患者经常会产生各种情绪，如愤怒、否认、恐惧和绝望。护士通常是患者在确诊后看到的第一个医疗团队的成员。大多数患者需要手术干预，通常在几周内安排。就诊期间，患者会在短时间内接受和理解大量信息。然后他们将根据刚刚提供的信息做出有关护理的决定。

患者通常需要不同专业的专业知识，一些患者在治疗过程中会遇到一位乳房外科医生、一位整形和再造外科医生、一位肿瘤内科医生和一位放疗科医生。因此，护士和其他专业人员必须进行合作，每个人对于患者理解所有信息来说都至关重要。此外，学习不同的专业知识、决定治疗方案是有挑战的、困难的。护士具有教育和倡导的责任，并成为患者整个护理流程的来源。开放和持续的患者 – 护士之间的沟通可以通过电话交谈、随访和电子通讯很容易地实现。在这种情况下，护士必须在术前和术后为患者提供充分的信息，保证患者充分知情，并且为自己的健康负责。

应鼓励患者在家人或护理员的陪同下就诊。大多数患者无法理解在就诊过程中提供的所有信息，而家属或护理员的在场可以帮助患者收集和获取信息，并提出适当的问题来帮助患者。给患者和护理员设定预期有助于减少乳腺癌诊断带来的焦虑和恐惧。

癌症没有界限，它会影响人们生活中的任何一个阶段。我们希望与我们的同事一起，通过提供足够的教育和持续的支持来减轻患者和家属在此种困难情况下的负担，从而带来更好的结果，改善患者的体验。

参考文献

[1] Bonaldi-Moore L (2009) Educational program: the nurse's role in educating postmastectomy breast cancer patients. Plast Surg Nurs 29(4):212–219; quiz 220-211
[2] Kessels RP (2003) Patients' memory for medical information. J R Soc Med 96(5):219–222
[3] Kruzik N (2009) Benefits of preoperative education for adult elective surgery patients. AORN J 90(3):381–387
[4] Chan LK (2010) Body image and the breast: the psychological wound. J Wound Care 19(4):133–134, 136, 138
[5] Chao LF, Patel KM, Chen SC, Lam HB, Lin CY, Liu HE, Cheng MH (2014) Monitoring patient-centered outcomes through the progression of breast reconstruction: a multicentered prospective longitudinal evaluation. Breast Cancer Res Treat 146(2):299–308
[6] Berbers J, van Baardwijk A, Houben R, Heuts E, Smidt M, Keymeulen K, Bessems M, Tuinder S, Boersma LJ (2014) 'Reconstruction: before or after postmastectomy radiotherapy?' a systematic review of the literature. Eur J Cancer 50(16):2752–2762
[7] Fischer JP, Wes AM, Tuggle CT, Nelson JA, Tchou JC, Serletti JM, Kovach SJ, Wu LC (2014) Mastectomy with or without immediate implant reconstruction has similar 30-day perioperative outcomes. J Plast Reconstr Aesthet Surg 67(11):1515–1522
[8] Metcalfe KA, Zhong T, Narod SA, Quan ML, Holloway C, Hofer S, Bagher S, Semple J (2015) A prospective study of mastectomy patients with and without delayed breast reconstruction: long-term psychosocial functioning in the breast cancer survivorship period. J Surg Oncol 111(3):258–264
[9] Lamp S, Lester JL (2015) Reconstruction of the breast following mastectomy. Semin Oncol Nurs 31(2):134–145
[10] Spear SL, Spittler CJ (2001) Breast reconstruction with implants and expanders. Plast Reconstr Surg 107(1):177–187; quiz 188
[11] Gart MS, Smetona JT, Hanwright PJ, Fine NA, Bethke KP, Khan SA, Wang E, Kim JY (2013) Autologous options for postmastectomy breast reconstruction: a comparison of outcomes based on the American College of Surgeons National Surgical Quality Improvement Program. J Am Coll Surg 216(2):229–238
[12] Duraes EF, Schwarz G, Durand P, Moreira-Gonzalez A, Duraes LC, de Sousa JB, Djohan RS, Zins J, Bernard SL (2015) Complications following abdominal-based free flap breast reconstruction: is a 30 days complication rate representative? Aesthet Plast Surg 39(5):694–699
[13] Stermer C (2008) Helping your patient after breast reconstruction. Nursing 38(8):28–32
[14] Long L, Israelian A (2013) Care of patients with deep inferior epigastric perforator reconstruction. Plast Surg Nurs 33(2):63–68; quiz 69-70
[15] Tachi M, Yamada A (2005) Choice of flaps for breast reconstruction. Int J Clin Oncol 10(5):289–297
[16] Rao N, Cannella B, Crossett LS, Yates AJ Jr, McGough R 3rd (2008) A preoperative decolonization protocol for *Staphylococcus aureus* prevents orthopaedic infections. Clin Orthop Relat Res 466(6):1343–1348
[17] Laura S, Clark D, Harvey F (2004) Patient preference for bra or binder after breast surgery. ANZ J Surg 74(6):463–464
[18] Baron RH, Fey JV, Borgen PI, Stempel MM, Hardick KR, Van Zee KJ (2007) Eighteen sensations after breast cancer surgery: a 5-year comparison of sentinel lymph node biopsy and axillary lymph node dissection. Ann Surg Oncol 14(5):1653–1661
[19] Bui DT, Cordeiro PG, Hu QY, Disa JJ, Pusic A, Mehrara BJ (2007) Free flap reexploration: indications, treatment, and outcomes in 1193 free flaps. Plast Reconstr Surg 119(7):2092–2100
[20] Cervenka B, Bewley AF (2015) Free flap monitoring: a review of the recent literature. Curr Opin Otolaryngol Head Neck Surg 23(5):393–398
[21] Selber JC, Angel Soto-Miranda M, Liu J, Robb G (2012) The survival curve: factors impacting the outcome of free flap take- backs. Plast Reconstr Surg 130(1):105–113
[22] Motakef S, Mountziaris PM, Ismail IK, Agag RL, Patel A (2015) Emerging paradigms in perioperative management for microsurgical free tissue transfer: review of the literature and evidence-based guidelines. Plast Reconstr Surg 135(1):290–299
[23] Pogson CJ, Adwani A, Ebbs SR (2003) Seroma following breast cancer surgery. Eur J Surg Oncol 29(9):711–717
[24] Kontos M, Petrou A, Prassas E, Tsigris C, Roy P, Trafalis D, Bastounis E, Karamanakos P (2008) Pressure dressing in breast surgery: is this the solution for seroma formation? J BUON 13(1):65–67
[25] Kirkland KB, Briggs JP, Trivette SL, Wilkinson WE, Sexton DJ (1999) The impact of surgical-site infections in the 1990s: attributable mortality, excess length of hospitalization, and extra costs. Infect Control Hosp Epidemiol 20(11):725–730
[26] Jones DJ, Bunn F, Bell-Syer SV (2014) Prophylactic antibiotics to prevent surgical site infection after breast cancer surgery. Cochrane Database Syst Rev 3:CD005360
[27] McCarthy CM, Mehrara BJ, Riedel E, Davidge K, Hinson A, Disa JJ, Cordeiro PG, Pusic AL (2008) Predicting complications following expander/implant breast reconstruction: an outcomes analysis based on preoperative clinical risk. Plast Reconstr Surg 121(6):1886–1892
[28] McLaughlin SA, Wright MJ, Morris KT, Giron GL, Sampson MR, Brockway JP, Hurley KE, Riedel ER, Van Zee KJ (2008) Prevalence of lymphedema in women with breast cancer 5 years after sentinel lymph node biopsy or axillary dissection: objective measurements. J Clin Oncol 26(32):5213–5219
[29] Kell MR, Burke JP, Barry M, Morrow M (2010) Outcome of axillary staging in early breast cancer: a meta-analysis. Breast Cancer Res Treat 120(2):441–447
[30] Ashikaga T, Krag DN, Land SR, Julian TB, Anderson SJ, Brown AM, Skelly JM, Harlow SP, Weaver DL, Mamounas EP, Costantino JP, Wolmark N (2010) Morbidity results from the NSABP B-32 trial comparing sentinel lymph node dissection versus axillary dissection. J Surg Oncol 102(2):111–118
[31] Armer JM, Brooks CW, Stewart BR (2011) Limitations of self-care in reducing the risk of lymphedema: supportive-educative systems. Nurs Sci Q 24(1):57–63
[32] Lee TS, Kilbreath SL, Sullivan G, Refshauge KM, Beith JM (2010) Patient perceptions of arm care and exercise advice after breast cancer surgery. Oncol Nurs Forum 37(1):85–91
[33] Tilley A, Thomas-Maclean R, Kwan W (2009) Lymphatic cording or axillary web syndrome after breast cancer surgery. Can J Surg 52(4):E105–E106
[34] Leidenius M, Leppanen E, Krogerus L, von Smitten K (2003)

Motion restriction and axillary web syndrome after sentinel node biopsy and axillary clearance in breast cancer. Am J Surg 185(2):127–130

[35] Moskovitz AH, Anderson BO, Yeung RS, Byrd DR, Lawton TJ, Moe RE (2001) Axillary web syndrome after axillary dissection. Am J Surg 181(5):434–439

[36] Cheville AL, Tchou J (2007) Barriers to rehabilitation following surgery for primary breast cancer. J Surg Oncol 95(5):409–418

[37] El-Tamer M (ed) (2013) Principles and techniques in oncoplastic breast cancer surgery. World Scientific Press, Singapore

第69章 乳房再造后的美学和生活质量

Aesthetic and Quality of Life After Breast Reconstruction

Gabriela dos Santos　Cicero Urban　著
马小睦　译　刘春军　校

一、概述

乳腺癌术后患者的生活满意度和生活质量存在诸多差距。虽然研究结果受到不同方法和人群规模的限制，一些研究仍报道了很高的术后满意度[1]。患者的满意度是护理、关注和患者主观感受的综合结果。满意度还取决于其他因素，如社会经济因素、临床条件和包括辅助治疗、保留乳头－乳晕复合体（NAC）和双侧对称性在内的整体治疗[1]。

肿瘤整形手术的发展是乳腺癌治疗的最大成就之一，它可以提高美观度、减少患者心理伤害，提高患者生活质量。使用乳房缩小成形术可以将大体积的肿瘤进行大范围切除，保留乳房，同时与对侧保持对称性，获得满意的肿瘤和美学结果。

乳房皮下切除术是一个很好的选择，可以保留或不保留 NAC、保留乳房下皱襞，在某些特定的病例中它可以获得比部分切除术更好的美学效果。当需要行根治性乳房切除术时，应考虑以下步骤，即采用腹部肌皮瓣（横行腹直肌肌皮瓣或 TRAM 皮瓣）、背阔肌肌皮瓣，甚至植入假体来进行即刻再造，这些都有助于改善患者的生理和心理，提高生活质量。

本章的目的是分析乳房再造后的美学和生活质量评价标准。

二、美学和肿瘤结果

随机试验表明，对于小肿瘤来说，保乳手术与乳房切除术可以取得相同的肿瘤效果[2, 3]。Rietjens 等[4]的研究表明，采用肿瘤整形技术进行保乳手术的 T_1～T_2 期肿瘤患者的标本边缘阳性或弱阳性的比例是 8%，比 NSABP B-06 研究中 T_1 肿瘤患者的 10% 更低。因此，使用肿瘤整形技术可以实现更大范围的切除，切缘阳性风险更低，这意味着能更好地控制局部复发。

一个满意的肿瘤结果是保守手术最重要的目标。系统回顾表明，保守手术可用于大肿瘤的患者，这些患者在过去会接受乳房切除术。现在，他们可以接受保乳手术，同时使用整形重塑技术和对侧对称性纠正术。

乳房切除术后即刻乳房再造包括保留或不保留 NAC、植入假体或使用肌皮瓣的再造，结合对侧同期乳房手术，可以达到更好的结果，提高患者对形象的满意度，保护患者的自尊。

除了其他因素外，结果的美观程度取决于乳房的大小和形状、肿瘤的位置，以及评估者的经验。现有的量表并没有涵盖所有这些个性化的方面及患者的意见（表 69–1）。

专家组评估法（panel evaluation method, PEM）仍然是最常用和最被接受的美观度主观评估方

表 69-1 美观度评估的方法举例

方 法	使用的参数	分 数	结 论
Harris 量表[9, 38]	纤维化、乳房收缩、皮肤和匹配效果的改变	0= 无 1= 轻度 2= 中度 3= 重度	很好、好、一般或差
BCCT.core[12, 13]	不对称、皮肤颜色改变、可见瘢痕		很好、好、一般或差
BAT[11, 13]	不对称		好、一般或差
Garbay 等[20]	乳房体积和形态、对称性、裂隙和瘢痕	从 0（最差）到 10（最好）	
Calabrese 等[21]	形态、体积和对称性	从 1（最差）到 3（最好）	8～9= 很好 6～7= 好 4～5= 一般 ≤ 3= 差

法[5, 6]。来自不同背景的专业和非专业观察员的差异是显著且常见的，因此 Vrieling 建议一个团队应至少由 5 名成员组成。此外，Haloua 等认为可能仅需要 3 个观察者[8]。

1979 年，Harris 等[9]结合纤维化、乳房收缩、皮肤变化和匹配程度这几个因素评估了美学结果。评分系统为：0 分（无），1 分（轻微），2 分（中度），3 分（严重）。此外，也有其他分类：瘢痕不明显（0 分），瘢痕明显（1 分），主要组织丢失（2 分）。整体而言，美学结果分为 1 级"很好"（乳房在治疗后与治疗前几乎相同），2 级"好"（乳房在治疗后与治疗前略有不同），3 级"一般"（乳房在治疗后与治疗前几乎相同，没有畸形），4 级"差"（乳房在治疗后严重畸形）。

有两种评价保乳术后的美观效果的客观方法：Breast Cancer Conservative Treatment. Cosmetic results（BCCT.core）[10]、Breast Analyzing Tool（BAT）。两种方法都对患者的照片进行评估。BCCT.core 评分主要分析与不对称、颜色变化和瘢痕相关的参数，而 BAT 只关注不对称。

BCCT.core 程序自动评估用于乳腺癌保守治疗美学评估的几个指标（不对称、皮肤颜色变化和瘢痕可见性）。BCCT.core 随后使用人工智能技术将这些参数转化为向用户呈现的美学结果，即很好、好、一般或差[12, 13]。之前的一项分析表明 BCCT.core 美学评估结果与患者的观点相当一致，后者通过保乳手术治疗结果量表（breast conservation surgery treatment outcome scale，BCTOS）来衡量审美状态[14–16]。

Haloua 等研究了 BCCT.core 软件和来自不同背景的 10 名成员组成的小组在评估保乳术后患者方面的优点和缺点[8]。平均整体得分 BCCT.core 与小组基本一致（加权 kappa: 0.68）。相比之下，二者在瘢痕组织评估方面的差距较大[8]。除个人背景外，对小组成员进行不同亚组的组合后，得分仍然与 BCCT.core 基本一致（0.64～0.69）。因此，虽然用软件分析瘢痕组织还有待提高，但 BCCT.core 已经可以有效及高效地替代小组评估[8]。

最近发表的另外两项研究评估了肿瘤整形手术和即刻乳房假体再造的美学效果，并将特定的软件程序与专家和患者的意见进行了比较。他们之间没有得到相同结果[17]。在第一个系列中，第一次应用这个软件比较了专家之间的 OP 一致性，软件显示一致性较差（K=0.12）。这一结果在某种程度上是由于使用了 Garbay 量表而不是 Harris 量表。Harris 量表是一种很好的保乳手术美学评估方法，但在这个研究中使用 Garbay 量表似乎更合适，因为它更多地考虑了一些与对称性相关的具体细节，这对于在OP中评估会更好。另一个可以解释这一结果的重要原因是，软件评估分析的乳房位于单一位置，而专家是从3个位置进行评估[18]。在第二个系列中患者接受了即刻乳房假体再造，患者评估的美学结果与专家和软件评估的美学结果有显著差异（$P < 0.001$）。与此相反，软件和专家的评估的结果没有观察到这种差异[19]。

BAT程序使用明确的标志（颈静脉切迹到乳头距离、乳头到乳房边缘的距离），并计算左右乳房之间的差异。长度之间的差异是根据表面积变化的，被标记为差异百分比和差异因子。所得值可转换为简化的三点Harris量表（好、一般和差）[11, 13]。

由Stanton等构建的BCTOS审美系统包含22个项目[16]，它的功能是评估乳腺癌治疗后患者对美学和功能结果的主观评价。要求患者对BCTOS问卷中的每一项进行评分，标准为4档，评估乳房在治疗前和治疗后的差异（1分表示无差异，4分表示差异很大）。英语版本在18个条目和3个内部一致的量表上产生了连续的因素结构，3个量表分别为功能状态（如肩膀和手臂的运动、僵硬或疼痛）、美容状态（如乳房大小、纹理、乳房形状和瘢痕组织）和乳房特有的疼痛感受（如乳房疼痛、压痛和敏感性变化）[16]。每个量表的得分是所有项目的平均值[15]。

此外，评价美学效果的方法是Garbay等改进的量表[20]，它考虑了乳房的体积、形状、对称性、乳房下皱襞的位置和瘢痕（表69–2）。从客观的角度来看，这一工具似乎是专家们对美学效果评价中最完整的一种。

文献中报道的量表是由Calabrese等提出的[21]，使用的评分系统范围从1到3，使用的参数是容易观察的：乳房的形状、体积和对称性（表69–3）。3个参数的分数之和为8～9时是很好，6～7是好，4～5是一般，≤3是差。每次发现瘢痕、NAC位置不当、放疗导致的可见皮肤影响时，该评分降低1分。

BREAST-Q是一种基于患者报告结果的评估工具，它严格遵循国际推荐的指南来解决乳房手术患者缺少评估工具的问题[22]。它已被翻译成30种语言，并量化了术前和术后乳房整形再造手术对与健康有关的生活质量（包括身体、心理和性健康）和患者满意度（包括对乳房、结果和护理的满意度）的影响[23]。

目前有四个模块（乳房缩小术、隆乳术、乳房再造和无再造的乳房切除术），每一个模块都包括一个核心的独立量表，评估六个领域（乳房满意度、总体结果满意度、心理健康、性健康、身体健康和护理满意度）。对于每个项目，使用连续的整数（1～4依次为非常不满意–非常满意）表示不断增加的满意度。

自2009年开始使用以来，用BREAST-Q的文章数量每年都在增加[23]。49篇论文中，共有22 457名患者完成了至少一个BREAST-Q模块。在这些参与者中，20 390名患者完成了乳房再造模块的一个或多个量表。使用乳房再造模块的有

表69–2　Garbay等改进量表[20]

分量表	0	1	2
乳房体积	与对侧相比明显不相同	与对侧相比中度不同	两侧体积相同
乳房形状	显著的轮廓畸形或形态不对称	中度的轮廓畸形或形态不对称	轮廓自然、对称
乳房位置	显著移位	中度移位	位置对称、美观
下皱襞位置	不明确	明确但不对称	明确且对称
乳房瘢痕	明显（萎缩、收缩）	一般（宽瘢痕、颜色差异明显，但没有萎缩、收缩）	不明显（浅，无颜色差异）

表 69–3 美观度结果的评估量表

参 数	分 数		
形态	1	2	3
体积	1	2	3
对称性	1	2	3
粗糙和可见的瘢痕	–1		
乳头、乳晕位置不佳	–1		
放疗导致的皮肤不佳	–1		

引自 Calabrese 等 [21]

39 篇，隆乳模块的 7 篇、乳房缩小术模块的 4 篇、乳房切除术模块的 3 篇 [23]。

三、生活质量

1947 年，世界卫生组织第一次将生活质量定义为“一种完全的身体、精神和社会幸福指数的状态，而不仅仅是没有疾病或虚弱。”

生活质量是主观因素（如个人对自己生活的总体满意度）和客观因素（如物质上的满足、良好的家庭关系、接受癌症治疗的及时性，及对医疗护理的可靠性）综合作用的结果。总之，是各种可以带给人平和、可靠、自信和幸福感的因素。生活质量方面需要包括人的各种需要，如身体、心理、社会和精神方面。

癌症患者治疗的所有阶段都必须考虑生活质量的问题。事实上，与癌症及其治疗本身有关的所有症状和问题，其中包括日常活动的限制和化疗造成的毒性，都可能影响患者。许多患者在工作、社会关系、身体能力和在家庭中的角色方面仍有变化。

总的来说，研究结果表明医生更容易低估患者功能的丧失、症状的严重程度、心理的损伤和精神疾病的发病率 [24, 25]。因此，已经可以通过使用调查问卷来评估生活质量，发现患者在功能、心理和社会方面的需求。

在过去的十年中，癌症的社会心理影响已成为患者护理和对该疾病研究的一个核心。很多研究集中于过去被忽视的特定的生活质量，如身体形象和性生活 [26, 27]。然而，涉及初级治疗时间和寿命延长的数据仍然很少 [27]。一些研究表明，性生活问题是常见的 [26, 28 – 30]，但生活质量、身体形象、幽默和家庭关系也受到一定影响 [30、31]。

已经有几种用来评估生活质量的工具，但我们注意到它们都是一般的问卷，并没有评估患者所意识到和经历的具体变化（表 69–4）。我们已经意识到，在已经被描述和验证过的问卷中，自尊、性和女性气质方面的变化没有得到恰当的和令人满意的评估。这些一般工具的目的是在全球范围内评估与生活质量（身体、社会、心理和精神）有关的重要方面。例如，医疗结果研究 36 项简短表格卫生调查（SF-36）[32]、世界卫生组织生活质量（WHOQOL）[33]、欧洲研究和治疗乳腺癌特异性生活质量问卷（EORTC QLQ-BR23）[34] 和乳腺癌治疗功能评估（FACT-B）[35]，在更年期最相关的是更年期生活质量问卷绝经期评定量表（MRS）[37] 和女性健康问卷（WHQ）[38]。这些调查问卷已被证明是可靠的。

最近，一篇文章系统回顾了在乳腺癌患者中使用的健康相关生活质量工具的发展过程或价值体系。每一种工具都由两名研究人员独立评估，偶尔也会有第三名研究人员使用患者报告结果（EMPRO）工具进行评估。计算了综合得分和七个属性特定的 EMPRO 得分（范围 0～100，表示从最差到最好），七个属性，即概念和测量模型、可靠性、有效性、反应性、可解释性、负担和替代形式。在我们对乳腺癌患者健康相关生活质量的 EMPRO 评估工具中，FACT-B 在总体上得分最高。然而，根据研究目的，一些工具（EORTC BR-23，IBCSG，SF-36 和 WHOQOL BREF） 在 EMPRO 中包含的一些具体的个体维度上表现出良好的性能 [39]。

SF-36 是一份多维问卷，有 11 个问题共 36 个项目，分为 8 个组成部分：功能能力（10 个项目），身体方面（4 个项目），疼痛（2 个项目），整体健康状况（5 个项目），活力（4 个项目），情感方面（3 个项目）、心理健康（5 个项目）、社会方面（2 个项目），以及将当前健康状况与 1

表 69–4 生活质量评估

工　具	
SF-36[40, 42]	由 11 个问题组成，总共 36 项，分为 8 个部分：功能能力（10 个项目）、身体方面（4 个项目）、疼痛（2 个项目）、整体健康状况（5 个项目）、活力（4 个项目）、情感方面（3 个项目）、心理健康（5 个项目）、社会方面（2 个项目），以及一个将当前健康状况与 1 年前进行比较的问题
WHOQOL-100[33]	包括 24 个方面和 6 个领域：身体健康、心理健康、独立水平、社会关系、环境 / 精神 / 宗教和个人信仰
EORTC QLQ-C30[34]	功能量表包括总体生活质量、身体机能、角色 / 表现、认知功能、情感功能和社会功能。三个症状量表包括疲劳、疼痛和恶心 / 呕吐。6 个简单项目是呼吸困难、失眠、食欲不振、便秘、腹泻和经济问题
EORTC QLQ BR-23[34]	由 23 个问题组成，包含在多个项目量表中，用来测量化疗的副作用，与手臂、乳房、身体形象和性行为有关的症状。有一些简单的项目来评估性满意度、脱发干扰和未来展望
EORTC 试验 10,801[43]	10 个问题，评估身体形象、对复发的恐惧、对治疗和美容结果的满意度
FACT-B[35]	包括身体、社会、情感、功能分量表和乳腺癌分量表（BCS）
Rosenberg 自尊量表 [44, 45]	10 个问题，每个答案有 4 个选项：非常同意、同意、不同意或非常不同意
STAI（State-Trait 焦虑 Inventory）[42]	20 个问题，评估焦虑状态和焦虑特质
CES-D（流行病研究中心抑郁量表）[42]	包含 20 个自我评估量表，测量过去一周内抑郁状态和程度
RAND 36 项健康调查 1.0[41, 46]	从 8 个维度评估健康情况：身体功能、身体疼痛、由于身体健康问题造成的角色限制、由于个人或情绪问题造成的角色限制、一般心理健康、社会功能、精神状态（精力充沛 / 疲劳）和对健康的看法。此外，它还包括一项单独的评估所感知到的健康变化的项目

年前进行比较的一个问题。每组分值为 0～100，其中 0 表示最差状况，100 表示最佳状况 [40、41]。然而，这份问卷也有一些局限性，例如不包括与性有关的问题。

WHOQOL-100 是一种工具，涵盖 24 个方面共 96 个问题，以及一个涉及一般健康状况和总体生活质量的方面。每个方面用 5 点 Likert scale 量表的 4 个项目来测量。24 个方面的最初得分涉及有关总体生活质量的 6 个领域：身体健康、心理健康、独立水平、社会关系 / 环境 / 精神 / 宗教和个人信仰 [33]。现在广泛接受的是将这 24 个方面转换为 WHOQOL 组描述的 4 个领域 [40]。得分高表明生活质量良好，除了疼痛不适、消极感受和药物或治疗依赖。参考时间为术后前两周。该仪器有一定的可靠性和有效性，灵敏度也高 [42]。

EORTC QLQ-C30 和 BR-23 是一份用 81 种语言翻译和验证的问卷，全世界有超过 3000 个研究在使用。QLQ-C30 3.0 是最新的版本，所有的研究中必须使用。它由 30 个问题组成，定义了 5 个功能量表、3 个症状量表、总体生活质量和 6 个简单项目。量表包含一个问题。EORTC QLQ-C30 补充了特定疾病模块，如乳腺癌（QLQ BR-23）、肺癌、头颈部、食管癌、卵巢癌、胃癌、宫颈癌和多发性骨髓瘤。功能量表领域包括总体生活质量（第 29 和 30 项）、身体功能（第 1～5 项）、角色和表现（第 6 和 7 项）、认知功能（第 20 和 25 项）、情绪功能（第 21 和 24 项）、社会功能（第 26 和 27 项）。症状量表领域包括疲劳

（第 10、12、18 项）、疼痛（第 9 和 19 项）、恶心和呕吐（第 14 和 15 项）。6 个简单项目包括：呼吸困难（第 8 项）、失眠（第 11 项）、食欲不振（第 13 项）、便秘（第 16 项）、腹泻（第 17 项）和经济困难（第 28 项）。模块 BR-23 有 23 个问题，包含在多个项目量表中，用来测量化疗的副作用（第 31～34 项和第 36～38 项），与手臂（第 47～49 项）、乳房（第 50～53 项）、身体形象（第 39～42 项）和性行为（第 44 和 45 项）有关的症状。有一些简单的项目来评估性满意度（第 46 项）、脱发干扰（第 35 项）和未来展望（第 43 项）[34]。

EORTC 试验 10801 是一项评估 278 名患者生活质量的研究，其中 127 名接受改良根治性乳房切除术，151 名接受保守性手术。研究采用问卷调查了关于身体形象、对复发的恐惧、对治疗和美容结果的满意度在内的 10 个问题[43]。虽然该问卷尚未得到验证，但似乎最适合用来评价乳腺癌患者的治疗满意度（表 69–5）。

FACT-B 是为乳腺疾病患者进行自行管理而设计的，自 1997 年以来已被广泛使用。FACT-B 由 FACT- 一般分量表（FACT-G）和乳腺癌分量表组成，后者补充了一般分量表中针对乳腺癌患者生活质量的条目。FACT-G 包括身体、社会、情感和功能分量表。被试需要根据每个分量表的每一项选择最合适的答案："一点也不""有一点""有""相当""非常"。将所有分量表条目得分相加得到总分，即分量表得分。所有的分量表都进行评分，得分越高，生活质量越好[35]。

近十年，有一些用来衡量患者满意度的量表，如已被国际科学界广泛接受的 Rosenberg 自尊量表[44, 45]，患者通过该量表自行评估。该量表由 10 个问题组成，每个答案有 4 个选项：十分认同、认同、不认同或非常不认同。量表的得分从 0（最佳自尊感）到 30（最差自尊感）[45]（表 69–6）。

其他量表在文献中也有报道，如特质焦虑量表（STAI）与流行病学研究中心抑郁量表（CES-D）。

STAI由 20个项目组成，评估焦虑状态（state anxiety）和焦虑特质（trait anxiety）[42]。这个量表评估了人们在某一特定时刻的感受，分为 4 个等级，从 1（完全不喜欢或几乎不喜欢）到 4（非常喜欢或几乎总是喜欢）。

CES-D 是一个包含 20 个项目的自我报告量表，旨在测量过去一周内抑郁状态和程度。评分范围从 1（很少或从不）到 4（几乎总是）。分数为0～60分，得分在16分以上提示有抑郁症状[42]。

RAND36 项健康调查 1.0 版本实际上与 SF-36

表 69–5　EORTC 试验 10,801：生活质量调查问卷[43]

	总　是	大部分时候	有　时	很　少	没　有
1. 我对我的外表感觉不自在	1	2	3	4	5
2. 我被癌症复发的事情困扰	1	2	3	4	5
3. 我为我的身体感到羞耻	1	2	3	4	5
4. 我相信疾病带来的困难没有了	1	2	3	4	5
5. 我在丈夫或伴侣面前赤裸的时候感到不自在	1	2	3	4	5
6. 我不喜欢我自己	1	2	3	4	5
7. 我对未来的健康状况感到担忧	1	2	3	4	5
8. 我认为我的身体不属于我	1	2	3	4	5
9. 如果可以再次选择，我会选择相同的治疗	1. 是的　2. 可能　3. 可能不会　4. 绝对不会				
10. 术侧的乳房与对侧相似	1. 非常　2. 有些　3. 一点　4. 绝不				

表 69-6 Rosenberg-EPM 自尊量表[44, 45]

1. 总体来说，我对自己是满意的 2. 有时我觉得自己根本不好 3. 我感觉我有很多优点 4. 我可以像大部分其他人那样做事 5. 我感觉我没有很多值得骄傲的地方 6. 我有时觉得自己十分没用 7. 我认为我是一个有用的人，至少和其他人在同等水平 8. 我希望我能更尊重自己 9. 总之，我倾向于认为自己是一个失败者 10. 我对自己持积极态度
选项： A. 十分认同 B. 认同 C. 不认同 D. 十分不认同
量表得分从 0（最佳自尊感）到 30（最差自尊感）

相同[41]，从 8 个维度评估健康情况：身体功能、身体疼痛、由于身体健康问题造成的角色限制、由于个人或情绪问题造成的角色限制、一般心理健康、社会功能、精神状态（精力充沛或疲劳）和对健康的看法。此外它还包括一项单独项目，评估所感知到的健康变化。这些维度的基本原理是，在广泛使用的健康调查中，健康概念是最常用的。用于测量每个维度的分数的项目改编自已经使用 20～40 年或更长时间的工具[41]。分量表的分数从 0～100。得分高表示健康状态良好。评估功能的时间范围是术后前 4 周。RAND-36 具有良好的可靠性和有效性[46]。

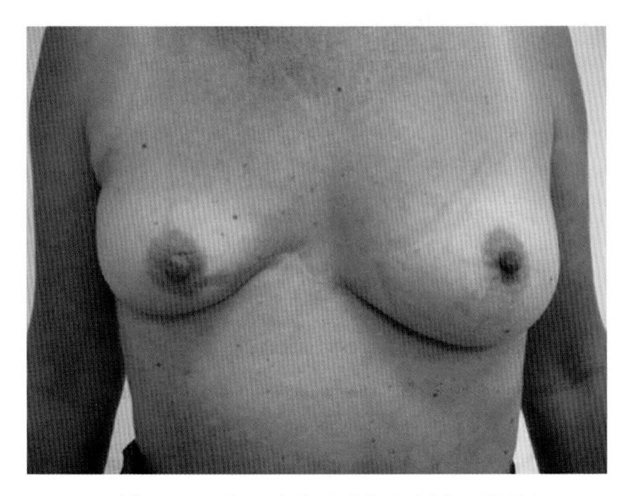

▲ 图 69-1 乳腺癌术后评估美观效果的量表

四、临床案例

下面使用两个工具来评估三个案例（图 69-1 至图 69-3）的美观结果。两个工具分别是：Garbay 等改良的量表[13]（案例 1、案例 2、案例 3 分别对应表 69-7、表 69-9、表 69-11）和 Calabrese 量表（案例 1、案例 2、案例 3 分别对应表 69-8、表 69-10、表 69-12）。

在案例 3 中，使用两个工具的结果不同，这使我们关注两个方法的不同之处以及对更广泛和更标准化量表的需求。

五、结论

到目前为止，仍没有一个最有效的方法来评估乳房整形术后的美学结果。

未来还需进一步的研究，对接受肿瘤整形手术、保乳手术和乳房切除术伴或不伴乳房再造的

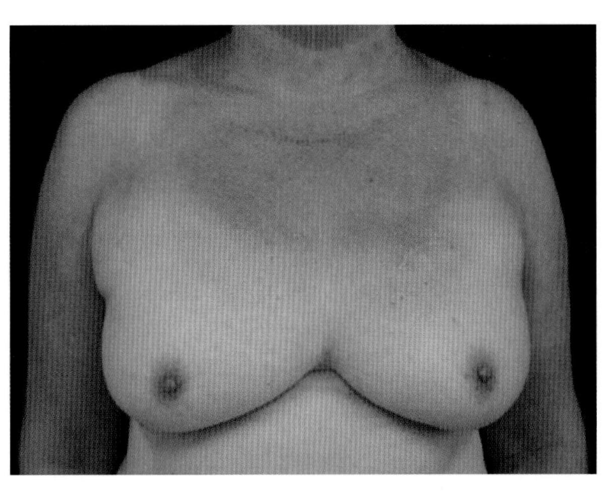

▲ 图 69-2　用 Garbay 量表评估乳腺癌术后美观效果的案例

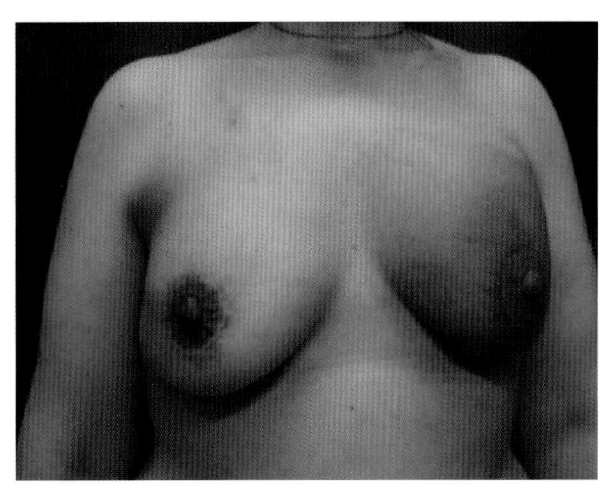

▲ 图 69-3　用 Calabrese 量表评估乳腺癌术后美观效果的案例

表 69-7　案例 1：Garbay 等改进量表 [13]

量　表	0	1	2	实　例
乳房体积	与对侧相比明显不相同	与对侧相比中度不同	两侧体积相同	0
乳房形状	显著的轮廓畸形或形态不对称	中度的轮廓畸形或形态不对称	轮廓自然、对称	0
乳房位置	显著移位	中度移位	位置对称、美观	0
下皱襞位置	不明确	明确但不对称	明确且对称	1
乳房瘢痕	明显（萎缩、收缩）	一般（宽瘢痕、颜色差异明显，但没有萎缩、收缩）	不明显（浅，无颜色差异）	1
总分				2
结论				差

表 69-8　案例 1：Calabrese 量表 [14]

参　数	分　数			实　例
形态	1	2	3	1
体积	1	2	3	1
对称性	1	2	3	1
粗糙和可见的瘢痕	–1			–1
乳头乳晕位置不佳	–1			0
放疗导致的皮肤不佳	–1			0
总分				2
结论				差

表 69–9　案例 2：Garbay 等改进量表 [13]

量表	0	1	2	实例
乳房体积	与对侧相比明显不相同	与对侧相比中度不同	两侧体积相同	2
乳房形状	显著的轮廓畸形或形态不对称	中度的轮廓畸形或形态不对称	轮廓自然、对称	2
乳房位置	显著移位	中度移位	位置对称、美观	2
下皱襞位置	不明确	明确但不对称	明确且对称	2
乳房瘢痕	明显（萎缩、收缩）	一般（宽瘢痕、颜色差异明显，但没有萎缩、收缩）	不明显(浅，无颜色差异)	1
总分				9
结论				很好

表 69–10　案例 2：Calabrese 量表 [14]

参数	分数			实例
形态	1	2	3	1
体积	1	2	3	1
对称性	1	2	3	1
粗糙和可见的瘢痕	–1			–1
乳头乳晕位置不佳	–1			0
放疗导致的皮肤不佳	–1			0
总分				9
结论				很好

患者进行前瞻性研究，比较 TRAM 皮瓣、背阔肌肌皮瓣、游离皮瓣和乳房假体再造等不同的乳房再造技术 [47]。

用于美学结果评估的模型没有考虑到乳房的形状和肿瘤的位置，而这些是最终结果的决定因素。对于 TRAM 皮瓣再造，并发症发生率、术后限制、瘢痕没有被评估，这些是决定患者生活质量的因素。

另外必须强调，患者对自己身体形象的感知和满意度是很重要的。

主观和客观方法是互补的，同时考虑患者的意见也很重要。主观方法对手术技术本身的选择、乳房对称性的评估更有参考价值 [18]。

对不同手术和放疗技术的美观效果进行系统、客观的评价是有必要的。因此，我们需要进一步发展有效的方法来界定美观结果的第三方客观共识，并在此基础上促进真正的客观评价 [14]。

表 69-11 案例 3：Garbay 等改进量表 [13]

	0	1	2	实 例
乳房体积	与对侧相比明显不相同	与对侧相比中度不同	两侧体积相同	1
乳房形状	显著的轮廓畸形或形态不对称	中度的轮廓畸形或形态不对称	轮廓自然、对称	1
乳房位置	显著移位	中度移位	位置对称、美观	1
下皱襞位置	不明确	明确但不对称	明确且对称	1
乳房瘢痕	明显（萎缩、收缩）	一般（宽瘢痕、颜色差异明显，但没有萎缩、收缩）	不明显（浅，无颜色差异）	1
总分				5
结论				一般

表 69-12 案例 3：Calabrese 量表 [14]

参 数	分 数			实 例
形态	1	2	3	1
体积	1	2	3	1
对称性	1	2	3	1
粗糙和可见的瘢痕	–1			–1
乳头乳晕位置不佳	–1			0
放疗导致的皮肤不佳	–1			0
总分				2
结论				差

参考文献

[1] Guyomard V, Leinster S, Wilkinson M (2007) Systematic review of studies of patients' satisfaction with breast reconstruction after mastectomy. Breast 16(6):547–567
[2] Veronesi U, Cascinelli N, Mariani L et al (2003) Twenty-year follow-up of a randomized study comparing breast-conserving surgery with radical mastectomy for early breast cancer. N Engl J Med 347:1227–1232
[3] Fisher B, Anderson S, Bryant J et al (2003) Twenty-year followup of a randomized trial comparing total mastectomy, lumpectomy, and lumpectomy plus irradiation for the treatment of invasive breast cancer. N Engl J Med 347:1233–1241
[4] Rietjens M, Urban CA, Rey PC, Mazzarol G, Maisonneuve P, Garusi C, Intra M, Yamaguchi S, Kaur N, De Lorenzi F, Matthes AG, Zurrida S, Petit JY (2007) Long-term oncological results of breast conservative treatment with oncoplastic surgery. Breast 16(4):387–395
[5] Pezner RD, Patterson MP, Hill LR et al (1985) Breast retraction assessment: an objective evaluation of cosmetic results of patients treated conservatively for breast cancer. Int J Radiat Oncol Biol Phys 11(3):575–578
[6] Van Limbergen E, Rijnders A, Van der Schueren E, Lerut T, Christiaens R (1989) Cosmetic evaluation of breast conserving treatment for mammary cancer. 2. A quantitative analysis of the influence of radiation dose, fractionation schedules and surgical treatment techniques on cosmetic results. Radiother Oncol 16(4):253–267
[7] Vrieling C, Collette L, Bartelink E et al (1999) Validation of the methods of cosmetic assessment after breast-conserving therapy in the EORTC 'boost versus no boost' trial. Int J Radiat Oncol Biol Phys 45(3):667–676

[8] Haloua MH, Krekel NM, Jacobs GJ, Zonderhuis B, Bouman MB, Buncamper ME, Niessen FB, Winters HA, Terwee C, Meijer S, van den Tol MP (2014) Cosmetic outcome assessment following breastconserving therapy: a comparison between BCCT.Core software and panel evaluation. Int J Breast Cancer 2014:716860
[9] Harris JR, Levene MB, Svensson G, Hellman S (1979) Analysis of cosmetic results following primary radiation therapy for stages I and II carcinoma of the breast. Int J Radiat Oncol Biol Phys 5:257–261
[10] Cardoso MJ, Cardoso J, Amaral N, Azevedo I, Barreau L, Bernardo M, Christie D, Costa S, Fitzal F, Fougo JL, Johansen J, Macmillan D, Mano MP, Regolo L, Rosa J, Teixeira L, Vrieling C (2007) Turning subjective into objective: the BCCT.core software for evaluation of cosmetic results in breast cancer conservative treatment. Breast 16(5):456–461
[11] Fitzal F, Krois W, Trischler H, Wutzel L, Riedl O, Kühbelböck U, Wintersteiner B, Cardoso MJ, Dubsky P, Gnant M, Jakesz R, Wild T (2007) The use of a breast symmetry index for objective evaluation of breast cosmesis. Breast 16(4):429–435
[12] Cardoso JS, Cardoso MJ (2007) Towards an intelligent medical system for the aesthetic evaluation of breast cancer conservative treatment. Artif Intell Med 40(2):115–126
[13] Cardoso MJ, Cardoso JS, Wild T, Krois W, Fitzal F (2009) Comparing two objective methods for the aesthetic evaluation of breast cancer conservative treatment. Breast Cancer Res Treat 116(1):149–152
[14] Heil J, Carolus A, Dahlkamp J, Golatta M, Domschke C, Schuetz F, Blumenstein M, Rauch G, Sohn C (2012) Objective assessment of aesthetic outcome after breast conserving therapy: subjective third party panel rating and objective BCCT.core software evaluation. Breast 21(1):61–65
[15] Heil J, Holl S, Golatta M, Rauch G, Rom J, Marme F et al (2010) Aesthetic and functional results after breast conserving surgery as correlates of quality of life measured by a German version of the Breast Cancer Treatment Outcome Scale (BCTOS). Breast 19:470–474
[16] Stanton AL, Krishnan L, Collins CA (2001) Form or function? Part 1. Subjective cosmetic and functional correlates of quality of life in women treated with breast-conserving surgical procedures and radiotherapy. Cancer 91:2273–2281
[17] Urban C (2016) Aesthetics or symmetry: What's the aim of breast reconstruction? Plast Reconstr Surg 139(3):793–794
[18] Santos G, Urban C, Edelweiss MI, Zucca-Matthes G, de Oliveira VM, Arana GH, Iera M, Rietjens M, de Lima RS, Spautz C, Kuroda F, Anselmi K, Capp E (2015) Long-term comparison of aesthetical outcomes after oncoplastic surgery and lumpectomy in breast cancer patients. Ann Surg Oncol 22(8):2500–2508
[19] Kuroda F, Urban C, Zucca-Matthes G, de Oliveira VM, Arana GH, Iera M, Rietjens M, Santos G, Spagnol C, de Lima RS (2016) Evaluation of aesthetic and quality-of-life results after immediate breast reconstruction with definitive form-stable anatomical implants. Plast Reconstr Surg 137(2):278–286
[20] Garbay JR, Rietjens M, Petit JY (1992) Esthetic results of breast reconstruction after amputation for cancer. 323 cases. J Gynecol Obstet Biol Reprod (Paris) 21(4):405–412
[21] Calabrese C et al (2001) Immediate reconstruction with mammaplasty in conservative breast cancer treatment: long-term cosmetic results. Osp Ital Chir Rome 7(1–2):38–46
[22] Pusic A, Chen C, Cano S et al (2007) Measuring quality of life in cosmetic and reconstructive breast surgery: a systematic review of patient-reported outcomes instruments. Plast Reconstr Surg 120:823–837
[23] Cohen WA, Mundy LR, Ballard TN, Klassen A, Cano SJ, Browne J, Pusic AL (2016) The BREAST-Q in surgical research: a review of the literature 2009-2015. J Plast Reconstr Aesthet Surg 69(2):149–162
[24] Conde DM et al (2005) Quality of life in Brazilian breast cancer survivors age 45–65 years: associated factors. Breast J 11(6):125–132
[25] Casso D, Buist D, Taplin S (2008) Quality of life of 5–10 years breast cancer survivors diagnosed between age 40 and 49. Eur J Oncol Nurs 12:53–57
[26] Sheppard LA, Ely S (2008) Breast cancer and sexuality. Breast J 14(2):176–181
[27] Hormes JM, Lytle LA, Gross CR, Ahmed RL, Troxel AB, Schmitz KH (2008) The body image and relationships scale: development and validation of a measure of body image in female breast cancer survivors. J Clin Oncol 26(8):1269–1274
[28] Beckjord E, Campas BE (2007) Sexual quality of life in women 19 with newly diagnosed breast cancer. J Psychosoc Oncol 25(2):19–36
[29] Broeckel JA, Thors CL, Jacobsen PB, Small M, Cox CE (2002) Sexual functioning in long-term breast cancer survivors treated with adjuvant chemotherapy. Breast Cancer Res Treat 75(3):241–248
[30] Spagnola S, Zabora J, Brintzenhofeszoc K, Hooker C, Cohen G, Baker F (2003) The satisfaction with life domains scale for breast cancer (SLDS-BC). Breast J 9(6):463–471
[31] Ganz PA, Kwan L, Stanton AL, Krupnick JL, Rowland JH, Meyerowitz BE et al (2004) Quality of life at the end of primary treatment of breast cancer: first results from the moving beyond cancer randomized trial. J Natl Cancer Inst 96(5):376–387
[32] Ciconelli RM, Ferraz MB, Santos W et al (1999) Brazilian–Portuguese version of the SF-36. A reliable and valid quality of life outcome measure. Rev Bras Reumatol 39:143–150
[33] WHOQOL Group (1998) The World Health Organization Quality of Life Assessment (WHOQOL): development and general psychometric properties. Soc Sci Med 46:1569–1585
[34] Sprangers MA, Groenvøld M, Arraras JI, Franklin J, te Velde A, Muller M et al (1996) The European Organization for Research and Treatment of Cancer breast cancer-specific quality-of-life questionnaire module: first results from a three-country field study. J Clin Oncol 14(10):2756–2768
[35] He ZY, Tong Q, Wu SG, Li FY, Lin HX, Guan XX (2011) A comparison of quality of life of early breast cancer patients treated with accelerated partial breast irradiation versus whole breast irradiation in China. Breast Cancer Res Treat 133(2):545–552
[36] Hilditch JR, Lewis J, Peter A, van Maris B, Ross A, Franssen E et al (1996) A menopause-specific quality of life questionnaire: development and psychometric properties. Maturitas 24(3):161–175
[37] Hauser GA, Huber IC, Keller PJ, Lauritzen C, Schneider HP (1994) Evaluation of climacteric symptoms (menopause rating scale). Zentralbl Gynakol 116(1):16–23
[38] Hunter M (1992) The Women's Health Questionnaire: a measure of mid-aged women's perceptions of their emotional and physical health. Psychol Health 7(1):45–54
[39] Maratia S, Cedillo S, Rejas J (2016) Assessing health-related quality of life in patients with breast cancer: a systematic and standardized comparison of available instruments using

the EMPRO tool. Qual Life Res 25(10):2467–2480
[40] Power M, Harper A, Bullinger M (1999) The World HealthOrganization WHOQOL-100: tests of the universality of quality of life in 15 different cultural groups worldwide. Health Psychol 18:495–505
[41] Ware JE Jr, Sherboune CD (1992) 36-item short-form health survey (SF-36). I: conceptual framework and item selection. Med Care 30:473–483
[42] Den Oudsten BL, Van Heck GL, Van der Steeg AF, Roukema JA, De Vries J (2009) The WHOQOL-100 has good psychometric properties in breast cancer patients. J Clin Epidemiol 62(2):195–205
[43] Curran D, van Dongen JP, Aaronson NK, Kiebert G, Fentiman IS, Mignolet F, Bartelink H (1998) Quality of life of early-stage breast cancer patients treated with radical mastectomy or breast- conserving procedures: results of EORTC trial 10801. Eur J Cancer 34(3):307–314 37
[44] Dini GM et al (2004) Translation into Portuguese, cultural adaptation and validation of the Rosenberg Self-Esteem Scale. Rev Soc Bras Cir Plast 19(47–52):38
[45] Veiga DF, Veiga-Filho J, Ribeiro LM, Archangelo I Jr, Balbino PF, Caetano LV, Novo NF, Ferreira LM (2010) Quality-of-life and selfesteem outcomes after oncoplastic breast-conserving surgery. Plast Reconstr Surg 125(3):811–817
[46] Van Der Steeg AF, De Vries J, Roukema JA (2008) The value of quality of life and health status measurements in the evaluation of the well-being of breast cancer survivors. Eur J Surg Oncol 34(11):1225–1230
[47] Freitas-Silva R, Conde DM, de Freitas-Júnior R, Martinez EZ (2010) Comparison of quality of life, satisfaction with surgery and shoulder-arm morbidity in breast cancer survivors submitted to breast-conserving therapy or mastectomy followed by immediate breast reconstruction. Clinics (Sao Paulo) 65(8):781–787

第 70 章

乳房再造的心理

Psychological Aspects of Breast Reconstruction

Barbara Rabinowitz 著
杜星仪 译 刘春军 校

一、背景

要理解乳房再造的心理层面，需要从探索理解乳腺癌诊断及治疗对患者的心理作用开始。很多研究聚焦于患者对手术和相关治疗的反馈，尽管乳腺外科专家见证了许多女性在面对乳腺癌诊断时各种不同的情绪，很少有研究单独探讨女性对诊断的反应[1]。女性的反应可以从镇定（如她们在决策阶段和后续治疗阶段仍然可以“正常”延续生活）到感到完全垮掉，甚至在个别案例中患者完全无法继续完成生活的一般任务和抉择，哪怕她们还有治疗的机会。

早期关于乳腺癌诊断的情绪影响的理解可追溯至 1952 年由 Renneker 和 Cutler[2] 发表的文章。这两位医师就诊断和后续治疗对女性多方面的影响进行了良好的早期描绘。乳房切除术是当时女性唯一的手术选择，他们阐述了女性对此可能产生的一系列的反应，如焦虑、抑郁、羞耻和恐惧感。虽然在该文章发表后的数十年间，治疗手段不断拓宽，女性仍会出现随着诊断、治疗而来的各不同程度的情绪反应，如孤单、压抑、认知障碍、失眠和癌症相关的疲倦。在此之前，Renneker 和 Cutler 强调了对乳腺癌女性关爱的重要性，心理学专家协助乳腺癌医生一起给予患者全面的关爱，这种关爱不单单局限于乳房本身，而是在康复和重获新生过程中乳腺癌女性的整个身心。在 Renneker 和 Cutler 最初的研究之后，许多心理学和精神医学方面的研究由此萌芽（图 70–1）。

过去数十年的研究发现，女性患者面临的问题主要包括对未来的不确定性、与亲朋好友沟通方式的转变，以及如何告知孩子们的困惑[3]。癌症带来的阴影不仅笼罩着患者一个人，也影响着整个家庭，研究发现患者家属会经历一系列负面情绪，其中情绪波动、焦虑和抑郁等最为常见[4]。一份更新的对比研究显示，如果伴侣能够积极地参与诊断后康复，那对患者恢复是有非常大助益的，尤其是对婚姻满意度、抑郁情绪排解和性心理调节三方面[5]。因研究乳腺癌诊断和后续治疗对患者的社会心理学效应而闻名的 Ganz 等证明了女性通常会经历对自己的认知障碍，包括和健康相关的生活质量和性生活两个方面[6, 7]。现已证实有经验的从业者在去帮助患乳腺癌的女性的时候，需要保持极高的敏感，认识到乳腺癌可能给女性带来的多方面的潜在的负面影响，并在她们寻求充分治疗的过程中负责将患者引荐给社会心理学专业人士，提供相应帮助。

二、乳房再造

整形再造外科医生同乳腺癌女性患者的接触可能是在治疗早期（尤其是考虑行即刻乳房再造

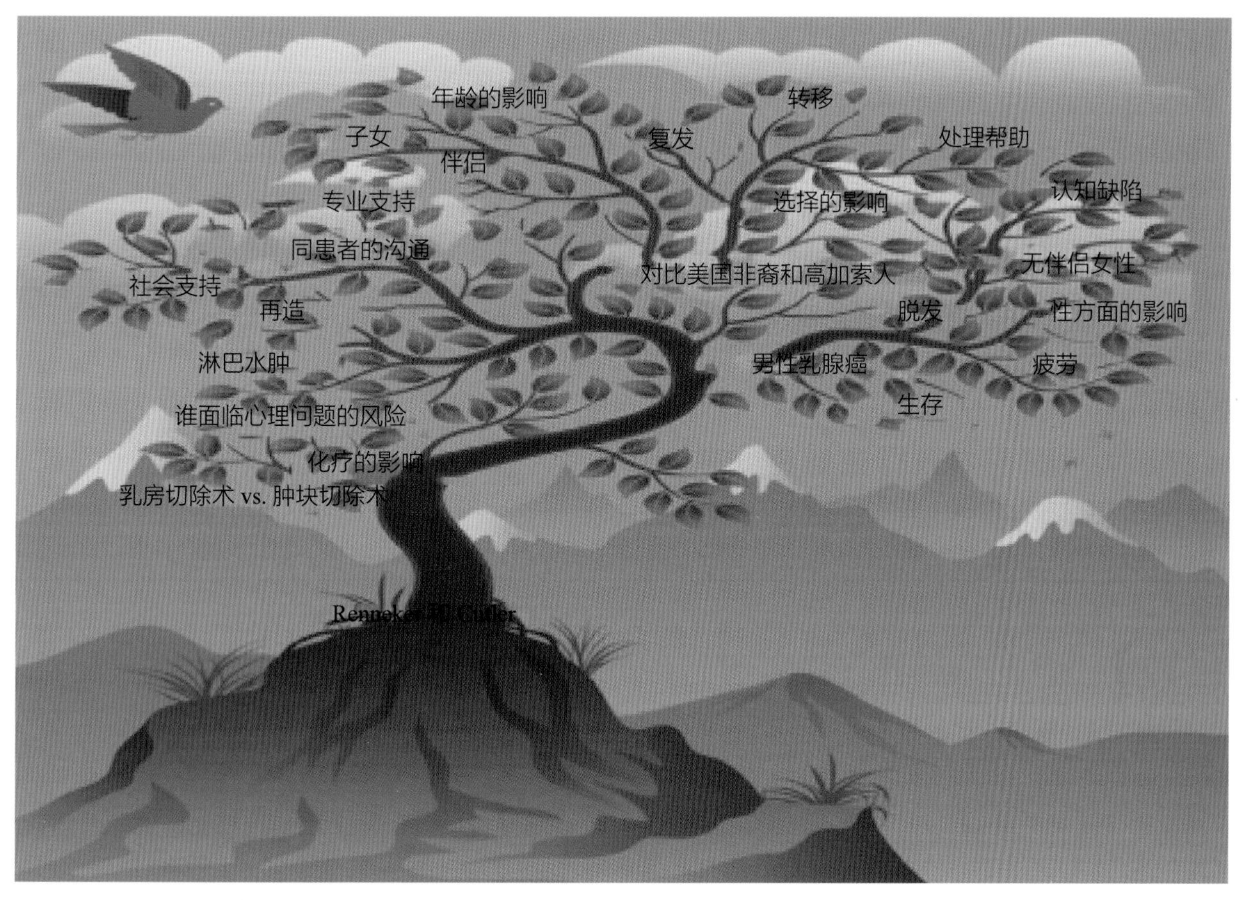

▲ 图 70-1 笔者的"认知树"，描述了自 Renneker 和 Cutler1952 年在 JAMA 杂志上报道了乳腺癌患者情绪问题的重要性后，乳腺癌的社会心理学领域研究的深度和宽度

的病例），也可能是在患者已经完成前期切除手术和辅助治疗后的中后期。显然，作者认为整形再造外科专家早期接触患者（早于行外科决策前），可使患者在知情同意过程中拥有最好的参与度，也可使患者在乳腺癌治疗和康复过程中拥有全程支持她的专业人士，更好地解决她的心理学问题。

对于在临床情景中参与手术决策的女性来说，行保乳手术、单纯乳房切除术、还是行乳房切除术及即刻或延期乳房再造有许多需要考虑的东西。乳腺治疗中心通常配备很多专科医师，他们会真正帮助患者制定最终的治疗决策，其中包括对于患者来说最佳的方案，并且会在治疗决策制定前就充分考虑到乳房再造。这种乳房治疗中心无论是在专科医生集中工作模式或是分散工作模式下都是一样的，对于前者意味着医生在同一个环境空间工作，而后者也就是俗称的"无墙的乳腺中心"，医生在各自的地方执业，但是会汇集、讨论并制定多学科联合的诊治方案。

同女性对乳腺癌、乳腺癌手术及相关社会心理学干预缓解女性承受的情绪负担的研究相比，关于乳房再造的获益和局限性的研究进展较少。然而，有大量的研究探讨了乳房再造的心理学问题，帮助整形再造外科医师就如何提升自身在女性寻求最优决策时的积极作用这一问题，有了更好的理解。

为了探讨"社会心理学和精神病理学"在乳房再造中的问题，Rubino 等[8] 研究了仅接受乳房切除术的女性、接受乳房再造的女性和健康女性，有了一个很有意思的发现，即接受乳房再造 1 年后的女性在社会、性心理、伴侣关系及生活质量方面同健康女性并没有区别。仅接受乳房切除术的女性和接受了乳房再造的女性焦虑程度无明显差别，但再造组女性的抑郁程度低于仅接受手术组的女性。与此类似的是，Hartcourt 等在一项更早的研究中发现，尽管3个组的女性（仅接受乳房切除术、乳房切除术及即刻乳房再造、乳房切除术及延期乳房再造）在术后1年的心理困扰均有所降低，需要注意到，3组女性依然会意识到身体形态的变化[9]。Metcalfe等后期的研究显示，3组成员在1年后社会心理学评估时无明显差异。然而需要注意到，3组成员均仍保留有一定的社会心理学障碍，因此作者建议，即便是接受了乳房再造的女性患者依然需要社会心理学的帮助[10]。有种观念是乳房再造手术为老年女性带来的收益较少，现实中老年女性也极少接受乳房再造手术。对于此，Sisco等进行了一项对比研究，分别为215名年龄≥65岁的女性和101名年龄<65岁的女性，结果发现年龄和乳房满意度、社会心理学健康及结果满意度无明显相关性。接受乳房再造的年长女性同未接受乳房再造的患者相比，拥有更好的乳房相关的生活质量，更有趣的是，年长女性接受乳房再造后的社会心理学结果同年轻女性相近[11]。

满意度评估是一个有价值的情绪指标，一项关于女性接受延期乳房再造的前瞻性研究显示，有90%的女性达到了她们的术前预期，表达了她们对结果非常满意[12]。再造术后，部分女性有“决策遗憾”的负面心理。为了理解告知满意度和个体变量对决策遗憾的影响，一项研究发现大部分女性并不存在遗憾，小部分女性患者抱有轻度、中度甚至重度遗憾，主要是和准备阶段的信息告知满意度低有关[13]。当问及到女性是否在进行高质量的乳房再造决策时，Lee等开展了一项小型研究来探讨女性患者是否进行了高质量的决策来进行乳房再造，结果发现未选择进行乳房再造的女性并没有得到非常有效的有关乳房再造的信息告知，并且建议“可以通过干预决策制订，来让乳腺癌患者获得更大的收益”[14]。这些研究结果强调了在术前同再造专家的会面和对话的价值。

鉴于乳房再造能够让患者在心理学/社会心理学层面获益良多，整形外科医师的参与是对肿瘤患者全方位关爱的一环，发挥重要的作用，“乳腺癌切除术后乳房再造是最能够证明整形外科手术对改善社会心理健康的事情”[15]。通过比较乳房再造手术和保乳手术，研究发现二者在对疾病的社会心理学适应度、身体意向、亲密关系及性生活满意度方面并不存在明显差异，这充分印证了乳房再造的价值[16]。但一些研究显示，女性行乳房切除术后是否行乳房再造，其社会心理学维度无明显区别。为了拓宽比较的范围，许多作者对保乳手术、单纯乳房切除手术和切除后乳房再造三组患者进行了心理学比较[17-20]。两项研究都显示这三组患者在社会心理学方面没有显著的差异[17, 18]。两项研究两项比较3组的研究发现，人群在社会心理测量方面没有显著差异[17, 18]。无论手术选择如何，Parker等也对三组不同手术患者开展过一项前瞻性研究，肯定了女性患者自我调节和重获高质量生活的能力，也发现女性患者自我适应和调整能力在术后不同时间点存在差异，但是在研究结束点三组的社会心理调节方面没有显著性差异[19]。与此类似的是，Collins等学者也发现不同组别、在不同时间点结果是有差异的，在“时间点2”乳房再造组女性对身体形象认知的结果是不如保乳手术组的，对身体形象认知的任何组间比较都没有显著性差异[20]。调查结果显示无论选择何种手术方式，经过一段时间的恢复女性患者最终都是可以重获良好社会心理学状态的，该研究纳入的病例数也是足以具有统计学意义的。研究结果是令人欣慰的，然而，并没有体现出乳房再造相较单纯乳房切除术所带来的益处。如果不继续深究，人们可能会假设，那些不觉得需要再造的女性在某种程度上在情感上做好了没有乳房的生活准备，而那些选择乳房再造的女人清楚她们对乳房的需求，如果不接受再造的话会影响心理上的状态。在临床实践中，作者确定经历了这些区别。对比了美学效果好和美学效果差的两组，结果显示良好的美学效果与良好的心理学适应有很强的相关性[18]。近期，有一项专门针对接受了自体组织乳房再造患者的研究，评估的是患者的满意度和与健康相关的生活质量[21]。研究采用了一个新的测评量表Breast-Q，并通过另外两个经常使用的测量量表（医院焦虑抑郁量表和时间影响量表）来验证，研究发现，在社会心理健康度、乳房满意度和性健康度三方面，接受乳房再造的女性早在术后 3 周时的评分就明显高于其基线得分，该结果具有统计学意义。

三、即刻和延期乳房再造

探讨即刻和延期乳房再造女性患者心理差异的研究很少。Wellisch 等的早期研究发现，同样是回忆乳房切除手术的经历，接受即刻乳房再造的女性中只有 25% 认为是非常令人抑郁的体验，而延期乳房再造组这一数字是 60%[22]。另一项早期的小型研究发现，即刻再造的女性同延期再造手术相比，同延期再造手术相比，即刻再造有着更加显著的优势，患者拥有更多穿着自由和自身形象改善[23]。除此之外，另一项回顾性研究也证实了即刻乳房再造带来的心理学上的优势，患者焦虑和抑郁更少，身体形象、自尊、性吸引力和满足感得分都要比延期乳房再造组更高[24]。Roth[25] 等以密歇根乳房再造结果研究的患者作为对象，分析发现同已进行乳房切除术等待延期乳房再造的患者相比，准备进行乳房切除术及即刻乳房再造的女性显示有“更高的社会心理障碍和功能疾病患病率”（如抑郁情绪和焦虑增加）。尽管如此，并不能认定就情绪而言即刻乳房再造是一个糟糕的选择，那些接受了即刻乳房再造的病例需要在她们确诊乳腺癌诊断后一个更长的时间点接受二次评估，评价她们的肿瘤诊断后情绪调节时间是否能够被上述结果所抵消。作者确实注意到那些已行乳房切除术，等待再造的患者已经经历过乳腺癌诊断后的心理调整，而那些等待乳房切除术和即刻再造的患者正在经历“刚刚诊断出乳腺癌的忧虑和害怕心理。”为这一理论提供可信度是另外两项研究，一项在上述研究之前，另一项在其之后。通过随访同一数据库的病例，结果发现除了身体形象之外（患者从术前完好的乳房到外科再造的乳房），接受即刻乳房再造的女性其社会心理学评估所有分量表的得分都显著提高（该项更新的研究评估时间点距离确诊时间更久），而延期乳房再造的病例只有身体形象量表得分有提高（从没有乳房到拥有外科再造的乳房），但其他社会心理学评价都未有改善（在乳房再造之前已经有时间进行社会心理调节）[26, 27]。Wilkens[26] 和 Atisha 等[27] 的研究显示，基于不同再造手术类型的患者的社会心理健康方面也几乎没有差异。

四、预防性乳房切除术

除了癌症诊断后的行乳房切除术的乳房再造的女性，计划行乳房再造的还有那些行对侧预防性乳房切除术，以及那些因“高风险”选择了双侧预防性乳房切除术的女性。虽然乳房再造的病因不同，很多研究让人们意识到对侧或双侧预防性乳房切除术后乳房再造女性面对的心理问题。McGaughey 在对 13 项研究预防性乳房切除术对女性外表和性心理认知的综合回顾中发现，多达一半的女性经历了对身体形象和性心理认知的负面影响[28]。很多研究的结果亦是如此，这对女性患者来说并不是一个好的讯息。Payne 等[29] 随访了斯隆－凯特琳癌症中心全国预防性乳房切除注册系统中的在册病例，同样发现这些女性病例在身体形象和性功能方面受到的负面影响。同它相似，一项响应率达 93% 的近期的小型研究显示，行双侧预防性乳房切除术的女性中 75% 的人在性健康中有受到负面影响[30]。评估女性对对侧预防性乳房切除术的经历时，Boughey 等[31] 发现对于对侧预防性乳房切除术后平均随访期达 20 年的女性，她们在女性气质、体貌和性关系方面都受到了负面影响。进一步验证其对性健康的影响是来自最近的一项前瞻性研究，它评估了“高危人群”双侧预防性乳房切除术对身体形象、性健康、情绪反应及生活质量的影响。Brandberg 等[32] 分析了女性术前、术后 6 个月及术后 1 年的报告。性快感在术后 1 年时明显低于术前水平，有趣的是，性活动的频率在所有评估点保持稳定。虽然前后结果看起来似乎有些相悖，但是超出了该文章理论化的范畴，只要注意，这项前瞻性研究支持了此前的回顾性研究结果，表明这些女性确实经历了性健康的负面影响。当考虑到身体形象的改变，以及对女性性体验至关重要的解剖部位的丢失时，性健康的负面影响就不难理解了。

促使下定决心行双侧预防性乳房切除术的一个重要原因是降低焦虑感[33]。Brandberg 等的前瞻性研究结果[32]的确证实随着时间的延长女性的焦虑感在下降。另外一项早期研究对 143 名乳腺癌高危风险女性进行了随访，她们可以根据自身情况选择接受或者不接受双侧预防性乳房切除[34]。术前和术后 18 个月分别评价“接受者”和“拒绝者”心理学和性方面的情况，结果发现随着时间的推移 79 名接受者心理问题发病率境地，而“拒绝者”并没有观察到这种变化。与此处引用的其他研究相反，这项研究发现两组的性舒适度和性快感没有随时间发生变化。值得注意的是，那些接受预防性乳房切除术的人以及那些拒绝手术并保留双乳的人都能够继续享受性的舒适和性快感，组间没有显著差异。

五、对接受预防性乳房切除术的遗憾和满意

Boughey 等报道了女性行对侧预防性乳房切除术（contralateral prophylactic mastectomy, CPM）的术后长期满意度[31]。尽管在身体形象、性认知和性关系方面有负面影响，但是大多数女性在术后平均 10 年及平均 20 年再次调查时认为 CPM 的决定是正确的。关于双侧预防性乳房切除术（bilateral prophylactic mastectomy，BPM），Gahm、Wickman 和 Brandberg 的研究显示基本没有患者表达遗憾后悔的感觉[30]。同样，将 CPM 和 BPM 病例混合在一起共同研究，斯隆 – 凯特琳癌症中心全国预防性乳房切除注册系统中 370 个病例，其中只有 21 位女性对接受预防性乳房切除手术感到遗憾[29]。需要说明的是，虽然这部分女性数量非常少，但是遗憾涵盖的范围很广，其中心理困扰以及无法获得心理支持和康复支持是最普遍的因素。其他值得注意的遗憾包括关于美学，手术并发症、残余疼痛和缺乏手术相关教育的遗憾。良好的术前准备可能使得女性减少这些潜在的后遗症。

六、作为沟通者和教育者的整形外科医生

关于乳房再造，女性面临的决策范围已经变得越来越复杂。除了是否要做手术以外，患者还要考虑手术时机（即刻 vs. 延期）、最适合自己的再造方案，以及个人的倾向性。整形外科医生在患者教育过程中的角色是非常重要的，他们要和患者沟通大量的信息包括适合他们的再造方法选择、从中发掘她们对手术方案的喜好倾向、知晓其手术目标和关注点。Lee 等的研究报道，患者被问及促使她们下定决心行乳房再造手术的原因、手术经历和对自身决定手术的感受。总的来说，认为自己已经做好充分准备，并理解恢复过程的女性似乎是对决定满意度最高的。然而，本研究中的女性强烈建议应当对以后的患者充分地告知所有有关术后恢复的事宜，而非仅限于手术难度、时长、风险和潜在的皮瓣并发症。她们觉得自己在以下方面被告知程度是远不够的，包括可能丧失部分肌肉力量、麻木、刺痛、瘢痕和脐不对称，以及潜在的疝气风险，同时希望通过这项研究的结果，外科医生以后可能常规化的关注这些问题和患者沟通。需要注意的是，虽然本研究中的女性对自己进行再造的决定感到满意，但是还是有很多人觉得自己应该获得更多的信息。根据对这项研究数据的分析，Lee 等建议整形外科医师应该常规询问患者，整形外科医师应该常规询问患者，让她们说出自己的担忧，询问患者对再造方法的偏好，因为她们自己的选择主要是来自于术前整形外科医生的建议，并没有机会表达自己的想法。他们鼓励坦率的讨论他们的患者可能关心的问题，如她们穿衣服和脱衣服的样子两者是否同等重要，外科医师由此可以更好地确定他们是否能够满足患者的期望。

看起来，整形外科医生不但是患者的教育者，还要同医生同事进行良好的沟通，这样就可以在乳房切除术之前和患者讨论是否考虑乳房再造手术。Ananian 等[36]发现，在他们的研究当中选择进行乳房再造的女性要比只进行乳房切除术的女

性更能意识到和外科医师沟通的重要性。Alderman 等[37] 发现乳房切除术后未接受乳房再造的病例中仅 59% 认为她们被充分告知了有关乳房再造的选择。Lantz 等[38] 试图了解参与决策行为的影响，发现良好的参与度对提高满意度和避免决策遗憾有重要意义，在另一项试图理解决策遗憾的研究中，作者能够确定几乎 50% 的病例经历了不同成的决策遗憾，和信息告知少满意率低有关[13]。有关乳房再造的患者教育并不单单仅限于乳房癌切除手术后乳房再造的女性，那些接受了预防性乳房切除的女性同样需要这样的信息告知。Rolnick 等[39] 开展了一项调研，有针对性地询问女性患者她们在手术方案决策前更想了解哪方面的信息。2/3 的参与者认为如果手术前能获得更多的信息就好了，有关假体寿命、外观和感觉，以及可能的并发症（如疼痛、麻木和瘢痕）这几方面她们并没有被充分的告知。女性特别提到希望能知道假体失败率和比预期更短的时间内需要更换假体的可能性。虽然她们可能已经预料到会失去乳房感觉，一些女性表示她们是没有为这种损失做好准备的。对于提供这方面深入且有力的讨论似乎是非常必要的。虽然美国整形外科医师协会为考虑乳房再造的女性出版了一本内容很好的小册子。但是，手术医生和患者之间的深入沟通和交流才能够确保患者得到充分有效的教育和信息告知。

七、总结

迄今为止的研究旨在进一步了解与乳房再造相关的社会心理问题，增加科学严谨性[40]。Winters 等注意到，在他们所回顾的大量研究当中存在着固有的局限性。这些研究很可能遗漏了一些机会。例如研究的时机（前瞻性与回顾性）、设计和研究的质量。迄今为止，我们可能遗漏了一些重要的有启发性的细微差别。

此外，从既往的研究和临床实践中可以清楚认识到，乳房再造满足了一部分乳房切除术后希望提高生活质量女性的需求。我们并不能确切地知道哪些女性乳房再造的必要性高于其他的女性，在某种程度上看，一些女性都没有被告知她们有这样的选择或者有关的信息。正如 Winters 等的报道，可能是由于方法学的原因，对比乳房再造、单纯乳房切除和保乳三种手术时很难发现乳房再造所带来的正面的社会心理学益处。然而，乳房再造的正面心理学作用我们可以通过比较即刻再造和延期再造患者的区别来了解。很多女性非常清楚自己迫切接受乳房再造的决心。进行即刻乳房再造的女性拥有更好的身体形象、自我形象、自尊和吸引力。此外，其焦虑和抑郁也更少。

目前的研究显示，不论选择何种手术类型，在诊断乳腺癌并接受治疗情况下，女性可能需要长达 2 年甚至更长的时间来恢复原有的社会心理学状态水平。社会心理学 / 心理学人员必须同外科医生、整形外科医生间相互配合，一同帮助患者渡过乳腺癌的诊断治疗阶段和康复期。

参考文献

[1] Drageset S, Lindstrom TC, Underlid K (2010) Coping with breast cancer between diagnosis and surgery. J Adv Nurs 66:149–158
[2] Renneker R, Cutler M (1952) Psychological problems of adjustment to cancer of the breast. JAMA 148:833–838
[3] Vess JD, Moreland JR, Schwebel AI et al (1988) Psychosocial needs of cancer patients; learning from patients and their spouses. J Psychosoc Oncol 6:31–51
[4] Northouse LL (1995) The impact of cancer in women on the family. Cancer Pract 3:134–142
[5] Wimberly SR, Carver CS, Laurenceau JP et al (2005) Perceived partner reactions to diagnosis and treatment of breast cancer; impact on psychosocial and psychosexual adjustment. J Consult Clin Psychol 73:300–311
[6] Ganz PA, Rowland JH, Desmond K et al (1998) Life aftr breast cancer; understanding women's healt-related quality of life and sexual functioning. J Clin Oncol 16:501–514
[7] Ganz PA, Guadagnoli E, Landrum MB et al (2003) Breast cancer in older women; quality of life and psychosocial adjustment in the 15 months after treatment. J Clin Oncol 21:4027–4033
[8] Rubino C, Figus A, Lorettu L et al (2007) Post-mastectomy reconstruction; a comparative analysis on psychosocial and psychopathological outcomes. J Plast Reconstr Aesthet Surg 60:509–518
[9] Harcourt DM, Rumsaey NJ, Ambler NR, Cawthorn SJ, Reid

CD, Maddox PR, Kenealy JM, Rainsbury RM, Umpleby HC (2003) The psychological effect of mastectomy with or without breast reconstruction: a prospective, multicenter study. Plast Reconstr Surg\ 111(3):1060–1068
[10] Mecalfe KA, Semple J, Quan ML, Vadaparampil ST, Holloway C, Brown M, Bower B, Sun P, Narod SA (2012) Changes in psychosocial functioning 1 year after mastectomy along, delayed breast reconstruction, or immediate breast reconstruction. Ann Surg Oncol 19(1):233–241
[11] Sicso M, Johnson DB, Wang C, Rasinski K, Rundell VL, Yao KA (2015) The quality of life benefits of breast reconstruction do not diminish with age. J Surg Oncol 111(6):663–668
[12] Tykka E, Asko-Seljavaara S, Hietanen H (2002) Patient satisfaction with delayed breast reconstruction; a prospective study. Ann Plast Surg 49:258–263
[13] Sheehan J, Sherman KA, Lam T et al (2007) Association of information satisfaction, psychological distress and monitoring coping style with post-decision regret following breast reconstruction. Psychooncology 16:342–351
[14] Lee CN, Belkora J, Chang Y, Moy B, Partridge A, Sepucha K (2011) Are patients making high-quality decisions about breast reconstruction after mastectomy? Plast Reconstr Surg 127(1):18–26
[15] Hasen KV, Few JW, Fine NA (2002) Plastic surgery; a component in the comprehensive care of cancer patients. Oncology 16:1685–1698
[16] Schover LR, Yetman RJ, Tuason LJ et al (1995) Partial mastectomy and breast reconstruction; a comparison of their effects on psychosocial adjustment, body image, and sexuality. Cancer 75:54–64
[17] Rowland JH, Desmond KA, Meyerowitz BE et al (2000) Role of breast reconstructive surgery in physical and emotional outcomes among breast cancer survivors. J Natl Cancer Inst 92:1422–1429
[18] Nicholson RM, Leinster S, Sassoon EM (2007) A comparison of the cosmetic and psychological outcome of breast reconstruction, breast conserving surgery and mastectomy without reconstruction. Breast 16:396–410
[19] Parker PA, Youssef A, Walker S et al (2007) Short-term and longterm psychosocial adjustment and quality of life in women undergoing different surgical procedures for breast cancer. Ann Surg Oncol 14:3078–3089
[20] Collins KK, Liu Y, Schootman M et al (2011) Effects of breast cancer surgery and surgical side effects on body image over time. Breast Cancer Res Treat 126:167–176
[21] Zhong T, McCarthy C, Min S et al (2011) Patient satisfaction and health-related quality of life after autologous tissue breast reconstruction. Cancer 118:1701–1709. https://doi.org/10.1002/cncr.26417
[22] Wellisch DK, Schain WS, Noone RB et al (1985) Psychosocial correlates of immediate versus delayed reconstruction of the breast. Plast Reconstr Surg 76:713–718
[23] Dean C, Chetty U, Forrest AP (1983) Effects of immediate breast reconstruction on psychosocial morbidity after mastectomy. Lancet 1:459–462
[24] Al-Ghazal SK, Sully L, Fallowfield L et al (2000) The psychological impact of immediate rather than delayed breast reconstruction. Eur J Surg Oncol 26:17–19
[25] Roth RS, Lowery JC, Davis J et al (2005) Quality of life and affective distress in women seeking immediate versus delayed breast reconstruction after mastectomy for breast cancer. Plast Reconstr Surg 116:993–1002
[26] Wilkens EG, Cederna PS, Lowery JC et al (2000) Prospective analysis of psychosocial outcomes in breast reconstruction; oneyear postoperative results from the Michigan Breast Reconstruction Outcome Study. Plast Reconstr Surg 106:1014–1025
[27] Atisha D, Alderman AK, Lowery JC et al (2008) Prospective analysis of long-term psychosocial outcomes in breast reconstruction; two- year postoperative results from the Michigan Breast Reconstruction Outcomes Study. Ann Surg 247:1019–1028
[28] McGaughey A (2006) Body image after bilateral prophylactic mastectomy; an integrative literature review. J Midwifery Womens Health 51:45–49
[29] Payne DK, Biggs C, Tran TN et al (2000) Women's regrets after bilateral prophylactic mastectomy. Ann Surg Oncol 7:150–154
[30] Gahm J, Wickman M, Brandberg Y (2010) Bilateral prophylactic mastectomy in women with inherited risk of breast cancer; prevalence of pain and discomfort, impact on sexuality, quality of life and feelings of regret two years after surgery. Breast 19:462–469
[31] Boughey J, Hoskin T, Hartmann L, et al (2011) Contralateral prophylactic mastectomy; consistency of satisfaction and psychosocial consequences over time. Abstract #1693 American Society of Breast Surgeons
[32] Brandberg Y, Sandelin K, Erikson S et al (2008) Psychological reaction, quality of life, and body image after bilateral prophylactic mastectomy in women at high risk for breast cancer; a prospective one-year follow-up study. J Clin Oncol 26:3943–3949
[33] Tan MB, Bleiker EM, Menke-Pluymers MB et al (2009) Standard psychological consultations and follow-up for women at increased risk of hereditary breast cancer considering prophylactic mastectomy. Hered Cancer Clin Pract 7:6. https://doi. org/10.1186/1897-4287-7-6
[34] Hatcher MB, Fallowfield L, A'Hern R (2001) The psychosocial impact of bilateral prophylactic mastectomy; prospective study using questionnaires and semi-structured interviews. BMJ 322:76
[35] Lee CN, Hultman CS, Sepucha K (2010) What are patients' goals and concerns about reconstruction after mastectomy? Ann Plast Surg 64:567–569
[36] Ananian P, Houvenaeghel G, Protiere C et al (2004) Determinants of patients' choice of reconstruction with mastectomy for primary breast cancer. Ann Surg Oncol 11:762–771
[37] Alderman AK, Hawley ST, Morrow M et al (2011) Receipt of delayed breast reconstruction after mastectomy; do women revisit the decision? Ann Surg Oncol 18:1748–1756
[38] Lantz PM, Janz NK, Fagerlin A et al (2005) Satisfaction with surgery outcomes and the decision process in a population-based sample of women with breast cancer. Health Serv Res 40:745–767
[39] Rolnick SJ, Altschuler A, Nekhlyudov L et al (2007) What women wish they knew before prophylactic mastectomy. Cancer Nurs 30:285–291
[40] Winters ZE, Benson JR, Pusic AL (2010) A systematic review of the clinical evidence to guide treatment recommendations in breast reconstruction based on patient-reported outcome measures and health-related quality of life. Ann Surg 252:929–942

肿瘤整形医师培训指南：一种标准化的模式

第71章

Training Guidelines for Oncoplastic Surgeons: Recommendations for a Standardized Approach

Gail Lebovic　Cicero Urban　Mario Rietjens　James Hurley Ⅱ　著
杜星仪　译　刘春军　校

一、概述

乳腺癌手术在过去几十年取得了重大进展。从概念上讲，现在更加注重手术美学效果和患者长期生活质量等问题。对于接受筛查计划的大多数患者来说，毁容和损毁手术不再是生物学和肿瘤学所推荐的。因此，肿瘤整形手术（oncoplastic surgery，OPS）是乳腺癌手术的一种必要进化和关键改进。它结合了肿瘤学和整形外科技术，以改善手术最终的美学效果。最重要的是，肿瘤整形（OP）方法涉及适当的肿瘤外科手术，使用各项可用的整形外科技术进行即刻再造，并在需要时同期纠正对侧乳房不对称[1-10]。

因为基本的肿瘤学原则没有重大变化，OPS的最初概念和工作理念已经确定。切缘和手术护理同保乳治疗及乳房切除术中的相同。为减少过度切除和不塑形造成的畸形形成和（或）避免切缘不净带来的二次手术，这种改进是目前的标准做法[1-7]。

改变乳房手术训练的体系必须考虑3个重要事实。第一个是大多数乳腺癌患者并不在接受癌症切除时接受任何类型的乳房再造手术。只要可以，经典的“乳房外科医生 – 整形外科医生在所有情况下一起工作”的模式效果很好。不幸的是，对于世界各地绝大多数的女性来说，情况并非如此，因此，目前的模式显然不足以满足新发的乳腺癌病例的需求。第二个是即刻乳房再造（无论是全部还是部分），使用容量转移和置换技术，在保乳手术（BCS）中对患者（特别是巨乳症患者），有更好的肿瘤学切缘结果，较低的再切除指数，更好的局部疾病控制和更积极的放疗计划。此外，即刻乳房再造同保乳手术及乳房切除术术后延期再造相比有更好的美学效果。第三个也可能是最重要的事实是，乳房在后现代社会的文化和心理学上的意义。术后有显著不对称的女性更可能感到羞辱。哪怕她们有机会治愈癌症，她们也更加恐惧死亡，因为女性特质缺失而患有更多社会心理学问题，并表现出抑郁症状，因此在生活质量方面受到更多损害[6, 8, 10]。

因此，这项新的乳腺癌手术策略，让手术医师能够在同时考虑乳房得美学形态，患者需求和偏好的同时，完成肿瘤的切除。研究计划应拓宽现有的培养方案，培养出新的一类“乳房外科医师”即“肿瘤整形医师”，他们能够完成各种类型的再造手术。当然，一名医师想要同时拥有肿瘤学治疗和乳房再造的能力需要交叉学科的培训，以获得这两方面的顶尖技能，这也给新的法医学含义添加了新的责任。这就是本章节的目的，即明确OPS训练和实践的条件和限制。

二、什么是肿瘤整形医师

新一代的乳房外科医师需要是肿瘤外科医师，换句话说，肿瘤科医师是专业的乳房外科医师。虽然该由乳房外科医师还是整形外科医师来做乳房再造这个争论长期以来是一个“地盘”问题，在某些国家如美国，对于这个争论的态度是普遍性的，但是乳房是一个有美学功能的器官，做乳房手术的外科医生在任何情况下都应该牢记这一点。即便对于那些和整形外科医师合作的乳腺外科医师来说，他们也可以通过更广的乳房整形知识和技巧来完成最高质量的手术。整形外科医师也是如此。当他们知道更深层次的肿瘤学知识时，他们将会对特定手术的最终美学结果有更好的认知。当乳房手术由团队合作完成，团队是一个有机整体的时候，效果是最好的。这一点无论是OP策略由两位外科医师完成还是由一位经过两个专业训练的外科医师完成，都是一样的。此外，乳腺癌手术中，乳房整形和肿瘤治疗并无明确界限，鉴于我们有信心将存活率保持下去，今后也会同现在一样。

因为新一代的乳房外科医师需要交叉学科的训练，需要建立全国与国际上的OPS的专业训练标准。有资格被综合性乳腺癌培训项目（Comprehensive Breast Cancer Training Program）的专科培训（译者注：fellow，接受专科培训者，指的是住院医师培训结束后接受进一步专科培训的医生）候选者可以是来自产科、普通外科和（或）整形外科的专科医生。这一模式的目的是为更多的乳腺癌患者拓宽高质量乳房再造的渠道，并最终提升世界范围内保乳手术的实施率。

三、肿瘤整形外科中乳房培训的能力

OP（肿瘤整形）专科培训课程的标准形式必须始于多学科模式，包括各种乳腺癌相关学科的基础知识，如分子生物学、遗传学、解剖学、生理学、流行病学、生物伦理学、医学法学、医学摄影、放射学、病理学、放疗学和临床肿瘤学。这些领域彼此交叉，构成了乳腺癌治疗和手术决策的基础。图71–1展示了多学科知识为基础的，以“患者为中心”的OP外科训练，并展示了这一多学科训练内涵的逻辑。

对于OP训练的外科培训来说，需要额外关注肿瘤学和美学的平衡。图71–2描绘了一些患者术前评估的核心要点。OP外科医师的训练除了需要涵盖这些要素以外，还要关注特定外科技巧的培养，对患者保持高标准的道德要求和关爱，并进一步提升患者成本效益和护理质量。

（一）培养技术

从概念上来说，“胜任”是指一个个体在经历

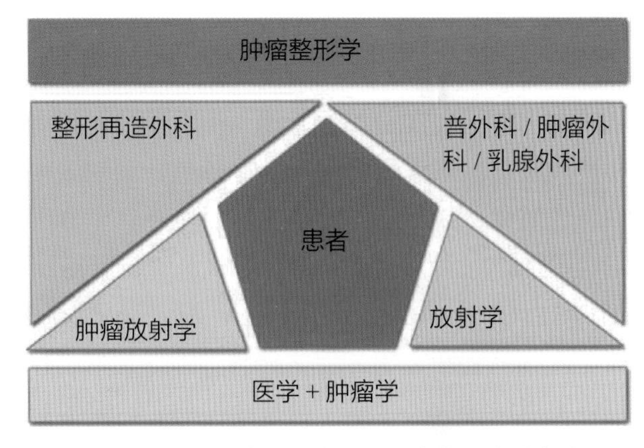

▲ 图 71–1 以患者为中心的肿瘤整形外科方法

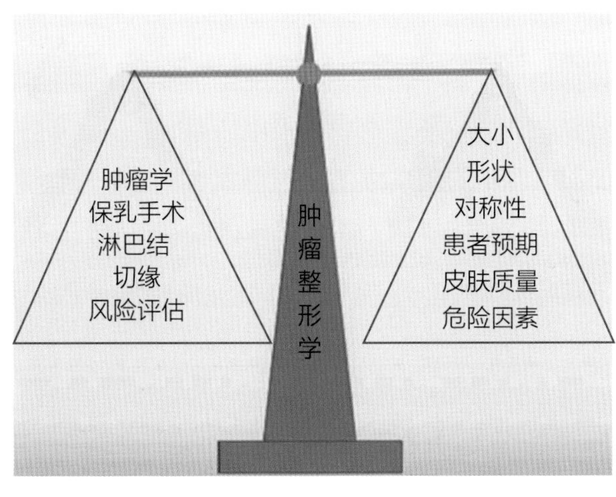

▲ 图 71–2 OPS 术前评估中为达“平衡”需涉及的元素

足够训练后，可以在体力和智力上适合从事特定职业。OP 外科医师应该是接受过良好训练的，可以完成乳腺癌及乳腺癌外科的治疗，同时需要具备足够的能力去理解手术切除后乳房形态的缺损和再造的需求。他们同时还需要对乳房美学评价有良好的素质。这可能是 OPS（肿瘤整形外科医师）最困难的一个方面了，这对于外科医师来说是一个难以掌握的点。乳房的形状，轮廓以及其他整体的美学形态是一个非常主观和私人的评价，艺术家们尚且自亘古以前就在学习和描绘它。什么是“合适的”外观和乳房“应该”怎么样，外科医师和患者可能对此有不同的意见。通常来说，社会潮流会以某些特性来作为完美乳房要有的模样。然而，生命中一些事件会极大地改变乳房的美学外观，这个方面的是 OPS 最难给外科医师进行教学和训练的，以辅助他们理解和完成临床实践的。

因此，在给外科医师进行新的手术技术培训时，术前评估必须要考虑到乳房的状态，如巨乳症、乳房不对称、哺乳后的乳房萎缩和下垂等（图 71–3）。

患者提供的信息和她对乳房“改善”的预期方式需要结合进外科医师的乳房肿物切除计划中。只有这样，手术方案才能够个体化和最优化，以达到每个患者所能达到的最好手术效果。将美学方面的考虑融入癌症切除的计划过程是 OPS 的关键。在这之后，无论是恢复原有乳房形态还是塑造新的形态，如更小、更不垂的乳房，再造手术方案的路径都将和手术计划合为一体（图 71–4）。因此，OP 外科医师需要对可用的再造技术有深刻的理解，同时他们还需要有相应的专业的手术技巧，来满足患者术前决策所需的咨询和手术方案的制定。正如之前所提到的，如果外科医师所服

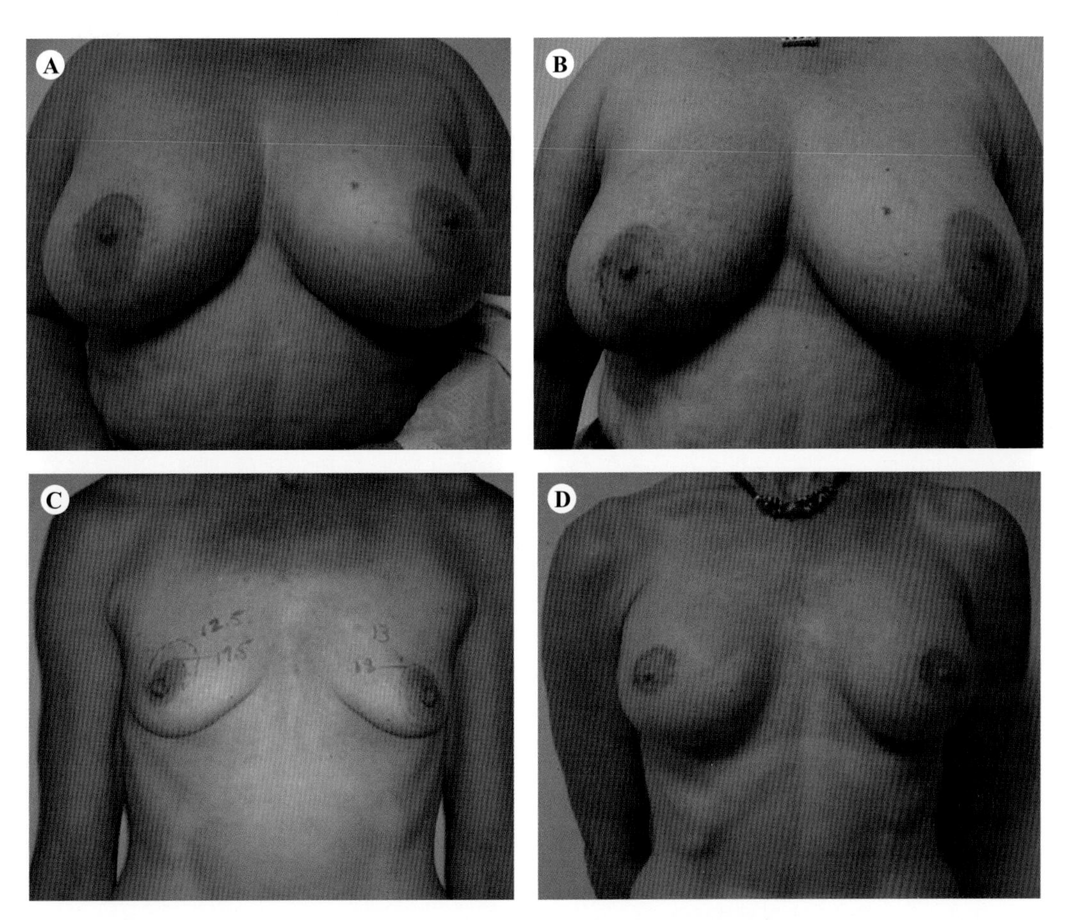

▲ 图 71–3 **A.** 患者在上内侧肿物行环乳晕切口肿物隧道切除术及肿瘤整形缝合后；**B.** 同一个患者 **1** 年后，全乳行放疗，有极好的美学效果，仅有轻微的皮肤改变，没有轮廓畸形；**C.** 术前观，右乳 **5mm** 的 **DCIS** 和粉刺状坏死，双乳不对称；**D.** 双侧行保留皮肤的乳腺切除术，肌肉下盐水假体即刻再造，乳头和乳晕再造术后

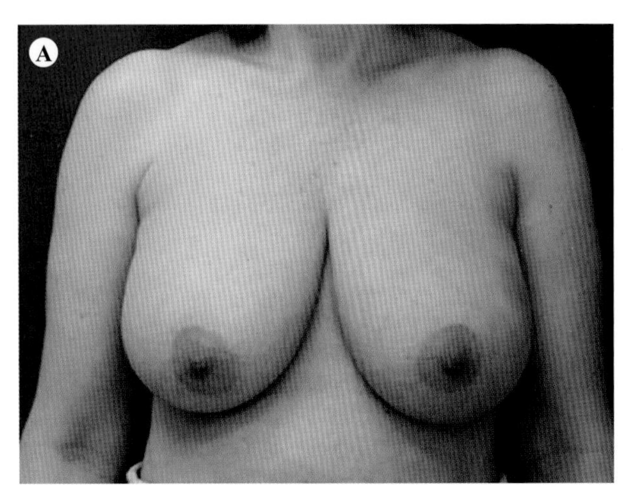
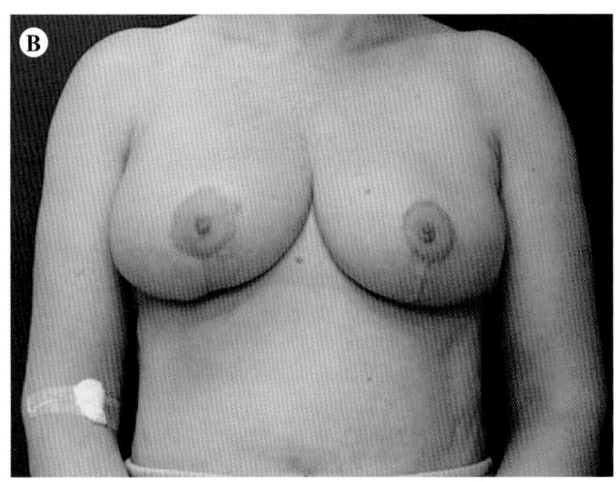

▲ 图 71-4 **A.** 巨乳症患者，在右乳 **6** 点钟方向有 **7mm** 的浸润癌；**B.** 患者使用上蒂减容术切除肿瘤并行局部皮瓣即刻再造术后

务的地区里，再造不是一项能够轻易获得的手术，那么 OP 外科医师需要有足够的能力胜任再造的工作。即便是乳腺外科医师和整形外科医师协作进行再造手术，对这些原则的透彻理解也是必需的，这样才能使患者术前有充分的讨论机会，给患者足够的手术选项陈述。此外，深入的知识能帮助改善潜在的术后并发症情况[6]。

直到今日，尚无明确或正式的针对乳腺外科医师的关于乳房手术中美容或者再造方面的培训项目。美国虽然有很好的乳腺外科培训项目，但是整个国家差异很大。在世界其他地区，专门的 OP 培训专科培训已经非常成功了。美国乳腺病协会（American Society of Breast Disease）和国际老年科学协会（Societe Internationale de Senologie）与肿瘤整形国际执行委员会（ISC）在 2010 年 4 月和 2012 年 11 月召开了肿瘤整形外科国际指导委员会，尝试制定 OP 外科训练的统一国际化标准。委员会一致认为执行这些手术的资质需要分类在在特定的分类系统中，以便为目前受训的外科医师开展培训，但也需为那些已经在执业但想拓宽执业范围的医师提供训练机会。考虑到来自 ISC 的输入，Urban 和 Lebovic 制订一项可帮助标准化 OPS 培训的分类。这些“能力水平”通过是否能实施 OPS 的各种特定技能和实施手术的能力来进行划定。表 71-1 定义了在 OPS 中手术能力的 4 个级别。

鉴于大多数乳腺癌患者需要Ⅰ级、Ⅱ级或是Ⅲ级的技巧，强烈推荐基础的 OPS 训练按照这些要求进行。Ⅰ级不需要特定的整形外科手术技巧，仅在有损伤的乳房上做手术的普通外科医师会完成大部分的工作。Ⅱ级要求特殊的审美需求和对乳房形态和轮廓的理解，进而修复保乳手术后造成的重大缺损，并在必要时达到对侧乳房更好的对称性。Ⅲ级要求能胜任在乳房假体的适应证，手术技巧和并发症管理几方面的工作。这需要对不同质量的假体有很高程度的理解，进而才

表 71-1　标准化培训的技能等级和指导方案

- Ⅰ级——多学科肿瘤风险评估，保乳手术中的单侧移位技术包括美容皮肤切口、乳晕周围的去上皮化、腺体游离、重塑技术、针对中央象限再造的荷包缝合法和腺体瓣的游离
- Ⅱ级——双侧及移位技术：乳房减容术（下蒂、上蒂及双环法）、乳房上提术、Grisotti 皮瓣、需要时行乳头 - 乳晕复合体的重新定位、乳头和乳晕再造
- Ⅲ级——扩张期、假体技术：即刻和延期使用扩张期或假体的乳房再造，对侧对称性手术
- Ⅳ级——自体皮瓣技术：带蒂、游离皮瓣，还有复合技术

能给特定患者选取适合她的特定假体，此外，还需要就假体相关的患者管理进行特定的外科技巧培训。

如果医生已接受了良好的即刻及延期假体或扩张期乳房再造，上蒂或下蒂乳房减容，巨乳缩小和双环技术训练，那么他们应该能解决执业过程中遇到的 90% 的乳腺外科的问题。建议Ⅳ级的训练作为额外的高级手术技巧，另单就肌皮瓣的训练项目进行展开。

需要考虑的一个问题是如何划分这一新训练的边界，不同学科诠释起来有所不同。这一挑战在于使外科医师受训后可以胜任所有技巧，进而可以为大部分乳腺癌手术治疗患者提供更高质量的结局，使这样的手术更容易获得，使用标准训练减少不同中心的差距。最终通过这些技术减少不必要的手术，将其集为一体（更少的再切除，并发症，修整等）。外科医师必须要通过这一分类系统地认识他们的局限性，必须寻求进一步的训练来提升他们的技术。Dreyfus 和 Dreyfus 技能训练发展的五期进展模型常被用于医疗教育中，在此可以用来评估 OP 训练的进行程度（图 71-5）。

鉴于对 OP 训练的需求不断提升，而各乳腺外科医师有不同的背景和基础，很难去建立每个医师受训的最少患者数。循证相关的训练相对其他例如前哨淋巴结活检这种新技术来说更难完成。在 OPS 中，数量繁多的技术种类和特殊的美学培养都是目前其他普通外科或乳腺肿瘤外科培训中没有的。

在培养新一代的乳腺外科大夫时，应至少包含一开始的 3 个等级的能力课程，这样他们才能解决大部分乳腺癌病例。为此，每位医师进行每项技术的训练时，应在有资质的乳房中心内在监督下开展 15～20 个病例，并辅以标本解剖来指导建立学习曲线。

（二）伦理

患者对于 OP 手术的要求和预期通常会更高。虽然乳腺癌的延期诊断仍然是美国乳腺专科医师被起诉的最常见医疗事故，但 OP 手术的起诉率有所抬头。乳房术后形态逐渐成为一个评价乳腺癌治疗结果的重要指标。可以预见到法医分析会因为这些变化而有所改变。最核心和最本质的点是乳腺外科医师应在不损害到肿瘤治疗的同时，达到一个良好的乳房美学效果。基本上，个体的肿瘤学的评价在法医学上的界定是更容易和清晰的，它可以标准化为：乳房切除术同保乳手术的

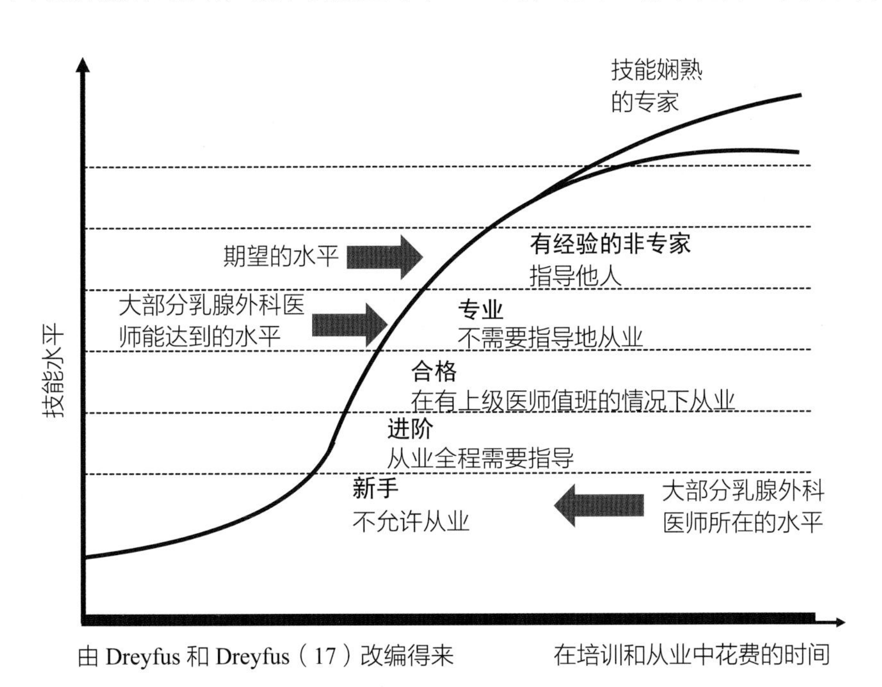

▲ 图 71-5 改编自 **Dreyfus 和 Dreyfus（17）的技术获得和乳腺外科医生期望的肿瘤整形技术的五期进展模型，以及 Kalet 和 Pusic 的一般性学习曲线**

手术指征，局部控制和切缘阴性，适当的辅助和新辅助治疗。

与此相对的是，OP手术的再造和美学方面，在医学法律上是新的且非常不同的内容。可以明确的是OP手术在评价和判断的时候与纯粹的美容手术不同，这既是一个肿瘤手术也是一个再造手术，不仅仅单是一个乳房整形手术或是一个乳房肿瘤手术。它拥有肿瘤手术所有的限制，它的目的也不仅仅是达成单纯的美学要求。术前讨论，决策制定以及知情同意的告知需要清楚地罗列出各方面地考量，最终的手术计划需要手术医师和患者共同就利与弊权衡后达成一致。为了避免因为解读和沟通造成的错误，手术医师和患者应该充分地就各方面问题进行讨论。当然，将整形外科技术和乳房肿瘤技术结为一体将有可能提升最终的美学效果，但这也会给外科医师增加新的责任。建立基本原则原则，具体手术操作，及外科医生对自己能力和局限的清晰认知将有望有助于避免给患者带来风险，也能应对额外的责任增加的风险。

（三）研究

在OP领域有很多进一步研究的机会，具体内容举例如下。

- 如何实施和维护OP培训的国际标准？
- OP技术可以帮助外科医师增加保乳手术率吗？
- OP技术能否帮助外科医生降低再切除率吗？
- OP技术会减少手术并发症发生率吗？
- 使用OPS是否有助于降低复发率？
- 外科医生在手术室的时间如何优化？
- OPS可以通过哪些方式在乳腺手术中助于提升美学效果？
- OPS能否降低总的乳腺手术患者的治疗相关的医疗成本？
- 新技术如何提升OPS领域？
- 乳腺癌患者接受OPS后美学和心理学方面的优点。

以上的问题和许多其他领域的研究都非常值得探索，这样可以更好地了解OPS对患者预后的整体改善。

四、手术教学

根据Rombeau、Goldberg和Loveland-Jones的说法，教学是提供个人和专业方面的指导，通常是对年轻的外科医生。外科手术的教育和成长高度依赖于这个古老的过程，它也许比医学中的任何其他学科都更加依赖。根据这些作者的说法，完整的指导具有同导师个性，教学能力和评估学员技术能力：经验、信任和投入[13]相关的3个基本特征。随着OP技术的出现，过去的二十年里乳腺手术的变化带来了不同的教学方法，这对教学提出了新的要求，限制了外科医师获得新技能。

OP中的领导者具有重要作用，他们是塑造未来乳腺手术的重要组成部分。全世界都对新的OP技术对乳腺手术的职业带来的福利感兴趣。与此同时，这也带来了和传统手术教学完全不同的挑战。目前各国乳腺外学会和整形外科学会没有就如何建立标准化培训计划达成共识或协议。同时，越来越多的外科医生，无论年轻还是年长，都希望学习这些手术技术以给患者提供更好的结局[14]。所以，是时候重新审视我们的教学方法，面对目前缺乏正式的OPS指导方针的现实。

OP外科医生分为三代。首先是为数不多的提出这种乳腺外科思想的先驱，他们从1980—1990年不顾反对开始做这些手术。这些外科医生大多来自欧洲国家；也有一些分散在美国、南美洲，甚至远至新西兰。使用保乳手术的数量及早期诊断增加，生存率提升后，一批年轻的乳腺外科医生接受了这种方法。这些外科医生受到启发，在先驱的培训，或参加进一步整形外科教学计划后，获得特定的整形和再造技术。第三代是新一批和未来的乳腺外科医生。这些乳房外科医生有幸在他们的培训计划中获得全面的OPS培训。这些特殊的培训计划存在于巴西、法国、奥地利、英国，现在还出现在了印度。OP乳房外科医生可能先执业于普通外科、整形外科或妇科中，这些学科是最可能在未来需要OPS的。第二代和第三代乳腺外科医师中间存在患者护理方面的差距。

这群陷入“差距”的外科医生目前实施世界上大部分的乳腺癌手术，他们缺乏 OP 技术的特殊培训，也很难或是没有机会在他们的团体内找到可以合作的整形外科医师，所以不能为他们大部分患者提供乳房再造。现在许多外科医师在寻求短期或者集中训练的机会，去学习能够帮助到他们患者的技术，他们并不是年轻的住院医师或者研究员，他们在乳腺外科有不同程度的经验和专业技巧，是已经开始执业的专科外科医师。我们如何为这些同事提供实用的 OP 教学培养？什么是 OP 手术背后的理念及其理念对教学的影响？这些不同课程之间各自有什么限制？我们如何设置限制？我们如何提供教学认证？这些问题虽然基础，但悬而未决，将持续存在在未来几年的乳腺手术中。

最根本的问题是：“什么是 OP 手术，它背后的理念是什么？ Werner Audretsch 是最初创造术语“肿瘤整形术”的德国外科医师，他将其描述为“针对肿瘤的即刻乳房再造”[15]。所以它不被认为是一个新的学科。它是介于整形外科和乳腺外科之间的灰色地带，是两个学科的交叉领域。讨论谁应该做 OPS 是没有意义的（以及谁不应该做），因为即使是接受各种再造技术培训的整形外科医师，为了能给每一个个体确认最佳手术方案，应该要有各种乳腺癌治疗技术的经验，了解相应的后果。他们不再能只考虑美学问题。同时，乳房外科医生有坚实的肿瘤学背景，但通常没有接受过整形和再造技术方面培训，或拥有相关经验，在大多数乳腺手术中，他们没有专门考虑过美学问题。然而，是时候认识到这些外科医师不应该受到肿瘤结局的限制而不考虑，不注重美学效果了。“旧”方法过程是分散的，会给这样一个具有美学功能和对幸存者的生活质量至关重要的器官带来负面影响。即使在发达国家，大多数乳腺癌患者是目前没有进行乳房再造的。与此相反，OPS 是一种由一名外科医生或一个团队进行乳腺手术的转化方式。无论是部分的还是全部的乳房再造，都应该是乳腺癌治疗的一部分，而不是一种选择或一种事后考虑[2, 3, 8, 14–18]。

OPS 是一组关注肿瘤学和美学结果，针对乳腺癌治疗的技术，世界范围内，我们有很多不同的乳腺外科培训，我们的关注重点应该是如何在不同的技术中获得个性化的技能。在像巴西这种有乳房手术（“Mastology”）学科的国家，巴西乳腺学会会很自然地将 OPS 包括在住院医师培训计划中，他们的导师也正在适应这个新的情况。在英国，OPS 是一个亚专科，属于整形外科和普通外科，但在美国，乳腺手术仍然坚定的是普通外科的一部分[2, 3, 8, 14, 15]。所有这些不同的方法对培训外科医师提出挑战。

要求乳腺外科领域促进同意 OPS 培养的时代已经到来。在过去，年轻的外科医生的培养方式是作为上级医师的学徒一对一培训。近年来，多位导师培养模式逐渐成为大多数外科主要的培训模式，该模式对于给学员提供了学习不同手术方式和技巧的机会，拓宽了技能培训的基础[13]。在 OPS 中，培训方法是相当不同的。我们培训的对象包括不同年龄段，经验不同的住院医、研究员和专业的外科医师。在培训具有不同能力知识水平的外科医师时，同时包括说教式教学和实操环节，要求最少量的教学标准和认证是非常重要的。一些国家拥有直接在手术室中面对患者进行培训的机构，其他的用的是标本解剖实验室。目前没有同其他学科类似的标准化教学模式。在某些情况下，单个 OP 外科医师教学可能比团队教学更有效。而在其他情况下，团队教学可能是最好的。不可避免地，对乳腺外科医师的培训必须包含划分明确的核心课程，至少要涵盖所有标注为Ⅰ级、Ⅱ级和Ⅲ级的手术中连续的护理问题及各种操作（表 71–1）。

短期课程能解决问题吗？ 它们当然不能。但它们很重要，因为它们满足了外科医师在实践中的需求，这些课程帮助外科医师学习新技术，改进其他技术，并提高他们为帮助自己执业，学习 OPS 的兴趣。然而，虽然这些课程可能非常有效，它们无法提供持续的、实际操作的教学来帮助加快新技术在实践中的应用。如果可能，这一点最好在一对一辅导的学徒式的氛围中进行。

OPS不仅仅是在手术室或解剖实验室中学习。这是一项精心规划的手术，为了正确的学习这项技术，必须在乳房标记和手术规划过程中进行术前评估的教学。术后，我们要学习特定的并发症（以及如何解决它们），这与乳房肿瘤切除术、乳房切除术、腋窝清扫和前哨淋巴结活检的并发症不同。但如何进行教学，教学多久？这取决于学员以前的手术背景，以及许多其他因素，因为它需要重新调整外科医师的思想和理念。OPS培训可能比任何其他手术的原则都更加主观。学习曲线需要标准化，但针对每种技术和每位外科医师的培养需要个性化。OPS不是一个新的学科，而是从诊断到生存，基于“美学考虑”，针对乳腺癌保守和根治手术的精细化提升。导师应认识到技术的局限性，运用前述的能力等级模型为他们的学员进行评价。技术能力的客观变化应建立在基于能力的培训上。

五、总结

最重要的是，必须确保安全地将OPS引入外科实践中。为此，外科医师有两个重要的目标：对疾病进行适当的治疗，并关注对乳腺癌患者长期生活质量比较重要的问题。这些生活质量相关的问题在乳腺癌诊断成立的那时起，就是乳腺癌手术决策考量中的一部分。所以乳腺外科的课程必须扩大其范围和责任，以改善乳腺癌患者的最终生存结局。OPS教学有一个令人兴奋的未来。能力评价工具将基于互联网，模拟真实案例，使用虚拟现实和远程指导。最后，OPS是对乳腺癌手术的一个完全重塑，使其重添活力。但这一目标的实现方式，将取决于教学如何帮助当代和未来的外科医生弥合差距。总的来说，教学必须是个性化的，以道德为基础，致力于为现在和未来的患者及新的潜在研究领域服务。

归根结底，OPS不是单一的技术或方法，恰恰相反，这是另一种外科医师的思维方式。它从多个不同的角度看待乳腺癌手术——应与每个患者在肿瘤切除数年后从镜中看到的自己相同。当她看着自己的乳房，目标是让她感到如释重负——认为自己完整、健康和快乐。

参考文献

[1] Clough KB, Lewis JS, Fitoussi A, Faulcoult MC (2003) Oncoplastic techniques allow extensive resections for breast-conserving therapy of breast carcinomas. Ann Surg 237:26–34
[2] Skillman JM, Humzah MD (2003) The future of breast surgery: a new subspecialty of breast surgeons? Breast 12:161–163
[3] Rainsbury RM, Brown JP (2001) Specialization in breast surgery: options of UK higher surgical trainees. Ann R Coll Surg Engl 83(Suppl):298–301
[4] Kaur N, Petit JY, Rietjens M et al (2005) Comparative study of surgical margins in oncoplastic surgery and quadrantectomy in breast cancer. Ann Surg Oncol 12:1–7
[5] Rietjens M, Urban CA, Rey PC et al (2007) Long-term oncological results of breast conservative treatment with oncoplastic surgery. Breast 16:387–395
[6] Urban CA (2008) New classification for oncoplastic procedures in breast surgery. Breast 17:321–322
[7] Munhoz AM, Aldrighi CM, Ferreira MC (2007) Paradigms in oncoplastic breast surgery: a careful assessment of the oncological need and esthetic objective. Breast J 13:326–327
[8] Losken A, Nahabedian M (2009) Oncoplastic breast surgery: past, present, and future in the United States. Plast Reconstr Surg 124:969–972
[9] Losken A, Hamdi M (2009) Partial breast reconstruction: current perspectives. Plast Reconstr Surg 124:722–736
[10] Waljee JF, Hu ES, Ubel PA et al (2008) Effect of esthetic outcome after breast-conserving surgery on psychosocial functioning and quality of life. J Clin Oncol 26:3331–3337
[11] Dreyfus SE, Dreyfus HL (1980) A five-stage model of the mental activities involved in directed skill acquisition. Report No.: ORC 80-2. Contract No.:F49620-79-C-0063. Supported by Air Force Office of Scientific Research (AFSC), USAF, University of California, Berkeley
[12] Kalet A, Pusic M (2014) Defining and assessing competence. In: Kalet A, Chou CL (eds) Remediation in medical education. Springer, New York
[13] Rombeau J, Goldberg A, Loveland-Jones C (2010) Surgical mentoring: building tomorrow's leaders. Springer, New York
[14] Urban CA (2010) Oncoplastic in US: a Brazilian perspective in an American problem. Plast Reconstr Surg 125:1839–1841
[15] Audretsch WP, Rezai M, Kolotas C, Zamboglou N, Schnabel T, Bejar H (1998) Tumor specific immediate reconstruction in breast cancer patients. Perspect Plast Surg 11:71–100
[16] Clough KB, Kroll SS, Audretsch W (1999) An approach to the repair of partial mastectomy defects. Plast Reconstr Surg 104:409–420
[17] Spear S (2016) Underpromise. Plast Reconstr Surg 137: 1961–1962
[18] Urban C (2017) Aesthetics of symmetry: what's the aim of breast reconstruction? Plast Reconstr Surg 139:793e–794e

第72章 适用于乳房肿瘤整形和再造培训的模型

Models for Oncoplastic and Breast Reconstruction Training

Gustavo Zucca-Matthes　Mauricio Resende　Cicero Urban　著
付　傲　译　刘春军　校

一、概述

某些职业的高度责任感使人们特别关注培训这些能力所需的教育项目。如成为一名飞机驾驶员或海军指挥官需要在模拟器上花费大量的时间。外科医生亦如此。乳腺外科的进步促使外科医生需要不同的培训计划来提高他们的技能。

在医学院期间，医学生要面对不同的训练模式。他们通常从尸体解剖和动物实验室开始，最后在经验丰富的外科医生指导下进行临床培训。我们作为一名外科医生，也有必要花很多时间学习和练习手工技能。然而为什么不在某种手术模拟器上训练呢？事实上，这种类型的培训已经存在，但通常用于腹腔镜和机器人手术中的微创手术。这些设备的主要特点是模拟现实，模拟真实的临床场景，测试和评估性能。

对于乳房手术来说，找到最佳的物理材料来模拟真实的乳房并不容易。研究人员曾使用泡沫模型来模拟人体组织。然而，这种模型现实上没有达到预期的水平，因此我们需要发明更多的解剖模型来使外科医生培训基本手术技能、锻炼新技术，并且不会对患者带来危害。

二、手术训练的类型

（一）培训项目

随着时间的推移，学徒制已经成为外科培训的黄金标准[1-4]。“看一个，做一个，教一个”的模式清楚地揭示了这种方法的基本原则。这是一种由来已久的方法，熟练的导师提供实践示范，并与学员分享理论知识。因此，外科学是通过实例和重复来学习的。这种培训模式需要大量不同的病例来培训新的外科医生。到19世纪末，William Osler和William Halsted负责开创和推广这种方法。他们还建立了一个更为正式和结构化的系统，包括一个由受训人员和导师组成的团队。事实上，目前大多数医学院所采用的住院医师培训组织大多来自于他们的工作。外科轮转以及导师与新手之间的密切关系有助于学员获得能力，优化和扩大学习曲线。最后，在完成住院医师计划后，住院医师必须通过委员会的考试证明其熟练程度，以获得完全认证。

尽管目前的学徒制培训已经证明取得了成功，但各种因素，如住院工作时间的限制、经济压力、患者安全问题、关于早期专业化的激烈辩论、培训期限，对更好的生活质量的追求等，促使一些著名的外科医生提出了更有效的教学方法。此外，计算机模拟技术的进步使年轻外科医生能够在不伤害患者的前提下获得手术经验，并迅速提高技能。

乳房是女性美的重要象征，因此乳房美容手术的数量逐年增加。此外，乳腺癌在全球范围内均为高发肿瘤，每个国家都有自己的一套乳房再造的习惯。然而，外科医师的共识是为了给乳腺癌患者提供最新的、安全的、完善的治疗方案，乳腺癌手术需要不断改变和适应。

随着过去几十年里外科技术的发展，保乳手术（BCS）已经成为治疗早期乳腺癌的标准方案。到20世纪90年代初，一些作者建议将整形外科技术与BCS结合起来治疗乳腺癌。概念上，这种方式叫作“肿瘤整形”，即通过仔细的术前规划，结合整形外科技术，获得良好的肿瘤控制和良好的美容效果。此外，肿瘤整形手术往往提供改善整体美观的结果，并寻求优化对侧乳房对称性。

2003年，Rainsbury写了一篇关于新世纪乳腺外科医生未来培训和技能的文章[5]。他评论说，由于专科培训、对专科医生的需求增加、受训者期望值增加以及现有乳腺外科医生学到的新技能等因素，乳腺外科正变得越来越专业化。因此，现代培训计划需要通过支持跨专业交叉培训计划和鼓励专业发展来迎合这些需求。

在英国，肿瘤整形的概念使乳腺亚专科成为更受欢迎和更具吸引力的职业选择。普通外科项目没有为住院医师提供足够数量的乳腺癌病例，因此住院医师会继续接受乳腺外科或外科肿瘤的专科培训。肿瘤整形培训项目必须培训出在乳腺癌患者综合治疗中可以发挥积极作用的专家，使得他们能够提供最合适的癌症手术并保留最佳的美容效果。Robertson等通过主观和客观分析进行评估，证明了训练有素的乳腺外科医师进行假体乳房再造的结果令人满意。这导致了乳腺外科的发展，尤其是在乳房再造和美容方面。值得一提的是，为了获得良好的即刻效果，进行基于假体的乳房再造手术需要熟练地进行乳房切除术。

培训项目的目标是为那些在乳腺外科有大量实践经验，但没有肿瘤整形或再造手术经验的外科医生提供教育。此类项目可完善研究生培训课程的结构，并且提高乳房再造培训单位的活动水平。较大的乳腺癌中心应被认证为培训单位[6]。

随着亚专业化程度的提高，越来越多的医生专门从事乳腺手术，因此外科医生需要在相对较短的时间内发展出更为成熟的技术。然而，以学徒制为基础的方法需要较长的时间才能培训出合格的医生（图72-1）[7-18]。

（二）训练模拟器

住院医师或继续医学教育项目中新型手术模拟器的开发和使用促进了外科教育的转变[13-17]。通过在平静、无压力的环境中无限次数的重复练习，外科医生理论上可以在短时间内获得丰富的经验。作为乳房和整形外科教育的辅助手段，模拟器模型可以改进这两个专业的培训过程，并允许外科医师更快地获得能力。在住院医师教育项目中使用的不同种类的模拟器或教学技术，均在不同方面显示出良好的效果。在教授局部皮瓣技术的过程中，泡沫模型使医师可以在三维结构上理解皮瓣，而以往的乳房再造教学均是二维的。例如，泡沫模型可展示如何获取皮瓣，以及如何在乳头-乳晕复合体再造中塑造乳头。组织样体模（tissue-like phantoms）的广泛用于校准和比较成像系统以及训练外科医生在图像引导下进行操作。也有乳房检查模型用于教授乳房检查，提高医生的触诊技能，并提高这种检查的有效性，让医生对这种互动减少焦虑，增加舒适感。

此外，具有可调节乳房肿块的训练模型也已经开发；硅胶乳房具有不同的密度和大小，并且与潜在肋骨和肌肉结构有不同的物理关系，此类模型使得训练过程非常逼真。

（三）大体解剖实验室

尸体解剖广泛用于专业实验室培训且已被用于乳房美容和再造训练。然而，尸体和实验室准备所涉及的成本阻碍了广泛推广此类实验室，更不用说在一些国家有许多阻碍尸体解剖的伦理问题。

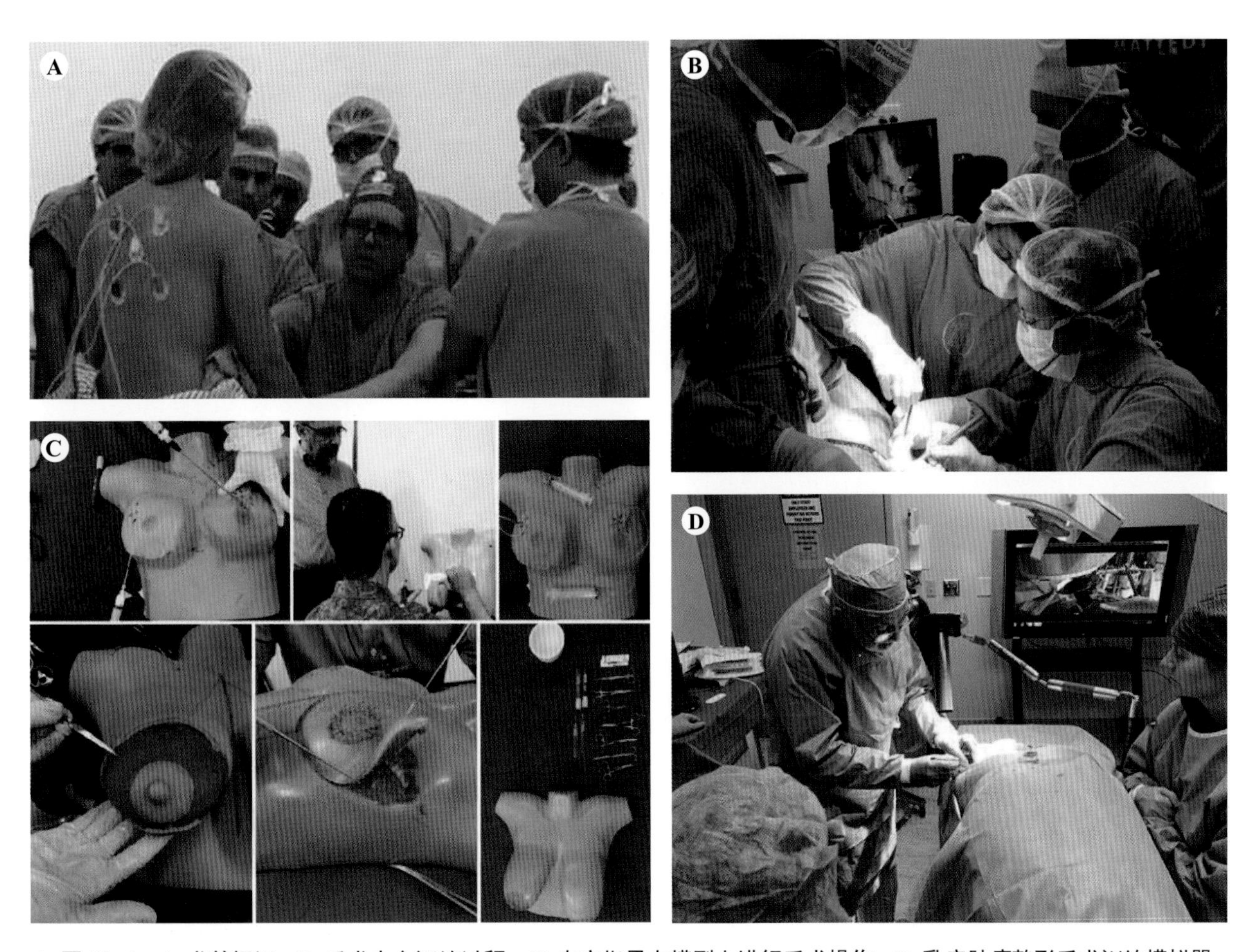

▲ 图 72-1 A. 术前标记；B. 手术中心训练过程；C. 专家指导在模型上进行手术操作；D. 乳房肿瘤整形手术训练模拟器

（四）Mastotrainer 模型

名为 Mastotrainer 的新皮肤模型是以乳房美学和再造为重点而创建的[6]。

这类模型创建了不同的解剖平面，例如皮下组织、乳房、肌肉和肋骨。"Mastotrainer"依靠这种逼真的器官再造技术，属于一类新的模拟器："R.E.S.T.（逼真的内外科教练）模拟器"。这项技术已经被 42 个国家引进，应用于多种学科，如神经外科、泌尿外科、妇科和普通外科等专业。它利用了一种可模塑橡胶，再加上一组聚合物，可以形成 60 多种稠度，从黏液分泌物到软骨均可塑造。它可以创造出不同的颜色，这有助于创造大量不同的解剖组织平面以及病变。这些成分的组合模拟了囊肿、实体瘤和不同组分的肿块的形成（如钙化和解理面的形成）。并且可以根据病理学定制新皮肤模型，也可以在训练前选择合适的新皮肤模型。这些模型被放置在玻璃纤维底座上，因此学生可在感兴趣的身体部位进行操作和练习。用过的解剖部分在手术后被丢弃，并且玻璃纤维底座可即刻接受另一个外科手术训练。制造商提供 Neoderma 技术，其可以模拟人体组织的颜色、一致性、手感、弹性和弹性。更先进的技术甚至可模拟体腔内出血。有些组织甚至可以用电刀或超声波刀和激光切割。在练习缝合时，除了模拟所使用的缝合线类型和所执行的操作外，它还可以对正在工作的特定组织提供适当的阻力。这些先进的教学技术降低了新专业人员在第一次学习手术时的学习曲线。

"Mastotrainer"是一个用于外科训练的新型模拟器。Mastotrainer 在训练各种外科技术方面均有重要价值。第一个版本的模拟器主要用于乳腺切除术后的隆乳和再造。第二个版本的 Mastotrainer 模拟更大和下垂的乳房，并提供术前标记和各种乳房成形技术的实际操作培训，如保乳手术、肿块切除及再造术和肿瘤整形手术。第三个版本提供了中等大小的乳房，允许医师训练乳房上提术，垂直乳房成形术以及其他技术。最近的第四个版本是一个大乳房模型的改进。所有的 Mastotrainer 模型对于肿瘤、美学和（或）再造的训练深有裨益（图 72-2）。

这种培训模式使初学的外科医生能够获得基本外科技能和基本原则方面的经验，如切开、缝合和确定手术平面，从而减少将来在手术实践中发生可预防错误的风险。有多种因素能够防止错误发生，如足够的经验、对外科的熟悉程度，以及即刻识别和成功纠错。所有的错误都会在练习完成后讨论，这促进了外科医生的经验累积。

该程序可以模拟多种具有挑战性的虚拟临床场景，并对外科医生在压力环境下的表现进行评估。通过使用基础和高级教学模块，这个教程可显著提高外科医师表现。

三、讨论

在航空领域，飞行员的经验被认为是无价的，这是通过真正驾驶飞机前的模拟程序和辅导获得的。因此，他们每年都要在不同的危机模拟器中接受新技术的培训。为什么外科医生不接受类似的训练呢?

在医学实践中，医学错误是不可避免的，而且永远是不可避免的。我们目标是让新手外科医生在被迫于真实患者身上遇到困难前，就通过模拟器预先体验困难的手术挑战。

乳腺疾病外科教育的持续发展是一个复杂的过程，受到多个变量的影响。在过去的十年中，许多因素迫使目前的培训方法发生了一些变化，比如患者和转诊医生对专科治疗的需求增加。事实上，乳腺外科医生和整形外科医生已被迫需要在相对较短的时间内锻炼他们的外科技能。乳房再造手术训练有一些特殊要求。因此需要一套独特的装备来训练乳房再造手术，这套设备类似于乳腺外科医生使用的可以模拟不同组织类型的模拟器。

尽管尸体模型能够提供多种不同再造程序的逼真模拟，但这种策略的获得难度、伦理问题、安全性和成本效益影响了此类模型的广泛应用。

此外，同等重要的非手术的问题是让外科医生明白真正倾听患者的价值。通常，手术后的美容效果很差（从外科医生的角度来看），但患者很满意，主要是因为她接受了癌症治疗但乳房形状仍然可以接受。当然，审美效果很重要；然而，对于乳房专科医生来说，不能孤立地评估结果，而必须考虑到接受治疗的女性的目标、动机、欲望和心理。随着外科医生对肿瘤整形方法的经验积累，这种方法就会像一把瑞士军刀，有各种不同的手术选择，有些或多或少适合临床情况和患者的期望。在 21 世纪，治疗乳腺癌的治疗越来越个性化，无论是在分子层面还是在全人类层面，但是医师都必须尊重眼前患者的意愿和期望。此外，患者的要求也越来越高，他们对主治医生的期望也越来越高，这促使医生不断完善手术技术。乳腺外科医生和整形外科医生之间的

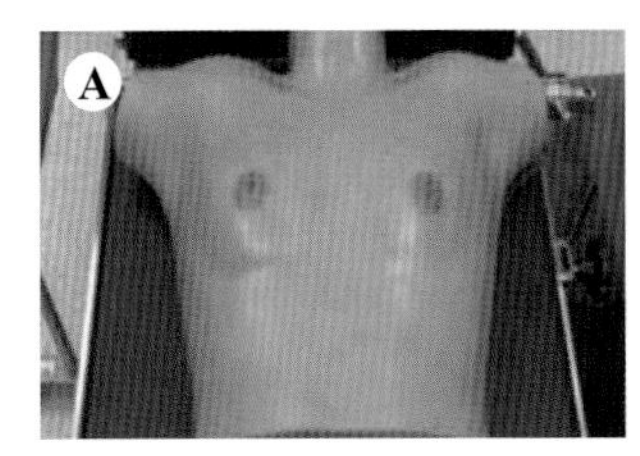

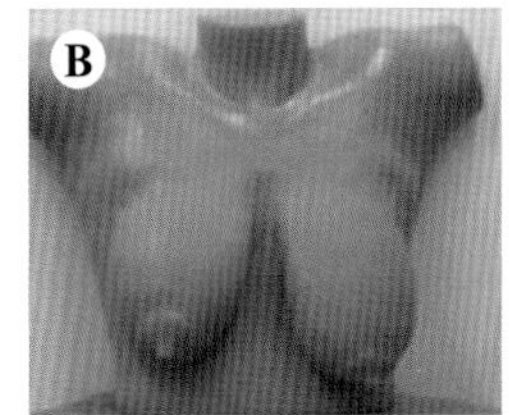

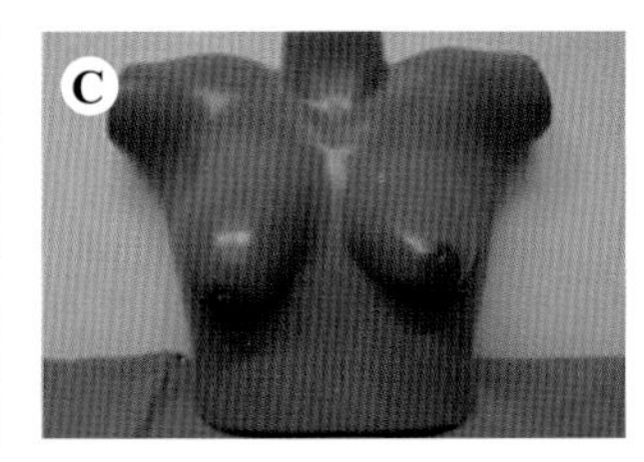

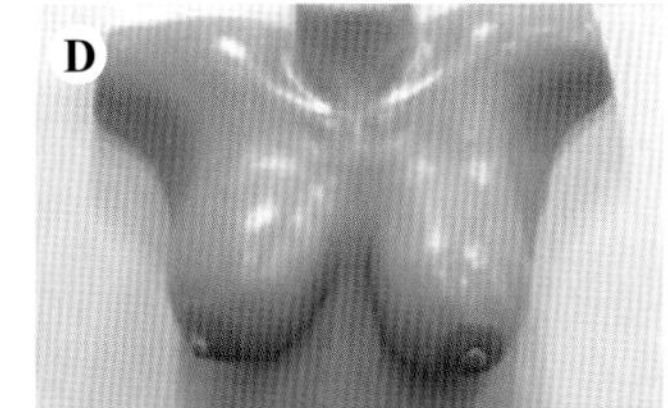

▲ 图 72-2　不同版本的乳房整形训练模拟器

沟通对于提高诊治无疑是重要的，无论每个外科医生的具体角色是什么。

肿瘤整形外科教学的关键是使用各种方法，包括乳房再造的相关解剖学演示、小组教程、假体训练和解剖实训。学生应通过教学视频和现场操作演示来对尸体进行手术。培训中心应提供全面的肿瘤学和再造培训，并提供结构化的教育监督、评估和反馈。

四、结论

一个精心筹备的乳房肿瘤整形外科教育项目可以提高当前的乳房再造水平。我们坚信，手术模拟器将为未来肿瘤整形外科医生提供重要的经验，以确保他们安全成长为患者施行手术的合格医师。

参考文献

[1] Dutta S, Krummel TM (2006) Simulation: a new frontier in surgical education. Adv Surg 40:249–263
[2] Franzese CB, Stringer SP (2007) The evolution of surgical training: perspectives on educational models from the past to the future. Otolaryngol Clin N Am 40:1227–1235, vii
[3] Heitmiller RF, Gupta VK, You CJ (2008) Apprenticeships: preserving the commitment in surgical education. J Surg Educ 65:259–262
[4] Richardson JD (2006) Training of general surgical residents: what model is appropriate? Am J Surg 191:296–300
[5] Rainsbury RM (2003) Training and skills for breast surgeons in the new millennium. ANZ J Surg 73:511–516
[6] Matthes AG, Perin LF, Rancati A, da Fonseca L, Lyra M (2012) Mastotrainer: new training project for breast aesthetic and reconstructive surgery. Plast Reconstr Surg 130:502e–504e
[7] Saleh DB, Rhodes ND (2009) Nipple reconstruction—educating the patient. J Plast Reconstr Aesthet Surg 62:720
[8] Satava RM (2010) Emerging trends that herald the future of surgical simulation. Surg Clin North Am 90:623–633
[9] Stefanidis D (2010) Optimal acquisition and assessment of proficiency on simulators in surgery. Surg Clin North Am 90:475–489
[10] Robertson S, Wengstrom Y, Eriksen C et al (2012) Breast surgeons performing immediate breast reconstruction with implants – assessment of resource-use and patient-reported outcome measures. Breast 21(4):590–596
[11] Audisio RA, Chagla LS (2007) Oncoplastic fellowship: can we do better? Breast 16:11–12
[12] Choy I, Okrainec A (2010) Simulation in surgery: perfecting the practice. Surg Clin North Am 90:457–473
[13] Quinn AD, Smiddy PF, Duggan M et al (1997) Technical report: a training phantom for stereotactic breast biopsies. Clin Radiol52:149–150
[14] Pugh CM, Salud LH (2007) Fear of missing a lesion: use of simulated breast models to decrease student anxiety when learning clinical breast examinations. Am J Surg 193:766–770
[15] Gerling GJ, Weissman AM, Thomas GW et al (2003) Effectiveness of a dynamic breast examination training model to improve clinical breast examination (CBE) skills. Cancer Detect Prev 27:451–456
[16] Baildam A, Bishop H, Boland G, Dalglish M, Davies L, Fatah F et al (2007) Oncoplastic breast surgery—a guide to good practice. Eur J Surg Oncol 33(Suppl 1):S1–S23
[17] Fitzal F (2010) Oncoplastic surgery: a rolling stone gathers no moss. Breast 19:437–438
[18] Matthes AG, Viera RA, Michelli RA, Ribeiro GH, Bailao A Jr, Haikel RL et al (2012) The development of an oncoplastic training center—OTC. Int J Surg 10(5):265–269

第73章 与乳房肿瘤再造相关的生物伦理及医学法律

Bioethics and Medicolegal Aspects in Breast Cancer Reconstruction

Cicero Urban　Iris Rabinovich　James Hurley Ⅱ　Mario Rietjens　Karina Furlan Anselmi　著
付　傲　**译**　刘春军　**校**

一、概述

在乳腺癌乳房再造手术中整合生物伦理学是有必要的，因为很少有疾病像乳腺癌那样，无论从科学、心理、治疗、伦理和社会等各个角度上看，都如此复杂。致力于这一精妙工作领域的外科医生每天都需要用高度的敏感性以及深入的生物伦理和法医学分析去处理问题。

生物伦理学是应用于生物技术和临床医学的专业实践和研究中最具活力的新兴哲学领域之一。虽然生物伦理学诞生于1970年的美国、巴西和拉丁美洲，但它在20世纪80年代中期才出现，目前被认为是全球范围内的晚期生物伦理学。生物伦理学在主要的专业医学会和医学协会中起着愈加重要的作用，这是因为它与卫生专业人员、立法者和公民的个人和职业困境均息息相关。因此，本章将探讨与乳腺癌治疗有关的最相关的生物伦理问题和法医学方面，尤其关注乳房再造。

二、现代理论

1995年，赖希在《生命伦理学百科全书》中阐述了最接近生物伦理的概念："对生命科学和卫生保健的道德维度（包括道德愿景、决定、行为和政策）的系统研究，在跨学科环境中采用多种伦理方法"[1]。

即使生物伦理学最重要的属性是其多学科性，但是它必须被认为是医学医疗决策的一种工具，这也是生物伦理与经典医学伦理学不同之处。传统的医学伦理学几乎完全强调医患关系，事实证明，这种义务论方法不足以涵盖过去几十年中出现的新情况[2]。因此，医学伦理学和当今义务论的领域与生物伦理学相互作用，以解决研究、公共卫生和内科学中的冲突。

三、乳腺癌科学研究与生物伦理学

乳腺癌是目前研究最多的人类疾病之一，管理这类研究的伦理规则是从历史上引起学术界极大关注事件发展而来的，如纳粹医生和美国战后医生所做的研究，特别是那些在阿拉巴马州（Alabama）塔斯基吉的研究[1, 3]。

在人类研究管理过程中发现的主要生物伦理要素之一是期待研究产生的知识和科学进展将理想性地造福于全人类的健康。因此，以人为研究对象的研究需要遵循的道德原则是对人尊严的尊重。这里必须强调两个要素。第一个是研究对象的选择，目的是为研究对象本身和其他群体提供利益，也为科学的发展提供利益。第二个是使用道德上可接受的手段达到同样的目的。道德反对科学研究把他人作为达到目的的工具。把人当作手段或对象是不可接受的。这种态度损害了人类与生俱来的尊严，也降低了医学专业人员、研究人员和整个人类的地位[3-5]。

研究中的风险必须用“不伤害”的生命伦理学原则来解释，即研究者需要预测或避免给研究对象带来伤害。研究对象本身不能被卷入不必要的风险。涉及人类的研究必须有益于整个社会，而且也有益于研究对象本身。这意味着参与研究的所有乳腺癌患者也需要受益[3-5]。Umberto Veronesi 教授说“si cura meglio dove si fáricerca”，这句话的意思是我们可以在进行研究的同时更好地治疗患者。这一原则必须得到机构审查委员会成员、有关发起人和研究人员本人的尊重和倡导。

医学研究的伦理方法是以癌症患者为中心。有时患者对医学研究的期望、兴趣和希望与他们在研究中的实际收益不成正比。为了使患者可自由和明确地做出对研究的同意，信息的传递必须在技术上充分、个性化，并且语言明确。因此，研究者与研究对象之间建立了积极的合作关系。那些被诊断为严重、慢性、可能致残的乳腺癌患者是非常脆弱的。对待这些患者，我们需要特别注意获取自由和明确的同意，以尊重他们的自主权。

直接或间接涉及患者的乳腺外科研究（如使用健康记录或检测结果的研究）必须遵循《赫尔辛基宣言》《良好临床实践规范》《人权宣言》等国际建议中规定的原则。研究方案必须经过机构审查委员会的批准，并符合每个国家的标准。研究者需要特别注意涉及遗传学和人类生殖等领域的研究，以及与工业合作的新药研究，以保护患者，防止他们成为涉及重大利益冲突的研究的剥削对象，特别是在发展中国家和弱势群体[5]。在乳房再造研究中，患者的隐私应该得到尊重，尤其是患者的照片。

四、乳腺癌与公众卫生

美国著名的生物伦理学家 Daniel Callahan 对西方医学的方法提出了严厉的批评。他认为，现代西方医学的主要问题之一是工作范围无设定的界限。这种限制的缺乏和不受控制的扩张（甚至忽视健康与疾病的关系）最终导致医疗费用的增加，而这并不总是与大多数人的健康状况的改善相对应，这使得现代医学变成了一个不可能完成的任务[6]。

这里以美国为例。这个国家的卫生支出超过 2 万亿美元，几乎相当于所有其他国家的支出总和[7, 8]，且有 4600 多万美国人脱离了卫生系统。可以说，既往 Barack Obama 竞选总统的关键点在于美国的医疗改革，但此改革在全球经济危机时期将变得更加难以完成。

乳腺癌是一个世界性的健康问题，如果乳腺癌相关卫生政策出现错误的决定，可能会带来严重后果。在巴西，乳腺癌是女性癌症死亡的主要原因。卫生保健只占国内生产总值（gross internal product，GIP）的 2%～3%（在美国，＞ 15%）导致公共卫生系统中相当大比例的道德困境，这是所有巴西卫生专业人员都知道的。巴西的公共卫生系统是一个普遍主义的系统，它与大多数欧洲模式相似(1988 年巴西联邦宪法第 196 条保障——“……健康是所有人的权利和国家的义务……”)。然而，正如许多欧洲国家所发生的那样，政府无法无限地控制成本，因此有可能破产。这就是为什么在乳腺癌的具体病例中，鉴于现有资源的分配，乳房 X 线检查和及时获得最新治疗是不够的。因此，普遍主义模式并不能平等地惠及所有人。在巴西，诊断和治疗乳腺癌的不平等条件尚未得到适当研究。预期寿命和工作损失年数方面的损害是显而易见的，在今后几年可能还会增加。

发达国家的癌症卫生目标是预防和早期诊断。乳房 X 线检查和常规临床检查可使＞ 50 岁的女性乳腺癌死亡率降低 25%～30%。这些措施可以找到更早期的肿瘤，因此将产生更有效的结果并仅需更低的成本。导管原位癌（DCIS）就是一个例子，它是发达国家发病率最高的乳腺肿瘤。＞90%的病例无法通过触诊诊断，该类疾病的诊断只能通过乳房X线检查。在治疗上，导管原位癌无须化疗或前哨淋巴结活检以及腋窝解剖。并且对于大多数接受保乳手术的患者而言，导管原位癌的治愈率约为100%。

考虑到乳腺癌对患者生命的影响仅次于心血管疾病，其经济和社会重要性是显而易见的。乳腺癌死亡率的降低，首先发生在美国，然后是瑞典和英国，现在已经波及欧盟的大多数国家。这得益于早期监测，也得益于大多数人能够得到诊断和治疗。很明显，早期诊断不仅有利于女性的生存和减少致残手术，而且还降低了治疗费用，使乳腺癌患者保持社会活跃和经济活跃。

另外，在发展中国家的生育年龄人群中，乳腺癌被认为是一个重大问题，其重要性与孕产妇死亡率等主要全球优先事项相似[8, 9]。晚期肿瘤需要更高成本的治疗资源。然而，在无病生存方面，结果却不如早期乳腺癌阶段令人满意。局部复发和远处转移需要使用化疗方案、激素治疗、放疗和单克隆抗体，与那些早期肿瘤的方案相比，这些方案越来越复杂。除此之外，晚期肿瘤的治疗会减少劳动能力，延长康复期。对于一名接受推荐治疗的转移性乳腺癌患者而言，国家和医疗保险公司将付出比器官移植和乳房钼靶等常规检查更高的费用。

在发展中国家，乳腺癌的发病率和死亡率预计都会增加[8, 9]。因此，高危人群必须得到早期诊断和适当的治疗。这些是全世界公共卫生系统必须面对的挑战。在这种情况下，生物伦理学可以作为促进政府决策形成的一个因素，比如美国和意大利等国家的生物伦理学委员会参与公共卫生事务。

五、基因学与乳腺癌

尽管据报道，乳腺癌女性中有15%～20%的具有肿瘤家族史，但先天性乳腺癌仅发生在所有病例中的5%～6%[10]，而且在大多数病例中发现了*BRCA1*或*BRCA2*基因突变[11]。虽然*BRCA1*和*BRCA2*基因的突变在乳腺癌患者中最为常见，但也有一些与遗传综合征相关的基因突变可能增加乳腺癌的家族风险，如*P53*、*PTEN*、*CDH1*、*STK11*、*MLH1*、*MSH2*、*MSH6*和*PMS2*[12]。如今，用于鉴定这种突变的基因检测试剂已经可以在市场上买到。然而，这些突变的频率是罕见的，它们一般发生在约0.1%的人口中[12]。在德系犹太女性中*BRCA*突变的患病率较高，达到2%[13]。*BRCA*基因被认为是肿瘤抑制基因，它们致力于修复DNA。当其发生突变时，这种功能不能正常发挥，从而导致肿瘤的形成。*BRCA*基因的突变遵循常染色体显性遗原则，但是不完全显性。因此，基因突变表明患乳腺癌的易感性更高，但并非所有病例都会发生这种情况。据估计，*BRCA1*或*BRCA2*基因突变的人一生中患乳腺癌的风险约为50%～87%，患卵巢癌的风险为15%～44%[14, 15]。

建议具有以下情况的患者进行基因咨询和基因检测。①患者具有易患癌症的个人或家族史时[国家综合癌症网络制定的标准如下：卵巢癌患者家族史，50岁以前患乳腺癌的亲属，60岁以前诊断为三阴性乳腺癌的家族史，同一个人有两个原发性乳腺癌的家族史，任何年龄的乳腺癌患者、其一级亲属在50岁以前有乳腺癌病史，任何年龄的卵巢癌患者，两名高级亲属在任何年龄有乳腺癌和（或）胰腺癌患者，个人无癌症病史但家族中有一位患者同时有两个原发癌，男性乳腺癌，以及胰腺、前列腺、肉瘤、肾上腺、肺、白血病、结肠、胃、子宫内膜和甲状腺等3种或3种以上家族肿瘤的家族史][16]；②基因测试可以得到充分的解释；③检测结果有助于诊断或帮助具有先天性癌症风险的患者或其家属的临床或外科治疗。建议基因检测只能与检测前和检测后的基因建议一起进行，其中必须包括对早期发现癌症的可能风险和益处以及预防方式的讨论[17]。

充分解释基因检测结果是至关重要的。结果有三种类型：①阳性结果（发现*BRCA1*或*BRCA2*中具有害作用的突变，并增加患者罹患乳腺癌和卵巢癌的发生率）；②阴性结果（家族已知有突变，但受试者不是该突变的持有人）；③不确定或待定（受试者未发现突变，系家中无已知突变，或试验中发现突变，但其含义未知）。

接受诊断试验的选择必须完全由患者决定。患者必须意识到自己选择接受还是拒绝基因测试。在预测试建议环节中，必须向患者提供所有重要和必要的信息。这必须包括测试的优点和局限性，可能的结果类型，以及可以采取的最小化风险的措施。因此，知情同意是任何类型基因检测的强制性先决条件。自主选择是知情同意的基础，对维护个人的自由和选择权至关重要[18]。

当一个家族怀疑有遗传性乳腺癌综合征时，首先要做检查的是患病的亲属。一旦检测出突变，就可以对其他家族成员进行这种特定突变的基因检测。每个亲属都有 50% 的概率成为突变携带者[19]。

对于突变呈阳性的患者，预防性手术是降低乳腺癌风险最有效的方法之一。预防性手术包括预防性双侧乳房切除术和（或）预防性双侧输卵管卵巢切除术。如果患者不想接受预防性手术，还可以讨论化学预防（他莫昔芬）和长期临床监测（临床乳房检查、自我乳房检查、乳房 X 线检查和磁共振成像）[19]。

虽然没有随机前瞻性试验评估预防性双侧乳房切除术的疗效，也没有多少研究探讨这个问题，但文献研究表明，双侧预防性乳房切除术可将 *BRCA1/2* 突变携带者和高危乳腺癌患者患乳腺癌的风险降低约 90%[20–24]。尽管完成前瞻性随机试验是评估预防性手术疗效的最佳方法，但这是不可能的，因为几乎没有患者会接受随机进行的预防性手术或接受什么都不做的选择。

在外科方面，预防性乳房切除术有四种：全乳房切除术、保留皮肤的全乳房切除术、保留乳头的乳房切除术和保留乳晕的乳房切除术。由于缺乏比较这些不同技术的前瞻性随机研究，更难确定哪种方法是理想的方法。全乳房切除术最初似乎是最安全的手术，因为它去除了乳腺组织、皮肤和乳头–乳晕复合体。此外，这种手术的美学效果较差。保留皮肤的乳房切除术作为全乳房切除术的一种替代方法出现，具有更好的美学效果，因为它保留了皮肤，并且当它与乳房再造手术相关联时，其可以达到更好的效果。最近，皮下乳房切除术（保留乳头乳房切除术）作为一种新型外科手术出现，它保留了皮肤和乳头–乳晕复合体，确保患者享有更好的美学效果，使乳房外观更自然。然而，这项技术带来了一个严重问题：考虑到更多的组织与乳头–乳晕复合体一起被保存，这可能与更高的癌症发病率有关。这种恐惧来自病理学研究，研究表明乳头导管中存在癌细胞，但没有足够的数据支持这一论点，并且一些研究已经证明了这种技术的良好效果[19, 25]。最后，保留乳晕的乳房切除术包括保留皮肤和乳晕，切除乳房和乳头。在美学功能结果和（或）长期肿瘤学结果方面，此类手术的数据不足。

隐私和保密：尊重患者基因信息的隐私，要求未经受检者同意，不得将检测结果透露给任何人。当发现家族突变时，应大力鼓励个体与其他同样有风险的家族成员分享结果，特别是在可以采取风险降低措施的情况下[17]。然而，有些人可能不想把基因信息透露给其他家庭成员。如果患者拒绝向有风险的亲属透露基因信息，医生可能会面临道德困境。在这种情况下保密原则与避免损害他人的伦理原则相冲突[18]。大多数作者不支持在未经患者同意的情况下披露家庭遗传信息，除非存在严重损害的可能性，并且这种可能性非常高[26, 27]。

另外需要考虑的重要方面是基因歧视。这指的是，尽管一些个体没有疾病痕迹或症状，但是其会因为某些遗传或基因型特征得到不有利或不利的治疗[26]。受影响的个人可能受到保险公司和职业介绍所的歧视。对歧视的恐惧是导致女性不愿意接受 *BRCA* 基因检测的最常见原因之一[28–30]。因此，保护个体遗传隐私的保密性是非常重要的。

最后，必须考虑基因检测结果对患者生活的社会心理影响。知道基因突变的存在，以及个人患乳腺癌风险的后果可能从多个方面影响一个人。测试结果呈阳性的女性可能会经历各种各样的情绪，如焦虑、抑郁、恐惧和愤怒。已经患过乳腺癌的女性在得知自己有患其他类型癌症的风险时，可能会感到不安。另外，存在可能的突变可能会导致个体产生负罪感。*BRCA* 突变的携带者可能会经历“传递负罪感”，因为他们可以将增加的癌症遗传风险转移给他们的孩子，而非携带者可能会经历“幸存者负罪感”，因为他们是没有遗传突变的家庭成员之一。因此，在进行基因检测之前，患者做好适当的心理准备是很重要的。

六、临床伦理

临床病例研究：37 岁，白人，家庭主妇，天主教徒，诊断为乳腺癌，T_2N_0，ER/PR 阳性，HER2 阴性。她怀孕 7 周了，想进行即刻乳房再造。乳腺外科医生需要对这个病例发表意见。

正直、同情和利他主义等高尚的医学美德是行医的决定性因素[24]。如前所述，华盛顿大学医学伦理学荣誉教授 Albert Jonsen 创建了一种实用的方法来帮助解决复杂的临床病例。它基于四个基本点：医疗适应证、患者偏好、生活质量和背景因素[2]。这种方法的一个优点是其基于一个容易理解的共同的生物伦理意义。

（一）医疗适应证

为了解决临床问题，医生需要考虑病理生理学和治疗、诊断干预之间的关系。这种关系，即医学适应证，是指医学和科学知识的实际应用。只要有可能，医学适应证必须建立在明确的科学证据的基础上。在乳腺肿瘤学中，60%～80% 的决策可以使用循证医学（MBE）的数据，而普通医学中，仅有比 15% 稍高的临床决策基于一致的科学证据，约 40% 完全基于专业知识，因为没有已发表的临床研究可以回答现有的问题。需要考虑的要点和具有生物伦理意义的要点。

- 患者的健康问题是什么？
- 是严重问题还是慢性问题？是否关键？紧急情况？是可逆的吗？
- 治疗的靶点是什么？
- 成功的概率有多少？
- 对于治疗失败有何看法？
- 综上所述，患者如何从相关治疗中获益？

（二）患者偏好

在所有的医疗中，患者的偏好（基于他们自己的价值观）与其对利益和风险的看法在伦理上是相关的。决策前必须明确以下几点。

- 患者是否表达了他们对治疗的偏好？
- 是否正确告知患者风险、益处及其同意？
- 患者是否有心理能力和法律能力？
- 如果没有能力，谁是法律责任人？
- 总而言之，患者的自主性是否得到尊重？

（三）生活质量

除了保护患者的生命，医疗干预的另一个主要目标是再造、维持和改善患者生活质量。在接受治疗和不接受治疗的情况下，患者恢复正常生活的期望是什么？必须澄清的问题。

- 哪些问题可能阻碍对患者生活质量的评估？
- 患者在治疗后会出现哪些生理、心理和社会限制？
- 是否认为患者目前或未来的生活质量不理想？
- 为患者提供一些安慰或缓和的计划是什么？

（四）背景因素

对患者的治疗受到家庭和各种环境的积极或消极影响，如个人、情感、心理、宗教、经济、教育、法律、机构、科学和社会问题，以下是必须澄清的问题。

- 是否存在可能影响治疗决定的家庭问题？
- 是否存在经济问题？
- 是否存在任何医疗或护理问题？
- 是否涉及任何宗教或文化问题？
- 资源分配如何？
- 是否有任何违反保密规定的理由？
- 法律问题如何？
- 是否涉及任何研究 / 教学？
- 是否存在利益冲突？

这套方法论涉及多个要点，其中最重要的一点是对临床问题的任何生物伦理学分析，都必须基于深刻的科学知识和临床经验。知识的缺乏会产生错误结论。其次是生物伦理背景是专家决策的基础。

通过运用 Albert Jonsen 的方法帮助乳腺外科医生解决临床难题，我们可以发现：①医学适应证方面，这是一个 37 岁且孕 7 周的患有乳腺肿瘤的患者，她要求保持妊娠（在一些国家，除非患者有死亡的危险，否则不允许进行手术），并希望进行乳房再造。由于存在畸形的风险，患者不是新辅助化疗的好人选。由于患者情况并不紧急，因此无须立即做出决定。该决定可与生物伦理委员会、患者和家属讨论。在这种情况下，乳房再造可以用创伤较小的手术技术，如扩张器、假体，而不影响妊娠或肿瘤治疗。②患者的喜好患者要求乳房再造和维持妊娠。她有法律能力。③生活质量方面，没有再造的生活质量预计会更差。患者有机会恢复正常生活，乳房缺失将在不久的将来对她的生活质量造成损害。④背景：在巴西，堕胎具有法律医学意义，受天主教血统的影响，患者不会终止妊娠[31]。在这种情况下，一旦在医疗记录中有充分的记录并得到患者的适当授权，乳房再造在这种情况下是道德上可以接受的。

Albert Jonsen 的方法提高了对医患矛盾的认识，保护了患者的自主性，并整合了医疗决策。另一方面，虽然它是一个系统的决策系统，但并不是在所有情况下都能应用其解决问题。医患冲突可能发生在上述每一点内。而且决策有时非常复杂，因此有必要求助于具有生物伦理能力的专业人员，或者优先求助于生物伦理委员会。

七、乳腺癌乳房再造方面的医学法律问题

根据美国整形外科医师协会（American Society of Plastic Surgeons）的数据，2010 年共进行了 93 083 次乳房再造手术，其中 74% 使用盐水（20%）或硅胶（54%）假体。此外，19.5% 是使用各种皮瓣完成的，如横行腹直肌肌皮瓣、背阔肌肌皮瓣、腹壁下深动脉穿支皮瓣等。22% 的假体最终被取出。根据 The Doctors' Company[32, 33] 的 Mark Gorney 的说法，31% 的针对整形外科医生的索赔涉及选择性乳房手术。其中，55% 与瘢痕或组织丢失或坏死有关，45% 与使用扩张器和后续假体进行的隆乳或再造有关[33]。在美国，由于乳腺外科医生进行的肿瘤整形手术是一个相对较新的概念，因此该领域尚未得到有效评估，但预计不久的将来会得到研究。本节将概述整形和肿瘤整形乳房外科医生需要解决的几个领域，以限制他们的责任。这些包括患者选择和期望、沟通、知情同意、医疗文件和不良事件管理。

（一）患者选择与期待

肿瘤整形医师要认识到，接受纯粹美容乳房手术的患者与需要再造作为其乳腺癌治疗一部分的患者的期望大不相同。前者会希望在原有乳房基础上，在美学和对称性方面进一步提高。这些患者通常不会合并乳腺癌，并且他们的期望可能不切实际。外科医生满足这些期望的能力至关重要。癌症患者会经历破坏性的手术来治愈他们的癌症，最终的结果通常不会像原本乳房那么好。通过适当的培训，再造外科医生应该适应这项任务。虽然乳腺癌乳房再造患者的期望值稍低，但医生也应该帮助她们实现接近正常且对称的乳房。当然，切除乳房组织、化疗和放疗使这变得更加困难。这些患者也可能在初始治疗后一段时间返回，从而进行下一步的美学功能调整手术，外科医生也应该能够进一步处理这些问题。总之，外科医生应该学会在这些患者出现时以最适当的方式为他们提供服务。

在处理患者的期望时，详细的病史询问对于确定患者的动机和愿望非常重要。这需要良好的医患沟通、同理心、关注和质疑。与患者的配偶或家庭成员交谈也可能有用。

除了患者方面的因素，在手术规划中，外科医生自身的舒适程度、经验和培训也是手术前要考虑的变量。患者必须对可能发生的事情有合理的期望，外科医生必须对自己手术的预期结果感到满意。如果没有，那么不手术或将患者转诊至其他医生是更理性的选择。

（二）医患沟通

在任何医患接触中，诚实及时的沟通都是至关重要的。准时到办公室以及给患者提供手机号码或电子邮件地址是一种强大的沟通方式。眼神交流、肢体语言和词汇选择都将影响医患交流。沟通和建立信任关系的能力将大大提高外科医生的可信度。HEAL 法则（首字母缩略词）[34] 在建立和维持与患者和家庭的关系方面非常有用，尤其是在预后不佳的时候。H 代表听。听听你的患者和家人想说什么。E 代表情感。处理患者和家人的情绪。A 代表询问和回答。倾听患者和他们的家人他们已经知道的内容，并回答他们想知道的。最后，L 代表忠诚。培养已有的忠诚，再造可能已经失去的那部分。大多数医疗事故案例都是由于患者及家属没有了解或误解了医师所给予的治疗 [34, 35]。外科医生必须学会成为一个好的沟通者，从而成为患者的教育者。这种教育需要告知患者疾病过程、预后、治疗和替代方案，并解释可能的负面结果。医患沟通从第一次握手开始，并永远不会结束。

（三）知情同意

知情同意程序是医患关系的基础。通过这种互动，患者开始了解她的诊断、治疗方案、每个方案的潜在结果和风险，以及最终结果的预期。根据这些信息，患者可以通过自身偏好和愿望来选择适合自己的治疗方案。知情同意不是患者签字的简单形式，而是从第一次诊疗开始，每次诊疗都会持续的过程。它涉及前面提到的患者选择、沟通和期望管理等领域。它是外科医生在医疗事故诉讼中最好的朋友。这是原告律师首先审查的领域之一，知情同意缺失或无力几乎总是包括在投诉中。

在记录知情同意书时，医师通常需要准备预先打印的表格（图 73–1）。除此外，医院或办公室的笔记应反映外科医生和患者为支持最终书面同意书而采取的思维过程。这些笔记应包括患者的想法、期望和对所提供选项的具体拒绝。笔记中应包括具体的总结陈述（如我已与患者详细讨论了她的诊断、建议的手术、潜在风险、可能的益处和替代治疗模式。讨论的风险包括但不限于______。她理解手术，接受风险，希望我们继续。我们将在不久的将来这样做）。知情同意中应当列出风险，但这并不意味着包罗万象。表 73–1 列出了肿瘤整形手术最常见的潜在风险。一个好的知情同意程序不仅能保护外科医生，而且能增进医生与患者的关系。

（四）医疗文件

医疗文件是任何医疗事故辩护的基石。好的文件可以说服原告的律师不追究案件。此外，医疗文件对于回顾患者的诊疗过程和结果以及制定治疗计划也有重要价值。医疗文件包括医疗记录的许多方面。医院图表应及时填写完整包括病史、体检、同意书、手术记录和出院总结。办公室记录应包括与患者的所有互动和联系，如电话、提供给患者的文献、办公室访问记录、同意书、信函和照片（术前和术后）。办公室记录还应包括病史、体检、诊断结果、诊断、治疗计划、转诊、替代方案、风险，以及患者的愿望和期望。当然，任何记录在签字后都不应更改，因为这大大削弱了病历的可信度。如果确定为迟交，则允许迟交。记录也应清晰可辨。

（五）不良事件管理

尽管外科医生尽了最大的努力，不好的医疗结果依旧会出现（表 73–1）。患者及家属对这些结果往往非常失望。他们相信外科医生能满足他们的期望，当事非如此时，信任就会动摇，外科医生很可能会被人猜测。在这时，医患的信任关系可能会失去。因此，外科医生必须持续进行沟通，并向患者和家属做出充分且诚实的解释。真诚和同情的道歉也可能有助于缓解失望。许多诉讼仅仅是因为缺乏解释而提起的 [36]。这些患者和家属可能没有被他们的外科医生亲自接洽，或者觉得有什么东西被掩藏了。许多原告提出申诉的目的就是查明真相。此外，一些医疗事故保险公司希望在不良事件发生时能得到通知，从而指导外科医生恢复患者的信任。

出现不良事件后的医患互动是很重要的，因

手术知情同意书

1. 我，根据我的意愿，授权 CICERO URBAN 医生及他的手术团队为我施行如下手术______________以及手术相关的治疗处理及手术相关的照护。

2. 兹证明，我现在同意的这项手术已由 CICERO 医生及其团队亲自或通过书面材料向我作了充分解释，因此我理解：

手术将形成永久性瘢痕，但医生将采取所有必要措施，减少瘢痕影响，使其不易显现；

手术部位可能会肿胀，可能会持续数周，甚至几个月；

手术部位可能出现斑点、脱色或变色，这可能会持续一段时间。在极少数情况下，这些情况会永久存在；

手术部位有时会积聚液体（血液、分泌物、其他液体），因此需要引流管、抽吸或手术修复，这更常见于腋窝淋巴结清扫术后；

手术部位可能会在一段时间内失去感觉和 / 或运动能力，具体时间因患者而异。腋窝淋巴结清扫术后发生率更高；

手术部位可能会失去活力、血管生成减少，这可能导致皮肤改变。更罕见的情况会出现皮肤坏死，甚至需要通过另一次手术进行修复；

术后疼痛程度不一，持续时间不定，因患者而异；

每次手术都可能需要修整或小的辅助性手术来达到更好的美学效果；

考虑到我已被告知上述所有事项：

3. 外科手术过程中可能会出现之前未发现的意外情况，因此可能需要进行额外的手术或治疗（不同于已安排的手术）。鉴于此，我允许手术团队执行与此类新情况相适宜的手术；

4. 手术团队将完全使用他们掌握的所有必要的技术和科学手段来实现所需的结果，但是这些结果不能得到保证。医学不是一门精确的科学，因此无法提供好结果的保证；

5. 吸烟、药物和酒精的使用虽然不是手术的绝对禁忌证，但这些都是导致手术并发症的危险因素；

6. 允许对手术过程进行记录（照片、声音和 / 或拍摄），因为我了解此类记录是合法的医疗需求，也是研究和科学信息的来源；

7. 乳房假体可能会发生硬化、形变、局部疼痛、敏感性丧失、假体破裂，这些都是由于使用硅胶（或其他类型的假体）及我身体的反应所造成的。这种情况可能意味着需要进行新的手术；

8. 我知道在手术后的一段时间，我的日常生活可能会受限；

我有机会澄清我对此手术的所有疑问，了解医生和其团队执行必要手术操作的原因。

地点______________________________

日期______________________________

医生签字___________________________

ID________________________________

见证人_____________________________

1.________________________________

ID________________________________

2.________________________________

ID________________________________

▲ 图 73-1　格雷斯夫人医院乳房中心（库里蒂巴，巴西）的乳房肿瘤整形与修复手术的知情同意模板

表 73-1　乳房肿瘤整形手术的相关并发症

- 死亡
- 心梗
- 脑梗
- 下肢深静脉血栓
- 肺炎
- 感染
- 出血
- 引流管拔管困难
- 皮肤或皮瓣的部分或全部坏死
- 血清肿
- 血肿
- 多次手术 / 再手术
- 乳房假体或扩张器丢失
- 乳房不对称
- 美容要求未达到
- 肿瘤复发
- 切口愈合不良
- 乳头 – 乳晕复合体坏死
- 乳头 – 乳晕复合体感觉缺失
- 慢性疼痛
- 瘢痕疙瘩和瘢痕
- 皮肤色素沉着
- 需要切开引流
- 淋巴水肿
- 疼痛，水肿，麻木，肢体运动障碍
- 血管神经损伤
- 疝
- 气胸
- 脂肪坏死
- 包膜挛缩
- 假体排斥反应
- 假体或扩张器破裂

为在这个时候，外科医生的身份是最脆弱的。外科医生最初的冲动是避免互动，而这恰恰是错误的做法[37–39]。事实证明，并发症律师（event manager）的建议对避免诉讼非常有帮助。很多人认为这种透明性充满了潜在的问题，但事实上，这种方法实际上可以减少诉讼的频率，提高可信度，维护医患关系。

八、结论与展望

生物伦理学一直与生物技术的发展及其困境携手共进，这远远超出了技术与科学的争论。特别是在乳腺癌再造手术中，需要在专科医师教育中引入生物伦理学和法学方面的内容。确实，技术发展提高了乳腺癌诊断和治疗的可能性，但每天与这种疾病打交道的医师的个人经验并不是的科学发展的唯一对象。除了临床能力之外，医生还必须谦虚地认识到他们的作用和局限性，治疗患者如临深渊。这是乳腺外科医生在生物伦理学的帮助下培养的最重要的美德，可以减少索赔并提高乳腺癌患者的生存率和生活质量。

参考文献

[1] Callahan D (2004) Bioethics. In: Post SG (ed) Encyclopedia of bioethics. Thomson & Gale, New York, pp 278–287
[2] Jonsen AR, Siegler M, Winslade WJ (2010) Clinical ethics, 7th edn. McGraw Hill, New York
[3] Beecher HK (1966) Ethics and clinical research. N Engl J Med 274(24):1354–1360
[4] Emanuel EJ, Wendler D, Grady C (2000) What makes clinical research ethical? JAMA 283(20):2701–2711
[5] Emanuel EJ, Currie XE, Herman A (2005) Undue inducement in clinical research in developing countries: is it a worry? Lancet 366(9482):336–340
[6] Callahan D (1999) False hopes: overcoming the obstacles to a sustainable, affordable medicine. Rutgers University Press, New Brunswick
[7] Dalen JE (2000) Health care in America: the good, the bad, and the ugly. Arch Intern Med 160(17):2573–2576
[8] Herzlinger R (2007) Who killed health care? America's $2 trillion medical problems and the consumer-driven cure. McGraw Hill, New York
[9] Forouzanfar MH, Foreman KJ, Delossantos AM, Lozano R, Lopez AD, Murray CJ et al (2011) Breast and cervical cancer in 187 countries between 1980 and 2010: a systematic analysis. Lancet 378(9801):1461–1484
[10] Malone KE, Daling JR, Thompson JD, O'Brien CA, Francisco LV, Ostrander EA (1998) BRCA1 mutations and breast cancer in the general population: analyses in women before age 35 years and in women before age 45 years with first-degree family history. JAMA 279(12):922–929
[11] Couch FJ, DeShano ML, Blackwood MA, Calzone K, Stopfer J, Campeau L et al (1997) BRCA1 mutations in women attending clinics that evaluate the risk of breast cancer. N Engl J Med 336(20):1409–1415
[12] Paluch S, Cardoso F, Sessa C, Balmana J, Cardoso MJ, Gilbert F (2016) Prevention and screening in BRCA mutation carriers and other breast/ovarian hereditary cancer syndromes: ESMO Clinical Practice Guidelines for cancer prevention and screening. Ann Oncol 27(suppl_S):v103–v110
[13] Newman B, Austin MA, Lee M, King MC (1988) Inheritance of human breast cancer: evidence for autosomal dominant transmission in high-risk families. Proc Natl Acad Sci U S A 85(9):3044–3048
[14] Struewing JP, Hartge P, Wacholder S, Baker SM, Berlin M, McAdams M et al (1997) The risk of cancer associated with specific mutations of BRCA1 and BRCA2 among Ashkenazi Jews. N Engl J Med 336(20):1401–1408
[15] Thull DL, Vogel VG (2004) Recognition and management of hereditary breast cancer syndromes. Oncologist 9(1):13–24
[16] National Comprehnsive Cancer Network version 2. 6 Apr 2017. https://www.nccn.org
[17] American Society of Clinical Oncology (2003) American Society of Clinical Oncology policy statement update: genetic testing for cancer susceptibility. J Clin Oncol 21(12):2397–2406
[18] Lowrey KM (2004) Legal and ethical issues in cancer genetics nursing. Semin Oncol Nurs 20(3):203–208
[19] Guillem JG, Wood WC, Moley JF, Berchuck A, Karlan BY, Mutch DG et al (2006) ASCO/SSO review of current role of risk-reducingsurgery in common hereditary cancer syndromes. J Clin Oncol 24(28):4642–4660
[20] Hartmann LC, Schaid DJ, Woods JE, Crotty TP, Myers JL, Arnold PG et al (1999) Efficacy of bilateral prophylactic mastectomy in women with a family history of breast cancer. N Engl J Med 340(2):77–84
[21] Rebbeck TR, Friebel T, Lynch HT, Neuhausen SL, van't Veer L, Garber JE et al (2004) Bilateral prophylactic mastectomy reduces breast cancer risk in BRCA1 and BRCA2 mutation carriers: the PROSE Study Group. J Clin Oncol 22(6):1055–1062
[22] Hartmann LC, Sellers TA, Schaid DJ, Frank TS, Soderberg CL, Sitta DL et al (2001) Efficacy of bilateral prophylactic mastectomy in BRCA1 and BRCA2 gene mutation carriers. J Natl Cancer Inst 93(21):1633–1637
[23] Heemskerk-Gerritsen BA, Brekelmans CT, Menke-Pluymers MB, van Geel AN, Tilanus-Linthorst MM, Bartels CC et al (2007) Prophylactic mastectomy in BRCA1/2 mutation carriers and women at risk of hereditary breast cancer: long-term experiences at the Rotterdam Family Cancer Clinic. Ann Surg Oncol 14(12):3335–3344
[24] Meijers-Heijboer H, van Geel B, van Putten WL, Henzen-Logmans SC, Seynaeve C, Menke-Pluymers MB et al (2001) Breast cancer after prophylactic bilateral mastectomy in women with a BRCA1 or BRCA2 mutation. N Engl J Med 345(3):159–164
[25] Sacchini V, Pinotti JA, Barros AC, Luini A, Pluchinotta A, Pinotti M et al (2006) Nipple-sparing mastectomy for breast cancer and risk reduction: oncologic or technical problem? J Am Coll Surg 203(5):704–714
[26] Harris M, Winship I, Spriggs M (2005) Controversies and ethical issues in cancer-genetics clinics. Lancet Oncol 6(5):301–310
[27] Clayton EW (2003) Ethical, legal, and social implications of genomic medicine. N Engl J Med 349(6):562–569
[28] Armstrong K, Calzone K, Stopfer J, Fitzgerald G, Coyne J, Weber B (2000) Factors associated with decisions about clinical BRCA1/2 testing. Cancer Epidemiol Biomarkers Prev 9(11):1251–1254
[29] Armstrong K, Weber B, FitzGerald G, Hershey JC, Pauly MV, Lemaire J et al (2003) Life insurance and breast cancer risk assessment: adverse selection, genetic testing decisions, and discrimination. Am J Med Genet A 120A(3):359–364
[30] Peterson EA, Milliron KJ, Lewis KE, Goold SD, Merajver SD (2002) Health insurance and discrimination concerns and BRCA1/2 testing in a clinic population. Cancer Epidemiol Biomarkers Prev 11(1):79–87
[31] Post SG, Puchalski CM, Larson DB (2000) Physicians and patient spirituality: professional boundaries, competency, and ethics. Ann Intern Med 132(7):578–583
[32] Gorney M (1999) The wheel of misfortune. Genesis of malpractice claims. Clin Plast Surg 26(1):15–19, v
[33] Gorney M (2001) Preventing litigation in breast augmentation. Clin Plast Surg 28(3):607–615
[34] Saxton JWKP, Baker L, Reifsteck S (2006) Communication strategies to help patients H.E.A.L. HCPro Inc, Marblehead
[35] Saxton J (2007) The satisfied patient: a guide to preventing

claims by providing excellent customer service, 2nd edn. HCPro Inc, Marblehead
[36] Wojcieszak DSJ, Finkelstein MF (2010) Sorry works! Disclosure, apology, and relationships prevent medical malpractice claims, 2nd edn. Authorhouse, Bloomington
[37] Banja J (2005) Medical errors and medical narcissism. Jones and Bartlett, Sudbury
[38] Gorney M, Martello J (1999) The genesis of plastic surgeon claims. A review of recurring problems. Clin Plast Surg 26(1):123–131, ix
[39] Shestak K (2006) Reoperative plastic surgery of the breast. Lippincott Williams & Wilkins, Philadelphia